Cardiovascular and
Pulmonary Physical Therapy
Evidence to Practice Sixth Edition

心血管系统与呼吸系统物理治疗：证据到实践

第6版

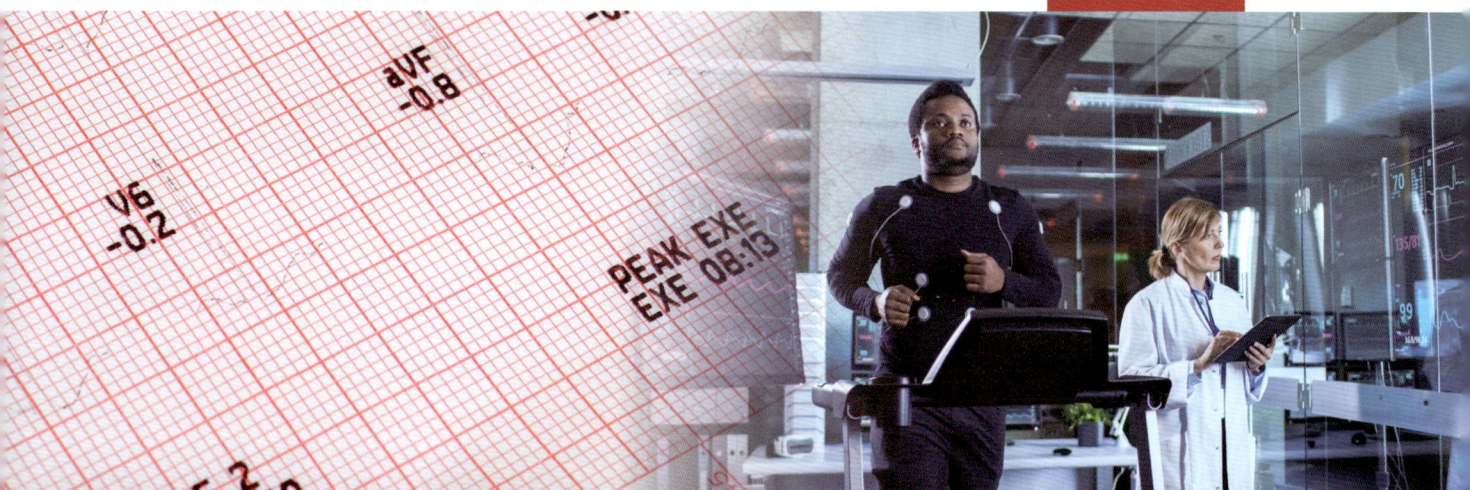

主 编／〔美〕唐娜·弗朗费尔特（Donna Frownfelter）
　　　　〔加〕伊丽莎白·迪恩（Elizabeth Dean）
副主编／〔美〕马西娅·斯托特（Marcia Stout）
　　　　〔加〕罗布·克鲁格（Rob Kruger）
　　　　〔加〕约瑟夫·安东尼（Joseph Anthony）
主 译／姜宏英　陈亚红　杨　汀　喻鹏铭
主 审／席家宁　姚婉贞　谢欲晓

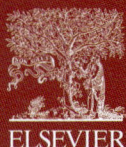

ELSEVIER

北京科学技术出版社

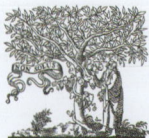

Elsevier (Singapore) Pte Ltd.
3 Killiney Road,
#08-01 Winsland House I,
Singapore 239519
Tel: (65) 6349-0200; Fax: (65) 6733-1817

This Translation of Cardiovascular and Pulmonary Physical Therapy: Evidence to Practice, 6/E by Donna Frownfelter and Elizabeth Dean was undertaken by Beijing Science and Technology Publishing Co., Ltd. and is published by arrangement with Elsevier (Singapore) Pte Ltd.
Cardiovascular and Pulmonary Physical Therapy: Evidence to Practice, 6/E by Donna Frownfelter and Elizabeth Dean 由北京科学技术出版社进行翻译，并根据北京科学技术出版社与爱思唯尔（新加坡）私人有限公司的协议约定出版。

《心血管系统与呼吸系统物理治疗：证据到实践（第 6 版）》（姜宏英、陈亚红、杨汀、喻鹏铭主译）
ISBN：9787571443047
Copyright © 2025 by Elsevier (Singapore) Pte Ltd. and Beijing Science and Technology Publishing Co., Ltd.

声 明

Printed in China by Beijing Science and Technology Publishing Co., Ltd. under special arrangement with Elsevier (Singapore) Pte Ltd. This edition is authorized for sale in the People's Republic of China only, excluding Hong Kong SAR, Macao SAR and Taiwan region. Unauthorized export of this edition is a violation of the contract.

著作权合同登记号 图字：01-2024-1993 号

图书在版编目（CIP）数据

心血管系统与呼吸系统物理治疗：证据到实践：第6版 / (美) 唐娜·弗朗费尔特 (Donna Frownfelter)，(加) 伊丽莎白·迪恩 (Elizabeth Dean) 主编；姜宏英等主译. -- 北京：北京科学技术出版社，2025.
ISBN 978-7-5714-4304-7

Ⅰ. R540.5；R560.5

中国国家版本馆CIP数据核字第2024A9B251号

责任编辑：张真真		电　话：	0086-10-66135495（总编室）
责任校对：贾　荣			0086-10-66113227（发行部）
封面设计：申　彪		网　址：	www.bkydw.cn
图文制作：北京永诚天地艺术设计有限公司		印　刷：	北京捷迅佳彩印刷有限公司
责任印制：吕　越		开　本：	889 mm × 1194 mm　1/16
出 版 人：曾庆宇		字　数：	1545千字
出版发行：北京科学技术出版社		印　张：	55
社　　址：北京西直门南大街16号		版　次：	2025年8月第1版
邮政编码：100035		印　次：	2025年8月第1次印刷
ISBN 978-7-5714-4304-7			

定　　价： 698.00元

谨以此书献给我的家人——Lauren、Daniel 和 Kristin，以及过去 50 年里我有幸与之分享心血管系统与呼吸系统物理治疗知识的学生们。我希望他们铭记："每位患者都兼具心血管系统与呼吸系统的诊疗需求。"

Donna Frownfelter

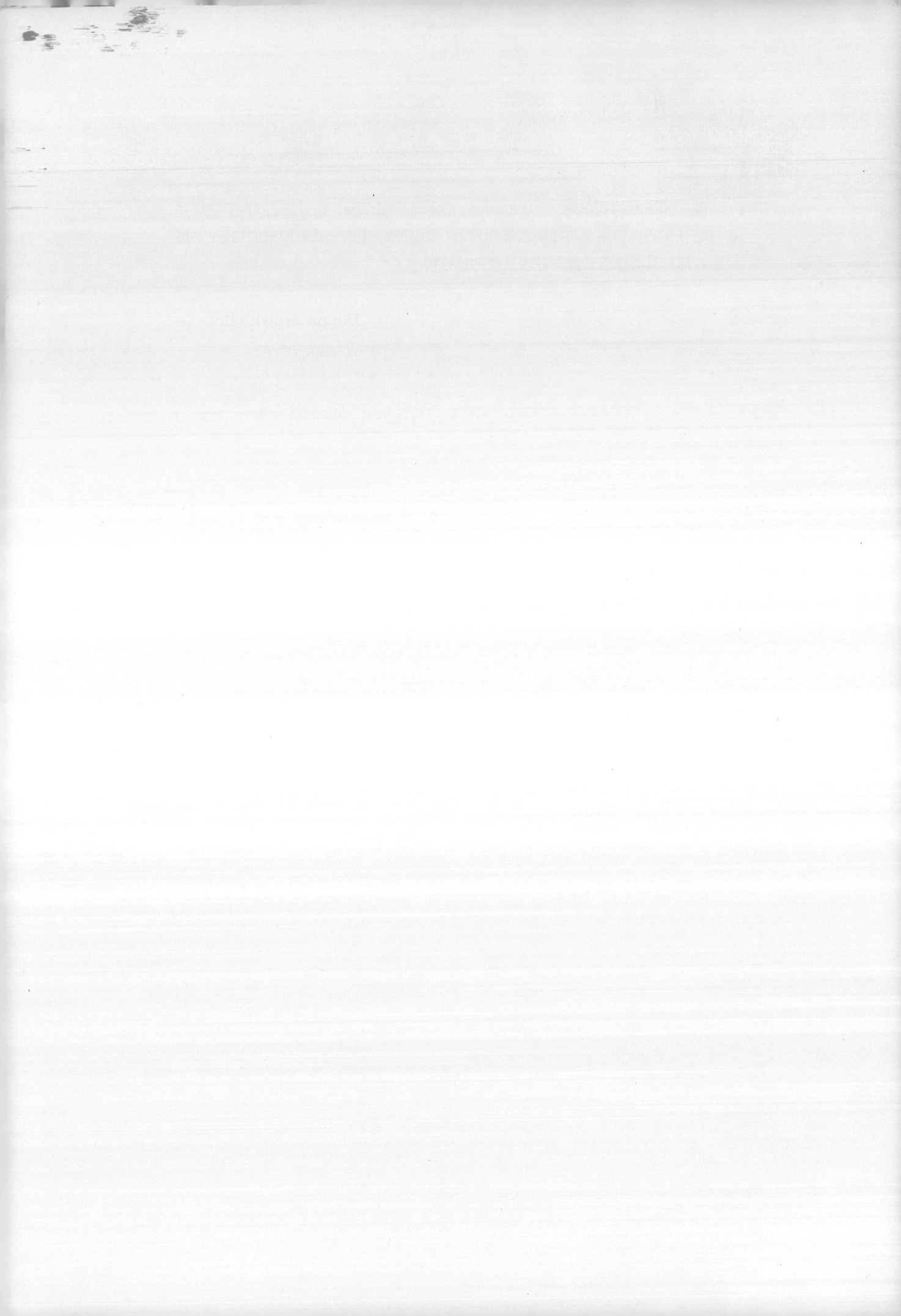

编者名单

Brady Anderson, DPT, CCS
Physical Therapist
Rehabilitation Therapy
Jackson Memorial Hospital
Miami, Florida

Joseph Anthony, PhD, PT
Clinical Professor
Department of Physical Therapy
University of British Columbia
Vancouver, British Columbia
Canada

Maria Bäck, PhD
Physiotherapist
Physiotherapy Department
Sahlgrenska University Hospital
Gothenburg, Sweden
and
Associate Professor
Unit of Physiotherapy
Department of Health, Medicine and Caring Sciences
Linköping, Sweden

Meredith Baker-Rush, PhD, MS, CCC- SLP/L, CHSE, FNAP
Associate Professor, College of Health Professions
   and the Chicago Medical School
Interprofessional Simulation Specialist
Rosalind Franklin University

Pamela Bartlo, PT, DPT, CCS
Clinical Associate Professor
Physical Therapy
D'Youville College
Buffalo, New York

Gary Brooks, PT, DrPH, CCS
Associate Professor
Department of Physical Therapy Education
Upstate Medical University
Syracuse, New York

Scotty Butcher, PhD, MSc, BScPT
Associate Professor
School of Rehabilitation Science
University of Saskatchewan
Saskatoon, Canada

Diane Clark, PT, MBA, DScPT
Associate Program Director
Department of Physical Therapy
School of Health Professions
The University of Alabama at Birmingham
Birmingham, Alabama

Meryl I. Cohen, DPT, MS, CCS, FAPTA
Associate Professor
Department of Physical Therapy
University of Miami Miller School of Medicine
Coral Gables, Florida

Simone Dal Corso, PT, PhD
Professor
Graduate Program in Rehabilitation Sciences
Universidade Nove de Julho
São Paulo, Brazil

Carol M. Davis, DPT, EdD, MS, FAPTA
Professor Emerita
Department of Physical Therapy
University of Miami Miller School of Medicine
Coral Gables, Florida
and
Myofascial Release Physical Therapist
Integrated Physical Therapy and Wellness
North Miami, Florida

Elizabeth Dean, PhD, MS, DipPT, BA
Professor Emeritus
Department of Physical Therapy
Faculty of Medicine
University of British Columbia
Vancouver, Canada

Nicole DeLuca, DPT, CCS
Program Coordinator, Cardiac and Pulmonary
   Rehabilitation
Physical Medicine and Rehabilitation Service
Miami VA Healthcare System
Miami, Florida

Christian Evans, PT, PhD
Professor
Physical Therapy
Midwestern University, College of Health Science
Downers Grove, Illinois

Laura Friedman, PT, DPT, CCS
Senior Physical Therapist
Rehabilitation Services
Loyola University Medical Center
Maywood, Illinois

Donna Frownfelter, PT, DPT, MA, CCS, RRT, FCCP
Assistant Professor and Program Director
Post Professional Doctor of Physical Therapy
College of Health Professions
Rosalind Franklin University of Medicine and Science
North Chicago, Illinois

Sabine Gempel, DPT, CCS
Assistant Clinical Professor & Clinical Education
    Coordinator
Department of Physical Therapy
Miller School of Medicine
University of Miami
Miami, Florida

Rik Gosselink, PT, PhD, FERS
Professor
Faculty of Movement and Rehabilitation Sciences
Department Rehabilitation Sciences
KU Leuven
Leuven, Belgium
and
Division of Respiratory Rehabilitation
University Hospitals Leuven
Leuven, Belgium

Noah Greenspan, DPT, CCS, EMT-B
Founding Director
Pulmonary Wellness & Rehabilitation Center
New York, New York

Joanne S. Hartshorn, PT, DPT, MHAM, CCS
Senior Physical Therapist
Rehabilitation Services
Loyola University Medical Center
Maywood, Illinois

Kelly Hawthorne, PT, DPT, GCS
Associate Professor
Department of Physical Therapy and Athletic Training
Saint Louis University
St. Louis, Missouri

William E. Healey, PT, EdD
Associate Professor
Physical Therapy and Human Movement Sciences
Northwestern University Feinberg School of Medicine
Chicago, Illinois

Gail M. Huber, PT, PhD, MHPE
Associate Professor of Physical Therapy
Physical Therapy and Human Movement Sciences
Northwestern University
Chicago, Illinois

Alice YM Jones, PhD
Honorary Professor
Physiotherapy Discipline, Faculty of Health Sciences
The University of Sydney
Sydney, New South Wales
Australia
and
Honorary Professor
School of Health and Rehabilitation Sciences
The University of Queensland
Brisbane, Queensland
Australia

Lindsay Jorns, MPT, DPT
Physical Therapist
Department of Physical Therapy
Rosalind Franklin University
North Chicago, Illinois

Stephanie Kleba, MT-BC, NMT, NICU-MT
Senior Music Therapist
Expressive Heathcare Solutions
Chicago, Illinois

Patrick Knott, PhD, PA-C
Professor
Physician Assistant Department
Rosalind Franklin University of Medicine and Science
North Chicago, Illinois

Claudia Krebs, MD, PhD
Professor of Teaching
Cellular & Physiological Sciences
Life Sciences Centre
Faculty of Medicine
University of British Columbia
Vancouver
Vancouver, BC
Canada

Rob Kruger, RN, Med, CNCC(C)
Technology & Equipment Coordinator
British Columbia Institute of Technology
Burnaby, British Columbia
Canada

Daniel Langer, PT, PhD
Faculty of Movement and Rehabilitation Sciences
Department Rehabilitation Sciences
KU Leuven
Leuven, Belgium
and
Division of Respiratory Rehabilitation
University Hospitals Leuven
Leuven, Belgium

John D. Lowman, PT, PhD, CCS
Director of Residency Education and Associate Professor
Physical Therapy
University of Alabama at Birmingham
Birmingham, Alabama

Mark W. Mangus Sr., BSRC, RRT, RPFT, FAARC
Respiratory Care Practitioner - Adjunct Faculty
Respiratory Care Technology Program
St Philip's College
San Antonio, Texas

Mary Massery, PT, DPT, DSc
Owner
MasseryPT, LCC
Glenview, Illinois

Anne Mejia-Downs, PT, MPH, PhD
Associate Professor
DPT Program
College of Saint Mary
Omaha, Nebraska

Yessenia Orozco, PT, DPT, CCS
Physical Therapist
Acute Care and Outpatient Cardiopulmonary
    Rehabilitation
Department of Physical Therapy
Miller School of Medicine
University of Miami
Miami, Florida

Shane Patman, PhD, BAppSci(Physio), MSc
Associate Dean
School of Physiotherapy
University of Notre Dame Australia
Fremantle, Western Australia
Australia

Claire Peel, PhD, MS, BS
Senior Vice Provost for Academic and Faculty Affairs
Office of the Provost
University of North Texas Health Science Center
Fort Worth, Texas

Amanda Piper, BAppSc, MEd, PhD
Senior Physiotherapist
Department of Respiratory and Sleep Medicine
Camperdown, New South Wales
Australia

Mary Rahlin, PT, DHS
Associate Professor
Department of Physical Therapy
Rosalind Franklin University of Medicine and Science

North Chicago, Illinois

Myriam Riboh, MS, PA-C
Instructor
College of Health Professions
Rosalind Franklin University of Medicine and Science
North Chicago, Illinois

Jennifer Ryan, PT, DPT, MS
Assistant Professor
Department of Physical Therapy and Human Movement
    Sciences
Northwestern University Feinberg School of Medicine
Chicago, Illinois

Anne Söderlund, PhD, RPT
Professor
Department of Physiotherapy
School of Health, Care and Social Welfare
Malardalen University
Vasteras, Sweden

Dawn Stackowicz, PT, DPT, MS
Physical Therapy Supervisor
Department of Rehabilitation Services
Stroger Hospital of Cook County
Chicago, Illinois

Marcia Stout, DNP, APN, FNP-C, CWON, CHSE
Nurse Practitioner
Chicago, Illinois

Greg Sweeney, PT, DPT, CCS
Program Manager
Cardiopulmonary Rehabilitation
NYU Langone Health
New York, New York

Rachel Tappan, PT, DPT
Assistant Professor
Physical Therapy & Human Movement Sciences
Feinberg School of Medicine
Northwestern University
Chicago, Illinois

Lauren Frownfelter Viljamaa MEd.MT-BC, LPMT, NMT
Music Therapist
Hoschton, Georgia

审译者名单

主审

席家宁　首都医科大学附属北京康复医院

姚婉贞　北京大学第三医院

谢欲晓　中日友好医院

主译

姜宏英　首都医科大学附属北京康复医院

陈亚红　北京大学第三医院

杨　汀　中日友好医院

喻鹏铭　四川大学华西医院

副主译

盖晓燕　北京大学第三医院

江　山　中日友好医院

闫　鹏　中国航天科工集团七三一医院

孙丽娜　北京大学第三医院

曲木诗玮　中日友好医院

郄淑燕　首都医科大学附属北京康复医院

译者（按姓氏拼音排序）

陈　典　北京大学第三医院

陈　硕　首都医科大学附属北京康复医院

陈亚红　北京大学第三医院

程　秦　北京大学第三医院

崔亚楠　中日友好医院

董　芬　中日友好医院

盖晓燕　北京大学第三医院

高　华　首都医科大学附属北京康复医院

葛静怡　首都医科大学附属北京康复医院

郭晨霞　北京大学第三医院

郭城伟　首都医科大学附属北京安定医院

郭海明　北京健嘉康复医院

贺若曦　中南大学湘雅医院

黄　可　中日友好医院

黄钰航　北京协和医学院

江　山　中日友好医院

姜宏英　首都医科大学附属北京康复医院

蒋思敏　北京大学第三医院

李　勍　首都医科大学附属北京康复医院

李　宛　中南大学湘雅医院

李　薇　中日友好医院

李　伊　首都医科大学附属北京康复医院

李芳蕾　首都医科大学

李姝润　北京大学第三医院

李信麟　北京大学第三医院

李雪昕　中日友好医院

梁晶晶　首都医科大学

廖艺璇　北京医院

林　帆　北京大学第三医院

刘　青　北京大学医学部

刘贝贝　北京大学第三医院

刘冬妍　中国医学科学院肿瘤医院

刘诗博　首都医科大学附属北京康复医院

刘泽龙　中日友好医院

隆寰宇　北京大学第三医院

米文君　北京小汤山医院

牛光宇　首都医科大学附属北京康复医院

牛宏涛　中日友好医院

彭姚蝶　北京大学医学部

乔一娴　北京大学第三医院

郄淑燕　首都医科大学附属北京康复医院

曲木诗玮　中日友好医院

任晓霞　中日友好医院

盛子康　北京大学第三医院

时明慧	首都医科大学	王新茂	首都医科大学附属北京同仁医院
宋 祝	北京大学第三医院	乌汗娜	北京大学医学部
孙丽娜	北京大学第三医院	闫 鹏	中国航天科工集团七三一医院
孙晓燕	北京大学第三医院	杨 博	首都医科大学附属北京康复医院
唐星瑶	首都医科大学	杨 汀	中日友好医院
王 芳	中国航天科工集团七三一医院	杨天祎	中日友好医院
王 浩	首都医科大学	喻鹏铭	四川大学华西医院
王 蒙	北京大学第三医院	张 斌	首都医科大学附属北京康复医院
王 昭	中日友好医院	张 静	北京大学第三医院
王家玺	中日友好医院	张晨曦	首都医科大学附属北京康复医院
王建军	首都医科大学附属北京康复医院	张丛溪	北京大学第三医院
王培建	中日友好医院	周 婷	首都医科大学附属北京康复医院
王思远	中日友好医院		

译者前言一

首都医科大学附属北京康复医院呼吸康复中心这一年轻的团队，自 2017 年成立伊始，就开始循着前人的宝贵经验，着力探索具有本院特色的心肺康复之路，力争将心肺物理治疗与临床工作紧密结合，使患者获得更好的治疗效果与更高的生活质量。

2017 年 1 月，由 Donna Frownfelter 教授和 Elizabeth Dean 教授编写的 Cardiovascular and Pulmonary Physical Therapy Evidence to Practice 中文版《心血管系统与呼吸系统物理治疗：证据到实践（第 5 版）》在国内面世。该书一直是我们在工作中反复查阅的工具书，内容翔实、可操作性强，且非常注重循证思维的培养和建立。在临床工作中，治疗师在提供心肺康复治疗时遇到的很多实践问题，都可以从该书中找到与之对应的详细参考内容。该书从多个方面介绍了心肺系统功能的评估手段，不仅为治疗师制订具体的康复处方提供了依据，同时还提醒我们，培养专业的心肺物理治疗师需要构建更加系统化的学习体系。这也是我始终坚持让治疗师积极参加撤机和拔管流程的评估、阅片、查房和康复评价会的原因之一。该书对临床实践、规范流程和心肺物理治疗的教学均有较大的参考价值。该书是我院呼吸康复中心团队多年以来非常推崇的一部经典专业著作。感叹该书内容实用性的同时，我们也非常感激每一位致力于将这些有价值的外文著作引进中国并进行翻译、推广的前辈和专家们，敬佩他们坚定的决心和敢为人先的精神。正是得益于他们的奉献，我们才能如此便捷地获取国际前沿的心肺物理治疗理念与临床经验。

时隔 6 年，得知第 6 版 Cardiovascular and Pulmonary Physical Therapy Evidence to Practice 出版后，我们主动联系北京科学技术出版社。我认为我们有义务接过前辈的接力棒，让这本兼具理论和实践指导价值的著作在国内持续传播，使所有关注心肺物理治疗领域的从业者都能通过本书进一步提升对心肺系统疾病及相关物理治疗的认知。为此，我们联合北京大学第三医院陈亚红主任团队、中日友好医院杨汀主任团队，开展了长达一年多的翻译与校对工作。在此过程中，特别感谢喻鹏铭教授对本团队的耐心指导。我们深知这本著作对喻教授和所有关心中国心肺物理治疗发展的前辈具有特殊意义，因此始终以严谨的态度对待翻译工作。在各团队完成翻译与校对工作后，我们团队又进行了多轮全书校对，逐字逐句修改。因自身的学识与经验有限，译文难免存在疏漏，恳请同道读者不吝指正。

对比第 5 版，主编对第 6 版在内容编排上进行了创新性调整，使其更有利于非临床专业读者循序渐进地学习。同时，第 6 版更新了最新的循证医学证据，主编特别强调本书始终与时俱进，旨在促进读者对心血管系统与呼吸系统物理治疗的理解。如果你是《心血管系统与呼吸系统物理治疗：证据到实践（第 5 版）》的忠实读者，我们诚挚推荐第 6 版，期待与业界同道共同探讨！

最后，衷心感谢北京科学技术出版社编辑团队对本书翻译工作的专业支持与辛勤付出。

首都医科大学附属北京康复医院呼吸康复中心团队期待每一位读者的反馈，诚邀各位读者批评指正，愿与全国物理治疗同道开展学术交流与临床对话！

首都医科大学附属北京康复医院　姜宏英

译者前言三

在康复医学领域，心血管系统与呼吸系统物理治疗占据着极为关键的地位。随着医疗技术的快速发展和康复需求的日益增长，深入研究这两个领域的物理治疗知识体系变得尤为迫切。

在多年的临床实践与科研工作中，我们深刻认识到国际先进的心血管系统与呼吸系统物理治疗理念与技术的重要价值。因此，在为能够承担这本经典著作的翻译工作而感到荣幸的同时，我们也深知责任重大，不敢有丝毫懈怠。

在翻译过程中，我们秉持严谨、准确、专业的态度，逐字逐句地对原著进行剖析与解读，力求将原著的精髓原汁原味地呈现给广大读者。我们希望本书能够成为一座连接国内外心血管系统与呼吸系统物理治疗领域的知识与经验的桥梁。

通过本书，读者可以系统地了解心血管系统与呼吸系统物理治疗的前沿理论、实用技术及临床应用要点。无论是初入该领域的康复从业人员，还是经验丰富的资深专家，都能从书中获得新的启发与思考。

我们由衷地感谢所有在翻译过程中给予支持与帮助的同道们，同时期待本书能为实现"健康中国"的宏伟目标、推动我国心肺物理治疗事业的发展注入新的活力，并为提升患者的康复效果与生活质量贡献一份力量。

中日友好医院　杨　汀

中日友好医院　江　山

译者前言四

作为一名心肺与重症专科物理治疗师，我与所有致力于心肺与重症康复事业的同道们共同见证了中国在该领域的快速发展。2016年，我有幸作为《心血管系统与呼吸系统物理治疗：证据到实践（第5版）》的主译之一，将这部经典著作引入国内，为康复医学专业人员、物理治疗师、相关领域的研究者及学生提供了具有国际视野的专业学习资源。时隔8年，应首都医科大学附属北京康复医院姜宏英教授的邀请，我再次参与该书第6版的翻译工作，深感责任重大。

《心血管系统与呼吸系统物理治疗：证据到实践（第5版）》在国内被称为"大蓝本"，这一称谓蕴含双重深意：一是该书篇幅宏大，知识体系全面。原著详细阐述了心血管系统与呼吸系统的解剖生理基础，以及各种物理治疗方法的原理、应用和效果评估，构建了从基础理论到临床实践、从评估到干预的完整知识框架，有助于读者全面深入地理解和掌握心血管系统与呼吸系统物理治疗的核心内容。二是该书具有权威性，强调证据支持的实践。书中所介绍的各种治疗方法和技术均基于最新的临床研究证据，体现了循证医学的理念。这不仅使读者能够了解国际前沿治疗方法，还能培养他们在临床实践中运用科学证据指导治疗决策的能力，从而提升治疗的科学性和有效性。

第6版在第5版的基础上进一步强调了临床应用与实际操作的结合。除了理论知识外，原著还包含了丰富的临床案例和实践操作指南，详细说明了如何根据患者的具体病情和个体差异制订个性化的治疗方案，以及如何正确实施各种物理治疗技术。这些内容对提升读者的临床实践能力具有切实的指导作用，能够帮助他们更高效地将理论知识转化为实际应用，从而有效应对临床上遇到的各种问题。

在姜宏英教授的指导下，译者们在第6版的翻译过程中，查阅了大量专业文献和词典，力求精准呈现每一个术语，确保译文的专业性和准确性。同时，对于国内尚未统一译名的术语，译者们经过认真讨论和研究，结合术语内涵和上下文语境，最终选定最合适的译名，并在书中首次出现时标注英文原词，以便读者查阅和理解。为使译文既忠实于原著又符合中文表达习惯，译者们特别注重语言风格的转换与优化。在保持原著的严谨科学风格的基础上，对冗长复杂的句子进行了合理拆分与重组，使译文更加流畅易懂。同时，适当运用符合中文习惯的表达方式和修辞手法，显著提升了译文的可读性和吸引力。考虑到原著作者的多元文化背景，书中部分观点和理念可能与国内临床实践存在差异，译者们在处理这些内容时，通过添加注释和解释帮助读者理解。此外，译者们积极吸收国外的先进理念，结合国内的实际情况，提出了具有启发性的思考和建议，有效促进了中外文化的交流与融合。

最后，谨向所有支持心肺物理治疗在国内推广的亲人、朋友及同事致以诚挚的谢意。

四川大学华西医院 喻鹏铭

前言

看到本书第6版的面世，我感到无比欣喜！我希望它能促进相关人员更有效、更愉快地学习心血管系统与呼吸系统疾病的物理治疗方法。

我对心血管系统与呼吸系统疾病（CVP）患者的治疗工作始于我在北帕克大学（North Park University）的本科学习阶段。为了支付学费，我在芝加哥的瑞典圣约医院（Swedish Covenant Hospital）接受了培训，并作为"呼吸治疗师"工作了3年半。我的所有经验都源于为患有CVP的患者提供服务，包括设置氧疗参数、实施间歇正压通气，并作为心肺复苏团队的一员参与救治。我们会进行肺功能检查，每晚清洗和消毒设备。在进入物理治疗学院之前，我在芝加哥大学（University of Chicago）学习了呼吸治疗课程，并通过了吸入疗法（现称为呼吸治疗）的资格考试，成为一名注册呼吸治疗师（RRT），现在这一职业被称为呼吸治疗技术人员。如今，这一领域已实现专科化并拥有完善的教育体系。

在西北大学物理治疗学专业（NUPT）就读期间，我的全部临床经验都来源于CVP患者。因此，在上每一节课时，我都会从"CVP视角"去探索心血管系统与呼吸系统的问题。每一节课都让我掌握了更多针对这类患者的检查方法和干预手段。毕业后，我进入Wesley Memorial医院［现西北大学医院（Northwestern University Hospital）］工作，很快开始接诊大量CVP患者。我热衷于在重症监护病房从事呼吸康复治疗，也享受成为这个团队的一员（我们的团队从20世纪70年代成立至今）。在实习的第一年，我担任了助理教师，随后受邀在NUPT负责CVP课程的教学。从那时起，我就热爱教授CVP相关知识。50年时光转瞬即逝，如今作为罗莎琳德富兰克林大学（Rosalind Franklin University）的教师，我依然希望能继续为致力于CVP患者康复的物理治疗师提供指导。

令人兴奋的是，截至2020年6月，经过认证的心血管系统与呼吸系统疾病物理治疗师已有378名，同时还有更多的人正在医院实习，并经历实操考试和理论考试。我们见证了心血管系统与呼吸系统疾病物理治疗师学会的蓬勃发展！这一领域无疑变得更加强大且备受关注，并拥有许多优秀的团队成员。我希望能继续激励更多的物理治疗师来热爱CVP物理治疗这个领域！

我非常感谢本书所有章节的作者和撰稿人，他们为我们带来了当下急需的实践经验和理论知识。感谢你们付出的时间、专业知识以及对所撰写章节的热情。

特别感谢Elizabeth为本书带来了国际性的关注，我们共同完成了3个版本，这是很少有人能够做到的。有一天，当我们讨论下一个版本时，她问我是否考虑过制作"电子版"*。于是，我们探讨电子版的可能性，并联系了共事过的朋友，最终决定付诸实践。我们联系了Joseph Anthony、Rob Kruger和Marcia Stout，他们在护理和物理治疗出版物方面做了大量有关"e-learning"的工作。当他们同意成为第6版的联合编辑时，我们感到非常惊喜！非常感谢他们为这本书注入了新的活力和生命力。我们享受同时与5名编辑合作带来的乐趣，这本身就是一种成果。我们期待下一版书的出版，我们也许会采用更多的电子媒介，以满足未来学生对技术的需求。我所确定的是，这本书将不断尝试满足学生的需求，以促进他们对心血管系统与呼吸系统物理治疗的学习和热爱。

---

* 本简体中文版不包括电子版内容。

我最近的兴趣是与音乐治疗师和物理治疗师合作，以实现最佳的治疗效果。我从我的女儿 Lauren 身上学到了很多，她是一名音乐治疗师，我期待能与她合作，让两种治疗方式相辅相成，以造福更多的患者。我们已经开始举办研讨会和讲座，并期待开展更多的专业活动。我们甚至正在筹划编写一本新书——历史总是惊人地相似！

Donna Frownfelter

致谢

回顾并撰写《心血管系统与呼吸系统物理治疗：证据到实践（第 6 版）》的致谢词，真是一件令人愉悦的事情。鉴于新型冠状病毒感染疫情的影响，本书中关于健康生活方式实践的基本理念变得尤为重要，它或许是最佳的"疫苗"。

我深深感激 Donna 多年来对我的包容、响应和支持，从最初作为第 2 版的作者，到后来成为后续版本的合编者，我见证了这本书被翻译成 3 种语言的过程。随着学生、教育工作者和临床医生对互动性更强的线上学习和线上教学工具的需求日益增长，我们意识到第 6 版的规模将远超预期。事实也确实如此。幸运的是，我们得到了 3 位专业同事的鼎力相助，他们不仅是医疗专家，还在线上学习和线上教学方面拥有公认的专长。Joseph Anthony、Rob Kruger 和 Marcia Stout 担任了本版的合编者，他们带来了丰富的想法和观点，使本书超越纸质文本，实现了真正具有互动性的线上学习和线上教学体验*。此外，我们还有大约 20 位国际编者，他们不仅分享了自己的视角，还带来了基于证据的知识和专长。我非常感激他们分享自己的理念。

正如人们常说的那样，写作之路并非孤军奋战。来自世界各地的同事以及家人和朋友都是我的同行者。来自同事的赞赏和积极认可，激励我们努力"变得更强、跳得更高、跑得更快"，以再次制作出一版前沿的"证据到实践"的教材。这本教材已经在长达 30 年的时间里满足了物理治疗师以及其他医疗专业人员的需求。我衷心感谢大家为此付出的努力。

就个人而言，我的儿子 Anton 一直是我的坚定支持者，他在个人职业和生活中都是一位矢志不渝的健康大使。他在幕后做出了非常有意义的贡献。我的丈夫 Don 为我提供了实质性的交流机会和普通人的视角，这进一步完善和提升了我对教材修订所需的宏观、中观和微观层面思考的理解。当然，还有我的朋友们，他们一直支持并推动着修订项目的进展。他们可能不知道，我从他们那里获得了很多灵感。

我希望本书的老读者和新读者都能继续学习并应用其中提出的实践方法，以改善人们的健康状况，进而造福各国人民。毫无疑问，作为世界上领先的、主要提供非药物治疗的医疗保健提供者，物理治疗师需要在真正的医疗保健（而不仅仅是疾病治疗）中发挥领导作用。基于当今的健康优先事项和最佳循证解决方案，现在正是他们大展身手的时候。

Elizabeth Dean
不列颠哥伦比亚大学

---

* 本简体中文版不包括电子版内容。

目录

第一篇

健康与疾病状态下的心血管系统与呼吸系统功能

1

以流行病学为基础的当代物理治疗实践

作者：Elizabeth Dean　Claire Peel
译者：张　静　宋　祝
校对：陈亚红

本章目录

关键词

引言

在过去的一个世纪，健康管理的重点已经从急性传染性疾病的预防和管理转为生活方式相关疾病的预防和管理。尽管有明确的证据表明健康生活方式是提升健康状况和降低疾病发病风险的最佳手段，但目前生物医学的发展仍主要致力于减少疾病的症状和体征。虽然已有这些循证医学的证据，但指南中对这些生活方式相关疾病的健康生活方式干预的评估和对健康处方的描述仍不如对药物治疗和外科治疗的描述那样详细。健康的生活方式干预不仅可以预防这些可怕的疾病或最大限度地减轻症状和体征，而且可以通过

非侵入性干预来缓解或者更正确地说是"治愈"它们。非侵入性或非生物医学干预是指非药物和非手术干预，在很大程度上代指物理治疗。物理治疗专业的从业者正在努力提高在各个健康专业领域通用的健康胜任力（详见"由知到行"章节）[1-3]。

随着全球化的发展，联合国和世界卫生组织（World Health Organization，WHO）（https://www.who.int/westernpacific/health-topics/noncommunicable-diseases）已明确了生活方式相关疾病在全球范围内的流行病学分布，并发现其发病率呈逐渐增加的趋势[4-6]。生活方式相关疾病包括缺血性心脏病（ischemic heart disease，IHD）、肿瘤、高血压、脑卒中、慢性阻

塞性肺疾病（chronic obstructive pulmonary disease，COPD）等吸烟相关疾病、2 型糖尿病、代谢综合征和肥胖症。这些疾病的发病率和死亡率当前已经上升到了较高的水平，而且还有很多患者（无论是儿童还是成人）至少具有一个危险因素。这种趋势在中低收入国家中也同样存在。在全球经济增长的推动下，这些国家传统的健康饮食方式逐渐被西方饮食方式和久坐的生活方式所取代，而这与生活方式相关疾病的发病率上升有关。对这些国家而言，这是一个危险信号，因为据报道，近一半的美国人至少患有一种与不良营养选择和缺乏活动有关的慢性病[7]。

我们的社会需要加大投入，以缩小个人健康生活方式与健康知识体系之间的差距，通过基于循证的非药物和非手术干预来减少患者数量[8,9]，而不是增加对生物医疗（药物和手术）的关注。物理治疗师作为健康生活方式的引领者，在健康知识体系转化和健康促进、生活方式相关疾病的日常预防方面具有独特优势和重要性[10,11]。在流行病学的背景下，应将生活方式相关疾病患者的危险因素与最佳实践的综合模式相结合。本章扩充了这些概念，并对物理治疗的原则进行概述，以便在患者的医疗照护中更好地应用。此外，物理治疗师不仅能在患者的健康管理中发挥重要作用，还可以在战略层面上将其他医疗专业人员引导至真正的"健康"方向，而不是仅仅关注疾病治疗。

何为健康？

遵循希波克拉底提出的"首先不要伤害（first do no harm）"和"保护和促进健康的能力必须高于受到伤害时的修复能力"准则。医疗系统的主要目标是促进健康、预防疾病和残疾以及在发生疾病和残疾时，采用最具有循证医学证据、最经济有效、侵入性最小的干预措施。

WHO 将健康定义为"身体、心理和社会适应三方面的完好状态"，而不仅仅是没有疾病和损伤[12]。虽然身体健康有利于其他方面的健康，但并不能确保个体完全健康和具有最大功能的能力。因此，应该对心理和社会健康如同对身体健康一样进行系统评估。总的来说，应该将健康的这些组成转化为进行活动的功能能力，促使其全面地参与到生活中[13]。

自 1948 年以来，WHO 就没有对健康的定义进行过修改，这个定义虽然已经沿用了很长时间，但仍未被纳入现代医疗的主要目标中。

在过去的 125 年中，决定整体健康状况能否改善的主要因素是水源、环境卫生、基本营养、居住条件及安全防护，而不是生物医学的进步（除了大规模疫苗接种项目）。此外，教育、社会经济以及就业状况也是影响健康状况的独立因素。生物医学在控制感染、缓解急症的症状和提供紧急医疗这三方面做得非常成功。然而，这些对长期健康结局并没有影响，而生物医学在预防、逆转（治愈）以及管理生活方式相关疾病方面并没有取得重大成功。医疗卫生系统需关注普通大众和慢性病患者的主动健康。

若人们开始进行生物医学治疗，则意味着真正意义上的健康管理已经失败。毫无疑问，在接受治疗时，需要侵入性治疗（药物和手术）、设备齐全的医院以及高素质的健康管理专业人员。作为致力于非侵入性治疗的物理治疗师，可以通过日常工作促进患者健康、提高患者幸福度，减少患者数量，并使药物和手术治疗的需求最小化；还可以通过以下方式影响联合国可持续发展目标（https：//www.un.org/sustainabledevelopment/sustainable-development-goals/）：改善营养、避免久坐、加强锻炼、戒烟等，并解决生活方式相关疾病及其引起的社会与经济问题[14]。必须强调的是，由于生活方式相关疾病及其危险因素普遍存在，无论患者就诊的原因是什么，包括物理治疗师在内的医护人员都应该对每位患者进行相关风险的评估。

如本章稍后所述，生活方式相关疾病的危险因素也是许多肌肉骨骼疾病患者的危险因素；而肌肉骨骼领域已经发展成为物理治疗行业中的主导专业。因此，物理治疗师在解决导致肌肉骨骼疾病的病因或危险因素的同时，也完成了对生活方式相关疾病危险因素的管理，并降低了疾病的发病率。作为非药物治疗的主要实施者，物理治疗师在生活方式相关疾病的预防、逆转和管理方面发挥重要作用，在治疗和预防许多肌肉骨骼疾病复发的同时，也控制了生活方式相关疾病发病的危险因素。

由于移民现象越来越普遍，北美和欧洲等高收入国家的文化和种族结构正在迅速改变。人们的健康信念、态度、价值观、实践和健康素养也呈现出与之一致的多样性。所有这些因素都会影响健康、疾病及其相互作用，包括个人寻求医疗健康管理服务的频率都在发生变化。例如，随着移民年限的延长，美国亚裔移民的生活方式相关疾病患病率逐渐增加。Campbell在《中国研究》(The China Study)中阐述了其数十年的研究结果[15]。他们报告了亚洲人优势的证据，同时提示了对健康生活方式依从性很差的美国人可以从中学到什么[16]。此外，在富裕的工业化国家中，美国卫生系统的成本至少是其他西方国家的两倍，但效果却是最差的[17]。

另外值得注意的是，亚裔移民报告的与精神压力有关的心理问题比高加索裔（非拉丁裔）移民少[18]。然而，随着在美国居留时间的增加，亚裔移民的精神压力也在增加。这可能有多种原因：自我报告心理疾病方面的文化差异（导致一些群体漏报），随着居住时间的增加，对精神压力的定义和意识更加敏感，或在新文化环境中精神压力增加的复合效应。如何通过具有文化差异考量的医疗手段来最大限度地减少种族和族裔之间的差异是一个被长期讨论的话题，需要获得诸如患者满意度、健康状况改善以及治疗和实施方法在不同文化背景均适宜的结果[19,20]。

自从精神生物学适应模式被首次提出以来[21]，为数不多的物理治疗实践也包括了社会心理和其他非生理方面[22-24]。Lein等倡导"以健康为中心"的物理治疗模式，其中包含了行为成分，特别是针对教育者[25]。

社会心理部分包括健康信念、自我效能和感知控制。健康信念模式（Health Belief Model）有助于理解信念可能影响健康、疾病以及对它们的反应和回应的方式（表1.1）[26]。对自我效能的评估会提供个体对其健康和幸福掌控的程度，这些概念可以用于临床实践，有助于评估患者对风险或疾病易感性的看法。这为健康教育奠定了基础，可提高患者对生活方式影响健康及其后果的认识。当了解个体情况后，可以针对每个个体采取个体化干预，以避免疾病发生或尽量减少发病风险。然而，除了个人背景外，Michie等所倡导的"健康行为改变轮（health behavior change wheel）"将健康行为改变定义为需要多部门的共同参与，包括卫生政策制定者和公共卫生专家、城市规

划者和立法者以及卫生专业人员[27]。Scandinavian的物理治疗师教育项目早已将行为医学的观点纳入其课程体系中[28]。这种观点可以说是增强了物理治疗师的治疗效果，原因有以下几点：患者对治疗方案的依从性反映了行为医学和学习因素的作用，另外大多数患者将从健康教育（戒烟、加强营养、健康的体重、减少久坐行为、增加体力活动，对久坐患者采取结构化锻炼方案、改善睡眠质量和时长以及减轻无法控制的精神压力）中获益。最大限度地改善患者的健康状况也相应地增加了其对物理治疗和生物医学干预的反馈。

患者自主和控制量表的设计是为了评估患者是希望在其治疗决策中拥有自主权还是将决定权交给医护人员[29]。虽然西方国家人群倾向于重视个人主义，但集体主义文化的人群还是可能更希望由医疗团队来做决定。更好地了解患者在自主权方面的偏好，可以使医疗专业人员能够为其量身定制更有针对性的干预措施。

WHO所倡导的国际功能、残疾和健康分类（International Classification of Functioning，Disability and Health，ICF）将身体功能和结构、活动以及生活参与方面相互关联[13]。传统上生物医学模式关注损伤（即身体功能和结构限制），而较少关注整体健康和幸福感、疾病影响、生活满意度以及生活质量，但这些反映出了个体参与生活和相关活动的情况。在管理目前常见疾病，如生活方式相关慢性疾病时，若重点聚焦在恢复功能和结构限制上，就会出现这样一个问题，即简单地恢复这些局限性问题并不一定会对活动以及参与产生积极影响，而这反而是有意义生活的本质。因此，用药物和手术进行修复的"创可贴"方法，仅仅能改善一个症状或体征，不能提高健康状况，也不能解决潜在的影响因素，主要是不健康的生活方式。我们需要在不同情况下对这些关系进行评估，而不是假设。世界物理治疗联盟（World Confederation for Physical Therapy，WCPT，现在称为世界物理治疗）一直倡导采用ICF，物理治疗师检查和评估时以WHO对健康的整体定义为基础，并以此指导干预和整体管理。

健康管理模式应达到无创和有创治疗之间的无缝衔接。需要由两方面的医疗专业人员对患者进行检

表 1.1　健康信念模式的概念

概念	定义	实施
知觉疾病易感性	个体对患病可能性的认识以及自己可能受到疾病侵害的敏感度	定义危险人群以及程度、患者个体特征或行为危险，若知觉疾病易感性过低，则需要提高
知觉疾病威胁	个体对危险后果的预期	详细说明和描述危险因素和疾病的后果
知觉益处	个体对所建议的行动能降低风险和减轻严重性的认知	采取的行动：方式、地点、时间，明确预期的积极效果 描述有效性的证据
知觉障碍	个体对所建议的行动需要付出的代价和遇到的困难	识别阻碍因素，通过做出保证、给予激励和支持来减少阻碍
行动线索	实现行为改变的行动策略	提供如何行动的信息 强化意识 给予提醒
自我效能	对采取行动所需能力的信心	提供培训、指导和正性强化

摘自 Stretcher VJR, Rosenstock IM. The health belief model. In Glanz K, Lewis FM, Rimer BK, eds. *Health Behavior and Health Education: Theory, Research and Practice.* San Francisco, CA: Josseyy-Bass.

查和评估，以便在无创和有创治疗之间取得最佳平衡。治疗方案可能是无创治疗，也可能是无创和有创治疗的结合，目的是减少有创治疗，或避免只进行有创治疗。这是一个动态的连续过程，需要无创和有创治疗的医疗专业人员积极参与患者治疗效果的随访。

　　健康信念和动机模式的整合是结合了治疗、干预和结局的社会心理层面的手段，目的是能够直接关注患者活动和生活参与的受限情况。由于生物医学模式已转变为"生物–心理–社会"医学模式，生活中出现了更多用于评估健康维度的测量工具。这些工具可分为：通用工具；用于一般疾病或患者通用的工具；以及根据年龄、病情及其他变量，应用于特定患者的工具（详见第 5 章）。许多量表已经通过队列试验得到验证。物理治疗师应像使用其他常规工具评估解剖结构和生理功能一样，熟练使用这些工具以评估治疗效果。SF-36 就是这样一个常用工具，可用于评估健康相关生活质量，它是公认的通用工具，并可以进行跨文化调适[30,31]。这些工具还可以用于评估患者对健康改善的个人看法，作为常规客观临床测量的补充。

悖论

　　高收入国家（如北美、欧洲和亚洲的一些国家）以及经济快速增长国家的人们，都正在经历一个悖论：西方生活方式负面影响的增加，以及生物医学的进步。技术的进步和经济的发展成为"致糖尿病"的原因（临床提示 1.1）[32]。西方国家已证实缺乏运动（运动功能减退）以及不良的营养选择对健康的影响具有协同和叠加作用[33]，不过它们之间可能存在强大的相互作用。生活方式相关疾病基于循证的非药物干预措施不应再是药物治疗的辅助解决方案[34,35]。相反，应该是非紧急情况下最重要的治疗。

　　以改善人们生活方式为目的、以人群为基础的全国性战略措施，已成为提高国民整体健康水平的主要手段，能够以最小风险和最低成本，最大限度地降低生活方式相关慢性疾病的发病率及过早死亡率[36-38]。例如，与侵入性干预措施增加的生存年相比，仅仅适度减少心脏危险因素，即可增加约 3 倍的生存年[39]。在 21 世纪，采用最具成本效益、低风险以及合乎伦理的方式获得最大化的健康收益，是遏制生活方式相关慢性疾病浪潮的医疗卫生优先事项。

临床提示 1.1

致糖尿病

　　"致糖尿病"（diabeteogenic）是一个专业术语，用于描述 2 型糖尿病和超重 / 肥胖的关联。在"致糖尿病环境"中，人们往往更容易选择不健康的饮食和活动方式而不是选择健康的食物和活动方式，例如在社区、工作和休闲时间步行。

生活方式相关疾病

在高收入国家，低营养饮食、久坐不动的生活方式以及烟草的使用、过量饮酒、睡眠不足和压力导致了生活方式相关慢性疾病的发生，这成为公共健康的最大威胁[40-42]。生活方式相关疾病的八大危险因素及其对健康的影响见表1.2。这种趋势造成了一个新近定义的疾病——代谢综合征的急剧增加。代谢综合征包括胰岛素抵抗、高血压、甘油三酯和胆固醇升高以及肥胖。随着工业化和科技的进步，生活方式相关疾病的发病率在低收入和中等收入国家同样有上升的趋势[43,44]。尽管生活方式相关疾病的发病率较高，但是WHO早已宣称，生活方式相关疾病在很大程度上是可以预防的[45]。

动脉粥样硬化和相关的全身慢性低度炎症（包括IHD、高血压和脑卒中）是导致生活方式相关疾病的主要原因。研究分析认为，有两个因素可能与心脏病和其他生活方式相关疾病存在关联：①家族因素；②生活方式因素，如吸烟、血清胆固醇、血压、营养、运动和体重[46]。选择健康的生活方式（包括戒烟以及最佳的营养和运动方案）可以提高生活质量，降低生活方式相关慢性疾病的发病率，减轻疾病对患者、家庭、社会和国家的负担，包括疾病带来的痛苦和医疗花费[47-49]。

生命周期和生活方式相关疾病

生活方式与生活方式相关疾病不仅有很强的关联性，而且往往有因果关系；然而，这种关系不一定是100%。有些人挥霍他们的健康和福祉仍然长寿，还有些人健康生活却依然早亡。但对大多数人来说，不良生活方式会对他们的健康产生不利影响，而这种影响的类型和程度在很大程度上反映了表观遗传因素[50]。

生活方式相关疾病在儿童时期就有了一定基础，因为在这一关键时期，与之相关的健康行为，即生活方式偏好已经扎根。生活方式相关疾病在出现显著的症状和体征之前可以潜伏数十年。因此，儿童期就要有健康的生活方式，这将成为其今后首选的生活方式。而在成年后再改变生活方式，特别是营养偏好和活动类型及水平，则更具挑战性。

在发达国家，继发于动脉粥样硬化的IHD，与癌症相当，是导致过早死亡和残疾的主要原因。因此，预防和控制全身动脉粥样硬化的危险因素是当代儿童及成人健康管理的主要目标[51-53]。缺血性脑血管疾病、冠状动脉和周围血管疾病的病理进程相似，都是由动脉粥样硬化和血栓形成引起的血管狭窄。吸烟、高脂饮食和缺乏活动将会促进动脉管壁内皮细胞损伤和脂肪沉积。这一共同通路与纤维蛋白原、C反应蛋白以及低度全身炎症标志物增加有关[54,55]。生物医学

表1.2　生活方式相关疾病的主要危险因素

危险因素	心血管疾病（IHD 和高血压）和外周血管疾病	阻塞性肺疾病	脑卒中	2 型糖尿病	肿瘤	骨质疏松症
吸烟	×	×	×	×	×*	×
缺乏活动	×		×	×	×	×
肥胖	×	×	×	×	×	
营养	×		×	×	×	×
高血压	×		×			
膳食脂肪[†]/血脂	×		×		×	
血糖水平升高			×	×		
饮酒	×		×	×	×	×

注：*全因癌症危险因素。吸烟不仅与鼻咽癌、口腔癌和肺癌相关，还会增加全因癌症的风险。

　　[†] 部分饱和脂肪酸、饱和脂肪酸和反式脂肪酸对健康最有害。

摘自 the Heart and Stroke Foundation of Canada, 2003; Bradberry JC. Peripheral arterial disease: pathophysiology, risk factors, and role of antithrombotic therapy. *J Am Pharm Assoc*. 2004;44 (2 Suppl 1): S37–S44; Charkoudian N, Joyner MJ. Physiologic considerations for exercise performance in women. *Clin Chest Med*. 2004;25:247-255.

研究的焦点已经从退行性血管疾病的概念，转向炎症介质和低密度脂蛋白对动脉粥样硬化的作用。纤维蛋白原既是一种炎症介质，又是一种凝血因子。心血管疾病患者体内具有较高的纤维蛋白原水平，这进一步增加了血栓形成和循环系统疾病的风险。

炎症与越来越多的慢性疾病相关，如 IHD、脑卒中、哮喘、消化性溃疡、肝硬化、阿尔茨海默病、痴呆、癌症以及自身免疫疾病[56,57]。不健康的生活方式会促进这一炎症状态，从而引发各个器官的低度炎症，并导致各种慢性退行性疾病相关的症状和体征[58]。虽然促炎环境和炎症反应并不是慢性疾病的起因，但是它们与慢性疾病相关，是不良生活方式造成的后果。

生活方式相关疾病已不再仅是成人疾病或与年龄相关的疾病，儿童也表现出心血管疾病的患病迹象，包括动脉粥样硬化斑块、高血压、2 型糖尿病以及肥胖症[59]。50 年前，这些疾病主要发生于成人，尤其是中老年人。由于久坐不动的生活方式、低活动量和营养过剩，如今的儿童比前几代人更早地出现生活方式相关疾病，并且可能会因这些疾病而过早死亡，预期寿命要短于他们的父母。纵观他们的一生，这些人可能会出现与疾病相关的长期发病率上升、疾病的并发症、健康问题相关不良反应以及医源性问题（继发于药物和手术）增加，导致寿命缩短[60,61]。针对父母和儿童的健康促进策略，将有助于降低生活方式相关疾病对健康的威胁（图 1.1）。

自 1900 年以来，人们的预期寿命几乎翻了一番。二战后，许多发达国家迎来了婴儿潮。这一代人生活在繁荣时期，是历史上寿命最长的一代。尽管婴儿潮时期（1946—1964 年出生）很繁荣，但是这个时代的人们多久坐不动，所食用的食品往往高能量，低营养。虽然生活方式相关疾病的临床表现与年龄相关，但并不是年龄增长的必然结果[60,61]。这是跨文

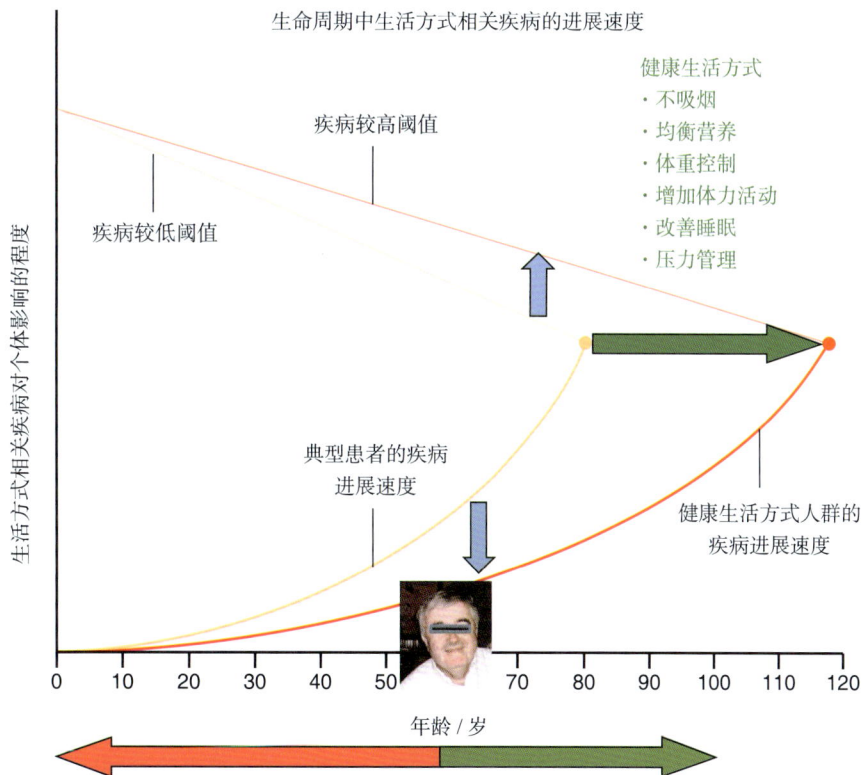

图 1.1　生活方式相关疾病的阈值与其在生命周期中的进展速度之间的理论关系。横轴是年龄，纵轴是生活方式相关疾病对个体影响的程度。黄线为西方生活方式人群的疾病阈值（浅黄线）和进展速度（深黄线）。红线为健康生活方式人群的疾病阈值（浅红线）和进展速度（深红线）。健康生活方式包括不吸烟、地中海饮食（非标准的西方饮食）、经常锻炼、睡眠良好和压力管理良好。（摘自 Dean E, Lomi C, Bruno S, et al. Addressing the common pathway underlying hypertension and diabetes in people who are obese: the ultimate knowledge translation gap. *Int J Hypertens*. 2011;2011: 835805）

化比较研究的结果。一项对没有接触过西方饮食的 Bolivian 原住民的研究显示，他们的动脉粥样硬化程度极低[62]。世界上的"蓝区"是指那些人们通常活到 100 岁以上的地区，或者那些晚年（如果有的话）临终状态发病率很低的地区[63]。欧洲有两个地区（希腊的伊卡里亚岛和意大利的撒丁岛），中美洲有一个地区（哥斯达黎加），亚洲有一个地区（日本冲绳）。这些地区都采用地中海式的生活方式，饮食以植物为主，并规律进行体力活动。还有一个地区在美国，是加利福尼亚州的洛马琳达，这个地区的人们以基督复临安息日会教徒为主，他们不吸烟、不饮酒，吃素食[64]。

均衡营养、适当运动、压力管理、戒烟以及适度饮酒，是减少生活方式相关慢性疾病及相关功能障碍、提高生活质量的核心和关键[65]。我们的主要目标是提高生活方式相关慢性疾病患者的生活质量阈值，降低生命终期发病率。图 1.1 显示了健康的生活方式（不吸烟、均衡营养、体重控制、增加体力活动、改善睡眠以及压力管理）与这些疾病的阈值增加和慢性疾病进展速度降低有关。从理论上讲，这两条曲线的交点表示生命的结束（可通过健康的生活方式来延长）以及临终发病的程度和时间。最终的结果是获得更多的"生存时间"以及更多的"生命活力"。健康生活方式能保持染色体端粒长度稳定，这不仅可延长寿命，还能保证生命的质量[66]。

"端粒效应"（telomere effect）[66]，即端粒酶和端粒（染色体的末端），在健康和衰老方面起重要作用，这是 2009 年诺贝尔生理学或医学奖得主 Elizabeth Blackburn 的工作基础。保护端粒长度是当代健康衰老观点的基础。已明确不健康的生活方式会损害端粒长度，包括吸烟、营养不良、超重、不运动、失眠和过度的压力[66,67]。Greger 在其畅销书 *How Not to Die* 中，总结了大量的证据表明标准的西方饮食可导致多种慢性疾病，在高收入国家这些疾病的发病率和死亡率排在前列，在低、中收入国家这些疾病的发病率和死亡率也在逐渐上升。他致力于"将拯救生命的科学付诸实践"，特别是推广健康的地中海饮食，即以植物为基础、全谷物、未精制、低饱和脂肪、低糖和低盐的未加工食物为饮食结构。

最后，健康的生活方式（包括均衡营养和体力活动）对健康的益处，可能是通过复杂的生物化学途径来介导的，包括刺激与免疫、愈合和修复有关的成人干细胞活动。迄今为止，大多数研究都是在细胞水平上进行的，这一迅速发展的领域对更好地理解健康生活方式调节表观遗传因素有重大意义[50]。

"首先不要伤害"

2500 多年前，希波克拉底提出"首先不要伤害"。物理治疗作为非侵入性健康管理的主要专业，在促进身心健康方面发挥着重要作用，对侵入性治疗（药物和手术）的依赖性最小，同时还可以预防、管理，在某些情况下还能逆转（治愈）这些生活方式相关疾病。由于这些疾病有共同的致病途径，因此目标通常是共通的[1]。将健康促进纳入实践可直接解决医疗知识转化差距的问题（即健康生活所带来的益处）[8]。事实上，关注健康促进，不仅可直接解决生活方式相关疾病的危险因素以及临床表现，还可能会对患者出现的问题带来更好的结果。将健康管理从业者分为非侵入性从业者和侵入性从业者是健康管理的大胆创举。这种分类可以确定患者的痛苦是否可以在短期或者长期内通过完全侵入性的，或者完全非侵入性的，又或者是两者结合的方式得到缓解，进而达到停药或最小量用药的目的。同样地，应该采用非侵入性的干预措施来恢复健康，并促进终身健康，尽可能地避免手术介入及可能并发的风险（也就是说，手术介入应作为最后的干预手段，而不是首要的解决方法）。当患者接受健康管理服务时，有可能接触到大量健康信息，这有助于评估危险因素并制订终身健康计划。

非药物治疗在生活方式相关慢性疾病管理中的有效性已经有据可查，但是实施效果并不好[10,11,68]。作为非侵入性从业者，物理治疗师在健康团队中起着重要作用，该团队可能包括了内科医师和外科医师（即侵入性从业者）、护士、营养师、药剂师、社会工作者、心理医师、呼吸治疗师以及心理指导师等，具体的组成取决于每个患者的需求。在更广泛的层面上，物理治疗师可以作为顾问为多部门提供服务，并与健康管理政策制定者、企业商务人士、城市规划者和建筑师共同开发健康安全的家庭、工作场所、娱乐设施和社区。物理治疗师的工作场所已经从医院和私人诊所转向社区、学校、家庭、工作场所和活动场所。

生物医学研究评估药物和手术治疗效果时，研究设计中通常缺少健康对照组或者在可行的情况下更优、非侵入性治疗组的对照组。例如，与接受经皮冠状动脉介入手术的患者相比，参加为期12个月运动训练的稳定型冠心病患者疾病的再发风险更低，运动能力更佳[69]。另一项研究显示，与既定的疗法（如β受体阻滞剂治疗）相比，参加心脏康复的心脏病患者的死亡率减少了20%~25%[70]。心脏康复是非侵入性的治疗，更经济，几乎没有不良反应[71,72]，而且能带来长期获益。健康管理的重点是改变不良的健康行为，达到终身健康，而不是简单地减轻某一种症状或体征。

改变人们的生活方式，比给患者服用药物或进行手术治疗更具有挑战性，药物和手术对患者来说都是被动接受。物理治疗师最根本的任务是有效推动患者改变，使其主动参与健康促进。"改变生活方式即精准医疗"的概念是构建健康生活方式的绝佳手段，首先应采取健康的生活方式。

在北美和欧洲等一些国家，人们似乎面临无穷无尽的选择，但其中许多选择会损害终身健康。因此，物理治疗师需要有高超的技能来教育人们注重他们的生活方式选择和提升自身健康。此外，他们还需要与其他卫生专业人员相互合作，支持人们的积极健康尝试。

与生物医学进步相反的是，这些非侵入性的、高影响力的干预措施的进步，很少得到经同行评议的医疗期刊或大众媒体的报道和关注。然而，与侵入性治疗常常没能解决病因或影响因素相比，这些非侵入性治疗的进步对人们的健康和幸福具有更重要的影响，且花费最少，可得到终身健康。此外，侵入性治疗在保证终身健康方面的成功率较低，而且还存在健康风险。当然，应该将这些研究结果融入临床实践，以确保患者不会因药物以及反复侵入性治疗而面临风险。与药物治疗和手术治疗相比，非侵入性干预措施具有以下明显优势：使患者通过学习相关技能来管理自身的长期健康，这将改变有害的生活方式，降低住院和复发风险，减少住院花费。此外，患者高估了医疗程序的好处，低估了其风险[73]。考虑到侵入性操作（比如血管重建）的风险和费用，非侵入性干预措施的优势值得我们更多关注。

循证实践：生活方式相关疾病的发病率

健康风险、残疾和过早死亡主要与以下几种生活方式相关疾病有关。

- IHD。
- 癌症。
- 高血压和脑卒中。
- 吸烟相关疾病，如慢性阻塞性肺疾病。
- 2型糖尿病、肥胖症和代谢综合征。

这与生物医学的疾病框架一致，本节将分别描述。现在生活方式相关疾病非常常见，这些疾病都有共同的病因和致病因素，可导致一个或多个器官系统出现全身低度炎症。患者受影响的器官系统将反映其表观遗传因素，包括遗传倾向。

流行病学数据需要为包括物理治疗师在内的医疗专业人员提供关键信息，就像在战争期间和脊髓灰质炎流行期间那样。生活方式相关疾病是患者进行物理治疗的主要原因，但更多的时候它是肌肉骨骼疾病之后的次要诊断，可能导致或在很大程度上促成了这些疾病。有害的生活方式结局多种多样，可能反映了个体的表观遗传学[50]。Barnett等描述了一个患者30岁之后所患合并症（多病症）的数量呈指数级增长[74]。

对物理治疗师来说，同样具有临床意义的是，肌肉骨骼疾病的危险因素同样也是生活方式相关疾病的危险因素，这点非常重要[75-77]。解决生活方式相关疾病的危险因素可以有效解决肌肉骨骼疾病问题，减少疾病复发。这使得物理治疗师可以直接针对生活方式相关疾病患者的危险因素，以及临床表现进行干预。与其他医疗专业人员相比，物理治疗师与患者接触的时间更长，具有更多的健康教育时间和健康教育机会。

虽然大多数人都知道健康行为的积极益处，但他们可能并不清楚，健康行为的微小变化具有重大的影响。健康行为的效果往往超过针对单一症状或体征的药物治疗。例如，Ford等对23 000多名35~65岁人群的研究表明，在8年的时间里，不吸烟、BMI小于30、每周至少运动3.5小时、均衡饮食的人们患慢性生活方式相关疾病的风险降低了 78%[78]。具体而言，2 型糖尿病风险降低了 93%，心肌梗死风险降低了 81%，脑卒中风险降低了 50%，癌症风险降低了 36%。即使不是上述 4 种健康因素都具备，生活方式相关慢性疾病的风险也会随着积极生活方式因素数量的增加而降低。如果一种药物也能具有如此强大的益处，那将被誉为奇迹。

基于证据的最佳临床实践，医疗的目标应该是通过改变生活方式来获益，并仅在必要时补充药物治疗[79]，而不是通过改变生活方式来补充药物治疗。采取健康的生活方式是生活方式相关疾病的首选干预措施，尤其是慢性病阶段[80]。将这些研究结果转化为医疗实践是当务之急。积极的生活方式在预防、减轻或管理生活方式相关疾病中的作用将在以下章节中详细讲述。

医疗卫生系统根据流行病学证据提出优先事项和治疗方向，这对医疗专业人员而言至关重要，因为这些证据是制订个体化治疗和干预措施的基础。我们在兼顾每位患者个体情况的同时，也要优先考虑当今社会所面临的问题。

缺血性心脏病

IHD 相关的高危生活方式已经很明确[81]，IHD 会导致动脉粥样硬化物沉积，不仅累及冠状动脉，还可能累及全身各系统的动脉血管[82]。这种沉积物形成动脉斑块，引发心肌梗死和 80% 的脑卒中[83]。不可变的危险因素包括：年龄、性别、家族史以及既往史。可变的危险因素包括：高胆固醇、高同型半胱氨酸、吸烟、缺乏运动、高血压、糖尿病、超重以及压力过大[84-86]。未被公认的危险因素有 C 反应蛋白（炎症标志物）升高[56]、与 IHD 患者有共同的生活方式[87]以及父母超重[88]。此外，越来越多的证据表明：父母为 IHD 患者时，由于共同的生活方式，其子女健康受损的风险会增加[89]。其他新发现的危险因素还有被动吸烟、社会经济状况、受教育程度、抑郁、愤怒和敌对情绪以及脱离社会[90,91]。

流行病学证据显示，胆固醇每降低 1% 就会使 IHD 患病风险降低 3%，舒张压长期降低 5~6 mmHg，就会使 IHD 患病风险降低 20%~25%[92]。因此，即使微小的改变也会对健康产生重大影响，并能大大降低生活方式相关疾病的发病率。大多数危险因素都与行为方式选择有关，因此可以得到根本性改变[93]。

IHD 的危险因素在普通人群中十分常见。一项中老年人群的横断面筛查研究显示出现股动脉粥样硬化的概率高达 2/3[94]。此外，动脉粥样硬化程度与心血管及全身循环系统疾病直接相关。外周动脉疾病患者 IHD 患病风险升高数倍，因此，外周动脉疾病可预测全身动脉粥样硬化程度。据估计，健康的生活方式可使与动脉粥样硬化相关的心血管事件降低 70%~80%。规律步行也能同高强度运动一样大大降低动脉粥样硬化的风险。相比没有左心室肥厚但久坐不动的男性，适度的体力活动可使有左心室肥厚的男性脑卒中的风险降低 49%[95]。研究显示，相较于男性，2 型糖尿病是女性 IHD 的高危因素（高血压次之）[96,97]。

在疑似心肌缺血而进行冠状动脉造影的女性患者中，体适能与 IHD 患病风险低呈独立相关，并通过血管造影得到证实[98]。肥胖与这些结果并不独立相关。因此，对女性的心血管疾病风险而言，体适能似乎比体重更重要。

应详细评估患者的体力活动水平和体适能，这是心血管危险因素分层中非常重要的部分。干预措施应该着眼于减少久坐时间，并增加规律体力活动和体适能锻炼。人们的健康管理，尤其是女性和 IHD 高危人群的健康管理，都应包含对体力活动能力和运动计划的评估。

已证实营养是影响健康的关键因素，是生活方式相关疾病以及其他慢性疾病的独立危险因素[98]。标准的西方饮食营养不均衡，且缺乏微量元素，是生活方式相关疾病的主要危险因素[99,100]。尽管西方饮食习惯并不健康，但随着全球化的趋势，越来越多的地区开始效仿。

越来越多的证据表明地中海饮食（临床提示 1.2）对健康有诸多益处，地中海饮食在食物多样性和健康方面远远优于西方饮食[101-108]。地中海饮食富含鱼类、新鲜水果和蔬菜、豆类、谷物、种子和坚果；同时低糖、低盐；不饱和脂肪植物油多于饱和脂肪动物油。已经有报道标准西方饮食的起源[99]，但关于这种饮食与健康之间的关系尚无报告。目前认为西方饮食可能会促进炎症发生，而地中海饮食则可能具有抗

炎作用 [109,110]。

有关饮食习惯的研究表明：与一个月吃鱼少于 1 次的人相比，每周食用两次鱼的人心源性死亡风险降低 47% [111]。谷物纤维（每日两片全麦面包）可使心肌梗死和脑卒中的风险降低 14%。谷物纤维还有助于降低老年人心血管疾病患病率 [112]。

临床提示 1.2

地中海饮食小贴士

- 多吃水果和蔬菜。目标是每日摄入 7~10 种水果和蔬菜。
- 选择全谷物。改食全麦面包、麦片和意大利面。尝试其他全谷物，比如干小麦和法老小麦。
- 食用健康脂肪。烹饪时用橄榄油替代黄油。在面包上蘸调味橄榄油，避免涂抹黄油或人造奶油。
- 多吃海产品。每周食用两次鱼类。推荐食用新鲜或冷冻包装的金枪鱼、鲑鱼、鳟鱼、鲭鱼和鲱鱼。烤鱼味道好，而且便于清理。避免吃油炸的鱼。
- 减少食用红肉。可用鱼、家禽或豆类代替。如果要食用肉类，应选择瘦肉，并控制食用量。
- 食用适量乳制品。推荐选择低脂肪的希腊酸奶或原味酸奶和少量奶酪。
- 合理使用调料。香草和香料可以改善口感，减少盐的摄入量。

摘自 Mayo Clinic. Nutrition and Healthy Eating. https://www.mayoclinic.org/healthy-lifestyle/nutrition-and-healthy-eating/in-depth/mediterranean-diet/art-20047801

Ornish 等的研究早已证实严格以植物为主的饮食和运动对预防和逆转动脉粥样硬化的益处 [113]。如前所述，在保持均衡营养的基础上，与少量运动相比，中、高强度的休闲运动可使死亡率分别降低 28% 和 44%。低、中、高强度的运动训练分别可以增加 30%、37%、53% 的健康寿命。有氧运动也可以降低血脂水平，即使是老年人群的血脂水平，也同样可以降低；能够增加高密度脂蛋白水平、降低低密度脂蛋白水平 [114]。随着生活方式的改善，动脉粥样硬化可以逆转，与此相关的心血管事件的发生率也能降低 [115-118]。

社会心理因素也是 IHD 的危险因素。无论是 A 型还是 B 型人格，难以控制的愤怒和敌意情绪都是很重要的危险因素 [119]。压力也是一个重要的危险因素，轻度的日常困扰和重大负面事件，都可导致脂蛋白水平升高，而应对压力的处理方式以及主观评价是缓解压力的两个重要因素 [120]。与重大负面事件相比，我们可能低估了日常困扰的日益累积对健康的影

响。当患者首次发生冠状动脉事件后，若采取回避策略则可能不会形成健康的生活方式，而若患者积极正面评价和解决问题，则有助于形成健康的生活方式 [121]。若患者在发生冠状动脉事件后，重新进行正面评价、解决问题并主动参与，而非忽略和逃避，则能够改变生活方式。缓解压力应该考虑到应激源的类型，并且帮助患者调整应对策略，及时处理。

当发生过一次心血管事件后，再发的风险显著升高 [122-123]。因此，患者需多次进行血运重建手术以及服用多种强效药物来帮助减轻病理生理的病变。Ornish 曾报道，194 名血运重建术后患者在参加了一项改变生活方式的综合项目后，至少 3 年内未再次进行血运重建 [124]。未参加改变生活方式项目的血运重建术后患者的心绞痛的情况与参加项目的患者类似。非侵入性治疗可以产生长期多系统的益处。血运重建术虽然能修复血管损伤，但不能像改变生活方式那样带来额外的多系统益处，也不能降低再次进行风险高且昂贵的血运重建术的需求。

迄今为止，倡导积极改变危险因素的措施只取得了有限的成效；这些措施包括面向整体人群的健康干预方案，也有医疗专业人员针对患者个体采取的方法。众所周知，控制冠状动脉粥样硬化的可变危险因素（包括吸烟、高脂血症、高血压以及久坐不动的生活方式）可降低 IHD 的发病率，从而减少需要进行血运重建术的可能，并降低医疗资源的使用率 [125,126]。只有通过建立维护身体健康、心理健康，积极预防危险因素和改变生活方式的一整套医疗体系（从人口健康战略到跨卫生专业的标准化方法），才能解决 IHD 这一重大健康危机。为了更好的协调，医疗专业提倡标准化、可认证的健康保健能力 [3,28,127]。请参阅"参与健康促进实践"部分，了解健康能力。

包括慢性阻塞性肺疾病在内的吸烟相关疾病

吸烟是包括美国在内的全球可预防的死亡主要原因 [128-130]。尽管已充分证明吸烟危害健康（据估计每吸 1 支烟会缩短 11 分钟寿命），但无论是发达国家还是非发达国家，吸烟依然很普遍 [131]。因此，戒烟是初级健康管理的目标，也是医务人员的治疗目标。1996 年，美国物理治疗协会（American

Physical Therapy Association，APTA）采纳了美国卫生保健政策研究所（Agency for Health Care Policy and Research，AHCPR）制定的指南[132]。吸烟的危害不仅限于 COPD，还包括多种癌症，其中部分癌症与呼吸道和肺部并不直接相关。吸烟者的总体死亡率和全因死亡率（包括除呼吸系统以外的其他系统癌症）都很高。

在全球死亡的主要原因中，COPD 通常是健康头号杀手之一，每年因 COPD 死亡的人数有 100 万左右[133,134]。在美国，COPD 是继 IHD、癌症、意外伤害之后的第四大死亡原因[135]。长期吸烟者有较高的全因疾病发病率和死亡率（表 1.3）；吸烟会导致危及生命的全身性疾病而不仅仅局限于呼吸系统疾病[136,137]。与终身不吸烟者相比，既往吸烟者和当前吸烟者的健康寿命分别减少 25% 和 44%。考虑到吸烟对全身血管系统的不利影响，不管疾病的严重程度如何，戒烟是所有人都要首先解决的问题，而不仅仅是肺部疾病患者[137]。儿童吸烟与父母是否吸烟高度相关，因此，家庭中的年轻父母吸烟已成为公共卫生计划关注的焦点[88]。鉴于吸烟是最重要的疾病和死亡的可预防性因素，因此包括物理治疗师在内的医疗人员应该在公共卫生层面和临床实践层面支持戒烟的举措。

呼吸康复已证实 COPD 患者戒烟和其他健康行为改变获益的可持续性[137]，因此，戒烟对疾病的预防、治疗以及管理都是必要的[138]。已证明呼吸康复的有效性是独立于药物治疗的，因此应将呼吸康复作为主要干预措施，而不是在传统昂贵的治疗失败后的手段[138]。只有通过健康指导和随访才能够促进患者的终身健康行为改变，从而减少急性加重和就诊次

表 1.3　吸烟对全身各系统的影响

种类 / 受累系统	吸烟者中更为常见
吸烟相关死亡率	吸烟导致 35~69 岁人群 30% 的全因死亡 吸烟减少寿命 　35~59 岁：减少约 27 年 　60~69 岁：减少约 16 年
脑	脑卒中
口腔	唇癌和口腔癌
咽和喉	咽癌和喉癌
食管	食管癌
肺	肺癌
心脏	IHD、高血压、循环系统疾病
慢性呼吸系统疾病	支气管炎和肺气肿；90% 的慢性呼吸系统疾病患者死于吸烟 上呼吸道感染以及因病旷工天数增加
胃溃疡及十二指肠溃疡	吸烟人群高发
膀胱癌和肾癌	吸烟人群高发
骨骼	与不吸烟者相比，吸烟妇女绝经后骨密度降低 骨折和延迟愈合风险增加
生殖和妊娠	不孕不育 自然流产、死产、早产、出生低体重婴儿和婴儿猝死综合征的风险增加 儿童发育和学习迟缓

摘自 National Cancer Institute: Cancer Facts, 2010; U.S. Department of Health and Human Services. The health consequences of smoking: a report of the Surgeon General. Washington, DC: U.S. Department of Health and Human Services, Centers for Disease Control and Prevention, National Center for Chronic Disease Prevention and Health Promotion, Office on Smoking and Health; 2004; Peto R, Lopez AD, Boreham J, et al. Mortality from tobacco in developed countries: indirect estimation based on national vital statistics. *Lancet.* 1992;339: 1268–1278; Twardella D, Kupper-Nybelen J, Rothenbacher D, et al. Short-term benefit of smoking cessation in patients with coronary artery disease: estimates based on self-reported smoking data and serum cotinine measurements. *Eur Heart J.* 2004;25: 2101–2108.

数，并降低整体发病率，而这往往持续多年，且导致生活质量下降。需开展新型戒烟方法，以便在吸烟者准备开始戒烟的最佳阶段产生最大影响。其中的一个项目包括 5 周的咨询[139]，平均干预时间为 44 分钟。在 1 个月后，70% 的参与者仍能坚持戒烟，每位参与者的平均干预成本为 50 美元（约 350 元）。

就健康保护和降低疾病风险而言，戒烟是心脏病患者最具成本效益的干预措施。此外，治疗高脂血症和进行心脏康复在每质量调整生命年具有较高的成本效益，并且在年度生命挽救方面也具有相对高的成本效益[140,141]。吸烟是缺血性脑卒中、蛛网膜下腔出血、脑出血[142] 和 IHD 确定的危险因素，其风险程度与吸烟量成正比。因此，危险因素的监测和管理是心血管疾病高影响力和高质量治疗的基石。

高血压和脑卒中

高血压是全球可预防的死亡的主要原因[143]。高血压被称为"沉默的杀手"，其症状和体征多年来经常被忽视。在此期间，动脉血管系统的压力过高会导致许多器官的血管床出现渗漏和动脉瘤，最常见的是大脑、心脏（充血性心力衰竭）、肾脏和眼睛[144,145]。

在美国，每年有 79.5 万人发生脑卒中（约 60 万人为首次发生，18.5 万人为复发），这是可以预防的。血栓和高血压是脑卒中的主要危险因素[146]。通常脑卒中是血栓性的（80%~90%）或出血性的（10%~20%）[146-148]。无论是首次发生还是复发性的血栓性脑卒中，如本章"缺血性心脏病"一节中的有关动脉粥样硬化一样，控制危险因素是最好的无创性非药物治疗措施。除了心脏病（IHD 和心律失常）和肾脏疾病外，高血压通常是脑卒中发生的基础。本节重点介绍预防、逆转和管理高血压的非药物治疗措施。

尽管将血压降至 130/80 mmHg 以下（理想血压为 120/80 mmHg）是所有年龄段人群公认的临床有效措施，但据报道高血压人群的血压控制达标率不到 25%[146]。虽然对脑卒中的病因已经有相当多的了解，但风险远未得到很好的控制，仍然是一个主要的健康威胁。脑卒中的危险因素包括：既往脑卒中病史、高血压、IHD、心房颤动、高脂血症、糖尿病、踝肱指数、运动耐力下降、视网膜病变、蛋白尿、自主神经病变、吸烟、饮酒以及缺乏运动[146-154]。

吸烟、胆固醇升高、糖耐量异常、缺乏运动和肥胖加剧了高血压和脑卒中的风险[155]。除了脑卒中，高血压的严重后果还包括高血压性心脏病和肾脏疾病。此外，交感神经兴奋性增加也是导致脑卒中的原因之一[156]。

在 60~74 岁的成年人群中（其中有 2/3 的人超重或肥胖），近 75% 的非裔美国人和 50% 的高加索人患有高血压[157]。与 IHD 一样，高血压的危险因素包括不可变危险因素和可变危险因素。不可变危险因素包括年龄、性别、种族和其他遗传因素。可变危险因素包括高钠低钾饮食（蔬菜和水果的摄入量少）、高饱和脂肪、过量饮酒、体力活动少和超重[156]。肥胖是高血压的重要预测因素[157]。

尽管小剂量噻嗪类利尿剂和 β 受体阻滞剂可显著降低高血压，但预防高血压和使血压正常化的第一道防线应该是营养摄食、减重和规律体力活动[158]。对高血压得到控制的人来说，结合地中海饮食与体力活动可以大大降低健康风险[159]。与其他生活方式相关疾病一样，高血压在美国儿童中越来越常见。因此，常规儿科评估中应包含高血压的筛查[160]。

在营养方面，高钠低钾饮食和高脂饮食一样，与高血压和脑卒中有关。美国国家科学院指出盐添加量减少 1/3 将使高血压患病率降低 25%（减少 1100 万例）[161]。血浆维生素 C 含量低与脑卒中风险成倍增加有关，这在超重和患有高血压病的男性中更为显著[162]。舒张压降低 5~6 mmHg 可使脑卒中风险降低 35%~40%[92]。因此，体重控制、规律锻炼、富含水果蔬菜和全谷物的饮食、戒烟以及控制血压都是脑卒中预防和综合管理的核心。

控制高血压的膳食疗法值得特别关注。已充分证明终止高血压饮食（dietary approaches to stop hypertension，DASH）（临床提示 1.3）可以逆转高血压，从而停用降压药物，或者至少可以降低血压以及减少对药物的需求[163-165]。这种饮食的主要特征类似于地中海饮食，推荐优先摄入蔬菜、水果、豆类、全谷物、坚果、种子以及低脂乳制品，少食肉类和加工食品[102]。因此，与地中海饮食对健康的益处（临床提示 1.2）一样，DASH 饮食也能带来长期健康益处，并降低生活方式相关疾病，如高血压的发病率。

临床提示 1.3

DASH 饮食

DASH 食物组成
- 蔬菜
- 水果
- 谷物（主要是全谷类）
- 低脂或脱脂乳制品
- 瘦肉、家禽和鱼类
- 坚果、种子和干豆
- 油脂

DASH 每日份量（特别注明的除外）和示例
- 蔬菜：4~5 份
  - 1 杯（250 mL）生的蔬菜
  - 1/2 杯（125 mL）熟的蔬菜
- 水果：4~5 份
  - 1 个中等大小水果
  - 1/4 杯（63 mL）干水果
  - 1/2 杯（125 mL）新鲜、冷冻或罐装水果
- 谷物（主要是全谷类）：7~8 份
  - 1 块切片面包
  - 1 杯（250 mL）即食麦片
  - 1/2 杯（125 mL）煮熟的米饭、意大利面或谷类食品
- 低脂或脱脂乳制品：2~3 份
  - 1 杯（250 mL）牛奶
  - 1 杯（250 mL）酸奶
  - 50 g 奶酪
- 瘦肉、家禽和鱼类：2 份或更少
  - 85 g 熟瘦肉、去皮家禽或鱼类
- 坚果、种子和干豆：每周 4~5 份
  - 1/3 杯 坚果
  - 2 汤匙（30 mL）花生酱
  - 2 汤匙种子
  - 1/2 杯煮熟的干豆或豌豆
- 油脂：2~3 份
  - 1 茶匙（5 mL）软人造黄油
  - 1 汤匙（15 mL）低脂蛋黄酱
  - 2 汤匙（30 mL）清淡沙拉酱
  - 1 茶匙（5 mL）植物油

摘自 Hima J. Challa; Muhammad Atif Ameer; Kalyan R. Uppaluri; DASH Diet To Stop Hypertension, https：//www.ncbi.nlm.nih.gov/books/NBK482514/

尽管减重是高血压预防和管理的重要组成部分，但体力活动的保护作用可能与肥胖程度不相关[166]。体重每减轻 4%~8% 可以使血压降低 3 mmHg，体力活动可以使收缩压降低 5 mmHg、舒张压降低 3 mmHg[167]。

在血压正常的非裔美国男性中，有氧运动可以降低血压的波动反应[168]。同样，在血压正常的非裔美国女性中，有氧运动可以降低血压对应激源的反应[169]。

一项研究显示，体力活动与高血压、脑动脉血流介导的扩张功能以及通过血管内皮生长因子评估的血管再生能力指数均无相关性（扩张功能与血管再生能力指数用于评估血管内皮功能紊乱）[170]。但这项研究中体力活动水平的数据不是根据运动测评结果而是采用自我报告的问卷方式获得，所以研究结果的价值还有待商榷。

体力活动和均衡营养可以降低终身不吸烟者早期动脉粥样硬化（脑卒中的前兆）的风险[171]，吸烟者从这种保护效应中获益较少。体力活动不仅可以降低脑卒中的风险，而且可作为有效预防措施，增加脑缺血期间的血流量并且可减少脑损伤[172]。作用机制可能是通过在血管系统中上调内皮一氧化氮酶来增强内皮依赖性血管舒张。每周进行 3 次有氧运动可以减少小鼠模型脑梗死面积和功能缺陷，并改善内皮依赖性血管舒张[172]。

高血压的风险评估是患者评估的重要组成部分。健康管理策略应基于对整体风险评估的分析，而不仅仅是针对高血压。高血压的预防不仅是使血压正常化，还应该避免出现高血压相关疾病（如 IHD）。针对高血压可能带来的可怕后果，美国心脏协会主张严格控制血压限值：不论年龄，血压均应 ≤ 130/85 mmHg[173]。美国心脏协会对脑卒中后患者体力活动和锻炼的建议：患者要把体适能作为一项主要目标，必须同时应对脑卒中的病理影响以及体适能下降的影响[174]。每周至少步行 2 小时可使脑卒中风险降低 50%[175]。改善体适能有助于减少日常活动和参与活动的限制，从而提高生活质量。同时，疾病和残疾造成的负担及其危险因素也可能相应减少。

同时解决高血压的几项危险因素可以相应地降低收缩压。如图 1.2 所示，这样的图表有助于告诉患者不同的生活方式对收缩压的显著影响。与药物治疗不同，这些生活方式可以保证更健康的生活，降低其他危险的生活相关疾病的发病率，并且不会带来任何风险。

为了提高全民健康，脑卒中的预防取决于通过公共卫生政策，向广大人群广泛传播已经建立的行之有效的干预措施。医疗专业人员向脑卒中患者提出的建议对脑卒中的二级预防有重要意义。一项行为危险因素监测调查研究显示，相较于那些未接受过建议的

患者，少吃高脂、高胆固醇食物和多运动的患者临床预后更好[175]。与没有接受任何建议的对照组相比，接受建议的患者活动受限的时间减少，患者主观认为"身体状况不好"的时间缩短，并且患者自觉"健康"的天数增加。此研究结果让我们认识到，医疗专业人员提出的即使是十分简单的建议也会对患者的健康行为和健康结果产生重大影响。

总之，积极改变生活方式的益处是相叠加的。DASH 饮食（表 1.4），类似于地中海式的植物性饮食，可以将收缩压降低 11 mmHg。以下每个饮食因素都可以使收缩压额外降低 4~5 mmHg，包括：增加钾摄入量、减重和减少盐的摄入量。体力活动可使收缩压降低 5 mmHg，戒烟可使收缩压和舒张压分别降低约 4 mmHg 和 2 mmHg，同时可以使静息时心率降

根据最新指南，通过饮食和运动，收缩压可能会有如下降幅。

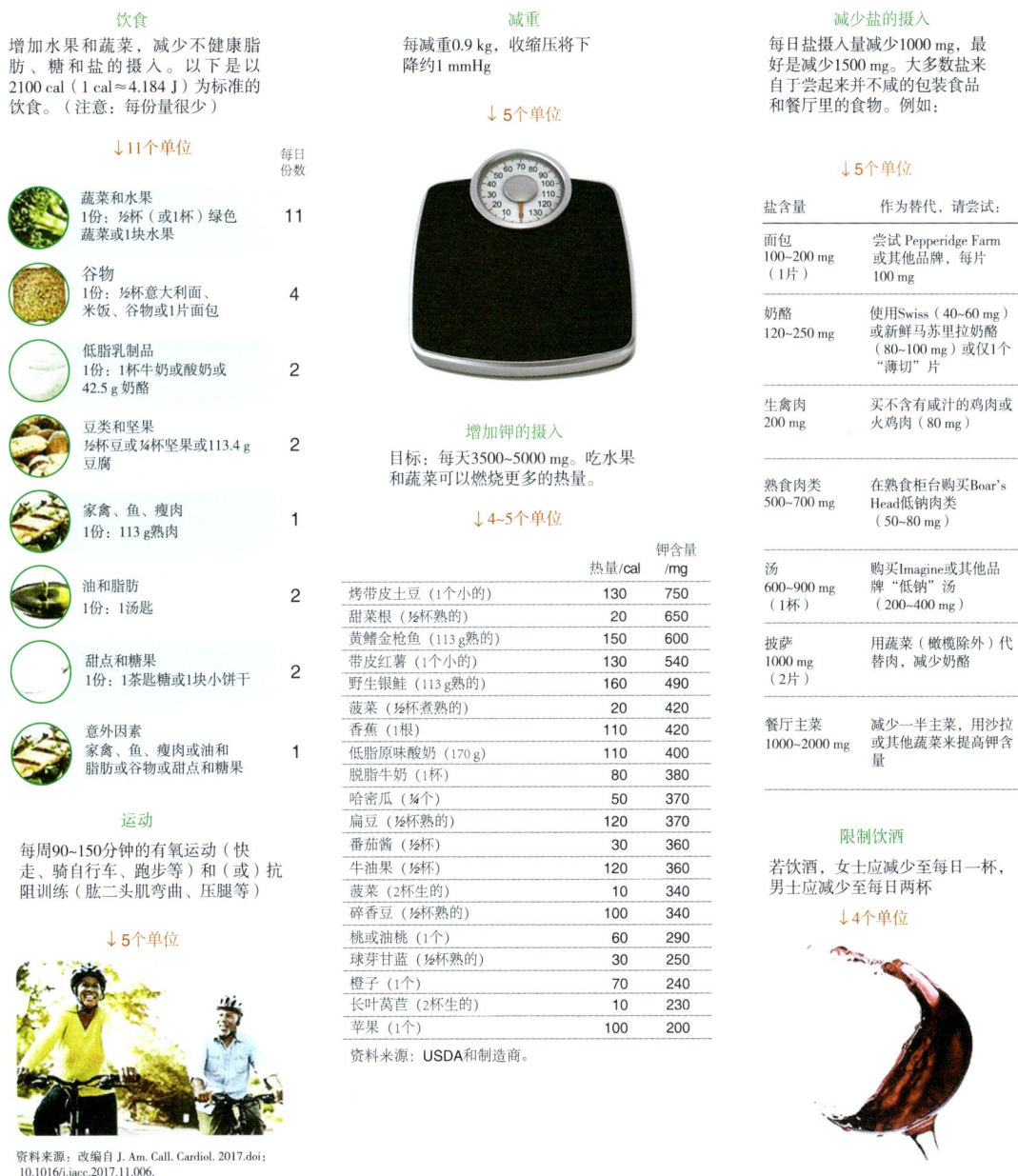

饮食
增加水果和蔬菜，减少不健康脂肪、糖和盐的摄入。以下是以 2100 cal（1 cal≈4.184 J）为标准的饮食。（注意：每份量很少）

↓11个单位

	每日份数
蔬菜和水果 1份：½杯（或1杯）绿色蔬菜或1块水果	11
谷物 1份：½杯意大利面、米饭、谷物或1片面包	4
低脂乳制品 1份：1杯牛奶或酸奶或 42.5 g 奶酪	2
豆类和坚果 ½杯豆或¼杯坚果或113.4 g 豆腐	2
家禽、鱼、瘦肉 1份：113 g 熟肉	1
油和脂肪 1份：1汤匙	2
甜点和糖果 1份：1茶匙糖或1块小饼干	2
意外因素 家禽、鱼、瘦肉或油和脂肪或谷物或甜点和糖果	1

运动
每周90~150分钟的有氧运动（快走、骑自行车、跑步等）和（或）抗阻训练（肱二头肌弯曲、压腿等）

↓5个单位

资料来源：改编自 J. Am. Call. Cardiol. 2017.doi：10.1016/j.jacc.2017.11.006.

减重
每减重0.9 kg，收缩压将下降约1 mmHg

↓5个单位

增加钾的摄入
目标：每天3500~5000 mg。吃水果和蔬菜可以燃烧更多的热量。

↓4~5个单位

	热量/cal	钾含量/mg
烤带皮土豆（1个小的）	130	750
甜菜根（½杯熟的）	20	650
黄鳍金枪鱼（113 g熟的）	150	600
带皮红薯（1个小的）	130	540
野生银鲑（113 g熟的）	160	490
菠菜（½杯煮熟的）	20	420
香蕉（1根）	110	420
低脂原味酸奶（170 g）	110	400
脱脂牛奶（1杯）	80	380
哈密瓜（¼个）	50	370
扁豆（½杯熟的）	120	370
番茄酱（½杯）	30	360
牛油果（½杯）	120	360
菠菜（2杯生的）	10	340
碎香豆（½杯熟的）	100	340
桃或油桃（1个）	60	290
球芽甘蓝（½杯熟的）	30	250
橙子（1个）	70	240
长叶莴苣（2杯生的）	10	230
苹果（1个）	100	200

资料来源：USDA和制造商。

减少盐的摄入
每日盐摄入量减少1000 mg，最好是减少1500 mg。大多数盐来自于尝起来并不咸的包装食品和餐厅里的食物。例如：

↓5个单位

盐含量	作为替代，请尝试：
面包 100~200 mg（1片）	尝试 Pepperidge Farm 或其他品牌，每片 100 mg
奶酪 120~250 mg	使用Swiss（40~60 mg）或新鲜马苏里拉奶酪（80~100 mg）或仅1个"薄切"片
生禽肉 200 mg	买不含有咸汁的鸡肉或火鸡肉（80 mg）
熟食肉类 500~700 mg	在熟食柜台购买Boar's Head低钠肉类（50~80 mg）
汤 600~900 mg（1杯）	购买Imagine或其他品牌"低钠"汤（200~400 mg）
披萨 1000 mg（2片）	用蔬菜（橄榄除外）代替肉，减少奶酪
餐厅主菜 1000~2000 mg	减少一半主菜，用沙拉或其他蔬菜来提高钾含量

限制饮酒
若饮酒，女士应减少至每日一杯，男士应减少至每日两杯

↓4个单位

图 1.2　通过健康的生活方式来降低血压（摘自 Copyright 2018. Reprinted with permission from Nutrition Action. Center for Science in the Public Interest [CSPI], Washington DC.）

表 1.4   控制高血压的 DASH 饮食

食品组	每日份量	营养益处
低脂或脱脂乳制品	2~3 份	钙、钾、镁和蛋白质
蔬菜	4~5 份	钾、镁和膳食纤维
水果	4~5 份	钾、镁和膳食纤维
谷物和谷物制品	7~8 份	碳水化合物和膳食纤维
肉类、家禽和鱼	2 份或更少	蛋白质和镁
坚果、种子和豆类	每周 4~5 份	镁、钾、蛋白质和膳食纤维
脂肪和油 **	2~3 份	适用于添加脂肪；其他所有食物都应该是低脂的
甜点	每周 5 份	尽可能采用低脂饮食

注：** 有益心脏健康的植物油。DASH 饮食可促进健康，降低生活方式相关疾病发病率。

低大于 7 次 / 分[176]，控制大量饮酒者的饮酒量至少可使收缩压降低 7 mmHg[177]。

2 型糖尿病和代谢综合征

2 型糖尿病是一种严重的多系统疾病，目前在一些西方国家和原本发病率很低的国家已经变得很流行[178,179]。2 型糖尿病除对身体和功能有严重的影响外，健康状况和生活质量也受其影响。过去 2 型糖尿病被称为成人糖尿病，如今在儿童中也诊断出 2 型糖尿病。2 型糖尿病患者会继发失明、IHD、脑卒中、肾脏疾病、周围神经病变、血管功能不全，严重的甚至需要截肢[180-182]。WHO 糖尿病报告指出 20 世纪 80 年代以来，糖尿病患者的数量几乎翻了两番[183]。

糖尿病导致的严重多系统不良事件机制与大血管、微血管以及神经末梢的病理变化有关。糖耐量异常是大小血管并发症的标志，独立于糖尿病的进展。研究已证明，在控制餐后血糖和抑制糖尿病进展方面，早期发现糖耐量异常进行强化饮食和运动调整比药物治疗更有效[181]。糖尿病自主神经病变是脑卒中的独立危险因素，反映了糖尿病患者血管损伤增加及其对脑血流量调节的影响[184]。糖化血红蛋白 Alc（HbAlc）（表示有多少糖与血红蛋白结合）反映过去 3 个月平均血糖水平和血糖控制水平以及糖尿病并发症程度。无糖尿病患者的 HbAlc 范围是 4%~5.6%[185]。HbAlc 波动在 5.7%~6.4% 之间的人患糖尿病的风险很高，糖尿病患者 HbAlc 波动大于 6.4%[185]。

与没有糖尿病的人相比，2 型糖尿病患者患心血管疾病的风险增加，因此严格控制血糖是很重要的。

适当的体力活动（如快走[186]）和减重是降低 2 型糖尿病发病率以及逆转（治愈）2 型糖尿病的有力组合。高危人群通过这些干预措施与均衡饮食相结合，可以将糖尿病的发病率降低 50%~60%[187]。吸烟是 2 型糖尿病的一个独立危险因素[188]，对糖尿病患者尤其危险[189]。

代谢综合征是一系列可致死的动脉粥样硬化危险因素，包括血脂异常、肥胖、高血压和胰岛素抵抗，在美国影响了约 4700 万人[189]。约 34% 的人符合代谢综合征的标准，有患心脏病和糖尿病的风险[190]。在 60 岁以上的人群中，这一比例上升到 50% 以上[187]。代谢综合征的标准包括腹部脂肪过多、空腹血糖水平高、高血压、甘油三酯水平高和高密度脂蛋白（HDL）胆固醇水平低。代谢综合征的发病率正在增加，需要积极地进行非侵入性治疗。胰岛素敏感性主要通过一个人的营养状况、体重指数、吸烟、年龄和日常体力活动来预测。减重可以对抗代谢综合征的影响，也可以对抗相关的高血压和血脂异常。增加多种杂粮饮食和加强锻炼是预防和管理这种致死性疾病的重要措施[191,192]。

超重和肥胖

几十年来，超重和肥胖的人数呈指数级增长。目前，61% 的美国人超重[193]，超重和肥胖已呈现全国大流行的趋势。超重和肥胖增加了全球人类患生活方式相关疾病的风险，现在已经与饥饿相关营养不良一样，成为全球卫生优先事项。每个超重和肥胖者应评估的并发症和风险包括：IHD、心肌病和慢性心肺功能不全；高血压和脑卒中；某些癌症；胰岛素不敏感和 2 型糖尿病；周围神经病变；胆囊疾病；血脂异常；骨关节炎和痛风；以及肺部疾病，包括肺泡低通气和睡眠呼吸暂停[194-197]。体重每超重 1 kg，2 型糖尿病的风险就会相应增加，高血压和 IHD 的风险也会相应增加[196]。肥胖通常与胰岛素抵抗和高血压有关，这反映了久坐不动，活动和锻炼减少。低水平的体力活动是肥胖的预测因素[198]。胰岛素抵抗与个体缺乏运动有关，在超重人群脂肪细胞中观察到的慢性炎症可能会进一步加剧胰岛素抵抗[199]。腹型肥胖、脂质代谢异常和胰岛素抵抗是冠状动脉疾病的标志[200]。除了心血管和一般健康风险外，超重还会影响生活质量[201,202]。

对超重和血糖水平异常者要进行综合管理，包括血糖正常化（建议选择低糖食物和少食多餐，而不是暴饮暴食）、减重、限制反式脂肪和饱和脂肪摄入、严格控制血压和血脂、规律体力活动和锻炼，以及戒烟[203]。

儿童时期的饮食习惯也与成人生活方式相关疾病有关[204]。儿童肥胖与父母肥胖有关[98]。建议终生将体重保持在健康的体重指数范围内，从而获得最佳健康状态。因为体重指数不能区分肌肉和脂肪含量，也不能识别区域脂肪沉积情况，所以在评估肥胖方面还不全面，但它仍然是临床指标的有力补充[205]。超重和肥胖会导致严重的多系统不良后果、心理社会后遗症以及降低生活参与和满意度，而物理治疗在预防和管理患者超重和肥胖方面都发挥着重要作用，无论年龄大小[206]。

癌症

已经明确癌症危险因素包括环境和行为因素，如饮食（脂肪和精制食品）、体力活动少、空气质量差和吸烟、心理因素、摄入和接触化学品。癌症以细胞异常增生为特征，最终使正常器官功能受到损害。

死亡率高的癌症有肺癌、结直肠癌和胰腺癌[207]。吸烟不仅仅是呼吸系统癌症的危险因素，也是许多其他癌症的危险因素。生活方式因素在癌症缓解中的作用尚未得到充分研究。

癌症预防和康复已成为一个专业领域，需要综合了解病理生理学、社会心理影响、管理干预以及

环境因素[208,209]。除了公认的戒烟外，McCullough 等还阐述了癌症预防和管理中均衡饮食和体力活动的指导原则[210,211]。日常评估健康行为和危险因素以及推荐健康生活方式或许可以避免许多癌症的发生或减轻癌症的影响。迄今为止，步行是预防癌症的有效措施这一观点已在结肠癌领域得到很好的证实[187]，此外，也有报道称规律的有氧运动（包括步行）会对乳腺癌和前列腺癌产生积极的影响[212,213]。

肌肉骨骼疾病

生活方式相关疾病的危险因素也是肌肉骨骼疾病的危险因素[75-77,214]。减少吸烟、改善营养、减重、减少久坐、每日规律活动、改善睡眠以及减少焦虑和压力等干预措施是管理肌肉骨骼疾病患者的首要措施，或者至少是传统管理策略的辅助手段。

两种常见的肌肉骨骼疾病值得特别关注，即骨质疏松症和关节炎，这两种疾病有相当高的发病率和死亡率。因为这两种疾病都有生活方式因素的影响，所以在每次初始评估中都应该包括对生活方式风险的因素筛查，以建立肌肉骨骼健康的基线资料。适度的体力活动（包括步行）与绝经女性髋部骨折的风险显著降低有关[215]。因此，评估不可改变和可改变的风险是健康评估的主要组成部分，是将疾病发病率和死亡率降至最低的一种手段。骨质疏松症对老年人健康的威胁尤为突出，骨质疏松症及其发病率需要我们给予足够的重视。因骨骼健康与生活方式行为密切相关（如体力活动和营养；吸烟和大量食用肉类；大量饮用酒精和咖啡），所以为每位患者建立骨骼健康的基线资料是非常重要的。尽管老年、绝经女性一直是骨骼健康研究的焦点，但是其他人群也有骨质疏松的危险，而且不应该被忽视，如老年男性、缺乏运动的儿童（尤其是女孩）、不能承受负重运动和体力活动的慢性疾病患者。一项关于加强女孩和年轻女性骨骼质量和力量的研究发现只有运动（而不是每日摄入钙）与骨骼质量和力量增加有关[216]。这一发现强调了年轻人骨骼结构的独特重要性，有助于抵消晚年骨质疏松症和相关生活质量下降。

心理疾病

心理健康和幸福感与身体健康和功能之间的关

系是双向的，这对患者评估和干预具有重要意义。患者的心理问题可能会影响身体健康，而身体健康也会影响心理健康和幸福感。在英国，已证明医疗专业人员为需要社会支持的患者开具社会处方是有用的，并受到患者的欢迎。这些社会处方包括一系列社会支持系统和与他人建立联系的机会，以作为他们诉求的补充。[详见 https：//doi.org/10.1136/bmj.l1285（发表于2019 年 3 月 28 日）]。例如，医疗专业人员为患者开具 "参观博物馆" 处方，使患者能够免费参观博物馆。

心理健康问题和抑郁症在西方社会很常见。一项观察性研究显示，患有精神分裂症等疾病的患者往往身体健康状况不佳，并过早死于心血管疾病[217]。与精神分裂症女性患者相比，男性患者摄入的水果、蔬菜、全谷类和米饭要比推荐量更少。此外，无论男女，精神分裂症患者的吸烟率和肥胖率均高于正常人群，他们的胆固醇水平高且运动量少。这项研究表明，对于有心理问题的患者，需要重视其身心健康，并且需要对其身心健康做进一步研究。

痴呆和阿尔茨海默病的发病率逐年上升，这一趋势是由老龄化引起的观点已经遭到反对，调查研究证明，这种趋势是人们生活方式改变的结果（如营养，尤其是食用加工肉类）。阿尔茨海默病与食用非天然食物（饲养动物的肉类）有关。它们会导致 DNA 的错误折叠，从而影响长期食用这种肉类的人的认知功能[218]。与阿尔茨海默病相关的因素还包括脑血流量减少[219]。认识到阿尔茨海默病的血管成分与食物的相关性是预防和管理阿尔茨海默病的一大进步。一项非裔加勒比老年人的队列研究显示，血管风险与认知功能障碍相关，且体力活动与认知功能障碍呈负相关[220]。据报道，运动训练可以改善阿尔茨海默病患者的身体健康和抑郁状况[221]。关于运动是否可抵消阿尔茨海默病发病机制中的血管成分的作用，还有待进一步研究。

口腔疾病

牙周炎为牙龈的低度炎症，非常常见，可能与严重的全身性健康问题有关。一项纳入 39 461 名男性的研究显示，牙周炎的发病率随着体力活动的增加而降低，而与年龄、吸烟、糖尿病、体重指数、饮酒和总能量等风险因素无关[222]。体力活动少和典型的西方饮食是促炎因素。积极进行体力活动的生活方式和均衡饮食是否与口腔健康相关值得进一步研究。

当代物理治疗师的任务：倡导健康生活

物理治疗师可以将评估健康行为和推荐健康生活方式在与患者的互动中付诸实践[223]，这有助于降低该群体的健康风险，减少生活方式相关疾病的经济支出[224]。在低、中收入以及高收入国家，肉类、脂肪和糖类消费的增加会导致生活方式相关疾病的发病率升高[225]。胰岛素抵抗综合征患病率的增加进一步提高了心血管疾病发病率[226]。人类学家认为，精细化高脂饮食和缺乏活动可能会改变人类的进化过程，并且该因素也促进了当今慢性疾病的普遍流行[227]。人们对生活方式相关疾病的态度可以反映出其价值观和社会行为。只有通过提供公共卫生政策、包括医疗人员在内的广泛社会行动，以及提高个人责任感，才能实现对疾病的最佳控制。

为什么物理治疗师需要了解和提倡均衡营养

物理治疗师将运动作为主要的干预措施，以此预防、治疗或者缓解疾病和残疾的影响。作为临床运动生理学家，需要深入了解患者的生活方式行为及其对身体能力和功能的影响。通常，物理治疗师的目标是让患者恢复或保持最大的功能能力。与那些希望运动员有最佳表现的专业教练一样，物理治疗师也需要评估患者的营养和体重，此外还需要评估其吸烟状况、运动期间和前后的特定事件或日常活动、睡眠质量、精神状态和压力水平[228]。这些也是身体功能的最佳增强剂。通过营养和其他生活方式，最大限度地提高健康水平，采用健康营养、营养评估和营养方案，从而实现健康生活，提高患者群体的身体功能。

患者群体与运动员相似，除了需要最大限度地提高整体健康水平外，还需要满足当天（或事件）的代谢需求。营养也是增强免疫、组织修复和恢复的基础。若这方面的知识缺乏，则无法完成最佳的评估和运动处方的制订，治疗效果将不理想。

已有研究明确了饮食与生活方式相关慢性疾病具有相关性[98]，但关于什么才是人类最佳的营养方案仍存在广泛争议。值得注意的是，人类的解剖结构和生理（内分泌）功能与以植物性饮食为主的动物的结构和生理功能一致，均具以下特征：有手而不是爪；有特殊的牙齿和皮肤类型；唾液腺分泌酸性唾液；唾液中含有唾液淀粉酶；胃中具有特定水平的盐酸屏障，以及具有一定长度的肠道[229]。

饮食习惯以植物为主的人群常具有良好的健康状况。与具有典型的西方饮食习惯人群相比，亚洲八旬以上及百岁老人的饮食特点是高纤维、低饱和脂肪酸和零反式脂肪酸、低盐少糖[15,99]。地中海饮食（包括丰富的水果、蔬菜、鱼和植物油）相比于典型的西方饮食，已经显示出了对健康的益处：慢性残疾和过早死亡的发生率较低[104,159]。此外，坚持健康饮食可以减少身体疾病的发生[101]。地中海地区的文化倡导较高的活动水平，这对食物的代谢和生理作用产生积极影响。

在西方文化中，减肥餐饮是一个价值数十亿美元的产业。然而此类饮食多数未经科学验证或者仅在理论上可行，且未能很好地平衡最佳健康所需的大量营养素和微量营养素。低碳水化合物饮食一直很受欢迎，但体重减轻主要是由于能量限制和持续节食，而不是碳水化合物摄入的减少[230,231]。体重控制是通过平衡最佳能量和营养成分的摄入与最佳的能量消耗来实现的。鉴于发达国家肥胖症的流行，物理治疗师需要了解患者对不良饮食和久坐生活方式的正常生理适应，包括体重分布、内分泌变化、心血管和呼吸系统变化以及肌肉骨骼变化，以便制订最佳的终身管理方案。

肥胖症作为危及生命的流行病，会引起心理、社会、经济问题，必须在出现一个或多个致命性影响前进行管理。随着肥胖加重，葡萄糖耐量减低，患者也可能出现亚临床耐受不良。中心性肥胖与胰岛素抵抗密切相关，这是中心性肥胖人群中血脂异常、高血压以及2型糖尿病发病率较高的原因[232]。因此，物理治疗师在基础营养咨询、促进最佳健康、提供营养信息（与运动能量学和血糖控制有关）以支持规律运动和体力活动方面均发挥着重要作用。特别是针对复杂的病例，可能需要咨询营养师以提供超出基本需求的营养方案。

营养指南已由美国卫生与公众服务部[233]和加拿大卫生部修订[234]。修订版指南比旧版指南更符合科学文献依据，而非基于食品工业和营养补充剂生产商团体的利益。有关当局认为，当前生活方式相关疾病大流行反映了膳食指南更多考虑食品工业生产商的需求，而非消费者的需求。例如，目前北美地区的脂肪、精制食品和蔬菜消费量未能达到修订版指南推荐的水平。高盐、高饱和脂肪和精制食品摄入过多、蔬菜和水果摄入过少的饮食，均与生活方式相关疾病有关。

修订后的指南更加基于循证证据，旨在优化健康并降低患慢性病的风险，而先前的指南未能达到这一目标。根据健康饮食指数评估，遵守既定的美国膳食指南与男性患慢性疾病风险仅呈弱相关[210]，与女性慢性疾病的风险则毫不相关[211]。因此，膳食指南和健康饮食指数需要进一步完善，以获得更有益的健康结果，并对其效果进行评估。

最佳膳食金字塔如图1.3A所示。金字塔展示了促进公众健康的一般准则，并且已有研究证明这些准则能够预防生活方式相关疾病的发生[235]。个人饮食均应该符合上述准则，从而达到最佳的终身健康状态。营养膳食金字塔强调丰富的蔬菜供应并将其列为基础；其余依次是来源于植物以及瘦肉的蛋白质和奶制品；豆类、扁豆和全谷物；低糖食物；红肉和鸡蛋位于金字塔的顶端，摄入应该是最少的。典型的西方饮食缺少蔬菜、水果和纤维（尤其是不溶性膳食纤维）[236-238]，含有过量盐、糖的高度精制食物以及含有饱和脂肪和反式脂肪的食物[239]。高谷物食品饮食与心血管风险降低相关，这种相关性独立于其他变量[191,239]。最近膳食金字塔被修订为一个盘状图标，2~3份蔬菜占1/2，1/4为碳水化合物（谷物类），其余1/4为植物蛋白和动物蛋白（图1.3A）。除非确定存在营养缺乏，目前没有证据表明营养补充剂能增加日常营养饮食的健康获益。

营养不仅对体重管理很重要，高胆固醇和甘油三酯也是IHD的危险因素[240]。为了解决这一重大健康威胁，医药市场中超量供应着降脂药物，一站式冠状动脉胆固醇诊所也在做广告。文献中已经很好地描述了心脏保护饮食，患者应将其与降脂药物结合使用。即使在使用药物的情况下，通过非侵入性手段降低脂质和胆固醇水平直至停止服用药物是物理治疗的一个重要目标，这需要结合终身运动、均衡营养、戒烟、适度饮酒和压力管理。

体重增加超过健康范围时风险因素也会增加。有研究指出健康的腰围（低风险）为女性小于 84 cm，男性小于 89 cm[241]。此外，已证明腰臀比较体重更能预测心肌损伤的风险[242]。通过测量身高和体重计算得出的体重指数以及腰臀比是简单的标准化评估工具，可用于诊断以及评估干预效果（如饮食教育和为达到最佳体重而进行的运动）。

西方饮食中含盐量过高导致高血压流行，需要采取针对食品加工和生产过程中盐量添加的立法措施。就个人而言，限制食物中盐的添加量是简单根本的解决方案。如果美国人平均盐摄入量减少 1/3（从每天的 3400 mg 减少到 2300 mg），则患高血压人数将减少 1100 万，并且医疗支出将减少 178 亿美元[161]，而高血压是美国第二大死亡原因。

物理治疗师为什么需要从人类健康角度理解运动

图 1.3B 为体力活动和运动金字塔。金字塔以日常生活活动为基础，其次是每周 3~5 次的有氧运

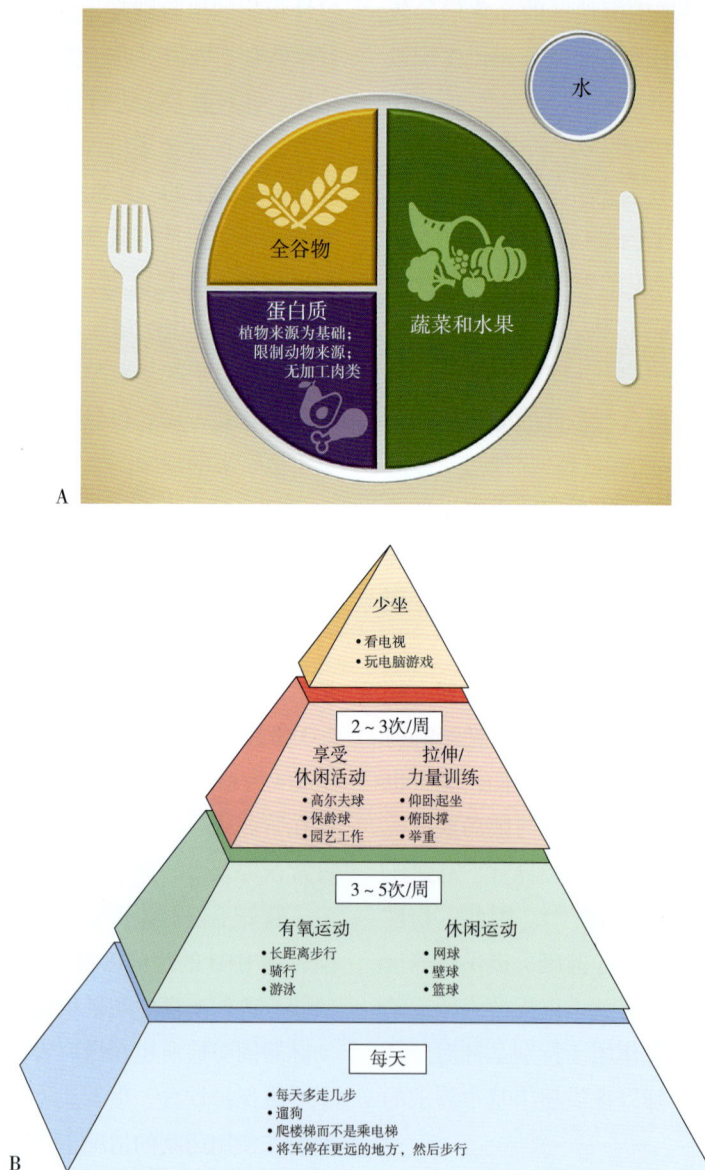

图 1.3　营养和活动金字塔指南。A. 基于最新均衡营养研究的健康餐盘。B. 活动金字塔（摘自 Franklin BA, Miller WM, Juliao TR. Effect of lifestyle interventions on coronary heart disease risk in patients with diabetes in cardiovascular disease: diabetes in cardiovascular disease: a companion to Braunwald's Heart Disease. St Louis. MO: Elsevier; 2015: 139–154.）

动，再次是力量训练和柔韧性训练，休息和不活动在顶层。

缺乏活动为慢性疾病和残疾发生的主要原因，已经引起了全球关注[243]。最初，体力活动指南推荐每周进行 150 分钟的中等强度运动或 75 分钟的高强度运动[244]。这些指南已被广泛采用，并修订为每周至少进行 150 分钟的中等强度运动或 75 分钟高强度运动[245]。久坐行为已成为研究焦点，因为人们认识到减少久坐行为并不等同于增加体力活动。研究显示，长时间久坐比多次短时间久坐（即间断久坐）对健康的危害更大[246,247]。现今久坐不动现象很常见，人们经常长时间坐在电视机或电脑前，儿童和青少年越来越多地沉迷于屏幕活动[248]。

间断久坐行为与增加体力活动是相辅相成的。儿童早期久坐行为与青春期和成年期久坐行为相关[248]。鼓励成人和儿童每天规律进行体力活动，这不仅需要进行运动相关的个性化教育，还需要构建社区、交通系统、娱乐设施、家庭和工作场所等综合环境，共同促进健康行为。

体力活动金字塔与膳食金字塔一样，提醒我们选择恰当的生活方式以达到最佳健康状态的重要性[249,250]。一般来说，成人每天步行 10 000 步是一种有利于健康的积极生活方式[251]，久坐不动的生活方式为每天步行不到 5000 步（尤其是少于 2500 步）[252]。每天步行 7500~9999 步也算得上是一种积极的生活方式，而更优为每天步行超过 12 500 步。

随着体力活动的增加，患 IHD、脑卒中和结肠癌的风险会降低。体力活动与健康、体适能之间的关系尚未阐明，且因人而异[253]。适度的体力活动即非剧烈或长时间的运动对健康有明显助益，包括休闲活动如散步、园艺[254]。在中老年人群中，即使是低至中强度的体力活动也有益于心血管健康，可以预防各种全因死亡[255]。美国卫生局建议每周进行累计 180 分钟的中等强度运动，每次 30 分钟[256]。

运动对血管内皮功能有深远影响，而血管内皮功能与动脉粥样硬化、IHD、脑血管疾病及胃肠道疾病相关，这解释了运动对多个系统的益处。中等强度体力活动可以降低脑卒中风险，且独立于其他因素[257]。除饮食习惯外，缺乏体力活动还与大部分生活方式相关疾病（包括骨质疏松在内）有关。运动是

这些疾病一级预防的重要组成部分。即使是低强度运动也在 2 型糖尿病的一级预防中发挥重要作用，这主要是通过直接增加组织对胰岛素的敏感性实现的[258]。在高血压治疗中，应大力提倡预防和管理高血压的非药物干预措施，以最大限度地提高其治疗效果，并将药物相关风险降至最低[259]。此外，对于老年人群，规律的体力活动在预防慢性疾病和延长寿命方面具有重要作用[260]。

为什么物理治疗师应该提倡戒烟

吸烟是导致过早死亡的主要原因，会显著提高全因死亡率[132]。虽然高加索裔美国人的吸烟率高于非裔美国人，但呼吸系统问题在非裔美国人和吸烟女性中更年轻化，尽管其开始吸烟的时间更晚且吸烟包数更少[261]。据报道，与戒烟意愿不太强烈的男性相比，有强烈戒烟意愿的男性对戒烟的态度更积极，控制感更强。此外，有强烈戒烟意愿的男性戒烟成功率更高[262]。无论患者是何种问题，为了促进其终身健康，倡导减少吸烟和戒烟都是物理治疗师的重要责任。

随着时间的推移，戒烟可以逆转吸烟带来的许多致命影响（表 1.5；另见表 1.3）。对于无法戒烟的吸烟者，倡导采取"竞赛式"健康策略[263]。此外，改善饮食、增加体力活动和运动并不能抵消吸烟带来的负面影响[171]。

为什么物理治疗师需要了解种族和文化差异

由于全球范围内人口的迁移，发达国家的民族和文化正在变得越来越多样化，尤其是在高收入国家，而在这些国家，生活方式相关疾病也越来越普遍。因此，了解种族和文化的作用和影响是很重要的，因为这会影响健康、疾病、医疗服务使用、所需健康教育类型以及传播方式[264]。

COPD 的发病率及其相关死亡率随着年龄的增长而增加，高加索裔美国人的发病率高于北美其他种族[265]。在晚期 COPD 患者中，非裔美国人和妇女比其他群体更容易受到烟草的不良影响。墨西哥裔美国人和美洲原住民的心血管疾病是特别令人担忧的问题，这对提供最佳治疗和服务有影响[266-268]。肥胖症、高血压和代谢综合征在这些群体中也更为普遍，

表 1.5   戒烟对健康的益处

时间	益处
近期获益	家庭：戒烟可以消除有害烟草烟雾 个人：身体开始自愈；体内的一氧化碳和尼古丁含量迅速下降；心率和血压迅速下降；外周循环改善
1 年后获益	患 IHD 的风险下降 50%
3 年后获益	患心脏病的风险下降至与不吸烟者相似水平
5 年后获益	患口腔癌和食管癌的风险降低 50% 患膀胱癌的风险降低 50% 患脑卒中的风险恢复至与不吸烟者相似水平 患宫颈癌的风险大大降低
10 年后获益	患肺癌的风险降低 50%~70%
15 年后获益	患 IHD 的风险降低至与不吸烟者相似水平 死亡的风险降低至与不吸烟者相似水平

摘自 American Cancer Society, 2004; U.S. Department of Health and Human Services. The health consequences of smoking: a report of the Surgeon General. Washington, DC: U.S. Department of Health and Human Services, Centers for Disease Control and Prevention, National Center for Chronic Disease Prevention and Health Promotion, Office on Smoking and Health; 2004; American Lung Association. https://www.lung.org/quit-smoking/i-want-to-quit/benefits-of-quitting; Manson JE, Tosteson H, Ridker PM, et al. The primary prevention of myocardial infarction. *New Engl J Med.* 1992;326: 1406–1416.

因此物理治疗师应该识别他们特殊的需求。目前，东欧、中东和亚洲的吸烟率是世界上最高的。

其他地区的人群（如亚洲人）在自己的国家生活时有着显著的健康优势，但当他们移民到西方国家并接受西方的日常饮食和运动习惯后，其原本的健康优势会受到影响[267-269]。虽然他们可能受益于改善后的医疗保健服务，但是随着移民年限的增加，花费在生活方式相关疾病中的费用也会增加。物理治疗师在促进新移民达到最佳生活方式的健康教育中具有独特的作用，对于常住居民也是如此。

72% 的美国犹他州人是摩门教徒，由于宗教信仰，他们遵循一套严格的生活方式准则，使得该州居民的健康指数是全国最好的，慢性疾病发病率也是最低的[270]。然而目前犹他州的少数民族的心脏病和脑卒中的发病风险正在增加。这表明在制订预防和管理策略时，需要考虑到不同种族群体的特定需求。一项专门为非裔美国人制定的针对脑卒中和复杂并发症的训练项目，在提高健康状况、降低远期疾病和残疾的风险中效果显著[271]。肥胖、高血压和糖尿病的相互作用在非裔美国人和欧洲裔美国人女性中存在种族差异[272]。因此，需要更加重视针对不同种族和文化群体的风险因素。例如，高加索裔美国人需优先考虑控

制饮酒，而非裔美国人和加勒比地区人群则优先重视控制体重[273]。对每个患者来说，都需要评估其健康问题的严重性、风险和改变的意愿，以此制订有效的目标管理策略。在制订健康教育策略时，对文化差异和个体差异的敏感性对于干预措施的长期成功至关重要。

据报道，在身体功能的自我报告方面也存在文化差异[274]。这些差异与教育水平低下关系密切，这解释了为什么相较于客观的功能评估结果，自我报告会高估身体功能。这些观察结果提示了在临床实践中需要提高文化敏感性和认知水平，特别是当患者来自少数群体，而物理治疗师主要为高加索裔美国人时。这些研究结果也支持了一个观点：除了需要患者功能状态的自我报告外，还需要进行客观的功能评估。

在医疗工作中，另一个重要的文化因素是不同群体对劳累、不适以及疼痛的表达差异，这会影响患者的活动和参与程度。有研究探讨了来自不同文化背景的患者对疼痛的表达方式，以及不同文化背景的医疗服务提供者对患者疼痛表达的反应。除了疼痛表达的文化差异外，对疼痛和不适表达非常强烈的患者比不爱表达的患者接受的药物治疗和疼痛控制的干预更少，这一现象与主流文化特征一致[275,276]。

由知到行

根据流行病学数据和健康改善卡进行实践

在物理治疗师专业领域中，教育和促进健康行为改变可能是最重要的组成部分，因为这些改变将会彻底影响每位患者的终身健康。医疗工作者倡导的健康知识非常有用，可以推动健康行为改变[277-280]。然而，健康预防知识却仅传达到较少的患者。因此，生活方式指导应该作为整体管理中的优先事项，需要像制订处方治疗计划一样严格和准确，以一种结构化、专业化的方式向每位患者提供个性化建议。物理治疗师应充分利用与患者相处的时间，将其转化为各种教育机会。每年用于教育上的时间乘以全球范围物理治疗师的数量，所得到结果将对生活方式相关疾病产生巨大的社会影响力和全球冲击力。

给患者邮寄一本关于运动的手册，或者建议患者不要吸烟，产生持久性效果的可能性很低，甚至不会有任何效果。因此应根据患者对新信息和目前正在应用的教学模式的接受能力来确定教育需求，否则，临床医师和患者都是在浪费时间。教育需求是多因素的，包括健康信念、自我效能、改变意愿和动机。改变意愿的跨理论模型[281]（详见第 4 章）有助于证明如何通过适当的问题确定患者的阶段，以及如何制订策略，使患者从一个阶段进入到下一个阶段，即准备阶段、行动阶段、维持阶段。自我效能是决定准备改变、个体实施和维持行为改变能力的重要因素[282]。在促进健康生活方式时，如果患者已经有了改变意愿，那么即使是简短的健康辅导也可以取得成功[283]。人们对健康行为的重视程度，以及对自己能够实现改变的信心是最终实现行为改变的主要决定因素。促成改变的决定因素应当作为评估的内容进行系统检查。例如，要求患者权衡改变生活方式行为与否带来的益处和成本，这种决策平衡分析是让患者认识到行为改变的利弊。这些信息有助于医疗专业人员指导和制订干预措施，从而能更有效地促进患者健康行为改变。

人们在接受治疗时，如住院患者，此时是容易接受教育的被动听众，住院期间是他们接受教育指导的大好机会。即使是老年患者，也愿意去更好地了解他们的危险因素并改变生活方式[284]。

物理治疗师是患者行为改变的驱动者，治疗师的影响可能会反映其作为行为榜样的能力。例如，爱运动的医师可能更容易建议他们的患者进行运动，并倡导其他积极的健康行为[285,286]。因此，作为健康管理专业人员，身体力行的示范可能会强有力地影响患者对生活方式改变和健康指导的依从性。

物理治疗师应具备促进健康行为的能力[1-3]。这些能力包括评估患者的健康状况、疾病风险和生活方式实践的工具。参考文献 124（表 1 和表 2）和参考文献 3（图 2、图 3 和附录）概述了这些工具及其研究。具体而言，包括以下方面的评估和干预。

- 吸烟和戒烟咨询。
- 营养状况和基础营养咨询。
- 体重和体重控制相关咨询。
- 评估饮酒量，常需要转诊至其他健康专业人员。
- 久坐行为、体力活动和运动，以及解决这些问题的措施和一般咨询。
- 睡眠质量和时长，以及如何通过咨询改善睡眠状况。
- 焦虑和压力评估及咨询。

参考文献 3 和参考文献 124 提到物理治疗师向其他医疗专业人员寻求帮助的重要性，这不仅是为了改善结局，也是为了提供相互合作的医疗服务。

健康改善卡（Health Improvement Card，HIC）是一个对这些基本领域进行评估并作为健康教育基础的便捷工具[287,288]。HIC 由世界卫生专业联盟开发，该联盟由包括物理治疗在内的世界五大知名卫生专业联盟组成[289]。世界物理治疗联合会高度参与了 HIC 的开发。两页 HIC 的 4 个部分如图 1.4 所示，其中包括患者的一般信息、生物特征数据、生活方式行为，以及患者与医疗专业人员为每项目标制定的合同协议。尽管 HIC 有一些局限性，但在告知和指导以健康为导向的患者治疗方法方面具有相当大的价值。

基于干预措施有效性研究的实践

在特定社会价值观背景下，有针对性评估的基础干预措施是指那些能够有效改变生活行为方式并保持治疗依从性的措施。第 14 章和第 16 章阐述了行为评估和有效生活方式行为改变策略。第三部分和第四部

健康改善卡

男（　）　　　女（　）

年龄 20~34（　）35~39（　）40~44（　）45~49（　）50~54（　）55~59（　）60~64（　）65~69（　）70~74（　）

身高（　）米　　　　　　体重（　）千克

腰围（　）厘米

$$体重指数 = \frac{体重(kg)}{身高(m) \times 身高(m)} \quad (\quad)$$

生物识别记分卡

- 帮助您监测风险指标，这些指标长期而言可能会损害您的健康，导致癌症、糖尿病、呼吸系统疾病、心脏病、心理疾病和口腔疾病

- 医疗专业人员为您提供信息、建议、治疗（如有需要）和照护

- 通过个体化行动计划改善健康状况

	目标	警惕	高危
体重指数	18.5~24.9	25~29.9	≥30
空腹血糖	<100 mg/dL	100~125 mg/dL或经治疗达标	≥126 mg/dL
胆固醇	未治疗时<200 mg/dL	200~239 mg/dL或经治疗达标	≥240 mg/dL
血压	SBP<120 mmHg和DBP<80 mmHg	SBP120~139 mmHg和DBP80~89 mmHg	SBP>140 mmHg和DBP>90 mmHg

健康改善行动计划

我的承诺		我的目标：
我的行动		
健康专业行动		目标日期：

有关详细信息，请访问www.whpa.org

IFPMA支持

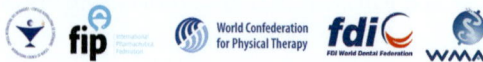

图 1.4　健康改善卡（经世界卫生专业联盟许可转载）

生活方式记分卡

- 帮助您了解如何通过改变生活方式来改善健康状况
- 让医疗专业人员帮助您改善健康状况
- 使您拥有个体化健康改善行动计划

	目标	警惕	高危

健康饮食	−	不健康的饮食会增加超重、肥胖和患口腔疾病的风险	每天食用 5份水果和蔬菜	每天食用的水果和蔬菜少于5份	我不吃水果和蔬菜
	+	每天多吃水果和蔬菜，并减少盐和饱和脂肪的摄入			
体力活动	−	缺乏体力活动会增加患心血管疾病、糖尿病和某些癌症的风险	每天进行体力活动至少30分钟	每天进行体力活动少于30分钟	日常生活不进行体力活动
	+	增加在家和在工作中进行体力活动的时间，并参与体育锻炼			
吸烟	−	吸烟会增加您和周围人患癌症、心肺疾病和脑卒中的风险	不，我从不吸烟或已戒烟		是的，我吸烟
	+	从今天起戒烟			
饮酒	−	过量饮酒会增加患精神疾病、肝损伤和其他酒精相关死亡的风险	每天<2杯	每天3~4杯	每天>5杯
	+	限制每日饮酒量			

健康改善行动计划

我的承诺	
我的行动	
医疗专业行动	

我的目标：

目标日期：

有关详细信息，请访问www.whpa.org　　　　　　　　　　　　　　　IFPMA支持

fip | World Confederation for Physical Therapy | fdi FDI World Dental Federation | WMA | IFPMA International Federation of Pharmaceutical Manufacturers & Associations

图 1.4（续）

分的章节概述了由心理学方法支持的与传统物理治疗管理相关的循证干预措施。

以运动为基础的干预措施在预防和治疗生活方式相关疾病方面的有效性，已获得最高级别的证据。物理治疗实践应以研究为依据，并确保该专业在促进运动以发展和维护健康、预防疾病和残疾（包括肌肉骨骼残疾）以及治疗疾病和损伤方面发挥主导作用。

物理治疗师是变革的推动者和领导者

重新聚焦并扩大物理治疗师的实践范围

当今的医疗卫生系统是复杂的，多种力量推动着医疗服务类型及其提供方式的转变。在生物医学模型中，人体的还原论在很大程度上占主导地位，成为疾病治疗的基础模型（临床提示 1.4）。这种疾病治疗方法越来越受到经济因素的影响，如药物处方、生物医学仪器和设备、快速出院以及对过程和功能结局的关注[290]。患者出院前是易于接受健康行为教育的有利时机，但经济因素导致难以对每位患者进行个体化的健康促进和健康宣教[291]。医务人员或患者都未能充分重视与营养、运动、戒烟和避免过量饮酒的预防措施。

临床提示 1.4

还原论

还原论是一种观点，认为可以通过研究事物的各个组成部分来理解整体，即治疗只关注疾病本身，而不是整个身心。

物理治疗师是采用非侵入性手段来进行治疗的医务人员，是促进健康行为改变的领导者。物理治疗师要解决复杂的、当代的、全民健康问题，仅依靠生理学、病理生理学、临床医学和外科学的知识是不够的。为了实施有效的预防和干预措施，并获得可持续的效果，物理治疗师必须重视每位患者治疗方案的连续性和衔接性。建立融洽的医患关系，了解患者对健康行为改变重要性的看法，建立信心、交换信息、减少阻力是促进可持续健康行为改变所需的关键人际交往技能[292,293]。

医学文献中有大量关于治疗特定疾病的原则和方案的专家共识。物理治疗师具备制定非侵入性干预指

南的专业知识和技能。在多数情况下，应在进行侵入性干预之前考虑，或者在进行侵入性干预时考虑。医学文献支持侵入性治疗，因此它往往与非侵入性干预不平衡。高血压的管理就是一个很好的例子。然而，多年来，尽管临床实践指南提到高血压的生活方式干预，但关注程度远不如药物治疗[294]。这对服用多种药物和相关风险较高的老年人来说，尤其值得关注。

是时候呼吁物理治疗行业采取行动了，关注困扰"地球村"的疾病问题。当前物理治疗在预防、逆转和治疗生活方式相关疾病方面应当发挥领导作用。在促进全民健康和参与社会医疗服务过程中，物理治疗师在社区和国家医疗卫生政策的制定中发挥着主要作用。除了持续为人们提供重要的一对一治疗之外，还应参与城市和环境卫生倡议、社区卫生规划[295,296]以及身心健康项目。物理治疗师可以主导推进社区项目，比如社区太极拳项目[297]和针对身体功能障碍（包括脑卒中）患者的项目[298,299]。如果这些社区项目规划和监督得当，它们通常会取得很好的效果。

将维持健康行为从医院或诊所转向家庭，应该基于社会心理教学和学习因素。虽然医疗中心和诊所的诊疗对医务人员来说很方便，但将诊疗过渡到家庭和社区是这一过程的基础。"就近医疗"的理念允许技能在机构间一致化。就近医疗受欢迎主要是因为经济原因，但另一个主要原因是它可以提供更好的治疗和更持久的健康[300]。社区项目必须适应该社区的文化和社会经济条件，以提高参与者的依从性，并增加其成功的概率[237,301]。

参与健康促进实践

在 21 世纪，健康素养必须成为与患者互动的基础[1-3,127]。健康的生活方式（不吸烟、均衡营养、保持最佳体重、不久坐、规律的体力活动和运动训练、良好的睡眠、避免过度压力）可以预防生活方式相关疾病。如果出现生活方式相关疾病的危险因素及临床表现，在多数情况下，应采取健康的生活习惯以逆转风险因素，减轻临床表现，并预防未来可能出现的症状和体征。基于生活方式相关疾病的流行，物理治疗师的主要临床任务是改善健康行为[3,302]。鉴于不健康的生活方式与多种疾病相关，因此，单一疾病框

架不再站得住脚，这一点尤其正确[74,303,304]。许多证据支持将多种健康行为改变作为一种独特的临床能力加以执行，这是一项紧迫的优先事项。Blanchard等人报道，即使被诊断为癌症（这是众所周知的"警钟"）[305]，癌症患者的生活行为仍非常糟糕。9000多名幸存者中，只有14.8%~19.1%的患者接受了每天5份水果和蔬菜的建议，29.6%~47.3%的患者接受了运动训练的建议。82.6%~91.6%的患者不吸烟。只有5%的患者接受了全部健康建议（即不吸烟、每天至少食用5份水果和蔬菜、每周至少进行150分钟中等强度的体力活动/运动训练）。被诊断为疾病晚期并不足以成为患者采取健康生活行为方式的充分动力，因此行为改变的目标应着眼于建立终身可持续的内在机制。值得欣慰的是，研究表明，每增加一种积极的生活行为方式，健康相关生活质量就会得到相应的改善。这表明，生活方式的改变需要进行整体评估和有针对性的干预，以持续地、无缝地支持患者保持健康生活方式。

各国政府已充分认识到不健康的生活方式所带来的社会和经济成本。这不仅危害公民健康导致劳动力丧失，还给社会带来了巨大的经济负担。一项开创性的研究调查了英国国民健康服务注册者一年多的生活方式。通过一项复杂的经济分析发现，按经济影响程度降序排列，医疗支出最大的影响因素依次是不健康饮食、吸烟、超重、饮酒和缺乏体力活动[306]。此外，有证据表明，这些负面影响可以通过生活方式干预来减轻，包括均衡营养和增加体力活动[307,308]。因此，大量证据支持医疗专业人员将生活方式改变作为患者治疗的首要任务。

2018年一项关于医疗卫生费用的研究报告显示，美国在医疗卫生方面的支出是其他10个高收入工业化国家的两倍，但结果却明显较差[309]。此外，很少有美国人（不到3%）坚持4项基本健康行为，包括不吸烟、每天吃几份水果和蔬菜、保持健康的体重、定期进行体育锻炼[310]。这种趋势不仅是不可持续的，而且还突出表明美国人可能会长期面临威胁生命的疾病和残疾风险。

关于残疾人健康行为危险因素的监测报告进一步证明，无论是何种问题和诊断，物理治疗师都应在患者中开展健康促进和生活方式相关疾病的预防工作[311]。与非残疾人相比，残疾人健康状况更差。此外，残疾人吸烟、超重和不爱运动的可能性比非残疾人高出几倍。这些研究结果表明，健康的生活方式对残疾人和非残疾人同样重要。

除了这些支持一对一治疗促进身心健康的证据外，物理治疗师还需要通过参与各级专业协会，编写物理治疗专业出版物等方式，在健康促进和疾病预防方面发挥重要作用。他们可以参与专家共识团体组织，在广播电视台和电台发布公益信息，并在购物中心、社区中心和社区内的其他地点建立服务台。同时，要建立创新性健康和预防项目，如心脏康复训练营和健康疗养项目[312]。物理治疗师既可以进行传统的一对一治疗，又能通过多种渠道对公众进行有效的教育。

物理治疗师可以通过参与公共卫生和特定疾病宣传活动（例如心脏健康月和癌症防治月），来加强现有的社区、州或省、国家和全球卫生倡议。物理治疗师需要充分认识到这些举措的重要性，积极策划相关活动予以支持，并作为社区的健康领导者在健康促进中发挥主导作用。正式参与这些活动可以加强物理治疗师在相关疾病治疗中的专业认同感和责任意识。它还可以教育公众，加强物理治疗在预防、基础管理中的作用，在某些情况下，可以逆转这些疾病在公众、保险公司、健康管理策略制订者、健康管理同仁、立法者等各方心目中的地位。例如，为了解决2型糖尿病的严重流行问题，美国田纳西州发起了全州范围的行动。学校和社区是首选的作为促进健康食品选择和活动项目的场所[313]。该倡议需要多学科、多部门以及卫生专业组织、政府、教会、学校和全州资方共同参与其中。WHO设立了多个重要的年度健康日，包括将每年的5月31日定为世界无烟日。这些活动都应该得到全球物理治疗界的宣传和全面支持。

应不断更新、审查物理治疗专业课程，评估其是否符合流行病学和医疗趋势，并在这方面提供循证实践，即适用于非侵入性干预的流行病学指标。除了运动处方外，21世纪的物理治疗还需要在多种健康行为改变方面具有高水平的专业知识，如戒烟和基本营养咨询。患者教育需要基于对患者学习方式和改变意愿的评估。要想取得成效，健康教育需要采用AIM的方法：评估学习者（assess the learner）、识别学习障碍（identify barriers to learning）以及激励患者做出改变（motivate the individual to make changes）[314]。这种方法有助于确定目标的先后顺序、提供健康信息、评估结果并促进终身行为改变。物理治疗师的教学能力和促进学习的能力应与他们开具运动处方和其他物理治疗技术的能力一样，要经过正式的教授和评估 [3,127]。

参与全民健康倡议

作为初级健康管理专业人员，物理治疗师在制定、支持和推广创新健康计划中的作用是独一无二的，除了能改善个人健康外，还可以加强整个社区的健康。在建设健康社区和街区方面，物理治疗师不仅可在治疗患者时提供一些优秀资源，还可以将一些优秀资源用于基层和社区 [315-317]。

医院每个部门（包括急诊科）都应包括多组分、多专业的健康和预防医疗计划。以医院为基础的项目可以在不同的地理区域成功实施，并且能够关注到每个地区的具体需求 [318]。尽管以家庭和社区为基础能产生引人注目的效益，但尚不能确定它们的有效性。项目目标必须切实可行，应考虑治疗目的、目标人群、治疗与患者需求和意愿的一致性，以及患者和社会层面的结局 [319]。

Groningen 积极生活模型是行为改变的典型例子，它的开发是为了鼓励久坐不动的成人进行体力活动 [320]。评估项目是否成功的指标包括健康感知、社会支持、自我效能和趣味性。结局指标包括项目依从性和体力活动。关于依从性，目标自我效能是该队列的一个重要中介变量，其次是克服障碍、社会支持和趣味性方面的自我效能。感知体能和适能是相对不那么重要的中介变量。

以社区为基础的 Hearts for Life 项目在降低患病风险和提高健康知识方面取得了积极成果 [321]。针对女性群体的"主动参与体力活动计划"为公共卫生和参与性研究组织提供了一个有针对性的低成本自助项目范例，该计划响应了"健康公民 2020"中与体力活动、营养和心血管健康有关的目标 [322,323]。完成该项目的女性增加了体力活动，减少了高脂肪食物的摄入，对心血管疾病的风险和症状的了解增多。学校和工作场所同样是进行社区创新健康项目的合适

地点。"健康公民 2030"（https：//www.healthypeople.gov/2020/About-Healthy-People/Development-Healthy-People-2030）现已发布，指出除不吸烟外，还应注重健康营养和体力活动。

儿童心脏病学预防项目（如 Heart Power）在营养领域取得了一定成功 [324]。这样的项目可以通过物理治疗师对自身专业知识的发展、协调、整合以及对体力活动和运动要素的评估而得到改善。低收入家庭出现缺乏运动和肥胖的风险更高。一项针对低收入家庭儿童的学校项目，计划通过互联网、视频、提供健康零食和参加健身实验室来促进运动和选择健康食品 [325]。这个项目减少了孩子们的脂肪摄入量，增加了他们的体力活动。

物理治疗师可以通过某种媒介进行远程康复训练来完成健康教练的任务。远程康复的时代已经到来，它是物理治疗师对社区患者进行有针对性的教育 [326] 和预防措施普及的一个重要工具。据报道，居家营养和运动教育是针对阻塞性睡眠呼吸暂停综合征患者的远程康复手段，并且也是促进生活方式改变的一种手段 [327]。

市场营销研究方法作为调查研究的一种手段，比企业营销模式更能有效地提高人群健康结果和成功率。以"小步子"（Small Steps）项目为例，该项目通过大众媒体宣传与体力活动和运动训练有关的创新资源 [328]。该项目的大规模宣传活动获得了积极响应。人们拨打免费电话联系呼叫中心，训练有素的筛查人员会招募合适的公民参加一项对照试验，根据一些结构化问题确定他们改变生活方式的意愿的程度，然后向他们发放"Small Steps"套件，其中包含体力活动和运动训练信息以及一本练习册。数据显示，超过 80% 的来电者是女性，但这种循序渐进的健康改善方式，对男性和女性都具有吸引力。在 3 个月的随访中，参与者自述目前的体力活动水平（主要结局）有了实质性的改变。因此，研究结果支持了这样一种观点：有意愿改变生活方式的人通过大众媒体的宣传能够转变为积极参加运动训练的人。另外，需要进行长期的研究来确定它的长期效应并将其转化为健康结局。人们参加该项目活动的原因有改变健康行为、改善营养状况、增加体力活动、学习新知识以及协助他人改善饮食和提高活动水平，"Small Steps"很有吸

引力。

"灵丹妙药"和"青春之泉"

"灵丹妙药"和"青春之泉"并不是神话，它们是存在的，但与药物或手术无关。在近一个世纪的物理治疗实践中，教育和运动是重要标识[329-331]，并且是延年益寿的"长生不老药"。这种"药"是物理治疗实践的核心。物理治疗师不同于侵入性医学工作者，物理治疗师主要采用非侵入性"药物"，而不是药物和手术等侵入性治疗。改变生活方式如戒烟、均衡营养和运动训练，除了能预防疾病，还可以提高生活质量[332]，增加长期健康的可能性。

鉴于全球疾病流行病学的变化，物理治疗在世界健康管理领域的关键时刻已经来临。物理治疗不仅可以促进患者的身心健康，还可以预防、治疗，并在一定情况下逆转生活方式相关疾病。生活方式相关疾病正在给全球带来巨大的社会和经济负担。物理治疗通过整合健康促进理念并将其付诸实践，在应对生活方式相关疾病中具有独特的战略性作用。非侵入性治疗策略，如体力活动、运动训练和健康生活方式的益处显而易见。如果有一种药物能够提供相同的疗效，同时改善公共卫生，那么它简直就是治疗的奇迹。虽然非侵入性干预的地位在公众理念中正在上升，但许多工作仍有待完成。健康教育对每一个患者的作用可能是21世纪物理治疗师的最大价值，因为这不仅能惠及个体患者，还能对公共卫生产生积极影响。

总结

本章描述了非侵入性医疗专业人士，即物理治疗师，在21世纪当代健康框架中的关键作用。随着生活方式相关疾病的流行，无论物理治疗师的专业强项和实践领域是什么、患者咨询的主要原因是什么，物理治疗师都需要考虑每位患者生活方式相关疾病的危险因素。几次全球健康物理治疗峰会推荐所有医疗专业人员都要有推广健康相关知识的标准化专业能力，物理治疗师在这一举措中发挥主导作用。

例如，与吸烟、过度肥胖、不活动、高血压、高脂血症以及血糖异常相比，患者腰背痛或者肘部发炎可能只是行动不便。物理治疗师在不同的环境下，面对不同的个人或团体时，通过使用本专业的主要"药物"——教育和运动，可以解决我们这个时代的重要医疗问题；在这方面，物理治疗师是唯一有专业和战略资格的。此外，无论现存的问题和诊断是什么，物理治疗师都需要识别患者的危险因素，给他们开出最佳治疗处方（包括运动），解决生活方式相关危险因素，监控患者的治疗并确保其安全。物理治疗师要以他们的沟通技巧为荣，因为沟通技巧是建立人际关系以及影响终身行为改变的根本。沟通中可以利用专业知识，因为物理治疗师不仅在访问中花费比大多数卫生技术人员更多的时间，而且回访次数也更多。作为改变的有效驱动者，随着时间的推移，通过利用治疗过程中的教育时间，物理治疗师可以对患者产生相当大的影响。在21世纪，物理治疗师的影响将体现在生活方式相关疾病的预防、逆转以及管理的成果中，这些超过了传统的物理治疗实践，跨越了整个临床领域。物理治疗师还应了解流行病学，这就产生了对健康能力的需求。健康能力是指评估和检查健康状况、疾病风险、生活方式行为和特征的能力。应将HIC纳入每个患者的评估中，并将其作为生活方式行为改变的基础。

复习题

（1）描述生活方式相关疾病。

（2）联系 WHO 对功能残疾和健康的国际分类，生活方式相关疾病对患者的影响有哪些？

（3）物理治疗在促进身心健康方面与在预防、管理以及在某些情况下逆转或治愈方面的作用有哪些？

（4）描述物理治疗师作为知识传播者所扮演的角色。

（5）在循证实践的背景下，简述循证实践的概念。

（6）作为一名物理治疗师，描述一下您是如何推动患者改变的？

（7）描述物理治疗师是如何在解决我们这个时代的主要健康问题方面发挥独特的领导作用的。

（8）与内科医师讨论一名拟行髋关节置换术的患者，该患者肥胖、有高血压病史，并且患糖尿病的风险非常高。作为物理治疗师，您如何理解非侵入性治疗为患者带来的健康获益，而不是采用侵入性治疗或者联合侵入性治疗？

（9）这一章提到了"灵丹妙药"和"青春之泉"。描述一下在 21 世纪物理治疗实践背景下这些词语的含义。

参考文献

1. Dean E, Al-ObaidI S, Dornelas de Andrade A, et al. The First Physical Therapy Summit on Global Health: implications and recommendations for the 21st century. *Physiother Theory Pract.*2011;27:531–547.
2. Dean E, Dornelas de Andrade A, O'Donoghue G, et al. The Second Physical Therapy Summit on Global Health: Developing an action plan to promote health in daily practice and reduce the burden of noncommunicable diseases. *Physiother Theory Pract.* 2014;30(4):261–275.
3. Dean E, Skinner M, Myezwa H, et al. Health competency standards in physical therapist practice. *Phys Ther.* 2019;99(9):1242–1254.
4. Beaglehole R, Bonita R, Alleyne G, et al. for The Lancet NCD Action Group. UN high-level meeting on non-communicable disease: addressing four questions. *Lancet.* 2011;378:449–456.
5. Geneau R, Stuckler D, Stachenko S, et al. Raising the priority of preventing chronic diseases: a political process. *Lancet.* 2010;376(9753):1689–1698.
6. World Health Organization. *Global Action Plan for the Prevention and Control of Noncommunicable Diseases.* Available at: https://apps.who.int/iris/bitstream/handle/10665/94384/?sequence=1. Accessed July 20, 2021.
7. *6-Week Plan for Healthy Eating.* Harvard Medical School Publications. 2020. Available at: https://www.health.harvard.edu/promotions/ harvard-health-publications/6-week-plan-for-healthy-eatingecourse-aug2018-test. Accessed June 30, 2019.
8. Dean E, Lomi C, Bruno S, et al. Addressing the common pathway underlying hypertension and diabetes in people who are obese by maximizing health: the ultimate knowledge translation gap. *Int J Hypertens.* 2011;2001:835805.
9. Dean E, Bruno S, Fagevik Olsen M, et al. 'Best' inter-professional practice in healthcare: bridging the knowledge translation gap in relation to non-communicable diseases. *Int J Health Wellness Soc.* 2015;5:121–131.
10. Dean E. Physical therapy in the 21st century (part I): toward practice informed by epidemiology and the crisis of lifestyle conditions. *Physiother Theory Pract.* 2009;25:330–353.
11. Dean E. Physical therapy in the 21st century (part II): evidencebased practice within the context of evidence-informed practice. *Physiother Theory Pract.* 2009;25:354–368.
12. World Health Organization. *Definition of Health.* Available at: https://www.who.int/about/who-we-are/frequently-asked-questions. Accessed December 22, 2020.
13. World Health Organization. *International Classification of Functioning*, Disability and Health. 2002. Available at: www.sustainable-design.ie/arch/ICIDH-2PFDec-2000.pdf. Accessed June 30, 2019.
14. United Nations Sustainable Development Goals. Available at: https://www.un.org/sustainabledevelopment/sustainabledevelopment-goals/. Accessed June 30, 2019.
15. Campbell TC, Campbell TM II. *The China Study.* Dallas, TX: Benbella Books; 2006.
16. Saint Onge JM, Krueger PM. Health lifestyle behaviors among U.S.adults. *SSM Popul Health.* 2017;3:89–98.
17. Papanicolas I, Woskie DR, Ash Jha AK. Health care spending in the United States and other high-income countries. *JAMA.*2018;319(10):1024–1039.
18. Pappaluri CR, Schumm LP, Lauderdale DS. Self-reports of stress in Asian immigrants: effects of ethnicity and acculturation. *Ethn Dis.* 2001;11(1):107–114.
19. Anderson LM, Scrimshaw SC, Fullilove MT, et al. Culturally competent healthcare systems: a systematic review. *Am J Prev Med.* 2003;24(Suppl 3):68–79.
20. Cappell J, Veenstra G, Dean E. Cultural competence in healthcare: critical analysis of the construct: its assessment and implications. *J Theory Constr Test.* 2007;11:30–37.
21. Dean E. A psychobiologic adaptation model of physical therapy practice. *Phys Ther.* 1985;65(7):1061–1068.
22. American Physical Therapy Association. *Guide to Physical Therapist Practice.* 2nd ed. Washington, DC: American Physical Therapy Association; 2003.
23. Cott C, Finch E, Gasner D, et al. The movement continuum theory of physical therapy. *Physiother Can.* 1995;47(2):87–95.
24. Daarrah J, Loomis J, Manns P, et al. Role of conceptual models in a physical therapy curriculum: application of an integrated model of theory, research, and clinical practice. *Physiother Theory Pract.* 2006;22:239–250.
25. Lein Jr DH, Clark D, Graham C, et al. A model to integrate health promotion and wellness in physical therapist practice: development and validation. *Phys Ther.* 2017;97(12):1169–1181.
26. Stretcher VJR, Rosenstock IM. The health belief model. In: Glanz K, Rimer BK, Viswanath K, eds. *Health Behavior and Health Education: Theory, Research and Practice.* San Francisco, CA: Jossey-Bass; 2008.
27. Michie S, van Stralen MM, West R. The behaviour change wheel: a new method for characterising and designing behaviour change interventions. *Implement Sci.* 2011;6:42.
28. Sandborgh M, Dean E, Denison E, et al. Integration of behavioral medicine competencies into physical therapy curriculum in an exemplary Swedish program: rationale, process and ten-year review. *Physiother Theory Pract.* 2020;36(3):365–377.
29. Stiggelbout AM, Molewijk AC, Otten W, et al. Ideals of patient autonomy in clinical decision making: a study on the development of a scale to assess patients' and physicians' views. *J Med Ethics.* 2004;30(3):268–274.
30. Mitani H, Hashimoto H, Isshiki T, et al. Health-related quality of life of Japanese patients with chronic heart failure: assessment using the Medical Outcome Study Short Form 36. *Circ J.* 2003;67:215–220.
31. Ware Jr JE, Sherbourne CD. The MOS36-item short-form health survey (SF-36): conceptual framework and item selection. *Med Care.*1992;30:473–483.
32. Franklin BA. The downside of our technological revolution? An obesity-conducive environment. *Am J Cardiol.* 2001;87:1093–1095.
33. Vuori IM. Health benefits of physical activity with special reference to interaction with diet. *Public Health Nutr.* 2001;4:517–528.
34. Kingsley CM, Gupta SC. How to reduce the risk of coronary artery disease: teaching patients a healthy life-style. *Postgrad Med.*1992;91:147–150, 153–154, 157–160.
35. Sorrentino MJ. Cholesterol reduction to prevent CAD: what do the data show? *Postgrad Med.* 2000;108:40–42, 45–46, 49–52.
36. Kavanagh T. Exercise in the primary prevention of coronary artery

disease. *Can J Cardiol.* 2001;17:155–161.

37. Wahlqvist ML. Chronic disease prevention: a life-cycle approach which takes account of the environmental impact and opportunities of food, nutrition and public health policies—the rationale for an eco-nutritional disease nomenclature. *Asia Pac J Clin Nutr.*2002;11(Suppl):S759-S762.

38. Wood D. Asymptomatic individuals—risk stratification in the prevention of coronary artery disease. *Br Med J.* 2001;59:3–16.

39. Critchley JA, Capewell S, Unal B. Life-years gained from coronary artery disease mortality reduction in Scotland: prevention or treatment? *J Clin Epidemiol.* 2003;56:583–590.

40. Bijnen FC, Caspersen CJ, Mosterd WL. Physical inactivity as a risk factor for coronary artery disease: a WHO and International Society and Federation of Cardiology position statement. *Bull World Health Organ.* 1994;72:1–4.

41. Musaiger AO. Diet and prevention of coronary heart disease in the Arab Middle East countries. *Med Princ Pract.* 2002;11(Suppl 2): 9–16.

42. World Health Organization. Diet, nutrition, and the prevention of chronic diseases. *Report of the Joint WHO/FAO Expert Consultation: Technical Report Series.* Geneva, Switzerland: World Health Organization; 2003;916:i-vii1–149.

43. Cheng TO. Price of the modernization of China. *Circulation.* 2001;103:E131-E133.

44. Ebrahim S, Smith GD. Exporting failure? Coronary heart disease and stroke in developing countries. *Int J Epidemiol.* 2001;30:201–205.

45. World Health Organization. *Annual Health Reports 1999–2003.* Geneva, Switzerland: World Health Organization; 1993–2003.

46. Wright L, Murcer S, Adams K, et al. The factor analysis structure of seven physical CHD risk factors: a replication study. *J Clin Psychol.* 1994;50:216–219.

47. Cheng A, Braunstein JB, Dennison C, et al. Reducing global risk for cardiovascular disease: using lifestyle changes and pharmacotherapy. *Clin Cardiol.* 2002;25:205–212.

48. Ebrahim S. Cost-effectiveness of stroke prevention. *Br Med Bull.* 2000;56:557–570.

49. Mann JI. Diet and risk of coronary heart disease and type 2 diabetes. *Lancet.* 2002;360:783–789.

50. Feinberg AP. The key role of epigenetics in human disease prevention and mitigation. *N Engl J Med.* 2018;378(14):1323–1334.

51. McCrindle BW. Cardiovascular risk factors in adolescents: relevance, detection, and intervention. *Adolesc Med.* 2001;12:147–162.

52. Misra A. Risk factors for atherosclerosis in young individuals. *J Cardiovasc Risk.* 2000;7:215–229.

53. Zafari AM, Wenger NK. Secondary prevention of coronary heart disease. *Arch Phys Med Rehabil.* 1998;79:1006–1017.

54. Sakakibara H, Fujii C, Naito M. Plasma fibrinogen and its association with cardiovascular risk factors in apparently healthy Japanese students. *Heart Vessels.* 2004;19:144–148.

55. Ricker MA, Haas WC. Anti-inflammatory diet in clinical practice: a review. *Nutr Clin Pract.* 2017;32(3):318–325.

56. Anonymous. Your heart attack risk: inflammation counts. *Harv Womens Health Watch.* 2003;10:1–3.

57. Brod SA. Unregulated inflammation shorts human functional longevity. *Inflamm Res.* 2000;49:561–570.

58. Packer L. *Oxidative Stress and Inflammatory Mechanisms in Obesity, Diabetes, and the Metabolic Syndrome.* Boca Raton, FL: CRC Press; 2007.

59. Berenson GS, Srinivasan SR, Bao W, et al. Association between multiple cardiovascular risk factors and atherosclerosis in children and young adults. *N Engl J Med.* 1998;338:1650–1656.

60. Katz D. *The Basic (Care) and Feeding of Homo Sapiens: Consensus, Controversy, and Cluelessness.* Toronto, Ontario: Proceedings of the Canadian Cardiovascular Congress; 2003.

61. Olshansky SJ, Passaro DJ, Hersow RC, et al. A potential decline in life expectancy in the United States in the 21st century. *N Engl J Med.* 2005;352:1138–1145.

62. Kaplan H, Thompson RC, Trumble BC, et al. Coronary atherosclerosis in indigenous South American Tsimane: a crosssectional cohort study. *Lancet.* 2017;389(10080):1730–1739.

63. Buettner D. *The Blue Zones Solution: Eating and Living Like the World's Healthiest People.* Washington, DC: National Geographic Book; 2015.

64. Seventh Day Adventist Church. Available at: https://en.wikipedia. org/wiki/Seventh-day_Adventist_Church. Accessed July 22, 2021.

65. Woo J. Relationships among diet, physical activity and other lifestyle factors and debilitating diseases in the elderly. *Eur J Clin Nutr.*2000;54(Suppl 3):S143-S147.

66. Blackburn E, Epel E. *The Telomere Effect.* New York, NY: Grand Central Publishing; 2017.

67. Greger M: *How Not to Die.* New York, NY: Flatiron Books; 2015.

68. Clini E, Costi S, Lodi S, et al. Non-pharmacological treatment for chronic obstructive pulmonary disease. *Med Sci Monit.* 2003;9:300–305.

69. Hambrecht R, Walther C, Mobius-Winkler S, et al. Percutaneous coronary angioplasty compared with exercise training in patients with stable coronary artery disease: a randomized trial. *Circulation.*2004;109:1371–1378.

70. Marota Montero JM, Velasco Rami JA. Cardiac rehabilitation and secondary prevention in ischemic cardiopathy. *Rev Esp Cardiol.* 1995;48(Suppl 1):85–89.

71. Shields GE, Wells A, Doherty P, et al. Cost-effectiveness of cardiac rehabilitation: a systematic review. *Heart.* 2018;104(17):1403–1410.

72. Taylor RS, Sadler S, Dalal HM, et al. The cost effectiveness of REACH-HF and home-based cardiac rehabilitation compared with the usual medical care for heart failure with reduced ejection fraction: a decision model-based analysis. *Eur J Prev Cardiol.* 2019;26(12):1252–1261.

73. Hoffmann TC, Del Mar C. Patients' expectations of the benefits and harms of treatments, screening, and tests: a systematic review. *J Am Med Assoc.* 2015;175(2):274–286.

74. Barnett K, Mercer SW, Norbury M, et al. Epidemiology of multimorbidity and implications for health care, research, and medical education: a cross-sectional study. *Lancet.* 2012;380(9836):37–43.

75. Dean E, Söerlund A. Lifestyle and musculoskeletal health. In: Boyling J, Jull FA, Lewis J, eds *Grieve's Modern Manual Therapy. The Vertebral Column.* 4th ed. London, UK: Elsevier; 2015.

76. Dean E, Söerlund A. The orthopaedic physiotherapist and healthbased practice. In: Boyling J, Jull FA, Lewis J, eds. *Grieve's Modern Manual Therapy. The Vertebral Column.* 4th ed. London, UK:Elsevier; 2015.

77. Dean E, Söerlund A. What is the role of lifestyle behaviour change associated with non-communicable disease risk in managing musculoskeletal health conditions with special reference to chronic pain? *BMC Musculoskelet Disord.* 2015;16:87.

78. Ford ES, Bergmann MM, Kroger J, et al. Healthy living is the best revenge. *Arch Intern Med.* 2009;169:1355–1362.

79. Haskell WL. Cardiovascular disease prevention and lifestyle interventions: effectiveness and efficacy. *J Cardiovasc Nurs.* 2003;18:245–255.

80. Dunn AL. The effectiveness of lifestyle physical activity interventions to reduce cardiovascular disease. *Am J Lifestyle Med.* 2009;3(1):11S-18S.

81. World Health Organization. *Global Action Plan for the Prevention and Control of Noncommunicable Diseases 2013–2020.* Geneva:Switzerland; 2013. Available at: http://apps.who.int/iris/bitstre am/10665/94384/1/9789241506236_eng.pdf. Accessed June 30, 2019.

82. Bradberry JC. Peripheral arterial disease: pathophysiology, risk factors, and role of antithrombotic therapy. *J Am Pharm Assoc.*2004;44(2 Suppl 1):S37-S44.

83. The Internet Stroke Center. Available at: http://www.strokecenter. org/patients/about-stroke/stroke-statistics/. Accessed June 30, 2019.

84. Keller C, Fleury J, Mujezinovic-Womack M. Managing cardiovascular risk reduction in elderly adults: by promoting and monitoring healthy lifestyle changes, health care providers can help older adults improve their cardiovascular health. *J Gerontol Nurs.*

2003;29:18–23.

85. Shapiro JS. Primary prevention of coronary artery disease in women through diet and lifestyle. *N Engl J Med.* 2000;343:16–22.

86. Twisk JW, Kemper HC, van Mechelen W, et al. Which lifestyle parameters discriminate high-from low-risk participants for coronary heart disease risk factors: longitudinal analysis covering adolescence and young adulthood. *J Cardiovasc Risk.* 1997;4:393–400.

87. Macken LC, Yates B, Blancher S. Concordance of risk factors in female spouses of male patients with coronary artery disease. *J Cardiopulm Rehabil.* 2000;20:361–368.

88. Paterno CA. Coronary risk factors in adolescence. The FRICELA study. *Rev Esp Cardiol.* 2003;56:452–458. (English abstract).

89. Gidding SS. Preventive pediatric cardiology: tobacco, cholesterol, obesity, and physical activity. *Pediatr Clin North Am.* 1999;46:253–262.

90. Graves KD, Miller PM. Behavioral medicine in the prevention and treatment of cardiovascular disease. *Behav Modif.* 2003;27:3–25.

91. Panagiotakos DB, Pitsavos C, Chrysohoou C, et al. Risk stratification of the coronary heart disease in Greece: final results from the CARDIO2000 Epidemiological Study. *Prev Med.* 2002;35:548–556.

92. Sleight P. Cardiovascular risk factors and the effects of intervention. *Am Heart J.* 1991;121:990–994.

93. Sebregts EH, Falger PR, Bar FW. Risk factor modification though nonpharmacological interventions in patients with coronary artery disease. *J Psychosom Res.* 2000;48:425–441.

94. Leng GC, Papacosta O, Whincup P, et al. Femoral atherosclerosis in an older British population: prevalence and risk factors. *Atherosclerosis.* 2000;152:167–174.

95. Pitsavos C, Panagiotakos DB, Chrysohoou C, et al. Physical activity decreases the risk of stroke in middle-age men with left ventricular hypertrophy: 40-year follow-up (1961–2001) of the Seven Countries Study (the Corfu Cohort). *J Hum Hypertens.* 2004;18:495–501.

96. Burkman Jr RT. Strategies for reducing cardiovascular risk in women. *J Reprod Med.* 1991;36(Suppl 3):238–246.

97. Wessel TR, Arant CB, Olson MB, et al. Relationship of physical fitness vs body mass index with coronary artery disease and cardiovascular events in women. *JAMA.* 2004;292:1179–1187.

98. Schulze MB, Martínez-González MA, Fung TT, et al. Food based dietary patterns and chronic disease prevention. *Br Med J.* 2018; 361:k2396.

99. Cordain L, Eaton SB, Sebastian A, et al. Origins and evolution of the Western diet: health implications for the 21st century. *Am J Clin Nutr.* 2005;8:341–354.

100. World Health Organization. *Global Strategy on Diet, Physical Activity, and Health.* 2004. Available at: http://www.who.int/dietphysicalactivity/strategy/eb11344/strategy_english_web.pdf. Accessed June 30, 2019.

101. Hagan KA, Chiuve SE, Stampfer MJ, et al. Greater adherence to the alternative healthy eating index is associated with lower incidence of physical function impairment in the Nurses' Health Study. *J Nutr.* 2016;146:1341–1347.

102. Trichopoulou A, Martínez-González MA, Tong TYN, et al. Definitions and potential health benefits of the Mediterranean diet: views from experts around the world. *BMC Med.* 2014;12:112.

103. Veronese N, Stubbs B, Noale M, et al. Adherence to a Mediterranean diet is associated with lower incidence of frailty: a longitudinal cohort study. *Clin Nutr.* 2018;37(5):1492–1497.

104. Carlos S, De La Fuente-Arrillaga C, Bes-Rastrollo M, et al. Mediterranean diet and health outcomes in the SUN Cohort. *Nutrients.* 2018;10(4):E439.

105. Vilarnau C, Stracker DM, Funtikov A, et al. Worldwide adherence to Mediterranean Diet between 1960 and 2011. *Eur J Clin Nutr.*2019:72:83–91.

106. Esposito K, Maiorino MI, Bellastella G, et al. A journey into a Mediterranean diet and type 2 diabetes: a systematic review with meta-analyses. *BMJ Open.* 2015;5(8):e008222.

107. Esposito K, Kastorini CM, Panagiotakos DB, et al. Mediterranean

108. Solfrizzi V, Custodero C, Lozupone M, et al. Relationships of dietary patterns, foods, and micro- and macronutrients with Alzheimer's Disease and late-life cognitive disorders: a systematic review. *J Alzheimers Dis.* 2017;59(3):815–849.

109. Akbaraly TN, Shipley MJ, Ferrie JE, et al. Long-term adherence to healthy dietary guidelines and chronic inflammation in the prospective Whitehall II study. *Am J Med.* 2015;128:152–160.

110. Dean E, Gormsen Hansen R. Prescribing optimal nutrition and physical activity as "first-line" interventions for best practice management of chronic low-grade inflammation associated with osteoarthritis: Evidence synthesis. *Arthritis.* 2012;2012:560634.

111. Mozaffarian D, Fried LP, Burke GL, et al. Lifestyles of older adults: can we influence cardiovascular risk in older adults? *Am J Geriatr Cardiol.* 2004;13:153–160.

112. Mozaffarian D, Kumanyika SK, Lemaitre RN, et al. Cereal, fruit, and vegetable fiber intake and the risk of cardiovascular disease in elderly individuals. *JAMA.* 2003;289:1659–1666.

113. Ornish D. Avoiding revascularization with lifestyle changes: the Multicenter Lifestyle Demonstration Project. *Am J Cardiol.* 1998;82:72T-76T.

114. Park SK, Park JH, Kwon YC, et al. The effect of long-term aerobic exercise on maximal oxygen consumption, left ventricular function and serum lipids in elderly women. *J Physiol Anthropol Appl Human Sci.* 2003;22:11–17.

115. Haskell WL, Alderman EL, Fair JM, et al. Effects of intensive multiple risk factor reduction on coronary atherosclerosis and clinical cardiac events in men and women with coronary artery disease. The Stanford Coronary Risk Intervention Project (SCRIP). *Circulation.* 1994;89:975–990.

116. Niebauer J, Hambrecht R, Velich T, et al. Attenuated progression of coronary artery disease after 6 years of multifactorial risk intervention: role of physical exercise. *Circulation.* 1997;96:2534–2541.

117. Ornish D. Avoiding revascularization with lifestyle changes: the Multicenter Lifestyle Demonstration Project. *Am J Cardiol.* 1998;82:72T-76T.

118. Srinath U, Jonnalagadda SS, Naglak MC, et al. Diet in the prevention and treatment of atherosclerosis: a perspective for the elderly. *Clin Geriatr Med.* 1995;11:591–611.

119. Anonymous. Overcoming the threat of anger: more than type A behavior, hostility raises health risks. *Heart Advis.* 2004;7:6.

120. Twisk JW, Snel J, Kemper HC, et al. Changes in daily hassles and life events and the relationship with coronary heart disease risk factors: a 2-year longitudinal study in 27–29-year-old males and females. *J Psychosom Res.* 1999;46:229–240.

121. Henrichon C, Robichaud-Ekstrand S. Adaptive strategies and adaptation after participation in an education program after a first coronary event. *Rech Soins Infirm.* 2002;70:39–65. (English abstract).

122. Hannan EL, Kilburn H, O'Donnel JF. Adult open heart surgery in New York State: an analysis of risk factors and hospital mortality rates. *JAMA.* 1990;264:1768–1774.

123. Weintraub WS, Jones EL, Morris DC, et al. Outcome of reoperative coronary bypass surgery versus coronary angioplasty after previous bypass surgery. *Circulation.* 1997;95:868–877.

124. Ornish D, Scherwitz LW, Billings JH, et al. Intensive lifestyle change for reversal of coronary heart disease. *JAMA.* 1998;280:2001–2007.

125. Squires RW. Preventive rehabilitation cardiology: the Mayo Clinic approach. *Med Interface.* 1996;9:62–68.

126. Dempsey PC, Owen N, Biddle SJ, et al. Managing sedentary behavior to reduce the risk of diabetes and cardiovascular disease. *Curr Diab Rep.* 2014;14(9):522.

127. Dean E, Greig A, Murphy S, et al. Raising the priority of lifestylerelated non-communicable diseases in physical therapy curricula. *Phys Ther.* 2016;96:940–948.

128. *Mortality in the United States, 2017.* Centers for Disease Control and Prevention. Available at: https://www.cdc.gov/nchs/products/

databriefs/db328.htm. Accessed June 30, 2019.

129. GBD 2015 Tobacco Collaborators. Smoking prevalence and attributable disease burden in 195 countries and territories, 1990–2015: a systematic analysis from the Global Burden of Disease Study 2015. *Lancet.* 2017;389(10082):1885–1906.

130. Makate M, Whetton S, Tait RJ, et al. Tobacco cost of illness studies: a systematic review. *Nicotine Tob Res.* 2020:22(4):458–465.

131. Shaw M, Mitchell R, Dorling D. Time for a smoke? One cigarette reduces your life by 11 minutes. *Br Med J.* 2000;36:297–298.

132. AHCPR Supported Clinical Practice Guidelines. *Treating Tobacco Use and Dependence*: 2008 Update. Available at: https://www.ahrq.gov/prevention/guidelines/tobacco/index.html. Accessed December 22, 2020.

133. Pierson DJ. Translating new understanding into better care for the patient with chronic obstructive pulmonary disease. *Respir Care.* 2004;49:99–109.

134. Yohannes AM, Hardy CC. Treatment of chronic obstructive pulmonary disease in older patients: a practical guide. *Drugs Aging.* 2003;20:209–228.

135. Murphy SL, Xu J, Kochanek KD, et al. Mortality in the United States, 2017. 2018. Available at: https://www.cdc.gov/nchs/data/databriefs/db328-h.pdf. Accessed June 30, 2019.

136. Calverley PM, Walker P. Chronic obstructive pulmonary disease. *Lancet.* 2003;362:1053–1061.

137. Ockene IS, Miller NH. Cigarette smoking, cardiovascular disease, and stroke: a statement for healthcare professionals from the American Heart Association. American Heart Association Task Force on Risk Reduction. *Circulation.* 1997;96:3243–3247.

138. Puhan MA, Gimeno-Santos E, Cates CJ, et al. Pulmonary rehabilitation following exacerbations of chronic obstructive pulmonary disease. *Cochrane Database Syst Rev.* 2016; 12:CD005305.

139. McDaniel AM. Assessing the feasibility of a clinical practice guideline for inpatient smoking cessation intervention. *Clin Nurse Spec.* 1999;13:228–235.

140. Oldridge NB. Cardiac rehabilitation and risk factor management after myocardial infarction. Clinical and economic evaluation. *Wien Klin Wochenschr.* 1997; 109(Suppl 2):6–16.

141. Shields GE, Wells A, Doherty P, et al. Cost-effectiveness of cardiac rehabilitation: a systematic review. *Heart.* 2018;104(17):1403–1410.

142. Kurth T, Kase CS, Berger K, et al. Smoking and the risk of hemorrhagic stroke in men. *Stroke.* 2003;34:1151–1155.

143. GBD 2017 Risk Factor Collaborators. Global, regional, and national comparative risk assessment of 84 behavioural, environmental and occupational, and metabolic risks or clusters of risks for 195 countries and territories, 1990–2017: a systematic analysis for the Global Burden of Disease Study 2017. *Lancet.* 2017;392(10159):1923–1994.

144. Roth GA, Nguyen G, Forouzanfar MH, et al. Estimates of global and regional premature cardiovascular mortality in 2025. *Circulation.* 2015;132(13):1270–1282.

145. Mayo Clinic. *High Blood Pressure Dangers: Hypertension's Effects on Your Body.* Available at: https://www.mayoclinic.org/diseasesconditions/high-blood-pressure/in-depth/high-blood-pressure/art-20045868. Accessed June 30, 2019.

146. Chalmers J, Chapman N. Challenges for the prevention of primary and secondary stroke: the importance of lowering blood pressure and total cardiovascular risk. *Blood Press.* 2001;10:344–351.

147. Centers for Disease Control and Prevention. *Types of Stroke.* Available at: https://www.cdc.gov/stroke/types_of_stroke.htm. Accessed June 30, 2019.

148. Cohen JA, Estacio RO, Lundgren RA, et al. Diabetic autonomic neuropathy is associated with an increased incidence of strokes. *Auton Neurosci.* 2003;108:73–78.

149. Cucchiara BL, Kasner SE. Atherosclerotic risk factors in patients with ischemic cerebrovascular disease. *Curr Treat Options Neurol.* 2002;4:445–453.

150. Hart RG, Halperin JL. Atrial fibrillation and thromboembolism:

a decade of progress in stroke prevention. *Ann Intern Med.* 1999; 131:688–695.

151. Kurl S, Laukkanen JA, Rauramaa R, et al. Cardiorespiratory fitness and the risk of stroke in men. *Arch Intern Med.* 2003;163: 1682–1688.

152. Piravej K, Wiwatkul K. Risk factors for stroke in Thai patients. *J Med Assoc Thai.* 2003;86:S291-S298.

153. Shinton R. Lifelong exposures and the potential for stroke prevention: the contribution of cigarette smoking, exercise, and body fat. *J Epidemiol Community Health.* 1997;51:138–143.

154. Everson SA, Lynch JW, Kaplan GA, et al. Stress-induced blood pressure reactivity and incident stroke in middle-aged men. *Stroke.* 2001;32:1263–1270.

155. Chobanian AV, Bakris GL, Black HR, et al. Seventh report of the joint national committee on prevention, detection, evaluation, and treatment of high blood pressure. *Hypertension.* 2003;42:1206–1252.

156. Slama M, Susic D, Frolich ED. Prevention of hypertension. *Curr Opin Cardiol.* 2002;17:531–536.

157. Shaper AG. Obesity and cardiovascular disease. *Ciba Found Symp.* 1996;201:90–103.

158. Hamilton BP, Hamilton JH. Hypertension in elderly persons. *Endocr Pract.* 1997;3:29–41.

159. Pitsavos C, Panagiotakos DB, Chrysohoou C, et al. The effect of the combination of Mediterranean diet and leisure time physical activity on the risk of developing acute coronary syndromes, in hypertensive subjects. *J Hum Hypertens.* 2002;16(7):517–524.

160. National Institutes of Health. *Average Blood Pressure on the Rise Among American Children/Teenagers.* Washington, DC: U.S. Department of Health and Human Services; 2004.

161. Report of the Institute of Medicine of the National Academy of Sciences. *IOM Report Declares High Blood Pressure a Neglected Disease, Calls for Strategies to Change Americans' Lifestyles and Diets to Curb Hypertension.* Washington, DC: 2010.

162. Kurl S, Tuomainen TP, Laukkanen JA, et al. Plasma vitamin C modifies the association between hypertension and risk of stroke. *Stroke.* 2002;33:1568–1573.

163. Maddock J, Ziauddeen N, Ambrosini GL, et al. Adherence to a Dietary Approaches to Stop Hypertension (DASH)-type diet over the life course and associated vascular function: a study based on the MRC 1946 British birth cohort. *Br J Nutr.* 2018;119(5):581–589.

164. Chiu S, Bergeron N, Williams PT, et al. Comparison of the DASH (Dietary Approaches to Stop Hypertension) diet and a higher-fat DASH diet on blood pressure and lipids and lipoproteins: a randomized controlled trial. *Am J Clin Nutr.* 2016;103(2):341–347.

165. Feng Q, Fan S, Wu Y, et al. Adherence to the dietary approaches to stop hypertension diet and risk of stroke: a meta-analysis of prospective studies. *Medicine (Baltimore).* 2018;97(38):e12450.

166. Hu G, Barengo NC, Tuomilehto J, et al. Relationship of physical activity and body mass index to the risk of hypertension: a prospective study in Finland. *Hypertension.* 2004;43:25–30.

167. Costa FV. Non-pharmacological treatment of hypertension in women. *J Hypertens.* 2002;20(Suppl 2):S57-S61.

168. Bond V, Stephens Q, Adams RG, et al. Aerobic exercise attenuates an exaggerated exercise blood pressure response in normotensive young adult African-American men. *Blood Press.* 2002;11:229–234.

169. Jackson EM, Dishman RK. Hemodynamic responses to stress among black women: fitness and parental hypertension. *Med Sci Sports Exerc.* 2002;34:1097–1104.

170. Felmeden DC, Spencer CG, Blann AD, et al. Physical activity in relation to indices of endothelial function and angiogenesis factors in hypertension: a substudy of the Anglo-Scandinavian Cardiac Outcomes Trial (ASCOT). *J Intern Med.* 2003;253:81–91.

171. Luedemann J, Schminke U, Berger K, et al. Association between behavior-dependent cardiovascular risk factors and asymptomatic carotid atherosclerosis in a general population. *Stroke.* 2002; 33:2929–2935.

172. Endres M, Gertz K, Lindauer U, et al. Mechanisms of stroke protection by physical activity. *Ann Neurol.* 2003;54:582–590.

173. American Heart Association. *Blood Pressure Guidelines.* Available at: https://www.heart.org/en/health-topics/high-blood-pressure/highblood-pressure-toolkit-resources. Accessed December 22, 2020.

174. Gordon NF, Gulanick M, Costa F, et al. Physical activity and exercise recommendations for stroke survivors: an American Heart Association scientific statement from the Council on Clinical Cardiology, Subcommittee on Exercise, Cardiac Rehabilitation, and Prevention; the Council on Cardiovascular Nursing; the Council on Nutrition, Physical Activity, and Metabolism; and the Stroke Council. *Circulation.* 2004;109:2031–2041.

175. Greenland KJ, Giles WH, Keenan NL, et al. Physician advice, patient actions, and health-related quality of life in secondary prevention of stroke through diet and exercise. *Stroke.* 2002;33:565–570.

176. Nutrition Action. *Got High Blood Pressure? Here's How Much You Systolic Pressure Could Fall with Diet and Exercise, According to the New Guidelines.* Available at: www.nutritionaction.com. Accessed June 30, 2019.

177. Pareek M. Olsen MH. Alcohol and blood pressure. *Lancet Public Health.* 2017;2:e63–e64.

178 Gregg EW, Mangione CM, Cauley JA, et al. Diabetes and incidence of functional disability in older women. *Diabetes Care.* 2002;25:61–67.

179. Abraham WT. Preventing cardiovascular events in patients with diabetes mellitus. *Am J Med.* 2004; 116(Suppl 5A):39S-46S.

180. Ten S, MacLaren N. Insulin resistance syndrome in children. *J Clin Endocrinol Metab.* 2004;89:2526–2539.

181. Singleton JR, Smith AG, Russell JW, et al. Microvascular complications of impaired glucose tolerance. *Diabetes.* 2003; 52:2867–2873.

182. World Health Organization. *Diabetes Fact Sheet.* 2020. Available at:https://www.who.int/news-room/fact-sheets/detail/diabetes. Accessed December 22, 2020.

183. World Health Organization. *Global Health Report on Diabetes.* April 21, 2016. Available at: https://www.who.int/publications/i/item/9789241565257. Accessed December 22, 2020.

184. Al-Rubeaan K, Al-Hussain F, Youssef AM, et al. Ischemic stroke and its risk factors in a registry-based large cross-sectional diabetic cohort in a country facing a diabetes epidemic. *J Diabetes Res.*2016; 2016:4132589.

185. *Hemoglobin A1c (HbA1c) Test for Diabetes.* Available at: https://www.webmd.com/diabetes/guide/glycated-hemoglobin-testhba1c. Accessed June 30, 2019.

186. Hu FB, Stampfer MJ, Solomon C, et al. Physical activity and riskfor cardiovascular events in diabetic women. *Ann Intern Med.*2001;134:96–105.

187. Bauman AE. Updating the evidence that physical activity is good for health: an epidemiological review 2000–2003. *J Sci Med Sport.*2004;7(Suppl 1):6–19.

188. Wannamethee SG, Shaper AG, Perry IJ. Smoking as a modifiable risk factor for type 2 diabetes in middle-aged men. *Diabetes Care.*2001;24:1590–1595.

189. Scott CL. Diagnosis, prevention, and interventions for the metabolic syndrome. *Am J Cardiol.* 2003;92:35–42.

190. Grundy SM. Obesity, metabolic syndrome, and coronary atherosclerosis. *Circulation.* 2002;105:2696–2698.

191. McKeown NM, Meigs JB, Liu S, et al. Whole-grain intake is favorably associated with metabolic risk factors for type 2 diabetes and cardiovascular disease in the Framingham Offspring Study. *Am J Clin Nutr.* 2002;76:390–398.

192. Keller KB, Lemberg L. Obesity and the metabolic syndrome. *Am J Crit Care.* 2003;12:167–170.

193. World Health Organization. *Obesity: Preventing and Managing the Global Epidemic.* Geneva, Switzerland: World Health Organization; 2000.

194. Anonymous. Obesity: preventing and managing the global epidemic. Report of a WHO consultation. *World Health Organ Tech Rep Ser.* 2000;894:i-xii, 1–253.

195. Hu FB. Overweight and obesity in women: health risks and consequences. *J Womens Health.* 2003;12:163–172.

196. Kannel WB, Wilson PW, Nam BH, et al. Risk stratification of obesity as a coronary risk factor. *Am J Cardiol.* 2002;90:697–701.

197. Tanaka K, Nakanishi T. Obesity as a risk factor for various diseases: necessity of lifestyle changes for healthy aging. *Appl Human Sci.*1996;15:139–148.

198. Wenche DB, Holmen J, Kruger O, et al. Leisure-time physical activity and change in body mass index: an 11-year follow-up study of 9357 normal weight healthy women 20–49 years old. *J Womens Health.* 2004; 13:55–62.

199. Xu H, Barnes GT, Yang Q, et al. Chronic inflammation in fat plays a crucial role in the development of obesity in the development of obesity-related insulin resistance. *J Clin Investig.* 2003;112:1821–1830.

200. Frayne KN. Insulin resistance, impaired postprandial lipid metabolism and abdominal obesity: a deadly triad. *Med Princ Pract.*2002;11(Suppl 2):31–40.

201. Eckel RH, Krauss RM. American Heart Association call to action:obesity as a major risk factor for coronary artery disease. AHA Nutrition Committee. *Circulation.* 1998;97:2099–2100.

202. Trakas K, Oh PI, Singh S, et al. The health status of obese individuals in Canada. *Int J Obes.* 2001;25:662–668.

203. Wilson PW, Kannel WB. Obesity, diabetes, and risk of cardiovascular disease in the elderly. *Am J Geriatr Cardiol.* 2002;11:119–123, 125.

204. Caballero B. Early nutrition and risk of disease in the adult. *Public Health Nutr.* 2001;4:1335–1336.

205. Liu S, Manson JE. What is the optimal weight for cardiovascular health? *Br Med J.* 2001;322:631–632.

206. Racette SB, Deusinger SS, Deusinger RH: Obesity: overview of prevalence, etiology, and treatment. *Phys Ther.* 2003;83:276–288.

207. Centers for Disease Control and Prevention. Recent trends in mortality rates for four major cancers, by sex and race/ethnicity—United States, 1990–2000. *MMWR Weekly.* 2002;51:49–53. Available at: www.cdc.gov/mmwr/preview/mmwrhtml/ss5303a1.htm. Accessed June 30, 2019.

208. Glassman SJ, Rashbaum IG, Walker WC. Cardiopulmonary rehabilitation and cancer rehabilitation. 1. Cardiac rehabilitation. *Arch Phys Med Rehabil.* 2001;82(3 Suppl 1):S47-S51.

209. Rashbaum IG, Walker WC, Glassman SJ. Cardiopulmonary rehabilitation and cancer rehabilitation. 2. Cardiac rehabilitation in disabled populations. *Arch Phys Med Rehabil.* 2001;82(3 Suppl 1):S52-S55.

210. McCullough ML, Feskanich D, Rimm EB, et al. Adherence to the Dietary Guidelines for Americans and risk of major chronic disease in men. *Am J Clin Nutr.* 2000;72:1223–1231.

211. McCullough ML, Feskanich D, Stampfer MJ, et al. Adherence to the Dietary Guidelines for Americans and risk of major chronic disease in women. *Am J Clin Nutr.* 2000;72:1214–1222.

212. Pastakia K, Kumar S. Exercise parameters in the management of breast cancer: a systematic review of randomized controlled trials. *Physiother Res Int.* 2011;16(4):237–244.

213. Galvao DA, Taaffe DR, Newton RU. Physical activity and genitourinary cancer survivorship. *Recent Results Cancer Res.*2011;186:217–236.

214. Shiri R, Viikari-Juntura E, Varonen H, et al. Prevalence and determinants of lateral and medial epicondylitis: a population study. *Am J Epidemiol.* 2006;164(11):1065–1074.

215. Feskanich D, Willett W, Colditz G. Walking and leisure-time activity and risk of hip fractures in postmenopausal women. *J Am Med Assoc.* 2002;288:2300–2306.

216. Lloyd T, Petit MA, Lin HM, et al. Lifestyle factors and the development of bone mass and bone strength in young women. *J Pediatr.* 2004;144:776–782.

217. McCreadie RG. Diet, smoking and cardiovascular risk in people with schizophrenia: descriptive study. *Br J Psychiatry.* 2003;183:534–539.

218. Waldman W, Lamb M. *Dying for a Hamburger. Modern Meat*

Processing and the Epidemic of Alzheimer's Disease. Toronto, Ontario: McClelland & Stewart Ltd; 2004.

219. Krill JJ, Halliday GM. Alzheimer's disease: its diagnosis and pathogenesis. *Int Rev Neurobiol.* 2001;48:167–217.

220. Stewart R, Richards M, Brayne C, et al. Vascular risk and cognitive impairment in an older, British, African-Caribbean population. *J Am Geriatr Soc.* 2001;49:263–269.

221. Teri L, Gibbons LE, McCurry SM, et al. Exercise plus behavioral management in patients with Alzheimer disease: a randomized controlled trial. *JAMA.* 2003;290:2015–2022.

222. Merchant AT, Pitiphat W, Rimm EB, et al. Increased physical activity decreases periodontal risk in men. *Eur J Epidemiol.* 2003;18:891–898.

223. Giannuzzi P, Mezzani A, Saner H, et al. Physical activity for primary and secondary prevention: position paper of the Working Group on Cardiac Rehabilitation and Exercise Physiology of the European Society of Cardiology. *J Cardiovasc Risk.* 2003;10:19–27.

224. Fletcher GF, Balady G, Blair SN, et al. Statement on exercise: benefits and recommendations for physical activity programs for all Americans.A statement for health professionals by the Committee on Exercise and Cardiac Rehabilitation of the Council on Clinical Cardiology, American Heart Association. *Circulation.* 1996;94:857–862.

225. Larsen CS. Animal source foods and human health during evolution. *J Nutr.* 2003;133(11 Suppl 2):3893S-3897S.

226. Nesto RW. The relation of insulin resistance syndromes to risk of cardiovascular disease. *Rev Cardiovasc Med.* 2003;4(Suppl 6):S11–S18.

227. Chakravarthy MV, Booth FW. Eating, exercise, and "thrifty" genotypes: connecting the dots toward an evolutionary understanding of modern chronic disease. *J Appl Physiol.*2004; 96:3–10.

228. Dean E. Maximizing the functional performance outcomes of patients undergoing rehabilitation by maximizing their overall health and wellbeing. *J Human Kinet.* 2018;65:57–68.

229. Sorenson M. Herbivorous by design. In: *Mega Health.* Ivins, UT: National Institute of Fitness; 1992.

230. Sanders TA. High- versus low-fat diets in human diseases. *Curr Opin Clin Nutr Metab Care.* 2003;6:151–155.

231. Astrup A, Larsen TM, Harper A. Atkins and other low-carbohydrate diets: hoax or an effective tool for weight loss? *Lancet.* 2004;364: 897–899.

232. Ferreira SR, Lerario DD, Gimeno SG, et al. Obesity and central adiposity in Japanese immigrants: role of the Western dietary pattern. *J Epidemiol.* 2002;12:431–438.

233. United States Department of Health and Human Services, Consumer Information Center. *The Food Guide Pyramid.* Available at: www.usda.gov. Accessed June 30, 2019.

234. Health Canada. *Office of Nutrition Policy and Promotion.* Revision of Canada's Food Guide to Health Eating. Available at: www.hc-sc. gc.ca. Accessed June 30, 2019.

235. Polidori MC. Antioxidant micronutrients in the prevention of agerelated diseases. *J Postgrad Med.* 2003;49:229–235.

236. Liu S, Manson JE, Lee IM, et al. Fruit and vegetable intake and risk of cardiovascular disease: the Women's Health Study. *Am J Clin Nutr.* 2000;72:922–928.

237. Liu S, Manson JE, Stampfer MJ, et al. Whole grain consumption and risk of ischemic stroke in women: a prospective study. *JAMA.*2000;284:1534–1540.

238. Shike M. Diet and lifestyle in the prevention of colorectal cancer: an overview. *Am J Med.* 1999;106:11S-15S.

239. McBurney ML. Candidate foods in the Asia-Pacific region for cardiovascular protection: relevance of grains and grain-based foods to coronary artery disease. *Asia Pac J Clin Nutr.* 2001;10:123–127.

240. Giles PD, Ramachandran S, Whitaker AJ, et al. The one-stop coronary cholesterol clinic: a multidisciplinary approach to implementing evidence-based treatment. *Postgrad Med J.* 1996;72:744–748.

241. Janssen I, Katzmarzyk PT, Ross R. Waist circumference and not body mass index explains obesity-related health risk. *Am J Clin Nutr.* 2004;79:379–384.

242. Yusuf S, Hawken S, Ônpuu S, et al. Obesity and the risk of myocardial infarction in 27 000 participants from 52 countries: a case-control study. *Lancet.* 2005;366:1640–1649.

243. Booth FW, Roberts CK, Laye MJ. Lack of exercise is a major cause of chronic diseases. *Comp Physiol.* 2012;22:1143–211.

244. *2008 Physical Activity Guidelines for Americans.* vailable at: https://health.gov/paguidelines/2008/default.aspx. Accessed June 30, 2019.

245. Piercy KL, Troiano RP. Physical Activity Guidelines for Americans. From the US Department of Health and Human Services. *Circ Cardiovasc Qual Outcomes.* 2018;11(11):e005263.

246. Healy GN, Dunstan DW, Salmon J, et al. Breaks in sedentary time.Beneficial associations with metabolic risk. *Diabetes Care.*2008;31:661–666.

247. Thorp AA, Healy GN, Owen N, et al. Deleterious associations of sitting time and television viewing time with cardiometabolic risk biomarkers. *Diabetes Care.* 2010;33:327–334.

248. Biddle SJH, Pearson N, Ross GM, et al. Tracking of sedentary behaviors of young people: a systematic review. *Prev Med.*2010; 51:345–351.

249. Foss M, Merle L, Keteyian S. *Fox's Physiologic Basis for Exercise and Sport.* 6th ed. Boston, MA: McGraw-Hill; 1998.

250. The Activity Pyramid. Available at: https://dennisyam.files. wordpress.com/2008/05/activity_pyramid.jpg. Accessed June 30, 2019.

251. Tudor-Locke C, Bassett Jr DR. How many steps/day are enough? Preliminary pedometer indices for public health. *Sports Med.*2004;34:1–8.

252. Tudor-Locke C, Craig CL, Thyfault JP, et al. A step-defined sedentary lifestyle index:,5000 steps/day. *Appl Physiol Nutr Metab.* 2013;38:100–114.

253. Blair SN, Cheng Y, Holder JS. Is physical activity or physical fitness more important in defining health benefit? *Med Sci Sports Exerc.* 2001;33(Suppl 6):379–399.

254. Starting to Exercise. Harvard University Medical School Special Health Report. 2015. Harvard Health Publications.

255. Katzmarzyk PT, Gledhill N, Shepherd RJ. The economic burden of physical inactivity in Canada. *Can Med Assoc J.* 2000;163:1435–1440.

256. Gunnarsson OT, Judge JO. Exercise in midlife: how and why to prescribe it for sedentary patients. *Geriatrics.* 1997;52:71–72,77–80.

257. Lee CD, Blair SN. Cardiopulmonary fitness and stroke mortality in men. *Med Sci Sports Exerc.* 2002;34:592–595.

258. Sato Y. Diabetes and life-styles: role of physical exercise for primary prevention. *Br J Nutr.* 2000;84(Suppl):S187-S190.

259. Orozco-Valero M. Large therapeutic studies in elderly patients with hypertension. *J Hum Hypertens.* 2002;16(Suppl 1):S38-S43.

260. Messinger-Rapport BJ, Sprecher D. Prevention of cardiovascular diseases: coronary artery disease, congestive heart failure, and stroke. *Clin Geriatr Med.* 2002;18:463–483.

261. Chatila WM, Wynkoop WA, Vance GG, et al. Smoking patterns in African Americans and whites with advanced COPD. *Chest.*2004;125:15–21.

262. Nguyen MN, Beland F, Otis J. Is the intention to quit smoking influenced by other heart-healthy lifestyle habits in 30-to 60-yearold men? *Addict Behav.* 23:23–30, 1998.

263. Naslund GK, Fredrikson M, Hellenius ML, et al. Effect of diet and physical exercise intervention programmes on coronary artery disease risk in smoking and non-smoking men in Sweden. *J Epidemiol Community Health.* 1996a ;50:131–136.

264. Kromhout D, Menotti A, Keseloot H, Sans S. Prevention of coronary heart disease by diet and lifestyle: evidence from prospective cross-cultural, cohort, and intervention studies. *Circulation.* 2002;105:893–898.

265. Luepker RV. Cardiovascular disease among Mexican Americans. *Am J Med.* 2001;110:147–148.

266. North KE, Howard BV, Welty TK, et al. Genetic and environment contributions to cardiovascular disease risk in American Indians: the Strong Heart Family Study. *Am J Epidemiol.* 2003;157:303–314.

267. Goel MS, McCarthy EP, Phillips RS, et al. Obesity among US immigrant subgroups by duration of residence. *J Am Med Assoc.*2004;292:2860–2867.

268. Egusa G, Watanabe H, Ohshita K, et al. Influence of the extent of westernization of lifestyle on the progression of preclinical atherosclerosis in Japanese subjects. *J Atheroscler Thromb.* 2002;9:299–304.

269. Wahlqvist ML. Asian migration to Australia: food and health consequences. *Asia Pac J Clin Nutr.* 2002a;11:S562-S568.

270. LaMonte MJ, Eisenman PA, Adams TD, et al. Cardiorespiratory fitness and coronary heart disease risk factors: the LDS Hospital Fitness Institute cohort. *Circulation* 102:1623–1628, 2000.

271. Rimmer JH, Riley B, Creviston T, et al. Exercise training in a predominantly African-American group of stroke survivors. *Med Sci Sports Exerc.* 2000;32:1990–1996.

272. Dubbert PM, Carithers T, Sumner AE, et al. Obesity, physical inactivity, and risk for cardiovascular disease. *Am J Med Sci.* 2002;324:116–126.

273. Dundas R, Morgan M, Redfern J, et al. Ethnic differences in behavioural risk factors for stroke: implications for health promotion. *Ethn Health.* 2001;6:95–103.

274. Owens PL, Bradley EH, Horwitz SM, et al. Clinical assessment of function among women with a recent cerebrovascular event: a selfreported versus performance-based measure. *Ann Intern Med.* 2002;136:802–811.

275. Cleeland CS, Gonin R, Baez L, et al. Pain and treatment of pain in minority patients with cancer. The Eastern Co-operative Oncology Group Minority Outpatient Pain Study. *Ann Intern Med.* 1997;127:813–816.

276. Todd KH, Samaroo N, Hoffman JR. Ethnicity as a risk factor for inadequate emergency department analgesia. *JAMA.* 1993;269:1537–1539.

277. Nisbeth O, Klausen K, Andersen LB. Effectiveness of counseling over 1 year on changes in lifestyle and coronary heart disease risk factors. *Patient Educ Couns.* 2000;40:121–131.

278. Thomas RJ, Kottke TE, Brekke MJ, et al. Attempts at changing dietary and exercise habits to reduce risk of cardiovascular disease: who's doing what in the community? *Prev Cardiol.* 2002;5:102–108.

279. Tresch DD, Aronow WS. Smoking and coronary artery disease. *Clin Geriatr Med.* 1996;12:23–32.

280. Winslow E, Bohannon N, Brunton SA, et al. Lifestyle modification: weight control, exercise, and smoking cessation. *Am J Med.* 1996;101:25S-31S.

281. DiClemente CC, Prochaska JO. Toward a comprehensive, transtheoretical model of change—stages of change and addictive behaviors. In: Miller WR, Heather N, eds. *Treating Addictive Behaviors.* 2nd ed. New York, NY: Springer; 1998.

282. Meland E, Maeland JG, Laerum E. The importance of self-efficacy in cardiovascular risk factor change. *Scand J Public Health.*1999;27:11–17.

283. Steptoe A, Wardle J, Cui W, et al. Trends in smoking, diet, physical exercise, and attitudes toward health in European university students from 13 countries, 1990–2000. *Prev Med.*2002;35:97–104.

284. Gariballa SE, Peet SM, Fotherby MD, et al. The knowledge of hospital patients about vascular disease and their risk factors. *Postgrad Med J.* 1996;72:605–608.

285. Abramson S, Stein J, Schaufele M, et al. Personal exercise habits and counseling practices of primary care physicians: a national survey. *Clin J Sport Med.* 2000;10:40–44.

286. Wells KB, Lewis CE, Leake B, et al. Do physicians preach what they practice? A study of physicians' health habits and counseling practices. *JAMA.* 1984;252:2846–2848.

287. World Health Professions Alliance. *Health Improvement Card.* 2014. Available at: https://www.whpa.org/sites/default/files/2018-12/ncd_Health-Improvement-Card_web.pdf. Accessed July 22, 2021.

288. World Health Professions Alliance. *WHPA Health Improvement Card.* User Guide for Health Professionals. 2017. Available at: https://www.whpa.org/sites/default/files/2018–12/ncd_health_improvement_card_professionals.pdf. Accessed December 22, 2020.

289. World Health Professions Alliance. Available at: http://www.whpa.org/. Accessed June 30, 2019.

290. Guilmette TJ, Motta SI, Shadel WG, et al. Promoting smoking cessation in the rehabilitation environment. *Arch Phys Med Rehabil.*2001;80:560–562.

291. Mason P, Rollnick S, Butler C. *Health Behavior Change: A Guide for Practitioners.* Edinburgh. New York, NY: Churchill Livingstone/Elsevier; 2010.

292. Rollnick S, Heather N, Bell A. Negotiating behaviour change in medical settings: the development of brief motivational interviewing. *J Ment Health.* 1992;1:25–37.

293. Rollnick S, Butler CC, Stott N. Helping smokers make decisions: the enhancement of brief intervention for general medical practice. *Patient Educ Couns.* 1997;31:191–203.

294. Lewis J, Gregorian T, Huntsberry AM, et al. A review of clinical guidelines and pharmacotherapeutic management of hypertension in older adults. *Sr Care Pharm.* 2019;34(2):86–98.

295. Bean JF, Vora A, Frontera WR: Benefits of exercise for communitydwelling older adults. *Arch Phys Med Rehabil.* 2004;85(Suppl 3): S31–S42.

296. Campbell I. The obesity epidemic: can we turn the tide? *Heart.* 2003;89(Suppl 2):ii22-ii24.

297. Jones AYM, Dean E, Scudds R. Effectiveness of a communitybased Tai Chi program and implications for public health initiatives. *Arch Phys Med Rehabil.* 2005;86:619–625.

298. Ada L, Dean CM, Hall JM, et al. A treadmill and overground walking program improves walking in persons residing in the community after stroke: a placebo-controlled, randomized trial. *Arch Phys Med Rehabil.* 2003;84:1486–1491.

299. Eng JJ, Chu KS, Kim CM, et al. A community-based group exercise program for persons with chronic stroke. *Med Sci SportsExerc.* 2003;35:1271–1278.

300. Smith KM, Arthur HM, McKelvie RS, et al. Differences in sustainability of exercise and health-related quality of life outcomes following home or hospital-based cardiac rehabilitation. *Eur J Cardiovasc Prev Rehabil.* 2004;11:313–319.

301. Clark AM, Barbour RS, McIntyre PD. Preparing for change in the secondary prevention of coronary heart disease: a qualitative evaluation of cardiac rehabilitation within a region of Scotland. *J Adv Nurs.* 2002;39:589–598.

302. Yusufov M, Prochaska JO, Paiva AL, et al. Baseline predictors of singular action among participants with multiple health behavior risks. *Am J Health Promot.* 2016;30(5):365–373.

303. Buck D, Frosini F. *Clustering of Unhealthy Behaviours Over Time: Implications for Policy and Practice* [Internet]. London, UK: The King's Fund; 2012. Available at: http://www.kingsfund.org.uk/ sites/files/kf/field/field_publication_file/clustering-of-unhealthybehaviours-over-time-aug-2012.pdf. Accessed June 30, 2019.

304. Tsai J, Ford ES, Li C, et al. Multiple healthy behaviors and optimal self-rated health: findings from the 2007 Behavioral Risk Factor Surveillance System Survey. *Prev Med.* 2010;51:268–274.

305. Blanchard CM, Courneya KS, Stein K. American Cancer Society's SCS-II. Cancer survivors' adherence to lifestyle behavior recommendations and associations with health-related quality of life: results from the American Cancer Society's SCS-II. *J Clin Oncol.* 2008;26:2198–2204.

306. Scarborough P, Bhatnagar P, Wickramasinghe KK, et al. The economic burden of ill health due to diet, physical inactivity, smoking, alcohol and obesity in the UK: an update to 2006–07 NHS costs. *J Public Health (Oxf).* 2011;33:527–535.

307. Rön T, Volkov P, Davegå dh C, et al. A six months exercise intervention influences the genome-wide DNA methylation pttern

in human adipose tissue. *PLoS Genet.* 2013;9(6):e1003572.

308. McCullough ML, Patel AV, Kushi LH, et al. Following cancer prevention guidelines reduces risk of cancer, cardiovascular disease, and all-cause mortality. *Cancer Epidemiol Biomarkers Prev.* 2011;20(6):1089–1097.

309. Papanicolas I, Woskie DR, Ash Jha AK. Health care spending in the United States and other high-income countries. *JAMA.* 2018;319:1024–1039.

310. Saint Onge JM, Krueger PM. Health lifestyle behaviors among U.S. adults. *SSM Popul Health.* 2017;3:89–98.

311. McGuire LC, Strine TW, Okoro CA, et al. Healthy lifestyle behaviors among older U.S. adults with and without disabilities, Behavioral Risk Factor Surveillance System, 2003. *Prev Chronic Dis.* 2007;4:A09.

312. Song R, Lee H. Managing health habits for myocardial infarction (MI) patients. *Int J Nurs Stud.* 2001;38:375–380.

313. Bailey JE, Gibson DV, Jain M, et al. QSource quality initiative: reversing the diabetes epidemic in Tennessee. *Tenn Med.*2003;96:559–563.

314. Kingsbury K. Taking AIM: how to teach primary and secondary prevention effectively. *Can J Cardiol.* 1998;14(Suppl):22A–26A.

315. Kawachi I, Berkman LF, eds. *Neighborhoods and Health.* New York, NY: Oxford University Press; 2005.

316. Minkler M, ed. *Community Organizing and Community Building for Health and Welfare.* 3rd ed. New Brunswick, NJ: Rutgers University Press; 2012.

317. Food Planet Health. *Healthy Diets from Sustainable Food Systems. Summary Report of the EAT-Lancet Commisson.* Available at: https://eatforum.org/content/uploads/2019/01/EAT-Lancet_ Commission_Summary_Report.pdf. Accessed June 30, 2019.

318. Koertge J, Weidner G, Elliott-Edler M, et al. Improvement in medical risk factors and quality of life in women and men with coronary artery disease in the Multicenter Lifestyle Demonstration Project. *Am J Cardiol.* 2003;91:1316–1322.

319. Smith BJ, McElroy HJ, Ruffin RE, et al. The effectiveness of coordinated care for people with chronic respiratory disease. *Med J Aust.* 2002;177:481–485.

320. Stevens M, Lemmink KA, van Heuvelen MJ, et al. Groningen Active Living Model (GALM): stimulating physical activity in sedentary older adults' validation of the behavioral change model. *Prev Med.* 2003;37:561–570.

321. Kirk-Gardner R, Steven D: Hearts for Life: a community program on health promotion. *Can J Cardiovasc Nurs.* 2003;13:5–10.

322. Healthy People 2030. Available at: https://health.gov/ healthypeople. Accessed July 22, 2021.

323. Koffman DM, Bazzarre T, Mosca L, et al. An evaluation of Choose to Move 1999: an American Heart Association physical activity program for women. *Arch Intern Med.* 2001;161:2193–2199.

324. Skybo TA, Ryan-Wenger N. A school-based intervention to teach third-grade children about the prevention of heart disease. *Pediatr Nurs.* 2002;28:223–229, 235.

325. Frenn M, Malin S, Bansal N, et al. Addressing health disparities in middle school students' nutrition and exercise. *J Community Health Nurs.* 2003;20:1–14.

326. Lai JC, Woo J, Hui E, et al. Telerehabilitation—a new model for community-based stroke rehabilitation. *J Telemed Telecare.* 2004; 10:199–205.

327. Oki Y, Shiomi T, Sasanable R, et al. Multiple cardiovascular risk factors in obstructive sleep apnea syndrome patients and an attempt at lifestyle modification using telemedicine-based education. *Psychiatry Clin Neurosci.* 1999;53:311–313.

328. Poscente N, Rothstein M, Irvine MJ. Using marketing research methods to evaluate a stage-specific intervention. *Am J Health Behav.* 2002;26:243–251.

329. Colson JRC. *Progressive Exercise Therapy in Rehabilitation and Physical Education.* Bristol, UK: John Wright & Sons Ltd; 1983.

330. Gardiner MD. *The Principles of Exercise Therapy.* 4th ed. London, UK: G. Bell & Hyman; 1981.

331. Tidy NM. *Massage and Remedial Exercise.* Baltimore, MD: Wood and Company; 1933.

332. Hellenius ML, Dahlof C, Aberg H, et al. Quality of life is not negatively affected by diet and exercise intervention in healthy men with cardiovascular risk factors. *Qual Life Res.* 1995;4:13–20.

2

健康状态下的心血管系统与呼吸系统功能

作者：Claudia Krebs　Elizabeth Dean
译者：乔一娴　郭晨霞
校对：陈亚红

本章目录

关键词

心肺生理学　　　　呼吸控制　　　　氧运输途径
功能解剖学　　　　氧运输　　　　　呼吸力学原理

引言

心肺系统的主要作用之一是向全身输送氧气。根据 ICF[1]，氧运输对生命、活动和生活参与至关重要。最大限度地提高氧运输途径的效率有助于机体获得最佳的移动性和独立性，这是提高生活质量和幸福感的重要基础。无论物理治疗师的主要临床领域是什么，氧运输都是他们关注的核心，包括氧运输不足和影响氧运输的因素。物理治疗师能够直接接触患者，且生活方式相关疾病越来越流行，而这些疾病直接或间接地影响着氧运输，因此，关注氧运输对物理治疗师来说尤为重要。

心血管与肺部的物理治疗包括逆转和减轻对氧运输损害的非侵入性干预，这些干预措施可以消除、延迟或减少对医疗干预的需求，如氧气吸入、气管插管、机械通气、吸痰、支气管镜检查、胸腔引流、手术和药物。为达到上述目的，物理治疗师必须全面评估氧运输并给予最佳干预措施。只有全面理解氧运输的功能解剖学和基础生理学，才能充分了解和评估影响氧运输的因素。

本章详细介绍了氧运输的基本机制，为心血管与肺部的物理治疗实践提供了概念基础[2-13]。氧运输是生命的基础。治疗氧运输功能受损（即心肺功能障碍）是物理治疗的重点。

对健康人而言，氧运输系统会受到运动和活动、体位变化及情绪状态的干扰。对患者来说，当氧运输系统受损时，考虑到其对生命的威胁或对功能的损害，应将其作为优先处理的医学问题。

胸壁和胸廓功能解剖学

除肝脏和胃外，骨性胸壁还覆盖并保护着主要的呼吸和循环器官（图 2.1）。胸壁前表面由胸骨和肋软骨构成，侧面由肋骨构成，后表面由 12 块胸椎和12 根肋骨的后部构成。在新生儿时期，胸廓几乎是

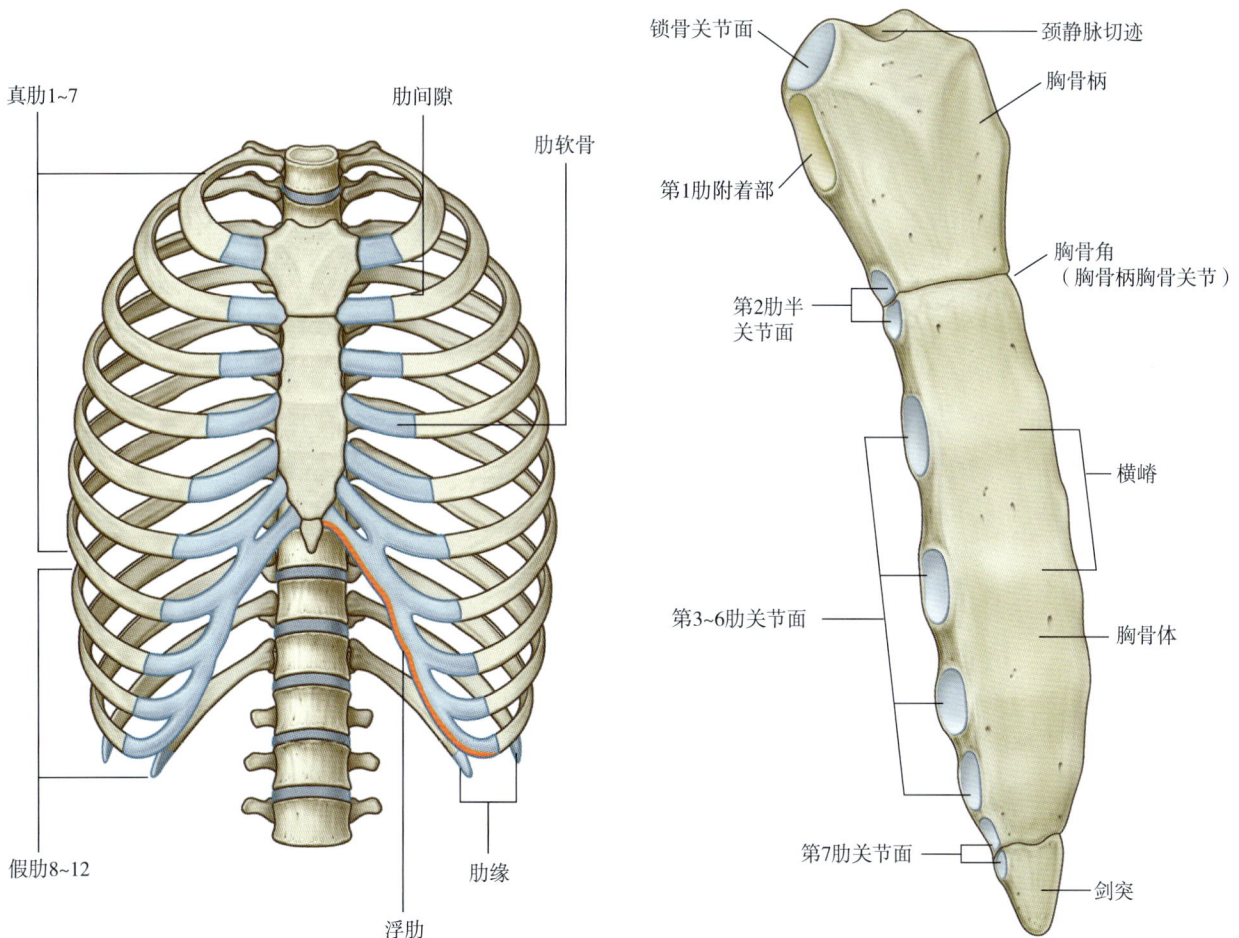

图 2.1　胸廓骨性结构（摘自 *Gray's Anatomy for Students*, 4th ed., 2020: figure 3.20; figure 3.23.）

圆形的；在儿童和青少年时期，胸廓变得更加椭圆；成年后，胸廓的横径大于前后径。

骨骼

胸骨

　　胸骨是一块扁平的骨头，由 3 部分组成：胸骨体、胸骨柄和剑突。胸骨柄是胸骨中最宽和最厚的部分（图 2.1）。胸骨上缘正中可触及呈扇形的颈静脉切迹，胸骨上缘两侧为与锁骨相连的锁骨切迹。胸骨角是胸骨柄与胸骨体以小角度相连的地方，也是胸椎 T4 和 T5 及第 2 肋软骨的体表标志。胸骨柄和胸骨体由纤维软骨连接，在晚年时可能会骨化。

　　胸骨体的长度是胸骨柄的两倍，相对较薄，可以很容易地被针穿入从而进行骨髓穿刺。心脏位于胸骨体下 1/3 处的下方和左侧。胸骨体由肋软骨与肋骨相连，柔韧性较好，可以承受按压而不会被折断。胸外按压可以使血液循环到大脑和四肢，但要谨慎操作。胸骨体的下缘通过纤维软骨与剑突相连，剑突是胸骨 3 个组成部分中最小的部分，通常在晚年与胸骨体融合。

肋骨

　　骨性胸廓主要由位于胸骨两侧的 12 根肋骨组成（图 2.1）。前 7 根肋骨向后与椎体相连，向前通过肋软骨与胸骨相连，称为真肋。其余 5 根肋骨称为*假肋*。前 3 根假肋的肋软骨附着于其上位肋骨的软骨上。后 2 根假肋为自由肋或浮肋。肋骨的长度从第 1 肋到第 7 肋逐渐增加，从第 7 肋到第 12 肋逐渐减小。肋骨的斜度从第 1 肋到第 9 肋逐渐增加，从第 9 肋到第 12 肋逐渐减小。

　　每根肋骨都有一个小头和一个短颈，与两个胸椎相连。肋骨自颈部开始微微弯曲，然后出现明显的曲度改变：此处形成肋骨角，是骨折最常发生的部位。肋沟位于肋骨的下缘，肋沟内容纳肋间神经和血管（图 2.2）。胸导管和针头一般都会插入到肋骨上方以避开这些血管和神经。肋骨由包含肋间肌的肋间隙彼此隔开。

吸气肌

　　吸气是膈肌和肋间肌收缩的主动运动。在用力呼吸或因疾病导致的深呼吸时，其他肌肉也会参与。辅助吸气肌包括胸锁乳突肌（sternocleidomastoid, SCM）、斜角肌、前锯肌、胸大肌和胸小肌、斜方肌及竖脊肌。这些辅助肌的参与程度取决于心肺疾病的严重程度。

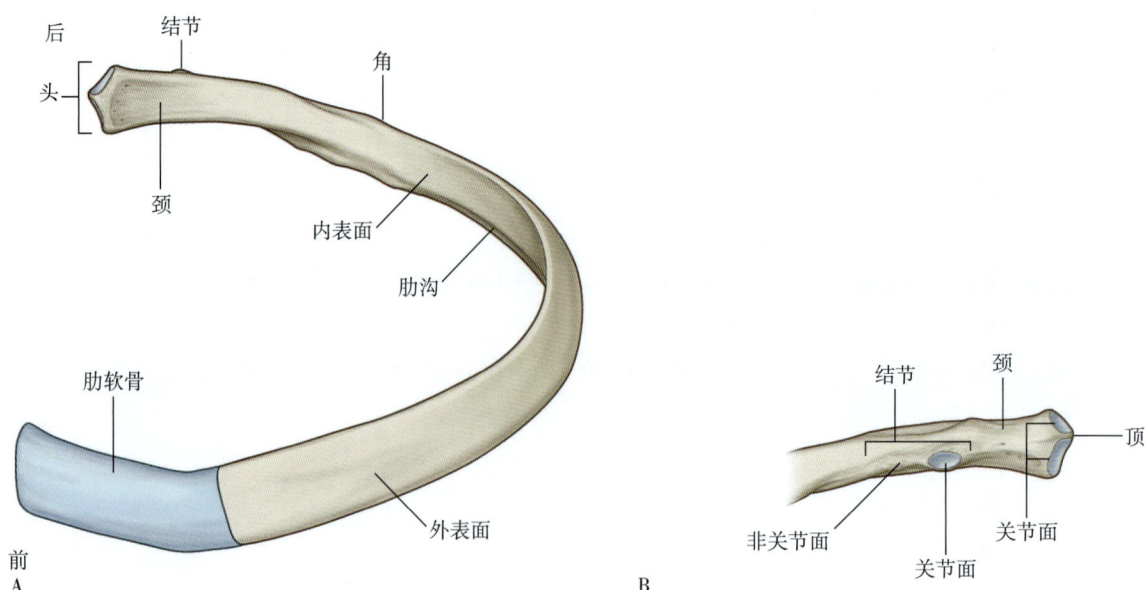

图 2.2　A. 肋骨；B. 肋骨角（摘自 *Gray's Anatomy for Students*, 4th ed., published 2020: figure 3.21.）

膈肌

膈肌是主要的呼吸肌，是一个大的、圆顶形肌肉，将胸腔和腹腔分开。膈肌上表面支持心包（部分与之融合）、心脏、胸膜和肺，膈肌下表面几乎完全被腹膜覆盖，包覆着肝、肾、肾上腺、胃和脾（图 2.3）。膈肌分为左右两半，每一半由 3 部分组成：胸骨部、腰椎部和肋骨部，这 3 部分都汇入位于心脏下方的中心腱。胸骨部起源于剑突后部并向下延伸至中心腱，胸骨部两侧各有一个小间隙，即胸肋三角，

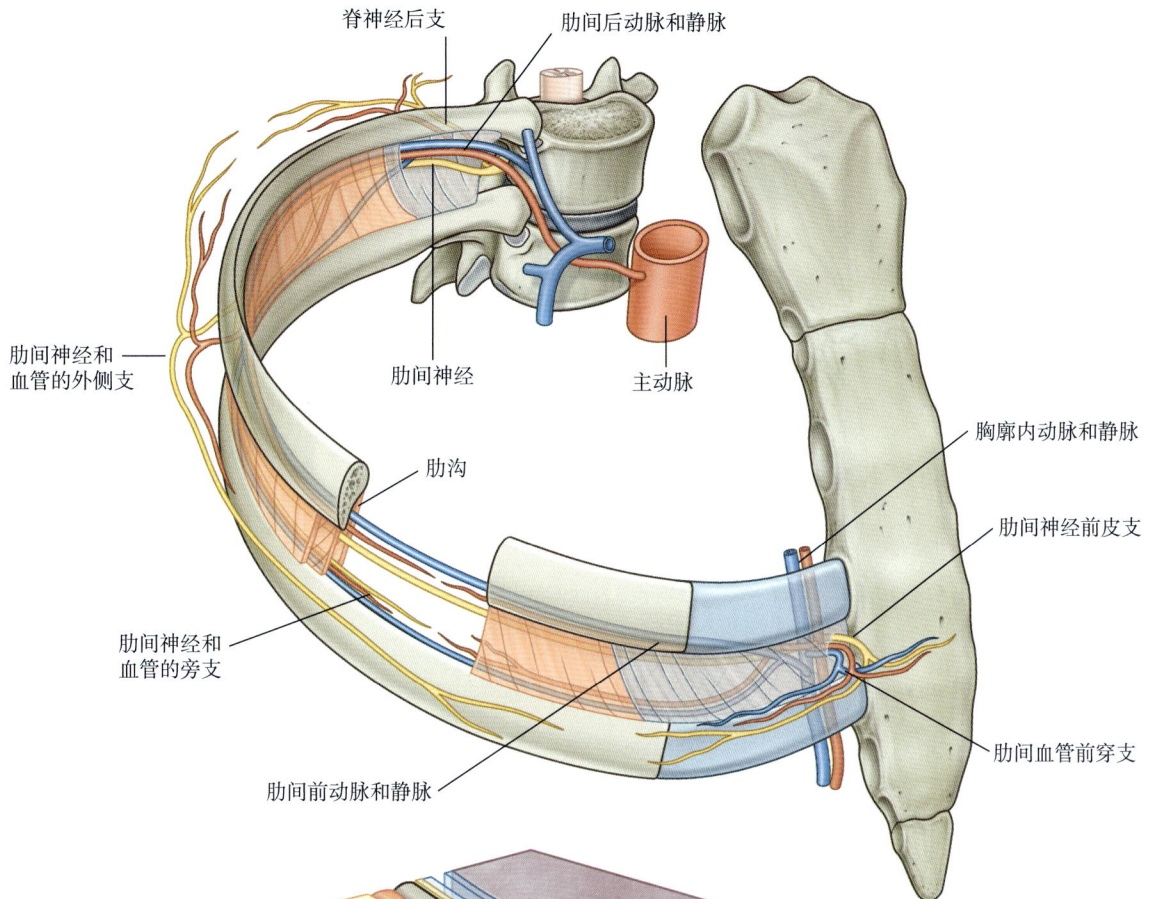

C

脊神经后支
肋间后动脉和静脉
肋间神经和血管的外侧支
肋沟
肋间神经
主动脉
胸廓内动脉和静脉
肋间神经前皮支
肋间神经和血管的旁支
肋间前动脉和静脉
肋间血管前穿支

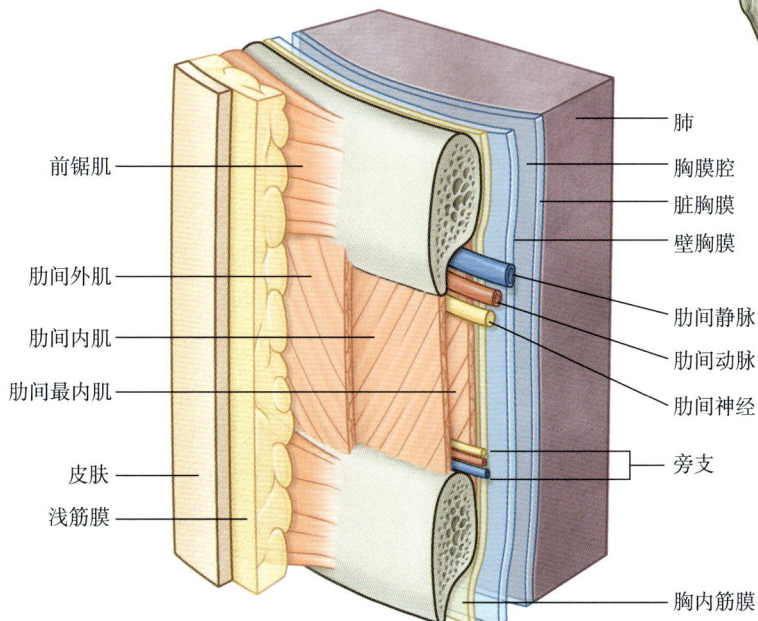

D

前锯肌
肋间外肌
肋间内肌
肋间最内肌
皮肤
浅筋膜
肺
胸膜腔
脏胸膜
壁胸膜
肋间静脉
肋间动脉
肋间神经
旁支
胸内筋膜

图 2.2（续） C. 肋间血管；D. 神经（摘自 *Gray's Anatomy for Students*, 4th ed., published 2020: figure 3.26B.）

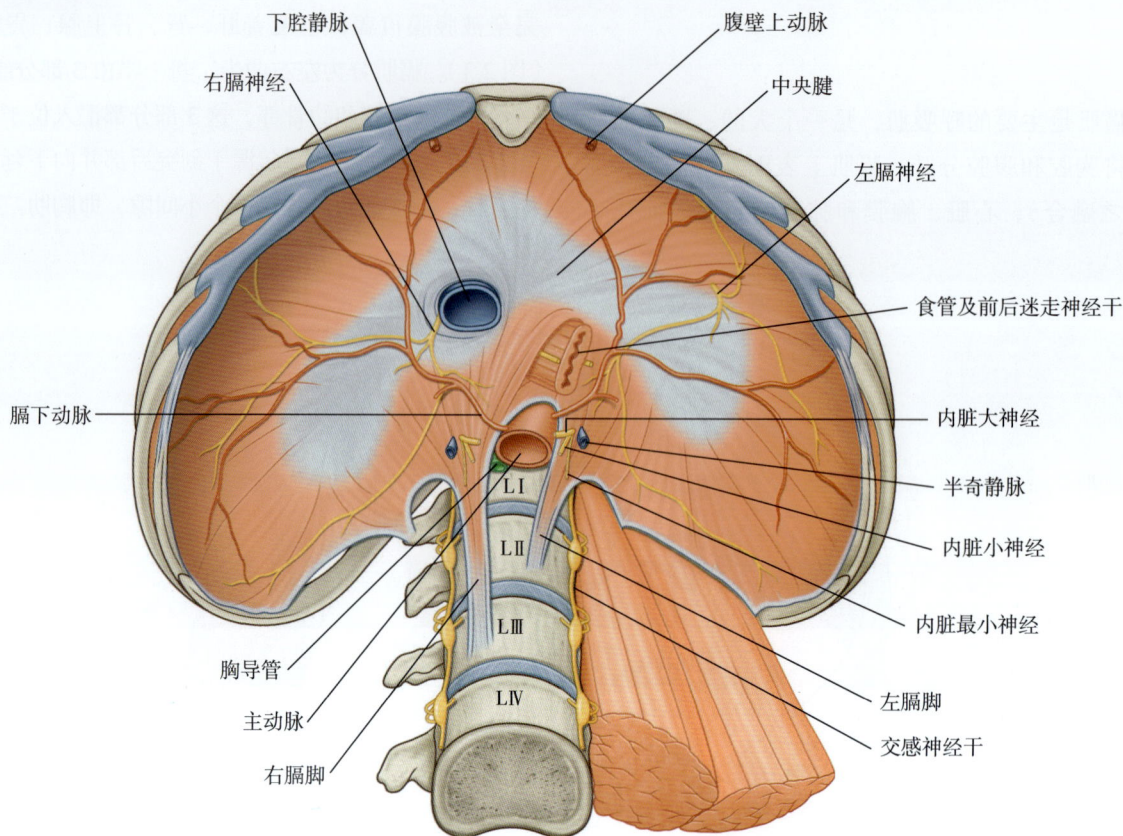

图 2.3　膈肌（摘自 *Gray's Anatomy for Students*, 4th ed., published 2020: figure 4.143.）

位于胸骨和肋骨之间。胸肋三角处有腹壁上血管走行，为膈疝的好发部位。肋骨部形成左右穹窿，起源于下面 4 根肋骨和下面 6 根肋软骨，然后相互交错并横穿腹部，汇入中心腱前外侧，即膈肌的中央部。腰椎部起源于上位腰椎的椎体，并向上延伸至中心腱。中心腱为一层薄而结实的腱膜，位于膈肌中心附近，离身体前部更近一些。中心腱类似于三叶草，有 3 个分部或小叶。右侧小叶最大，中间次之，左侧小叶最小。

膈肌包括 3 个开口，分别有不同的血管通过（图2.3）。腔静脉口位于中心腱中线右侧，包括右膈神经和下腔静脉的分支。食管开口位于中心腱中线左侧，包含食管、迷走神经干和胃血管的分支。主动脉口位于中心腱中线，包含主动脉、胸导管，有时也包含奇静脉。左膈神经分支、小静脉和淋巴管也分别穿过膈肌。

膈肌的位置及其活动范围随着体位、胃的膨胀程度、肠道和肝脏大小及肥胖程度而变化。安静呼吸时，膈肌的平均运动幅度为右侧 12.5 mm，左侧 12 mm。通气量增加时，膈肌的平均运动幅度可以增加到右侧最大 30 mm，左侧最大 28 mm。人体的体位决定了膈肌的位置。仰卧位时，膈肌在静息状态下位置靠上，正常呼吸时最大的呼吸动度发生在此体位；但仰卧位时腹部器官位置相对升高，挤压胸腔，肺容量相应减少。坐位时，腹部器官位置下移，膈肌穹顶也随之下移，肺容量相应增大。因此呼吸困难患者坐着比躺着更舒服。侧卧位时，下方的膈肌穹顶比上方的膈肌穹顶更靠近胸腔（图 2.4）。这是因为腹部器官在侧卧时往往向前移位，从而使下方穹顶有更大的动度。相比之下，上方穹顶随呼吸移动的幅度更小。在 X 线片上，不仅可以通过膈肌的位置判断影像是在吸气还是呼气时拍的，膈肌的位置还显示肺、胸膜或腹部的病变。

每侧膈肌都由该侧的膈神经支配。正常情况下，两侧膈肌同时收缩，当一侧膈肌麻痹时，另一侧不受影响。一般来说，麻痹侧膈肌静息时保持在正常水平。但深吸气时，麻痹侧肌肉会因胸腔负压而上升。

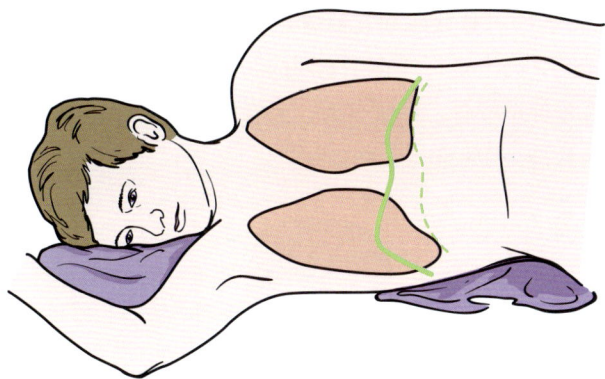

图 2.4　侧卧位时膈肌的相对关系

膈肌收缩可使胸腔容积在纵向和横向上增加。膈肌收缩时，其中心腱下移。当穹顶下降时，腹腔器官在腹壁允许的范围内被向前推送。当穹顶不能再继续下降时，膈肌肋骨部纤维收缩以增加胸廓的直径。这是因为肋骨部纤维从其肋缘附着处垂直收缩，使肋骨升高并变长（图 2.5）。如果膈肌处于低位，将改变肋骨部纤维的牵拉角度，产生一个水平拉力，使肋骨被拉向中心腱，导致侧径变小。

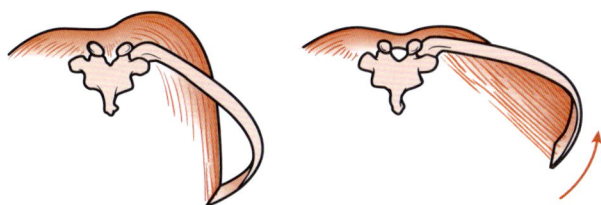

图 2.5　膈肌的运动

当膈肌下降时，它会压迫腹部器官，从而增加腹内压。同时，胸内压会随膈肌下移和肺容积的增加而降低。吸气是随着胸内压的下降而发生的。腹腔和胸腔之间的压力梯度也有助于血液回流到右心。

膈肌运动在一定程度上可以自主控制。比如，歌手花费数年时间学习控制膈肌运动，以便在唱歌时发出可控的声音。屏住呼吸时，膈肌会暂时停止运动。膈肌也可自动参与分娩。排便、大笑、哭泣和呕吐时，膈肌会下压。呃逆是膈肌的痉挛性急剧收缩，如持续存在，提示可能存在相关疾病（如膈下脓肿）。

肋间肌

肋间外肌从上位肋骨结节处向下、向前延伸至下位肋骨与软骨交界处，与肋间前膜相连（图 2.6）。肋间膜将肌肉向前延伸至胸骨。胸骨两侧各有 11 块肋间

外肌，肋间外肌的后部比前部厚，比肋间内肌更厚。肋间外肌受肋间神经支配，收缩时将下位肋骨向上和向外拉向上位肋骨，这一动作有助于增加胸腔容积。

人体两侧各有 11 块肋间内肌，它是主要的呼气肌。吸气时，肋间内肌的软骨间部分或胸骨旁部分与肋间外肌一起收缩，帮助抬高肋骨。除呼吸功能外，肋间肌的收缩还有助于维持肋间稳定，防止肋间肌在呼吸活动时向内或向外凸出。

胸锁乳突肌

胸锁乳突肌（SCM）是一块强壮的颈部肌肉，包括两个头：一个头起自胸骨，另一个头起自锁骨内侧（图 2.6）。两个头融合成一块肌肉，止于耳后的乳突。SCM 受副神经和第二颈神经支配。一侧 SCM 收缩会使头部向同侧肩部倾斜，并使面部向对侧肩部旋转。如果两侧 SCM 同时收缩，可使头部前屈。当头部固定时，可协助抬高胸骨，增加胸腔的前后径。

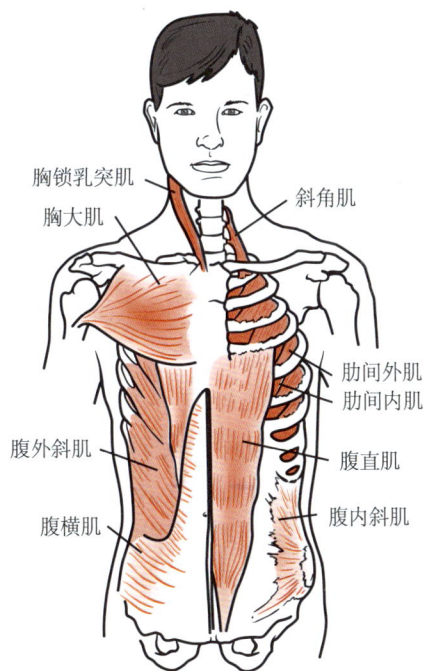

图 2.6　呼吸肌前视图

SCM 是最重要的辅助吸气肌，在用力吸气和呼吸困难的患者中可观察到 SCM 收缩。慢性呼吸困难患者的 SCM 非常明显。

斜角肌

斜角肌包括前、中、后 3 块独立的肌肉，三者是

一个功能单元，上端附着于 C3~C7 颈椎的横突，下端附着在第 1 肋骨和第 2 肋骨的上表面（图 2.6）。斜角肌受颈神经支配，主要功能为支持颈部，也有辅助呼吸的作用：当斜角肌上端起点被固定时，斜角肌作为辅助呼吸肌，在吸气时会抬高第 1 肋和第 2 肋。

前锯肌

前锯肌起自第 1~8 肋骨或第 9 根肋骨的外表面，向后走行，肌肉呈片状，止于肩胛骨内侧缘。前锯肌受胸长神经（C5、C6 和 C7）支配。当肩胛骨固定时，前锯肌作为辅助呼吸肌，可将其所附着的肋骨抬高。

胸大肌

胸大肌是人体中较大的一块肌肉，起自锁骨、胸骨和所有真肋的肋软骨（图 2.6），胸大肌肌纤维横跨前胸部，止于肱骨结节间沟。胸大肌受胸外侧神经和胸内侧神经（C5~C8 和 T1）支配。当手臂固定、用力吸气时，将肋骨拉向手臂，从而增加胸腔直径。

胸小肌

胸小肌是一块薄薄的肌肉，起自第 3、4、5 肋骨表面的近软骨处，止于肩胛骨的喙突。胸小肌受胸神经（C6~C8）支配。深吸气时，胸小肌收缩可以抬高其所附着的肋骨。

斜方肌

斜方肌由两部分组成，呈菱形薄片状，从头部向下延伸至背部，并向外延伸至双肩（图 2.7）。斜方肌上部纤维起自枕外隆凸，沿颈部边缘走行，止于锁骨后缘。斜方肌中部起自一层薄的菱形腱膜、上胸椎的棘突和棘上韧带，水平走行，止于肩胛冈。斜方肌下部起自下胸椎的棘突和棘上韧带，向上延伸，止于肩胛冈下缘。斜方肌由副神经外部或脊柱部及 C3 和 C4 颈神经支配。斜方肌收缩时可以稳定肩胛骨，从而协助前锯肌和胸小肌抬高肋骨，因此斜方肌也是重要的辅助呼吸肌。

竖脊肌

竖脊肌从骶骨延伸至颅骨，是人体中较大的肌肉

（图 2.7）。竖脊肌起自骶骨、髂嵴及下胸椎和腰椎的棘突，向上走行，止于不同的肋骨、椎体棘突，并一直延伸至颅骨。深吸气时，竖脊肌将伸展脊柱，协助肋骨进一步抬高。

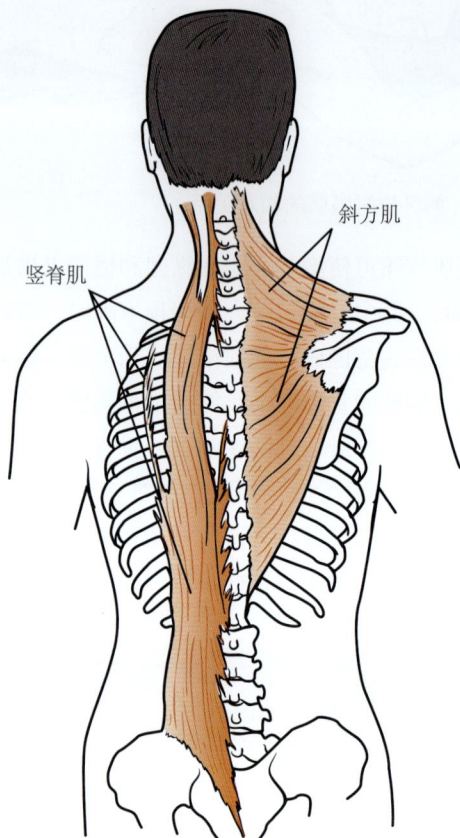

图 2.7　呼吸肌后视图

呼气肌

呼气是一个被动的过程，发生在肋间肌和膈肌放松时。肋间肌和膈肌的放松使肋骨下降到吸气前的位置，同时使膈肌上升。这些活动会压迫肺部，使胸腔内压力高于大气压，从而促进气流从肺部流出。用力呼气时，肋间内肌和腹肌作为辅助呼气肌，会协助完成呼气过程。

腹肌运动

腹部的 4 块肌肉（腹直肌、腹内斜肌、腹外斜肌、腹横肌）协同作用，共同构成了一个既坚固又灵活的腹壁，以保持腹部脏器的位置。当胸腔和骨盆固定时，腹肌对腹部施加压力，协助排便、排尿、分娩和呕吐。用力呼气时，腹肌协助膈肌回到其静止位

置，从而迫使空气从肺部排出。如果骨盆和脊柱固定，腹外斜肌可通过下降和压迫胸腔下部进一步协助呼气。COPD 患者由于呼气困难，导致空气在肺部潴留。在整个呼气过程中，腹肌的持续收缩有助于将空气从肺部排出。腹肌在咳嗽中也起着重要作用。咳嗽时，大量的空气被吸入，声门关闭，然后腹肌收缩，从而提高胸腔内压力。当声门打开时，胸腔内压力和大气压力的巨大差异导致空气以巨大的流速被强行排出。腹肌无力者（比如神经肌肉疾病、截瘫、四肢瘫或腹部大手术患者）往往会出现无效咳嗽。

上述 4 块腹肌可单独发挥作用，也可以作为一个整体共同发挥作用。除了辅助呼吸外，腹肌还具有其他功能，这些功能在此不做讨论。

肋间内肌

胸部两侧各有 11 块肋间内肌。肋间内肌起自肋骨沟和肋软骨底部，向下和向后延伸，止于下位肋骨上缘。肋间内肌从胸骨前方延伸，环绕胸腔至后方的肋骨角，一般分为两部分：位于肋骨倾斜部之间的骨间部和位于肋软骨之间的软骨间部。骨间部的收缩使肋骨下降，可能有助于用力呼气。软骨间部可辅助吸气。肋间内肌由邻近的肋间神经支配。

呼吸力学原理

平静吸气时，膈肌、肋间外肌和肋间内肌的软骨间部是主要的吸气肌。膈肌收缩后下降，使胸腔在垂直方向上扩大。当腹腔内容物阻止膈肌进一步下降时，膈肌的肋骨纤维收缩，导致下位肋骨向上、向外摆动，称为桶柄运动（图 2.8）。这种侧向的肋骨运动是由肋间外肌和肋间内肌的软骨间部协助完成的，从而可以增加胸腔横径。最后，上位肋骨向前和向上移动，称为泵柄运动（图 2.8），泵柄运动增加了胸腔的前后径，这一运动也是通过肋间外肌和肋间内肌的软骨间部收缩完成的。因此，吸气时依次出现上腹部突出、肋骨向上和向外侧摆动、上方肋骨向前和向上移动。

胸腔内壁衬有壁胸膜，而肺实质被包裹在脏胸膜中，两者紧贴在一起。胸膜之间被一个含有少量胸腔液的潜在空间所分隔。肋间肌和膈肌收缩使胸腔机械性扩大。由于肺与胸腔的距离很近，因此肺也随之扩张。健康的肺会对抗这种扩张，并试图从胸壁上脱离。

平静呼气是被动的，不涉及肌肉收缩，尽管通过肌电图可以检测到一些电活动。当肋骨和膈肌回到吸气前的位置并压迫肺部时，吸气肌放松，胸腔内压力升高。这种压力的增加使空气从肺部排出。

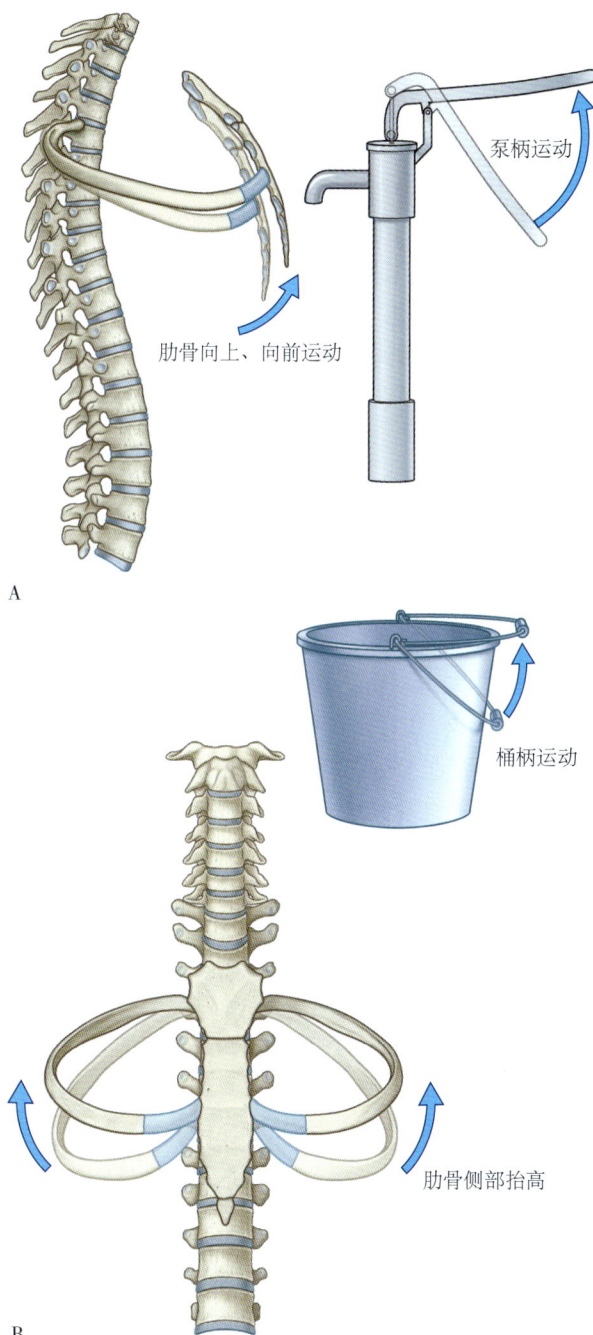

图 2.8 呼吸时胸廓骨性结构运动。A. 泵柄运动；B. 桶柄运动（摘自 *Gray's Anatomy for Students*, 4th ed., published 2020: figure 3.35.）

用力吸气时，辅助呼吸肌与参与平静吸气的肌肉一起收缩。竖脊肌收缩可以伸展脊柱，使吸气时的肋骨抬得更高。背部肌肉（如竖脊肌、斜方肌和菱形肌）收缩可以稳定椎体、头、颈和肩胛骨，从而使辅助呼吸肌通过反向作用协助吸气。胸锁乳突肌可以提升胸骨，斜角肌可以抬高第1~2肋骨。前锯肌、胸大肌和胸小肌协助提升双侧肋骨。这些辅助肌都倾向于抬高肋骨，从而增加胸腔的前后径，而不是横径（由于正常吸气肌的收缩强度增加，横径确实也略有增加）。前后径相对于横径的明显增加，是患者使用辅助呼吸肌参与呼吸全过程的典型表现。

用力呼气时，肋间肌的骨间部和腹肌收缩，迫使空气排出肺部。用力呼气可以是缓慢而持久的（如COPD患者）或快速的（如咳嗽）。如果腹肌收缩足够强，呼气时躯干会弯曲，这种弯曲进一步压迫肺部，迫使更多的空气从肺部排出。

上呼吸道

鼻

鼻的大小和形状因人而异。鼻由骨和软骨部分组成。鼻的上1/3主要为骨质结构，包括鼻骨、上颌骨的额突和额骨的鼻部。鼻的下2/3为软骨，包括鼻中隔、鼻侧软骨、大翼软骨及小翼软骨。鼻腔被鼻中隔分为左右两部分，从鼻孔延伸到鼻咽部的鼻后孔。由于上、中、下鼻甲突起，鼻腔侧壁的形态是不规则的。在每个鼻甲的下方或侧面有一个通道，鼻窦通过该通道排出液体。鼻甲增加了鼻的表面积，使鼻与吸入的空气能最大限度地接触。上鼻孔和邻近的鼻中隔被称为嗅区，被一层薄薄的黄色嗅觉黏膜所覆盖，该黏膜由双极神经细胞组成，具有嗅觉功能。吸入空气的一部分可到达嗅区，提供嗅觉。当人们闻到特定的气味时，会不自觉地嗅一嗅，这个动作会使吸入的空气更多地到达嗅觉区域。

鼻腔前部（前庭）（图2.9）布满皮肤和粗糙的毛发，鼻毛会捕获吸入的颗粒。鼻腔的其余部分和鼻窦（除嗅区外）衬有呼吸道黏膜。呼吸道黏膜由假复层纤毛柱状上皮组成（图2.10），包括杯状细胞及黏液腺和浆液腺，这两种腺体分别产生黏液和浆液性分泌

物。这些分泌物会捕获外来颗粒和细菌，黏液被纤毛以5~15 mm/min的速度扫到鼻咽部，在鼻咽部被吞咽或排泄出来。黏膜内有血管，黏膜的动脉血由颈内动脉和颈外动脉的分支供应，静脉血通过面前静脉引流。鼻甲部的黏膜最厚。当吸入空气时，空气在鼻甲周围和上方通过，鼻甲上方的血管会加热、加湿和过滤吸入的空气。当上呼吸道感染时，黏膜可能会肿胀和受刺激，从而分泌大量黏液。由于黏膜与鼻窦、咽鼓管和泪小管相连，上呼吸道感染时患者经常会出现鼻窦性头痛、流泪、耳痛和其他症状，分泌物也可能非常多，甚至导致鼻腔被完全堵塞。

咽

咽是一个半圆柱形的纤维肌囊，连接鼻腔、口腔以及后方的喉。咽位于C6与环状软骨平齐，长约12~14 cm，从颅底延伸至下方的食管。咽有3个部分：鼻腔（鼻咽）、口腔（口咽）和喉部（喉咽）。咽壁的鼻腔部分覆有纤毛状呼吸道黏膜，在口腔和喉部覆有复层鳞状细胞膜。

*鼻咽*是鼻腔的延续（图2.9）。鼻咽位于鼻后面、软腭上方。除软腭外，鼻咽壁是不可移动的，所以鼻咽腔永远不会像口咽和喉咽那样被掩盖。鼻咽通过鼻后孔与鼻腔前方相通，并通过咽峡与口咽和喉咽相通，咽峡在吞咽时因被软腭抬起而关闭。

*口咽*从软腭延伸至会厌（图2.9），通过咽峡向前方进入口腔。口咽的后壁位于C2与C3的椎体上。在侧面，可以看到两块淋巴结样组织，即腭扁桃体。腭扁桃体参与构成围绕消化道和呼吸道开口的环形淋巴组织带。

*喉咽*位于喉部后方，从上方的会厌延伸到下方的食管入口（图2.9）。喉咽的后方平对C4~C6。前方为会厌、喉部入口，以及杓状软骨和环状软骨的后表面。

喉

喉部结构复杂，包括软骨、声带以及连接二者的肌肉，这些肌肉较为敏感，控制着喉部软骨和声带的活动（图2.11）。喉部位于气管和喉咽之间，形成喉咽的前壁。喉类似一个括约肌瓣膜，可以快速关闭，以防止食物、液体和异物进入气道。另外，喉可

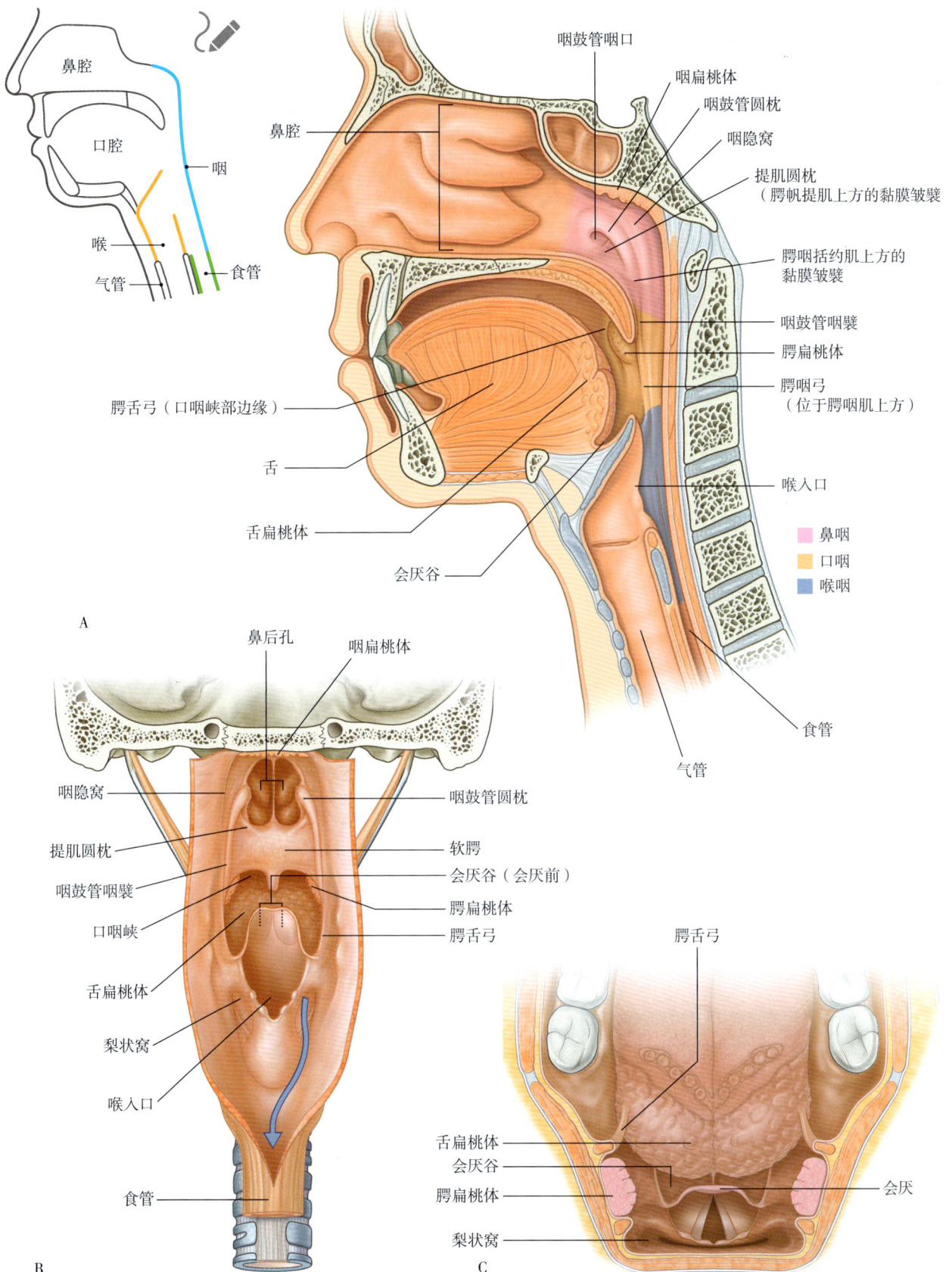

图 2.9　上呼吸道：鼻咽、口咽和喉咽矢状观（摘自 *Gray's Anatomy for Students*, 4th ed., published 2020: figure 8.205A.）

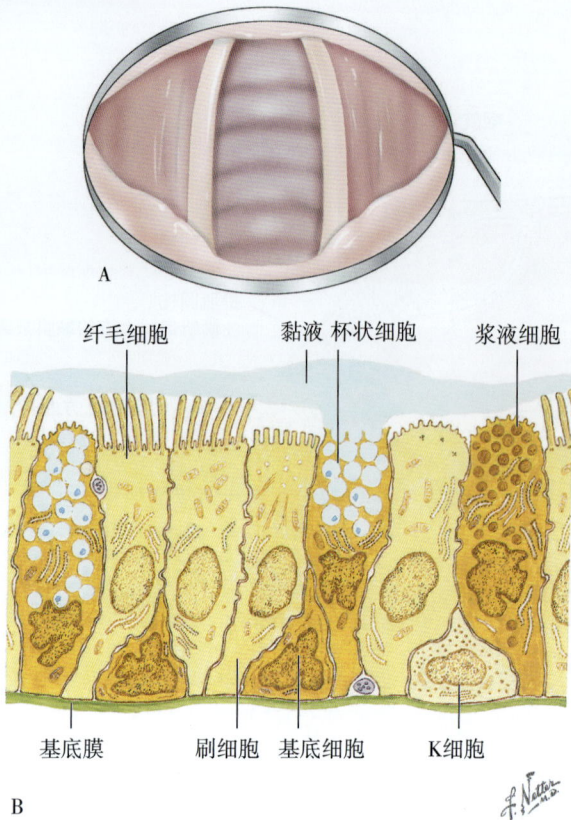

图 2.10　鼻上皮（B 部分摘自 Netter's Essential Histology, 3rd ed., 2021: section 15.9, inset figure "Ultrastructural schematic: trachea and large bronchi."）

以控制气流进出，当喉关闭时，胸腔内压力升高；当喉打开时，可以通过推进式咳嗽来廓清上呼吸道。呼出的气流经过收缩的声带时发生振动，可以发出声音。

在成年男性中，喉部平对 C3、C4、C5；在女性和儿童中，喉部位置稍高一些。儿童的喉部无性别差异，但在青春期，男性的喉部会显著增大，其前后径几乎增加一倍，所有的软骨都会增大，甲状软骨向前方突出。

声带内收肌收缩不仅可导致声带变紧、声门变窄，还可以防止液体、食物和其他物质被吸入，对保护下呼吸道非常重要。除环甲肌外，所有喉内肌都由喉返神经（迷走神经的分支）支配，而环甲肌受喉上神经外侧支（也是迷走神经的一个分支）支配。

下呼吸道

气管

气管是一个半刚性的软骨管，长 10~11 cm，宽约 2.5 cm。气管位于食管前方，从环状软骨水平略向

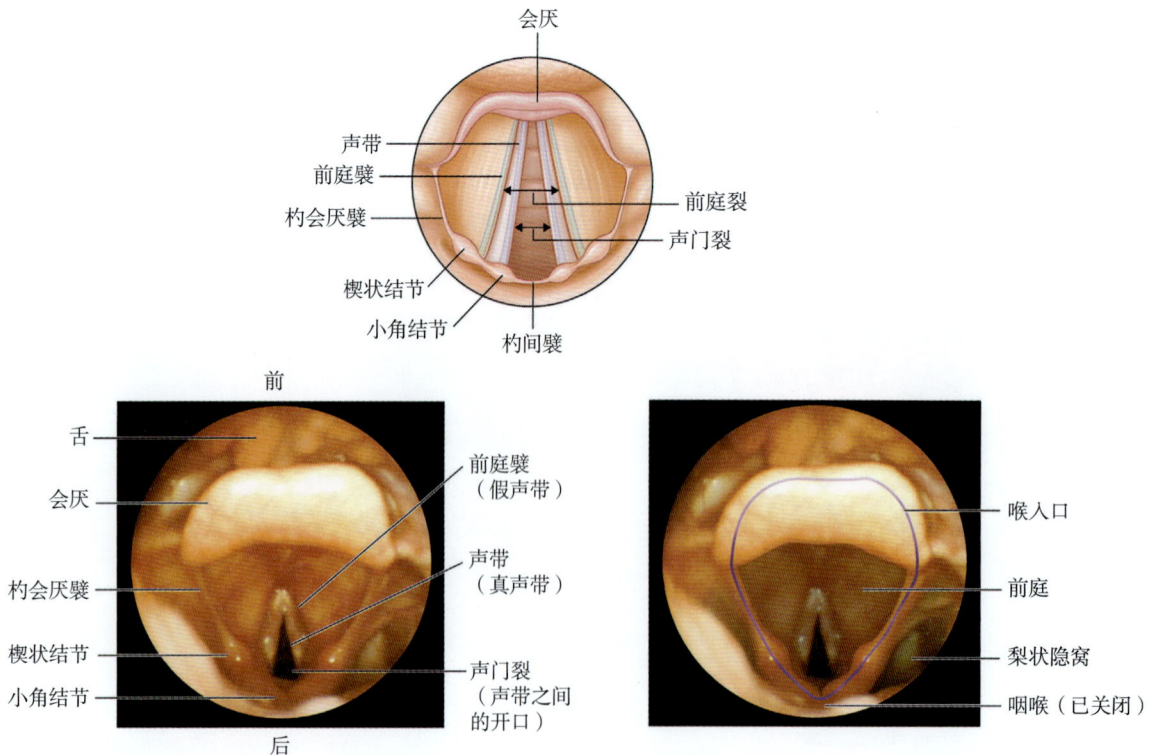

图 2.11　喉部的喉镜下直视图（摘自 *Gray's Anatomy for Students*, 4th ed., published 2020: figure 8.221 C&D.）

右倾斜下降（图 2.12，另见图 2.11），在胸骨后方进入胸腔，到达胸骨角（与 T5 平齐），分叉形成左右主支气管。气管壁被 16~20 个马蹄形的软骨环加强。软骨环的开放部位于气管后方，由纤维组织、弹性组织及平滑肌组成，高度灵活。咳嗽时软骨环可以内缩或弯曲，增加空气排出的速度。软骨环水平排列，被狭窄的结缔组织带分开。在头部过度伸展时，气管被延长；在吞咽时，气管被抬高；在吸气时，肺部扩张并将气管向下拉。气管的横截面积随着组成气管环的平滑肌纤维的收缩而变小。

气管黏膜包含纤毛柱状上皮和杯状细胞。每个纤毛上皮细胞含有约 275 根纤毛。这些结构以协调和单向的方式快速摆动，将黏液推向头端，从下呼吸道到达咽部，在咽部被吞咽或咳出来。纤毛在黏液中摆动，用力地向前拍打，随后是一个无效的后向摆动，使纤毛回到起始位置。黏液纤毛的上升将黏液推向气管上部以进行清除，这一过程至关重要。当纤毛因吸烟、酗酒、脱水、麻醉、饥饿或缺氧而失去功能时，黏液在远端依赖重力在气道中积聚，引起浸润，最终造成局部肺塌陷，称为肺不张。

含有黏液的杯状细胞的数量与纤毛上皮细胞的数量大致相等。储备细胞位于纤毛细胞和杯状细胞的下方。这些储备细胞可以分化为吞咽细胞或纤毛细胞。

储备细胞的下面是腺细胞。腺细胞的数量大约是杯状细胞的 40 倍。

黏液由 95% 的水分、2% 的糖蛋白、1% 的碳水化合物、微量脂质、脱氧核糖核酸（DNA）、死亡的组织细胞、吞噬细胞、白细胞、红细胞以及被捕获的外来颗粒组成。黏液分布于从气管到肺泡的呼吸道中，分为独立的两层：溶胶层，位于黏膜表面，含有高浓度的水分；凝胶层，其水分的浓度较低，因此凝胶层位于更表层且黏性更高。

右主支气管是气管的延伸，比左主支气管更宽、更短、更垂直。因此，大部分吸入的异物会进入右主支气管。奇静脉在右主支气管上方移行为奇静脉弓；右肺动脉位于右主支气管下方。右主支气管分为右上叶支气管、右中叶支气管和右下叶支气管。右上叶支气管分为 3 段：尖段、后段和前段。尖段支气管几乎垂直于肺尖。后段支气管以水平方向指向后方。前段支气管以几乎水平方向指向前方。右中叶支气管在上叶支气管下方约 10 mm 处分出，向前外侧下降。右下叶支气管分为 5 段。下叶背段几乎水平向后延伸。内基底段或心段沿内侧朝向心脏走行。前基底段向前方下行。外基底段支气管向外侧下行，而后基底段向后方下行。每个节段都与右主支气管的解剖位置对应。

左主支气管比右主支气管更窄，走行更水平。主动脉弓从左主支气管上方经过，食管、降主动脉和胸导管位于左主支气管后方。左肺动脉位于左主支气管的前面，在左主支气管上方走行。左主支气管有两个主要分支：左上叶支气管和左下叶支气管。左上叶支气管包括 3 个主要的支气管节段。前段以大约 45°上行。尖后段有两个分支：一支垂直走行，另一支沿左肺后方向肺尖走行。舌段向前外侧下行，其走行与右肺中叶支气管基本相同。左下叶支气管分为 4 段：尖段水平向后延伸；前基底段向前方下行；外基底段向外侧下行；后基底段向后方下行。每个节段都与左主支气管的解剖位置对应。

呼吸道自支气管向下继续分支，共分为 23 级（图 2.13）。主支气管、叶支气管和肺段支气管由前 4 级组成。主支气管的管壁含有"U"形软骨。随着支气管不断分级，软骨逐渐不那么清晰，形状也更加不规则。肺段支气管的管壁由不规则的螺旋板和支气

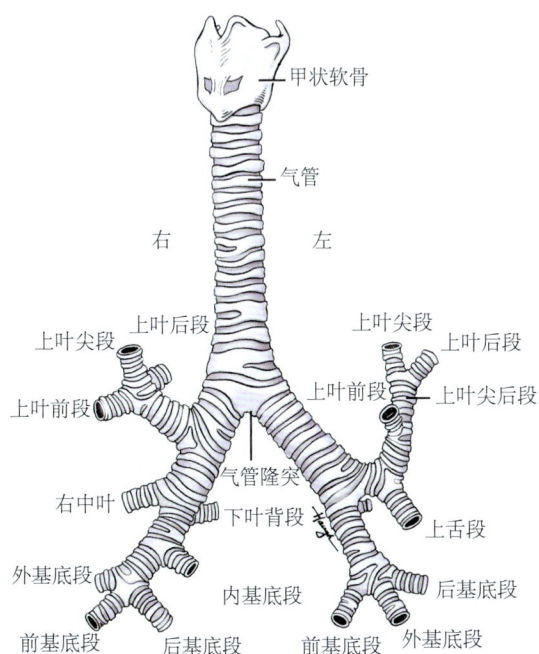

图 2.12　气管支气管树的解剖

肌带组成。这些气道中的黏膜与气管中的黏膜基本相同，但随着支气管不断分级，下方的气道细胞比上方更立体。

亚段支气管从第 5 级延伸到第 7 级。尽管气道直径逐渐变小，但由于分支数量增加，总横截面积也随之增加。亚段支气管黏膜与上方气道基本相同，但螺旋状软骨板和纤毛更为稀疏。这一变化一直持续到第 8 级至第 11 级，即细支气管。

终末细支气管从第 12 级延伸至第 16 级，气道直径约 1 mm，气道壁无软骨，无法提供结构支撑。终末细支气管直接嵌入肺实质中，依赖肺实质的弹性保持开放状态。这些下气道中存在强韧的螺旋肌带，当它们收缩时，在黏膜上会形成纵向褶皱，使气道直径急剧减小。终末细支气管的上皮呈立方状，无纤毛。气道横截面积在这一层级明显增加。从支气管至终末细支气管的所有气道（第 1 级至第 16 级）都属于传导气道，传导气道的作用是将气体输送至呼吸性细支气管和肺泡，以完成气体交换。传导气道从支气管循环（降主动脉分支）获得动脉血供。传导气道以下的气道血供来自肺动脉。

呼吸性细支气管从第 17 级延伸至第 19 级，属于细支气管和肺泡之间的过渡区。呼吸性细支气管的气道壁含有立方上皮细胞，气道间夹杂部分肺泡，肺泡数量随着层级增加而增加。呼吸性细支气管的管壁也嵌在肺实质中，依靠肺实质的牵引来维持其管腔形态。肺泡之间也存在肌带。

肺泡管从第 20 级延伸至第 22 级。肺泡管的管壁完全由肺泡组成，肺泡之间被隔膜隔开；隔膜内含有平滑肌、弹性纤维和胶原纤维、神经及毛细血管。

肺泡囊为第 23 级气道，肺泡囊的本质与肺泡管相同，只是其末端为盲袋。盲袋之间以肺泡间连接（Kohn 孔）和管道的形式连通，从而使细支气管和肺泡（Lambert 管道）之间信息互通（图 2.14）。这种互通是肺部感染迅速传播的原因，并可以为支气管受阻的肺泡提供侧支通气。尽管这种通气对气体交换的帮助不大，但其有助于防止肺泡塌陷。每个肺泡囊包含大约 17 个肺泡。肺泡总数与肺容量有关，肺容量越大，肺泡越多。85%~95% 的肺泡被肺部毛细血管覆盖。肺泡上皮细胞由两种类型的细胞组成（图 2.15）。Ⅰ 型细胞，即鳞状细胞，宽而薄，覆盖约

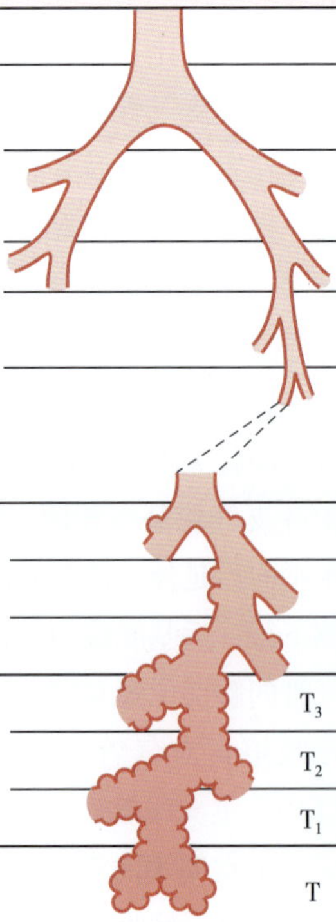

	分级		直径 / cm	长度 / cm	数量 / 个	总横截面积 / cm²
	气管	0	1.80	12.0	1	2.54
传导区	支气管	1	1.22	4.8	2	2.33
		2	0.83	1.9	4	2.13
		3	0.56	0.8	8	2.00
	细支气管	4	0.45	1.3	16	2.48
		5	0.35	1.07	32	3.11
	终末细支气管	16	0.06	0.17	6×10^4	180.0
过渡区和呼吸区	呼吸性细支气管	17				
		18				
		19	0.05	0.10	5×10^5	1×10^3
	肺泡管	T₃ 20				
		T₂ 21				
		T₁ 22				
	肺泡囊	T 23	0.04	0.05	8×10^6	1×10^4

图 2.13　气道直径 - 表面积（摘自 Cloutier M. Respiratory Physiology, 2nd ed. 2019: figure 1.2.）

95% 的肺泡表面。Ⅱ 型细胞，即颗粒状肺细胞，比 Ⅰ 型细胞数量更多，但形态很小，呈立方状，因此占据的肺泡表面积不足 5%。这些细胞负责分泌肺表面活性物质，这是一种排列在肺泡上的磷脂。肺表面活性物质通过降低肺泡表面张力使肺泡保持扩张状态。Ⅱ 型细胞是参与肺泡上皮修复的主要细胞。Ⅲ 型细胞，即肺泡刷细胞，在人体中非常罕见，只是偶尔出现。

肺泡内还存在另外一种类型的细胞，即肺泡巨噬细胞。这类细胞起源于骨髓中的干细胞前体，通过血流到达肺部。它们是在肺泡、肺泡管和肺泡囊中游走

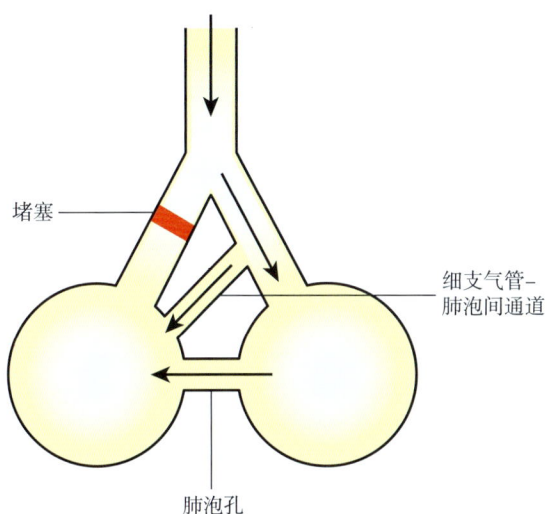

图 2.14 肺泡间管道和细支气管 – 肺泡间通道

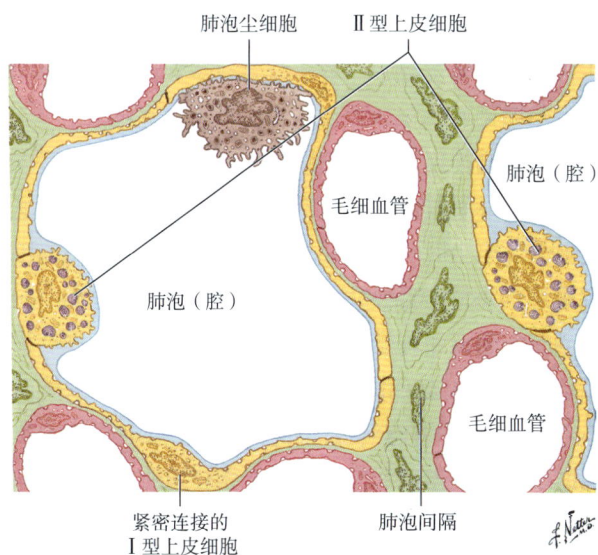

图 2.15 肺泡上皮细胞的类型（摘自 *Netter's Essential Histology,* 3rd ed., 2021: section 15.16, inset figure "Schematic of alveoli and interalveolar septum."）

的大单核变形细胞。巨噬细胞含有溶酶体，能够杀死被吞噬的细菌。肺泡巨噬细胞可以有效地中和吸入的革兰氏阳性菌，也可吞噬异物并将其运送到淋巴系统或迁移至终末细支气管，然后附着在黏液中。这些巨噬细胞随后被黏液带到更大的气道，最终到达咽部。由于第 11 级以下的气道不存在纤毛，因此这些区域的异物和细菌的清除主要依靠巨噬细胞。

位于远端呼吸道的其他细胞对肺部的防御也很重要，这些细胞主要为淋巴细胞和多核白细胞。血清中的免疫球蛋白（IgA、IgG 和 IgM）可以增强巨噬细胞的吞噬活性。肺部存在两种类型的淋巴细胞：B 淋巴细胞和 T 淋巴细胞。B 淋巴细胞产生 γ 球蛋白抗体以对抗肺部感染，而 T 淋巴细胞可释放一种能够吸引巨噬细胞到达感染部位的物质。多核白细胞在吞噬和杀死血源性革兰氏阴性菌中起重要作用。

肺

肺位于胸腔内，每侧肺通过其根部和肺韧带与心脏和气管相连。除此之外，肺在胸腔内是自由的。肺是轻便、柔软、海绵状的器官，由于吸入的空气污染物沉积，肺的颜色随着年龄的增长逐渐变深。肺被脏胸膜所覆盖，脏胸膜是一层薄而发亮的浆膜，覆盖着肺的所有表面。脏胸膜延伸至纵隔和胸腔内壁，称为壁层胸膜。两层胸膜间始终保持负压，因此称为潜在腔隙（图 2.16）。这种负压可以维持肺部扩张状态。当两层胸膜在呼吸过程中滑动时，会产生少量的胸膜液以保持润滑。在疾病状态下，液体、肿瘤细胞或空气会侵入胸膜腔，使下方肺组织塌陷。

每个肺都有 1 尖、1 底和 3 面（肋骨、内侧面和膈肌面），还有 3 个边界（前部、下部和后部）。每个肺都被叶间裂分成独立的肺叶。在右肺，斜裂将下叶与中叶分开，而水平裂将上叶与中叶分开。右肺比左肺更重、更宽，由于右肺下方肝右叶的存在，右肺较左肺更短。左肺被斜裂分为上叶和下叶。由于心脏和心包位于左胸，左肺比右肺更长且薄。众多结构在肺根部进入肺，包括主支气管、肺动脉、肺静脉、支气管动脉和静脉、神经和淋巴管等。肺根或肺门，平对后方 T5、T6、T7。肺通过气管和主支气管与上呼吸道相连（图 2.17）。

胸膜上膜

颈胸膜（胸膜顶）

肺根部胸膜周围结构

肺韧带
肋胸膜
纵隔胸膜
膈胸膜

锁骨中线
腋中线

壁胸膜
脏胸膜

肋膈角

肋纵隔隐窝

T10椎体（后部）
第8肋（外侧）
肋膈隐窝
第6肋（前）

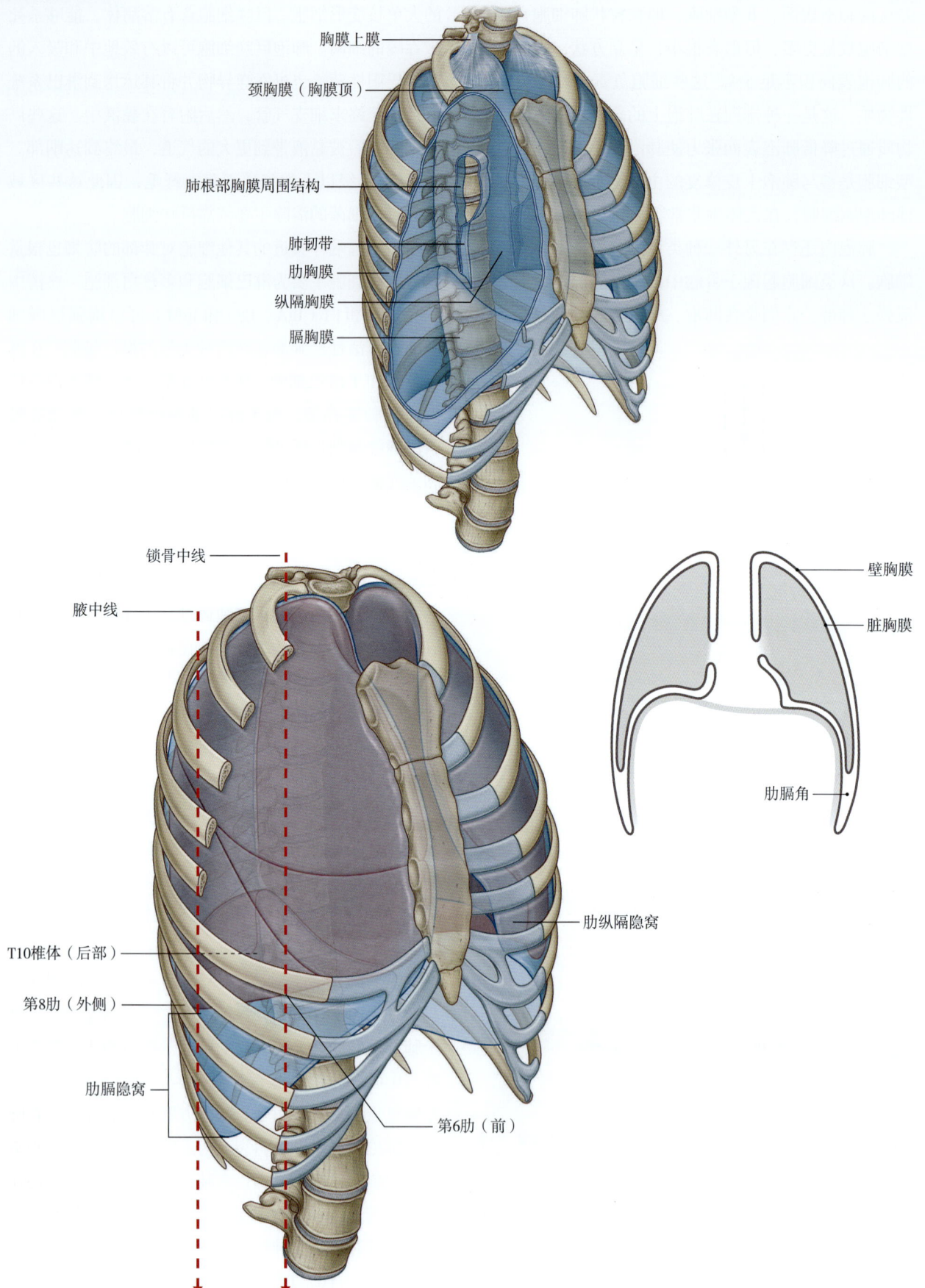

图 2.16   肺和胸膜腔（摘自 *Gray's Anatomy for Students*, 4th ed., published 2020: figure 3.38; figure 3.40.）

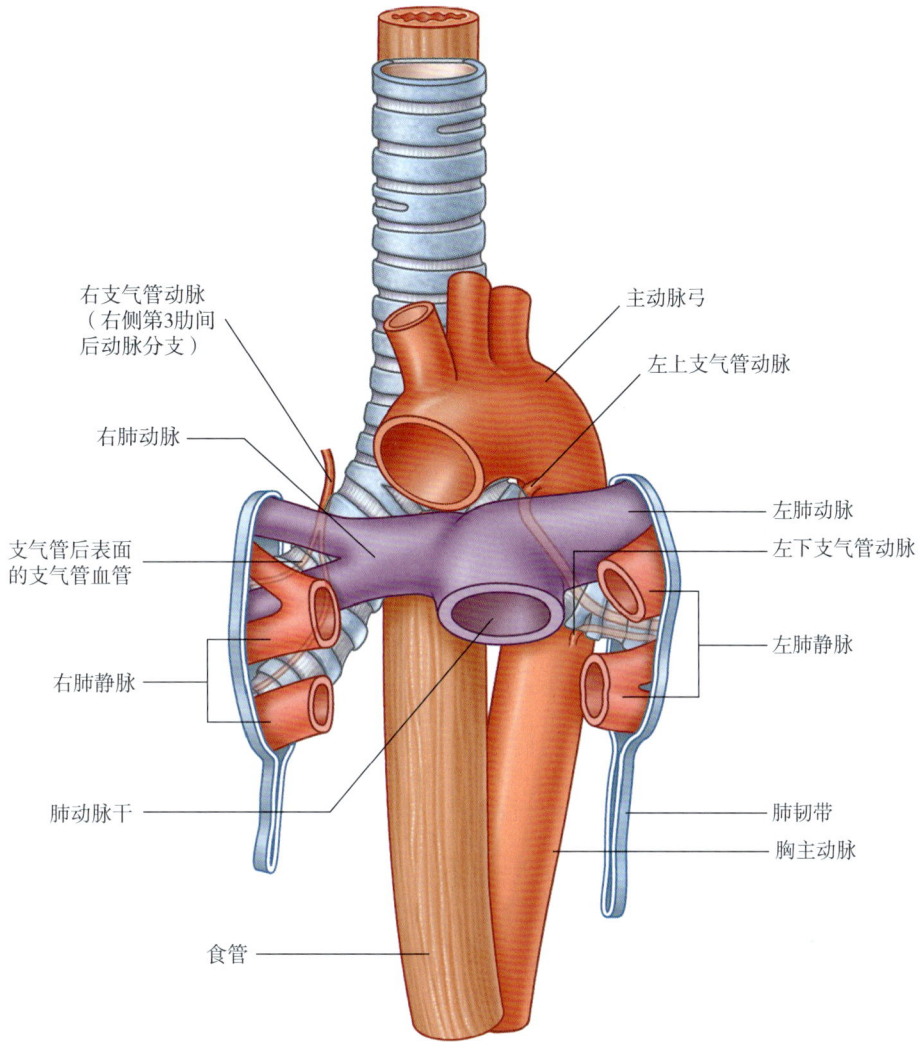

右支气管动脉
（右侧第3肋间
后动脉分支）

主动脉弓

左上支气管动脉

右肺动脉

左肺动脉

支气管后表面
的支气管血管

左下支气管动脉

右肺静脉

左肺静脉

肺动脉干

肺韧带

胸主动脉

食管

A

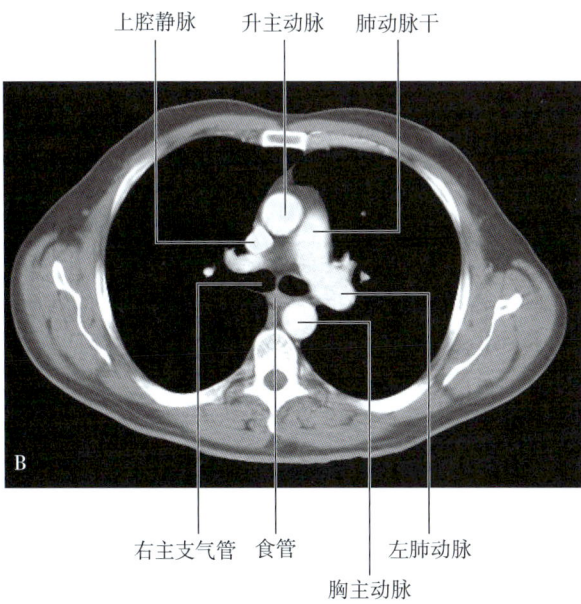

上腔静脉　升主动脉　肺动脉干

右主支气管　食管　左肺动脉

胸主动脉

B

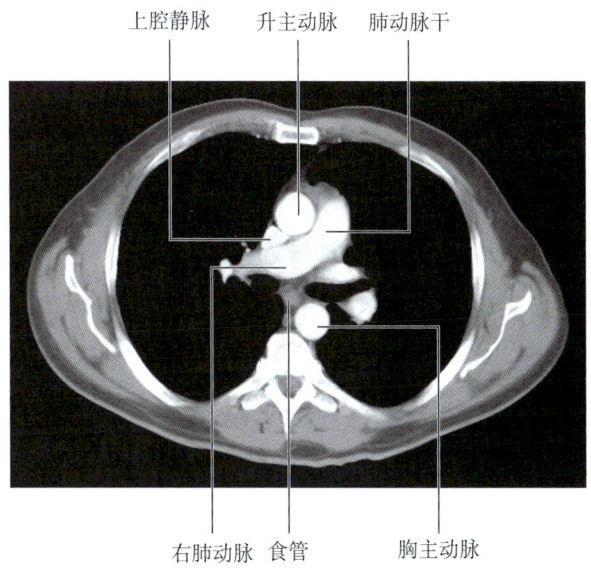

上腔静脉　升主动脉　肺动脉干

右肺动脉　食管　胸主动脉

图 2.17　肺和周围结构（摘自 *Gray's Anatomy for Students,* 4th ed., published 2020: figure 3.49.）

边界和体表标志

在了解骨性标志和肺大体解剖结构的基础上，可以在胸部勾勒出肺的体表标志（表 2.1 和图 2.18）。双肺的肺尖位于锁骨内侧缘上方 2 cm 或 3 cm。右肺的前内侧边界从胸锁关节到胸骨角并向下延伸至剑突，下界从剑突向外侧延伸至锁骨中线第 6 肋，腋中线第 8 肋，以及肩胛中线第 10 肋。当手臂处于休息位时，肩胛中线从肩胛下角向下延伸。下界在 T10 外侧 2 cm 处与肺的后内侧边界相接。后内侧边界在 C7 至 T10 的椎体外侧 2 cm 处。

表 2.1 支气管肺段的解剖

肺叶	右肺：支气管肺段	肺叶	左肺：支气管肺段
上叶	尖段：前部延伸至锁骨上方；后部区域较小 前段：锁骨与水平裂之间的区域 后段：后部向下延伸至斜裂	上叶	尖后段：前部延伸至锁骨上方；占据的区域与右肺上叶尖段和后段相当 前段：锁骨与舌叶边缘之间的区域（近右肺水平裂位置）
中叶	外侧段：从第 3 肋间两裂交界处向内侧延伸，占据肺叶前表面的 1/3 内侧段：肺叶前表面剩余部分	（舌叶）‡	上段：舌叶上半段 下段：舌叶下半段
下叶（基底段）	前基底段：位于斜裂前方的基底区 背段：占据斜裂向下区域的 1/2* 外基底段：从中叶连接处穿过腋中线，在后面占据背段下方区域的 1/3 后基底段：占据背段下方区域的 2/3 内基底段：右肺底内侧†	下叶（基底段）	前基底段：斜裂前下方区域 背段：占据肺底后方斜裂向下区域的 1/3 外基底段：占据后侧左肺下叶剩余 2/3 区域的外侧半部分，且位于后上段下方 后基底段：占据后侧左肺下叶剩余 2/3 区域的内侧部分，且位于后上段下方

注：* 该肺段是患者俯卧时引流效果最佳的部位，背段又称尖段。
† 内基底段不直接与胸壁接触，因此不能直接听诊。由于左外基底段支气管的角度相似，该段引流效果最佳。
‡ 舌叶在结构上与右肺中叶并无明显不同，可以认为舌叶是左肺上叶的一部分。

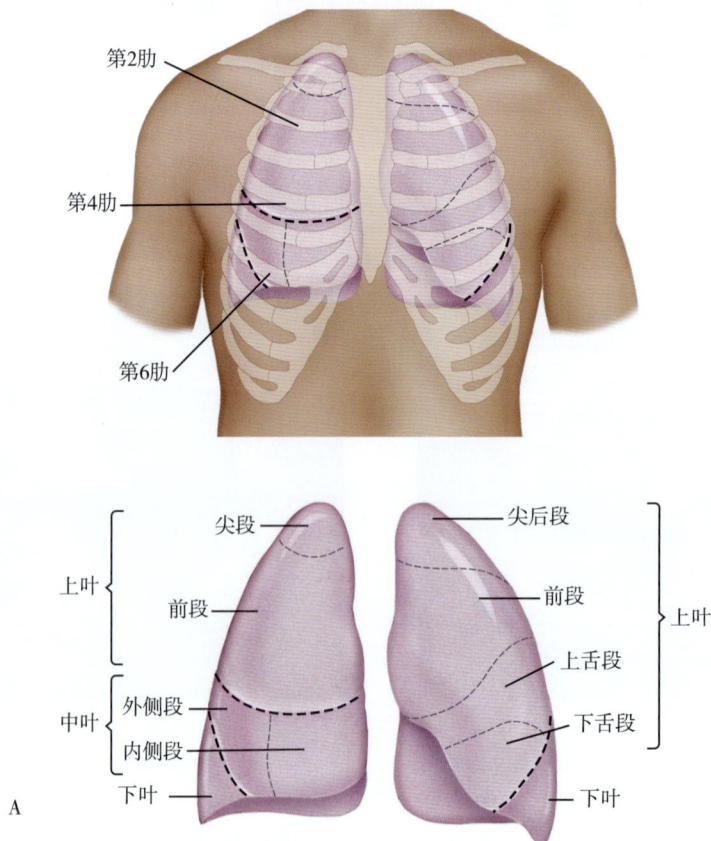

图 2.18 肺的体表标志

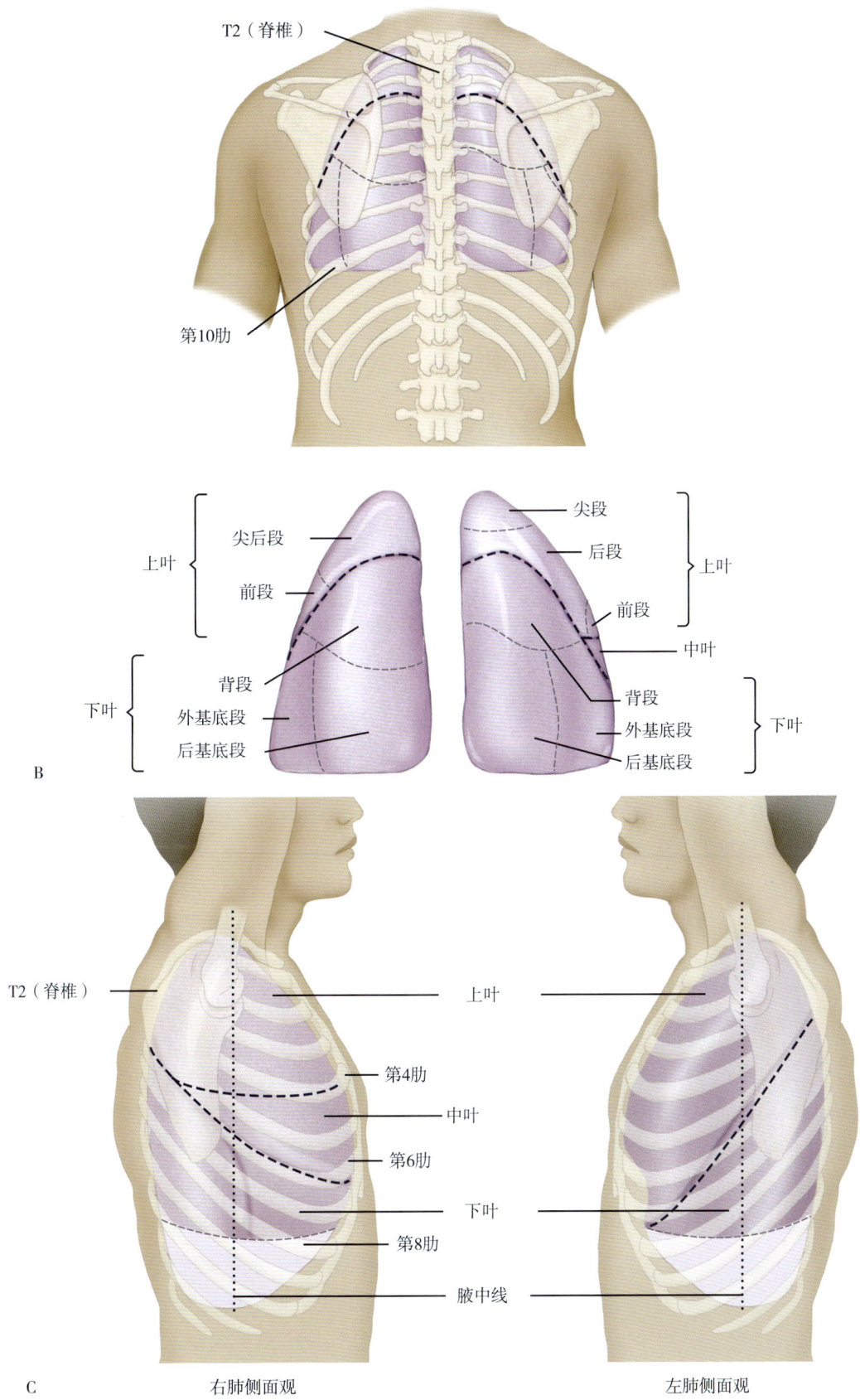

T2（脊椎）

第10肋

B

尖后段
上叶
前段

背段
下叶
外基底段
后基底段

尖段
后段
上叶
前段
中叶
背段
外基底段
下叶
后基底段

C

T2（脊椎）

上叶
第4肋
中叶
第6肋
下叶
第8肋
腋中线

右肺侧面观　　　　左肺侧面观

图 2.18（续）

左肺一般比右肺小，以留出足够空间容纳心脏。左肺前面的内界从胸锁关节延伸到胸骨角中间，沿胸骨中线至第 4 肋软骨。在第 5 肋和第 6 肋软骨水平可见 2~3 cm 侧方凹痕，即心脏切迹。从后方看，左肺和右肺的下界和内界的走向相似，但左肺下缘位于 T10 水平，而右肺下缘位于 T12 水平。

肺裂的位置可以在胸壁上勾勒出来。两肺的斜裂始于 T2~T4 之间，斜裂的走行可以通过以下方法粗略勾勒：将肩胛骨外展，沿肩胛骨内侧缘画一条线，这条线在第 5 肋水平绕过腋中线，终止于第 6 肋软骨前方。右肺水平裂在腋中线第 4 肋间起自斜裂，并向内、略微向上延伸至第 4 肋前部。左肺无水平裂。

支气管肺段

支气管肺段位于右肺的 3 个肺叶和左肺的两个肺叶内。右肺有 10 个支气管肺段，左肺有 8 个。表 2.1 简要描述了每个肺段的解剖位置。图 2.18A 显示了肺部前视图的体表标志，以及各支气管肺段在肺裂的主要解剖分区中的位置。图 2.18B 显示了肺部后视图的体表标志。图 2.18C 显示了肺部侧视图的体表标志和支气管肺段。

呼吸力学因素

呼吸肌收缩使胸腔扩大，从而降低肺泡压力，压力的降低导致空气从大气中进入肺部。

在正常呼吸中，当肺泡压力低于大气压时，就会发生吸气。无法产生足够负压的患者可能需要进行机械通气。

当肺泡压力大于大气压时会发生呼气。在停止吸气时，呼吸肌被动地恢复到其静息位置。膈肌上升，压迫肺部，从而增加肺泡压力。随着肋间肌的放松，肋骨恢复到吸气前的位置，进一步压迫肺部，增加肺泡压力。肺泡压力的增加有助于空气从肺部排出。正常情况下，呼气是一个被动的过程，反映了肺实质的弹性回缩。

呼吸阻力

顺应性

*顺应性*指吸气时肺部充气的难易程度，定义为单位跨肺压变化引起的肺容积改变。顺应性取决于两个主要因素：肺泡内的弹性和表面张力。正常的肺是高度可扩张的或高顺应性的，这是因为肺泡周围有弹性纤维环绕（图 2.19）。当疾病导致肺泡、肺间质、胸膜纤维化或肺泡水肿时，肺部会变得僵硬，顺应性降低。由于弹性蛋白的丧失，顺应性会随着年龄增长而下降，导致肺气肿。

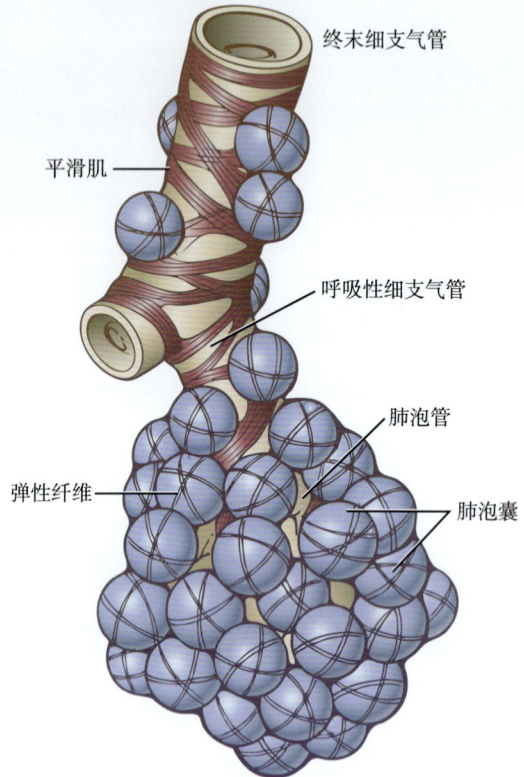

图 2.19　肺泡的解剖，包括肺泡周围的弹性纤维（摘自 *Guyton and Hall Textbook of Physiology*, 14th ed. 2021: Figure 40.7.）

肺的顺应性也取决于表面活性物质，这是一种表面流体，在肺泡中排列并降低肺泡表面张力。空气 – 水界面的水分子通过氢键网相互吸引；它们倾向于聚集在一起，而不是在肺泡表面伸展，因为在肺泡表面它们会与空气分享更大的表面积，这增加了肺泡表面的张力，并可能导致肺泡塌陷。表面活性物质可以增加水分子之间的空间，防止它们聚集在一起，从而有效地降低空气 – 水界面的表面张力，防止肺泡塌陷（图 2.20）。表面活性物质是 Ⅱ 型肺泡细胞产生的复杂脂蛋白，通过降低表面张力来增加肺泡顺应性，从而减少肺部通气量和保持肺部扩张所需的肌肉力量。

如果没有外力的平衡，肺部的弹性往往会使自身塌陷。胸壁组织也具有弹性回力，若没有阻力的情况

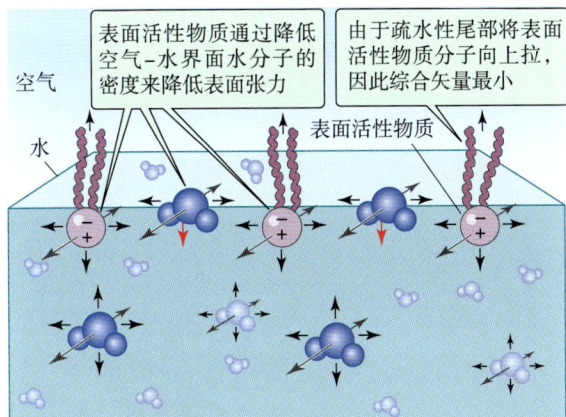

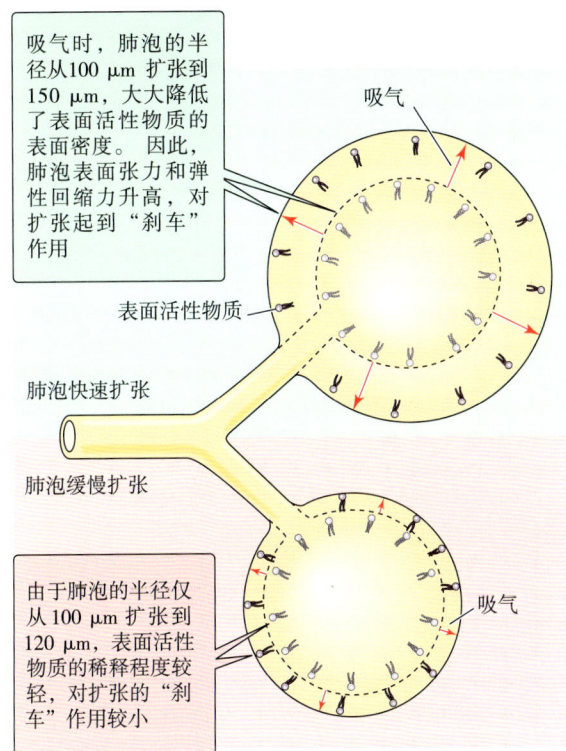

图 2.20 肺泡表面张力和表面活性物质的作用（摘自 Boron. *Medical Physiology*, 3rd ed., 2017: figures 27-7 and 27-10.）

图 2.21 肺和胸腔之间的关系

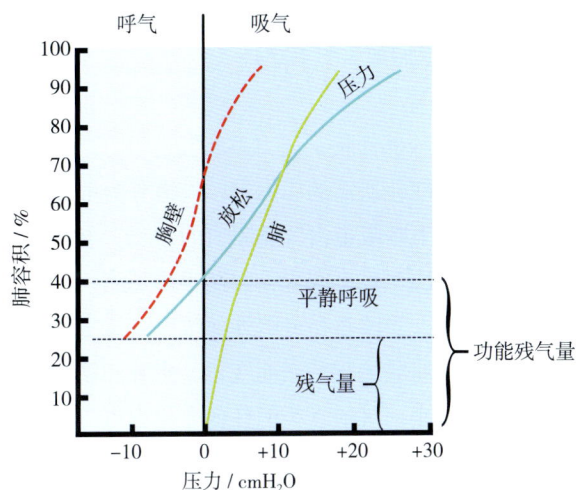

图 2.22 压力 – 容积曲线

下会异常扩张。这两种力量相互对抗，使肺部保持扩张，胸廓处于中立位。如果这两种力量被破坏（如气胸），就会出现肺塌陷，胸壁扩张（图 2.21）。同样，COPD 患者的桶状胸，是由肺部疾病导致胸壁的弹性张力缺少来自肺部弹性力的对抗所造成的。

压力 – 容积关系

压力 – 容积曲线有助于确定胸壁与肺的弹性特性。呼吸系统的弹性来源于两个主要部位：肺和胸壁。压力 – 容积曲线，也称为放松压力曲线（relaxation pressure curve），如图 2.22 所示，显示了

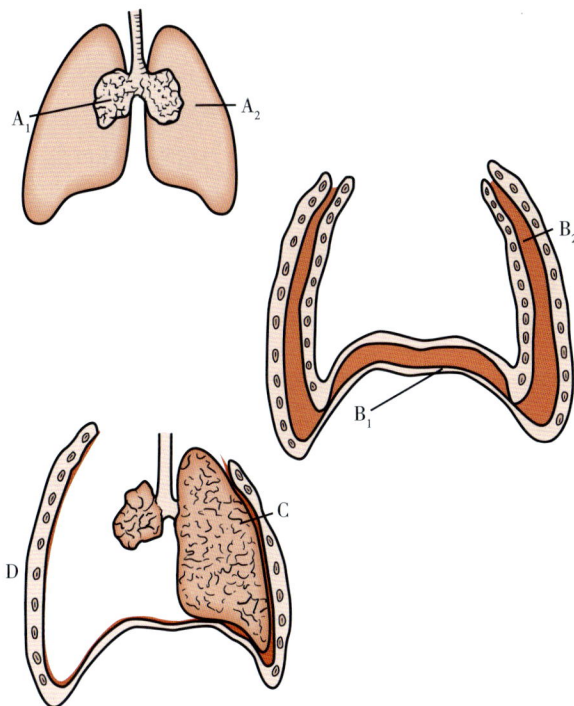

在特定肺容积下测定的肺和胸壁的静息压力以及两者的组合。功能残气量（functional residual capacity, FRC）反映了胸壁和肺的弹性力的平衡状态，对心肺功能障碍患者的临床表现和治疗具有重要意义。

*压力 – 容积曲线*代表静息压力测量值。这意味着呼吸肌是放松的，在呼吸循环的某一时刻，肺容积由胸壁和肺之间的力量平衡所决定。胸壁和肺的弹力相互对抗，胸壁试图将肺拉出，肺则试图回缩并将胸壁拉回。图 2.22 中标记的"肺"和"胸壁"两条曲线，为理论上的曲线，表示两者在没有相互作用时各自产

生的弹性力。正常情况下，这两种力量相互作用，产生压力 – 容积曲线。在 FRC 水平，这两种力量是均衡的，此时的容积为呼吸系统的静息容积。

在肺部疾病中，胸壁和肺的力量平衡被打破，需要更多的做功和能量来维持呼吸[14]。由于患者无法维持胸壁和肺的正常弹性回缩力，因此必须消耗更多的能量才能实现等效呼吸。呼吸运动的极限是由弹性力和肌肉力量共同决定的。在肺总量位时，呼吸系统的弹力与吸气肌的力量相平衡。在残气量位时，胸壁的弹性力与最大呼气肌的力量相平衡。从肺总量到残气量的容积改变反映了肺活量的大小。

代表肺和胸壁弹力的曲线虽然是理论上的，但有助于理解肺功能障碍对肺功能和患者临床表现的影响。例如，COPD 患者表现为特征性的桶状胸，这是由于肺的弹性回缩力减小，胸壁弹力缺乏对抗力而导致胸廓扩张。另一个例子是穿刺伤对胸壁的影响，穿刺伤可导致气胸，使肺萎陷至肺门，胸壁向外扩展。这是由于外伤破坏了胸膜内压力梯度，从而无法维持正常肺扩张和胸壁回弹（图 2.22）。

气道阻力

空气进入肺部依赖于压力差和气道阻力。阻力定义为单位流量变化所需的压力差。气道分为上呼吸道和下呼吸道。上呼吸道占气道阻力的 45%。下呼吸道的气流阻力取决于许多因素，因此很难预测。下呼吸道分支不规则，管腔直径可因外部压力以及支气管和细支气管平滑肌收缩或舒张而变化，水肿和黏液也可使管腔直径减小。气道直径的任何变化都可能导致气道阻力增加。气流以层流或湍流的形式通过气道（图 2.23）。层流是一种流线型气流，阻力主要发生于管腔两侧和气体分子之间，往往呈圆锥形，与管壁接触的气体分子比管道中间的气体分子移动得慢。除管壁阻力外，当气体分子频繁碰撞时，就会发生湍流。湍流往往发生于气体流速较高时，或由黏液、渗出物、肿瘤或其他堵塞引起的不规则气道中。在正常肺部中，气流是层流和湍流的结合，即气管 – 支气管流。

气道既可扩张亦可收缩，因此易受外界压力的影响。外界压力压缩气道时会改变气道阻力。跨壁压是气道内压力和气道周围压力之差。当人体直立时，肺尖比肺底的跨壁压大。这使得肺尖处的肺泡相对肺底的肺泡更为扩张。虽然肺尖的肺泡在呼气末时体积更

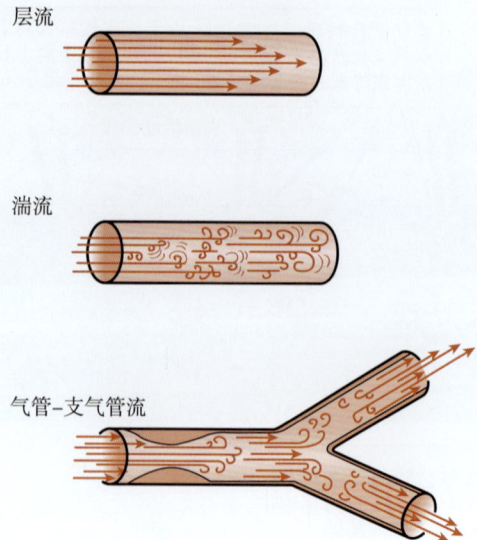

图 2.23　气管支气管树中的不同气流类型

大，但肺底的肺泡通气情况更好。这是因为在吸气时肺底的肺泡跨壁压较低，肺尖压力高，肺底的肺泡更容易膨胀，有更大的肺容积。

在吸气时，气道扩张，气道阻力减少。在呼气时，气道变窄，气道阻力增加。呼气时部分气道压缩，肺泡呈正压。如果疾病导致气道失去结构支撑，气道就会塌陷，使气体在远端潴留（如肺气肿）。

呼吸控制

呼吸是一个几乎不需要思考的自然过程，无论我们是在休息还是体力活动时，都会自然地使呼吸适应不同程度的活动，以维持最佳的动脉血氧分压（PaO_2）和二氧化碳分压（$PaCO_2$）。叹气、打哈欠、呃逆、大笑、呕吐都是不自主地运用呼吸肌的动作。呼吸控制也可以是有意识的。人可以通过屏气来停止呼吸，也可以通过快速喘气来增加呼吸频率，但此时由于 CO_2 减少，会导致脑血管收缩，发生晕厥。唱歌、说话、咳嗽和吹气时会呼气，而嗅和吸吮时会吸气。分娩、排便和 Valsalva 动作都是在有意识地屏气时完成的。这些动作都由大脑的控制中枢来调节。控制中枢整合了大量的化学、反射和物理刺激信号，并将冲动传递到呼吸肌。自主呼吸由大脑半球控制，而非自主呼吸则由位于中脑脑桥和延髓的中枢控制（图 2.24）。

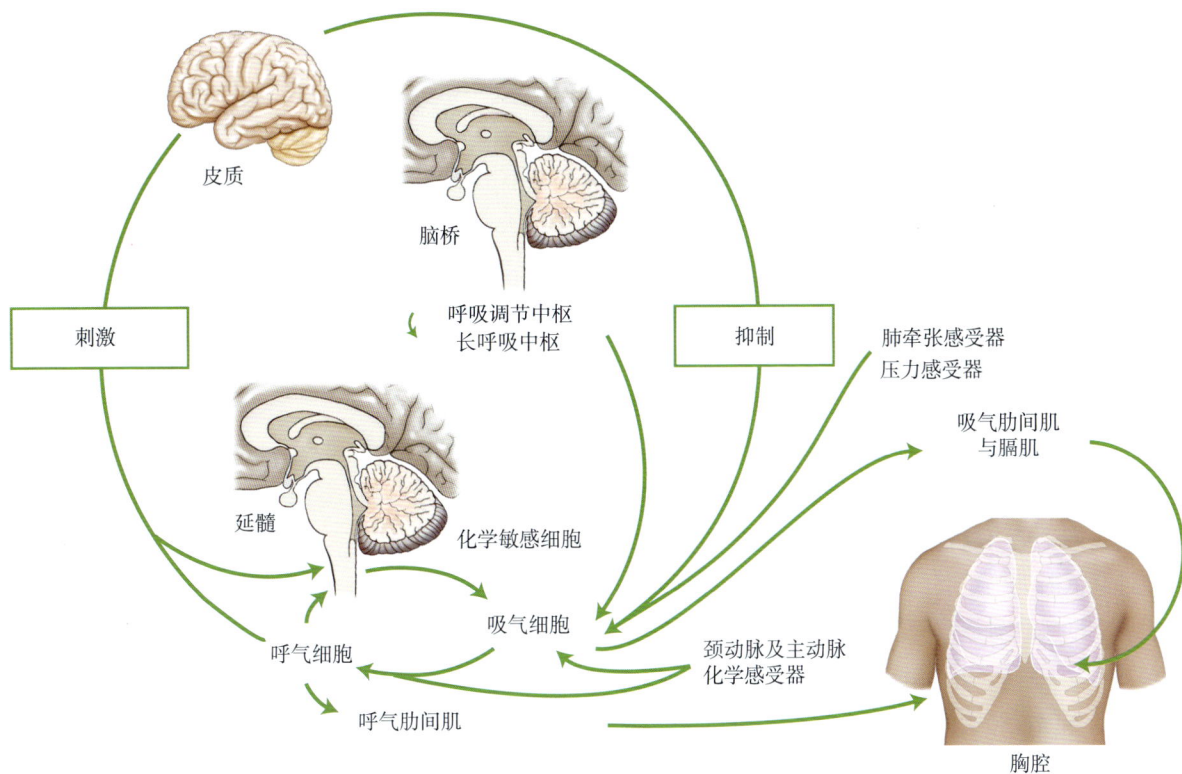

图 2.24　呼吸控制

延髓和脑桥呼吸中枢

延髓的呼吸中枢呈网状结构，包含完成吸气和呼气所需的最少数量的神经元。虽然该中枢能够维持一定程度的呼吸运动，但这些呼吸本质上并不正常。

长呼吸中枢位于脑桥中下部，如果它不受呼吸调节中枢控制，则会出现吸气延长，即长吸式呼吸（apneustic breathing）。

呼吸调节中枢位于脑桥的上 1/3 处，通过抑制长呼吸中枢或延髓中的吸气中枢来平衡吸气和呼气，以维持正常的呼吸模式。

中枢化学感受器

中枢化学感受器位于延髓腹外侧面。中枢化学感受器的周围是脑脊液（cerebrospinal fluid，CSF），脑脊液与血液由血脑屏障相隔。虽然血脑屏障对氢离子（H^+）和碳酸氢根离子（HCO_3^-）不通透，但二氧化碳（CO_2）却可弥散通过。动脉 $PaCO_2$ 的升高会增加对中枢化学感受器的刺激，导致呼吸加深加快。

外周化学感受器

外周化学感受器位于颈总动脉分叉处的颈动脉体

和主动脉弓上下的主动脉体中。这些小体接收来自各自所在血管分支处的血液。外周化学感受器通过增加通气适应动脉 $PaCO_2$ 的升高，但中枢化学感受器对 $PaCO_2$ 的反应更重要。

外周化学感受器的主要作用是通过增加通气来应对低氧血症。如果动脉 $PaCO_2$ 正常，PaO_2 必须降到 50 mmHg 后才能使通气增加。$PaCO_2$ 升高会使外周化学感受器对 PaO_2 的下降反应更快。严重肺部疾病患者对低氧血症的反应（低氧驱动）非常重要。这些患者通常 $PaCO_2$ 持续升高（CO_2 潴留），脑脊液通过将 pH 调节到接近正常值来代偿慢性 $PaCO_2$ 升高。当这些患者失去增加通气以应对 $PaCO_2$ 升高的能力时，动脉低氧血症成为通气的主要刺激因素。

反射

肺牵张反射（Hering-Breuer 反射）

19 世纪末，Hering 和 Breuer 注意到麻醉动物的肺部扩张会导致吸气频率下降和呼气时间延长。目前，人们认为这一反射的感受器位于气管至细支气管的平滑肌上。为了激活这一反射并延迟下一次呼吸，需要肺部容量超过功能残气量 800 mL。

咳嗽反射

对喉部、气管、气管隆突和支气管的机械或化学刺激可引起反射性咳嗽和支气管收缩。咳嗽时产生的高速气流将黏液和其他刺激物向上清除至咽部（详见第 21 章）。

牵张反射

肋间肌和膈肌中含有对牵张敏感的肌梭感受器。肌梭的信号传入脊髓，到达脊髓前角运动神经元。这些神经元刺激更多的肌纤维收缩（募集），增加收缩力。理论上，这种牵张反射在气道阻力增加或肺顺应性降低时尤为重要。牵拉肋骨和膈肌能激活牵张反射，有助于患者深呼吸。牵张反射的基本通路如图 2.25 所示。然而，基于牵张反射的本体感觉神经肌肉促进技术改善肺功能的治疗作用仍需进一步研究来证实。

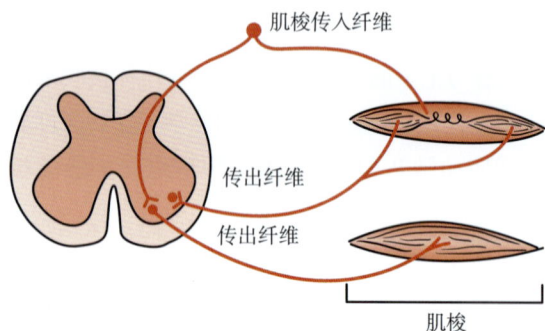

图 2.25　牵张反射

关节和肌肉感受器

外周关节和肌肉具有应答运动和在运动前增加通气的感受器。人类和麻醉动物也可以通过类似的反射激活通气，以应对肢体的被动运动。然而，这些反射的确切通路尚未被研究明确。

机械感受器

体循环血压的变化可引起颈动脉和主动脉窦压力感受器的相应变化。血压升高使这些动脉窦内的受体发生牵拉变形，产生反射性低通气。相反，血压降低会引起过度通气。

心脏

心脏是一个包裹在心包（纤维浆膜囊）中的圆锥形中空的肌肉泵，位于胸部中央，胸骨下段后面。心脏的大部分位于胸骨中线左侧，心尖位于第 5 肋间（图 2.26）。

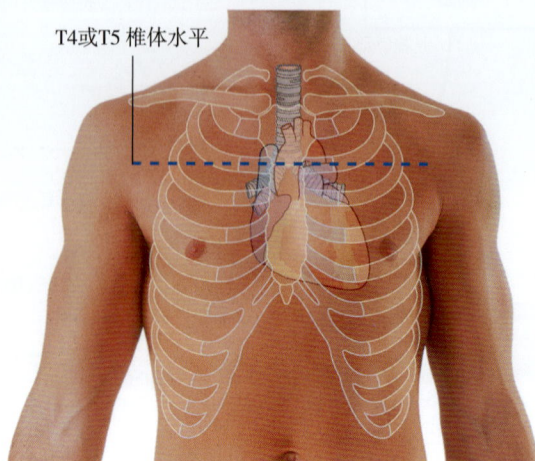

图 2.26　心脏体表解剖（摘自 *Gray's Anatomy for Students*, 4th ed., published 2020: figure 3.107.）

体表标志：心脏右侧从第 3 肋软骨延伸至第 6 肋软骨，距离胸骨 10~15 mm。心脏左侧位于第 3 肋软骨至第 5 肋软骨，分别距胸骨左缘 12~15 mm 和 9 cm。连接心脏左侧两点分别勾勒出左心房和左心室。心脏在胸腔内向左旋转，因此心脏的右侧位于最前方。连接心界最上面的两点可显示心房水平，连接心界下方两点勾勒出右心室边缘。

心脏在心包腔内自由活动，并在收缩和呼吸时改变位置。心脏收缩时，心尖向前移动，撞击胸壁，并产生胸壁心尖部位的搏动，可在胸壁相应位置触摸并观察到。心尖搏动位置异常提示心脏增大或移位。心包附着于膈肌的中心腱，在呼吸过程中心脏位置随膈肌的移动而变化（图 2.27）。在平静呼吸时，心脏位置的改变不易察觉；但当深吸气时，膈肌向下偏移会使心脏下移并向右转位，在呼气时则相反。肺部的病理变化也会改变心脏的位置。肺不张会使心脏移向患侧。在张力性气胸中，空气进入胸内（通常通过胸壁的开口）并潴留，由此形成的正压会将心脏推向健侧。

心脏被包裹于心包内，如果把心脏想象成一个陷进大气球中的紧握的拳头，就可以看到心包的内外两

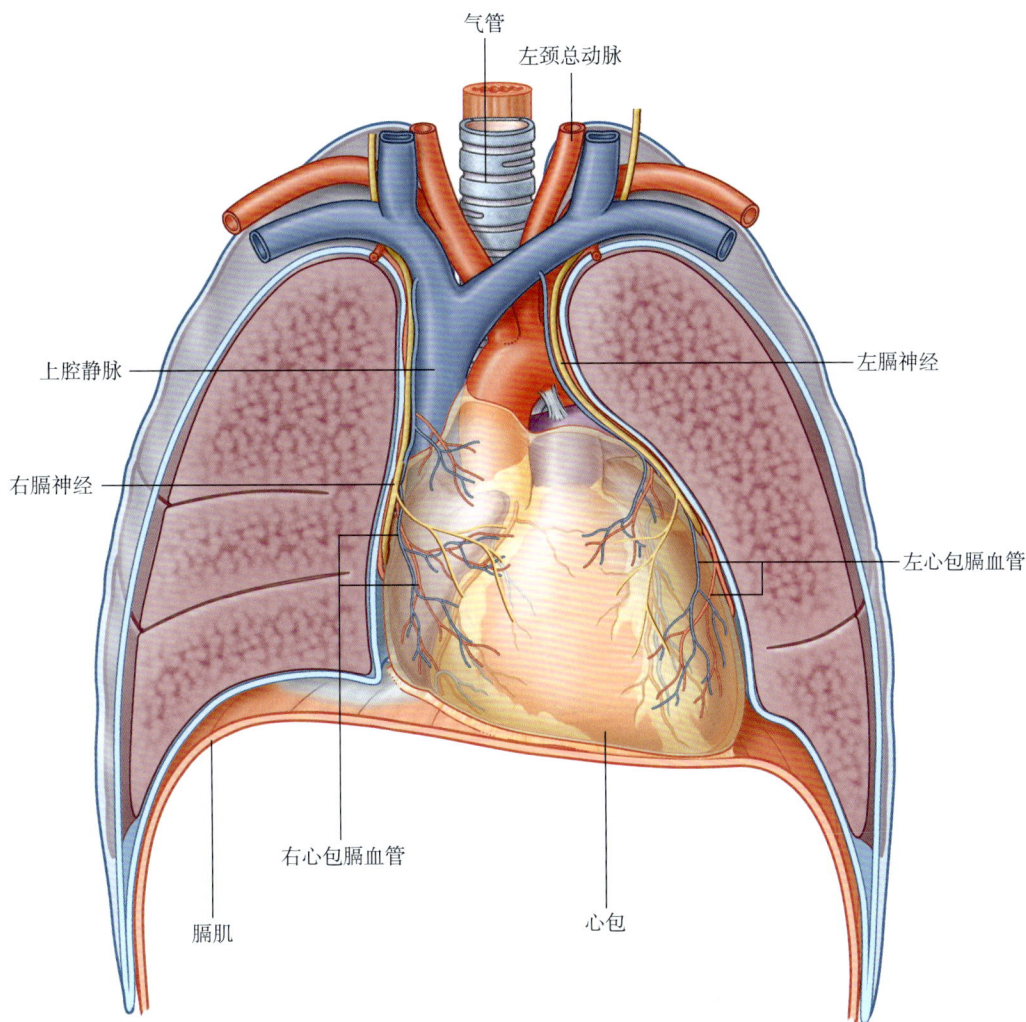

图 2.27　位于中纵隔的心脏（摘自 *Gray's Anatomy for Students*, 4th ed., published 2020: figure 3.60.）

层。心包外层是一层坚韧的纤维膜，称为纤维心包，包裹着心脏、器官和大血管的末端。心包内层为浆膜心包，是附着在纤维心包上的一层浆膜。两层心包之间由 10~20 mL 的透明心包液分隔并起到润滑的作用。心包和心包液使摩擦力在心脏收缩时减至最小。同时，心包和心包液还能保持心脏的形态，防止心脏扩张。浆膜心包由外层（壁层）和内层（脏层或心外膜）组成。

心脏由一倾斜的纵行隔膜分为左右两半（图2.28）。每一半都有两个腔室：接收静脉血的心房和将血液泵入动脉的心室。上腔静脉、下腔静脉和心固有静脉将静脉血输送至右心房。然后，血液经由三尖瓣进入右心室。右心室将血液经肺动脉瓣射入肺动脉，最终到达肺部。肺静脉将含氧的血液从肺部输送至左心房，再从左心房穿过二尖瓣进入左心室。血液

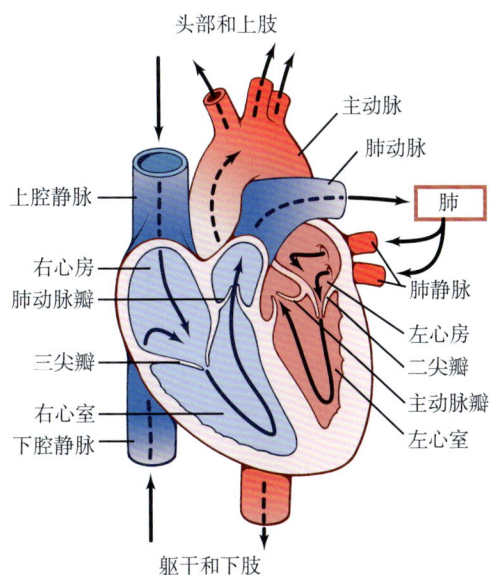

图 2.28　心脏的血流

从左心室经主动脉瓣射出，流入人体的主动脉。

心脏分为3层：心外膜、心肌和心内膜。最外层的心外膜为心包脏层并有脂肪浸润。滋养心脏的冠状血管在进入心肌之前走行于心外膜。心肌由心肌纤维构成。心肌纤维的厚度与心肌所做的功成正比，因此心室壁比心房壁更厚。左心室需要形成足够的压力，以保证体循环，这就需要左心室做更多的功，使左心室壁的厚度是右心室壁的两倍。最内层为心内膜，是贴于心脏内面的平滑内皮。

心肌的动脉血供来源于左、右冠状动脉，起源于主动脉窦（图2.29）。左冠状动脉（left coronary artery，LCA）分为左前降支和左回旋支，供应左心室的大部、左心房、室间隔的大部和约45%的人的窦房（sinoatrial，SA）结。右冠状动脉（right coronary artery，RCA）供应右心室的大部、房室（atrioventricular，AV）结和约55%的人的SA结。这些动脉或其分支的梗死可导致相应供血区域传导系统的中断和心肌坏死。梗死的严重程度取决于动脉的大小及其供血区域的重要性。

心脏有许多静脉回流血液。心脏的大部分静脉汇入冠状窦，然后流入右心房。少数静脉如特贝西乌斯（thebesian）静脉，即心最小静脉，直接汇入左、右心室。

心脏瓣膜

心脏的4个瓣膜可以抵抗高压反复关闭。房室瓣（三尖瓣和二尖瓣）位于心房和心室之间，必须在收缩腔内实现精确闭合。

在舒张期，二尖瓣的两叶和三尖瓣的三瓣放松并垂向心室，使血液在心房和心室之间流动。当心室充满血液时，瓣膜的瓣叶被向上推至闭合位置。瓣膜的纤维索和腱索位于心室表面。这些索带将瓣叶与心室壁的乳头肌相连。当心室内压力增高时，这些肌肉的收缩可防止瓣叶被推入心房。腱索或乳头肌的功能失调或断裂会破坏一个或多个瓣叶的支撑，导致心室向心房反流（图2.30）。

肺动脉瓣和主动脉瓣形态相似，都是半月瓣，但主动脉瓣比肺动脉瓣略厚。每个瓣膜有3个纤维瓣叶，瓣膜的基部与主动脉或肺动脉根部紧密相连。瓣膜的游离缘延伸至血管腔内，尖端形成袋状结构。心室在收缩期收缩时，心室腔内压力增加，迫使瓣叶打开，使血液流入主动脉和肺动脉。在收缩期末，心室

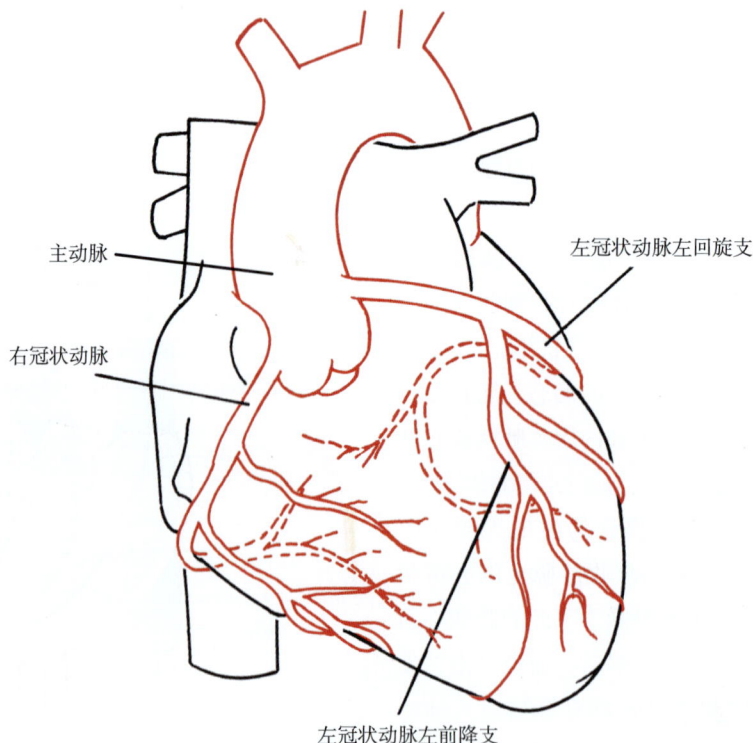

图2.29　心脏的血液供应

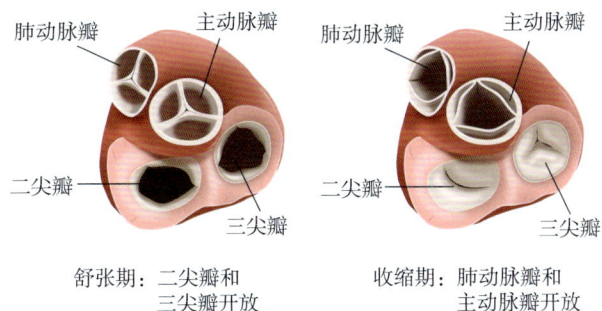

舒张期：二尖瓣和　　　收缩期：肺动脉瓣和
三尖瓣开放　　　　　　主动脉瓣开放

图 2.30　收缩期和舒张期心脏瓣膜功能解剖的俯视图（© Claudia Krebs，MD，PhD）

压力下降，主动脉和肺动脉的血液充满半月瓣袋，迫使瓣叶关闭。在舒张期，由于心室充满了来自心房的血液，半月瓣仍保持关闭状态，防止血液回流到心室。

心音

瓣膜的关闭形成心音，可以通过胸壁听诊。心音是一个低沉、长时间的声音（S_1）后跟着一个高亢、缓慢的声音（S_2），类似于"LUB-dub"的声音。S_1（LUB）与房室瓣的关闭有关。S_2（dub）与半月瓣的关闭有关。在吸气时，主动脉瓣比肺动脉瓣早关闭几毫秒，导致第二心音（S_2）分裂。在吸气时，胸膜腔内负压增加，静脉回流和右心容量增加，肺动脉射血时间延长，肺动脉瓣关闭延迟。S_2 分裂的其他变化为病理性的。第三心音（S_3）和第四心音（S_4）为异常心音。S_3 通常与被动快速充盈期有关，S_4 与主动快速充盈期有关（图 2.31）。

心脏控制

心脏的机械活动由心脏的电活动严密调控，并形成最佳的心输出量以供应全身器官。这种电机械耦合包括：电兴奋在整个心肌内的传播；由此产生的心房和心室收缩的顺序，随后是心室内血压和体积的动态变化；心音；以及这些事件的发生时间。心脏以每分钟 75 次的速度跳动时，心动周期为 0.8 秒。心室收缩或射血占心动周期的 1/3，它的开始和终止标志分别是房室瓣（二尖瓣和三尖瓣）的关闭和开放。在舒张期或连续心室收缩期的间隔内，心室充满血液的时间，占每个心动周期 0.8 秒的 2/3（图 2.32）。

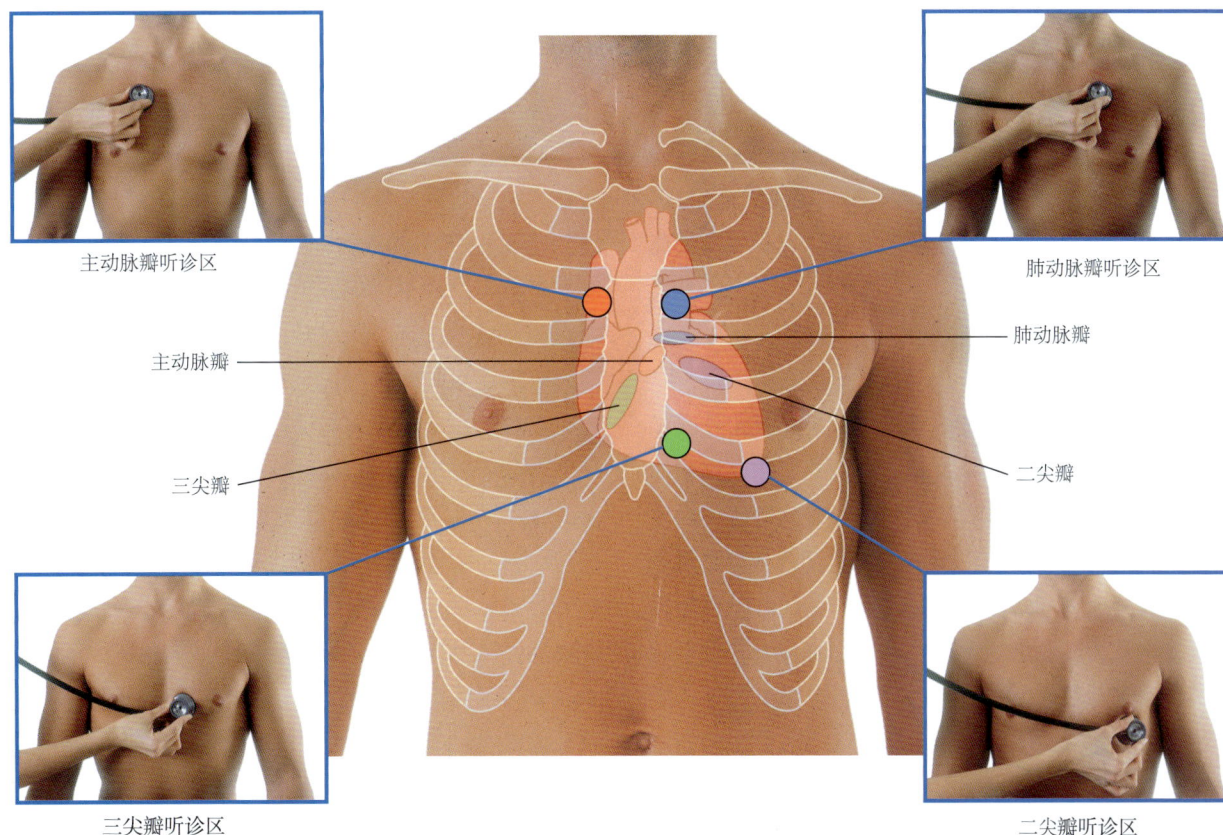

主动脉瓣听诊区　　　　　　　　　　　　　　　　肺动脉瓣听诊区

主动脉瓣　　　　　　　　　　　　　　　　　　肺动脉瓣

三尖瓣　　　　　　　　　　　　　　　　　　　二尖瓣

三尖瓣听诊区　　　　　　　　　　　　　　　　二尖瓣听诊区

图 2.31　心脏听诊的体表标志（摘自 *Gray's Anatomy for Students*, 4th ed., published 2020: figure 3.110.）

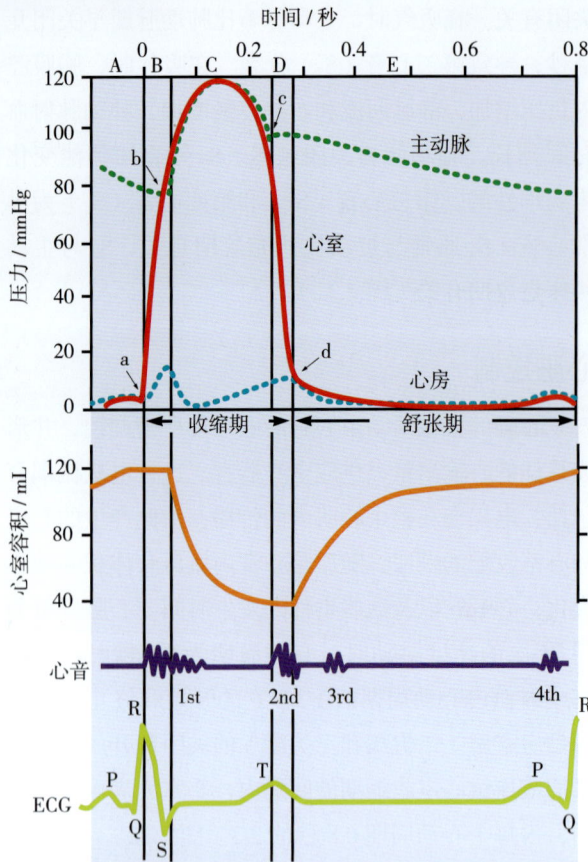

图 2.32   心脏的电机械活动

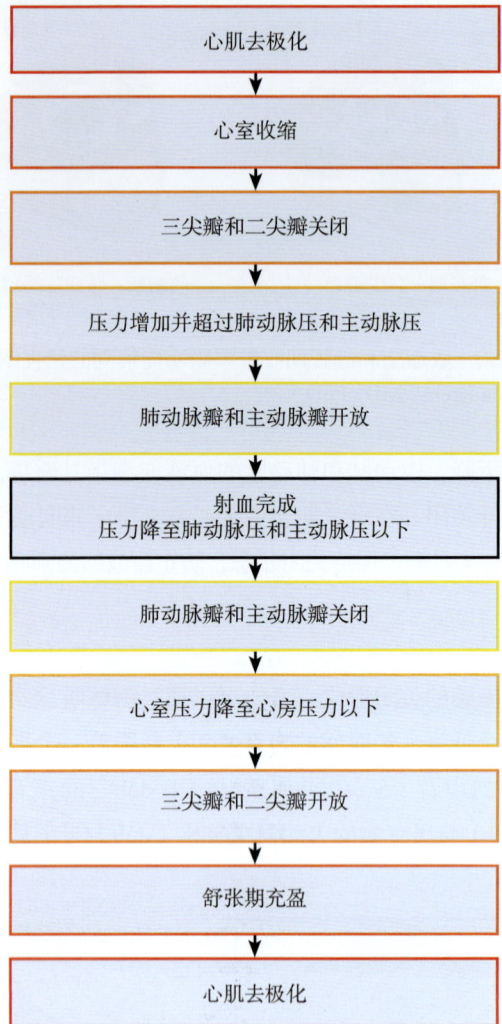

图 2.33   心动周期压力变化

收缩期和舒张期

心室收缩通常包括 3 个阶段：等容收缩期、快速射血期和缓慢射血期。心室舒张期也分为 3 个阶段：被动快速充盈期、缓慢充盈期（舒张期）和主动快速充盈期。

容积与压力的变化

心室容积变化曲线和主动脉压力波的变化反映了心房和心室在收缩和舒张过程中压力的变化。这些变化发生的先后顺序如图 2.33 所示。心脏内的压力梯度控制瓣膜的开启和关闭。瓣膜的协调开启和关闭对于促进血液的流动和防止因瓣膜反流产生的心脏泵功能失效非常重要。血液的反流会产生心脏杂音，可以在心脏听诊时听到。

心输出量

心输出量（CO）是每分钟从右心室或左心室泵出的血量。CO 由每搏输出量（SV）和心率（HR）（即

$CO = SV \times HR$）构成。SV 是每次心室收缩或心跳时左心室射出的血量，由前负荷、心肌扩张性、心肌收缩力和后负荷决定。除动脉血氧含量外，心输出量是向组织运输氧合血红蛋白量的主要决定因素。可以通过对前负荷、心肌收缩力、后负荷和心率进行干预治疗来增加心输出量，从而优化患者的氧输送（oxygen delivery，DO_2）（图 2.34）。

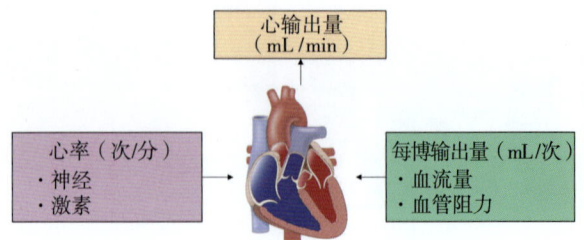

图 2.34   心输出量

前负荷

前负荷是指心室舒张末期收缩射血前的心肌纤维长度。前负荷反映了左室舒张末容积（left ventricular end-diastolic volume，LVEDV）。LVEDV取决于静脉回流、血容量和左心房收缩。心室容积的增加会拉长心肌纤维，从而使心肌收缩力增强、每搏输出量增加。这种效应被心肌扩张的生理极限所限制。如果心肌纤维被过度拉伸，如在心脏液体负荷过重时，会导致肌动蛋白和肌球蛋白的不恰当重叠，从而减弱而不是增强收缩力。

后负荷

后负荷是指心室收缩射血时的阻力。左心室的后负荷主要由4个因素决定：主动脉的扩张性、血管阻力、主动脉瓣的开放和血液黏度。

心肌收缩力

心肌收缩力反映了肌动蛋白–肌球蛋白在收缩过程中的偶联情况，并可通过射血分数、外周肌纤维收缩的速率、压力–容积曲线和心室压力随时间的变化来评估。

心脏反射

心脏的运动是自主的，因此被称为功能性合胞体。心脏通过以下3种主要反应增加每搏输出量和心输出量，以满足心肌变化的需求。

第1种反应是Starling效应（starling effect），是指随着静脉回流（前负荷）的增加，心肌收缩力也随之增强。第2种反应是Anrep效应（anrep effect），是指由于主动脉压力（后负荷）增加导致心室收缩力增加。第3个反应是Bowditch效应（bowditch effect），是指心肌收缩力增加时，心率也相应增加。这3种反应的综合作用确保心输出量可以满足心脏变化的需求（即健康人对运动、体位和情绪压力的反应）。

心脏神经支配

心脏的神经支配是自主神经和外源性神经的复杂平衡（图2.35）。SA结和AV结使心脏具有形成自发性节律性冲动的能力。这一冲动形成的速率受交感神

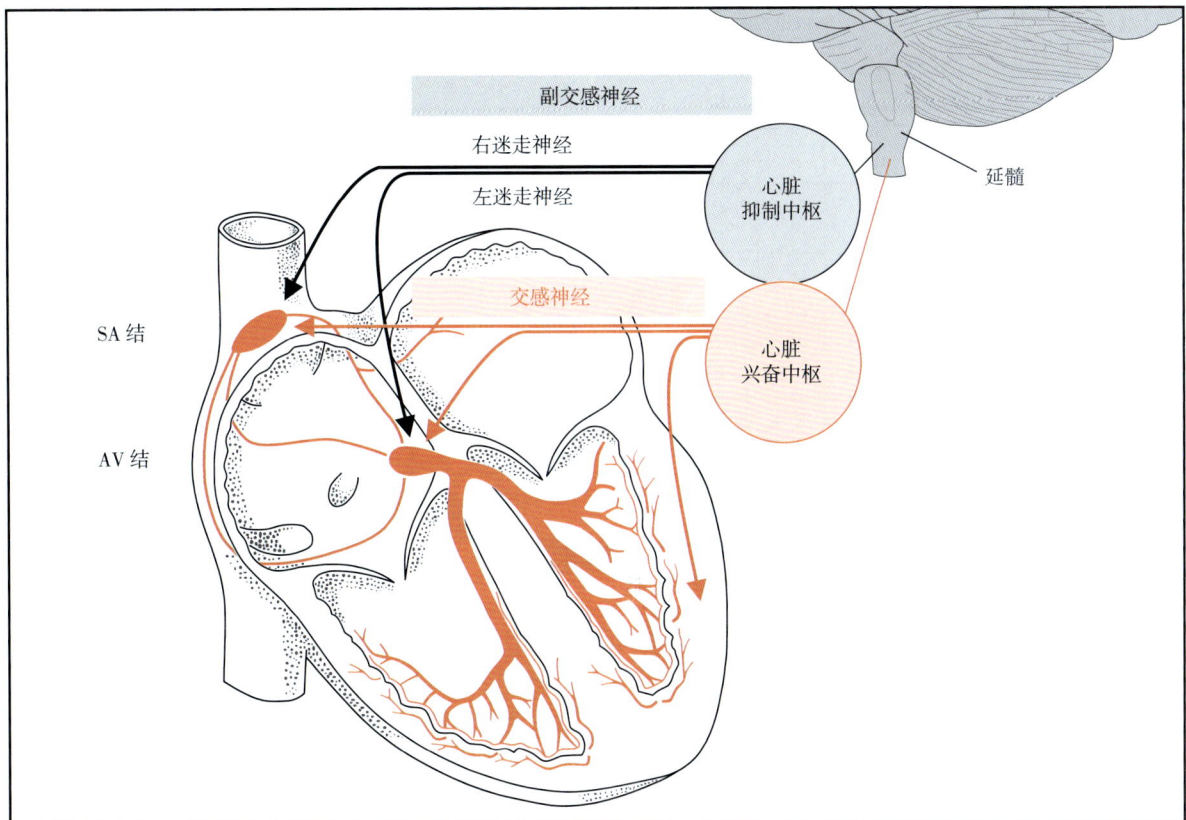

图2.35 心脏的交感神经和副交感神经支配

经和副交感神经的调节。自主神经系统调控兴奋冲动的传播速率和心房、心室的收缩力。

自主神经还通过迷走神经（副交感神经）和胸上神经（交感神经）影响心脏。这些神经在主动脉弓部和根部近气管分叉处周围混合，形成心丛。心丛分支大量分布于 SA 结和 AV 结。它们交织缠绕的形式非常复杂，以至于无法确定神经与其相应的支配范围。交感神经系统的刺激会使 SA 结冲动发放速率增快、AV 结传导速率增加、心房和心室肌收缩力增强，从而使心率增快。副交感神经系统通过降低 AV 结的传导性使心率减慢。

心脏的固有神经支配以 SA 结为中心，SA 结位于上腔静脉和右心房连接处附近，是心脏的正常起搏点，产生传导至整个心房的同步冲动波。如果没有神经的影响，SA 结发放冲动的速率可达每分钟 100 次以上。然而，迷走神经的影响会将冲动降低到每分钟 60~90 次。只要 SA 结发放冲动的速率快于心肌任一部分，并且冲动能从心房迅速传导至心室，SA 结就能起搏心脏。SA 结的正常冲动会因血管病变（冠状动脉闭塞）或心脏疾病（心包炎）而中断。由于 SA 结位于心外膜下，SA 结极易受到心包炎和其他心脏表面疾病的影响。

心脏的心肌纤维具有自主兴奋性，因此可以使心脏的收缩具有节律性和自主性。心脏正常的起搏点，即 SA 结，位于右心房后壁。起自 SA 结的同步冲动必须经过 AV 结才能到达心室。AV 结位于右心房下壁、三尖瓣上方内部，主要功能是使冲动传导延迟 0.04 秒。这一延迟有两个益处：一是使心室在心房完全将血液泵入心室后再收缩，二是限制到达 AV 结的冲动信号数量。AV 结也有其固有的节律，AV 结频率远小于 SA 结频率（每分钟 40~60 次）。AV 结病变的主要原因是右冠状动脉闭塞，90% 人群的 AV 结血供由右冠状动脉供应。从 AV 结处发出的一组三角形纤维，称为*房室束*或*希氏束*。希氏束在室间隔内分为两支：左束支和右束支。每一束支都继续分成许多细小的神经纤维，遍布整个心室，并终止于与心肌相连的浦肯野纤维。冲动经过希氏束，沿左、右束支下传，最后到达分布于心室内的浦肯野纤维并引起心肌收缩。这一去极化波形成心电图中正常 P-QRS-T 波型的上升支（图 2.36）。P 波代表心房除极，QRS 群表示心室除极，T 波表示心室复极。心电图中没有代表心房复极的波型，因为心房复极嵌入在 QRS 波群中。

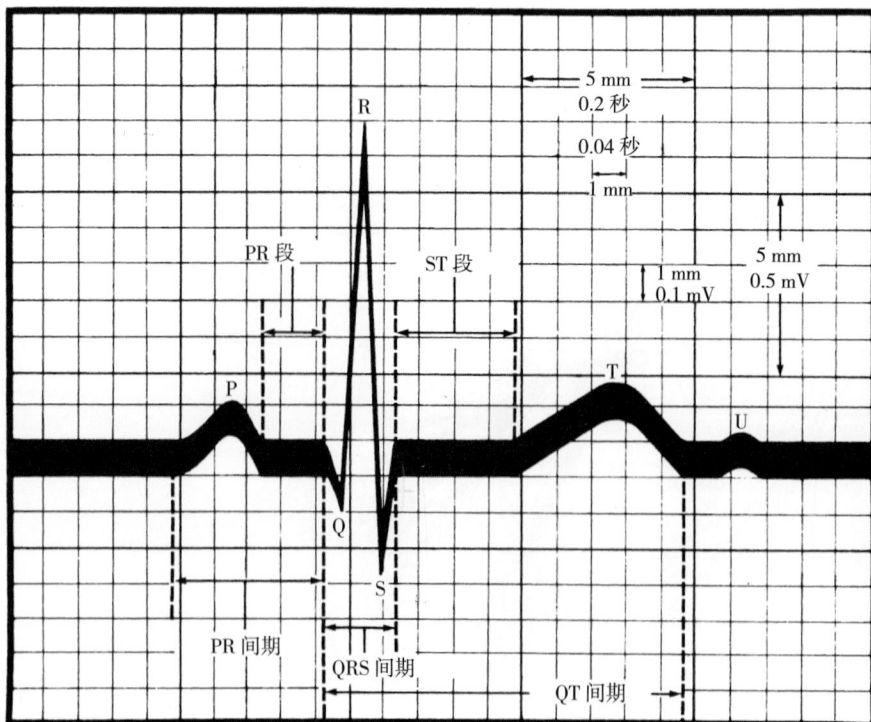

图 2.36　正常心电图

循环系统解剖学概述

循环系统有两个主要组成部分：体循环和肺循环。

血管的作用是将含氧血液从心脏输送出去，向血管床灌注与其代谢需要相适应的血液，并清除代谢废物。在结构上，近端血管的结缔组织和弹性蛋白比例更高，因此，它们可以抵抗更高的脉压（例如将血液输送到头部、内脏和四肢的主动脉）。高含量弹性蛋白使得血管在收缩期扩张，在舒张期回缩，从而维持了心室收缩期间血液的连续运动。在中等口径的血管中，结缔组织和弹性蛋白的比例与平滑肌相当。随着血管口径变小，平滑肌比例逐渐占优势（图 2.37）。小动脉主要是平滑肌，因此它们的直径可以显著改变。小动脉可调节流向局部组织床的血流量、外周总阻力和体循环血压。许多因素（如神经冲动、激素刺激、药物、氧气和二氧化碳浓度）决定了血管平滑肌的收缩程度以及是局部还是全身血管收缩。

小动脉分支形成最小的血管，即毛细血管，由单层内皮细胞构成，毛细血管的管腔仅容红细胞通过。毛细血管床很庞大，容量远超过 5 L。在肌肉和大脑等活跃组织中，毛细血管网更精细而密集；而在肌腱等欠活跃的组织中，毛细血管网相对稀疏。气体交换发生在毛细血管床中，红细胞在毛细血管床释放氧气，血浆经毛细血管壁渗出，将营养物质运输到组织中。

微循环由微动脉、毛细血管床和微静脉组成。毛细血管壁是一层半透膜，可以在血液循环和组织之间通过组织间液转运氧气、营养物质和废物。毛细血管孔隙有选择性地允许不同大小的分子通过，这是调节液体进出血管内外的基本方式。这一过程是维持和调节正常血流动力学的基础。

毛细血管汇聚形成小静脉，这是最小的静脉。这些小静脉逐渐汇合且管径越来越粗。流经静脉的血量很大程度上依赖于肌肉或内脏的运动和压力。这些压力是间歇性的，由于静脉管壁内存在静脉瓣，间歇性压力没有使血液随着压力梯度的波动而回流或中止。在四肢，肌肉收缩使血液流入躯干。在骨盆和腹腔，血液流动依赖于腹内压与胸内压的压力差。躯干内的静脉管径逐渐增粗，最终汇入上、下腔静脉。

体循环

体循环（包括组织水平上的微循环）提供饱和含氧血并移除部分氧不饱和的血液。每个器官内的微循环通过外源性神经系统和内源性体液系统来调节血液流动，以满足该组织的代谢需求。决定微循环中液体流动的 4 个主要因素如下。

①毛细血管静水压来自血压，促使血液透过毛细血管膜，从循环中进入组织间隙。

②血管内蛋白质产生胶体渗透压，维持循环中的液体。

③组织间隙静水压，促使液体回流到循环中。

④组织间隙胶体渗透压，促使液体从循环中滤出，进入组织间隙。

毛细血管内液体的净力几乎处于平衡状态，液体有从体循环中进入组织间隙的轻微倾向。图 2.38 显示了决定毛细血管膜正常流体动力学的平均压力。

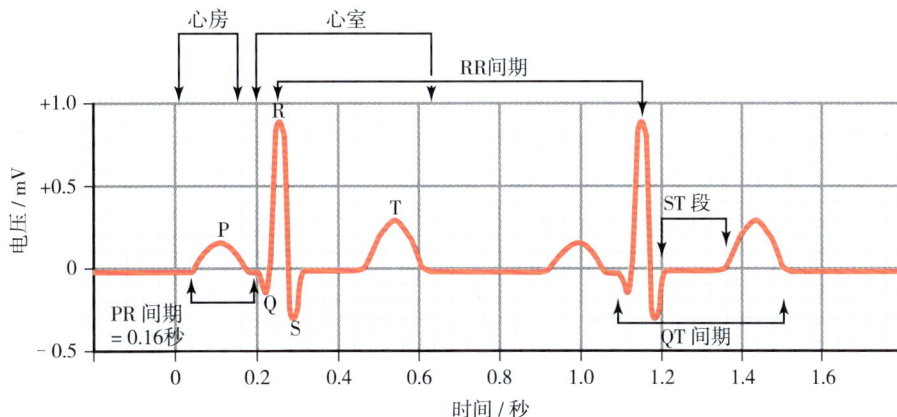

图 2.37　动脉与静脉的组织学（摘自 *Guyton and Hall Textbook of Physiology*, 14th ed., 2021: Figure 11.1.）

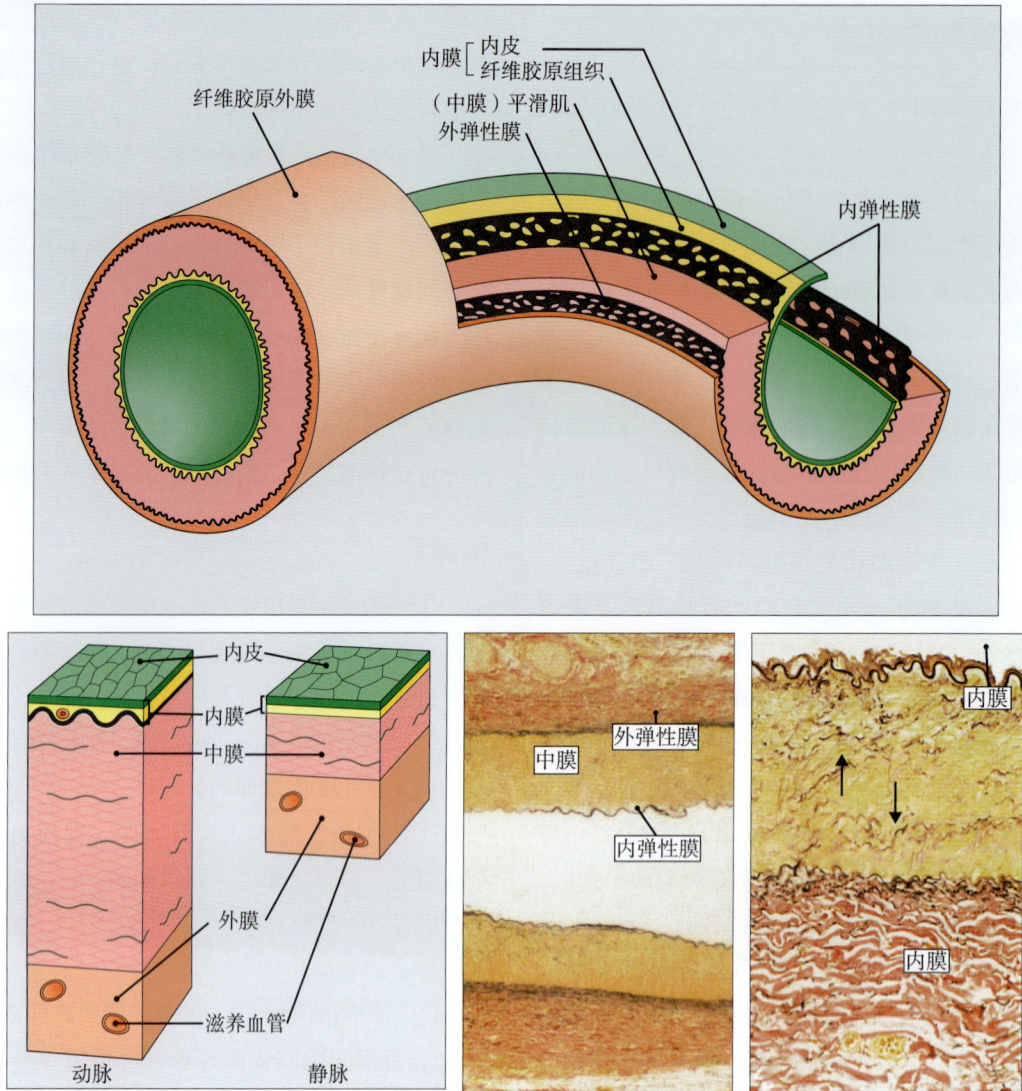

图 2.38   体循环生理学（摘自 *Steven & Lowe's Human Histology*, 5th ed. 2019: figures 9.2 and 9.5 combined.）

肺循环

腔静脉直接汇入右心房。血液从右心流经肺称为*肺循环*。肺循环的血流量与体循环大致相等。血液从右心室流入肺动脉，肺动脉在距心室 4 cm 处分为左右两支。每个肺的动脉分支向下分成更小的动脉。肺动脉和小动脉相比于体循环的同级动脉，长度更短、管壁更薄、管径更粗、可扩张性更好。这使得肺血管系统的顺应性与体循环系统的顺应性一样好，从而使肺动脉能够适应右心室快速而大量的血流。肺动脉的血管阻力和动脉压是体循环的 1/6（肺动脉压为20/10 mmHg，而体循环血压为 120/80 mmHg）。

肺毛细血管是从较大的小动脉随机分出的短血管。肺毛细血管在肺泡壁表面形成一层密集的血管网，以使气体交换的距离最小。肺静脉虽然很短，但具有与体循环静脉相似的扩张性。然而，与体循环静脉不同的是，肺静脉没有静脉瓣。肺静脉是左心房的容量血管或称为血液池。静脉平滑肌的收缩会限制血液池，并增加与血管内部容积相关的血容量。肺静脉逐渐增粗，直到汇入左右肺的两支主干，最后将含氧血液输送到左心房。

淋巴循环

淋巴循环为液体从组织间回流至体循环提供了一条额外通路，因此在组织液流体动力学的调节中起着重要作用。淋巴液是在淋巴管内流动的，成分与组织液相似的液体。淋巴管运输来自组织间隙的多余液体、大量蛋白质和其他大分子物质。虽然只有相当小的一部分蛋白质会从毛细血管渗漏到周围组织中，但若不及时清除这些蛋白质，仍会对人体造成威胁。

事实上，全身各个部位都连通着淋巴管网络。躯干下部和左侧头颈多余的组织液和蛋白质流入胸导管，胸导管从左颈内静脉和锁骨下静脉连接处汇入静脉循环。来自右侧头颈部、手臂和右胸部分的淋巴流入右淋巴管，右淋巴管从右颈内静脉和锁骨下静脉连接处汇入静脉循环。躯干下部的淋巴液汇入腹股沟和腹腔淋巴管。淋巴系统的压力通常为轻微负压，这有助于组织间隙保持"干燥"。淋巴管管壁薄，而且含有部分平滑肌，平滑肌可以通过收缩来推动其内容物前行。此外，淋巴管的瓣膜可以促进淋巴流动并防止反流。

心肺生理学

心脏和肺必须作为一个功能单元协同工作，以优化进入血液的氧负荷，然后将静脉血输送到靶组织。本节描述心肺生理学，并将关键的心肺功能与心肺生理学结合在一起进行讨论。

通气

通气是外界空气进入肺部的过程。吸入的空气量可以用肺量计测量。

肺通气存在区域差异。在坐位时，下肺野通气最多，中肺野通气中等，上肺野通气最少。这种效应与体位及重力有关。在仰卧位时，肺尖和肺底都会通气，最底部的肺野比最上部的肺野通气好。同样，在侧卧位时，低处肺野通气优于高处肺野通气（详见第19章）。

通气的区域差异可以用肺的解剖结构和呼吸力学来解释。肺部存在胸膜压力梯度。在直立位时，肺尖的胸膜腔负压最大，越靠近肺底部负压越小。这种压力梯度可以反映肺的重量。肺尖部的胸膜腔内负压越大，该区域的扩张度以及肺泡静息时体积就越大。肺底部的扩张压力相对较小，底部的肺泡静息容积也较小。上下肺野的差异是理解通气区域差异的基础。静息肺泡容积的区域差异不应与通气量的区域差异相混淆。通气是指静息体积的容量变化。上肺野相对较

高的静息容积使上肺野比下肺野更僵硬，或者说顺应性更差；下肺野静息容积小，顺应性更好。因此，与上肺野相比，下肺野表现出较静息容积更大的容积变化，对通气的影响更大。无论体位如何，最下部肺野的通气都是最好的。

弥散

空气到达肺泡后必须跨越肺泡毛细血管（alveolar-capillary，A-C）膜。气体，尤其是进入肺部的氧气和离开肺部的二氧化碳，必须穿过肺表面活性物质、肺泡上皮细胞膜和毛细血管内皮细胞膜。然后，氧气将会穿过血浆、红细胞膜和红细胞内的细胞内液，直到与血红蛋白分子结合（图2.39）。正常肺弥散距离很短，但在病理情况下，肺泡壁和毛细血管膜会增厚，导致弥散距离增加。液体、水肿或渗出物可使两层膜分离。这些问题通常在 PaO_2 长期低于正常水平时被发现。与 CO_2 弥散相比，氧气通过 A-C 膜的速度相对缓慢。因此，存在弥散功能障碍的患者经常会出现 $PaCO_2$ 正常的低氧血症。结节病、石棉沉着病、硬皮病和肺水肿会导致气体弥散能力降低。肺气肿会使气体交换的总表面积减少，气体弥散能力也会降低。

灌注

肺灌注是指用于气体交换的肺循环血流。与体循环相比，肺循环压力较低。因此，肺循环的血管比体循环的血管壁薄。与体循环相比，肺灌注几乎没有明显的区域差异。

静水压对下部肺叶的灌注有显著影响。静水压反映了重力对血液的影响，有利于下肺野的灌注。灌注的不均匀反映了肺内肺泡压、动脉压和静脉压的相互作用情况。在正常情况下，血流量由动静脉压力梯度决定。在肺部，肺泡压存在区域差异，可能对动静脉压力梯度有影响。例如，在上肺野，肺泡压接近于大气压，超过动脉压，可以有效关闭肺毛细血管。而在下肺野则相反，肺泡内相对较小的气体容量被较高的毛细血管静水压所赶超，因此，毛细血管压力有效地克服了肺泡内压力。

动脉血氧降低使肺血管收缩，称为*低氧性血管收缩*。肺低氧性血管收缩是血液离开肺低通气和缺氧区域的适应性机制。尽管低氧性血管收缩可能在提高肺

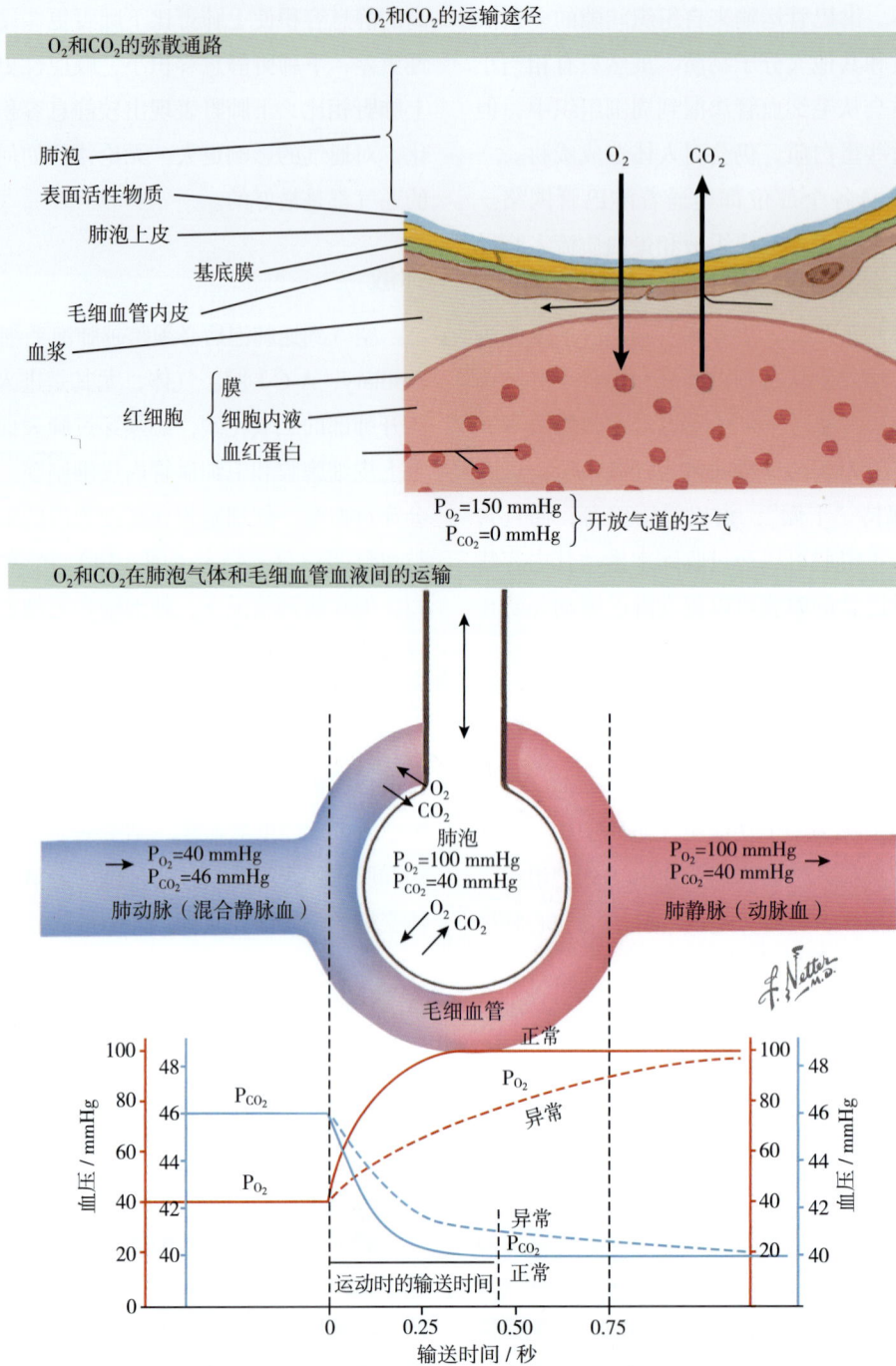

图 2.39　气体弥散（摘自 *Netter's Collection of Medical Illustrations*: The Respiratory System, 2nd ed., 2011: Plate 2.16.）

气体交换中起重要作用，但可能会对肺部疾病继发动脉血氧降低患者造成不利影响。

血液的酸碱平衡也会影响肺血流量。例如，pH 低或酸血症时，肺血管收缩。因此，通气功能受损会扰乱血气成分，进而影响酸碱平衡。由于 pH 对肺血管收缩的周期反应，这种效应可能被放大。这些基本生理机制对于优化物理治疗干预措施至关重要。

通气和灌注匹配

气体交换最佳的区域在通气和灌注量最大的部位。在直立位时，这一区域位于肺的中部。由于重力会将血液推到肺下部，在直立位时，肺底部的血流更多。有时动脉血压会超过肺泡压力，导致气道受压或塌陷（图 2.40）。另外，由于重力的作用，流向肺尖

A 检测注入体内的 ^{133} 氙

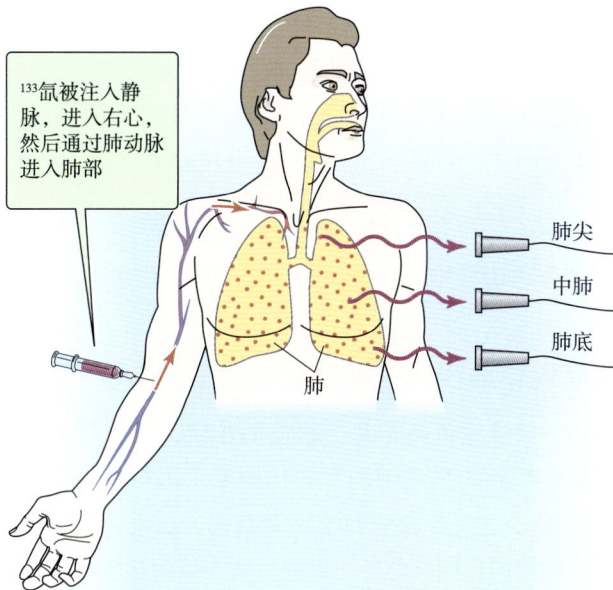

^{133} 氙被注入静脉，进入右心，然后通过肺动脉进入肺部

肺尖
中肺
肺底
肺

B 灌注区域分布

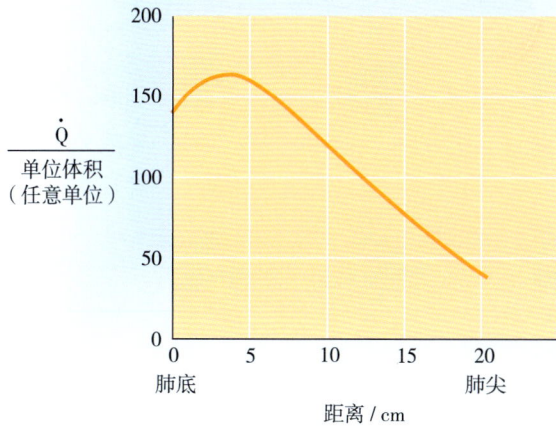

$\dot{Q}$ ／单位体积（任意单位）

肺底　　　　肺尖
距离 / cm

C 肺部区域

1 区的情况仅见于肺泡压升高时（如正压通气）或肺动脉压降低时（如出血）

2区
3区
4区

肺部通常位于 2 ~ 4 区

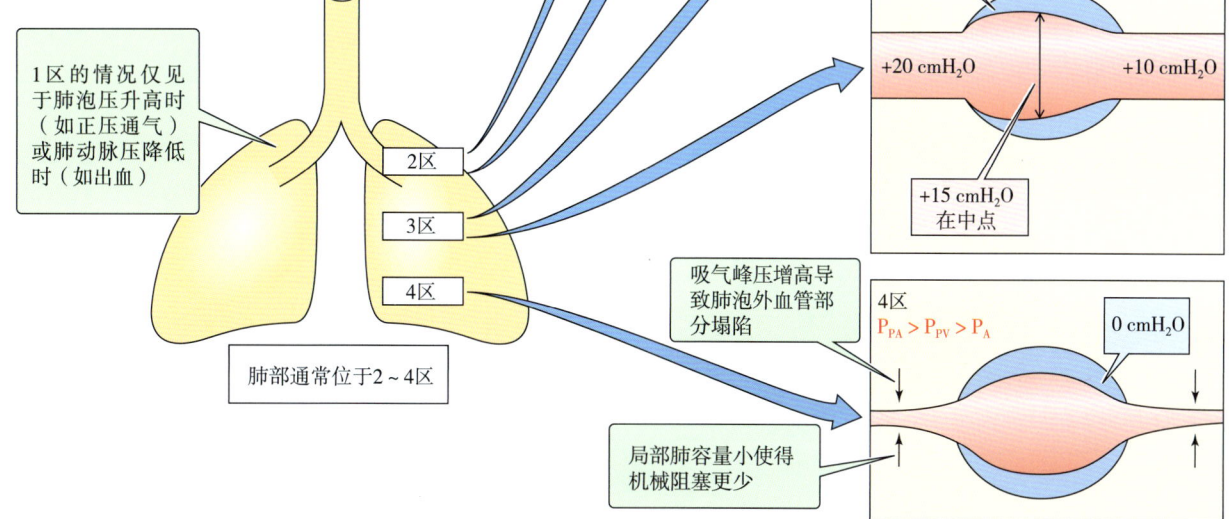

1区
$P_A > P_{PA} > P_{PV}$

可忽略的血流

肺泡
血管
$P_A = 0\ cmH_2O$
$P_{PA} = 0\ cmH_2O$　　$P_{PV} = -10\ cmH_2O$

毛细血管内压力均小于肺泡压。因此，相对较高的肺泡压会使毛细血管受压，血流减少

$-2\ cmH_2O$　$-5\ cmH_2O$　$-8\ cmH_2O$

2区
$P_{PA} > P_A > P_{PV}$

$0\ cmH_2O$
$+3\ cmH_2O$　　$-7\ cmH_2O$
$-2cm\ H_2O$

$0\ cmH_2O$
$+7\ cmH_2O$　　$-3\ cmH_2O$
$+2\ cmH_2O$ 在中点　　$-1\ cmH_2O$

3区
$P_{PA} > P_{PV} > P_A$

$0\ cmH_2O$
$+10\ cmH_2O$　　$0\ cmH_2O$
$0\ cmH_2O$　　$+5\ cmH_2O$

$+20\ cmH_2O$　　$+10\ cmH_2O$
$+15\ cmH_2O$ 在中点

吸气峰压增高导致肺泡外血管部分塌陷

4区
$P_{PA} > P_{PV} > P_A$
$0\ cmH_2O$

局部肺容量小使得机械阻塞更少

图 2.40　通气 / 灌注匹配（摘自 Boron. *Medical Physiology*, 3rd ed., 2017: fgure 31-9C.）

的血流减少。由于跨壁压力较高，该区域的肺泡扩张更充分，并可能通过挤压血管进一步减少血流量。通常，在肺的低垂部位气体交换更好，而中间区域具有最佳的通气和灌注匹配。体位的改变会引起灌注和通气的变化。在侧卧位时，重力依赖区域的气体交换更充分（图 2.41）。

正常肺部气体血液比值或气体血液匹配最佳。为维持 PaO_2 和 $PaCO_2$ 的正常血气值，通气 / 灌注比（ventilation to perfusion，$\dot{V}/Q$）通常为 0.8。也就是说，肺能提供的通气和灌注比为 4：5。当肺通气灌注比不均衡时，动脉血就不能维持正常的血气值。在低比值区域（灌注超过通气）会造成分流，而在高比值区域（通气超过灌注）会造成死腔（图 2.42）。如果 $\dot{V}/Q$ 异常区域占主导，会导致低氧血症。除非患者增加通气，否则动脉 $PaCO_2$ 会升高。

物理治疗师为心血管系统与呼吸系统疾病患者改变体位时可能会观察到患者处于某些体位时更加痛苦。这种体位依赖性可以用通气 / 灌注不均衡来解释，这种不均衡会导致重力依赖区域气体交换不佳。

肺通气与灌注的关系总结如图 2.43 所示。图 2.43 示在直立位时，肺通气和灌注增加。最佳 $\dot{V}/Q$ 位于肺中段区域。在直立位时，肺尖处通气超过灌注，肺底部灌注超过通气。图 2.42 显示了直立位时分流和死腔对 $\dot{V}/Q$ 比值的影响，及对肺泡气体的影响。具体来说，图 2.42 表明了肺部在直立位时上、中、下部通气和灌注的局部差异。这些梯度由肺泡 PaO_2 和 $PaCO_2$ 水平反映，而两者与肺尖的肺泡死腔、中肺 $\dot{V}/Q$ 适当比及肺底的分流有关。

氧运输原理

氧运输途径

氧运输依赖于几个相连的步骤，从经鼻吸入含氧空气到为满足细胞水平代谢需求进行氧摄取（图 2.44）。这些步骤依赖于呼吸系统、心血管系统和代谢的协同作用。此外，血液负责在体内运输氧气，因此，血液的成分和稳定性也直接影响这个过程。

血液质量和数量

血液虽然不是氧运输途径中的独立因素，但它是氧运输的基本介质。为实现这一功能，血液必须以足够但不同的量输送氧来满足代谢需求，并且必须具有合适的成分和稳定性。

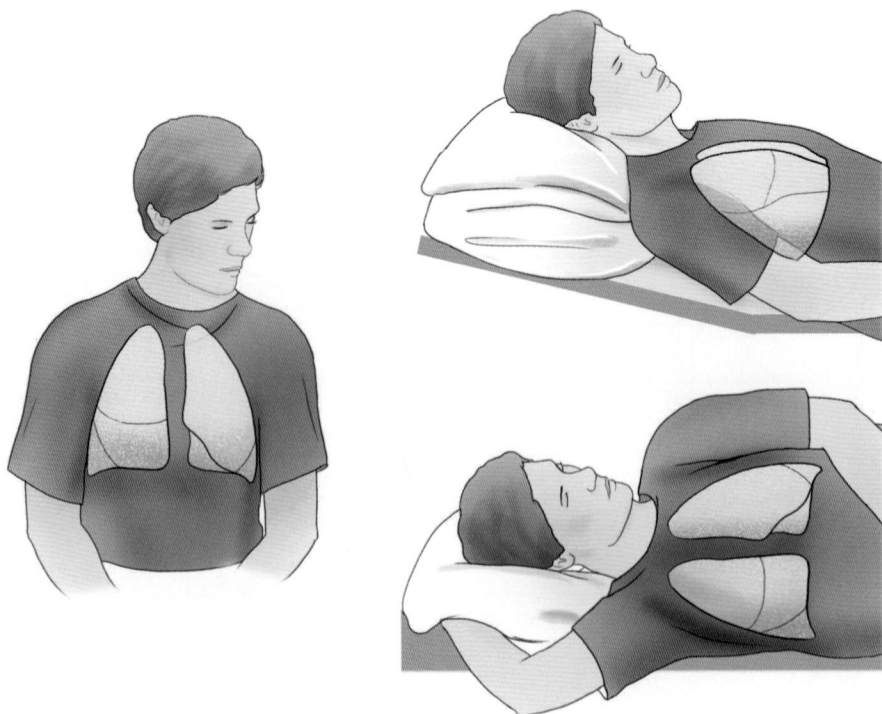

图 2.41　体位对肺弥散的影响

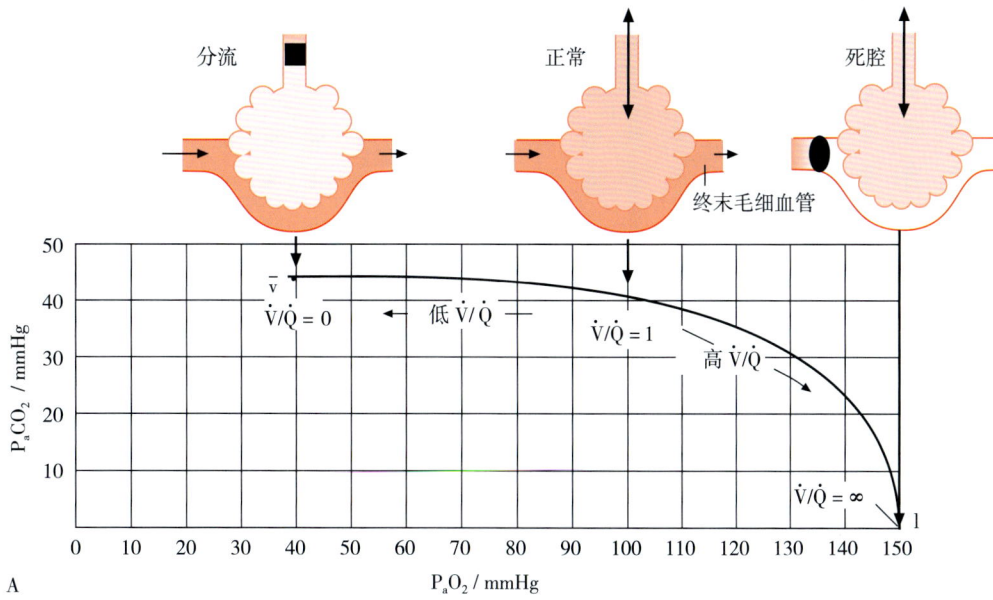

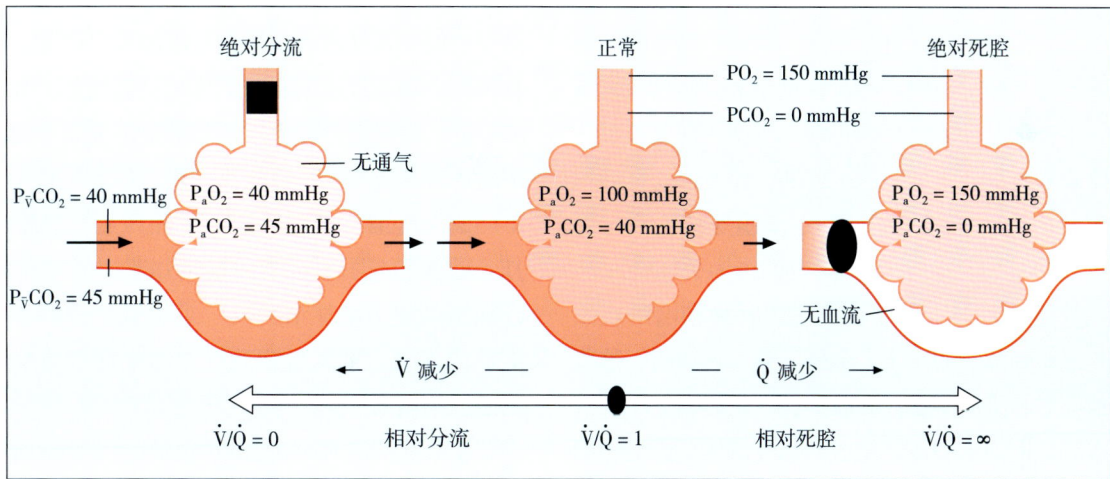

图 2.42　氧气－二氧化碳示意图

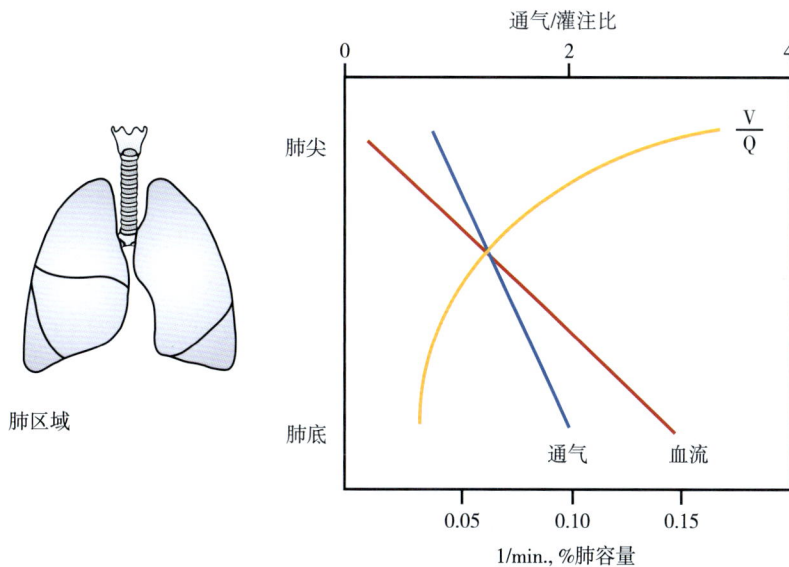

图 2.43　重力对通气、灌注和通气/灌注比的影响

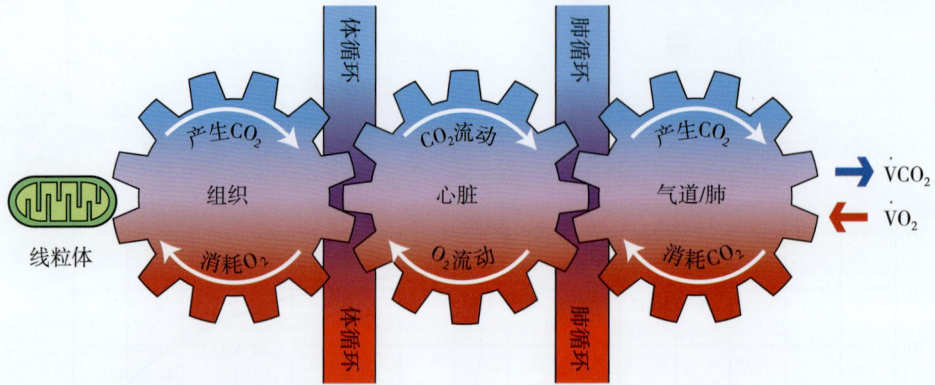

图 2.44　呼吸系统 – 心血管系统 – 代谢协同作用

　　血管内的血容量各不相同：70% 的血液在静脉中，10% 的血液在全身动脉中，15% 的血液在肺循环，5% 的血液在毛细血管中[15]。静脉中的大量血液可以根据心输出量变化进行调整。例如，当心输出量需要增加时，静脉收缩。当血容量正常，体液在血管内外分布合理时，体液平衡正常。当这一现象被破坏时，体液平衡就会出现问题。此外，体液失衡会影响电解质的浓度，尤其是钠，钠在细胞外液中浓度最高。影响氧运输的 4 个主要体液失衡为失水、水过剩、钠缺乏和钠过剩（见第 29 章）。水和电解质失衡时其他受到影响的离子，如钾、氯、钙和镁，这些离子都会对心脏的兴奋性和收缩性产生影响。

　　血液是由细胞和血浆组成的黏性流体。血液中的细胞大部分是红细胞，白细胞和血小板对血液的物理特性几乎没有作用（图 2.45）。

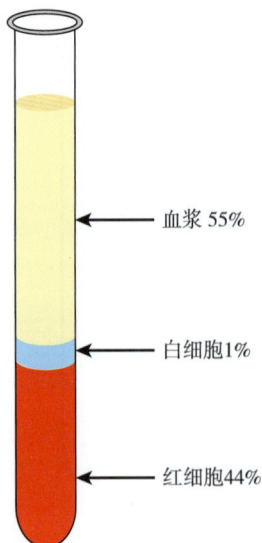

血浆 55%

白细胞1%

红细胞44%

图 2.45　血液成分

　　红细胞压积是指血浆中红细胞的比例，正常女性为 38%，男性为 42%。血液比水黏稠好几倍，这使得血液泵出心脏和流经血管难度增加。细胞越多，血液层中的摩擦就越大，黏稠度就越大。因此，血液的黏稠度会随着红细胞压积的增加显著增加。如红细胞增多症，会使血液黏稠度增加数倍。血浆中蛋白质的浓度和种类也会影响血液黏稠度，但影响较小一些。

　　成人红细胞由骨膜内的骨髓产生，如椎骨、胸骨、肋骨和骨盆。随着年龄的增长，这些部位产生红细胞的能力会逐渐减弱。组织氧合是调节红细胞生成的基础。低氧血症通过骨骼中促红细胞生成素刺激红细胞的产生[16]。

　　血液黏稠度对小血管的影响最大。小血管中的血流大大减少，导致红细胞聚集与血管壁的附着性降低。这一效应不会随着血液在小血管中黏稠度的降低而抵消（血细胞在通过血管时聚集，减小了血流层中细胞间的摩擦力）。在小的毛细血管中，血细胞会被卡住，特别是在内皮细胞的细胞核突出并暂时阻塞血流的部位。

　　红细胞的主要功能是运输血红蛋白，而血红蛋白又将氧气从肺部携带至组织。红细胞也含有大量碳酸酐酶，能催化 CO_2 和 H_2O 的反应，使得血液与大量的 CO_2 发生反应，从而将 CO_2 从组织运输到肺部并呼出。

　　血红蛋白在红细胞内的浓度高达 34 g/dL。每克血红蛋白能够结合 1.34 mL 的氧（图 2.46）。健康女性血液可以携带 19 mL 氧（假设女性全血中平均血红蛋白浓度为 14 g/dL）；健康男性血液可以携带 21 mL 氧（假设男性全血平均血红蛋白浓度为

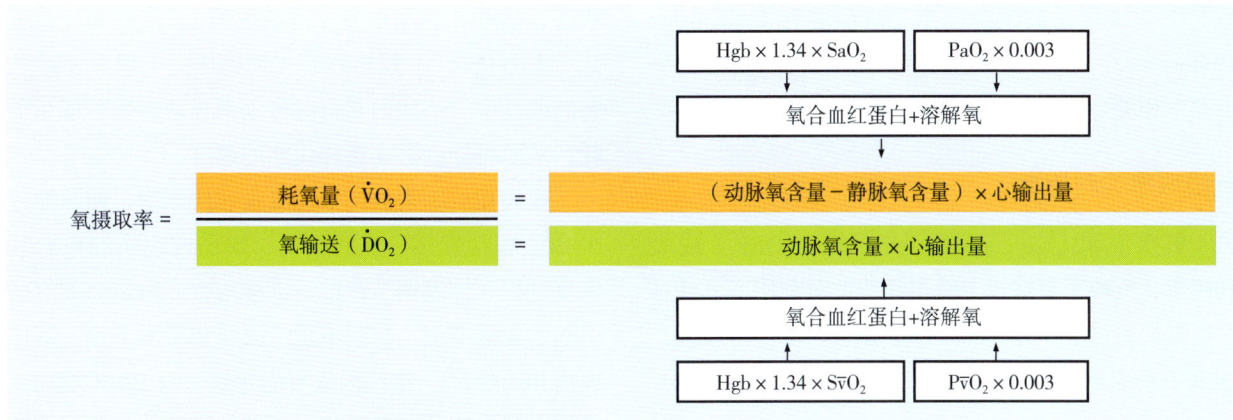

图 2.46　决定氧输送、耗氧量和氧摄取率的公式

16 g/dL）。

血浆是血液的细胞外液，含有 7% 的蛋白质，即白蛋白、球蛋白和纤维蛋白原。血液中蛋白质的主要功能是增加毛细血管膜渗透压，防止液体漏到组织间隙，其中，白蛋白起主要作用，其次是球蛋白和纤维蛋白原。球蛋白运输血液中的物质，并作为抵抗感染和中毒的抗体为机体提供免疫力。纤维蛋白原是血液凝固的基础。大部分血液中的蛋白质，包括血红蛋白，也是很好的酸碱缓冲剂，它们的酸碱缓冲能力占全血所有缓冲能力的 70%。

血流量（Q）取决于压力梯度（pressure gradient，P）和血管阻力（vascular resistance，R）。因此，血流量等于压力梯度除以阻力（即 Q=P/R）。血管的长度和血液的黏稠度也是血流量的决定因素。

人体的平均血容量为 5000 mL，其中约 3000 mL是血浆，2000 mL 是红细胞。这些数值因性别、体重和其他因素而异。通常，血容量的变化反映了体液失衡（不足和过量），这是由于体液从皮肤与呼吸道流失，以及排尿、排汗和排泄所致。运动和炎热是影响健康人体液平衡的主要因素。

血浆包含大量的钠离子和氯离子，少量的钾、钙、镁、磷酸盐、硫酸盐和有机酸离子。血浆中还含有大量的蛋白质。血浆中大量的离子成分是调节细胞内外液体容量，引起细胞内外之间液体转移的主要因素。

氧输送到组织

氧合血红蛋白解离

细胞对氧气的需求每时每刻都在变化。氧合血红

蛋白解离的特性保证了在细胞水平上有持续的氧气供应。氧气在肺循环中与血红蛋白分子结合，动脉氧含量降低时，在组织毛细血管中释放。当组织 pH 降低、CO_2 升高、温度升高和正常血细胞的成分二磷酸甘油酸（diphosphoglycerate，DPG）升高时，S 形的氧合血红蛋白解离曲线（图 2.47）向右移动。

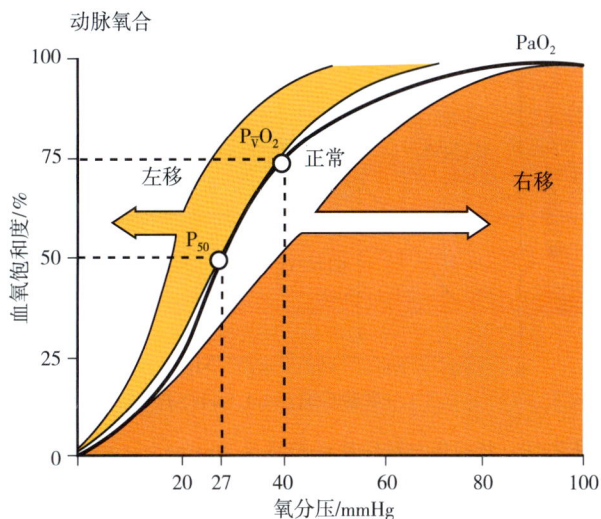

图 2.47　氧合血红蛋白解离曲线

血液输送及其有效运输氧的能力是氧运输途径中所有步骤的核心，在临床问题解决和决策的每个阶段都必须考虑。

氧债

组织氧债，或耗氧恢复，是需氧量（oxygen demand）和耗氧量（oxygen consumption）之差。健康个体，氧债可在剧烈运动时持续较短时间。这种

情况下无氧代谢被激活产生三磷酸腺苷（adenosine triphosphate，ATP）。对重症患者而言，氧债程度与生存率相关。

氧摄取率或利用率

氧摄取率（oxygen extraction ratio，OER）或氧利用率，反映了氧输送与全身组织的氧利用率，计算方法是耗氧量（VO_2）除以氧输送量（DO_2）。通常，OER 在静息状态时为 23%。

氧供依赖性氧耗

一般情况下，DO_2 不会减少。随着 DO_2 的减少，组织会从血液中摄取相应量的氧气。危重患者 DO_2 减少，无法满足基础代谢需氧量 [$300\ mL/(min \cdot m^2)$]。VO_2 降低的临界水平与组织无氧代谢和乳酸积累及 pH 降低有关（图 2.48）[16,17]。此时，血清乳酸相应增加，提示多脏器衰竭患者无氧代谢增加。镇静药物的使用会改变 VO_2 和 DO_2 之间的关系，因此在分析氧运输数据时，必须考虑药物的作用 [18]。

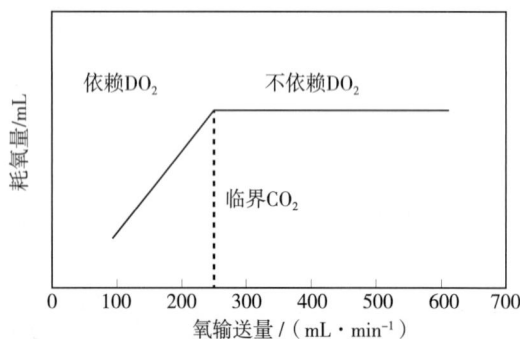

图 2.48 耗氧量与氧输送量的关系

影响氧运输的常见因素

基础代谢率（basal metabolic rate，BMR）反映了个体在完全静息状态下的代谢速率。完全静息状态，是指数小时内没有食物摄入、夜间休息良好、没有令人兴奋或焦虑的情绪刺激、且处于舒适的环境温度下。通常情况下，如果在标准化条件下测量，BMR 在个体内部和个体间是恒定的。BMR 反映了身体细胞维持静息功能所消耗的能量，包括呼吸、心脏、肾脏和脑功能，以及温度调节。

通常，一天中人体处于外界温度与湿度、摄入状态、活动和运动水平（运动负荷）、体位和体位变化（重力负荷）、情感状态（情感压力）以及觉醒状态的波动中。这些因素每时每刻都显著影响着能量消耗，从而可能会提高新陈代谢的速度。

疾病相关因素会增加耗氧量和代谢率，使其超过 BMR，包括发热、疾病本身、损伤或疾病的愈合和恢复过程、体温调节紊乱、觉醒减少、由焦虑或疼痛引起的觉醒增加、睡眠不足、医疗和手术干预、液体失衡和药物 [19]。这些因素可能导致全身 BMR 增加或反映组织代谢的局部变化。局部血管床的自动调节通过促进局部血流的增加来适应局部组织代谢需要。

重力应力和运动应力对正常心肺功能和氧运输是必不可少的，因此，我们应该重视重力和运动的作用。这两个因素通过刺激脑干的网状激活系统和自主神经系统（autonomic nervous system，ANS）来提升觉醒状态。当脑干和 ANS 受到抑制时会极大地损害氧运输。情感压力也能显著刺激 ANS（战斗或逃避反应），从而影响氧运输。这些概念及临床意义详见第 17、19 章。

重力应力

人类能够在 1g 的重力场内活动。鉴于人体体重的 60% 是由血管内和血管外间隙中的液体组成的，且这些液体的质量很大，因此体位的变化会导致体液的迅速转换，这可能会影响血流动力学的稳定性 [20,21]。为维持体位变化时的意识和正常身体功能，心脏和外周脉管系统能够监测这些液体变化并迅速适应，避免机体功能恶化（如 SV、CO、循环血容量和脑灌注减少）。体液调节机制的存在对于体位变化引起的血流动力学效应至关重要。卧床会损害该机制，这与患者和老年人群长期卧床休息所致机体失用状态有关 [22,23]。通过直立体位恢复患者对重力应力的适应是维持体液调节机制和避免直立不耐受及其短期和长期后遗症的唯一途径。

运动应力

运动是对人体稳态和氧运输最大的干扰。心输出量会增加 5 倍以适应运动应力下的代谢需求。运动应力影响氧运输途径中的所有步骤，使通气增加，通气/灌注比达到最佳状态以提高血液的氧合。心率和每搏输出量的增加可以提高心输出量，使更多的含氧血液进入组织。在组织水平，氧摄取率也会增加。

情感压力

身体对情感压力的应答方式与身体对运动应力的应答方式相似，是通过交感神经压力反射（恐惧—战斗—逃避反应）进行的。感知到威胁，是情感压力的基础，也可以触发恐惧—战斗—逃避反应和一系列交感神经介导的生理反应。这种反应使身体为战斗或逃避做好准备，包括循环应激激素、心率、血压、心输出量、血糖、肌肉力量、精神警觉性、细胞代谢和局部血液流向特定肌肉群的增加，以及非自主功能的抑制。

总结：氧运输途径的步骤

本章系统讲述了获取、运输和向组织输送氧气的解剖学和生理学，接下来我们将氧运输途径总结为9个关键步骤。我们将从氧气吸入开始，描述氧气通过心肺系统输送到组织中的每一步。

第1步：吸入氧气和环境空气

健康人群吸入的氧气浓度相对稳定在21%左右。如果位于高海拔地区，吸入的氧气浓度是相同的，但随着海拔升高大气压逐渐降低，吸入的氧气分子数量减少。这就是为什么人们在高海拔地区会出现缺氧的原因。

大气中含有79%的N_2、20.97%的O_2和0.03%的CO_2。N_2是惰性气体，不会被肺部吸收，在维持肺泡扩张中起到重要作用。

许多因素会影响空气质量：地理位置、季节、城市与农村、海拔高低、家庭环境、工作环境、室内与室外环境、通风水平、空调使用、封闭的建筑物、颗粒物含量高的区域、能吸入气态物质与有毒物质的区域以及吸烟与非吸烟环境等。空气质量低会使上呼吸道的过滤能力及气道敏感性降低，造成急性或长期的肺损害。恶劣的空气质量对肺部的慢性刺激会导致过敏、慢性炎症反应、纤维化和毛细血管膜增厚。吸入肺泡的空气在呼吸过程中会被水蒸气完全饱和。然而，在干燥环境中，尽管空气在到达下呼吸道和肺泡的过程中会逐渐湿润，但是上呼吸道仍可能会脱水、失去其保护性黏液层，导致黏膜损伤，增加感染风险。

第2步：气道

空气首先进入上呼吸道。作为主气道的气管，包含软骨环、结缔组织和少量平滑肌。这一结构至关重要，它提供了非常坚实而稳固的气体导管，使气体从鼻孔经头颈进入肺部，并防止气道塌陷。随着气道越来越小，分支进入肺组织，它们的主要成分变为平滑肌。水肿、黏液、异物、钙化、微粒物和占位性病变以及支气管平滑肌的高反应性等多种因素可导致气道狭窄、阻塞和气流阻力增加。气道上排列着纤毛，是细小、微小、毛发状突起，可以将微尘、细胞和微生物从肺部排入主气道，再被清除和排出。气道也布满了黏液，黏液包括两层，上层为凝胶层，下层为溶胶层，纤毛借此发挥作用。

第3步：肺和胸壁

氧气沿着气道进入肺部，并在这里进行气体交换，同时吸入的氧分子与血液中的氧气运输载体相结合。空气进入肺取决于呼吸肌的完整性，尤其是膈肌、肺实质和胸壁。膈肌的收缩和下降会产生胸膜腔负压使肺膨胀。通气主要依赖于肺的胸膜负压梯度。胸膜负压梯度导致肺部通气不均衡和区域间的差异。但是，还有其他原因也会导致肺部局部通气不均。这些局部差异反映了肺顺应性和气道阻力的区域差异。气道部分阻塞患者，肺顺应性降低、气道阻力增加，肺泡充气的时间随之增加。如果肺泡充气或排气时间不足（即时间常量增加），气体交换就会受到损害。不同肺单位的时间常量不同，造成了吸气过程中不均衡的通气模式。若肺单位的时间常量长，那么充气和排气的速度慢，可能会在周围肺单位排气的时候还在充气。另一个造成通气不均的因素是弥散距离的变化，某些疾病使弥散距离增加，肺单位的通气也会不均衡。

肺和胸膜壁层有丰富的薄壁淋巴管。淋巴管上有平滑肌，因此能主动收缩，推动淋巴液流动。这种流动被淋巴管上的瓣膜强化。呼吸过程中胸膜压力的上升和下降随着每次呼吸压迫淋巴管，促进了淋巴的连续流动。在呼气和胸膜内压力增加时，淋巴液被推入淋巴管。脏胸膜不断地从肺部引流淋巴液，这就产生了胸膜腔负压，使肺扩张。这一压力超过了肺实质的弹性回缩压，抵消了弹性回缩压使肺部塌陷的趋势。

腹膜腔由容纳内脏的脏腹膜和衬于腹腔内的壁腹膜构成。许多淋巴管连接于腹腔和胸导管；其中一些淋巴管起自膈肌。随着吸气与呼气的循环，大量淋巴液从腹膜腔转移到静脉引流系统的胸导管。高静脉压和通过肝脏的血管阻力会干扰腹腔内正常的液体平衡。这会引起含有高蛋白的液体渗出进入腹腔。这种液体的聚积称为腹水。大量液体在腹腔内积聚，会增加膈下的腹内压，继之损害心肺功能。

最佳的膈肌运动需要胸内压和腹内压的平衡。腹压增加和液体积聚等因素会影响膈肌的下降和胸壁扩张。其他影响因素包括膈下积气、胃肠道梗阻、占位性病变和麻痹性肠梗阻等。

第 4 步：弥散

氧气从肺泡腔向肺动脉循环的弥散取决于 4 个因素：肺泡毛细血管膜的表面积、肺泡毛细血管膜的弥散能力、肺毛细血管血容量和通气 / 灌注比。血流流经肺泡毛细血管膜的时间也是影响弥散的重要因素。血液在肺毛细血管中一般停留 0.75 秒。在 0.25 秒内，也就是 1/3 时间内血液就会完全饱和。这就为运动或其他心输出量的增加和肺毛细血管传递时间减少提供了安全保障，即使运输时间缩短，血液也能正常氧合。

第 5 步：灌注

肺部血液灌注的分布主要与重力相关，因此下肺野较上肺野血流灌注更充分。在直立位时的肺部，肺底部比肺尖部更易灌注。直立位时肺中部的通气与灌注匹配最佳。在健康个体中，通气 / 灌注比是动脉氧合的主要决定因素，这一比值在直立位的肺中部为 0.8。

第 6 步：心脏功能

最佳的心脏功能和心输出量取决于心脏电兴奋的同步耦合和机械收缩。SA 结位于右心房，是正常的心脏起搏点，可引发正常的窦性心律，产生多组分的 P-QRS-T 波（见第 10 章）。这种电兴奋波通过特殊的心房、室间隔和心室神经传导系统传递，引起心房与心室收缩。右心室和左心室的收缩将血液分别射入肺循环和体循环。

除传导系统的完整性与心肌的完全去极化（传导作用）外，心输出量还取决于其他几个因素。回心血量（前负荷）决定射血量（Starling 效应）。与血容量相适应的心室扩张性必须达到最佳状态：既不僵硬又不过度顺应。心肌的力量与收缩性必须足以射出血液（分别是正性肌力效应和变速效应）。心输出量由克服外周血管阻力的主动脉压和心室射血到肺循环与体循环的能力（后负荷）决定。

心包腔类似于胸膜腔和腹膜腔，是一个含有薄层液体的潜在腔隙。心包腔通常为负压。呼气时，心包腔压力增加，液体被挤出流入纵隔淋巴管。这个过程通常由心脏增加的血容量和心室的收缩决定。

第 7 步：外周循环

当含氧血液射出心脏时，外周循环提供了一个通道来将血液供应给代谢活跃的组织。全身血管有串联的，也有并行的。动脉和毛细血管的作用是促进血液流动，从而向组织灌注含氧血液。脉管系统的结构如下：大血管周围结缔组织和弹性成分较多，而末端血管和小动脉则平滑肌较多。这种结构使大动脉能够承受血液在心室收缩期时产生的高压。心脏收缩时，大量的势能被储存在这些血管的弹性管壁中。在舒张期血液被血管的弹性回缩力向前推动。管壁薄的肌性动脉在循环中起活塞作用，调节局部血管床（如皮肤、肠道、肌肉和器官）的血液流动，维持外周血管阻力以调节全身血压。流经这些血管床的血流是由神经和体液刺激（外源性）以及局部组织因素（内源性）决定的。血压的控制主要是通过外周循环和局部血管床的神经刺激来调节的。

微循环包括前毛细血管小动脉、毛细血管和小静脉。毛细血管内和周围组织的流体静力学及胶体渗透压间的平衡由 Starling 效应控制，这两种压力的平衡压为 0.3 mmHg，它的净效应是微血管到间质内液体的外向滤过。任何液体过多或血浆蛋白缺乏都会导致液体流入周围淋巴管，淋巴管内通常呈负压，组织间隙也是如此。微循环的完整性对调节氧气从组织毛细血管膜的弥散和清除 CO_2 及代谢废物至关重要。

血管的肌肉成分越多，它们对外源性神经刺激和内源性刺激（通过循环的体液神经递质，如儿茶酚胺和局部组织因子）的反应性越强。这种反应对及时调节外周循环的组织灌注和氧合，满足组织代谢需求及控制外周阻力和血压至关重要。

第 8 步：组织摄取和氧气利用

根据代谢需求向组织灌注含氧血液是氧运输系统的主要目的。氧气不断地被身体的全部细胞利用，因此它从循环系统至细胞膜的弥散是非常快的，以此来满足不同的代谢需求。弥散依从由高到低的压力梯度。毛细血管和细胞的距离各有不同，因此需要确保组织的动脉氧含量。细胞内的 PaO_2 变化范围为 5~60 mmHg，平均 23 mmHg。考虑到支持代谢仅需要 3 mmHg 的氧分压，因此 23 mmHg 的氧分压确保了可靠供氧。这些机制保证了供氧能够满足无论是健康还是疾病造成氧运输受损时的最大范围的氧气需求。正常情况下，细胞的氧气摄取率〔即 ATP 形成二磷酸腺苷（adenosine diphosphate，ADP）的速率〕由细胞的需氧量而不是由氧气的利用率来决定。

三羧酸循环（Krebs 循环）和电子传递链所需要的足量优质的线粒体酶，以及肌红蛋白的利用率，可能会影响氧运输途径，这仅次于营养不良和肌肉酶缺乏。肌红蛋白是一种类似于血红蛋白的蛋白质，位于肌肉线粒体内。当代谢需求增加时，肌红蛋白与氧气可逆性结合，提供即时的氧气来源，促进氧气在线粒体内的运输。

通常，静息时组织的氧摄取率是 23%（即耗氧量与氧输送量的比例）。这个比例确保了当代谢需求增加时组织能够摄取更多的氧气。

诊断组织缺氧，尤其是在患者病情危重时，局部评估如胃黏膜 $PaCO_2$ 和 pH 比整体评估 VO_2 和 DO_2 更有意义[24]。局部氧合评估有助于提高基于组织指标的治疗特异性[25]。

第 9 步：部分不饱和血和 CO_2 反流回肺部

部分不饱和血和 CO_2 从细胞回流，通过静脉循环进入右心和肺。CO_2 通过肺泡毛细血管膜弥散，通过呼吸系统从体内排出，不含氧的静脉血则再次被氧合。氧运输循环的调整非常敏感，以适应各个器官系统代谢所需要的变化，如在胃肠道的消化及运动期间心脏和骨骼肌的做功。

影响组织氧合和组织氧利用能力的因素包括需氧量异常、血红蛋白和肌红蛋白减少、水肿以及细胞酶中毒[26]。

复习题

（1）描述氧运输途径的步骤和相互依赖关系。

（2）描述能量传递和细胞氧化的生理过程。

（3）解释氧气的输送、吸收和摄取，以及这些过程之间的相互关系。

（4）概述健康人干扰氧运输的因素。

（5）描述心血管和肺部单元，以及为什么这种分类方式比单独描述心脏或肺部更有用。

（6）概述胸廓及运动。

（7）描述呼吸肌及其功能。

（8）解释氧气从大气进入肺泡毛细血管膜的途径。

（9）描述血液从外周通过心脏进行肺循环和体循环的过程。

（10）描述去氧血液从外周返回心脏的过程。

（11）解释淋巴循环的作用及其生理意义。

（12）描述肺和心脏之间的相互依存关系及临床意义。

参考文献

1. World Health Organization: International Classification of Functioning,Disability and Health. www.sustainable-design.ie/arch/ICIDH-2PFDec-2000.pdf; accessed September 2010, 2000.

2. Scharf SM, Cassidy SS, eds. *Heart-Lung Interactions in Health and Disease*, 42 ed. New York, NY: Informa Healthcare; 2021.

3. Weber KT, Janicki JS, Shroff SG, et al. The cardiopulmonary unit: the body's gas transport system. *Clin Chest Med*. 1983;4:101–110.

4. Barrett KE, Brooks H, Boitano S, et al. *Ganong's Review of Medical Physiology*, 26th ed. New York, NY: McGraw-Hill Professional

Publishing; 2019.

5. Berne RM, Levy MN. *Cardiovascular Physiology,* 10th ed. Philadelphia, PA: Elsevier; 2013.

6. Hurst HJ, Walsh RA, Fuster V, Fang JC, et al. *Hurst's the Heart.* 13th ed. New York, NY: McGraw-Hill; 2013.

7. Standring S, ed. *Gray's Anatomy,* 42nd ed. Philadelphia, PA: Elsevier; 2021.

8. Hall JE. *Guyton and Hall Textbook of Medical Physiology.* 13th ed. Philadelphia, PA: Elsevier; 2016.

9. Katz AM. *Physiology of the Heart.* 5th ed. Philadelphia, PA: Wolters Kluwer; 2011.

10. Lumb AB, Pearl RG. *Nunn's and Lumb's Applied Respiratory Physiology.* 9th ed. Philadelphia, PA: Elsevier; 2021.

11. Broaddus VC, Mason RJ, Gotway et al. *Murray and Nadel's Textbook of Respiratory Medicine.* 6th ed. Philadelphia, PA: Elsevier; 2016.

12. West JB. *West's Respiratory Physiology: The Essentials.* 10th ed. Baltimore, MD: Wolters Kluwer; 2015.

13. Ovalle WK, Nahirney PC. *Netter's Essential Histology: With Correlated Histopathology.* Philadelphia, PA: Elsevier; 2020.

14. Jones AYM, Dean E, Chow CCS. Comparison of the oxygen cost of breathing exercises and spontaneous breathing in patients with chronic obstructive pulmonary disease. *Phys Ther.* 2003;83:424–431.

15. Sandler H, Vernicos J. Cardiovascular effects of inactivity. In: Sandler H, Vernikos J, eds. *Inactivity: Physiological Effects.* Orlando, FL: Academic Press; 1986.

16. Mizock BA, Falk JL. Lactic acidosis in critical illness. *Crit Care Med.* 1992;20:80–93.

17. Schumaker PT, Cain SM. The concept of critical oxygen delivery. *Intensive Care Med.* 1987;13:223–229.

18. Boyd O, Grounds M, Bennett D. The dependency of oxygen consumption on oxygen delivery in critically ill postoperative patients is mimicked by variations in sedation. *Chest.* 1992;101:1619–1624.

19. Dean E. Oxygen transport: a physiologically based conceptual framework for the practice of cardiopulmonary physiotherapy. *Physiotherapy.* 1994;80:347–355.

20. Dean E, Ross J. Discordance between cardiopulmonary physiology and physical therapy. *Chest.* 1992;101:1694–1698.

21. Dean E, Ross J. Oxygen transport: the basis for contemporary cardiopulmonary physical therapy and its optimization with body positioning and mobilization. *Phys Ther Pract.* 1992;1:34–44.

22. Chase GA, Grave C, Rowell LB. Independence of changes in functional and performance capacities attending prolonged bed rest. *Aerosp Med.* 1966;37:1232–1237.

23. Winslow EH. Cardiovascular consequences of bed rest. *Heart Lung.* 1985;14:236–246.

24. Baigorri F, Russell JA. Oxygen delivery in critical illness. *Crit Care Clin.* 1996;12:971–994.

25. Maizes JS, Murtuza M, Kvetan V. Oxygen transport and utilization. *Respir Care Clin N Am.* 2000;6:473–500.

26. Kariman K, Burns SR. Regulation of tissue oxygen extraction is disturbed in adult respiratory distress syndrome. *Am Rev Resp Dis.* 1985;132:109–114.

3

疾病状态下的心血管系统与呼吸系统功能

作者：Claudia Krebs　Elizabeth Dean
译者：孙晓燕　廖艺璇
校对：陈亚红

本章目录

关键词

心脏疾病　　　　　　　　瓣膜疾病　　　　　　　　　　非原发性心脏病

限制性肺疾病　　　　　　阻塞性肺疾病

心血管系统与呼吸系统疾病

　　心血管系统与呼吸系统疾病是人类发病和过早死亡的主要原因之一，是寻求物理治疗的主要诊断或次要诊断。患者通常有一个或多个导致这两大系统疾病的危险因素。物理治疗师需要全面了解这些疾病的状况，以及它们的预防、临床表现和处理措施等。生活方式和环境因素是发病的主要原因和促发因素（见第

1章），因此，为了预防和逆转症状需尽可能改变这些危险因素。

　　在对每位患者进行物理治疗转诊或管理时，无论转诊或管理的原因是什么，都应对每一位患者进行心血管系统与呼吸系统疾病危险因素的评估。对于有明确病史的患者，要根据相关的症状和体征进行管理。但如果患者是因肌肉骨骼、神经肌肉或其他系统功能障碍前来寻求物理治疗师的帮助，且同时继发心血管

系统与呼吸系统疾病，那么在整体管理中就必须考虑这一诊断，并相应调整干预措施（框3.1）。由于心血管系统与呼吸系统疾病往往有致命的风险，因此管理这类疾病可能比管理原发性疾病（如腰背痛、骨关节炎或帕金森综合征）更为重要。

框 3.1　影响心血管系统与呼吸系统及氧运输的疾病

肌肉骨骼疾病
结缔组织病
神经系统（自主神经系统、中枢神经系统或副交感神经系统）疾病
胃肠疾病
肝脏疾病
肾脏疾病
血液系统疾病
内分泌疾病
免疫性疾病

　　目前，心血管系统与呼吸系统疾病病理生理学研究的进展都突出强调了一个共同点：血管内皮和气道上皮的炎症。随着病情的加重，蛋白质改变原有结构，机体通过增加蛋白修复来维持血管和气道的结构与功能。而导致这一防御体系被激活的主要因素是缺血、低氧血症和炎症。

　　这些疾病的管理是复杂的，虽然主要表现在心血管系统与呼吸系统，但根本原因是全身性的。疾病的最初迹象往往被忽略，因为它们不一定与健康相关生活质量的改变密切相关。当前的管理计划侧重于跨专业的康复，以充分解决根本原因，而并非一次只关注一个症状。本章介绍了心血管系统与呼吸系统的病理生理学、它们之间的相互作用以及影响这些系统的次要因素。

心脏疾病

冠状动脉疾病

　　导致冠状动脉疾病的根本原因是炎症反应。当动脉血管内皮遇到各种促炎细胞因子（如细菌、过量脂质以及由高血糖引起的葡萄糖代谢产物或从脂肪组织释放的细胞因子）时，内皮反应通过表达黏附分子吸引白细胞黏附到内皮上，启动血管壁的炎症级联反应。这导致了血管壁结构的变化：平滑肌细胞从中膜迁移到内膜，并分泌一些因子，最终导致斑块

的形成。斑块产生的一个原因是低密度脂蛋白（low-density lipoproteins，LDL）沉积到了平滑肌中。最初的斑块通常只是轻微凸起，不会影响血液循环。然而，当由结缔组织、平滑肌和脂肪组成的纤维斑块形成时，由于斑块质地相对较硬，血管内开始产生湍流。最后，斑块可能会发生钙化，或者因血管壁坏死而导致出血。这种结果是流向靶器官的血流减少（缺血）和氧合减少（低氧），乃至完全没有血流和氧合（缺氧）。

　　动脉血栓形成是一种全身性疾病，并不局限于冠状动脉；在其他血管区域形成血栓也有风险，特别是在大脑中，可能导致缺血性脑卒中，而外周动脉疾病则可影响四肢的灌注。这些状况是共同病理学机制的全身不同表现。疾病的病程是不可预测的，且可能会危及生命。

　　危险因素　动脉粥样硬化的危险因素包括遗传因素和环境因素。一些已确定的遗传因素与炎症反应和脂质代谢相关的基因有关。环境因素与炎症和脂质代谢有关，包括胆固醇、高血压、糖尿病、肥胖症和吸烟。高血压患者血管内压力增加和湍流会损害血管壁内膜的内皮细胞，使中膜暴露于循环中。糖尿病患者血糖升高则会引起炎症反应。而过量的脂肪组织会释放促炎细胞因子，并且吸烟（甚至是二手烟），也与炎症有关。其中一些环境因素是可以改变的，仅仅通过改变饮食就可以将冠状动脉疾病的患病率降至原先的1/10~1/5。

　　次要危险因素包括年龄、性别、种族、肥胖、压力和活动水平。

　　心血管疾病的一个可能被低估的危险因素与昼夜节律有关。众所周知，心力衰竭患者在清晨时死亡率较高。这可能反映了神经体液因子的昼夜变化，包括交感神经系统活跃。心脏生物钟使心脏对环境的昼夜变化产生同步反应。而这一机制受损可能促进了心血管疾病的发病。

　　年龄增加与心血管疾病的阈值降低有关。动脉硬化增加后负荷并改变左心室结构。左心室舒张功能改变，而收缩功能不变。

心绞痛

　　心绞痛的定义是与心肌缺血有关的胸痛，心肌需

氧量增加，而冠状动脉灌注的增加无法与之相匹配。心绞痛的根本原因通常为冠状动脉疾病，但也应将瓣膜疾病或心脏肥大等其他心脏原因视为鉴别诊断并加以考虑。缺血性疼痛可放射至左肩、颈部、颌骨或肩胛骨之间；脐以上任何部位的疼痛都可能与冠状动脉缺血有关。女性发生缺血性疼痛时往往表现得非常不同：可以表现为疲劳、消化不良、出汗或恐惧感等。除了这些性别差异外，在不同种族和民族的人群中也有不同的表现，但在临床试验中仍未被充分研究。临床上心绞痛可分为稳定型心绞痛、不稳定型心绞痛和变异型心绞痛。这些分类是一个连续的过程，有共同的和渐进的病理生理过程。

稳定型心绞痛 稳定型心绞痛通常发生在体力活动时，可能与压力有关。患者能够描述引发心绞痛的活动类型和强度。稳定型心绞痛的特征是胸骨后疼痛，通常为非放射性疼痛，在解除诱发因素（如特定的身体或心理压力）后 5~15 分钟，舌下含服硝酸酯类药物和停止引起心绞痛的活动均可缓解症状。通常，心绞痛症状经过治疗后会完全消失。由情绪压力引起的心绞痛更难治疗，因为压力不像运动那样容易停止。

不稳定型心绞痛 不稳定型心绞痛发生于体力活动或心理应激期间。稳定型和不稳定型心绞痛的主要区别在于疼痛的频率、持续时间和强度。不稳定型心绞痛发作频率更高，且发作的持续时间通常大于 15 分钟。此外，疼痛的强度可能更严重。不稳定型心绞痛通常提示冠状动脉疾病恶化。不稳定型心绞痛患者发生心肌梗死（myocardial infarction，MI）的风险增加。不稳定型心绞痛对休息和舌下含服硝酸酯类药物治疗的反应较差。患者通常需要住院并接受静脉注射硝酸酯类药物治疗。

变异型心绞痛 变异型心绞痛发生在患者休息时，通常是在清醒期间[1]。休息和舌下含服硝酸酯类药物可能对这类心绞痛有益。与不稳定型心绞痛一样，变异型心绞痛疼痛强烈且持续时间长，可导致心肌梗死。此外，与劳力性心绞痛（即稳定型和不稳定型心绞痛）患者相比，变异型心绞痛患者更容易出现心律失常。稳定和不稳定型心绞痛反映了进行性的动脉狭窄和缺血。而变异型心绞痛是由狭窄和冠状动脉痉挛共同作用引起的，可以使用钙离子通道拮抗剂来治疗。

心绞痛预后 心绞痛与不良心脏事件（如 MI）的风险增加有关。冠状动脉粥样硬化的进展体现在心绞痛和心肌梗死之间发生的临床变化。心绞痛会影响生活质量，并与住院风险高相关。心绞痛患者可能害怕活动，并否认自己有劳力性胸痛。否认、抑郁、愤怒和敌意可能是心理社会相关因素。抑郁和体力活动的进一步减少可能与心绞痛有关。尽管限制活动是初始治疗的重要组成部分，但低强度的活动可以改变多种危险因素并阻止动脉粥样硬化的进展。

心肌梗死

MI 的定义是心肌的部分坏死。心肌坏死是缺血缺氧的结果。阻塞的血管有左、右冠状动脉及其前降支和后降支分支。右冠状动脉供应左心室的后部和部分下段。左冠状动脉分支形成左回旋支和前降支。左回旋支供应左心室的侧部，前降支供应心脏的前部。此外，右冠状动脉供应右心房、房室束和右心室。左冠状动脉供应左心房和传导通路的主要部分。一般来说，MI 的临床症状与心绞痛相似，表现为胸前区域压榨性疼痛。此外，疼痛可放射至下颌、上背部和肩部（左侧比右侧更常见）。疼痛有性别差异，女性 MI 的表现通常以疲劳、消化不良、出汗或恐惧感为特征[2]。不同种族和民族的人群该疾病的表现不同，但相应临床和流行病学研究仍然不足。

MI 可以按心肌受累的位置、大小和受累程度进行分类[3]。根据 MI 的大小和患者的康复情况，分为无并发症型 MI 和并发症型 MI。受累部位指心脏受累范围以及累及的冠状动脉或分支（图 2.29）。透壁（或全壁）梗死指梗死部位从心内膜延伸至心外膜，而有些情况仅发生心室壁的某些部位受累，例如，仅发生在心外膜以下部位（心外膜下）或心内膜以下部位（心内膜下）的梗死。

无症状性缺血在心脏病高危患者中尤为常见，且与不良结局相关[4]。通常在患者因其他问题进行心电图检查或影像学检查时被发现。

无并发症型心肌梗死 无并发症型 MI 为恢复期无并发症的小范围心肌梗死。通常会完全恢复，在休息和轻、中度活动期间心脏功能无明显下降[5]。MI 发生部位和程度对预后至关重要。下壁 MI 对临床影响最小，且非透壁 MI 不如透壁 MI 临床影响大。

并发症型心肌梗死　并发症型 MI 与无并发症型 MI 不同，常见的并发症有心律失常、心力衰竭、血栓形成和心脏结构损伤。患者可能会有 1 个、多个或全部并发症。

心律失常　95% 的 MI 患者会出现心律失常。心律失常的类型和严重程度取决于心肌损伤的位置和程度。自主神经调节失衡与节律紊乱和心源性猝死有关[6]。心率变异性降低是交感 – 迷走神经失衡的标志，是心脏风险的指标。

对于无并发症型 MI 患者，出现严重或频繁心律失常的风险较低，因为受累心肌的面积较小。危及生命的心律失常有完全性房室传导阻滞、室性心律失常和室性心动过速，包括心室扑动和心室颤动。在这些情况下，要么心率太慢，要么心率太快，导致心输出量（包括每搏输出量、射血分数和心输出量）减少。此时需立即进行药物治疗。如果保守治疗无效，则需进行复律或电击（用于扑动和颤动）。如果患者自身固有的起搏无法恢复和维持正常节律，则必须植入人工起搏器。

心律失常可能出现在没有明显心肌缺血或心脏损伤的情况下。心房颤动受到越来越多的关注[7]。由于这种心律失常与血栓栓塞和脑卒中相关，因此需要进行治疗（见第 3、10 章）。此外，心房颤动是与心脏手术相关的最常见的心律失常（25%~60%），可导致术后死亡率增加，相关医疗费用增多[8,9]。据报告，心房颤动在男性中更为常见，并且男性比女性耐受性更高[10]。

心力衰竭　MI 后的并发症之一是心功能不全和心力衰竭。心力衰竭是指心脏功能因心肌损伤而受损，无法提供足够的心输出量来满足身体对氧气、营养和清除废物的代谢需求。当心脏缺血时，心肌收缩力减弱，并且传导异常可能改变收缩机制。如果心脏某个区域梗死，受累心肌就不会收缩，从而影响心输出量。另一种与缺血和梗死无直接关系的心力衰竭是充血性心力衰竭。

心力衰竭分为舒张性心力衰竭和收缩性心力衰竭[11-14]。舒张性心力衰竭是指在没有左心室功能障碍的情况下出现心力衰竭症状，左心室功能障碍是收缩性心力衰竭的标志。据估计，舒张性心力衰竭（顺应性降低和舒张功能受损，导致舒张末期压力增加）占所有心力衰竭病例的 40%~50%[15]。舒张功能障碍在系统性硬化症等非原发性心脏病中日益受到关注，似乎比以前更为常见[16]。由于这两种心力衰竭的症状和体征相似，因此必须根据多普勒超声心动图来进行区分。这两种心力衰竭均与发病率和死亡率显著相关。

MI 后，心输出量即刻显著降低。机体的代偿反应可增加交感神经和肾素 – 血管紧张素 – 醛固酮的分泌，导致心率和心肌收缩力增加。这种代偿的结果使心输出量恢复至正常静息值。如果心肌损伤广泛，肾脏会通过保留钠和水来代偿，以改善循环容量和静脉回流。心肌组织坏死数量少，患者可能存活，但会因持续性液体潴留和低血压导致慢性充血性心力衰竭。左心室梗死如果超过 40%，会出现心源性休克，甚至死亡。肾素 – 血管紧张素 – 醛固酮激活会导致左心室重构，而左心室重构又会导致血管内皮功能障碍进一步加重，使得一氧化氮生物利用度降低[17]。

血栓　深静脉血栓形成（deep vein thrombosis, DVT）和相关的肺栓塞在很大程度上是可以预防的临床并发症。但住院患者可能会漏诊[18,19]。这些危及生命的并发症很严重，需要及早发现。血栓脱落至肺部（肺栓塞）是导致急性 MI 后死亡的最常见因素。由于 DVT 的临床表现缺乏特异性，因此 DVT 的诊断具有挑战性。由于下肢不活动和循环淤滞，会发生下肢 DVT。在手术后患者中可能出现。下肢 DVT 的栓子会导致肺部并发症。如果栓子较大或较多，则可能导致肺组织梗死或死亡。由于患者通常在医疗事件或手术后不久就开始活动，因此肺栓塞的发生率有所降低。所有 MI、手术和重大创伤患者，都应警惕肺栓塞的可能。

心脏或附壁血栓形成可导致栓子栓塞在脑、肠、肾、四肢动脉或全身动脉循环中的任何部位。通常，附壁血栓不会影响呼吸系统，因为小血栓会滞留在毛细血管中，无法进入静脉系统。

结构性损伤　心肌的结构性损伤是 MI 的另一个严重并发症。如果主要位于室间隔内的神经传导通路（束支）受损，则会导致心律失常。此外，调节心脏瓣膜关闭的乳头肌也可能发生梗死。房室瓣关闭不全导致血液回流和从心室逆流回心房，这会使心房负荷过重，心输出量降低。动脉粥样硬化斑块对心肌造成的全层损伤会显著影响心脏正常功能。心肌损伤可导致心室动脉瘤或心室壁破裂。心室动脉瘤或心室壁的膨出可发生于透壁（全壁）梗死。心室壁破裂通常是致命的，可在透壁梗死后的急性期发生，但更常见于 MI 后动脉瘤形成的第 1~2 周。因此，MI 后确定心肌内是否出现动脉瘤以进行适当的手术干预至关重要。

心脏破裂的风险因素包括女性、高龄、患有高血压以及首次发生心脏事件[20]。心脏破裂的临床征象包括晕厥、胸痛和颈静脉怒张。此外，心室重构也可能导致心脏破裂。

充血性心力衰竭

充血性心力衰竭（congestive heart failure，CHF）是导致住院和死亡的主要原因，其特征为心脏无法维持足够的心输出量。

心力衰竭的致病因素通常是缺血和继发于缺血性心脏病的 MI。为了使心脏维持最佳的肺循环和体循环血流，必须保证足够的心率和每搏输出量。如果心率正常且在可接受的范围内，则每搏输出量是维持足够心输出量的关键因素。每搏输出量取决于舒张末期左心室血液容量（前负荷）。心脏必须克服压力和阻力才能将血液泵入到体循环中（后负荷）。如果这 3 个变量中的任何一个受到不利影响，心输出量就会降低。心肌收缩力的进行性恶化和扩张以及液体超负荷均会导致心力衰竭。

CHF 患者常见的主诉是呼吸困难，而区分是 CHF 引起的呼吸困难还是肺部原因引起的呼吸困难可能具有挑战性。CHF 是导致进行性肾功能不全和贫血的主要因素[21]。约 1/3 的 CHF 患者有贫血症状。相反，慢性肾功能不全也可导致严重的心脏损伤，并常伴有贫血。CHF、慢性肾功能不全和贫血形成了一个恶性循环，需要积极的治疗来减缓这 3 种疾病的进展。

急性心力衰竭　如果患者出现严重的 MI，心脏的收缩力和泵功能会立即降低。最初的结果是心输出量减少和静脉血液淤滞。（如前所述，肺循环的血液淤滞会导致 CHF），这会导致全身静脉压升高。急性期可能会导致心输出量降至正常值的 40%，这是短

暂的，仅持续几秒，然后交感神经系统受到刺激，副交感神经系统受到抑制。交感神经刺激导致尚存活的心肌组织收缩力增加，心输出量增加可达 100%。此外，交感神经刺激还可增加血管张力，增加静脉回流，增加循环系统压力，从而增加前负荷。MI 后的交感神经反射在 30 秒内达到最大值；因此，轻度 MI 患者除了有疼痛和昏厥外，可能不知道自己已经遭受了心脏病发作。如果心输出量在静息时保持在足够的水平，交感神经反应会继续。然而，缺血性疼痛可能会持续存在，因此需要进行治疗。

慢性心力衰竭　MI 后，会出现多种生理反应以及交感神经反射性代偿。由于心输出量下降，继发肾小球压力降低，肾脏几乎会立即出现液体潴留。此外，由于肾素生成增加，因此血管紧张素生成增加。而血管紧张素促进肾小管对水和钠的重吸收。中度液体潴留导致血容量和静脉回流增加。这会增加前负荷，从而增加了心输出量。但如果 MI 严重，其结果可能是液体潴留过多。血容量增加和静脉回流过多，会导致全身水肿和心脏的过度充盈。当这种情况进入慢性状态时，称为慢性心力衰竭。

MI 后，受损心肌会逐渐恢复，形成新的侧支动脉循环为梗死区的周围部分供血。这种血运重建可以帮助边缘活性细胞再次完全发挥功能。此外，未受影响的心肌细胞增生肥大。轻、中度 MI 时，这种恢复可使心脏功能显著改善，这一过程可能需要 6 周至几个月的时间，而具体时间取决于损伤程度。

CHF 时，肺泡 – 毛细血管膜的气体运输受到阻碍，可能是因为压力和容量超负荷损伤了肺泡血 – 气屏障[22]。在短期内，这些变化可能是可逆的。然而，如果长期受到影响，肺泡 – 毛细血管膜的解剖和生理完整性就会被重塑。这些病理变化与患者症状加重和运动耐量下降有关，可能对患者的预后产生影响。

心脏重构是心力衰竭进展的重要特征[23]。心脏重构是指在心肌损伤或压力或容量超负荷的情况下发生的心脏结构和形状的改变。这种重构反映了在不断变化的条件下维持足够的心脏功能所需的适应性。肌肉质量增加是主要的适应性之一，通常与左心室肥大有关[24]。左心室的适应性肥大具有重要的临床意义，与发病率和死亡率增加有关[25]。

现已证实 CHF 与糖尿病之间的相互关系[26]。CHF 患者可能因体力活动减少、细胞代谢缺陷、肌肉灌注减少和营养不良而增加患糖尿病的风险。与 CHF 相关的交感神经刺激增加会增加胰岛素抵抗并减少胰腺 β 细胞的胰岛素释放。这两种因素都会导致葡萄糖耐量减低和糖尿病，进而导致发生高血糖和心血管及代谢并发症的风险增加。

即使是 CHF 患者，规律的运动也可能与保护性代谢表型相关[27]。运动的这种效应可以解释为什么健康的人发生严重 MI 的人数要比不健康的人更少。

代偿性和失代偿性心力衰竭　代偿性心力衰竭是心脏疾病急性发生后的最终阶段，然后出现慢性、心脏功能障碍的生理性代偿。在这种状态下，心脏可以有效地泵血，但与 MI 前相比，心输出量减少。患者的心脏储备（即最大心输出量和静息心输出量之间的差值）大大降低。即使运动时代谢需求小幅增加，由于超过了代偿限度，急性心力衰竭的症状如心率增快、面色苍白和出汗等也会再次出现。

美国有 500 万人患失代偿性心力衰竭，5 年死亡率接近 50%[28]。当心脏功能受损，无法达到正常心输出量时，即发生失代偿性心力衰竭，这种类型的心力衰竭被定义为纽约心脏学会功能分级至少持续恶化一级，通常伴有钠潴留的证据[29]。心输出量不足以维持正常的肾功能，液体潴留，导致心脏进一步扩大和衰弱，仅能泵中量至少量血液。在单侧心力衰竭中，左心室可能衰竭，而右心室继续有力地泵血，血容量和肺毛细血管压升高。如果发生这种情况，液体会渗入肺泡间隙，导致肺水肿、气体交换障碍和窒息。随着心脏功能的下降，不仅全身血流会受影响，冠状动脉系统也会受损。受影响最严重的区域是心内膜下区域。随着这些细胞的梗死，心脏进一步衰弱，心脏的其他区域也会出现缺血和梗死。

心脏瓣膜病

心脏瓣膜病分为先天性和后天获得性（即心脏瓣膜受细菌或病毒感染后），可影响 4 个心脏瓣膜中的任何一个（图 2.28）。部分瓣膜缺损为良性，无须治疗。有些人在儿童时期可以耐受，但随着年龄的增长会出现症状。这类瓣膜缺损通常应在出生时或尽早修复。

二尖瓣脱垂是一种常见的瓣膜病变，女性比男性更常见，可能需要修复。

物理治疗师在为合并心脏瓣膜缺损患者治疗时，需要考虑缺损对患者运动反应以及日常生活的影响。继发于心脏瓣膜病的运动受限可能掩盖了其他原因引起的限制，反之亦然。

运动员心脏综合征

尽管良好的体适能与许多健康获益相关（见第 1 章和第 17 章），但运动员对高强度运动的心血管适应（运动员心脏综合征）与心血管疾病相关的疾病过程类似[30]。运动员心源性猝死常与心脏肥大、心律失常或两者有关。此外，运动员的心脏事件可能为先天性心脏电活动或机械功能异常。运动队的物理治疗师需要警惕与运动员心脏综合征相关的危险因素，并监测运动员的心血管适应能力。

原发性高血压

原发性高血压或脉压差大的高血压与多器官功能障碍有关，而不仅仅是心功能障碍和心功能衰竭（见第 1 章）。收缩期高血压综合征是一组复杂的血流动力学适应不良，包括大动脉硬化、外周动脉正常、小动脉收缩、代谢异常、心脏肥大和血压变异性增加[31]。诊断和治疗除了常规的血流动力学测量方法外，还可采用动脉力学的测量方法，包括动脉顺应性、弹性系数、阻抗、脉搏波速度和脉压放大等。

高血压与心血管疾病和脑卒中有很大关系[32]。当原发性高血压进展为心脏病时，预后变差[33]。

肥胖是高血压、心脏病、脑卒中和肾功能不全的主要危险因素。肥胖相关高血压的机制包括胰岛素抵抗、高胰岛素血症、血脂异常、交感神经活性增加、水钠潴留、心功能不全和内皮功能障碍[34]。为了适应不断增加的负荷，心脏会增大。而当不能再充分代偿时，心脏开始衰竭，且常伴随着呼吸衰竭。心肌肥大是肥胖人群罹患心血管疾病的独立危险因素，也是心力衰竭的有力预测因素。

现已证实了高血压患者心肌纤维化的发生和临床意义[35]。肾素 - 血管紧张素 - 醛固酮系统以及盐皮质激素和内皮素的作用均与心肌纤维化的发生有关。

甲状腺激素对心血管功能（包括血压）的影响已有充分的证据[36]。甲状腺功能亢进症患者的脉压升高，而甲状腺功能减退症患者脉压降低。心血管系统的适应性改变了血压，以适应对系统的新要求。因此，甲状腺激素对血压有直接或间接的影响。

呼吸系统疾病

呼吸系统的主要功能是血液和空气之间的气体交换。呼吸系统疾病的影响可见于身体的所有系统；心血管系统与呼吸系统之间的联系非常紧密，因为它们都需要足够的氧气供应，患有呼吸系统疾病时，往往首先出现心血管系统的表现。呼吸系统疾病常表现为呼吸困难或咳嗽。

根据呼吸系统生理学，呼吸系统疾病分为两大类：①阻塞性肺疾病：特征为气流受限；②限制性肺疾病：特征为肺顺应性降低。这两类疾病最终都会影响气体交换，但治疗方法不同。

阻塞性肺疾病

慢性阻塞性肺疾病（chronic obstructive pulmonary disease，COPD）也被称为慢性阻塞性肺病（chronic obstructive lung disease，COLD）、慢性阻塞性气道疾病（chronic obstructive airway disease，COAD）和慢性气道或气流阻塞（chronic airway or airflow obstruction，CAO）。COPD 很常见，全球约有 1.74 亿例，它是导致严重残疾，造成沉重的经济和社会负担的重要原因。COPD 的危险因素主要是吸入烟草烟雾以及吸入生物燃料烟雾[37]。COPD 的次要原因是缺乏运动、高龄、婴幼儿时期呼吸道感染。

COPD 的特征为气道炎症和进入肺部的气流减少，这是由不可逆的小气道和细支气管狭窄引起的（表 3.1）。COPD 没有单一的自然病程，每个患者都有遗传和环境危险因素，并且可以通过行为改变影响病程。COPD 的主要病理生理学是组织损伤的恶性循环，COPD 可引起炎性级联反应和免疫反应，进而导致更多的组织损伤。老年和免疫反应改变会加剧这种循环。

阻塞性肺疾病的主要原因是慢性支气管炎、肺气肿、哮喘和支气管扩张。患者通常不止患有一种疾病。大多数 COPD 患者合并有慢性支气管炎、肺气

表 3.1 COPD 分级指南

程度	FEV_1/FVC 预计值	FEV_1
轻度 COPD	< 70%	80%
中度 COPD	< 70%	50%~80%
重度 COPD	< 70%	< 30%

注：FEV_1，第 1 秒用力呼气容积；FVC，用力肺活量。
摘自 Crapo RO, Morris AH, Gardner RM. Reference spirometric values using techniques and equipment that meet ATS recommendations. *Am Rev Respir Dis*. 1981: 123: 659–664.

肿和气道高反应性。典型的临床表现包括阵发性喘息以及不同程度的慢性支气管炎和肺气肿[38]。X 线片通常显示低氧血症和肺动脉压增高导致的肺过度充气、膈肌变平和右心室扩大。其他临床表现因患者而异，取决于导致 COPD 的主要疾病过程。

COPD 整个病程中都存在支气管壁炎症，在急性加重期炎症加重。肺气肿时除了肺实质破坏外，小气道也会受影响（阻塞性细支气管炎）。慢性炎症引起小气道重构和狭窄。肺实质的破坏和炎症导致弹性丧失。关于 COPD 的病理生理原因，有两种主要理论：氧化应激和蛋白酶与抗蛋白酶之间失衡。COPD 相关的肺实质慢性炎症可能与全身性炎症相关。

COPD 患者睡眠时症状会加重，机制可能是中枢性的，也可能是外周性的（即下呼吸道和胸壁）[39]。不良影响包括通气不足、心律失常和肺动脉高压，这些因素均可能导致患者夜间死亡。因此，整体评估中应包括睡眠评估。

慢性支气管炎

慢性支气管炎是一种与支气管和细支气管的慢性肿胀和炎症相关的疾病。诊断依据是连续 2 年，每年有 3 个月以上的时间咳嗽、痰多，并除外其他疾病[40]。气道狭窄程度可以使用肺量计来测定评估。

慢性支气管炎由气管支气管树长期受刺激引起。病理上，气管支气管黏液腺增加，同时出现杯状细胞增生[41]。支气管上皮的黏液细胞化生导致纤毛数量减少。常见的病理表现为纤毛功能障碍和黏膜连续性中断。在外周气道，可以观察到毛细支气管炎、细支气管狭窄和黏液增多[42]。吸烟是最常见的刺激因素，导致中央气道（内径大于 4 mm）上皮的炎

症。随后发生上皮化生，伴随黏液分泌增加和纤毛破坏，导致慢性咳嗽、咳痰。吸烟者分泌大量黏液，使其更容易发生呼吸道感染，并使这种感染的恢复时间延长。此外，烟雾对气管支气管树的刺激还可导致支气管收缩。吸烟是慢性支气管炎最常见的原因，其他诱因还包括空气污染、支气管感染和一些空气质量不佳的职业环境等因素。

慢性支气管炎患者常因低氧血症而出现发绀。虽然许多患者的动脉 $PaCO_2$ 较高，但可通过碳酸氢盐的肾脏重吸收使得 pH 恢复正常。骨髓通过增加红细胞的生成来代偿慢性低氧血症，从而导致红细胞增多症 [38]。红细胞增多症会增加血液黏稠度以及增加心脏泵血所需的功。长期低氧血症会导致低氧性肺血管收缩、肺动脉压升高，并可能导致右心室肥大。

支气管炎患者通常会咳出黏液痰。在急性加重时（通常由感染引起），痰量增多，为脓痰。通气 / 灌注失调很常见，会加重低氧血症和 CO_2 潴留。呼吸频率增加，辅助呼吸肌参与呼吸。这些肌肉对氧气的需求以及 CO_2 的产生超过了通气系统的容量。呼吸做功不成比例地增加。这导致动脉 PaO_2 进一步降低，$PaCO_2$ 升高。低氧血症和呼吸性酸中毒会导致肺动脉收缩，进而增加肺动脉压和加重右心室劳损。

肺气肿

肺气肿的特点是终末细支气管及其远端气道异常永久性扩张和气管壁破坏。肺气肿主要有两种类型：小叶中心型和全小叶型 [43]。尽管两种类型常常在同一患者中并存，但小叶中心型肺气肿的发病率是全小叶型肺气肿的 20 倍。

小叶中心型肺气肿的特征为炎症、水肿、支气管壁增厚和呼吸性细支气管破坏。这些变化很常见，在上肺叶和下肺叶的上段尤为明显 [44]。小叶中心型肺气肿在男性中比在女性中更常见，常见于慢性支气管炎患者，而在不吸烟者中则很少见。

以肺泡破坏性扩张为特征的全小叶型肺气肿主要累及肺下叶（图 3.1）。这种类型的肺气肿是 α_1- 抗胰蛋白酶缺乏症的特征，可导致肺实质中弹性蛋白与弹性蛋白酶之间的失衡。细支气管径向牵引力的受损和肺泡弹性回缩力的下降导致肺气肿。当没有呼吸功能障碍的患者吸气时，气道会被弹性大的肺拉伸开。

在呼气时，由于肺收缩而气道变窄。全小叶型肺气肿患者的肺弹性由于外周肺泡壁的破坏而降低。因此，当细支气管缺乏牵引和支持时，即使在正常呼气时也会出现塌陷。

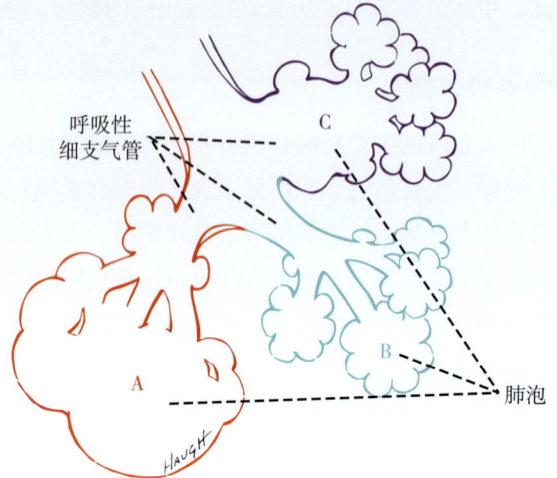

图 3.1　A. 全小叶型肺气肿的特征是肺泡的破坏性扩张；B. 正常的呼吸性细支气管和肺泡；C. 小叶中心型肺气肿的特征是呼吸性细支气管选择性扩张与破坏

肺大疱，即直径大于 1 cm 的肺气肿区域，在肺气肿患者中常见（图 3.2）[45,46]。肺大疱由毗邻的肺气肿融合发展而成，或由于气道通气受阻，在吸气时允许空气流入肺泡，但在呼气时阻碍了空气的流出而形成。肺泡过度膨胀，最终导致肺实质内空腔体积扩张。这些肺大疱直径可超过 10 cm，它们会损害剩余肺组织的功能（图 3.3）。外科手术可切除肺大疱。肺大疱破裂可引起气胸等严重的并发症。

肺气肿患者的肺部存在一些长期的结构与功能变化，可基于这些变化进行诊断。慢性气道阻塞反映了小气道慢性炎症（导致阻塞性细支气管炎）和肺实质破坏（导致肺气肿）。肺实质破坏促使肺泡的牵拉和支持功能丧失，导致受累的肺区域顺应性增加（弹性回缩降低）。而在呼气时气道失去保持开放的能力，导致气道动态关闭。

呼吸困难是肺气肿患者最常见的主诉，反映了心理因素和肺部破坏 [47]。呼吸困难是持续性的（每天都存在），在劳累和感染时加重。这些患者看起来很瘦，肩膀抬高，胸廓前后径增大，他们往往会使用辅助呼吸肌进行呼吸。患者往往在喘息时身体前倾，在休息时将前臂放在膝关节上，双臂放在两侧，靠在床

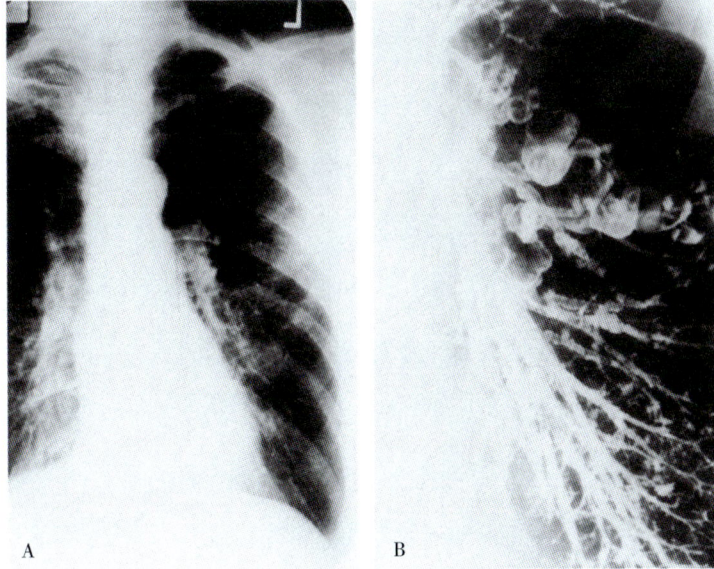

图 3.2　肺气肿的影像学检查。A. 正位胸片显示肺大疱，呈现多而薄的透明纤维圆环；B. 支气管造影显示左肺中野支气管和远端肺气肿（图片由 TH Johnson 医师提供）

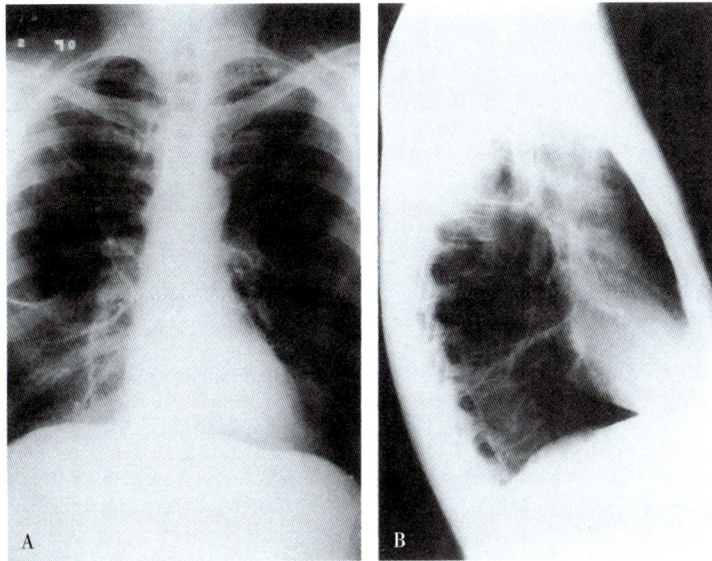

图 3.3　大疱性肺气肿患者胸部的变化。A. 正位片；B. 侧位片。注意肺上野肺大疱。侧位片显示胸廓前后径增大、膈肌低平、胸前部透亮区域增加（图片由 TH Johnson 医师提供）

上或椅子上，这样可以把肩膀抬高，提高辅助呼吸肌支持呼吸的有效性，在呼气时采用缩唇呼吸。

　　听诊时，大部分或全肺呼吸音减低。影像学图像显示肺过度充气、膈肌低平、心影狭长（图 3.4）。肺功能检查提示肺活量、FEV_1、最大自主通气量和弥散功能下降。由于过度充气导致解剖无效腔增加，肺总量（TLC）增加，而残气量（RV）和功能残气量增加得更多。动脉血气分析显示 PaO_2 轻、中度降

低，$PaCO_2$ 正常或轻度升高，pH 正常。在疾病的终末期，患者会发展为心力衰竭（图 3.5）。

　　COPD 常伴有水钠潴留，导致严重水肿并进展为右心衰竭[48]。心输出量正常，提示病理与液体超负荷有关。动脉循环充盈不足提示激活了右心衰竭中的钠潴留机制。

　　随着肺部病变加重、肺功能受损，疾病的急性加重也会更为频繁和严重[49]。COPD 急性加重的主要

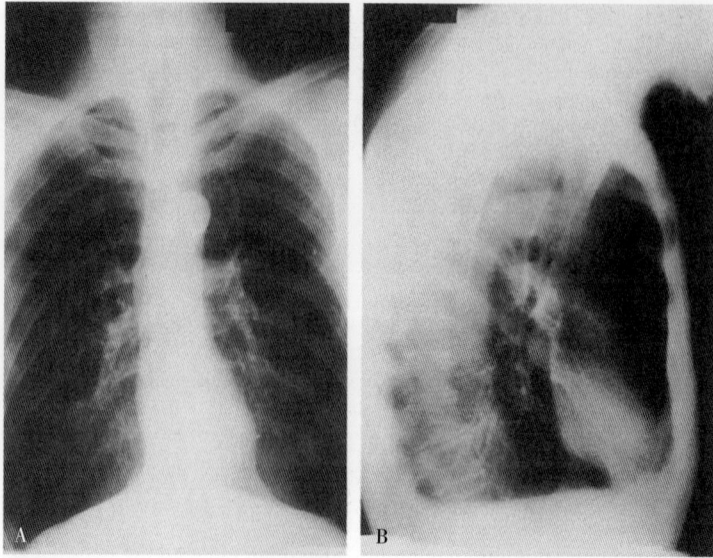

图 3.4 肺气肿胸片。A. 正位胸片显示肺野透亮性增加、膈肌低平，血管结构被挤向中间。B. 侧位胸片显示胸廓前后径增大、膈肌低平，前间隙增大（图片由 TH Johnson 医师提供）

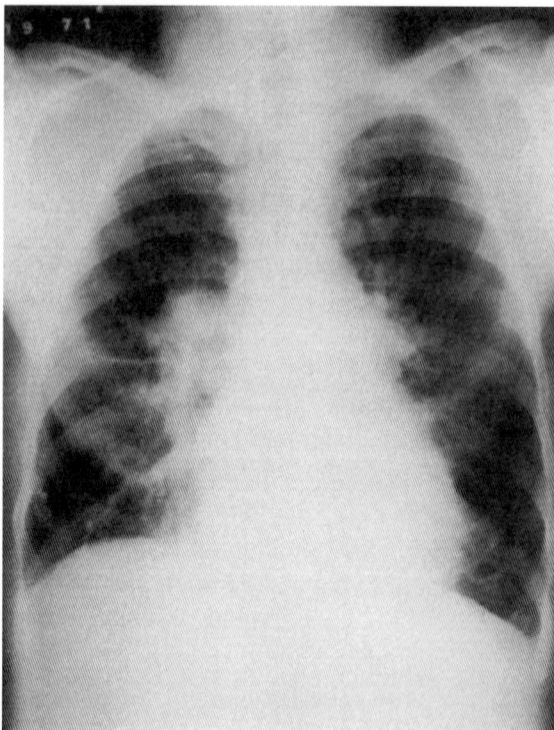

图 3.5 胸片显示肺气肿透亮度增加。典型的肺心病患者显示，肺动脉增粗、肺门增大，心影增大（图片由 TH Johnson 医师提供）

原因是感染，可能是由病毒或细菌引起。感染引起炎症反应，导致黏液产生增多、气流阻塞加重。缩唇呼吸能够缓解某些 COPD 患者的呼吸困难，并改善动脉血气[50]。大部分 COPD 患者的症状与哮喘、支气

管炎相似，或两者均有。

清醒时缺氧的 COPD 患者，在睡眠期间缺氧会更加严重，尤其是在快速动眼睡眠时血氧饱和度下降更为明显[51]。这一症状的原因与肺泡通气不足和通气 / 灌注比失调有关。睡眠时通气量减少也会增加罹患心律失常的风险[39]。如果 COPD 患者合并阻塞性睡眠呼吸暂停综合征，呼吸功能不全和呼吸衰竭的风险会增加。在急性加重期，这一影响更严重，从而可能导致患者夜间死亡。

肺气肿的危险因素包括吸烟、慢性支气管炎病史和年龄增加[40]。吸烟者患 COPD 的风险是非吸烟者的 30 倍[43,44]。遗传性肺气肿比较罕见，与 α1- 抗胰蛋白酶缺乏症相关，幼年出现，与吸烟史无关，而反复的下呼吸道感染与肺气肿形成相关。

COPD 还与临床上常见的肺外影响相关，包括外周骨骼肌功能障碍、肌肉萎缩和骨质疏松症[52,53]。文献报道慢性肺部和心脏疾病具有共同肌肉疾病的理论（见第 21 和 31 章）[54-56]。COPD 患者的肌肉适应性变化有肌肉萎缩和肌肉蛋白代谢改变[57]。该发现对康复具有重要意义。

呼吸肌无力和疲劳与 COPD 的严重程度相关[58]。肌肉无力是由结构性通气功能障碍、对因病理所致慢性机械力学改变的适应以及体能下降共同导致的。呼吸肌超负荷和适应之间存在微妙的平衡关系。呼吸

肌的力量和耐力是评估、测量、治疗和判断预后的基础。

静脉血栓形成对 COPD 患者构成重大风险，特别是在急性加重期，当红细胞压积升高时，血容量相对减少。在急性加重期患者的活动量也会减少[59]。

为了全面评估慢性呼吸系统疾病患者的功能状态，运动试验能够提供器官–系统功能的综合视角，可用于制订体力活动和结构化运动训练计划（见第27章）。运动测试数据可以为评估提供补充信息，因为静息肺功能不一定与功能能力密切相关。

COPD 可从呼吸功能不全发展为呼吸衰竭。呼吸衰竭分为两类，一类是肺衰竭，导致低氧血症；另一类是泵衰竭，导致肺泡通气障碍和高碳酸血症[60]。这两种情况的治疗因病理生理机制和临床表现不同而有区别。

慢性支气管炎和肺气肿的预后　慢性支气管炎和肺气肿患者若不戒烟，且持续有刺激物刺激，肺功能会进行性下降，症状会持续加重[61]。

戒烟是预防和减少 COPD 致命风险的唯一有效干预措施[62]。肺功能（FEV_1）衰退减慢的原因为炎症与气道重塑相关。但组织病理学研究显示戒烟后炎症仍存在。因此需要进行纵向研究来确定可能导致这一负面结果的时间过程和其他因素以及补救方式。

COPD 患者有组织分解代谢增加、体重减轻的风险。营养不良与发病率增加相关，建议根据营养专家的会诊补充营养，对膳食进行优化。物理治疗师应特别关注营养，因为包括运动训练的干预措施对能量的需求增加。饮食和运动对 COPD 患者的功能状态有相当的益处，而这是药物干预不可替代的[63]。

COPD 危及生命的并发症与长期缺氧相关，可导致患者出现氧化应激反应，表现为器官系统的局部缺血，从而导致大脑、心脏、肾和肺的功能障碍。COPD 患者最常见的死因是 CHF、呼吸衰竭、肺炎、支气管炎和肺栓塞。急性呼吸功能障碍的发病机制是解剖和生理无效腔增大、通气/灌注比失调，最终导致高碳酸血症和酸中毒[64]。

随着疾病严重程度的增加，由于多种因素的作用，心脏负荷也会增加。COPD 会导致钠潴留、血容量超负荷、水肿以及右心功能不全[65]。然而，心输出量可维持在相对正常的水平。总外周血管阻力下

降，有效循环血容量减少。

终末期 COPD 患者病情严重恶化，可能无法进行很多有意义的活动。肺减容术对以肺上叶病变为主和运动耐量受损的患者具有明显的长期（至少5年）的客观和主观获益[66,67]。

哮喘

哮喘是一种慢性气道炎症，哮喘的特征是气道平滑肌对各种刺激的反应性增加（由气道平滑肌反应阈值降低引起），表现为广泛的气道狭窄，这种狭窄可以自发地或经治疗逆转[68-70]。哮喘发作时，由于支气管平滑肌痉挛、黏膜炎症和黏液分泌过多，气道管腔变窄或闭塞（图3.6）[71-73]。具体来说，嗜酸性粒细胞炎症是普遍存在的，随着时间的推移，支气管会发生气道重塑[74,75]。临床上，呼气峰值流速对气道状态的细微变化很敏感，这些变化可以在症状出现之前检测到[76]。这个早期的客观征象有助于预测哮喘发作。

哮喘是一种普遍存在的疾病，美国的哮喘发病率为 5%~10%[77]。哮喘在 25 岁以下人群普遍存在，患病率为 5%~15%[78]。约 80% 的哮喘患儿在 10 岁后痊愈。

35 岁以前开始的哮喘通常是过敏性或外源性的。当患者接触到过敏源（如花粉或家居灰尘）时，哮喘就会发作（框3.2）。通常，哮喘患者对多种过敏源敏感[69]。

运动性哮喘（exercise-induced asthma，EIA）在学龄儿童和竞技运动员中常见。EIA 似乎是由气道内的高渗透压变化或暴露于温度变化中引起的[79]。这种情况通常可以得到良好控制。

若哮喘首次发作发生在 35 岁以后，通常会有慢性气道阻塞和间歇性急性支气管痉挛的表现。这些不是由特定物质引起的哮喘，称为非过敏性或内源性哮喘（框3.2）。慢性支气管炎常见于这类哮喘，且此类患者在医院内常见。

哮喘急性发作常发生在夜间或凌晨，伴有一种或多种症状，包括咳嗽、呼吸困难、喘息和胸闷[41]。夜间醒来在哮喘患者中很常见，因此，如果病史中没有这种情况，应对哮喘的诊断产生怀疑。患者呼吸急促，并使用辅助呼吸肌（图3.7）。呼吸的呼气相延

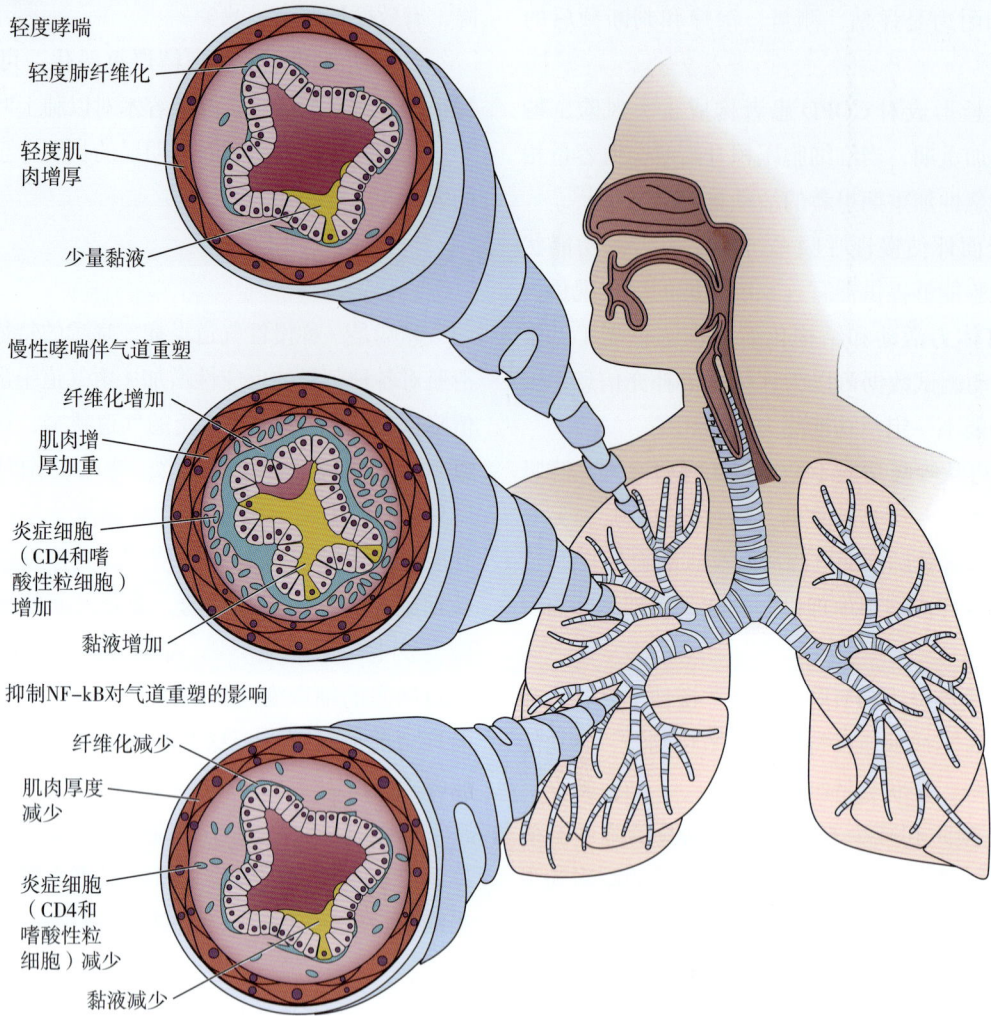

轻度哮喘
轻度肺纤维化
轻度肌肉增厚
少量黏液

慢性哮喘伴气道重塑
纤维化增加
肌肉增厚加重
炎症细胞（CD4和嗜酸性粒细胞）增加
黏液增加

抑制NF-kB对气道重塑的影响
纤维化减少
肌肉厚度减少
炎症细胞（CD4和嗜酸性粒细胞）减少
黏液减少

图3.6　哮喘发作时肺部气道变窄（左上图）。在慢性哮喘（左中图）中，炎症、损伤和修复的反复循环会导致气道重塑和纤维化，即胶原蛋白和其他物质的积累。NF-kB 信号分子可以显著减轻慢性哮喘症状（左下图）。（图片由 NAID 提供）

长，可听到喘息声。但当肺过度充气时，呼吸音就会减低，甚至消失。患者经常咳嗽，但痰量少，并可能主诉胸闷。在影像学检查中，肺部可表现为过度充气或因分泌物潴留引起的小片肺不张。呼吸急促、过度充气、使用辅助呼吸肌、端坐位、奇脉（吸气和呼气时收缩压的差异）是判断气道阻塞严重程度的有效指标[72,80]。发作早期，动脉血气分析显示轻度低氧血症和 $PaCO_2$ 低（由过度通气引起）。随着病情进展，PaO_2 继续下降，$PaCO_2$ 升高。当阻塞变得严重时，患者病情恶化，表现为 $PaCO_2$ 升高，PaO_2 降低，pH 低于 7.30。患者状态的最佳监测基于流速－容量曲线和临床判断[81]。

　　急性哮喘发作的治疗目标是维持足够的动脉血氧饱和度，缓解气道阻塞，减轻气道炎症。住院患者通

框 3.2	引起哮喘发作的因素
过敏性或外源性哮喘	非过敏性或内源性哮喘
花粉（尤其是豚草）	吸入性刺激物
动物	烟草烟雾
皮毛	灰尘
霉菌	污染物
家居灰尘	化学品
食物	天气
	高湿度
	冷空气
	呼吸道感染
	普通感冒
	细菌性支气管炎
	药物
	阿司匹林
	情绪
	压力
	运动

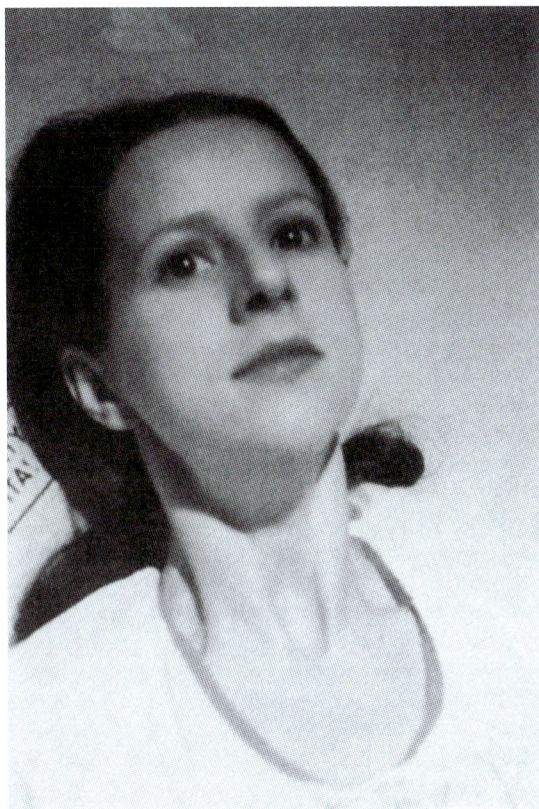

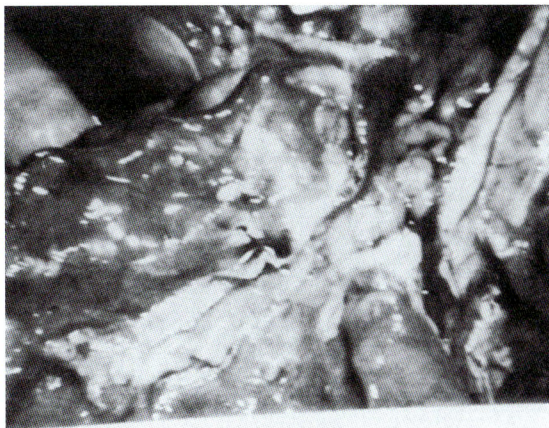

图 3.8　一名死于哮喘持续状态患者的大体标本，支气管树内可见大量黏液栓（图片由 JJ Coalson 博士提供）

图 3.7　哮喘急性发作时呼吸困难的患者。注意吸气时胸锁乳突肌和其他辅助呼吸肌的使用

坏性改变。

哮喘预后　早期发现哮喘的急性加重是必要的。哮喘死亡的原因多是未能及早发现病情的严重性 [84]。哮喘是一种慢性炎症，如果不及时治疗，可能导致不可逆的肺损伤 [85]。抗炎药物如吸入糖皮质激素，可用于控制轻、中度哮喘患者。重度哮喘患者可能需要使用大剂量糖皮质激素。长期使用糖皮质激素的不良反应变得普遍，主要是骨质疏松症和青光眼 [80]。目前，已制定了哮喘的预防和管理指南 [86]。

常需要静脉输液、吸氧、使用支气管扩张剂和糖皮质激素。

严重的哮喘发作持续数小时且对治疗无反应，称为哮喘持续状态，患者可出现脱水、发绀和因呼吸困难而筋疲力尽。与发作早期可听到喘息相反，哮喘持续状态的呼吸音大大减弱或消失。哮喘持续状态死亡率高，需紧急处理。哮喘急性发作治疗时可将双手向下按压胸部辅助呼气。呼吸衰竭患者需要进行机械通气治疗，目的是避免肺动态过度充气的不利后果 [82]。

哮喘患者的肺部呈过度充气状态，当胸腔打开时，肺部无法收缩 [83]。气道黏膜炎症水肿，基底膜增厚。黏液腺体肥大，杯状细胞增多。支气管痉挛表现为气道平滑肌肥大。细支气管管腔内充满黏稠液体，可导致窒息死亡（图 3.8）。哮喘患者气管支气管树的分泌物是黏液腺分泌的黏液和基底膜下扩张毛细血管的渗出物的混合物 [84]。纤毛不能像单独清除痰液那样有效地清除黏稠液体。此外，纤毛上皮脱落到支气管腔内，进一步导致气道阻塞。虽然肺泡过度充气，但并不存在与肺气肿相关的永久性破

支气管扩张

支气管扩张被定义为中等支气管和细支气管（约第 4～ 第 9 级）的异常扩张，通常与气道内先前的慢性坏死性炎症有关。通常较大的支气管壁内有软骨保护使得它们不发生扩张。

支气管扩张分为 3 种类型 [38]：柱状（或纵向）支气管扩张最常见，表现为气道均匀扩张；曲张型支气管扩张比柱状支气管扩张更大，导致支气管壁出现类似于静脉曲张的改变（图 3.9）；囊状（或囊性）支气管扩张是指气道出现间隙性球状膨胀（图 3.10）。

支气管扩张通常局限于一侧肺的几个肺段或整个肺叶，常见于下叶基底段。40%~50% 的病例是双侧的。当左肺下叶受累时，多同时存在左肺上叶舌段支气管扩张。值得注意的是，右肺中叶支气管扩张在老年人中相对常见，可导致咯血和该肺叶的反复感染。上叶支气管扩张多累及尖段和后段，常由结核或支气管肺曲霉菌病引起。

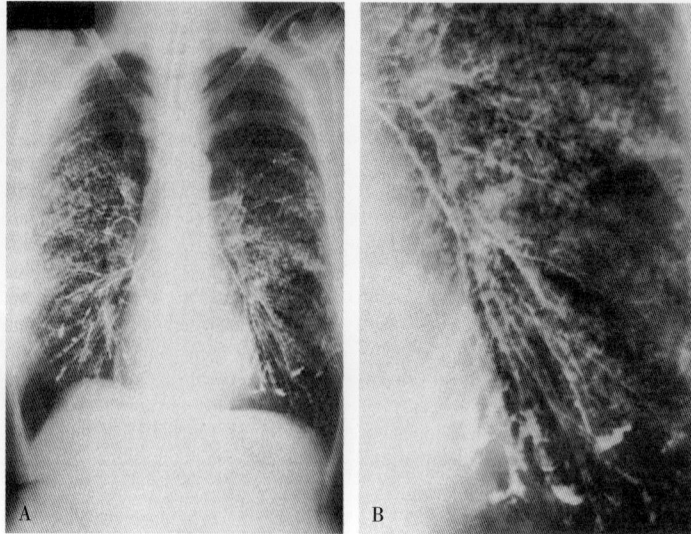

图 3.9　支气管造影。A. 正位片：双肺下野柱状和曲张型支气管扩张；B. 放大观：左肺下叶柱状和曲张型支气管扩张（图片由 TH Johnson 医师提供）

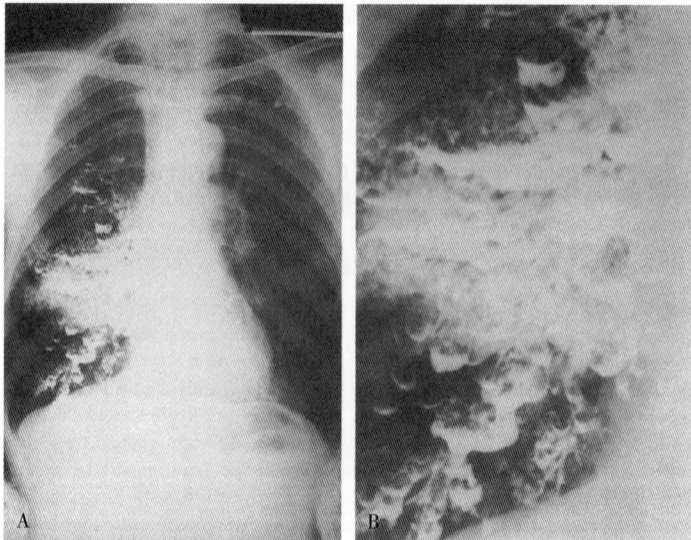

图 3.10　支气管造影。A. 正位片：囊状支气管扩张；B. 放大观：葡萄样囊状支气管扩张（图片由 TH Johnson 医师提供）

支气管扩张的病理改变为黏膜水肿和溃疡。气道壁的弹性和肌肉结构破坏，可导致扩张和纤维化。气道壁排列着增生的、无纤毛的、分泌黏液的细胞，代替正常的纤毛上皮细胞。这种变化导致黏液纤毛毯破坏，引起感染性分泌物潴留，进一步破坏和刺激支气管壁[87]。

支气管扩张的病因与气道阻塞和感染有关[38,87]。约 60% 的患者曾有急性呼吸道感染病史。感染累及支气管壁。部分黏膜被破坏，取而代之的是纤维组织。支气管牵拉导致气道发生永久性扩张和扭曲。这些区域缺乏正常的纤毛细胞，分泌物潴留，最终形成慢性感染。

阻塞可导致阻塞部位远端的肺组织塌陷（肺不张），引起支气管扩张[87]。胸腔负压增加（由肺不张引起）会加重对气道的牵拉，导致气道扩张和扭曲。分泌物潴留，若阻塞持续存在，感染会破坏支气管壁。使用抗生素控制感染显著降低了支气管扩张的发病率。

24 小时内痰量可作为判断疾病严重程度的指标，对支气管扩张进行分级。每日痰量少于 10 mL 为轻度；10~150 mL 为中度；超过 150 mL 为重度。

现在，严重的、弥漫性、慢性支气管扩张患者已相对较少，这些患者多消瘦，约 25% 的患者会有杵状指。支气管扩张患者的典型症状是慢性咳嗽，并咳出难闻的化脓性痰液。睡觉或坐起时体位变化常刺激咳嗽，因为分泌物从小的外周气道流至大的中央气道。患者可能出现右心衰竭，因病变扩展并累及肺毛细血管床而引起。弥漫性的支气管扩张会出现呼吸困难，必须用力呼吸，因为通气／灌注比不匹配会导致低氧血症和高碳酸血症。支气管和肺血管系统的连接可导致全身血液从扩张的支气管动脉分流[88]。

大多数支气管扩张患者都有慢性咳嗽。有些患者主诉症状很少，仅在呼吸道感染时出现咳嗽和痰量增加。咳痰量和咳嗽严重程度因受累程度不同而有区别。大约一半的老年患者会出现咯血，这是由于扩张支气管伴行的支气管动脉受到破坏。其他常见症状还有呼吸困难、喘息和胸膜炎性胸痛[87]。

局限性支气管扩张患者的肺功能检查多为正常，或轻度异常。然而，广泛的支气管扩张患者会出现 FEV_1、最大呼气中期流速、最大自主通气量（maximal voluntary ventilation，MVV）和弥散能力降低，RV 增加[38,41]。

支气管扩张预后　在抗生素时代之前，支气管扩张患者的预后很差。感染通常是导致死亡的主要原因。如今，随着医学进步，患者的预后得到明显改善[87]。大多数患者可以过着相对正常的生活。右心衰竭是弥漫性、慢性支气管扩张患者的严重并发症，可导致死亡。肺炎和出血是较少见的死亡原因。反复支气管感染可导致肺功能恶化和过早死亡。在抗生素时代之前，大多数未经治疗的严重支气管扩张患者在25 年内死亡。预后取决于诊断时疾病的严重程度和治疗。中度、局部性支气管扩张患者，通过及时积极干预，可有相对好的预期寿命。

限制性肺疾病

限制性肺疾病是一组异质性疾病，在病理生理上表现为因肺间质改变导致肺顺应性降低。

正常情况下，吸气时会出现膈肌下降、胸廓扩大、肺泡扩张。肺间质纤维化、结节病、尘肺病和硬皮病等疾病会导致肺顺应性降低，影响肺泡扩张。限制肺扩张的原因还包括胸膜疾病（如胸腔积液压迫肺泡）、胸壁运动受限疾病（如脊柱后凸和强直性脊柱炎），以及膈肌移动受限（如肥胖和腹水）。

限制性肺疾病的肺功能特征为肺活量、吸气量和肺总量降低，残气量正常或降低。如果限制起源于肺，则肺顺应性和弥散能力会降低。运动耐量的降低与血氧饱和度下降有关。

限制性肺疾病病因的共同点是肺泡壁和肺泡间隙内的免疫炎性反应。这种免疫炎性反应造成组织间质损伤，最终导致肺纤维化。环境因素在原发性限制性肺疾病的病因中发挥一定作用。已表明吸烟与 COPD 相关，现据报道，也与部分患者发生限制性肺疾病相关[89]。

弥漫性肺间质纤维化

肺纤维化是由于各种原因引起的肺损伤的常见病理反应[90]。许多急性和慢性肺部疾病与纤维增生、炎症或两者都有关，最终发展为肺纤维化。这些统称为间质性肺疾病。

炎症导致肺间质纤维化的假设正受到越来越多证据的挑战，这些证据表明，急性肺泡损伤的多个微观部位出现异常的伤口愈合反应，并进展为肺纤维化[72,91]。解决刺激和损伤引起的纤维增生反应非常重要。目前已确定有 130 余种间质性肺疾病。弥漫性肺间质纤维化是对各种损伤产生的一种常见的病理学反应[92]。最初，肺实质的损伤引起炎症细胞和免疫细胞浸润，导致终末细支气管弥漫的炎性过程（肺泡炎）[93]。随着急性和慢性炎症细胞的增多，逐渐发展为亚急性间质性疾病。慢性阶段表现为肺泡壁增厚，并进展为纤维化和瘢痕组织。造血起源的循环细胞也是一个致病因素[92]。此外，细胞凋亡也与肺纤维化的病理生理有关[94]。

肺纤维化的已知原因包括：职业性或环境暴露于无机粉尘（如二氧化硅和煤）、有毒气体和某些药物或毒药[95,96]。此外，间质性肺疾病还与类风湿关节炎和系统性硬化病有关[97]。据报道，双胞胎、兄弟姐妹和其他家庭成员间发生弥漫性肺间质纤维化的概率较高，这支持了存在遗传相关性的观点。还有少见报道称，有雷诺现象和溃疡性结肠炎的患者也会出现肺间质纤维化。

特发性肺间质纤维化（idiopathic pulmonary fibrosis，IPF）或隐源性纤维化肺泡炎，是一种慢性、进行性、不可逆的疾病，病因不明[90,91]。诊断后的中位生存时间约为 3 年。特发性间质性肺炎与 IPF 相关，是一种慢性纤维化间质性肺炎，组织学表现为普通型间质性肺炎（usual interstitial pneumonia，UIP）[98]。主要发生在 50 岁以上人群。危险因素包括吸烟、使用抗抑郁药、长期误吸以及接触金属和木屑。

IPF 最常见的早期症状是疲劳、劳力性呼吸困难和慢性干咳。随着病情的发展，患者呼吸更加困难并出现发绀。听诊可闻及爆裂音，胸部扩张减少，可能出现杵状指。胸片通常显示弥漫性网格影，肺下野明显。推荐进行高分辨率 CT 检查，比 X 线更为敏感，可显示网格改变、蜂窝改变，病变以胸膜下、基底部分布为主，可用于评估肺实质受累程度和监测疾病进展。

肺功能检查显示肺容积和肺容量降低以及气体交换异常[99]。肺顺应性显著降低，不足预计值的一半。弥散能力降低是最早和最一致的变化。最初，动脉 PaO_2 在休息时可能是正常的，但在运动时会明显降低。$PaCO_2$ 因过度通气而降低，pH 通过肾脏代偿维持在正常范围。疾病晚期，由于肺泡膜增厚和通气 / 灌注不匹配，PaO_2 明显降低。

肺活检显示疾病早期可见大量炎症细胞，而疾病晚期为纤维化。明确 IPF 的不同类型对临床非常有用[96]。脱屑性间质性肺炎（desquamous interstitial pneumonitis，DIP）的特征是肺泡内单核细胞积聚，肺泡壁相对完整，没有破坏或纤维性渗出（大量炎症细胞，很少或没有纤维化）。这种类型预后好，对糖皮质激素反应更好。由于 DIP 常同时存在 UIP 和 IPF，DIP 可能为 IPF 早期阶段，更可逆。

嗜酸性粒细胞性肺炎

嗜酸性粒细胞通常存在于肺组织中，是机体对各种药物和系统性免疫疾病的细胞反应的一部分。它们存在于 IPF 患者的气道和肺组织中[41]。在有过敏因素的间质性肺疾病中（如过敏性肺炎、药物性肺综合征和结节病），嗜酸性粒细胞是组织反应的次要成分。但在某些原发性或全身性疾病中，嗜酸性粒细胞是肺部最主要的炎症细胞。这些情况可归为一类，称为嗜酸性粒细胞综合征。这些综合征之间存在相当多的重叠，因为病因和发病机制尚不完全清楚[100]。

单纯性肺嗜酸细胞浸润症　单纯性肺嗜酸细胞浸润症是一种自限性疾病，胸部影像学检查显示肺外周有游走性、短暂的肺浸润影，伴有轻微的呼吸道症状和嗜酸性粒细胞增多。某些药物如磺胺类药物也是发病原因[100]。这称为 Loeffler 肺炎和 PIE 综合征（肺嗜酸性粒细胞浸润症，peripheral infiltrates with blood eosinophilia）。如果该疾病与对微丝蚴、人类寄生虫（如蛔虫、粪类圆线虫）或猫狗寄生虫（蛔虫）产生内脏幼虫迁移的过敏反应有关，则称为**热带嗜酸粒细胞增多症**。

迁延性肺嗜酸细胞浸润症　迁延性肺嗜酸细胞浸润症比单纯性肺嗜酸细胞浸润症病程长，并伴有更严重的症状。随着时间的推移，可导致弥漫性肺间质纤维化，胸片显示蜂窝状肺改变，肺功能检查显示限制性通气功能障碍。

该病在女性中更为常见。症状包括急性呼吸系统疾病症状，伴有发热、盗汗、体重减轻和呼吸困难。迁延性肺嗜酸细胞浸润症可能会与结核病混淆，但该病在抗结核治疗后会出现病情加重。该病还需与嗜酸细胞肉芽肿和脱屑性间质性肺炎相鉴别。胸片表现为肺外周致密渗出影。该病通常需要通过肺活检来确诊。糖皮质激素可在数周内显著改善患者的症状和胸片表现。治疗疗程可能需要数月或数年[98]。

嗜酸细胞肉芽肿　嗜酸细胞肉芽肿（或组织细胞增多症 X）既可仅影响肺部，也可累及颅骨、下颌骨、椎骨、骨盆、肋骨和四肢的多灶性疾病。肺部受累表现为间质性肉芽肿（由中等大小的组织细胞和嗜酸性粒细胞组成）以及伴嗜酸性粒细胞的小动脉炎。嗜酸性粒细胞引起的组织细胞增生累及细支气管、肺泡管和肺泡间隔，并导致它们被破坏。增生性动脉内膜炎会引起组织坏死。

该病最常见于 30~40 岁的男性，常表现为疲劳、不适、体重减轻、干咳、劳力性呼吸困难和胸痛，有时与气胸或肋骨受累有关。胸片显示弥漫性小结节和间质浸润，最初累及中、下肺野。严重时浸润影中出现小的囊性区域，形成蜂窝状。约有 25% 患者会发生自发性气胸。

患者的疾病病程各不相同[98]。10%~25% 的患者可自发缓解，但有残留症状。许多患者病情趋于稳定或"完全破坏"，由于纤维化、肺囊性变和限制性通气功能障碍而导致中度肺损伤。常见的临床表现是劳力性呼吸困难。部分患者有持续的支气管炎。使用糖皮质激素治疗并非特别有效。治疗主要是对症治疗，需要正确使用抗生素和支气管扩张剂。有时疾病进展还会引起右心衰竭及呼吸衰竭。

肺泡蛋白沉积症

肺泡蛋白沉积症（pulmonary alveolar proteinosis，PAP）是一种病因不明的少见疾病，其特征是肺泡内充满富含脂质的"蛋白"物质（即表面活性物质磷脂），而肺泡壁、肺泡间隔、传导气道和胸膜表面均正常。尽管所有年龄段及性别的人都可能发病，但该病好发于 30~50 岁的男性。PAP 有 3 种临床类型，最常见的是获得性 PAP，被认为是一种自身免疫反应。造血生长因子（粒细胞 - 巨噬细胞集落刺激因子，GM-CSF）对肺表面活性物质稳态的局部调节至关重要。获得性 PAP 患者体内存在循环有抗 GM-CSF 自身抗体。其余两种 PAP 为先天性 PAP 和继发性 PAP，继发性 PAP 与环境因素、免疫系统疾病、恶性肿瘤和造血系统疾病有关[101]。

该病的常见症状是进行性呼吸困难和体重减轻，并伴有咳嗽；咯血和胸痛的报道较少。胸片显示两侧弥漫性渗出，分布于肺门周围（图 3.11）。体格检查可闻及细小的吸气相爆裂音，叩诊浊音，晚期可出现发绀和杵状指。肺功能显示肺活量、功能残气量和弥散能力降低。动脉血气分析显示 PaO_2 降低，特别是在运动时，$PaCO_2$ 和 pH 正常[41]。

结节病

结节病是间质性肺疾病最常见的病因之一[41,102]，是一种原因不明的肉芽肿性疾病，可累及多器官系统[103]。该病表现为双侧肺门淋巴结肿大、肺部浸润、皮肤或眼睛损伤[104]。肺部是最常受累的器官，在这种情况下，20%~50% 的患者因呼吸系统症状而就诊。非裔美国人的患病率是白种人的 10~20 倍，女性患病率是男性的 2 倍，多发于 30~40 岁的人群。

胸内病变可分为 4 期[41]。Ⅰ期：患者无症状，胸片显示双侧肺门淋巴结肿大和右侧气管旁淋巴结肿大（图 3.12A）；Ⅱ期：弥漫性肺浸润，伴双侧肺门

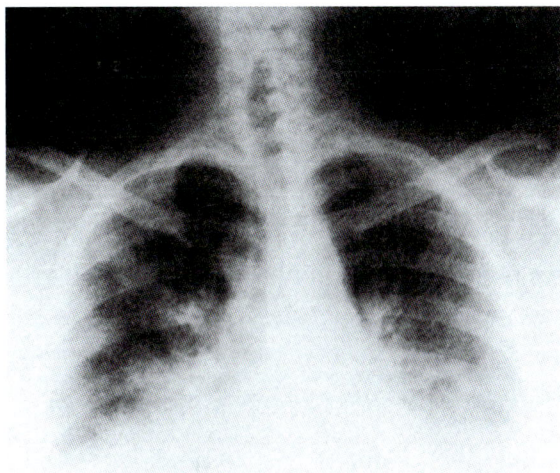

图 3.11　肺泡蛋白沉积症。正位胸片显示双下肺野对称分布的不规则、片状、界限模糊的渗出阴影，与肺水肿表现十分相似（图片由 TH Johnson 医师提供）

淋巴结肿大；Ⅲ期：间质浸润或纤维化，无肺门淋巴结肿大（图 3.12B）；Ⅳ期：肺气肿改变、出现囊肿和肺大疱。

约 1/3 的结节病患者可自然缓解，但会有一些残留的纤维化。其余 2/3 的患者有进行性肺损害，同时伴有心脏、肝脏、脾脏、淋巴结、肌肉、骨骼和中枢神经系统（central nervous system，CNS）不同程度的受累。

类风湿关节炎

类风湿关节炎（rheumatoid arthritis，RA）是一种累及关节的全身性疾病，可影响肺、胸膜和心脏。RA 最常见的胸部并发症是胸膜炎，伴有或不伴有胸腔积液。虽然 RA 在女性中的发病率是男性的 2 倍，但胸膜炎却好发于男性[100]。胸膜疾病是 RA 的一种表现，偶尔会引起纤维胸和限制性肺疾病，需要进行胸膜剥除术。

约 40% 的 RA 患者存在间质性肺疾病，其表现为肺功能异常，显示出限制性通气功能障碍和通气能力降低。在男性中更常见。胸片显示弥漫性间质性浸润，尤其是在肺基底部。肺结节在病理上与 RA 的皮下结节相同，也可能形成空洞[97]。

患有 RA 的煤矿工人胸片显示迅速变化的圆形致密影并形成空洞（Caplan 综合征），而不同于煤矿工人的尘肺（表现是纤维化）。

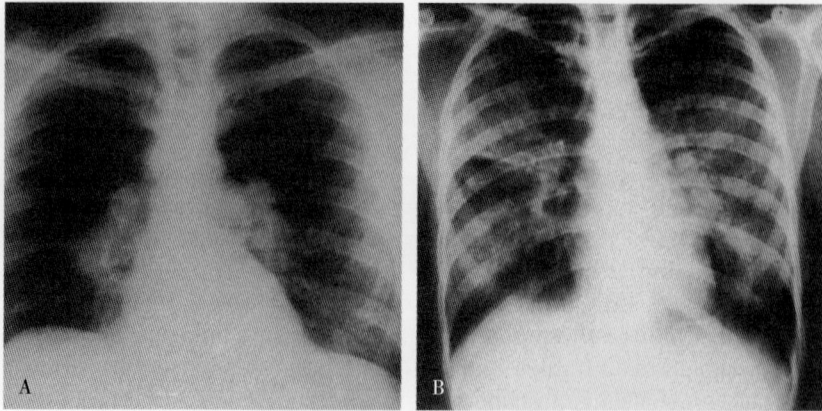

图 3.12   分期。A. Ⅰ期：双侧肺门淋巴结肿大，通常没有明显的症状；B. Ⅲ期：广泛的肺实质病变伴瘢痕形成，无肺门淋巴结肿大（图片由 TH Johnson 医师提供）

系统性红斑狼疮

虽然系统性红斑狼疮（systemic lupus erythematosus，SLE）是一种全身性胶原血管疾病，但 50%~90% 的患者存在胸膜或肺部受累。胸膜炎性胸痛通常是与 SLE 相关的多浆膜炎的信号。胸腔积液是多浆膜炎的一种表现，在 40%~60% 的 SLE 患者中存在，通常是双侧的。

在 SLE 患者中，慢性间质性肺炎的发病率为 3%~13%，急性狼疮性肺炎的发病率为 1%~4%[105]。肺部受累的患者出现劳力性呼吸困难和咳嗽，并伴有黏液痰[97]。尽管罕见，但若患者仰卧位时出现呼吸困难可能提示存在膈肌轻瘫或膈肌弥漫性肌病[105]。胸片显示斑片状、非特异性致密影，条状或盘状肺不张，或两者兼有。胸腔积液和肺部感染常见，而弥漫性肺间质纤维化少见。肺功能检查显示限制性通气功能障碍，表现为肺弥散功能下降，同时伴有动脉血氧饱和度下降。

进行性系统性硬化症（硬皮病）

进行性系统性硬化症，也称为硬皮病，是一种罕见的疾病，会导致全身结缔组织增厚和纤维化，并导致结缔组织中的许多成分被胶原蛋白替代。虽然皮肤最常受累，但肺、心脏、肾脏、骨骼和身体的其他部位也会受到影响。大约 2/3 的进行性系统性硬化症患者存在肺部受累[97,101]。

虽然临床症状有体重减轻、进行性呼吸困难、低热和咳嗽（有时会产生黏液痰），但许多肺部受累的患者都没有症状。胸片显示中下肺野有特征性的肺纤维化表现。听诊可闻及双侧基底部爆裂音。肺功能显示限制性通气功能障碍并伴有弥散功能障碍。

结核病

结核病（tuberculosis）是一种传染性很强的细菌性疾病，可影响包括肺在内的多个器官系统，在卫生条件差、健康状况不佳的人群中更为常见。*结核分枝杆菌*具有高度传染性，但药物治疗效果良好[98,106]。结核病的再度流行已成为一个重大的公共卫生问题。

肺癌

肺癌是导致男性和女性因癌症死亡的第二大原因[107]。与肺部疾病有关的致癌物包括香烟烟雾中的氧自由基和毒素。虽然肺癌主要与吸烟有关，但在吸烟者中其他癌症的发病率也较高。物理治疗师需要了解所有癌症的病理生理机制，特别是肺癌，以及内、外科治疗方法，还应了解特定癌症的自然病程和对患者健康相关生活质量的影响。肺癌和其他癌症一样，往往会产生多系统后果，物理治疗师必须了解这些后果，并在治疗过程中加以考虑。物理治疗师在癌症预防、早期发现、保守治疗和手术治疗阶段以及长期治疗中发挥着主要作用。

肺动脉高压

肺动脉高压越来越被认为是一种病理表现，可继发于其他肺部疾病，也可以没有明显的病因（特发性肺动脉高压）。根据定义，当平均肺动脉压静息时大于 25 mmHg，运动时大于 30 mmHg，即可诊断为肺动脉高压[108]。肺动脉血压可随着肺动脉血管阻力、血流和肺动脉楔压的增加而升高。肺动脉高压的病因已经从血管收缩功能障碍转变为血管增生功能障碍[109]，也与血管内皮细胞功能障碍有关[110]。尽管患者预后区别较大，有些仅存活数月，有些可存活数十年，但仍建议使用指南来评估肺动脉高压患者的预后，并迅速采取适当的干预措施[111]。

心血管系统与呼吸系统疾病的相互作用

心脏病的肺部并发症和肺部疾病的心脏并发症已有几十年的文献记载[112]。机械效率低下的心脏会影响去氧血液和氧合血液进出肺部的正常推进过程。由于心脏的左、右心功能是串联的，一侧的问题不可避免地会产生一些影响，从而导致另一侧也出现问题。基于这些原因，应将心脏和肺视为一个整体的功能单位。

心血管系统疾病

心血管和肺循环的中断会导致血液积聚和容量血管或静脉中的血量增加。右心衰竭会导致中心静脉压力升高（即右心房压力），如果严重到一定程度，会导致双侧重力依赖部位外周水肿。由于血液无法充分流向肺部，可能导致缺氧。反过来，肺循环的缺氧性血管收缩可导致肺血管阻力增加，从而增加右心室的后负荷和做功。

左心衰竭可导致左心血液向前运输不足，从而在肺循环中积聚，引起心源性肺水肿。肺水肿改变肺力学和淋巴引流，这些影响反过来又会因巨噬细胞功能受损和细菌生长而导致感染风险增加。肺泡毛细血管膜周围的肺液过多会造成弥散障碍。如果液体积聚过多，积液会渗出到右心和外周。与肺部积液过多类似，体循环淤血会影响组织灌注。其他心血管疾病如原发性高血压会增加全身后负荷；这反过来又增加了心脏的做功，从而降低了心脏的机械效率。

心脏病患者的肺功能也会发生改变。例如，左心衰竭与肺间质水肿有关。这导致气道直径减小和早期气道闭合、气体陷闭和 RV 增加。液体可引起支气管平滑肌反射性收缩，导致心源性哮喘综合征。气道塌陷和支气管收缩都会降低肺总量、流速和用力呼气量。通气和灌注异常也与心脏病有关。通气不足的肺区域会导致通气死腔增加，而灌注不足的肺区域会导致右至左分流。左心衰竭患者的肺顺应性降低可能导致通气/灌注不均。

在左心衰竭中，正常情况下肺底通气增加可能导致肺尖部得到更好的通气[113]。如果肺水肿使临床表现复杂化，肺泡被淹没，可导致通气减少和通气/灌注不匹配。此时，肺泡–动脉氧（A-aO$_2$）梯度升高，弥散能力降低，PaO$_2$ 降低。肺顺应性与肺动脉压和间质积液呈负相关[114]。这些异常会导致阻塞性和限制性病理生理结果（即用力呼气量和肺活量降低，以及呼吸功总体增加）。

胸腔积液可由心脏病引起，尤其是慢性充血性心力衰竭。血管内压力的改变会导致漏出性胸腔积液，心脏损伤可导致渗出性积液。与循环中其他部分的液体平衡相比，肺部的液体平衡依赖于 Starling 力（即静水压力和胶体渗透压）。健康人每天会从胸膜腔重吸收几升液体，因此当这些力量的平衡因疾病而被破坏时，大量液体会积聚在胸膜腔中。胸腔积液可导致肺泡扩张受损，这是临床应该关注的问题。少量积液会使肺移位，但不会压迫肺组织。

呼吸系统疾病

呼吸系统疾病可以通过多种方式影响心功能。呼吸系统疾病因影响呼吸力学和通气/灌注匹配而影响氧运输。为了进行代偿，心脏试图增加心输出量，从而相应增加心脏做功。总的来说，通气和氧气输送效率会降低。因通气/灌注比失调导致的低氧血症患者易患心律失常。

胸膜并发症可由肺部疾病和心脏病引起。胸膜腔内液体失衡会损害心肺功能。就其调节而言，胸膜腔内的液体平衡与肺泡腔内的液体平衡相当，都是由 Starling 力决定的。具体来说，静水压将液体推向胸膜腔，而胶体渗透压则抵消了这些力的影响。过滤和吸收力的净效应是最小的净滤过压力。当这些力的平衡被破坏时，心肺功能就会受到影响。液体过多通常反映了静水压过高和胶体渗透压降低。淋巴管变得不堪重负，无法保持胸膜腔干燥。胸腔积液或代替了肺组织（少至中量积液），或限制邻近肺泡囊的扩张导致肺不张（大量积液）[115]，若积液量非常大，可能还会限制心脏充盈。由于胸腔积液对肺部、心脏或两者的直接物理影响，会对氧气运输构成威胁，因此物理治疗师需特别注意。

肺淋巴管控制肺实质内的液体平衡。淋巴管位于胸膜内而不是肺泡毛细血管间隙内。它们将小叶间隔和胸膜下区域的液体引流到肺门血管和初级气管支气管淋巴结。心脏和肺部疾病可导致主要淋巴管流入和流出通道的不平衡。这导致液体积聚、淤滞和对心肌和肺的物理压迫[116]。

心脏和肺部疾病都可以产生有害的血液学变化来代偿低氧血症。红细胞数量增加会提高红细胞比容和血液黏度，这会进一步增加心脏做功。此外，黏稠的血液还增加了血栓栓塞的可能性。这种风险是叠加在低效心脏血栓栓塞的现有风险上的。

深入了解心脏和肺的相互关系对疾病的诊断和最佳管理是非常重要的。此外，还必须识别和预见其他原发性器官系统疾病患者的心血管和肺部情况，特别是多系统疾病患者。

肌肉骨骼疾病

肌肉骨骼疾病对肌肉（特别是膈肌、胸壁肌肉、口咽肌、喉肌和腹肌）、骨骼和关节（如关节炎、强直性脊柱炎、脊柱后凸侧弯以及继发于神经肌肉疾病和慢性呼吸系统疾病的畸形）的影响会影响心肺功能（表3.2）。缺乏活动还会造成其他影响，如肌肉萎缩、关节僵硬和畸形。关节僵硬度增加会限制患者的体力活动，从而导致心肺功能受损，此外，胸廓僵硬度增加也会产生局部影响，影响桶柄运动和泵柄运动（图2.8）。正常的胸廓三维运动、正常的肺循环和淋巴功能会受到损害（第23章）。表3.2总结了肌肉骨骼疾病的心肺功能障碍。

与胸廓肌肉骨骼疾病相关的心肺功能障碍包括：因肺受限导致的肺容量减少和不对称、流速降低、吸气和呼气压力降低、肺不张、动态气道压迫、通气/灌注失调、呼吸模式低效、咳嗽和咽反射受损、误吸风险增加、黏液纤毛清除能力受损导致气道阻塞的风险增加、活动受限、纵隔结构和心脏受压以及淋巴回流受损（这依赖于正常的呼气和吸气周期）[117]。骨质疏松性骨折也会损害正常的胸廓结构，从而影响肺功能[118]。

自身免疫性疾病出现肌肉骨骼问题可能与系统性疾病有关。例如，类风湿关节炎与动脉粥样硬化的加

表 3.2　肌肉骨骼疾病的心肺功能障碍

表现类型	损伤	造成损伤的原因
一般表现	肺泡通气减少	呼吸力学改变 胸廓僵硬 胸廓扩张度减小
	黏液纤毛运输功能受损	气道阻塞 肺功能限制 肺不张 分泌物黏稠
	呼吸做功增加	低效率的呼吸模式
	心脏做功增加	低效率的呼吸模式 缩窄性心包炎
	有氧能力下降	
特殊情况	类风湿关节炎	胸膜炎 弥漫性间质性肺炎和纤维化 肺动脉炎 细支气管炎 胸腔积液
	强直性脊柱炎	肺上叶纤维化疾病 胸廓受限

速有关[119]。

结缔组织病

结缔组织病或胶原血管疾病（如硬皮病、系统性红斑狼疮和系统性硬化症）往往会影响心肺功能（框3.3）[120]。炎症和组织损伤可影响气道、肺实质、肺血管、胸膜、呼吸肌、心脏和心包。与慢性结缔组织病相关的肺萎缩综合征是疾病晚期的一个特征，表现为肺泡表面积和肺容量的减少，弥散功能的降低。纤维化改变增加了肺实质弹性阻力，降低了肺顺应性，从而增加了呼吸做功，这些改变与 IPF 的变化相似。心脏的电传导系统及其力学性能都受到全身结缔组织病的不利影响。此外，结缔组织病若累及皮肤可导致胸廓受限。肾-肺综合征与结缔组织病有关[121]。有关结缔组织病的心肺功能障碍总结见框 3.3。

框 3.3	结缔组织病／胶原血管疾病的心肺功能障碍
一般表现	硬皮病的特殊表现
肺泡毛细血管急性损伤	限制性通气功能障碍
肺泡出血	弥散功能降低
间质性肺炎	膈肌功能障碍
肺间质纤维化	胃食管反流和误吸
肺动脉高压	
呼吸肌功能障碍	
肺水肿	
肺部感染	
弥散功能异常	
胸廓受限	

结缔组织病可导致血管改变，并与继发性肺动脉高压有关[122,123]。

神经系统疾病

神经系统疾病对心血管系统与呼吸系统的影响反映了相关的病理生理机制[124,125]。有 3 种基本的病理模式：中枢神经系统功能障碍、周围神经系统功能障碍和自主神经系统功能障碍。神经系统疾病的心肺功能障碍总结见表 3.3。

中枢神经系统疾病

控制呼吸和心脏的中枢主要位于中脑。呼吸中枢通过调节吸气和呼气抑制性神经元和兴奋性神经元来产生有规律的呼吸频率。

呼吸中枢的活动受到网状激活系统的唤醒和警觉反应的影响。此外，呼吸控制受下丘脑、眶皮质、前脑和杏仁核的影响。

中枢神经系统疾病会产生心血管反应，导致神经源性肺水肿。这些反应包括系统性高血压、肺动脉高压、颅内高压和心动过缓。髓质可能介导与神经源性肺水肿相关的心血管反应。严重的交感神经刺激、儿茶酚胺释放和迷走神经紧张会加速神经源性肺水肿，可导致肺泡毛细血管膜渗漏和肺泡充血[126]。

皮质功能紊乱可能对心肺功能有直接影响。临床上最常见的障碍是皮质梗死和癫痫发作。一侧大脑半球梗死可导致对侧膈肌和其他呼吸肌无力。癫痫发作会扰乱呼吸，导致低氧血症、呼吸性酸中毒和继发于过度肌肉收缩和乳酸堆积的代谢性酸中毒。交感神经刺激的增加可引起心律失常和肺水肿。

脱髓鞘性病变如多发性硬化会导致神经肌肉功能进行性恶化。呼吸肌受累导致呼吸肌无力，出现呼吸衰竭[127,128]。此外，随着身体的日益衰弱，心肺功能也会下降。除了咳嗽和咽反射减弱，咽部肌肉的力量下降也会导致气道保护能力减弱。随着病情的发展，这些患者容易出现误吸。

脑卒中患者可能会出现影响心血管系统和呼吸系统调节和功能的中枢神经系统功能障碍（如呼吸肌肉电活动减少）以及周围神经系统功能障碍（如肌力下降、痉挛、生物力学受损和步态异常，这些都会直接影响呼吸肌功能和胸廓扩张）。患侧膈肌可能会出现偏瘫。腹肌无力导致咳嗽有效性下降。咽部肌肉力量下降导致患者出现睡眠呼吸暂停。常见的临床表现是单侧功能障碍，其特点是在卧位、坐位及步行时躯体向患侧倾斜。这种姿势会导致患侧的通气量减少和胸廓扩张受限。腹肌功能障碍直接影响腹内压和膈肌收缩时的下降效率（如果腹肌张力下降，膈肌收缩效率就会降低）。肺容量和流速会相应降低，导致限制性肺功能障碍。肌肉痉挛导致胸壁限制和代谢消耗增加。脑卒中病程中活动量的减少会导致心肺调节能力以及氧运输能力降低。脑卒中患者中高血压患者和老年人所占比例很高，而这一人群的心脏病和动脉粥样硬化患病率也较高[129,130]。

脑瘫与肌张力增加有关，这相应地增加了静息时

表 3.3   神经系统疾病的心肺功能障碍

表现类型	损伤	造成损伤的原因
一般表现	黏液纤毛运输功能受损	身体活动能力下降 纤毛运动障碍 分泌物潴留增加 咳嗽和咽反射减弱 气道保护能力受损 气道阻力增加 气道阻塞的风险增加 声门闭合受损 误吸风险增加
	肺泡通气受损	肺容积、肺活量和流速均降低 咽喉部结构脆弱 呼吸肌无力 呼吸肌耐力降低
	呼吸做功增加	
	有氧能力和体适能下降	
特殊表现	多发性硬化	呼吸肌无力 痉挛导致的通气障碍 痉挛导致的耗氧量增加 姿势和步态异常导致的耗氧量增加 咳嗽和咽反射受损 无效咳嗽
	脑瘫	肌张力增加导致的耗氧量增加 移动和活动减少 运动经济性受损 吞咽障碍 唾液控制能力受损 咳嗽和咽反射减弱 呼吸时胸腹运动协调能力受损 咳嗽和气道廓清能力无效
	脑卒中	运动经济性降低 痉挛和需氧量增加 呼吸肌无力 呼吸肌力量下降 肺功能受损 胸廓不对称 咳嗽无力或无效
	帕金森综合征	肌肉张力增加导致耗氧量增加 运动经济性降低 胸廓受限和肺功能受损 无效咳嗽

和运动时的耗氧量，导致需氧量增加。即使满足了需氧量，氧运输也会受到影响。例如，胸廓畸形和胸腹部肌肉痉挛会影响呼吸模式及其效率。减少继发性脊柱侧弯是当务之急[131]。脑瘫患者由于咽反射、咳嗽反射和吞咽反射较差，气道易发生阻塞。另外，这些患者通常会有流涎症状，而这会增加误吸的风险。智

力障碍往往使脑瘫患者的表现复杂化，并使这些患者无法充分满足水合需求，无法配合维持生命的治疗。这些患者体内可能会定植大量微生物，进一步增加感染风险。临床上通过适应性坐起训练和姿势控制可显著改善肺功能[132]。

帕金森综合征患者同样存在心肺功能障碍[133]。

需氧量随着肌张力的增加而增加。帕金森综合征患者由于协调能力和独立活动能力受损，心肺适应能力降低。这些患者存在限制性通气功能障碍，其中大多数为肺容量和肺容积减少。胸壁的僵硬损害了正常的胸廓运动，因此呼吸效率降低，呼吸耗能也相应增加。帕金森综合征的呼吸功能不全可能反映了呼吸肌张力、胸壁僵硬和副交感神经张力的增加以及由此引起的气道阻塞。帕金森综合征还可能导致心脏交感神经失支配[134]，因此在运动过程中的评估和监测以及制订运动处方时都要注意这一点。

有脊髓灰质炎病史的患者，无论在发病时有无心血管系统与呼吸系统疾病并发症，都有可能在几十年后出现肺功能受限[135,136]。这些患者由于呼吸肌和腹肌无力、胸廓畸形、轻微感染和长期相对不活动或继发于麻醉、镇静等医疗干预而有发生呼吸功能不全的风险。此外，慢性脊髓灰质炎患者由于长期体力活动减少，可能会超重。

脑干疾病和损伤可导致各种异常呼吸模式，常见的有潮式呼吸（Cheyne-Stokes respiration）、中枢神经源性过度通气、长吸式呼吸和共济失调性呼吸。小脑和基底神经节损伤可引起呼吸肌肉失调和呼吸困难。

脊髓损伤对心肺功能有不同的影响，这取决于病变的程度。由于心血管系统与呼吸系统疾病的并发症，颈髓损伤死亡率高。患者肺容量会减少，但TLC会随时间逐渐恢复正常，潮气量（tidal volume，TV）通常会保持在TLC的10%，而RV增加[137]。四肢瘫痪的患者拥有比正常人更强壮的膈肌，以增加潮气量。另外，由于膈肌、腹肌和肋间肌失神经支配和瘫痪，这些患者的咳嗽能力会减弱。辅助呼吸肌对通气的辅助差异很大。在四肢瘫痪患者中，仅有辅助呼吸肌和膈肌未损伤，这可能会出现平卧呼吸（直立位时呼吸困难会加重）[138]。在直立位时，腹部压力降低导致膈肌变平，向下移动时效率降低。

胸脊髓损伤对肺功能（尤其是肺活量和用力呼气量）的影响要比颈脊髓损伤小，而且影响程度随着损伤节段的降低而减小。腰脊髓损伤对肺功能的影响可能很小甚至没有影响，但腹肌功能障碍可能会影响咳嗽能力。

周围神经系统疾病

周围神经系统疾病包括运动神经元、周围神经、神经肌肉接头和肌肉的疾病。喉、咽和舌的神经肌肉疾病可导致上呼吸道阻塞和气道阻力增加，影响气道通畅。误吸是此类患者常见且严重的问题，与喉、咽和舌的运动控制受损有关。

自主神经系统疾病

已证实，自主神经系统疾病会影响心肺功能，研究证实的有自主神经病变、糖尿病和酒精中毒。多系统萎缩会导致多个系统的自主神经功能衰退。由于自主神经元、呼吸神经元和睡眠神经元在解剖学上的接近性以及在自主神经系统疾病中这些结构的退化，呼吸控制机制发生功能障碍时会同时并发自主神经和躯体功能障碍。多系统萎缩导致的常见呼吸节律异常包括：中央气道和上气道阻塞；伴或不伴氧饱和度下降的呼吸频率、节律和幅度不规则；肋间肌和膈肌活动的瞬时解耦联；呼吸暂停延长；潮式呼吸；吸气性喘息；以及短暂性呼吸暂停[139]。

糖尿病和自主神经病变患者表现出多样的心肺功能障碍。体位性低血压是糖尿病自主神经病变和舒缩血管的交感传出神经失支配的并发症。这些患者的去甲肾上腺素水平普遍降低。在直立位时，内脏和外周循环收缩不良，导致心输出量下降。糖尿病患者心率变异性加重了这种体位效应。胰岛素与心血管效应有关，包括血容量减少、血管舒张引起的外周血流量和心率增加。存在自主神经病变时，胰岛素可引起体位性低血压。肠道动力异常导致的糖尿病腹泻可加重液体流失并有后遗症。糖尿病继发自主神经病变的心肺功能障碍包括：对低氧血症和高碳酸血症的通气反应变化、呼吸模式和睡眠呼吸暂停发作改变、支气管反应性改变以及咳嗽能力受损[139]。

胃肠疾病

胃肠（gastrointestinal，GI）疾病引起的心肺功能障碍见表3.4，最常见的是炎症性肠病和胰腺炎。误吸是GI疾病患者发生并发症和死亡的主要原因，应及早发现和预防。误吸的病理生理学、治疗方法和结局取决于误吸物的性质。多种易感因素会导致吸入性肺炎：包括意识水平降低、咽喉食管运动障碍、解剖学改变、胃肠道运动障碍以及手术、鼻胃管置入和全身麻醉等。

表 3.4　GI 疾病的心肺功能障碍

损伤	造成损伤的原因
误吸风险	胃食管反流
气道阻力增加	支气管痉挛
肺容积减小	单侧膈肌抬高 压迫性肺不张
低氧血症	肺泡毛细血管渗漏和 V/Q 失调 肺泡出血和实变加重分流 肺血管阻力增加

炎症性肠病可导致以下心血管系统与呼吸系统病变：血管炎、纤维化、肉芽肿性疾病和肺栓塞。支气管炎和支气管扩张也与炎症性肠病有关，但它们的发生与疾病严重程度和治疗无关。活检标本显示基底膜增厚、上皮细胞层增厚、下层结缔组织有炎症细胞浸润[140]。

肺部病变是急性胰腺炎最严重的并发症之一，常常导致患者过早死亡，包括单侧膈肌抬高（尤其是右侧膈肌）、背侧肺不张、肺部弥漫性炎性浸润（右侧比左侧更为常见）、胸腔积液（左侧比右侧更为常见）以及肺炎。这些病变并非仅存在于胰腺炎患者中，也可能是由局部腹膜炎所致，进而出现膈下积液、腹水、疼痛和腹胀。慢性胰腺炎患者腹部症状可能较轻，主要以呼吸困难、胸痛和咳嗽等呼吸系统症状为主。慢性胸腔积液可能导致胸膜增厚。

肝脏疾病

急性和慢性肝脏疾病患者都可能发生心血管系统与呼吸系统疾病并发症（框 3.4）。肝脏疾病可继发肺内血管扩张和非心源性肺水肿，导致低氧血症。以肺内血管扩张为特征的肝 - 肺综合征会导致肺部出现弥散和灌注减少，是严重低氧血症的主要原因[141]。

肺内血管扩张可导致肺部血液灌注明显增加[142]。动脉氧合受影响程度不同，有的患者肺泡 - 动脉氧分压差升高，但无症状，有的患者因重度低氧血症出现严重呼吸困难。物理治疗师需要注意的是，

框 3.4　肝脏疾病的心肺功能障碍

- 肺内血管扩张
- 肺动脉高压
- 呼气气流阻塞
- 胸廓畸形
- 胸腔积液
- 全小叶型肺气肿
- 胸膜炎
- 支气管炎
- 支气管扩张
- 低氧性血管收缩
- 间质性肺炎
- 肺纤维化

此类患者直立位时的氧合通常比卧位时更差（直立性低氧血症）。在严重情况下，肝性脑病和脑水肿会导致肺水肿[143]。

慢性肝病患者，如肝硬化和乙型肝炎会继发心血管系统与呼吸系统疾病。最常见的肺部异常是伴有或不伴有分流的肺内血管扩张、肺动脉高压、呼气气流阻塞、胸廓畸形、胸腔积液、全小叶型肺气肿、胸膜炎、支气管炎、支气管扩张、低氧性血管收缩、间质性肺炎和肺纤维化。低氧血症是由分流、通气 / 灌注比失调和弥散异常引起的。

胸腔积液和腹水会影响膈肌功能，加重肝病患者病情。腹腔和胸腔之间有丰富的淋巴管连接，因此腹水可以流入胸腔。在吸气时，腹腔内压力相对为正，胸腔内压力为负，因此腹腔内的腹水会流入胸腔。

肝脏是血液中凝血因子和抗凝因子的主要生成器官，凝血因子和抗凝因子都受到精细调节以保持最佳平衡。肝功能异常会破坏这些因子的生成，导致出血或血栓形成的倾向。弥散性血管内凝血是指这些血管活性物质之间极度失衡，同时发生出血和凝血问题，给患者造成严重后果。最近有报道称，在肝硬化患者中出现了心肌收缩力下降的情况[144]。

肾脏疾病

肾功能不全和肾 - 肺综合征可导致心血管与呼吸系统疾病并发症（框 3.5）[145,146]。这些疾病的病理生理学特征包括肺泡出血、肺间质和肺泡的炎症以及肺血管系统的功能障碍。肺功能检查可发现阻塞性和限制性异常，分别是由支气管并发症和炎症、出血导致的。

框 3.5	肾脏疾病的心肺功能障碍

- 肺泡出血
- 气道阻塞
- 肺容积减小
- 弥散功能下降

在全身性疾病中，肺疾病和肾脏疾病常常共存。考虑到肾－肺综合征的病程、复发以及不可逆的器官损伤，对此类患者应积极开展物理治疗。尽管肾功能不全有临床治疗方法，但即使是透析患者，也要采取如低钠饮食等简单的措施[147]。

血液系统疾病

心血管系统与呼吸系统受累的血液系统疾病（包括血液中液体和细胞成分异常以及凝血功能障碍[148]）的常见情况见框 3.6。此类情况，气体交换功能受损的主要机制包括出血、感染、水肿、贫血、纤维化和恶性肿瘤。

与红细胞及其运输血红蛋白和氧气能力相关的异常可引起类似于呼吸系统疾病的症状，如呼吸急促、呼吸困难和发绀。红细胞形态异常会导致血液黏度和肺血流量的异常。出血或恶性肿瘤等因素会破坏肺间质。凝血功能障碍会干扰正常的止血和凝血机制。肺出血和咯血是常见并发症。肺出血最常见的原因包括维生素 K 缺乏症、血友病、肝功能衰竭以及弥散性血管内凝血等。血小板抑制剂和抗凝剂等药物治疗也可能导致肺出血。肺栓塞常见的症状有胸膜性胸痛、呼吸困难和咯血。

在红细胞疾病中，镰刀细胞性贫血是最常见的，主要表现为红细胞僵硬和毛细血管阻塞[149]。急性肺部感染和血栓形成导致肺梗死，临床表现为发热、胸膜性胸痛、咳嗽和肺浸润。患者会出现肺功能异常，表现为 TLC、VC、弥散功能、动脉氧分压和运动能力降低。

影响肺功能的血液系统恶性肿瘤常见的是白血病和霍奇金病。影响肺功能的主要机制有直接浸润、机会性感染风险增加以及治疗的不良反应，如间质性肺炎和肺纤维化。

血浆蛋白异常会对维持组织血管床内正常体液平衡的 Starling 力产生重大影响。根据血浆蛋白（特别

框 3.6	血液系统疾病的心肺功能障碍

一般表现

	血液中液体成分异常	血液中细胞成分异常
出血	血容量异常	红细胞计数异常
水肿	体液平衡异常	红细胞异常
红细胞增多症	（过多或不足）	红细胞形态异常
贫血	电解质异常	血红蛋白异常
感染	血浆蛋白异常	氧合血红蛋白解离异常（如一氧化碳中毒）
	凝血因子和抗凝因子异常	白细胞和抗体异常
	凝血时间异常	血质不调（blood dyscrasias）

是白蛋白）含量的不同，体液会在循环过程中保留或丢失。随着血管内蛋白质和胶体渗透压的降低，更多的体液从循环中滤出进入间质。在分解代谢状态下，蛋白质在体内分解，更多的蛋白质通过毛细血管漏出并带走水分，从而导致水肿。

内分泌系统疾病

内分泌系统疾病可能出现心血管系统与呼吸系统疾病并发症（框 3.7）[150]，比如临床上比较常见的甲状腺、胰腺（糖尿病）和肾上腺疾病。甲状腺激素影响肺表面活性物质的合成和呼吸中枢的驱动。甲状腺功能减退可导致睡眠呼吸暂停，同时由于毛细血管通透性的改变可引起胸腔积液以及心包积液，有文献还报道了因肌力减退而导致的肺活量下降。甲状腺功能减退患者会出现运动耐力下降[151]。甲状腺功能亢进会增加细胞氧化代谢（代谢率），导致耗氧量和 CO_2 生成量增加，总体上使每分通气量增加[151]。肺活量、肺顺应性和弥散功能也会降低。此外，由于肌肉力量下降，也可能导致最大吸气压和最大呼气压降低。甲状腺疾病患者，心肺功能在静息状态下可能正常，但在运动应激时会出现异常。

糖尿病患者可能会丧失肺功能储备能力[152]，主要为亚临床表现，包括压力、衰老、由肺部疾病引起的慢性低氧血症或由心脏和肾功能不全引起的容积超负荷。

糖尿病患者易发生误吸和呼吸道感染。糖尿病神经病变的晚期并发症包括肾功能衰竭，可能伴有胸腔积液和肺水肿。自主神经系统神经元可影响迷走神经活动、气道张力以及血管舒缩调节作用。缺血性心脏

框 3.7	内分泌系统疾病的心肺功能障碍	
甲状腺疾病	胰腺疾病（糖尿病）	肾上腺功能不全
甲状腺功能减退	肺内皮厚度增加	体位性症状
代谢减退	TLC 降低	厌食、虚弱和疲劳导致的有氧能力下降
疲劳和嗜睡	肺活量和用力呼气量降低	胃肠道（GI）症状导致的呼吸力学受损
有氧适应能力下降	气道迷走神经张力降低	更易体液潴留
肌肉力量下降导致的肺活量降低	误吸风险增加	
睡眠呼吸暂停	弹性回缩力下降	
心率下降	对低氧血症和高碳酸血症的反应受损	
心输出量下降	运动通气反应受损	
血容量减少	中性粒细胞生成缺陷	
胸腔积液	革兰氏阴性杆菌定植	
心包积液	糖尿病肾病合并胸腔积液和肺水肿	
甲状腺功能亢进	对吸气阻力负荷增加的敏感性升高	
代谢亢进	加速动脉粥样硬化	
肺活量和弥散功能降低	缺血性心脏病风险增加	
体液流失（腹泻）	心肌病	
呼吸肌无力	感染风险增加	
疲劳和失眠		
有氧能力下降		

病和心肌病在糖尿病患者中很常见，并可能导致慢性心力衰竭和心源性肺水肿。据报道，糖尿病患者对吸气负荷的敏感性降低[153]，从而损害他们对运动的主观反应。外周灌注减少和感觉减退会导致肢体损伤风险增加，严重时会导致肢体缺血、坏疽和手术截肢。此外，糖尿病患者的感染率很高。

肾上腺功能不全也可能影响氧运输[150]。虚弱和疲劳症状以及相关的肌肉和关节问题导致有氧运动能力下降。直立不耐受主要反映了心肌收缩力的下降和全身血管阻力的降低。

免疫系统疾病

原发性和获得性免疫缺陷状态会导致心血管系统与呼吸系统疾病，包括炎症和感染。获得性免疫缺陷综合征（acquired immunodeficiency syndrome，AIDS）是原发性细胞介导的免疫紊乱，在过去的 20 年中已经成为流行病。这种综合征会导致淋巴细胞死亡。与 AIDS 相关的最严重的肺部感染疾病是卡氏肺孢子菌肺炎[154]。感染人类免疫缺陷病毒（human immunodeficiency virus，HIV）的患者可能会反复出现肺部感染，尽管接受治疗，但感染微生物仍然存在于肺部[155]。临床表现包括弥漫性肺浸润、咳嗽、呼吸困难和咯血等。这些患者还可能出现上气道阻塞的症状。

营养失衡疾病

在西方国家，最常见的两种营养失衡疾病是肥胖症和厌食症（框 3.8）。现在美国有 2/3 的人口超重并处于由超重引起的并发症风险之中。肥胖通过多种方式导致氧运输受损[156]。胸壁限制导致肺泡通气、PaO_2 降低和气体交换受损。体循环和肺循环血压升高。此外，过大的腹部和腹内容物会影响膈肌运动，限制膈肌下降，导致相关肺野受压。肥胖与 C 反应蛋白水平升高相关，该标志物反映了炎症及心血管健康风险的增加[157]。仰卧位可引起呼吸功能不全（体位性呼吸衰竭）。肥胖者由于咽后肌收缩减弱和顺应性增加，患阻塞性睡眠呼吸暂停低通气综合征的概率更高。此外，患者经常出现因呼气肌无力、肌肉机械效率低下而导致的咳嗽无力，呼吸功显著增加。此外，患者由于长期缺氧引起的反应性肺血管收缩，会导致右心室功能不全、心脏负荷增加及心脏扩大。肥胖者往往运动较少、有氧耐力降低，整体氧运输效率降低，并且患血栓栓塞的风险也会增加。高血压也是肥胖症的一个严重并发症。

肥胖除了对氧运输的直接影响外，中心性肥胖还与代谢综合征密切相关。其他相关风险因素包括高血压、血脂异常（甘油三酯升高和高密度脂蛋白降低）、空腹血糖升高和 2 型糖尿病[158]。对于所有超重患者，这些风险因素都需要进行评估，不仅可以拟定相应治疗方案，还可以在必要时将患者转介给其他医护人员。尽管腹部脂肪与年龄有关，但腹部脂肪与健康风险的相关性比皮下脂肪的更加密切。传统的体脂测量方法可能无法充分估计健康风险（如胰岛素抵抗和心血管疾病）[159]。

厌食症的主要心血管系统和呼吸系统疾病并发症与全身肌肉力量和耐力降低有关（包括呼吸肌）。相应的咳嗽能力下降，氧运输储备极小。由于营养不良和液体摄入不足，患者面临贫血、水电解质紊乱和心律失常[160]的风险。营养失衡疾病的常见心肺功能障碍见框 3.8。

框 3.8	营养失衡疾病的心肺功能障碍
肥胖症	**饥饿或厌食症**
肺泡通气不足	全身虚弱、体力下降、心肺功能减退
阻塞性睡眠呼吸暂停	黏液纤毛系统功能障碍
胸壁弹性回缩力下降	咳嗽无力
腹内容物增加	水电解质紊乱
腹壁质量增加	心律失常
功能残气量降低	呼吸肌无力
呼气储备容积降低	
仰卧时肺容积、PaO_2 和 SaO_2 下降	
基底段支气管闭合导致的 PaO_2 下降	
睡眠期间明显的肺部异常	
对 CO_2 的通气反应减弱	
心脏扩大	
心脏转位及水平位置改变	
心电图电轴偏移	
心肌泵效率下降	
有氧能力和氧运输储备能力下降	

总结

了解原发性和继发性心血管系统与呼吸系统疾病的病理生理学对从业者来说至关重要，以便将病理生理与临床症状和体征以及适当的治疗目标和干预联系起来。心血管系统与呼吸系统在解剖和生理上是相互依存的。物理治疗师必须区分心血管系统或呼吸系统病变对患者参与生活和活动能力限制的影响。此外，此类知识在开具处方和采取干预措施、适当监测患者方面也是必不可少的。

本章首先区分阻塞性和限制性肺疾病结构和功能相关的病理生理学。阻塞性疾病的特点是呼气气流受限（由于气道阻力增加）、气道阻塞和肺过度充气。限制性疾病的特点是肺顺应性下降或胸廓僵硬，从而限制吸气。这两种类型的肺部病变逐渐限制了肺功能。其次，描述了动脉粥样硬化、缺血性心脏病、冠状动脉疾病及相关综合征的基本病理生理学特征。本章还强调了高血压、糖尿病、贫血和晕厥对氧运输病理生理学的影响。本章最后讨论了非心脏疾病引起的心脏功能障碍，并将其与第 11 章中有关该主题的讨论相联系。

复习题

（1）描述吸烟在心血管系统与呼吸系统疾病发生中的作用。或者设想一下如果没有吸烟这一行为，对心血管系统与呼吸系统疾病的流行病学影响有哪些？

（2）描述肺功能障碍如何导致心脏功能障碍，并举例。

（3）描述心脏功能障碍如何导致肺功能障碍，并举例。

（4）区分阻塞性肺疾病与限制性肺疾病，并阐述各自的临床表现。

（5）阻塞性肺疾病和限制性肺疾病很少单独存在，描述这两种类型的肺部疾病是如何共存的。

（6）描述结核病，并解释物理治疗师为何要关注此类疾病。

（7）描述动脉粥样硬化的过程及危害。

（8）作为物理治疗师，评估继发性心血管疾病和原发性心血管疾病影响的意义有哪些？

（9）描述心功能不全进展为心力衰竭和死亡的病理生理过程。描述物理治疗师所推荐的生活方式改变，作为综合管理的一部分，如何阻止疾病的进展。

（10）请分析物理治疗师在社区和为健康老年人治疗时，患者合并高血压、贫血、糖尿病和晕厥对临床实践的影响。

（11）什么是运动员心脏综合征？对体育队中的物理治疗师而言有何意义？

（12）描述心血管系统与呼吸系统疾病，当患者存在以下一种或多种功能障碍或疾病时，对物理治疗师的临床影响。

1）肌肉骨骼疾病（胸壁和外周）。

2）结缔组织病；类风湿疾病。

3）神经系统疾病。

4）肝脏疾病。

5）肾脏疾病。

6）血液系统疾病。

7）内分泌系统疾病。

8）肥胖症。

9）营养不良（如神经性厌食）。

参考文献

1. Young ME. Circadian rhythms in cardiac gene expression. *Curr Hypertens Rep.* 2003;5:445-453.
2. Mehta LS, Beckie TM, DeVon HA, et al. Acute myocardial infarction in women a scientifc statement from the American Heart Association. *Circulation.* 2016;133:916-947.
3. Falk E, Nakano M, Bentzon JF, Finn AV, Virmani R. Update on acute coronary syndromes: the pathologists' view . 2013;34: 719-728.
4. Solomon H, DeBusk RF. Contemporary management of silent ischemia: the role of ambulatory monitoring . *Int J Cardiol.* 2004;96: 311-319.
5. Cahalin LP. Exercise tolerance and training for healthy persons and patients with cardiovascular disease. In: Hasson S, ed. *Clinical Exercise Physiology.* St. Louis: Mosby; 1994.
6. Sztajel J. Heart rate variability: a noninvasive electrocardiographic method to measure the autonomic nervous system. *Swiss Medical Weekly.* 2004;134:514–522.
7. Waldo AL. Mechanisms of atrial fi brillation. *J Cardiovasc Electrophysiol.* 2004;14(suppl 12):S267–S274.
8. Knotzer H, Dunser MW, Mayr AJ, Hasibeder WR. Postbypass arrhythmias: pathophysiology, prevention, and therapy. *Curr Opin Crit Care.* 2004;10:330–335.
9. Palin CA, Kailasam R, Hogue Jr CW. Atrial fibrillation after cardiac surgery: pathophysiology and treatment. *Semin Cardiothorac Vasc Anesth.* 2004;8:175–183.
10. Peters RW, Gold MR. The influence of gender on arrhythmias. *Cardiol Rev.* 2004;12:97–105.
11. Banajee P, Clark AL, Nikitin N, Cleland JG. Diastolic heart failure: paroxysmal or chronic? *Eur J Heart Fail.* 2004;6:427–431.
12. Gutierrez C, Blanchard DG. Diastolic heart failure: challenges of diagnosis and treatment. *Am Fam Physician.* 2004;69:2609–2616.
13. Paul S. Diastolic dysfunction. *Crit Care Nurs Clin North Am.* 2003; 15:495–500.
14. Th ohan V. Prognostic implications of echocardiography in advanced heart failure. *Curr Opin Cardiol.* 2004;19:238–249.
15. Khouri SJ, Maly GT, Suh DD, Walsh TE. A practical approach to the echocardiographic evaluation of diastolic function. *J Am Soc Echocardiogr.* 2004;17:290–297.
16. Steen V. The heart in systemic sclerosis. *Curr Rheumatol Rep.* 2004; 6:137–140.
17. Bauersachs J, Schafer A. Heart failure, platelet activation, and nhibition of the rennin–angiotensin–aldosterone system. *Arch Mal Coeur Vaiss.* 2004;97:889–893.
18. Goldhaber SZ, Elliott CG. Acute pulmonary embolism: Part 1: Epidemiology, pathophysiology, and diagnosis. *Circulation.* 2003; 108:2726–2729.
19. Tapson VF. Acute pulmonary embolism. *Cardiol Clin.* 2004;22:353–365.
20. Wehrens XH, Doevendans PA. Cardiac rupture complicating myocardial infarction. *Int J Cardiol.* 2004;95:295–392.
21. Silverberg D, Wexler D, Blum M, Wollman Y, Iaina A. The cardiorenal anaemia syndrome: does it exist? *Nephrol Dial Transplant.* 2003;18(suppl 8):viii7–12.
22. Guazzi M. Alveolar-capillary membrane dysfunction in heart failure: evidence of pathophysiologic role. *Chest.* 2003;124:1090–1102.
23. Sharpe N. Cardiac remodeling in coronary artery disease. *Am J Cardiol.* 2004;93:17B–20B.
24. Titcomb Jr CP. LVH: consequences associated with cardiac remodeling. *J Insur Med.* 2004;36:42–46.
25. Maron BJ, McKenna WJ, Danielson GK, et al. A Report of the American College of Cardiology Foundation Task Force on

Clinical Expert Consensus Documents and the European Society of Cardiology Committee for Practice Guidelines. *J Am Coll Cardiol.* 2003;42: 1687–1713.

26. Tenenbaum A, Fisman EZ. Impaired glucose metabolism in patients with heart failure: pathophysiology and possible treatment strategies. *Am J Cardiovasc Drugs.* 2004;4:269–280.

27. Burelle Y, Wambolt RB, Grist M, et al. Heart and circulatory physiology. *Am J Physiol.* 2004;287: H1055–H1063.

28. Peacock WF, Allegra J, Ander D, et al. Management of acute decompensated heart failure in the emergency department. *Congest Heart Fail.* 2003;(suppl 1):3–18.

29. Mills RM, Hobbs RE. Drug treatment of patients with decompensated heart failure. *Am J Cardiovasc Drugs.* 2001;1:119–125.

30. Vasamreddy CR, Ahmed D, Gluckman TJ, Blumenthal RS. Cardiovascular disease in athletes. *Clin Sports Med.* 2004;23:455–471.

31. Izzo Jr JL. Arterial stiffness and the systolic hypertension syndrome. *Curr Opin Cardiol.* 2004;19:341–352.

32. Mayet J, Hughes A. Cardiac and vascular pathophysiology in hypertension. *Heart.* 2003;89:1104–1109.

33. Kostis JB. From hypertension to heart failure: update on the management of systolic and diastolic dysfunction. *Am J Hypertens.* 2003;16:18S–22S.

34. Sharma AM. Is there a rationale for angiotensin blockade in the management of obesity hypertension? *Hypertension.* 2004;44:12–19.

35. Moncrieff J, Lindsay MM, Dunn FG. Hypertensive heart disease and fi brosis. *Curr Opin Crit Care.* 2004;19:326–331.

36. Danzi S, Klein I. Thyroid hormone and blood pressure regulation. *Curr Hypertens Rep.* 2003;513–520.

37. Rabe KF, Watz H. Chronic obstructive pulmonary disease. *Lancet.* 2017;389(10082):1931-1940.

38. Mason RJ, Broaddus VC, Martin T, et al. *Murray and Nadel's Textbook of Respiratory Medicine.* 5th ed. Philadelphia: Saunders; 2010.

39. McNicholas WT. Impact of sleep on ventilation and gas exchange in chronic lung disease. *Monaldi Arch Chest Dis.* 2003;59:212–215.

40. American Thoracic Society. Chronic obstructive pulmonary disease.2019. Available at: https://www.thoracic.org/patients/patient-resources/resources/copd-intro.pdf.

41. Crapo JD, Glassroth J, Karlinsky J, et al., ed. *Baum's Textbook of Pulmonary Diseases.* 7th ed. Philadelphia: Lippincott Williams and Wilkins; 2004.

42. Wright JL, Cagle P, Churg A, et al. Diseases of the small airways. *Am Rev Respir Dis.* 1992;146:240–262.

43. Hogg JC, Senior RM. Chronic obstructive pulmonary disease 2: pathology and biochemistry of emphysema. *Thorax.* 2002;57:830–834.

44. Hogg JC. Pathophysiology of airflow limitation in chronic obstructive pulmonary disease. *Lancet.* 2004;364:709–721.

45. Celli BR. Pathophysiology of chronic pulmonary disease. In: Cherniack NS, Altose MD, Homma I, eds. *Rehabilitation of the Patient with Respiratory Disease.* New York: McGraw-Hill; 1999.

46. Thurlbeck WM, Wright JL. *Thurlbeck's Chronic Airflow Obstruction.* 2nd ed. Hamilton: BC Decker; 1998.

47. De Peuter S, Van Diest I, Lemaigre V, Verleden G, Demedts M, Van den Bergh O. Dyspnea: the role of psychological processes. *Clin Psychol Rev.* 2004;24:557–581.

48. De Leeuw PW, Dees A. Fluid homeostasis in chronic obstructive lung disease. *Eur Respir J Suppl.* 2003;46:33S–40S.

49. Wouters EF. Management of severe COPD. *Lancet.* 2004;364:883–895.

50. Dechman G, Wilson C. Evidence underlying breathing retraining in people with stable chronic obstructive pulmonary disease. *Phys Ther.* 2004;84:1189–1197.

51. Weitzenblum E, Chaouat A. Sleep and chronic obstructive pulmonary disease. *Sleep Med Rev.* 2004;8:281–294.

52. Hogg JC. Pathophysiology of airflow limitation in chronic obstructive pulmonary disease. *Lancet.* 2004;364:709–721.

53. Andreassen H, Vestbo J. Chronic obstructive pulmonary disease as a systemic disease: an epidemiological perspective. *Eur Respir J Suppl.* 2003;46:2S–4S.

54. Polla B, D'Antona G, Bottinelli R, Reggiani C. Respiratory muscle fibers: specialization and plasticity. *Thorax.* 2004;59:808–817.

55. Troosters T, Gosselink R, Decramer M. Chronic obstructive pulmonary disease and chronic heart failure: two muscle diseases? *J Cardiopulm Rehabil.* 2004;24:137–145.

56. Warburton DER, Mathur S. Skeletal muscle training in people with chronic heart failure or chronic obstructive pulmonary disease. *Physiother Can.* 2004;56:143–157.

57. Jogoe RT, Engelen MP. Muscle wasting and changes in muscle protein metabolism in chronic obstructive pulmonary disease. *Eur Respir J Suppl.* 2003;46:52S–63S.

58. Orozco-Levi M. Structure and function of the respiratory muscles in patients with COPD: impairment or adaptation? *Eur Respir J Suppl.* 2003;46:41S–51S.

59. Ambrosetti M, Ageno W, Spanevello A, Salemo M, Pedretti RF. Prevalence and prevention of venous thromboembolism in patients with acute exacerbations of COPD. *Thromb Res.* 2003;112:203–207.

60. Roussos C, Koutsoukou A. Respiratory failure. *Eur Respir J Suppl.* 2003;47:3S–14S.

61. Keller CA. Pathophysiology and classification of emphysema. *Chest Surg Clin N Am.* 2003;13:589–613.

62. Willemse BW, Postma DS, Timens W, ten Hacken NH. The impact of smoking cessation on respiratory symptoms, lung function, airway hyperresponsiveness and inflammation. *Eur Respir J.* 2004;23: 464–476.

63. Berry JK, Baum C. Reversal of chronic obstructive pulmonary diseaseassociated weight loss: are there pharmacological treatment options? *Drugs.* 2004;64:1041–1052.

64. Calverley PM. Respiratory failure in chronic obstructive pulmonary disease. *Eur Respir J Suppl.* 2003;47:26S–30S.

65. United States Department of Health and Human Services. *Reducing Tobacco Use: A Report of the Surgeon General.* 2000. Available at: www.cdc.gov/tobacco.

66. Martinez FJ, Flaherty KR, Iannettoni MD. Patient selection for lung volume reduction surgery. *Chest Surg Clin N Am.* 2003;13:669–685.

67. Trow TK. Lung-volume reduction surgery for severe emphysema: an appraisal of its current status. *Curr Opin Pulm Med.* 2004;10:128–132.

68. Peters SP. Heterogeneity in the pathology and treatment of asthma. *Am J Med.* 2003;115(suppl 3A):49S–54S.

69. Tarlo SM, Boulet L, Cartier A, et al. Canadian thoracic society guidelines for occupational asthma. *Can Respir J.* 1998;5:289–300.

70. Wagner CW. Pathophysiology and diagnosis of asthma. *Nurs Clin North Am.* 2003;38:561–570.

71. Minoguchi K, Adachi M. Pathophysiology of asthma. In: Cherniak NS, Altose MD, Homma I, eds. *Rehabilitation of the Patient with Respiratory Disease.* New York: McGraw-Hill; 1999.

72. Kostakou E, Kaniaris E, Filiou E, et al. Acute severe asthma in adolescent and adult patients: current perspectives on assessment and management . *J Clin Med.* 2019;8(9):1283-1327.

73. Rogers DF. Airway mucus hypersecretion in asthma: an undervalued pathology? *Curr Opin Pharmacol.* 2004;4:241–250.

74. Cohn L, Elias JA, Chupp GL. Asthma: mechanisms of disease persistence and progression. *Annu Rev Immunol.* 2004;22:789–815.

75. Wenzel S. Mechanisms of severe asthma. *Clin Exp Allergy.* 2003;33: 1622–1628.

76. Lung CL, Lung ML. General principles of asthma management: symptom monitoring. *Nurs Clin North Am.* 2003;38:585–596.

77. Bowler RP. Oxidative stress in the pathogenesis of asthma. *Curr Allergy Asthma Rep.* 2004;4:116–122.

78. Kamp DW. Idiopathic pulmonary fi brosis: the inflammatory hypothesis revisited. *Chest.* 2003;12:1187–1189.

79. Storms WW. Review of exercise-induced asthma. *Med Sci Sports Exerc.* 2003;35:1464–1470.

80. Woolcock A. Asthma. In: Mason RJ, Broaddus, VC, Martin, T, et al., eds. *Murray and Nadel's Textbook of Respiratory Medicine.* 5th

ed. Philadelphia: Saunders; 2010.

81. Brand PL, Roorda RJ. Usefulness of monitoring lung function in asthma. *Arch Dis Child*. 2003;88:1021–1025.

82. Shapiro JM. Management of respiratory failure in status asthmaticus. *Am J Respir Med*. 2002;1:409–416.

83. Saetta M, Di Stefano A, Rosina C, Thiene G, Fabbri LM. Quantitative structural analysis of peripheral airways and arteries in sudden fatal asthma. *Am Rev Respir Dis*. 1991;143:138–143.

84. Kuyper LM, Paré PD, Hogg JC, et al: Characterization of airway plugging in fatal asthma. *Am J Med*. 2003;115:6–11.

85. DeKorte CJ. Current and emerging therapies for the management of chronic infl ammation in asthma. *Am J Health Syst Pharm*. 2003;60: 1949–1959.

86. Guidelines and Protocols Advisory Committee. *Asthma—Diagnosis and Management*. 2010. Available at: http://www.bcguidelines.ca/ gpac/guideline_asthma.html.

87. Barker AF. Bronchiectasis. *N Engl J Med*. 2002;346:1383–1393.

88. West JB. *Pulmonary Pathophysiology: The Essentials*. 7th ed. Philadelphia: Lippincott Williams and Wilkins; 2008.

89. Flaherty KR, Martinez FJ. Cigarette smoking in interstitial lung disease: concepts for the internist. *Med Clin North Am*. 2004;88: 1643–1653.

90. American Thoracic Society. Idiopathic pulmonary fibrosis: diagnosis and treatment. International Consensus Statement. American Thoracic Society and the European Respiratory Society. *Am J Respir Critl Care Med*. 2000;161:646–664.

91. Selman M. Idiopathic pulmonary fibrosis: challenges for the future. *Chest*. 2001;120:8–10.

92. Garantziotis S, Steele MP, Schwartz DA. Pulmonary fibrosis: thinking outside of the lung. *J Clin Invest*. 2004;114:319–321.

93. Thannickal VJ, Toews GB, White ES, Lynch JP, Martinez FJ. Mechanisms of pulmonary fibrosis. *Annu Rev Med*. 2004;55: 395–417.

94. Kuwano K, Hagimoto N, Nakanishi Y. The role of apoptosis in pulmonary fibrosis. *Histol Histopathol*. 2004;19:867–881.

95. Higenbottam T, Kuwano K, Nemery B, Fujita Y. Understanding the mechanisms of drug-associated interstitial lung disease. *Br J Cancer*. 2004;91(suppl 2):S31–S37.

96. Panos RJ, King TE. Pathophysiology of interstitial lung disease. In: Cherniack NS, Altose MD, Homma I, eds. *Rehabilitation of the Patient with Respiratory Disease*. New York: McGraw-Hill; 1999.

97. Strange C, Highland KB. Interstitial lung disease in the patient who has connective tissue disease. *Clin Chest Med*. 2004;25:549–559.

98. American Thoracic Society. Official statement of the American Thoracic Society and the Centers for Disease Control and Prevention adopted by the ATS Board of Directors. Diagnostic standards and classification of tuberculosis in adults and children. *Am J Respir Crit Care Med*. 2000;161:1376–1395.

99. Khalil N, O' Connor R. Idiopathic pulmonary fibrosis: current understanding of the pathogenesis and the status of treatment. *CMAJ*. 2004;171:153–160.

100. Reynolds H, Matthay R. Diffuse interstitial and alveolar inflammatory disease. In: George RB, Light RW, Matthay MA, et al., eds. *Chest Medicine: Essentials of Pulmonary and Critical Care Medicine*. 5th ed. Philadelphia: Lippincott Williams and Wilkins; 2005.

101. Venkateshiah SB, Thomassen MJ, Kavuru MS. Pulmonary alveolar proteinosis: clinical manifestations and optimal treatment strategies. *Treat Respir Med*. 2004;3:217–227.

102. Baughman RP. Pulmonary sarcoidosis. *Clin Chest Med*. 2004;25: 521–530.

103. Ungprasert P, Ryu JH, Matteson EL. Clinical manifestations, diagnosis, and treatment of sarcoidosis. *Mayo Clin Proc Innov Qual Outcomes*. 2019;3(3):358-375.

104. Sharma OP. A clinical picture of sarcoidosis: treatment and prognosis. *Resid Staff Physician*. 1997;23:123.

105. Keane M, Lynch J. Pleuropulmonary manifestations of systemic lupus erythematosus. *Thorax*. 2000;55:159–166.

106. American Thoracic Society. American Thoracic Society/Centers for Disease Control and Prevention/Infectious Diseases Society of America: treatment of tuberculosis. *J Respir Crit Care Med*. 2003; 167:603–662.

107. American Cancer Society. Key statistics for lung cancer. 2021. Available at: https://www.cancer.org/cancer/lung-cancer/about/ key-statistics. html.

108. Simonneau G, Galiè N, Rubin LJ, et al. Clinicalclassifi cation of pulmonary hypertension. *J Am Coll Cardiol*. 2004;43:5–12.

109. Voelkel NF, Cool C. Pathology of pulmonary hypertension. *Cardiol Clin*. 2004;22:343–351.

110. Budihiraja R, Tuder RM, Hassoun PM. Endothelial dysfunction in pulmonary hypertension. *Circulation*. 2004;109:159–165.

111. McLaughlin VV, Presberg KW, Doyle RL, et al. Prognosis of pulmonary arterial hypertension: ACCP evidence-based clinical practice guidelines. *Chest*. 2004;126(suppl 1):78S–92S.

112. Scharf SM, Cassidy SS. *Heart-Lung Interactions in Health and Disease*. New York: Marcel Dekker; 1989.

113. James AE, Cooper M, White RI, Wagner Jr HN. Perfusion changes on lung scans in patients with congestive heart failure. *Radiology*. 1971;100:99–106.

114. Saxton GA, Rabinowitz W, Dexter L, Haynes F. The relationship of pulmonary compliance to pulmonary vascular pressures in patients with heart disease. *J Clin Invest*. 1956;35:611–618.

115. Brown NE, Zamel N, Aberman A. Changes in pulmonary mechanics and gas exchange following thoracentesis. *Chest*. 1978;74:540–542.

116. Hall JE. *Guyton and Hall Textbook of Medical Physiology*. 12th ed. Philadelphia: Elsevier; 2010.

117. Mason RJ, Broaddus VC, Martin T, et al. *Murray and Nadel's Textbook of Respiratory Medicine*. 5th ed. Philadelphia: Elsevier; 2010.

118. Schlaich C, Minne HW, Bruckner T, et al. Reduced pulmonary function in patients with spinal osteoporotic fractures. *Osteoporos Int*. 1990;8:261–267.

119. Szekanecz Z, Kerekes G, Dér H, et al. Accelerated atherosclerosis in rheumatoid arthritis. *Ann NY Acad Sci*. 2007;1108:349–358.

120. Carmier D, Marchand-Adam S, Diot P, Diot E. Respiratory involvement in systemic lupus erythematosus. *Rev Mal Respir*. 2010; 27:e66–e78.

121. Bar J, Ehrenfeld M, Rozenman J, et al. Pulmonary-renal syndrome in systemic sclerosis. *Semin Arthritis Rheum*. 2001;30:403–410.

122. Fagan A, Badesch DB. Pulmonary hypertension associated with connective tissue disease. *Prog Cardiovasc Dis*. 2002;45:225–234.

123. Raeside DA, Chalmers G, Clelland J, Madhok R, Peacock AJ. Pulmonary artery pressure variation in patients with connective tissue disease: 24 hour ambulatory pulmonary artery pressure monitoring. *Thorax*. 1998;53:857–862.

124. Gilchrist JM. Overview of neuromuscular disorders affecting respiratory function. *Semin Respir Crit Care Med*. 2002;23: 191–200.

125. Barrett KE, Barman SM, Boitano S, et al. *Ganong's Review of Medical Physiology*. 23rd ed. New York: McGraw-Hill Companie; 2009.

126. Baumann A, Audibert G, McDonnell J, Mertes PM. Neurogenic pulmonary edema. *Acta Anaesthesiol Scand*. 2007;51:447–455.

127. Cooper CB, Trend PS, Wiles CM. Severe diaphragm weakness in multiple sclerosis. *Thorax*. 1985;40:631–632.

128. Smeltzer SC, Utell MJ, Rudick RA, Herndon RM. Pulmonary function and dysfunction in multiple sclerosis. *Arch Neurol*. 1988;45:1245–1249.

129. Chimowitz MI, Mancini GBJ. Asymptomatic coronary artery disease in patients with stroke. *Curr Conc Cerebrovasc Dis Stroke*. 1991;26:23–27.

130. Wolf PA, D'Agostino RB, Belanger AJ, Kannel WB. Probability of stroke: a risk profile from the Framingham Study. *Stroke*. 1991;22:312–318.

131. Saito N, Ebara S, Ohotsuka K, Kumeta H, Takaoka K. Natural history of scoliosis in spastic cerebral palsy. *Lancet*. 1998;351: 1687–1692.

132. Nwaobi OM, Smith PD. Effect of adaptive seating on pulmonary function of children with cerebral palsy. *Dev Med Child Neurol*.

1986;28:351–354.

133. Mehta AD, Wright WB, Kirby B. Ventilatory function in Parkinson's disease. *Br Med J.* 1978;1:1456–1457.

134. Goldstein DS, Holmes C, Li ST, Bruce S, Metman LV, Cannon RO. Cardiac sympathetic denervation in Parkinson disease. *Ann Intern Med.* 2000;133:338–347.

135. Dean E, Ross J, Road JD, Courtenay L, Madill KJ. Pulmonary function in individuals with a history of poliomyelitis. *Chest.* 1991;100:118–123.

136. Steljes DG, Kryger MH, Kirk BW, Millar TW. Sleep in postpolio syndrome. *Chest.* 1990;98:133–140.

137. Almenoff PL, Spungen AM, Lesser M, Bauman WA. Pulmonary function survey in spinal cord injury: influences of smoking and level and completeness of injury. *Lung.* 1995;173:297–306.

138. Dantzker DR, Schay SM, Fletcher J. *Cardiopulmonary Critical Care.* 3rd ed. Philadelphia: Elsevier; 1997.

139. Bannister R, Mathais CJ. *Autonomic Failure.* 4th ed. New York: Oxford University Press; 2002.

140. Higenbottam T, Cochrane GM, Clark TJH, Turner D, Mills R, Seymour W. Bronchial disease in ulcerative colitis. *Thorax.* 1980; 35:581–585.

141. Sherlock S. The liver lung interface. *Semin Respir Med.* 1988;9: 247–253.

142. Krowka MJ, Wiseman GA, Burnett OL, et al. Hepatopulmonary syndrome. A prospective study of relationships between severity of liver disease, PaO$_2$ response to 100% oxygen, and brain uptake after 99mTc MAA lung scanning. *Chest.* 2000;118:615–624.

143. Gill R, Sterling RK. Acute liver failure. *J Clin Gastroenterology.* 2001; 33:191–198.

144. Laffi G, Barletta G, La Villa G, et al. Altered cardiovascular responsiveness to active tilting in nonalcoholic cirrhosis. *Gastroenterology.* 1997;113:891–898.

145. Matthay RA, Bromberg SI, Putman CE. Pulmonary renal syndromes: a review. *Yale J Biol Med.* 1980;53:497–523.

146. Rankin JA, Matthay RA. Pulmonary renal syndromes. II. Etiology and pathogenesis. *Yale J Biol Med.* 1982;55:11–26.

147. Ok E, Mees EJ. Unpleasant truths about salt restriction. *Seminars in Dialysis.* 2010;23:1–3.

148. Bromberg PA, Ross DW. The lungs and hematologic disease. In: Murray JF, Nadel J, eds. *Textbook of Respiratory Medicine.* 3rd ed. Philadelphia: WB Saunders; 2000.

149. Rees DC, Williams TN, Gladwin MT. Sickle-cell disease. *Lancet.* 2010;376:2018–2031.

150. Kirby RR, Taylor RW, Civetta JM. *Handbook of Critical Care.* 2nd ed. Philadelphia: Lippincott Williams and Wilkins; 1996.

151. Kahaly GJ, Kampmann C, Mohr-Kahaly S. Cardiovascular dynamics and exercise tolerance in thyroid disease. *Thyroid.* 2002;12:473–481.

152. Hsia CCW, Raskin P. Lung function changes related to diabetes mellitus. *Diabetes Technol Ther.* 2007;9(suppl 1):S73–S82.

153. O' Donnell CR, Friedman LS, Russomanno JH, Rose RM. Diminished perception of inspiratory-resistive loads in insulin-dependent diabetics. *N Engl J Med.* 1988;319:1369–1373.

154. Hughes WT. *Pneumocystis carinii* pneumonia. *Semin Pediatr Infect Dis.* 2001;12:309–314.

155. Shelhamer JH, Ognibene FP, Macher AM, et al. Persistence of pneumocystis carinii in lung tissue of acquired immunodeficiency syndrome patients treated for pneumocystis pneumonia. *Am Rev Respir Dis.* 1984;130:1161–1165.

156. Aronee LJ. Classification of obesity and assessment of obesityrelated health risks. *Obes Res.* 2002;10:105S–115S.

157. Bastard JP, Jardel C, Delattre J, et al. Evidence for a link between adipose tissue interleukin-6 content and serum C-reactive protein concentrations in obese subjects. *Circulation.* 1999;99:2219–2222.

158. Alberti KGMM, Eckel RH, Grundy SM, et al. Harmonizing the metabolic syndrome. A Joint Interim Statement of the International Diabetes Federation Task Force on Epidemiology and Prevention; National Heart, Lung, and Blood Institute; American Heart Association; World Heart Federation; International Atherosclerosis Society; and International Association for the Study of Obesity. *Circulation.* 2009;120:1640–1645.

159. Kuk JL, Saunders TJ, Davidson LE, Ross R. Age-related changes in total and regional fat distribution. *Ageing Res Rev.* 2009;8: 339–348.

160. Kasper DL, Braunwald E, Fauci A, et al., eds. *Harrison's Principles of Internal Medicine.* 16th ed. St. Louis: McGraw-Hill; 2004.

4

社会心理健康：理论基础

作者：Anne Söderlund　Maria Bäck
译者：孙丽娜　王　蒙
校对：陈亚红

引言

　　除了生物和病理因素外，社会心理和行为因素在影响人们的健康状况以及预防、发展和管理慢性疾病（如心血管系统与呼吸系统疾病）方面具有重要作用。本章介绍了评估患者社会心理和行为健康的理论依据，进而可以根据患者的需求进行精准治疗。社会心理和行为包括恐惧、抑郁、焦虑、能力信念以及人们的社交网络和生活质量。

　　行为的构造是多维的，反映了"做""想"和"感觉"。"做"是公开的行为，我们可以看到，很容易被观察和识别[1]。而"想"和"感觉"不像"做"那样容易识别，需要在与患者讨论的过程中进行系统评估[1]。行为会因社会情况的不同而发生变化，通常是为了满足个人需求。为了理解一个行为的功能和发生情况，我们需要确定某一特定的行为是如何形成的以

及如何持续。

　　一些具有相互关联结构的关键理论有助于确定人们行为背后的相关社会心理因素。本章介绍的与临床最相关的理论包括：应答与操作学习理论[2]；社会认知理论[3,4]；行为改变准备阶段理论[5,6]；压力与应对的交互理论[7,8]。本章通过相关的临床实例来拉近理论与实践之间的差距。

行为学习理论

应答性条件学习理论

　　应答性条件学习理论在行为主义中有悠久的历史（如Pavlov的狗在听到铃声后，流口水）。这一理论是指通过一个刺激与另一个中性刺激物配对后引起反射反应，即通过条件反射来进行学

习。应答性条件学习理论包含 4 个要素：非条件的生物有效刺激（unconditioned biologically potent stimulus，US）；非习得的自动反射反应（unlearned automatic reflex response，UR）；有条件的原始中性刺激（conditioned, originally neutral, stimulus，CS）；CS 与 US 共同作用可以变成条件反射（conditioned response，CR），即当只有 CS 存在而 US 不存在时发生的反应。UR 和 CR 是相似的，CR 是 US 和 CS 持续共同作用而形成的，有时只需一次作用，但通常 CR 表现出来之前需要进行多次作用。CR 只能通过经验学习来产生，而反应或者行为可通过与刺激联系来改变[1]。

在医疗方面，应答条件反射可以解释安慰剂效应。Sheldon 和 Opie-Moran 的一篇综述[9]报道了安慰剂对医疗干预的贡献。例如自我报告的焦虑缓解和血压下降等反应可以是这种调节的结果。越来越多的人认为，在任何干预中，患者和医护人员 / 医疗系统之间的安慰剂效应都有临床获益[9]。这种效应表现在患者如何评价严重的心脏症状和这些症状变化的意义[10]。肺部疾病领域的一个例子是安慰剂效应虽然可以改善哮喘症状但并没有改变气道反应性[11]。应答性条件学习理论的另一个例子是心肺疾病患者对运动的恐惧[12-14]。运动恐惧症主要是在疼痛体验的背景下研究的，定义为"由于感到容易受到疼痛的伤害或再次受伤而对运动和活动产生过度的、非理性的和无法控制的恐惧"[15]。在急性心脏事件[12,13]或慢性阻塞性肺疾病急性加重期[14]，患者会对活动和运动产生过度或部分非理性的恐惧，导致以运动为基础的康复和日常活动参与率降低。

下面这个例子是强调应答性条件学习理论是如何在学习某种行为时发挥作用的：George，63 岁男性，既往没有心脏病史。他的妻子要求他重新布置客厅的家具，此时他突然出现胸部和左臂剧烈疼痛，后诊断为轻度急性心肌梗死。这种疼痛使他产生了恐惧，因为他认为急性心脏事件会导致这种类型的疼痛。他的疼痛可归类为一种 US，他的恐惧反应为 UR。George 立即休息，疼痛就消失了，但是他对疼痛影响的恐惧并没有消失。他决定将任务推迟一天，但仍然担心这件事。第二天早上当他想到要抬起客厅里的扶手椅时，立即出现了同样的恐惧反应。仅仅想

到抬起客厅里的扶手椅就变成了 CS [抬起客厅里的扶手椅这种想法会唤起恐惧，尽管疼痛（US）并不存在；US 和 CS 在前一天同时出现，现在恐惧变成了 CR（反应是存在的，没有疼痛）]。George 的这种 CS 改变（举重物时的疼痛想法）将最终改变 CR（即对胸痛可能意味着什么的恐惧）。

操作性学习理论

操作性学习理论在应答理论中增加了另一个结构"后果"。在操作性学习（条件反射）中，行为在很大程度上是指通过行为后果塑造行为模式的理论。操作性学习理论的主要内容是先决条件（A）、行为（B）和强化或者惩罚性后果（C）。先决条件是指发生在行为之前的事件和环境，为接下来的行为创造条件。然而，行为的发生取决于先决条件和特定行为的关系强度。薄弱的关联并不总是导致行为的发生。正面强化的后果（即行为的积极结果）增加了重复行为的概率。负面或者惩罚性的后果（即行为的不良后果）则会降低重复行为的概率[1]。

已有研究探讨了改变先决条件对康复效果的影响[16-19]。Varnfield 等[18]比较了对心肌梗死后患者采用基于智能手机的家庭服务康复方案（激励和教育内容、健康和运动监测，以及每周电话指导咨询）和基于中心的方案（教育和运动）的效果。两个方案都改善了患者的心理和生理结局，但智能手机组患者康复执行率、运动坚持率及方案完成率均显著提高。因此，与基于中心的康复方案相比，改变康复的环境先决条件（即在康复中使用智能手机作为支持），能使患者更好地坚持运动行为，以及完成应用和任务[18]。同样，Zutz 等[19]报道接受互联网虚拟心脏康复项目的患者与等待队列患者相比，在多个结局指标上显示出优势，这些虚拟项目是每周体力活动增加的先决条件。Piotrowicz 等[17]也在一项心脏康复中改变了先决条件。他们调查比较了基于家庭的远程监控康复项目与常规门诊康复的效果，改变先决条件的远程监控康复项目的项目依从率是 100%，而常规门诊康复组的依从率是 85%[17]。Cox 等[16]计划对慢性呼吸系统疾病患者进行类似的研究，改变先决条件，比如基于远程康复而不是以常规中心为基础的康复。

上述讨论的 3 项研究[17-19]也将系统性反馈整合

到实验干预中，从而通过行为的后果影响行为，以此强化康复参与的行为。

以 George 为例，他认为胸部和手臂疼痛与举重物相关，在胸部和手臂疼痛时并没有立即感觉恐惧。他接下来的行为是躺下休息。"躺下"行为的强化后果是疼痛消失。因此，当他下次再发生胸痛时，还会躺下。由于疼痛的减少和消除，休息行为得到了加强。然而，从康复的角度来看，休息的行为反应可能导致长期的负面后果。另一种情况是若 George 胸痛时，他正在屋子周围走来走去。即使胸痛没有消失，也没有导致任何进一步的可怕后果。接着如果 George 运动时出现疼痛强化，将增加他下次出现胸痛时的类似反应行为。我们可以把举重物看作一种行为，而疼痛是它的不良后果。举重物导致胸部和手臂疼痛，这是一

种惩罚性后果，将可能减少举重物的行为。而这种惩罚性后果也可以泛化至其他抬举行为中。例如，George 可能开始避免中等程度负荷的抬举行为，如抱起他的孙子或者提杂货袋。鉴于疼痛，尤其是与胸痛相关的令人恐惧的疼痛，会扩展到中等程度的体力活动（图 4.1）。这些例子表明物理治疗师需要分析与患者症状相关行为的先决条件和后果，以便设计包含适当行为干预的治疗方案（见第 16 章）。

物理治疗师可以应用操作性学习理论的原理，使患者学习适应行为，减少或者增加功能障碍行为的频率、强度和持续时间。行为，包括与健康相关的行为以及对症状和体征的反应，可能是复杂的，往往包括几种简单的连锁行为。复杂的行为需要分解成多个简单行为，以便每次可以改变一个简单的行为。应答

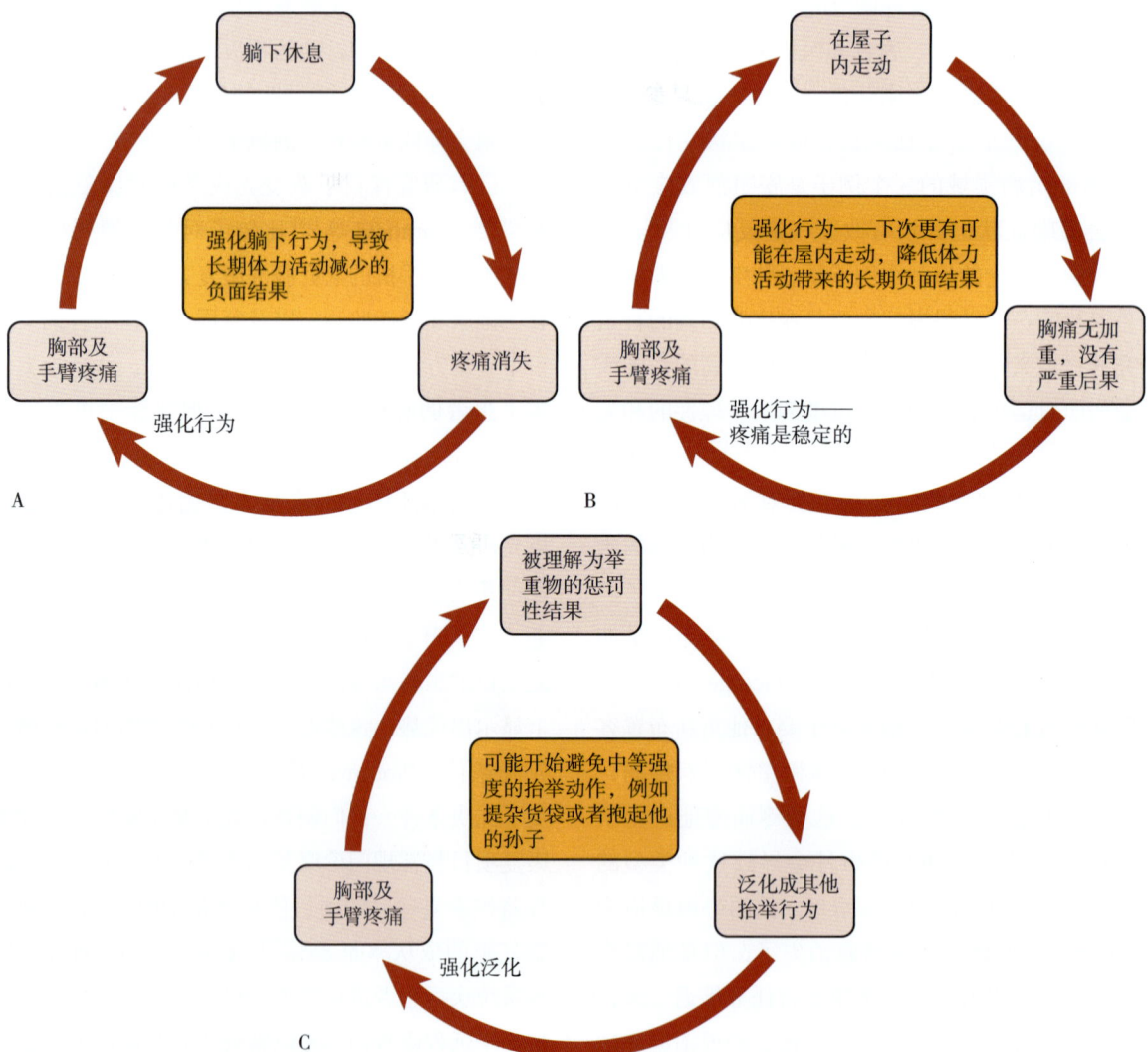

图 4.1　操作性学习理论概念示例

性和操作性学习可以同时进行，但不一定需要加以区分。尽管如此，物理治疗师仍要确定患者健康相关行为的先决条件、行为反应及其强化和惩罚性后果，以便在常规干预的同时指导患者进行有效的行为矫正[1]。

健康心理学理论

社会认知理论

社会认知理论（social cognitive theory, SCT）[3,4,20]为行为分析和改变提供了扩展框架。这一健康心理学理论关注个人行为、社会和背景及环境，以及个人生理和心理状态之间的相互关系。与 SCT 最相关的因素是自我效能、结果预期和自我调控的目标导向行为[3,4,20]。

自我效能的定义为个人对自己参与某一特定行为能力的主观评估。自我效能低的患者不太可能参与某种特定的行为，而自我效能高的患者则很容易参与。自我效能是针对具体情况的[4]：个人可以在一种行为（如在健身房高强度地锻炼）中具有低的自我效能，但在另一种行为（如在晨起咖啡时间戒烟）中具有高的自我效能。改变自我效能有几种方法：在某种行为上的早期成功体验、间接成功体验（比如看到和自己相同情况的人在某种行为上的成功）、口头说服（如相信别人有执行所需行为的能力）和情绪唤醒（如高兴或者悲伤会相应地影响一个人的自我效能）（表 4.1）[4]。

结果预期指个人对行为结果的信念。这与操作学习理论的区别在于实际后果是影响行为的因素。根据 Bandura 的观点[4]，个人对结果的预期足以影响行为，根据预期的性质行为可能减少或者增加。

目标导向行为相关的自我调控意味着如果个人相信会有一个长期的积极结果，他可以忍受短期的负面结果。行为的自我调节可以通过各种方式实现：自我监测、制订行为目标、学习自我强化行为、使用自我指导和感兴趣的行为争取外部社会支持（表 4.2）[3,4,20]。

自我效能已经成为心肺康复研究中越来越常见的概念[21-26]。在一项定性研究中，要求参与者描述他们的运动经历，以此来了解他们对心脏康复项目中运动的理解[27]。具体来讲，这个研究探讨了和既往经验有关的自我效能作为一种新的运动经验的预测因素：心脏康复。参与者通过描述与同伴一起进行的以中心为基础的训练项目的意义，证实了替代经验对行为成功的重要性，这可能会增加他们对运动的自我效能。在其他康复研究中，参与者似乎增加了执行行为的自我效能，如忽视体力活动的障碍以及更积极地参与体力活动[19,28]。

个人对结果的期望也会对心脏康复的实际结果产生相当大的影响[27-29]。这种影响可能包括促进或者阻碍训练的态度[27]，导致缺乏活动[28]或增加情绪上的困扰[29]。

自我管理方案通常基于自我调节的原则。Quirk等[30]证明自我调节可以预测轻松休闲的体力活动水平和每周高强度体力活动的频率。在一项 COPD 患者自我管理的综述中，行为目标和社会支持是方案中至关重要的组成部分[31]。此外，使用智能手机应用

表 4.1　改变特定行为自我效能的策略

改变自我效能[4]	示例
早期成功体验	Linda 确诊为 COPD，最近开始参加有氧运动活动。她的第一次训练非常顺利。她对自己能在呼吸困难的情况下坚持下来感到惊讶，同时也对自己的整体表现感到满意。因此，Linda 继续进行有氧运动的自我效能得到了增强
间接成功体验	Linda 注意到，在训练小组中的参与者有不同的肺部问题。当看到其他人在锻炼时气喘吁吁地努力参与时，也加强了自己成功的信念，从而提高了在有氧运动中的自我效能
口头说服	在 Linda 第一次尝试参加有氧运动活动前，物理治疗师与她进行了长时间的讨论。Linda 十分想知道物理治疗师为什么认为她可以耐受这种锻炼。物理治疗师解释，并与她讨论了包括生理、身体、认知和情感方面的原因以及锻炼的积极结果
情绪唤醒	Linda 很高兴能进行有氧运动，她的快乐情绪增强了自我效能

摘自 Bandura A. *Self-efficacy: The Exercise of Control.* New York: W.H. Freeman and Company; 1997.

表 4.2　增加行为的自我调节示例 [3,4,20]

支持个人行为的 自我调节 [3,4,20]	示例
自我监测	Linda 患有 COPD，最近开始进行有氧运动，她和物理治疗师商定，在智能手机应用程序中记日记，监测自己的体力活动，记录自己的久坐时间、日常活动和有氧运动次数。她还记录了运动或者静坐时的想法和感受。Linda 和物理治疗师每次见面时都会讨论她的笔记，试图找到身体、认知、情绪和环境方面的阻碍或者促进活动和久坐的线索，这些线索是物理治疗师针对性管理的目标
制订行为目标	通过自我监测，可以了解 Linda 目前的体力活动和久坐时间的实际情况。这些情况是商定第一目标的基础。治疗开展后这些目标会有所调整，调整也是基于对行为的自我监测
学习自我强化行为	物理治疗师指导 Linda 根据商定的目标，鼓励自己成功地坚持增加体育锻炼和减少久坐时间。物理治疗师在讨论中鼓励 Linda 想出几种奖励自己的方法。奖励可以是：具体的东西，如新训练鞋、特别的晚餐或者甜点；认知，例如自己对运动表现的积极陈述；情绪，如让自己真正深切感受到达成目标时的快乐
自我指导	物理治疗师指导 Linda 使用自我指导达到商定的体力活动和久坐行为的目标，在讨论中鼓励 Linda 想出几种在活动前、活动中或者活动后和自己交流的方法。比如："从沙发上站起来，是时候去散步了。""做得好！我在路上了！继续走，加快步伐！""这真是一次愉快的散步，今天晚些时候我要再来一次！就在今天晚餐之前。"
争取外部社会对行为的支持	Linda 与爱人一起生活。物理治疗师和 Linda 邀请她的爱人一起参加有氧运动和日常散步活动。当她的爱人没有时间一起活动时，可以邀请她的邻居。Linda 还会让他们提醒她散步或者锻炼的时间

程序或者通过日记的自我监测行为是自我调节的核心组成部分，这是各种研究的重点 [17-19,32]，因为这在发展自我管理技能 [32]、识别功能能力进步 [17]，以及改善康复依从性和应用方面都具有重要意义 [18]。

George 首次经历心肌梗死，在心脏重症监护室度过了几天具有挑战性的日子。急性期过后在门诊进行以运动为基础的心脏康复。George 既往从来没有规律地进行体育锻炼，所以他对参加运动训练持有怀疑态度。因此，他对体力活动的自我效能低，物理治疗师在和他讨论关于活动和运动的理念并对他进行评估时，会关注到这一点。此外，物理治疗师要求 George 描述他认为如果参加或者不参加以运动为基础的心脏康复训练会发生什么时，他表示无论是否参加运动康复，都可能再次出现心脏病发作。所以 George 的结果预期是负面的。物理治疗师问他是否愿意接受运动测试并观察其他患者在心脏康复方案中的运动情况，然后再决定是否愿意参加运动训练，最终他同意了。45 分钟训练结束后，George 说其他患者可以耐受这种运动，也许他也可以，但只能选择最简单的部分。第二天，George 参加了训练并且惊讶地发现自己在低强度的训练下坚持了 30 分钟才休息。他很满意自己的表现并且表示很愿意参加小组活动。因此，George 的运动自我效能通过间接成功经验（观察具有相同情况的其他人的成功）、自己的第一次成功行为、物理治疗师口头劝说并相信自己的运动能力以及情绪唤醒（如 George 运动成功后感到满意和高兴）实现了提升。与 George 讨论了运动行为的自我调节，并采取了某些措施（图 4.2）。

行为改变准备阶段理论

行为改变准备阶段理论是跨理论模型（Transtheoretical Model，TTM）的 4 个理论之一。其他 3 种理论是：决策平衡理论、改变过程理论和自我效能理论 [5,33]。这里只介绍其中 3 个理论，因为自我效能理论已经在 SCT 部分进行了介绍。

TTM 中的行为改变理论包含 6 个阶段，这些阶段将行为变化描述为一个随时间变化的过程，这个过程并不是线性的。这 6 个阶段扩展了我们对变化的理解，这是一个动态的过程，而不是一个孤立的事件。这些阶段也增加了我们对 1 个人退行到行为改变的前一个阶段并需要重新开始改变过程的理解 [5]。图 4.3 描述了行为改变准备阶段理论中的 6 个阶段 [5]。

通常情况下，患者在开始新的行为时，会从一个阶段转到另一个阶段，可能是向上的，也可能是向下

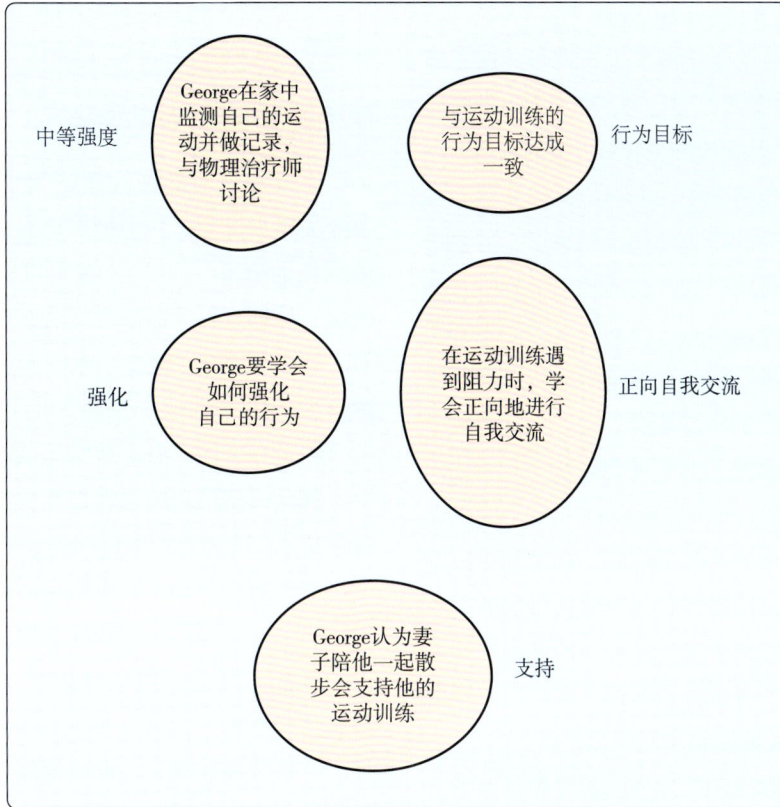

图 4.2 行为自我调节示例

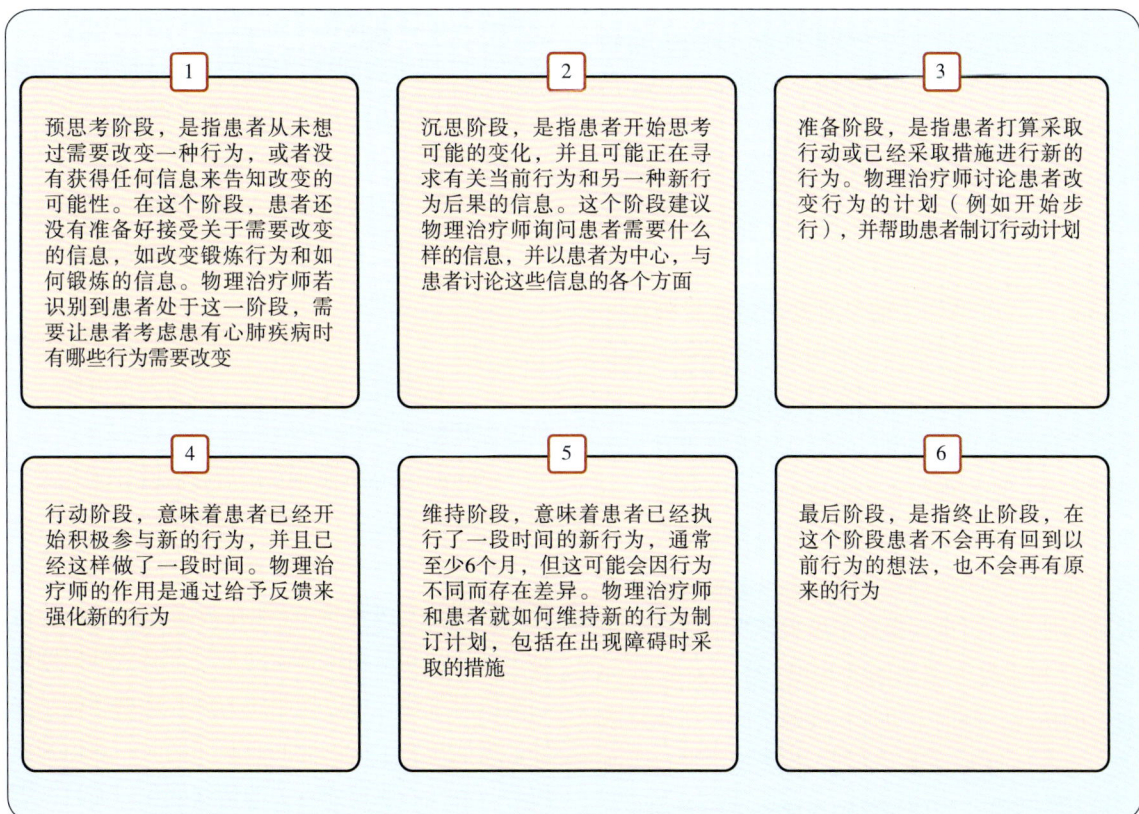

图 4.3 行为改变准备阶段理论的 6 个阶段

的。因此，对行为改变准备阶段的监测应该是持续的，以便治疗/康复可以根据变化需求进行调整。这意味着，如果患者还没有准备好改变行为，那么在行动阶段的策略则不会有效[5]，从而影响患者对方案的依从性。

决策平衡是指以患者为中心的讨论，涉及感知到的当前行为和即将改变的行为的优点和缺点。需要增加新行为的优势，以便将行为改变的预思考阶段转到沉思阶段。同样，需要减少新行为的缺点，使患者能够从沉思阶段进入准备阶段。在准备阶段转入行动阶段时，感知到的优点需要超过缺点[33]。

TTM 中的改变过程理论包括使患者从一个阶段向另一个阶段转变的手段，即增加行为改变发生的可能性[33]，包括：提高对患者疾病的病因、结果和可行的治疗方法的认知，对自己是否存在不健康行为的自我评估以及当前新行为如何影响社会环境的社会评价，反之亦然，为行为改变寻求社会支持，在行为改变取得进步时进行自我强化或者被激发强化[33]。

一篇关于 COPD 患者的综述中，教育和以患者为中心的行动计划成为行为改变最有效的组成部分[31]。因此，就行为改变准备阶段理论而言，患者在沉思阶段需要的是关于患者健康问题以及当前行为和新行为的教育，以便为下一步行为改变做准备。另外，对新行为的规划也是在准备阶段进行的。以患者为中心是一种与患者讨论利弊和行为改变过程的方法。在心脏康复中，目标设定和增强患者的意识和知识是促进身体和心理正向结局的有效策略[17-19,34]。目标设定是准备阶段的一部分，为患者的行动阶段做准备。

George 在心脏事件之前没有参加过体育锻炼。物理治疗师与他讨论了继续不活动或进行体育锻炼的利弊。这确立了他改变运动训练行为的决策平衡中的立场。鉴于他已经开始思考运动训练，并寻求有关运动益处的信息，那么他已经不再处于预思考阶段，而处于沉思阶段。有几个过程可以促使他在准备行为改变阶段中前行。为了从预思考阶段进入沉思阶段，物理治疗师与他进行讨论，提高了患者就当前健康行为对心脏状况和康复方案影响的认识。George 重新评估了自己的情况，倾向于更加积极的锻炼，还决定邀请夫人一起参加每天的散步活动，作为他运动行为改变的一种社会支持。物理治疗师指导他在行为改变方面取得进步时进行自我强化。这些过程帮助他从行为改变的一个阶段进入下一个阶段。

压力与应对的交互理论

压力和应对的交互理论为识别和管理患者的压力源提供了框架，压力即那些有害的、有威胁的或有挑战性的事件[7,8]。压力源可以是内部的（如疼痛、焦虑、抑郁、低控制感）或者是外部的（如工作相关的、社会关系），超过了人的能力范畴[8]。最初，患者会评价压力源对自己的严重性（初级评价）。如果压力源是有害的、有威胁性的或者有挑战性的，那么个人就会评估情况的可控性和自己需应对的方面（二级评价）。通常会采用以问题或者情绪为中心的应对策略来处理压力源，并影响应对过程的结局。这些结局往往包括生理、心理和社会维度[8]。

社会支持是一种应对策略，作为康复方案中改善情绪状态的一部分，被应用于心脏康复[18,29,35]。同时，情绪管理被视为一种以情绪为中心的应对策略，也被患者认定为呼吸康复的重要组成部分[32]。

人们已经对慢性呼吸系统疾病患者的生活和健康状况进行了广泛的研究[32,36,37]。Apps 等[32] 开展了一项针对患者自我管理计划效果的相关研究，其中包括关于以情绪和问题为导向的应对策略的教育，来实现健康的积极变化。在这项早期研究中，感知呼吸困难和耐力往返步行测试结果都有显著的积极变化[32]。另一项研究采用以问题为中心的应对策略，联合社会支持，结果显示患者抑郁程度降低[36]。在心肺康复中，将运动作为应对策略已经得到了广泛的研究[32,38-42]。积极的结果包括患者的运动能力提高[32,40]，身体素质改善[38,39]，运动表现更佳，抑郁和焦虑症状减轻[42]。

George 在心肌梗死发生后在医院住了几天。心脏病事件对他来说是一个威胁性的压力源（一级评价），他不确定自己是否能够妥善应对住院期间和出院后的各种情况（二级评价）。他在与物理治疗师的讨论中意识到活动和定期体育运动是一个有效的以问题为中心的应对策略，可以控制压力源并影响整体结局。此外，当他与妻子讨论他的心脏问题时，意识到他正经历着与急性心肌梗死有关的情绪变化。而且，妻子也因为他心肌梗死和住院治疗而受到影响。George 和妻子决定寻求心理学家或社会工作者的帮助，讨论他们在事件发生后对未来生活的感受和信念。通过这样做，George 启动了以情绪为中心的应对策略。

总结

社会心理和行为因素在预防和治疗心血管系统与呼吸系统疾病方面具有重要作用。在根据患者的需要进行有针对性的治疗时，必须要了解患者的社会心理和行为方面是否健康。社会心理和行为因素包括恐惧、抑郁、焦虑、能力信念以及患者的社交网络和生活的延伸和质量。与社会环境和实现个人目标有关的明显和隐蔽的行为，需要在与患者讨论的过程中进行系统的评估。本章介绍了相互关联的理论，有助于确定患者行为背后的相关社会心理因素。本章介绍了临床上相关的理论及其组成：应答性和操作性学习理论[2]、社会认知理论[3,4]、行为改变准备阶段理论[5,6]和压力与应对的交互理论[7,8]。

复习题

（1）描述如何在患者中应用应答性条件学习理论。

（2）描述操作学习理论中的最重要的概念，以及如何将它应用于患者的治疗。

（3）描述应答性条件学习理论和操作性学习理论之间的区别。

（4）描述如何提高患者在特定行为中的自我效能。

（5）描述基于社会认知理论的自我调控。

（6）描述如何根据行为改变准备阶段理论，确定患者处于哪个阶段。

（7）描述如何根据行为改变的准备阶段，适当地激励患者。

（8）描述根据压力与应对的交互理论，COPD 患者可能感知到的压力源。

（9）描述识别患者一级评价和二级评价的重要性。

（10）描述根据压力与应对的交互理论，不同类型疾病的应对策略。

参考文献

1. Sarafino E. *Behavior Modification, Principles of Behavior Changes*. Long Grove, IL: Waveland Press ; 2004.
2. Skinner B. *Contingencies of Reinforcement : A Theoretical Analysis*. Engelwood Cliff s, NJ: Prentice Hall; 1969.
3. Bandura A. *Social Foundation of Thought and Action*: *A Social Cognitive Theory* . Englewood Cliffs, NJ: Prentice Hall; 1986.
4. Bandura A. *Self-efficacy* : *The Exercise of Control* . New York: W.H. Freeman and Company; 1997.
5. Prochaska J, DiClemente C. Stages of change in the modification of problem behaviours. *Progr Behav Modification*. 1992;28:184–218.
6. Prochaska J, Velicer W. The transtheoretical model of health behaviour change. *Am J Health Prom*. 1997;12:38–48.
7. Folkman S. Personal control and stress and coping processes: a theoretical analysis . *J Person Social Psychol*. 1984;46(4):839–852.
8. Lazarus R. Coping theory and research: past, present, and future. *Psychosom Med*. 1993;55:234–247.
9. Sheldon R, Opie-Moran M. The placebo effect in cardiology: understanding and using it . *Can J Cardiol*. 2017;33(12):1535–1542.
10. Kaptchuk TJ, Miller FG. Placeboeff ects in medicine. *N Engl J Med*. 2015;373(1):8–9.
11. Wechsler ME, Kelley JM, Boyd IO, et al. Active albuterol or placebo, sham acupuncture, or no intervention in asthma. *N Engl J Med*. 2011;365(2):119–126.
12. Back M, Cider A, Herlitz J, Lundberg M, Jansson B. The impact on kinesiophobia (fear of movement) by clinical variables for patients with coronary artery disease. *Int J Cardiol*. 2013;167(2):391–397.
13. Back M, Lundberg M, Cider A, Herlitz J, Jansson B. Relevance of kinesiophobia in relation to changes over time among patients after an acute coronary artery disease event. *J Cardiopulm Rehabil Prev*. 2018;38:224–230.
14. Vardar-Yagli N, Calik-Kutukcu E, Saglam M, Inal-Ince D, Arikan H, Coplu L. The relationship between fear of movement, pain and fatigue severity, dyspnea level and comorbidities in patients with chronic obstructive pulmonary disease. *Disabil Rehabil*. 2019;41: 2159–2163.
15. Kori S, Miller R, Todd D. Kinesiophobia: a new view of chronic pain behavior . *Pain Managem*. 1990;3:35–43.
16. Cox NS, McDonald CF, Alison JA, et al. Telerehabilitation versus traditional centre-based pulmonary rehabilitation for people with chronic respiratory disease: protocol for a randomised controlled trial. *BMC Pulm Med*. 2018;18(1):71.
17. Piotrowicz E, Baranowski R, Bilinska M, et al. A new model of home-based telemonitored cardiac rehabilitation in patients with heart failure: effectiveness , quality of life, and adherence. *Eur J Heart Fail*. 2010;12(2):164–171.
18. Varnfield M, Karunanithi M, Lee CK, et al. Smartphone-based home care model improved use of cardiac rehabilitation in postmyocardial infarction patients: results from a randomised controlled trial .

Heart. 2014;100(22):1770–1779.

19. Zutz A, Ignaszewski A, Bates J, Lear SA. Utilization of the internet to deliver cardiac rehabilitation at a distance: a pilot study . *Telemed J E Health.* 2007;13(3):323–330.

20. Bandura A. Self-efficacy mechanism in human agency. *Am Psychol.* 1982;37(2):122–147.

21. Blackstock FC, Webster KE, McDonald CF, Hill CJ. Self-efficacy predicts success in an exercise training-only model of pulmonary rehabilitation for people with COPD. *J Cardiopulm Rehabil Prev.* 2018;38:333–341.

22. Chen YW, Camp PG, Coxson HO, et al. Comorbidities that cause pain and the contributors to pain in individuals with chronic obstructive pulmonary disease. *Arch Phys Med Rehabil.* 2017;98(8):1535–1543.

23. De Giorgio A, Dante A, Cavioni V, et al. The IARA model as an integrative approach to promote autonomy in COPD patients through improvement of self-efficacy beliefs and illness perception: a mixed-method pilot study. *Front Psychol.* 2017;8:1682.

24. Lopes AC, Xavier RF, Ac Pereira AC, et al. Identifying COPD patients at risk for worse symptoms, HRQoL, and self-efficacy: a cluster analysis. *Chronic Ill.* 2019;15:138–148.

25. Slovinec D'Angelo ME, Pelletier LG, Reid RD, Huta V. The roles of self-efficacy and motivation in the prediction of short- and long-term adherence to exercise among patients with coronary heart disease. *Health Psychol.* 2014;33(11):1344–1353.

26. Tuluce D, Kutluturkan S. The effect of health coaching on treatment adherence, self-effi cacy, and quality of life in patients with chronic obstructive pulmonary disease. *Int J Nurs Pract.* 2018;24:e12661.

27. Back M, Oberg B, Krevers B. Important aspects in relation to patients' attendance at exercise-based cardiac rehabilitation—facilitators, barriers and physiotherapist's role: a qualitative study. *BMC Cardiovasc Disord.* 2017;17(1):77.

28. Blanchard C, Arthur HM, Gunn E. Self-efficacy and outcome expectations in cardiac rehabilitation: associations with women's physical activity . *Rehabil Psychol.* 2015;60(1):59–66.

29. Blikman MJ, Jacobsen HR, Eide GE, Meland E. How important are social support, expectations and coping patterns during cardiac rehabilitation. *Rehabil Res Pract.* 2014;2014:973549.

30. Quirk J, Parfitt G, Ferrar K, Davison K, Dollman J. Predictors of physical activity among rural adults following cardiac rehabilitation. *Rehabil Psychol.* 2018;63:495–501.

31. Barrecheguren M, Bourbeau J. Self-management strategies in chronic obstructive pulmonary disease: a first step toward personalized medicine . *Curr Opin Pulm Med.* 2018;24(2):191–198.

32. Apps LD, Mitchell KE, Harrison SL, et al. The development and pilot testing of the self-management programme of activity, coping and education for chronic obstructive pulmonary disease (SPACE for COPD). *Int J Chron Obstruct Pulmon Dis.* 2013;8:317–327.

33. Prochaska J, Redding C, Evers K. Th e Transtheoretical Model and Stages of Change (Ch. 5). In: Glanz K , Rimer B, Viswanath KF, eds. *Health Behavior and Health Education Theory, Research, and Practice.* 4th ed. Hoboken, NJ: John Wiley & Sons; 2008.

34. Oerkild B, Frederiksen M, Hansen JF, Prescott E. Home-based cardiac rehabilitation is an attractive alternative to no cardiac rehabilitation for elderly patients with coronary heart disease: results from a randomised clinical trial *BMJ Open.* 2012;2(6):e001820.

35. Sinclair AJ, Conroy SP, Davies M, Bayer AJ. Post-discharge homebased support for older cardiac patients: a randomised controlled trial. *Age Ageing.* 2005;34(4):338–343.

36. Lee H, Yoon JY, Kim I, Jeong YH. The effects of personal resources and coping strategies on depression and anxiety in patients with chronic obstructive pulmonary disease. *Heart Lung.* 2013;42(6):473–479.

37. Lee H, Yoon JY, Lim Y, et al. The effect of nurse-led problem-solving therapy on coping, self-efficacy and depressive symptoms for patients with chronic obstructive pulmonary disease: a randomised controlled trial . *Age Ageing.* 2015;44(3):397–403.

38. Avila A, Claes J, Goetschalckx K, et al. Home-based rehabilitation with telemonitoring guidance for patients with coronary artery disease (short-term results of the TRiCH study): randomized controlled trial . *J Med Internet Res.* 2018;20(6):e225.

39. Cameron-Tucker HL, Wood-Baker R, Owen C, Joseph L, Walters EH. Chronic disease self-management and exercise in COPD as pulmonary rehabilitation: a randomized controlled trial . *Int J Chron Obstruct Pulmon Dis.* 2014;9:513–523.

40. Jones SE, Barker RE, Nolan CM, Patel S, Maddocks M, Man WDC. Pulmonary rehabilitation in patients with an acute exacerbation of chronic obstructive pulmonary disease. *J Thorac Dis.* 2018; 10(suppl 12):S1390–S1399.

41. Vanfleteren M, Koopman M, Spruit MA, et al. Effectiveness of pulmonary rehabilitation in patients with chronic obstructive pulmonary disease with different degrees of static lung hyperinflation. *Arch Phys Med Rehabil,* 2018;99:2279–2286.e3.

42. Verschueren S, Eskes AM, Maaskant JM, Roest AM, Latour CHM, Op Reimer WS. The effect of exercise therapy on depressive and anxious symptoms in patients with ischemic heart disease: a systematic review . *J Psychosom Res.* 2018;105:80–91.

第二篇

心血管系统与呼吸系统
物理治疗：心肺评估

5

测量、记录及临床决策

作者：John D. Lowman
译者：王新茂
校对：陈亚红

本章目录

关键词

引言

    测量和记录是患者治疗过程中极为重要的组成部分。测量（根据测试或测量方法的不同分为数值型和分类型）是治疗师制订干预策略的基础，也会影响患者对治疗干预的反应[1]。在治疗期间，测量也用于确定运动处方是否适宜及病情进展速度。通常情况下，物理治疗师进行一系列测量获得结果后，将结果与其他医疗专业人员的记录相结合，形成临床评估结果，包括身体和社会心理两方面。如果由于测量不准确而导致评估不正确，干预治疗则可能会被误导，从而导致治疗无效或可能存在风险。因此，了解心血管系统与呼吸系统相关测量知识对于有效的患者治疗至关重要。

    测量的选择、执行和结果解释，以及检查、评估和患者治疗计划的记录，对患者的康复进程很重要，并且有利于医疗团队之间的沟通。患者对有关活动的生理反应信息能及时、适度地共享对选择最佳治疗方案至关重要。患者的检查记录应简明扼要并且包括客观的检查结果，这些将有助于医疗团队所有成员为患者提供高效和持续的医疗服务。

本章介绍了心血管系统与呼吸系统物理治疗中的一些常用测量方法的类型及特征，对测量项目的选择、测试执行过程及结果的解释进行了讨论，并进一步探讨了书写记录的目的和推荐的术语，包括如何提供客观和结果导向信息的建议，进一步强化物理治疗在此类患者中的必要性，并提升物理治疗师的熟练度。

测量与结果

进行测量的目的是评估或评价患者疾病的特征或特性。首先，必须确定要测量的特性，每项测量的目的必须十分明确。然后，治疗师要根据可用的资源和自身的临床技能选择最合适的测量方法。

测量的类型或分级

可以根据测量的类型或分级对测量的方法进行描述。基本的测量类型有 4 类：定类型、定序型、定距型以及定比型（表 5.1）[2]。了解这些测量类型有助于理解和评价测量结果，并且可以帮助治疗师更好地了解各类型数据如何分析，以及如何最佳地呈现数据。

表 5.1　常用测量方法及分类

患者特征	测量	测量分类
性别	男 / 女	定类型
健康状况或疾病严重程度	COPD（是 / 否）	定类型
	FEV₁ 分级（轻度、中度、重度、极重度）	定序型
	FEV₁（实测或预测值百分比）	定比型
	运动相关低氧血症（是 / 否）	定类型
	徒手肌力测定（manual muscle testing，MMT）	定序型
	等速测力法	定距型
	手持式测力计	定比型
功能状态	功能独立性测量	定序型
	起立 – 行走计时试验（timed up and go，TUG）	定比型
心绞痛	心绞痛评分表	定序型
	Borg CR10 量表	定比型
呼吸困难	MRC 呼吸困难量表	定序型
	Borg CR10 量表	定比型
	视觉模拟量表	定比型

定类型

定类型是指根据患者的特征进行分类，如果类别没有等级顺序之分，就视为定类型。例如，呼吸系统疾病患者可以分类为阻塞性肺疾病、限制性肺疾病和混合性肺疾病。这种分类中的每个类型都是各自独立的（患者仅满足其中一项）。定类型数据是没有等级次序的，因此阻塞性肺疾病患者的预后不一定比限制性肺疾病患者更差。

定类型量表的分类是根据普遍理解的客观指标来进行定义的。例如，心力衰竭患者的分类可以根据疾病的主要原因来确定（框 5.1）[3,4]。对于每位患者，可以通过血管造影或超声心动图等诊断方法确定病因。清晰描述每个类别患者的诊断标准是十分必要的，这样有利于临床医师统一将患者分为不同类别。

框 5.1　心力衰竭的病因

缺血性心脏病
糖尿病
高血压
心律失常
心肌病
先天性心脏病
心脏瓣膜病

定序型

定序型分类与定类型分类很相似，略有不同的是定序型分类是有等级或顺序的。定序型分类的类别表示某种属性的多或少。心绞痛评级表就是一个定序型量表（表 5.2）。每个类别都有明确定义，心绞痛 1 级的评分低于 4 级的评分。定序量表中，相邻等级之间的差异不一定相等。例如，1 级和 2 级心绞痛之间的内容差异不一定与 3 级和 4 级心绞痛的内容差异相同。因此，分类中的数字只能代表等级，不能将其视为数字参与运算。对心绞痛评级进行平均化运算是不对的，因为平均是指假说类别之间的间隔相等。一组有序数据可以用于反映各数据系列的百分比（例如，心脏康复前运动诱发的心绞痛分级为 3 级的报告有 80%）。定序数据中的"集中趋势度的度量"是最常用的一种测量方法。为了更加清晰表示，一组定序型数据可以以图形来展示（图 5.1）。

表 5.2　心绞痛评级表

分级	描述
0 级	没有痛苦
1 级	轻微的，几乎看不出来
2 级	中度的，令人烦恼的
3 级	中重度，非常不舒服
4 级	极重度，最严重或最强烈的疼痛

摘自 American College of Sports Medicine: *ACSM's Guidelines for Exercise Testing and Prescription*. Philadelphia, 2018, Wolters Kluwer.

　　定序型数据的另一个常见例子是根据患者所需的辅助水平来衡量患者的功能水平，包括独立、监督、辅助备用、少量辅助、中度辅助、大量辅助和完全辅助。很明显，这些分类是有等级的，但一个等级与另一个等级之间并没有数值上的区别。事实上，这种方法有一定局限性，即患者可以在生理和功能上有所改善，但仍不足以重新归类到下一个级别。因此，在记录此类级别的数据时，可能需要增加其他描述。例如，从仰卧位转换为床旁坐位可能需要用最小的辅助来移动下肢，而不是用最小的辅助来保持平衡。

定距型

　　定距型测量是按照某一数量标志将总体划分为若干顺序排列的部分或组，对相同数量或相同数量范围的总体单位或标志值进行计量的方法。定距型数据与定比型数据有所不同，两者不能相互转换。在定距型数据上没有绝对的零点，数据的值可以为 0，但是这个"0"不具备数学中的"0"的含义，不是绝对的"无"，而是以某种人为标准设置的标志值，所以定距型数据中的数字可以相加减，但相乘或相除却没有任何意义。例如，温度的记录既可以是定距型，也可以是定比型。摄氏温标（定距测量）将 0 摄氏度定为水结冰的温度，而开氏温标（定比测量）将 0 开定为没有热量。

　　Borg 自觉疲劳评分（ratings of perceived exertion，RPE）量表属于定距型量表[5]。该量表（评分从 6~20 分）描述了耗氧量与心率之间呈线性关系[5]。

　　使用等速肌力测试仪测定肌力也是采用定距型分级的一种方法。患者通过收缩肌肉产生张力，进而移动肢体，但由于患者肢体的移动速度不会超过测试仪的预先设定速度，所以记录的分数为零。定距型测量可以有负值，并且可以进行加减数值的算术运算。一名患者在一次测量中产生 13.56 N·m（10ft-lb）的扭矩，在另一次测量时产生 27.12 N·m（20ft-lb）的扭矩，她的扭矩增加了 13.56 N·m（10ft-lb）。但是，定距型数值不能进行乘除法运算。不能说患者在第二次测量中产生的扭矩是第一次测量值的两倍，因为不能假定读数为零就表示没有扭矩产生。

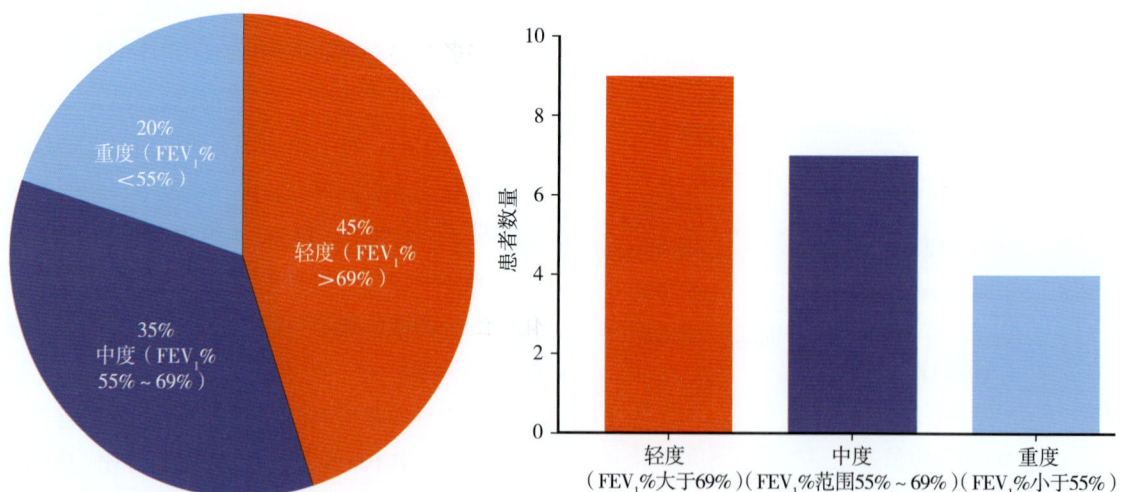

图 5.1　以饼状图和柱状图为例（定序型数据），分别显示肺纤维化患者按疾病严重程度（基于 FEV_1 占预计值百分比）分类的比例和总数（摘自 Yuen HK, Lowman JD, Oster RA, de Andrade JA. Home-based pulmonary rehabilitation for patients with idiopathic pulmonary fibrosis: a pilot study. *J Cardiopulm Rehabil Prev.* 2019;39(4): 281–284.）

定比型

定比型测量能够测量事物间的比例、倍数关系，具有实际意义的真正零点。用于心肺物理治疗的定比型测量值包括心率、心输出量、耗氧量和 6 分钟步行距离（6-minute walk distance，6-MWD）。定比型测量值总是正值，并且可以进行所有算术运算。例如，摄氧量为 20 mL/（kg·min）的有氧运动能力是摄氧量为 10 mL/（kg·min）的 2 倍。Borg CR10 量表和视觉模拟量表都是定比型测量的方法（图 5.2，图 5.3）[5,6]。这些量表的零点表示"完全不费力"或完全没有呼吸困难。CR10 量表更适合用于在测试或训练期间出现明显症状的患者 [7]。

在治疗师判断一项测量是定比型测量还是定距型测量时，需要明确该测量的特征。如果零（0）表示被测量的特征不存在，那么这个数值是定比型数值。例如，心输出量可以定义为在 1 分钟内从左心室泵出的血量（以升为单位）。测量心输出量为零就是没有这个特征，或者说没有血液从左心室泵出。

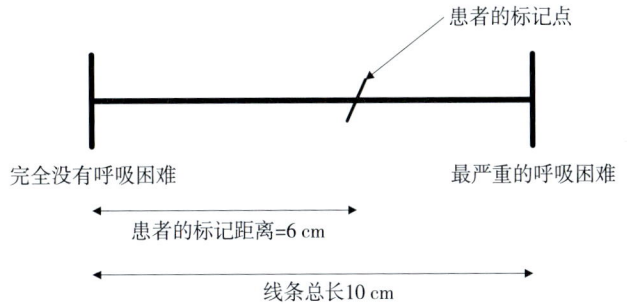

图 5.3　视觉模拟量表示例

测量的信度和效度

对治疗师来说，有价值的测量应该既具有信度（可重复性）又有效度（参考性）。在选择和执行测试项目时，需要记住，测量可能是可靠的，但对特定应用场景来说也可能无效 [8]。

信度

信度是指测量的一致性或可重复性。理论上讲，当测量某一特定特征时，测量值应该只会在属性特征改变时才会改变。然而，所有的测量都有一些误差因素，这会导致测量的偏差。当误差相对较高时，即使特征没有改变，测量值也可能改变。测量值改变已经发生，而特征并没有改变，可能会导致与治疗计划或进展相关的临床决策不准确。例如，在 6-MWT（6 分钟步行试验）中，不适当的鼓励可能会增加患者的步行距离，而事实上，患者的生理状况并没有得到改善。因此，标准化指导对 6-MWT 的可靠性很重要 [9]。

许多因素导致了测量结果的变异。测量特征可能表现出一定程度的偏差。血压和心率会因体位变化、饮水量、焦虑和一天中的不同时间等心理和身体因素而出现偏差。对这些特征，通常需要进行多次测量，来对患者的真实心率和血压进行最佳评估。

第 2 个导致测量偏差的因素是测试仪器的变化。由于环境条件的变化或仪器部件的故障，测试仪器的读数可能会有所不同。例如，一项研究发现，高达 15%~25% 的无水银血压计超出校准范围 [10]，因此测量值是无效的。应定期校准仪器（即与已知标准进行比较），以确保读数的准确性。有些仪器比较容易校准。例如，使用无水银血压计获得的数值可以很容易地与使用水银血压计获得的数值进行比较。使用触

0.0	完全不费力	
0.3		
0.5	极度轻松	刚好有感觉
0.7	极度轻松	刚好有感觉
1.0	很轻松	
1.5		
2.0	轻松	轻微
2.5		
3.0	中等程度	
4.0		
5.0	用力	重度
6.0		
7.0	很用力	
8.0		
9.0		
10	极度用力	"最大程度"
11		
⟨		
•	最大程度用力	最高强度

图 5.2　Borg CR10 量表（摘自 Borg G. Rating scales for perceived physical effort and exertion. In: Karwowski W, ed. *International Encyclopedia of Ergonomics and Human Factors*. Vol 1. 2 ed. New York: Taylor & Francis Inc.; 2006: 538–541.）

诊或心率监测器获得的值可以与心电图记录的值进行比较。因此，水银血压计和心电图可以被视为为所测量的特征提供最佳估值的仪器。其他设备，如功率自行车，较难校准。

造成测量偏差的第 3 个因素是治疗师测量方法的差异。如果同一名治疗师进行重复测试时，测量结果是一致的，那么该测量结果可以被认为具有很高的组内信度。当多名治疗师在相同条件下进行测试时，测量结果是一致的，可以说具有很高的组间信度（测试者之间的一致性信度）。通常情况下，测量结果具有较高的组内信度，但由于治疗师进行相同的测量所使用的具体方法不同，造成测量结果的组间信度较低。呼吸音听诊是一种较为常见的心肺功能检查方法，但测试者之间的信度很低[11]。在临床环境中，测试者之间的可靠性很重要，因为患者可能由一名以上的治疗师或治疗师助理来进行评估和治疗。如果测量的测试者之间的可靠性较低，则可能无法准确反映患者的病情随时间的变化。对进行测量的人员进行教育培训，有助于提高呼吸音听诊的组间信度[11]。

效度

效度测量是指那些可提供有意义的信息、并准确反映测量对象特征的测量方法。为了使一项测量在临床使用中发挥作用，该测量必须具有一定程度的效度。有些情况下，测量结果可能是可靠的，但不一定是有效的。例如，踝肱指数（ankle brachial index，ABI）是一个可靠的测量方法，但对下肢动脉粥样硬化患者（尤其是糖尿病患者）不一定有效[12]。

效度有多种类型，临床实践中重要的是同时效度、预测效度和规范效度。同时效度指的是一种测量方法的数值与另一种金标准测量方法测得值之间的一致程度。将心电监护仪的心率测量结果与心电图记录结果进行比较就是确定同时效度的一个例子。在这个例子中，心电图记录是金标准。另一个例子是在运动测试中使用脉氧仪。Yamaya 等[13]将脉氧仪测试值与直接测量的动脉血氧饱和度（金标准）进行了比较，发现前额传感器比手指传感器更有效。在另一项研究中，通过前额传感器评估的 SpO_2 比用手指传感器测量的 SpO_2 高出约 5%[14]。因此，通过测定体力活动是否导致血氧饱和度低于 88%，来决定是否需要辅

助供氧时，使用前额传感器将更有效。

预测效度的测量可以用于评估未来某个事件发生的概率。筛选测试通常用于预测未来事件。例如，识别出有冠状动脉疾病（coronary artery disease，CAD）危险因素的人，预测到他们患 CAD 的可能性高于正常水平。其他密切相关的例子包括预测老年、危重和创伤患者住院死亡率的衰弱指数[15]和预测下肢深静脉血栓形成[16]或肺栓塞的 Wells 标准[17]。

规范效度的测量为治疗方向提供了指导。确定未来发生冠状动脉事件风险的分类测量需要规范效度。根据诊断性运动测试的结果，可以将患者分为高风险和低风险两类，从而确定治疗的强度和进展速度。

诊断准确性：灵敏度、特异性和似然比

各种类型的诊断测试和测量的准确性通常用灵敏度和特异性来描述。灵敏度是指能够识别阳性患者或有特征人群的测量方法。如果一项试验产生大量假阳性结果，那么该试验的灵敏度就会很低。假阳性结果意味着检测结果为阳性，但该特征不存在。例如，年轻女性负荷试验结果常呈阳性，但并没有冠状动脉疾病。假阳性检测结果的后果可能是不必要的治疗或进一步的诊断检查。特异性是一种测量方法，能够识别出阴性或不具有该特征的个体。大量的假阴性结果提示特异性低。假阴性结果是指虽然存在疾病或特征，但检测结果为阴性。假阴性检测结果可能导致在出现症状时未接受治疗。比如当前已不再提倡使用霍曼征（Homan sign）筛查深静脉血栓形成（deep vein thrombosis，DVT），因为该方法缺乏灵敏度和特异性[18,19]。

似然比（likelihood ratio，LR）是指"在患有目标疾病的患者身上预期出现某一测试结果的可能性，与在没有目标疾病的患者身上预期出现同一结果的可能性相比较"[20]。LR 将从灵敏度和特异性中收集的信息组合成一个单一的衡量标准，可表示为阳性（+LR），代表某种阳性诊断结果，表明此人患有该疾病；也可以表示为阴性（−LR），代表某种阴性诊断结果，表明此人没有该疾病［例如，+LR= 灵敏度 /（1− 特异性）］。+LR 越接近 1.0，测试的价值就越低；而阳性似然比大于 10 或阴性似然比小于 0.1 则具有较高诊断价值，有助于排除疾病[21]。例如，预

测 DVT 的霍曼征的 +LR 很低，仅为 1.6，–LR 只有 0.8[22]。

物理治疗师通常用于评估的其他症状和体征具有更高的 +LR。例如，听诊是评估患者是否患有充血性心力衰竭的重要方法，可闻及肺部广泛湿啰音的 +LR 为 23，这表明如果有广泛湿啰音存在，患充血性心力衰竭的可能性非常高（+LR 大于 10）。仅肺底部听到湿啰音则 +LR 降至 12。类似地，闻及 S3 心音的 +LR 为 30，而有下肢水肿和运动时呼吸困难症状的 +LR 仅为 5（后面这些例子灵敏度较高，但特异性较低）[23]。

临床决策

面向临床医师的假设导向算法 Ⅱ（Hypothesis-Oriented Algorithm for Clinicians Ⅱ，HOAC-Ⅱ）将检查、评估和诊断要素组合成一个有组织的临床决策算法[24,25]。使用 HOAC-Ⅱ 时，在检查期间收集的原始数据（例如，来自医疗记录和患者访谈的数据）可以生成患者识别的问题（patient-identified problems，PIPs）和一组初步假设，这些假设将指导检查策略的制订（即测试和执行的选择和排序）。这些初始测量有助于完善初步假设，并且获得额外的测量来帮助确认或否定初步假设，从而形成最终的物理治疗诊断（即对患者问题根本原因的了解），和（或）决定咨询其他医疗专业人员。例如，在刚开始检查时，治疗师若怀疑存在近端 DVT，通过 Wells 标准可以帮助决定是否将患者转诊以进行进一步检查[15]，使用 Wells 标准评分的高危组患者实际 DVT 的 +LR 为 5.2，而低危组患者的 +LR 则为 0.25[26]。

测量和测试的选择：自评与基于表现的对比

许多因素会影响治疗师的选择，包括病例记录、患者访谈的系统回顾、筛查与测试的系统回顾，以及对治疗方案选择的了解。对测试和测量项目的选择应以能测试出患者的潜在问题为方向。自评测试是指患者使用可靠和可测量的测试和测量自我报告，如 Borg 自觉疲劳评分量表，以及一般或特定疾病的生活质量评估，如美国医学局研究开发的健康状况调查简表（Short Form-36，SF-36）[27]或明尼苏达

心力衰竭生活质量量表（Minnesota Living with Heart Failure Questionnaire，MLHFQ）[28]。基于表现的测试和测量是由治疗师进行的，以确定患者身体结构/功能损伤和活动受限程度的客观测量。测试和测量应基于建立临床假设、决定适当干预措施和确定干预有效性来进行。治疗师还需努力提高效率，不要重复其他医疗专业人员已经进行的检查。测量的质量或特征，如信度、效度和诊断准确性，也会影响治疗师的决策。

影响测试和测量选择的一个因素是风险效益比。获得一项测量值的风险与所获得信息的价值有何关系？在发生急性心肌梗死（myocardial infarction，MI）后，应对患者进行活动受限情况的分级运动测试，这可以为运动处方的制订提供信息。然而，在这一恢复阶段进行测试的风险可能大于获益。

测量方法的选择需要考虑特定的健康状况（功能紊乱或疾病）、病情严重程度以及患者特有的其他相关因素（如环境因素和个人因素）[29]。若测试无法起到优化或评估患者核心问题结局的作用，既浪费了治疗师的时间，又增加了不必要的医疗支出。

测量和测试的执行

一般原则

在进行测量和测试时，治疗师必须注意要选用可以重复进行的操作方法（即可接受的组内/组间信度）。必须确保患者处于最佳的测试环境，并告知患者在测试中要做的事项。例如，当患者到达约定地点时，立即在嘈杂的治疗区域测量血压可能无法准确测得患者的静息血压。记录测量的条件也很重要，测量的条件包括时间、室温、患者最近进行的活动（包括给药）以及测量设备的类型和型号（例如，跑台、血压计、脉氧仪）。此外，如果患者需要吸氧，要记录氧流速或吸入氧浓度（FiO_2）和氧气输送装置（例如，鼻导管、文丘里面罩），这对正确的解释测试结果至关重要。例如，患者的步行距离可能没有得到改善，但如果患者使用了较少的辅助供氧，那么就取得了有意义的结果，可以用距离氧饱和乘积（distance saturation product，DSP，m%）来记录，即患者进行

6-MWT 的总距离与 6 分钟内观察到的最低血氧饱和度（%）的乘积[30]。

测量应以客观和开放的心态（即在不预测测量结果的情况下）进行。对结果有先入为主想法的测量可能会受到治疗师期望的影响。对自己的测量结果有信心是很重要的，这种信心会随着临床技能的进步而增强。

临床上，可能会由多位治疗师对同一位患者进行评估及治疗，因此，记录测量过程是十分重要的。治疗师还需要定期回溯记录的测量过程。对初入临床的治疗师来说，共同实践尤为重要。应保证常用测量方法的组间信度，如果信度过低，应重新修正流程，确保一致性。许多广泛使用的测试或测量方法（如测量血压和 6-MWT）都有标准化的步骤[9,31]。

检查

从转诊信息或医疗记录中，收集有关患者当前病情稳定性和功能状态的初始数据，将有助于指导检查策略。例如，急性 MI 患者与 MI 后 3 周的患者和 MI 后 1 年的患者相比，测试和测量将有所不同。其他需要考虑的因素包括梗死面积的大小和相关并发症，如心律失常、心力衰竭和心绞痛。在面诊期间收集的其他初始数据也可以指导检查策略。例如，如果急性 MI 后 3 周的患者谈论在跑台上步行时感到焦虑，则应选择更谨慎的"场地测试"，如 6-MWT。

检查从患者的自述问题开始并以自述问题为中心，这些问题可能反映出患者具体的身体结构 / 功能障碍、活动受限和（或）患者参与家庭、工作和社会活动时受到限制。物理治疗目标要记录下来并指导目标设定。检查结果的记录应反映物理治疗师的临床推论，以确定哪些损伤可能导致患者活动受限和（或）参与受到限制。

病史部分应包括当前和过去的内外科诊断、以前的功能水平、生活方式、生活环境、药物、化验值、影像诊断结果以及可能导致损伤和受限的其他系统（系统回顾）相关的信息。患者对自己心脏或肺部状况的感知（即自述）很重要，对可能与心脏事件或肺部疾病并发症相关的疼痛或不适的描述也很重要。对其他系统（系统回顾），如肌肉骨骼系统、神经系统和皮肤系统进行简要检查，以确定可能影响患者参与

某些治疗的准备程度的问题。

根据世界卫生组织的功能、残疾和健康的国际分类（International Classification of Functioning, Disability, and Health, ICF）模型的定义，测试分为测量损伤、活动受限及参与受到限制[32]，这在美国物理治疗协会（American Physical Therapy Association, APTA）已被普遍采用[33]。身体结构 / 功能损伤是指组织、器官或身体系统层面的解剖结构和（或）生理功能异常[29,32]。损伤的例子包括疼痛、呼吸困难、肌肉力量和关节活动度下降、心率和血压值异常以及有氧能力受损。对损伤的测量很重要，因为这有助于治疗师解读活动受限的原因或诱因。活动受限是指个人在执行一项任务或行动时可能遇到的困难，如穿衣、转移、长距离行走或爬楼梯[29,32]。活动受限可归因于身体、社会、认知或情绪因素。活动水平的提高通常是患者和家属以及相关医疗照护人员最关心的问题。参与受到限制是指个人在生活中可能遇到的问题，比如完成工作要求、参与体育项目等[29,32]。图 5.4 使用 ICF 模型说明了患者的情况。

在检查心肺疾病患者时，治疗师通常会评估他们对活动的反应，应包括有关活动和生理反应的具体信息。

- 活动方式（走廊或跑道步行、骑行）。
- 强度、负荷水平和活动速度［千米 / 小时、等级百分比、估计代谢当量（MET）水平］。
- 每个强度等级的活动持续时间。

关于活动的描述应该记录清晰，以便工作具有可重复性。对活动的反应包括心率和心律、血压（包括脉压）、呼吸频率、血氧饱和度以及从活动前、活动期间到活动后即刻的心肺听诊音的变化。运动不耐受的主观症状，如肤色变化、协调性下降和出汗，也需要记录下来。还应注意患者在治疗过程中是否使用了氧气或是否需要辅助治疗。辅助可以是设备辅助（如带轮助步器、助行器或拐杖）和（或）认知障碍患者需要的言语辅助。治疗师可以通过客观地记录所进行的活动和生理反应，来评估患者的活动耐受性。

结果的评估和解读

评估过程包括根据检查结果做出临床判断。治疗师应提出自己的临床假设，或对活动受限和（或）参

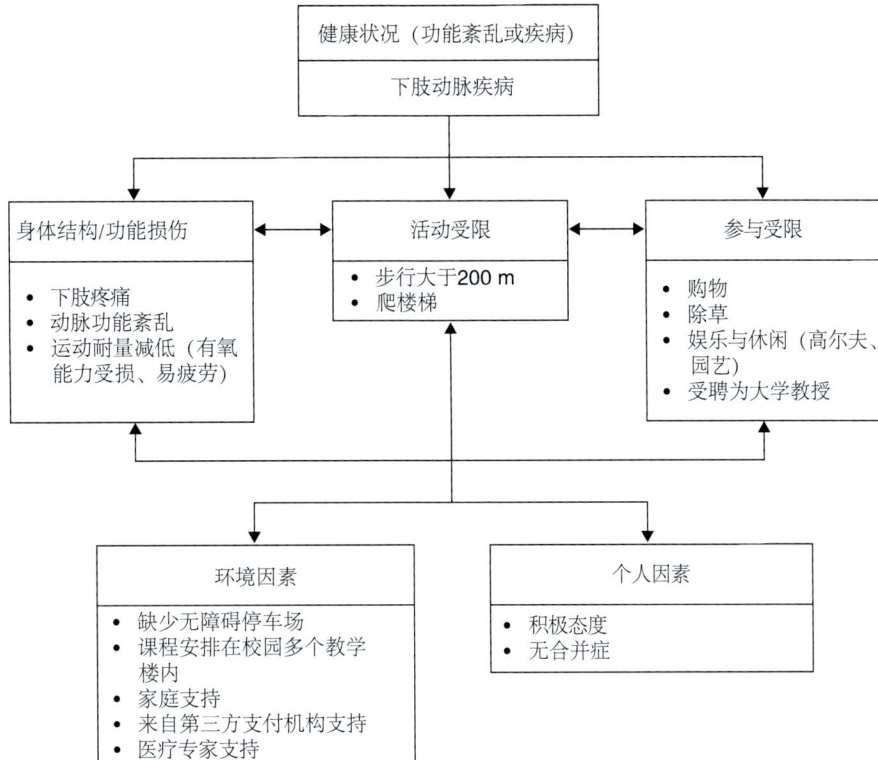

图 5.4　使用 ICF 模型 [32] 记录患者的情况，并展示需要测量的各个层面。该图说明了患者的健康状况和身体结构 / 功能损伤如何影响其社区活动参与度。背景因素（即环境因素和个人因素）在不同层面上相互作用，促进或阻碍健康状况和功能水平

与受限的原因进行解释。评估报告提供了基础支持，以确认患者为什么需要物理治疗师的技术服务，以及为什么此时进行这些医学服务是必要的。检查结果也可能表明需要将患者转诊给其他医疗专业人员（如医师、护士、呼吸治疗师，甚至更有经验的物理治疗师）或社区服务机构。

测量结果的解读往往很有挑战性。通常，患者的问题不能仅凭单一测量结果来解释，而是通过几项测量结果之间的关系来进行解释。例如，如果患者体力活动水平低或正在服用 β 受体拮抗剂（如美托洛尔），血压不随活动而升高，这可能并不被视为异常。然而，如果另一名患者进行中等体力活动期间，发现血压没有升高，并伴有运动不耐受的症状和体征（如呼吸困难、头晕、疲劳），则可能表明存在心血管泵功能障碍。

了解正常值对准确解读测量结果很重要。对某些测量已明确定义了正常值，例如静息血压、胆固醇和血糖的测量确定了正常、临界和升高的值。对其他

测量项目，未具体定义正常值，例如，在平地上以 5.6 千米 / 小时的速度行走时，心率增加的正常值是多少？每个人的数值因年龄、药物、体适能水平和步行频率而异。必须考虑这些因素和疾病（如果存在）来解释结果。每个人都有自己的"正常值"或正常反应，与该值有区别则认为结果异常。

测量结果的解读类似于将拼图拼在一起的过程，以勾勒出患者及其活动受限和参与受限的全貌。数据应从多个方面收集，包括医疗记录、患者面诊和物理治疗检查。同时包括从医疗记录中获取其他医疗专业人员测量的过程和解读的内容，包括胸部 X 线片、血液检测、超声心动图、血管造影和通气灌注扫描。在面诊中，患者会叙述他们当前和过去的医疗问题，尤其是患者自身识别出的具体问题。一定要关注患者的情绪变化，记录心理康复进程。观察患者对生活习惯改变的态度也很重要。在面诊结束后，治疗师应先对患者有一个整体的了解，再着手为其制订治疗策略，以改善患者的身体结构和功能损伤，并优化活

动和参与程度[24,25]。

体格检查时进行的测量包括对活动的生理反应、呼吸模式、通气能力和呼吸音。应将这些测量数据与病例回顾期间收集的结果相结合，并根据患者自己明确的问题及对每个问题拟解决的目标评估患者。治疗师对患者的病情逐渐有了了解，包括心肺疾病的严重程度、恢复阶段和共患疾病状况等。在最终形成的临床假设/诊断的基础上，制订治疗策略，并在治疗期间定期测试，以重新评估现有问题和目标。许多影响心血管系统与呼吸系统疾病的因素是动态变化的，因此应将每次治疗视为对诊断和患者治疗目标进展的再评估。

最小临床重要差异

最小临床重要差异（minimal clinically important difference，MCID），即"就患者的功能和生活质量而言，在结果出来前，具有临床重要意义的最小值"，主要功能是有助于解释结局测量相关的循证实践[2]。物理治疗师已将 MCID 用于多种耐力/有氧能力测试。例如 6-MWT（54 m 或有 10% 的改善）[34,35]、改良往返测试（40 m）[36]、Borg CR10 量表[5] 和呼吸困难视觉模拟量表［分别为 1 分和 10~20 mm（表 5.3）］[37]。不同测试和检查的 MCID 可用于制订相应目标并据此评估后续进展情况。

表 5.3	MRC 呼吸困难量表
分级	活动相关呼吸困难程度
1	除非剧烈运动，否则不会感到呼吸困难
2	快走或上缓坡时感到呼吸困难
3	因呼吸困难导致步行比同龄人慢，或者按自己的速度在平地上行走 1.6 km（或 15 分钟）时需要停下来呼吸
4	平地步行约 100 m（或数分钟后）需要停下来呼吸
5	明显的呼吸困难，不能离开房屋，或穿脱衣服时感到呼吸困难

经英国医学杂志出版集团有限公司许可修改，摘自 Fletcher CM, Elmes PC, Wood CH: The significance of respiratory symptoms and the diagnosis of chronic bronchitis in a working population, *Br Med J.* 1959;1: 257–266.

物理治疗的诊断、预后和治疗计划

物理治疗的诊断有助于干预方法的选择[38]。诊断包括损伤和活动受限两部分，应以列表的形式，根据功能重要性的先后次序进行排列，并以活动水平术语说明。比如，推荐"由于心律失常和眩晕，患者不能爬楼"这样的陈述方法，而不是"活动期间心电图异常"。

若 6-MWT 或其他测试结果的测量值不在健康成年人的参考值范围内，则可以做出有氧能力/耐力受损的初步物理治疗诊断[39]。同时进行测量或补充测量值（如呼吸频率、心率和血压反应、脉搏血氧饱和度监测、心肺听诊音、踝肱指数）可以进一步确定诊断并明确耐力受损是由心脏、肺部、外周血管或骨骼肌障碍引起的。

在明确了患者的损伤和活动水平问题并确定物理治疗的诊断后，需制订包括预后在内的诊疗计划。诊疗计划包括目标和预期结果、要使用的具体干预方法、推荐的干预频率和持续时间。预后是指预期的改善水平以及达到该水平所需的时间。提供更多的有关积极和（或）消极背景因素信息以证明预后的合理性，可以增强治疗效果。积极因素有家庭支持、之前的功能水平和疾病敏锐度。消极因素包括病情严重、长期疾病状态、生活环境的限制以及经济压力。

目标是通过参与物理治疗计划来实现结果，由患者与治疗师合作完成。目标包括通过测试获得的基线数据与确定问题的相关性，并要有评估部分的说明支持。目标应突出与活动受限有关的心肺功能障碍。制订的目标应与患者相关，按活动水平的术语进行说明，并关注患者出院时能够做什么。例如，目标可以是"患者将能够在 2 周内爬两层楼梯，且心率和心律反应良好"。目标还应包括是否需要辅助设备或认知辅助，以衡量实现目标的条件或难度。如果没有记录相关的心肺功能障碍，那么物理治疗和治疗目标就可能无法满足个体需求，因此心肺功能障碍的记录是保证记录质量的一个重要组成部分。

为了确定是否达到了目标，治疗师必须能观察到或对该活动进行测量。治疗师也需估计达到目标所需的时间。在出院或随访记录中，会说明是否实现了每个目标。如果目标尚未实现，则需提供相应的解释。

治疗计划中还应有帮助患者达到既定目标的方法，包括需采用的治疗方法、患者和（或）家庭教育，转诊进行其他方面的治疗，住院期间、出院和居家治疗方案等。治疗计划还应包括出院计划。

干预

干预是旨在改善患者病情的物理治疗过程和技术。治疗师治疗心血管系统与呼吸系统疾病患者常用的方法包括治疗性运动训练（即有氧运动、抗阻运动和呼吸训练）、功能训练（即强化训练和体能训练）和气道廓清技术。治疗师选择的具体干预措施需考虑心肺疾病的严重程度和并发症。有时可以从获得的测量结果中确定干预模式和强度。例如，6-MWD 可以预测 COPD[40] 和心力衰竭患者的峰值耗氧量[41]，根据这个预测值，换算出代谢当量（METs），就可以制订适合的运动处方，并指导患者选择在安全和治疗范围内的体力活动。此外，可以基于 6-MWT 期间的平均步行速度来制订跑台或平地步行计划[42]。同样，可以根据运动测试期间自觉疲劳或呼吸困难程度来确定体力活动/运动强度。

对患者、家属和（或）照护者的指导是物理治疗干预措施的一部分。与参与患者治疗的其他医疗专业人员沟通对确保高效和有效的治疗至关重要。例如，对于心脏手术后即将出院的患者，治疗师需要与社会工作者配合，以确保患者能获得在日常生活活动方面所需的家庭服务。这种沟通要记录下来。

文档记录是干预的重要组成部分。记录患者对干预措施的反应很重要，包括心率、血压以及心肺听诊音的变化，运动后恢复时间以及有无主诉心绞痛、呼吸困难和疲劳。干预措施也要详细记录，以便另一名物理治疗师或助理可以继续执行该计划，并应明确记录干预措施细节，如频率、强度和持续时间。除了医疗记录外，治疗师还要向家庭护理服务或保险机构等其他机构提供记录。对于运动干预措施，应采用标准化描述，例如临床试验研究中鼓励采用的方式，包括运动训练类型（即运动模式）、干预措施提供者（如物理治疗师、物理治疗师助理、患者、家庭）、干预的实施方式（如面对面、远程康复、无监督）以及地点、剂量（即强度、持续时间、频率）和进展情况[43,44]。

复查和结局评估

在整个治疗过程中，治疗师需定期进行检查，以确定患者是否有好转。例如，对于心肺系统疾病患者，治疗师在每次治疗时应该再次进行检查，以确定患者对活动的生理反应是否适当或者患者的肺部是否通畅。复查结果可用于调整或重新制订干预措施。重要的是，在每个记录中都要有患者进阶的文档，包括患者的自我认识，以支持继续提供技术服务的合理性。

治疗师在患者出院前要进行评估，评估内容包括物理治疗对患者损伤、活动受限和参与受限的影响。比如，评估心血管系统与呼吸系统疾病患者的健康相关生活质量的结局指标：慢性呼吸系统问卷（Chronic Respiratory Questionnaire）[31] 和明尼苏达心力衰竭生活质量量表（Minnesota Living with Heart Failure questionnaire）[32]。

治疗师需要将评估结果与最初治疗师和患者设定的目标联系起来。根据疗效评估的结果，治疗师可以将患者转诊给医师或其他医疗专业人员。对一组相似诊断患者的医疗记录进行系统回顾，有助于确定物理治疗干预方案的结局。有关优化结局的讨论，请参见第 15 章。

文档记录的目的

为了使测量更有用，需要记录测量结果。评估者往往会遗忘测量结果，或记得没那么准确。文档记录对报销很重要，并有助于提高医疗专业人员之间的沟通效率。文档记录包括检查结果、疾病评估、物理治疗诊断、预后和治疗计划。

文档记录的作用有以下几点。

- 为其他治疗师和助理提供信息，可以根据文档记录评估和（或）治疗患者。
- 有助于与转诊医师和其他医疗专业人员沟通。
- 为临床研究提供数据支持，如通过收集各类治疗结果的信息提高治疗效果和效率。
- 确定和支持物理治疗的有效性，并证明报销是合理的。
- 通过记录所提供的治疗和患者对治疗的个体化反应来解决法律和风险管理问题。

内容和组织指南

清晰简洁的格式记录对准确传达信息非常重要。不清晰的记录包括：打字错误、字迹难以辨认，或表达含糊（可能产生多种解读）的记录。简明的记录更方便其他医疗专业人员阅读，因大多数临床医师平时没有时间去阅读患者大量不相关的信息。简洁的记录只包含关键信息，沟通方式清晰，没有多余的语句。APTA 的记录要点包括以下几个方面[45]。

- 记录每次访谈 / 会面时间。
- 在所有官方文件上记录患者或委托人的全名。
- 根据法规要求，详细记录物理治疗师和物理治疗师助理（如适用）的全名及相应职称。
- 在所有条目上注明日期并签字。
- 减少缩略语的使用。
- 记录清晰。
- 遵守适用的管辖 / 监管要求。
- 尽可能在就诊时进行记录。
- 清晰标明类型（如进展报告、日志）。
- 所有相关的沟通内容。
- 展示对整个治疗过程的规划。

APTA 的其他记录要点还包括以下几个方面[45]。

- 通过手写或电子签名进行身份验证。
- 选择准确的编码和修饰语。
- 保密（遵循 HIPAA 要求）。
- 基于循证医学的标准化测试和测量。
- 突出进展情况并根据需要进行再评估。
- 证明物理治疗是医学中不可缺少的一部分，并且需要熟练的治疗技术。

当发生异常或不良事件时，必须对此进行记录。例如，对活动的异常反应，虽看起来相对正常，但也需要记录。异常反应包括头晕、心绞痛或心律失常。还应注意过高或过低的心率、血压变化。结合患者主诉的情况以及其他医疗专业人员的发现，可能表明患者的心肺功能发生了显著变化。

电子健康记录

电子病历（electronic medical records，EMR）是更全面的电子健康记录（electronic health record，EHR）的重要组成部分。EMR 在医院系统和私立物理治疗室的应用逐渐增加[46,47]。EMR 系统可以促进"按医疗价值付费"[48]并提高"医疗质量和患者的安全"[49]。标准化、循证基础的测试、措施和结局都可以纳入 EHR/EMR 系统。例如，一些急症医院将急性期后活动能力评估量表（Activity Measure for Post Acute Care，AM-PAC）中的 6 项（"6-Clicks"）[50]作为标准化结局的一部分。初始的、多条目的 AM-PAC 经过调整，仅包括与基本移动和日常活动有关的 6 个项目，且已被证明具有良好构建效度和预测效度（基于似然比），并与急性期治疗后出院的地点（家庭或医院）有关[50]。但是，为了使 EMR/EHR 的使用更有效和更有意义，需要在设计时和开发过程中与最终使用者（物理治疗师）合作，并需要得到足够的培训资源，以及选择标准化的、基于循证的结局指标[47]。

EHR 的另一个优势是可以与外部注册机构相关联，如物理治疗结果注册机构[51]和整合生物学与床旁信息学（i2b2）[52]。此类注册机构可用于提高医疗质量和安全性，通过临床数据质量注册（Qualified Clinical Data Registry，QCDR）平台〔通过医疗保险和医疗补助服务中心（Centers for Medicare and Medicaid Services，CMS）的基于绩效激励薪酬制度（Merit-Based Incentive Payment System，MIPS）〕最大限度地提高支付比例，按医疗价值付费，减少医疗中不必要的支出，支持临床实践指南的制定和验证，并促进对大型数据集的转化研究[51]。

HIPAA 指南

《健康保险流通与责任法案》（Health Insurance Portability and Accountability Act，HIPAA）包括保护健康信息机密性的联邦准则[53]。受保护者的个人健康信息（protected health information，PHI）只能与被授权查看该信息的人（即参与提供医疗照护的专业人员）共享。机构承担着设计系统的责任，以确保健康信息得到保护和保密。当 PHI 以电子方式存储时，应建立管控措施，以确保仅授权访问信息。这可能包括使用笔记本电脑、存储卡、U 盘、智能手机和其他便携式设备的加密。治疗师必须确保在私密场所讨论涉及患者健康信息的内容。所有医疗照护专业人员都受这些指导准则的约束。有关更多信息，请访问美国卫生与公众服务部医疗照护专业人员网站（https：//www.hhs.gov/hipaa/for-professionals/index.html）[53]。

总结

测量和记录是临床决策和提供高质量治疗过程中的重要组成部分。通过测量，治疗师可以了解患者的疾病特点，从而制订正确的干预计划。测量方式的一致性便于比较不同时间段患者的症状。记录测量数据和其他信息也是法律层面上必须有的程序。文件格式可以不同，但必须包含以下信息：检查、评估、诊断、预后、治疗计划以及复查。记录材料有助于帮助治疗团队发现和反思问题，从而制订有效和全面的治疗计划。记录的数据还可以连接到在线数据库和登记系统，便于进行结果研究，以提高治疗质量和安全性。

复习题

（1）描述并举例说明定类型、定序型、定比型、定距型测量方法。

（2）描述测试诊断准确性的定义。

（3）描述记录患者评估结果和干预措施效果的4个目的。

（4）举例说明在心血管系统与呼吸系统疾病患者中常见的损伤、活动受限和参与受限。

（5）描述物理治疗师在临床决策过程中进行的患者管理的组成部分：检查、评估、诊断、预后和治疗计划。

参考文献

1. Task Force on Standards for Measurement in Physical Therapy. Standards for tests and measurements in physical therapy practice. *Phys Ther.* 1991;71(8):589–622.
2. Jewell DV. *Guide to Evidence-Based Physical Therapist Practice.* 4th ed. Burlington, MA: Jones & Bartlett Learning; 2018.
3. NHLBI. *Heart Failure*: Causes. Available at: https://www.nhlbi.nih.gov/health-topics/heart-failure . Accessed July 26, 2019.
4. Yuen HK, Lowman JD, Oster RA, de Andrade JA. Home-based pulmonary rehabilitation for patients with idiopathic pulmonary fibrosis: a pilot study . *J Cardiopulm Rehabil Prev.* 2019;39(4):281–284.
5. Borg G. Rating scales for perceived physical eff ort and xertion. In: Karwowski W, ed. *International Encyclopedia of rgonomics and Human Factors.* Vol 1, 2 ed. New York: Taylor & Francis Inc.; 2006:538–541.
6. Price DD, McGrath PA, RafiiA, Buckingham B. The alidation of visual analogue scales as ratio scale measures for chronic and experimental pain. *Pain.* 1983;17(1):45–56.
7. Neely G, Ljunggren G, Sylven C, Borg G. Comparison between the Visual Analogue Scale (VAS) and the Category Ratio Scale (CR-10) for the evaluation of leg exertion. *Int J Sports Med.* 1992;13(2):133–136.
8. Shortell SM, Richardson WC. Measurement, data collection, and data analysis issues. In: *Health Program Evaluation.* St. Louis: Mosby; 1978:75.
9. American Thoracic Society. ATS Statement: guidelines for the sixminute walk test. *Am J Respir Crit Care Med.* 2002;166(1):111–117.
10. Arena SK, Simon L, Peterson EL. Aneroid blood pressure manometer calibration rates in physical therapy curricula: a descriptive study. *Cardiopulm Phys Ther J.* 2016;27(2):56–61.
11. Brooks D, Thomas J. Interrater reliability of auscultation of breath sounds among physical therapists. *Phys Ther.* 1995;75(12):1082–1088.
12. Mittleider D. Noninvasive arterial testing: what and when to use. *Semin Intervent Radiol.* 2018;35(5):384–392.
13. Yamaya Y, Bogaard HJ, Wagner PD, Niizeki K, Hopkins SR. Validity of pulse oximetry during maximal exercise in normoxia, hypoxia, and hyperoxia. *J Appl Physiol.* 2002;92(1):162–168.
14. Wilson S, Cecins N, Jenkins S, Melang M, Singh B, Hill K. Comparing finger and forehead sensors to measure oxygen saturation in people with chronic obstructive pulmonary disease. *Respirology.* 2013;18(7): 1143–1147.
15. Tipping CJ, Hodgson CL, Harrold M, Chan T, Holland AE. Frailty in critically Ill trauma patients: a prospective observational study to determine feasibility, concordance, and construct and predictive validity of two frailty measures. *Phys Ther.* 2019;99:1089–1097.
16. Wells PS, Anderson DR, Rodger M, et al. Evaluation of D-dimer in the diagnosis of suspected deep-vein thrombosis. *N Engl J Med.* 2003;349(13):1227–1235.
17. Sherk WM, Stojanovska J. Role of clinical decision tools in the diagnosis of pulmonary embolism. *AJR Am J Roentgenol.* 2017;208(3):W60–W70.
18. Cranley JJ, Canos AJ, Sull WJ. The diagnosis of deep venous thrombosis: fallibility of clinical symptoms and signs. *Arch Surg.* 1976; 111(1):34–36.
19. Kahn SR. The clinical diagnosis of deep venous thrombosis: integrating incidence, risk factors, and symptoms and signs. *Arch Intern Med.* 1998;158(21):2315–2323.
20. Centre for Evidence-Based Medicine. *Likelihood Ratios.* 2019. Available at: https://www.cebm.net/2014/02/likelihood-ratios/. Accessed July 23, 2019.
21. Davidson M. The interpretation of diagnostic test: a primer for physiotherapists. *Aust J Physiother.* 2002;48(3):227–232.
22. Haeger K, Sjukhuset A. Problems of acute deep venous thrombosis:

I. The Interpretation of signs and symptoms. *Angiology.* 1969;20(4):219–223.

23. Fonseca C, Morais H, Mota T, et al. The diagnosis of heart failure in primary care: value of symptoms and signs. *Eur J Heart Fail.*2004;6(6):795–800, 821–792.

24. Rothstein JM, Echternach JL, Riddle DL. The hypothesis-oriented algorithm for clinicians II (HOAC II): a guide for patient management. *Phys Th er.* 2003;83(5):455–470.

25. American Physical Therapy Association (APTA). Introduction to the *Guide to Physical Therapist Practice.* In: *Guide to Physical Therapist Practice*, Alexandria, VA: APTA; 2014.

26. Goodacre S, Sutton AJ, Sampson FC. Meta-analysis: the value of clinical assessment in the diagnosis of deep venous thrombosis. *Ann Intern Med.* 2005;143(2):129–139.

27. RAND Corporation. *36-Item Short Form Survey.* 2019. Available at: https://www.rand.org/health-care/surveys_tools/mos/36-item-shortform. html . Accessed July 23, 2019.

28. Bilbao A, Escobar A, García-Perez L, Navarro G, Quirós R. The Minnesota Living with Heart Failure Questionnaire: comparison of different factor structures. *Health Qual Life Outcomes.* 2016;14(1):23.

29. Jette AM. Toward a common language for function, disability, and health. *Phys Ther.* 2006;86(5):726–734.

30. Hsieh MH, Fang YF, Chung FT, et al. Distance-saturation product of the 6-minute walk test predicts mortality of patients with noncystic fibrosis bronchiectasis. *J Thorac Dis.* 2017;9(9):3168–3176.

31. Pickering TG, Hall JE, Appel LJ, et al. Recommendations for blood pressure measurement in humans and experimental animals: part 1: blood pressure measurement in humans: a statement for professionals from the Subcommittee of Professional and Public Education of the American Heart Association Council on High Blood Pressure Research. *Hypertension.* 2005;45(1):142–161.

32. World Health Organization. *Towards a Common Language for Functioning, Disability and Health*: The International Classification of Functioning , Disability and Health (ICF). 2002. Available at: http://www.who.int/classifi cations/icf/training/icfbeginnersguide.pdf . Accessed July 23, 2019.

33. APTA. *International Classification of Functioning, Disability and Health (ICF).* 2019. Available at: https://www.apta.org/ICF/. Accessed July 23,2019.

34. Redelmeier DA, Bayoumi AM, Goldstein RS, Guyatt GH. Interpreting small differences in functional status: the six minute walk test in chronic lung disease patients. *Am J Respir Crit Care Med.* 1997;155(4):1278–1282.

35. Puhan MA, Mador MJ, Held U, Goldstein R, Guyatt GH, Schunemann HJ. Interpretation of treatment changes in 6-minute walk distance in patients with COPD. *Eur Respir J.* 2008;32(3):637–643.

36. Bradley J, Howard J, Wallace E, Elborn S. Reliability, repeatability, and sensitivity of the modified shuttle test in adult cystic fibrosis. *Chest.* 2000;117(6):1666–1671.

37. Ries AL. Minimally clinically important difference for the UCSD Shortness of Breath Questionnaire, Borg scale, and visual analog scale. *COPD*: J Chron Obstruct Pulmon Dis . 2005;2(1):105–110.

38. American Physical Therapy Association (APTA). Principles of Physical Therapist Patient and Client Management In: *Guide to Physical Therapist Practice.* Alexandria, VA: APTA; 2014.

39. Enright Paul L, Sherrill Duane L. Reference equations for the sixminute walk in healthy adults. *Am J Respir Crit Care Med.* 1998; 158(5):1384–1387.

40. Cote CG, Pinto-Plata V, Kasprzyk K, Dordelly LJ, Celli BR. The 6-min walk distance, peak oxygen uptake, and mortality in COPD. *Chest.* 2007;132(6):1778–1785.

41. Cahalin LP, Mathier MA, Semigran MJ, Dec GW, DiSalvo TG. The six-minute walk test predicts peak oxygen uptake and survival in patients with advanced heart failure. *Chest.* 1996;110(2):325–332.

42. Jenkins SC. 6-Minute walk test in patients with COPD: clinical applications in pulmonary rehabilitation. *Physiotherapy.* 2007;93(3):175–182.

43. Slade SC, Dionne CE, Underwood M, et al. Consensus on Exercise Reporting Template (CERT): modified delphistudy. *Phys Ther.* 2016;96(10):1514–1524.

44. Yamato T, Maher C, Saragiotto B, et al. The TIDieR checklist will benefit the physical therapy profession. *Phys Ther.* 2016;96(7):930–931.

45. APTA. *Documentation: Risk Management.* 2019. Available at https://www.apta.org/your-practice/documentation/defensible-documentation/risk-management . Accessed March 11, 2021.

46. APTA. *Electronic Health Records.* 2019. Available at: https://www.apta.org/your-practice/documentation/defensible-documentation/riskmanagement#ElectronicHealthRecords. Accessed March 11, 2021.

47. Vreeman DJ, Taggard SL, Rhine MD, Worrell TW. Evidence for electronic health record systems in physical therapy. *Phys Ther.* 2006;86(3):434–446.

48. Office of the National Coordinator for Health Information Technology.*Value-Based Care.* 2018. Available at: https://www.healthit.gov/playbook/value-based-care/ . Accessed July 24, 2019.

49. Office of the National Coordinator for Health Information Technology. *Quality & Patient Safety.* 2019. Available at: https://www.healthit.gov/playbook/quality-and-patient-safety/. Accessed July 24, 2019.

50. Jette DU, Stilphen M, Ranganathan VK, Passek SD, Frost FS, Jette AM. Validity of the AM-PAC "6-Clicks" inpatient daily activity and basic mobility short forms. *Phys Ther.* 2014;94(3):379–391.

51. APTA. *Physical Therapy Outcomes Registry.* Available at: http://www.ptoutcomes.com . Accessed July 24, 2019.

52. National Center for Biomedical Computing. *Informatics for Integrating Biology and the Bedside.* 2019. Available at: https://www.i2b2.org/. Accessed July 24, 2019.

53. U.S. Department of Health & Human Services. *HIPAA for Professionals.*https://www.hhs.gov/hipaa/for-professionals/index.html. Accessed July 24, 2019.

6

病史

作者：Rachel Tappan　Elizabeth Dean
译者：李信麟
校对：陈亚红

本章目录

关键词

引言

　　采集完整的病史是患者检查和评估的一个关键步骤。物理治疗师可以通过询问患者识别出提示心肺疾病的征象，这为评估患者并制订最适当的治疗计划提供了决策依据。本章将介绍一种全面的病史采集方法。物理治疗师可以通过此方法，根据具体的情况收集有用的信息。

问诊

　　一次良好的问诊应该具有以下效果：①为进一步检查和目标设定的临床决策提供信息；②有助于选择、规划适当的干预措施；③有助于建立患者与治疗师之间的关系。问诊时，为了获得全面的、准确的病史，应该允许患者充分表达他们的主要问题，可以用自己的语言，以舒适的节奏讲述病史。最初的提问应该是非引导性的、开放式的、容易被患者理解的，而后续的提问则可以更加直接[1]。

　　患者与物理治疗师的互动对问诊的成功至关重

要。理想情况下，物理治疗师应该在一个私密、安静、无干扰的环境中进行访谈，使用积极的倾听技巧来鼓励患者提供重要信息。物理治疗师应该注意，不要让患者的表达方式影响了患者的评估结果[2]。患者过去的医疗经历可能会对物理治疗有正面或负面的影响。例如，患者可能曾多次就诊，接受过许多无创或有创的检查，或者过去接受的药物治疗对症状的缓解程度无法令患者满意，可能导致患者对评估过程存在一定程度的焦虑和沮丧。因此，为了有效地与患者合作并制订最佳的治疗计划，物理治疗师的询问方法非常重要。

患者的病史包括以下几个方面。

（1）患者的问题。患者是因哪些症状或问题而就医？患者的每一个主诉都应当仔细探究。呼吸困难、喘息、咳嗽、胸痛、咯血和疲劳等症状常与心肺疾病相关，本章会进一步阐述。

（2）既往史。包括系统回顾（框 6.1）、既往手术史和既往针对当前问题的治疗情况。

（3）当前和既往的功能水平。包括 ICF 模型中的"活动和参与的功能水平"（见第 15 章），以及跌倒史。

（4）个人和环境因素，包括以下几个方面。

1）社会状况。婚姻状况、家庭和社会关系。

2）日常活动。包括健康习惯（如吸烟史、饮酒史和吸毒史），营养状况，锻炼情况。

3）家庭和社区环境。如环境中有关运动的障碍物和辅助设施，包括楼梯、栏杆、坡道和电梯。

4）家族病史。

5）环境暴露史。

框 6.1	系统回顾
系统回顾应至少包括以下系统：	根据患者情况，还可能包括以下系统：
心血管系统与呼吸系统 认知能力 皮肤 肌肉骨骼系统 神经肌肉系统	视觉系统 头颈部 消化系统 泌尿 / 生殖系统 血液 / 肿瘤 内分泌系统 传染性疾病 心理健康 皮肤和毛发

6）健康理念。如与健康相关的信念、态度、期望。

7）患者的康复目标。

物理治疗师对心肺疾病病理生理学的深入了解，有助于收集有关患者症状和既往病史的数据、了解患者当前存在的心肺功能障碍，而这些信息是物理治疗师为患者选择适当的评估和治疗方式的基础。

物理治疗师采集病史的深度可以因以下因素而有所不同。

治疗级别：住院患者通常有详细的医疗记录，可以供物理治疗师回顾，这就减少了物理治疗师在问诊过程中需要从患者那里获得的信息量。如果医疗记录中的信息不足，或者患者是门诊转诊，或是几乎没有医疗记录时，物理治疗师就应在访谈中获取更详细的病史信息。

康复目标：患者的康复目标决定其治疗计划的范围大小，而这些信息又会反过来影响患者病史的深度。

患者情况：患者病情的严重程度、意识水平和提供准确信息的能力都会影响病史采集的过程。例如，当物理治疗师接诊了一名急性呼吸困难和可能存在其他肺栓塞征象的患者时，在转诊进行紧急医疗评估之前，可能不需要进行深入问诊和病史采集。

问卷调查

问卷调查可以在面对面访谈前收集一些患者信息，或是在访谈之后对信息进行补充。问卷可以让患者提前记录所有可能影响物理治疗的症状、疾病情况、手术、职业、药物和其他因素，以此加快初次就诊时的数据收集速度。这可以减少物理治疗师询问无关症状和状况的时间。纸质或计算机调查问卷也使患者有足够的时间去回忆准确的相关信息。问卷调查可以加快对心肺功能障碍患者进行全面评估的进度。问卷调查对患者与物理治疗师的关系可能有益也可能有害，这取决于它的使用方式。如果物理治疗师选择采用纸质问卷的形式与患者互动，而不是面谈，那么患者与物理治疗师的关系可能会受到影响。

此外，问卷形式的标准化结局指标测量可用于评估症状、活动和参与，以及生活质量（见第 5 章和第 15 章）。许多问卷已经通过了临床验证，使用时具有可靠性。

跌倒史

跌倒史是物理治疗病史采集的重要组成部分。跌倒与多种心肺疾病相关，包括：COPD[3]、低血压、心力衰竭和心律失常[4]。有跌倒史可能表明需要进行康复治疗，比如平衡问题[5]、心律失常或晕厥导致的跌倒[6]。

吸烟史

烟草暴露史是需要收集的重要信息，包括：当前／既往吸烟情况、烟草类型、吸烟包数／年（平均每天吸烟包数乘以吸烟年数）、戒烟日期（如果已经戒烟）以及二手烟暴露情况。使用其他吸入性毒品也可影响心肺状态。例如，长期吸入大麻与肺癌、自发性气胸、大疱性肺气肿、COPD 和各种呼吸道症状的风险增加相关[7]。

家族史

家族史有助于评估遗传性肺部疾病，例如 α_1-抗胰蛋白酶缺乏症、囊性纤维化、遗传性出血性毛细血管扩张症等[8]。如果患者有糖尿病、心脏病、哮喘和各种癌症家族史，患这些疾病的风险也会增加[9]。

环境暴露史

环境暴露问题主要是指在患者生活中可能接触到的有害物质。对有肺功能受损的患者来说，环境暴露史尤为重要，因为这些接触可能是患者呼吸系统症状和体征的根本原因。与健康相关的环境暴露共有四类：烟草（一手烟和二手烟）、室内空气污染（如燃烧燃料）、外部空气污染和职业暴露[10]。

有害物质暴露后发生心肺疾病的例子有许多。例如，从事接触二氧化硅或硅酸盐（如采矿、喷砂、铸造、石材切割和砌砖）的工作，会增加患阻塞性或限制性肺疾病（如硅肺）的风险[10]。接触石棉（如建筑工人、造船厂工人、管道安装工人和其他产业工人）增加患限制性肺病（如石棉肺）的风险[11]，此外，恶性肿瘤（如支气管肺癌和恶性间皮瘤）的发病率也会增加。另一个例子是煤矿工人，由于他们反复接触煤矿粉尘，可能导致尘肺，以及一种更复杂的疾病——进展型大面积肺纤维化[10,12]。

职业性哮喘是因环境暴露而引起的疾病。职业性哮喘是由于工作中接触了粉尘、气体、蒸汽或烟雾而引起或加重的哮喘。常见的人群有面包师、矿工、化工工人、动物饲养员和农业工人。2001 年 9 月 11 日之后，在世贸中心灾难现场工作的一些消防员、钢铁工人和其他救援人员出现了呼吸道症状和疾病，包括职业性哮喘[10,13,14]。如果有阵发性咳嗽、胸闷或呼吸困难病史，且在工作日加重，但在周末或其他休息日缓解，则应考虑职业性哮喘[12]。这种情况通常难以诊断，因为症状通常在暴露于刺激物后数小时出现。在早期阶段，这种情况是可逆的，但多年的长期暴露会导致慢性肺部疾病[10]。

过敏性肺炎也是由环境暴露引起的疾病。过敏性肺炎是因在环境中吸入一种物质引起的免疫反应而导致的，这种物质在致敏和高反应性人群中触发炎症反应[15]。已报道的抗原包括：细菌、真菌、酵母菌、分枝杆菌、动物蛋白和化学物质。过敏性肺炎的症状差异很大，包括发热、体重减轻、疲劳、呼吸困难和咳嗽。如果识别并清除了致敏抗原，过敏性肺炎的影响是可逆的。慢性过敏性肺炎可导致肺纤维化[15]。

治疗史

确定患者针对自己的问题接受过哪些治疗是很重要的。具体来说，患者是否曾因这种或其他情况接受过物理治疗？接受了什么类型的治疗？治疗是否有助于改善或解决病情？在临床决策过程中考虑这些问题，并结合患者以前的经历和偏好，对制订最终的治疗计划有重要意义。

心肺功能障碍患者的常见症状

呼吸困难

美国胸科学会（American Thoracic Society）将呼吸困难定义为"一种呼吸不适的主观体验，由强度不同、性质不同的感觉组成"[16]，包括呼吸费力、气促和主观感到空气不足[16]。因呼吸困难是自我报告的呼吸系统症状，因此不同于呼吸窘迫的症状，如呼吸频率快或辅助呼吸肌过度使用。呼吸困难可能是由心肺疾病引起的，也可能是由神经肌肉、肾脏、内分泌、风湿病、血液系统和精神系统疾病引起的[17]。呼吸困难是患者就医最常见的原因之一[18-20]。

呼吸困难常指"呼吸需求和呼吸能力之间的不平衡"[21]。当患者主诉呼吸急促或呼吸困难时应注意，这可能并不与特定的检查（如肺活量测定或动脉PaO_2）或生物标志物相关联[16]。例如，肺过度充气、肺淤血或情绪（如焦虑、恐惧、愤怒）等其他问题也可能导致呼吸困难[21]。许多受体在感知呼吸困难中起作用，包括迷走神经感受器（如刺激受体、牵张受体和J受体）、化学感受器、本体感受器（如肌腱、器官、肌梭、关节和皮肤感受器）和上呼吸道感受器[16]。这些呼吸困难感觉的来源与呼吸困难的原因相一致。

在治疗呼吸困难时，应首先确定主要的病因并加以解决[16]。分析氧运输系统（图6.1，见第2章）可以帮助物理治疗师确定患者呼吸困难的可能原因，并选择最合适的治疗干预措施。

当对有呼吸困难症状的患者进行问诊时，应确定呼吸困难的具体特征，以评估呼吸困难的原因和紧迫性，具体包括：病程、加重因素和对呼吸困难的描述，总结如下。

呼吸困难的时间进程

呼吸困难的时间进程包括发病时间、从发病到进展的时间以及症状随时间的变化，这些因素在评估近期发病和急性呼吸困难患者时尤为重要。

急性呼吸困难

急性呼吸困难是需要及时就医的多种严重疾病的常见症状，包括肺栓塞、气胸、哮喘急性发作，以及由充血性心力衰竭（congestive heart failure，CHF）导致的肺淤血、肺炎和上呼吸道阻塞。因此，对急性呼吸困难患者，需要进行快速、全面的病史采集和体格检查，以便高效、准确地筛查出需要治疗的新发或加重的疾病。物理治疗师应该询问几个重要的问题，以找出引起急性呼吸困难的可能原因。

（1）在休息时你会感到呼吸困难吗？如果在休息时感到呼吸困难可能表明存在严重的生理功能障碍。如果患者是近期发病，且未接受医疗检查，则可能需要医师对患者快速进行评估[22]。

（2）你有胸痛症状吗？如果有，在哪个部位？单侧局限性胸痛可能由自发性气胸、肺栓塞或胸部创伤引起。胸痛的其他原因还包括心脏病变和肺炎[23]。

（3）在出现呼吸困难之前和呼吸困难时你在做什么？制动、近期手术、卧床、久坐、肥胖、心力衰竭、癌症和下肢静脉疾病都是肺栓塞的危险因素[24]。如果症状与胸部创伤有关，如由跌倒、撞击或事故引起，通常可以迅速确定原因。

（4）你有什么严重的内科或外科疾病吗？

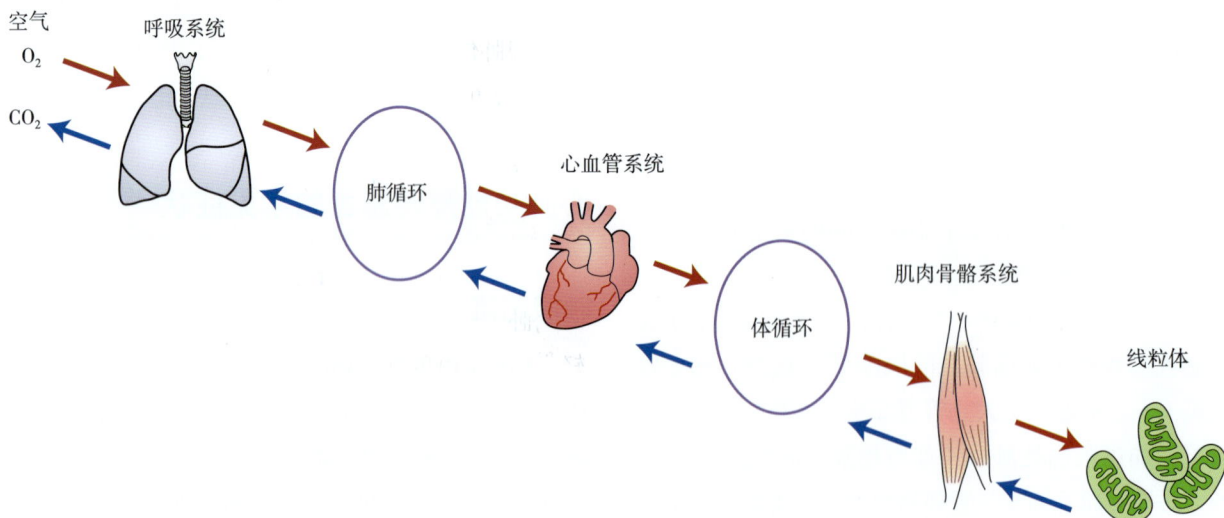

图6.1   氧气从大气向细胞内线粒体的输送依赖于呼吸系统、心血管系统和肌肉骨骼系统的相互作用。此外，CO_2是以相反的方向排出。呼吸困难可由其中任何系统的功能障碍所引起

COPD、间质性肺疾病、哮喘、囊性纤维化、与 HIV 感染相关的耶氏肺孢子菌肺炎、结核病和恶性肿瘤都是引起继发性气胸的原因[25]。心脏疾病和其他事件也可引起急性呼吸困难[23]。

任何可能有深静脉血栓形成（deep vein thrombosis，DVT）或肺栓塞（pulmonary embolism，PE）的患者均应接受针对 DVT 和 PE 的筛查，物理治疗师可根据 DVT 的 Wells 标准和 PE 的 Wells 标准（表6.1，6.2）进行评估[26]。如果物理治疗师根据病史和体格检查，怀疑患者有气胸、肺栓塞或急性心脏疾病，应将患者立即转诊至相关机构接受医学评估。

表 6.1　PE 诊断的 Wells 评分

标准	评分
DVT 的临床症状和体征	3
除 PE 外其他诊断的可能性小	3
心率大于 100 次 / 分	1.5
过去一周内制动 3 天及以上	1.5
既往有 PE 或 DVT	1.5
咯血	1
近期有恶性肿瘤病史	1

注：Wells 评分 0~1 分，表示低风险；Wells 评分 2~6 分，表示中风险；Wells 评分大于 6 分，表示高风险。
摘自 Wells PS. Advances in the diagnosis of venous thromboembolism. *J Thromb Thrombolysis*. 2006;21：31–40.

表 6.2　DVT 诊断的 Wells 评分

标准	评分
肿瘤	1
近期卧床 > 3 天或近 4 周内有大型手术史	1
与健侧相比，小腿周径增大超过 3 cm（胫骨粗隆下 10 cm 处测量）	1
浅静脉侧支循环（非静脉曲张）	1
整个下肢水肿	1
沿深静脉走行的局部压痛	1
凹陷性水肿，有症状的下肢更明显	1
瘫痪、轻瘫，或近期有下肢石膏固定	1
DVT 病史	1

注：Wells 评分不少于 2 分，表示有可能发生 DVT；Wells 评分小于 2 分，表示发生 DVT 的可能性不大。
摘自 Wells PS. Advances in the diagnosis of venous thromboembolism. *J Thromb Thrombolysis*. 2006;21：31–40.

呼吸困难加重的因素

根据病因的不同，呼吸困难可能会因活动和体位变化而加重。采集有关加重因素的信息有助于物理治疗师评估呼吸困难的病因和严重程度。

劳力性呼吸困难　除了严重疾病时出现的静息性呼吸困难外，劳力性呼吸困难也是心肺功能障碍患者的常见主诉，是由心输出量、通气和（或）呼吸的限制引起的。劳力性呼吸困难的出现通常先于静息性呼吸困难[27]。确定引起呼吸困难所需的活动量很重要。因此，应该询问患者的日常活动情况，以及哪些活动会导致呼吸困难[17]。此外，获取因呼吸困难而改变的活动水平信息也很重要。慢性心肺疾病患者因为平时的活动量少，往往难以注意到劳力性呼吸困难的逐渐加重。因此，患者可能由于日常体力活动逐渐减少而不会注意到劳力性呼吸困难的加重[17]。

端坐呼吸　端坐呼吸是指患者在平卧位时出现呼吸困难或加重[8]。患者可能会主诉晚上需要在头下放多个枕头才能休息。这种症状常与心力衰竭相关[21,28,29]，但也可能与其他疾病相关，如 COPD、呼吸肌无力和肥胖症[21]。

夜间阵发性呼吸困难　夜间阵发性呼吸困难是指在睡眠时发生呼吸困难[8]，患者从卧位睡眠中惊醒。这种呼吸困难在直立位时能得到改善，与心力衰竭[28,29]、仰卧位时血流动力学恶化以及心力衰竭患者睡眠呼吸暂停有关[30]。

仰卧呼吸（platypnea）　直立性呼吸困难是患者由仰卧位改为直立位时出现的呼吸困难[31]。这一罕见现象可能与直立性低氧血症同时发生，可能见于心内分流（如卵圆孔未闭）、肺动静脉分流（如肺动静脉畸形、肝肺综合征）和肺实质疾病（如累及肺基底的间质性肺疾病）患者[31]。

转卧呼吸（trepopnea）　侧卧位呼吸困难指向一侧卧位时呼吸困难加重，而向另一侧卧位时则减轻[8]。这是由单侧呼吸系统疾病（如肺部疾病、胸腔积液或气道阻塞）因体位导致通气 / 灌注不匹配而引起的[32-34]，偶尔也见于心力衰竭患者[35]。

呼吸困难描述和分级

呼吸困难的感觉来源于多种途径，这些途径的不同往往导致对呼吸困难的描述不同，问诊时可以引导患者进行描述。呼吸困难的 3 种常见特征是：① 呼吸费力；② 呼吸急促；③ 空气不足感 [16,21]。疾病导致呼吸做功增加（如哮喘、COPD）和呼吸肌功能受损的患者常主诉呼吸费力；呼吸急促常与支气管收缩（如哮喘）相关；"空气不足感"是指主观上感到吸入的空气不足，此特征与多种心肺疾病相关。

呼吸困难可使用标准化的测量方法进行分级。例如，改良的 Borg 呼吸困难量表（图 6.2），已被广泛用于评估特定时间点和（或）特定活动时呼吸困难的感觉 – 知觉体验 [17]。改良英国医学研究委员会呼吸困难量表（Medical Research Council Dyspnea Scale，MRC）[36] 用于评估呼吸困难对患者功能的影响 [37,38]。

0	完全没有
0.5	极其轻微（刚能被察觉）
1	非常轻微
2	轻微
3	中等
4	有点严重
5	严重
6	
7	非常严重
8	
9	非常严重（几乎不能忍受）
10	极度严重（完全难以忍受）

图 6.2　改良 Borg 呼吸困难量表（摘自 Mahler DA, Horowitz MB. Perception of breathlessness during exercise in patients with respiratory disease. *Med Sci Sports Exercise*. 1994;26: 1078–1081.）

喘息

喘息通常与气流受限和狭窄相关 [39]。主诉喘息伴有呼吸困难的患者可能患有肺部疾病 [39]（如哮喘或 COPD）或心脏疾病（如肺水肿）[40]。喘息音应与喘鸣音相鉴别，喘鸣音常由上气道阻塞、与插管相关的创伤、喉部肿物、会厌炎、异物吸入或声带病变引起 [39]。

咳嗽

咳嗽可以保护呼吸道免受有害物质的伤害，还可以清除气道和肺部的分泌物。咳嗽的常见原因包括急慢性感染、呼吸道疾病、肺实质疾病、肿瘤、误吸、中耳疾病、心血管疾病、肺外疾病［如胃食管反流病（gastroesophageal reflux disease，GERD）、心力衰竭］和药物不良反应（如 ACE 抑制剂）[40]。咳嗽的并发症包括背痛、肌肉撕裂 [41]、血肿 [42]、晕厥 [43] 和肋骨骨折 [44]。少见情况下，咳嗽还能导致骨质疏松患者发生椎体压缩性骨折 [45]，或引起尿失禁（常见于女性）[46,47]。

咳嗽可以是被动的或主动的，可有多种诱因，包括炎症、机械性改变、化学刺激和机械性刺激 [40]。许多咳嗽刺激感受器位于喉部、气管、支气管、胸膜和外耳道的黏膜上。这些感受器在声门和气管隆突处最敏感，在 4 级小支气管以下迅速减弱。咳嗽是由多种因素（包括炎症、痰液、异物、有害气体或气味、化学物质、支气管内肿瘤以及气管或支气管受到支气管外压力）刺激上述黏膜感受器引起的 [40]。

咳嗽是心肺功能障碍患者的常见症状，因此问诊要详细，相关信息包括病程、是否咳痰、痰液的类型和量以及全天咳嗽的时间 [8]。

咳嗽病程

急性咳嗽的常见病因包括：上呼吸道感染、鼻后滴漏、肺炎、充血性心力衰竭、COPD 急性加重、吸入性肺炎和肺栓塞 [40]。慢性咳嗽（大于 3 周）的常见病因包括 [48]：鼻后滴漏、哮喘、GERD、慢性支气管炎、支气管扩张以及其他肺部疾病。咳嗽可能是哮喘的主要或唯一表现，如咳嗽变异型哮喘 [48-50]。对哮喘患者来说，运动或吸入冷空气、过敏原或其他呼吸道刺激物可诱发咳嗽 [50]。

咳痰

痰液分泌物过多与多种肺部疾病相关，如 COPD 和支气管扩张 [40]。咳痰有利于清除呼吸道内痰液和异物，一般不应抑制。干咳对呼吸道黏膜有持续的刺激作用。当有痰液咳出时，识别痰液的特征（颜色、气味、黏稠度）可为寻找病因提供线索。例如，痰中带血可能与肺结核或肺部真菌感染有关。而泡沫样痰可能出现在心力衰竭、肺水肿患者中[8]。

咳嗽时间

询问咳嗽诱发的原因及时间有助于明确咳嗽的病因。例如，哮喘患者咳嗽多在夜间更频繁[40]，也可能发生在活动后。餐后咳嗽则可能与 GERD 等食管疾病有关[40]。在家中或工作场所的过敏原、刺激性烟雾也可能引起咳嗽，咳嗽发作时间与接触过敏原或刺激物的时间相对应。

咯血

咯血是指咳嗽时出血。出血量因病因和疾病严重程度而异。咯血还应与呕血和鼻咽出血相鉴别。咯血的最常见原因包括：支气管炎、肺癌、肺结核、肺炎和支气管扩张[51-53]。新发或大量咯血需要进一步检查[8]。物理治疗师应仔细评估咯血的主诉，确定咯血的原因，然后谨慎地进行治疗。

胸痛

胸痛可由胸部器官、胸膜和胸壁疾病引起。胸痛可能意味着存在严重疾病，因此应当密切关注。虽然单纯问诊可能无法明确胸痛的原因，但将获得的信息与其他临床检查结果相结合（如生命体征、听诊和其他体格检查），有助于判断是否需要紧急医疗转诊以及进一步检查。

胸痛问诊应包括疼痛的部位、性质、程度、持续时间，以及加重和缓解因素。下面描述不同原因胸痛（心源性 / 心血管性、胸膜炎性、肌肉骨骼性和内脏性）的特征。

心源性胸痛

急性冠脉综合征   急性冠脉综合征（acute coronary syndrome，ACS）包括心肌梗死和不稳定型心绞痛[54,55]。考虑到 ACS 的紧迫性和高危险性，物理治疗师有必要仔细评估任何新发胸痛或胸痛加重的患者，并将其及时转诊以进一步检查。心肌缺血导致的胸痛常表现为压迫感、挤压感、紧缩感和沉重感。多位于胸骨后部，可放射至颈部、下颌、肩部和手臂。胸痛加重的因素有运动 / 体力活动、暴饮暴食和

情感压力。稳定型心绞痛多在休息 10 分钟后或更短时间内以及使用硝酸甘油后缓解；而心肌梗死在休息 30 分钟后胸痛仍不缓解[1,56]。

上述特点为典型 ACS 的表现，但需要注意的是，有时 ACS 患者没有胸痛症状[54,55]。若疼痛是胸膜炎性（深吸气或咳嗽时加重）、体位性（身体前倾时减轻，活动手臂或颈部时加重）、触摸时加重或表述为刺痛时，则 ACS 的可能性较小[54]。若疼痛是压迫性，与既往心肌梗死时的疼痛相似、比既往心绞痛时的疼痛更严重、辐射至单侧或双侧肩膀或手臂，或是与劳力相关时，则 ACS 的风险高[54,55]。

心源性胸痛的其他病因   心源性胸痛也可由其他心脏疾病引起，包括肺动脉高压、心包炎、心脏瓣膜病和主动脉疾病（如主动脉夹层）。

- 肺动脉高压可引起与心绞痛相似的胸痛，同时伴有呼吸困难、疲劳、虚弱和晕厥等其他症状[57]。
- 主动脉瓣狭窄时的胸痛可表现为心绞痛样胸痛，同时伴有呼吸困难、晕厥和其他心力衰竭症状[58]。
- 主动脉疾病引起胸痛的特点为深部疼痛、搏动性胸痛或腹痛，并可能蔓延到背部、臀部、腹股沟和下肢（如急性主动脉综合征），或表现为腹痛不适、腹部搏动感、空腹时的饱腹感（如腹主动脉瘤）。急性主动脉夹层常出现突然发作的剧烈胸痛、背痛和（或）腹痛，这种疼痛被描述为刀割样、撕裂样或刺痛[59]。

胸膜炎性胸痛

胸膜炎性胸痛起源于壁层胸膜或胸内筋膜，而不是脏层胸膜，因为脏层胸膜没有疼痛感受器。但引起脏层胸膜炎性疾病（如肺炎）也可能导致邻近壁层胸膜炎症。疼痛可局限于壁层胸膜的炎症区域或沿神经通路放射，如膈胸膜中央部分炎症可通过膈神经引起同侧肩和（或）颈疼痛。膈胸膜外部由第 7~12 肋间神经支配，这部分胸膜受到刺激可引起相应神经分布的牵涉性疼痛[56]。吸气时，胸壁运动会牵拉发炎的壁层胸膜，导致胸膜炎性胸痛急剧加重。因此，深呼吸、咳嗽和大笑时都深吸气动作，此时会引起剧烈疼痛[56]。

胸膜炎性胸痛的原因包括肺栓塞、心包炎、肺炎、气胸、心肌梗死、恶性肿瘤、结核和结缔组织病（如类风湿关节炎）[60]。如果患者出现胸膜炎性胸痛，应综合患者的临床表现，优先处理紧急的、危及患者生命的疾病（如肺栓塞、心肌梗死）。突然出现的胸膜炎性胸痛还需考虑气胸和肺栓塞。肺炎导致的胸膜炎性胸痛可持续数分钟至数小时[60]。心包炎可能是原发性的，也可能继发于感染、全身性炎症疾病、癌症、心脏损伤后综合征。心包炎引起的胸痛通常较剧烈，改为坐位并前倾后可缓解[61]。

内脏性胸痛

食管导致的胸痛可能是由机械性、化学性或热性刺激引起的[56]。食管疼痛的最常见原因是 GERD[62]。食管引起的疼痛常与心源性疼痛相混淆，因为疼痛不仅出现在喉咙和颈部，还可出现在胸骨，也可能放射到颈部和手臂，并可通过硝酸甘油缓解[56]。虽然仅根据病史无法区分食管疼痛和心脏疼痛，但食管源性胸痛通常持续 1 小时以上，并伴有吞咽困难或吞咽疼痛[56]。

胸壁疼痛

胸壁和胸廓疼痛可由肌肉骨骼疾病引起，包括：肋软骨炎、Tietze 综合征（第 2~4 肋软骨伴红肿和肿大）、肋骨骨折、急慢性损伤引起的肌肉疼痛、纤维肌痛、脊柱后凸侧弯，或影响肌肉骨骼系统的其他疾病（如类风湿关节炎和强直性脊柱炎）。胸壁疼痛也可能由其他系统疾病引起，如颈或胸神经根病、胸廓出口综合征、带状疱疹和胸壁肿瘤[56,63-66]。心血管系统与呼吸系统疾病相关的手术切口或操作也可能导致胸壁急性或慢性疼痛。

患者病史中提示肌肉骨骼性胸壁疼痛的线索包括：与体位或运动改变相关的间歇性胸壁痛、程度不同的疼痛和局部压痛[66]。疼痛也可因吸气而加重，需通过与吸气无关的躯干或上肢运动来区别胸膜炎性胸痛。患者问诊应包括以下问题：起病时间（急性还是慢性，突发还是渐进）、损伤机制（创伤性还是非创伤性）、加重 / 缓解因素，以及体格检查结果（是否有肿胀、发红、发热和触诊压痛）。

全身疼痛

心血管系统与呼吸系统疾病患者出现慢性、广泛性疼痛的概率较高[67-69]，机制尚未明确。慢性应激或炎症可能导致心血管疾病患者出现慢性疼痛[68]，而 COPD 患者呼吸模式的改变可导致肌肉超负荷，体适能下降从而引起下肢肌肉力量下降[70]。COPD 患者的严重疼痛会导致功能性运动能力降低，生活质量下降[71]。由于心肺功能障碍患者的疼痛与生活质量相关[71]，并且可能影响患者参与体力活动和康复[72]，因此物理治疗问诊应包括全身疼痛问题（如疼痛的急性程度、发作机制和特点）。

疲劳

心肺疾病患者（包括心力衰竭[73-75]、心脏停搏后[76-78]和 COPD[79]）普遍存在疲劳症状。尽管疲劳与功能受损相关[73]，但疲劳不仅仅是身体问题。心肺功能障碍患者疲劳的原因是多方面的，可能与生理问题有关，也可能与心理问题有关[75,79]。除了许多生理因素导致的疲劳外（例如，氧运输通路受损、肌肉变化、体适能下降），抑郁和焦虑也会引起疲劳。因此在确定造成疲劳的原因时应考虑所有系统的因素，因为这些因素都将影响治疗计划。例如，体适能下降和心输出量受损可直接通过物理治疗来干预，而抑郁症可能需要转诊至心理治疗师。筛查抑郁症的标准化问卷〔如患者健康问卷（Patient Health Questionnaire，PHQ-2）（表 6.3）[80]〕可以作为患者问诊的有效辅助工具，用于筛查此类心理问题。

表 6.3　抑郁症 PHQ-2 筛查工具

在过去的两周内，您是否经常受到以下问题的困扰？	完全没有	有几天	超过一半天数	几乎每天
做事没有兴趣或乐趣	0	1	2	3
感到情绪低落、沮丧或绝望	0	1	2	3

评分：总分不少于 3 分为阳性。筛查结果为阳性的患者应完成 PHQ-9 和临床访谈。

水肿

外周水肿常见于心力衰竭患者，也可见于其他疾病，包括静脉功能不全、肥胖，以及肾功能障碍、肝功能障碍[81]。心力衰竭患者出现外周水肿提示循环淤血[81]。因此，监测外周水肿情况对心力衰竭患者非常重要，因为外周水肿加重可能提示心力衰竭的急性失代偿。严重心力衰竭、三尖瓣反流和缩窄性心包炎有时可导致腹水，引起腹部肿胀[1]。问诊患者有关水肿的问题有重要意义，因为患者可能在医师体格检查之前就注意到下肢水肿、腹围或体重的变化。由于心力衰竭导致的住院率和再入院率很高[82]，因此早期识别水肿至关重要。

社会心理与精神健康

评估社会心理与精神健康对所有慢性疾病患者来说都非常重要。精神健康状况会影响慢性疾病的症状，而慢性疾病又会影响精神健康。第 4、14 和 16 章均描述了与物理治疗实践相关的评估和干预基础。若患者存在精神健康疾病，则需要转诊至心理学专家或精神病学专家处就诊，因此物理治疗师需要了解患者的哪些症状属于心理健康范畴。

总结

获得准确且全面的病史是物理治疗评估过程的基石。患者问诊应包括以下信息：疾病（包括症状）、既往史、当前和既往的功能水平、个人因素、环境因素以及患者的康复目标。问诊和病史采集相关信息可以帮助物理治疗师选择最适当的检查和治疗技术，并有利于建立有效的医患关系。文献指出，传统的评估需要加强对患者全身性疼痛的了解，同时还要关注患者的社会心理和精神健康状况。了解上述情况有助于提高治疗效果。

复习题

（1）在患者问诊过程中，应该获取哪些类别的信息？

（2）使用问卷调查收集病史信息的优点和缺点是什么？

（3）根据加重因素分类的 5 种呼吸困难是哪些？

（4）对急性呼吸困难患者来说，为了确定是否需要进一步的医疗转诊和（或）检查，应该问诊哪些问题？

（5）胸痛的 4 种生理原因是什么？

（6）不同原因导致的胸痛，其临床表现有什么不同？

（7）咳嗽的作用是什么？

（8）为什么需要问诊水肿征象（例如下肢远端水肿、体重变化），很重要吗？

（9）导致心肺功能障碍患者疲劳的 5 种原因是什么？

参考文献

1. Miranda WR, Nishimura RA. The history, physical examination, and cardiac auscultation. In: Fuster V, Harrington RA, Naurla J, et al., eds. *Hurst's the Heart*. 14th ed. New York, NY: McGraw Hill; 2017.
2. Birdwell BG, Herbers JE, Kroenke K. Evaluating chest pain: the patient's presentation style alters the physician's diagnostic approach. *Arch Intern Med*. 1993;153:1991–1995.
3. Roig M, Eng JJ, MacIntyre DL, et al. Falls in people with chronic obstructive pulmonary disease: an observational cohort study. *Resp Med*. 2011;105:461–469.
4. Jansen S, Bhangu J, de Rooji S, Daams J, Kenny RA, van der Velde N. The association of cardiovascular disorders and falls: a systematic review. *J Am Med Dir Assoc*. 2016;17:193–199.
5. Beauchamp MK, Hill K, Goldstein RS, Janaudis-Ferreira T, Brooks D. Impairments in balance discriminate fallers from non-fallers in COPD. *Respir Med*. 2009;103:1885–1891.
6. Bhangu J, McMahon CG, Hall P, et al. Long-term cardiac monitoring in older adults with unexplained falls and syncope. *Heart*. 2016; 102:681–686.
7. Martinasek MP, McGrogan JB, Maysonet A. A systematic review of the respiratory effects of inhalational marijuana. *Respir Care*. 2016; 61:1543–1551.
8. Davis JL, Murray JF. History and physical examination. In: Broaddus VC, Mason RJ, Ernst JD, et al., eds. *Murray and Nadel's Textbook of Respiratory Medicine* [electronic edition], 6th ed. Philadelphia, PA: Elsevier/Saunders; 2016.

9. Guttmacher AE, Collins FS, Carmona RH. The family history—more important than ever. *N Engl J Med.* 2004;351:2333–2336.

10. Seaman DM, Meyer CA, Kanne JP. Occupational and environmental lung disease. *Clin Chest Med.* 2015;36:249–268.

11. Varkey B. Asbestos exposure: an update on pleuropulmonary hazards. *Postgrad Med.* 1983;74:93–103.

12. Brandstetter R, Sprince N. Occupational lung disease. *Med Times.* 1982;110:56–63.

13. Feldman DM, Baron SL, Bernard BP, et al. Symptoms, respirator use, and pulmonary function changes among New York City firefi ghters responding to the World Trade Center disaster. *Chest.* 2004;125:1256–1264.

14. Skloot G, Goldman M, Fischler D, et al. Respiratory symptoms and physiologic assessment of ironworkers at the World Trade Center disaster site. *Chest.* 2004;125:1248–1255.

15. Spagnolo P, Rossi G, Cavazza A, et al. Hypersensitivity pneumonitis: a comprehensive review. *J Investig Allergol Clin Immunol.* 2015;25:237–250.

16. Parshall MB, Schwartzstein RM, Adams L, et al. An official American Thoracic Society statement: update on the mechanisms, assessment,and management of dyspnea. *Am J Respir Crit Care Med.* 2012;185:435–452.

17. Schwartzstein RM, Adams L. Dyspnea. In: Broaddus VC, Mason RJ, Ernst JD, et al., eds. *Murray and Nadel's Textbook of Respiratory Medicine* [electronic edition]. 6th ed. Philadelphia, PA: Elsevier/Saunders; 2016.

18. Desbiens NA, Mueller-Rizner N, Connors AF, Wenger NS. The relationship of nausea and dyspnea to pain in seriously ill patients. *Pain.* 1997;71:149–156.

19. Hammond EC. Some preliminary findings on physical complaints from a prospective study of 1,064,004 men and women. *Am J Public Health Nations Health.* 1964;54:11–23.

20. Kroenke K, Arrington ME, Mangelsdorff AD. The prevalence of symptoms in medical outpatients and the adequacy of therapy. *Arch Intern Med.* 1990;150:1685–1689.

21. Mahler DA. Evaluation of dyspnea in the elderly. *Clin Geriatr Med.* 2017;33:503–521.

22. Mahler D. Dyspnea: diagnosis and management. *Clin Chest Med.* 1987;8:215–230.

23. DeVos E, Jacobson L. Approach to adult patients with acute dyspnea. *Emerg Med Clin N Am.* 2016;34:129–149.

24. Di Nisio M, van Es N, Buller HR. Deep vein thrombosis and pulmonary embolism. *Lancet.* 2016;388:3060–3073.

25. Bintcliffe O, Maskell N. Spontaneous pneumothorax. *BMJ.* 2014;348:g2928.

26. Wells PS. Advances in the diagnosis of venous thromboembolism. *J Thromb Thrombolysis.* 2006;21:31–40.

27. Wasserman K. Dyspnea on exertion: is it the heart or the lungs? *JAMA.*1982;248:2039–2043.

28. Maestre A, Gil V, Gallego J, Aznar J, Mora A, Martin-Hidalgo A. Diagnostic accuracy of clinical criteria for identifying systolic and diastolic heart failure: cross-sectional study. *J Eval Clin Pract.* 2009;15:55–61.

29. Renier W, Hoogma-von Winckelmann K, Verbakel JY, Aertgeerts B, Buntinx F. Signs and symptoms in adult patients with acute dyspnea: a systematic review and meta-analysis. *Eur J Emerg Med.* 2018; 25:3–11.

30. Yagishita-Tagawa Y, Yumino D, Takagi A, Serizawa N, Hagiwara N. Association between sleep apnea and overnight hemodynamic changes in hospitalized heart failure patients with and without paroxysmal nocturnal dyspnea. *J Cardiol.* 2013;61:348–353.

31. Agrawal A, Palkar A, Talwar A. The multiple dimensions of platypnea-orthodeoxia syndrome: a review. *Respir Med.* 2017;129:31–38.

32. Mahler D. Diagnosis of dyspnea. In: Mahler D, ed. *Dyspnea,* New York, NY: Marcel Dekker; 1998.

33. Remolina C, Khan AU, Santiago TV, Edelman NH. Positional hypoxemia in unilateral lung disease. *N Engl J Med.* 1981;304:523–525.

34. Zack MB, Pontoppidan H, Kazemi H. The effect of lateral positions on gas exchange in pulmonary disease. *Am Rev Respir Dis.* 1974;110:49–55.

35. Fujita M, Miyamoto S, Tambara K, Budgell B. Trepopnea in patients with chronic heart failure. *Int J Cardiol.* 2002;84:115–118.

36. Global Initiative for Chronic Obstructive Lung Disease. GOLD 2021 Reports. Global Initiative for Chronic Obstructive Lung Disease website. Updated 2021. https://goldcopd.org.

37. Celli BR, Cote CG, Marin JM, et al. The body-mass index, airflow obstruction, dyspnea, and exercise capacity index in chronic obstructive pulmonary disease. *N Engl J Med.* 2004;350:1005–1012.

38. Mahler D, Wells C. Evaluation of clinical methods for rating dyspnea. *Chest.* 1988;93:580–586.

39. Bohadana A, Izbicki G, Kraman SS. Fundamentals of lung auscultation. *N Engl J Med.* 2014;370:744–751.

40. Chung KF, Mazzone SB. Cough. In: Broaddus VC, Mason RJ, Ernst JD, et al., eds. *Murray and Nadel's Textbook of Respiratory Medicine* [electronic edition]. 6th ed. Philadelphia, PA: Elsevier/Saunders; 2016.

41. Han YM, Yoo JH, Suh JS. Sonographic appearance of a tear of the lateral internal oblique muscle resulting from cough. *J Clin Ultrasound.* 2005;33:471–473.

42. Sheth HS, Kumar R, DiNella J, Janov C, Kaldas H, Smith RE. Evaluation of risk factors for rectus sheath hematoma. *Clin Appl Thromb Hemost.* 2016;22:292–296.

43. Dicpinigaitis PV, Lim L, Farmakidis C. Cough syncope. *Respir Med.* 2014;108:244–251.

44. Hanak V, Hartman TE, Ryu JH. Cough-induced rib fractures. *Mayo Clin Proc.* 2005;80:879–882.

45. Alexandru D, So W. Evaluation and management of vertebral compression fractures. *Perm J.* 2012;16:46–51.

46. Hrisanfow E, Hägglund D. Impact of cough and urinary incontinence on quality of life in women and men with chronic obstructive pulmonary disease. *J Clin Nurs.* 2013;22:97–105.

47. Hrisanfow E, Hägglund D. The prevalence of urinary incontinence among women and men with chronic obstructive pulmonary disease in Sweden. *J Clin Nurs.* 2011;20:1895–1905.

48. Irwin RS, Curley FJ, French CL. Chronic cough. The spectrum and frequency of causes, key components of the diagnostic evaluation and outcome of specific therapy. *Am Rev Respir Dis.* 1990;141:640–647.

49. Morice AH, Kastelik JA. Chronic cough in adults. *Th orax.* 2003; 58:901–907.

50. Achilleos A. Evidence-based evaluation and management of chronic cough. *Med Clin North Am.* 2016;100:1033–1045.

51. Hirshberg B, Biran I, Glazer M, et al. Hemoptysis: etiology, evaluation, and outcome in a tertiary referral hospital. *Chest.* 1997;112:440–444.

52. Johnston H, Reisz G. Changing spectrum of hemoptysis. Underlying causes in 148 patients undergoing diagnostic flexible fiberoptic bronchoscopy. *Arch Intern Med.* 1989;149:1666–1668.

53. Santiago S, Tobias J, Williams AJ. A reappraisal of the causes of hemoptysis. *Arch Intern Med.* 1991;151:2449–2451.

54. Swap CJ, Nagurney JT. Value and limitations of chest pain history in the evaluation of patients with suspected acute coronary syndromes. *JAMA.* 2005;294:2623–2629.

55. Faranoff AC, Rymer JA, Goldstein SA, et al. Does this patient with chest pain have acute coronary syndrome? The rational clinical examination systematic review. *JAMA.* 2015;314:1955–1965.

56. Fenster B, Lee-Chiong TL, Gebhart GF, Matthay RA. Chest pain. In: Broaddus VC , Mason RJ, Ernst JD, et al., eds. *Murray and Nadel's Textbook of Respiratory Medicine* [electronic edition]. 6th ed. Philadelphia, PA: Elsevier/Saunders; 2016.

57. Galie N, Humbert M, Vachiery J-L, et al. 2015 ESC/ERS Guidelines for the diagnosis and treatment of pulmonary hypertension. The Joint Task Force for the Diagnosis and Treatment of Pulmonary Hypertension of the European Society of Cardiology (ESC) and the European Respiratory Society (ERS). *Eur Heart J.* 2016;37:67–119.

58. Grimard BH, Saff ord RE, Burns EL. Aortic stenosis: diagnosis and treatment . *Am Fam Physician.* 2016;93:371–378.

59. Erbel R, Aboyans V, Boileau C. 2014 ESC guidelines on the diagnosis and treatment of aortic diseases: document covering acute and chronic aortic diseases of the thoracic and abdominal aorta of the adult. The Task Force for the Diagnosis and Treatment of Aortic Diseases of the European Society of Cardiology (ESC). *Eur Heart J.* 2014;35:2873–2926.

60. Kass SM, Williams PM, Reamy BV. Pleurisy. *Am Fam Physician.* 2007;75:1357–1364.

61. Imazio M, Gaita F, LeWinter M. Evaluation and treatment of pericarditis: a systematic review. *JAMA.* 2015;314:1498–1506.

62. Yamasaki T, Fass R. Noncardiac chest pain: diagnosis and management. *Curr Opin Gastroenterol.* 2017;33:293–300.

63. Epstein S, Gerber L, Borer J. Chest wall syndrome: a common cause of unexplained cardiac pain. *JAMA.* 1979;241:2793–2797.

64. Pellegrino M. Atypical chest pain as an initial presentation of primary fibromyalgia. *Arch Phys Med Rehabil.* 1990;71:526–528.

65. Wise C, Semble E, Dalton C. Musculoskeletal chest wall syndromes in patients with noncardiac chest pain: a study of 100 patients. *Arch Phys Med Rehabil.* 1992;73:147–149.

66. Ayloo A, Cvengros T, Marella S. Evaluation and treatment of musculoskeletal chest pain. *Prim Care.* 2013;40:863–887.

67. Bentsen SB, Miaskowski C, Cooper BA, et al. Distinct pain profiles in patients with chronic obstructive pulmonary disease. *Int J Chron Obstruct Pulmon Dis.* 2018;13:801–811.

68. Fayaz A, Ayis S, Panesar SS, Langford RM, Donaldson LJ. Assessing the relationship between chronic pain and cardiovascular disease: a systematic review and meta-analysis. *Scand J Pain.* 2016;13:76–90.

69. Lee AL, Goldstein RS, Brooks D. Chronic pain in people with chronic obstructive pulmonary disease: prevalence, clinical and psychological implications. *Chronic Obstr Pulm Dis.* 2017;4:194–203.

70. Borge CR, Wahl AK, Moum T. Pain and quality of life with chronic obstructive pulmonary disease. *Heart Lung.* 2011;40:e90–e101.

71. Haj Ghanbari B, Garland SJ, Road JD, Reid WD. Pain and physical performance in people with COPD. *Resp Med.* 2013;107:1692–1699.

72. Harrison SL, Lee AL, Elliott-Button HL, et al. The role of pain in pulmonary rehabilitation: a qualitative study. *Int J Chron Obstruct Pulmon Dis.* 2017;12:3289–3299.

73. Conley S, Feder S, Redeker NS. The relationship between pain, fatigue, depression and functional performance in stable heart failure. *Heart Lung.* 2015;44:107–112.

74. Barnes S, Gott M, Payne S, et al. Prevalence of symptoms in a community-based sample of heart failure patients. *J Pain Symptom Manage.* 2006;32:208–216.

75. Jones J, McDermott CM, Nowels CT, Matlock DD, Bekelman DB. The experience of fatigue as a distressing symptom of heart failure. *Heart Lung.* 2012;41:484–491.

76. Kim YJ, Robers JC, Raina KD, et al. Solving fatigue-related problems with cardiac arrest survivors living in the community. *Resuscitation.* 2017;118:70–74.

77. Wachelder EM, Moulaert VR, van Heugten C, Verbunt JA, Bekkers SC, Wade DT. Life after survival: long-term daily functioning and quality of life after an out-of-hospital cardiac arrest. *Resuscitation.* 2009;80:517–522.

78. Moulaert VR, Wachelder EM, Verbunt JA, Wade DT, van Heugten CM. Determinants of quality of life in survivors of cardiac arrest. *J Rehabil Med.* 2010;42:553–558.

79. Kentson M, TödtK, Skargren E, et al. Factors associated with experience of fatigue, and functional limitations due to fatigue in patients with stable COPD. *Ther Adv Respir Dis.* 2016;10:410–424.

80. Manea L, Gilbody S, Hewitt C, et al. Identifying depression with the PHQ-2: a diagnostic meta-analysis. *J Affect Disord.* 2016;203:382–395.

81. Vader JM, Drazner MH. Clinical assessment of heart failure: utility of symptoms, signs, and daily weights. *Heart Failure Clin.* 2009;5:149–160.

82. Yancy CW, Jessup M, Bozkurt B, et al. 2013 ACCF/AHA guideline for the management of heart failure: a report of the American College of Cardiology Foundation/American Heart Association Task Force on Practice Guidelines. *J Am Coll Cardiol.* 2013;62:e147–239.

7

肺功能检查

作者：Mark W. Mangus Sr.　Donna Frownfelter
译者：张丛溪
校对：陈亚红

本章目录

关键词

无效腔

补呼气量

功能残气量

吸气量

补吸气量

肺容量

肺容积

阻塞性通气功能障碍

预计值

限制性通气功能障碍

残气量

潮气量

肺总量

肺活量

引言

当患者主诉气促、咳嗽、活动减少和呼吸困难时，基层医师或呼吸专科医师通常会安排他们进行肺功能检查[1]。在询问病史时，患者的主诉都是由呼吸问题引起的：例如，在上楼梯、穿衣和其他日常生活活动时出现呼吸困难，或因此而不得不停止工作。随着呼吸困难对日常生活的影响越来越重，人们往往会做出生活方式的改变，比如卖掉两层楼的房子，搬到没有楼梯的房屋，或者改变自己的穿衣方式（例如穿更容易穿脱的家居服或慢跑裤）。通常，人们会认为呼吸问题只是衰老的表现，会试图改变自己的生活方式以适应自己的呼吸受限，避免做引起呼吸困难的事情[2,3]。所以许多患者在就诊时通常已经是中至重度COPD。因此，美国胸科医师学会推荐将肺量计检查作为"第五生命体征"测定，建议所有吸烟者和40岁以上的非吸烟者都应进行肺量计检查。如果数值异常，即使患者可能没有明显的生活方式改变，也可以给予适当的药物治疗，而吸烟者应戒烟。

肺功能检查有助于评估肺的力学功能[4]，该检查有标准值，且考虑了性别、身高和年龄因素。例如，对身高 1.8 米、65 岁的男性来说，会有相应的预计值。在诊断和研究中也需考虑种族和民族的差异。

将患者测试的实际结果（实测值）与同性别、同身高和同年龄人群的预计值进行比较，以确定患者是否处于"正常"范围内，或者是否存在限制性、阻塞性或混合性通气功能障碍[5,6]。如果实测值不在正常范围内，应给予支气管扩张剂并重复进行该检查，以观察用药后肺功能是否有显著改善。肺功能检查分为容积、流量和弥散功能。肺部疾病或功能障碍的诊断以及疗效评估需要在评估患者的肺功能检查结果后进行。

肺量计检查是检查肺功能最有效和最常用的方法。呼吸专科医师和基层医师通常在他们的诊室使用筛查式肺量计以评估患者和评价疗效[7,8]。

哮喘和 COPD 患者在基层医师的病例中占很大比例。COPD 患者确诊时往往已是疾病的中、重度阶段。根据患者的症状和病史，通过肺量计检查很容易诊断出 COPD。对吸烟者应尽早进行肺部疾病的评估，从而可以督促他们戒烟[8]。

Yawn 等[9] 将呼吸专科医师和家庭医师对肺量计检查结果的解读进行了比较，发现两者的一致性达 78%。此外，根据检查结果对 48% 患者的治疗进行了调整。与 COPD 患者相比，对哮喘患者肺功能的正确解读，家庭医师与呼吸专科医师的一致性更高。

术前肺功能评估

术前肺功能评估可预测术后肺部并发症的发生风险[10-12]。随着人们寿命的延长，更多的老年人需要进行手术治疗。1980—1995 年，心血管外科手术中 65 岁以上的患者增加了两倍[13]。1997 年，在美国最常见的 10 种外科手术中，65~84 岁的患者有 3 500 000 例仅完成 1 例[14]。由于老年人合并症多且术后出现并发症的可能性大，术前肺功能筛查是很有必要的[11]。

导致术后并发症的危险因素包括吸烟、高龄、肥胖、健康状况不佳和 COPD[11]。其他与手术相关的危险因素包括手术部位（腹部、胸部和四肢）、手术时间、麻醉类型和神经肌肉阻滞剂的应用[15]。

诊室肺量计有助于早期诊断 COPD

美国国家肺部健康教育计划（National Lung Health Education Program）推荐使用诊室肺量计来筛查成年吸烟者中的亚临床肺部疾病。对有吸烟史的患者或 40 岁以上有不明原因的呼吸困难、咳嗽、喘息或咳痰的患者，除了测量血压和胆固醇水平外，常规体格检查时还应将肺量计检查结果作为另一项生命体征指标[16,17]。

一项研究对就诊于全科门诊的 35~70 岁患者，发放了一份关于阻塞性肺疾病症状的问卷调查[18]。对其中已有症状的患者以及随机抽取的 10% 患者进行了肺量计检查。结果发现，肺量计新检出了 42% 的阻塞性肺疾病患者。研究人员得出结论，诊室肺量计检查在全科医疗中是必不可少的，可以由接受过肺功能检查操作和报告解读培训的全科医师完成。全科医师操作时，必须有良好的质量保证、准确的培训和适当的患者指导，以获得有效结果（图 7.1）。研究表明，诊室和实验室进行的肺功能检查结果之间存在差异，因此这些结果不能互换[19,20]。

呼吸：解剖无效腔和生理无效腔的影响

肺最重要的功能是为机体提供氧气和清除代谢废物二氧化碳。当持续发生气体交换时，需要足够的通气将气体转移到肺泡内。肺部有许多传导气道，从气管到终末细支气管，这些传导气道不参与呼吸过程，而只是将气体输送到肺泡，这些气道的容积称为解剖无效腔。一般来说，解剖无效腔与成人体重成正比。例如，一个 68 kg 的人解剖无效腔约为 150 mL（0.454 kg/mL）。正常人正常呼吸时的潮气量（tidal volume，TV）必须足够大，才能使空气通过解剖无效腔到达肺泡。正常成人的 TV 为 450~600 mL，解剖无效腔约占 TV 的 1/3。其余气体将到达肺泡，称为"肺泡通气量"。许多神经功能受损患者都有 TV 下降，值得注意的是，当患者浅快呼吸时，只有少部分肺泡通气。例如，如果患者的 TV 为 200 mL，150 mL 是解剖无效腔，那么每次呼吸只有 50 mL 是有效的肺泡通气量。

许多疾病都会改变通气时无效腔的容积。有时无效腔会减少，如在肺切除术中，肺组织被物理切除，

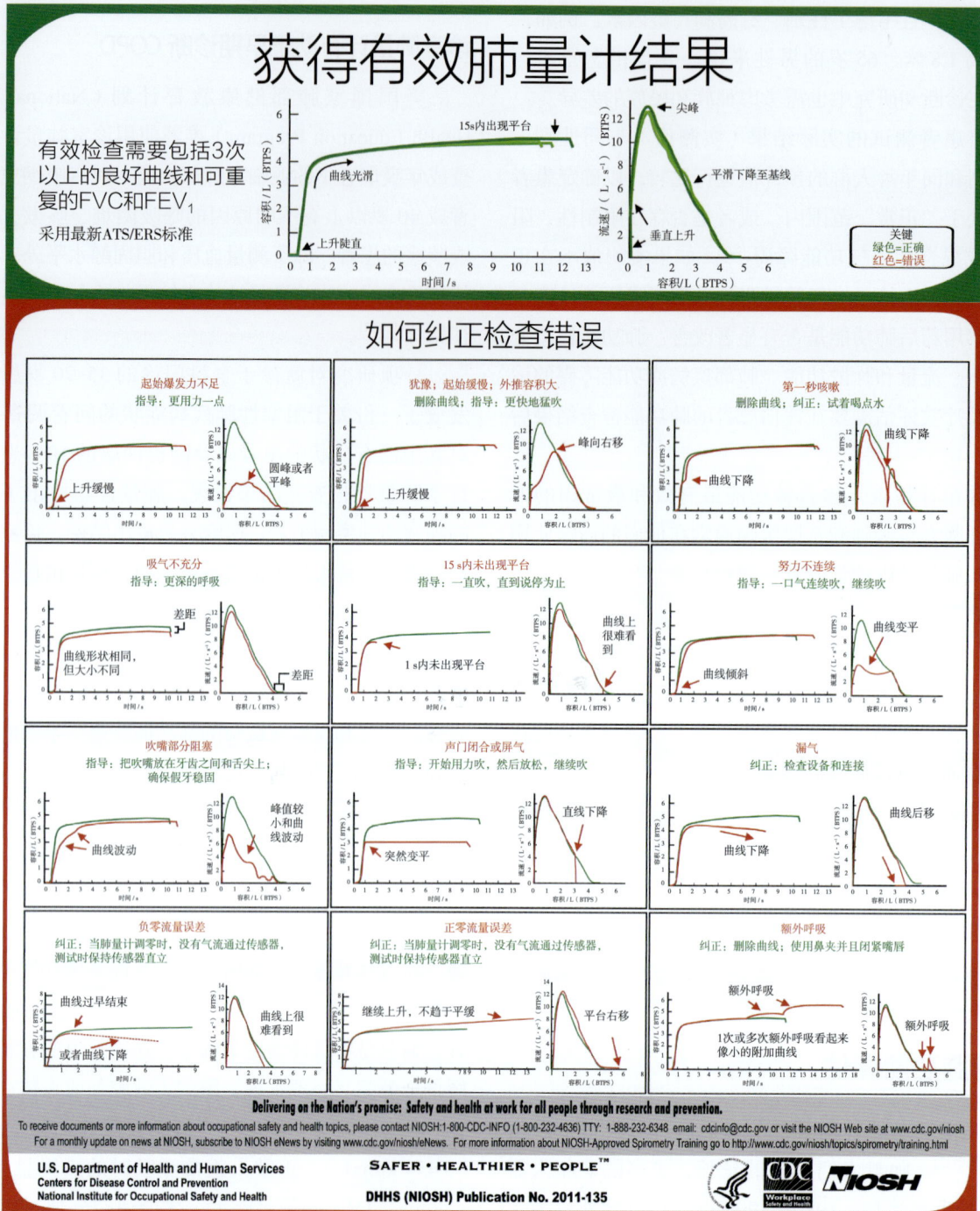

图 7.1　如何获得最佳肺量计结果

或在哮喘发作时，因支气管痉挛而导致气道狭窄。在其他情况，如肺栓塞中，肺通气区血液灌注减少，无效腔增加。肺泡继续接受新鲜氧气，但可用于气体交换的血液灌注减少，这种类型的无效腔被称为生理无效腔。

当无效腔增大时，需要更大比例的 TV 以进行无效腔通气，从而使肺泡通气量减少。患者必须更用力

地呼吸，才能使足够的空气进入有功能的肺泡，这导致呼吸功增加，并可能导致患者疲劳。呼吸功，或称每分通气量（minute ventilation，MV），为潮气量乘以呼吸频率（respiratory rate，RR）。MV 计算公式为 TV×RR。例如，8 L 的 MV=500 mL×16 次 / 分。当 RR 增快时，潮气量减小，从而导致有效肺泡通气量降低。

神经系统疾病和神经肌肉无力患者的 TV 低于正常值。同样，外科手术或肋骨骨折引起的疼痛也会影响患者的呼吸能力。患者使用胸腰骶部矫形器（thoracolumbosacral orthosis，TLSO）或穿着减轻腰背部疼痛的紧身胸衣时，可能会发现这些限制胸廓和腹部的同时也会损害肺功能。TV 下降，很大一部分气体到达解剖无效腔，导致呼吸功增加，如果患者无法进行有效的肺泡通气，最终会出现呼吸衰竭。

肺容积

肺容积有 4 种，包括 TV、补吸气量（inspiratory reserve volume，IRV）、补呼气量（expiratory reserve volume，ERV）和残气量（residual volume，RV）（图 7.2）。

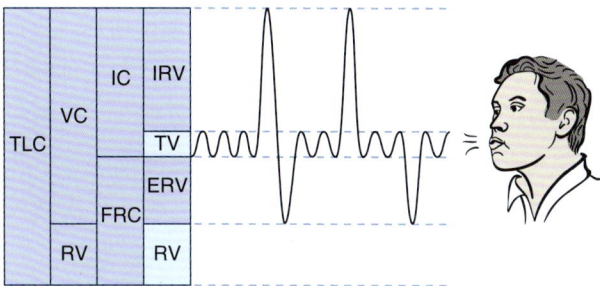

图 7.2 肺量计（肺功能检查）

- TV 是指平静呼吸时的潮气量。
- IRV 是指平静吸气末可继续吸入的最大气体量。
- ERV 是指平静呼气末可继续呼出的最大气体量。
- RV 是指最大呼气结束时留在肺部的气体量。

识别 RV 的变化有助于诊断某些疾病。RV 增加意味着即使患者进行最大程度的呼气，也无法从肺部呼出多余的气体，这导致肺过度充气，并表明肺组织发生了变化，一段时间后可能会引起胸壁的机械性改变（例如胸廓前后径增加，膈肌低平）。部分支气管阻塞患者（如年轻的哮喘患者）的这些变化可能是可逆的，但晚期 COPD 患者的这些变化不可逆。限制性肺疾病，如肺癌、微型肺不张和肌肉骨骼疾病可能导致残气量减少[21]。

肺容量

肺容量是指 2 个或 2 个以上肺容积之和（见图 7.2）。肺容量包括肺总量（total lung capacity，TLC）、肺活量（vital capacity，VC）、吸气量（inspiratory capacity，IC）和功能残气量（functional residual capacity，FRC）。

TLC 是指在最大吸气结束时肺内的气体量，由上述 4 种肺容积组成。TLC 增加见于过度充气，如 COPD。TLC 减少见于限制性肺疾病，如肺纤维化、肺不张、肺部肿瘤、胸腔积液、血胸和限制性肌肉骨骼疾病（如脊柱后凸侧弯、脊髓损伤和神经肌肉无力）。TLC 降低也可能继发于病态肥胖、腹水和妊娠。

VC 是指最大吸气后用力从肺部呼出的最大气体量，包括 IRV、TV 和 ERV。肺组织膨胀受限可导致 VC 下降，见于肺切除术、肺不张、肺炎、肺淤血、肿瘤或异物导致的主支气管阻塞，以及限制性肺疾病，如肺纤维化或继发于胸腹部烧伤和瘢痕或应用 TLSO。

VC 下降也可见于无原发性肺疾病或气道阻塞的患者。神经肌肉疾病和肌肉骨骼疾病，如吉兰 – 巴雷综合征、脊髓损伤、药物过量、机动车事故导致肋骨骨折、重度脊柱侧凸、漏斗胸和脊柱后凸侧弯，也会导致 VC 下降。其他影响因素，如病态肥胖、妊娠、心脏扩大和肺栓塞也会导致肺扩张受限。

IC 是指从平静呼气末开始时，能吸入的最大气体量，包含 IRV 和 TV。

FRC 是指在平静呼气末肺内残留的气体量，包括 ERV 和 RV。FRC 可以防止每次呼吸时 PaO_2 出现大幅波动。FRC 增加代表肺过度充气，会导致胸廓异常扩大，从而导致肌肉做功能力低下，机械力学受损。机械通气患者可通过正压和其他模式，如呼气末正压（positive end–expiratory pressure，PEEP）来增加 FRC。自主呼吸患者也可使用持续气道正压通气（CPAP）和 BIPAP 使肺部保持气道正压，以改善通气和氧合。

气体流量测试

用力呼气

当患者进行 VC 测试时，呼气速度可快可慢。呼气时，可以测量一段时间的呼气量。在慢速 VC 测定中，肺气肿患者可能需要很长时间来排空肺内气体。而在用力 VC 测定中，正常人 FEV_1 可达 VC 的 75%。肺气肿患者的 VC 通常大大降低，只占预计值的 40%。一些肺功能实验室也检测 FEV_6，即测量第 6 秒时的呼气量而不只是第 1 秒呼气量。

流量容积曲线

流量容积曲线有助于诊断肺部疾病，因为它与用力程度无关。图 7.3 所示的曲线表明，呼气时流量会先上升到一个峰值，然后缓慢下降[22]。限制性肺疾病患者的最大呼气时流量和呼出气体总量都降低。在阻塞性肺疾病中，相对于肺容积而言，呼气时流量降低明显，流量容积曲线上常表现为凹陷。

另一种用力呼气的诊断性测试是流速容量环，是对用力呼气后用力吸气产生的气体流速进行的图形分析（图 7.4）。该图形为许多单项测试的数据提供了形象化的展示（例如吸气和呼气峰流速、FVC 和 FEV）。该图形的形状特点也有助于疾病诊断，阻塞性肺疾病患者有更明显的凹陷。

闭合容积和气道闭合

评估闭合容积可用于诊断小气道疾病。单次呼吸氮气冲洗法可用于评估小气道的闭合容积和闭合容量。在这项测试中，患者进行一次 100% 氧气的 VC 呼吸，在患者完全呼气时，可以测量呼出氮气浓度，同时描绘出记录氮气浓度的特征性曲线。氮气浓度曲线相比于肺容积的特征性曲线反映了不同通气肺组织的排空顺序，从而导致呼气时氮气浓度的变化，可以定义为 4 个阶段（图 7.5）。第 I 阶段完全来自解剖无效腔，几乎没有来自 RV 的氮气。第 II 阶段为来自解剖无效腔和肺泡的混合气体，氮气浓度增加。第 III 阶段，出现的氮气浓度平台期反映了来自肺底部和中央区域的纯肺泡气体。第 IV 阶段发生在呼气末，特征是氮气浓度陡然上升。这种高氮气浓度反映了下肺小气道的闭合和上肺气体的呼出，因为在单次吸入 100% 纯氧时，最初进入这一区域的氧气较少。

闭合容积是第 IV 阶段所对应的肺容积，可见平台期后氮气浓度显著增加。闭合容量指的是闭合容积和 RV 之和。通过吸入示踪气体（如氩气、氦气、氙 -133），也可获得单次呼吸氮气冲洗法相同的特征性曲线。

年轻健康个体的闭合容积为 VC 的 10%，随着

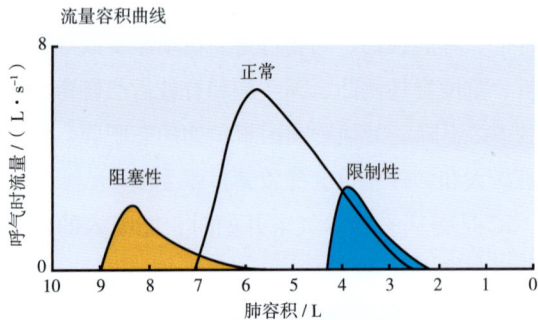

图 7.3　正常人、阻塞性肺疾病和限制性肺疾病患者的流量容积曲线比较

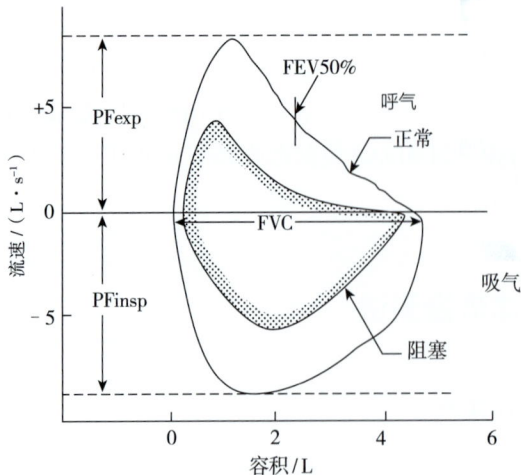

图 7.4　正常人和阻塞性肺疾病患者的流速容量环比较

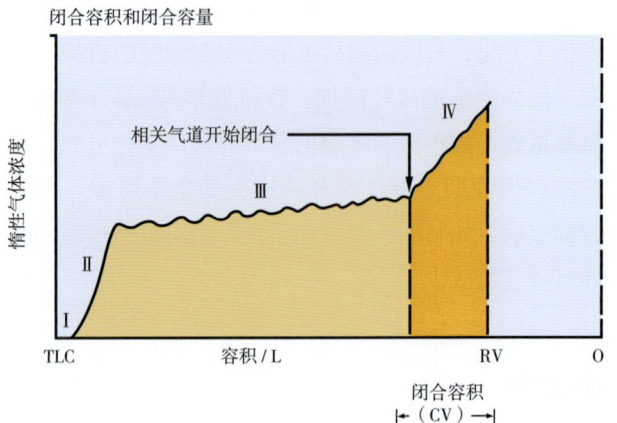

图 7.5　单次呼吸氮气冲洗法评估气道闭合

年龄的增加而上升，65 岁时达到 VC 的 40%。闭合容积可辅助诊断小气道疾病，并可评估疗效和药物反应。

最大自主通气量

最大自主通气量是患者的最大呼吸容量，反映了呼吸肌的力量和耐力。要求患者对着肺量计管路深而快地呼吸 15 秒。通常在术前结合其他测试结果（如咳嗽、深呼吸和气道廓清能力），来评估患者手术的成功率。

限制性肺疾病和阻塞性肺疾病的诊断

医师通过肺功能检查结果来诊断肺部疾病或肺部疾病的特征性改变，如支气管痉挛。限制性肺疾病是指进入肺部的气体量受限（吸气受限）。阻塞性肺疾病为呼气流量问题，典型的特征是阻塞。患者

常常并非只患有一种原发疾病，而是可能有重叠的肺部疾病[23]。诊断举例如下："肺功能检查结果符合中度 COPD 伴支气管痉挛，对支气管扩张剂反应良好"。肺功能异常的患者可以给予支气管扩张剂，并重新测试。如果使用支气管扩张剂后肺功能增加 12%~15%，则建议加用支气管扩张剂。ATS 将使用支气管扩张剂后肺功能增加 200 mL 和 12% 定义为支气管舒张试验阳性，FVC 和 FEV_1 需同时满足这两个标准[7]。然而，一些患者即使肺功能没有如此显著的改善也可以使用支气管扩张剂，因为他们的支气管痉挛和呼吸困难得到了缓解。

阻塞性肺疾病和限制性肺疾病的差异如图 7.6 所示。疾病对肺功能有显著影响，但在疾病相对严重之前，TV 通常保持在 TLC 的 10%。肺生理储备是有限的，随着这两种疾病的进展，通常会影响患者的运动能力。这些患者的运动受通气状态和血氧饱和度下降的限制，而不是因心脏功能而受限。随着阻塞性肺疾病的进展，TLC、FRC 和 RV 显著升高。重度

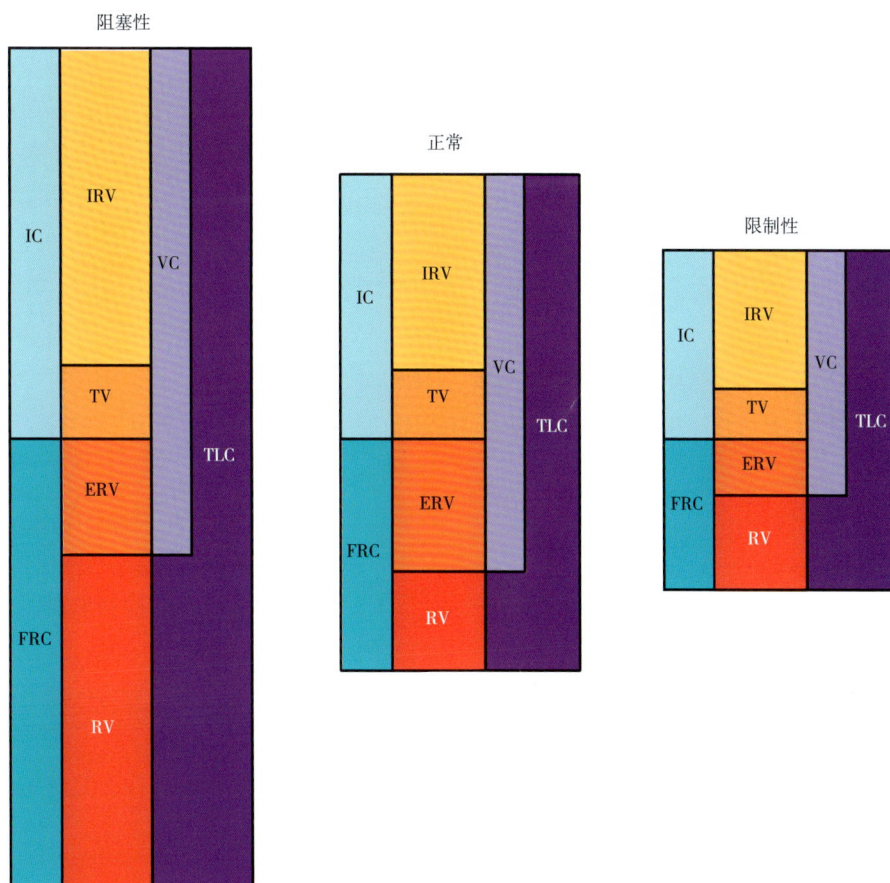

图 7.6 阻塞性肺疾病和限制性肺疾病的肺容积和肺容量的比例变化示例

COPD 患者 FRC 升高可影响 VC，所以呼吸消耗的能量比正常人多。少量的活动就会不成比例地加重这种影响。限制性肺疾病患者胸壁或肺组织限制可导致 TLC 减少。VC ≤ 80% 预计值是诊断标准，而 FRC 的减低加重了气道闭合。

　　物理治疗师在实施呼吸训练和体位管理时，可以改变呼吸力学和气体交换，因此了解闭容积现象非常重要。这些治疗干预措施可能对肺容积和气道闭合有明显影响 [24]。在低肺容积状态下（例如在 FRC 位呼吸、处于头低足高位和患有肺部疾病），胸腔负压通常较小，而肺重力依赖区域的压力可能等于或超过大气压。因为肺的扩张程度较小，弹性回缩减少，胸腔负压较小，导致气道闭合加重。年轻人明显的气道闭合发生在 RV 位，但老年人气道闭合发生在较高的肺容积位，如 FRC 位。小气道的过早闭合会导致通气不均，以及特定肺区域气体交换受损。长期吸烟者和肺部疾病患者更容易发生气道闭合。

　　年龄对气道闭合有显著影响。随着年龄的增长，肺弹性回缩力减弱，导致胸腔负压降低。因此，老年人气道闭合发生在肺容量较大的时候。例如，有研究显示 65 岁老年人直立正常呼吸时会发生气道闭合现象。仰卧位时，由于 FRC 降低，气道闭合常常发生在较年轻的人群中（约 44 岁）。除了年龄的复合效应之外，气道闭合容积也会因长期吸烟和肺部疾病而增加，并随体位改变 [25,26]。

总结

　　肺功能会因患者疾病的变化而好转或恶化 [27,28]。随着年龄的增长和疾病进程，肺容积和流速会出现正常的下降。基础床旁肺量计常用于评估患者的呼吸能力，并作为术前筛查以预测可能发生的术后并发症，尤其是高危患者。床旁筛查可以发现临床状态的改善或恶化。如当吉兰 – 巴雷综合征患者出现呼吸困难时，应监测 VC 以确定是否需要使用呼吸机。另一方面，在气道阻塞患者（如囊性纤维化）中，肺功能检查结果会有所改善 [29]。在脊髓损伤和神经肌肉疾病患者中，随着力量的改善，VC 也会增加，但是由于腹肌萎缩，流速可能会下降。

　　值得注意的是，一些研究将久坐不动的人与运动员和活动量大的人进行了对比，结果发现，与久坐不动的人相比，运动员和瑜伽练习者的 FVC、FEV_1、FEV_3、呼气峰流速（peak expiratory flow rate，PEFR）和 FEV_1/FVC 比值均显著提高 [30,31]。研究还发现，呼吸肌运动更加剧烈的运动员，其肺功能优于呼吸肌使用不太剧烈的运动员 [31-33]。作为物理治疗师，需要知道的是患者和久坐不动的人群可以通过增加运动训练和参加体育运动而使肺功能得到改善，应鼓励他们采取更积极的生活方式。运动对肺功能的改善更大，特别是游泳和举重，短跑对肺功能的改善幅度小，但马拉松则表现出明显的改善。因此，我们鼓励患者选择自己喜欢并能长期坚持的活动，但这些结论是基于规模相对较小的研究得出的，需要更多的研究来确定对肺功能的积极影响最大的运动项目。

复习题

　　（1）阻塞性肺疾病或限制性肺疾病对运动表现有什么影响？

　　（2）为什么在肺功能检查中，比较患者的预计值和实测值很重要？

　　（3）哪些反应可以确定支气管扩张剂对肺功能产生了积极影响？

　　（4）如何通过肺功能检查来评估患者在一段时间内的病情好转或恶化？

　　（5）将肺功能检查作为另一种生命体征的价值是什么？

　　（6）运动与肺功能有什么关系？

参考文献

1. Dempsey TM, Scalon PD. Pulmonary function tests for the generalist: a brief review. *Mayo Clin Proc.* 2018;93(6):763-771.

2. Frese T, Mahlmeister J, Deutsch T, Sandholzer H. Reasons for elderly patients GP visits: results of a cross-sectional study. *Clin Interv Aging.* 2016;11:127-132.

3. Frese T, Sobeck C, Herrmann K, Sandholzer H. Dyspnea as the reason for encounter in general practice. *J Clin Med Res.* 2011; 3(5):239-246.

4. Hyatt RE, Scanlon PD, Nakamura M. *Interpretation of Pulmonary Function Test: A Practical Guide.* 4th ed. Philadelphia, PA: Lippincott Williams & Wilkins; 2014.

5. Cruz-Mérida AJ, Soto-dela Fuente AE, Méndez-Vargas MM, Méndez-Ramírez I. Prediction equations for spirometric parameters in Mexican adult population. *Arch Med Res.* 2004;35:446-449.

6. Hankinson JL, Odencrantz JR, Fedan KB. Spirometrical reference values from a sample of the general U.S. population. *Am J Respir Crit Care Med.* 1999;159:179-187.

7. Hayes Jr D, Kraman SS. The physiologic basis of spirometry. *Respir Care.* 2009;54(12):1717-1726.

8. Price DB, Yawn BP, Jones RC. Improving the differential diagnosis of chronic obstructive lung disease in primary care. *Mayo Clinic Proc.* 2010;85(12):1122-1129.

9. Yawn BP, Enright PL, Lemanske Jr RF, et al. Spirometry can be done in family physicians' offices and alters clinical decisions in management of asthma and COPD. *Chest.* 2007;132(4):1162-1168.

10. Kocabas A, Kara K, Ozgur G, Sonmez H, Burgut R. Value of preoperative spirometry to predict postoperative complications. *Respir Med.* 1996;90:25-33.

11. Smetana GW. Preoperative pulmonary evaluation. *N Engl J Med.* 1999;340:937-944.

12. Wang JS. Pulmonary function test in preoperative pulmonary evaluations. *Respir Med.* 2004;98:598-605.

13. Kozak LJ, McCarthy E, Pokras R. Changing patterns of surgical care in the United States 1980–1995. *Health Care Financ Rev.* 1999; 21:31-49.

14. Agency for Healthcare Research and Quality. HCUPnet. *Healthcare cost and utilization project.* Rockville, Md: AHRQ; 2001. Available at: http://hcupnet.ahrq.gov/ .

15. Trayner E, Celli B. Postoperative pulmonary complications. *Med Clin North Am.* 2001;85:1129-1139.

16. Petty TL. Testing patients' lungs: spirometry as part of the physical examination . *Clin Ther.* 1999;21:1908-1922.

17. Petty TL. Simple office spirometry. *Clin Chest Med.* 2001;22:845-859.

18. Buffels J, Degryse J, Hetman J, Decramer M. Office spirometry significantly improves early detection of COPD in general practice. *Chest.* 2004;125:1394-1399.

19. Eaton T, Withy S, Garrett JE, Mercer J, Whitlock RM, Rea HH. Spirometry in primary care practice: the importance of quality assurance and the impact of spirometry workshops. *Chest.* 1999;116: 416-423.

20. Schermer TR, Jacobs JE, Chavannes NH, et al. Validity of spirometric testing in a general population of patients with COPD. *Thorax.* 2003;58:861-866.

21. Smith RM, Dickson RA. Changes in residual volume relative to vital capacity and total lung capacity after arthrodesis of the spine in patients who have idiopathic scoliosis. *J Bone Joint Surg Am.* 1994; 76:153.

22. Rahn H. The pressure-volume diagram of the thorax and lung. *Am J Physiol.* 1946;146:161.

23. Clausen JL. *Pulmonary Function Testing Guidelines and Controversies.* London: Grune and Stratton; 1984 .

24. Dean E. The effect of body position on pulmonary function. *Phys Ther.* 1985;65:613-618.

25. Berry RB, Pai UP, Fairshter RD. Effect of age on changes in flow rates and airway conductance after a deep breath. *J Appl Physiol.* 1990;68:635-643.

26. Zadai C. Pulmonary physiology of aging: the role of rehabilitation. *Top Geriatr Rehabil.* 1985;1:49-56.

27. Emery CE. Psychological outcome of a pulmonary rehab program. *Chest.* 1991;100:613-617.

28. Emerson CL, Lukens TW, Effron D. Physician estimation of FEV 1 in acute exacerbation of COPD. *Chest.* 1994;105:1709-1712.

29. Versteegh FGA, Neijens HJ, Bogaard JM, Stam H, Robijn RJ, Kerrebijn KF. Relationship between pulmonary function, O_2 saturation during sleep and exercise with cystic fibrosis. *Adv Cardiol.* 1986; 35:151-155.

30. Vedala S, Paul N, Mane A. Differences in pulmonary function test among the athletic and sedentary population. *Natl J Physiol Pharm Pharmacol.* 2013;3:118-123.

31. Prakash S, Meshram S, Ramtekkar U. Athletes, yogis and individuals with sedentary life styles: do their lung function differ? *Indian J Physiol Pharmacol.* 2007;51(1):76-80.

32. Mahorta N, Shrestha L. Effects of type sports on pulmonary function tests: a comparative study. *J Nobel Med Coll.* 2013;2(3):18-21.

33. Gupta N. The effects of different types of athletic training on pulmonary function in high school students. *Chest.* 2007;132:604.

8

动脉血气

作者：Mark W. Mangus Sr.　Donna Frownfelter
译者：林　帆
校对：陈亚红

本章目录

关键词

引言

　　动脉血气是评估患者酸碱平衡、肺泡通气以及氧合状态的生理评估工具[1]。对 ICU 患者的呼吸监测而言，动脉血气是十分重要的信息。在对门诊患者的随访中，也可以通过动脉血气来评估他们的治疗效果以及病情进展。当前，研发监测动脉血气的无创技术已成为主流。无创技术可以减少患者的"扎针"次数，避免已经患病且免疫系统已经受损的患者使用留置导管带来的感染风险。物理治疗师常用血氧饱和度来进行评估，但是对很多患者来说，这是远远不够的，当患者经过彻底检查且动脉血气值相对稳定时，物理治疗师应将这些值与血氧监测仪上的后续读数进行比较。治疗师还应该同时监测患者的血气趋势、酸碱状态以及肺泡通气量，并将这些值与患者的症状和体征、心率（heart rate，HR）、血压（blood pressure，BP）和呼吸频率（respiratory rate，RR）的生理监测结果以及运动时的自觉用力程度相结合。我们需要采用多系统方法对所有系统进行检查和评估。虽然我们关注的重点是心血管系统与呼吸系统，但也需要注意神经肌肉系统、肌肉骨骼系统和皮肤系统。虽然血氧饱和度数值很重要，但还应该注意患者的整体情况，而不仅仅局限于血氧饱和度。

动脉血气的评估与解读是很复杂的。本章的主要目的是介绍动脉血气监测的背景知识以及怎样将动脉血气应用于临床，从而能够更好地对患者进行评估和监测。动脉血气是全面检查和评估的重要组成部分，这一点再怎么强调都不为过。对同时患有呼吸疾病和代谢疾病的复杂患者，往往并不能直接或"简单"的解释，而需要跨专业团队成员合作以评估患者的动脉血气和临床表现。对一个新的物理治疗师来说，与呼吸科医师、护士和呼吸治疗师一起查房非常有价值，通过查房过程中的讨论和提问，能够让自己学到更多关于生理评估的知识。这对确定复杂患者的活动能力和提供安全干预措施以达到最佳效果有重要意义。

还需要注意的是，动脉血气提供的仅是患者在某一特定时刻的单一且静止的信息，对管理急症复杂患者非常重要。而对病情不稳定的患者，应该动态监测动脉血气值，从而确定患者的病情是发生了恶化，还是有所改善。

无创监测

无创监测已成为一种十分常用的监测手段，常用的监测包括呼出气 CO_2 监测和经皮 CO_2 排出量监测。最新研究发现新生儿科广泛使用脉搏血氧饱和度筛查可以提高先天性心脏病的检出率。然而，英国学者 Kang 等调查发现，被调查的 224 个科室中有 209 个（93%）并没有使用脉搏血氧饱和度筛查。在应用脉搏血氧饱和度筛查的医院里，如果发现异常，还会用超声心动图来进一步明确诊断，其中有 2 个新生儿科除了用超声心动图还会用 X 线和 ECG。研究推荐将脉搏血氧饱和度监测纳入国家产后检查指南中 [2]。

Arlettaz 等也进行了相似的研究来确认脉搏血氧测定法对先天性心脏病诊断的作用。研究发现，大约有一半患有先天性心脏病的新生儿在出生后的前几天没有症状。由于治疗效果取决于诊断时间的早晚，所以早期诊断非常重要，在早期确诊会有更好的治疗结果。笔者们研究了在新生儿出生后的第一天使用血氧饱和度测量仪早期检测表现正常的先天性心脏病新生儿的效果。他们还研究了结合脉搏血氧饱和度测量是否比仅进行临床检查对先天性心脏病的诊断的结果更多。如果脉搏血氧饱和度低于 95%，则进行超声心动图检查。在 3262 名新生儿中，有 24 名婴儿的氧饱和度反复低于 95%。其中，有 17 名新生儿确诊为先天性心脏病，另外 5 名患有持续性肺动脉高压。因此得出结论：在新生儿出生后几天进行脉搏血氧监测对于发绀型先天性心脏病的诊断很有效 [3]。

脉搏血氧监测也用于监测患者运动训练前、中、后的血氧饱和度。那些对运动训练感到紧张的患者，可以用血氧测量仪测定他们在锻炼过程中的血氧饱和度，从而确保他们的安全。如果患者在锻炼中感觉气短，则可以停下来看一下测量仪的数值，一般会在几分钟后恢复到基线水平。这使患者更有信心进行训练。对治疗师来说，这能帮助确定患者安全，并能在患者活动和干预期间监测相应的生理参数。使用生理监测仪进行仔细监测可促进更有效的运动训练，而不是仅仅考虑主观的"患者耐受性"。此外，还可以使用呼吸困难量表和（或）Borg 自我感知用力量表。

这些措施减少了侵入性动脉穿刺，并能够持续监测患者。另外，对心血管系统与呼吸系统疾病患者来说，可以根据脉搏血氧监测结果给予合适的通气和氧合支持。现在很多呼吸科医师和呼吸康复医师都鼓励患者使用个人血氧仪，监测活动和运动时的生命体征和血氧饱和度。这有助于患者了解血氧饱和度的变化，并帮助患者安全地增加活动量。在医师的指导和教育下，患者可以调整吸氧流量使血氧饱和度在活动中保持在 90% 以上。若出现血氧饱和度低于正常或者发生任何异常情况，该仪器会提示患者呼叫他们的医师，及早就诊有助于防止疾病急性加重。比如，当患者出现感冒加重、呼吸困难加重和血氧饱和度下降时，可以通过监测预防进一步急性加重。他们可能患有肺炎，通过与医师联系，能够在社区及时治疗，而不需要住院或再住院。

气体分压

明白气体的性质对于理解血气非常重要。大气层由气体组成，这些气体具有质量且被地球引力吸引。大气层对地球表面产生的气压是 760 mmHg。

根据道尔顿定律，气体总压强等于各部分气体分压之和。O_2 占大气压的 20.9%，分压为 159 mmHg（760×20.9%=159）；氮气占大气压的 79%，分压为 600 mmHg（760×79%=600）；其他气体分压占大气压的 0.1%。

气体分压的原理是气体通过半透膜从高浓度向低浓度扩散。每种气体都独自扩散，并不与其他气体融合。

在呼吸过程中，O_2 和 CO_2 根据分压原理在肺泡毛细血管膜进行气体交换。一些特殊情况可能会影响正常呼吸及气体交换过程。

通常，肺泡提供通气和 O_2，毛细血管将含氧血液输送至组织，然后将 CO_2 排入肺泡，通过肺部排出体外。但也有一些异常情况，如分流和无效腔（图 8.1）。分流，即肺泡塌陷但血液仍在流动，无法吸收氧气，如肺不张，其中肺段或部分肺段的分泌物和黏液阻塞导致远端的肺组织塌陷。血液循环仍在继续，但是并没有 O_2 交换，PaO_2 下降。无效腔，即肺泡通气正常但无灌注，如肺栓塞（血栓堵塞血液循环），通气肺泡有氧气，但无灌注，就会产生生理无效腔。图 8.1 解释了这两种情况的区别。

正常血气值

酸碱平衡用 pH（1~14）表示，1 代表最酸，14 代表最碱。动脉血正常 pH 为 7.35~7.45。pH 小于 7.35，表明酸中毒；pH 大于 7.45，表明碱中毒。

$PaCO_2$ 反映肺泡通气，正常为 35~45 mmHg。$PaCO_2$ 小于 35 mmHg，表明处于过度通气状态（通气增加，$PaCO_2$ 呼出量高于正常值）；$PaCO_2$ 大于 45 mmHg，表明处于通气不足状态（肺泡通气减少，无法排出足够的 $PaCO_2$ 以维持正常的肺泡通气）。

PaO_2 表示氧分压，正常值为 80~100 mmHg。如果患者年龄小于 60 岁，PaO_2 小于 80 mmHg，表明患者处于低氧状态。PaO_2 60~80 mmHg 为轻度低氧，PaO_2 40~60 mmHg 为中度低氧，PaO_2 小于 40 mmHg 为重度低氧[1]。

碱剩余 / 碱缺失

血液通常具有缓冲酸性代谢产物的能力。血液中碱性 HCO_3^- 的正常水平为 22~26 mmol/L。酸血症或碱血症时，这种缓冲能力会减弱。酸中毒，即酸碱平

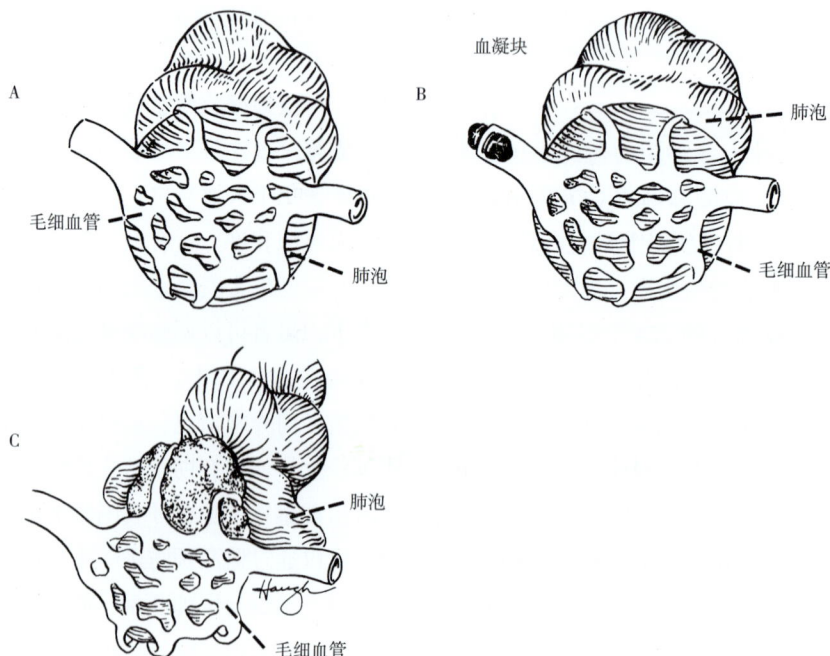

图 8.1   A. 正常肺泡；B. 无效腔；C. 分流

衡中酸的含量过高；碱中毒，即酸碱平衡中碱的含量过高。当 HCO_3^- 浓度降低时，缺碱过多，即碱缺失，通常在血气分析报告中以负数（如 –3）的形式出现。

通过碱剩余 / 碱缺失（BE/BD）可判断患者状况为急性还是慢性，也可以将患者分为无代偿（急性）、部分代偿或者完全代偿（慢性）。pH 对碱剩余 / 碱缺失的判断十分重要。如果 pH 不在 7.35~7.45 之间，则说明患者处于急性状态；如果 pH 恢复至正常值，则说明可能处于部分代偿状态；如果 pH 为正常值，则说明患者处于完全代偿状态或慢性状态。对呼吸衰竭并使用呼吸机的患者来说，对一系列动脉血气值进行比较是很有帮助的，能够反映患者病情是否改善。

另外，如果 COPD 患者，$PaCO_2$ 为 55 mmHg。此时，如果 pH 为 7.25，则提示有急性加重。由于机体中存在剩余的碱，pH 将会恢复至正常状态。如果 pH 为 7.32 且 $PaCO_2$ 为 55 mmHg 以及碱剩余（+3），则为部分代偿状态。如果 pH 处于正常范围，$PaCO_2$ 为 55 mmHg 且 pH 为 7.35，则可能为完全代偿或慢性状态。这是一种分析慢性 CO_2 潴留患者病情的方法。

血红蛋白

血红蛋白（hemoglobin，Hgb）是红细胞的主要组成部分，在氧气运输中担任十分重要的角色，正常范围为每 100 mL 血液中有 12~16 g 血红蛋白。因手术或疾病失血患者，Hgb 缺失过多，氧气运输能力降低，最终造成机体极度虚弱。因此，刚刚接受关节置换手术和交通事故中大量失血的患者会有很高的风险。一般情况下，这些患者 Hgb 水平低至 70g/L，但由于他们是"骨科"患者，所以往往认为这么低是正常的，并且将会逐渐升高。此外，晚期 COPD 患者运动时，当 PaO_2 降低（55~60 mmHg）时，有时会出现脉搏血氧饱和度下降（低于 90%）。因此，伴有 PaO_2、Hgb 低或两者均低的患者运动时监测脉搏血氧饱和度是十分必要的。

由于 Hgb 浓度降低导致发绀，即皮肤、黏膜、甲床呈蓝紫色，通常 Hgb 的降低大于 5 g。发绀提示患者很可能处于低氧血症的状态，但并不是说低氧血症者就一定会出现发绀。如贫血患者并没有出现发绀，而红细胞增多症患者出现发绀但其并没有低氧血症。

PaO_2 与 Hgb 氧饱和度之间存在可预测关系，从氧合血红蛋白解离曲线中可以看出。运动时，建议将氧饱和度保持在 90% 及以上。如曲线所示，在大约 60 mmHg 的水平，氧饱和度约为 90%。当 PaO_2 在曲线的陡峭部分下降时，每降低 1 mmHg，氧饱和度会显著下降[4]。

酸碱平衡

机体正常新陈代谢包括营养物质的消耗和酸性代谢产物的排泄。由于心血管系统和神经系统游离氢离子（H^+）范围很窄（窄 pH），所以要防止体内出现大量酸性代谢产物累积。游离氢离子的浓度用 pH（$-\log[H^+]$）来表示。机体稳态的维持需要适当的酸碱平衡[5]。

大约 98% 的正常代谢产物是以 CO_2 的形式存在，可与水迅速反应形成碳酸。

$$H_2O + CO_2 = H_2CO_3$$

碳酸（carbonic acid，H_2CO_3）可以液体或气体的形式存在。由于 H_2CO_3 可转化为 CO_2，因此在呼吸过程中，大部分酸性物质可以通过肺部排出体外。通过这种方式，肺可以帮助调节机体 pH。

Henderson-Hasselbalch 方程展示了 H_2CO_3 解离出 H^+ 及其与血液中酸、碱和缓冲物质的内在联系。

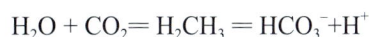

$$H_2O + CO_2 = H_2CH_3 = HCO_3^- + H^+$$

肾脏缓冲机制

肾脏是酸最主要的排泄途径。氢离子经尿液排出，也有一部分被碳酸盐吸收，重新进入血液。因此，肾脏可在体内酸碱不平衡时进行缓冲，从而使机体恢复到正常的稳态，但当缓冲酸性物质 HCO_3^- 继续作用，则可能导致机体出现碱中毒。动脉血气结果包含 BE/BD 值。因此，通过观察 pH 及其变化，有助于监测患者病情是好转还是恶化。

化学感受器对低氧血症的反应

颈动脉窦和主动脉体为外周化学感受器。颈动脉窦位于颈内、外动脉的分岔口，主动脉体位于主动脉弓上。这些感受器是具有高代谢率的神经组织，有丰富的氧气供应。当组织内 PaO_2 降低时，感受器会将信息传递给大脑，由大脑下达指令增加通气量或心输出量。当仍不能使机体达到正常的 PaO_2 时，则需要吸氧或增加通气辅助如持续气道正压通气（continuous positive pressure ventilation，CPAP）或双水平正压通气（bilevel positive pressure ventilation，BIPAP）[6]。

血气分析

正常的动脉血气分析包括 pH、$PaCO_2$、PaO_2、氧饱和度和碱含量。对特定患者来说，血气分析测试有一个范围（参见下文可接受的动脉血气范围），我们需要考虑患者处于急性期还是慢性期，以及患者的症状和体征。一般会以"在可接受范围内"表示这些值，而不是特定的某个值。

一旦确定了某患者的 pH、$PaCO_2$、PaO_2 以及碱值，就需要对这些值进行分析。当前的数值是否正常？患者是急性（未代偿）、部分代偿还是完全代偿（慢性）？

逐步分析的思路十分重要，评估时要遵循相同的顺序，才能获得全面、标准的结果（图 8.2）。

（1）检查 $PaCO_2$，判断肺泡通气量是否正常。

（2）检查 pH，判断酸碱是否平衡或疾病是急性还是慢性。

（3）检查 PaO_2，判断氧合作用是否正常或是否存在低氧血症及低氧的程度。

（4）检查 BE/BD。

在评估患者情况时，一些额外的临床信息也是十分重要的。例如，患者是否正在接受吸氧或机械通气治疗？如果 FiO_2 为 40%，而 PaO_2 并没有达到正常水平，这比患者 FiO_2 低且 PaO_2 值正常更令人担忧。同样，如果患者正在接受机械通气治疗，应该将其血气分析结果调节到接近正常水平。例外情况是若患者存在慢性 CO_2 潴留，这类患者应保证通气达到其正常水平（即 pH 接近正常的 $PaCO_2$ 水平）。

动脉血气的可接受范围

有时，出于各种医学原因，会使用可接受的血气范围，而不是追求理想的数值。这里列出的范围是否可接受，取决于医师和患者的具体情况。

- pH 7.30~7.50。
- $PaCO_2$ 30~50 mmHg。
- pH7.45 及以上的碱血症。
- pH7.35 及以下的酸血症。

应注意 pH 与 $PaCO_2$ 之间的关系。通常情况下，$PaCO_2$ 上升时 pH 会下降。H_2CO_3 的变化是可预测的，常见规律如下。

- $PaCO_2$ 每升高 20 mmHg，pH 下降 0.10（如 $PaCO_2$ 60 mmHg，pH7.25）。
- $PaCO_2$ 每下降 10 mmHg，pH 上升 0.10（$PaCO_2$ 25 mmHg，pH7.50）。

$PaCO_2$ 也与血浆中碳酸氢盐相关。

- $PaCO_2$ 每上升 10 mmHg，血浆中碳酸氢盐浓度会升高 1 mmol/L。
- $PaCO_2$ 每下降 10 mmHg，血浆中碳酸氢盐浓度会下降 2 mmol/L。

了解这些规律后，治疗师可以确定动脉血气变化与呼吸问题相关，而不是由代谢问题引起的——比如由糖尿病酮症酸中毒引起的酸中毒、碱缺乏、pH 低（酸性），但 $PaCO_2$ 可能在正常范围内[5,7]。

动脉血气值误差的原因

动脉血气值的准确性取决于多种因素，如动脉血样本的采集方法是否正确，采集后送到实验室的过程中样本的处理以及样本分析时使用的方法。了解有关动脉穿刺血气分析的正确方法请访问 https：//www.nejm.org/doi/full/10.1056/NEJMvcm0803851。

以上任何环节都可能出现误差，因此，在所有环节都应注意避免差错，实验室环节也应保持警惕以减

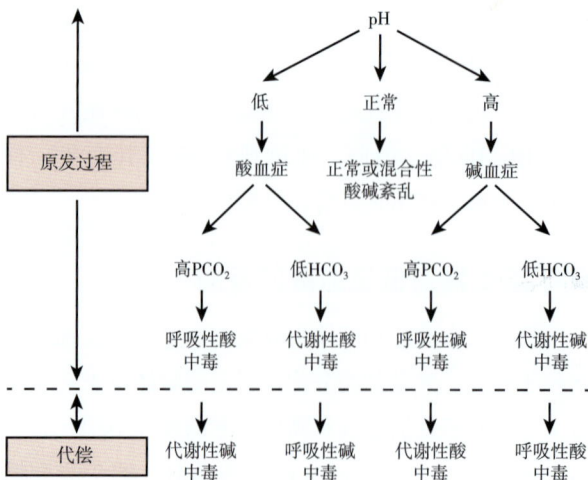

图 8.2　动脉血气分析

少误差，常见问题有非动脉样本（静脉血与动脉血混淆）、采血器中有气泡、样本中抗凝剂不足以及非冷却样本的分析延迟（图 8.3）[8-11]。

呼吸衰竭

呼吸衰竭被定义为呼吸系统不足以维持机体正常的新陈代谢（即通气和氧合）[5]。血气分析示 pH 小于 7.30，$PaCO_2$ 大于 50 mmHg，同时存在低氧血症。

在呼吸衰竭急性期，肾脏还没有开始代偿，因此 HCO_3^- 浓度仍正常。随后，肾脏开始缓冲酸中毒，出现碱过量。慢性呼吸衰竭时，$PaCO_2$ 升高且 pH 正常，PaO_2 降低。

对于 PaO_2 的评定通常基于以下标准：PaO_2 小于 80 mmHg 为轻度低氧血症；PaO_2 60~80 mmHg 为中度低氧血症；PaO_2 小于 40 mmHg 为重度低氧血症。

体位的改变有时也会影响氧合状态。例如，当单侧右肺下叶肺不张患者右侧卧位时，可使血液更多地流向塌陷的右肺，这会导致分流加剧，氧合下降（区域分流）；而当患者左侧卧位时，氧合则会改善；当患者仰卧位时，PaO_2 不变。

当出现低氧血症时，治疗包括氧疗、CPAP 或 BIPAP，如果可能的话，同时减轻导致低氧血症的原因。除了氧疗或机械通气外，还可以采用气道廓清技术和药物治疗。氧疗不仅可以改善低氧血症，还能减少患者呼吸做功，并减轻心脏负荷。

影响动脉血气的因素

很多因素都会影响动脉血气，如特殊年龄段（新生儿 / 老年人）。新生儿在最初的生命过程中发生了许多变化，胎儿血液循环在生命的最初几小时和几天内发生了巨大的变化。而老年人因心输出量、残气量以及最大自主通气量的下降，PaO_2 逐渐降低。研究表明，从 60~90 岁，年龄每增加 1 岁，PaO_2 会下降 1 mmHg。Hardie 等的研究发现，动脉血气与性别有关，但与年龄无关。研究对象选择无呼吸系统疾病、没有严重呼吸困难、无症状的心脏病和高血压以及当前不吸烟的老年人。如果他们没有呼吸系统症状，就不会被从动脉血气的参考样本中排除[12]。

对有心肺功能障碍的患者来说，运动训练或任何运动量高于休息的活动都可能会显著增加耗氧量。正常人群会增加耗氧量来满足较大的活动量。通常耗氧量会达到一个平台期，实现该活动的恒定氧气消耗。对有心肺功能障碍的患者来说，即使运动负荷与未接受训练的患者相同，耗氧量也会持续增加。因此，监测血氧饱和度十分重要，以防止出现血氧饱和度降低[4]。在妊娠期间，激素和机械因素会对心肺功能造

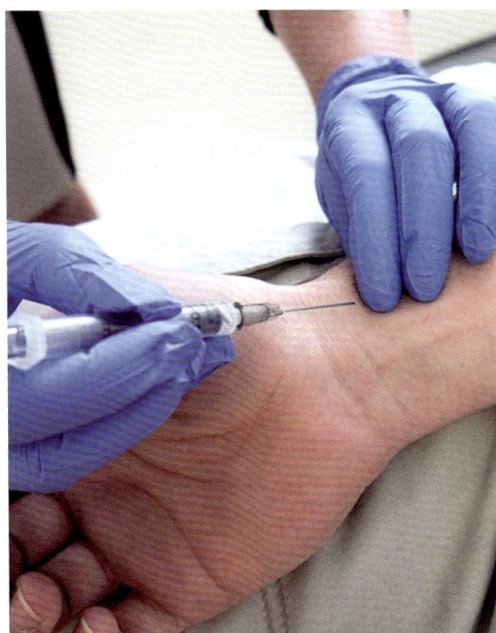

ABG分析采血点

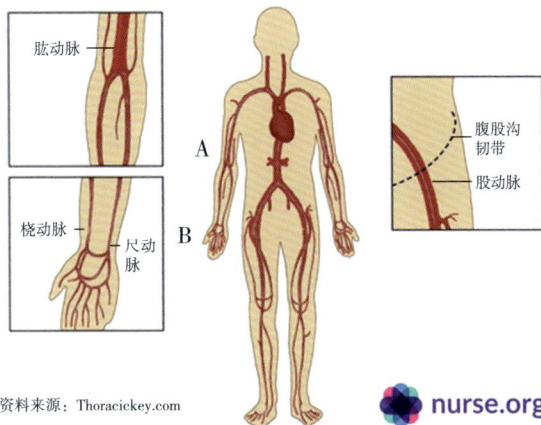

肱动脉

桡动脉 尺动脉

腹股沟韧带

股动脉

A

B

资料来源：Thoracickey.com

nurse.org

通常至少 0.5 ml，但最好是 1 ml。通过动脉血气针从手腕、腹股沟或上臂采血

新生儿常用毛细管穿刺或从留置的脐动脉中抽取

图 8.3　ABG 分析采血点

成负面影响。在妊娠期最后 3 个月，由于激素和膈肌位置的改变，会出现呼吸困难和无法深呼吸。

Sunyal 等进行了一项评估妊娠期女性血氧饱和度和肺功能的小型研究，研究组为 32 名无呼吸系统疾病史的妊娠女性（25~35 岁），对照组为 8 名未妊娠女性（25~35 岁）。研究发现妊娠女性的血氧饱和度逐渐增加［早期（97.73 ± 0.30）%、中期（98.05 ± 0.54）% 以及晚期（98.40 ± 0.30）%］。结果显示妊娠女性的血氧饱和度高于未妊娠女性，考虑与通气量和孕激素的增加有关，孕激素水平在妊娠后期达到峰值[13]。

睡眠时每分通气量会降低，且对 CO_2 和低氧血症的反应降低。脊髓损伤、脑血管意外、COPD 以及严重神经肌肉疾病（如脊柱后凸侧弯）或病态肥胖患者，在睡眠时容易出现呼吸暂停和低氧血症。若出现白天嗜睡，抱怨睡眠困难或白天精神差、或无法遵医嘱以及出现精神混乱时，都应考虑这些情况的可能性。通常患者的配偶或伴侣会向医师反映患者晚上辗转反侧且鼾声如雷，有些家属明显能感觉到患者在睡觉时数次出现呼吸暂停的现象。若出现上述情况，需要进行睡眠监测以评估呼吸过程、氧合情况以及夜间血氧饱和度。物理治疗师们也应对这些患者进行辅助监测，了解和观察是否存在前面列出的症状和体征，从而更好地监测患者的病情。治疗师也应与患者的伴侣密切沟通，询问患者的睡眠质量以及是否存在功能改变。

大气压对氧合的影响

高海拔造成的低气压会导致人对氧气的利用率降低。如前所述，PaO_2 取决于大气压。当大气压降低，可使用的氧气就会减少。自身 PaO_2 已经很低的患者如果到低气压的地方旅行应该依据当地大气压制订氧疗处方。Colorado 的 Thomas L. Petty 医师建议患者随身携带血氧计，他的宗旨是"无论你在哪儿，都要随时测定血氧饱和度。"

大气压的升高（如在高压氧舱中）可以增加患者的氧含量。创伤愈合期患者和一氧化碳中毒患者需要在高压氧舱中治疗，但并不是每家医院都配有高压氧舱，因此，在需要治疗时，可以就近选择有高压氧舱的医院。

影响动脉血气的其他因素

体温升高（发热状态）可以增加新陈代谢，从而增加耗氧量、降低 PaO_2，进而使肺泡通气增加，导致 $PaCO_2$ 降低。体温下降会降低耗氧量，如从冰冷的河水中救起刚复苏的患者或失温症患者，这样可以降低身体功能，维持氧供，从而有机会救治患者。

在动脉血气报告中，重要的是要注意患者在抽取血气时的状态。通常情况下，患者在抽取血气时处于静息状态。如果 PaO_2 在静息时较低（60 mmHg），则接近氧合血红蛋白离解曲线的陡峭部分，患者在运动增加时可能会迅速出现血氧饱和度下降。

如果患者在吸氧时 PaO_2 为 55 mmHg，则表明 PaO_2 不足，因为运动或活动会增加氧需求[14-16]。任何在静息状态需要吸氧的患者都应该评估运动时是否有足够的氧合。目前很多患者的血气都是在休息时而不是在运动训练时采集的。同样，如果患者正在接受机械通气，在活动和运动前血气起码应在正常范围内或接近正常范围。

无创监测

无创呼吸功能监测的优点是便利、可准确反映趋势、并发症少，且不会引起患者不适。无创监测与临床监测一同作为持续检查的一部分。无创监测项目包括脉搏血氧饱和度、经皮氧分压监测（$PtCO_2$）以及利用容量法测量呼气末 CO_2。

脉搏血氧饱和度

脉搏血氧饱和度监测利用特定波长的光线，以非侵入性的方式确定氧合血红蛋白（SpO_2）的饱和度，从而间接地反映动脉氧合血红蛋白饱和度（SaO_2）的情况。

脉搏血氧饱和度监测的指征包括以下 3 点：

（1）监测患者动脉血氧饱和度是否正常。

（2）评估患者对干预和运动的反应。

（3）满足第三方付款方的需求，按规定记录患者血氧饱和度下降情况并给予氧疗[17-19]。

脉搏血氧饱和度监测的注意事项　如果患者需要持续监测 pH、$PaCO_2$ 以及总 Hgb，Hgb 异常，则可能是监测脉搏血氧饱和度的"相对"禁忌证。如果患者 Hgb 含量很低（70~80 g/L 或仅仅是正常值的一半），则静息时血氧饱和度可能会高于 90%，但一旦开始运动，血氧饱和度就会迅速下降。因此，需要在

运动训练 / 活动前、中、后监测脉搏血氧饱和度，以全面了解患者对干预治疗的生理反应。此外，也需要评估其他生命体征。

在患者的手指、脚趾或耳垂贴上感应器，仪器可基于光吸收量迅速、连续测定患者的血氧饱和度（即使用微型处理器计算 SaO_2），该方法还可监测脉搏次数。

运动训练前采集休息时基线脉搏血氧饱和度、HR、BP 和 RR。当训练量确定时，通过与休息时基线参数比较，能够评价训练强度是否恰当。建议在运动期间保持血氧饱和度高于 90%。滴定辅助供氧能够保证血氧饱和度维持在适当范围内。如果没有医师的医嘱和未经咨询，治疗师不能擅自改变患者的 FiO_2。因此，很多医院采用跨科室合作来解决这类问题。例如，医嘱可能会这样写："滴定吸氧浓度，使血氧饱和度在运动时保持在 90% 以上。"在这种情况下，还需要考虑清楚 FiO_2 能增加到什么水平以及运动中使用哪种氧气输送装置可以使运动期间的氧合保持平稳。

很多情况会导致脉搏血氧饱和度的测量结果不准确，Hgb 异常、黄疸、贫血、低灌注（如糖尿病）、血管内染料（亚甲蓝等）、肤色较深和深色指甲油等都会干扰测量。另外，运动伪影、高亮度的荧光灯也会对脉搏血氧饱和度测定造成影响。治疗师应该注意这些问题，尤其应注意确定患者运动时的脉搏血氧饱和度，确定读数正确，以正确评估患者的运动反应。

记录患者运动时的反应，应监测以下生命体征：ECG、HR、BP、RR、SpO_2 等。记录患者在静息状态、运动期间以及运动结束时的各项数据十分重要，同时记录患者恢复（回到基线）所需的时间也很关键。这些信息可以反映患者对当前运动训练的耐受能力。

经皮氧分压测定

在前胸或腹部的皮肤上安置感应器可以测定患者的经皮氧分压。感应器被加热会产生局部红斑，主要应用于新生儿和儿科 ICU。达到平衡需要的时间为 10~15 分钟，并需要校准感应器以确保读数精确。低体温、休克、严重贫血、水肿、严重酸中毒以及感应器

移位会造成测量结果不准确，曾有发生烫伤的病例。

经皮二氧化碳分压测定

$TcCO_2$ 测量广泛应用于新生儿 ICU，尤其适用于未插管或机械通气婴儿的持续监测。$TcCO_2$ 具有皮肤传感器，在血流动力学稳定的患者中效果最佳。传感器必须进行校准，并且要经常旋转以防止烧伤。动脉 $PaCO_2$ 与 $PtCO_2$ 存在较密切的相关性，但 $PtCO_2$ 的好处是不需要针刺。

Sandberg 等在新生儿 ICU 进行的一项研究评估了经皮血气监测在新生儿（包括极低出生体重儿）中的准确性。这些测量是在"稳定条件"下进行的。由于体重、年龄以及新生儿的需氧量不同，动脉血气和经皮血气也存在差异。研究结论为这两种方法之间存在良好的一致性，在 NICU 中使用经皮血气监测是临床可接受的。他们补充说，虽然经皮血气监测不能取代动脉血气，但它是评估新生儿的一个很好的补充工具[20]。

呼气末二氧化碳

采用红外光谱或者质谱分析系统对 CO_2 进行分析可持续获得呼出 CO_2 的含量，仪器还会显示每次呼吸的波形。波形分为几个不同的部分以表示呼吸过程的不同阶段。正常呼吸的起始阶段，气体从无效腔中逐渐排出，此时 CO_2 浓度很低。由于越来越多的肺泡被排空，肺泡中气体所占比例逐渐大于无效腔中气体所占比例，导致 CO_2 浓度升高。当 CO_2 浓度接近一个恒定值时，即为肺泡内气体的平台期，肺泡内气体处于平台期时，呼气末 CO_2 与 $PaCO_2$ 基本相同，吸气后 CO_2 浓度又迅速下降到基线水平。

呼气末 CO_2 可以监测患者呼吸状态的变化，并有助于确定是否需要调整呼吸机参数设置以改善肺泡通气[17]。监测呼气末 CO_2 最大的好处是可以观察病情变化并能够早期发现并发症，如气胸、低通气、肺栓塞和脂肪栓塞等引起无效腔增大的疾病。呼气末 CO_2 也能用来确定鼻饲管和气管内插管的位置[21-23]。

总结

本章主要讨论了正常动脉血气及其数值的意义，提出了动脉血气分析的方法，并探讨了 pH 和

$PaCO_2$、$PaCO_2$ 和 HCO_3^- 以及血氧饱和度和 PaO_2 之间的关系。本章也指出了呼吸改变可能导致机体预期的代偿改变，而代谢改变也会影响动脉血气。氧疗和气道廓清技术都可以改善低氧血症。

体位的改变可能是有害的，会造成区域性分流，但也可通过改善通气/灌注从而增加 PaO_2。例如，如果肺炎患者患侧卧位时，那么就会有更多的灌注通过通气不良的肺，PaO_2 就会降低；而如果采用健侧卧位，则会改善患者的 PaO_2。

无创监测技术已取得了很大进步，通过持续的无创监测可以实时监控患者病情、及早评估并发症，从而对患者进行更有效、更安全的治疗。

物理治疗师必须全面了解各种呼吸监测仪，才能更好地为患者提供全面的检查和评估，从而能够安全地指导患者通过物理治疗达到最佳的康复效果。应该教授患者如何监测自己的生命体征和呼吸困难程度，同时建议他们使用自己的血氧仪来评估休息和活动时的正常水平。

复习题

（1）哪些因素可以影响动脉血气？

（2）体温上升对动脉血气有何影响？这与临床中对发热患者的治疗有何联系？

（3）无创监测如何提高对患者的监测能力？

（4）依据血气中的哪些参数可以确定患者是慢性 CO_2 潴留？

（5）体位对动脉血气有何影响？怎样将体位应用于治疗？

（6）为了有效地读取动脉血气，需要考虑哪些注意事项？

（7）哪些疾病可能会影响血氧饱和度的测量结果并有较大概率出现误差？

（8）什么样的动脉血气数值提示应该暂停物理治疗？

（9）为确定肺泡通气和氧合状态的改善情况，在增加活动或训练强度之前应该监测哪些动脉血气读数？

参考文献

1. Cherniak RM. Evaluation of respiratory function in health anddisease. *Dis Mon.* 1992;38:505-576.
2. Kang S, Tobin S, Kelsall W. Neonatal pulse oximetry screening:a national survey . *Acta Paediatr.*
3. Arlettaz R, Bauschatz AS, Mkhoff M, Essers B, Bauersfeld U. The contribution of pulse oximetry to the early detection of congenital heart disease in newborns. *Eur J Pediatr.* 2006;165(2):94-98.
4. Hall JR. *Guyton and Hall: Textbook of Medical Physiology.* 13th ed. Philadelphia: Elsevier; 2016.
5. Shapiro BA. Evaluation of blood gas monitors: performance criteria, clinical impact, and cost/benefit (editorial comment). *Critical Care Medicine.* 1994;22:546-548.
6. Tarpy SP, Farber HW. Chronic lung disease: when to prescribe home oxygen. *Geriatrics.* 1994;49:27-28, 31-33.
7. Shapiro BA, Peruzzi W, Templin R. *Clinical Application of Blood Gases.* 5th ed. St. Louis: Mosby; 1994.
8. Pramad S, Gunchan P, Sandeep P. Interpretation of arterial blood gas. *Indian J Crit Care Med.* 2010;14(2):57-64.
9. Conway L. The pitfalls of arterial blood gases. *RT Magazine.* 2013;13-16.
10. Malley W. Arterial blood gases: unnecessary cost, discomfort and delay of care—or vital, lifesaving information? *AARC Times.* 2010;25:25-27.
11. Albert TJ, Swenson ER. Circumstances when arterial blood gas analysis can lead us astray. *Respir Care.* 2016;61(1):119-121.
12. Hardie JA, Vollmer WM, Buist AS, Ellingsen I, Møkve O. Reference value for arterial blood gases in the elderly. *Chest.* 2004;125(6): 2053-2060.
13. Sunyal D, Amin MR, Molla MH, et al. Assessment of percentage saturation of hemoglobin with oxygen in arterial blood of pregnant women. *J Bangladesh Soc Phsiol.* 2006;(1):10-13.
14. Brunelli A, Al Refai M, Monteverde M, Borri A, Salati M, Fianchini A. Predictors of exercise oxygen desaturation following major lung resection. *Eur J Cardiothorac Surg.* 2003;24:145-148.
15. Carpenter KD. Oxygen transport in the blood. *Crit Care Nurse.* 1991; 11:20-33.
16. Emtner M, Porszasz J, Burns M, Somfay A, Casaburi R. Benefits of supplemental oxygen in exercise training in nonhypoxemic chronic obstructive pulmonary disease patients. *Am J Respir Crit Care Med.* 2003;168:1034-1042.
17. AARC (American Association for Respiratory Care). Clinical practice guidelines. *Respir Care.* 1991;36:1406-1409.
18. Welch JP, DeCesare MS, Hess D. Pulse oximetry: instrumentation and clinical applications. *Respir Care.* 1990;35:584-601.
19. Schnapp LM, Cohen NH. Pulse oximetry: uses and abuses. *Chest.* 1990;98:1244-1250.
20. Sandberg KL, Brynjarsson H, Hjalmarson O. Transcutaneous blood gas monitoring during neonatal intensive care. *Acta Paediatr.* 2011;100:1651-2227.
21. Healey CJ, Fedullo AJ, Swinburne AJ, Wahl GW. Comparison of noninvasive measurements of carbon dioxide tension during withdrawal from mechanical ventilation. *Crit Care Med.* 1987;15: 764-768.
22. Ahrens T, Wijeweera H, Ray S. Capnography. A key underutilized technology. *Crit Care Nurs Clin North Am.* 1999;11:49-62.
23. Burns SB, Carpenter R, Truwit JD. Report on the development of a procedure to prevent placement of feeding tubes into the lungs using end-tidal CO_2 measurements. *Crit Care Med.* 2001;29:936-939.

9

胸部影像学检查

作者：Alice YM Jones　Myriam Riboh　Patrick Knott
译者：程　秦　盛子康
校对：陈亚红

本章目录

关键词

评估

影像学

计算机体层成像（CT）

磁共振成像（MRI）

放射性核素通气 / 灌注扫描（V/Q）

正电子发射体层成像（PET）

超声

引言

　　近年来，出现了许多种胸部影像学检查方法，对患者和医生来说，这些方法各有优缺点。尽管许多医院仍然使用胶片来记录影像，但数字放射摄影和图像电子管理已经成为常态。除了降低胶片成本和减少存储空间外，无胶片技术的另一个优点是可通过网络传输图像[1]。无论哪种方式，成像的基本原理都是相似的：当 X 线管的阳极电子与阴极电子碰撞时，就会产生 X 线。这些撞击产生的能量以 X 线的形式释放并穿过患者，最终投射在成像带上（即胶片）。成像带可以是胶片或数字成像传感器。接下来，通过数字处理器或胶片显影剂处理这些图像（图 9.1）。

　　当 X 线穿过患者到达胶片表面，胶片就会变黑（曝光）。而当 X 线被患者反射或吸收，就不会到达胶片，产生的图像就会保持白色（未曝光）。胶片上图案的明暗和阴影反映了成像结构的密度差异。

　　透射线性和不透射线性是曝光光谱的两个极

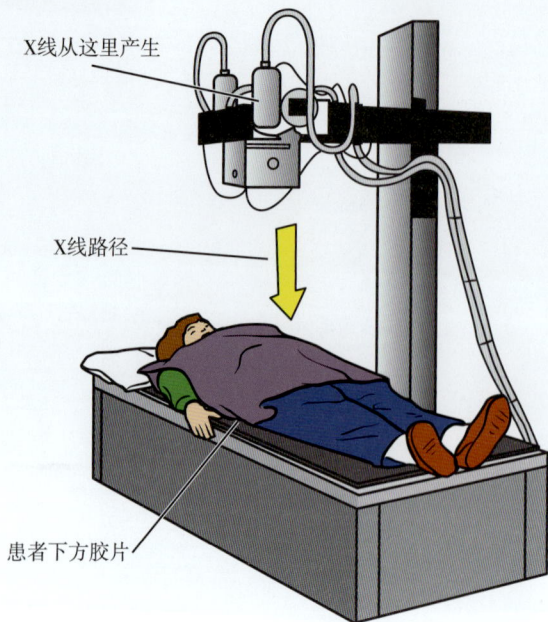

图9.1　X线拍摄机器

端。X线能够完全穿透稀薄的空气，因此在胶片上呈现黑色（透射线性）。脂肪的密度比空气大，会呈现深灰色的图像。肌肉和其他软组织比脂肪密度大，会呈现浅灰色的图像。骨骼是人体胸腔中密度最大的物质，会呈现白色的图像。金属物体和牙釉质的密度甚

至比骨骼还要大，会呈现纯白色的图像（不透射线性）[2]。不同密度的组织相互重叠时，会被"压平"和组合成一幅二维图像。因此，通常让患者摆出特定的体位，以特定的角度拍摄两张或多张图像（图9.2）。这使得在一个方向上重叠的结构可以在另一个方向上依次被看到。

图9.2A显示不同组织的密度。膝关节侧位图显示全膝关节置换术后的金属、骨骼、肌肉、脂肪以及膝关节前后方的空气。

胸部X线片及解读

初步检查

胸片或胸部X线片（chest x-ray，CXR）所提供的信息的解读过程可以分为几个阶段。在解读解剖图像之前，应先对X线片的整体信息进行检查[3]，包括以下内容。

- 患者身份。
- 拍片日期。
- 投照体位。

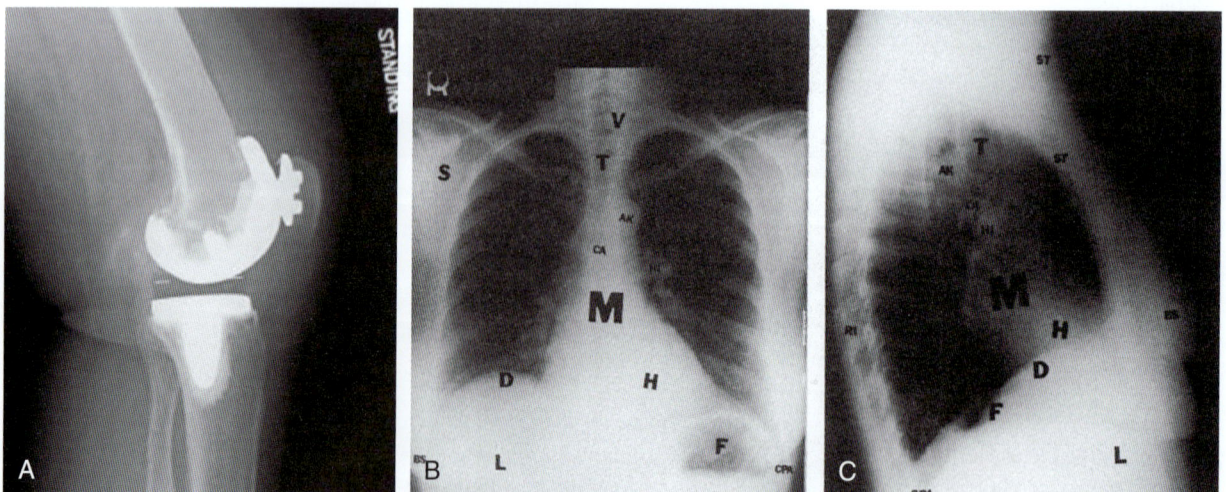

图9.2　X线检查图像。A. 全膝关节置换术后膝关节X线片显示空气、脂肪、肌肉、骨、骨水泥和钛金属的密度差异。B. 后前位胸片（PA）。C. 侧位胸片。这两种视图显示了胸片评估时必须观察的基本结构。有些结构在两个视图中都可以看到，而另一些结构只出现在一个视图中。评估时，物理治疗师应该能够看到并识别这些基本解剖结构。软组织和胸外结构：软组织（soft tissues，ST）、乳房阴影（breast shadows，BS）、膈肌（diaphragm，D）、肝脏（liver，L）和胃底（fundus of stomach，F）；骨性胸廓：肋骨（ribs，RI）、椎骨（vertebrae，V）、肩胛骨（scapulae，S，后前位最清晰）、锁骨（clavicles，C，后前位最清晰）和胸骨（sternum，S，侧位最清晰）；纵隔结构：纵隔（mediastinum，M）、气管（trachea，T）、隆突（carina，CA）、主动脉结（aortic knob，AK）、心脏（heart，H）、前间隙（anterior clear space，ACS，侧位最清晰）和肺门（hilus of lungs，HI）；肺野：肺门、肺血管（起源于肺门并向外分支）、肋膈角（costophrenic angles，CPA）和肺尖（lung apices，LA，后前位最清晰）。（图A由GE Healthcare公司提供）

- 胸廓旋转方位。
- 胶片曝光质量。

在进一步评估之前，应检查图像信息中患者的完整姓名、出生日期、性别和病例中的医院 ID 号。未确认这些基本信息可能会导致解读错误。

接下来，应检查胸片拍摄的日期。通过比较不同日期和时间拍摄的影像，可以得到与时间相关的信息：例如，病情的进展情况（如气胸面积的扩大情况，或经过物理治疗后肺不张的恢复情况）。

确认患者身份信息和拍片日期后，应记录 X 线片的投照体位。表 9.1 为胸片常见的投照体位。标准胸片一般包括患者站立时后前位（posteroanterior，PA）和左侧位的影像。在这两种体位下，心脏最接近胶片，临床医师可以通过 X 线片来评估心脏的大小。心脏离胶片越远，在片子上看起来越大。拍片时，心脏和肺部尽量靠近胶片，以使评估更准确。当患者无法坐下或站立时，可在病房中进行前后位（anteroposterior，AP）投照。由于 AP 拍摄时心脏离胶片较远，因此心脏显得较大，且肩胛骨内侧界与其他胸部结构重叠，会遮挡细节。

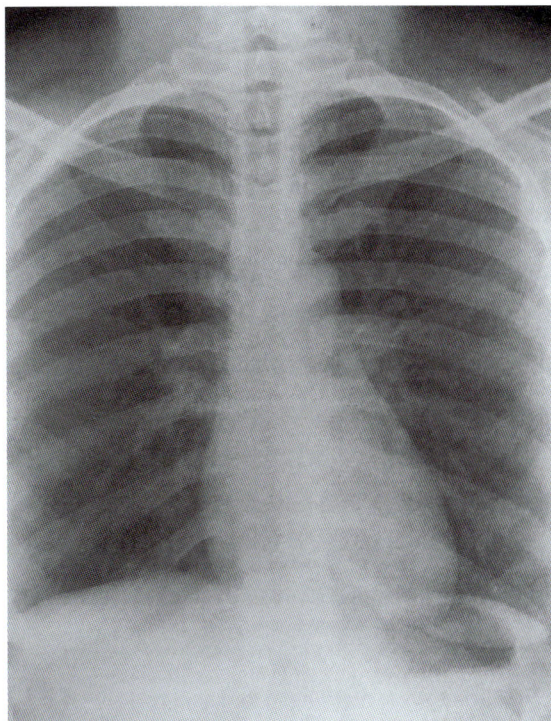

图 9.3 合适的透光度，注意正好可以透过心影看到后面的椎体

表 9.1 标准胸片的投照体位

体位	描述
前后位（AP）	正面视图，患者面对 X 线管，将胶片放在患者背后
后前位（PA）	X 线管面朝患者背部，将胶片放在患者的前面
右侧位	侧视图，右侧对着胶片
左侧位	侧视图，左侧对着胶片
斜位	AP 位和侧位之间 45° 视图

通过检查锁骨内侧头是否对齐，可以评估拍片时胸廓的旋转方位。棘突应该与两侧锁骨内侧头等距[3]。胸廓旋转会扭曲肺部、心脏和其他关键结构的图像，且不利于不同肺部区间的准确比较。

最后，检查胶片的整体曝光情况（透光度）。如果组织结构太暗，则提示胶片被过度透光，应该使用更少的射线量重新拍片。如果组织结构太亮，则提示胶片未充分透光，应该使用更多的射线量重新拍摄。透光恰当的影像，应该正好可以透过心影看到椎体（图 9.3）。

病变评估

概述

在检查完投照体位、胸廓旋转方位和胶片曝光质量后，就可以开始进行诊断评估。

首先要迅速检查图像中是否有严重的、危及生命的异常。然后检查图像中是否有非解剖物体，如心脏起搏器、导管、电导线和皮钉。如果患者病历记录中有之前的影像，可以将此次图像与之前的图像进行比较。

诊断评估过程包括对这些图像的检查（表 9.2）。

- 骨骼（包括脊柱、胸骨、锁骨和肋骨）。
- 膈肌位置（包括左、右侧膈肌）。
- 气管和主支气管。
- 肺野。
- 心脏大小。
- 纵隔和大血管。
- 其他病变。

表 9.2　胸部 X 线片评估内容总结

项目	内容
患者信息	姓名、出生日期、社会保险号码、性别、有无既往影像学检查
非解剖结构	起搏器、ECG 导线、纽扣、外科遗留物（如皮钉等）、异物
一般检查	通过评估锁骨内侧头的位置检查胸廓的旋转方位 胶片曝光是否适当（胶片是否太白？太暗？） PA 还是 AP？
骨骼	数量是否正常？骨骼是否处于正常解剖位置？有无骨折、病变？
气管	是否居中？是否狭窄？有无异物？
肺部	评估吸气力度、肺部的最大扩张度和膈肌位置 肋膈角是否清晰？ 肺野：有无高密度影？ 膈肌或水平裂有无偏移？肺纹理有无增多？
心脏	大小、边界、形状
纵隔	是否增宽？

骨骼

检查是否有骨折的迹象，特别是肋骨边缘。骨折表现为骨骼内透亮线样影或骨骼边缘平滑皮质线的中断（图 9.4）。非正常解剖位置出现不明原因的骨碎片是骨折的另一个征象。

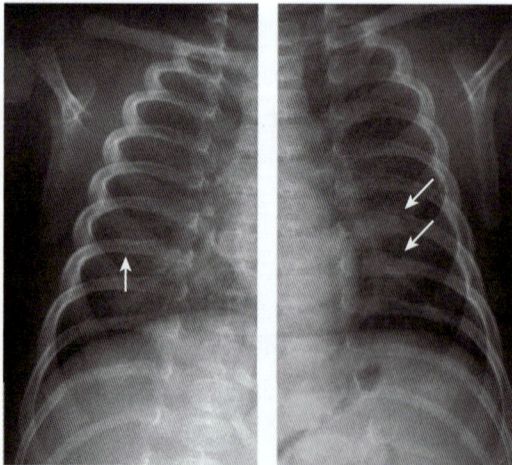

图 9.4　急性肋骨骨折。右侧和左侧斜位 X 线片示右侧第 7 肋骨骨折（箭头），左侧第 7 和第 8 肋骨骨折［摘自 Paddock, M., Sprigg, A. and Offiah, A.C. Imaging and reporting considerations for suspected physical abuse (nonaccidental injury) in infants and young children. Part 1: Initial considerations and appendicular skeleton. *Clin Radiol.* 2017; 72(3): 179–188.I.］

膈肌位置

应注意膈肌的位置。由于肝脏的解剖学特点，使得右膈较高，左膈通常比右膈低。除了位置，膈肌的形状、界限和肋膈角也很重要。肋膈角是每侧膈肌与胸壁相交的地方。直立位胸片上，在胸腔底部的薄而尖的区域，可以观察到胸腔内血液或其他液体积聚。这些积液会影响患者的肺容量，从而影响氧合。图 9.5 显示左侧肋膈角模糊，说明左侧胸腔有少量积液。

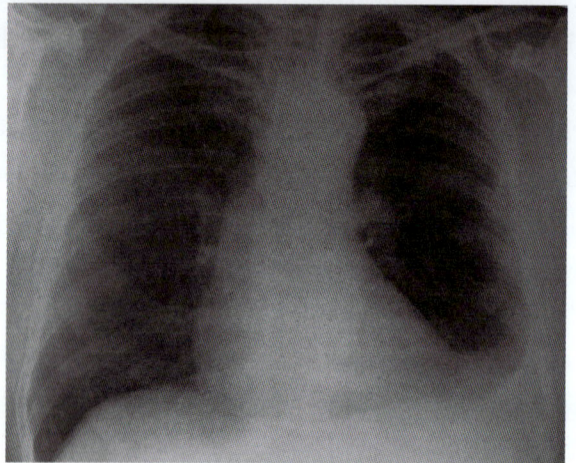

图 9.5　胸部 X 线片示左侧少量胸腔积液（摘自 Corne J, Kumaran M. *Chest x-ray made easy.* 4th ed. Edinburgh: Elsevier; 2016）

检查膈肌位置时，应考虑患者在 X 线摄影时的吸气力度。拍片时，会要求患者进行深呼吸，深吸气时可以看到胸廓的 10~12 根肋骨。如果在呼气时或吸气力度不足时拍胸片，肋骨会相互靠近，下部肋骨会低于膈肌的水平。吸气力度不足可能会掩盖部分肺，或使其他部分变得更明显。判断患者的吸气力度可以协助评价患者的呼吸功能。

气管和主支气管

气管位于胸片的上部，也是需要评估的重要结构。气管应该位于 PA 胸片的中线上，且隆突（气管分叉成为两个主支气管）也应该清晰可见。气管偏离中线提示胸腔内有张力，如气胸。气管狭窄和（或）气管内异物可引起呼吸窘迫，必须立即进行评估。如果患者已进行气管插管，可以通过 X 线片检查插管的位置。成人气管插管的尖端应比隆突高至少 2 cm[4]，儿童气管插管的尖端应位于 T2~T3 椎体旁 [5]。

肺野

接下来，应评估肺野的密度和血管纹理。肺门区是血管和气道的交汇处，通常比周围的肺野密度高。临床检查肿块或肿瘤时，这一体征很重要。外周肺野分布着最小的血管和气道结构，看起来最平滑，密度最低。比较两侧肺野的对称性有助于发现异常区域。肺炎等疾病可导致肺组织实变，而肿瘤、积液和肺不张等疾病，病变区域的密度（不透明度）高于肺野其他部位的组织（图9.6）。肺基底部不张可导致相邻的膈肌上移，右肺上叶不张则可导致水平裂向上移动。

肺野是否充分扩张也是一项重要的评价指标。气胸导致部分肺不张，在胸腔内形成一个密度较低、充满空气的空间，且没有肺部和血管纹理（图9.7）。相反，血胸和胸腔积液时，胸腔积聚了比正常肺组织密度更高的液体。

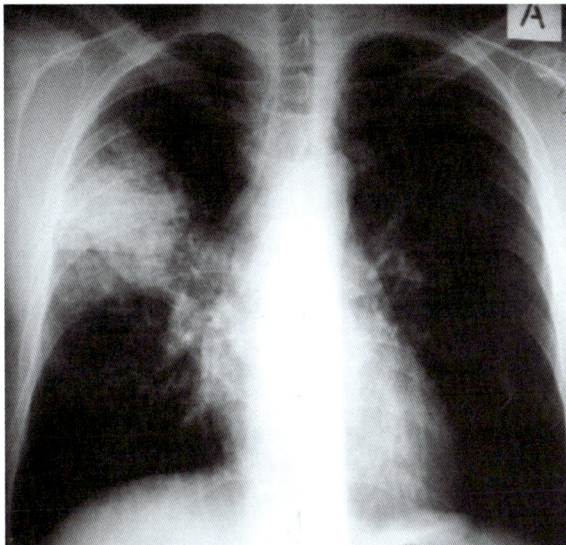

图9.6　胸部X线片显示右肺上叶实变（摘自 Antoniou KM, et al. Pulmonary consolidation with fever is not always pneumonia: a case of microscopic polyangiitis and review of the literature. *Respiratory Medicine CME*. 2008;1: 169–175）

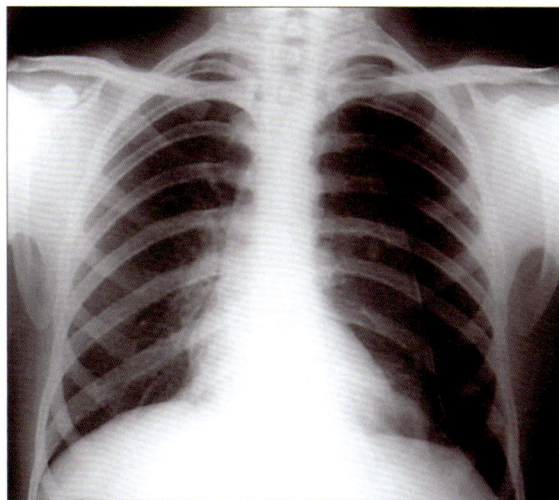

图9.7　左侧气胸。（摘自 Lee P. Primary spontaneous pneu-mothorax: to pleurodeses or not? *Lancet*, 2013 Apr 13; 381 (9874): 1252–1254.）

心脏大小

正常情况下，心脏的宽度大约是胸腔宽度的一半。测量心脏轮廓，然后测量胸廓宽度（从胸骨中心到肋骨外缘），并进行比较，有助于识别由心力衰竭和心肌病引起的心脏肥大。接下来，应检查心脏的形状和边界范围。例如，"靴形"心脏提示儿童可能有先天性心脏畸形，而心脏边界不清则提示可能存在邻近肺组织的浸润。

纵隔

纵隔的宽度也是重要的评价指标。纵隔结构应该比胸椎宽。若该区域的致密结构比预计宽度宽得多，应怀疑是危及生命的胸主动脉瘤。当主动脉弓变宽时，可在X线片上见到左上胸腔的高密度阴影（图9.8）。

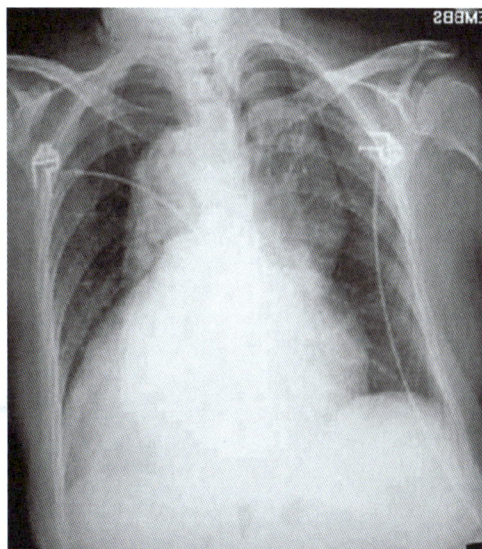

图9.8　胸主动脉瘤伴纵隔增宽（摘自 EMBBS. Emergency Medicine and Primary Care Home Page. http://int-prop.lf2.cuni.cz/heart_sounds/ekg4/index.html）

其他病变

其他常见疾病在胸片上也有典型表现。例如，哮喘引起的过度充气可表现为遍布肺野的支气管纹理增多、膈肌扁平、胸廓扩张。慢性阻塞性肺疾病也可出现类似征象，包括桶状胸（前后径增加）、膈肌扁平、肺纹理整体密度降低。

其他影像学检查

计算机体层成像

胸部计算机体层成像（computed tomography, CT）是诊断某些疾病的有力工具。与标准 X 线片类似，CT 使用电离的放射线，但它可以更细致地快速扫描。CT 扫描在患者纵轴的轴向平面上生成"切片"的图像，与 X 线片相似，右肺位于图像的左侧（图 9.9）。尽管骨骼比软组织更清晰，但 CT 仍然可以提供肺部、血管结构和心脏的清晰图像。现代扫描仪可以生成容积或三维 CT（3D-CT）图像（图 9.10）。这些仪器灵敏到可以检测出冠状动脉中微量的钙化，是诊断早期心脏病的一项指标。定量 CT 分析可以评估肺气肿的严重程度，并可评估 COPD 患者的气流受陷程度 [6]。

螺旋 CT 扫描是一种将计算机与 X 线机相结合的技术，以螺旋路径扫描人体。与传统 CT 相比，螺旋 CT 可以产生更多的图像和更高的分辨率，有助于肺栓塞和肺部肿瘤的诊断。在某些情况下，可以通过静脉注射含碘造影剂来增强 CT 图像信息，但造影剂可能会加重肾脏疾病的负担。

虽然 CT 扫描可以提供重要的信息，但一次普通胸部 CT 扫描大约相当于 50~450 个胸片的辐射量，PA 胸片的辐射剂量为 0.02 mSv，胸部 CT 的辐射剂量为 7 mSv[7]。辐射暴露的增加与日后罹患癌症有关，尤其是儿童 [8]。因此有时应考虑采用其他的胸部成像技术。

磁共振成像

磁共振成像（magnetic resonance imaging, MRI）在肺栓塞的诊断，及纵隔、胸膜腔和胸壁肿瘤的检测和评估中十分有用。MRI 的优点是利用磁能获得结构和功能成像，从而避免电离辐射的相关危害（图 9.11）。然而，由于心脏、血管搏动和呼吸的连续运动导致图像质量下降，是胸部 MRI 的挑战 [9]。目前，已有短回波时间和超快自旋回波采集等技术，提高了胸部 MRI 的质量。但与 CT 扫描相比，选择 MRI 检查时仍需考虑成本和检查时长等因素。

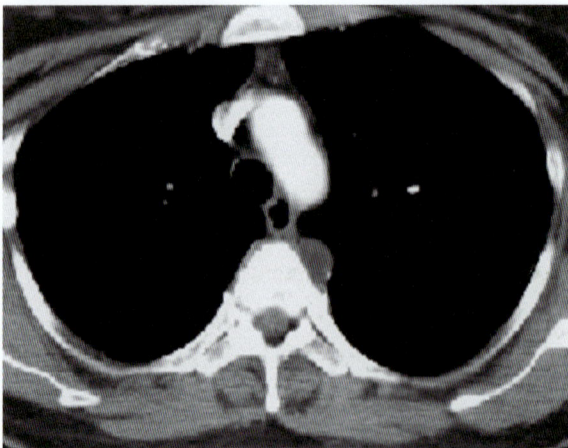

图 9.9　胸部 CT 示脊柱、肺部和主动脉弓（图片由 GE Healthcare 公司提供）

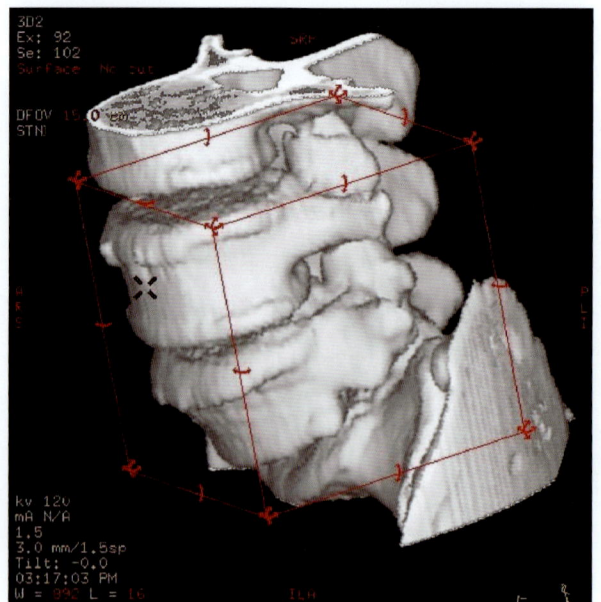

图 9.10　CT 扫描生成的三维重建图像（图片由 GE Healthcare 公司提供）

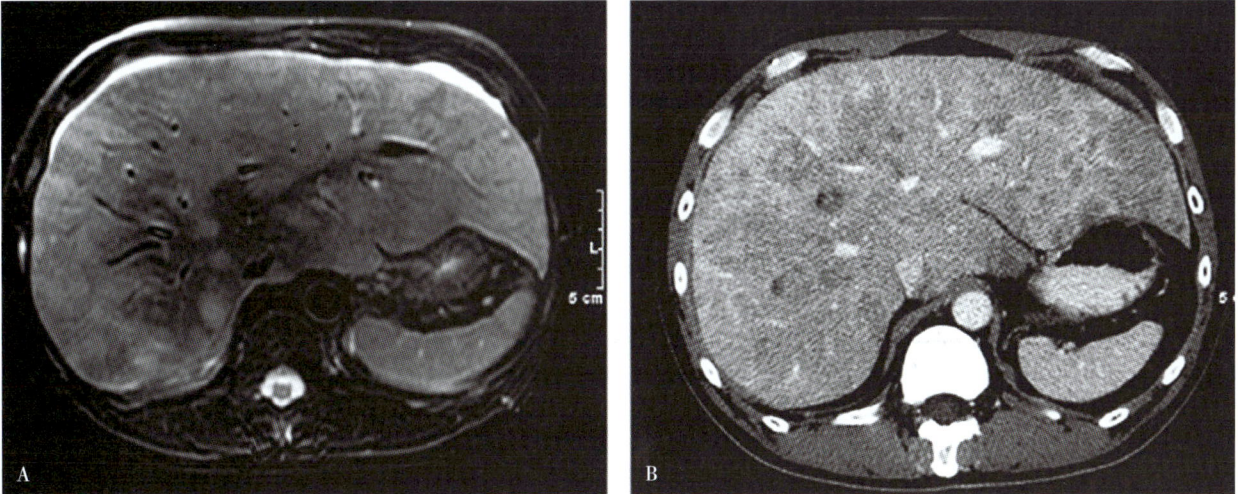

图 9.11　MRI（A）和 CT（B）扫描的区别（摘自 Eisenhauer EA, et al. New response evaluation criteria in solid tumors: revised RECIST guideline (version 1.1). *European Journal of Cancer*. 2009:45(1):228–247）

放射性核素肺通气 / 灌注扫描

放射性核素肺通气 / 灌注（radionuclide ventilation-perfusion，V/Q）扫描可用于检测影响肺部血流的疾病。放射性同位素注入到血液循环中，也被吸入至肺部。通过扫描这些同位素的位置可以确定肺部通气和灌注的程度。不匹配的情况（例如，有空气通气但没有血液灌注的区域）表明血凝块已经堵塞在肺血管中。尽管成像技术提高了 V/Q 扫描在肺栓塞诊断中的敏感性，但这种技术的使用可能导致临床中对不明显的小肺栓塞的过度诊断和过度治疗[10]。

正电子发射体层成像

正电子发射体层成像（positron emission tomography，PET）是一种用于肿瘤检测和评估治疗反应的核成像技术[11]。PET 扫描通过注入循环的正电子放射性核素发出的伽马射线，根据生物活性分子（葡萄糖类似物）的浓度构建三维图像，癌细胞中葡萄糖代谢增加，而这些图像则可显示葡萄糖代谢的情况。PET 扫描有助于发现肿瘤的存在。由于肿瘤具有高度的代谢活性，因此在 PET 扫描中，放射性核素的高摄取会显得"发亮"。

PET 扫描除了显示脏器的结构外，还能提供器官功能的信息。例如，心肌细胞吸收的放射性标记葡萄糖的量可以帮助临床医师确定这些细胞在心肌梗死后是否仍然活跃或已经死亡。如果心肌细胞仍然存活，这将有助于临床医师确定患者能否从冠状动脉搭桥术中获益。

超声

非放射科医师可将胸部超声作为临床评估和干预的延伸手段加以应用。目前这是一种常见的床旁工具，可广泛应用于多种操作，包括胸腔穿刺术、肋间导管置入术、胸腔镜检查等。临床检查中也常将超声用于胸膜、肺实质病变及膈肌功能的评估[12]。监测膈肌无力或麻痹患者时，常用无创超声评估膈肌厚度和活动情况[13]。图 9.12 显示了膈肌的超声图像。在 M 超模式（运动时的超声波，显示一条随时间变化的运动线）中，箭头表示膈肌在吸气末和呼气末的

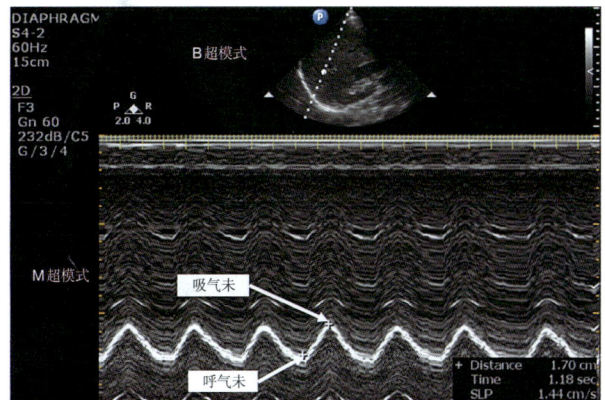

图 9.12　膈肌的超声图像。箭头表示膈肌在吸气末和呼气末的位置。这两点之间的距离表示膈肌的位移。可在 B 超模式视图中测量膈肌的厚度

位置，这两点之间的距离表示膈肌的"位移"。B超模式（超声图像的二维显示）通常用于测量膈肌的厚度。膈肌的厚度分数，即吸气末和呼气末时膈肌厚度之差与呼气末时膈肌厚度之比，已被证明是预测成功撤离机械通气的有效指标[14]。膈肌超声也可对干预治疗的效果进行即时、无创的评估，如物理治疗师所采用的呼吸训练[15]。尽管胸部超声是一种常用的床旁诊断和评估工具，但有些呼吸疾病只能通过胸片检查来评估，而某些呼吸疾病则只能通过超声检查来评估。因此，急诊科通常推荐同时使用胸片和胸部超声进行评估[16]。

总结

胸部影像学检查有多种方法。尽管物理治疗师在监测物理治疗干预后患者的呼吸功能时，更常使用膈肌超声评估，但标准的胸部X线检查仍然是快速、经济且风险低的信息收集方式。物理治疗师应掌握阅读胸片的基本技能，能够识别X线检查和其他成像技术显示的常见异常表现，以便更好地调整治疗方案，适应患者的整体需求和氧气需求。

复习题

（1）标准胸片上观察到的不同的密度代表什么？

（2）解读胸片的基本步骤有哪些？

（3）以下疾病在胸片上都有哪些征象：气胸、血胸、实变、肺不张和胸腔积液？

（4）物理治疗师采取的哪些干预措施可以通过胸部超声来评估？

参考文献

1. Ozcete E, Boydak B, Ersel M, Kiyan S, Uz I, Cevrim O. Comparison of conventional radiography and digital computerized radiography in patients presenting to emergency department. *Turk J Emerg Med*. 2015;15:8-12.
2. Pezzotti W. Chest x-ray interpretation. Not just black and white. *Nursing*. 2014;44:40-47.
3. Corne J, Kumaran M. *Chest x-ray made easy*, 4th ed. Edinburgh: Elsevier; 2016.
4. Hossein-Nejad H, Payandemehr P, Bashiri SA, Nedai HH. Chest radiography after endotracheal tube placement: is it necessary or not? *Am J Emerg Med*. 2013;31:1181-1182.
5. Koshy T, Misra S, Chatterjee N, Dharan BS. Accuracy of a chest x-ray-based method for predicting the depth of insertion of endotracheal tubes in pediatric patients undergoing cardiac surgery. *J Cardiothorac Vasc Anesth*. 2016;30:947-953.
6. Lynch DA, Austin JHM, Hogg JC, et al. CT-definable subtypes of chronic obstructive pulmonary disease: a statement of the Fleischner society. *Radiology*. 2015;277:192-205.
7. McCollough CH, Bushberg JT, Fletcher JG, Eckel LJ. Answers to common questions about the use and safety of CT scans. *Mayo Clin Proc*. 2015;90(10):1380-1392.
8. Costello JE, Cecava ND, Tucker JE, Bau JL. CT radiation dose: current controversies and dose reduction strategies. *AJR Am J Roentgenol*. 2013;201:1283-1290.
9. Souza CA. MRI of the chest: review of imaging strategies . *Radiol Bras*. 2015;48:V-VI.
10. Metter D, Tulchinsky M, Freeman LM. Current status of ventilation-perfusion scintigraphy for suspected pulmonary embolism. *AJR Am J Roentgenol*. 2017;208:489-494.
11. Alauddin MM. Positron emission tomography (PET) imaging with18 F-based radiotracers. *Am J Nucl Med Mol Imaging*. 2012;2:55-76.
12. Williamson J, Grainge C, Parameswaran A, Twaddell SH. Thoracic ultrasound: what nonradiologists need to know. *Curr Pulmonol Rep*. 2017;6:39-47.
13. Thimmaiah VT, Geetha MJ, Jain KP. Evaluation of thickness of normal diaphragm by B-Mode ultrasound. Int J Contemp Med Res. 2016;3:2658-2660.
14. Ferrari G, DeFilippi G, Elia F, Panero F, Volpicelli G, Aprà F. Diaphragm ultrasound as a new index of discontinuation from mechanical ventilation. *Crit Ultrasound*. 2014;6:8.
15. Jones AYM, Ngai SPC, Ying MTC, et al. Sonographic evaluation of diaphragmatic function during breathing control. *Physiother Theory Pract*. 2017;33:560-567.
16. Interrigi MC, Trovato FM, Catalano D, Trovato GM. Emergency thoracic ultrasound and clinical risk management. *Ther Clin Risk Manag*. 2017;13:151–160.

10

心电图识别与判读

作者：Christian Evans　Gary Brooks
译者：盖晓燕　王　蒙
校对：陈亚红

本章目录

关键词

引言

电信号是人体内进行传导、控制和调节的主要途径，而心脏的电信号最精确、最有序。电信号的速率、节律和传导对心脏功能至关重要，这些节律性电脉冲可引起心肌的机械性收缩和泵血。这种电流可通过置于皮肤表面的电极被检测到。心动周期中的电流信号被记录成特征性波形，即心电图（ECG，有时也称 EKG）。通过 ECG 的波形可以判读出心肌收缩与舒张等机械活动。

ECG 是心脏病患者诊断和治疗的重要工具。ECG 提供的信息还可以协助物理治疗师评估患者是否可以进行体力活动以及对体力活动的反应。物理治疗师可在不同的工作环境中获取 ECG 提供的信息。例如，在 ICU、急诊室和心脏康复中心，患者的 ECG 可能会通过遥测（一种远程监测系统，将 ECG 信号通过无线电波发送到远程接收器）或床旁系统持续监测。在急诊和门诊，可从病历中获取既往重要的 ECG 记录及报告。转至门诊进行物理治疗时，转诊病历中应附带患者的 ECG 资料。因此，所有物理治疗师都应对 ECG 在临床实践中的应用及局限性有基本了解，这一点至关重要。

ECG 的识别与判读对物理治疗师来说非常重要。

心脏重症监护病房（cardiac intensive care unit，CCU）的物理治疗师准备为一名开胸术后患者进行康复治疗。患者在整个术后恢复阶段，ECG 一直都很稳定，但尚未进行中等强度的运动或体力活动。治疗师让患者离床并开始适当水平的运动；然而，由于这些运动对心功能的要求较大，患者出现了运动诱发的心律失常。这种心律失常可能是良性的且症状很轻微，但也可能是恶性的，可能会危及生命。在这种情况下，如果物理治疗师能准确地识别出 ECG 异常，就能及时发现心律失常，然后转介给医师进行治疗。但如果没有识别出心律失常，则可能会出现不良临床结局。

由于心脏传导系统与 ECG 相关，因此本章简要回顾心脏传导系统的基本解剖结构和生理学知识。介绍并讨论正常 ECG 形态，以及通过 ECG 或"心电图记录条"快速确定心率和节律的几种方法。同时，也介绍一些常见的心律失常以及其他病理特征。本章将重点介绍 ECG 在物理治疗实践中的应用和局限性。

心脏传导系统的生理学和解剖学知识

心脏动作电位

离子流过心肌细胞膜可引发心脏动作电位，心脏动作电位具有独特的形态以及 5 个时相（0~4 期）[1]。当细胞处于静息状态时，由于心肌细胞膜的选择通透性和细胞内、外环境中钠离子（Na^+）、钙离子（Ca^{2+}）和钾离子（K^+）的相对浓度不同，细胞膜存在负电位。图 10.1 中用不同颜色对不同的时间敏感离子流进行了标记，其中心脏的动作电位是由构成它的单个电流叠加而成。静息状态时，典型的心室肌细胞膜仅对 K^+ 具有通透性，只允许 K^+ 从细胞内移出，直到细胞膜内电位约为 –90 mV（相对于细胞膜外电位）。这是心肌细胞的静息膜电位，它接近于 K^+ 的平衡电位。当去极化开始时，细胞膜的 Na^+ 和 Ca^{2+} 通道开放，使这些离子经细胞膜进入细胞内，同时膜电位迅速改变。随之 Ca^{2+} 可引起心肌肌原纤维收缩。

在去极化时，细胞膜的电位变为正电位，同时细胞收缩。与骨骼肌一样，Na^+ 通道具有快速开放及快速关闭的特点，从而允许 Na^+ 能够在去极化时迅速进入心肌细胞内（图 10.1 中称为心脏动作电位

的 0 期）。与骨骼肌不同的是，因 Ca^{2+} 通道的缓慢和延迟开放，心肌细胞的动作电位持续时间较长。在初始去极化后，部分 K^+ 通道维持开放状态，而部分 K^+ 通道关闭，此时 K^+ 通过开放的 K^+ 通道外流，使复极化开始（1 期）。在动作电位的平台期（2 期），K^+ 外流被 Ca^{2+} 内流而中和，导致去极化的时相延长并恢复到静息膜电位的时间延迟。在复极化开始时，慢 Ca^{2+} 通道的关闭伴随着更多 K^+ 通道的开放，导致 K^+ 快速外流，从而完成复极化（图 10.1 中的 3 期），使细胞膜恢复到静息负膜电位。在细胞静息阶段（图 10.1 中的 4 期），Na^+ 和 Ca^{2+} 被泵出细胞，而 K^+ 则被泵入细胞，从而恢复复极化所需的离子梯度 [1-3]。

每个细胞在去极化过程中都有一个绝对不应期，在此阶段给予任何刺激都不会导致去极化的发生。在去极化之后有一个短暂但重要的相对不应期，在此期间需要给予高于正常强度的刺激，才能使细胞再次出现去极化。心房细胞的不应期明显短于心室细胞，心房的固有节律比心室的固有节律更快。因此，在房室传导功能正常的情况下，心房节律使心脏起搏，包括

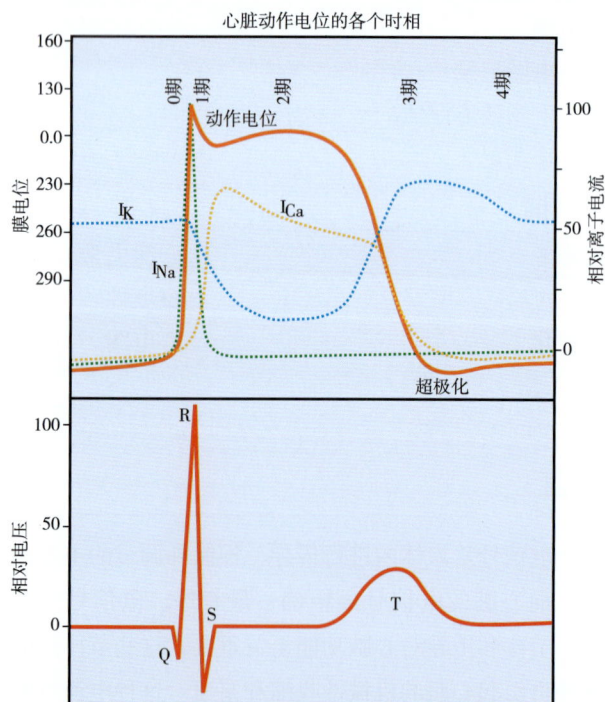

图 10.1　心室肌细胞动作电位与 ECG 的关系。A. 心室肌细胞的瞬态离子电流（I_k、I_{Na} 和 I_{Ca}）（红色标记）与细胞动作电位的形状、振幅和持续时间相关。动作电位分为 5 个时相（0~4 期）。B. ECG 中的 QRS 波群和 T 波与心脏动作电位的各个时相有时间上的关联。另外，ECG 也反映了去极化波在心脏中的解剖定位以及记录了电极的位置

心室。

如图 10.1 所示，某些特定离子电流形成了心脏动作电位的特定时期。Na⁺ 电流是初始去极化的主要离子；Ca²⁺ 电流在平台期起重要作用；K⁺ 电流在动作电位的持续时间和复极化过程中起重要作用。许多抗心律失常药物通过影响这 3 种离子通道中的 1 种或多种离子，而发挥作用。此外，这些离子流动所产生的电信号可通过心脏外周的传导组织进行传递。去极化和复极化"波"经心脏传导系统和收缩组织传播，这些过程具有特定的空间特性，并可被 ECG 的表面电极检测到。

心脏传导系统

心脏传导系统负责启动，并将电信号快速传递到心肌的特定部位（心房、心尖、室间隔和侧壁），从而使心肌有效、协调地收缩和泵血。传导系统由特殊分化的心肌细胞构成，这些心肌含有非常少的收缩性肌原纤维，收缩力最弱。传导系统的任何部位都能够自动去极化，并可以作为起搏点产生动作电位。然而，由于窦房（sinoatrial，SA）结自身去极化速率更快的特性，它通常作为心脏的起搏点。SA 结去极化的速率决定了心率。在 SA 结未发出冲动的情况下，房室结可自动去极化并作为起搏点，这与 SA 结的重要区别在于去极化的速率较低。

图 10.2 显示了心脏电传导系统与 ECG 的解剖学关联。心房去极化由 SA 结自发的脉冲启动。然后，该脉冲传递至心房肌并导致心房收缩。该事件在心电图上记录为 P 波。该脉冲也可通过节间束快速传导

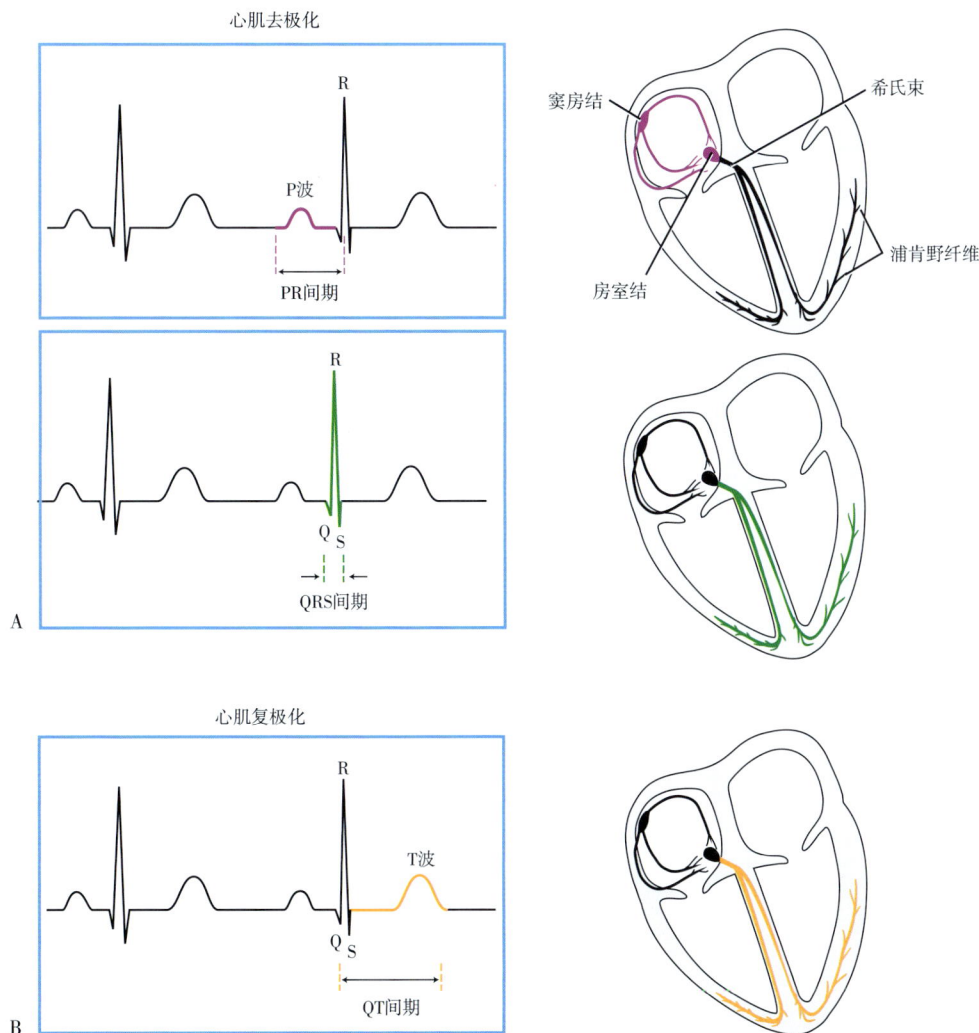

图 10.2　ECG 与传导通路的关系。A. 去极化顺序：去极化波从 SA 结通过心房传导至房室结。经过房室结时会出现传导延迟，通过希氏束传导至浦肯野纤维，最终到达心室肌。房室结的延迟决定了 PR 间期的持续时间。QRS 间期的持续时间取决于来自心房的正常传导以及正常的心室传导系统。B. 心肌复极化

至房室结。ECG 不能记录到心房的复极化，因为它发生于心室去极化期间。

房室结内的电冲动传导明显减慢，在到达心室传导系统之前出现延迟。电冲动传导的暂停使心房可以收缩，心室内血液充盈。ECG 的 PR 间期反映了从心房开始去极化到心室开始去极化之间的阶段。PR 间期通常持续 0.12~0.20 秒[4]。

电冲动通过房室结后，继续传导至房室束（His 束），然后到达浦肯野纤维，浦肯野纤维将电冲动迅速传递到心室内膜。心室的去极化与心脏动作电位的 0 期相对应（见图 10.1），在心电图上表现为 QRS 波群。去极化波在整个心室肌中的传播相对缓慢。心室去极化持续的时间在心电图上反映为 QRS 间期，其正常范围通常在 0.06~0.1 秒。心室去极化由室间隔开始，并产生 Q 波，波形通常很小或不存在，具体取决于测量导联。去极化波随后扩散到心尖，然后向左右心室扩散，产生 R 波和 S 波。在心室内去极化也从心内膜向心外膜方向传导[2,3]。正常的 QRS 间期表明电冲动来自 SA 结或房室结以上的区域（室上性）。QRS 间期延长（≥ 0.1 秒）表明电冲动来自心室或心室以上组织的异常搏动。正常去极化的顺序如下：SA 结发起电冲动，传导至房室结、His 束，进而到达浦肯野纤维，最后到达心室肌。当以此顺序传导电信号时，ECG 反映了心动周期的机械事件。

心室去极化后，ECG 回到基线水平，这一电活动的暂停与心脏动作电位平台期相对应（2 期）。T 波反映了心室的复极化，对应于心脏动作电位的 3 期。ST 段的形态是反映心肌缺血或心肌梗死的重要标志。在 T 波后面可能存在一个 U 波，但 U 波的来源尚不清楚[5]。虽然 U 波倒置可能提示左心室壁缺血[6]，但并不是一个特异性标志；另外，在预测心肌缺血方面也不如 ST 段改变敏感；因此 U 波并不是一个很实用的临床标志[7]。

在心室内，各个心肌细胞之间通过缝隙连接进行信号传导。这有利于去极化波在细胞之间的快速传播，使左右心室肌作为一个合体或单一泵血单元来工作[8]。需要注意的是，心室维持着一定程度的收缩状态，直至复极化后。这个收缩期对应于 ECG 的 QT 间期。因此，在 T 波结束后心肌开始舒张，并持续至下一次心室去极化。还需要注意的是，心房的去极化和收缩均发生于舒张期。

心电图

心电图记录

在研究 ECG 波形时间和节律之前，需要了解 ECG 的基本原理。标准的 12 导联 ECG 可用于心脏疾病的医疗诊治（图 10.3）：其中 6 个导联记录冠状面（前平面）的电信号，另外 6 个导联记录横断面（水平面）的电信号。图 10.4 显示 12 导联 ECG 的 10 个电极的放置位置（注意：因有些导联具有双重用途，故不需要使用 12 个电极）。

冠状面（前平面）导联包括 3 个标准双极肢体导联，称为导联Ⅰ、Ⅱ和Ⅲ，以及 3 个加压单极肢体导联，称为 aVR（右上肢）、aVL（左上肢）和 aVF（左下肢）。这两组导联共用相同的电极，但从不同的角度显示心脏的电活动。双极导联有一个正极和一个负极，并可记录它们之间的电位差。加压肢体导联只有一个正极，并把其他电极组合起来作为负极。标准肢体导联围绕着心脏形成了一个三角形，被称为 Einthoven's 三角，使我们能够进行与去极化向量或心脏电轴（心脏质量和位置的指数）相关的计算。如果仅使用单个导联进行记录，常选择标准肢体导联Ⅱ，因其通常与所有的转位都是垂直的[4]。

横断面（水平面）导联称为心前区导联或胸导联。这 6 个导联围绕心脏的前侧形成了一个半圆，电极放置如图 10.4 所示。除了 3 个用于肢体导联的电极和 6 个用于胸部导联的电极外，还必须使用第 10 个电极作为等电位线以降低误差并稳定基线。我们可以把它想象为这 12 个导联从不同的角度对心脏加以"观察"，从而用不同的角度记录心脏不同部位的事件。按照惯例，当电流流向导联正极时，会在 ECG 上形成向上的波形，称为正波（向上），而电流背向导联时，则在 ECG 上形成向下的波形，称为负波（向下）。其他导联可以用于运动过程中的监测[9]。运动训练和急救场景中，常使用其他 9 个单极导联进行监测。

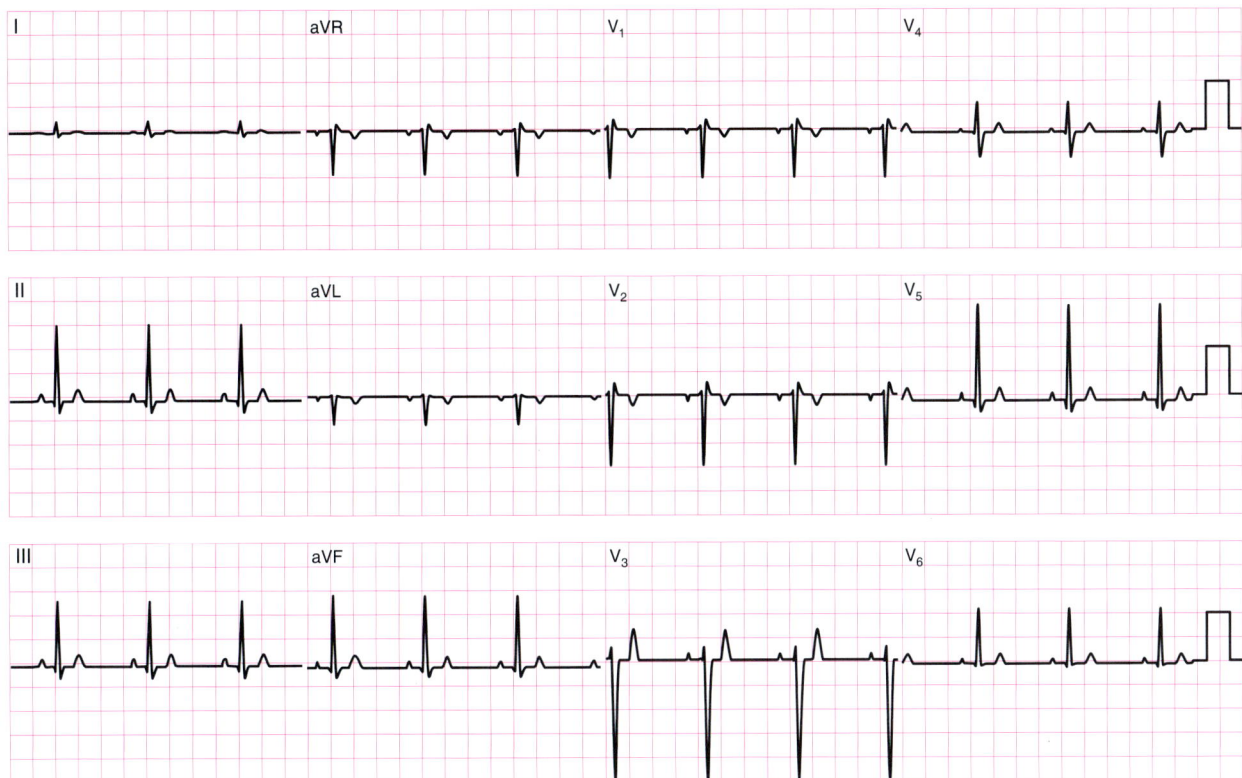

图 10.3　正常的 12 导联 ECG

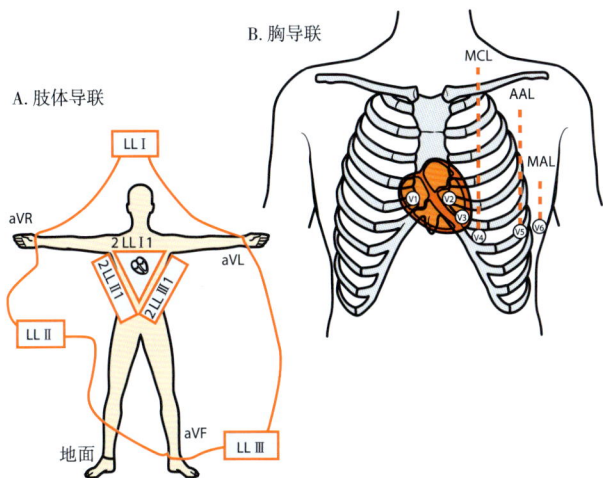

图 10.4　12 导联 ECG 电极的放置位置。A. 3 个标准肢体导联（LL），LL Ⅰ、LL Ⅱ 和 LL Ⅲ 的电极位置，以及加压肢体导联 aVR（右上肢）、aVL（左上肢）和 aVF（左下肢）的电极位置。标准肢体导联是双极导联，而加压肢体导联是单极导联。B. 6 个胸导联，即胸前导联，V1~V6 的电极位置。V1 和 V2 电极分别放置在胸骨旁左右第 4 肋间隙上。通常，V4 电极放置在第 5 肋间隙的锁骨中线（MCL）上。V3 电极放置在 V2~V4 之间的中间位置。V6 电极放置在与 V4 同一平面的腋中线（MAL）上。V5 电极置于 V4 和 V6 中间的腋前线（AAL）上。为了减少伪影，必须连接第 10 个电极（图中显示连接在右腿上）

心电图波形评估

对 ECG 的评估应该以系统的方式进行。以下问题对评估当前临床实践相关信息有一定价值[10]。

心率和心律（规律性）是多少？每次心跳的 RR 间期（相邻 R 波之间的距离）是否相等？这些提示心跳的规律性。

每个 QRS 波前是否有 P 波？这表示心律是房性的。

每个 P 波后是否都有 QRS 波？这表示电冲动是从心房传导到心室的。

PR 间期是多少？PR 间期为 0.12~0.20 秒，表示从心房到心室的传导是正常的。PR 间期大于 0.20 秒，表示房室传导延迟或阻滞。

QRS 波群的宽度和波形（形状）是否正常？

QRS 波群大于 0.1 秒，表示电冲动由心室内发出或室内传导系统异常传导所致。

通过回答这些问题，我们可以避免仅"关注"节律，做出快速但不准确的判读。

心率测定

快速测量心率有几种方法。大多数打印出来或显示出来的 ECG 记录上都会显示心率。但对该结果的解读必须慎重，因为误差（因运动或电干扰而引起的波形外源性偏移）的存在可能会使心率的自动计算不准确。尤其在运动或活动过程中更常见，许多物理治疗师在对患者进行心电监测时都可能遇到。通常 ECG 记录纸分为 1 mm 的小正方格和更大的 5 mm 正方格，由较粗的线标出（图 10.5）。因此可以根据打印出来的 ECG 记录条带对心率进行计算或估算。ECG 记录纸进行记录的标准速度通常为每秒 25 mm，且大多数记录仪会每 3 秒进行一次标记。每毫米的长度代表 0.04 秒，每 5 mm 的区域代表 0.20 秒。但是有些监测系统以每 25 mm 或每秒的间隔进行标记。

有几种根据打印出来的 ECG 条带对心率进行估算的方法（图 10.6）。首先，在 ECG 条带上找一个位于粗垂直线上或附近的 R 波。然后，向该 R 波的右侧继续观察，并对遇到的每条粗垂直线进行如下标记：遇到的第一条粗线标记 300，第二条标记 150，然后依次标记 100、75、60、50 和 42（图 10.6A）。在遇到下一个 R 波后的第一条粗垂直线处停下。心率的估算值是左右两条粗线标记值之间的值。如图 10.6 中，心率的估计值为 75~100 之间，即接近每分钟 80 次。

许多诊所里有经过校准的标尺，可以将标尺上的标记与心电图记录条带进行比对而快速估算心率。比如说，将标尺的箭头放在 R 波上后，向右数出两个 R 波并读取标尺上该位置处的数字来估算心率。在图 10.6B 中，用此方法估算的心率约为每分钟 74 次。必须注意的是，用这两种方法进行心率估算时，要求 ECG 记录条带上显示的心律是规整的（即 R 波之间为等距，表现为 RR 间期相等）。如果节律不规整，R 波间隔不相等，此时必须用其他方法来估算心率。

有一种常用而且简单的心率估算方法，就是计算 6 秒 ECG 记录条带上 R 波的数量。根据 ECG 记录仪是每隔 1 秒、3 秒还是 6 秒做一次标记，数出相应的秒数，获得 6 秒的 ECG 记录条带。操作步骤如下：从 6 秒 ECG 记录条带起始处进行标记，然后从左到右数出此 6 秒记录条带上 R 波的数量。然后将结果乘以 10。这就是心率的估算值，经四舍五入到每分钟整十余次心率。对心律不规则的 ECG，可分析若干个 6 秒记录条带来获得心率的范围。图 10.6C 中的不规则节律的心率约为每分钟 60 次。

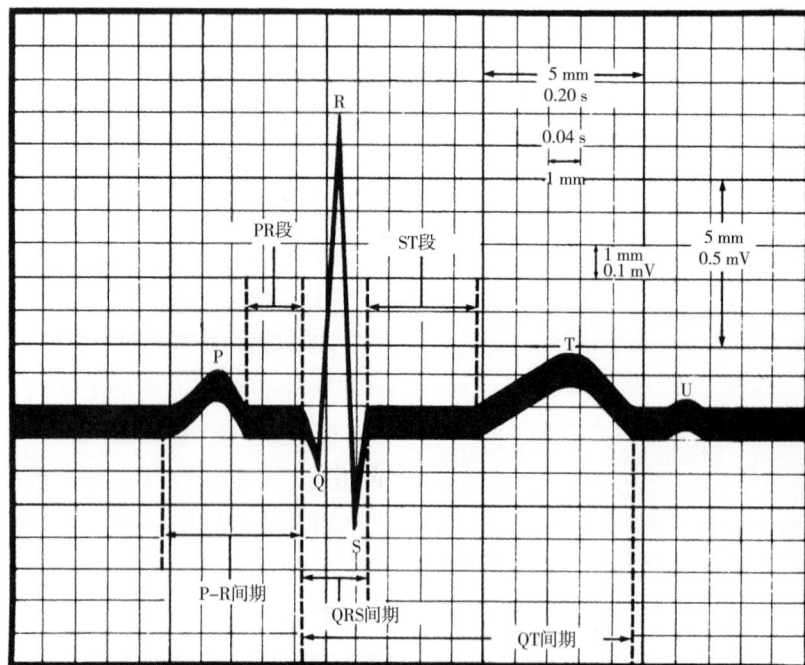

图 10.5　一个正常的 ECG，显示了特征性的波形、间期、分段以及记录纸的一些特征

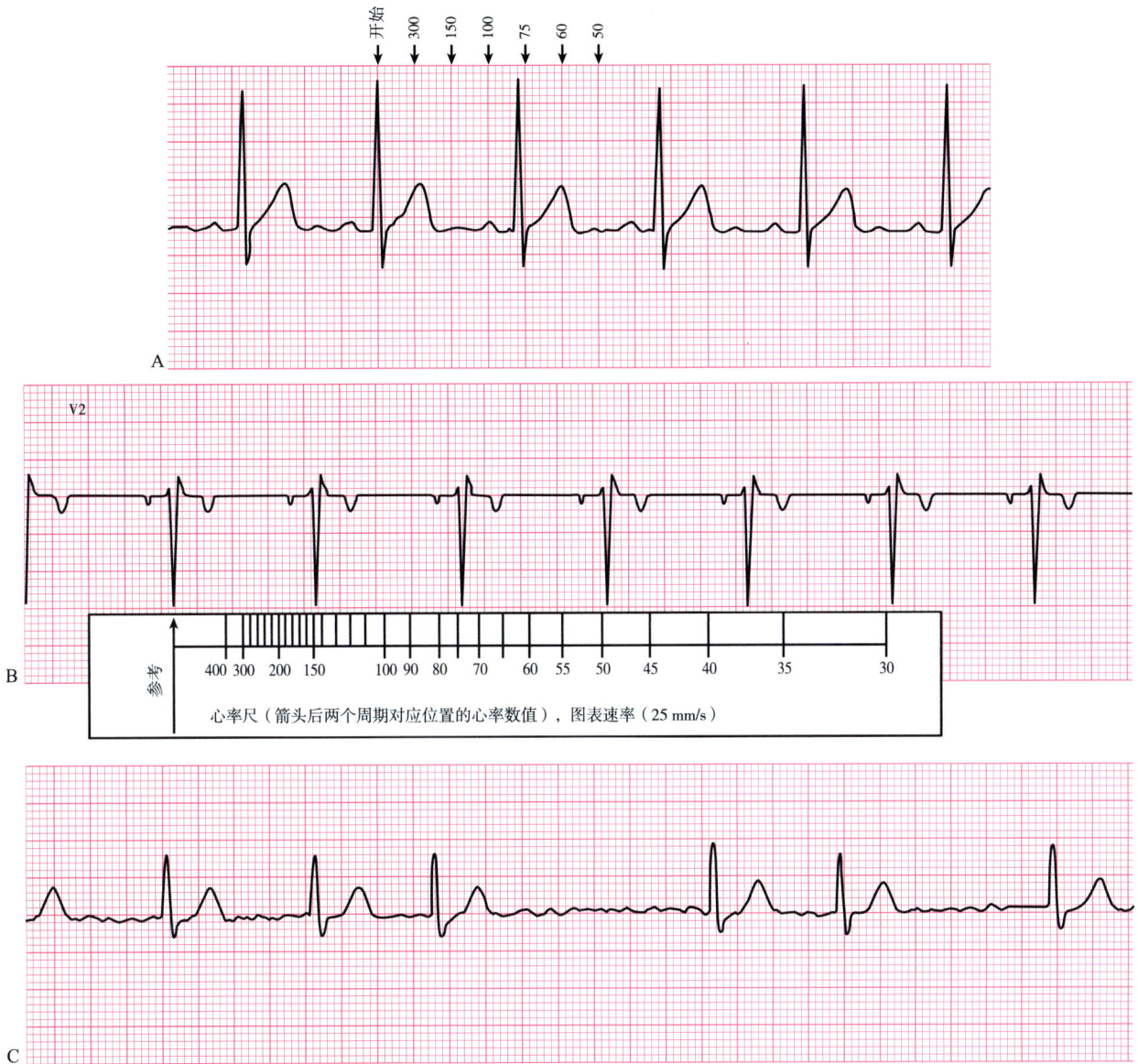

图 10.6 估算心率的方法。A. 计数法；B. 使用心率尺；C. 不规则心律（心房颤动）时的心率估算

心律评估

ECG 监测是对有急性心肌梗死（MI）或心肌缺血病史或有相关高危风险的患者进行诊治的重要评估工具。大多数心源性猝死是由致死性心律失常引起的，而 MI 或心肌缺血会增加心律失常的风险。快速识别致死性心律失常或可能进展为致死性心律失常的心律失常，对参与心脏疾病诊治的医疗专业人员至关重要。本章描述的是死亡率和发病率较高且较为危险的心律失常。

正常情况下，心脏电冲动是由 SA 结发起的，并可导致心房去极化。随后电冲动在房室结轻度延迟，之后传导至心室并引起心室去极化。图 10.7 所示为正常窦性心律的空间和时间顺序。在每个 QRS 波群之前都有一个 P 波，且每个 P 波后面都有一个 QRS 波群。PR 间期的时限介于 0.12~0.20 秒之间（ECG 纸上的一个大格）。QRS 波群的时限为 0.04~0.12 秒，这表明心室内电冲动的传导和去极化的时间正常。T 波的正向偏转说明心室复极化正常。由于 SA 结以每分钟 60~100 次的速率自动去极化，故正常的窦性心律也必须在这个范围内。

心律失常的识别影响着临床决策，特别是对患者能否运动或对运动反应的判断。心律失常的临床意义从良性到致命性各不相同。特定心律失常的临床意义

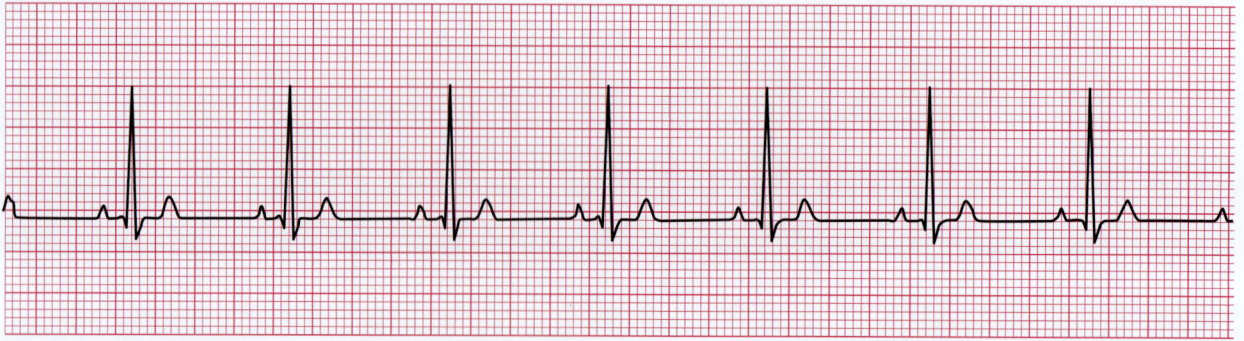

图 10.7 正常窦性心律

是由许多因素决定的。这些因素包括：是否存在血流动力学异常？此心律失常是新发的还是偶然发现的？此心律失常是否为更严重的心律失常，甚至是致命性心律失常的预兆？该心律失常是急性发作的还是慢性发作的？对心律失常患者的临床反应取决于这些问题的答案和治疗环境。请参考 SkillStat6 秒 ECG 模拟器进行识别技能练习。

心律失常的识别

室上性心律失常

室上性心律失常是由心室上方的电冲动产生的或传导异常引起的。窦性心律是由 SA 结的电冲动引起的心律。因此，根据异常电冲动发生的位置是在心房还是房室交界处，室上性心律失常可分为窦性、房性或交界性。

心律失常可能是窦性心律，但伴有节律不规则或异常快速或缓慢的心率（图 10.8）。窦性心律不齐是一种不规则的窦性心律，RR 间期不等（图 10.8A），是与呼吸模式相关的正常变异。窦性心动过缓指的是心率低于 60 次 / 分的窦性心律（图 10.8B）。这种心律可能会显著降低心输出量，导致血流动力学异常，表现为低血压或其他症状，如：头晕、头重脚轻感或晕厥。另外，对于服用 β 受体阻滞剂（一类能减慢心率的药物）的患者，这可能是他们的正常心率。窦性心动过速是一种心率大于 100 次 / 分的窦性心律（图 10.8C）。窦性心动过速和任何其他形式的心动过速都会增加心肌耗氧量或心脏负荷。对于冠状动脉疾病（coronary artery diseas，CAD）患者，这可能会导致

或加重心肌缺血。

来自非 SA 结的电冲动或节律为异位起搏或异位节律。异位起搏的常见类型是"期前收缩"（即心跳比预期的节律更早）。房性期前收缩（premature atrial complex，PAC）是一种异位心房起搏的期前收缩（图 10.9）。在既定节律下，R 波和其前面 R 波之间的距离比其他 R 波之间的距离更近。异常电冲动的 P 波可能具有不同的形态，或可能相对于正常的 P 波出现倒置，这提示电冲动来自窦房结以外的其他起搏点，但与之对应的 QRS 波群之前总是有一个 P 波，这意味着电冲动首先引起心房去极化，然后再传导到心室。有时房室交界处可能引发早搏，导致交界性期前收缩（premature junctional complex，PJC）。当发生这种情况时，R 波出现得更早，但是可能没有相关的 P 波，或可能存在异常 P 波，如倒置 P 波或 QRS 波群后出现 P 波。倒置的 P 波或延迟的 P 波说明电冲动以逆行（向后）的方式传导。临床上，房性或交界性期前收缩在脉搏触诊时可表现为"漏跳"或过早搏动，患者自身可能会感觉到心悸或漏搏。除此之外，这些心律失常通常没有明显临床意义[4,11]。

室上性心动过速（supraventricular tachycardia，SVT）是一种更严重的室上性心律失常。患者表现为心率过快，每分钟可超过 150 次。心动过速可能是持续性的，可持续数小时甚至数天，或者呈"阵发性"（阵发性室上性心动过速，paroxysmal supraventricular tachycardia，PSVT），表现为突发突止，可能几秒或几分钟内自行恢复到原有心律。P 波常消失，因此评估室上性心动过速的起搏点为房性还是交界性比较困难。根据 2005 年美国心脏协会指南，可根据 QRS 波群的宽度对心动过速进行分类。所谓的"窄 QRS 波

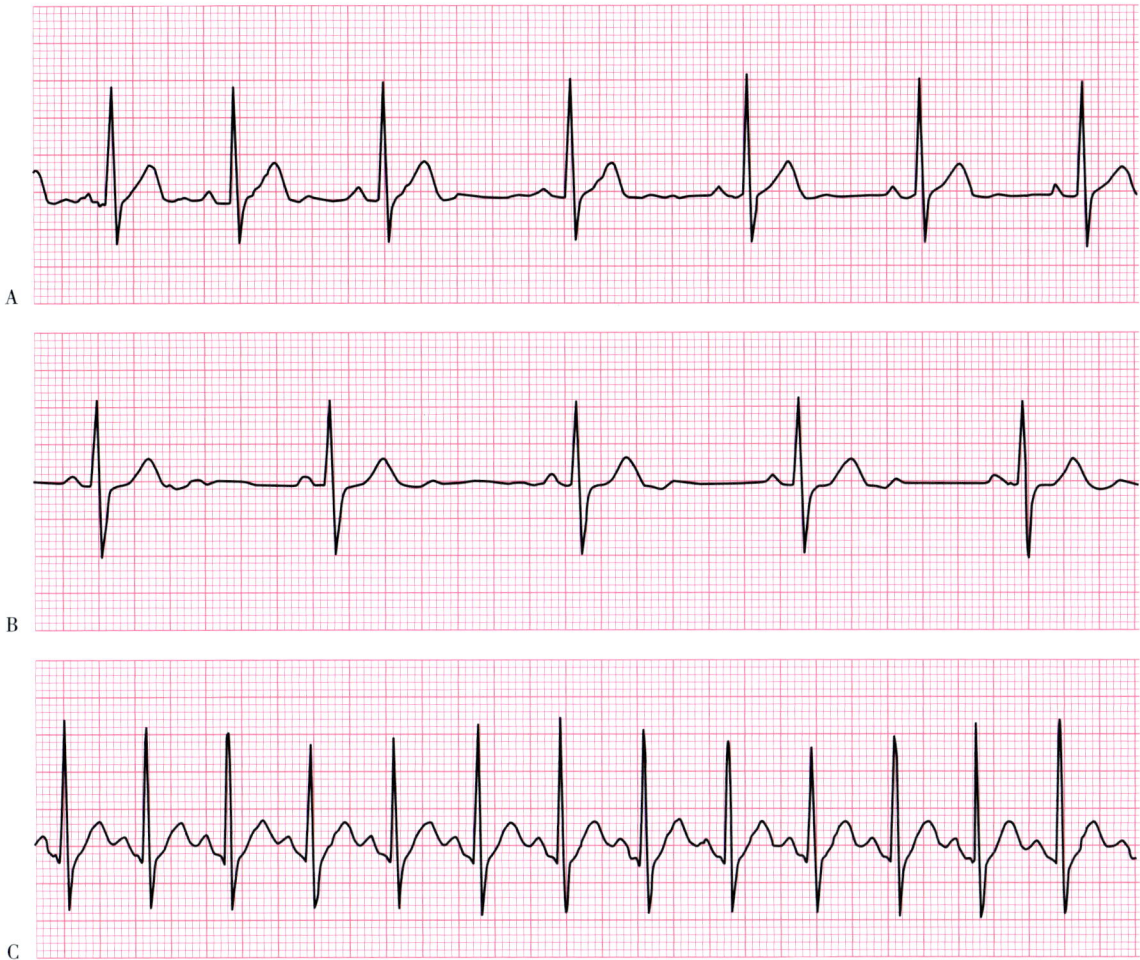

图 10.8 窦性心律，但伴有节律不规则或心率过慢、过快。A. 窦性心律不齐。B. 窦性心动过缓。C. 窦性心动过速

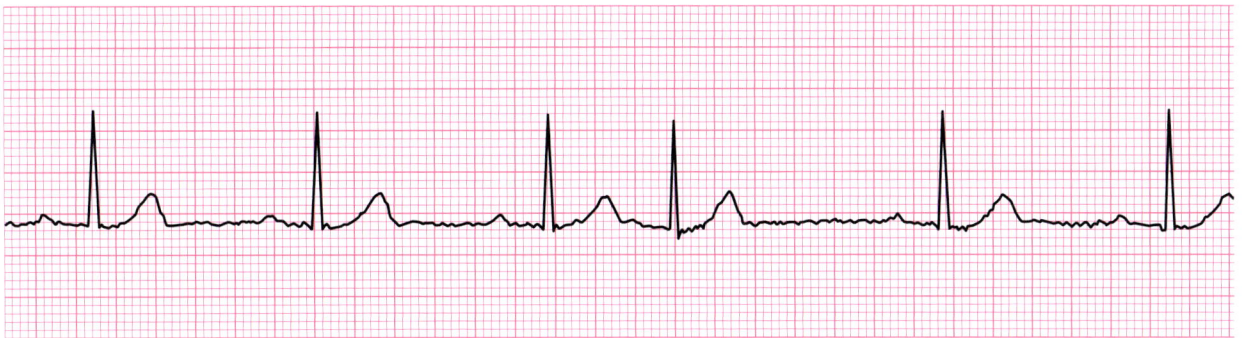

图 10.9 房性期前收缩

群心动过速"指心率过快且 QRS 波群小于 0.12 秒。这些发自室上水平的心动过速称为"室上性心动过速"。宽 QRS 波群心动过速（QRS 大于 0.12 秒）起搏点通常位于心室，将在本章稍后讨论。区分这两种类型的心动过速非常重要，因为室上性心动过速更严重，是一类可危及生命的疾病。室上性心动过速的 RR 间期明显缩短。图 10.10 所示为心率达 190 次 / 分的室上性心动过速。其他相关类型的 SVT 有阵发性房性心动过速（paroxysmal atrial tachycardia，PAT）和多源性房性心动过速（multifocal atrial tachycardia，MAT）。临床上，SVT 患者会感觉到心率过快，令人相当痛苦。在心率极快的情况下（比如心率大于 170 次 / 分时），舒张期心室充盈时间显著缩短，这会导致血流动力学异常。心输出量不足相关

的症状如头晕、头重脚轻感和晕厥可能会相继发生。一些 SVT 患者可能并无症状，偶然会被检测到有心律异常；比如：在常规心电监测或遥测时。

心房颤动（简称房颤）是临床上最常见的心律失常，人群中房颤的患病率约为 0.4%，而 80 岁以上患者的患病率超过 6%[12]。房颤的特征是 RR 间期不一致、不规整，并伴有 P 波缺失（见图 10.6C）。P 波被多个形态不同的纤颤 f 波替代。这种心律失常的特征是从心房内多个位点同时产生多个电冲动。因此，心房不能有效地泵血，进而有可能会影响心室收缩，导致心输出量减少，减少量可高达 25%。这是由心房收缩提供的额外心室充盈的丧失造成的。电冲动也可通过房室结传导到达心室，但这种传导并不连续，且会引起 RR 间期不规则。心室对房颤的反应非常重要。心室的快速反应会引起心动过速，并可能导致血流动力学异常或活动耐力降低。房颤还与栓塞性脑血管意外有关。未有效收缩的心房会引起心房内血液淤滞，并可能会促进血栓形成。图 10.6C 显示了能"控制"心室的心房颤动（即心率每分钟小于 100 次）。对房颤患者进行心电监测显示心律不规则。

心房扑动是另一种以异常心房活动为特征的心律失常（图 10.11）。在这种节律下，P 波被具有特异形态的 F 波取代，通常称为锯齿波或栅栏波。这在临床上的重要意义是：心房与心室传导的比例以及患者血流动力学是否稳定[4,11]。

由于房室结自动去极化的频率低于 SA 结，正常情况下房室结的自动去极化被抑制。然而，在心房电冲动缺失的情况下，房室结可自动去极化并产生电冲动，然后传导到心室。因此在交界性心律（图 10.12）或结性心律的情况下，QRS 波群前面并没有 P 波。房室结可产生孤立的"逸搏"，甚至成为心脏的起搏点。持续的结性或交界性心律的频率常为 40~60 次 / 分，与房室结固有的自动去极化的频率相对应。

室性心律失常

在心房以下、正常传导系统之外的异位起搏（如心室肌的某部位）可能引发室性心律失常。室性心律失常的 QRS 间期大于 0.12 秒，据此可区分室性心律失常与室上性心律失常。室性心律失常的 QRS 波被描述为"宽大畸形"。需要注意的是，并非所有的宽 QRS 波的心动过速都是室性心律失常。比如，电冲动

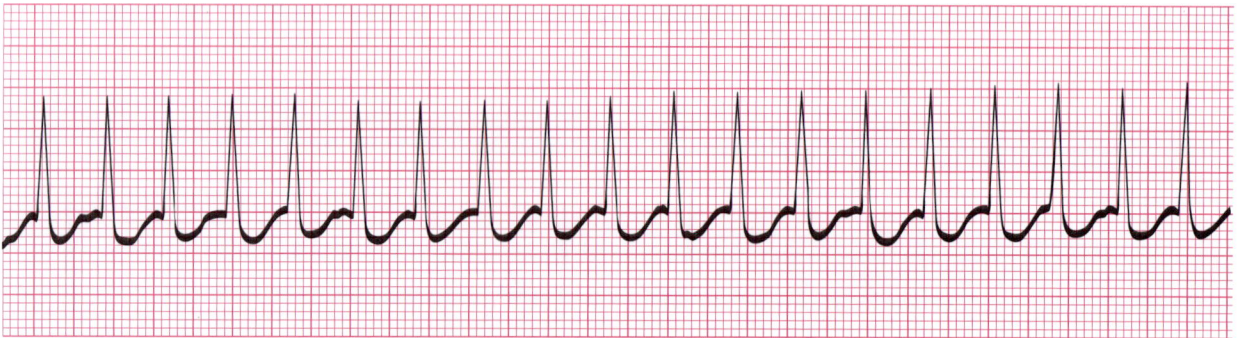

图 10.10   室上性心动过速

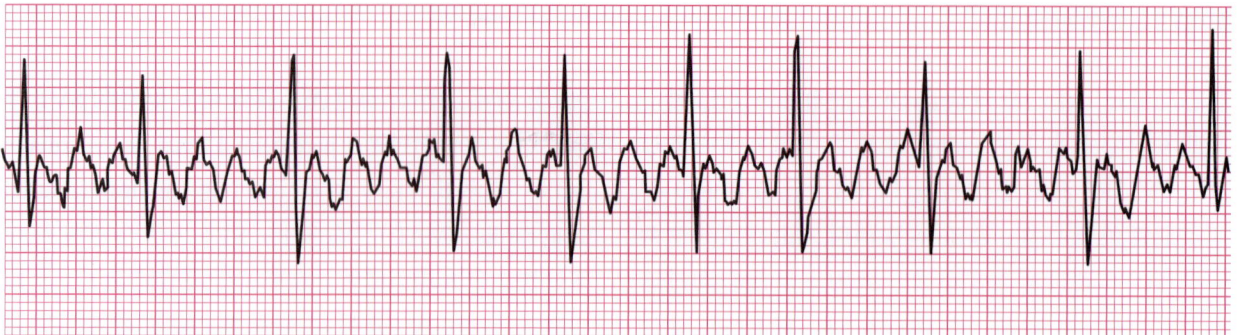

图 10.11   心房扑动

经过心室出现阻滞时，也会导致 QRS 波增宽。

如果考虑到窦房结下传的电冲动在心室内的正常传导过程，就很容易知道 QRS 波宽大的原因：室内传导阻滞或心室起搏异常。电冲动可通过浦肯野纤维迅速传导至心室肌。这确保了电冲动能及时传导到所有区域的心室肌，随后引起协调性的去极化和收缩。然而，在心室肌内，由于心肌细胞间的缝隙连接，去极化的传播速度要慢得多。

正常传导通路之外，局部心室肌产生的电冲动首先会使其周围的部分心肌去极化。随后去极化波从异位起搏点向外扩散，但其传导速度较慢。在此情况下，心室收缩是不协调的，因为在去极化波未传导至一些远离异位起搏点的心室区域时，另一些心室区域已经开始收缩。这将导致在异位搏动期间心室射血量减少（图 10.13）。ECG 检测记录心脏节律（图 10.13 下图）的同时，监测动脉血压（图 10.13 上图）。结果显示宽大畸形 QRS 波可导致动脉压力波形明显降低。室性心律失常与严重心脏病密切相关，但通常不清楚心律失常到底是心脏病的原因还是后果[13]。

室性心律失常最常见的类型是室性期前收缩（premature ventricular complex，PVC），如图 10.13 所示，提前出现的 QRS 波群扰乱了本身的节律。在 PVC 之后常出现电信号暂停，随后节律恢复。临床上，患者对 PVC 的感觉可能是心脏漏跳一拍或心悸。如果在触诊脉搏时发生 PVC，检查者可能会感觉漏跳一次或有不规则搏动。

PVC 有时可规律出现，其间隔固定不变（图 10.14）。PVC 的类型有室早二联律（每 2 次心跳，发生 1 次早搏）（图 10.14A）、室早三联律（每 3 次心跳，发生 1 次早搏）、室早四联律（每 4 次心跳，发生 1 次早搏）。心电监测可检测到这些心律失常的规律性及不规律性。PVC 也可以以成对的形式出现，如图 10.14B 所示。

源自多个异位起搏点的 PVC 称为多源性 PVC。这种情况下，不同的异位病灶可能会使波形呈现出不同的形态。但需注意，心电监测显示出正向或负向的波形偏转取决于去极化的方向。图 10.14C 显示的第一个 PVC 为正向偏转，而第二个 PVC 为负向偏转。这些 PVC 来自不同的异位起搏点。

物理治疗师观察到室性异位搏动后要做出决策，这个过程很复杂，初级治疗师可能不容易掌握要领。影响临床决策的因素很多，比如：患者有无症状、患

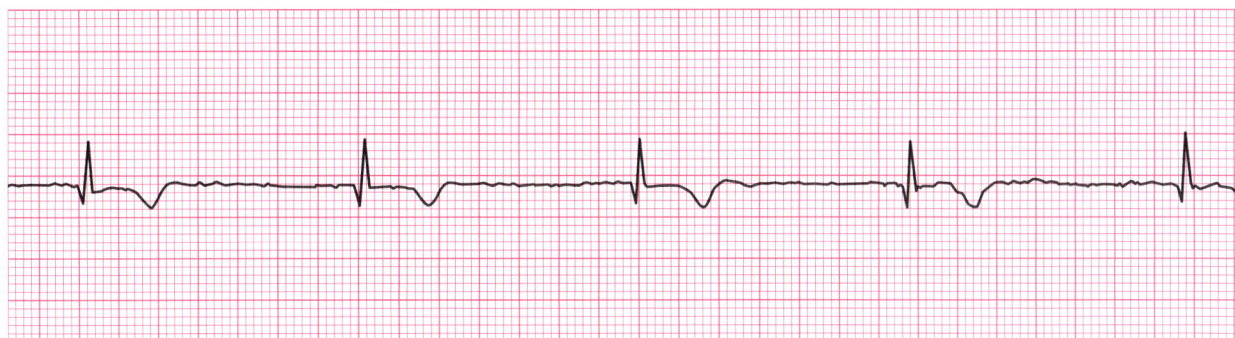

图 10.12　交界性心律

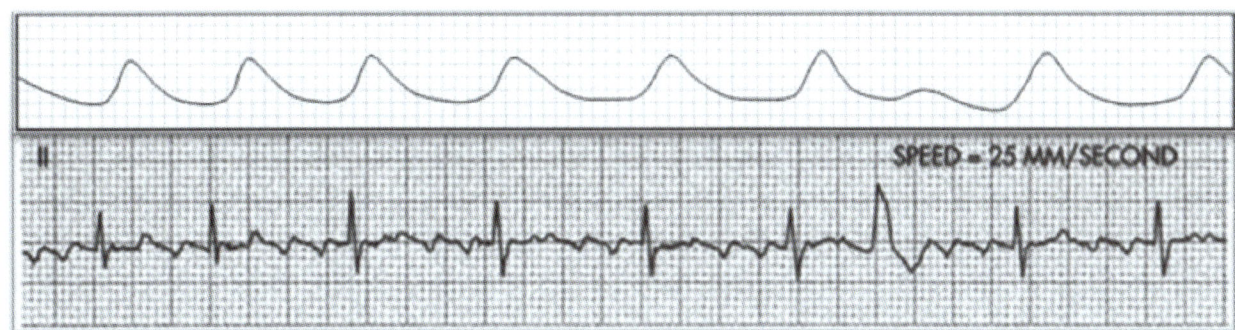

图 10.13　室性期前收缩（PVC）后动脉压力波形降低

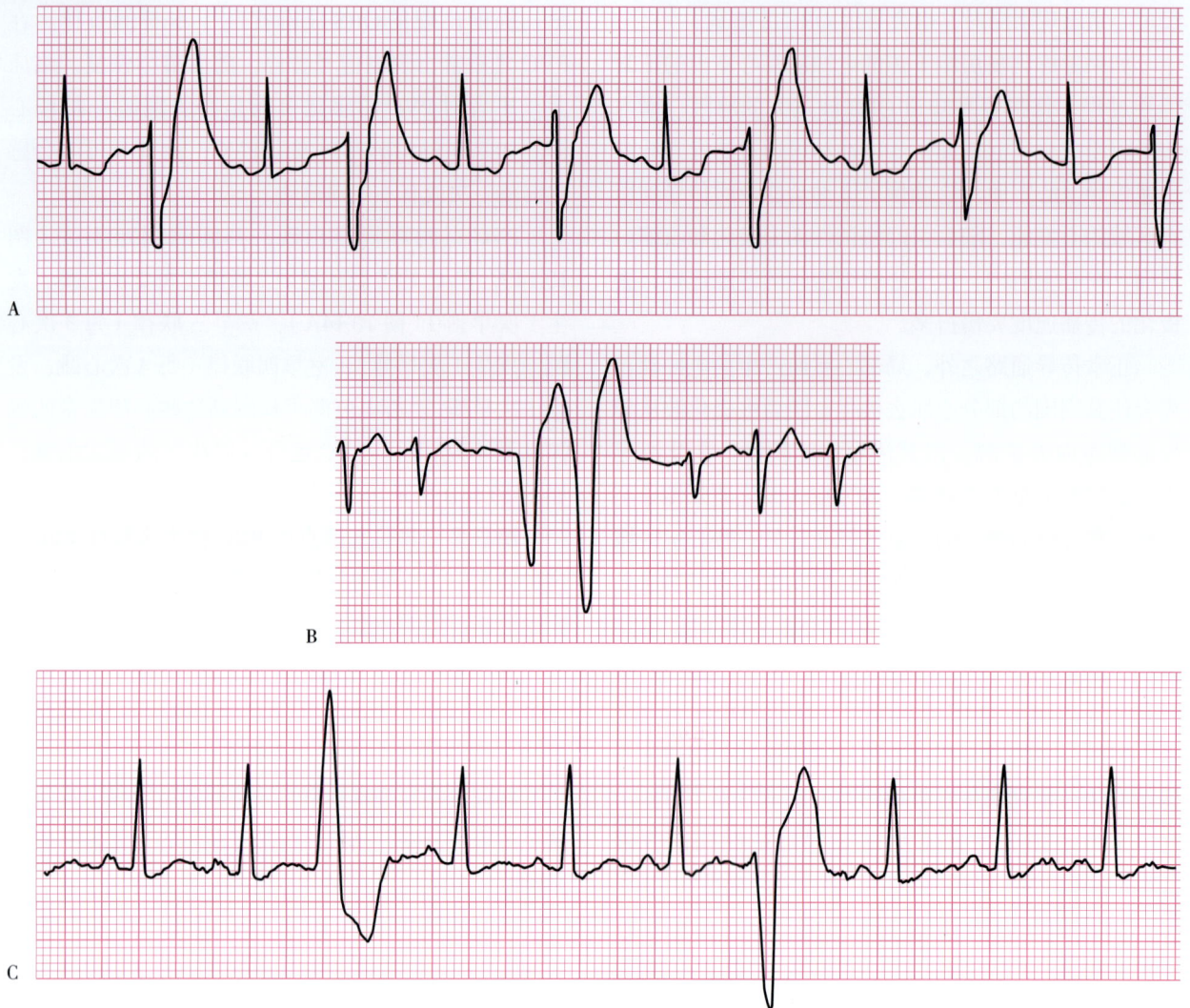

图 10.14   室性期前收缩（PVC）类型。A. 室早二联律。B. 成对室早。C. 多源性 PVC

者病情的严重程度以及该心律失常是否为新发。同时，还需考虑是否存在二联律、成对或多源性等类型。对心律失常的处置方案不在本章的阐述范畴内，但需要注意的是有些严重心律失常，一旦检测到，需要立刻采取措施。

室性心动过速（Ventricular tachycardia，V-tach 或 VT）（图 10.15），指心率超过 100 次 / 分且连续出现 3 个或 3 个以上的 PVC[14,15]。这是一种非常严重，且可能致命的心律失常，需要采取紧急救治措施。V-tach 时所有波群均起源于心室，有时会出现 3 种或 3 种以上的异位波群形态，随后可能自行恢复到基础节律，也可能持续存在。持续性 V-tach 有可能不会影响血流动力学的稳定，但也有可能导致血流动力学异常或障碍。患者可能无症状，特别是当仅有短暂性

V-tach 发作时。但如果 V-tach 持续存在，患者可能无症状、有症状或可能出现意识丧失和无脉搏。物理治疗师采取的措施一方面取决于节律（无论室速是否为持续性），另一方面取决于患者是否有症状或有无意识。临床措施包括暂停活动、持续监测、立即通知医师及全力抢救等。

心室颤动（Ventricular fibrillation，V-fib）是一种迅速出现意识丧失和循环障碍（即心搏骤停）的致命性心律失常。心室颤动的特点是无序的、多源性室性异位病灶且节律不规则（图 10.16）。在此情况下，心室有效收缩停止，需要立即进行心肺复苏，直至成功电除颤。如不能及时使用自动体外除颤仪（automated external defibrillator，AED）或其他设备恢复有效心律，会导致死亡。心室颤动的常见病因包

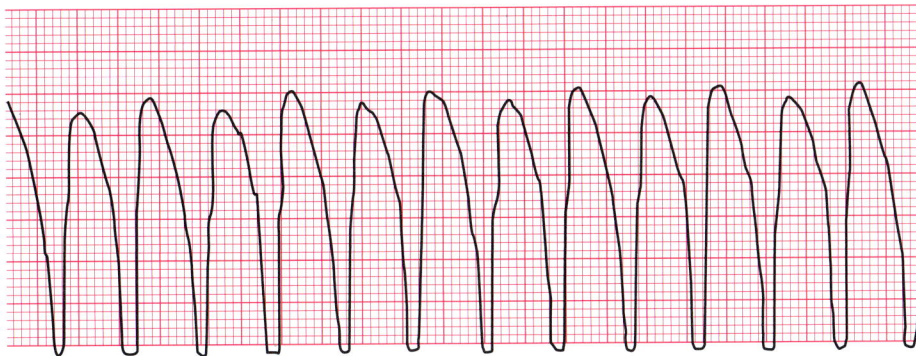

图 10.15 室性心动过速

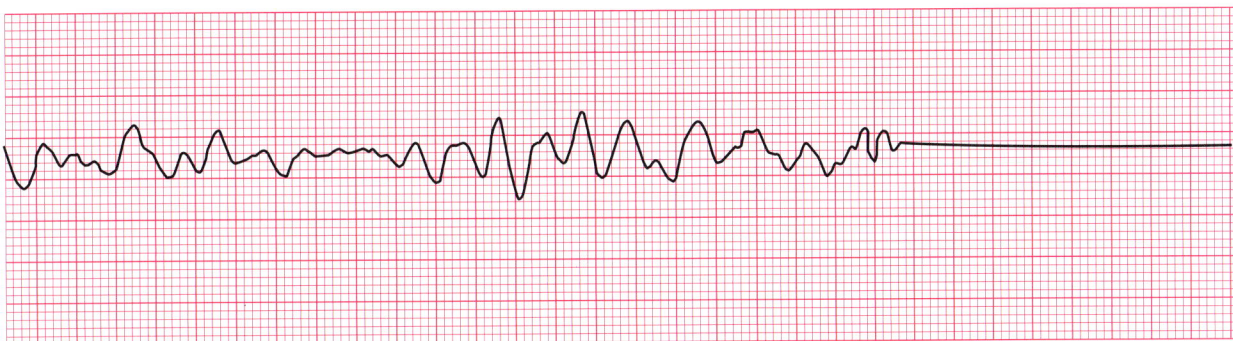

图 10.16 心室颤动逐渐演变为心脏停搏

括 V-tach、心肌缺血或心肌梗死、扩张性心肌病、高钾血症和触电 [3]。

如果治疗失败，V-fib 会进一步恶化为心脏停搏，此时心室电活动完全停止（图 10.16）。心脏停搏也可能作为原发性事件发生，称为直线心律。与心室颤动一样，心脏停搏需要立即进行心肺复苏以挽救患者生命。

必须注意区分是致命性心律失常，还是因导联断开或运动干扰引起的"心律失常"。曾有粗心的治疗师在看到患者 V-fib 或心脏停搏时匆忙寻求帮助，但将导联重新连接好后发现患者心律完全正常。致命性心律失常伴有意识和脉搏丧失，因此在采取行动前应评估患者状况。同样，活动和运动所带来的干扰也可能会被误认为是 V-tach。通过对患者重新评估并要求患者保持静止后，这些干扰会迅速消失。

传导阻滞

传导阻滞是物理治疗师需要熟悉的另一种 ECG 类型。心脏电冲动在传导通路中的传导被抑制或中断。传导阻滞可能发生在窦房结内、心房和心室之间，或心室传导系统内。如果电冲动不能传导到窦房结以下，则发生窦性停搏。此时房室结通常开始作为起搏点，且可见 P 波缺失和交界性心律。

房室传导阻滞更常见（图 10.17）。根据心房和心室之间电冲动传导的延迟或阻滞程度，房室传导阻滞分为一度、二度或三度。一度房室传导阻滞的特征是 PR 间期延长，超过正常的 0.2 秒（图 10.17A）。需注意，PR 间期的测量是从 P 波的起始到 QRS 波群的起始。每次电冲动都在心房和心室之间延迟，但每次冲动都能到达心室传导系统，QRS 波形态正常。因此，每个 P 波都伴随着一个 QRS 波群，其传导比率为 1：1。

二度房室传导阻滞有两个类型，每个类型都有一些窦性电冲动没能传导到心室。Mobitz 二度 I 型房室传导阻滞（也称为 Wenckebach 或文氏型房室传导阻滞）的特征是，PR 间期逐渐延长，直到一个 P 波无法传导到心室（图 10.17B1）。需注意观察前 3 个 PR 间期是如何延长的，直到第 4 个 P 波之后 QRS 波群不再出现。然后重复这个周期。Mobitz 二度 II 型房室传导阻滞（图 10.17B2）的特征是 PR 间期恒定，但每 2 个、3 个或 4 个 P 波后有一个 QRS 波群"脱落"。图 10.17B2 中的传导率为 3：1，即每 3 个

P 波对应 1 个 QRS 波群。一度和二度房室传导阻滞都是心脏不完全阻滞。

　　三度房室传导阻滞或称完全性心脏传导阻滞，也称为房室分离。此节律下，P 波存在，但 P 波和 QRS 波群之间没有关系。诊断通常需要分析一段较长的 ECG 连续记录条带。P 波可以叠加在 QRS 波群里，但没有窦性电冲动能传导到心室；心房和心室的收缩相互独立。在未进行临床干预时，如人工起搏（图 10.17C），心室去极化由交界区或心室起搏点触发。

　　临床上，房室传导阻滞的严重程度从良性心律失常（通常为一度房室传导阻滞）到可能致命性心律失

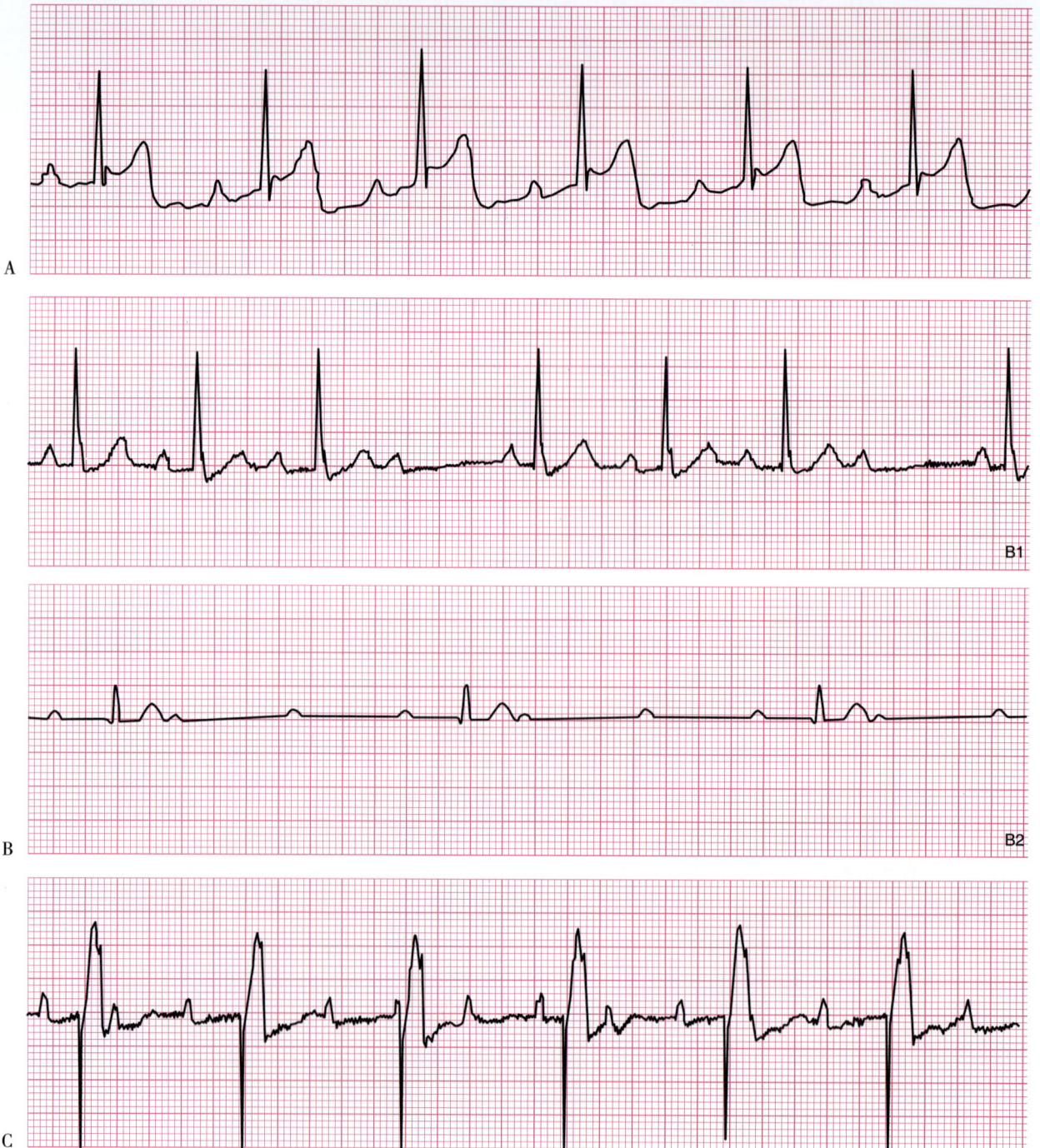

图 10.17　房室传导阻滞。A. 一度房室传导阻滞。B. 二度房室传导阻滞：B1，Mobitz Ⅰ型；B2，Mobitz Ⅱ型。C. 三度房室传导阻滞伴心室起搏

常。是否会发生血流动力学异常，取决于心室收缩频率过慢所导致的心输出量下降的程度[4]。心室收缩频率减慢可能导致头重脚轻感或晕厥。对于大多数三度房室传导阻滞患者，人工心脏起搏器植入是目前常用的治疗方法之一。图 10.17C 显示了起搏尖峰，表示人工起搏器以 60 次 / 分的频率使心室去极化。

心肌缺血或心肌梗死

　　ECG 提供的信息远不止对心律失常的分析。由于物理治疗师经常接触冠心病患者，因此也需要关注心肌缺血或心肌梗死（MI）方面的信息。虽然物理治疗师不直接诊断心肌缺血或 MI，但应对 ECG 表现和心肌缺血的后果有所了解。心肌缺血时，由于一部分心肌血液供应受损，会引起心肌代谢异常。MI 时，一部分心肌细胞已经凋亡，但邻近缺血区域的心肌细胞仍然存活。这些缺血细胞可能会维持受损状态并会出现部分去极化。在受损区域会持续产生电流流向健康区域（此处出现完全极化），这种损伤性电流在心电图上表现为 ST 段向等电位线上方或下方偏移（图 10.18）[3,8]。ST 段位移具有重要的诊断价值。比如说，ST 段抬高（图 10.18A）与透壁性 MI 有关，

而 ST 段压低（图 10.18B）与非透壁性或心内膜下 MI 有关。此外，活动时出现 ST 段压低通常是心肌缺血[12,16]。图 10.18B 所示为运动期间出现运动诱发 ST 段压低。

　　以下为冠状动脉疾病（CAD）的异常 ECG。病理性 Q 波提示透壁性 MI[8,12]。非 Q 波相当于非透壁性 MI。此外，病理性 Q 波（图 10.19）并不能区分是陈旧性还是急性心血管事件。图 10.20 所示为根据 ECG 鉴别心肌缺血和 MI 的诊断流程[16]。

　　心肌缺血或 MI 时，T 波会出现变化。例如：缺血期间，T 波可能因复极化延长而出现倒置[3]。同样，MI 期，随着 MI 的进展，T 波可能会发生如下改变，首先"埋藏"在抬高的 ST 段内难以区分，随

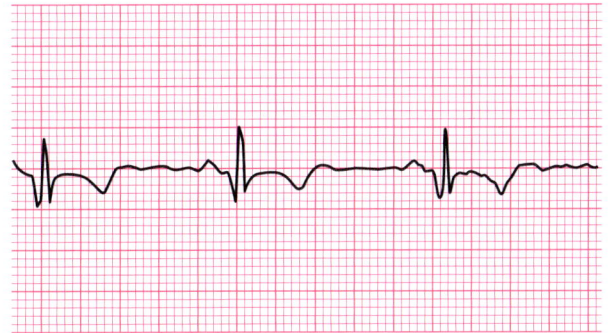

图 10.19　病理性 Q 波

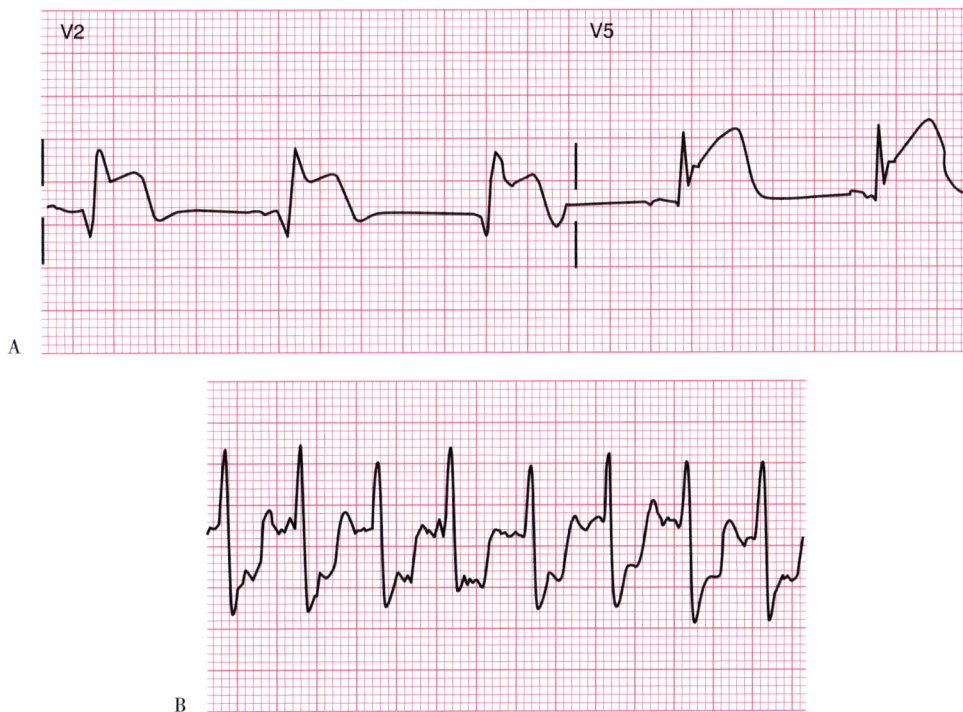

图 10.18　ST 段。A. 心肌梗死时 ST 段抬高。B. 运动时 ST 段压低

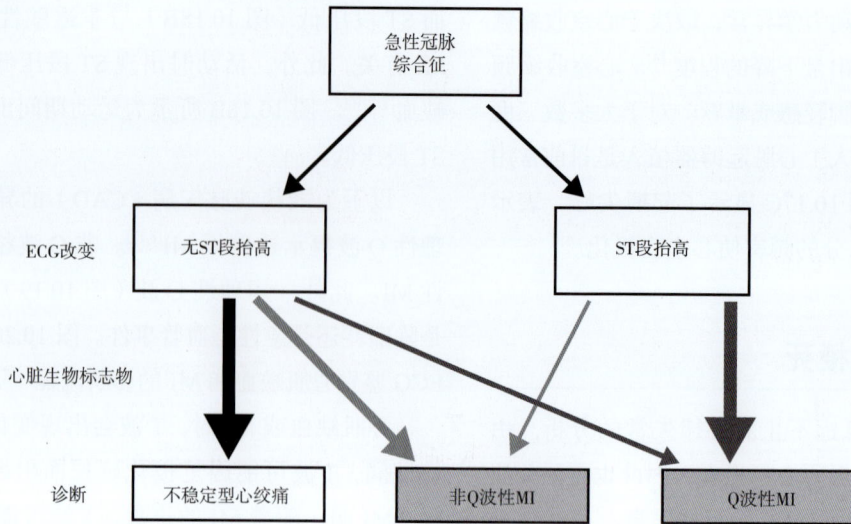

图 10.20　心肌缺血和 MI 的 ECG 诊断流程（摘自 Antman EM, Anbe DT, Armstrong PW, et al. ACC/AHA guidelines for the management of patients with ST-elevation myocardial infarction; a report of the American College of Cardiology/American Heart Association Task Force on Practice Guidelines [Committee to Revise the 1999 Guidelines for the Management of patients with acute myocardial infarction]. *Circulation*. 2004;110(5):588–636.）

后出现 T 波倒置，可能随着时间推移而恢复到原来形态。虽然 ST 段改变和 Q 波对心肌缺血和 MI 的诊断都有重要意义，但需要注意的是灵敏度和特异度都不是 100% 的。

总结

　　了解正常和异常 ECG 对当代物理治疗实践来说是必不可少的。活动、运动以及休息时可能出现心律变化。物理治疗师需要了解引起 ECG 节律改变的因素〔包括病理性因素，如缺血和（或）心脏神经传导系统受损；以及非病理性因素，如应激和咖啡摄入〕，以及如何根据体力活动和运动的反应调整治疗方案。正常的心肌电机械耦联，有助于确保心输出量适当，以满足工作中的肌肉和组织对氧气的需求。此外，物理治疗师还需要熟悉这些心电监测预警的相关内容，以及需要监测的安全级别。

病例分析 10.1

　　一名 81 岁老年男性患者接受了冠状动脉血管成形术，对左回旋支和对角支的病变部位进行了干预，2 天后转诊接受物理治疗。患者病情不复杂，术后未发生心律失常。患者在物理治疗室接受评估，在心电监护下进行次极量预测性运动测试。该运动测试包括：在 5% 的坡度上以 4.8 千米 / 小时的速度步行 5 分钟。患者静息时 ECG 正常，但步行 4 分钟后出现呼吸困难，并要求停止测试。该患者步行过程最后 6 秒的 ECG 如图 10.21 所示。请根据以上情况回答如下问题。问题的答案见复习题后。

　　（1）请识别这种心律失常。
　　（2）此心律失常对血流动力学和功能有何影响？
　　（3）现场评估的物理治疗师应采取什么对策？

病例分析 10.2

　　一名 20 岁的篮球运动员因膝盖受伤转诊到运动医学门诊。体格检查发现右膝部轻度压痛和水肿，没有其他病变。医师查体时患者主诉经常头晕。医师同时进行了单导联 ECG 检查和运动测试。检查结果显示患者静息时窦性心动过缓，而心率对运动的反应正常（图 10.22A）。患者佩戴 Holter（24 小时心电监护仪）后回家。对 ECG 记录进行分析显示：图 10.22B

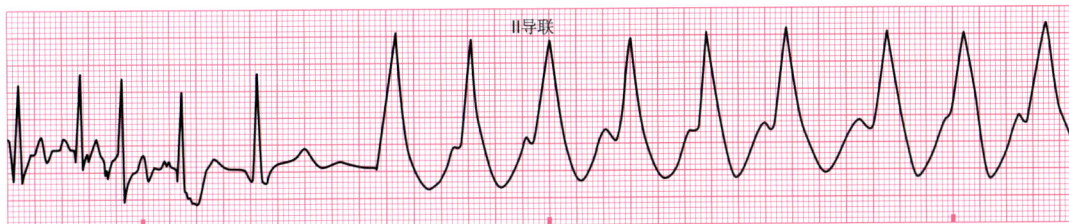

图 10.21　病例分析 10.1 的 ECG

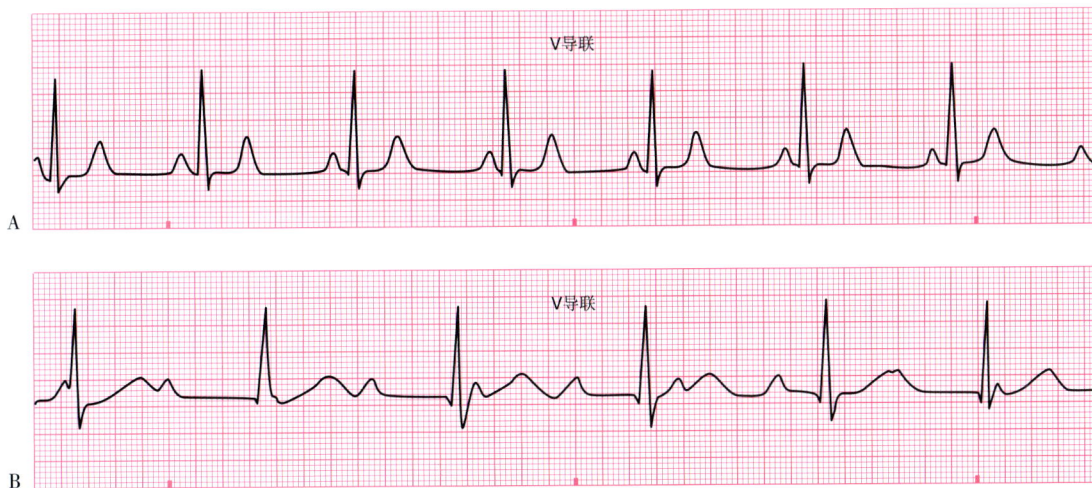

图 10.22　病例分析 10.2 的 ECG。A. 正常心电图。B. 24 小时 Holter 监测期间的典型心律失常

所示的心律失常在大约 25% 的时间内周期性出现。

（1）识别这种心律失常，并计算患者心率（在 ECG 记录条带上每 3 秒进行 1 次标记）。

（2）当这种心律失常发生时，对血流动力学有什么影响？它如何导致患者出现头晕？

复习题

（1）在没有 ECG 监测的情况下，临床医师如何能发现以下心律失常？患者又如何感知这些心律失常？

心房颤动

室上性心动过速

室性期前收缩

三度房室传导阻滞

心室颤动

（2）心律失常的临床意义受哪些因素影响？

（3）窦房结的哪些特性使它可以对心脏起搏？在什么情况下，传导系统的其他部分可充当心脏的起搏点？

（4）起源于心室肌内的电冲动是否可产生有效的心肌收缩？如果不能，为什么？

（5）为什么在心肌梗死后需要进行 ECG 监测？

（6）以下这些心电图波形分别代表什么事件？

P 波

QRS 波群

T 波

U 波

（7）ST 段压低可能的临床意义是什么？ST 段抬高可能的临床意义是什么？在出现 ST 段压低或抬高时，可能出现的症状有哪些？

病例分析 10.1 问题答案

ECG 显示该患者出现了室性心动过速，心室率约为 100 次 / 分。这种心律失常的表现可能为：无任

何症状、心绞痛和急性心力衰竭的症状和体征、意识丧失甚至死亡。物理治疗师应帮助患者尽快、安全地躺下，尽量处于仰卧位，并持续进行心电监测。观察患者的症状以及 V-tach 是否持续存在，物理治疗师应通知医师、立即讨论治疗方案以及呼叫抢救人员。

病例分析 10.2 答案

仔细观察图 10.22B：心室节律与心房节律完全

分离，提示存在三度房室传导阻滞或完全性心脏传导阻滞。ECG 记录条带显示规律的心房搏动（P 波）叠加于规律的心室搏动（QRS 波群）上，但 QRS 波群并不出现在 P 波后。主导频率为心室率，大约 40 次 / 分。三度房室传导阻滞可导致心房射血和心室充盈不同步。此外，心室率通常非常低，同时因心室充盈时间缩短和心动过慢的综合影响，患者可出现血压下降。低血压可能会导致头晕，特别是在体位改变或运动时明显。

参考文献

1. Roden DM, Balser JR, George AL, Anderson ME. Cardiac ion channels. *Ann Rev Physiol.* 2002;64:431-475.
2. Koeppen BM, Stanton BA, eds. *Berne & Levy Physiology.* 6th ed. Philadelphia: Mosby; 2010.
3. Guyton AC, Hall JE. *Textbook of Medical Physiology.* Philadelphia: WB Saunders; 2006.
4. Huszar RJ. *Basic Dysrhythmias, Interpretation, and Management,* 3rd ed. St. Louis: Mosby; 2002.
5. Surawicz B. U wave: facts, hypotheses, misconceptions, and misnomers. *J Cardiovasc Electrophysiol.* 1998;9:1217-1228.
6. Kodma K, Hiasa G, Ohtsuka T, et al. Transient U wave inversion during treadmill exercise testing in patients with left anterior descending coronary artery disease. *Angiology.* 2000;51:581-589.
7. Ritsema van Eck HJ, Kors JA, Herpen G. The elusive U wave: a simple explanation of its genesis. *J Electrocardiol.* 2003;36:133-137.
8. Opie LH. *Heart Physiology , from Cell to Circulation.* 4th ed. Philadelphia: Lippincott Williams & Wilkins; 2004.
9. American College of Sports Medicine. *Guidelines for Exercise Testing and Prescription.* 8th ed. Baltimore, MD: Lippincott Williams & Wilkins; 2009.
10. Cummins RO, ed. *Advanced Cardiac Life Support: Principles and Practice (ACLS: the reference textbook).* Dallas, TX: American Heart Association; 2003.
11. Brown KR, Jacobson S. *Mastering Dysrhythmias: A Problem-Solving Guide.* Philadelphia: FA Davis; 1988.
12. McNamara RL, Brass LM, Drozda Jr JP, American College of Cardiology, American Heart Association, et al. Key data elements and definitions for measuring the clinical management and outcomes of patients with atrial fibrillation: a report of the American College of Cardiology. ACC/AHA. *J Am Coll Cardiol.* 44:475-795.
13. Bhushan M, Asirvatham SJ. The conundrum of ventricular arrhythmia and cardiomyopathy: which abnormality came fi rst? *Curr Heart Fail Rep.* 2009;6(1):7-13.
14. Akhtar M. Clinical spectrum of ventricular tachycardia. *Circulation.* 1990;82:1561-1573.
15. Samie FH, Jalife J. Mechanisms underlying ventricular tachycardia and its transition to ventricular fibrillation in the structurally normal heart. *Cardiovasc Res.* 2001;50:242-250.
16. American College of Cardiology, European Society of Cardiology. Myocardial infarction redefined—a consensus document of the Joint European Society of Cardiology/American College of Cardiology. *European Heart Journal.* 2000;21(18):1502-1513.

11

多系统评估和实验室检查

作者：Pamela Bartlo　Elizabeth Dean
译者：蒋思敏
校对：陈亚红

本章目录

关键词

引言

  本章将介绍心肺功能障碍患者进行多系统评估的基本原理，并讨论与多系统评估相关的实验室检查。这些检查评估了以下器官系统的功能：血液、肺部、心脏、外周血管、肾脏、内分泌系统、肝脏和免疫系统，并且给出了实验室检查的正常范围及参考值。

  氧运输系统几乎能够影响身体的每个器官系统，反之亦然。系统性疾病的症状和体征可能与其他疾病相似，包括由物理治疗师治疗的心肺功能障碍。因此，物理治疗师必须能够区分这些征象，以制订正确的治疗方案，并明确适应证，以及了解是否有禁忌证。了解多系统功能有助于确诊疾病，并预测患者对治疗的反应以及康复和预后。此外，这些信息对指导临床决策、完善和调整治疗处方至关重要。随着患者直接前来就诊的情况越来越多，治疗师的专业性也变得愈加重要。

多系统评估的基本原理

  心血管系统与呼吸系统支持着细胞呼吸和生命活动。因此，体内的每个系统和细胞都会受到氧运输充足程度的影响，而氧运输又依赖于心肺功能。此外，这两大系统几乎受到体内所有其他系统的影响。因此，心肺物理治疗师需要全面了解多系统功能和器官系统之间的相互作用，并且具备多系统功能评估的能力，同时将这些信息整合，形成全面且循序渐进的治疗计划。

　　肺部和心脏在解剖学和生理学上是相互依赖的，它们作为一个整体通过外周循环运输氧气，从而灌注和滋养组织。组织内部的稳态取决于血液解剖学和生理学的完整性。外周灌注决定了身体所有器官系统的功能。因此，了解各器官系统功能障碍的特点可以反映氧运输的受损情况，或者识别出对氧运输的威胁。

　　实验室评估、检查项目及正常值是从以下资料中汇编而来的：Dean[1]；Fischbach[2]；Hall[3]；Jacobs 与 colleagues[4]；Le Fever Kee[5]；Pagana 与 Pagana[6] 和 Wallach[7]。

多系统评估的要素

血液

　　表 11.1 列出了常见的血液检查及正常值。

表 11.1　常见多系统功能测试及正常值：血液检查

检查项目	美式单位	国际标准单位	检查项目	美式单位	国际标准单位
红细胞计数（RBCC）			β 球蛋白	7.0~12 g/dL	0.7~1.2 g/L
男	$4.4 \times 10^6/\mu L$~$6.2 \times 10^6/\mu L$	$4.5 \times 10^{12}/L$~$6.2 \times 10^{12}/L$	γ 球蛋白	8.0~16 g/dL	0.8~1.6 g/L
女	$4.0 \times 10^6/\mu L$~$5.5 \times 10^6/\mu L$	$4.0 \times 10^{12}/L$~$5.5 \times 10^{12}/L$	纤维蛋白原	200~400 mg/dL	2.2~4.0 g/L
			乳酸		
血红蛋白（Hgb）			静脉	0.5~2.2 mEq/L	0.5~2.2 mmol/L
男	13.6~18 g/dL	8.44~11.17 mmol/L	动脉	0.5~1.6 mEq/L	0.5~1.6 mmol/L
女	12~16 g/dL	7.45~9.9 mmol/L	电解质（血液）		
血红蛋白 A1c	< 6%		钠离子（Na^+）	136~145 mEq/L	136~145 mmol/L
红细胞压积（Hct）			钾离子（K^+）	3.5~5.3 mEq/L	3.5~5.0 mmol/L
男	39%~51%	0.39~0.59	钙离子（Ca^{2+}）†		
女	35%~47%	0.35~0.47	总数	8.2~10.7 mg/dL	2.10~2.70 mmol/L
血小板计数	150 000~400 000/mm³	$150 \times 10^9/L$~$400 \times 10^9/L$	电离	4.45~5.30 mg/dL	1.10~1.30 mmol/L
凝血酶原时间（PT）	10~15 s	10~15 s	氯离子（Cl^-）	95~108 mEq/L	95~108 mmol/L
部分凝血活酶时间（PTT）	< 70 s	< 70 s	总胆固醇		
白细胞计数（WBCC）*			男 ≤ 40 岁	124~270 mg/dL	3.21~6.99 mmol/L
男	4500~11000/μL	$4.5 \times 10^9/L$~$11.0 \times 10^9/L$	男 > 40 岁	151~277 mg/dL	3.91~7.17 mmol/L
			女 ≤ 40 岁	122~242 mg/dL	3.16~6.27 mmol/L
女	4500~11000/μL	$4.5 \times 10^9/L$~$11.0 \times 10^9/L$	女 > 40 岁	147~303 mg/dL	3.81~7.85 mmol/L
			肌酸激酶（总）		
红细胞沉降率（ESR）			男	20~200 U/L	20~200 U/L
男	15~20 mm/h		女	20~180 U/L	20~180 U/L
女	20~30 mm/h		C 反应蛋白	正常：< 0.8 mg/L 低风险：< 1.00 mg/L 中风险：1.00~3.00 mg/L 高风险：> 3.00 mg/L	
蛋白质					
白蛋白	3.5~5.0 g/dL	35~50 g/L			
α_1 球蛋白	0.1~0.4 g/dL	1.0~4.0 g/L			
α_2 球蛋白	5.0~10 g/dL	0.5~1.0 g/L			

注：正常值可能会因实验室检查方法的不同而有所变化，也可能因受试者年龄和预计标准的不同而发生变化。
* WBCC 分类包括中性粒细胞、嗜酸性粒细胞、嗜碱性粒细胞、淋巴细胞和单核细胞的计数。
† 正常总血清的 46%~56%。

人体的平均血容量一般为 5L：包括 3L 血浆和 2L 血细胞。血浆是悬浮和运输血细胞的介质。全血细胞计数（complete blood count，CBC）是最常见的实验室检查之一。这项基本筛查有助于明确患者的诊断、治疗反应、康复和预后。CBC 包括红细胞（red blood cell，RBC）计数、多种红细胞指标、白细胞（white blood cell，WBC）计数、红细胞压积（hematocrit，Hct）、血红蛋白（hemoglobin，Hgb）和血小板计数。

凝血和止血检查反映了出血的病理情况，这通常涉及血管和细胞损伤。血管壁损伤会导致血管收缩，这是止血的主要机制之一。循环中的血小板黏附在暴露的内皮组织上，可导致血栓形成。

血液流动性受到促进和抑制凝血酶形成这两个过程的调节。当这两个过程处于平衡状态时，血液具有最佳的黏稠度，这保证了血液循环的最佳状态，且不会过度影响心脏功能。血管损伤会破坏这种平衡，并促进凝血。

弥散性血管内凝血（disseminated intravascular coagulation，DIC）是由纤维蛋白形成和沉积失衡导致的血栓形成。凝血酶的持续产生会导致凝血因子的消耗，并继发出血。评估出血风险的实验室检查包括凝血酶时间和纤维蛋白凝血时间［部分凝血活酶时间（partial thromboplastin time，PTT）］。

蛋白质（氨基酸）是新陈代谢的调节剂。蛋白质检查能够提供许多有用的临床信息，因为蛋白质调节着身体的许多重要生理功能。血浆蛋白是身体组织的营养来源，与血红蛋白结合能够起到缓冲作用。

白蛋白是一种在肝脏合成的蛋白质，维持着体内正常的水分分布（胶体渗透压）。白蛋白负责运输血液中的成分，如离子、色素、胆红素、激素、脂肪酸、酶和某些药物。血浆中大约 55% 的蛋白是白蛋白，其余部分包括可形成抗体的球蛋白，以及与凝血相关的血浆蛋白（纤维蛋白原和凝血酶原）。

血液中另外两种蛋白质也值得注意：血红蛋白 A1c 或糖化血红蛋白，能够检测一段时间内的血糖浓度，当血糖浓度超过 6% 时，提示患有 2 型糖尿病。血红蛋白 A1c 的增高与糖尿病并发症有关。C 反应蛋白是炎症标志物，急性感染时会显著上升。另外，更重要的是，存在生活方式相关疾病（如缺血性心脏病）的风险因素或已患病时 C 反应蛋白也会升高。西方生活方式为促进炎症的生活方式，因为吸烟、高脂饮食、不运动和生活压力大等生活方式在西方国家中很常见，会导致全身性低度炎症状态。因此，这些蛋白质含量在物理治疗师评估健康教育和运动训练结局时非常重要。

乳酸是碳水化合物的代谢产物，是在机体需氧量不足时（无氧代谢）产生的。当乳酸的产生量超过肝脏从血液中清除的量时，乳酸就会在血液中积聚。

胆固醇用于合成类固醇激素、胆汁酸和细胞膜结构，存在于肌肉、红细胞和细胞膜中。通过血液中的低密度脂蛋白（low-density lipoproteins，LDL）和高密度脂蛋白（high-density lipoproteins，HDL）运输胆固醇。高水平的 LDL 和低水平的 HDL 与动脉粥样硬化和冠心病（CAD）风险增加相关。

电解质包括血液和尿液中的电解质。尽管电解质含量很少，但对维持正常的细胞功能和机体平衡至关重要，常见的电解质有钠、钾、氯、钙、磷和镁。

肺功能

详见第 5~15 章，以及第 22、23 和 27 章。

心功能

详见第 5、6 和 8 章，第 10~15 章，以及第 22、27 章。

外周血管功能

评估外周血液循环对了解中枢和外周血流动力学状态以及外周组织灌注情况至关重要，对确定患者在休息时以及在生理压力和运动压力下的血流动力学状态也非常重要，而这又关系到大多数物理治疗方案。实验室检查包括分段血压、皮肤温度、脉搏波分析、多普勒超声和动脉造影。体格检查不仅证实了实验室检查的结果，还综合患者病史，全方位地评估了患者的身体状况。对外周血液循环完整性的检查，尤其是四肢末梢循环，为治疗师提供了外周循环的情况信息。通过触诊评估外周脉搏，治疗师可以进一步了解患者的血流动力学状况。而听诊则能有效帮助检测与动脉狭窄有关的杂音和血流紊乱，为早期诊断和治疗提供了有力支持。

表 11.2 列出了常见的外周血管功能检查项目及正常值。

肾功能

尿液由细胞代谢的终产物组成，由流经肾脏的大量血液（约占心输出量的 25%）产生。肾脏受损患者可能会在几天内死亡。尽管体液会通过多种途径流失，但肾脏是调节体液平衡的重要器官。

尿素是蛋白质分解代谢的主要非蛋白质含氮终产物，在血液中以尿素氮（blood urea nitrogen，BUN）的形式存在。尿素被血液携带至肾脏，通过尿液被排出体外。

肌酐是体内磷酸肌酸或肌酸的代谢产物。当肌肉质量恒定时，肌酐的产生也是恒定的。肾功能障碍会减少肌酐的排泄，导致血肌酐水平升高，因此尿液肌酐水平可反映肾功能。

渗透压的增加会刺激抗利尿激素（antidiuretic hormone，ADH）的分泌，该激素作用于肾小管，促进水分重吸收，使尿液浓缩，血液稀释。

表 11.3 列出了常见的肾功能检查项目及正常值。

内分泌功能

内分泌腺分泌激素和神经递质，以维持机体生理平衡，使人体适应生理和心理上受到的刺激或静息状态时受到的干扰。主要的内分泌腺包括胰腺、甲状腺和肾上腺。内分泌腺调节新陈代谢，负责增加血液流量和压力，并在代谢需求增加时减少血管阻力。

表 11.4 列出了常见的内分泌功能检查项目及正常值。

胰腺功能和胰岛素的产生

胰岛素是胰腺中胰岛 β 细胞产生的一种激素，协同肝脏、脂肪组织、肌肉和其他靶细胞调节碳水化合物的代谢，并负责维持恒定的血糖水平。胰岛素分泌速率主要由胰腺的血糖灌注水平决定，也受到激素水平、自主神经系统、营养状态、吸烟、活动受限、身体应激（如疾病和受伤对身体的创伤）和药物的影响。

淀粉酶是一种在唾液腺、胰腺和肝脏中产生的酶，能将淀粉转化为糖。胰腺和唾液腺的炎症会导致

表 11.2 常见多系统功能检查项目及正常值：外周血管功能检查

检查项目	正常值
皮肤温度	从环境温度到 30 ℃
踝关节收缩压	上臂压力的 97%
周围脉搏	最大心率
快速按压甲床后毛细血管充盈时间	瞬间充盈

表 11.3 常见多系统功能检查项目及正常值：肾功能检查

检查项目	美式单位	国际标准单位
尿素氮（BUN）	5~20 mg/dL	1.8~7.1 mmol/L
肌酐（尿液）		
男	< 40 mg/24 h	0~307 μmol/d
女	< 80 mg/24 h	0~615 μmol/d

注：正常数值可能会因实验室检查方法的不同而有所变化，也可能因受试者年龄和预计标准的不同而发生变化。

表 11.4 常见多系统功能检查项目及正常值：内分泌功能检查

检查项目	美式单位	国际标准单位
胰腺功能		
糖耐量试验		
空腹血糖	< 110 mg/dL	< 6.1 mmol/L
餐后 2 h 血糖	< 140 mg/dL	< 7.8 mmol/L
胰岛素		
空腹 12 h	< 17 U/mL 或 110 mg/L	117 pmol/L
淀粉酶		
血液含量	30~110 U/L	30~110 U/L
甲状腺功能		
总甲状腺素（T_4）	4.5~12.0 mcg/dL	58.5~155 nmol/L
总三碘甲状腺原氨酸（T_3）	80~230 mcg/dL	1.2~3.5 nmol/L
肾上腺功能		
肾上腺素	0~140 pg/mL	0~762 pmol/L
去甲肾上腺素	200~1700 pg/mL	1088~9256 pmol/L
皮质醇		
早晨	5~28 mcg/dL	138~773 nmol/L
夜晚	2~14 mcg/dL	55~386 nmol/L

注：正常数值可能会因实验室检查方法的不同而有所变化，也可能因受试者年龄和预计标准的不同而发生变化。

更多的酶进入血液。淀粉酶测定可用于急性胰腺炎的诊断以及治疗监测。

甲状腺

甲状腺的功能是从循环血液中摄取碘，与酪氨酸结合，并转化为甲状腺素（T_4）和三碘甲状腺原氨酸（T_3）。甲状腺激素对代谢率有显著的影响。代谢增强会加快氧气消耗，并导致更多的代谢终产物从组织中释放出来，这些反应会促使身体大多数组织血管舒张，从而增加血流量。甲状腺激素水平升高会增加一氧化碳、心率、心肌收缩力、血容量、动脉血压、耗氧量和二氧化碳的产生，因此，呼吸频率和深度会增加，食欲、食物摄入量和胃肠道蠕动也会增强。此外，甲状腺还可储存 T_3 和 T_4，直到在垂体促甲状腺激素（thyroid-stimulating hormone，TSH）的作用下将 T_3、T_4 释放到血液中。

肾上腺功能

儿茶酚胺、肾上腺素和去甲肾上腺素都是由肾上腺髓质分泌的，这些重要的血管活性神经递质主要通过尿液样本来检测。除了血管活性外，儿茶酚胺在刺激交感神经进入"战斗或逃跑"机制中也是必不可少的。

皮质醇由肾上腺皮质产生，参与碳水化合物、蛋白质和脂肪的代谢。皮质醇还能抑制胰岛素的分泌，从而抑制细胞对葡萄糖的摄取。皮质醇的正常分泌具有昼夜节律（即早上分泌旺盛，夜晚分泌减少）。此外，皮质醇也是一种应激激素。

肝功能

肝功能尤其重要，肝功能障碍可能会危及生命。肝脏在碳水化合物和蛋白质代谢中起着主要作用。此外，肝脏还可以产生胆汁，对血液中的毒素进行生物转化。通过检测肝脏的酶（如淀粉酶和碱性磷酸酶）可以评估肝功能。

表 11.5 列出了常见的肝功能检查项目及正常值。

免疫功能

免疫功能的正常与否取决于一些组织和器官的功能是否正常，这些组织和器官包括骨髓、胸腺、淋巴结、淋巴系统血管、脾脏、扁桃体和肠道淋巴组织。如果产生的保护性免疫因子不足，或者机体对入侵生物的抵抗力不当或不足，使免疫系统不堪重负，免疫功能就会发生障碍。

表 11.6 列出了常见的免疫功能检查项目及正常值。相关免疫诊断研究和自身免疫缺陷检查不在本章节赘述，可参考 Fischbach[2] 和 Le Fever Kee[5]。

表 11.5　常见多系统功能检查项目及正常值：肝功能检查

检查项目	美式单位	国际标准单位
碱性磷酸酶	44~147 U/L	44~147 U/L
胆红素		
直接胆红素	0.0~0.3 mg/dL	1.7~5.1 μmol/L
间接胆红素	0.1~1.0 mg/dL	1.7~17.1 μmol/L

注：正常数值可能会因实验室检查方法的不同而有所变化，也可能因受试者年龄和预计标准的不同而发生变化。

表 11.6　常见多系统功能检查项目及正常值：免疫功能检查

检查项目	白细胞	
	绝对值（细胞数 /μL）	百分比 /%
中性粒细胞	2500~8000	55~70
淋巴细胞	1000~4000	20~40
单核细胞	100~700	2~8
嗜酸性粒细胞	50~500	1~4
嗜碱性粒细胞	25~100	0.5~1

注：正常数值可能会因实验室检查方法的不同而有所变化，也可能因受试者年龄和预计标准的不同而发生变化。

总结

本章描述了对心肺功能障碍患者进行多系统评估的基本原理，并讨论了一些常见的多系统功能检查。心肺系统影响身体中几乎所有的其他器官系统，反之亦然。因此，原发性心肺功能障碍可导致许多器官系统的并发症，而其他器官系统的功能障碍也可引起心肺疾病。此外，物理治疗师在进行治疗时，系统性疾病征象可能与其他疾病相混淆。因此，物理治疗师必须能够区分这些表现，以确定治疗是否起到了作用，哪些治疗不适用，哪些治疗可能是禁忌的。多系统评估为指导临床诊断、完善和改进治疗方法提供了基本信息。物理治疗师掌握这些知识对现代物理治疗实践至关重要。

复习题

请描述以下各类器官系统功能评估的具体内容，并说明检查结果（数值偏高或偏低）对物理治疗师临床决策的影响。

（1）血液检查。

（2）肺功能检查。

（3）心功能检查。

（4）外周血管功能检查。

（5）肾功能检查。

（6）内分泌系统功能检查。

（7）肝功能检查。

（8）免疫功能检查。

参考文献

1. Dean E. Preferred practice patterns in cardiopulmonary physical therapy: a guide to physiologic measures. *Cardiopulm Phys Ther J.* 1999;10:124–134.
2. Fischbach F, Dunning MB. *A Manual of Laboratory Diagnostic Tests.* 8th ed. Philadelphia: Lippincott Williams & Wilkins; 2008.
3. Guyton AC, Hall JE. *Textbook of Medical Physiology.* 12th ed. Philadelphia: Elsevier; 2010.
4. Jacobs DS, Kasten BL, Demott WR. *Laboratory Test Handbook.* 5th ed. Cleveland, OH: Lexi-Comp; 2001.
5. Lefever KJ. *Handbook of Laboratory and Diagnostic Tests with Nursing Implications.* 6th ed. Paramus, NJ: Prentice Hall; 2001.
6. Pagana KD, Pagana TJ. *Mosby's Diagnostic and Laboratory Test Reference.* 8th ed. Philadelphia: Elsevier; 2006.
7. Wallach J. *Interpretation of Diagnostic Tests: A Synopsis of Laboratory Medicine.* 8th ed. Philadelphia: Lippincott Williams & Wilkins; 2006.

12

侵入性检查与非侵入性检查

作者：Gail M. Huber
译者：米文君　隆寰宇
校对：陈亚红

本章目录

关键词

引言

对心肺疾病患者进行医学检查需要用到许多工具。医师通过问诊、体格检查、胸部 X 线检查、ECG 和实验室检查可以获得足够的信息以做出诊断。此外，为了确定治疗、预后或者诊断仍不明确时，需要进行更复杂的心血管系统与呼吸系统（cardiovascular and pulmonary，CVP）检查。这些检查可能是侵入性的，也可能是非侵入性的。目前临床实践指南推荐，进行血管造影等侵入性检查之前，应先进行非侵入性检查[1]。超声心动图是一种非侵入性检查，对儿童心血管疾病的诊断特别有用，可以提供心血管系统包括瓣膜功能、心室功能和心室充盈压预计值等信息。其他用于评估心肺功能的非侵入性检查，会使患者暴露于辐射或 X 线下。与心血管检查相比，呼吸系统初诊和治疗时所需的检查项目较少。一般来说，根据符合标准的 X 线检查，并结合患者的呼吸系统症状、肺功能检查和体格检查的结果，通常就足以做出诊断，因此没必要再做其他检查[2-4]。

尽管评估灌注的"金标准"是肺血管和心血管造影，但在临床上造影检查已被计算机体层成像（computed tomography，CT）、磁共振成像（magnetic resonance imaging，MRI）和超声（经食管超声是侵入性的）等一线检查项目所取代。这些非侵入性检查减少了患者发病和死亡的风险。血管造影术已成为各种心肺疾病的治疗措施，例如支架植入、导管溶栓、瓣膜置换等。

在初步评估问题后，CVP 检查可用于制订合适的治疗方案，评估预后和疗效。非侵入性检查对评估正在进行的手术、确定介入和药物治疗非常重要。物理治疗师必须掌握 CVP 检查（侵入性检查和非侵入性检查）相关知识，以便了解疾病的鉴别诊断、相关治疗以及患者活动的效果。

在决定哪些 CVP 检查可能对患者有益方面，涉及多种因素，不同检查对患者诊断和预后判断准确性方面的益处是有区别的（表 12.1）。辐射暴露是一个需要额外考虑的因素。这些检查有助于加深我们对心血管系统与呼吸系统生理学和病理生理学知识的了解。物理治疗师需要了解患者运动功能障碍的病理生理学基础，从而选择最合适的治疗策略。研究中采用许多 CVP 检查以评估物理治疗干预措施（框 12.1）。例如，采用放射性标记的气溶胶评估黏液清除功能，从而了解气道廓清技术的有效性[5]。临床上，物理治疗师通过检查结果提供的信息能了解患者是否可以安全地开始治疗，并预测对物理治疗干预可能的反应。例如，物理治疗师通过左心室射血分数水平可以判断应该将患者归为高风险还是低风险类别。风险等级决定了运动训练时的监测水平，而物理治疗师会根据监测结果分析患者的治疗反应。

本章将介绍心血管系统与呼吸系统的专科检查。首先，介绍如何解读这些检查获得的信息。接下来讨论每个检查的数据是如何获得的，以及在心血管系统

表 12.1	缺血性心脏病的诊断和预后的相关检查		
检查类型	敏感性*	特异性*	预测准确度*
运动 ECG	68%	77%	73%
Duke 平板运动试验评分	—	—	80%
²⁰¹ 铊灌注扫描	85%	85%	85%
⁹⁹ᵐ 锝 -s/SPECT	88%	72%	80%
腺苷负荷 SPECT	90%	82%	85%
运动负荷超声心动图	85%	81%	80%
药物负荷（多巴酚丁胺）超声心动图	88%	84%	86%
计算机体层成像：电子束计算机体层成像（electron beam computed tomography，EBCT）冠状动脉钙化评分	60%	70%	65%

注：*数据因纳入的研究不同和研究患者的组间特异性而存在差异（例如，受累冠状动脉数量）。

摘自 Kones R. Recent advances in the management of chronic stable angina. I: approach to the patient, diagnosis, pathophysiology, risk stratification, and gender disparities. *Vascular Health and Risk Management* 2010;6: 635–656.

框 12.1	心血管疾病统计

心血管疾病（cardiovascular disease，CVD）对美国公民的健康状况有重大影响。CVD 是美国人的主要死因，2016 年造成 840 768 人死亡（其中 635 260 人死于心脏病）。2006 年—2016 年，美国 CVD 死亡率下降了 18.5%，冠心病死亡率下降了 31.8%。尽管死亡率有所改善，但 CVD 对美国社会的影响仍在持续。因此，对 CVD 的识别和预防的健康研究仍然至关重要。

摘自 Benjamin EJ, Muntner P, Alonso A, et al. Heart disease and stroke statistics 2019 update: a report from the American Heart Association. *Circulation* 2019;139:e56–e528.

与呼吸系统中的具体应用。

心脏侵入性和非侵入性检查

心功能

射血分数（ejection fraction，EF）（右心室和左心室）是评估心脏功能的一个重要指标。EF 的评估是稳定型冠状动脉疾病（coronary artery disease，CAD）、ST 段抬高型心肌梗死（post–ST-elevated myocardial infarction，STEMI）和非 ST 段抬高型心肌梗死（non–ST-elevated MI，NSTEMI）患者预后的重要因素[6]。EF 是通过定量测量心室面积来确定舒张期和收缩期的心室容积量而得出的[7]：

$$\frac{（舒张末期容积-收缩末期容积）}{舒张末期容积} \times 100\%$$

有证据证明左心室射血分数（left ventricular ejection fraction，LVEF）可以预测死亡率。LVEF 通常在 50%~85%，如果 LVEF 低于 40% 表明存在中、重度心力衰竭[2,8]。LVEF 小于 45% 时，与死亡率呈线性相关[9]，与中度至大面积心肌梗死面积成反比[10]。右心室射血分数（right ventricular ejection fraction，RVEF）的正常值范围很广（35%~75%）[11]，但如没有室壁运动异常，RVEF 则不能预测心脏功能。最有力的放射性核素预测因子是运动 LVEF。在预测结局方面，对临床数据、导管介入检查数据和放射性核素检查的多因素分析表明，放射性核素结果［运动 LVEF、静息舒张末期容积和心率（heart rate，HR）变化］与导管介入检查数据预测价值相同[6]。

心室功能的概念已从收缩功能扩展到舒张功能。舒张功能在心力衰竭的分类中很重要，因此 EF 保留的心力衰竭（heart failure with preserved EF，HFpEF）与 EF 降低的心力衰竭（heart failure with reduced EF，HFrEF）是有区别的。超声心动图、核素成像、CT 和 MRI 检测能反映顺应性降低和舒张能力降低问题[12]。除了容积变化和心腔压力外，还可以计算舒张速度和心肌应变率[12]。

室壁运动情况是重要的评估指标，可对心肌运动进行定量和定性评估。在收缩期和舒张期对室壁厚度和室壁运动进行比较。评估内容包括：运动消失（无室壁运动）、整体或局部运动减少（室壁运动减少）和运动障碍（收缩期室壁向外膨出）[13]。左心室功能是生存率的强预测因子，可以帮助临床医师区分心脏运动弱还是无运动，从而选择更适宜的治疗方法。将局部室壁功能与冠状动脉解剖知识相结合可以识别阻塞或梗死区域。评估室壁厚度能够判断是否存在心肌肥厚或动脉瘤，但超声心动图检查更可靠。

梗死范围也是一个重要的评估指标，可以预测短期死亡率。使梗死面积减小也是确定再灌注策略和药物干预效果的重要临床终点[14]。心肌梗死范围可以通过之前描述的测量方法来评估，包括射血分数、收缩末期容积和整体或局部室壁运动[14]。应在急性期、介入后和恢复期评估心肌的灌注缺损情况。

对心腔大小进行解剖学测量，根据这些数据，可以计算出心腔容积、每搏输出量和心输出量（表 12.2）。

心肌灌注显像

心肌灌注是反映心脏活性和功能的一个重要因素，可用于诊断、治疗和预后评估。休息和运动时的心肌灌注显像（myocardial perfusion imaging，MPI）结果对诊断 CAD 非常重要。对有左心室功能障碍的患者来说，识别有活性但仍有风险的心肌组织对改善长期预后至关重要，另外必须评估再灌注策略（如血管成形术和溶栓治疗）的疗效。通过对灌注和代谢研究进行综合分析有助于增加对心肌缺血的了解。冬眠心肌（hibernating myocardium）是长期缺血的结果，肌纤维收缩力受到影响，因此出现节段性室壁运动异常。此类心肌组织仍有活性但不收缩。据推测，这是身体减少能量消耗和确保心肌细胞存活的机制。顿抑心肌发生在急性缺血时，最初出现的收缩功能障碍在灌注恢复正常后仍持续一段时间。冬眠心肌和顿抑心肌都是可逆的。冬眠心肌的患者可以通过血管重建术获益。顿抑心肌（stunned myocardium）可能需要支持性治疗，直到收缩功能恢复[15]。所采用的成像类型及使用的特定放射性药物可提供相似但未必可互换的成像结果和测量值[16]。

运动负荷试验

超声心动图、放射性核素、CT 甚至 MRI 都可与运动测试相结合。采用跑台或功率自行车进行分级运动测试时，要收集休息和运动高峰时的数据。

药物负荷试验

有些患者无法达到足以对心血管系统产生负荷的运动强度。还有些患者 ECG 异常（如左束支传导阻滞），这会影响 ECG 的诊断价值，或者急性冠脉综合征（acute coronary syndrome，ACS）患者无法根据心电图或实验室检查进行诊断[17]。若患者无法进行运动测试，可以用药物代替。血管扩张剂（如双嘧达莫、

表 12.2 心脏检查

心脏检查		
检查项目	专科检查	临床意义
核成像	平扫、SPECT、MUGA、初步扫描 常用同位素：^{99m}锝–甲氧基异丁基异腈、^{99m}锝、^{201}铊	评估心肌灌注，用于运动负荷研究和评估功能障碍的可逆性。可定量测量：EF、每搏输出量（SV）、心输出量（CO）、局部功能、心室容积、心内分流、瓣膜反流
	PET 扫描 常用同位素：^{82}铷、^{13}N-氨、^{18}氟–脱氧葡萄糖（^{18}F-FDG）、^{15}O-H$_2$O	定量评估活组织的细胞活性。可以评估葡萄糖（^{18}F-FDG）和氧化代谢情况、灌注情况以及血运重建功能
超声心动图	M 超模式、二维超声、经食管超声心动图（transesophageal echocardiography，TEE）、多普勒超声、心肌造影超声（myocardial contrast echo，MCE）	评估心脏结构。二维超声可以评估运动负荷。二维超声可定量测量：腔室大小、室壁厚度、瓣膜结构、TEE 和功能、跨瓣压、流经瓣膜的血流量、瓣膜面积、EF
CT	心脏 CT	进行冠状动脉 CT 血管造影，评估心脏结构、心功能、斑块大小、斑块特征及钙化评分
MRI	MRI 造影（钆-DTPA）	测量心室容积、EF、心输出量。对比成像可用于识别灌注缺损、流量、梗死区域
血管造影	导管–心血管造影	定量测量压力、阻力、流量、耗氧量、动静脉血氧差、EF、心输出量、FFR
肺部检查		
肺扫描	灌注成像 常用同位素：MAB	识别肺灌注减少区域，用于诊断肺栓塞
	通气扫描 常用同位素：^{99m}锝-DTPA	识别通气不足区域。与氙-133 灌注扫描共同用于诊断肺栓塞
	镓扫描	诊断肿瘤或炎性病变（大部分已被 PET 或 SPECT 替代）
	PET 扫描 常用同位素：^{18}F-FDG	有助于诊断孤立性肺结节、炎症和恶性病变
超声		有助于诊断肺栓塞、肺动脉高压、肺动静脉畸形，评估呼吸肌功能
CT	高分辨 CT、螺旋 CT、CTPA	CT 用于诊断支气管扩张、肺栓塞、肺动脉高压。CTPA 用于肺栓塞、纵隔肿块诊断及分期的检查
MRI	动态 MRI Gd-DTPA 对比	磁共振造影剂用于磁共振血管造影。MRI 用来评估组织灌注血流量和体积测量、膈肌功能。动态 MRI 用于肺移植检查，以评估通气情况和肺力学
血管造影	导管–肺血管造影	诊断慢性血栓栓塞性肺动脉高压（对肺栓塞的诊断已被 CT 所取代）
支气管镜检查	经支气管镜针吸活检术（transbronchial needle aspiration，TBNA）、经支气管镜腔内超声	诊断支气管肺癌、纵隔肿块和支气管黏膜异常

腺苷、瑞加诺生和多巴酚丁胺）可增加患者冠状动脉血流量。腺苷和双嘧达莫是非选择性的腺苷受体激动剂[18]。瑞加诺生是一种选择性的 A2A 腺苷受体激动剂。多巴酚丁胺是一种儿茶酚胺，可直接刺激心脏，增加心率、血压和心肌收缩力[17]。虽然多巴酚丁胺比腺苷相关药物成本低，但有很多不良反应[19]。药物负荷试验可以与单光子发射计算机体层成像（single photon emission computed tomography，SPECT）和正

电子发射体层成像（positron emission tomography，PET）核成像技术或超声心动图结合使用，以确定缺血区域。

肺部侵入性和非侵入性检查

通过对肺部的非侵入性检查，以及必要时的侵入性检查，可以直观地识别肺部结构异常。CT 和 PET 扫描用于肿瘤分期和确定有无淋巴结转移[20]。通过观察放射性标记气体的分布来评估肺通气情况，从而诊断肺栓塞（pulmonary embolism，PE）。通过核成像、计算机断层肺血管造影（computed tomography pulmonary angiogram，CTPA）、SPECT 或 SPECT/CT 获得肺灌注扫描[21]。心脏测量，特别是右心室，可用于诊断肺动脉高压。肺部成像数据的量化正在发展，但由于不同疾病在病情变化过程中，组织、空气、血液和水的可变性，所以该技术应用存在困难[22]。PET 扫描可用于识别肺部组织中代谢活跃的细胞。识别肺部炎症的 PET 衍生检查已应用于 COPD、特发性肺纤维化（idiopathic pulmonary fibrosis，IPF）和急性呼吸窘迫综合征（acute respiratory distress syndrome，ARDS）等疾病[22]。

核成像系统

核成像的物理原理

了解核成像系统的工作原理有助于物理治疗师理解当前使用的各种检查之间的差异。医学领域经历着快速的发展和变化，因为技术改变了检查设备、测试的放射性药物选择、获取和分析数据的速度以及获取图像的质量。SPECT 和 PET 是检查心肌灌注的两种主要的核成像方法[23]。这两种方法可与运动负荷试验相结合，并与其他采集系统（如 PET/MRI）相结合。

核成像能够非侵入性地获取来自身体各种组织的图像。一个成像系统需要 3 个基本部分。第 1 部分是具有放射性的药物，可以发射 γ 射线并被目标身体组织所吸收；第 2 部分是辐射探测器或照相机；第 3 部分是可以收集和分析数据的计算机。根据组织的亮度形成图像，而组织的亮度与组织所吸收的辐射成正比[24]。

放射性核素是不稳定的元素，通过发射粒子或光子获得稳定性。这一过程被称为放射性衰变，并释放出 γ 射线。放射性核素是由回旋加速器或发生器产生的。回旋加速器将 α 粒子、氘核和质子加速到适合生产所需放射性核素的能量[25]。放射性核素发生器是从长半衰期的核素（称为"母体"）中分离短半衰期的核素（称为"子体"）的装置。放射性核素发生器在有效期内，每隔一段合适的时间就可从中分离一次子体核素，就像从母牛身上挤奶一样，所以放射性核素发生器又称为"母牛"[26]。放射性核素发生器系统可产生短暂的放射性核素[25]。

这些元素通常附着在其他基质上，以便在体内运输到特定组织。放射性核素是通过静脉注射给药的。这些元素具有不同的输出能量和半衰期。由于它们在身体组织中的分布不同，提供的信息也不同。

检测特定放射性药物发出的放射性能量需要一台照相机。当某些药物受到电离辐射的冲击时，会发光。闪烁检测器可以检测到这种光（图 12.1）。γ 照相机（一种闪烁探测器）能够检测到离开身体的光子。γ 照相机里面安装了一个由光电倍增管阵列监控的大型准直晶体，也就是准直器[27]。准直器是一种只允许在适当方向上移动的光子到达晶体的装置。有几种类型的准直器：平行孔准直器（最常见的）、针孔准直器以及汇聚和发散准直器。光电倍增管记录来自晶体的光子，并将光子转换为与光的强度成正比的电压[27]。照相机系统与存储光图像的计算机相连。计算机软件能够从数据中导出二维（two-dimensional，2D）图像。构建图像较新的软件算法已经改进，可提供更快的处理速度、更好的空间分辨率、更清晰的对比度和整体图像质量[28]。

平面成像

单晶相机产生的是二维图像或平面图像。多晶体闪烁照相机也能产生平面图像，能够进行快速、动态成像，用于初步扫描和门控扫描。平面图像不能反映图像的深度[24]。对不"适合"SPECT 相机拍摄的肥胖患者或不能保持静息状态的患者来说，平面成像可能是唯一的选择[6,29]。

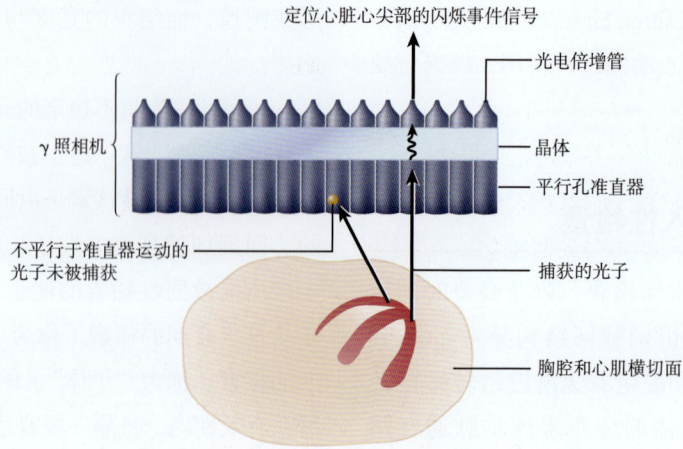

图 12.1　多孔准直器的图示说明，沿准直器孔入射的 γ 射线被传输到晶体上，而斜发射的 γ 射线被准直器隔板吸收（摘自 Hendee WR, Ritenour R, editors. *Medical Imaging Physics*, ed 3. St. Louis: CV Mosby; 1992.）

单光子发射计算机体层成像

　　心肌灌注显像通常采用 SPECT 与运动负荷试验相结合的方式进行[30]。平面成像或体层成像是通过旋转闪烁辐射探测器（单头、双头或三头闪烁相机）在患者周围收集，形成三维图像[28]。SPECT 图像可以对放射性进行量化。然而，衰减伪影（放射性能量被其他身体组织吸收，使相机无法检测到）比平面图像更大，特别是在男性心脏下壁和女性心脏前壁的图像上，这可能会产生假阳性[10,19]。最常用的放射性核素是 ^{99m} 锝 – 甲氧基异丁基异腈、^{99m} 锝 – 替曲膦和 ^{201} 铊（^{201}Tl）[16]。在收集数据时，患者必须能够完全静止地躺在床上 15~20 分钟，双手抱头。较新的系统可使扫描时间缩短 50%，并减少处理时间[28]。一般也可以选用坐姿[28]。

　　治疗师可以帮助识别在上肢运动或保持静止方面有困难的患者。对于这些患者，其他成像方式（如超声心动图）可能是最佳选择。

正电子发射体层成像

　　PET 使用正电子发射的放射性核素。PET 获得的图像可以反映活体组织中细胞过程的信息。心脏和肺部组织都可以进行定量检查，以获得有关新陈代谢、血液灌注、组织活力、自主神经调节和其他过程的信息[22,31]。PET 在划定可逆性和不可逆性心肌损伤方面很有价值，从而评估在 CAD 或左心室功能障碍患者进行血运重建的可行性[6]。PET 示踪剂的半衰期

短，约 5~35 分钟。半衰期短的 PET 示踪剂可以减少辐射暴露，并且可以在相对较短的时间内重复多次扫描[32]。PET 提供了更好的成像效果，对衰减伪影进行了更大的修正[32]，但 PET 技术的复杂性、短效的放射性示踪剂和专门的设备导致了成本高、临床应用有限。不过因 PET 在肿瘤成像中的应用越来越多，在心肺系统成像中的应用机会也会越来越普遍[31,33]。目前 FDA 批准的 PET 核素有 ^{82} 铷（^{82}Rb）、^{13}N- 氨和 ^{18} 氟 – 脱氧葡萄糖（^{18}F-FDG）[31]。

心血管系统放射性核素检查

　　在众多检查中，决定使用哪种检查来诊断冠状动脉疾病，取决于疾病的预测概率（pretest probability），以及患者是非急性稳定症状还是急性胸痛[34]。当患者有症状，但 ECG 或心肌酶指标不能确诊时，建议进行放射性核素检查。

初步扫描和平衡门控显像

　　在初步扫描中，当血液流经心脏时，会收集被放射性标记的血液，这是放射性核素血管造影的一种方法。初步扫描可以清晰地识别心脏的 4 个腔室，并收集多个心动周期数据。平衡门控显像或多重门控采集扫描（multiple-uptake gated acquisition，MUGA）会扫描平均几百次心动周期，ECG 的每个 R 波都会触发一次数据收集，因此平均周期是由多个周期汇总产生的[7]。当患者窦性心律齐时，图像质量较佳；心律

不齐时（如心房颤动），图像质量较差。

核医学测量

放射性核素图像数据提供了关于心肌灌注、心室功能和存活心肌的信息。心脏吸收的放射性核素可提供心脏图像，包括心室壁厚度和心腔的轮廓。放射性核素血管造影包括初次扫描和平衡门控显像，血液在通过心室时突出显示，可以进行定性和定量的测量。正常灌注的心肌表现出对示踪剂的均匀吸收。只要堵塞的动脉小于50%，就可以均匀的吸收。缺血但存活的心肌最初表现为摄取减少，而梗死区域不摄示踪剂。在运动过程中，缺血的区域表现为摄取量减少的区域。因此可以评估灌注和组织活力。定性评估需要肉眼观察图像。定量评估是由成像系统的专门软件进行的。计算机分析特定感兴趣区（region of interest，ROI）的放射性吸收量（图12.2）。然后对这个数据进行量化，以便相互比较各兴趣区，并与标准化数据进行比较。通过这种方法，可以识别未灌注或灌注不足的区域。

多种同位素被用于SPECT和PET MPI，目标是减少患者所受的辐射量。使用同位素的方法包括降低示踪剂的剂量、加快扫描时间以及使用半衰期较短的

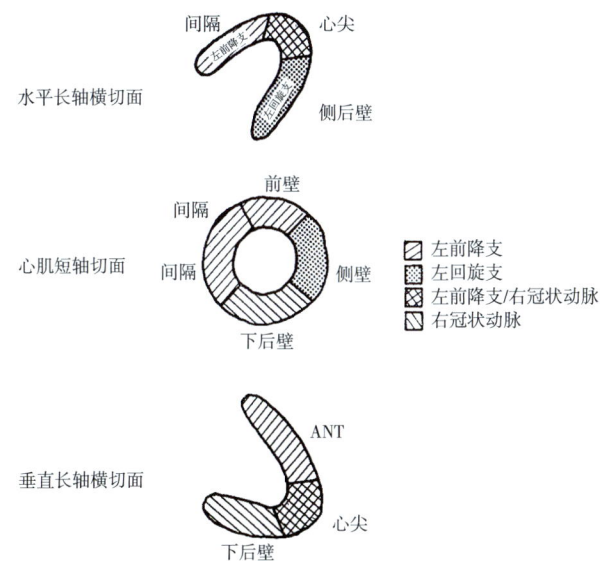

图12.2 SPECT系列图谱。SPECT铊显影的3个代表性投影所显示的中间心室截面（摘自Fisher KC. Qualitative SPECT thallium imaging: technical considerations and clinical applications. In: Guiberteau MJ, ed. *Nuclear cardiovascular imaging*. New York: Churchill Livingstone; 1990.）

示踪剂。因此，在核成像适用的情况下，PET MPI比SPECT更适合，而 ^{99m} 锝比 ^{201} 铊更适合[34,35]。

为了获取静息状态、运动负荷和药物负荷状态的图像，可采用多种方法。传统的静息–压力检查是先注射示踪剂，等待30~60分钟以便示踪剂分布，然后进行静息成像，之后在运动高峰期进行注射压力测试，在15~45分钟内收集应激数据[17]。

^{99m} 锝 – 甲氧基异丁基异腈或 ^{99m} 锝 – 替曲膦

以 ^{99m} 锝为基础的放射性核素，比铊有更好的成像优势。由于计数率和能量更高（在140 KeV范围内），甲氧基异丁基异腈和替曲膦能提供更好的SPECT图像质量。 ^{99m} 锝是发生器[19]。该同位素半衰期为6小时，通过肝脏和胆囊进行排泄[16,19]。与 ^{201} 铊相比， ^{99m} 锝的组织衰减较少，这有助于提高图像质量。一天和两天的方案可用于静止–负荷试验或有平衡门控显像的负荷试验[17]。使用 ^{99m} 锝的负荷SPECT推荐用于女性，因为它比 ^{201} 铊的敏感性更高，并且与负荷超声相当。

^{201} 铊

^{201} 铊（ ^{201} Tl）是使用最久的放射性同位素之一，可用于心肌灌注研究[16]，是由一种回旋加速器产生的低能量（68~80 KeV）放射性物质，心肌上铊浓度取决于 ^{201} Tl的特性、吸收和重新分布，但 ^{201} Tl的独特之处在于再重新分布。心肌灌注功能正常的部位将会摄取铊示踪剂，而受损的细胞对铊的吸收则较弱。正常的心肌细胞在15分钟内重新分布，4~24小时后的图像显示 ^{201} Tl已被清除，这是正常血流的结果，而异常细胞会因无法清除铊而残留较多的示踪剂[36,37]。 ^{201} Tl的重新分布至少在4小时后完成， ^{201} Tl和 ^{99m} 锝的双同位素此时也完成了重新分布[17]。

正电子发射体层成像示踪剂

最常用于评估MPI的PET示踪剂是 ^{13} N- 氨、 ^{82} 铷和 ^{15} O-H$_2$O[19]。使用PET示踪剂的好处是可以对心肌血流进行定量分析，以mL/（g·min）为单位。

^{13} N- 氨

^{13} N- 氨在初次扫描中具有高摄取率（80%），因

此可提供高质量的心肌灌注影像[38]。示踪剂可以通过扩散进入心肌细胞[31]。

82铷

82铷（82Rb）是应用最早的示踪剂之一，通过心肌细胞钠钾泵代谢被摄取，但由于该示踪剂的初次扫描摄取率为 60%，且与血流量的增加呈非线性关系，因此不是心肌血流成像的最佳选择[38]。不过可以通过发生器加快 82Rb 吸收速率，以提高影像质量。82Rb 的半衰期很短，因此，非常有利于临床操作，常用于药物负荷试验[38]。

15O-H2O

由于心肌内血流速度快，所以 PET 示踪剂 15O-H2O 在心肌内被均匀摄取，并且被建模为一种惰性、可自由扩散的示踪剂，因而很容易通过毛细血管和肌膜[39]，但是，15O-H2O 示踪剂还未得到 FDA 的批准[17]。

心肌代谢

18氟 - 脱氧葡萄糖

18F-FDG 是一种葡萄糖类似物，以与葡萄糖成正比的速度穿过毛细血管和肌膜。由于 18F-FDG 不是心肌代谢途径的有效物质，因此可以作为心肌的示踪剂。18F-FDG 的分布与未标记的葡萄糖的摄取相关[40]。因此，葡萄糖的利用情况可以作为组织存活的标志。

根据是否使用葡萄糖作为能量供应物质可以识别正常代谢区、代谢改变区或无代谢区。空腹时正常灌注的心肌细胞利用脂肪酸和碳水化合物来产生三磷酸腺苷（adenosine triphosphate，ATP），而在餐后则使用葡萄糖作为主要的能量来源。缺血的心肌在空腹状态和餐后状态下均利用葡萄糖作为能量来源。心肌梗死和瘢痕区域不会出现代谢活动。因此，餐后冬眠心肌和正常心肌对 18F-FDG 的摄取都会增加，但空腹时，只有冬眠心肌的摄取才会增加[40]。在灌注缺损区，如果葡萄糖活性仍存在，则这一区域的功能仍存在（不匹配模式）；相反，如果这一区域不存在任何活动，则此区域为梗死或坏死灶（匹配模式）[40]。从功能角度来看，不匹配仅仅意味着有改善可能，而匹配则意味着在血运重建后仍无法改善心肌收缩力。

11C- 乙酸盐

使用与心肌耗氧量代谢途径相结合的同位素可以评估心肌活力。乙酰辅酶 A 是 11C- 乙酸盐的活化形式，是进入所有三羧酸循环代谢途径的入口点，与氧化代谢紧密耦联。与 18F-FDG 相比，该方法的优势是不依赖能量供应物质的利用（即葡萄糖与脂肪代谢）。11C- 乙酸盐能准确反映氧化代谢，无论是在急性心肌缺血还是慢性心肌缺血情况下，都能区分有活性心肌和无活性心肌[41]。这种同位素也可用于评估心肌血流量和心肌病患者[41]。

呼吸系统放射性核素检查

通气 / 灌注 SPECT 扫描

通气 / 灌注（ventilation-perfusion，V/Q）扫描是两个独立成像程序的组合，主要用于肺栓塞的诊断[42]。灌注部分需要注射放射性示踪剂。公认的（几乎普遍应用的）灌注示踪剂是 99mTc - 聚合白蛋白（macroaggregated albumin，MAA）[43]。通气显像需要吸入放射性气溶胶 99mTc - 二乙基三胺五乙酸（diethylenetriamine pentaacetic acid，DTPA）。其他同位素（如 81mKr、133Xe）也可用于通气显像，但不易获得。

若通气 / 灌注扫描显像正常，基本上可以排除近期肺栓塞。如果灌注扫描显像异常，则应与通气扫描进行比较，并与胸部影像结合来看（图 12.3）[44]。肺栓塞通气 / 灌注 SPECT 图像有 3 种可能的情形：肺栓塞阳性是指扫描显示患肺栓塞概率高，单个肺段通气 / 灌注扫描不匹配；肺栓塞阴性是指扫描显示正常或患肺栓塞概率非常低；无法确诊包括患肺栓塞概率中等或不确定[21]。

计算机体层成像肺血管造影（computed tomography pulmonary angiogram，CTPA）对肺栓塞诊断的准确性更高，所以 SPECT 检查减少了[43,45,46]。但由于 CT 的辐射剂量是通气 / 灌注扫描的 5 倍，所以通气 / 灌注扫描对不能耐受静脉注射造影剂、怀孕或担心辐射暴

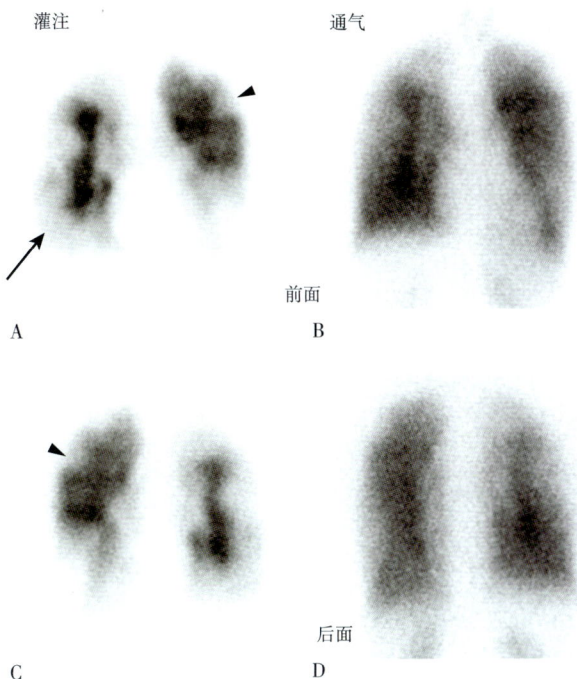

图 12.3　多发充盈缺损（长箭头），部分缺损呈楔形，与节段性灌注缺损一致（短箭头），而在通气扫描上无法显示（缺损不匹配）（摘自 Ruggiero A, Screaton NJ. Imaging of acute and chronic thromboembolic disease: state of the art. *Clin Radiol.* 2017;72: 375-388.）

露的患者来说仍有价值。

正电子发射体层成像

　　[18]F-FDG PET 扫描可用于识别肺部代谢活跃的组织（葡萄糖代谢），有助于肺部结节、炎症和恶性病变的鉴别诊断[47,48]。[18]F-FDG PET 扫描可作为肺部结节和肿块的诊断工具。筛查中常发现有恶变风险的孤立性肺结节（solitary pulmonary nodules，SPN），这些结节需要格外注意。Gould 等[48]的 Meta 分析结果显示，SPNs 中检查出恶性肿瘤的敏感性为 96.8%，特异性为 77.8%。不建议对小于 1cm 的结节使用 ^{18}F-FDG PET 扫描[49]。除了难以获得 PET 扫描外，根据医疗保险的报销要求，使用 ^{18}F-FDG PET 扫描的费用可能比传统胸部 CT 扫描高 6 倍[49]。

镓扫描

　　PET 和 SPECT 扫描已在很大程度上取代了肺部疾病的镓扫描[50]。然而，在一些无法进行 PET 扫描及特定的临床情况下，镓扫描仍然被使用。在肿瘤

细胞中，[67]镓枸橼酸盐与转铁蛋白和转铁蛋白受体结合，而在炎症和感染区域，镓与乳铁蛋白和铁载体结合[50,51]。

　　镓扫描用于评估肺部炎症和感染性病变。因为镓有助于区分活动性感染和纤维化，所以它在识别感染方面（如肺结核）仍然有用。同样，镓对患有肺孢子菌肺炎（pneumocystis carinii pneumonia，PCP）的艾滋病患者的评估也很有价值，可区分活动性疾病和瘢痕形成[51]。临床上，镓扫描也用于识别非感染性炎症（如结节病）。

血管造影

　　指南建议，在考虑使用侵入性检查如右心或左心导管检查之前，应先做非侵入性检查。但急性冠脉综合征（STEMI）患者需要迅速进行心脏血管造影和导管干预[52]。血管造影通过使用不透射线的造影剂注入动脉，对动脉系统进行影像学检查，以确定血流特征。血管造影提供了血管解剖结构的相关详细信息。血管造影需要 X 射线发生器和图像增强器 / 照相机[53]，将不透射线的造影剂注入感兴趣区域的供应血管，之后通过射线照相图像，监测造影剂流动情况。通过心导管进行的冠状动脉造影为如今使用的许多基于导管的干预措施提供了发展条件[54]。

心脏成像

　　心导管检查和冠状动脉造影是诊断冠状动脉疾病的金标准，但它们属于侵入性检查，对患者来说具有小概率但严重的风险，并发症包括死亡、脑卒中、心肌梗死、出血、动脉创伤或血栓、肾功能不全和心律失常[55]。血管造影适用于有再灌注可能的 STEMI 患者和有进一步心脏事件风险的胸痛和 NSTEMI 患者[56]。对 NSTEMI 患者是否应该在 24 小时内行冠状动脉造影介入以及血运重建还存在一些争议，但指南推荐尽早进行手术[57]。对患有 CAD 且药物治疗无效的心绞痛患者也可能需要进行心导管检查。

　　左心导管检查需要在 X 线透视的引导下穿过股动脉或肱动脉到达主动脉，直接测量心腔压力、血流量和血氧饱和度。进行选择性冠状动脉造影时，将不透射线的造影剂注入左主动脉或右冠状动脉。注射后

完成图像记录。有时会重复进行注射，这是为了将整个冠状动脉显示出来，从而发现动脉梗阻的位置并确定梗阻程度（图 12.4）。

心导管检查还可以获得更多的生理测量数据，包括冠状动脉病变部位的血流量和压力数据[58]。这些测量数据对监测再灌注治疗（如溶栓治疗、血管成形术、支架植入术）后的结果尤为重要[59]。冠状动

脉血流分级［如心肌梗死溶栓治疗（thrombolysis in myocardial infarction，TIMI）0~3 级］是基于对目标动脉造影不透射线率的目视分析，通常在介入后 90 分钟进行[60]。TIMI 心肌灌注分级（TIMI myocardial perfusion grades，TMPG）（0~3 级）或心肌充盈显像，通过对心肌造影剂再灌注情况进行分级[59]。TIMI 和 TMPG 较高与 2 年内的死亡率降低有关[59]。

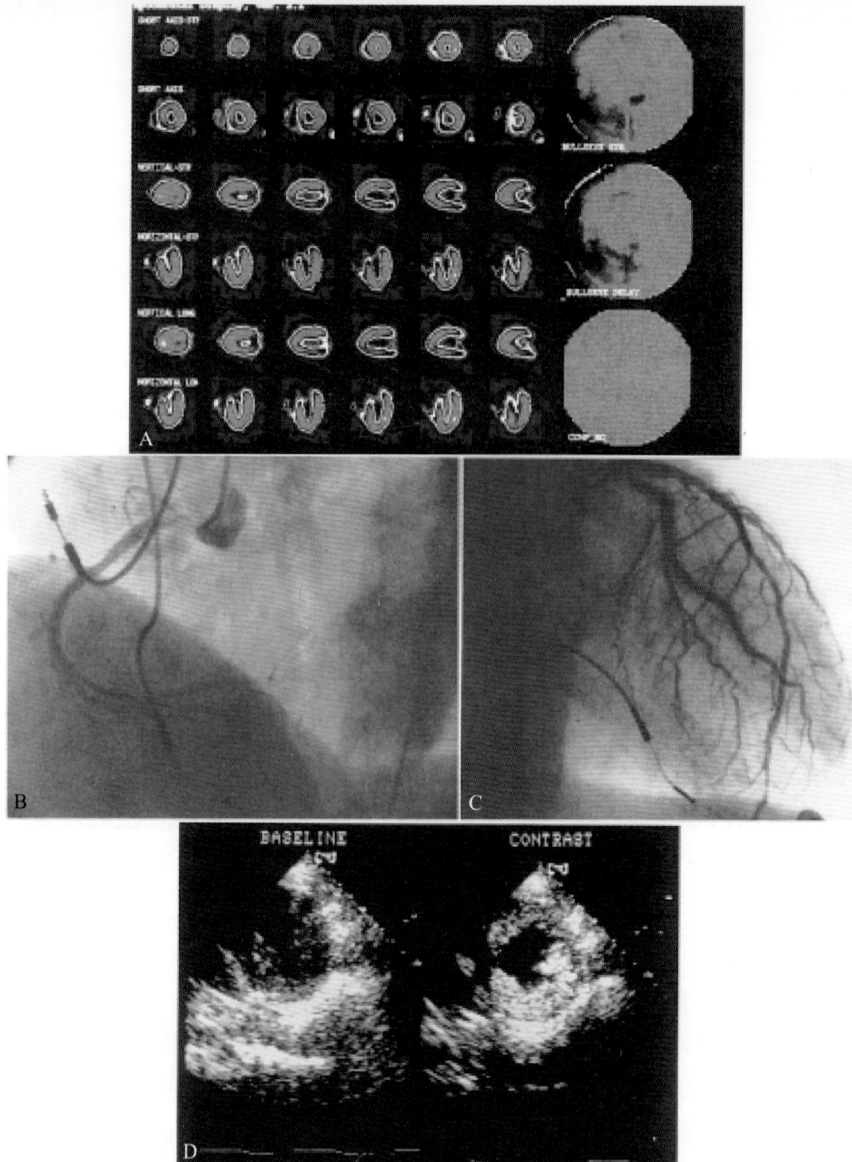

图 12.4　负荷 SPECT 扫描定向和极坐标图像。A. 右冠状动脉造影；B. 左前降支冠状动脉造影；C. 冠状动脉回旋支造影；D. 基线时（左）和冠状动脉左前降支造影剂注射后（右）的短轴二维超声心动图图像。尽管该患者的多巴酚丁胺、铊 -201、SPECT 正常，与正常数据库（COMPSC）比较后没有明显的灌注缺损（A），但要注意右冠状动脉开口处有不全狭窄（B）。左主支注射造影剂后，未观察到右冠状动脉的侧支血管显影（C）。但在超声心动图（D）上，超声微泡注入左前降支后，下壁可见强烈的对比增强，证实了右冠状动脉存在冠状动脉侧支。在超声心动图上可以很明显地观察到右冠状动脉严重狭窄，但由于侧支循环发育良好，该患者没有出现应激灌注缺损，但在动脉造影上难以识别（摘自 Malunarian JJ: State of the art for CAD detection: Thallium 201. In：Zarit BL, Beller GA, eds. *Nuclear cardiology*, ed 2. St. Louis: CV Mosby; 1999.）

目前，使用定量测量来进行灌注和缺血的进一步细节分析。血流储备分数（fractional flow reserve，FFR）用于指导 PCI 患者的治疗决策[61]。FFR 是冠状动脉狭窄后最大血流量与无狭窄时的理论最大血流量之比[62]。

心室造影是一种将造影剂注入心室，使整个心室显影的操作。电脑会捕捉多个心动周期。这提供了与整体和节段性室壁运动、瓣膜运动以及解剖结构异常相关的有价值的信息。

肺部成像

肺血管造影（catheter pulmonary angiography，CPA）是诊断肺栓塞的金标准，但已被侵入性较低的 CT 血管造影（CT angiography，CTA）所取代。右心导管检查，将造影剂通过肺动脉注射到肺循环中，可以测量肺动脉压和血管阻力[44]。肺血管造影观察者间可靠性研究一致性为 83%~86%[43]。CPA 也是诊断肺动脉高压的金标准[63]，还可用于慢性血栓栓塞性肺动脉高压（chronic thromboembolic hypertension，CTEPH）的诊断[44]。CPA 介入手术包括血栓切除术、靶向溶栓术、肺球囊血管成形术等[44,63]。

超声心动图

超声心动图（简称心超）是一种不良反应最少的非侵入性检查。心超利用声波的物理特性来检查组织结构和功能。心超检查可提供心脏血流、结构和功能的相关信息。传统的经胸超声心动图（transesophageal echocardiography，TTE）包括 M 型超声、二维超声和多普勒超声心动图，是非常可靠的评估方法。经食管超声心动图（transesophageal echocardiography，TEE）是经导管介入治疗的一个非常重要的辅助手段，是侵入性检查[64]。彩色多普勒组织成像、斑点追踪技术、三维超声、脉冲波多普勒超声、应变和扭转评估以及血管内超声，这些技术如果结合使用，可以提供许多以前只能通过心导管检查获得的信息[65-68]。超声心动图是评估和处理胸部创伤和先天性心脏病的重要工具[69]。

超声心动图也可用于肺部疾病的诊断，如肺栓塞、肺动脉高压和肺动静脉畸形[63,70]。

超声心动图的物理原理

超声成像系统需要有能够产生超声波的声源、超声换能器和收集反射声波的接收装置。声波在不同组织中的吸收和反射比例不同，因此肌肉反射出的声波不同于血管或瓣膜反射出的声波。基于 M 型超声和二维超声的原理，可将反射回的超声波转换成电流并生成图像。在 M 型超声心动图中，换能器通过胸壁发射单一声束（经胸途径），心脏的每一个横断面将声波反射回传感器中，图像类似"碎冰锥"。M 型超声心动图可以获得高分辨率图像，但已很少使用[71]，主要采用二维超声心动图进行诊断。在二维超声心动图中，传感器可以采集到心脏的楔形切面，并同时充当发射器和接收器，将心脏的二维图像实时地记录下来，从而可以观察到心脏的运动情况，也可以评估室壁运动（图 12.5）。

多普勒超声心动图

多普勒超声心动图依靠多普勒效应来确定速度。当声波针对红细胞等运动物体时，传出频率与接收频率之间的差异被称为多普勒频移。频移越大，目标物体的速度就越大[67]。流速是用来表达多普勒频移的术语。连续波和脉冲波多普勒模式均可使用。

彩色多普勒超声心动图起源于 20 世纪 80 年代中期。彩色多普勒超声通常叠加在实时二维超声心动图中使用，也可与 M 型超声心动图一起使用，是实时显示解剖结构和空间血流速度与流动方向的重要方法[65]。不同的颜色表示不同的血流方向，灰度强度表示血流速度的平均值。多普勒超声心动图主要用于评估"瓣膜漏"的反流程度并显示异常分流区域，如房间隔缺损等。狭窄瓣膜产生的湍流会形成广泛的彩色阴影区域。

超声心动图测量

超声心动图的结果既可以进行定性分析，也可以进行定量分析。有经验的检查者可以根据超声心动图对心脏的解剖结构、室壁运动、瓣膜运动和组成以及心腔大小进行分析。

通过多普勒频移可进行定量计算。速度测量可用于估计压力差和瓣膜面积。修正的伯努利方程用于计

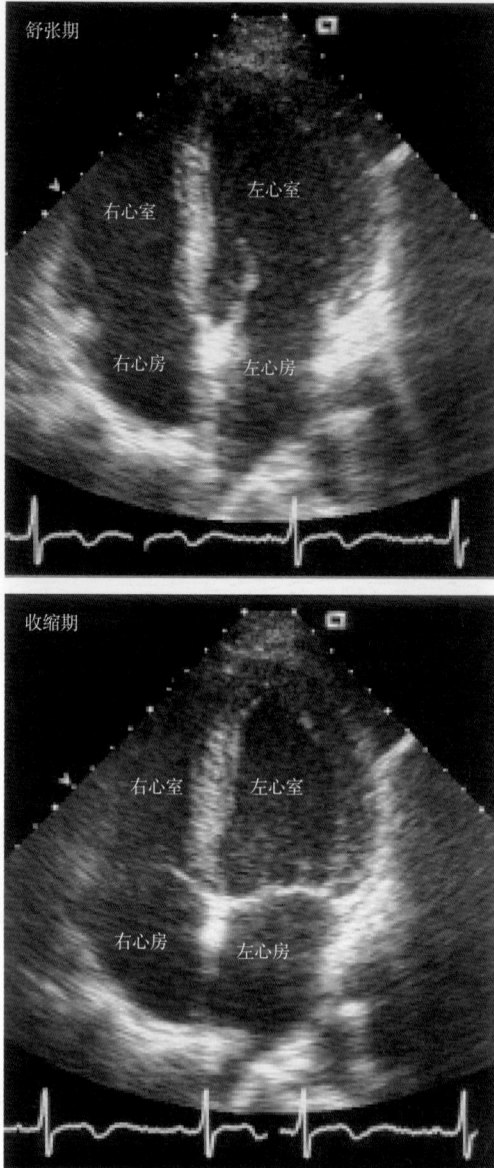

图 12.5　正常二维超声图像的舒张末期（上图）和收缩末期（下图）（摘自 Otto CM. *Textbook of clinical echocardiography*, ed 2, Philadelphia: WB Saunders; 2000.）

算瓣膜周围的压力变化，其中 P 是通过瓣膜的压力梯度，V 是通过瓣膜的血流速度。

这些测量结果可以用于计算瓣膜压力梯度、右侧充盈压以及瓣膜反流和分流程度[67]。而瓣膜反流和分流程度的计算比单独使用伯努利方程更复杂。

估算瓣膜的面积也是一个重要的定量计算，可基于质量守恒定律通过连续性方程来计算，即进入正常心脏右心房的血液容积与进入其他心腔的血液容积保持不变（每搏输出量₁= 每搏输出量₂）。由于通过瓣膜前的血液体积必须等于通过瓣膜后的血液体积，因此，可以通过测量瓣膜前后的血流速度来计算瓣膜的面积，其中 V_1 是瓣膜一侧的血流速度，V_2 是瓣膜另一侧的血流速度，A 是横截面积[67]。

负荷超声心动图

负荷超声心动图可以在运动负荷（跑台或踏车运动）或药物负荷（双嘧达莫、腺苷或多巴酚丁胺）后立即进行。对患者进行药物负荷的优点是整个测试会在稳定的情况下进行。如果要在运动负荷下监测，最好采用半卧位或仰卧位功率自行车，因为在跑台上运动时不能成像[72]。2018 年的一项 Meta 分析发现，低风险的急性冠脉综合征患者进行负荷超声心动图检查，可以减少转诊进行侵入性检查或冠状动脉 CT 血管造影（coronary CT angiography，CCTA）的次数，而不增加心肌缺血的风险[68]。

经食管超声心动图

由于经胸超声心动图在技术上一直存在缺陷，为了提高空间分辨率，经食管超声心动图技术被开发出来。通过在胃镜前端增加探头，TEE 能够获得 M 型超声、二维超声、三维超声以及彩色多普勒超声心动图图像[70]。TEE 的优点是微创，TEE 的探头经鼻或口腔进入食管，类似于通过鼻腔或口腔放置胃管，并在食管和胃的多个层面上定位，以便获得心脏的多个视图[70]。对心输出量的测量可以在胸中段进行。该技术可用于对术中的麻醉患者进行检查，并在术后进行监测、对轻度镇静的患者进行检查（如机械通气的患者或在重症监护室的创伤患者）以及对疑似有主动脉夹层或主动脉损伤的患者进行检查[69]。TEE 经常用于诊断先天性心脏病、评估瓣膜功能、确定血栓栓塞风险和感染性心内膜炎，已成为心脏导管检查和普通手术过程中的一个重要监测工具[66,73]。

TEE 可用于评估心脏瓣膜功能并监测治疗效果。TEE 的图像质量要比 TTE 高，在观察二尖瓣时尤为明显，因为在 TEE 中，二尖瓣离换能器很近（瓣膜离换能器越远，图像质量越差）[74]。另外，TEE 可用于监测人工瓣膜功能，诊断和监测感染性心内膜炎，特别是对判断瓣膜赘生物的状态尤为重要。对左心房及其附属物，TEE 可提供质量较高的图像（与 TTE 相比），而左心房及其附属物常是引起短暂性脑缺血发作（transient ischemic attack，TIA）或脑卒中血栓的主要来源。TEE 可以监测左心房血流速度，此项指标常用于表示中风的风险增加。TEE 检查以患者的血流动力学变化为重要监测指标，可有效降低发病率并缩短住院时间[75]。如今，TEE 已经发展为三维实时成像，可以改善成像质量和量化左心室功能（包括前负荷、后负荷和收缩力）[74]。

心肌造影超声心动图

以往超声心动图对心肌灌注的评估是基于对室壁运动异常情况的观察。随着可用于超声心动图的造影剂的开发，出现了不依赖放射性药物的超声造影剂。在心肌造影超声心动图（myocardial contrast echocardiography，MCE）中，将微气泡密封在薄的外壳中，通过静脉滴注或静脉注射将造影剂注入静脉系统[65,76]。这些微气泡（直径小于 5 μm）暴露于超声能量时会发生振荡，产生谐波信号（超声频率的倍数），进而生成图像[77]。尽管有大量研究表明 MCE 灌注成像具有潜在益处，但是 FDA 尚未批准 MCE 用于上述用途[77,78]。

肺部超声成像

TTE 是诊断肺动脉高压的一线检查方法[79]，用于评估右心功能，并通过多普勒超声评估三尖瓣血流速度。除此之外，还可用于肺动脉扩张、右心房扩大、右心房压高和右心室肥大的诊断。M 型超声和二维超声也可用于检查呼吸肌功能，包括静息、吸气和呼气时的膈肌厚度，以及运动方向和偏移量[80]。

计算机体层成像

CT 最早应用于 20 世纪 70 年代，与 X 线成像的平面视图相比，CT 可以观察身体器官的横断面视图[81]。CT 技术的发展极大地提高了成像速度和图像质量，并减少了辐射剂量，成为许多疾病的首选成像方式[81]。胸部 CT 可以在单次屏气中完成，从而提高了图像的空间分辨率和诊断效用[70]。CT 血管造影已经成为诊断 CAD 的一种可靠的非侵入性检查方法[19]。

计算机体层成像的物理原理

CT 扫描通过获得固定厚度（横截面切片）的图像，来检查身体的某个特定部位。CT 机的配置包括 X 射线源、准直器、X 射线探测器和计算机，通过这些设备根据采集的数据重建横断面图像[81]。不同的组织对 X 射线的吸收系数不同，单位为亨氏单位（hounsfield unit，Hu）。X 射线源围绕患者旋转，旋转速度的设置决定了获得单片的时间（约 0.25 s）[81]。切片厚度（1~10 mm）和切片间的距离决定了图像空间分辨率的质量[81]。CT 成像可通过单个检测器或多层螺旋检测扫描仪（4、8、16 或 64 层）获得[82]。多排螺旋 CT（multidetector CT，MDCT）可以更快地获取图像，可以同时转动发射源并移动测试台来采集患者的连续性数据，从而提高图像空间分辨率[83]。

心脏成像

心脏 CT 适用于有症状且冠状动脉狭窄风险预测为低至中度的患者或用于低风险患者的术前评估[84]。CT 的优势是能对心脏结构和心室功能进行成像[84]。冠状动脉 CT 血管造影不仅可以提供冠状动脉狭窄的位置和数量的信息（包括斑块大小和斑块特征）[19]，还可以量化血流储备分数以及检查心肌内血流[19]。

基于 CCTA 开发的，用于量化冠状动脉中钙含量的评分系统，在识别未来心脏事件的风险方面仍然很有用[85]。检测到的钙量越多（钙分数越高），CAD 的风险就越大[19]。但不建议将钙评分用于无症状患者的筛查，以及 CAD 高预测概率的患者[84,86]。

肺部成像

与 X 线成像相比，CT 在肺部疾病的初步诊断中并不常用。对于肺栓塞患病风险高或者 D- 二聚体检查为阳性的患者，CTPA 是诊断急性肺栓塞的首选影像学检查方法[87]。CTPA 可准确评估先天性和后天性肺部异常[88]。CT 也可用于评估纵隔疾病，包括纵隔肿块、纵隔癌的分期和囊肿的鉴别[20]。

高分辨率计算机体层成像（high-resolution computed tomography，HRCT）为慢性气流阻塞性疾病的形态学变化提供了更准确的记录[88]。HRCT 对早期肺气肿的诊断是敏感的，尽管临床上很少应用。对囊性疾病，如组织细胞增多症 X 和淋巴管肌瘤病，HRCT 能够显示直径小于 10 mm 的囊肿，也可以显示囊肿壁厚。

在支气管扩张的诊断中，HRCT 的特异性高（图 12.6），是继标准胸片之后的首选检查，能够区分支气管扩张中 3 种不同类型的异常支气管（柱状、囊状、不规则扩张），不过这种区别没有什么临床意义 [88]。当临床表现上不明确时，HRCT 可用于鉴别癌症淋巴管扩散与心力衰竭，还可用于评估持续性肺炎的改善情况。总体而言，HRCT 有助于明确疾病形态，但它诊断的临床价值以及与患者肺功能的相关性尚不明确。

螺旋 CT 或螺旋 CT 造影，已成为诊断急性肺栓塞的首选检查 [89]。多探测器扫描（4 个以上探测器）的灵敏度和特异性分别大于 83% 和 89%[89]，CT 和 V/Q 扫描结合能够同时提供肺功能（V/Q）和结构（CT）的信息，这可能比单独使用 CT 诊断肺栓塞更好 [90]。可以同时进行 V/Q SPECT 和 CT 的混合相机将增加这些扫描的利用率，未来可能应用于制订肺部放射治疗范围和肺减容术 [91]。

CT/CTPA 也可用于肺动脉高压的诊断，还有助于确定肺动脉高压的病因 [79]。

磁共振成像

1970 年，临床上开始应用 MRI，它通过核磁共振来构建组织图像，即使细胞核在磁场中发生共振 [92]。然而，由于 MRI 是一种不使用放射性药物或电离辐射的技术，因此命名时省略"核"这个字。MRI 是一种无创测试，不需要暴露于辐射，并且能够在不使用对比造影剂的情况下提供高质量图像。此外，超快成像的发展使得 MRI 在心血管与肺部检查中更具有实用性。

磁共振成像的物理原理

MRI 依赖于一个稳定、强大的磁场，使氢（还有碳 -13、氟 -19 和钠 -23）原子核与磁场对齐。氢（或其他）原子核特有的射频脉冲会导致原子核发生共振 [92,93]。通过施加不同梯度磁场的磁铁来定位图

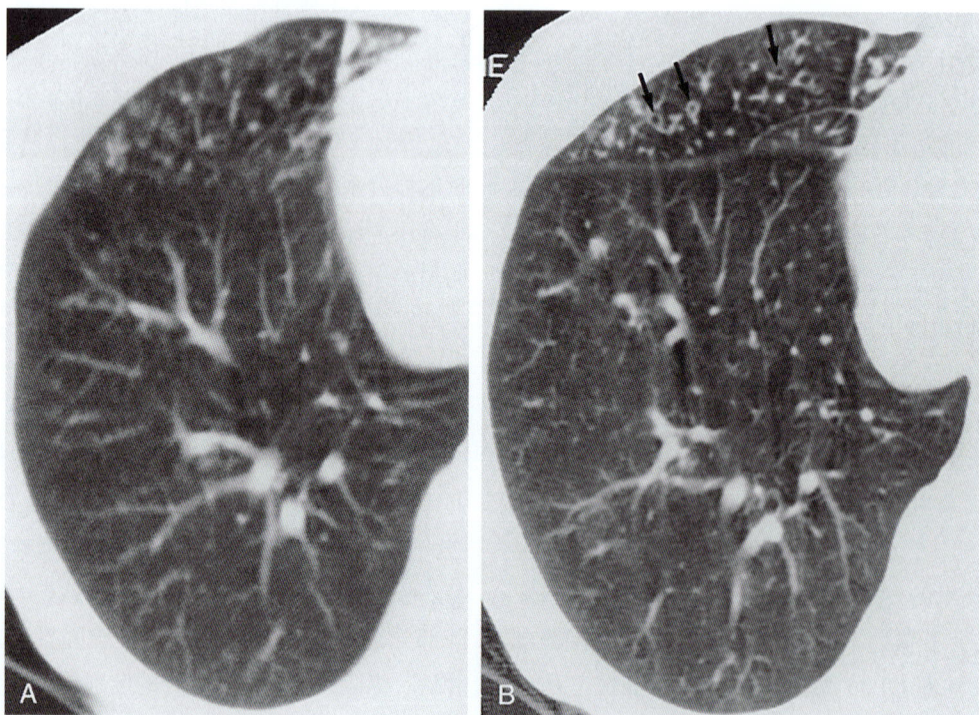

图 12.6　65 岁女性，支气管扩张的 HRCT 与常规 CT 对比。A. CT 扫描（常规 10 mm 层厚）显示右肺中叶磨玻璃影和实变影。B. 常规 CT 扫描后立即行 HRCT 扫描（1.5 mm 层厚）显示右肺中叶支气管扩张（箭头）（摘自 Fraser RS, Paré PD, Coman N, et al. *Diagnosis of diseases of the chest*, ed 4. Philadelphia: WB Saunders; 1999. ）

像。当射频关闭时，原子核释放储存的能量。这种能量通过傅立叶变换进行分析，从而生成图像[94]。数据采集可能需要 20~90 分钟，在此期间患者必须保持不动。MRI 在心肺系统中的应用最初受到心肺连续运动的限制，但超快成像的发展对此有一定改进[95]。造影剂如二乙烯三胺五乙酸钆（gadolinium diethylenetriamine pentaacetate，Gd-DTPA）可以增强信号强度。

心脏成像

MRI 可用于评估心脏结构，可以识别心脏肿块，是评估心包的主要方式。在评估纵隔和检测 CAD 方面，MRI 仍然不如 CT[96]。由于心脏运动的干扰，MRI 仍不能用于冠状动脉成像[97]。使用 MRI 的心脏图像能够测量右心室和左心室容积、射血分数和心输出量[92,97]。MRI 可检测组织成分，如心肌脂肪浸润，并识别炎症或缺血引起的心肌水肿[97]。心脏的数据收集需要使用不同的测试序列和专用设备来捕捉跳动的心脏图像。

评估心肌灌注的检查

Gd-DTPA 等造影剂可用于负荷 MRI 研究，评估心肌灌注缺损情况[82]。心脏 MRI 能够显示血流以及造影剂的摄取和流出。与其他模式不同，心脏 MRI 可以区分组织层，从而能够识别心内膜下或透壁缺损区域[82]。MRI 还可以识别继发于心肌缺血的水肿区域[97]。

评估存活心肌的检查

存活心脏组织可以通过 MRI 进行检查，使用 Gd-DTPA 作为造影剂[92]。在静脉注射造影剂 10 分钟后拍摄图像。反转时间脉冲序列可观察到正常心肌组织造影剂消退，而梗死或瘢痕组织得到增强。

肺部成像

肺实质的评估存在其特有的问题，包括呼吸运动的干扰、质子密度低和空气 – 组织交换的影响[95,98]。快速成像脉冲序列（称为动态 MRI）的发展提高了这种非侵入性检查在评估肺组织方面的实用性。MR 血管造影（MR angiography，MRA）可提供解剖学信息，而灌注 MRI 能够观察组织水平的灌注（图 12.7）[98]。可用造影剂如 Gd-DTPA 进行 MRA 来诊断肺栓塞[44]。灌注 MRI 可以评估肺血流量、血容量，从而进行定量分析[98]。不使用造影剂的动态 MRI 可用于研究患有和未患有肺部疾病患者的膈肌和胸壁的生物力学功能。MRI 可用于检查膈肌位移、肌肉萎缩和肺直径[80]。这些研究对拟行肺减容术的患者非常重要[99]。

将超极化氦 -3（hyperpolarized helium-3，HHe-3）等气体造影剂与动态 MRI 和肺运动校正结合使用，是检查肺部气体分布的一种很有前景的方法[95,100]。这些研究表明，使用 HHe-3 造影剂的动态 MRI 可以区分移植患者的健康移植肺和原有病变肺[95]，并识别与哮喘患者 FEV_1 降低相关的通气缺损[100]。

肺动脉高压也可通过 MRI 诊断，对右心的检查类似 CT。与 CT 相比，MRI 的主要优点是没有电离辐射，因此可进行连续研究[79]。灌注 MRI 有助于评估慢性肺栓塞和继发性慢性血栓栓塞性肺动脉高压[98]。

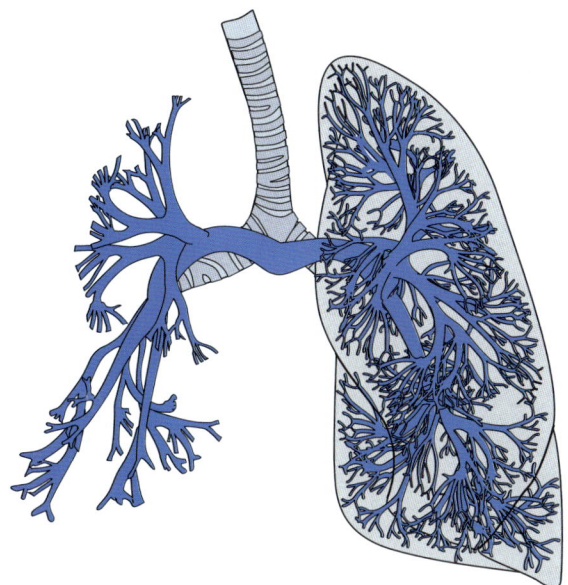

MRI血管造影	灌注MRI
·高空间分辨率	·较低的空间分辨率
·较低的时间分辨率	·高时间分辨率
·结构信息	·功能信息

图 12.7　MRI 血管造影与灌注 MRI 基本原理图解（摘自 Johns CS, Swift AJ, Hughes PJS, Ohno Y, Schiebler M, Wild JM. Pulmonary MR angiography and perfusion imaging-A review of methods and applications. *Eur J Radiol.* 2017; 86: 361–370.）

支气管镜检查

支气管镜检查是常用的诊断和治疗方法，可以直接显示气管及主要分支。纤维支气管镜检查是将一根柔性管插入轻度镇静患者的气管，这根管能够进入细小的支气管分支[101]，可清除气道分泌物，并进行检查或治疗，也可以使用细的活检钳或细胞刷获取活检样本。经支气管针吸活检（transbronchial needle aspiration，TBNA）是对其他诊断方式的重要补充。支气管镜检查在支气管癌、纵隔病变和周围型肺部病变的诊断中尤为重要。自体荧光支气管镜（autofluorescence bronchoscopy，AFB）可以识别白光支气管镜无法区分的异常支气管黏膜病变[101]。AFB可以更容易地识别癌前病变。支气管内超声的超声探头位于内镜末端，可与 TBNA 结合取活检样本。这种微创技术可用于诊断癌症、结节病和结核[101]。

总结

许多检查都可用于诊断心肺功能障碍，主治医师需要根据患者的实际情况选择合适的检查。检查完成后，给出结果，并记录对结果的评估。物理治疗师需了解检查的结果，以及检查结果对患者的功能以及对运动的反应有怎样的影响。这有利于物理治疗师为患者制订合理的运动和运动强度。在物理治疗师具有丰富的经验，并对检查结果有充分的了解且能将结果应用于患者治疗之前，我们强烈建议物理治疗师与患者的医师充分讨论患者的检查和结果（框 12.2）。这对物理治疗师和医师来说都是极好的学习机会，可以更深入地了解对心肺功能障碍患者应采取的物理治疗方案。

框 12.2	物理治疗师角色的扩展
随着美国直接获得物理治疗服务的机会扩大，以及物理治疗师专业技能的提升，物理治疗师有机会提供高质量的一级和二级心血管系统与呼吸系统疾病预防，重点是参与心血管系统与呼吸系统疾病的社区防控和患者治疗。	

复习题

（1）射血分数为什么是评估心脏功能的重要指标？

（2）顿抑心肌和冬眠心肌之间的区别是什么？

（3）膈肌的检查有哪些？

（4）哪些检查可以评估存活心肌？

（5）哪项检查能够提供最佳的解剖学信息？

（6）哪些检查对患者的风险最小？

参考文献

1. Kones R. Recent advances in the management of chronic stable angina I: approach to the patient , diagnosis, pathophysiology, risk stratifi cation and gender disparities. *Vasc Health Risk Manag*. 2010; 6:635-656.
2. Dyer GSM TM. Heart failure. In: Lilly L, ed. *Pathophysiology of Heart Diseases*, 3rd ed. Philadelphia: Lippincott Williams & Wilkins; 2003.
3. Lynch T, Bialy L, Kellner JD, et al. A systematic review on the diagnosis of pediatric bacterial pneumonia: when gold is bronze. *PLoS One*. 2010;5:e11989.
4. Rogers TK. Primary care radiography in the early diagnosis of lung cancer. *Cancer Imaging*. 2010;10:73-76.
5. Verbanck S, King G, Zhou W, et al. Th e quantitative link of lung clearance index to bronchial segments aff ected by bronchiectasis. *Thorax*. 2018;73:82-84.
6. Klocke F, Baird M, Lorell B, Bateman T, Messer J, Berman D. ACC/AHA/ASNC guidelines for the clinical use of cardiac radionuclide imaging—executive summary: a report of the American College of Cardiology/American Heart Association Task Force on Practice Guidelines (ACC/AHA/ASNC Committee to Revise the 1995 Guidelines for the Clinical Use of Cardiac Radionuclide Imaging) . *J Am Coll Cardiol*. 2003;42:1318-1333.
7. Williams K, Borer J, Supino D. Radio nuclide angiography. In: Iskandrian AE, Varani MS, ed. Nuclear Cardiac Imaging. 3rd ed. Oxford: *University Press*; 2003.
8. Jessup M, Brozena S. Heart Failure. *NEJM*. 2003;348:2007-2018.
9. Curtis JP, Sokol SI, Wang Y, et al. The association of left ventricular ejection fraction, mortality, and cause of death in stable outpatients with heart failure. *J Am Coll Cardiol*. 2003;42:736-742.
10. Pride YB, Giuseffi JL, Mohanavelu S, et al. Relation between infarct size in ST-segment elevation myocardial infarction treated successfully by percutaneous coronary intervention and left ventricular ejection fraction three months after the infarct. *Am J Cardiol*. 2010;106:635-640.
11. Kinch JW, Ryan TJ. Right ventricular infarction. *NEJM*. 1994;330: 1211-1217.
12. Faschskampf F, Sorensen T, Solomon S, Duvernoy O, Bjerner T, Smiseth O. Cardiac imaging to evaluate left ventricular diastolic

function. *JACC Cardiovasc Imaging.* 2015;8:1071-1093.

13. Otto C. *Textbook of Clinical Echcardiography.* Philadelphia: WB Saunders; 2000.

14. Gibbons RJ, Valeti US, Aaroz PA, et al. The quantification of infarct size. *J Am Coll Cardiol.* 2004;44:1533-154.

15. Schinkel AFL, Bax JJ, Delgado V, Poldermans D, Rahimtoola SH. Clinical relevance of hibernating myocardium in ischemic left ventricular dysfunction. *Am J Med.* 2010;123:978-986.

16. Baggish A, Boucher C. Radiopharmaceutical agents for myocardial perfusion imaging. *Circulation.* 2008;118:1668-1674.

17. Henzlova M, Duvall W, Einstein A, Travin M, Verbema H. ASNC imaging guidelines for SPECT nuclear cardiology procedures: Stress, protocols, and tracers. *J Nucl Cardiol.* 2016;23:606-639.

18. Botvinick E. Current methods of pharmacologic stress testing and the potential advantages of new agents. *J Nucl Med Technol.* 2009;37: 14-25.

19. Mangla A, O'liveros E, Wiliams K, Kalra D. Cardiac imaging in the diagnosis of coronary artery disease. *Curr Probl Cardiol.* 2017; 42:316-366.

20. Murgu SD. Diagnosing and staging lung cancer involving the mediastinum. *Chest.* 2015;147:1401-1412.

21. Metter D, Tulchinsky M, Freeman LM. Current status of ventilation-perfusion scintigraphy for suspected pulmonary embolism. *Am J Roentgenol.* 2017;208:489-494.

22. Chen DL, Kinahan PE. Multimodality molecular imaging of the lung. *J Magn Reson Imaging.* 2010;32:1409-1420.

23. Rischpler C, Woodard PK. PET/MR imaging in cardiovascular imaging. *PET Clin.* 2019;14:233-244.

24. Maass-Moreno R, Bacharach S. Imaging instrumentation. In: Iskandrian AE, Verani MS, ed. *Nuclear Cardiac Imaging.* 3rd ed. Oxford: University Press; 2003.

25. Murphy P. Radiation physics and radiation safety. In: Iskandrian AE Varani MS, ed. *Nuclear Cardiac Imaging.* 3rd ed. Oxford: University Press; 2003.

26. Fernandez R. *Radionuclides in Nuclear Cardiology*: Current Status and Limitations. Berlin: Springer-Verlag; 2009.

27. Beller G. *Clinical Nuclear Cardiology.* Phliadelphia: WB Saunders; 1995.

28. Patton JA, Slomka PJ, Germano G, Berman DS. Recent technologic advances in nuclear cardiology. *J Nucl Cardiol.* 2007;14:501-513.

29. Watson D. Acquisition, processing, and quantification of nuclear cardiac images. In: Iskandrian AE , Varani MS, ed. *Nuclear Cardiac Imaging.* 3rd ed. Oxford: University Press; 2003.

30. Taqueti VR, Di Carli MF. Radionuclide myocardial perfusion imaging for the evaluation of patients with known or suspected coronary artery disease in the era of multimodality cardiovascular imaging. *Prog Cardiovasc Dis.* 2015;57:644-653.

31. Bengel FM, Higuchi T, Javadi MS, Lautamaki R. Cardiac positron emission tomography. *J Am Coll Cardiol.* 2009;54:1-15.

32. Rahmim A, Zaidi H. PET versus SPECT: strengths , limitations and challenges. *Nucl Med Commun.* 2008;29:193-207.

33. Schwaiger M, Ziegler S, Nekolla S. PET/CT: Challenge for nuclear cardiology. *J Nucl Med.* 2006;46:1664-1678.

34. Hendel R, Berman D, Dicarli M, et al. ACCF/ASNC/ACR/AHA/ ASE/SCCT/SCMR/SNM 2009 Appropriate use criteria for cardiac radinuclide imaging. *Circulation.* 2009;119:e561–e587.

35. Dorbala S, Blankstein R, Skali H, et al. Approaches to reducing radiation dose from radionuclide myocardial perfusion imaging. *J Nucl Med.* 2015;56:592-599.

36. Chamsi-Pasha MA, Kurrelmeyer KM. Noninvasive evaluation of symptomatic women with suspected coronary artery disease. *Methodist Debakey Cardiovasc. J.* 2017;13:193-200.

37. Pagnanelli R, Basso D. Myocardial perfusion imaging with 201-Tl. *J Nucl Med Technol.* 2010;38:1-3.

38. Schindler T, Schelbert H, Quercioli A, Dilsizian V. Cardiac PET imaging for the detection and monitoring of coronary artery disease and microvascular health. *JACC*: Cardiovasc Imaging. 2010;3:623-640.

39. Kaufmann P, Camici P. Myocardial blood flow measurements by PET: technical aspects and clinical applications. *J Nucl Med.* 2005;

46:75-88.

40. Machac J, Bacharach SL, Bateman TM, et al. Positron emission tomography myocardial perfusion and glucose metabolism imaging. *J Nucl Cardiol.* 2006;13:e121–e151.

41. Grassi I, Nanni C, Allegri V, et al. The clinical use of PET with 11Cacetate. *Am J Nucl Med Mol Imaging.* 2012;2:33-47.

42. Bajc M, lindqvist A. Diagnosing other cardiopulmonary diseases beyond pulmonary embolism. *Semin Nucl Med.* 2018;49:4-10.

43. Sostman H, Stein P, Gottschalk A, Matta F, Hull R, Goodman L. Acute pulmonary embolism: sensitivity and specifi city of ventilation- perfusion scintigraphy in PIOPED II study. *Radiology.* 2008;246:941-946.

44. Tanabe Y, Landeras L, Ghandour A, Partovi S, Rajiah P. State-of-theart pulmonary arterial imaging—Part 1. *Vasa.* 2018;47:345-359.

45. Douma R, Kamphuisen P, Buller H. Acute pulmonary embolism. Part 1: epidemiology and diagnosis. *Nat Rev Cardiol.* 2010;7:585-596.

46. Weiss C, Scatarige J, Diette G, Haponik E, Meriiman B, Fishman E. CT pulmonary angiography is the first-line imaging test for acute pulmonary embolism: a survey of US clinicians . *Acad Radiol.* 2006; 13:434-446.

47. Hope W, Demeter B, Newcomb W, et al. Postoperative pulmonary embolism: timing, diagnosis, treatment, and outcomes. *Am J Surg.* 2007;194:814-819.

48. Gould M, Maclean C, Kuschner W. Accuracy of positron emission tomography for diagnosis of pulmonary nodules and mass lesions. *JAMA.* 2001;285:914-924.

49. Tan B, Flaherty K, Kazerooni E. The solitary pulmonary nodule. *Chest.* 2003;123:89-96.

50. Schuster DM, Alazraki N. Gallium and other agents in diseases of the lung. *Semin Nucl Med.* 2002;32:193-211.

51. Divgi CR. Molecular imaging of pulmonary cancer and inflammation. *Proc Am Th orac Soc.* 2009;6:464-468.

52. O'Gara P, Kushner F, Ascheim D, et al. 2013 ACCF/AHA guideline for the management of ST-elevation myocardial infarction. *JACC.* 2013;61:e78–e140.

53. Angiogram. *Society for Vascular Surgery.* 2019. Available at: https:// vascular.org/patient-resources/vascular-tests/angiogram#description. Accessed June 01, 2019.

54. Ryan T. The coronary angiogram and its seminal contributions to cardiovascular medicine over five decades. *Circulation.* 2002;106: 752-756.

55. Lim MJ, White CJ. Coronary angiography is the gold standard for patients with significant left ventricular dysfunction. *Prog Cardiovasc Dis.* 2013;55:504-508.

56. Kushner FG, Hand M, Smith Jr SC, et al. 2009 Focused Updates: ACC/AHA Guidelines for the management of patients with ST-elevation myocardial infarction. *J Am Coll Cardiol* 2009;54: 2205-2241.

57. Wright RS, Anderson JL, Adams CD, et al. 2011 ACCF/AHA focused update of the guidelines for the management of patients with unstable angina/non-ST-elevation myocardial infarction. *J Am Coll Cardiol.* 2011;57:1920-1959.

58. Kern MJ. Coronary physiology revisited: practical insights from the cardiac catheterization laboratory. *Circulation.* 2000;101: 1344-1351.

59. Gibson CM, Cannon CP, Murphy SA, et al. Relationship of the TIMI myocardial perfusion grades, flow grades, frame count, and percutaneous coronary intervention to long-term outcomes after thrombolytic administration in acute myocardial infarction. *Circulation.* 2002;105:1909-1913.

60. Vijayan S, Barmby DS, Pearson IR, Davies AG, Wheatcroft SB, Sivananthan M. Assessing coronary bloof flow physiology in the cardiac catheterisation laboratory. *Curr Cardiol Rev.* 2017;13:232-243.

61. Xaplanteris P, Fournier S, Pijls NHJ, et al. Five-year outcomes with PCI guided by fractional flow reserve. *NEJM.* 2018;379:250-259.

62. Adjedj J, Toth GG, De Bruyne B. Invasive measures of myocardial perfusion and ischemia. *Prog Cardiovasc Dis.* 2015;57:555-565.

63. Goerne H, Chaturvedi A, Partovi S, Rajiah P. State-of-the-art

pulmonary arterial imaging—Part 2. *Vasa*. 2018;47:361-375.

64. Patel H, Raisinghani A, DeMaria A. Echocardiography in transcatheter structural heart disease interventions. *Prog Cardiovasc Dis*. 2018; 61:423-436.

65. Boyd AC, Schiller NB, Thomas L. Principles of transthoracic echocardiographic evaluation. *Nat Rev Cardiol*. 2015;12:426-440.

66. Mcleod G, Shum K, Gupta T, et al. Echocardiography in congenital heart disease. *Prog Cardiovasc Dis*. 2018;61:468-475.

67. Anavekar NS, Oh JK. Doppler echocardiography: a contemporary review. *J Cardiology*. 2009;54:347-358.

68. Siontis GC, Mavridis D, Greenwood JP, et al. Outcomes of noninvasive diagnostic modalities for the detection of coronary artery disease: network meta-analysis of diagnostic randomised controlled trials. *BMJ*. 2018;360:k452.

69. Kohli-Seth R, Neuman T, Sinha R, Bassily-Marcus A. Use of echocardiography and modalities of patient monitoring of trauma patients. *Curr Opin Anaesthesiol*. 2010;23:239-245.

70. Wamil M, Newton JD, Rana BS, Bull S. Transoesophageal echocardiography: what the general cardiologist needs to know. *Heart*. 2017;103:629-640.

71. Feigenbaum H. Role of M-mode technique in today's echocardiography. *J Am Soc Echocardiogr*. 2010;23:240-257.

72. Armstrong GP, Griffin BP. Exercise echocardiographic assessment in severe mitral regurgitation. *Coron Artery Dis*. 2000;11:23-30.

73. Peterson GE, Brickner ME, Reimold SC. Transesophageal echocardiography. *Circulation*. 2003;107:2398-2402.

74. Kwak J, Andrawes M, Garvin S, D'Ambra MN. 3-D Transesophageal echocardiography: a review of recent literature 2007–2009. *Curr Opin Anaesthesiol*. 2010;23:80-88.

75. Schober P, Loer SA, Schwarte LA. Perioperative hemodynamic monitoring with transesophageal Doppler technology. *Anesth Analg*. 2009;109:340-353.

76. Rocchi G, Fallani F, Bracchetti G, et al. Non-invasive detection of coronary artery stenosis: a comparison among power-Doppler contrast echo, 99Tc-Sestamibi SPECT and echo wall-motion analysis. *Coron Artery Dis*. 2003;14:239-245.

77. Eskandari M, Monaghan M. Contrast echocardiography in daily clinical practice. *Herz*. 2017;42:271-278.

78. Porter TR, Xie F. Myocardial perfusion imaging with contrast ultrasound. *JACC Cardiovasc Imaging*. 2010;3:176-187.

79. Sirajuddin A, Donnelly EF, Crabtree TP, et al. ACR Appropriateness criteria suspected pulmonary hypertension. *J Am Coll Radiol*. 2017;14:S350–S361.

80. Harlar L, Ciet P, van der Ploeg AT, et al. Imaging of respiratory muscles in neuromuscular disease: a review. *Neuromuscul Disord*. 2018;28:246-256.

81. Pelc NJ. Recent and future directions in CT imaging. *Ann Biomed Eng*. 2014;42:260-268.

82. Nikolaou K, Poon M, Sirol M, Becer C, Fayad Z. Complementary results of computed tomography and magnetic resonance imaging of the heart and coronary arteries: a review and future outlook. *Cardiol Clin*. 2003;21:639-655.

83. Dawn SK, Gotway MB, Webb WR. Multidetector-row spiral computed tomography in the diagnosis of thoracic diseases. *Respir Care*. 2001;46:912-921.

84. Taylor AJ, Cerqueira M, Hodgson JM, et al. ACCF/SCCT/ACR/AHA/ASE/ASNC/NASCI/SCAI/SCMR 2010 appropriate use criteria for cardiac computed tomography. *J Am Coll Cardiol*. 2010;56:1864-1894.

85. O'Rourke RA, Brundage BH, Froelicher VF, et al. American College of Cardiology/American Heart Association expert consensus document on electron-beam computed tomography for the diagnosis and prognosis of coronary artery disease. *J Am Coll Cardiol*. 2000;36:326-340.

86. Chow BJ, Larose E, Bilodeau S, et al. The "what, when, where, who and how?" of cardiac computed tomography in 2009: guidelines for the clinician. *Can J Cardiol*. 2009;25:135-139.

87. Konstantinides SV, Barco S, Lankeit M, Meyer G. Management of pulmonary embolism: an update. *J Am Coll Cardiol*. 2016;67: 976-990.

88. Raju S, Ghosh S, Mehta AC. Chest CT signs in pulmonary disease. *Chest*. 2017;151:1356-1374.

89. Henzler T, Barraza JM Jr, Nance JW Jr, et al. CT imaging of acute pulmonary embolism. *J Cardiovasc Comput Tomogr*. 2011;5:3-11.

90. Gutte H, Mortensen J, Jensen CV, et al. Detection of pulmonary embolism with combined ventilation-perfusion SPECT and lowdose CT: head-to-head comparison with multidetector CT angiography. *J Nucl Med*. 2009;50:1987-1992.

91. Roach PJ, Gradinscak DJ, Schembri GP, Bailey EA, Willowson KP, Bailey DL. SPECT/CT in V/Q scanning. *Semin Nucl Med*. 2010; 40:455-466.

92. Forder JR, Pohost GM. Cardiovascular nuclear magnetic resonance: basic and clinical applications. *J Clin Invest*. 2003;111:1630-1639.

93. How MRI Works 2010. Available at: https://science .howstuffworks.com/mri.htm. Accessed May 25, 2019.

94. Washko GR. The role and potential of imaging in COPD. *Med Clin N Am*. 2012;96:729-743.

95. Gast KK, Puderbach MU, Rodriguez I, et al. Distribution of ventilation in lung transplant recipients: evaluation by dynamic 3He- MRI with lung motion correction . *Invest Radiol*. 2003;38:341-348.

96. Schuijf JD, Bax JJ, Shaw LJ, et al. Meta-analysis of comparative diagnostic performance magnetic resonance imaging and multislice computed tomography for noninvasive coronary angiography. *Am Heart J*. 2006;151:404-411.

97. Figtree GA, Lonborg J, Grieve SM, Ward MR, Bhindi R. Cardiac magnetic resonance imaging for the interventional cardiologist. *J Am Coll Cardio Intv*. 2011;4:137-148.

98. Johns CS, Swift AJ, Hughes PJC, Ohno Y, Schiebler M, Willd JM. Pulmonary MR angiography and perfusion imaging-A review of methods and applications. *Eur J Radiology*. 2017;86:361-370.

99. Suga K, Tsukuda T, Awaya H, Matsunaga N, Sugi K, Esato K. Interactions of regional respiratory mechanics and pulmonary ventilatory impairment in pulmonary emphysema: assessment with dynamic MRI and Xenon-133 single-photon emission CT . *Chest*. 2000;117:1646-1655.

100. Samee S, Altes T, Powers P, et al. Imaging the lungs in asthmatic patients by using hyperpolarized helium-3 magnetic resonance: assessment of response to methacholine and exercise challenge. *J Allergy Clin Immunol*. 2003;111:1205-1211.

101. Dooms C, Seijo L, Gasparini S, Trisolini R, Ninane V, Tournoy KG. Diagnostic bronchoscopy: state of the art. *Eur Respir Rev*. 2010;19:229-236.

13

心血管系统与呼吸系统的
临床评估和评价

作者：Noah Greenspan　Greg Sweeney　Donna Frownfelter
译者：陈　典　刘贝贝
校对：陈亚红

本章目录

引言

　　对心肺功能障碍患者进行全面、多系统的评估和检查，对制订最有效的干预措施、最大程度的保障患者安全和实现最佳的临床和功能结局至关重要。这包括全面查阅现有医疗记录中的现病史和既往史、选择合适的检查和测量方法以及有效识别功能障碍。

　　本章重点介绍全面、高效和有效的心肺功能评估方法，包括现病史、家族史、既往史、系统回顾，以

及具体的、有针对性的检查和测量，为制订干预措施提供信息和依据，以便患者获得最成功的治疗结局。临床医师会采取有组织、有条理的方法对患者进行标准化评估，这种方法可以（并且也应该）根据特定的临床环境和每个患者的具体情况进行调整，以完成评估的所有关键部分，既不忽略也不遗漏重要信息。

　　心肺功能障碍患者常伴多种合并症，因此对每一个病例都应进行全面、多系统的检查，并考虑任何可能对患者治疗过程产生积极或消极影响的原发性或继

发性危险因素。例如，心血管系统、呼吸系统、内分泌系统及某些消化系统疾病患者往往会表现出类似甚至相同的症状和体征，如咳嗽、呼吸困难、胸痛和胸闷，有时伴有相关的放射症状和水肿。大多数人认为将胃肠不适误诊为冠心病并不那么严重，但反之则会造成严重后果。因此，在对冠状动脉供血不足、心律失常和心力衰竭（发病率和死亡率的"三巨头"）进行危险分层时，不应遗漏任何一个环节。如有存疑，临床医师有责任保持谨慎，在诊断过程未证明情况并非如此之前，应假定病情最为严重[1]。

例如，接受关节置换术的患者经常同时存在多种冠状动脉危险因素，包括久坐不动的生活方式、肥胖、糖尿病、高血压和血脂异常，它们既可以是由患者本身的慢性、进展中的骨科疾病造成的，也可以是造成患者骨科疾病的原因。如果患者还有心脏病家族史和（或）大量吸烟史，患有心血管系统与呼吸系统疾病的风险会大大增加。

尽管很多时候患者可能是因原发性心血管系统与呼吸系统疾病而被转介给物理治疗师，但仍要注意患者可能存在心肺功能障碍，而那些最初是因非心肺疾病而被转介的患者也是如此。同时，还要考虑患者的原发性疾病（骨科疾病、神经系统疾病等）是否可能妨碍其进行可能导致心肺功能障碍的活动。例如，由于髋关节或膝关节疼痛而不能爬楼梯的患者在他日常生活活动（activities of daily living，ADL）中可能从未达到足以引发心绞痛的代谢和功能水平，因此他们可能实际上没有所表现的那么健康。与呼吸系统疾病一样，心血管系统疾病有时也会被呼吸困难和（或）下肢疲劳等症状所掩盖，认为这些症状是慢性呼吸系统疾病所致。由于前面提到的身体限制和一些测试方案的严格性等原因，实施诊断性运动测试的难度会更复杂化。我们经常可以看到 COPD 患者最初因呼吸困难和运动耐量下降而被转介至呼吸康复中心，但随着体能逐渐恢复，运动强度逐渐增加达到心肌缺血阈值后，开始表现出胸痛（心绞痛）等心脏症状。虽然没有人会为发现心脏病而高兴，但因体能恢复引起这些症状的出现而使心脏病被及早发现，就有可能挽救生命。

脑卒中后接受物理治疗的患者主要且最明显的障碍在神经系统，但其实还存在继发性心肺功能障碍，

包括口咽肌无力导致误吸风险增加以及肺活量下降、腹肌功能障碍和整体呼吸控制不良导致咳嗽有效性和气道廓清能力降低，更不用说还有沟通能力障碍了。如果物理治疗师只考虑主要的神经系统诊断及其相关症状，那么危及生命的继发性心肺损害可能会被低估，甚至被完全忽略。

所有患者都要进行心血管系统与呼吸系统疾病风险筛查，包括全面的家族史（临床提示 13.1）和危险因素评估。例如，一名 30 岁的运动员在进行了一个"简单"的骨科手术（如前交叉韧带或半月板修复）后被转介至物理治疗师。然而，在查阅患者的家族史后发现他的父亲在 32 岁死于一次严重心脏病发作，这应引起临床医师的注意并意识到患者并发心肺疾病的风险及程度。

临床提示 13.1

家族史

家族史是关于一个人及其近亲的健康信息记录，通常收集 2~3 代人的信息：子女、兄弟姐妹、父母、祖父母、外祖父母。这些信息用于识别遗传性疾病和对某些疾病的易感性，可能预示未来的健康风险。家族史信息是对物理治疗师非常有用的工具，尤其是无法进行实验室检查或基因检测时。

全面的初次检查将为治疗师提供一组基线信息，今后的每次随访都应与其进行比较和对照，同时还要与病历中的信息进行对比，以发现并解决所有不一致之处和问题。

病历查阅和患者访谈

检查的第一步是获得完整的病史。首先，应查阅病历，包括所有相关的检查、生命体征记录和所有既往检查结果和手术记录。每个医疗机构都有自己的可用信息汇编。应学会有效地筛选病历，但不能以牺牲全面性为代价来确定相关信息。如果在查看病历后，发现还有需要进一步核实的内容或还需要更多的信息，治疗师应该在开始检查前与患者的医师或其他相关团队成员讨论这些问题和疑虑。

在某些医疗机构，除了医师的转诊信息外，几乎没有其他可用信息。在这种情况下，治疗师必须熟练掌握在初次访谈和检查中从患者处获取所有相关信息

的技巧。

特别是心肺疾病患者，由于损害往往不太明显或根本不明显，因此必须对每位患者进行整体评估。无论主要康复诊断是骨科、神经科、内科方面的，还是心血管科及呼吸科方面的，都不应被视为孤立的存在，反而要将它们作为更大、更全面情况的一部分进行评估。一名因腰痛而被转介至物理治疗中心的门诊患者，当被问及限制活动的症状时，患者诉步行时小腿抽筋。虽然患者的这一主诉通常是神经源性椎间盘功能障碍的常见相关症状，但也可能是外周动脉疾病（peripheral arterial disease，PAD）的症状，因此在考虑症状是腰部疾病引起的之前应进一步评估（临床提示 13.2）。通常，如果一名患者在某个部位检查出有动脉粥样硬化，那么其他部位（冠状动脉、颈动脉、脑动脉和外周动脉）也会有动脉粥样硬化，无论他们是否有明显的症状。由于这些原因，一旦出现任何可能为上述情况的"危险信号"时，治疗师都应进一步深入评估心肺疾病及损伤的可能性。除了会干扰和中断患者的腰痛治疗方案外，它们还可能预示着危险的、甚至危及生命的情况。

临床提示 13.2

外周动脉疾病

外周动脉粥样硬化是 PAD 最常见的原因。外周动脉疾病是指下肢、腹部、上肢和头部的外周动脉狭窄。"外周"一词在这里意味着远离心脏，身体外部的区域。PAD 最常影响的是下肢动脉。

当患者第一次就诊时，治疗师应有充足的时间完成问诊和检查，且不会给患者施加压力，让他们感到仓促，或者忽略任何重要的信息。

主诉

主诉（chief complaint，CC）是患者被转介接受物理治疗的主要原因。在问诊开始时，首先应提出一些开放式的问题，邀请患者以一种不急不躁、不做判断和不具威胁性的方式讲述他们的经历。请记住，第一次面诊将为患者的后续治疗过程定下基调。有时候，可能只是简单的"我能为您做些什么"和"您今天为什么来就诊"。如果是心血管系统与呼吸系统疾

病的患者，主诉更有可能是呼吸困难、胸痛或咳嗽。但也有可能不是。患者的主诉很有可能更笼统，如肌肉力量、耐力或运动耐量下降，也可能是这些症状的组合，比如"我在爬楼梯时感到胸闷"或"我在上坡时感觉气短"。同样，不要急于对患者症状的来源和原因做出判断和假设。请记住，前面描述的许多症状既可能是心肺原因，也可能是非心肺原因，有时甚至与心肺系统毫无关系。事实上，在某些情况下，原因可能很简单，比如缺乏锻炼或冬季体重增加了 11 千克等。

由于是初次面诊，请注意患者可能会焦虑或感到不舒服，而且患者说出的第一个症状并不一定是主诉或主要问题。

因此，认真倾听是很重要的，给患者充足的时间来解释他们的情况，然后根据需要提出后续问题，同时理清信息并进行分类。除非必要，尽量让患者用自己的语言讲述他们的经历，而不要打断他们。尽管在某些情况下，可能需要引导患者转换话题或提出后续问题，以确保患者的病史回顾和评估工作都能按部就班地进行。

尽管特异性和非特异性心肺症状会以各种不同的方式表现出来，但要特别注意那些不明显的心血管系统与呼吸系统疾病症状和体征。典型症状包括心绞痛等常见的表现，如胸骨后疼痛并向左臂放射，或"感觉像一头大象坐在胸口上"。但临床医师对一些不典型的心肺疾病症状和体征，如下颌、颈部、上背部或肩胛骨不适等，必须同样认真对待，尤其是女性和糖尿病患者，这两类患者通常会出现非典型"心绞痛类似症状"。需特别注意呼吸急促、胸闷、心悸、全身乏力、晕厥（昏厥）和先兆晕厥（几乎昏厥）、头重脚轻、头晕或与情况不相称或不适当的出汗。典型的呼吸系统疾病症状包括气短、咳嗽、喘息、痰液增多和运动耐量下降。

现病史

一旦临床医师清楚地了解了患者就诊的原因，那么追溯这一天发生的事件过程和时间线就非常有用了，这就是现病史（history of present illness，HPI）。患者既往疾病的起病情况、严重程度和持续时间对评

竭或心力衰竭？您是否有心脏病发作、高血压、高胆固醇血症病史？你会注意到在很多情况下，我们会以不同的方式问同一个问题。这是因为我们永远不知道患者知道什么、不知道什么，也不知道如何向他们解释，用什么术语。因此，我们最好不要冒任何风险，特别是涉及心血管疾病时。记住：不遗余力。

- 消化系统（gastrointestinal，GI）：*您有胃病或其他消化系统问题吗？您体重减轻或增加了吗？是有意为之的吗？* 为了促进整体健康，与患者一起解决体重问题对整个心肺系统都很重要，因为既要解决超重或体重不足对心肺功能的影响，也要解决心肺功能对体重的影响。大多数人都知道肥胖是冠心病的一个可变危险因素。然而，肥胖也会显著损害呼吸力学，增加膈肌等吸气肌的负荷，导致呼吸急促。许多患者在使用泼尼松后体重增加，泼尼松是一种经常用于治疗呼吸系统疾病、自身免疫病和风湿病的口服皮质类固醇。相反，许多呼吸系统疾病患者发现很难增加甚至维持体重，这是由于呼吸的机械负荷和化学负荷增加导致呼吸功增加，但又无法摄入足够的能量导致的。腹泻和便秘等常见消化系统问题也会对心血管系统和呼吸系统产生重大影响。便秘、胀气和腹胀会增加腹内压、胸内压以及膈肌移动阻力，从而加重呼吸急促。便秘还会升高血压（blood pressure，BP），腹泻则会降低血压，导致液体和（或）电解质失衡。

- 泌尿生殖系统（genitourinary，GU）：*您有泌尿系统的问题吗？* 同样，重要的是要意识到泌尿系统问题有可能影响心肺系统的体液平衡，即脱水或潴留，特别是肾病患者和充血性心力衰竭患者及肺动脉高压患者。

- 血管系统：*您有血管或循环方面的问题吗？* 记住，患者的一个部位有动脉粥样硬化，往往其他部位也有。*您走路时小腿会抽筋（跛行）吗？或者晚上会抽筋吗（脱水和电解质紊乱）？您的脚会肿吗？* 对于周围性水肿的患者，重要的是要考虑水肿的来源。水肿可能是肾脏、心脏、周围血管疾病、骨科问题或许多其他疾病的征兆。在初始评估期间检查患者的手脚和外周脉搏，以便有一个基线值作为比较。所有严重异常都应进行拍照记录（临床提

示 13.3）。

临床提示 13.3

照片记录

严重水肿、伤口等异常的去标识化照片（经患者同意）可以为书面记录提供图像证据。这些图像能够促进更好的诊断；加强临床记录；帮助监测伤口、水肿等症状在治疗期间的进展和改善情况；使医疗团队之间能够更好地对患者的病情进展情况进行跨学科交流。

- 血液系统（hematological，heme）：*您有血液系统疾病吗？* 因为血液负责运输氧气和清除二氧化碳，贫血等血液系统疾病可能影响这些过程。对血液系统疾病患者，了解检测的类型和频率以及可能影响患者康复计划的检测结果都很有价值。*您是否容易瘀伤或出血？您是否正在服用抗凝药物？口服或静脉注射类固醇？* 服用抗凝药物以及口服或静脉注射类固醇的患者可能更容易出现瘀伤和（或）出血，这可能表现为皮下深紫色斑点。应采取预防措施保护他们的皮肤，并注意任何看起来特别脆弱的部位。如果出血过多或仍有皮下出血，考虑暂停剧烈运动。

- 内分泌系统（endocrine，endo）：*您有甲状腺问题吗？您有糖尿病吗？您有骨质疏松症吗？* 这些问题都与新陈代谢、能量、生长和发育相关，而且还会对心肺功能产生影响，特别是在运动和活动期间。

- 皮肤系统（dermatological，derm）：*您有皮肤问题吗？* 虽然这通常不是物理治疗师的主要关注点，但仍需评估和关注患者的皮肤问题，特别是糖尿病、自身免疫病、风湿病和循环系统疾病患者。

- 肌肉骨骼系统（musculoskeletal，M/S）：*您有肌肉骨骼系统的问题吗？* 因为很多人可能不知道肌肉骨骼的确切含义，治疗师可以这样询问：*您有关节肿胀、僵硬、疼痛或关节炎吗？* 同样，此类疾病既可以影响运动和活动，也可以受运动和活动的影响。如果患者说有，我们就进一步询问。如果患者说没有，我们就进入系统回顾的下一部分。如果患者存在严重的肌肉骨骼疾病，评估损伤程度是很重要的。与神经功能障碍患者类似，有必要确保患者的功能水平与医疗机构制订的运动方式和方案是否匹

配。例如，如果患者的骨科疾病使得他们使用现有的运动设备太困难或不安全，则有必要将他们转诊至能够更有效地满足骨科需求并同时能改善心肺功能的机构。另一个需要考虑的因素是，骨科疾病在多大程度上影响了他们的功能状态，进而影响了充分运动的能力。明确患者活动受限的最主要因素，并据此制订运动方案。例如，可以问：*您在散步时，主要是因为腰痛还是因为呼吸的问题限制了您继续步行？* 一些骨科疾病患者在运动中不能感觉到训练的影响。对部分患者来说，肌肉或骨骼疼痛、酸痛和僵硬可能需要一天左右的时间才会出现。因此，要谨慎行事，多加注意。

- 精神病学（psychiatric，Psych）：*您是否感到沮丧或者焦虑？* 焦虑和抑郁对身体状况的好坏有巨大影响，反之亦然。心理在运动、活动和患者的整体康复项目（和生活）的各个领域中都发挥着巨大的作用。如有必要，可转介至精神科治疗。

- 肿瘤史（cancer，Ca）：*您是否曾被确诊为恶性肿瘤？您接受过哪些治疗？您是否接受过手术、放疗或化疗等严重影响心肺系统的治疗？*

- 手术史：询问既往手术史，特别是胸部和腹部手术。

- 社会史：包括以包 / 年（每天吸烟包数乘以吸烟年数）为单位的吸烟数量；以及烟草种类（雪茄、旱烟、电子烟、娱乐性烟）。

- 居家环境：*您是一个人住吗？您是住在别墅还是公寓楼里？有楼梯吗？*

- 患者目标：最后询问患者的具体目标，然后尽可能确保治疗目标与患者目标一致。了解患者的期望是什么，并讨论这些期望是现实的还是不现实的，这有助于防止将来出现任何误解和伤害，并确保和患者在治疗以及整体康复方面达成一致。

生命体征

准确评估和持续再评估生命体征是体格检查和所有心肺康复项目的关键组成部分。测量和记录基线心率（heart rate，HR）、心律、双上肢血压、血氧饱和度和呼吸频率的数据有助于确保患者的安全和实现最佳治疗效果。同样还要认识到，尽管测量生命体征必要且有价值，但它只是诊疗的一部分，不应作为临床决策的唯一因素。患者告诉我们的和没告诉我们的，包括任何相关的阴性症状，都应该被考虑在内。相关阴性症状是指在某个特定疾病中通常不会出现的症状。例如，肺间质纤维化患者呼吸频率40 次 / 分，却否认有气短。再例如，静息心率过低通常出现在运动员或身体条件较好的人中，然而，静息心率过低或心动过缓还有其他可能的解释，包括应用心脏相关药物，如 β 受体阻滞剂，或心脏传导系统的问题，这些都可能是由冠状动脉缺血或心肌损伤引起的。心率过快可能是由于体适能下降、焦虑及代谢紊乱等原因造成的，也可能是由于使用了咖啡因等兴奋剂造成的。心率过快提示可能存在心律失常和急性心脏事件。因此，应始终从患者症状和体征的角度来考虑和解释心电图、血压和血氧饱和度等其他因素，以获得正确的临床背景。如果患者的生命体征超出了公认的正常值，或明显异于平时的生命体征，则应格外谨慎，并与患者的医生和（或）医疗团队的其他成员进行沟通。

例如，一位前田径运动员在运动时感觉良好，心率为 60 次 / 分，血压为 86/60 mmHg，SpO_2（用脉搏血氧仪测得的动脉血氧饱和度）为 96%，几乎无须担心，而且她还没有任何症状。然而，同样的生命体征出现在一个自诉非常疲劳并感觉自己快要晕倒的人身上，则是一个重大问题。再比如，患者在首次就诊时往往会感到焦虑，尤其是担心你会要求他们运动，而这往往是他们很长时间以来的第一次运动。这些患者往往表现出高于正常的心率和血压，因此应进行适当的监测。如果在检查过程中生命体征没有恢复正常，则应考虑暂停当天的运动，并在开始治疗前与患者的医生进行沟通。

生命体征除了在运动前和静息时测量外，还应在体力活动（包括功能性 ADLs）期间和之后以及运动测试期间测量，并将这些结果与静息生命体征、预计值和对活动水平的反应进行比较。

体格检查

在学习胸部体格检查之前，我们先复习一下相关体表标志和标志线。了解体表解剖结构及与心、肺等脏器的关系有助于治疗师做出关键决策。通过标志线可以更准确地描述体格检查的结果。

体表标志

胸部的主要解剖结构包括。

- 胸骨。
- 锁骨。
- 胸骨上切迹。
- 胸骨角。
- 肋骨角。
- 隆椎。

胸部主要解剖结构的定义以及胸部的前视图和侧视图见框 13.1 和图 13.1。通过标志线有助于更清楚地描述体格检查结果（如手术切口、异常呼吸音的位置；见图 13.2）。

胸部正面有 3 条垂直线。

- 胸骨中线：通过胸骨正中的垂直线。
- 左右锁骨中线（midclavicular lines，MCL）：平行于胸骨中线，通过锁骨中点向下的垂直线（肺下界在 MCL 处与第 6 肋骨相交）。

胸部侧面有 6 条垂直线。

- 左右腋前线：通过左右腋窝前皱襞向下的垂直线。
- 左右腋中线：通过左右腋窝正中皱襞向下的垂直线。
- 左右腋后线：通过左右腋窝后皱襞向下的垂直线。

胸部后面有 3 条垂直线。

- 脊柱中线：通过椎骨棘突向下的垂直线。
- 左右肩胛线：平行于脊柱中线，通过肩胛下角

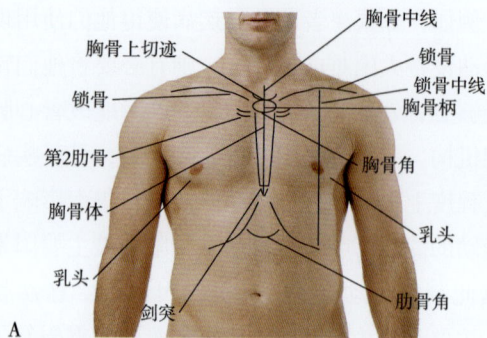

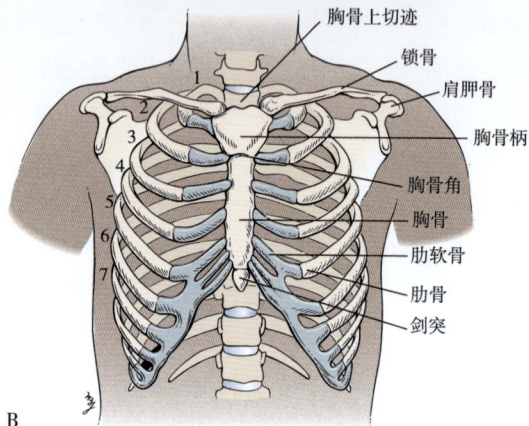

图 13.1   胸部解剖结构。A. 胸部的体表标志；B. 胸部的骨性结构（摘自 A. Thompson JM, Wilson SF. *Health Assessment for Nursing Practice*. St Louis: Mosby; 1996; B. Schwartz MH. *Textbook of Physical Diagnosis: History and Examination*, ed 6. St Louis: Saunders; 2010.）

向下的垂直线。

视诊

整体外观

当治疗师走进患者的病房或要求患者接受治疗时，应立即开始视诊。通过查阅病历和跨学科交流，治疗师应该对患者已经有了初步的印象。物理治疗师不仅要观察患者的身体特征，还要观察患者所使用的设备和周围环境中可能有助于评估的其他方面情况。

以下是一些需要注意的问题。

- 患者是清醒、警觉，还是嗜睡、昏迷？
- 患者是在舒适的休息，还是向前倚靠桌子，有呼吸困难？
- 患者能否在无支撑的情况下保持坐位？
- 患者是否有痛苦或紧张表情？
- 患者是否有其他呼吸窘迫的迹象，如鼻翼扇

框 13.1   胸部主要解剖结构

胸骨上切迹：胸骨上方可触及的凹陷。
胸骨角：胸骨柄与胸骨体相交处的一个骨性隆起；位于胸骨上切迹下约 5 cm 处；也称为胸骨角；沿此相交处向两侧触诊，可找到第 2 肋骨；它们是计数肋骨和肋间隙顺序的标志，也是主气管开始分为左右主支气管的体表标志。
肋骨角：左右肋弓下缘在胸骨下端汇合处所形成的夹角；通常不超过 90°。
隆椎：第 7 颈椎棘突（C7）；隆椎下即为胸椎的起点，是计数胸椎的标志。

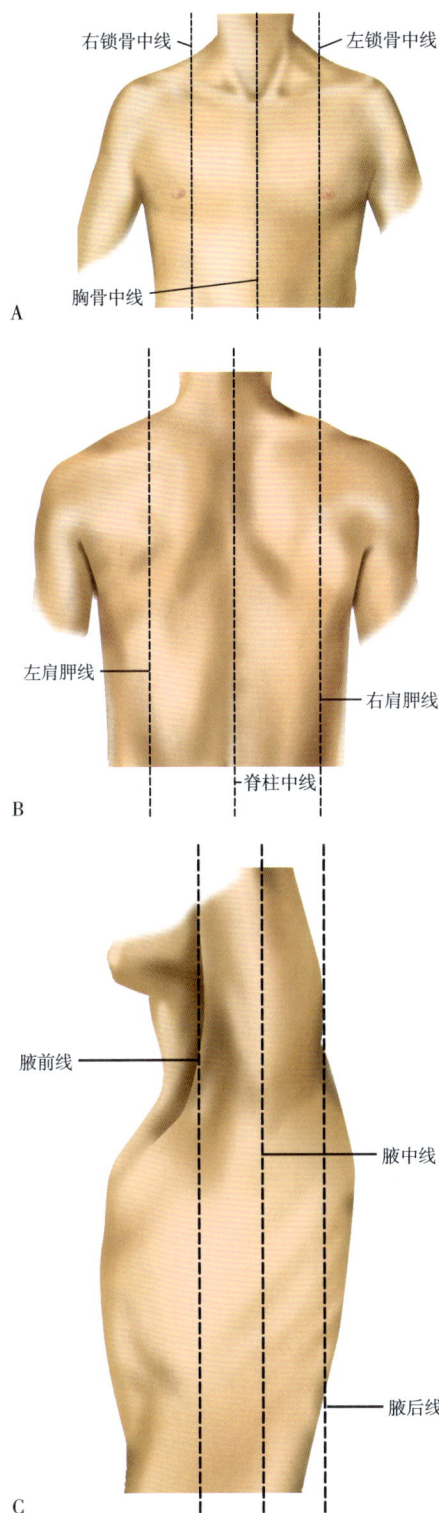

图 13.2　胸部解剖标志线。A. 前面；B. 后面；C. 侧面（摘 自 Wilkins RL, Stoller JK, Kacmarek RM. *Egan's Fundamentals of Respiratory Care,* ed 9. St Louis: Mosby; 2009.）

动、喘息和缩唇呼吸？

- 患者的体型是胖、瘦，还是恶病质？
- 患者是否行动不便？

- 患者的辅助呼吸肌（如胸锁乳突肌、斜角肌）是否肥厚？
- 体格检查是否应分段进行，先让患者仰卧，然后再左右侧卧？
- 患者周围是否有辅助设备？
- 患者是否需要辅助供氧？
- 辅助供氧是通过鼻导管、面罩还是其他装置？
- 氧流量是多少？
- 患者有心电监护吗？
- 患者是有线心电监护（直接连接到显示器）还是无线心电监护（无线电遥测）？
- 患者有胸腔引流管吗？
- 患者是否有动静脉置管，位于哪里？
- 患者如果有动脉置管，是桡动脉还是股动脉？
- 患者如果有静脉置管，是外周静脉（肘前静脉）还是中心静脉（锁骨下或颈内静脉）？
- 患者是否留置导尿管？

在进行物理治疗活动或干预之前，必须确定所有连接在患者身体上的管路和导管，并且必须考虑每根管路在移动时可能发生的情况。有时可能需要有医嘱才能移动患者（如 Swan-Ganz 导管、呼吸机、临时循环支持）。在这些情况下，管路及导管的移位和脱出可能会危及生命。无论可能产生何种后果，在患者进行移动之前必须极其谨慎地规划。

皮肤

皮肤应清洁、干燥且完好。异常的外观包括苍白和发绀，发绀可为中心性或周围性的皮肤青紫色改变，黏膜（如舌和口唇）也可呈青紫色。中心性发绀是肺内气体交换不足的结果，除非氧饱和度低于80%，否则通常不会出现。而周围性发绀则发生在外周摄取氧气过多的情况下。这种类型的发绀与心排血量减少的疾病密切相关。周围性发绀应观察鼻尖、手指、足趾和甲床等部位。中心性发绀和周围性发绀的区别在于，周围性发绀通常发生在较冷的身体部位，如甲床，通常在患者或身体部位变暖时消失。与此相反，中心性发绀在该部位变暖时不会消失（临床提示13.4）。

临床提示 13.4

发绀

发绀主要分为两种类型：中心性发绀（累及核心部位、口唇和舌部）和周围性发绀（仅累及四肢和手指）。中心性发绀往往更令人担忧。中心性发绀常伴 SaO_2 降低和异常（无功能）的血红蛋白，这就是中心组织结构和皮肤黏膜受影响的原因。周围性发绀时 SaO_2 正常，但随着外周血管收缩增加氧气的摄取，导致了外周血流量的减少。周围性发绀在对四肢加温和药物治疗后可能有所改善。中心性发绀在身体部位升温后症状并不会好转。

观察皮肤是否有发红的部位。要特别注意骨突处和长期受压的部位。此外，还要查看新或旧的伤口及瘢痕周围是否发红。由于使用抗凝剂和皮质类固醇，瘀青或瘀斑在心肺疾病患者中很常见，如果出现应予以注意。水肿是内科或心肺疾病手术后患者的常见症状。

皮肤是否完整？皮肤的任何破损都可能造成感染等并发症。观察皮肤有无引流、分泌物和渗液。确保所有开放性伤口都得到妥善处理。

杵状指是指甲床与远端指间关节之间的角度消失（图 13.3）。杵状指的原因有多种，包括伴有动脉氧饱和度降低的低氧血症导致了灌注的增加，但它并非特异性症状；在非呼吸系统疾病如肝纤维化和克罗恩病患者中也观察到了杵状指 [2-4]。

颈部

观察辅助呼吸肌是否过度收缩。胸锁乳突肌或斜方肌是否明显突出和过度肥厚？这是膈肌功能障碍和阻塞性气道疾病患者的特征。

颈静脉怒张

颈静脉流入上腔静脉，反映了右心功能。颈静脉压可用于估计中心静脉压（central venous pressure, CVP），并可为心力衰竭患者提供预后信息 [5]。右心房压（right atrial pressure, RAP）可根据颈静脉搏动（jugular venous pulse, JVP）的可见程度来确定。颈外静脉较浅，位于锁骨上方；颈内静脉虽然较大，但位于胸锁乳突肌深面，不太明显。当患者头颈呈 45°时，最容易看到颈静脉扩张（图 13.4）[6]。测量 JVP时，将床头抬高 30°～45°，以定位颈静脉搏动的最高点。用颈静脉搏动最高点到胸骨角的垂直距离（单

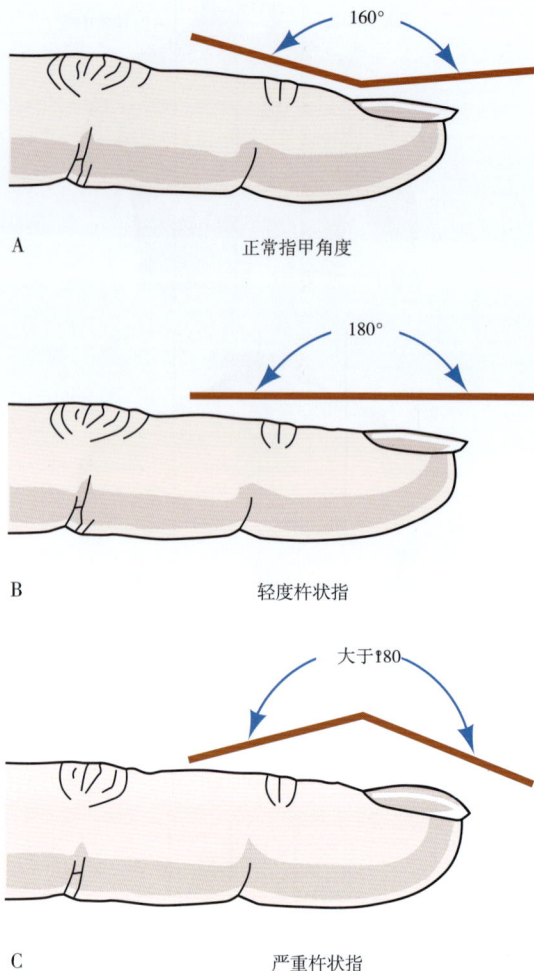

图 13.3　杵状指的最佳评估方法是评估手指末端和甲床之间的角度，（B）和（C）远端指间关节的角度超过 108°（摘自 George RB. *Chest Medicine*, ed 2. Baltimore; Williams and Wilkins; 1990.）

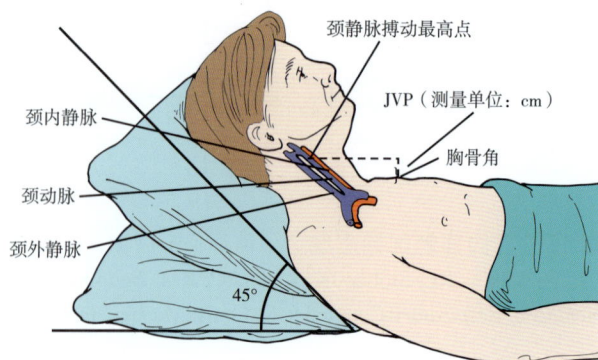

图 13.4　观察颈静脉扩张的正确体位（摘自 Seidel HM. *Mosby's Guide to Physical Examination*, ed 5. Philadelphia: Mosby; 2003.）

位为 cm）来估计 JVP，可以用直尺从颈静脉搏动最高点做水平线，再从胸骨角向上做垂直线，两条线在胸骨角上方相交，测量交点到胸骨角的垂直距离。考虑到右心房距胸骨角的距离，要在测定的数值基础上再加 5 cm。正常 JVP 为 6~8 cmH$_2$O，如果 JVP 低于正常值，则表明血容量不足；如果高于正常值，则表明心脏充盈受损。应注意颈静脉扩张是否对称，如果有充血性心力衰竭（congestive heart failure，CHF）等心脏疾病，双侧颈静脉都会扩张。单侧颈静脉扩张表明存在局部问题[4]。

胸壁结构

婴儿的胸廓呈圆形，前后（anteroposterior，AP）径和横径或左右径大致相等。随着年龄的增长，胸廓逐渐变为椭圆形。

成人正常胸廓呈椭圆形（图 13.5）。AP 径与左右径的比例通常为 1：2 或 5：7。肋骨角小于 90°。肋脊角呈 45°。应从前面、侧面和后面观察胸廓。COPD 患者肋骨变得更加平直，AP 径增加，称为桶状胸。

随着年龄的增长，胸廓会恢复到更圆的外观，AP 径增加是肺顺应性降低、胸肌和膈肌力量下降以及胸椎骨骼变化等多种因素共同作用的结果。胸廓不对称可能是结构缺陷或胸腔内病变或神经损伤的结果。如前所述，不同的损伤应从不同的角度观察：前面、侧面和后面。

胸部和胸廓的结构缺陷包括以下方面。

- 漏斗胸：胸骨下部凹陷，通常只有在严重时才会限制胸壁运动。
- 鸡胸：胸骨上部突出，不限制胸壁运动。
- 连枷胸：吸气时胸壁向内运动，见于多发性肋骨骨折时。
- 脊柱后凸侧弯：脊柱的前后和侧方偏移会限制胸廓和肺部扩张（脊柱后凸或脊柱侧弯也可独立出现）。

呼吸模式

成人（15 岁以上）的呼吸频率通常为 12~20 次 / 分。儿童的正常范围是：新生儿为 30~60 次 / 分；幼儿为 20~40 次 / 分；少年为 15~25 次 / 分[7]。

平静呼吸（eupnea）是一种正常的呼吸周期。呼吸过速（tachypnea）是一种浅快呼吸模式，是呼吸困难的一种表现。呼吸过缓（bradypnea）是一种缓慢的呼吸模式，呼吸频率小于 12 次 / 分。呼吸暂停（apnea）是指呼吸暂时停止，可能是由神经系统或代谢性因素造成的。库斯莫尔呼吸（kussmaul breathing）表现为呼吸频率和深度增加，与代谢性酸中毒相关。

呼吸困难是指患者主观上感到气短。呼吸困难会随疾病严重程度的增加而加重。一种简单的记录呼吸

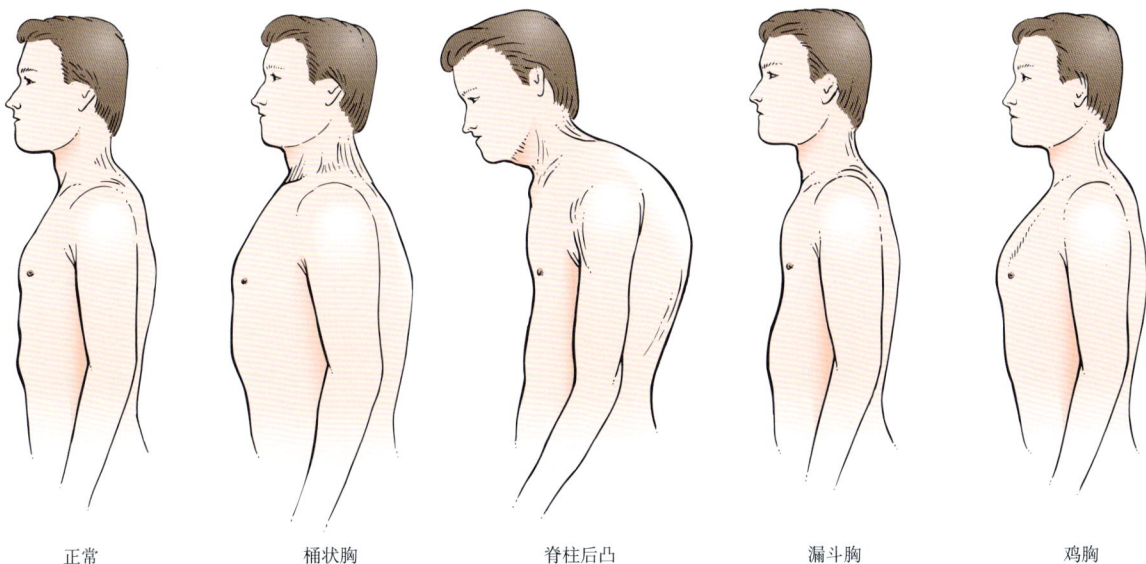

正常　　　　桶状胸　　　　脊柱后凸　　　　漏斗胸　　　　鸡胸

图 13.5　胸壁结构（摘自 Schwartz MH. *Textbook of Physical Diagnosis: History and Examination*, ed 6. St Louis: Saunders; 2010.）

困难程度的方法是计数患者一次呼吸所能说出的单词数。例如，能说出 6 个单词的患者的呼吸困难程度明显没有只能说出 1 个单词的患者严重。还应确定引起呼吸困难的活动类型，例如爬楼梯、洗澡等活动是否会导致呼吸困难？吸气时间和呼气时间的正常比例是 1∶2。随着呼吸频率的增加，吸呼比（inspiration-to-expiration，I∶E）降至 1∶1。这在呼吸困难时很常见，当患者努力吸气时，呼气相就会缩短，进入恶性循环。缩唇呼吸的目的是延长呼气相，减慢呼吸模式。

其他评估呼吸困难的方法（如 Borg 自觉疲劳量表）也是有帮助的。选择患者能够理解且易于使用的量表，有助于明确何种活动和干预导致了呼吸困难的加重或减轻。然后，患者可以使用该量表自我监测与活动相关的呼吸困难情况，并据此知道何时应增加或减少活动以避免呼吸困难。

听诊

听诊是一门聆听身体发出的声音的艺术。听诊技能取决于以下 4 个因素。

- 一个实用的听诊器。
- 正确的方法。
- 识别不同类别的呼吸音：正常呼吸音、异常呼吸音、附加呼吸音和语音共振。
- 识别各类心音和心脏杂音。

听诊器

如果您目前正在或计划为心肺疾病患者服务，那么投资一个高质量的听诊器是值得的。胸件的钟面用来评估低音调声音（如心音）。胸件的膜面用来辨别高音调声音（图 13.6）。请确保听诊器是清洁的，放置到患者皮肤表面前应尽可能捂热听诊器。

方法

听诊环境应尽可能安静，消除或尽量减少外来噪声。应脱掉或解开衣物，以免影响呼吸音的评估。听诊呼吸音时患者应尽可能取坐位。

胸部听诊

胸部听诊分为以下几类。

- 呼吸音（通气）：正常呼吸音、异常呼吸音、附加呼吸音。
- 肺外音：胸膜摩擦音。
- 语音共振：支气管咩音、支气管语音、耳语音。
- 心音。

呼吸音　应从肺尖到肺底（自上而下）、从一侧到另一侧听诊前胸、侧胸和背部（图 13.7）。物理治疗师将听诊器膜面平放在患者皮肤上，指导患者经口均匀呼吸。建议采用比潮式呼吸更深的呼吸方式。每个支气管肺段至少听一个呼吸周期，比较呼吸音的强

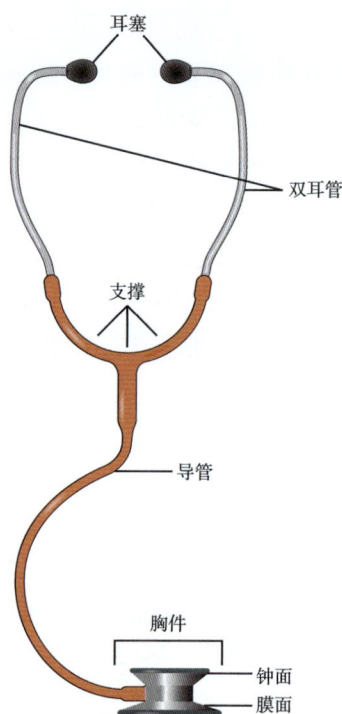

图 13.6　听诊器及其组件（摘自 Cameron MH, Monroe L. *Physical Rehabilitation: Evidence-based Examination, Evaluation, and Intervention*. Philadelphia: WB Saunders; 2007）

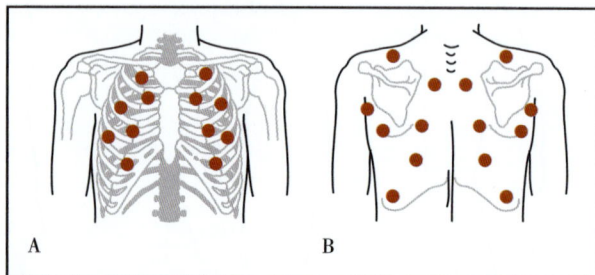

图 13.7　胸部听诊方法。A. 前胸；B. 后背（摘自 Buckingham EB. *A Primer of Clinical Diagnosis*, ed 2. New York: Harper & Row; 1979. In: Hillegass E. *Essentials in Cardiopulmonary Physical Therapy*, ed 3. St Louis: Saunders; 2011.）

度、音调和性质。治疗师应从上到下移动听诊器，并在同一解剖水平上左右对比听诊。

初诊患者时，建立一个基线是很有帮助的，可以用来识别异常呼吸音和附加呼吸音。正常呼吸音根据支气管的位置可分为支气管呼吸音、支气管肺泡呼吸音和肺泡呼吸音。

支气管呼吸音往往音调高，吸气相和呼气相都可闻及，吸气和呼气之间有短暂停顿（图 13.8）。正常情况下在气管上方也能听到这种呼吸音，称为气管呼吸音。支气管肺泡呼吸音与支气管呼吸音相似，也是高音调的、吸气相和呼气相均能闻及，区别是支气管肺泡呼吸音在吸呼之间没有停顿（图 13.8）。支气管肺泡呼吸音在支气管或中央肺组织靠近体表处最容易听到。这些区域包括锁骨上和肩胛上（肺尖）、胸骨旁和肩胛间区（支气管）。其余周围肺野可闻及肺泡呼吸音。这种呼吸音主要在吸气相，只在呼气相的最初 1/3 可以闻及。因海绵状肺组织的阻尼效应和众多终末细支气管充气的累积效应，这一呼吸音的强度也比较柔和。肺泡呼吸音反映空气进入肺泡的观点已被证明是错误的。因此，当治疗师从上到下听诊时，肺底呼吸音比肺尖音量小。婴幼儿的呼吸音更响亮、刺耳，这是因为胸壁较薄，气管更贴近体表。

异常呼吸音　某些肺部病变会产生异常的肺部呼吸音，异常呼吸音是因病理过程引起的声音传播的变化。肺组织充满了空气，声音会被空气过滤，因此声音传播到肺底时的衰减程度大于传播到肺尖。另一方面，以液体或固体为介质时，声音的传播会增强。

异常呼吸音分为 3 种类型：支气管呼吸音、呼吸音减弱和呼吸音消失。当周围肺组织部分或完全无空气时，会出现支气管呼吸音。肺实变时，由于分泌物完全阻塞肺段或肺叶支气管，肺组织处于"真空"状态。来自相邻支气管的声音增强、音调变高，在呼气相更响亮、更明显。受外力而被压缩的肺组织也会产生支气管呼吸音，如胸腔积液或肿瘤带来的外压。异常支气管呼吸音也称为*管性呼吸音*。

引起声音传播减弱或消失的情况也会引起呼吸音减弱或消失，当正常肺泡呼吸音进一步减弱就会出现呼吸音减弱这一异常呼吸音。*呼吸音消失*意味着听不到任何呼吸音。呼吸音减弱或消失可能是由肺内病变引起的，也可能继发于最初的非肺部疾病。肺气肿引起的过度充气会因腺泡单位的破坏而减弱声音传播，并因正常肺结构的丧失而导致空气增多。肺间质纤维化导致的肺顺应性降低也可能会使呼吸音减弱或消失。肺外原因包括肿瘤、神经肌肉无力（如肌营养不良）和肌肉骨骼畸形（如脊柱后凸侧弯）。疼痛是呼吸音减弱或消失的常见原因。当患者试图深呼吸时，疼痛的发作会使通气量受限。引起疼痛的原因有很多，包括手术切口（如胸骨正中切开术）疼痛、外伤（如肋骨骨折）疼痛等。如果没有潜在的疾病，呼吸音减弱可能与呼吸深度或胸壁厚度的变化（如肥胖或有胸壁绷带）有关。听诊技能在于区分正常呼吸音和异常呼吸音。

附加呼吸音　附加呼吸音是支气管树上产生的额外声音，是异常病程或疾病的征象。这类呼吸音可能比异常呼吸音更容易识别。附加呼吸音分为湿啰音（爆裂音）、干啰音和哮鸣音。湿啰音（爆裂音）为不连续的低音调声音，主要在吸气相，用手指摩擦头发或尼龙搭扣（velcro）的声音可以模拟湿啰音。湿啰音通常表明周围气道病变。干啰音是低音调但连续的声音，吸气相和呼气相都可闻及。*鼾音*是一个用来描述音质的术语。干啰音是由较大的中央气道阻塞引起的。哮鸣音是连续的高音，表现为嘶嘶声或口哨声。吸气相哮鸣音是支气管痉挛的征兆；呼气相哮鸣音是气道分泌物的表现。气道在吸气时舒张，呼气时收缩。因此，当患者出现支气管痉挛时，吸气相可闻及高音调的哮鸣音。呼气时气道变窄，当空气通过狭

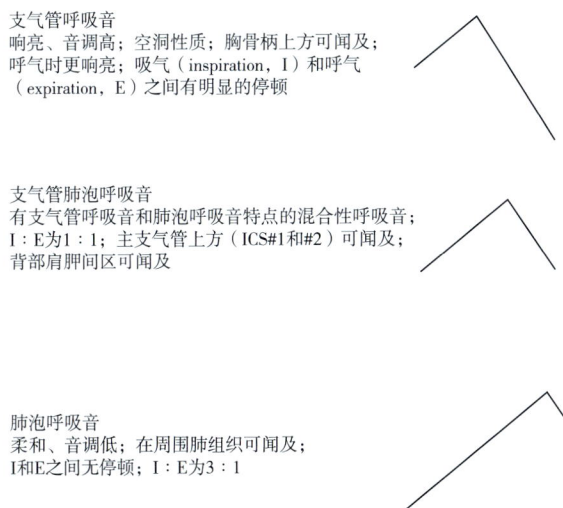

支气管呼吸音
响亮、音调高；空洞性质；胸骨柄上方可闻及；呼气时更响亮；吸气（inspiration，I）和呼气（expiration，E）之间有明显的停顿

支气管肺泡呼吸音
有支气管呼吸音和肺泡呼吸音特点的混合性呼吸音；I∶E 为 1∶1；主支气管上方（ICS#1 和#2）可闻及；背部肩胛间区可闻及

肺泡呼吸音
柔和、音调低；在周围肺组织可闻及；I 和 E 之间无停顿；I∶E 为 3∶1

图 13.8　正常呼吸音

窄气道中的分泌物时，听诊可闻及呼气相哮鸣音。鉴别吸气相哮鸣音和呼气相哮鸣音非常重要，因为这有助于确定治疗方法。吸气相哮鸣音表明需要使用支气管舒张剂，而呼气相哮鸣音则表明需要进行气道廓清术。

肺外音 有一种并非肺部的附加呼吸音，即胸膜摩擦音，为摩擦声或皮革样声音，吸气相和呼气相均可闻及。当脏层（内层）胸膜与壁层（外层）胸膜摩擦时会发出这种声音，是原发性胸膜病变（如炎症或肿瘤）的标志。疼痛通常与胸膜摩擦有关。

语音共振 语音共振是通过听诊器听到的振动，由说话的语音沿气管支气管树向下穿过肺实质时发出的声音。正常情况下，这些声音音调较低，具有低沉或含糊的音质。当存在肺部病变时，这些语音振动的传播会增强或减弱。支气管语音是语音传播增强的现象。此时，单词或字母的发音会更响亮、更清晰，这是由肺组织密度增加引起的，如肺炎引起的肺实变。听诊时让患者重复说"blue moon"或"one、two、three"。语音传播增强还可能出现支气管咩音。听诊时要求患者发"eeee"的音，肺部病变会扭曲"e"的声音，从而在外周区域闻及"aaa"的声音。支气管咩音和支气管语音同时存在。

耳语声会在胸部产生被正常肺实质抑制的低音调振动。出现耳语音时，这些低音调的耳语声会变得明显而清晰。听诊时让患者说"one、two、three"或"ninety-nine"。当支气管语音和支气管咩音消失时，可出现耳语音。耳语音是较小或斑片状肺实变的征象。

语音共振是一种确定异常呼吸音的方法。如果患者因肺组织受压而继发严重肺不张，听诊可闻及支气管呼吸音，那么也可闻及支气管咩音和支气管语音。

听诊初学者可以在相关网站上学习真实的肺部呼吸音[8]。本章参考文献中的两个网址都含有这些听诊网站的链接。用"auscultation of breath sounds"等关键词进行在线搜索，还可以找到其他网站。

心音

与呼吸音相同，体表标志也有助于治疗师听诊心音及杂音。左心室心尖一般位于左锁骨中线第5肋间（intercostal space，ICS）。心尖也被称为心尖搏动最

强点（point of maximum impulse，PMI），在这里听到的搏动最有力。心脏听诊有4个听诊区，它们并不直接与深处的心脏解剖结构对应，而是与心脏瓣膜的活动相关。这4个听诊区如下。

- 主动脉瓣区：胸骨右缘（right sternal border，RSB），第2肋间。
- 肺动脉瓣区：胸骨左缘（left sternal border，LSB），第2肋间。
- 三尖瓣区：胸骨左缘，第4和第5肋间。
- 二尖瓣区：心尖区，左锁骨中线，第5肋间。

方法 应尽量在安静的环境下进行听诊。适用于心脏听诊的体位如下：仰卧位适用于所有听诊区；左侧卧位适用于心尖区或二尖瓣区，通常使用钟面；坐位适用于所有听诊区。临床上，有时体位会受到限制，此时治疗师须以最佳体位听诊患者的心音。左侧卧位最有价值，因为病理性第三心音（S₃）和第四心音（S₄）在此体位下听得最清楚。如果患者处于坐位，可采用前倾姿势，以便更好地进行听诊。

正常心音 第一心音（S₁）标志着房室瓣的关闭，持续0.10秒，在心尖处听到的声音最大。S₁由二尖瓣和三尖瓣的关闭音组成。无论是听诊器的膜面还是钟面都可以听到S₁。如果心脏更靠近胸壁（即胸壁较薄）或心室收缩力增强（如运动导致心动过速，图13.9），声音会变大。

第二心音（S₂）标志着半月瓣的关闭和心室收缩

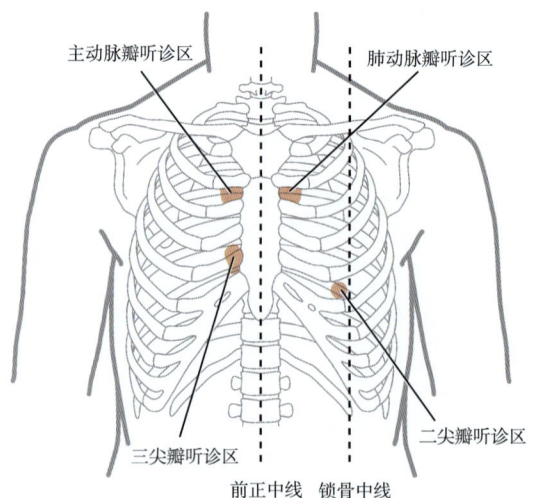

图13.9 心脏听诊（摘自 https://ib.bioninja.com.au/options/option-d-human-physiology/d4-the-heart/heart-measurements.html）

期的结束，由主动脉瓣和肺动脉瓣的关闭音组成。呼气时，由于两者关闭的时间差小于 30 毫秒，所以两个音无法分辨。而在吸气时，可能会听到 S_2 的分裂音。这种生理性分裂是由于吸气时胸内压降低导致右心静脉反流增加。随着右心室收缩时间的延长，肺动脉瓣关闭延迟。常可在儿童和年轻人身上听到 S_2 分裂音。应选用听诊器的膜面来听诊这种分裂音。肺动脉瓣关闭音是较柔和的声音，最佳听诊区位于胸骨左缘第 2~4 肋间。主动脉瓣和肺动脉瓣的关闭音分别在主动脉瓣区和肺动脉瓣区听得最清楚。如果在吸气相和呼气相都能听到 S_2 分裂音，则有可能存在心脏异常，如右束支传导阻滞和肺动脉高压 [2,9]。

奔马律　S_3 是微弱的低频声音，反映了房室瓣开放后早期（舒张期）的心室充盈。S_3 在儿童和年轻人中出现是正常的，但在 40 岁以上的人中出现一般为异常现象。需要非常仔细才能听到 S_3，听诊时应使用听诊器的钟面。理想体位是左侧卧位，将钟面置于心尖区。病理性 S_3 的原因包括心力衰竭、心动过速和二尖瓣反流。用 "Ken-TUCK-y" 描述心动周期中 S_3 的声音顺序（S_1、S_2、S_3）。

S_4 是心房收缩后心室快速充盈的标志，可在听到 S_1 前被听到。在左心室肥厚的 "正常" 患者中可能会听到 S_4。S_4 与 S_3 的听诊位置接近。S_4 是因心房用力收缩使紧张的心室突然活动而产生的，因此声音沉闷。引发 S_4 的疾病包括高血压、心肌病和主动脉狭窄。可用 "TENN-es-see" 描述 S_4 出现时的声音排序（S_4、S_1、S_2）。

杂音　心脏杂音是由血流出现湍流造成的振动，可根据心脏杂音在心动周期中的阶段（收缩期、舒张期）、持续时间和响度来描述。收缩期杂音出现在 S_1 和 S_2 之间；舒张期杂音出现在 S_2 和 S_1 之间。连续性杂音从 S_1 开始持续至 S_2 的部分或整个舒张期。杂音的响度取决于血流速度和血流通过特定开口（如瓣膜）时产生的湍流。I ~ IV 级心脏杂音的描述见表 13.1。

III 级及以上杂音通常与心血管疾病有关。

间接叩诊

间接叩诊可以使治疗师了解内部器官的密度。敲击胸壁会在深处的结构中产生振动，进而产生声波或

表 13.1　心脏杂音分级

分级	响度	注解
I 级	微弱	需要集中精力才能听到
II 级	微弱	直接可听到
III 级	比 II 级响亮	中等强度
IV 级	响亮	中等强度；伴有可触及的振动（震颤）
V 级	非常响亮	可见震颤
VI 级	无须听诊器即可听到	

叩拍音。音质取决于组织和器官的密度，例如，透过充满气体的结构时声音会变大。这种声音可以用以下术语来描述。

- 清音：响亮或高振幅、低音调、持续时间较长；肺脏等充满空气的器官可听到。
- 浊音：低振幅、中高音调、持续时间短；肝脏等实质性器官可听到。
- 实音：音调高、持续时间短；大腿等肌肉群可听到。
- 鼓音：音调高、持续时间中等；胃等中空器官可听到。
- 过清音：音调非常低、持续时间较长；在密度降低（组织的含气量增加）的组织上听到；在成人中出现为异常；肺气肿时可听到。

方法

将非惯用手的中指紧贴胸壁肋间隙，并与肋骨平齐，用惯用手的中指指端快速、有力地叩拍固定手的远端指节，力量来自腕部而不是肘部，类似于板球的发力方式（图 13.10）[2]。与听诊一样，治疗师必须按照从肺尖到肺底、从一侧到另一侧的顺序进行，以便做出比较。由于婴儿胸部较小，叩诊声容易传播，因此这种方法并不适用于婴儿。

膈肌活动度

膈肌活动度可以通过间接叩诊来评估。评估时要求患者深呼吸和屏气。最大深吸气时膈肌的最低点与能听到清音的最低点吻合。然后要求患者呼气，再次间接叩诊，此时膈肌放松向上抬高，清音的最低点也

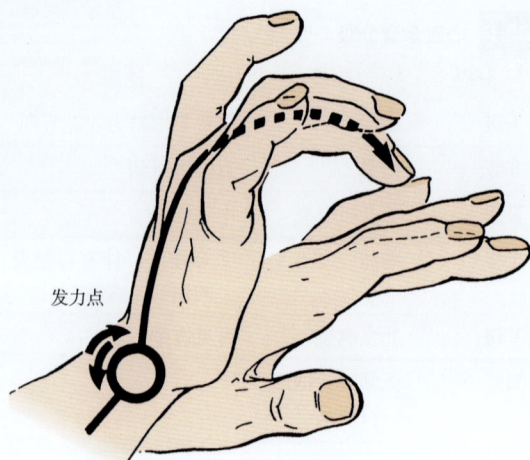

图 13.10　间接叩诊方法（改编自 Buckingham EB. A Primer of Clinical Diagnosis, ed 2, New York: Harper & Row; 1979. In: Cameron MH, Monroe LG. *Physical Rehabilitation: Evidence-based Examination, Evaluation, and Intervention.* St Louis: Saunders; 2007.）

随之抬高。这两点之间的距离称为膈肌活动度，正常范围为 3~5 cm（图 13.11）。COPD 患者的膈肌活动度会减小。

触诊

　　触诊是物理治疗中必不可少的基本技能，物理治疗师在临床工作中的各个方面都会应用到。作为胸部查体的一部分，触诊可检查是否存在压痛、畸形、胸廓扩张度、水肿、触觉语颤和气管位置，还有助于鉴别肌肉骨骼损伤和肺部损伤。

触痛

　　触诊可用于识别特定的表层或深层解剖标志。通过从上到下逐一触诊棘突，可以确定脊柱的整体对位对线。物理治疗师可以通过识别特定的结构（如 T4 脊椎或胸骨角）来辅助评估。同时，触诊可评估触痛区域的不适程度和再现性。此外，通过触诊还可以鉴别胸壁不适是由于内脏疾病（如心绞痛）引起的还是肌肉骨骼疾病引起的。对主诉胸痛的患者，如果物理治疗师增加触诊压力后疼痛再现或加重了，则可以排除心绞痛的可能。不过，还必须确定不伴其他相关症状，如出汗、心动过速。继发于心肌缺血的心绞痛或胸痛通常由劳累引起，休息后可缓解。捻发音是一种清脆的声音，常发生于关节处。但当皮下组织有气体时，触诊有捻发感。胸腔引流管处漏气时，可在胸壁触及捻发感。捻发音还可继发于胸膜摩擦感。

水肿

　　物理治疗师可以通过触诊来评估外周水肿。下肢或骶骨等重力依赖区的水肿可能与心源性疾病和非心源性疾病有关。水肿的评估方法是将两根手指在特定区域按压 2~3 秒，如果手指移开后留下压痕，则表示存在凹陷性或重力依赖性水肿。水肿程度可用压痕持续时间来评估：1+ 是最轻度，4+ 是最重度。

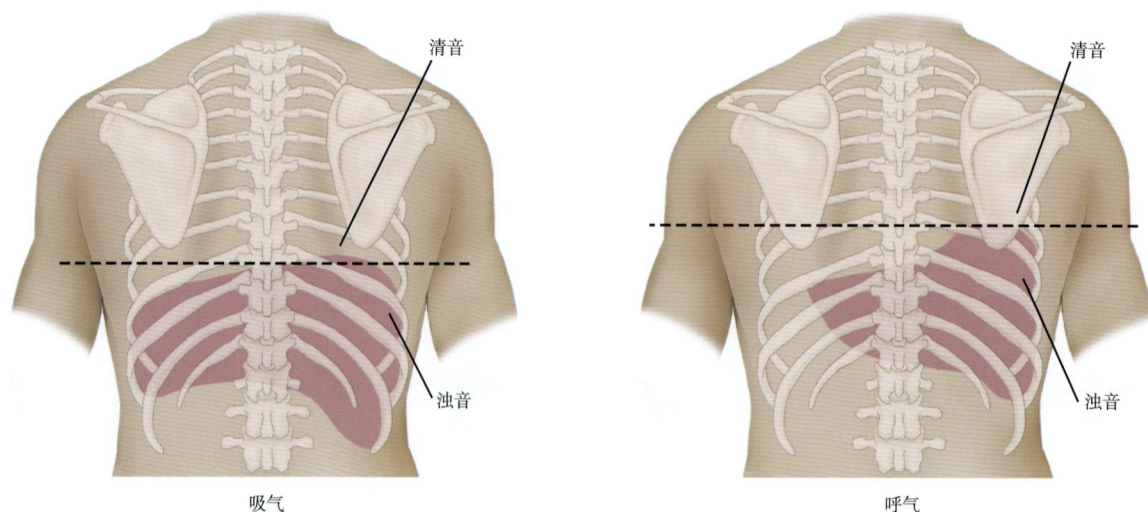

清音

浊音

吸气

清音

浊音

呼气

图 13.11　膈肌活动度（摘自 Schwartz MH. *Textbook of Physical Diagnosis: History and Examination*, ed 6, St Louis: Saunders; 2010.）

胸廓扩张度

胸廓扩张度能为治疗师提供一个基线水平，从而评估患者病情的进展或缓解情况（图 13.12）。由于大叶性肺炎、脊柱侧凸、肌力下降、麻痹或手术伤口，单侧胸廓活动度可能会受限。COPD 患者胸廓扩张度为对称性减小。

COPD 相关的过度充气导致 AP 径增加、膈肌活动度逐渐减小。20~30 岁年轻人的正常胸廓扩张度为 8.5 cm。有一种方法是在腋窝和剑突平面处用卷尺测量胸廓扩张度。在一项纳入了 120 名 20~70 余岁正常受试者的研究中，Kinney LaPier[10] 用卷尺测量了静息状态和最大吸气（肺活量）时受试者坐位或站立位下的胸廓扩张度。他们发现，20~29 岁受试者的胸廓扩张度为 5.1 ± 6.2 cm，70 岁及以上受试者为 2.5 ± 2.9 cm。研究发现随着年龄的增长，胸廓扩张度

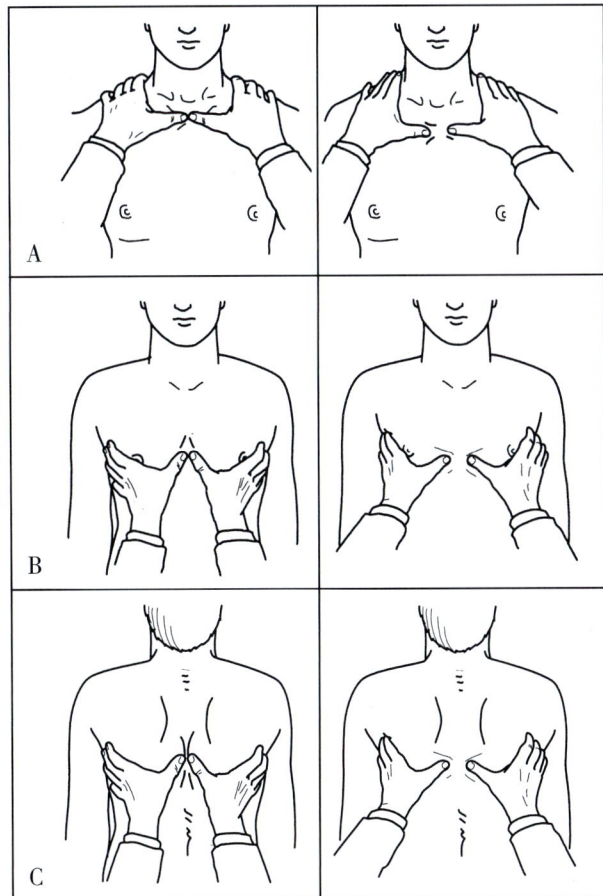

图 13.12　胸廓扩张度的触诊。A. 肺上叶；B. 右肺中叶和左肺舌叶；C. 肺下叶（摘自 Cherniack RM, Cherniack L. *Respiration in Health and Disease*, ed 2, Philadelphia: WB Saunders; 1972.）

明显减小，建议超过 65 岁的患者不要使用卷尺测量胸廓扩张度[10]。

胸廓扩张度最常用的评估方法是直接用手触诊。这个方法是从上到下对所有平面进行评估。注意胸廓扩张的对称性和范围。此方法的操作步骤见表 13.2。

触觉语颤

说话时胸壁会产生振动。之前在听诊部分讨论过语音。当物理治疗师的手放在胸壁上时，可以感觉到说话时的振动，这些称为触觉语颤。触觉语颤的存在与否提供了与肺脏和胸腔密度有关的信息[2]。

方法

有两种方法可用于评估触觉语颤（图 13.13）。第 1 种方法，治疗师使用单手或双手的掌面。第 2 种方法是使用单侧手掌的尺侧缘。这两种方法的顺序同样都是从上到下，从一侧到另一侧。无论采用哪一种方法，下一步都是要求患者说出预定的短语。最常用的两个短语是 "ninety-nine" 和 "one, two, three"。建议轻柔而有力地进行触诊。

表 13.2　评估胸廓扩张度的方法

方法	步骤
肺尖和肺上叶扩张度（图 13.12A）	①物理治疗师面向患者，需要检查的部位要暴露出来，并根据需要适当遮盖 ②物理治疗师双手置于患者前胸上方，掌根大约位于第 4 肋水平，指尖伸向上斜方肌 ③拇指水平置于胸骨角水平，并在中线处相交，轻轻拉伸皮肤 ④嘱患者吸气 ⑤双手放松，允许下方胸廓扩张 ⑥评估胸廓扩张的对称性和范围
前侧壁和肺中叶/舌叶扩张度（图 13.12B）	①同"肺尖"的步骤① ②物理治疗师双手置于乳头线远端，拇指在中线相交，手指伸向腋窝后皱襞 ③同"肺尖"步骤④~⑥
后胸廓扩张度/肺下叶扩张度（图 13.12C）	①物理治疗师站在患者身后 ②检查区域暴露在外，酌情适当遮盖 ③物理治疗师双手平置于后胸壁第 10 肋水平，拇指在中线相交，手指伸向腋窝前皱襞 ④同"肺尖"步骤④~⑥

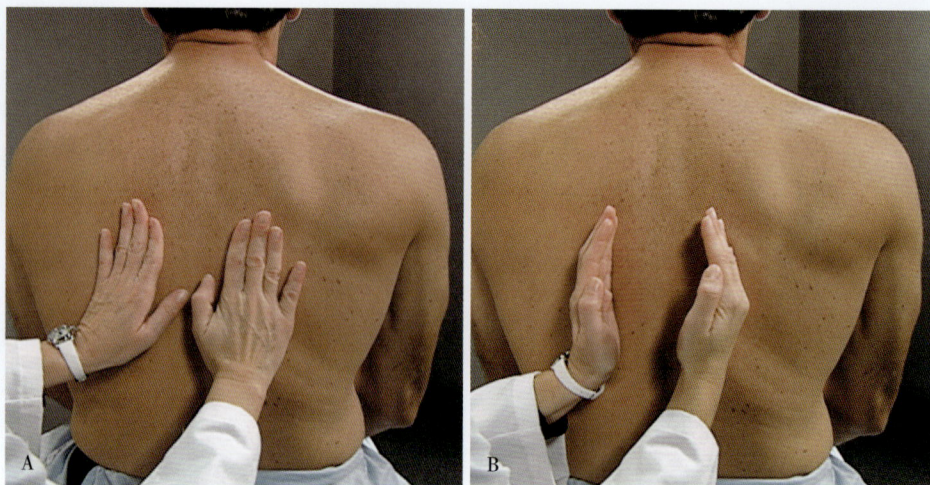

图 13.13   触觉语颤评估方法。A. 方法 1；B. 方法 2（B 摘自 Schwartz MH. *Textbook of Physical Diagnosis: History and Examination*, ed 6. St. Louis: Saunders; 2010.）

气管位置

气管中线位置可以在前方进行检查（图 13.14）。物理治疗师将示指放在胸骨上切迹的内侧，在另一侧进行重复操作。两侧锁骨和气管之间的距离应该相等。气胸、肺不张或肿瘤可引起气管移位，移向同侧还是对侧取决于病因。右侧气胸和胸腔积液使气管偏离患侧（即偏向左侧）；但左下叶肺不张会使气管偏向患侧（即偏向左侧）。

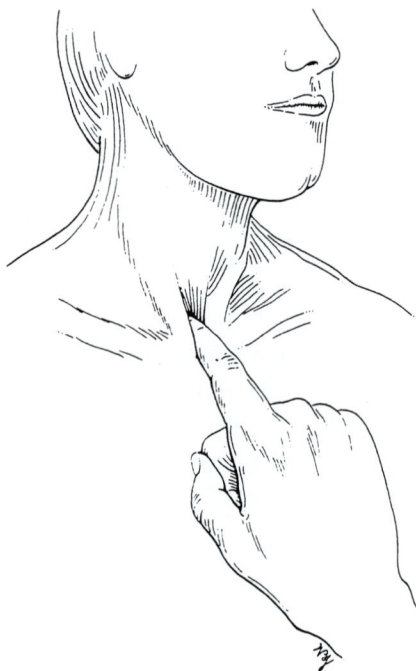

图 13.14   确定气管位置的方法（摘自 Schwartz MH. *Textbook of Physical Diagnosis: History and Examination*, ed 6, St Louis: Saunders;2010.）

病例分析

病例分析 13.1

一名 30 岁的男性囊性纤维化患者，1 周前出现痰量增多、食欲不振、乏力和体重减轻 3 kg。通过胸部视诊、听诊、间接叩诊和触诊的检查和测量，得出以下结果。

- 视诊：头颈前倾、圆肩、驼背和 AP 径增宽；患者消瘦、疲惫；RR 24 次 / 分，观察到辅助呼吸肌的使用；患者咳嗽、咳痰，能有效咳出绿色脓痰。
- 听诊：呼吸音减弱，双肺满布湿啰音，尤其是右肺上叶后段和右肺中叶。
- 触诊：胸廓扩张（chest wall excursion，CWE）受限，尤其是右侧横向。
- 间接叩诊：右侧胸中部和下部浊音，尤其是外侧。

根据这些评估结果可以判断预后并制订合适的治疗方案。结合病史和体格检查诊断为囊性纤维化急性加重。治疗重点是清除分泌物和确定最合适的气道廓清技术。需要评估该患者能否采用高频胸壁振荡（ThAIRapy Vest）或胸部叩拍、振动 / 摇动手法和特定体位引流等技术。此外，还需要协同应用气道廓清技术以及呼吸治疗和吸入疗法。通过每日复查评估治疗效果，决定治疗方案是需要调整还是继续保持原计划。为防止复发应重新评估患者的居家运动和气道廓清方案。建议使用 Acapella、Flutter 等日间装置或其他容易使用的装置，以加强患者的气道廓清效果。

有关囊性纤维化患者的肌肉骨骼问题，请参阅 2015 年 Massery 的文章[11]。

病例分析 13.2

一名在儿科住院的 8 岁女孩，回顾病历（病史），主诉反复发热、气短伴嗜睡 4 天。X 线胸片示右肺中叶浸润。体格检查如下。

- 视诊：呼吸急促；RR 44 次 / 分；I：E=1：1；咳嗽无力且表浅。
- 听诊：右侧胸中部可闻及支气管呼吸音；还可闻及支气管咩音。
- 间接叩诊：病变区域叩诊浊音。
- 触诊：气管居中，右侧 CWE 明显减弱。
预期结局包括。
- 患者可有效咳嗽。
- 患者呼吸做功减少。

治疗措施包括胸部叩拍、振动 / 摇动手法、右肺中叶体位引流以及指导呵气式咳嗽。可以结合吹泡泡、吹风车、卡祖笛等游戏，以促进呵气，同时提高 I：E 比值。也可使用 Flutter、TheraPEP 或 Acapella 等手持式气道廓清装置。

病例分析 13.3

一名 72 岁的女性患者，出现持续发热伴左胸壁不适，且有 1 周前跌倒史。CT 示左侧局限性胸腔积液。已给予左侧胸腔置管引流。目前诊断是脓胸。患者无吸烟史。体格检查如下。

- 视诊：RR 30 次 / 分；I：E=1：2；置有硬膜外导管以控制疼痛；有效干咳。
- 听诊：左侧胸下部外侧呼吸音消失。
- 间接叩诊：左侧胸下部外侧实音。
- 触诊：气管向右偏移；左侧 CWE 减弱；左肩关节屈曲外展受限，最大活动范围约为 90°；入院前肩关节活动范围无受限。

预后和治疗方案不能仅仅只考虑脓胸诊断，因为胸腔置管术和跌倒本身还会影响到肌肉骨骼系统。

预期治疗结果是患者肺容量增加，肺部听诊无异常。干预措施包括呼吸策略，如左侧肋间呼吸和腹式呼吸。在进行肩关节活动度训练的同时进行呼吸训练。使用激励式肺量计也有助于增加肺容量。最后，随着患者病情的好转，需要进一步评估以确定平衡障碍是否是最初跌倒的原因。

表 13.3 列出了常见呼吸系统疾病胸部体格检查的鉴别诊断。

表 13.3 常见呼吸系统疾病胸部体格检查的鉴别诊断

疾病	视诊	触诊	叩诊	听诊
肺气肿	前后径增宽；使用辅助呼吸肌；体型偏瘦	触觉语颤减弱	过清音；膈肌活动度减小	呼吸音减弱；语音共振减弱
慢性支气管炎	可能有发绀；体型矮小、粗壮	通常正常	通常正常	早期湿啰音
肺炎	可能有发绀	触觉语颤增强；患侧触及夹板固定	浊音	晚期湿啰音；支气管呼吸音
肺栓塞	突发呼吸困难；胸痛	通常正常	通常正常	通常正常
气胸	起病急	触觉语颤消失；气管偏向对侧；患侧胸廓扩张度减小	过清音	呼吸音消失
胸腔积液	无明显临床症状	触觉语颤减弱；气管偏向对侧；患侧胸廓扩张度减小	浊音	呼吸音消失
肺不张	通常无明显临床症状	触觉语颤减弱；气管偏向同侧；患侧胸廓扩张度减小	浊音	呼吸音消失

经 Swartz MH 授权后修改 *Textbook of Physical Diagnoses: History and Examination*, ed 2. Philadelphia：Saunders; 1994.

总结

正如前面的病例分析所示，每项检查技能都有助于物理治疗师对患者进行评估。患者管理模式下的初始检查，使评估、诊断和预后等的执行成为可能。

复习题

（1）描述呼吸音听诊的顺序。

（2）说出呼吸音减弱的两个原因。

（3）如果在本应该听到正常肺泡呼吸音的地方出现了支气管呼吸音，说明什么？

（4）列举病理性 S_3 的两个原因。

（5）为什么让患者采取左侧卧位评估心音更合适？

（6）为一名急性右肺下叶肺炎患者制订评估计划。

（7）物理治疗师在对一名左侧全髋关节置换术后、既往有 COPD 和 CHF 病史的老年患者进行初始评估时，应进行哪些胸部体格检查？

参考文献

1. American Physical Therapy Association. *The Guide to hysical Therapist Practice.* 2nd ed. Arlington, WV: APTA; 2001.
2. Swartz MH. *Textbook of Physical Diagnoses: History and Examination* . 4th ed. Philadelphia: WB Saunders; 2002.
3. George RB, Light RW, Matthay MA, et al. *Chest Medicine.* 2nd ed. Baltimore: Williams and Wilkins; 1990.
4. Seidel HM, Ball JW, Dains JE, et al. *Mosby's Guide to Physical Examination.* 5th ed. Philadelphia: Mosby; 2003.
5. Drazner MH, Rame JE, Stevenson LW, Dries DL. Prognostic importance of elevated jugular venous pressure and a third heart sound in patients with heart failure. *N Engl J Med* 2001;345–574.
6. Chua Chiaco JM, Parikh NI, Fergusson DJ. Th e jugular venous pressure revisited. *Cleve Clin J Med* 2013; 80:638.
7. Bickley LS, Szilagyi PG. *Bates' Guide to Physical Examination and History Taking.* 8th ed. Philadelphia: Lippincott Williams & Wilkins; 2003.
8. Gurunga A, Scraff ord CG, Tielsch JM, et al. Computerized lung sound analysis as diagnostic aid for the detection of abnormal lung sounds: a systematic review and meta-analysis . *Respir Med.* 2011; 105(9):1396-1403.
9. Tilkian AG, Conover MD. *Understanding Heart Sounds and Murmurs.* 3rd ed. Philadelphia: WB Saunders; 1993.
10. Kinney LaPier TL. Chest wall expansion values in subjects without impairment across the adult lifespan. *Phys Occup Th er Geriatr.* 2002;21(1):65-81.
11. Massery M. Musculoskeletal and neuromuscular interventions: a physical approach to cystic fi brosis . *J R Soc Med.* 2005;98(suppl 45): 55-66.

14

社会心理状态的临床评估与评价

作者：Maria Bäck　Anne Söderlund
译者：李姝润　李窕
校对：陈亚红

本章目录

关键词

引言

　　近几十年来，健康的概念已经扩展到社会、行为和生理的范畴。基于这一观点，从健康和疾病的生物、心理、社会视角可以更好地发现促进心肺康复成功的多重因素。除了对运动能力的常规临床评估外，社会心理和行为因素也应成为患者总体评估和持续评估的组成部分。认识到系统评估症状和功能限制对优化心血管系统与呼吸系统疾病管理的重要性，促进了对疾病特异性健康状态评估工具的开发和使用。例如，ICF 提供了一个全球公认的框架和分类。慢性心血管系统与呼吸系统疾病的 ICF 框架包括疾病的典型症状，以及在身体功能和结构、活动和参与以及环境和个人因素方面的限制[1,2]。活动和参与部分涵盖

的领域体现了患者的关键问题，包括行动能力和日常生活。此外，环境因素有广泛的代表性，大部分属于态度、支持和关系的范畴。

　　本章重点讨论心血管系统与呼吸系统疾病患者社会心理健康的临床评估和持续评估。如第 13 章所述，该评估与常规临床评估都是整体评估的一部分，目的是为物理治疗师提供患者全面的社会心理和行为评估，从而制订有针对性的治疗方案并达到最佳功能的目标。评估是一个动态过程，因此持续的评估可以发现患者健康状况和治疗反应的积极和消极变化。一名患者也可能有多个需要考虑的限制因素。例如，心肺功能障碍或有关衰竭的躯体症状可能与包括焦虑和抑郁在内的心理健康症状相关。因此，除了详细的病史和体格检查外，还应对焦虑和抑郁进行评估。

尽管国际上认可的心血管系统与呼吸系统疾病临床实践指南提倡对社会心理健康进行临床评估，但对该项评估最合适的评价方法并没有达成共识。本章介绍了一些社会心理和行为评估示例，这些评估为物理治疗师提供了有意义的基线评估方法，并与治疗效果进行比较。基线评估工具的选择可能因临床实践地点和患者需求的不同而有所区别，随访时间也可能不同。

焦虑和抑郁症状

焦虑、抑郁、敌意和社会孤立感等社会心理问题在心血管系统与呼吸系统疾病患者中很常见，其中高达 40% 的患者有焦虑和抑郁症状，焦虑的患病率约为 20%~60%[3,4]。呼吸系统疾病患者当合并焦虑时功能受限、运动耐量较差和急性加重频率较高的可能性是无焦虑患者的两倍[4]。"抑郁"一词具有多种含义，可能仅是偶发感觉，也可能为临床抑郁症。患者在发生急性冠状动脉事件和其他威胁生命和健康的疾病时，可能会出现多种心理反应。如果患者得到全面治疗，这种抑郁可能是暂时的，因此可被归类为适应障碍（adjustment disorder）[5]。若患者符合《精神障碍诊断与统计手册》（第 5 版）（Diagnostic and Statistical Manual of Mental Disorders，DSM-5）[6] 重度抑郁标准，则出现其他问题的风险增高，且生活质量较差[7]。因此，此类患者需要进行心理健康障碍的筛查、准确的诊断以及针对性的治疗。

心血管系统与呼吸系统疾病患者焦虑和抑郁的相关生物和社会心理机制，包括全身炎症反应增加、合并症数量增多以及心理因素（如压力和感知控制能力差）[4,7,8]。事实上，焦虑和抑郁会使人失能，若未能得到充分的治疗则可能变成慢性疾病。焦虑和抑郁可能会导致恐惧、绝望、自卑、社交孤立，以及对治疗的依从性差，从而引发焦虑和抑郁持续存在的恶性循环[3,4,9]。对转诊行心肺康复治疗的患者进行筛查，有助于早期发现焦虑和抑郁，而物理治疗师在制订治疗方案时要考虑到这一点，必要时将患者转诊到合适的医疗专业人员或机构[7]。

目前已有多种成熟的自评工具可用于筛查焦虑和抑郁，每种工具都可以用于初始评估。以下我们将介绍两种心肺康复时常用的心理测试问卷。

医院焦虑抑郁量表

医院焦虑抑郁量表（Hospital Anxiety and Depression Scale，HADS）是包含 14 个条目的自评量表，包括 7 个焦虑条目和 7 个抑郁条目，分别用于计算焦虑和抑郁得分[10]。HADS 排除了躯体症状，从而避免了和心血管系统与呼吸系统疾病患者躯体症状相混淆，能更精准地评估患者的心理状况。评分采用 4 分制的李克特量表，每个条目评分范围为 0~3 分。HADS 总分范围为 0~21 分。分值为 8~10 分是可疑；分值 ≥ 11 分时，为明确的焦虑和抑郁[10,11]。HADS 已广泛应用于心肺疾病患者，并具有良好的心理测量学特性[11-13]。

患者健康问卷

患者健康问卷 -9（Patient Health Questionnaire，PHQ-9）[14] 包含两个用于识别患者抑郁的问题（表 6.3）。如果其中一个或两个问题的答案都是"是"，那么需评估所有 9 个 PHQ 条目（表 14.1）。

PHQ-9 是一种简单的抑郁筛查工具，大多数患者在 5 分钟内无须帮助即可完成。PHQ-9 能够提供抑郁症的临时诊断和严重程度评分，可用于治疗选择和监测[15]。PHQ-9 对冠心病患者有一定的敏感性和特异性[11,16]。每个条目的评分范围为 0~3 分，0 分表示"完全没有"，3 分表示"几乎每天"，因此 PHQ-9 的总分范围是 0~27 分。5 分、10 分、15 分和 20 分分别代表轻度、中度、中重度和重度抑郁的下限阈值。若评分 ≥ 10 分，则有较大概率为抑郁症，应由专业人员进行全面的临床评估以进行治疗。

运动恐惧症

一些心脏病患者在急性冠状动脉事件后害怕体力活动和运动，即运动恐惧症（Kinesiophobia）[17,18]。若患者诊断为冠状动脉疾病，会产生与生存相关的过度恐惧，如恐惧死亡或再次发生心肌梗死[19]。肺动脉高压、心力衰竭和呼吸衰竭患者也可能害怕体力活动，因为担心体力活动时会出现呼吸困难、头晕和胸痛症状[20,21]。

疼痛患者对运动的恐惧是对急性损伤的典型心理

表 14.1 患者健康问卷 -9（PHQ-9）

在过去的两周里，您是否经常被以下问题所困扰？（用√表示答案）	完全没有	有几天	一半以上时间	几乎每天
1. 做事时提不起劲或没有兴趣	0	1	2	3
2. 感到心情低落、沮丧或绝望	0	1	2	3
3. 入睡困难、睡不安稳或睡眠过多	0	1	2	3
4. 感觉疲倦或没有活力	0	1	2	3
5. 食欲不振或吃太多	0	1	2	3
6. 觉得自己很糟糕，觉得自己很失败，或让自己和家人失望了	0	1	2	3
7. 对事物专注有困难，例如阅读报纸或看电视时	0	1	2	3
8. 动作或说话缓慢，别人是否已经察觉？或正好相反，如烦躁或坐立不安、动来动去的情况更胜于平常	0	1	2	3
9. 觉得自己死了会更好或想用某种方式伤害自己	0	1	2	3
总分 _____ = _____ + _____ + _____ + _____				
如果您察觉到有任何问题，那么这些问题给您在工作、处理家庭事务或与他人相处方面带来了多大的困难？				
一点都不难 有点难 非常难 极难				

摘自 Developed by Drs. Robert L. Spitzer, Janet B.W. Williams, Kurt Kroenke and colleagues, with an educational grant from Pfizer Inc. No permission required to reproduce, translate, display or distribute.

反应[22]。心脏急性事件发生后的急性期，恐惧和相关的回避行为是典型的心理反应。一些无法应对恐惧的患者可能会发展为运动恐惧症[23]。认知 - 行为恐惧 - 回避模型最初是由 Vlaeyen 等人[24] 在研究慢性腰背痛患者时提出的，对运动的恐惧与认为会变糟的想法会导致适应不良的回避行为。由运动恐惧症引起的持续回避行为会导致与体力活动减少相关的负面生理问题和心理问题[25]。

一项横断面研究发现，20% 的冠心病患者在冠状动脉事件发生后 6 个月随访时存在运动恐惧症[17,18]。这一结果在纵向研究中得到了证实：在急性心脏监护病房中，发生运动恐惧症的患者比例最高，达到了 25%[18,26]，随访 2 周后，该比例下降至 19%，4~6 个月时为 21%[18]。Vardar-Yagli 等人的研究[21] 发现中至重度慢性阻塞性肺疾病患者大多数都有运动恐惧症，与呼吸困难的感觉、疲劳严重程度和多系统合并症密切相关。几项重要的临床研究发现运动恐惧症也会影响冠心病患者的康复结局和预后，包括 ICF、医学变量和健康相关生活质量（表 14.2）[17]。

急性心肌梗死后 1 周进行以运动为基础的心脏康复，左心室重塑是患者的最大获益[27]。回避行为可能是运动恐惧症患者后期的主要问题，所以早期识别

运动恐惧症对冠心病患者很重要，有助于为患者制订康复计划。

心脏病患者运动恐惧量表（Tampa Scale for Kinesiophobia Heart，TSK-SV Heart）是唯一专为评估运动恐惧症而设计的问卷[28]。针对持续性疼痛患者，有多份问卷调查可评估运动恐惧症相关问题，如恐惧 - 回避信念问卷（Fear-Avoidance Beliefs Questionnaire，FABQ）[29] 和日常活动问卷（Photograph Series Of Daily Activities，PHODA）[30,31]。

心脏病患者运动恐惧量表

TSK-SV Heart 由 17 个条目组成，用于评估患者运动恐惧症的主观评分（框 14.1）[28]。每个条目采用李克特 4 分制评分，从"非常不同意"到"非常同意"。将第 4、8、12、16 条目反向计分计算总分，总分范围 17~68，得分越高，表示运动恐惧症越严重。Vlaeyen 等[24] 将慢性疼痛患者 TSK 得分超过 37 分定义为严重运动恐惧症，这一临界值已用于评估冠状动脉疾病患者。测量的标准误差为 3 分，是指当患者 TSK 得分在 34~40 之间时，康复计划中需要专门对运动恐惧症进行应对和处理。

基于 Kori 等提出的运动恐惧症框架[23] 和 DSM-5[6]，

表 14.2　影响冠心病患者康复结局的临床研究，包括 ICF、医学变量和健康相关生活质量

变量	全部 n=332	严重运动恐惧症（运动恐惧量表评分 > 37 分）n=66	轻度运动恐惧症（运动恐惧量表评分 ≤ 37 分）n=266	P 值
身体功能				
肌肉耐力				
肩关节屈曲 / 次	40 ± 21.5	31 ± 18	42 ± 21.7	< 0.001
提右脚后跟 / 次	24 ± 9.6	20 ± 9	24 ± 9.6	< 0.01
提左脚后跟 / 次	22 ± 8.9	19 ± 9	23 ± 8.8	< 0.01
肩关节外展 / 秒	104 ± 42.3	80 ± 35	110 ± 42	< 0.001
焦虑（HADS）	4.3 ± 3.8	6.8 ± 4.9	3.7 ± 3.2	< 0.001
抑郁（HADS）	3.4 ± 3.2	5.4 ± 4	2.8 ± 2.7	< 0.001
活动及参与				
参加心脏康复治疗 n（%）	189（56.9）	28（42.4）	161（60.5）	< 0.05
体力活动水平				
步数 / 天	7278 ± 3764.7	6020 ± 3494.8	7589 ± 3770.7	< 0.01
METs x 分钟 / 周（IPAQ）				
总数	2266.6 ± 2004.5	1590.8 ± 1313.3	2431.4 ± 2108.9	< 0.01
有力	431 ± 987.3	144.4 ± 412.6	497.8 ± 1067.7	< 0.001
中位数（四分位数）	0（0~400）	0	0（0~520）	
中等	816 ± 1257.6	548.9 ± 955.2	878.5 ± 1312.1	< 0.05
中位数（四分位数）	240（0~1080）	40（0~810）	340（0~1200）	
步行	1071.2 ± 1013.4	927.6 ± 688.1	1106.3 ± 1076.2	NS
中位数（四分位数）	792（358.9~1386）	717.75（371.25~1386）	792（346.5~1485）	
坐立（分钟 / 周）（IPAQ）	2254 ± 1218.2	2199.9 ± 1126.1	2264.4 ± 1237.3	NS
分类 1/2/3（IPAD）	58/175/77	12/41/6	46/133/71	< 0.05
个人因素				
性别（男 / 女）% 女	257/75（22.6）	52/14（21.2）	205/61（22.9）	NS
年龄（岁）	65 ± 9.1	66.3 ± 9.1	64.7 ± 9.1	NS
目前吸烟 n（%）	63（19）	11（16.7）	52（19.5）	NS
健康相关生活质量				
SF-36				
身体功能	77.5 ± 21.9	63.3 ± 23.3	81 ± 20.1	< 0.001
躯体角色	68.1 ± 39	45.5 ± 42.5	73.8 ± 36	< 0.001
躯体疼痛	71.9 ± 26	58.5 ± 27.4	75.3 ± 24.5	< 0.001
综合健康	63.3 ± 21.6	47.1 ± 18	67.3 ± 20.5	< 0.001
活力	64.1 ± 22.6	49.1 ± 20.5	67.8 ± 21.5	< 0.001
社会功能	82.6 ± 22.5	72.3 ± 24.1	85.1 ± 21.4	< 0.001
情绪	71.3 ± 38.9	54 ± 41.2	75.6 ± 37.2	< 0.001
心理健康	76.3 ± 19.7	65.2 ± 21.6	79 ± 18.2	< 0.001
PCS	45.3 ± 10.2	38.3 ± 10.6	47 ± 9.4	< 0.001
MCS	47.3 ± 11.1	42.1 ± 11.4	48.5 ± 10.7	< 0.001

注：HADS，医院焦虑抑郁量表；n，数量；IPAQ（International Physical Activity Questionnaire），国际体力活动问卷；MET（Metabolic Equivalent of Task），代谢当量；IPAQ 分类，1= 运动量低，2= 运动量中等，3= 运动量强；SF-36（Short Form-36），生活质量评价量表；PCS（Physical Component Summary），躯体健康总评；MCS（Mental Component Summary），精神健康总评；NS，不显著（$P \geq 0.05$）.
改编自 Bäck et al. The impact on kinesiophobia（fear of movement）by clinical variables for patients with coronary artery disease. *Int J Cardiol*. 2013（Jul 31）;167（2）: 391–397.

框 14.1 心脏病患者运动恐惧量表

根据李克特 4 分制评分，以下条目评分从"非常不同意"（1 分）到"非常同意"（4 分）。

1. 我害怕在体力活动 / 锻炼时伤到自己。
2. 如果我尝试锻炼身体，我的心脏问题会加重。
3. 我的身体提示我有严重的问题。
4. 如果我进行体力活动 / 锻炼，我的心脏问题可能会减轻。
5. 人们对我的身体状况不够重视。
6. 我的心脏问题使我的身体变得虚弱。
7. 通常情况下，心脏问题往往是由于身体受到了伤害。
8. 仅仅导致胸部不适的事情并不意味着是危险的。
9. 我担心自己可能会意外受伤。
10. 通过避免不必要的活动，可以防止心脏问题恶化。
11. 如果在我的身体内没有发生一些危险的事情，我就不会有心脏问题。
12. 如果我积极锻炼身体，心脏问题就会加重。
13. 我的心脏问题提示我应该什么时候停止运动，这样就不会伤到自己。
14. 对我这种情况的人来说，进行体育锻炼是不安全的。
15. 我不能像其他人一样做同样的事情，因为患心脏病的风险太大了。
16. 尽管有些事导致我出现了很多心脏问题，但我不认为它们是真正危险的。
17. 当一个人有心脏问题时，他 / 她应该避免进行体力活动。

摘自 Bäck M, Jansson B, Cider A, et al. Validation of a questionnaire to detect kinesiophobia (fear of movement) in patients with coronary artery disease. *J Rehabil Med.* 2012;44:363–369.

TSK-SV Heart 包括 4 个维度。DSM 构建了一个典型的心理想象和观念的框架，这些想象和观念发生在对一个物体的恐惧中：受试者对危险的感知，受试者对运动的回避，以及受试者对运动产生恐惧的后果。TSK-SV Heart 的 4 个维度是。

- 对心脏疾病的危险感知（危险）。
- 对运动导致不良结局的恐惧（恐惧）。
- 因自身心脏问题而对运动的回避（回避）。
- 因恐惧运动而产生的生理、心理及社会等方面的功能紊乱（功能障碍）。

其中，危险和恐惧是观念和心理想象，而回避和功能障碍则是行为导向的。

据报道，TSK-SV Heart 在瑞典冠状动脉疾病患者队列 [28] 和土耳其心力衰竭和肺动脉高压患者队列中 [20] 是可靠和有效的。TSK-SV Heart 的翻译工作目前正在进行，为确保在不同文化背景下的适用性和准确性，还需在心血管环境中对心理测量特性进行深入测试。

自我效能

自我效能理论是建立在社会认知理论基础上的 [32-34]，试图通过用几个关键的概念（如自我效能信念、结局预期、激励和自我调节）来解释和预测行为（见第 4 章）。自我效能信念是基于特定行为的，因为它们关注的是对个人执行特定行为能力的信念。这些信念是坚持健康行为改变（包括在心肺康复中进行体力活动和运动训练）的重要决定因素 [35-37]。结局预期与患者对自己能力的信念和他们的行为与成功结果之间的关系有关。自我效能包括 4 个主要因素。

- 成就表现。
- 替代性经验（包括通过观察他人的行为来学习）。
- 口头劝说。
- 对生理状态的了解。

自我效能的这 4 个要素可以通过一位心肌梗死的患者来说明。该患者正在进行心脏康复，并已开始每周定期锻炼 2 次（成就表现）。患者的成就表现提醒运动组的同伴"你也能做到"（替代性经验）。患者接受了物理治疗师关于在康复中心外完成居家运动的可实现目标的建议（口头劝说），并在开始运动前记录所测量的血压 130/80 mmHg（生理状态）。

鉴于自我效能信念高度依赖于环境或情境，因此评估工具需要针对特定的任务、活动以及特定的人群进行设计。此外，在评估某种行为或实施另一种可能影响个人自我效能信念的量表之前，建议先评估自我效能信念 [38]。对心肺疾病患者来说，提高他们的运动依从性非常重要。考虑到运动相关的自我效能信念能够对运动动机和实际运动活动产生积极影响，因此评估这些信念很有必要。目前有几种问卷用于测量自我效能的各个方面，我们展示一个常用的问卷：运动自我效能量表。

运动自我效能量表

自我效能可以通过运动自我效能量表（Self-Efficacy for Exercise Scale，SEE）来评估（图 14.1）。该问卷包括 9 个问题，重点关注在面对运动障碍时，每周 3 次、每次 20 分钟运动的自我效能期望。患者对自己在一系列情况下进行运动训练的信心进行评估，评分范围从

1~10（即不自信到非常自信）。综合每个项目的得分得到总分，总分范围从 0~90 分。总分越高，表示运动自我效能越高。已证实 SEE 量表对冠状动脉疾病患者和老年人群具有可靠性和有效性[39,40]。

应对策略与社会支持

应对策略和社会支持是心脏病患者评估的两个心理因素[41,42]。应对策略反映了一个人在面对应激源时（例如急性心肌梗死）所做的认知和行为上的努力[43]。社会支持包括一个人社会关系的结构和功能两个方面，可以根据可获得支持的数量（结构方面）和情感以及工具支持（功能方面）进行评估[44]。

应对策略和社会支持是影响患者有效管理急、慢性心肺疾病以及对干预措施反应的重要因素。经历急性心肌梗死不仅令人感到恐惧，还可能带来心理创伤，引发患者的优先事项和生活视角发生转变等一系列的连锁反应[19,45]。心肌梗死患者需要控制症状、进行治疗以及改变生活方式。急性心肌梗死出院后的这段时间是一个紧张、脆弱的时期[46]。据报道，急性心肌梗死患者的健康状况低于同年龄对照人群。与社会支持良好的患者相比，社会支持差的患者健康状况往往更差。社会支持是一个关键因素，可以预测一些心脏病患者的生存状态[47]。

对慢性疾病患者来说，应对疾病和他们对社会支持网络的感知同样重要。例如，慢性心力衰竭患者会出现逐渐加重的症状，包括呼吸困难、疲劳、水肿和活动耐量降低。因此，心力衰竭患者的治疗（包括多种药物治疗、生活方式调整和液体摄入限制）复杂且难以处理[48]。Graven 等人的一项系统综述发现[49]，社会支持在心力衰竭患者应对疾病过程中发挥着重要作用。实际治疗支持和患者对支持的感知都可能影响抑郁症状。慢性阻塞性肺疾病的发展轨迹不可预测，对患者的身体、社会功能和生活质量有显著影响[50]。由功能障碍引起的社会孤立感会严重限制患者体力活动和获得支持性服务（如呼吸康复）的能力。社会孤立感、社会角色和社会支持的丧失显著影响慢性阻塞性肺疾病患者自我管理疾病的能力。

了解心脏病患者的应对策略和社会支持有助于促进他们的康复。因此，物理治疗师在临床评估时应全面评估每位患者的症状和社会责任，包括对家庭活动、社会支持和应对策略的评估。医疗团队的合作非常重要，包括各种技能的相互补充，是以患者为中心的医疗服务的基石。患者及其家属作为团队的一部分，不仅能够参加治疗决策，还能帮助医疗专业人员更深入地理解慢性疾病患者的生活。患者的家属和其他重要的人参与到治疗计划中为支持和鼓励患者应对日常生活方式的变化提供了机会。

有多种调查问卷可以用来评估应对策略和社会支持的各个方面。针对心肺疾病也已经有了多种不同问卷，但对推荐使用哪种问卷尚未达成共识。我们选择了两种常用的问卷作为示例：应对方式问卷[51,52]及社会网络和社会支持量表[53]。

在下列情况中，您对每周至少完成3次20分钟以上的运动有多少信心。

	没什么信心										非常有信心
1. 如果天气使您感到困扰	0	1	2	3	4	5	6	7	8	9	10
2. 如果您对运动没有兴趣	0	1	2	3	4	5	6	7	8	9	10
3. 如果运动时会感到疼痛	0	1	2	3	4	5	6	7	8	9	10
4. 如果您一个人运动、没有人作伴	0	1	2	3	4	5	6	7	8	9	10
5. 如果您没有感受到运动的乐趣	0	1	2	3	4	5	6	7	8	9	10
6. 如果您忙于其他事情	0	1	2	3	4	5	6	7	8	9	10
7. 如果您觉得疲惫	0	1	2	3	4	5	6	7	8	9	10
8. 如果您有压力	0	1	2	3	4	5	6	7	8	9	10
9. 如果您情绪低落	0	1	2	3	4	5	6	7	8	9	10

图 14.1 运动自我效能量表（摘自 Resnick B, Jenkins LS. Testing the reliability and validity of the Self-Efficacy for Exercise scale. *Nurs Res*.2000(May–Jun); 49(3): 154–159.）

应对方式问卷

据报道，应对方式问卷（Ways of coping Questionnaire，WCQ）是应用最广泛的评估应对方式的问卷。WCQ 是由 Lazarus 等人编制的压力和应对的认知模型 [51,52]，由 8 个分量表组成，包括：①对抗性应对，指为积极改变现状表现出敌对和冒险的行为；②疏离，指努力让自己脱离现实，表现出一种积极的态度；③自我控制，指努力调节自己的感情；④寻求社会支持，指努力寻求情感支持；⑤承担责任，指承认自己在问题中所扮演的角色，并试图纠正错误；⑥逃避 / 回避，指一种心存侥幸的想法以及试图避开问题的行为；⑦有计划地解决问题，指有意识地以问题为中心来改变现状；⑧积极的重新评价，指通过关注个人成长来努力创造积极意义的行为。WCQ 共有 66 个条目，10 分钟左右即可完成。每个条目根据李克特量表的 4 分制进行评分，评分范围从 0 分（不适用或不习惯）到 3 分（经常使用）。

社会网络和社会支持量表

社会网络和社会支持量表（Social Network and Social Support Scale, SNASS）包括 4 个分量表，19 个条目，通过评估情感支持和实际支持水平以及同质性和可接近性来评估患者的社会支持网络 [53]。SNASS 中的 17 个条目用了分值评价，其中 1 分表示完全正确，2 分表示部分正确，3 分表示完全不正确。得分越低，表明情感支持和实际支持水平越高。另外两项条目，患者需要回答以下问题："哪个人在您的社交网络中最重要？"和"谁给了您最好的支持？"

总结

对患者进行准确的临床评估是物理治疗师评估过程的基石，每一项评估都有助于物理治疗师对患者进行整体评价。准确的基线评估使制订恰当的心肺治疗方案成为可能。本章我们强调了在评估心血管系统与呼吸系统疾病患者健康状况时参考生物－心理－社会角度的重要性。评估和评价健康的社会心理和行为有多种方法，物理治疗师应熟悉评估的基本技术和关键要素。重要的是基线评估可能会因患者具体的需求以及临床实践地点的不同而有所差异。

复习题

（1）讨论为什么除了对运动能力的常规临床评估外，社会心理和行为因素也应成为患者整体且持续评估的组成部分。

（2）举例说明在心肺康复过程中，评估社会心理和行为因素所需的基本技术。哪些基线和随访评估与您的临床实践相关？反思您的评估方法是否存在差异，并分析影响您选择的关键因素。

参考文献

1. Cieza A, Stucki A, Geyh S, et al. ICF Core Sets for chronic ischaemic heart disease. *J Rehabil Med.* 2004;44:94–99.
2. Stucki A, Stoll T, Cieza A, et al. ICF Core Sets for obstructive pulmonary diseases. *J Rehabil Med.* 2004;44:114–120.
3. Hagstrom E, Norlund F, Stebbins A, et al. Psychosocial stress and major cardiovascular events in patients with stable coronary heart disease. *J Intern Med.* 2018;283:83–92.
4. Yohannes AM, Alexopoulos GS. Depression and anxiety in patients with COPD. *Eur Respir Rev.* 2014;23:345–349.
5. Maercker A, Einsle F, Kollner V. Adjustment disorders as stress response syndromes: a new diagnostic concept and its exploration in a medical sample . *Psychopathology.* 2007;40:135–146.
6. American Psychiatric Association. *Diagnostic and Statistical Manual of Mental Disorders*: *DSM-5* . Arlington, VA: American Psychiatric Association; 2013.
7. Lichtman JH, Bigger Jr JT, Blumenthal JA, et al. AHA science advisory. Depression and coronary heart disease. Recommendations for screening, referral, and treatment. A science advisory from the American Heart Association Prevention Committee to the Council on Cardiovascular Nursing, Council on Clinical Cardiology, Council on Epidemiology and Prevention, and Interdisciplinary Council on Quality of Care Outcomes Research. Endorsed by the American Psychiatric Association. *Prog Cardiovasc Nurs.* 2009;24:19–26.
8. Verschueren S, Eskes AM, Maaskant JM, et al. The effect of exercise therapy on depressive and anxious symptoms in patients with ischemic heart disease: a systematic review . *J Psychosom Res.* 2018; 105:80–91.
9. Lichtman JH, Froelicher ES, Blumenthal JA, et al. Depression as a

risk factor for poor prognosis among patients with acute coronary syndrome: systematic review and recommendations: a scientific statement from the American Heart Association . *Circulation*. 2014;129:1350–1369.

10. Zigmond AS, Snaith RP. Th e hospital anxiety and depression scale. *Acta Psychiatr Scand*. 1983;67:361–370.

11. Stafford L, Berk M, Jackson HJ. Validity of the Hospital Anxiety and Depression Scale and Patient Health Questionnaire-9 to screen for depression in patients with coronary artery disease. *Gen Hosp Psychiatry*. 2007;29:417– 424.

12. Bjelland I, Dahl AA, Haug TT, et al. The validity of the Hospital Anxiety and Depression Scale. An updated literature review. *J Psychosom Res*. 2002;52:69–77.

13. Phan T, Carter O, Adams C, et al. Discriminant validity of the Hospital Anxiety and Depression Scale, Beck Depression Inventory (II) and Beck Anxiety Inventory to confirmed clinical diagnosis of depression and anxiety in patients with chronic obstructive pulmonary disease. *Chron Respir Dis*. 2016;13:220–228.

14. Whooley MA, Simon GE. Managing depression in medical outpatients. *N Engl J Med*. 2000;343:1942–1950.

15. Spitzer RL, Kroenke K, Williams JB. Validation and utility of a self-report version of PRIME-MD: the PHQ primary care study. Primary Care Evaluation of Mental Disorders. Patient Health Questionnaire. *JAMA*. 1999;282:1737–1744.

16. Hammash MH, Hall LA, Lennie TA, et al. Psychometrics of the PHQ-9 as a measure of depressive symptoms in patients with heart failure. *Eur J Cardiovasc Nurs*. 2013;12:446–453.

17. Bäk M, Cider A, Herlitz J, et al. The impact on kinesiophobia (fear of movement) by clinical variables for patients with coronary artery disease. *Int J Cardiol*. 2013;167:391–397.

18. Bäk M, Lundberg M, Cider ? et al. The relevance of kinesiophobia in relation to changes over time among patients with acute coronary artery disease. *J Cardiopulm Rehabil Prev*. 2017;38;224–230.

19. Bäk M, Öerg B, Krevers B. Important aspects in relation to patients' attendance at exercise-based cardiac rehabilitation—facilitators, barriers and physiotherapist's role: a qualitative study. *BMC Cardiovasc Disord*. 2017;17:77.

20. Acar S, Savci S, Keskinoglu P, et al. Tampa Scale of Kinesiophobia for Heart Turkish Version Study: cross-cultural adaptation , exploratory factor analysis, and reliability. *J Pain Res*. 2016;9:445–451.

21. Vardar-Yagli N, Calik-Kutukcu E, Saglam M, et al. The relationship between fear of movement, pain and fatigue severity, dyspnea level and comorbidities in patients with chronic obstructive pulmonary disease. *Disabil Rehabil*. 2019;41:2159–2163.

22. Philips HC. Avoidance behaviour and its role in sustaining chronic pain. *Behav Res Ther*. 1987;25:273–279.

23. Kori SH, Miller RP, Todd DD. Kinesiophobia: a new way of chronic pain behavior . *Pain Management*. 1990;3:35– 43.

24. Vlaeyen JW, Kole-Snijders AM, Boeren RG, et al. Fear of movement/(re)injury in chronic low back pain and its relation to behavioral performance. *Pain*. 1995;62:363–372.

25. Crombez G, Eccleston C, Van Damme S, et al. Fear-avoidance model of chronic pain: the next generation . *Clin J Pain*. 2012;28:475–483.

26. Brunetti ND, Guerra A, Ieva R, et al. Scared for the scar: fearsome impact of acute cardiovascular disease on perceived kinesiophobia (fear of movement) . *Clin Cardiol*. 2017;40;480–484.

27. Haykowsky M, Scott J, Esch B, et al. A meta-analysis of the eff ects of exercise training on left ventricular remodeling following myocardial infarction: start early and go longer for greatest exercise benefi ts on remodeling . *Trials*. 2011;12:92.

28. Bäck M, Jansson B, Cider A, et al. Validation of a questionnaire to detect kinesiophobia (fear of movement) in patients with coronary artery disease. *J Rehabil Med*. 2012;44:363–369.

29. Waddell G, Newton M, Henderson I, et al. A Fear-Avoidance Beliefs Questionnaire (FABQ) and the role of fear-avoidance beliefs in chronic low back pain and disability. *Pain*. 1993;52:157–168.

30. Kugler K, Wijn J, Geilen M, et al. Th e Photograph Series of Daily Activities (PHODA) . Institute for Rehabilitation Research and

School for Physiotherapy, Heerlen, The Netherlands, 1999.

31. Oliveira CB, Franco MR, Demarchi SJ, et al. Psychometric properties of the photograph series of daily activities—short electronic version (PHODA-SeV) in patients with chronic low back pain according to COSMIN checklist. *J Orthop Sports Phys Ther*. 2018; 48:719–727.

32. Bandura A. Self-efficacy mechanism in human agency. *Am Psychol*. 1982;37:122–147.

33. Bandura A. *Social Foundation of Thought and Action : A Social Cognitive Theory* . Englewood Cliff s, NJ: Prentice Hall; 1986.

34. Bandura A. *Self-Effi cacy : The Exercise of Control* . New York: W.H. Freeman and Company; 1997.

35. Barkley SA, Fahrenwald NL. Evaluation of an intervention to increase self-efficacy for independent exercise in cardiac rehabilitation. *Behav Med*. 2013;39:104–110.

36. Woodgate J, Brawley LR. Self-efficacy for exercise in cardiac rehabilitation: review and recommendations . *J Health Psychol*. 2008;13: 366–387.

37. Blackstock FC, Webster KE, McDonald CF, et al. Self-efficacy predicts success in an exercise training-only model of pulmonary rehabilitation for people with COPD. *J Cardiopulm Rehabil Prev*. 2018;38:333–341.

38. Bandura A. *Social Foundations of Thought and Action : A Social Cognitive Theory* . Englewood Cliffs, NJ: Prentice-Hall; 1986.

39. Resnick B, Jenkins LS. Testing the reliability and validity of the selfefficacy for exercise scale. *Nurs Res*. 2000;49:154–159.

40. Wong EML, Leung DYP, Sit JWH, et al. Prospective validation of the Chinese version of the self-efficacy for exercise scale among middle-aged patients with coronary heart disease. *Rehabil Nurs*. 2018. [E-pub ahead of print].

41. Kristoff erzon ML, Lofmark R, Carlsson M. Coping, social support and quality of life over time after myocardial infarction. *J Adv Nurs*. 2005;52:113–124.

42. Roohafza H, Talaei M, Pourmoghaddas Z, et al. Association of social support and coping strategies with acute coronary syndrome: a casecontrol study . *J Cardiol*. 2012;59:154–159.

43. Lazarus RS, Folkman S, eds. *Stress, Appraisal, and Coping*. New York: Springer; 1984 .

44. Cohen S, Gordon LU, Gottlieb BH. *Social Support Measurement and Intervention : A Guide for Health and Social Scientists*. Oxford: Oxford University Press; 2000.

45. Simony CP, Pedersen BD, Dreyer P, et al. Dealing with existential anxiety in exercise-based cardiac rehabilitation: a phenomenologicalhermeneutic study of patients' lived experiences. *J Clin Nurs*. 2015;24:2581–2590.

46. Daly J, Elliott D, Cameron-Traub E, et al. Health status, perceptions of coping, and social support immediately after discharge of survivors of acute myocardial infarction. *Am J Crit Care*. 2000;9:62–69.

47. Berkman LF, Leo-Summers L, Horwitz RI. Emotional support and survival after myocardial infarction. A prospective, population-based study of the elderly. *Ann Intern Med*. 1992;117:1003–1009.

48. Writing Committee M, Yancy CW, Jessup M, et al. 2013 ACCF/AHA guideline for the management of heart failure: a report of the American College of Cardiology Foundation/American Heart Association Task Force on practice guidelines. *Circulation*. 2013;128:e240–e327.

49. Graven LJ, Grant J. The impact of social support on depressive symptoms in individuals with heart failure: update and review . *J Cardiovasc Nurs*. 2013;28:429–443.

50. Disler RT, Gallagher RD, Davidson PM. Factors influencing selfmanagement in chronic obstructive pulmonary disease: an integrative review . *Int J Nurs Stud*. 2012;49:230–242.

51. Lazarus RS, Folkman S. *Stress, Appraisal, and Coping*. New York: Springer; 2015.

52. Folkman S, Lazarus RS. *Manual for the Ways of Coping Questionnaire*. Palo Alto, CA: Consulting Psychologists Press; 1988.

53. Hildingh C, Fridlund B, Baigi A. Sense of coherence and experiences of social support and mastery in the early discharge period after an acute cardiac event. *J Clin Nurs*. 2008;17:1303–1311.

第三篇

心血管系统与呼吸系统
物理治疗：干预措施

15

治疗效果最大化：
基于个体化需求的干预措施

作者：Pamela Bartlo　Donna Frownfelter　Elizabeth Dean
译者：曲木诗玮　任晓霞
校对：崔亚楠

本章目录

关键词

引言

随着接受物理治疗的患者日益增多，为了安全、有效、负责任地开展治疗工作，物理治疗师必须具备临床问题的诊断能力以判断患者的问题是否适合进行物理治疗。当与临床医疗团队及患者本人共同确认医学诊断后，治疗师应对所有诊断进行优先级排序，以找到关键问题，毕竟有些诊断不一定是患者就诊或转诊物理治疗的原因。这就是以流行病学证据为基础的循证实践精华，它有别于仅基于某种特定干预的治疗有效性证据（见第 1 章）。然而，这些诊断可能是解决患者主诉的根本，以关节疼痛为例，除了减轻疼痛和改善功能外，还需要重视营养、减重与体力活动。

本章为物理治疗中的临床决策和干预处方提供了依据，目标人群涵盖病情不稳定和危重症患者、社区心肺疾病稳定期患者及高危人群。除此之外，治疗师还在健康管理方面发挥着积极作用，开展结构化康复项目和一对一治疗，因此也服务于广大原发性或继发性心肺疾病患者（见第 3 章）。

临床思维指的是参考患者社会心理、文化和环境背景，客观分析患者的状态（参与能力、活动能力、解剖结构和生理功能）的过程（见第 1 章和第 6 章）。评估患者目前能做什么？不能做什么？想做什么？患者各器官系统的状态如何，需要解决哪些限制因素以增加活动和参与度？这些问题的答案是物理治疗师进行详细诊断与处置的基础。在分析过程中，治疗师应将患者的物理治疗和社会需求进行优先级排序。最初的优先级事项为维持生命（包括识别危险信号）和最大限度减轻身心痛苦，这对接受高度依赖性治疗（重症监护病房）的患者极其重要。在非紧急情况下，物理治疗师可以与患者进一步沟通合作，讨论具体干预措施、如何克服执行中的困难及如何保持对整体计划的依从性。让患者参与整个治疗过程是改善患者结局的重要环节。通过应用临床思维并让患者全程参与，物理治疗师可以改善患者的短期和长期结局。

国际功能、残疾和健康分类

参与

对大多数人而言，最重要的是能够在各自的社会文化环境背景下过上满足个人所需与所想的生活。世界卫生组织（World Health Organization, WHO）将此理念融入到已颁布的国际功能、残疾和健康分类（international classification of functioning, disability and health，ICF）中，ICF 强调了结构和功能、活动、参与之间的关系[1]。WHO 将健康定义为情感、精神、智力及身体的健康，而不仅仅是无疾病[2]。"参与"是指个人在社会中为满足上述需求，或担当各种社会角色（如作为父母、子女、兄弟姐妹、雇员、雇主、学生、家庭主妇或从事副业）所具备的能力（图15.1）。我们应重视区分患者的能力水平（患者应该能做什么）和表现水平（他们在目前环境中具体能做什么）。通常在问诊或访谈中采用开放式问题来评估患者的生活参与能力。此外，可供临床使用的问卷和量表也越来越多。表 15.1 列举了常用的特异性问卷和通用问卷，可用于评估生活质量、生活满意度、疾病影响和主观感受。对物理治疗师和患者来说，这些均属于有效结局指标（从技术上讲，问卷评分是量化

指标而不是实际记录）。以上评估工具多数具有较高信度、效度。然而，每年都有新的问卷量表诞生，因此，对这些量表进行验证在概念和方法上都具有挑战性。物理治疗师必须充分考虑自身执业领域、疾病类型、问卷量表的具体优缺点，再选择评估工具。

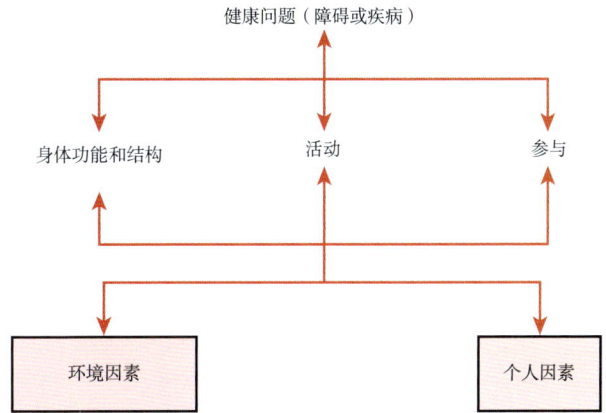

图 15.1 能力模型（改编自 the Model of Disablement, World Health Organization, 2002.）

活动

参与个人生活、承担家庭责任、履行职业角色需要熟练完成一系列活动（图 15.1）。就承担家庭责任而言，父母应当了解孩子需求、计划和协调儿童照顾相关活动（例如，给孩子洗澡和穿衣、与孩子一起进行体育活动、陪他们玩耍及送他们上学）。就履行职业角色而言，如卡车司机，需要能去上班、爬上卡车、检查引擎、进行车底作业、装卸货物、查阅地图、操控变速器。又如一位小学教师，需要在教室里走动、帮助孩子完成体力活动、了解学生需求、具备安全意识并迅速做出反应。物理治疗师在评估时必须识别出患者在哪些复杂活动中存在限制，这些限制会影响个人履行角色的能力。在工作场所或家中评估，可以更好地识别这些限制。

结构和功能

传统上，物理治疗师接受的课程侧重于对患者身体的结构和功能进行评估和治疗。在过去的几十年里，课程内容开始纳入结构和功能方面的培训内容，同时关注患者在自身所处环境中的参与度以及其角色的履行情况。结构和功能限制常常影响患者履行社会角色和义务（即参与生活）所需要完成的特定活

表 15.1　生活质量评估工具（活动和参与）

工具类型	具体问卷名称	开发者
通用健康状态评估量表、问卷、信息、列表	医学结局研究，健康调查简表（SF-36）	Stewart 等, 1988[3]
	疾病影响量表（Sickness Impact Profile, SIP）	Gibson 等, 1975[4]
	健康生存质量量表	Kaplan 等, 1984[5]
	生活质量系统性调查问卷	McGavin 等, 1977[6]
	诺丁汉健康量表	Hunt 等, 1980[7]
	达特茅斯基层卫生合作信息	Wasson 等, 1992[8]
	多维度健康状况心理控制源量表	Wallston 和 Wallston, 1981[9]
	症状问卷	Kellner, 1987[10]
心脏疾病特异性量表和问卷	明尼苏达心力衰竭生活质量问卷	Rector 等, 1987[11]
	心绞痛类型特异性结局	Rogers 等, 1994[12]
	心肌梗死后生活质量问卷	Oldridge 等, 1991[13]
	西雅图心绞痛问卷	Spertus 等, 1995[14]
	堪萨斯城心肌病问卷	Green 等, 2000[15]
呼吸疾病特异性量表和问卷	慢性呼吸系统疾病问卷	Guyatt 等, 1987[16]
	圣乔治呼吸问卷	Jones 等, 1992[17]
	肺功能状况量表	Weaver 和 Narsavage, 1992[18]
	肺功能状况和呼吸困难问卷	Lareau 等, 1994[19]
	COPD 评估测试（COPD Assessment Test, CAT）	Jones 等, 2009[20]
	哮喘生活质量问卷	Hyland, 1991[21]
心脏康复问卷	欧洲生活质量问卷	Schweikert 等, 2006[22]
心脏病问卷	MacNew 心脏病生活质量问卷（MacNew）	Höfer 等, 2004[23]
	纽约心脏病协会心功能分级	Harvey 等, 1974[24]

动（图 15.1）。有些限制只影响特定的工作或社会角色，但有些限制可能有着全面影响。在评估中应了解患者身体的结构和功能的受限情况，识别结构和功能受限影响了患者哪些日常活动及严重程度。有些与氧运输相关的结构和功能受限不一定限制患者日常活动或参与度，但可能是临床上最重要的危及生命的问题（例如，高血压、心律失常、凝血因子异常、高血糖和有氧适能下降）。鉴于生活方式相关疾病及危险因素的流行，我们应评估每个患者心脏病、吸烟相关疾病、高血压、脑卒中、糖尿病和癌症的风险（见第1章）。评估患者的骨骼健康状况、骨质疏松风险及关节炎风险也很重要，特别是现在人们的寿命普遍更长，许多常见的生活方式都可能导致骨量减少和骨质疏松症。物理治疗师在评估这些风险方面发挥主要作用，原因如下。

- 这些问题（如慢性病发病率和过早死亡）在临床上十分重要，可能直接或间接威胁患者健康甚至生命。

- 识别问题后，物理治疗师与临床医疗团队充分配合，以协调、综合的方式治疗和监测患者。如果物理治疗师发现超出其执业范围的问题，则需要提醒医师和团队其他成员。因治疗师直接接触患者，所以发现问题并提醒同事是物理治疗师的主要责任。如果已经识别出危险因素或临床表现已经很明显，则患者可能需要进行药物治疗或手术。物理治疗师同样有责任建议和执行保守医疗策略，以避免或尽量减少侵入性治疗（特别是药物和手术）。这是物理治疗师的一个特别重要且经常被忽视的责任，即致力于实践和推广非侵入性治疗。物理治疗师必须密切监测患者对侵入性操作（包括药物和手术）的反应及它对活动功能产生的影响，并有意识地减少这些干预措施。

物理治疗师需要为患者开展有目的、有针对性的宣教，以实现终身健康促进行为。治疗师应评估患者需求，包括健康素养、健康相关知识欠缺程度、对自身现状了解程度、学习意愿、学习习惯，然后为学习者量身定制教育方案[25]。评估患者教育干预效果与评价其他物理治疗干预效果是同等重要的（见第 1 章和第 25 章）。

- 如果存在危险因素，需要更进一步检查，包括侵入性检查（如抽血查胆固醇、甘油三酯和血糖）及其他检查，如影像学检查和心电图检查。
- 物理治疗干预及相应评估指标应根据不同个体的危险因素做出相应修改，并与生活方式吻合。
- 需要特别关注药物治疗，药物的使用应与物理治疗相协调。
- 生活方式相关疾病危险因素的控制需要长期管理和随访。

应评估社会心理和文化因素，以确定患者信念、态度、生活方式和治疗预期（见第 1 章）。对患者的学习能力进行评估（见第 25 章），以确定患者的健康素养、知识缺陷、学习习惯及参与治疗的意愿。识别与治疗相关有利因素和不利因素，对治疗结果非常重要，这些因素包括患者对健康的主观感受及自我掌控感。这个过程患者必须全程参与。物理治疗师的职责还包括与患者讨论照护方案并鼓励患者表达意见。ICF模型的目标是建立以患者为中心的医疗照护模型（临床提示 15.1）。

临床提示 15.1

以患者为中心的照护

以患者为中心的照护包括倾听、患者知情及参与。美国国家医学院（National Academy of Medicine, NAM）将以患者为中心的照护定义为："提供尊重和响应患者个人偏好、需求和价值观的照护，并确保患者的价值观指导所有临床决策。"

以患者为中心的照护应包括团队协作、统筹协调并具备可及性。在正确的时间和地点为患者提供恰当的照护，关注身体舒适和情绪健康。

摘 自 https://nam.edu/patient-centered-integrated-health-care-quality-measures-could-improve-health-literacy-language-access-and-cultural-competence/.

应关注与氧运输相关的具体问题来制订临床决策和干预措施，氧运输既是个体活动和参与能力的基础，也是危及健康的重要因素。对特定患者，必须考虑以下几点。

- 在患者参与、日常活动、结构及功能（残损）方面存在哪些问题？这些问题之间的相互关系是什么？（请注意：在不同的患者中，这些问题的相互关系可能不同。）
- 在有干预及无干预两种情况下，患者的预后如何？
- 每个问题的结果与干预目标之间存在什么关系？
- 干预重点是什么？为什么？
- 首选干预措施是什么？为什么？
- 每种干预措施的参数设置是多少？为什么？先后顺序是什么？为什么？
- 干预过程是怎样的？为什么？短期随访和长期随访的内容包括什么？为什么？
- 物理治疗师在什么情况下将患者转介至其他医疗专业人员（如咨询师、营养师、私人体能训练师、医师和心理学家）？

流行病学证据显示，许多患者即便没有表现出参与和活动受限，仍可能存在氧运输限制，因此每位患者都应进行氧运输受限及风险评估。虽然这在临床或日常生活中没有明显的潜在风险，但仍可能对患者构成重大风险，并对参与度和日常活动能力产生严重影响。此外，物理治疗强调患者的生理方面，应充分了解潜在风险，采取适当监测以最大限度地提高临床安全性并调整治疗方案，以改善短期及长期治疗结局。

心肺物理治疗应反映患者的需求，并基于对患者生活参与程度及进行复杂活动能力的需求进行综合分析。此外，还应评估解剖结构和生理功能受限对参与者和活动的影响程度，并重点关注氧运输途中的受损环节（第 2 章）。残损对个人能力、参与者的影响是不能假设的。应通过病史及全面评估获得，包括评估患者完成活动、参与生活、履行角色的能力。评估工具包括身体功能测试、健康相关生活质量评估和疾病标准化评估问卷。选择的身体功能测试和健康相关生活质量结局指标都应体现患者的参与情况（表15.1）。干预引起的结构和功能改变可能会对健康相关生活质量和疾病状况产生相应影响，也可能没有明显影响。例如，高血压患者通常没有症状，但医疗人员仍须为其制订严格的运动计划并进行宣教。健康知识和体力活动干预均有助于提高患者的生活质量[26]。

物理治疗师在确保人体站立及运动时生理功能（包括氧运输）可达到最佳状态的前提下，制订基于生理学的干预措施（见第17、18和19章）。功能诊断及患者问题分析应基于条理清晰的生理学方法，以便直接选择有效的干预措施。选择恰当的结局指标也为调整或中止干预措施提供了合理依据。

问题

根据ICF，应从以下3个主要层面进行分析[1]。
- 结构和功能（残损）。
- 活动（残疾）。
- 生活参与（残障）。

这些组成部分会受促进因素和不利因素的影响。结构和功能是指存在的解剖问题和生理受限，这可能会对患者症状产生影响，也可能没有影响，但在临床上很重要，须在管理中加以解决和补救。患者能否执行功能任务，取决于其身体结构和功能以及外界因素的影响。患者能力是否达标将直接影响其生活角色的参与程度，包括职业角色、专业角色、父母角色及各种团体成员角色。通常情况下，患者就诊时常抱怨因病导致生理、心理、环境、身体功能障碍和限制因素而无法完成任务或履行社会角色。

针对上述3个层面内容都有标准化的评估方法和工具（关于信度和效度，见第5章）。随着大家对参与生活质量的日益关注，出现了许多量表以量化主观幸福感和健康相关生活质量（表15.1）。重要的是要了解具体工具内容、信度和效度。目前评估工具种类繁多，但彼此之间无法通用，因此我们也在考虑开展针对疾病特异性量表的通用功能开发工作[27]。

氧运输由多种因素决定，这些因素对氧运输途径的各个阶段均会产生影响，进而影响患者社会参与和活动能力（图15.1，见第2章）[28-31]。为制订以问题为导向的干预措施，物理治疗师需要针对氧运输受损或氧运输危机，进行多维度分析，而透彻的分析就要求治疗师充分了解正常气体交换和导致气体交换

异常的因素。这些基础知识涉及相关解剖学和生理学；多系统及整合病理生理学；内科、外科及护理操作规范；各种实验室检查和操作影响及药物对心血管系统和呼吸系统功能的影响（框15.1）。无论疾病严重程度如何，物理治疗师还必须考虑氧运输储存和储备能力，以便对患者及其肺部状态进行全面管理[32,33]。常规操作会导致氧气需求波动[34]。最大限度地提高供氧量与耗氧量的比例有助于改善患者的临床结局[32,35,36]。另一项同样重要的工作是，物理治疗师需要与医疗团队合作，确保患者不会处于高氧血症状态，因为高氧血症同样会带来不利影响[37]。

框15.1	诊断氧运输受损及其危险因素的基础知识和专业知识

氧运输受损及其如何影响参与和活动。
正常心血管系统及呼吸系统解剖学和生理学。
了解上述情况如何受衰老和生活习惯（如吸烟、压力和物理环境）的影响。
对缺氧和心肺功能受损的生理适应。
心肺系统疾病病理生理学和疾病过程，如何影响心肺功能。
多系统整合的病理生理机制给心肺功能和氧运输带来的继发影响。
内科、外科和护理操作对氧运输和气体交换的影响。
实验室检查操作和测试及其对心肺功能的影响。
药物对心肺功能的药理作用。

对于特定患者，心肺物理治疗师根据病史、实验室检查和操作结果提取相关信息，通过评估开具具体干预处方（框15.2；见第三篇）。尽管物理治疗师主要开展非侵入性工作，但也有必要在评估时使用侵入

框15.2	诊断氧运输受损的步骤

1. 确定哪些因素会引起氧运输受损，每个因素具体影响哪个环节。
2. 确定哪些因素会危及氧运输。
3. 确定影响氧运输受损的因素，并对严重程度进行评估，进行优先级排序。
4. 区分哪些因素适合物理治疗，哪些不适合。对于不适合的，应调整干预措施，重新评估监测方式及力度。
5. 根据上述问题的答案，正确选择干预措施、区分干预重点、规范实施干预，通过物理治疗处理影响心肺功能障碍的因素。

摘自 *World Health Organization. Definition of health. 2011. http://www.who.int/suggestions/faq/en/.*

性检查及结果。评估所有器官系统也是心肺治疗的重要组成部分，许多侵入性检查可帮助治疗师识别非侵入性检查发现不了的问题。一旦确定了心肺功能障碍的具体问题，就可以选择具体干预措施、确定干预重点及设定具体参数。在健康教育中，学习评估是整体评估的重要组成部分，以识别患者对自身健康现状的认知缺陷，并制订符合患者需求的健康教育策略（见第25章；临床提示15.2）。

临床提示 15.2
学习评估

　　术语"学习评估"是指物理治疗师通过掌握的多种相关方法及工具，来评估、衡量和记录患者学习方面的心理准备、学习进度、技能获取及健康素养需求。

鉴别诊断

　　物理治疗师在鉴别诊断患者功能障碍的原因和程

度方面扮演着重要角色。诊断、预后、干预、结局、检查和评估的迭代过程如图15.2所示。诊断性检查将氧运输受损、氧运输危机与参与生活及活动能力联系起来，然后进行氧运输受损（残损诊断）的具体分析。物理治疗师最感兴趣也是最重要的工作内容之一，就是将结构和功能受限（残损）与患者日常活动、生活参与联系起来，即一个维度的受限或改善带来其他维度的限制或改善。如果超出物理治疗实践范畴，治疗师应将患者转介至团队内其他专业人员，以便进一步随访（临床提示15.3）。

临床提示 15.3
鉴别诊断

　　鉴别诊断是区分两种或多种具有相似症状或体征疾病的过程。在物理治疗领域，治疗师运用临床思维来鉴别诊断，包括识别患者基础疾病状态，任何现存或潜在障碍、活动受限、参与受限及影响患者功能的因素。

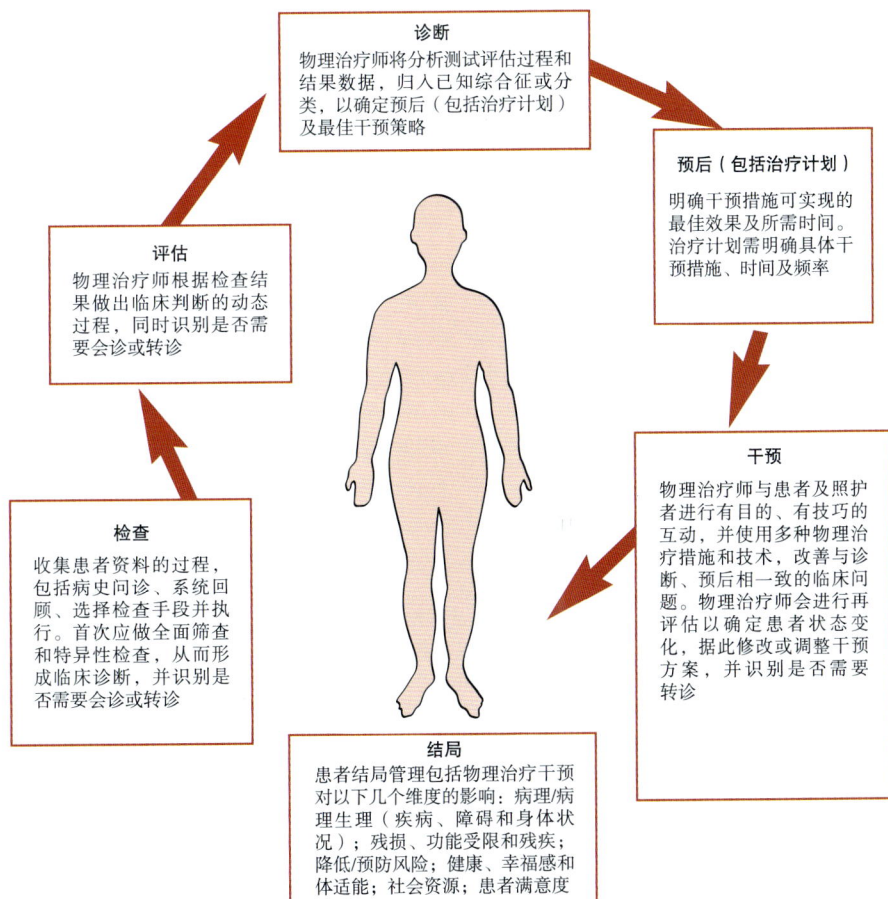

图 15.2　临床思维和临床决策的迭代过程（摘自 American Physical Therapy Association: *Guide to physical therapist practice*, 2nd ed, Alexandria, VA, 2003, APTA.）

氧运输受限

应首先确定两个层面问题：即功能受限和生理受限。功能受限是指影响患者日常生活活动（activity of daily living，ADL）能力的限制因素。例如：由外周血氧饱和度下降导致的活动减少或运动耐量降低；由长期卧床导致的与体适能下降相关的活动能力下降；肢体或内脏病变；抗凝治疗；药物导致的肌无力；与肌无力和瘫痪相关的身体活动受限；瘫痪；意识水平异常和贫血。

解剖和生理受限可引起机体氧运输受损，并导致氧运输各步骤出现问题。各步骤受限问题示例见表15.2和15.3。

表 15.2	影响氧运输途径的因素
受损部位	具体问题
呼吸中枢	中枢神经系统（CNS）传入纤维及呼吸控制异常 传出通路受损 药物性中枢抑制 药物滥用导致的抑制
气道	胃肠（GI）动力下降继发误吸 食管反流继发误吸 由气道水肿、痉挛或分泌物导致的气道阻塞 吸入异物
肺	肺顺应性下降继发呼吸模式异常 与膈肌功能下降和肺容积增加相关的无效呼吸模式，呼吸肌无力，呼吸肌疲劳，中枢神经系统功能障碍、保护、反射、疲劳及呼吸系统炎症反应 因活动受限、不活动、镇静和呼吸功能障碍（继发于长期吸烟、黏液纤毛运输效率下降、纤毛缺失和纤毛运动障碍）导致的气道廓清障碍、分泌物潴留、咳嗽，黏液纤毛清除机制无效、感染，人工气道/气管插管，药物性麻痹和镇静等 口咽解剖结构异常继发大气道阻塞 胸廓僵硬及顺应性下降 失去正常胸壁活动（泵柄运动和桶柄运动）和在3个运动平面活动能力消失 胸廓和脊柱畸形 肺水失衡和急性肺损伤
血液	凝血功能异常、体温异常（体温过低或体温过高）、发热、炎症、继发于介质系统的代谢亢进 皮肤屏障受损继发体温改变 消化道出血继发红细胞比容降低（容易低氧血症） 贫血 血小板减少 弥散性血管内凝血 凝血因子异常（如出凝血平衡破坏、血液淤滞） 血栓栓塞 肝脏疾病相关出血；凝血因子异常
气体交换	肺泡塌陷、肺不张、肺水肿、浅快呼吸和分泌物黏稠、体位、实变、通气/灌注不匹配、气道挛缩、液体负荷过多、胸腔积液、低肺容量呼吸、腹胀和腹肌紧张、无效气道廓清、继发于循环介质的肺微血管血栓和毛细血管通透性改变、动态气道压迫继发小气道陷闭、功能残气量下降、肺内分流、肺表面张力增加 弥散功能障碍
呼吸肌	上腹部手术、虚弱、疲劳、神经肌肉疾病、胃扩张相关肠麻痹、机械功能障碍
心肌灌注	冠状动脉闭塞 心动过速 再灌注相关心律失常 心肌缺氧相关心律失常 水肿或占位性病变引起的冠状动脉压迫

续表

受损部位	具体问题
心脏	血容量不足、腹水、心肌缺血、出血和凝血障碍继发静脉回流和心输出量下降 传导异常 泵功能异常 电机械耦联异常 心室壁顺应性及心室扩张异常 后负荷异常
全身血流动 力学	血压 血容量不足［手术、经口摄入不足、失血、脏器损伤（如血肿和第三间隙现象）］；激素失衡；肠蠕动增加； 呕吐；腹泻；组织内液体潴留；鼻胃管吸引和腹泻；脓毒症和休克；烧伤和剥脱伤继发体表毛细血管渗 漏和液体丢失；久卧和活动受限继发液体分布转移；或上述多种情况组合 与急性心肌梗死、顿抑心肌、血容量分布异常及细胞代谢异常相关外周组织灌注改变 血容量过多（过度补液、排泄受损、肾衰竭、水中毒、治疗性容量扩张、急性心肌梗死，以及与急性肾衰 竭相关的水钠潴留，醛固酮、肾素、血管紧张素Ⅱ和儿茶酚胺水平升高，或上述多种情况组合）
组织灌注	心输出量下降 由弥散性微血管内血栓引起的损害 动脉粥样硬化和血栓栓塞事件、循环血量减少、血管完整性受损和炎症 由静脉回流减少引起的心输出量下降、右室功能受损、心律失常、后负荷增加和心动过缓 血液中含氧量低 血栓栓塞、由有毒物质引起的血管收缩、脓毒症、血流重分布和继发于介质系统的代谢亢进
组织氧合	多系统器官衰竭伴外周组织灌注不足和细胞水平气体交换异常

表 15.3   氧运输受限或受损的间接原因

类型	具体问题
感染相关因素	肺内和肺外感染导致氧运输系统需求增加
认知因素	神经系统状态和心肺控制中枢异常 脑灌注不足伴低血压和心源性休克导致的精神状况异常 睡眠模式异常、血气异常和疲劳 无力感和知识缺乏相关焦虑和焦躁、呼吸困难、药物相关肌无力、插管相关言语交流障碍、瘫痪
社会心理因素	疾病、呼吸困难及住院引起的焦虑 继发于沟通障碍的社会孤立感 恐惧和绝望 疼痛反应
营养因素	营养需求高于正常静息状态（如由疾病引起的能量和营养素需求增加、摄食及食物吸收功能异常） 食物和水摄入不足 感染和蛋白质分解相关的高能量需求

氧运输危机

虽然对活动受限和静态体位的不良影响已有充分认知，但关于这些不良影响的运动处方或精确体位参数尚不清楚（见第17、18和19章）。为避免心血管系统与呼吸系统并发症，对不能独立调整体位的患者，通常每1或2小时翻身一次。对行动不便和（或）认知反应迟钝患者，每隔几小时进行一次关节活动度训练能促进局部血液循环、增加肺泡通气及改善关节和肌肉活动度。物理治疗师还应与医护人员合作，帮助这些患者进行适当的早期活动和直立体位摆放。事实证明，早期活动和体位摆放是安全的，能够减少氧运输途径中的肺部并发症，并最大限度地提高患者通气水平（见第 17 章）[38-40]。详见 YouTube 上的"ICU 患者体位摆放"（Patient Positioning in ICU Patients）。抗血栓弹力袜和气动加压装置为常规设备，能改善下肢循环，降低血栓风险。

物理治疗师在预防各类感染方面发挥着重要作用，特别是心血管和肺部感染。早期活动和体位摆放能帮助患者活动及清除导致感染的分泌物。心肺物理治疗所涉及的评估和干预需与患者密切接触。因此，住院患者的院内感染风险很高。预防院内感染的标准方案包括在每位患者访视前后仔细洗手、避免接触开放性伤口和体液及在侵入性管路和导管周围采用清洁技术。因物理治疗师需频繁移动患者和重新摆放体位，因此必须持续监测管路、导管及导联线路位置，避免移位。物理治疗师必须考虑何时穿防护服、戴口罩、手套，以实现自身及患者保护。

限制和损害氧运输的因素

可直接限制和损害氧运输的因素分为以下几类（表 15.4）：心血管系统与呼吸系统病理生理、活动受限（身体活动应力丧失）、久卧不动（垂直重力应力丧失）、外在因素（患者治疗相关因素）及内在因素（患者自身相关因素）。

表 15.4　限制和损害氧运输的因素

因素	具体类型
心血管系统与呼吸系统病理生理（见第 3 章）	原发性（急性、慢性、慢性病急性加重） 继发性（慢性、慢性病急性加重）
心血管系统与呼吸系统外的病理生理［其他系统异常可损害氧运输（见第 3 章）］	中枢神经系统 肌肉骨骼 胃肠 内分泌系统（糖尿病） 肾脏 肝脏 营养缺乏和肥胖
活动受限	体力活动减少（见第 17 章） 久卧不动 重力应力减少（见第 19 章）
外在因素	患者治疗相关因素（见第 2 章）
内在因素	患者自身相关因素（见第 2 章）

活动受限和久卧不动

虽然卧床休息作为外在因素（即心肺功能障碍的治疗干预手段），但患者卧床休息的情况十分普遍，这种干预措施的负面影响并未得到充分认识。为了强调此项干预措施对每位患者的重要影响，我们分别对活动受限和久卧不动的影响进行了分析（见第 17、18 和 19 章）。

干预目标

一旦物理治疗师确定了氧运输受损和危机的影响因素，就应该设定干预目标，分为 3 类：短期、长期和预防性干预目标（表 15.5）。除了采用基础物理治疗改善结局外，物理治疗师还应尽可能消除、减少或推迟侵入性治疗（即药物和手术）需求。这些是当代物理治疗的核心目标。

干预措施

临床决策

管理心肺功能障碍或存在心肺疾病高危因素的患者时，临床决策的核心是确定氧运输途径中哪些步骤受损，然后选择最有效的干预措施。两次干预之间会间隔很久，因此能否最大程度地提高治疗效果，取决于两次干预之间的活动是否有效（即尽可能教会患者规范执行干预处方、激励患者坚持并严格遵循干预计划、寻求家属或其他医护人员协助以提高干预执行效果）。

住院期间，患者往往过度久卧和（或）体位受限，床上翻身和活动减少，直立或移动更少。依据每位患者氧运输受损情况，体位对氧运输会产生积极或消极影响，也可能没有影响。因此，应监测患者体位，评估患者活动水平下降程度，预先估计并减少可能的负面影响，最好能达到预防效果。物理治疗师与患者及其他医护人员合作，减少体位受限负面影响，鼓励直立体位、移动和活动。

框 15.3 列举了心肺功能障碍患者常见的干预目标。针对不同氧运输受损情况，可选择个体化干预方案，并根据干预目标和干预措施，对氧运输的影响程

表 15.5 氧运输受损患者或高危人群的短期、长期和预防性干预目标

短期目标	长期目标	预防性干预目标
通过有效的终身健康教育，使患者掌握症状管理能力，并学习降低健康风险策略	通过健康教育为患者赋能，促进终身健康和幸福感，并最大限度地减少疾病复发的可能	通过健康教育为患者赋能并提升自我责任感，促进终身健康（完全参与生活及活动）和主观幸福感。提升慢性病阈值、延缓病情进展、降低发病率、减少过早死亡
纠正或逆转影响患者活动及参与的心肺功能障碍	提高整体氧运输途径的有效性	最大限度地提高氧运输能力及有氧适能，预防心肺功能障碍
减少病情恶化频率	改善氧运输途径部分环节效率，代偿异常环节影响	预防多系统、多器官并发症及全因感染所致的活动受限、卧床和疾病恶化
避免病情加重	最大限度地提高氧运输能力，维持和优化康复过程，最大化功能活动能力	为终末期患者提供姑息治疗
避免、减少或推迟患者对药物（包括辅助供氧）和手术的需求	避免、减少或推迟对药物（包括辅助供氧）和手术需求	减少生活方式相关疾病给患者、家庭、社区、社会带来的健康影响和疾病负担
评估患者履行个人角色及社会角色时存在的外部因素和其他障碍	减少医疗需求	
	减少侵入性治疗相关花费	

框 15.3 心肺功能障碍患者及高危人群的常见干预目标

总体目标

- 解决氧运输和气体交换过程中的结构和功能异常，通过直接干预，改善或维持患者的参与和活动水平
- 针对出现问题的环节进行直接干预
- 提高氧运输途径中各环节的效率
- 加强药物治疗
- 通过药物治疗强化物理治疗结果
- 通过物理治疗增强药物效果
- 统筹协调护理工作（如在重症监护室中）

干预措施

- 直接干预氧运输途径中的特定环节
- 增加吸气量和肺泡通气（最小化气流阻力）
- 改善气体分布（优化肺顺应性、胸壁顺应性，减少气道阻力）
- 改善通气/灌注匹配
- 改善弥散功能
- 提高血氧饱和度
- 减少呼吸做功（呼吸做功的原因是阻力增加、顺应性降低或增高）
- 减少心脏做功（心脏做功的原因是前负荷增加、收缩能力增强及后负荷增加）
- 提高心脏力学效率
- 减少 ECG 异常（找出原因，预测可能出现的问题）
- 优化血流分布
- 增加氧摄取
- 减少过多或不必要的能量消耗
- 促进 CO_2 清除
- 优化血容量和血流分布，维持血流动力学状态
- 营养支持和补水

度进行优先级排序。

表 15.6 列出了基于患者生理学状态的分级干预体系。这一分级干预体系的默认前提是，机体处于直立体位和活动状态，生理学功能（包括氧运输）达到最佳状态。因此，分级干预体系的首要目标是改善生理学状态：直立体位进行主动运动和训练。就生理学状态改善程度而言，分级干预体系的其他目标相对次要，最低级的是传统胸部物理治疗技术，如关节活动度训练、体位引流、叩拍和吸痰。传统胸部物理治疗技术可部分模拟直立和活动的生理效应，但效果有限、科学依据较少且对氧运输途径影响小，因此不能替代干预体系中等级较高的主动物理治疗，它们旨在增强整体物理治疗效果。分级干预体系中的每种方案对心肺功能障碍及其危险因素的控制都有一定改善作用，但应从上到下，遵照分级次序，先实施最有效的干预措施。

表 15.6   基于患者生理学状态的分级干预体系

干预级别	目标	具体干预措施和预期效果
Ⅰ 活动和运动	活动产生的运动刺激对氧运输途径中各环节或多环节组合均可产生作用	短期效果 长期效果 预防效果
Ⅱ 体位	模拟直立体位和尽量活动（包括主动、主动辅助和被动活动）可产生重力刺激 姑息治疗以预防积液和感染	液体重新分布影响血流动力学 促进通气、气体重新分布、灌注、通气/灌注匹配和气体交换方面的心肺功能改善
Ⅲ 呼吸控制	增加肺泡通气，促进黏液纤毛运输和刺激咳嗽	在活动和运动中配合呼吸调整 正常二氧化碳过度通气 最大化潮式呼吸和胸廓三维运动 持续最大吸气 吸气肌训练 缩唇呼吸至呼气末 激励式肺量计
Ⅳ 咳嗽训练	在动态气道塌陷影响最小及心血管不良反应降至最低的前提下，促进黏液纤毛清除	闭合声门的主动及自主咳嗽 主动辅助咳嗽（自我辅助或由他人辅助） 改良后的开放声门咳嗽技术（如用力呼气技术、huff 技术）
Ⅴ 放松及能量节省技术	尽量减少心肺做功及不必要的氧气消耗	休息和活动时采用放松技术 能量节省（即活动和休息间的平衡，以节能的方式进行活动、提高活动经济性） 疼痛控制干预措施
Ⅵ 关节活动度（ROM）训练（心肺适应证）	刺激肺泡通气，促进气体重新分布	主动 主动-辅助 被动
Ⅶ 体位引流	利用重力作用促进气道廓清	支气管肺段引流体位 使用设备［如呼气正压（PEP），高频胸壁振荡（HFCWO）］促进分泌物移动
Ⅷ 手法	结合特定体位促进气道廓清	自主引流 徒手叩拍 摇动和振动 深呼吸和咳嗽
Ⅸ 吸引	清除中央气道潴留的分泌物	开放式吸痰 密闭式吸痰 刺激气道 静脉滴注生理盐水 手法膨肺（或复苏球囊）

干预计划

干预计划由多种有效、便捷的干预措施组成，这些干预措施的优先级需依据该治疗措施对氧运输受限或危机的预计改善程度，以及针对具体患者而言的获益风险比排序。根据具体干预目标和患者氧供需平衡程度，通常需协调进行物理治疗与其他治疗（如护理、检查和操作）。治疗措施的优先级应依据患者医疗情况、身体状况及处于连续治疗过程中的阶段随时调整。无论心血管系统和呼吸系统并发症是作为主要诊断还是次要诊断，整体干预方案都应包含心肺物理治疗。

干预处方

一旦确定了氧运输过程中的具体病理生理问题，就应进一步将这些问题进行分类：①可通过物理治疗（即非侵入性物理干预）改善；②物理治疗不能改善，且需要考虑患者是否存在物理治疗禁忌证、是否需要调整物理治疗方案、是否需要评价干预效果和具体结局指标；③已具备侵入性治疗指征，需转诊至医师或其他医疗专业人员。

首先考虑物理治疗能够改善的问题。为每个问题提供最佳干预处方，记录具体参数。确定干预目标的方法为：逆转引起氧运输受损的病理生理机制、代偿不可逆的病理生理问题（提高氧运输途径内其他环节效率）、延缓恶化速度、避免进一步损害、提供缓和治疗或姑息治疗、支持和安慰以及预防出现新的问题（参见本章干预目标内容）。根据干预目标制订处方参数。心肺功能障碍患者常用干预处方见框 15.4。为了实现这些目标，在短期和长期内需给予患者各种方式和辅助手段（框 15.5）。

框 15.4 管理心肺功能障碍患者和高风险者的干预处方
决定物理治疗介入时机
确定评估方法与结局指标，评价治疗效果及是否达到治疗目标
根据病史、实验室检查、测试及评估确定干预参数
确定干预类型
确定治疗强度（如果适用）
确定每项治疗持续时间
确定每项治疗频率
在两次治疗间指导患者，如果可以的话，同时指导护士和家属
对每项治疗进行再评估
必要时，在治疗进行过程中予以及时调整
有指征时，对治疗进行调整和进阶
明确何时需要终止治疗
在整个治疗过程中提供有用的信息、测试及检查
预估治疗产生的效果和达到最佳效果所需的时间，必要时调整治疗方案
统筹协调物理治疗与其他治疗，如药物、手术、呼吸治疗（撤机）、氧疗、促交感神经药物、ADL 训练、合理安排休息与睡眠时间、摄食和喂养、能量峰值、药物效能与峰值（如疼痛、减少镇静、减少神经肌肉阻滞）

框 15.5 各种方式和辅助手段
目标：结合各种方式和辅助手段以提高短期和长期效果

方式	药物
跑台、功率自行车、划船机	氧气
负重	支气管舒张剂
滑轮器械	血管扩张剂
雾化与气雾装置	降压药
Flutter 阀	抗炎药
BIPAP* 和 CPAP+	化痰药
激励式肺量计	表面活性剂
矫正器、支具和支撑物	镇痛药

注：* 双水平正压通气；＋持续正压通气。

干预过程

开出处方后，应在每次治疗时再次检查，做出必要调整（即处方参数随患者病情的变化而变化）。随着患者在治疗中的进步，物理治疗干预措施和（或）干预参数可能会发生变化。物理治疗师必须根据治疗进展重新确定首选干预措施及参数，也可以根据患者在某次治疗中的反应即时进行调整。同样地，物理治疗师还应根据患者对干预的反应和干预效果，决定何时停止现有干预措施。通过 1~2 次干预，预估是否能最大限度地改善结局。如果没有改善，则需找出原因，调整干预措施，促进改善。重症患者没有明显改善时，物理治疗仍可在防止疾病恶化方面发挥重要作用，因此不应中止物理治疗，这在慢性病进展的患者以及接受姑息治疗的终末期患者中尤为明显。还有一种持续干预而未得到改善的情况，即患者处于镇静或诱导昏迷状态，此时必须维持血流动力学和氧运输状态，以逆转昏迷状态。然而，对上述无明显改善但维持干预措施的情况，应分析原因并提出干预理由。通常，物理治疗干预可以帮助患者实现活动和参与状态最大化的最终目标。

评估干预措施反应和患者结局的指标应能反映：①患者活动和参与能力；②整体氧运输状态；③首次评估中已确定导致心肺功能障碍的主要问题，以及所影响氧运输途径中一个或多个环节（表 15.7，第二篇）。这些指标应根据病史、体格检查和实验室检查来确定，相关检查包括心血管和肺功能测试、呼吸模

表 15.7   氧运输途径各环节评估措施与结局指标

状态或功能	评估措施与结局指标	状态或功能	评估措施与结局指标
中枢呼吸驱动	中枢呼吸驱动测试 动脉血气分析 脑灌注和压力	心脏	体格检查，包括叩诊、触诊、听诊、视诊及临床观察，包括颈静脉扩张试验 心率、收缩压和舒张压及心率－血压乘积 ECG 血流动力学检查以评估心输出量、每搏输出量、心脏扩张和射血分数 检查结构完整性的超声心动图 扫描 心脏电机械耦联 冠状动脉灌注检查 心脏压力测试（心脏负荷测试） 血流动力学监测，包括中心静脉压、肺动脉压和肺楔压 血管造影 胸部影像学检查
周围环境空气	PaO_2、PN_2 和 $PaCO_2$ 空气污染和质量 空气湿度		
气道	包括听诊在内的临床评估 肺功能检查 动脉血气分析 胸部影像学检查 组胺激发运动试验		
肺部	体格检查，包括视诊、触诊、叩诊、听诊 肺功能检查 肺通气／灌注扫描 弥散功能测试 动脉血气分析 胸部影像学检查 免疫功能评估 呼吸肌评估 胸壁结构和完整性评估 肺水检测	外周循环	体格检查 四肢节段血压 超声检查 动脉和静脉实验室检查 心肺淋巴引流系统和外周循环的充分性和有效性 运动压力测试
血液	循环血容量和心输出量 动脉氧含量 静脉氧含量 血浆容量 红细胞计数和白细胞计数 蛋白质成分 血小板 血红蛋白 凝血功能 血液黏稠度 血栓检查 液体平衡状态 免疫功能评估	组织	酶学检查 活组织检查 组织血管密度 动脉和静脉组织的充分性和有效性 血流 组织液平衡，静水压、胶体渗透压和淋巴压 血液检查，包括血清乳酸和中心静脉血氧饱和度 组织氧合和 pH 营养和液体平衡状态
肺循环	肺灌注扫描 肺动脉球囊漂浮导管评估中心静脉压、肺动脉压及肺动脉楔压		

式、液体平衡和肾功能、动脉血气和血流动力学变量（包括心率、ECG、血压和动脉血氧饱和度）。患者主诉在临床上也十分重要，可以采用主观评分，包括劳累感知、呼吸困难、肌肉骨骼或伤口疼痛、心绞痛和疲劳。上述指标均可作为结局指标，以评估氧运输和气体交换改善情况（见第 5 章）。

考虑到临床决策主要基于检测结果，因此这些检测应具备某些特定特点。首先，检测必须客观，且在标准操作下测得，以获得较高信度和效度。物理治疗师主要进行非侵入性检查和治疗，但检查结果往往精确度不高，这就导致结果有偏差，效度较差。因此，为保证检查高质量和正确完成，所有检查方法都应在相关指南规范引导下进行（见第 5 章）。物理治疗师在初始评估和再评估时也可以参照侵入性检查结果，包括血液检查、影像学检查。干预前必须充分评估，以确定最佳干预方法及参数。干预过程中进行监测可实时观察患者对治疗的反应，确定干预有效性。反复进行的有创评估能帮助物理治疗师了解干预是否产生了积极、中性或负面影响（如随访时复查胸部 X 线检查及动脉血气分析）。这类反馈有利于物理治疗师确定参数、调整或中止干预。患者对治疗的总体反应，需要在治疗结束时或治疗后隔一段时间再评估，以便监测延迟出现的治疗效果。序列评估指的是频繁的定期评估，这非常有用，这类评估能提供有用的趋势数据。还应该详细记录干预措施细节，包括记录治疗前、后及过程中任何值得关注的反应。

评估和再评估结果能为物理治疗师提供关于临床决策、治疗结局及处方有效性的重要反馈，帮助治疗师了解治疗效果，并评价特定患者所用干预方式的有效性。患者对物理治疗师及治疗效果进行正式评价，也有利于评价治疗师的专业水平及物理治疗的整体效果。

总结

本章展示了原发性和继发性心肺功能障碍患者诊治时运用的临床思维及临床决策流程。基于 ICF 框架，最大程度地参与是衡量患者整体健康状态的主要指标；因此在患者评估中，除结构和功能评估外，活动受限和参与受限也至关重要。根据 WHO 倡导的活动能力框架，要特别注意评估氧运输受限引起活动受限和参与受限的原因。在对心肺功能障碍患者，包括病情不稳定的患者、重症患者、病情稳定的心肺疾病患者及心肺疾病高危人群进行诊断和干预过程中，应与患者充分沟通合作。有条理的临床决策能将治疗效果及成本效益最大化。要做到这一点，就必须关注生理学状态和现有循证医学证据，开展实践（以流行病学为依据），并且在干预后评估改善程度，以了解患者是在进步还是在浪费时间。临床决策中的诊断应基于病理生理学机制、活动受限和久卧不动带来的影响及外在因素和内在因素开展分析。基于上述分析结果，根据相应治疗原理和科学证据选择干预措施及具体参数，制订有利于患者恢复健康及社会参与的方案。治疗过程中应遵循优先级开展干预措施并动态调整干预参数，干预措施及具体参数应有理有据。对氧运输受损环节的监测十分重要，这有利于诊断功能障碍、确定最佳措施、评估治疗反应、优化参数、调整干预措施、决定中止或出院指导等诊疗环节。处方内容包括干预方式、强度、持续时间、频率及进阶方案。物理治疗师在每次治疗期间或在数次治疗 / 数周 / 数月的时间范围内，可以设定和调整参数。在医疗过程中，以问题为导向的原则非常重要，可避免不必要的医疗花费，有利于帮助患者在生理学、循证医学、成本效益及伦理公正方面获益。作为非侵入性干预实践者，物理治疗师需评估治疗效果，以避免、减少或推迟侵入性治疗（包括药物和手术）。虽然这些结局指标都很重要，但在临床上时常被忽视。最后，物理治疗师需要与其他医疗专业人员密切配合，最大限度地提高患者对干预措施的疗效，并避免重复治疗。

复习题

（1）根据 WHO 提出的活动和参与模式，描述 3 个层面的评估内容 [1]。

（2）请描述心肺物理治疗实践中氧运输概念模型及实践，并描述如何运用该概念识别心肺功能障碍患者及高危人群临床问题（从解剖结构和生理功能两个层面）。

（3）请区分心肺物理治疗的短期目标、长期目标及预防性干预目标，要涉及参与、活动、结构和功能4 个层面。

（4）物理治疗师绝大多数情况下采用非侵入性治疗，请讨论将减少侵入性治疗（避免、减少或推迟药物和手术治疗）作为物理治疗首要结局指标的意义。

（5）请区分导致心肺功能障碍的 4 大影响因素（包括病理生理、活动受限、外在因素及内在因素）。

（6）请描述干预处方中应考虑的因素。

（7）请描述确定治疗过程中应考虑的因素。

（8）请描述如何基于重复性评估结果和优化处方来调整、进阶或中止治疗方案。

（9）请描述预后在制订短期治疗计划目标和长期中的作用。

（10）请描述与氧运输相关的活动及参与受限，为何要采用物理治疗师制订的处方，而不是标准化治疗方案？

参考文献

1. World Health Organization. *Towards a Common Language for Functioning, Disability and Health (ICF)*. Geneva: World Health Organization; 2002. Available at: http://www.who.int/classifications/icf/icfbeginnersguide.pdf?ua1&ua1. Accessed December 1, 2018.
2. World Health Organization. *Definition of Health*. 2011. Available at: http://www.who.int/suggestions/faq/en/.
3. Stewart A, Hays R, Ware JJ. The MOS short-form general health survey: reliability and validity in a patient population. *Med Care*. 1988;26:724-735.
4. Gibson B, Gibson J, Bergner M. The sickness impact profi le: development of an outcome measure of health care . *Ann Int Med*. 1975;65:1304-1310.
5. Kaplan R, Atkins C, Timms R. Validity of a quality-of-well-being scale as an outcome measure in chronic obstructive pulmonary disease. *J Chronic Dis*.1984:37:85-95.
6. McGavin C, Gupta S, Lloyd E, et al. Physical rehabilitation for the chronic bronchitic: results of a controlled trial of exercises in the home. *Thorax*. 1977;32:307-311.
7. Hunt S, McEwen J, McKenna S. A quantitative approach to perceived health status: a validation study. *J Epidemiol Community Health*. 1980;34:281-296.
8. Wasson J, Keller A, Rubenstein L, et al. Benefits and obstacles of health status assessment in ambulatory settings: the clinician's points of view. The Dartmouth Primary Care COOP Project. *Medical Care*. 1992;30:42-49.
9. Wallston KA, Wallston BS. Health locus of control scales. In: Lefcourt HM, ed. *Research with the Locus of Control Construct*. New York: Academic Press; 1981.
10. Kellner R. *Manual of the Symptom Questionnaire*. Albuquerque, NM: Department of Psychiatry, School of Medicine, University of New Mexico; 1987.
11. Rector T, Kubo S, Cohn J. Patients' self-assessment of their congestive heart failure. *Heart Failure*. 1987;198–209.
12. Rogers WJ, Johnstone DE, Yusuf S, et al. Quality of life among 5025 patients with left ventricular dysfunction randomized between placeboand enalapril: The Studies of Left Ventricular Dysfunction. The SOLVD Investigators. *J Am Coll Cardiol*. 1994;23(2):393-400.
13. Oldridge N, Guyatt G, Jones N, et al. Effects on quality of life with comprehensive rehabilitation after acute myocardial infarction. *Am J Cardiol*. 1991;67:1084-1089.
14. Spertus JA, Winder JA, Dewhurst TA, et al. Development and evaluation of the Seattle Angina Questionnaire: a new functional status measure for coronary artery disease. *J Am Coll Cardiol*. 1995;25(2):333-341.
15. Green CP, Porter CB, Bresnahan DR, Spertus JA. Development and evaluation of the Kansas City Cardiomyopathy Questionnaire: a new health status measure for heart failure. *J Am Coll Cardiol*. 2000;35(5):1245-1255.
16. Guyatt G, Berman L, Townsend M, et al. A measure of quality of life for clinical trials in chronic lung disease. *Thorax*. 1987;42:773-778.
17. Jones P, Quirk F, Baveystock C, et al. A self-complete measure of health status for chronic airfl ow limitation. *Am Rev Respir Dis*. 1992;145:1321-1327.
18. Weaver T, Narsavage G. Physiological and psychological variables related to functional status in chronic obstructive pulmonary disease. *Nurs Res*. 1992;41:286-291.
19. Lareau S, Carrieri-Kohlman V, Janson-Bjerklie S, et al. Development and testing of the Pulmonary Functional Status and Dyspnea Questionnaire. *Heart Lung*. 1994;23:242-250.
20. Jones PW, Harding G, Berry P, Wiklund I, Chen WH, Kline Leidy N. Development and first validation of the COPD Assessment Test. *Eur Respir J*. 2009;34(3):648-654.
21. Hyland M. The living with asthma questionnaire. *Respir Med*. 1991;85:13-16.
22. Schweikert B, Hahmann H, Leidl R. Validation of the EuroQol questionnaire in cardiac rehabilitation. *Heart*. 2006;92:62-67.
23. Höfer S, Lim L, Guyatt G, et al. The MacNew heart disease healthrelated quality of life Instrument: a summary. *Health Qual Life*. 2004;2:3.
24. Harvey R, Doyle E, Ellis K, et al. Major changes made by the Criteria Committee of the New York Heart Association. *Circulation*. 1974;49:390.
25. Park NH, Song MS, Shin SY, Jeong JH, Lee HY. The effects of medication adherence and health literacy on health-related quality of life in older people with hypertension. *Int J Older People Nurs*. 2018;13(3):e12196.
26. Ferrucci L, Baldasseroni S, Bandinelli S, et al. Disease severity and health-related quality of life across different chronic conditions. *J Am Geriatr Soc*. 2000;48:1490-1495.
27. Ware Jr JE, Gandek B, Guyer R, Deng N. Standardizing diseasespecific quality of life measures across multiple chronic conditions: development and initial evaluation of the QOL Disease Impact Scale (QDIS®). *Health Qual Life Outcomes*. 2016;14:84.
28. Dean E. Oxygen transport: a physiologically based conceptual framework for the practice of cardiopulmonary physiotherapy. *Physiotherapy*. 1994;80:347-355.
29. Dean E. Preferred practice patterns in cardiopulmonary physical therapy: a guide to physiologic measures. *Cardiopul Phys Ther J*. 1999;10:124-134.
30. Epstein CD, Henning RJ. Oxygen transport variables in the identification and treatment of tissue hypoxia. *Heart & Lung*. 1993;22:328-348.
31. Roy TK, Secomb TW. Effects of pulmonary flow heterogeneity on oxygen transport parameters in exercise. *Respir Physiol Neurobiol*. 2019;261:75-79.
32. Lima A, van Bommel J, Jansen TC, Ince C, Bakker J. Low tissue oxygen saturation at the end of early goal-directed therapy is associated with worse outcome in critically ill patients. *Crit Care*. 2009; 13(suppl 5):S13.
33. Nakahashi S, Yamada T, Ogura T, Nakajima K, Suzuki K, Imai H. Association of patient care with ventilator-associated conditions in critically ill patients: risk factor analysis. *PLoS One*. 2016;11(4): e0153060.
34. Jerusum J. Tissue oxygenation and routine nursing procedures in critically ill patients. *J Cardiovasc Nurs*. 1997;11:12-30.
35. Corriveau ML, Rosen BJ, Dolan GF. Oxygen transport and oxygen consumption during supplemental oxygen administration in patients with chronic obstructive pulmonary disease. *Am J Med*. 1989;87:633-637.
36. Gurgel ST, do Nascimento Jr P. Maintaining tissue perfusion in high-risk surgical patients: a systematic review of randomized clinical trials. *Anesth Analg*. 2011;112(6):1384-1391.
37. Girardis M, Busani S, Damiani E, et al. Maintaining tissue perfusion in high-risk surgical patients: a systematic review of randomized

clinical trials . *JAMA.* 2016;316(15):1583-1589.

38. Gosselink R, Bott J, Johnson M, et al. Physiotherapy for adult patients with critical illness: recommendations of the European Respiratory Society and European Society of Intensive Care Medicine Task Force on Physiotherapy for Critically Ill Patients. *Intensive Care Med.* 2008;34:1188-1199.

39. Bailey P, Thomsen GE, Spuhler VJ, et al. Early activity is feasible and safe in respiratory failure patients. *Crit Care Med.* 2007;35:139-145.

40. Hodgson CL, Stiller K, Needham DM, et al. Expert consensus and recommendations on safety criteria for active mobilization of mechanically ventilated critically ill adults. *Crit Care.* 2014;18(6):658.

16

提高疗效的社会心理干预措施

作者：Maria Bäck　Anne Söderlund
译者：刘泽龙
校对：乌汗娜　郭城伟

本章目录

关键词

引言

本章将介绍社会心理干预原则，这些原则可用于管理心血管与呼吸系统疾病患者（如参与结构化康复计划），并提高疗效。从物理治疗师的角度来看，综合社会心理和行为医学方法意味着活动不仅是一种生理现象，也是一种心理和社会现象。有效的跨专业心肺康复团队采用以患者为中心的治疗方法，以确定患者行为改变的需求和改变生活方式行为的意愿，从而促进终身参与活动，最大限度地增进健康和幸福感。本章重点介绍了物理治疗师为心血管系统与呼吸系统疾病患者开具运动处方和制订健康教育计划时，如何使用社会心理和行为干预措施。

结构化心肺康复计划是多方面的，包括旨在改善患者体质和预防后续事件的综合干预措施。心脏康复定义为"旨在优化生理、心理和社会功能，控制症状并降低未来心血管事件风险的干预措施"[1]。心脏康复的核心内容包括患者评估、体力活动咨询、运动训练、饮食/营养咨询、危险因素控制、患者教育、社会心理管理和职业咨询[1]。呼吸康复定义为"在对患者进行全面评估的基础上，根据患者的具体情况制订综合干预措施，包括但不限于运动训练、教育和行为改变，旨在改善慢性呼吸系统疾病患者的身体和心理状况，并促进他们长期坚持健康行为"[2]。运动训练是心脏康复和呼吸康复计划的基石。物理治疗师在心肺康复团队中扮演着重要角色，为患者量身定制运动计划，支持他们改变生活方式，坚持健康行为。康复计划总体预期结局是改善临床稳定性和症状控制、降低总体风险、提高对生活方式改变的依从性以及改善健康行为状况，这些都能提高生活质量、改善社会融合度和预后[1,2]。改变生活方式已成为保持健康生活方式的关键因素，心肺康复是率先实施行为策略以实现这一目标的临床领域[1,2]。

焦虑和抑郁症状

心脏病患者抑郁症的管理包括使用抗抑郁药物、认知行为疗法和体力活动（如有氧运动）[3]。使用抗抑郁药物是心血管系统与呼吸系统疾病患者存在急性重度抑郁时的标准治疗方法[4,5]。但轻、中度焦虑和抑郁的最佳治疗方法，目前还没有达成共识。非药物治疗方法包括心理干预，如认知和行为疗法[3]。据报道，以患者和家庭为治疗伙伴的协作式治疗模式对心血管疾病患者的抑郁管理很有益处[6]。这种模式的行为支持包括自我监测、目标设定和问题解决。

运动训练是减轻心血管系统与呼吸系统疾病患者焦虑和抑郁症状的一种易于获得且经济实惠的治疗方法。一项研究结果表明，伴有焦虑或抑郁的心血管疾病患者在参加运动训练后，体适能得到改善，死亡率较低，焦虑和抑郁程度也有所减轻[7]。

参加综合呼吸康复的患者，与常规治疗患者相比，焦虑和抑郁症状减轻[8]。抑郁症状的减轻与药物治疗无关，而应归功于呼吸康复计划中的行为干预[9]。据报道，将改善身体功能的主动康复治疗与旨在提高自我效能的积极、鼓励性方法相结合，能够改善患者治疗结局[9]。

伴有焦虑或抑郁的心血管系统与呼吸系统疾病患者得到适当或及时治疗的人数相对较少[10]。焦虑和抑郁识别和管理障碍的原因包括3方面：患者自我感知障碍（如知识缺乏）、医疗专业人员识别障碍（如缺乏标准化评估）以及可能反映了系统层面的障碍（如资源缺乏）[10]。为了解决这些障碍，需要利益相关者（即患者/患者的伴侣和医疗服务提供者）采取综合管理方案。如果尚未制订相关措施，严重焦虑和抑郁患者可能需要由物理治疗师转介给其他专门管理此类患者的医疗专业人员，或至少转介给患者的医生。

作为跨专业医疗团队成员，物理治疗师有责任了解每个团队成员的职责范围和专业知识。

物理治疗师需要能够治疗和支持合并有焦虑和抑郁症状的参加心肺康复的患者。尽管抑郁可能会阻碍患者参与以运动训练为基础的心脏康复项目，但物理治疗师可以通过提供鼓励和后续联系，以及寻求配偶和伴侣的帮助，帮助患者克服这一障碍。反过来，其他团队成员也可以向物理治疗师提供有关患者状况的重要反馈。因此，定期召开团队会议对最大限度地改善治疗结局至关重要。

运动恐惧症

文献中描述了基于恐惧－回避模式的管理策略，所有策略的共同目标都是鼓励患者面对挑战[11,12]。分级运动和分级刺激暴露是已用于量化慢性腰背痛患者运动训练和体力活动的干预措施[11,13]。对心血管系统与呼吸系统疾病患者，减轻运动恐惧的干预措施尚未得到广泛研究，但分级运动和分级暴露可以在管理参加心肺康复项目患者的生理需求和心理需求方面发挥作用。本节将介绍分级运动和分级暴露的原理，并举例说明它们在康复环境中的作用。

分级运动

分级运动是指逐渐增加强度的亚极量运动训练，旨在提高运动耐力和活动耐力[13,14]。这种干预措施基于操作性条件反射理论（operant conditioning theory）的原则[14]，即基于某种行为的结果而重复该行为。积极的结果（奖励）比消极的结果（惩罚）引起的效果更强，短期的结果比长期的结果引起的效果更强。

分级运动可在心肺康复计划中实施，且应是个体化、渐进式和亚极量运动，目的是改善体适能，促进心肺疾病患者在运动行为和态度上的积极改变。

通常情况下，心肺康复计划包括在物理治疗师监督下，在医院内进行有氧运动和肌肉耐力训练，每周2~3次，持续3~6个月。在分级运动开始前和期间，患者会得到物理治疗师关于病情相关的体力活动和运动训练的教育支持，以提高运动训练和整体健康生活方式的自我效能。在开始之前，物理治疗师会根据体适能测试结果确定患者对运动和活动的耐受能力。根据测试结果，物理治疗师会与患者一起制订个体化运动计划，并设定初始运动强度。在运动过程中，运动强度会根据患者是否达到初始运动量而逐渐增加。当达到设定强度时，就会增加运动量，同时给予积极的强化（例如，"你做得很好"和"继续努力"），目的是保持动力和提高运动自我效能。如果没有达到运动强度，物理治疗师遵循"以患者为中心"的原则，与患者讨论未达到的原因，以及是否需要减少、保持或增加运动强度。

分级暴露

据报道，分级暴露于患者认为具有威胁性或特别具有挑战性的情境中对治疗包括恐惧症在内的焦虑很有效[15]。鉴于运动恐惧症与 DSM 所定义的特定恐惧症之间的相似性[16]，我们开发了一种类似的暴露疗法，用于治疗具有额外运动恐惧症症状的患者[12]。分级暴露疗法，是指要求患者进行他们害怕的体力活动，目的是挑战糟糕的预期，是一种有效的认知行为干预方法，可以减少患者的恐惧和焦虑[17]。根据社会认知理论，结果预期是指人们对给定行为将导致某些结果的预估[18]。因此，分级运动和分级暴露在理论上是有区别的。分级运动是关于影响行为的实际结果（根据操作性理论的原则），而分级暴露是关于人们对行为结果的预估（根据社会认知理论的原则）（临床提示 16.1）。

临床提示 16.1
社会认知理论
社会认知理论侧重于个人行为、社会和认知以及环境与个人身心状况之间的相互关系。在当前背景下，最相关的概念是自我效能信念、结果预期和自我调节的目标导向行为。

摘自 Bandura A. *Social Foundation of Thought and Action: A Social Cognitive Theory*. Englewood Cliffs: NJ: Prentice Hall;1986.

　　暴露疗法以分层的方式进行，从通过脱敏过程引起最小恐惧的运动或活动开始，然后进阶到引起更多恐惧的情况。这种干预措施针对的是避免恐惧的信念和自我效能，是一个人在恐惧事件（如疼痛或对心脏事件再发的恐惧）发生时仍能保持积极心理的重要因素[12,19]。

　　下面的例子描述了如何对一名参加心脏康复的患者应用分级暴露。要识别患者对体力活动行为的认知和情绪，以及参与这些行为可能的动机，"日常活动照片系列"（Photograph Series of Daily Activities, PHODA）非常有用[20]。通过 PHODA，可以将回避的活动从最不令人担忧到最令人担忧进行分类，从而形成恐惧等级。这就是分级暴露训练的基础。起初，向患者介绍一种能引起中等程度恐惧的活动，例如举起重物，目的是挑战患者对提重物的认知和情绪，尽管他们害怕再次发生心脏事件。患者的运动和体力活动水平会根据是否自述恐惧感减轻而有所提高。那些自述恐惧感减轻的患者会得到积极的强化，运动和活动量也会增加。如果患者表示恐惧感没有改变，则鼓励患者继续保持当前的暴露强度。在两次住院康复训练之间会布置家庭作业，让患者了解如何意识到体力活动相关的认知、情绪、行为和身体感觉，并提高或保持体力活动水平。患者会选择对自己重要的活动。物理治疗师在每次治疗开始时，都会讨论患者对体力活动相关的认知、情绪、行为和身体感觉，并将它们作为家庭作业的一部分进行监测。此外，这还包括一个教育环节，以增加患者对心血管疾病的了解，以及与活动相关的行为和这些行为的可能动机之间的关联。

自我效能、结果预期和自我调节

　　本节将基于社会认知理论（见第 4 章），结合心肺康复中提高康复效果的相关干预措施，对自我效能、结果预期和自我调节的概念进行描述。

　　自我效能与是否具备做出某些行为的必要技能有关，是预测健康相关行为改变的一个行之有效的有力指标。因此，自我效能在规划有效的健康干预中发挥着核心作用[18,21]。Woodgate 等[22]回顾了在心脏康复背景下运动训练和自我效能的相关证据。大多数研究将自我效能作为任务效能，如有信心完成中等强度有氧运动 20 分钟。促进运动训练依从性的行为自我调节效能则较少见，例如，包括安排训练课程和克服参与训练障碍的自我效能。成功掌握任务和自我调节技能以及发展和保持自我效能信念会影响坚持运动训练的程度，从而产生良好的短期效果和长期效果。

　　慢性阻塞性肺疾病患者的症状负担、功能障碍和生活质量下降并不仅仅取决于生理问题，还与患者对疾病的适应和管理有关。多年来，呼吸康复中的教育内容在不断地发展，以更好地促进行为改变[2]。据报道，慢性阻塞性肺疾病患者采取自我管理策略，如自我调节，通过增加患者管理疾病的知识和技能，使之成为日常生活的一部分，从而提高自我管理疾病的自我效能[23,24]。自我调节的核心原则是相信行为是由目标驱动和反馈控制的。在心脏康复环境中，普通的生活方式干预计划的效果参差不齐，但基于自我调节原则的生活方式调整计划（包括运动训练）的效果更为持久[25]。Sniehotta 等进行的一项研究显示[26]，参加心脏康复的患者，加强和坚持运动训练的行动规划和应对计划非常有益。在干预的初始阶段，患者会收到一本两页纸的小册子：一页是行动计划，另一页是应对计划。行动计划单上，要求患者写下准确、具体的个人计划，以回答他们计划何时、何地、如何以及与谁一起进行运动训练等问题。应对计划表以问题开头："哪些障碍或壁垒可能会影响您运动计划的实施？""您如何成功地应对这些问题？"此外，患者还要完成 6 周的自我行为监测日记。随访分析确定了患者在运动坚持阶段自我调节技能的机制。Sniehotta 等[26] 的研究结果表明，针对自我调节技能的干预措施能够减少行为风险因素，促进生活方式改变[26]。

建立患者自我效能有助于预测患者能进行或需避免哪些活动和情况[18]。此外，患者对自我管理方案的结局预期也是重要的激励因素。例如，尽管患者有意改变生活方式，但却无法坚持下去的情况并不少见。Bandura[21] 对这种不坚持提出了两种解释：①患者怀疑自己是否有能力完成所要求的任务；②患者认为无论自己能力如何，都无法影响结局。患者需要通过练习行为技能来增强自我效能，进而长期保持理想的健康生活方式选择和行为。

下面举例说明运动行为的自我调节，物理治疗师接诊了一位慢性阻塞性肺疾病患者，该患者对治疗结局抱有很高的期望，相信规律运动训练可以提高呼吸功能和生活质量。尽管该患者从未规律运动锻炼过，但他相信自己可以毫无问题地开始训练（自我效能高）。物理治疗师和患者制订了合适的训练目标：每周两次呼吸康复训练，持续 3 个月。此外，患者还希望在日常生活中增加运动量，每周至少步行两次，并

为此制订了详细的行动计划。患者通过智能手机应用程序自我监测日常体力活动，这也加强了他的活动和训练效果。每次到医院就诊时，物理治疗师都会积极鼓励患者增加运动量。为了获得社会支持，患者决定每周与朋友一起步行两次。冬季时患者户外步行有一定困难。物理治疗师和患者的朋友指导患者回顾这些困难，并找出解决方法，采用游泳来代替步行（应对计划）。患者在完成了住院治疗计划后，再次进行了亚极量运动测试（标准运动评估的一部分）。患者非常高兴地发现，根据客观测试结果，他的运动能力有了显著提高。患者表示他将继续在当地健身房锻炼，以维持已提高的运动能力。这个例子证明，亚极量运动测试的生理学结果等躯体指标不仅可以用来显示患者健康状况的改善，还会影响患者对已采取的行动的效能信念以及对未来行动的结局预期。这位完成了训练计划的患者愿意与同样参加呼吸康复计划的新患者分享他的积极经验。这位患者的经历起到了典型的示范作用：通过从同伴那里了解到成功改变某种行为可以增强个人的自我效能和期望值。小组活动可以帮助患者通过分享经验来学习，改变自我形象，并鼓励他们在选择生活方式时积极做出决定。

行为改变技术

行为改变干预措施通常比较复杂，包括许多相互作用的组成部分。因此，它们在临床实践中的实施和研究中的重复都具有挑战性。当干预措施非常复杂时，确定积极、有效的组成部分也具有挑战性[27]。为了更好地了解行为改变干预措施的效果和机制，有必要进行重复、实施并确定干预措施中的有效部分[28,29]。例如，考虑到参加心肺康复的患者自我管理和保持身体功能改善的重要性，理论驱动方法对更好地理解自我效能与运动训练依从性之间的关系至关重要。

人们提倡对 *行为改变技术*（behavior change techniques, BCTs）进行标准化描述，以最大限度地提高它的使用和临床应用的一致性[28]。BCTs 被定义为"一种可观察到、可复制和不可还原的，旨在改变或调整行为的因果过程的干预措施"。BCTs 可以单独或结合多种形式使用[30]。Abraham 和 Michie[28] 描述了基于既定行为改变理论的 26 种 BCTs。例如，

如果提供一般性鼓励、设置分级任务和提供指导等干预措施有效，那么这就反映了社会认知理论的要素。

迄今为止，人们对慢性心肺疾病患者行为改变最有效的 BCTs 还知之甚少。Heron 等的一项 meta 分析[31]确定了在居家心脏康复项目研究中用于减少心血管风险因素的 BCTs，主要包括社会支持、目标设定、自我监测，以及对实施行为和获得可靠信息的建议。据报道，最有效的 3 种 BCTs 分别是指导如何实施行为（如训练计划中对患者进行详细指导）、自我监测（如使用智能手机进行运动监测）以及患者获取可靠信息源的能力（如每月一次的"专家问答"）。另一项研究调查了旨在增加心脏病患者体力活动的干预措施中 BCTs 的使用情况[32]。研究者得出的结论是，与那些由医疗服务提供者主导的指令性方法相比，由患者发起的或采用患者与医疗专业人员合作的 BCTs（如及时设定具体目标和激励性访谈）在改善和保持体力活动方面更为有效。含有制订行动计划和应对计划在内的干预措施在增加和保持体力活动方面，始终比没有这些计划的干预措施更有效。已证实自我监测技术，如记录体育锻炼日记和（或）佩戴计步器，能有效提高体力活动水平。

一项系统综述分析了用于增加心血管疾病患者体力活动的电子健康干预措施中的行为改变技术[33]，结果发现大多数研究都没有详细说明干预措施的有效部分。在 23 项研究中只有 2 项明确提到了 BCTs。这两项研究中最常用的 BCTs 是反馈和监测，其次常用的是目标和计划设定，最后是社会支持。有 8 项研究报告称，试验组和对照组的体力活动水平均有所增加。目标设定和有关健康影响的信息是最常用的 BCTs。

在心脏康复中行为医学干预措施的主要目的是通过使用特定目标设定、目标再评估、自我监测和反馈等的 BCTs，来提高运动训练的依从性[34]。这些 BCTs 的基础是自我调节，是社会认知理论的一部分[35]。

具体目标设定和目标再评估

采用以行为为导向、以患者为中心的方法进行具体目标设定和目标再评估，首先应让患者与物理治疗师会面，详细规划以运动为基础的心脏康复计划并设定目标。运动目标是在患者与物理治疗师就患者感兴趣并认为可以实现的活动达成一致的基础上制订

的。双方将讨论实现运动目标的促进因素和可能障碍，并概述行动计划策略。具体目标设定有详细规划患者想要做的事情，包括明确要做什么活动 / 运动训练，如训练频率、训练强度和持续时间，以及训练环境[28]。使用视觉模拟量表对患者开始和保持体力活动相关行为改变的动机和自我效能进行自我评分，并结合目标设定进行讨论。在干预期间重新评估运动训练目标。根据社会认知理论，改变过程中回顾和（或）重新考虑之前设定的目标是至关重要的[28]。以往的研究强调，物理治疗师在指导解决运动训练障碍和重新制订目标方面发挥着关键作用[29,36,37]。

自我监测和反馈

患者通过完成运动日记来监测自己的运动训练目标，该日记用于记录每次训练的强度。患者与物理治疗师每隔几周要当面或电话讨论训练计划。这样做的目的是监测患者的进阶情况，对已实现的目标提供反馈，对存在的障碍给予支持性反馈，并讨论保持和提高依从性的策略。此外，还可以通过使用加速度计或电子设备直接视觉反馈体力活动水平。

在康复计划结束时（如 16 周），安排患者与物理治疗师进行一次随访，这为患者提供了表达自己对目标设定、目标实现以及运动干预和计划整体看法的机会。在制订长期运动训练目标的同时，还将讨论促进因素、可能障碍及问题解决策略，以帮助患者持续并长期坚持运动训练。

应对策略和社会支持

社会支持与心肺疾病常规干预措施相结合，会对应对行为和整体心理健康产生积极影响。Kristoferzon 等的一项研究[38]显示，试验组患者应对心脏病身体方面问题的认知效能会随时间有所提高。乐观、自立和对抗是最常用的应对策略。与男性相比，更多的女性认为可以从孙辈和教会工作人员等各种渠道获得支持。正如 Lazarus 所提出的[39]，这些发现可能反映了西方的生活方式，即认为以问题为中心的应对方式比以情绪为中心的应对方式更有效。以问题为中心的应对方式可能与患者长期期望更为相关，包括需要应对生活方式的改变以及心肌梗死后身体能力极限的考验。

一项关于影响慢性阻塞性肺疾病患者自我管理能力的系统性综述显示，与同伴的互动可以让患者学习到重要的应对技能和自我管理技巧，从而增强他们参与自我管理活动的信心和动力[40]。与同龄人会面为患者提供了社交机会，使他们的生活经历得到验证，并提高自我价值和管理病情的信心。与同龄人交往还能提供一个互动的环境，激励患者尽其所能地生活，并参与可能有助于控制病情的活动。一项关于心肌梗死患者的定性研究描述了同伴支持这一社会支持的关键因素[41]。患者强调，与同伴和物理治疗师的互动是他们参加心脏康复的关键因素。此外，物理治疗师给予的互动、激励和支持也是他们坚持参加康复计划的重要原因。患者表示，物理治疗师帮助他们了解适合自身的运动水平（强度、持续时间和频率），这有助于减轻他们对运动的恐惧。

Ivarsson 等[42]报告了患者在接受肺动脉高压门诊治疗时对应对方法、社会支持和资源信息看法的变化。患者获得了有关疾病的资源信息和教育，并为自己和家人提供了心理支持。此外，还对患者的身体状况进行了监测。诊所的医护人员可在上班时间通过电话提供服务。到诊所就诊的患者提高了对生活的控制感。提高了应对能力的患者还表示，健康相关生活质量和运动能力也得到了改善。

电子通信和健康技术的结合，即 e- 健康（e-health），在临床上得到越来越多的研究和应用，因为它有改善生活方式和整体健康的潜力。利用互联网和智能手机是支持患者生活方式改变和社会支持的另一种方式。这种方式摆脱了传统的患者与医疗专业人员之间的沟通仅限于医院内预约时间的模式，取而代之的是实施以患者为中心的治疗，患者可以在任何时间和任何地点获取信息和接受建议，从而对康复计划拥有控制权。一项关于参加心脏康复患者的 e- 健康策略（包括作为社会支持的交互式网络应用程序）的系统综述，报告了健康结局的益处[43]。e- 健康干预正在快速发展。许多已发表的研究方案正在对各种 e- 健康策略进行评估，以支持心肺康复环境中的生活方式改变、应对策略和社会支持。例如，已开发了一种创新的以社交媒体为基础的家庭心脏康复二级预防计划，旨在为冠心病患者提供社区支持，促进风险因素监测和修正，以改善疾病的自我管理和健康结局[44]。

患者依从性

心肺康复计划是一个多元化的过程，包括系统性地尝试改变有害和不健康行为，以获得积极的身体健康结果，如改善身体功能和社会心理结局（减轻焦虑、抑郁和运动恐惧症）以及提高自我效能[1,2,45]。尽管心肺康复计划有诸多益处，但在转诊、接受治疗和依从性等方面往往不尽如人意，导致复发风险增加，进而加重了社会和医疗系统的社会经济负担[46-48]。此外，还需要长期坚持体力活动和运动，以维持获益。

目前还没有关于患者依从性的公认定义。不过，就运动训练干预而言，依从性定义为"患者按照建议的时间间隔、运动强度和运动方案进行运动的程度"[49]。在以患者为中心的方法中，运动强度和训练疗程是由患者和物理治疗师共同商定的。

对以运动为基础的心肺康复项目依从性差的相关因素是多方面的，可分为疾病因素、医疗系统因素和患者因素等（框 16.1）[48,50,51]。研究表明转诊患者的情况存在差异，女性、老年人、种族/民族以及社会

框 16.1	对以运动为基础的心肺康复项目依从性差的相关因素

医疗系统因素
居住地离医院太远
缺少前往医院的交通工具
工作需要
经济成本

疾病因素
合并症
认知因素
心脏风险因素负担高

患者因素
对慢性疾病、运动训练和康复的态度
自我效能低
缺乏动力
缺少时间

社会人口因素
性别
年龄
种族 / 民族
文化
教育
职业
社会经济地位

经济地位较低的人群转诊的可能性低于其他人群。影响参与以运动为基础的心脏康复项目的疾病因素包括合并症和风险因素的影响。此外，还需要考虑患者对慢性疾病、运动训练和康复的态度，因为有些患者可能不相信心血管事件是可以预防的，不相信自己能够通过改变生活方式和坚持服药来改变危险因素，也不相信心脏康复能够促进这些结果的实现。其他影响依从性的因素还包括自我效能低、缺乏动力和时间。医疗系统因素包括距离医院远、缺少交通工具、工作需要和经济成本。

不参加心肺康复项目的原因也值得进一步研究。结合行为学方法可能是解决当今流行的慢性疾病的一个重要研究方向。行为学方法结合了医学和行为科学的知识和理论。解决慢性疼痛相关问题是医学与行为科学结合的一个领域[52]。从现有文献来看，结合医学知识（如运动生理学）和行为科学理论（如应答性和操作性学习理论、社会认知理论）的干预措施是心血管系统与呼吸系统疾病管理中提高运动依从性的一种很有前景的方法。

总结

本章介绍了如何将社会心理行为方法与心肺康复常规干预措施相结合，以最大限度地改善患者的康复结局。运动是心肺康复的基石，因此物理治疗师在患者的医疗团队中扮演着重要角色。物理治疗师是临床运动生理学家，在开具个体化运动处方、支持生活方式改变和促进新行为依从性时，需要全面了解运动这一生理和社会心理现象。

复习题

（1）讨论为什么跨学科医疗团队对心血管系统与呼吸系统疾病患者的康复非常重要，并思考物理治疗师的作用。

（2）描述分级运动和分级暴露的原则，以满足参加心肺康复项目患者的生理需求和心理需求，并举例说明。

（3）为心血管系统与呼吸系统疾病患者设计一项干预措施，以提高患者对运动训练的依从性。

（4）讨论应对心血管事件或呼吸事件后生活方式改变的不同策略。

参考文献

1. Piepoli MF, Corra U, Adamopoulos S, et al. Secondary prevention in the clinical management of patients with cardiovascular diseases. Core components, standards and outcome measures for referral and delivery: a policy statement from the cardiac rehabilitation section of the European Association for Cardiovascular Prevention & Rehabilitation. Endorsed by the Committee for Practice Guidelines of the European Society of Cardiology. *Eur J Prev Cardiol.* 2014;21: 664-681.

2. Spruit MA, Singh SJ, Garvey C, et al. An official American Thoracic Society/European Respiratory Society statement: key concepts and advances in pulmonary rehabilitation. *Am J Respir Crit Care Med.* 2013;188:e13–e64.

3. Lichtman JH, Bigger Jr JT, Blumenthal JA, et al. AHA science advisory. Depression and coronary heart disease. Recommendations for screening, referral, and treatment. A science advisory from the American Heart Association Prevention Committee to the Council on Cardiovascular Nursing, Council on Clinical Cardiology, Council on Epidemiology and Prevention, and Interdisciplinary Council on Quality of Care Outcomes Research. Endorsed by the American Psychiatric Association. *Prog Cardiovasc Nurs.* 2009;24:19-26.

4. Baumeister H, Hutter N, Bengel J. Psychological and pharmacological interventions for depression in patients with coronary artery disease. *Cochrane Database Syst Rev.* 2011;(9):CD008012.

5. Vestbo J, Hurd SS, Agusti AG, et al. Global strategy for the diagnosis, management, and prevention of chronic obstructive pulmonary disease: GOLD executive summary. *Am J Respir Crit Care Med.* 2013;187:347-365.

6. Katon WJ, Lin EH, Von Korff M, et al. Collaborative care for patients with depression and chronic illnesses. *N Engl J Med.* 2010; 363:2611-2620.

7. Milani RV, Lavie CJ. Reducing psychosocial stress: a novel mechanism of improving survival from exercise training. *Am J Med.* 2009; 122:931-938.

8. Coventry PA, Hind D. Comprehensive pulmonary rehabilitation for anxiety and depression in adults with chronic obstructive pulmonary disease: systematic review and meta-analysis. *J Psychosom Res.* 2007; 63:551-565.

9. Alexopoulos GS, Sirey JA, Raue PJ, et al. Outcomes of depressed

patients undergoing inpatient pulmonary rehabilitation. *Am J Geriatr Psychiatry.* 2006;14:466-475.

10. Maurer J, Rebbapragada V, Borson S, et al. Anxiety and depression in COPD: current understanding, unanswered questions, and research needs. *Chest.* 2008;134:43S-56S.

11. George SZ, Wittmer VT, Fillingim RB, et al. Comparison of graded exercise and graded exposure clinical outcomes for patients with chronic low back pain. *J Orthop Sports Phys Ther.* 2010;40:694-704.

12. Vlaeyen JWS. *Pain-Related Fear: Exposure-Based Treatment for Chronic Pain.* Seattle: IASP Press; 2012.

13. Lindstrom I, Ohlund C, Eek C, et al. The effect of graded activity on patients with subacute low back pain: a randomized prospective clinical study with an operant-conditioning behavioral approach. *Phys Ther.* 1992;72:279-290; discussion 91-93.

14. Fordyce WE, Fowler Jr RS, Lehmann JF, et al. Operant conditioning in the treatment of chronic pain. *Arch Phys Med Rehabil.* 1973; 54:399-408.

15. Antony MM, Stein MB. *Oxford Handbook of Anxiety and Related Disorders.* Oxford: Oxford University Press; 2009 .

16. American Psychiatric Association. *Diagnostic and Statistical Manual of Mental Disorders*: DSM-5. Arlington, VA: American Psychiatric Association; 2013.

17. Vlaeyen JW, Linton SJ. Fear-avoidance model of chronic musculoskeletal pain: 12 years on . *Pain.* 2012;153:1144-1147.

18. Bandura A. *Self-Efficacy: The Exercise of Control.* Basingstoke: W. H. Freeman; 1997.

19. Woby SR, Urmston M, Watson PJ. Self-efficacy mediates the relation between pain-related fear and outcome in chronic low back pain patients. *Eur J Pain.* 2007;11:711-718.

20. Oliveira CB, Franco MR, Demarchi SJ, et al. Psychometric properties of the Photograph Series of Daily Activities—Short Electronic Version (PHODA-SeV) in patients with chronic low back pain according to COSMIN checklist. *J Orthop Sports Ther.*2018; 48:1-26.

21. Bandura A. Self-efficacy: toward a unifying theory of behavioral change. *Psychol Rev.* 1977;84:191-215.

22. Woodgate J, Brawley LR. Self-efficacy for exercise in cardiac rehabilitation: review and recommendations. *J Health Psychol.* 2008;13: 366-387.

23. Bourbeau J, Nault D, Dang-Tan T. Self-management and behaviour modifi cation in COPD. *Patient Educ Couns.* 2004;52:271-277.

24. Barrecheguren M, Bourbeau J. Self-management strategies in chronic obstructive pulmonary disease: a first step toward personalized medicine. *Curr Opin Pulm Med.* 2018;24:191-198.

25. Janssen V, De Gucht V, van Exel H, et al. A self-regulation lifestyle program for post-cardiac rehabilitation patients has long-term effects on exercise adherence. *J Behav Med.* 2014;37:308-321.

26. Sniehotta FF, Scholz U, Schwarzer R, et al. Long-term effects of two psychological interventions on physical exercise and self-regulation following coronary rehabilitation. *Int J Behav Med.* 2005;12: 244-255.

27. Michie S, Richardson M, Johnston M, et al. The behavior change technique taxonomy (v1) of 93 hierarchically clustered techniques: building an international consensus for the reporting of behavior change interventions. *Ann Behav Med.* 2013;46:81-95.

28. Abraham C, Michie S. A taxonomy of behavior change techniques used in interventions. *Health Psychol.* 2008;27:379-387.

29. Michie S, Abraham C, Whittington C, et al. Effective techniques in healthy eating and physical activity interventions: a meta-regression. *Health Psychol.* 2009;28:690-701.

30. Michie S, Abraham C, Eccles MP, et al. Strengthening evaluation and implementation by specifying components of behaviour change interventions: a study protocol. *Implement Sci.* 2011;6:10.

31. Heron N, Kee F, Donnelly M, et al. Behaviour change techniques in home-based cardiac rehabilitation: a systematic review. *Br J Gen Pract.* 2016;66:e747-e757.

32. Ferrier S, Blanchard CM, Vallis M, et al. Behavioural interventions to increase the physical activity of cardiac patients: a review. *Eur J Cardiovasc Prev Rehabil.* 2011;18:15-32.

33. Duff OM, Walsh DM, Furlong BA, et al. Behavior change techniques in physical activity e-Health interventions for people with cardiovascular disease: systematic review. *J Med Internet Res.* 2017; 19:e281.

34. Borg S, Oberg B, Nilsson L, et al. The role of a behavioural medicine intervention in physiotherapy for the effects of rehabilitation outcomes in exercise-based cardiac rehabilitation (ECRA)—the study protocol of a randomised, controlled trial. *BMC Cardiovasc Disord.* 2017;17:134.

35. Bandura A. *Social Foundations of Thought and Action: A Social Cognitive Theory .* Englewood Cliffs, NJ: Prentice-Hall; 1986.

36. Guiraud T, Granger R, Gremeaux V, et al. Telephone support oriented by accelerometric measurements enhances adherence to physical activity recommendations in noncompliant patients after a cardiac rehabilitation program. *Arch Phys Med Rehabil.* 2012;93: 2141-2147.

37. Stevens A, Milne R, Burls A. Health technology assessment: history and demand. *J Public Health Med.* 2003;25:98-101.

38. Kristofferzon ML, Lofmark R, Carlsson M. Coping, social support, and quality of life over time after myocardial infarction. *J Adv Nurs.* 2005;52:113-124.

39. Lazarus RS, Folkman S, eds. *Stress, Appraisal, and Coping.* New York: Springer; 1984 .

40. Disler RT, Gallagher RD, Davidson PM. Factors influencing selfmanagement in chronic obstructive pulmonary disease: an integrative review. *Int J Nurs Stud.* 2012;49:230-242.

41. Bäck M, Oberg B, Krevers B. Important aspects in relation to patients' attendance at exercise-based cardiac rehabilitation—facilitators, barriers, and physiotherapist's role: a qualitative study. *BMC Cardiovasc Disord.* 2017;17:77.

42. Ivarsson B, Radegran G, Hesselstrand R, et al. Coping, social support, and information in patients with pulmonary arterial hypertension or chronic thromboembolic pulmonary hypertension: a 2-year retrospective cohort study. *SAGE Open Med.* 2018;6: 2050312117749159.

43. Devi R, Singh SJ, Powell J, et al. Internet-based interventions for the secondary prevention of coronary heart disease. *Cochrane Database Syst Rev.* 2015;(12):CD009386.

44. Dorje T, Zhao G, Scheer A, et al. SMARTphone and social mediabased Cardiac Rehabilitation and Secondary Prevention (SMART-CR/SP) for patients with coronary heart disease in China: a randomised controlled trial protocol . *BMJ Open.* 2018;8:e021908.

45. Balady GJ, Williams MA, Ades PA, et al. Core components of cardiac rehabilitation/secondary prevention programs: 2007 update: a scienti c statement from the American Heart Association Exercise, Cardiac Rehabilitation, and Prevention Committee, the Council on Clinical Cardiology; the Councils on Cardiovascular Nursing, Epidemiology and Prevention, and Nutrition, Physical Activity, and Metabolism;and the American Association of Cardiovascular and Pulmonary Rehabilitation. *J Cardiopulm Rehabil Prev.* 2007;27:121-129.

46. Kotseva K, Wood D, De Bacquer D, et al. Determinants of participation and risk factor control according to attendance in cardiac rehabilitation programmes in coronary patients in Europe: EUROASPIRE IV survey. *Eur J Prev Cardiol.* 2018;25:1242-1251.

47. Hogg L, Garrod R, Thornton H, et al. Effectiveness, attendance, and completion of an integrated, system-wide pulmonary rehabilitation service for COPD: prospective observational study. *COPD.* 2012;9: 546-554.

48. Keating A, Lee A, Holland AE. What prevents people with chronic obstructive pulmonary disease from attending pulmonary rehabilitation? A systematic review. *Chron Respir Dis.* 2011; 8: 89-99.

49. Conraads VM, Deaton C, Piotrowicz E, et al. Adherence of heart failure patients to exercise: barriers and possible solutions: a position statement of the Study Group on Exercise Training in Heart Failure of the Heart Failure Association of the European Society of Cardiology. *Eur J Heart Fail.* 2012;14:451-458.

50. Balady GJ, Ades PA, Bittner VA, et al. Referral, enrollment, and delivery of cardiac rehabilitation/secondary prevention programs

at clinical centers and beyond: a presidential advisory from the American Heart Association. *Circulation.* 2011;124:2951-2960.

51. Neubeck L, Freedman SB, Clark AM, et al. Participating in cardiac rehabilitation: a systematic review and meta-synthesis of qualitative data. *Eur J Prev Cardiol.* 2012;19:494-503.

52. Söderlund A. The role of educational and learning approaches in rehabilitation of whiplash-associated disorders in lessening the transition to chronicity. *Spine* (Phila Pa 1976). 2011;36:S280-S285.

17

活动与运动：评估、评价及训练的生理学基础

作者：Scotty Butcher　Elizabeth Dean
译者：王思远　王家玺
校对：王思远　杨　汀

本章目录

关键词

运动　　　　　　　　代谢需求　　　　　　　活动
氧运输　　　　　　　体力活动　　　　　　　处方
卧床　　　　　　　　活动受限　　　　　　　久坐行为

引言

活动和运动是物理治疗师对患者实施评估、评价和干预的基础，二者也都是主要的干预手段，它们的目的是预防、纠正和延缓患者参与受限和活动受限。活动和运动亦可用于评估和评价患者结构、功能以及活动受限。本章将先回顾相关术语，然后讨论活动和运动的生理学基础。本章的大部分内容是运用这些概念来了解评估、评价及训练的生理学基础。

活动和运动的常规应用是有别于活动和运动处方的。本章介绍了以提高氧运输效率、优化身体功能为目的的活动和运动处方，并阐释普通人群久坐和活动受限（如卧床休息）给多系统带来的有害影响，并介绍纠正这些影响的技术方法。本章还描述了健康人对运动的急、慢性反应，以及运动测试和运动处方的原则与实施细节。第27章和第28章详细阐述常见患者群体进行运动测试和运动处方时需要考虑的特殊因素。

活动和运动

在开始活动和运动生理学的学习之前，需要理解以下重要定义。

- 活动。
- 运动与体力活动。
- 训练。
- 耗氧量。
- 有氧代谢与无氧代谢。
- 功能性体适能。

活动

活动是指心血管系统与呼吸系统疾病患者运用的具有治疗及处方性质的低强度动作。活动的主要目的是充分利用运动的即时效应以优化氧运输。虽然活动的强度低，但能刺激患者产生相对高的特异性代谢需求。对于心血管系统与呼吸系统疾病患者，即使强度很低的活动刺激，也可能产生相当大的代谢需求，这就是为什么给急性病患者开具活动处方的原因。活动对于肌肉骨骼、神经、皮肤、胃肠和肾脏等器官系统均能产生有益影响。在条件允许的情况下，应尽可能采取直立体位，即生理体位（第 17 章），以优化重力应力对体液分布以及中心和外周血流动力学的影响。活动兼具重力刺激和运动刺激两方面的作用。

运动与体力活动

体力活动是指由肌肉收缩产生的身体运动，代谢需求较静息状态时显著增加。运动是指结构化、重复的体力活动形式。运动需要达到至少中等强度的体力消耗，此时呼吸频率（respiratory rate, RR）和心率（heart rate, HR）应明显加快，尤其是当运动目标设定为维持和提高体适能的时候。运动是物理治疗师为亚急性和慢性心肺功能障碍患者开具的治疗处方之一。运动的最终目标是最大程度地提高功能性体适能（定义详见本章后文），这在一定程度上是通过促进氧运输途径中所有部位（包括肌肉和其他组织）功能的最大化来实现的。运动的短期目标是通过生理学效应累积使机体适应长时间的运动。

训练

尽管训练的特异性原则是为以运动为基础活动的运动员设计的，但这些原则也适用于物理治疗师对患者实施的运动训练。运动训练是指通过系统、逐渐进阶的体力活动，以提高体适能和健康水平。为了帮患者实现特定目标，常常需要应用多样性的运动模式和训练指导。训练类型常包括有氧运动和无氧运动，采用循环和抗阻运动训练。运动测试和运动训练原则详见第 18 章。

耗氧量

耗氧量（oxygen consumption，VO_2）是指在给定活动中机体摄入并利用的氧气总量。机体时刻变化的代谢需求决定了耗氧量的高低：当身体处于静息状态时处于最低点，亚极量运动时增加到中等水平，在可耐受的最大运动负荷水平时达到峰值。在疾病和创伤时因愈合和修复会增加机体代谢消耗。运动生理学文献中经常出现两个缩写来表示耗氧量（或摄氧量）：VO_{2max} 和 VO_{2peak}。两者通常可以混用，但从专业角度来看，两个定义依然有区别。

VO_{2max} 与 VO_{2peak} 真正的"最大"值反映了所有肌肉达到最大工作水平时的摄氧量：该值为心输出量（CO）× 动 – 静脉氧分压差（a-v O_2 含量差），称为 VO_{2max}。

VO_{2max} 这个概念存在局限性，因为包括运动测试在内的大多数运动只能选择性地使用特定身体部位，如仅活动下肢或上肢，或以不同方式活动下肢（如使用下肢功率自行车和在运动平板上步行）。VO_{2peak} 是指测量特定运动下的氧消耗的峰值：即 VO_{2max} 是一个理论数值，VO_{2peak} 则是一个实测数值。

最大限度地进行下肢运动产生的 VO_{2peak} 往往高于上肢运动；此外，同样是下肢运动，在运动平板上测出的 VO_{2peak} 往往高于功率自行车（增加约 10%）。在上、下肢活动对比中，下肢活动会产生更高的 VO_{2peak}，这是因为下肢肌肉群质量比上肢大。而第二种情况发生的原因是因为上肢做功增加，以及维持姿势稳定性需要调动更多肌群。在运动测试中，同时参与运动的肌肉越多，测量出的 VO_{2peak} 越接近真正的 VO_{2max}。

是否能够达到 VO_{2max} 是一个学术难题。有研究表明，北欧式（越野）滑雪时的最大耗氧量最接近理论上的 VO_{2max}，此活动包括上肢和下肢的剧烈运动，以及躯干肌群用力保持姿势稳定。在实验室中，通过最大运动负荷测试进行代谢评估可以获得 VO_{2max}。该评估为极量运动测试，需要达到最大的生理能力水平，包括达到年龄预测的最大心率，以及随着做功的增加而 VO_2 不再增加，且出现平台期或下降。

在本章及其他章节的文献引用中，均采纳被引作者在原文中所用术语。近年来发表的文献倾向于采用较为精确的术语，即用 VO_{2peak} 表达机体在给定的极量运动测试中所能达到的 VO_2。

运动生理学文献中通常使用的一个有争议的术语是有氧能力（aerobic capacity）。VO_{2max} 代表有氧糖酵解的最大速率（或最大有氧功率）。虽然有氧能力通常用来描述 VO_{2max}，但有氧能力实际上是指有氧代谢所产生的总能量，比 VO_{2max} 更好地反映有氧耐力。应该采用"最大有氧功率"（maximal aerobic power）一词来描述 VO_{2max}。

有氧代谢与无氧代谢

肌肉收缩是活动和运动的基础，驱动收缩的能量来源于三磷酸腺苷（adenosine triphosphate, ATP）分解为二磷酸腺苷（adenosine diphosphate, ADP）或单磷酸腺苷（adenosine monophosphate, AMP）、无机磷酸盐（inorganic phosphate, Pi）和自由能。这种能量用于肌球蛋白重链和肌动蛋白的形成及循环，这些肌肉蛋白会引起肌肉收缩并产生张力。然而，人体肌肉存储的立即可用的 ATP 供应非常有限，肌肉的重复收缩必须要从 ADP（或 AMP）和 Pi 中重新合成ATP，以提供源源不断的能量。ATP 如何重新合成通常取决于肌肉收缩的强度和持续时间，以及 Pi、O_2 和肌糖原或葡萄糖的供应情况。ATP 再合成的不同机制统称为能量系统。当肌肉收缩强度较低、重复收缩的持续时间较长，并且肌糖原或血液葡萄糖供应充足时，ATP 的再合成主要通过有氧能量系统，也称为有氧糖酵解。关于糖酵解的生理学过程已经在第 2 章中详细介绍过；简而言之，糖原被分解成丙酮酸，而丙酮酸在有足够氧气的情况下会产生 ATP、水和二氧化碳。第 2 章中详细说明了充足的氧供应

（oxygen delivery, DO_2）取决于氧运输通路是否能对体力活动和运动引起的肌肉收缩需求做出适当反应，有氧糖酵解是低强度运动的最有效能量系统。

但在某些情况下，DO_2 过慢或不足以重新合成ATP，心肺系统需做出调整，以满足运动所需要的 DO_2。因此，在启动动作、活动或运动与 DO_2 途径充分调整之间存在一定的滞后。机体首先通过肌肉中储存的 Pi（通常为磷酸肌酸形式）重新合成 ATP 补偿，称为磷酸肌酸-ATP 或无氧非乳酸系统。该反应为即刻的且使 ATP 再合成的效率最高，但持续时间极短就出现疲劳。启动轻度活动或肌肉收缩只需略微增加 ATP 的再合成，在氧运输链调整适应以持续不断地再合成 ATP 前，无氧非乳酸系统通常可以满足 ATP 的供应需求。在高强度且短时间（约不到 10 秒）的肌肉活动中，无氧非乳酸系统能非常高效地提供大部分 DO_2 所需的 ATP 再合成。

如果肌肉活动保持高强度并持续超过 10~12 秒，在这期间无氧非乳酸系统无法继续供能，而有氧系统又尚未达到满足运动需求的水平，此时 ATP 再合成会出现缺口，在这种情况下，则需要除了有氧糖酵解系统、无氧非乳酸系统外的第 3 个能量系统——无氧糖酵解系统来提供 ATP 再合成。这个系统也称为无氧乳酸系统，因为在缺乏足够氧气的情况下，糖原分解成丙酮酸，导致乳酸盐和酸（有时称为乳酸）积累。该情况所致的代谢性酸中毒可提高通气排出二氧化碳（CO_2）。该系统在其他两个系统之间起过渡作用，因为它提供的 ATP 产生速率比有氧系统更高，产生 ATP 的时间比非乳酸系统更长。但代价是，肌肉水平上酸性物质积累会引起肌肉不适的主观症状，并且在客观上抑制肌肉收缩。

临床上无法精确区分不同能量系统在特定运动、活动和动作中所提供的能量份额或作用，但可以根据任务的相对强度、持续时间、所诱发的临床症状和体征进行推测。10~15 秒就能诱发疲劳的任务往往属于强度高、疲劳程度重的运动（体现为活动表现下降），我们假定此时的主要限制因素是无氧非乳酸系统。在该代谢系统所负责的活动任务中，个体表现主要取决于神经肌肉系统功能。如手术恢复期的患者可能因肌肉力量减弱或疼痛所致肌肉收缩减弱而难以从椅子上站起。一般不认为是氧运输通路限制了该任务

表现。

对于持续 15~90 秒就诱发疲劳的任务，无氧非乳酸系统不能维持如此长的时间以进行 ATP 再合成，而有氧糖酵解系统也没有足够时间来应答相关需求。临床上，可以假定该活动表现主要受无氧糖酵解系统限制，体现为通气大幅增加（CO_2 缓冲）且做功的肌肉出现不适或灼烧症状（乳酸积累）。最常见的例子就是在急性期开始步行活动时，因该系统而受限。虽然这种情况下活动的目的是试图恢复氧运输通路的各个组成部分，但如果患者在 30 秒后就感到疲劳，则主要是因为受到无氧糖酵解系统限制。但因为活动强度相当低（如缓慢行走），常以为该任务表现也受到有氧系统限制。但要知道，对患者当时的能力而言，这一活动已经达到高强度。

评估能量系统对运动训练来说是至关重要的，但新手医生可能会疑惑，估算不同能量系统的贡献占比有何临床意义。此外还要注意不同能量系统的恢复时间、进阶速度和训练方案也有所不同。以前文讨论的步行活动为例，如果临床医生错误地认为运动表现是受到有氧能力限制，可能会让患者行走 20~30 秒，休息约 30 秒后再起身步行。此外，如果患者第一天能行走 30 秒，那么第二天可以把时间增加到 40 秒。虽然有氧系统限制了任务表现的假设可能成立，但如果一个患者的运动表现主要是受到无氧糖酵解系统限制，那么这些做法则会导致过度疲劳、进步缓慢，甚至严重不适。表 17.1 概述了每种能量系统的典型做功时间，以及做功与休息时间比。

功能性体适能

功能性体适能（Functional Fitness）是一个广义术语，用于描述完成自理、工作和休闲活动等日常生活基本任务的能力，因此具有高度个体化的特点。治疗心肺功能受损患者时需要了解损伤很可能会累及心肺以外的其他系统。许多急性疾病患者还出现其他体适能问题：肌肉力量、灵活性、平衡能力、活动／柔韧性和速度。临床医师应考虑上述功能受限对患者能力改善的影响，以及心肺能力降低也会降低其他功能性体适能水平。

活动和运动基本原则

运动作为评估和评价工具

运动作为物理治疗的基础已有 100 多年历史，但运动科学在过去 70 年里才成为一门学科。在这段时间中，研究人员详细记录了各种器官系统对短期和长期运动应激的典型反应。运动科学主要探讨的问题是当开始运动时可能会出现哪些生理变化（尤其是在标准化运动测试时）。这类研究涵盖了呼吸、心率、血压、动脉血氧饱和度、VO_2 和 VO_{2max} 等方面的变化，以及主观感受的努力程度和疲劳程度。了解这些反应可以帮助物理治疗师将运动作为评估、评定和训练患者的工具。

体适能下降人群的生理反应与常人的不同之处在于：即使在相对较低的运动强度下也会感到非常费力。对患者来说，这些反应可能会因疾病类型和严重程度而发生显著改变，因此评估患者时需考虑这些差异（详见第 27 章和第 28 章）。

为了评估效果，运动测试可以作为标准化结局测量指标。作为评估工具，运动测试应定期进行（例如，每隔几周）以调整运动或训练处方，直到达到体适能目标。在这种情况下，要特别关注运动前状态以及运动过程和评估程序的标准化（第 18 章）。

临床上，物理治疗师根据患者的需求和目标选择与之相关的测试结果，例如客观结果与主观结果。有些患者可能主要关注如心率和 SpO_2 等客观指标。而有些患者可能是要特别关注如呼吸困难、疲劳和疼痛等主观反应。一些疾病可能限制了训练能达到的体能水平，因此，需要进行全面地、多系统地评估以确定实际的训练目标，并在提高最大效益的同时减少可能的不良影响。

许多慢性疾病患者年龄较大，可以使用亚极量运动测试来比较给定功率下不同时间点的反应。在其他情况时，物理治疗师可能希望通过进行 VO_{2peak} 测

表 17.1　3 种能量系统的典型做功时间和做功与休息时间比

能量系统	做功时间	做功与休息时间比
无氧非乳酸系统	1~20 秒	1：12~1：6
无氧糖酵解系统	20~90 秒	1：4~1：3
有氧糖酵解系统	≥ 90 秒	1：2~1：1（或 1：0）

试来估计 VO_{2max}，该过程可以通过直接或间接方法完成。直接测量 VO_2 需要使用代谢测量车和呼出气体量分析 O_2 和 CO_2（图 17.1）。这样的测量需要提前进行预测试气体校准，并对运动模式（运动平板或功率自行车）进行校准。患者需要在测试之前熟悉并适应测试设备和测试环境，事先练习以确保结果有效。虽然间接评估 VO_{2max} 的精确性较低，但若方法严格标准化，也可以提供一般体适能指标水平，尤其是测试结果要作为结局指标时，这一点非常重要。有关运动测试和开具训练处方的内容详见第 18 章。

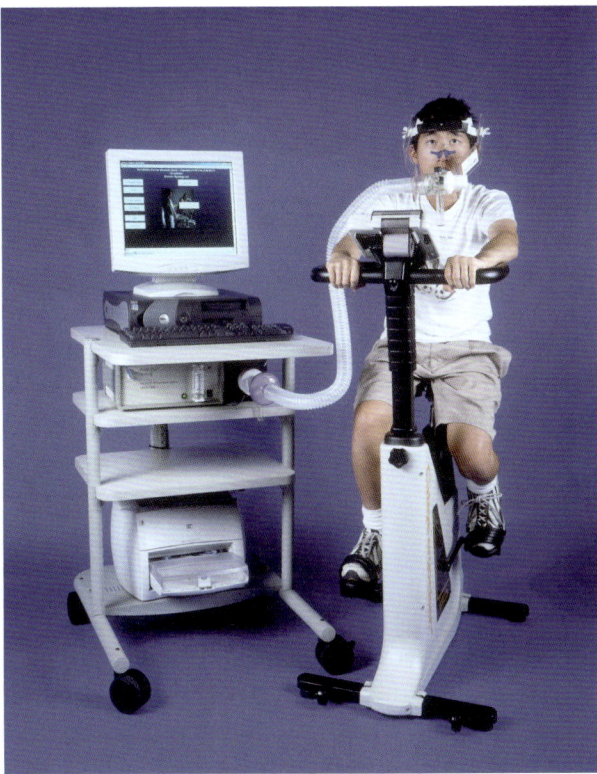

图 17.1 患者进行运动测试并使用代谢测量车进行评估。注意在运动测试的各个阶段，呼出气体分析的设备与患者相连

患者的氧运输和代谢需求

　　健康人具有正常的氧储备能力，因此可以在很大程度上预测其对运动刺激的急性和长期反应。具体而言，随着功率和氧需求增加，每分通气量（minute ventilation, MV）、心输出量以及各自组成部分（因此也包括 DO_2）也相应增加。

　　对于氧运输能力下降或受影响的患者，活动和运动会增加代谢需求的负担，与其他导致代谢增加的因素相叠加（表 17.2）。住院患者可能会出现高代谢。除了基础代谢需求外，由于疼痛、焦虑、体温升高、愈合和修复过程、呼吸和心脏做功增加，以及对物理治疗等干预和操作的反应，对能量的需求也会增加。因此，在制订活动和运动目标时，需要留有足够的安全余量，以确保患者对氧气的需求不超过正常供应或可输送的氧气量。临床上可以通过客观和主观的测量手段来反映氧运输能力是否出现问题。

　　多种干预措施会增加 VO_2 和整体代谢需求[1,2]。因此，评估中需确定氧运输系统能力是否满足患者的代谢需求。这些干预措施包括。

- 活动。
- 运动。
- 体位摆放。
- 唤醒。
- 呼吸控制动作。
- 咳嗽。
- 体位引流。

表 17.2　**导致患者代谢需求和耗氧量增加的因素**

类型	具体内容
病理生理因素	发热（感染性因素或炎症、手术、多重创伤、重症疾病） 温度调节异常（过热或过冷、环境温度和湿度改变） 伤口愈合和修复（疾病、创伤、手术） 对抗感染
干预措施相关因素	对常规护理、医疗和物理治疗干预的警觉、刺激和疼痛反应（注射、插管、检查以及神经系统检查） 喂养（肠内或肠外） 身体训练（由医疗人员实施） 体位摆放 体位改变（被动、辅助主动和主动） 关节活动度训练（被动、辅助主动和主动） 活动和运动 药物
社会心理因素	社会接触（与医疗人员、家人） 焦虑 不适 疼痛
其他因素	噪声 昼夜节律因疾病、住院和无日光而被打乱

- 手法技术。
- 球囊装置。
- 吸引。
- 关节活动度（Range-of-motion, ROM）训练。

需要询问的问题有："氧运输系统能否支持患者的代谢需求？""如果可以，还有多少储备能力可支持活动和运动刺激？"运动刺激的设计旨在充分利用储备能力潜力。因此必须估算储备能力，以便可以最大限度地提高治疗性运动刺激效果（即既不低于阈值也不高于阈值）。

VO_2 等参数所反映的代谢需求，是由多种因素共同决定的。除了康复过程的高代谢需求之外，如唤醒、焦虑、疼痛和不良刺激等其他因素，也会增加能量消耗和对氧运输系统的需求。因此，放松和安抚患者也是物理治疗的核心组成部分，因为这些干预措施可以减少氧需求，同样也适用于疼痛管理。尽管放松（常与镇静和镇痛联合使用）是物理治疗管理的核心，但在治疗心血管系统与呼吸系统疾病患者时，应该特别重视放松操作，尤其是在焦虑、焦躁和疼痛导致氧需求增加时。对于 ICU 患者尤其要注意，因为大多数患者的氧运输系统都会受到影响或受损（见第 31 章）。

为达到预期的即时和长期适应性改变，常用运动处方一般为持续时间较长、中至高强度的全身有氧运动。这种类型的刺激可最大化优化中央（心脏、血容量、DO_2）和外周（氧摄取、糖酵解/线粒体酶功能、毛细血管化）效应，从而增加 VO_{2max}。但训练也需要心血管系统和/或呼吸系统产生足够的中央反应，以在运动过程中产生高水平心输出量。心肺功能受损患者进行此类运动往往非常困难，会出现过度疲劳。运动刺激增加代谢需求，同时尽可能减少摄氧量，从而减少心肺功能下降的影响[1-3]。例如，慢性阻塞性肺疾病患者吸入低密度氦气混合气体可以减轻部分呼吸负担，从而增加运动耐量[4]和外周肌群抗疲劳能力[5]。但在临床中使用这种特殊气体通常并不实用。常用的方法是单侧肢体训练和高强度间歇训练，均已证实可以减少中央需求并优化外周负荷（详见第 18 章）。

早期活动及运动的细胞能量反应

心血管系统与呼吸系统的完整性是提高氧运输和细胞呼吸的基础。身体的每个细胞都在不断地利用氧气进行氧化磷酸化和 ATP 的合成。ATP 磷酸酯键分裂生成 ADP，同时产生大量能量，产生能量的同时氢减少生成代谢产物水和二氧化碳，这些就是三羧酸循环和电子链的最终产物（细胞呼吸）。这种氧化磷酸化代谢过程发生在细胞的线粒体内（见第 2 章）。

精确调节 DO_2 和氧消耗之间的平衡，不仅可确保组织细胞获得足够的氧气来维持正常生理功能，而且在正常静息状态下组织供应的氧气约为其消耗量的 4 倍。这种安全余量使得系统在面对身体、重力和心理挑战时能够立即获得氧气（见第 2 章）。

如前所述，无氧代谢在所有运动/活动/训练开始时普遍存在，也在剧烈、短暂、冲刺类型的活动（如曲棍球、足球和排球等运动，或者爬楼梯、搬运重物和快速步行/跑步等功能性活动）中发生。过去，物理治疗师更倾向于关注有氧训练而非无氧训练。目前有证据表明间歇高强度训练可能对中重度慢性心血管系统与呼吸系统疾病患者具有一定益处。但这种无氧型运动处方的安全性和实用性尚未得到确认。DO_2 受损时，患者可能通过无氧代谢来维持 ATP 的产生和分解以提供能量。因此，高强度训练可以显著提高无氧代谢能力，这也有利于提高有氧能力和无氧阈。然而，仅进行有氧训练时，通常不会显著改善无氧能力。虽然无氧一词意味着在缺氧条件下进行运动（无氧代谢短时间内提供磷酸化，使用氧气之外的底物产生 ATP），但如果氧气供应始终不足，无氧方式产生的 ATP 数量终究有限，因此这一过程只能短时间维持。

血液在无氧代谢过程中会积累乳酸。未经过训练的健康人群运动强度达到约最大有氧能力的 55% 时，血乳酸浓度呈指数级增加[6]。

无氧代谢是由组织缺氧引发的，但无氧一词有些不准确：因为无氧代谢的过程不需要氧气，但恢复期仍需要氧气来偿还氧债。健康人群氧需求为延迟而不是消除；而对于患者，氧运输系统已经无法满足代谢所需时，如脓毒症和多系统器官功能障碍患者，会发生无氧代谢。这些患者血乳酸水平升高，导致代谢性酸中毒，不利于内环境稳定。

在运动过程中，细胞内 Po_2 低于周围间质液 Po_2，氧气通过细胞膜迅速扩散。运动开始时，肌肉和支持组织不断增加的代谢需求增大了氧弥散梯度，从而触发反馈机制以增加 DO_2，这取决于动脉氧含量和心输出量。

身体的第一道防线是对细胞周围 pH 升高的反应。由于 pH 降低，二氧化碳浓度增加，从而促进了氧气与血红蛋白解离（即氧血红蛋白解离曲线向右移动）。心输出量，即每搏输出量和心率的乘积（SV × HR），与代谢需求成正比。氧利用和组织内氧下降时心输出量会立即增加，以提高 DO_2，这避免了动脉血氧饱和度下降，通常在健康人中很少出现，即使是在劳累时。低强度运动时，随着运动强度的增加，SV 也会增加以提高心输出量，而中、高强度运动时心输出量增加则主要依赖于 HR 增加。但老年人直立位高强度运动时更多地依赖于 Frank-Starling 定律而非 HR[7]。健康人一般将运动引起的心脏疲劳作为长时间运动的限制指标[8]。与运动相关的心脏疲劳会导致左心室收缩和舒张功能减弱，但机制目前尚不清楚（临床提示 17.1）。

临床提示 17.1

Frank-Starling 定律

Frank-Starling 定律表明，在其他因素保持不变的情况下，每搏输出量的增加与收缩前心室充盈容积（舒张末期容积）的增加成正比。

全身心输出量的增加会导致静脉回流和肺部心输出量增加，而 SV 在 VO_{2max} 的 40% 时趋于平稳，此后心输出量的增加是由 HR 的加快来实现的（图 17.2）。有一个例外是高水平运动员的每搏输出量可能会随着运动强度的增加而继续增加[9]。为了使肺内血液氧合增加而必须相应增加吸气量。每分通气量增加则需要增加潮气量（tidal volume, VT）和呼吸频率。在低强度运动时，潮气量与呼吸频率非同比例地增加；而在中、高强度运动时，VT 趋于平稳，VE 的进一步增加则主要取决于 RR 的增加（图 17.3）[10]。在运动时，因气道直径和肺部结构长度的小幅增加而减少了气道阻力。2 区（Zone 2），因肺毛细血管的扩张和募集而成为肺内通气 / 灌注比（alveolar ventilation to perfusion，V/Q）最佳区域。膈肌动度增加，整个肺部通气和血液灌注的分布会更加均匀，减少了气道闭合和肺不张。运动会增加膈肌动度，导致肺部在 3 个径向（前后径、横径和垂直径，尤其是在直立体位时）扩张。

在临床上，与体力活动相关的肺部节律性扩张和回缩有以下重要影响。

首先，这一动作主要通过增加潮气量来提高肺泡

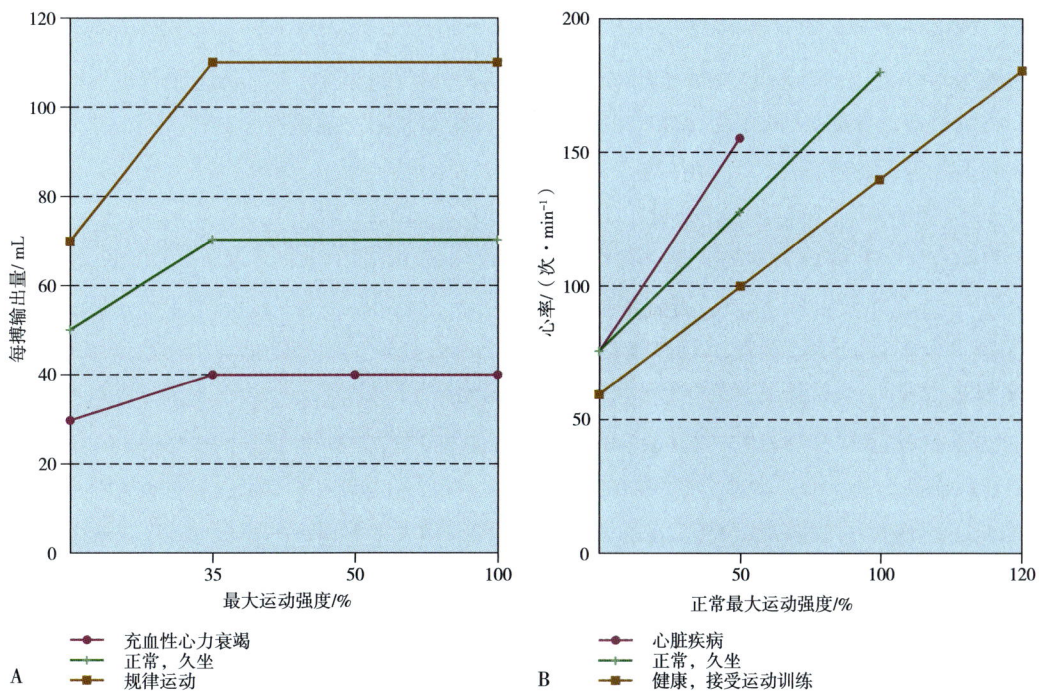

图 17.2　每搏输出量（A）和心率（B）与心输出量和运动强度增加的关系。水平轴代表与运动强度相对应的 O_2 消耗（VO_2）；左垂直轴为每搏输出量；右垂直轴表示心率。有氧训练前用浅色线表示，有氧训练后用深色线表示

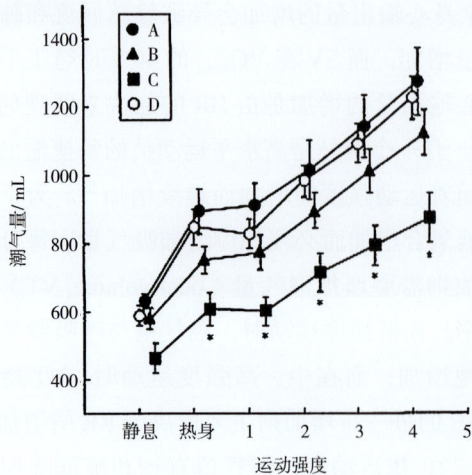

图 17.3　潮气量和呼吸频率与每分通气量和运动强度增加之间的关系。水平轴代表与运动强度相对应的每分通气量；左垂直轴表示潮气量（实线）；右垂直轴表示呼吸频率（虚线）

通气量（alveolar ventilation, VA）。

其次，运动引起的肺部活动可促进淋巴流动和引流。由于通过肺循环和肺实质的血容量增加，最佳的淋巴引流对于保持肺部液体平衡至关重要。这一作用可部分解释运动对肺部免疫因子分布和功能的有益影响[11]。运动时肺部活动增加对黏液纤毛运输和黏液清除也有重要作用[12]。体力活动还可减少气道中的细菌定植，从而降低发生肺部感染的风险[13]。

最后，肺部活动刺激肺泡表面活性物质的产生及在肺实质中的均匀分布。表面活性物质对减少肺泡表面张力、保持肺泡稳定性以及维持肺的顺应性至关重要，可减少气道闭合和肺泡塌陷。

运动时，心脏和外周循环系统会迅速做出适应性反应以满足身体对氧气和能量的需求。运动压力出现后，血流动力学会立即做出调整，实际上由于身体存在典型的预期性反应，可能会在运动开始前做出调整。为了最大限度地将心输出量提供给做功肌肉（如下肢），血液会从静脉容量血管，如肠道和四肢的静脉腔中转移出来。静息时，大部分血液循环（约70%）储存于高顺应性的静脉循环中。心脏 Frank-Starling 定律会调节血液前向流动，保证流动程度与回心血量成比例。心腔通常具有扩张性，可根据回心血量进行调整，并且在牵张时比在静息时产生的收缩更有力，以便将血液泵入肺循环和外周循环中。在肌肉的细胞层面，提取氧气的生化酶会被激活，并根据

长期的代谢需求进行合成。

活动和运动对氧运输的影响

对于健康人群，最佳的氧运输依赖于氧运输途径中每一步的完整性及它们之间的相互依赖关系。心血管系统与呼吸系统疾病可能导致氧运输通路中一个或多个步骤的功能障碍。由于这些步骤之间相互协同，当一个步骤出现功能异常时，其他步骤会有一定代偿能力，可使总体气体交换和氧合水平正常。氧运输途径中受疾病影响的步骤数量以及严重程度决定了整体氧运输的受损程度，并且这种损伤程度会在氧运输的整体评估中反映出来。

为了充分发挥氧运输通路中各个步骤的功能，氧运输系统必须面临两种主要的刺激源：①重力刺激；②运动刺激。这些刺激源对生命至关重要，因为它们能增强氧运输通路中各步骤的生化、物理和机械效率，以及患者对物理环境变化的快速应对能力。

自重应力和运动刺激是卧床休息、体适能下降继发氧运输障碍的两个主要因素。因此，利用重力和运动刺激来预防心肺功能障碍是必要的。此外，活动和运动是物理治疗师用于改善心肺功能障碍的两种主要生理干预措施。体位摆放对心肺功能有显著影响（见第 19 章），因此也对运动表现有显著影响。越是急性期患者，通过站立位结合活动来增加有氧能力和运动耐量就越重要，但具体实施程度取决于患者的状态和持续监测情况（见第 29、30 和 31 章）。

活动和运动处方

运动处方是原发性和继发性心肺功能障碍管理的基础。已有多个运动处方指南可用于最大限度地提高健康人和慢性心肺疾病患者的功能性运动能力和有氧运动能力[14-21]。

作为临床运动专家，物理治疗师致力于充分发挥运动对大多数患者的积极影响，并根据患者的临床表现和需求对运动处方进行调整。运动训练通常是基于极量分级运动测试的结果。尽管不够精确，但在没有严重病史的前提下，运动训练强度可以根据患者年龄预测的最大 HR 比例设定。对于功能能力严重受损的患者，通常建议进行亚极量运动测试，因为极量运动

测试风险较大，并可能导致测试结果无效[22]。亚极量运动测试作为开具运动处方的依据，在患者评估和评价中起到了更重要的作用。由于亚极量运动测试在患者群体中更为实用，因此有必要更清楚地阐明亚极量运动测试的指导原则。

为急性心肺功能障碍患者开具活动处方，相较于运动处方来说，相关研究较少。这一点令人惊讶，因为对于急性患者，早期活动通常是心肺物理治疗的重要组成部分。1959 年，Orlava 最早报道了活动在急性心血管系统与呼吸系统疾病患者治疗中的获益情况，特别是支气管肺炎患者[23]。此外，生理学文献长期以来一直支持治疗性活动在改善急性心肺功能障碍患者氧运输方面有明确作用[24]。对于危重症患者，活动的目标是评估患者氧运输储备能力的反应，并以此为基础评估患者身体活动能力的受限程度，以便让患者回归到社区生活中。病情越危重，越需要评估患者 VO_2 与 DO_2 之间的关系（见第 2 章）[25]，确保活动不会超过患者氧运输能力的极限。

与慢性心血管系统与呼吸系统疾病患者不同，急性功能障碍患者因存在安全风险且无法完成相关测试，通常不会进行传统意义上的运动测试。鉴于活动和运动对心肺功能的显著和直接影响，物理治疗师需要确定所需运动的具体影响，并确定最佳治疗刺激（即产生最大氧运输效益且风险最小的刺激）。在制订活动处方时，通常会考虑多种因素，而不仅仅是患者的最大努力或峰值努力（见第 29、30 和 31 章）。

急性和慢性心血管系统与呼吸系统疾病会从两个方面进一步损害患者的功能能力。首先，在急性疾病中，患者卧床休息的时间较长；其次，在急性和慢性疾病中，患者的体力活动均减少。卧床和活动受限对氧运输有着明显的生理影响，二者共同导致体适能下降。其中，卧床是主要因素[26-28]。这些因素的影响在吸烟者、年轻人、老年人、肥胖者和机械通气患者中更为严重（临床提示 17.2）。

> **临床提示 17.2**
>
> **卧床**
>
> 卧床或处于卧床状态是指身体处于平卧状态。在本章中，卧床状态下的去垂直重力梯度会导致重要生理变化，是影响肺容积和肺功能以及心脏容量和心脏功能的重要因素。

活动与运动的目标是恢复功能障碍，提高患者的活动能力和参与能力。提高活动能力和参与能力的结果包括自我照护、家庭管理、重返工作岗位和继续以前的业余爱好，特别是重返工作岗位。重返工作岗位与氧运输能力密切相关，例如有氧能力和肌肉力量。此外，还需考虑经济、心理和环境因素。这些因素也应作为整体评估的一部分，并在确定患者的总体目标和适当结局时加以考虑。

运动的预防作用

运动的预防效果在预康复（prehabilitation）中是非常明显的。预康复这一术语是指患者在手术或住院前的体适能训练[29]。治疗师可以根据患者年龄、功能状态以及预期手术和治疗策略来制订适当的运动方案。这样做的目的是减少并发症、加速康复、缩短住院时间，并促进患者尽快完全恢复日常生活。

尽管人们普遍认为运动对大多数患者具有长远的预防益处，但人们尚未对危重患者的这些获益进行充分研究。如翻身等常规临床实践已经用于急性患者，翻身频率一般为每 2 小时 1 次，但尚无文献支持每 2 小时翻身 1 次的预防效果优于每 1 小时或每 4 小时翻身 1 次。坐起和步行是另外两种常用方式。在临床实践中，康复干预安排通常是基于实际操作的方便性、患者的其他需求，或是每天 1 次或两次的康复方案，而不是在规定的基础上考虑治疗之间的休息和恢复时间。出于预防目的而进行坐起或步行的患者可能会采取次优的，甚至是错误的弯腰方式或不对称姿势。需要提醒患者及其照护者始终保持正确身体姿势的重要性，并为患者提供可以支撑的椅子、固定枕垫以及保持最佳体位的可调节病床。也可在患者休息时安排此类干预措施或与药物（例如镇痛药或延迟镇静药物）配合使用，从而增加上述获益。

当为患者开具预防的运动处方时，物理治疗师需要充分考虑与开具运动处方时相同的因素，以获得短期和长期益处：患者的年龄、能力、发病前功能能力，以及患者基础疾病的类型、部位和严重程度。预防性活动和运动应在考虑患者整体状况的基础上制订处方，以确保不会对患者的健康状况产生任何不良影响。即使在进行了如心导管检查这类侵入性较大的治疗后仍然可以从安全的早期活动中获益[30]。

预康复运动处方

尽管我们已经认识到活动对保护心肺功能和体适能的益处，以及卧床休息和活动受限带来的负面影响（稍后会讨论），但对于如何为无法耐受直立体位的患者开具运动处方仍了解甚少[31]。体适能下降和训练不足会受年龄、性别、卧床前的体能状况、病理生理学、体液和电解质平衡、药物使用以及卧床时间等的影响[32]。

运动刺激的预防作用是指能够维持患者体适能水平并防止病情恶化的运动剂量。在过去，对于预防性活动和运动处方的制订缺乏特异性。此外，有氧运动和抗阻训练在改善活动受限方面的效果也不同[33,34]。直立体位摆放是减少卧床不利因素的最主要手段，运动的作用可能有限[35]。已有研究证明，健康人进行高强度、短时间的等张性功率自行车训练（isotonic cycle ergometry training, ITE）和间歇性抗阻等速训练（intermittent resistive isokinetic training, IKE）并不能改善与卧床相关的直立位不耐受症状，但 ITE 可以维持血容量、红细胞数量和体液平衡，而 IKE 对血浆流失没有影响，却可以减少红细胞流失。

这些不同的训练效果具有极大的临床意义，高强度训练可以改善生理变化，但进一步卧位训练却不能完全替代直立体位的自重应力影响。虽然病情严重的患者无法进行高强度运动训练，但值得注意的是，健康人在卧床休息 5 天后，每天进行 30 分钟的高强度间歇直立运动训练可以维持直立运动反应[36]。此外，对抗下肢负重进行中等强度运动，在模拟直立的环境下，无法对抗卧床休息 15 天后的直立位不耐受[37]。仅进行仰卧位有氧踏车运动可能无法维持血流动力学功能和 VO_{2max}[38]。就运动训练处方而言，训练强度对减轻长期卧床所导致的体适能下降最为重要，其次是训练频率[39]。

抗阻训练可以防止肌肉力量和功能下降，但不能有效改善心血管功能下降（因为这需要重力和有氧运动）[40]。证据表明，卧床期间进行等长运动可以减轻 VO_{2peak} 下降，并且比等张运动更容易使肌肉维持在相对健康和正常的状态[41]。两种类型运动都会增加乳酸脱氢酶标志物，即无氧阈值。随着时间的推移，

静水压下降会使乳酸脱氢酶减少。

如何优化活动受限的卧床患者的预防性运动处方需要进一步研究。例如，需要回答以下问题。

- 什么样的预防性活动 / 运动在什么条件下对什么类型的患者最好（即开具处方的原则是什么）？
- 在其他因素（即患者的年龄和人口特征、吸烟史、一般健康状况、目前疾病和严重程度、体重、营养状况、氧合状况、应激水平、认知状态和用药计划）不变时，不同类型的运动训练在预防效果上有何差异？
- 通过某些体位进行运动训练是否能比其他体位起到更好的预防效果？
- 对于活动受限的患者，制订活动 / 运动训练的最佳强度、持续时间和频率的原则是什么？
- 当一侧肢体制动时，哪种类型的运动训练能够产生肢体间的交互作用，以延缓受限侧肢体的体适能下降？
- 一天中应如何安排体力活动，以限制长时间的久坐（即不活动的最长持续时间，以及需要多少体力活动能抵消久坐不动所带来的不良影响）？
- 对于特定患者，特别是危重患者，什么样的运动刺激可以最大限度地发挥预防效果？

久坐行为的危害

心肺调节或体适能与规律的体力活动量有关，但它与健康指标之间无密切关联[42]。缺乏体力活动与生活方式相关疾病有因果关系（见第 1 章），但总体而言，目前尚不清楚是否可以通过精确的活动和运动强度来预防这些疾病。缺血性心脏病是一个例外，推荐进行至少达到 6 个代谢当量（METs）阈值的规律性体力活动，以保持最佳的心血管健康效果[43]。预防高血压和脑卒中的运动强度则不太明确[44]。因此建议进行适度而非剧烈的运动[43]。选择相对强度还是绝对剧烈强度取决于预防目标和患者的具体特征和病史。

在发达国家，有越来越多的人不仅缺乏体力活动，而且还有长时间久坐行为（sedentary behavior）。尽管他们可能坚持规律有氧运动，例如每周 3~5 天，每次 20~40 分钟的中等强度运动，但这并不能

完全抵消在 1 天、1 周、1 年和整个生命周期内因长时间久坐而带来的有害影响。久坐不动的负面影响对难以进行基本日常生活活动的老年人和残障人士可能尤为严重。这进一步导致了久坐不动的恶性循环，通常还伴随体重增加，使他们的行动和体力活动变得更加困难。

虽然一个人可能每天会运动 1 小时，但问题在于剩下的 23 小时会怎样度过。过去的 20 年，研究人员不仅关注了缺乏体力活动的健康危害，还关注了长时间久坐行为的健康危害。研究表明，除了规律运动外，停止久坐（包括屏幕前的活动），对抵消长期不活动的影响至关重要[45,46]。随着电子娱乐产品的出现，如今儿童也面临着长时间久坐不动的严重风险。此外，儿童久坐更有可能延续为成年习惯。相反，经常活动和运动的儿童也会在青少年和成年后保持这种习惯[47]。

长期久坐不动会增加生活方式相关疾病的患病风险并导致过早衰老。相反，积极的生活方式有助于促进健康和幸福，甚至可以减少随年龄增长而出现的生活方式相关慢性疾病[48]。

卧床休息的生理影响

人类天生就是直立行走的，"直立和行走"为正常的生理体位。患者因活动受限而导致的体适能下降与运动员中的用进废退效应相似[32,39]；因卧床休息导致的体适能下降与仰卧姿势和活动受限有关。

当人们卧位且不活动时，会没有重力刺激（垂直重力梯度）和运动刺激。卧床休息是最常用且很少受到质疑的治疗方法之一，它要求患者保持卧位和不活动状态。这种广为接受的措施并不符合正常生理学原理（第 19 章）。大量文献已证实该体位会导致有害后果[24,39,49-56]，且患者病情越严重，越容易被限制在床上，从而增加多系统并发症的风险（表 17.3）。

1968 年，Saltin 等进行的一项经典研究表明，5 名健康年轻男性经过 3 周的卧床休息后，出现了明显的多系统功能减退，之后进行剧烈的直立位有氧训练后，有氧能力得以恢复[57]。30 年后对这 5 位受试者进行随访时[58]，发现所有人的有氧能力都出现了年龄相关性下降。对比他们的运动反应时发现，与 30 年的衰老相比，他们在大学期间的卧床休息对体力能

力的影响更为明显。

临床上重要的事实是心肺功能的恶化速度比肌肉骨骼更快，并且从卧床的负面影响中恢复的速度通常比损伤速度更慢[59,60]。卧床的有害影响在老年人中更为显著[61]，并且很可能进一步加重患者的氧运输和其他病理损害。

氧化应激与年龄相关的生理变化有关[62]。废用性体适能下降是加速衰老的氧化应激因素之一，特别是同时存在吸烟和西方饮食的影响（见第 1 章）。实际上，与衰老相关的身体功能下降有一半归因于缺乏体力活动[63]。通过规律体力活动并按照医嘱进行有氧和力量训练，可以在很大程度上减缓上述变化。因

表 17.3　卧床休息的生理学影响

卧床休息的影响	可能机制
Ⅰ 体液再分布	血浆和血容量减少 心脏总容积和左心室容积降低 血细胞比容增加 多尿和尿钠排出增加 静脉淤滞
Ⅱ 肌肉活动减少	胰岛素抵抗增加 肌肉质量减少 肌肉力量下降 肌肉耐力下降
Ⅲ 体重和压力分布改变	尿淤滞、尿潴留，有结石倾向 高钙尿症 骨质疏松 局部皮肤变化
Ⅳ 有氧适能下降	静息和所有水平活动时 HR 增加 静息时最大每搏输出量减少 最大心输出量减少 患静脉血栓和栓塞的风险增加 直立耐受能力下降 有氧适能下降 VO_{2max} 下降 静脉顺应性增加
Ⅴ 其他	分解代谢 厌食症 麻痹性肠梗阻 便秘 对热刺激的敏感性增加；出汗增多和充血增加 出现焦虑、敌意、抑郁和精神症状 听觉阈值增加 远视力增加，近视力下降 某些药物清除率改变

改编自 Woods SL. *Cardiac Nursing*, ed 5. Philadelphia: JB Lippincott, Williams & Wilkins; 2010.

此，功能能力会得到最大限度地提高，即使患病时，也具有更好的生理储备来应对病理生理危害。无论年龄如何，由运动带来的生理和健康获益都会在停止运动时丧失[64]。老年人活动受限也与临床抑郁症有关[65]。因此，证据支持终身坚持体力活动和运动，以获得运动带来的功能和健康益处。

卧床休息时的平卧、制动体位会明显降低氧运输系统功能，这会对大多数器官系统产生不利影响[66]。这在临床上非常重要，因为在传统的患者管理中，病情严重程度和卧床休息时间是相关的。此外，肌肉骨骼系统、神经系统、消化系统和泌尿生殖系统也会受到不利影响。

对心血管系统与呼吸系统的影响

活动和运动对心血管系统与呼吸系统的主要影响之一是增强黏液纤毛运动和气道廓清能力[12]。频繁改变体位有助于促进气道廓清并减少支气管分泌物的积聚和滞留，从而降低气道阻塞和气流阻力（第19章）。通过频繁改变体位可以预防分泌物积聚和解决已积聚的分泌物，也可以结合活动以进一步增强效果。

卧床休息导致的心血管适能下降包括体液容量和压力调节机制受损，血浆容量减少及利尿[67-70]。反过来，血细胞比容增加，发生深静脉血栓和血栓栓塞的风险也随之增加。血液黏稠度、血小板计数、血小板黏性、血浆纤维蛋白原增加[71]和静脉淤滞会加剧这一情况。

静脉血栓栓塞性疾病大部分可通过保守干预措施预防，有时需要预防性抗凝[72]。除了活动受限外，危险因素还包括高龄、静脉置管和激素替代疗法。部分疾病也会增加患静脉血栓栓塞的风险，例如血栓栓塞病史、心肌梗死、心力衰竭、严重肺部疾病、癌症、肥胖症以及脑卒中等瘫痪性疾病。急性脑卒中后，患者由于瘫痪、卧床、活动受限和循环淤滞，尤其容易发生静脉血栓栓塞[73]。活动受限且卧床的患者，心脏和呼吸做功增加。心脏做功更大是由于长期卧床导致的充盈压和HR增加，以及血液黏稠度增加。呼吸做功增加是由于膈肌下方脏器挤压导致的肺容积减少、胸腔内血液容量增加和胸廓运动受限。

卧床的肺部并发症包括肺容积减少和肺功能下降，特别是功能残气量（FRC）、残气量（RV）和用力呼气量[74-78]。与坐位相比，卧位时FRC减少是由于胸腔容积降低和胸腔血容量增加导致的肺静脉淤血[79]，进而导致卧床时肺泡–动脉氧分压差和血氧分压降低[80-82]。仰卧位时，闭合容量增加引起血氧饱和度降低并继发并发症。

卧床休息可使肌肉和内脏血管扩张。长时间卧床可能会使肌肉失去收缩能力。这些血管收缩能力在防止血液淤积和患者站立时保持循环血量方面至关重要。患者卧床后站立可能会感到头晕或眩晕，甚至可能昏厥。但在直立耐受方面存在个体差异，需要进行评估[67,68,83,84]。下肢静脉顺应性高的患者会通过机制代偿，例如激活肾素–血管紧张素–醛固酮系统、交感神经系统以及抑制副交感神经系统，以更好地适应直立体位，从而减轻或避免直立性低血压等不适症状。

对肌肉骨骼的影响

仅几天的卧床肌肉就会开始萎缩，导致虚弱、协调障碍和平衡困难[57,85]。在极度虚弱的情况下，韧带和关节可能会承受过度应力。对肌肉及其非活动结构产生不同程度的影响。例如，伸膝肌群的肌腱强度降低，迟滞现象更为明显[86]。卧床休息后肌肉质量和力量下降，同时肌肉和韧带缩短，导致关节挛缩，皮肤损伤和压疮也有可能发生[87,88]。

卧床后4小时细胞就会出现失用性萎缩。有报道称与股外侧肌IIa型肌纤维相比，I型肌纤维受到卧床的影响更为严重，并且对肌肉抗阻训练的反应较差[89]。肌纤维类型的差异可能解释了为什么下肢肌肉受影响程度不同，例如，跖屈肌受影响尤其严重[90]。此外，关于卧床肌肉力量丧失的性别差异也有报道[91]，不良姿势力可能会造成肌肉失衡。

卧床、衰老、营养不良、糖尿病控制不佳和脓毒症会影响骨骼肌蛋白合成[92]。失用性骨质疏松是由重力机械应力减少和关节肌肉缺乏主动收缩所致。预防是首要目标，因为骨骼中的矿物质流失恢复缓慢，而且在很大程度上不可逆[93]。活动受限一段时间后，骨量恢复要晚于肌肉质量和功能恢复，这增加了骨折的风险[94]。

卧床时肌肉长时间处于相同位置可能导致姿势不

良、僵硬和疼痛。卧床会使体重分配到各个不适合承载体重的部位。压疮最常发生在骶骨、股骨转子、肘部、肩胛骨和足跟等骨突出部位。压疮的风险因素包括年龄、住院时间延长、活动受限和体弱、体重过低、舒张压过低和外科手术干预[95]。

不活动患者存在骨质疏松风险，这对老年人群、残疾患者、绝经后妇女和接受类固醇治疗患者尤为重要。首要目标是预防失用性骨质疏松，因为即使进行积极运动、体位摆放、电刺激和药物治疗，骨矿物质化也不太可能[93]。对于危重患者，细胞因子和制动引起的炎症、肌肉损伤与肌肉萎缩有关。活动是对抗这些不良反应的一种有效对策[96]。

对肾脏的影响

卧床可引起利尿作用，增加肾脏负担，尤其是肾功能不全患者，受卧床以及其他后遗症的影响更为严重[97]。因此，患者可能出现心律失常、肌肉萎缩、虚弱、神经病变、糖耐量降低和骨密度降低。

对中枢神经系统的影响

长期卧床不动和缺乏体位变化，会出现直立位不耐受，并伴有静息时心动过速和运动能力降低，这反映了交感神经系统反射活动的减弱。此外，压力感受器功能可能会减弱，可能与延髓腹外侧中枢神经系统异常有关[98]。中枢神经系统（central nervous system, CNS）变化包括脑电活动减慢、情绪和行为变化、反应时间延长、睡眠障碍和精神运动能力受损[88,99]。交感神经活性降低是导致直立位不耐受以及血容量不足的主要因素，以上综合效应共同导致了卧床引起的去适应性改变[100]。

对代谢的影响

卧床和相对缺乏肌肉收缩时，会出现以下代谢变化：葡萄糖耐量和胰岛素敏感性降低[101]；由骨量减少引起的钙排出增加；以及由萎缩肌肉蛋白质流失导致的氮排出增加[102,103]。久坐的人血脂升高，骨骼肌出现胰岛素抵抗[104]。胰岛素敏感性和甘油三酯水平对饮食、活动水平和产热状态变化非常敏感。健康人胰岛素敏感性很高，而不健康的久坐人群往往胰岛素不敏感。胰岛素敏感性的逆转和正常化依赖于肌肉收缩增加。

对免疫系统的影响

卧床与细胞因子功能减弱和抗体数量减少有关，从而导致免疫力下降，感染风险增加[105,106]。卧床会减少淋巴液，这可能会进一步增加患者的感染风险[107]。

对心理的影响

卧床也会影响心理状态。患者可能会出现抑郁、感官剥夺或可能发展成精神神经症[108]。

非特定性卧床休息的替代方案

证据支持以下观点。
- 卧床休息作为有效的干预措施证据不足。
- 卧床休息的使用缺乏特定性且过度。
- 卧床休息会产生多系统负面影响，因此必须像用药一样明确和审慎地开具处方。
- 对于ICU重症患者，必须制订除卧床休息以外的其他治疗方法。

鉴于这些证据，需要在物理治疗范围内、外寻找替代方法。例如，物理治疗师需要积极参与设计更适合患者正常生理功能和康复需求的家具和设备。这些设备包括在ICU中增加更多担架椅，以便患者能够轻松地从床上转移到椅子上或站立，以及提供更多的患者转运设备。若患者无法活动，需要更加注重椅子的设计，有效的椅子设计可以增加活动，同时还可以促进体位变化。

可活动床和旋转床是电动机械床，可以在几分钟内将患者从仰卧位转动约30°至侧卧位[109,110]。这些床可用于病情危重且无法翻身或翻身困难的重症患者。尽管研究表明这些床可增加急性呼吸窘迫综合征等重症患者的氧合水平[111,112]，但应谨慎选择使用[113]。在调整患者体位时，患者不应仅依赖床的被动调整，更应该采取更主动和辅助主动的方式调整。这些干预措施为患者活动和移动的初期阶段。

由于倾斜时患者腿部有所支撑，肌肉泵作用非常有限，使用起立床促进活动可能存在危险。起立床上的被动站立比主动站立对血流动力学造成的压力更大。主动直立坐姿、双足支撑，可能比被动站立生理获益更大且风险较小，因为这会产生较大的血流动力学压力。通过原地踏步的下肢运动可以抵消与直立姿势相关的显著体液分布改变。

即使严重急性疾病患者，如 ICU 患者，体位改变和活动也是必不可少的，因为这可以抵消由缺少直立位的重力刺激，以及运动受限而没有运动刺激所造成的不利影响（第 30 章和第 31 章）[114]。

卧床休息适应证

尽管人们普遍接受卧床休息作为一种医学治疗干预措施，但其治疗适应证并未得到充分的文献支持，卧床休息的有效性仍然备受质疑[39]。此外，卧床休息带来不良影响和危及生命的潜在危害多于益处。显然，卧床休息应该像其他医疗干预措施一样有选择性、有处方地使用，以确保获得特定益处并将多系统负面影响降至最低。

许多手术等治疗措施伴明显疼痛，因此认为在床上保持相对静止和平躺可以减轻术后不适。通常建议骨科术后患者减轻重力刺激和避免负重。同样，卧床能够实现多处伤口和骨折位置固定，有助于促进愈合。

若出现水肿，需要尽量减少重力对受累肢体的影响。必须确定水肿是否可以通过局部肢体抬高来控制而不是依靠卧床休息来解决。在某些情况下，可能需要一定程度制动，特别是在急性期阶段，以减轻心脏的负担，例如心肌梗死患者。然而，多年前就有报道称，心脏病患者坐在椅子上休息比完全卧床休息更有益[115]。尽管有这一发现，但许多患者仍然选择躺在床上而不是坐在椅子上或开始行走。也有报道称，动员患者使用卫生间如厕比使用便盆更容易[116]。

活动和运动的即时效应

运动的即时生理影响

表 17.4 列出了活动和运动的即时生理效应。主要包括以下方面。

- 潮气量、呼吸频率或两者同时增加而增加每分通气量。
- 改善流速。
- 改善黏液运输。

表 17.4　活动和运动的即时生理效应

身体系统	生理效应
呼吸	增加局部通气 增加局部灌注 增加局部弥散 增加 2 区通气 / 灌注匹配面积 增加潮气量 改变呼吸频率 增加每分通气量 提高呼吸力学效率 减小气流阻力 增加流速 提高咳嗽力量和质量 改善黏液纤毛运输和气道廓清能力 增加肺免疫因子分布和功能
心血管	血流动力学效应 增加静脉回流 增加每搏输出量 增加心率 增强心肌收缩力 增加每搏输出量、心率和心输出量 增加冠脉灌注 增加循环血容量 增加胸腔引流 外周循环效应 降低外周血管阻力 增加外周血流 增加外周组织氧摄取
淋巴	增加肺淋巴流量 促进肺淋巴引流
血液	增加循环通过时间 减少循环淤滞
神经	增加唤醒 增加脑电活动 增强呼吸刺激 增强交感神经刺激 增加姿势反射
神经肌肉	增加局部血流 增加氧摄取
内分泌	增加儿茶酚胺的释放、分布和降解 增加肌肉肌细胞因子的释放、调节和控制
生殖和泌尿	增加肾小球滤过率 增加尿量 减少肾淤血
消化	增加肠道蠕动 减少便秘
皮肤	增加皮肤循环以调节体温
多系统影响	减少麻醉和镇静的影响 减少手术对心肺的有害影响 减少与直立位相关失重刺激的风险

- 每搏输出量、心率或两者同时增加而增加心输出量。
- 增加组织氧摄取能力。
- 活动和运动的即时效应可以个体化应用，以最大限度地改善患者的病理生理异常情况。

过去的运动科学研究主要集中在男性大学生，而近期研究越来越多地关注于性别差异对运动反应的影响。根据体重进行调整，男性峰值 VO_2 和肌肉力量都比女性更高。这些差异主要是由激素不同引起的，具体来说是女性体内的雌激素和孕激素以及男性体内的睾酮和雄激素。自主神经功能的差异导致女性患心脏病的风险更低和寿命更长[117]。在心脏功能调节方面，女性比男性具有更强的副交感神经控制，同时较少受到交感神经调节。

对心血管系统与呼吸系统的影响　呼吸肌的健康状况可能会影响健康人的运动表现。相比于全身运动训练，单独进行呼吸肌训练能够增加呼吸肌耐力和维持时间[118-120]。虽然 VO_{2max} 没有改变，但训练后每分通气量和血乳酸含量会降低。此外，呼吸肌训练还能减轻健康人运动时的呼吸困难。但有研究显示运动员进行呼吸肌力量和耐力训练并未对 VO_{2max} 产生影响[121]。虽然患者的治疗目标是通过整体功能性运动来提高呼吸肌功能，但这些研究结果对临床实践也有重要启示。

运动时，身体的即时代谢需求增加，导致了一系列生理变化，其中包括气道直径轻微增加以及其他指标增加。

- 每分肺泡通气量。
- 肺泡通气量。
- 潮气量。
- 呼吸频率。
- 流速。
- 心输出量。
- 每搏输出量。
- 心率。
- 血压。
- 心率 – 血压乘积（rate pressure product，RPP；即心率和血压的乘积）。

无论是健康人还是心脏病患者，RPP 与心肌 VO_2 密切相关，因此也与心肌做功[122]、VO_2 和二氧化碳产生量（carbon dioxide production，VCO_2）相关。通常情况下，每搏输出量在低强度运动时比心率增加更多，从而影响心输出量。随着运动强度的增加，每搏输出量相对心率的增加量会减少，而心率会继续增加，直到通过递增运动达到最大心率。但适度活动水平的年轻女性在进行中、高强度运动时，每搏输出量会先趋于稳定，不再随着运动强度的增加而增加，但在非常重负荷的情况下又会再次增加[123]。每搏输出量会通过耐力训练增加，这主要是因为耐力训练会增加心脏的充盈和排空速率，以及体内的血液容量。老年人运动时可能心输出量和每搏输出量不会增加，而更倾向于进行周围适应[124]。肺中部区域（2区）通气/血流灌注最佳匹配的区域会因肺毛细血管扩张和重新开通而增加[125]。

站立姿势（而非卧位）时运动可以最大限度地发挥运动对血流动力学系统的作用，因为卧位时体液调节机制会受到影响，导致循环系统的部分功能减弱，仅进行运动无法抵消[126]。最重要的是重力应激有维持血压稳定和减轻直立位不耐受的作用（有关体位改变对血流动力学的影响，请参阅第 19 章）。有研究显示，耐力运动员在运动中，直立位时的舒张末期容积和每搏输出量较仰卧位更大，这表明运动更依赖于 Frank-Starling 定律[127]。因此，在运动中身体姿势决定了心率、心肌收缩力和 Frank-Starling 定律对心输出量的相对贡献。对静脉回流和心肌收缩力受损的患者来说，仰卧位时的中等强度功率自行车可能有益，这主要有利于中心循环和局部血管扩张[128]。已有研究证明高强度运动可增加血浆容量这一现象与体位有关[129]。与仰卧位相比，直立位时血浆容量增加是因为体位改变导致的血浆白蛋白含量增加。通过直立位运动可以直接帮助体液失衡的患者恢复体液平衡和血流动力学稳定。

对于有高凝风险的患者，运动对凝血和血小板聚集方面的影响也非常重要。例如，心房颤动患者患脑卒中的风险较大。高强度运动可增加血小板活性，中等强度的运动促凝血影响较小[130]。目前尚不清楚高强度运动增加血小板活性在临床上是否构成风险因素。

运动在预防深静脉血栓形成方面的作用已得到充分证实。尽管在深静脉血栓治疗中该作用存在争议，但已有学者提出了根据审慎评估后进行包括步行在内的积极方法[131]。有证据显示，对于门诊急性深静脉血栓患者，穿戴下肢加压弹力袜步行的疗效是优于卧床休息的[132]。此外，系统综述和荟萃分析证实，相比卧床休息，活动并未增加肺栓塞和其他并发症的发生率[133]。

对内分泌系统的影响   活动和运动会刺激内分泌系统。运动时身体释放儿茶酚胺，刺激心血管系统以维持给定的运动做功功率。活动可增加交感神经活性是重要的物理治疗成果，可帮助减少患者对拟交感神经活性药物的需求[134]。交感神经刺激增加，导致交感神经递质处理更加高效（即合成和降解）。这一重要效应可以作为开具运动处方时的目标之一。外科 ICU 患者使用外源性儿茶酚胺以增加 DO_2（最优为 600 mL/（min·m^2），可改善患者生存率，并且与对照组患者相比没有增加心脏事件[135]。这种效果可能是通过改善心脏储备能力来实现的，但是否可以通过运动引起交感神经刺激来实现仍有待进一步研究。重症患者交感神经激活的益处可能是通过增加儿茶酚胺释放而产生抗炎效应[136]。

另一个与活动相关的重要内分泌反应是肌细胞因子（myokines）的释放和利用，肌细胞释放的蛋白质激素有助于调节诸多生理过程。自从肌细胞因子在 2003 年被发现和命名以来，已确认有 600 多种，但其中许多仍需要进行分类。对全身健康有急性和慢性影响的主要肌细胞因子有白细胞介素 -6（interleukin-6，IL-6）、IL-15、鸟苷素和肌肉抑制素[137]。已有研究显示，肌细胞因子在肌肉训练和肌肉调节[138]、大脑功能和可塑性[139]、情绪、记忆、睡眠[137]以及全身炎症和代谢调节方面都具有重要作用[140]。

对肌肉骨骼系统的影响   重症患者进行抗阻训练具有短期益处和长期益处，且有预防肌肉体适能下降的作用。这类患者运动处方的主要目标是外周肌肉和呼吸肌，通过训练可避免机械通气或有助于促进撤机（见第 31 章）[141]。抗阻训练是卧床患者防止肌肉萎缩的有效方法[33,142]。

抗阻训练一直是促进患者运动恢复和提高体适能的主要手段。研究越来越多地关注抗阻训练对血流动力学的影响以及它们之间的相互作用。值得注意的是，健康老年人进行抗阻训练后有氧运动表现有所改善。在运动过程中，心血管反应减少，峰值反应延迟出现，从最大负荷中恢复的速度更快[143]。训练效果取决于抗阻训练强度与有氧运动反应之间的剂量依赖关系以及训练前状态[144]。心肺功能障碍患者能从抗阻训练中获益，因此，改良抗阻训练是传统心肺康复计划中的重要部分（见第 27 章）。但抗阻训练会增加动脉壁僵硬程度，从而导致动脉柔韧性有所降低，进而使脉压增加[145]。脉压增加是缺血性心脏病的危险因素，这表明需要谨慎选择影响脉压的运动处方。

开始高强度抗阻训练时，应根据患者力量和耐力状况谨慎评估和选择。曾报道两名健康年轻男性运动时出现严重神经系统事件（脑卒中和硬脊膜外血肿）[146]。发生该事件的原因是仰卧起坐时腹部收缩相对较强，在力量较弱的个体中可能引发强烈的抗阻收缩或等长收缩，增加胸腔内压力，每搏输出量降低，并导致血管损伤。因此，在腹部运动前应对患者进行风险因素筛查，并且应当在训练中加入呼吸控制以降低胸腔和腹腔内压力。物理治疗师在工作中需要保持警觉，及早发现患者神经系统症状和体征。高强度抗阻训练带来的积极影响远超其极低的潜在风险，因此对大多数人来说，高强度抗阻训练仍然是安全和有益的。适当的进行抗阻训练并逐渐增加训练强度可以使患者获得更好的治疗效果，并防止医院获得性体适能下降[147]。

上肢训练和下肢训练具有不同的生理特点[148]。这些反应（如心肌功能障碍患者行上肢训练导致血流动力压力增加）可能需要避免，或应加以利用（如下肢瘫痪患者）。这两种类型训练的氧动力学和血流动力学反应不同。与下肢功率自行车训练相比，上肢功率自行车的 VO_2 反应动力学更持久，这种变化与 II 型肌纤维募集增加有关。II 型肌纤维代谢率低于快速糖酵解代谢的 I 型肌纤维。

对中枢神经系统的影响   CNS 对运动的反应包括通过激活网状激活系统引起觉醒状态，并调节多个器官、系统，维持正常生理功能[149]。运动开始时，自主神经功能表现为副交感神经抑制，随后交感神经激活以增强心肌收缩力和加快收缩速率。通过全身和局部的体温、呼吸、心脏功能和血管活性多个系统的协调控制，来精确调节底物利用和转移到做功组织，并给肌肉供氧；在组织水平上受局部代谢控制以及血管活性和化学活性物质调控。

对代谢的影响　运动对葡萄糖代谢和生长激素合成代谢的影响尤为重要，因为这些功能对于健康和康复非常关键。体力活动受限会导致胰岛素水平升高和血糖水平升高，并减少生长激素的合成[150]。因此，运动即时效应可抵消上述变化。

对免疫系统的影响　运动对免疫系统具有显著影响。即使是一次中等强度运动也能对免疫系统产生积极影响[151]。目前尚不清楚是否存在剂量依赖效应，这需要进一步阐明。并且，对于急性和功能能力较差的患者短时间内进行低强度运动是否会有累积效应仍不明确。

运动能够诱导白细胞产生，因此可能有助于提高自身免疫力[152]。通常情况下，适度规律有氧运动可改善免疫功能[153]。剧烈运动的最初 10 分钟，白细胞增加，血小板增加，促进凝血细胞产生。这些变化与运动相关的血容量减少或体温升高无关。目前尚未确定白细胞增加和运动是否依赖于剂量，或者是否存在必须达到关键运动强度以刺激白细胞增加。长时间过度运动可能导致免疫功能受损，可以通过适当休息和恢复、均衡营养以及补充维生素 C 来避免[154]。运动员长时间剧烈运动后存在"窗口期"，在此期间容易感染，持续时间为运动后的 3~72 小时[155]。感染风险会因缺乏休息和睡眠、饮食不当、体重减轻以及心理压力而增加，但可通过更好的休息、饮食和运动来预防和降低[156]。针对运动员提高免疫力的训练策略也适用于临床人群。运动时要监测个体易感染性、总体健康状况、运动的强度和持续时间，以及恢复情况、休息质量、最佳饮食和压力管理等[157,158]。

对心理的影响　运动也能改善心理健康和情绪状态[159]。尽管已经充分证实运动对心理健康的益处（例如，减少焦虑和紧张，缓解抑郁）[160]，但较少采用。因此应多推荐运动，充分利用这一非药物治疗的经济效益。

开具活动和运动处方

为特定患者确定最佳活动和运动刺激是一个多因素的临床决策过程。根据以下因素来确定氧运输通路中每个步骤的完整性及整个系统在维持动脉氧合和pH 方面的完整性。

- 既往史。

- 现病史。
- 评估结果。
- 实验室检查结果。
- 诊断性操作结果。

一旦确定有活动和运动的必要性，并与患者的病理生理学情况相匹配（框 17.1），便可开具活动和运动处方。与严格的结构化方案不同，处方必须随着患者的病情进展而调整，以最大限度地发挥其益处（表17.5）。

框 17.1	能通过活动和运动改善的常见心血管系统与呼吸系统疾病

肺不张
肺实变
肺浸润
支气管肺炎和大叶性肺炎
细支气管炎
肺泡炎
胸腔积液
急性肺损伤和肺水肿
血胸
气胸
心肺功能不全
术后心肺并发症
活动受限导致的心肺并发症

评估即时运动反应有两个主要组成部分。

- 在标准化运动前状态的基础上建立稳定基线。
- 确定运动开始时、稳定阶段、放松阶段和恢复阶段，客观和主观反应的定量和定性变化。

恢复阶段是运动反应评估中的重要部分，健康人在剧烈运动后低血压较为严重且持续时间较长[161]，这是因为剧烈运动后心输出量主要通过增加每搏输出量维持；而低强度运动后则是通过增加心率来维持。

了解患者对极量或亚极量运动的反应能力对于大多数患者的物理治疗评估至关重要。

- VO_{2max} 反映了从空气吸入到线粒体氧运输系统的总传导能力。
- 心输出量在一定程度上受外周循环弹性特性的被动调节[162]，因此外周血管解剖和生理完整性对 DO_2 至关重要。

肌肉的扩散传导能力是氧运输中特别重要的组成部分，也是慢性心血管系统与呼吸系统疾病和肾脏疾

表17.5　活动和运动：开具活动和运动处方的临床决策过程

步骤	内容
步骤1	识别所有引起氧运输障碍的因素（第2章） 　　疾病病理生理学改变 　　活动受限和卧床 　　与患者照护相关的外部因素 　　与患者个人相关的内部因素 确定运动前、运动中及运动后需要监测的指标
步骤2	确定是否进行活动或运动，若进行则确定针对步骤1中所识别的氧运输障碍采取何种方式
步骤3	采用与患者氧运输能力相匹配的适当活动和运动强度 举例：日常活动、无辅助步行、辅助下站立及行走、床椅转移*、床边坐起、床上移动†
步骤4	活动和运动强度应在治疗及患者氧运输能力安全值范围内
步骤5	将下列方法与各种体位管理结合，特别是直立体位 　　咳嗽、自主和主动、自我辅助或他人辅助咳嗽 　　胸廓活动度训练（屈曲、伸展、侧屈和旋转） 　　主动、主动辅助及被动关节活动度训练 　　呼吸控制训练，特别是与身体运动相协调
步骤6	根据患者反应确定活动持续时间，如氧运输相关测量和指标变化，而不是根据时间
步骤7	根据活动对患者的有益影响和安全耐受性，尽可能多地重复活动训练
步骤8	当活动强度、持续时间增加或两者均增加时，维持患者最佳氧运输能力且患者不感觉痛苦；所监测指标应保持在预定阈值范围内 根据患者反应来调整运动频率：一般来说，采取短时多次的方式（表17.7）
步骤9	无论是否进一步物理治疗，患者功能状态为恢复活动和充分参与生活提供了基础 对氧运输系统的威胁降至最低

注：*支撑坐位、半卧位、低头垂肩或塌腰姿势，虽然接近直立姿势，但在生理上是不可以的。
　　†无论多小的运动量或活动量，都可获得即时或长期益处。

病患者运动能力受损相关研究的重点[163]。这解释了为何这些患者心血管问题得到治疗并纠正后，运动能力仍然无法完全恢复。

健康人运动前可使用活动问卷（Get Active Questionnaire, GAQ）（图17.4）评估，该问卷目前已取代体力活动准备调查问卷（Physical Activity Readiness Questionnaire, PAR-Q）。问卷有助于确定是否需要进行渐进式运动计划，或者是否存在渐进式运动计划禁忌证。如果存在心血管系统与呼吸系统危险因素或肌肉骨骼限制，则可能需要进行医疗检查。必须事先或进行运动时解决这些潜在问题。

开具活动和运动处方除要达到即时获益外，还要达到长期获益，提高中枢和外周有氧能力。健康人群能达到长期获益且通常被广泛接受的运动处方参数见表17.6：有氧运动时心率为心率储备（heart rate reserve, HRR）的40%~85%，持续20~40分钟，每周3~5天［HRR是基于Karvonen公式：

HRrest+40%~85%（HRpeak /HRmax- HRrest）］。 运动训练的传统处方（为年龄预测最大或测试最大心率的70%~85%，持续20~40分钟，每周3~5天）可能对轻度慢性疾病患者效果更好。通常可在2个月内观察到有氧训练的效果。

表17.6　健康人群能达到长期获益的运动处方参数

参数	说明
运动类型	包括大肌肉群（下肢、上肢或两者兼有）的节律性活动
强度	HRR 的 40%~85%，使用预测 HRmax 或观察 HRmax（基于 Karvonen 公式）
持续时间	20~40 分钟
频率	3~5 天/周
课程	6~8 周

注：HRR =（HRmax- HRrest）× 预期运动强度 + HRrest。
改编自 American College of Sports Medicine. *Guidelines for Exercise Testing and Prescription*, ed 8. Philadelphia: Lippincott, Williams & Wilkins; 2010.

CSEP | SCPE
THE GOLD STANDARD IN EXERCISE
SCIENCE AND PERSONAL TRAINING

活动问卷

运动科学和个人训练金标准
加拿大运动生理学会 - 体力活动训练（CSEP-PATH®）

体力活动可以改善您的身心健康，即使是少量的体力活动也是有益的，而且越多越好。

对几乎所有人来说，体力活动获益远远大于风险。对部分人来说，建议咨询已经过认证的运动专业人员（Qualified Exercise Professional, QEP, 具有运动科学专业教育背景和该领域的高级认证，详见 csep.ca/认证）或医疗专业人员以获取专业建议。本问卷适用于全年龄段人群。

☐ 我正在为自己填写这份问卷。

☐ 我正在作为家长/监护人，为我的孩子/被监护人填写这份问卷。

准备开始活动

YES　NO

以下问题将有助于确保您拥有安全的体力活动体验。在增加体力活动前，请以"是"或"否"回答下列问题。如果您回答不确定时，请回答"是"。

1 在过去的六个月内，您是否经历过以下任何情况（A至F）？

A 是否被诊断为心脏病、脑卒中，日常生活活动和体力活动时是否有胸部疼痛/不适/压迫感？

B 是否被诊断为高血压？静息血压是否 ≥160/90 mmHg?

C 体力活动时头晕吗？

D 静息时有呼吸困难吗？

E 无论何种原因曾经意识丧失/昏倒过吗？

F 有脑震荡吗？

2 是否有身体疼痛或肿胀（如受伤、关节炎急性发作或背痛），影响活动吗？

3 是否曾有医疗专业人员告知您应该避免或调整某些类型的体力活动？

4 是否有其他可能影响体力活动的疾病（如糖尿病、癌症、骨质疏松症、哮喘、脊髓损伤）？

NO 对所有问题的回答均为"否"：转至第2页，评估您目前的体力活动状况

YES 任何问题回答为"是"：请参阅参考文件——如果回答为"是"的建议

1

图 17.4 活动问卷（摘自 *Canadian Society for Exercise PHysiology*. Phsical Activity Training for Health (CSEP-PATH) © 2017). Reprinted with Permission.

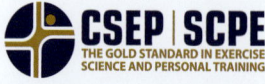

CSEP | SCPE
THE GOLD STANDARD IN EXERCISE
SCIENCE AND PERSONAL TRAINING

活动问卷

评估您目前的体力活动状况

回答以下问题以评估您的体力活动水平

1 每周您有几天进行中至较高强度的有氧体力活动（如快走、骑自行车或慢跑）？ | 天/周

2 中等强度的有氧体力活动（如快走）持续多少分钟？ | 分钟/天

对于成年人，请将您进行中至高强度有氧体力活动的每周平均天数乘以进行中至高强度有氧体力活动的每天平均分钟数。 | 分钟/周

加拿大体力活动指南推荐成年人每周至少进行150分钟的中至高强度体力活动。对于儿童和青少年，推荐每天至少进行60分钟。
成年人每周至少进行两次肌肉和骨骼力量训练，儿童和青少年每周至少进行3次肌肉和骨骼力量训练（见csep.ca/指南）。

▼

增加体力活动的建议

逐渐增加体力活动会有积极的体验。将喜欢的体力活动融入日常生活中（例如，与朋友散步、骑自行车上学或上班），减少久坐行为（例如，长时间坐着）。

如果您想进行高强度体力活动（即，强度大到难以进行对话），但未达到上述最低体力活动的建议，请事先咨询已经过认证的运动专业人员（QEP）。这有助于确保安全且适合个人情况的体力活动。

体力活动也是健康妊娠的重要组成部分。

如果因暂时的疾病感到不适，则应推迟增加强度。

▼

声明

具我所知，这份问卷中提供的所有信息都是正确的。
如果我的健康状况发生变化，重新填写这份问卷。

我对第1页上的所有问题都回答"否"	我对第1页上的任何问题都回答"是"
	在下框中勾选适用内容：
▼	☐ 我咨询过医疗专业人员或已经过认证的运动专业人员（QEP），他们建议我增加体力活动。
在下面的声明上签字并注明日期	☐ 我常在不咨询医疗专业人员或QEP的情况下增加体力活动。
▼	◄

_____ | _____ | _____
姓名（父母/监护人姓名）[请打印] | 签名（父母/监护人签名） | 出生日期

_____ | _____ | _____
日期 | 电子邮件（可选） | 电话（可选）

有了计划和支持，您可以享受更多体力活动带来的好处，QEP可提供帮助。

☐ 如果您想咨询QEP，了解更多地体力活动，请勾选此框。
（这份完整问卷将帮助QEP了解您和您的需求。）

2

图 17.4（续）

上述处方对于病情严重的患者或其他患者，可能是不现实、不符合伦理或不合适的。因此，运动处方应在安全范围内达到渐进性氧运输适应，而安全范围界限为患者的主观反应和客观反应，如感到劳累、呼吸困难、心绞痛、不适 / 疼痛和全身疲劳。但需要进行大量研究明确急性心肺功能障碍患者活动和运动的即时效应。此外，实现长期有氧适应所需的低水平运动处方的具体内容尚未详细阐明。尽管如此，基于对即时运动反应以及心肺病理生理学的理解，开具运动处方的原则是利用与氧运输有关的即时效应。

据报道，早期活动不仅可以减少活动受限风险，也可以启动回归日常生活功能的康复项目。例如，急性脑卒中患者在急性期除了存在活动受限的风险外，在此期间还会受氧运输障碍的限制。这一阶段患者活动水平低[164]。

男性和女性对有氧运动的即时反应存在差异，例如在高血压情况下[165]。女性 VO_{2max} 较低，与中央及外周因素均有关。女性 SVO_2 较高导致动 – 静脉氧差较低。这些研究结果可能与女性肌肉量较少、毛细血管密度和氧化能力较低有关。与年轻女性相比，老年女性心脏功能低下，但在不同年龄男性中却没有观察到这种差异[166]。具体而言，射血分数增加和血管阻力降低受到抑制，这是因为绝经后女性出现内皮功能障碍，导致运动时外周血管功能受损。

抗阻肌力训练的即时有氧运动反应逐渐引起临床上的关注，因为有氧反应是肌肉训练处方的指导，特别是有心血管风险的患者及重症患者。一项研究评估健康人对 60 度 / 秒和 180 度 / 秒最大膝关节间歇性等速运动所产生的代谢和心肺反应[167]。在运动的最后 2 分钟，VO_2、每分通气量、心率和血压与固定速率相一致。60 度 / 秒时 VO_2 增加斜率比 180 度 / 秒时陡峭，心率未受角速度影响。收缩压和舒张压与运动强度和运动角速度均无相关性。尽管膝关节间歇性等速运动引发的代谢和心肺反应与动态运动类似，但产生的差异可能反映存在等长因素与姿势稳定相关。因此，必须对患者心肺功能进行筛查以确保安全达到抗阻训练的要求，反过来说，抗阻训练项目可增强心血管适能。

临床上为患者开具此类训练处方时（如腰痛），很少考虑肌肉测试和训练对患者的即时血流动力学反应。这些患者往往肌肉力量弱、体能状态差[168]。通常采取多次重复的麦肯基（McKenzie）运动，其中包括站立和卧位时躯干前屈以及躯干后伸。据报道，这些运动产生的血流动力学反应是不同的[169]。血流动力学压力（即对心率和血压的影响）在水平卧位时（躯干屈曲大于伸展）比在站立位（躯干屈曲大于伸展）时要大。这些差异可能反映了不同运动的姿势稳定程度，从而解释了与有氧运动相比，等长肌肉收缩和血流动力学反应不成比例。因此，无论训练是治疗背痛还是心脏病，都必须要考虑肌肉训练有氧运动和等长收缩时的血流动力学影响。

活动进阶测试

评估患者对活动刺激的反应有两种方式：挑战和观察。

病情稳定的患者可以进行活动挑战测试（mobilization challenge test），在活动前、活动中和活动后监测患者，类似于分级运动测试。框 17.2 概述了活动分级，以及物理治疗师和患者使用的能提高患者表现的设备。这些包含在所有处方中，可能会在一次治疗到下一次治疗、甚至在同一次治疗内频繁调整。相对低强度的活动（诸如：床上运动、床上移动、改变体位、坐起、床边坐位、床椅转移、椅子上运动、辅助下短距离步行），能够形成足够的刺激以引发运动和重力刺激的急性反应。应特别注意活动需要辅助的程度，因为这表示了患者个人的努力程度。

框 17.2	能引起急性反应的活动示例
活动刺激	**活动辅助**
移动（无辅助、有一个或多个辅助）	辅助患者：
功率自行车（下肢和上肢）	助行器（腋下拐杖、手杖、四脚支撑、矫形器）
日常生活活动（无辅助、有一个或多个辅助）	重物
	滑轮
站立（无辅助、有一个或多个辅助）	单杠
	扶手
转移（无辅助、有一个或多个辅助）	拉绳
摆动（无辅助、有一个或多个辅助）	便携式氧气瓶
	便携式呼吸机
床上功率自行车（下肢）	辅助物理治疗师：
床上翻身	传送带
床上运动	为患者提供机械升降机

如果患者状态不稳定并且氧运输严重受损，在常规治疗期间（例如翻身、日常活动、常规护理和医疗程序时）对患者进行监测，可以了解患者对运动的生理反应以及氧运输系统满足代谢需求的能力。任何足以影响氧运输系统的运动，无论多么微小，都足以引发短期和长期获益。同样，在体位改变和运动中及运动后，应观察患者的反应，并观察恢复到基线状态所需的时间。

急性期患者如果不能耐受直立体位，可能会从卧位运动中受益。体位会影响运动和静息时的参数。舒张末期和收缩末期的左心室容积和每搏输出量在仰卧位时要大于 70° 直立倾斜体位、静息和运动时[170]。半卧位时心率、心输出量增加。左心室射血分数在半卧位时高于仰卧位。总的来说，仰卧位和完全直立体位的运动能力大于半卧位。因此，体位对血流动力学和心脏功能的影响会直接影响运动效果。考虑到卧位运动比直立运动更有生理的应激，因此仔细监测是至关重要的。

患者对卧床的反应存在性别差异，因此在活动和活动水平增加时要注意这一点。例如，男性和女性的肌肉功能变化类型不同。健康男性和健康女性在卧床休息 20 天后[171]，骑自行车时的机械效率都会降低，但与仰卧运动相比，直立运动时男性的 delta 效率（即输出功的变化 / 能量消耗的变化）更高，女性则没有变化。这反映了男性在卧床时慢缩型肌纤维（slow-twitch muscle fibers）选择性衰减，这与下肢肌肉质量减少有关。

进阶监测　患者在活动时，由于活动对氧运输系统造成压力，除了需要监测氧运输变量外，还需要监测以下变量。

- 心率。
- 收缩压和舒张压。
- 心率血压乘积。
- 呼吸频率。
- SaO_2 或 SpO_2（前者直接测量，后者用脉搏血氧计间接测量）。
- 动脉血气。
- 心电图。

心率血压乘积是运动期间心肌 VO_2 和心脏做功的指标[172]。缺血性心脏病患者心绞痛阈值通常可以由心率血压乘积确定。卧床休息后，健康人对抗重力肌肉的等长运动引起的交感神经反应会减弱[173]；因此，卧床和活动受限的患者对运动会出现类似的异常反应。主观反应包括不适和疼痛、疲劳、劳累和呼吸困难，可根据需要记录。常用视觉模拟量表和改良 Borg 量表［0（完全没有）到 10（极度劳累）］进行评估[174]。因为主观反应是可变且不可靠的，因此有效性欠佳[175]。但如果以标准化方式进行评估，受试者内部可靠性是可以接受的，因此主观反应可以作为结局评估补充性指标。

开具活动处方

为即时效果开具活动处方与为长期效果制订运动处方相似，但有一些重要区别。相较于亚急性和慢性患者，对急性患者来说，活动刺激通常可产生更大的反应。除了可能产生快速的有利反应外，也可能迅速地表现出负面反应。因此，对患者的治疗反应进行严密监测至关重要，治疗方案应根据患者的反应进行调整。

患者活动时有不同的卧位阶段，这可能会改变他们的血流动力学和自主神经功能，以及对活动的正常反应能力[176]。对静态运动（static exercise）的血流动力学反应甚至也会减弱，且这种情况可能每天都会发生变化。此外，急性患者的反应可能每小时都不同，慢性患者的反应是每天都不同。对于重症和急性期患者，被动运动可能是唯一可行的选择。健康人被动踏车训练时，其 VO_2、心率、劳累和肌电图（electromyographic, EMG）数值比主动模式（VO_{2max} 的 10%）时低，但很少有研究分析这种运动的急性和慢性影响[177]。然而，射血前期持续时间缩短及射血期时间缩短是相似的。主动和被动踏车运动时，血浆儿茶酚胺保持在静息水平，但血乳酸水平增加，主动训练时血乳酸水平更高。因此，对运动的骨骼肌收缩反应取决于骨骼肌机械感受器和 Frank-Starling 定律。

活动的最佳治疗剂量，特别是初始剂量，应基于患者的主诉和病史；具体参数由治疗目标和具体活动的即时影响来确定。许多患者所需的活动强度应该是可引起框 17.3 中所列出的生理反应。

框 17.3	活动强度合适的生理反应

最佳潮气量
最佳肺泡通气量
呼吸频率增加
呼气流速增加
黏膜纤毛运输增强
咳嗽刺激

注：所有列出的反应均应在不出现血氧饱和度下降、血流动力学不稳定和呼吸窘迫的情况下发生。

随着时间的推移，持续进行恰当强度、持续时间和频率的活动，将产生长期的有氧适应性改变。运动刺激不足产生的影响较小，运动刺激过大会导致过度、有害的影响。尽管运动刺激过大在短期内可以耐受，但患者的健康可能会受到治疗反应不理想、过度训练的症状和体征以及健康风险的威胁。

单次活动持续时间和频率应依赖于患者的反应，而非时间。最佳活动阈值，应该是生理指标增高但不超过可接受的预设安全范围，即患者有疲劳和不适，但无不良反应（通过持续监测确定），尽可能长地保持活动时间。在患者可耐受的情况下（即患者出现有益反应或病情没有加重，并在两次治疗之间可恢复），应尽可能频繁重复。急性心肺功能障碍患者的治疗时间通常比慢性患者要短，但频率要高。患者状态因病情好转或加重会迅速发生变化。产生即时效应的活动进阶通常很快。要达到产生长期效应的进阶可能是数周一次，而产生即时效应的进阶很频繁，可能是单次治疗或是每几日就进阶一次。随着时间的推移，渐进进阶的活动刺激会促进氧运输系统产生长期生理适应性改变。最终目标是提高患者的氧运输水平，实现出院或转送到下一级病房（例如，从重症监护病房转到普通病房）。

活动训练

活动训练的日程安排和准备工作对于达到预期治疗反应至关重要。应尽可能严格遵守表 17.7 中列出的条件并记录详细信息，以便识别任何影响治疗效果的因素。

昼夜节律是指因激素和其他内分泌调节因子合成和分泌，随时间变化（通常超过 24 小时）而发生的生理变化，这对生理功能有重要影响。了解昼夜节律

表 17.7	活动前准备	
推荐下列准备	具体注意事项	
患者应做好身体准备	患者应休息良好，活动前数小时内不应进食过多，尽可能专注和觉醒，将疼痛、不适和其他痛苦降至最低 患者衣着不应过紧	
检查患者用药计划	确保治疗与镇痛和影响治疗反应的用药（如麻醉剂）时间安排得当	
确认所有设备并摆放妥当	注意设备、监护仪和动静脉管路（包括动脉管路、静脉管路和导管）位置，避免断开连接或出现故障 在 ICU 中移动患者时需要先放置好呼吸机和其他支持设备。使用便携式呼吸机有助于患者活动和步行[173]	
实施前与团队讨论活动过程和方法	物理治疗师在移动患者之前必须准备好，特别是需要辅助帮助时。除了辅助帮助外，目标是让患者进行尽可能多的活动（在安全和最大治疗反应范围内）。即使是低强度身体活动也可以为心血管系统与呼吸系统提供足够有益的应激效应	

可优化功能表现。年轻人可能想在晚上运动，而老年人可能会倾向于清晨活动和运动[178]。患者对活动及功能能力的反应可能取决于训练的时间，了解这一差异对物理治疗师而言非常重要，能够更加优化患者的功能表现。生长激素的产生是由昼夜节律波动、睡眠和运动决定的[179]。生长激素对代谢和功能表现的影响贯穿人的一生。因此，刺激生长激素产生是运动的重要作用之一，可以优化生长激素水平来促进整体健康。患病期间，尤其是住院期间，昼夜节律可能会不同步。这就是为什么即使在 ICU 也应该保持正常的昼夜周期，以促进患者恢复。

活动训练的基本组成部分应与美国运动医学会获得长期训练效果的运动处方相似[14]（图 17.5）。活动训练应包括热身、稳定、整理和恢复部分。若患者的功能能力极低或正在治疗急性心肺功能障碍，则这些部分无明显差别。理想方式是大肌肉群节律性活动。一般应避免长时间静态运动，尤其是病情严重时，因为静态运动可引起不成比例的血流动力学反应。患者活动动作有翻身、坐起、变换体位、转移、站立和踏步。内、外科患者活动和运动水平的进阶（轻至中等强度）应考虑代谢消耗，如图 17.6 所示。图 17.7 为一般体力活动 METs 水平由低至高（至重体力活动）

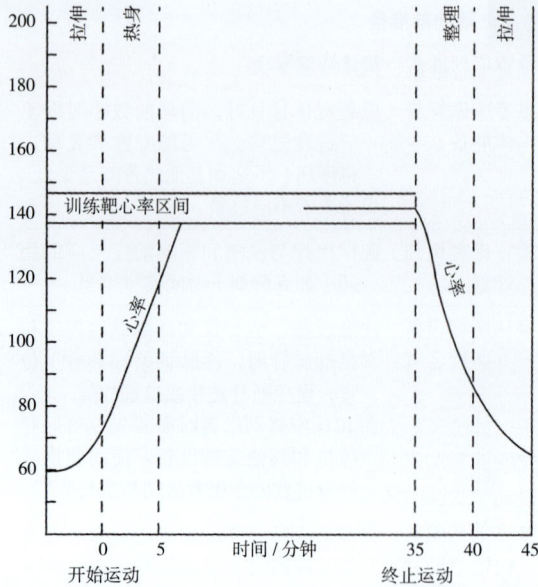

图 17.5　活动训练的基本组成部分：拉伸、热身、训练、整理和拉伸（摘自 American Col- lege of Sports Medicine. *Guidelines for Exercise Testing and Prescription,* ed 6. Philadelphia: Lippincott, Williams & Wilkins; 2010.）

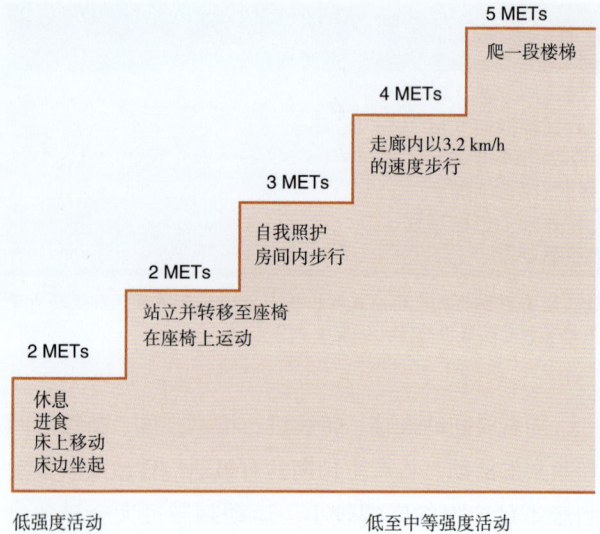

图 17.6　急性内、外科疾病患者基于 METs 的活动进阶（改编自 Woods SL. *Cardiac Nursing,* ed 2. Philadelphia: Lippincott, Williams & Wilkins; 2005.）

递增的阶梯式活动的耗氧量。

　　根据患者的客观反应和主观反应将运动级别从一级进阶至下一级。对急性心肺功能障碍患者来说，活动是有代谢需求的。因此，调整活动训练节奏使得患者在活动各阶段之间可以休息。安抚并鼓励患者放松以及在活动时配合深呼吸和咳嗽。训练过程中应全程注意患者的生物力学是否保持对位对线、处于直立位和稳定性。背部伸展或改变体位可减轻胸廓塌陷和通气不佳。通过这种方式，胸廓可在 3 个维度上最大化扩张。直立体位最有效，并且需要最少能量维持扩

图 17.7　常用的运动测试方案耗氧量（摘自 From Froehlicher VF, Myers JN. *Exercise and the Heart,* ed 4. Philadelphia: Elsevier; 2000.）

张。端坐位时对辅助呼吸肌肉需求较少，通过前倾和手臂支撑可进一步增强该效果。

本章强调了处于疾病急性期但病情稳定的患者活动及进阶原则。对于病情不稳定的患者，如 ICU 患者，则需特别考虑，详见第 31 章。但无论何种临床情况，活动进阶通常是取决于患者反应，而不是结构化方案。

活动训练监测　患者病情越是紧急，上述生理变量记录就越重要。特殊治疗单元和 ICU 中能够持续监测多种客观指标。主观反应对于确定运动刺激是否合适也非常重要（不能过高或过低），但重症患者往往无法做出有效反应，或者可能有不可预测的反应。与慢性患者情况相比，急性患者往往在训练中、两次训练之间以及训练后变化很大，因此需要更加严密监测。

刚开始活动时应该连续或至少频繁监测。首先，必须了解患者静息代谢状态基线值。其次，运动刺激产生的代谢反应会影响氧运输，必须了解相关反应及其不稳定性。了解这些内容可提供设定活动的目标强度范围上限。强度范围设定可根据各种生理变量的较高和较低水平来确定。测量的变量根据患者情况而定（见第 2 章和第 17 章）。框 17.4 为评估运动反应的常用监测指标。

框 17.4	常用监测指标
心率	
心电图	
血压	
心率血压乘积	
呼吸频率	
自觉劳累程度	
呼吸困难	
不适 / 疼痛	
疲劳	

另一种情况是危重患者，连接有创管路和监测设备，如血流动力学监测和颅内压监测。患者需要更具体、更频繁地监测氧运输状态。在高依赖病房可连续监测患者指标，如心律、心率、血压以及动脉血氧饱和度。在运动测试中，采用经皮氧分压和二氧化碳分压监测气体交换指标的方法存在局限性，但可避免动脉穿刺[180,181]。目前已证明如果加热电极并逐渐增加

工作负载变化以允许反应时间延迟，则该方法评估气体交换是可靠的。

在护理以及其他常规治疗过程中进行监测，可以在不需要调整运动测试的情况下，了解患者的功能能力。在活动和运动时，应进行严密监测。可以根据物理治疗师的主观印象进行定性评估（框 17.5）。患者的自我报告也很重要。

框 17.5	监测中的定性评估

与静息基线水平相比的患者反应。
反应的性质和即时性。
反应的性质特征。
- 这种反应与运动强度相一致吗？
- 停止运动后，反应是否恢复到基线水平？如果是，需要多久？
- 监测指标回到基线水平还是超出基线水平？

对活动的适应

当患者重复多次进行特定阈值强度的运动，且根据反应确定持续时间和频率，会对重复的刺激产生一种累积的适应性反应，从而达到长期训练反应。目标是使患者适应每天多次短时间活动训练，根据情况和耐受程度，频率可每小时 1 次，并逐渐增加训练强度、缩短持续时间，以及相应地减少频率。表 17.8列出了训练持续时间与训练频率之间的反比关系。

提高氧运输的活动可以与抗阻肌肉训练相结合以增加肌肉力量和耐力（例如，抗重力运动、使用转运架在床上移动和坐起、徒手抗阻运动、手腕和脚踝负重、功率自行车和步行）。体位变化、胸廓活动及上肢运动配合呼吸训练可以有效增加潮气量并改善通气 / 灌注匹配。第 22 章和第 23 章讲解了对于神经系统疾病患者，如何将上述动作与呼吸模式相配合以便最大限度地提高氧运输。这也可用于急性期心血管系统与呼吸系统疾病患者。等长运动因需要增加肌肉做功稳定姿势，会引发 Valsalva 动作，产生不成比例的血流动力学反应，这是有害的。因此，必须事先评估患者对这些运动负荷的反应能力，以便将风险降至最低。

对于体适能下降和氧运输系统受损的患者，低强度活动（如床上运动、床上移动、坐起、床边坐起、转移至椅子、椅上运动和辅助下短距离步行）构成了

表 17.8 活动和运动处方参数间的关系：训练持续时间和频率反比关系示例

活动量渐增	训练持续时间	训练频率
活动（例如，自我照护、床上移动、床上训练、床上坐起、床边坐位、床边站立、轮椅转移、步行）	短（5 min）	1~2 小时 / 次
	长（20 min）	4~6 次 / 天
持续间歇有氧运动	短（5 min）	1~2 小时 / 次
	长（20 min）	4~6 次 / 天
持续有氧运动（低强度）	短（5 min）	1~2 小时 / 次
	长（20 min）	4~6 次 / 天
持续有氧运动（中强度）	短（10 min）	2~3 次 / 天
	长（30 min）	1~2 天 / 次
持续有氧运动（高强度）	短（20 min）	每日
	长（30~45 min）	3~5 天 / 周

注：运动强度是根据患者需求设置的（即运动强度要达到能增加氧运输、提高有氧运动能力的水平，而且风险最低）。治疗持续时间和频率是基于个体反应和耐受程度，并且在安全范围内。

足够的渐进重力和运动刺激，以开始适应直立体位和活动。但需要强调的是，只有活动处方在适宜的强度、持续时间和频率，并且运动方案进阶与患者适应情况相匹配时，才能达到最佳效果。机械通气不是活动的禁忌证，新一代呼吸机有便携式的，其性能与传统呼吸机相同，对血流动力学变量和氧运输[8]的不良影响小，且有利于活动和步行。

为急性心肺功能障碍患者制订的活动参数通常强度相对较低（尽管患者常感觉剧烈）、持续时间短和频率高。如果患者病情严重，如在心肺疾病终末期，建议进行间歇性训练，特点是间断运动，可以在运动组间休息或进行高强度运动—低强度活动。重症患者进行间歇运动要比完成连续运动的运动量大。逐渐产生生理适应，则可以增加运动时间，减少甚至取消休息时间。当高强度运动—低强度运动交替进行时，可以通过增加每个阶段的运动负荷或增加较高负荷运动的持续时间来提高运动强度。如果患者的功能活动能力较低，但有足够的生理储备，可很快适应，需要短而频繁进阶。随着患者有氧能力的增加，运动产生的反应获益会相应减少。如果患者功能能力和生理储备均较低，运动进阶应该相对较慢。

为急性心肺功能障碍患者，特别是 ICU 患者开具运动处方时，常需要对患者进行全面且有创的监测。这有助于详细评估患者对治疗的反应和恢复情况以及持续监测代谢状况。有了这些可以为患者开具基于评估的有效活动和运动处方。精准监测有助于降低运动刺激强度过低或过高的风险（见第二部分）。监测用的电线、导线和导管可能会限制体位和活动，但并不妨碍大多数活动，包括步行。对于因电线和导线而受限在床上、活动相对少的患者，进行活动非常重要，因为这些患者可因运动应激受益匪浅。

活动和运动的长期效应

健康人进行一段时间特定且足够的运动后，可产生长期获益，表 17.6 为有氧运动训练和适应的参数。当中枢和外周系统对运动产生适应后，氧运输系统中的每一步对于促进细胞水平上 DO_2、VO_{2max} 和氧摄取方面都变得更加有效[6,15,19]。表 17.9 总结了有氧运动的长期效应。

对心血管系统与呼吸系统的影响　除了 VO_{2max} 增加外，运动训练还会使心动过缓，静息时每搏输出量增加并降低亚极量运动时的生理需求，具体为通气和血流动力学反应降低。耐力训练可增强副交感神经活性，并在静息状态下降低交感神经活性[182]；还可降低动脉硬化程度[183]，改善微循环功能和组织灌注[184]。运动还可以缓解压力。训练效果与氧气运输过程每一步效率的提高有关。但对于功能能力低的患者，运动并不能改善通气，这可通过通气与二氧化碳产生之间的关系证明[185]。

由于健康人通气储备极好，限制运动的通常是心

表 17.9 活动和运动的长期生理效应

身体系统	特定效应
呼吸系统	亚极量每分通气量减少 呼吸肌力量和耐力增强 侧支通气增加 肺血管扩张增加
心血管系统	心肌肌肉质量增加 心肌效率提高 运动引起的心动过缓 静息和亚极量运动时每搏输出量减少 静息心率和血压下降 亚极量运动时心率、血压和心率血压乘积降低 亚极量运动时自觉劳累程度降低和呼吸困难减轻 体温调节效率提高 直立位不耐受减少
血液系统	循环血量增加 红细胞数量增加 优化血细胞比容 优化胆固醇水平 血脂降低
中枢神经系统	幸福感增强 专注力增加
神经肌肉系统	神经运动控制增强 与运动类型相关的姿势反射效率提高 反射控制效率提高 运动效率和效能提高
肌肉骨骼系统	肌肉血管形成增加 肌红蛋白增加 肌肉代谢酶增加 糖原储存能力增加 生物力学效率提高 运动效能提高 肌肉肥厚 肌肉力量和耐力增强 韧带抗牵拉强度增加 保持骨密度
内分泌系统	支持运动的激素生成增加和降解能力增强
免疫系统	抗感染能力增强
表皮系统	皮肤热交换器效率提高 出汗效率提高 皮肤磨损和破损减少 愈合能力增强

输出量而不是通气。但有证据表明，健康久坐者、运动水平较高运动员（尤其是女性）和慢性呼吸系统疾病患者也会出现通气问题而使耐力下降[186-188]。

尽管 VO_{2peak} 变化是有氧适能的金标准，但理论上，除非运动效率和效能有所提高，否则给定功率下亚极量 VO_2 值不会因训练而发生变化[189]。通过训练，递增运动测试时对不同运动负荷的生理反应有所减少，因此能够达到更高的负荷，从而在训练中获得更高的 VO_{2peak}。

最大心率（HR_{max}）是由遗传学决定的，不会因训练而改变，这一理论受到了挑战[190]。心率下降的因素与重置 HR_{max} 有关，包括压力感受器、自主神经功能、窦房结的电生理学特性，以及 β 肾上腺素能受体数量和密度的减少。

血液流变学在心血管疾病中起重要作用。规律的有氧运动可以降低血小板黏附性和聚集性[71]。最佳的血小板黏附性和血容量使得血液黏度正常，这对心脏和血管内血液流动以及外周组织灌注非常重要。运动会导致血液浓缩，血浆黏度和血细胞比容增加，这是因液体从血液转移到间质引起[191]。长期的耐力训练会导致血浆容量增加，可降低血流至收缩肌肉的阻力。

运动可有效维持正常血压，也是控制高血压患者血压升高的有效干预措施。长期有氧运动的降压作用是通过降低总外周阻力和改变血液流变学来介导的。此外，运动可减轻体重，从而有助于降低血压。血压正常者进行有氧运动时，即使外周阻力降低，血压也不会发生变化[192]。

有氧运动可以改善心脏病患者的血流动力学反应和血脂状况（见第 27 章）。常见的有氧运动方式有步行、骑自行车和跑步。然而，来自其他文化背景的患者和不喜欢此类型运动的患者可能更喜欢太极拳，太极拳也已被证实对血压、血脂和放松有积极影响[193,194]。

血红蛋白浓度和红细胞数量对实现最佳氧运输至关重要（见第 2 章和第 11 章）。一次运动和长期运动会影响骨髓中红细胞的生成过程[195]。在特殊情况下，运动会干扰这一过程，出现"运动性贫血"，可能的原因有运动后血浆增多、剧烈运动导致的溶血、缺铁、血液进入消化系统和泌尿系统，以及红细胞生成异常。

健康人在长时间运动后心脏结构和功能会发生变化，这引起了研究人员的注意，而且他们试图了解疾病期间发生的变化。有人提出如"运动时心肌是否有疲劳和功能受损的迹象？"等问题。一项关于高训练强度男运动员的研究显示，在完成半程铁人三项比赛后，他们的心脏会受到影响，左心室舒张充盈和收缩能力也会下降[196]。

对中枢神经系统的影响　CNS对运动训练的反应包括与血压控制和体温调节相关的自主神经系统调节[197]。运动训练使得血管对应激的反应性更敏感，这可能反映了α肾上腺素能受体敏感性的增强[198]。在运动时出汗是很重要的，这可确保肌肉和内脏器官保持最佳温度，在给定负荷下的代谢和能量最优。

随着身体适应运动训练刺激（超负荷原理），需要提高运动强度以进一步从训练中获益，这是对运动训练的生理适应。根据运动处方目标，在数周后决定是否增加运动强度以进一步提高有氧能力，或者是否继续维持原方案。训练进阶方法通常为再次行初始运动测试，新的运动强度设定为心率储备的40%~85%。

对代谢的影响　运动对葡萄糖代谢的影响非常重要，原因如下：第一，疾病会影响葡萄糖代谢；第二，卧床会降低胰岛素敏感性；第三，久坐少动的生活方式和高糖饮食会导致高血糖及胰岛素不敏感；第四，物理治疗的主要"药物"是运动，运动会对包括葡萄糖代谢在内的能量底物产生影响，这与运动类型、运动强度和运动持续时间有关。物理治疗师要关注葡萄糖代谢变化的时间过程，这是因为要避免发生低血糖，并且通过训练提高对胰岛素的敏感性。众所周知，数周有氧训练可发生上述变化，但研究表明运动训练10天就会对葡萄糖代谢产生益处[199]。

对特殊人群的影响　研究显示ICU患者进行积极的活动/运动对其生理功能具有明显作用。例如，长时间体能训练，能够促进长时间分解代谢和体重下降后骨骼肌的再生[200]。尽管研究支持积极活动，但物理治疗师需要随时确定最佳剂量，并进行监测以确保效果最佳和风险最低。

有氧能力随着年龄增长而下降，但运动训练的作用不受年龄限制，即使八旬老人也有所获益[201]。老年人因基线体适能较低，因此常获益更大。氧动力学可能随年龄的增长而减慢。训练产生的影响包括有氧训练外周适应增加，这不同于中枢适应[202]。此外，一项为期30年的随访研究显示，与年龄相关的有氧能力下降会通过有氧训练得到恢复[202]。运动训练受年龄增长的影响，年轻人和中年人训练后心肺耐力下降，但肌肉耐力没有下降[203]。这一发现对体能和康复预后具有一定影响。另外，老年人缺乏运动与认知障碍的发生相关[204]。随年龄增长，生理功能会发生变化，特别是运动能力，往往会与老年人体力活动减少和体适能下降相混淆，而不是衰老引起的必然结果[205]。

总结

物理治疗师作为临床运动生理学家，其采取的主要干预措施包括活动和运动，以解决原发性和继发性心肺功能障碍患者的参与及活动受限。本章首先介绍活动、体力活动和运动的概念。讨论了活动和运动在患者评估和评价中的作用。接下来，描述了治疗氧运输受损时开具活动和运动处方的3个不同目标：当患者结构和功能上受到氧运输障碍的影响时，利用活动和运动达到预防效果、即时效应和长期效应，从而提高氧运输能力以及生活中的活动和参与能力。应特别关注长时间久坐行为和卧床的有害影响，重点是如何预防。

物理治疗师需要全面而详细地了解活动和运动对氧运输的预防效果、即时效应、长期效应以及多系统的间接和直接效应。具体的活动和运动处方是基于综合的多系统评估、对氧运输功能障碍的分析以及患者的治疗目标。持续监测对确定开始活动和运动计划、一段时间后进阶以及评估何时停止都至关重要。进阶取决于对运动的反应而不是治疗方案，因此患者进阶速度各不相同。

复习题

（1）描述在物理治疗中，活动和运动效果如何与WHO 的 ICF 框架（即结构和功能、活动和参与）相一致。

（2）区分活动、体力活动和运动的概念。

（3）描述久坐不动对健康的影响；以及长期不活动的人根据指南进行规律运动［运动处方参数：心率储备的 40%~85%（基于 Karvonen 公式），持续20~40 分钟，每周 3~5 天）］的效果。

（4）描述活动受限和卧床休息的负面结果。

（5）描述运动时发生的即时生理学变化，以及能够产生训练反应的生理学变化。

（6）描述"处方性"与"常规"活动和运动在预防卧床和活动受限不良后果方面的差异。

（7）描述物理治疗师根据对运动的反应开具活动处方与根据治疗方案开具活动处方的区别。

参考文献

1. Dean E, Murphy S, Parrent L, et al. Metabolic consequences of physical therapy in critically ill patients. Proceedings of the World Confederation of Physical Therapy Congress, Washington, DC, 1995.
2. Weissman C, Kemper M, Damask MC, et al. Effect of routine intensive care interactions on metabolic rate. *Chest.* 1984;86:815-818.
3. Butcher SJ, Jones RL. The impact of exercise training intensity on change in physiological function in patients with chronic obstructive pulmonary disease. *Sports Med.* 2006;36:307-325.
4. Marciniuk DD, Butcher SJ, Reid JK, et al. The effects of heliumhyperoxia on 6-min walking distance in COPD: a randomized controlled trial. *Chest.* 2007;131:1659-1665.
5. Butcher SJ, Lagerquist O, Marciniuk DD, et al. Relationship between ventilatory constraint and muscle fatigue during exercise in COPD. *Eur Respir J.* 2009;33:763-770.
6. McArdle WD, Katch FI, Katch VL. *Essentials of Exercise Physiology.* 5th ed. Philadelphia: Lippincott Williams & Wilkins; 2015.
7. Rodeheffer RJ, Gerstenblith G, Beard E, et al. Postural changes in cardiac volumes in men in relation to adult age. *Exp Gerontol.* 1986; 21:367-378.
8. Dawson E, George K, Shave R, et al. Does the human heart fatigue subsequent to prolonged exercise? *Sports Med.* 2003;33:365-380.
9. Zhou B, Conlee RK, Jensen R, et al. Stroke volume does not plateau during graded exercise in elite male distance runners. *Med Sci Sports Exer.* 2001;33:1849-1854.
10. Jones NL, Fletcher I. *Clinical Exercise Testing.* 4th ed. Philadelphia: Elsevier; 1997.
11. Pyne DB. Regulation of neutrophil function during exercise. *Sports Med.* 1994;17:245-258.
12. Wolff RK, Dolovich MB, Obminski G, et al. Effects of exercise and eucapnic hyperventilation on bronchial clearance in man. *J Appl Physiol.* 1977;43:46-50.
13. Skerrett SJ, Niederman MS, Fein AM. Respiratory infections and acute lung injury in systemic illness. *Clin Chest Med.* 1989; 10:469-502.
14. American College of Sports Medicine. *ACSM's Guidelines for Exercise Testing and Prescription.* 10th ed. Philadelphia: Lippincott Williams & Wilkins; 2018.
15. Astrand PO, Rodahl K, Dahl H, et al. *Textbook of Work Physiology: Physiological Basis of Exercise.* 4th ed. Philadelphia: Human Kinetics; 2003.
16. Belman MJ, Wasserman K. Exercise training and testing in patients with chronic obstructive lung disease. *Basics Respir Dis.* 1981;10:1-6.
17. Bayles MP, Swank AM, eds. American College of Sports Medicine. *ACSM's Exercise Testing and Prescription.* Philadelphia: Wolters Kluwer Health/Lippincott Williams & Wilkins; 2017.
18. Ehrman JK, Gordon PM, Visich PS, et al, eds. *Clinical Exercise Physiology.* 4th ed. Champaign, IL: Human Kinetics; 2019.
19. Froelicher VF, Myers JN. *Exercise and the Heart.* 5th ed. Philadelphia: Elsevier; 2006.
20. Irwin S, Tecklin JS, eds. *Cardiopulmonary Physical Therapy.* 4th ed. Philadelphia: Elsevier; 2004.
21. Woods SL. *Cardiac Nursing.* 5th ed. Philadelphia: Lippincott, Wolters Kluwer Health/Lippincott Williams & Wilkins; 2010.
22. Noonan V, Dean E. Submaximal exercise testing: clinical application and interpretation. *Phys Ther.* 2000;80:782-807.
23. Orlava OE. Therapeutic physical culture in the complex treatment of pneumonia. *Phys Ther Rev.* 1959;39:153-160.
24. Dean E, Ross J. Discordance between cardiopulmonary physiology and physical therapy. Toward a rational basis for practice. *Chest.* 1992;101:1694-1698.
25. Weissman C, Kemper M. The oxygen uptake-oxygen delivery relationship during ICU interventions. *Chest.* 1991;99:430-435.
26. Chase GA, Grave C, Rowell LB. Independence of changes in functional and performance capacities attending prolonged bed rest. *Aerosp Med.* 1966;17:1232-1237.
27. Convertino VA, Hung J, Goldwater D, et al. Cardiovascular responses to exercise in middle-aged men after 10 days of bed rest. *Circulation.* 1982;65:134-140.
28. Winslow EH. Cardiovascular consequences of bed rest. *Heart Lung.* 1985;14:236-246.
29. Topp R, Ditmyer M, King K, et al. The effect of bed rest and potential of prehabilitation on patient in the intensive care unit. *AACN Clin Issues.* 2002;13:263-276.
30. Rosenstein G, Cafri C, Weinstein JM, et al. Simple clinical risk stratification and the safety of ambulation two hours after 6 French diagnostic heart catheterization. *J Invasive Cardiol.* 2004;16:126-128.
31. Convertino VA. Cardiovascular consequences of bed rest: effect on maximal oxygen uptake. *Med Sci Sports Exer.* 1997;2:191-196.
32. Mujika I, Padilla S. Detraining: loss of training-induced physiological and performance adaptations. I: short-term insufficient training stimulus. *Sports Med.* 2000;30:79-87.
33. Alkner BA, Tesch PA. Efficacy of a gravity-independent resistance exercise device as a countermeasure to muscle atrophy during 29-day bed rest. *Acta Physiol Scand.* 2004;181:345-357.
34. Shackelford LC, LeBlanc AD, Driscoll TB, et al. Resistance exercise as a countermeasure to disuse-induced bone loss. *J Appl Physiol.* 2004;97:119-129.
35. Greenleaf JE. Intensive exercise training during bed rest attenuates deconditioning. *Med Sci Sports Exer.* 1997;29:207-215.
36. Lee SM, Bennett BS, Hargens AR, et al. Upright exercise or supine lower body negative pressure exercise maintains exercise responses after bed rest. *Med Sci Sport Exer.* 1997;29:892-900.
37. Schneider SM, Watenpaugh DE, Lee SM, et al. Lower-body

negative pressure exercise and bed-rest-mediated orthostatic intolerance. *Med Sci Sports Exer.* 2002;34:1446-1453.

38. Suzuki Y, Kashihara H, Takenaka K, et al. Effects of daily mild supine exercise on physical performance after 20 days of bed rest in young persons. *Acta Astronaut.* 1994;33:101-111.

39. Mujika I, Padilla S. Detraining: loss of training-induced physiological and performance adaptations. II: long-term insufficient training stimulus. *Sports Med.* 2000;30:145-154.

40. Belin De Chantemele E, Blanc S, Pellet N, et al. Does resistance exercise prevent body fluid changes after a 90-day bed rest? *Eur J Appl Physiol.* 2004;29:555-564.

41. Greenleaf JE, Juhos LT, Young HL. Plasma lactic dehydrogenase activities in men during bed rest with exercise training. *Aviat Space Environ Med.* 1985;56:193-198.

42. Oja P. Dose response between total volume of physical activity and health and fitness. *Med Sci Sports Exer.* 2001;33(suppl 6):S428-S437.

43. Shepherd RJ. Absolute versus relative intensity of physical activity in a dose response context. *Med Sci Sports Exer.* 2001;33(suppl 6):S400-S418.

44. Kohl HW III. Physical activity and cardiovascular disease: evidence for a dose response. *Med Sci Sports Exer.* 2001;33(suppl 6):S472-S483.

45. Healy GN, Dunstan DW, Salmon J, et al. Breaks in sedentary time. Beneficial associations with metabolic risk. *Diabetes Care.* 2008;31:661-666.

46. Thorp AA, Healy GN, Owen N, et al. Deleterious associations of sitting time and television viewing time with cardiometabolic risk biomarkers. *Diabetes Care.* 2010;33:327-334.

47. Biddle SJH, Pearson N, Ross GM, et al. Tracking of sedentary behaviors of young people: a systematic review. *Prev Med.* 2010;51:345-351.

48. Ryan AS. Exercise in aging: its important role in mortality, obesity and insulin resistance. *Aging Health.* 2010;6:551-563.

49. Allen C, Glasziou P, Del Mar C. Bed rest: a potentially harmful treatment needing more careful evaluation. *Lancet.* 1999;354:1229-1233.

50. Bassey EJ, Fentem PH. Extent of deterioration in physical condition during postoperative bed rest and its reversal by rehabilitation. *Brit Med J.* 1974;4:194-196.

51. Chobanian AV, Lille RD, Tercyak A, et al. The metabolic and hemodynamic effects of prolonged bed rest in normal subjects. *Circulation.* 1974;49:551-559.

52. Dock W. The evil sequelae of complete bed rest. *J Am Med Assoc.* 1944;125:1083-1085.

53. Harrison TR. The abuse of rest as a therapeutic measure for patients with cardiovascular disease. *J Am Med Assoc.* 1944;125:1075-1077.

54. Knight J, Nigam Y, Jones A. Effects of bedrest 1: cardiovascular, respiratory and haematological systems. *Nurs Times* 2009 Jun 2-8;105(21):16-20.

55. Levine BD, Zuckerman JH, Pawelczyk JA. Cardiac atrophy after bed-rest deconditioning. A nonneural mechanism for orthostatic intolerance. *Circulation.* 1997;96:517-525.

56. Ross J, Dean E. Integrating physiological principles into the comprehensive management of cardiopulmonary dysfunction. *Phys Ther.* 1989;69:255-259.

57. Saltin B, Blomqvist G, Mitchell JH, et al. Response to exercise after bed rest and after training. *Circulation.* 1968;38(VII):S1-S78.

58. McGuire DK, Levine BD, Williamson JW, et al. A 30-year followup of the Dallas Bedrest and Training Study: I. Effect of age on the cardiovascular response to exercise. *Circulation.* 2001;104:1350-1357.

59. Kottke FJ. The effects of limitation of activity upon the human body. *J Am Med Assoc.* 1966;196:825-830.

60. Sandler H, Popp RL, Harrison DC. The hemodynamic effects of repeated bed rest exposure. *Aerosp Med.* 1988;59:1047-1053.

61. Harper CM, Lyles YM. Physiology and complications of bed rest. *J Am Geriatr Soc.* 1988;36:1047-1054.

62. Bejma J, Ramires P, Ji LL. Free radical generation and oxidative stress with ageing and exercise: differential effects in the myocardium and liver. *Acta Physiol Scand.* 2000;169:434-351.

63. Landin RJ, Linnemeier TJ, Rothbaum DA, et al. Exercise testing and training of the elderly patient. *Cardiovas Clin.* 1985;15:201-218.

64. Lennon S, Quindry JC, Hamilton KL, et al. Loss of exercise-induced cardioprotection following cessation of exercise. *J Appl Physiol.* 2004;96:1299-1305.

65. Lampinen P, Heikkinen E. Reduced mobility and physical activity as predictors of depressive symptoms among community-dwelling older adults: an eight-year follow-up study. *Aging Clin Exp Res.* 2003;15:205-211.

66. Ferretti G, Girardis M, Moia C, et al. Effects of prolonged bed rest on cardiovascular oxygen transport during submaximal exercise in humans. *Eur J Appl Physiol Occup Physiol.* 1998;78:398-402.

67. Grenon SM, Hurwitz S, Sheynberg N, et al. Role of individual predisposition in orthostatic intolerance before and after simulated microgravity. *J Appl Physiol.* 2004;96:1714-1722.

68. Grenon SM, Sheynberg N, Hurwitz S, et al. Renal, endocrine, and cardiovascular responses to bed rest in male subjects on a constant diet. *J Investig Med.* 2004;52:117-128.

69. Hirayanagi K, Iwase S, Kamiya A, et al. Functional changes in autonomic nervous system and baroreceptor reflex induced by 14 days of 6 degrees head-down bed rest. *Eur J Appl Physiol.* 2004;92:160-167.

70. Hirayanagi K, Kamiya A, Iwase S, et al. Autonomic cardiovascular changes during and after 14 days of head-down bed rest. *Auton Neurosci.* 2004;27:110:121-128.

71. Wang JS, Jen CJ, Chen HI. Effects of exercise training and deconditioning on platelet function in men. *Arterioscler Thromb.* 1995;15:1668-1674.

72. Jacobs LG. Prophylactic anticoagulation for venous thromboembolic disease in geriatric patients. *J Am Geriatr Soc.* 2003;51:1472-1478.

73. Harvey RL. Prevention of venous thromboembolism after stroke. *Top Stroke Rehabil.* 2003;10:61-69.

74. Blair E, Hickman JB. The effect of change in body position on lung volumes and intrapulmonary gas mixing in normal subjects. *J Clin Invest.* 1995;34:383-389.

75. Craig DB, Wahba WM, Don H, et al. "Closing volume" and its relationship to gas exchange in the seated and supine positions. *J Appl Physiol.* 1971;31:717-721.

76. Hsu HO, Hickey RF. Effect of posture on functional residual capacity postoperatively. *Anesthesiology.* 1976;44:520-521.

77. Powers, JH. The abuse of rest as a therapeutic measure in surgery. *J Am Med Assoc.* 1944;125:1079-1083.

78. Svanberg L. Influence of position on the lung volumes, ventilation and circulation in normals. *Scand J Clin Lab Invest.* 1957;25:1-195.

79. Sjostrand T. Determination of changes in the intrathoracic blood volume in man. *Acta Physiol Scand.* 1951;22:116-128.

80. Cardus D. O_2 alveolar-arterial tension differences after 10 days' recumbency in man. *J Appl Physiol.* 1967;23:934-937.

81. Clauss RH, Scalabrini BY, Ray JF, et al. Effects of changing body positions upon improved ventilation-perfusion relationships. *Circulation.*1968;37(suppl 4):214-217.

82. Ray JF, Yost L, Moallem S, et al. Immobility, hypoxemia, and pulmonary arteriovenous shunting. *Arch Surg.* 1974;109:537-541.

83. Bleeker MWP, De Groot PCE, Pawelczyk JA, et al. Effects of 18 days of bed rest on leg and arm venous properties. *J Appl Physiol.* 2004;96:840-847.

84. Zhang R, Zuckerman JH, Pawelczyk JA, et al. Effects of head-downtilt bed rest on cerebral hemodynamics during orthostatic stress. *J Appl Physiol.* 1997;83:2139-2145.

85. Lentz, M. Selected aspects of deconditioning secondary to immobilization. *Nurs Clin North Am.* 1981;16:729-737.

86. Kubo K, Akima H, Ushiyama J, et al. Effects of 20 days of bed rest on the viscoelastic properties of tendon structures in lower limb muscles. *Br J Sports Med.* 2004;38:324-330.

87. Kasper CE, Talbot LA, Gaines JM. Skeletal muscle damage and recovery. *AACN Clin Issues.* 2002;13:237-247.

88. Rubin M. The physiology of bed rest. *Am J Nurs.* 1988;88:50-56.

89. Trappe S, Trappe T, Gallagher P, et al. Human single muscle fibre function with 84 day bed-rest and resistance exercise. *J Physiol.* 2004;557:501-513.

90. Akima H, Kuno S, Suzuki Y, et al. Effects of 20 days of bed rest on physiological cross-sectional area of human thigh and leg muscles evaluated by magnetic resonance imaging. *J Gravit Physiol.* 1997; 4:S15-S21.

91. Yamamoto T, Sekiya N, Miyashita S, et al. Gender differences in effects of 20 days horizontal bed rest on muscle strength in young subjects. *J Gravit Physiol.* 1997;4:S31-S36.

92. Farrell PA. Protein metabolism and age: influence of insulin and resistance exercise. *Int J Sport Nutr Exerc Metab.* 2001;11(suppl): S150-S163.

93. Takata S, Yasui N. Disuse osteoporosis. *J Med Invest.* 2001;48:147-156.

94. Bloomfield SA. Changes in musculoskeletal structure and function with prolonged bed rest. *Med Sci Sports Exerc.* 1997;29:197-206.

95. Lindgren M, Unosson M, Fredrikson M, et al. Immobility—a major risk factor for development of pressure ulcers among adult hospitalized patients: a prospective study. *Scand J Caring Sci.* 2004;18:57-64.

96. Winkelman C. Inactivity and inflammation: selected cytokines as biologic mediators in muscle dysfunction during critical illness. *AACN Clin Issues.* 2004;15:74-82.

97. Krasnoff J, Painter P. The physiologic consequences of bed rest and inactivity. *Adv Ren Replace Ther.* 1999;6:124-132.

98. Hasser EM, Moffitt JA. Regulation of sympathetic nervous system function after cardiovascular deconditioning. *Ann N Y Acad Sci.* 2001; 940:454-468.

99. Ryback RS, Lewis OF, Lessard CS. Psychobiologic effects of prolonged bed rest (weightless) in young healthy volunteers. Study II. *Aerosp Med.* 1971;42:529-535.

100. Kamiya A, Michikami D, Fu Q, et al. Pathophysiology or orthostatic hypotension after bed rest: paradoxical sympathetic withdrawal. *Am J Physiol Heart Circ Physiol.* 2003;285:H1158-H1167.

101. Mikines KJ, Richter EA, Dela F, et al. Seven days of bed rest decrease insulin action on glucose uptake in leg and whole body. *J Appl Physiol.* 1991;70:1245-1254.

102. Deitrick JE, Whedon GD, Shorr E. Effects of immobilization upon various metabolic and physiologic functions of normal man. *Am J Med.* 1948;4:3-36.

103. Hulley SB, Vogel JM, Donaldson CL, et al. The effect of supplemental oral phosphate on the bone mineral changes during prolonged bed rest. *J Clin Invest.* 1971;50:2506-2518.

104. Stannard SR, Johnson NA. Insulin resistance and elevated triglyceride in muscle: more important for survival than 'thrifty' genes? *J Physiol.* 2004;554:595-607.

105. Ahlinder S, Birke G, Norberg R, et al. Metabolism and distribution of IgG in patients confined to prolonged strict bed rest. *Acta Med Scand.* 1970;187:267-270.

106. Sonnfeld G. Space flight, microgravity, stress, and immune responses. *Adv Space Res.* 1999;23:1945-1953.

107. Havas E, Komulainen J, Vihko V. Exercise-induced increase in serum creatine kinase is modified by subsequent bed rest. *Int J Sports Med.* 1997;18:578-582.

108. Ishizaki Y, Fukuoka H, Ishizaki T, et al. Evaluation of psychological effects due to bed rest. *J Gravit Physiol.* 2000; 7: 183-184.

109. Powers J, Daniels D. Turning points: implementing kinetic therapy in the ICU. *Nurs Manage.* 2004;35(suppl):1-7.

110. Schimmel L, Civetta JM, Kirby RR. A new mechanical method to influence pulmonary perfusion in critically ill patients. *Crit Care Med.* 1977;5:277-279.

111. Nelson LD, Anderson HB. Physiologic effects of steep positioning in the surgical intensive care unit. *Arch Surg.* 1989;124:352-355.

112. Summer WR, Curry P, Haponik EF, et al. Continuous mechanical turning of intensive care unit patients shortens length of stay in some diagnostic-related groups. *J Crit Care.* 1989;4:45-53.

113. Delaney A, Gray H, Laupland KB, et al. Kinetic bed therapy to prevent nosocomial pneumonia in mechanically ventilated patients: a systematic review and meta-analysis. *Crit Care.* 2006;10: R70:1-12.

114. Needham DM. Mobilizing patients in the intensive care unit. Improving neuromuscular weakness and physical function. *J Am Med Assoc.* 2011;305:437-522.

115. Levin SA, Lown B. Armchair treatment of acute coronary thrombosis. *J Am Med Assoc.* 1952;148:1365-1369.

116. Kinney MR, Packa DR. *Andreoli's Comprehensive Cardiac Care.* 7th ed. Philadelphia; Elsevier; 1996.

117. Carter JB. Effect of endurance exercise on autonomic control of heart rate. *Sports Med.* 2003;33:33-46.

118. Boutellier U. Respiratory muscle fitness and exercise endurance in healthy humans. *Med Sci Sports Exerc.* 1998;30:1169-1172.

119. Inbar O, Weinter P, Azgad Y, et al. Specific inspiratory muscle training in well-trained endurance athletes. *Med Sci Sports Exerc.* 2000;32:1233-1237.

120. Markov G, Spengler CM, Knopfli-Lenzin C, et al. Respiratory muscle training increases cycling endurance without affecting cardiovascular responses to exercise. *Eur J Appl Physiol.* 2001;85:233-239.

121. Williams JS, Wongsathikun J, Boon SM, et al. Inspiratory muscle training fails to improve endurance capacity in athletes. *Med Sci Sports Exerc.* 2002;34:1194-1198.

122. Gobel FL, Norstrom LA, Nelson RR, et al. The rate-pressure product as an index of myocardial oxygen consumption during exercise in patients with angina pectoris. *Circulation.* 1978;57:549-556.

123. Ferguson S, Gledhill N, Jamnik VK, et al. Cardiac performance in endurance-trained and moderately active young women. *Med Sci Sports Exerc.* 2001;33:1114-1119.

124. Spina RJ, Rashid S, Davila-Roman VG, et al. Adaptations in betaadrenergic cardiovascular responses to training in older women. *J Appl Physiol.* 2000;89:2300-2305.

125. West JB, Luks AM. *West's* Respiratory Physiology: The Essentials. 10th ed. Philadelphia: Wolters Kluwer Health/Williams & Wilkins; 2015.

126. Sandler H. Cardiovascular effects of inactivity. In Sandler H, Vernikos J, eds. *Inactivity Physiological Effects.* New York; Academic Press; 1986.

127. Warburton DE, Haykowsky MJ, Quinney HA, et al. Myocardial responses to incremental exercise in endurance-trained athletes: influence of heart rate, contractility and the Frank-Starling effect. *Exp Physiol.* 2002;87:613-622.

128. Leyk D, Essfeld D, Hoffmann U, et al. Postural effect on cardiac output, oxygen uptake and lactate during cycle exercise of varying intensity. *Eur J Appl Physiol Occup Physiol.* 1994;68:30-35.

129. Nagashima K, Mack GW, Haskell A, et al. Mechanism for the posture-specific plasma volume increase after a single intense exercise protocol. *J Appl Physiol.* 1999;86:867-873.

130. Goette A, Weber M, Lendeckel U, et al. Effect of physical exercise on platelet activity and the von-Willebrand factor in patients with persistent lone atrial fibrillation. *J Interv Card Electrophysiol.* 2004;10:39-46.

131. Aldrich D, Hunt DP. When can the patient with deep vein thrombosis begin to ambulate? *Phys Ther.* 2004;84:268-273.

132. Blattner W, Partsch H. Leg compression and ambulation is better than bed rest for the treatment of acute deep vein thrombosis. *Int Angiol.* 2003;22:393-400.

133. Trujilio-Santos AJ, Martos-Perez F, Perea-Milla E. Bed rest or early mobilization as treatment of deep vein thrombosis: a systematic review and meta-analysis. *Med Clin (Barc).* 2004;122:641-647.

134. Bydgeman S, Wahren J. Influence of body position on the anginal threshold during leg exercise. *Eur J Clin Invest.* 1974;4:201-206.

135. Yu M, Takanishi D, Myers SA, et al. Frequency of mortality and myocardial infarction during maximizing oxygen delivery: a prospective, randomized trial. *Crit Care Med.* 1995;23:1025-1032.

136. Uusaro A, Russell JA. Could anti-inflammatory actions of catecholamines explain the possible beneficial effects of supranormal oxygen delivery in critically ill surgical patients?

Intensive Care Med. 2000;26:299-304.

137. Leal L, Lopes MA, Batista M. Physical exercise-induced myokines and muscle-adipose tissue crosstalk: a review of current knowledge and the implications for health and metabolic diseases. *Front Physiol.* 2018;9:1307.

138. Lee JH, Jun H-S. Role of myokines in regulating skeletal muscle mass and function. *Front Physiol.* 2019;10:42.

139. Delezie J, Handschin C. Endocrine crosstalk between skeletal muscle and the brain. *Front Neurol.* 2018;9:698.

140. Eckardt K, Gorgens S, Raschke S, Eckel J. Myokines in insulin resistance and type 2 diabetes. *Diabetologia.* 2014;57(6): 1087-1099.

141. Cirio S, Piaggi GC, De Mattia E, et al. Muscle retraining in ICU patients. *Monaldi Arch Chest Dis.* 2003;59:300-303.

142. Reeves NJ, Maganaris CN, Rerretti G, et al. Influence of simulated microgravity on human skeletal muscle architecture and function. *J Gravit Physiol.* 2002;9:P153-P154.

143. Vincent KR, Vincent HK, Braith RW, et al. Strength training and hemodynamic responses to exercise. *Am J Geriatr Cardiol.* 2003; 12:97-106.

144. Izquierdo M, Hakkinen K, Ibanez J, et al. Effects of strength training on submaximal and maximal endurance performance capacity in middle-aged and older men. *J Strength Cond Res.* 2003;17:129-139.

145. Dart AM, Kingwell BA. Pulse pressure: a review of mechanisms and clinical relevance. *J Am Coll Cardiol.* 2001;37:975-984.

146. Uber-zak LD, Venkatesh YS. Neurologic complications of sit-ups associated with the Valsalva maneuver: 2 case reports. *Arch Phys Med Rehabil.* 2002;83:278-282.

147. Falvey J, Mangione K, Stevens-Lapsley J. Rethinking hospitalass-ociated deconditioning: proposed paradigm shift. *Phys Ther.* 2015;95(9):1307-1315.

148. Schneider DA, Wing AN, Morris NR. Oxygen uptake and heart rate kinetics during heavy exercise comparison between arm cranking and leg cycling. *Eur J Appl Physiol.* 2002;88:100-106.

149. Browse NL. *The Physiology and Pathology of Bed Rest.* Springfield, Il: Charles C. Thomas; 1965.

150. Smorawinski J, Kaciuba-Uscilko H, Nazar K, et al. Comparison of changes in glucose tolerance and insulin secretion induced by three-day bed rest in sedentary subjects and endurance or strength trained athletes. *J Gravit Physiol.* 1998;5:P103-P104.

151. Nieman DC. Current perspective on exercise immunology. *Curr Sports Med Rep.* 2003;2:239-242.

152. McKenzie MA, Greenleaf JE, Looft-Wilson R, et al. Leucocytosis, thrombocytosis, and plasma osmolality during rest and exercise: an hypothesis. *J Physiol Pharmacol.* 1999;50:259-273.

153. MacKinnon LT. Special features for the Olympics: effects of exercise on the immune system: overtraining effects on immunity and performance in athletes. *Immunol Cell Biol.* 2000;78:502-509.

154. MacKinnon LT. Chronic exercise training: effects on immune function. *Med Sci Sports* Exerc. 2000;32:S369-S376.

155. Nieman DC. Special feature for the Olympics: effects of exercise on the immune system: exercise effects on systemic immunity. *Immunol Cell Biol.* 2000;78:496-501.

156. Mascitelli L, Pezzetta F. Anti-inflammatory effects of physical exercise. *Arch Intern Med.* 2003;163:1682-1688.

157. Gleeson M. The scientific basis of practical strategies to maintain immunocompetence in elite athletes. *Exerc Immunol Rev.* 2000;6: 75-101.

158. Pyne DB, Gleeson M, McDonald WA, et al. Training strategies to maintain immunocompetence in athletes. *Int J Sports Med.* 2000; 21(suppl 1):S51-S60.

159. Yeung RR. The acute effects of exercise on mood state. *J Psychosom Res.* 1996;40:123-141.

160. Byrne A, Byrne DG. The effect of exercise on depression, anxiety and other mood states: a review. *J Psychosom Res.* 1993;37:565-574.

161. Forjaz CL, Cardosa Jr CG, Rezk CC, et al. Postexercise hypotension and hemodynamics: the role of exercise intensity. *J Sports Med Phys Fitness.* 2004;44:54-62.

162. Sheriff DD, Mendoza JR. Passive regulation of cardiac output during exercise by the elastic characteristics of the peripheral circulation. *Exerc Sport Sci Rev.* 2004;32:31-35.

163. Wagner PD. Determinants of maximal oxygen transport and utilization. *Annu Rev Physiol.* 1996;58:21-50.

164. Bernhardt J, Dewey H, Thrift A, et al. Inactive and alone: physical activity within the first 14 days of acute stroke unit care. *Stroke.* 2004;35:1005-1009.

165. Reybrouck T, Fagard R. Gender differences in the oxygen transport system during maximal exercise in hypertensive subjects. *Chest.* 1999;115:788-792.

166. Yoshioka J, Node K, Hasegawa S, et al. Impaired cardiac response to exercise in post-menopausal women: relationship with peripheral vascular function. *Nucl Med Commun.* 2003;24:383-389.

167. Marzorati M, Perini R, Milesi S, et al. Metabolic and cardiores-piratory responses to maximal intermittent knee and isokinetic exercise in young health humans. *Eur J Appl Physiol.* 2000;81:275-280.

168. Smeets RJEM, Wittink H, Hidding A, et al. Do patients with chronic low back pain have a lower level of aerobic fitness than healthy controls? Are pain, disability, fear of injury, working status, or level of leisure time activity associated with the difference in aerobic fitness level? *Spine.* 2006;31:90-97.

169. Al-Obaidi S, Anthony J, Dean E, et al. Cardiovascular responses to repetitive McKenzie lumbar spine exercise. *Phys Ther.* 2001;81: 1524-1533.

170. Cotsamire DL, Sullivan MJ, Bashore TM, et al. Position as a variable for cardiovascular responses during exercise. *Clin Cardiol.* 1987;10:137-142.

171. Suzuki Y, Iwamoto S, Haruna Y, et al. Effects of 20 days horizontal bed rest on mechanical efficiency during steady-state exercise at mild-moderate work intensities in young subjects. *J Gravit Physiol.* 1997;4:S46-S52.

172. Steele PP, Maddoux G, Kirch DL, et al. Effects of propranolol and nitroglycerin on left ventricular performance in patients with coronary arterial disease. *Chest.* 1978;73:19-23.

173. Kamiya A, Michikami D, Shiozawa T, et al. Bed rest attenuates sympathetic and pressor responses to isometric exercise in antigravity leg muscles in humans. *Am J Physiol Regul Integr Comp Physiol.* 2004;286:R844-R850.

174. Borg G. Psychophysical basis of perceived exertion. *Med Sci Sports Exerc.* 1982;14:377-381.

175. Whaley MH, Brubaker PH, Kaminsky LA, et al. Validity of rating of perceived exertion during graded exercise testing in apparently healthy adults and cardiac patients. *J Cardiopulm Rehabil.* 1997;17:261-267.

176. Kacin A, Mekjavic IB, Rodman S, et al. Influence of active recovery followed prolonged bed rest on static exercise pressure response. *J Gravit Physiol.* 2002;9:91-92.

177. Krzeminski K, Kruk B, Nazar K, et al. Cardiovascular, metabolic and plasma catecholamine responses to passive and active exercise. *J Physiol Pharmacol.* 2000;51:267-278.

178. Atkinson G, Reilly T. Circadian variation in sports performance. *Sports Med.* 1996;21:292-312.

179. Godfrey RJ, Madgwick Z, Whyte GP. The exercise-induced growth hormone response in athletes. *Sports Med.* 2003;33:599-613.

180. Carter R, Banham SW. Use of transcutaneous oxygen and carbon dioxide tensions for assessing indices of gas exchange during exercise testing. *Respir Med.* 2000;94:350-355.

181. McCluskey A, Gwinnutt CL, Hardy L, et al. Evaluation of the Pneupac Ventipac portable ventilator in critically ill patients. *Anaesthesia.* 56:1073-1081, 2001.

182. Carter R, Holiday DB, Nwasuruba C, et al. Six-minute walk work for assessment of functional capacity in patients with COPD. *Chest.* 2003;123:1408-1415.

183. Gates PE, Tanaka H, Graves J, et al. Left ventricular structure and diastolic function with human aging: relation to habitual exercise and arterial stiffness. *Eur Heart J.* 2003;24:2213-2220.

184. Franzoni F, Galetta F, Morizzo C, et al. Effects of age and physical fitness on microcirculatory function. *Clin Sci (Lond).* 2004;106: 329-335.

185. Clark AL, Skypala I, Coats AJ. Ventilatory efficiency is unchanged after physical training in healthy persons despite an increase exercise tolerance. *J Cardiovasc Risk.* 1994;1:347-351.

186. Boutellier U, Piwko P. The respiratory system as an exercise limiting factor in normal sedentary subjects. *Eur J Appl Physiol Occup Physiol.* 1992;64:145-152.

187. Guenette JA, Witt JD, McKenzie DC, et al. Respiratory mechanics during exercise in endurance-trained men and women. *J Physiol.* 2007;581(Pt 3):1309-1322.

188. O' Donnell DE. Hyperinflation, dyspnea, and exercise intolerance in chronic obstructive pulmonary disease. *Proc Am Thorac Soc.* 2006;3:180-184.

189. Williams DH, Williams C. Cardiovascular and metabolic responses of trained and untrained middle-aged men to a graded treadmill walking test. *Br J Sports Med.* 1983;17:110-116.

190. Zavorsky GS. Evidence and possible mechanisms of altered maximum heart rate with endurance training and tapering. *Sports Med.* 2000;29:13-26.

191. El-Sayed MS. Effects of exercise and training on blood rheology. *Sports Med.* 1998;26:281-292.

192. Jones AYM, Dean E, Scudds R. Effectiveness of a communitybased Tai Chi program and implications for public health initiatives. *Arch Phys Med Rehabil.* 2005;86:619-625.

193. Wijnen JA, Kool MJ, van Baak MA, et al. Effect of exercise training on ambulatory blood pressure. *Int J Sports Med.* 1994;15: 10-15.

194. Tsai JC, Wang WH, Chan P, et al. The beneficial effects of Tai Chi Chuan on blood pressure and lipid profile and anxiety states in a randomized controlled clinical trial. *J Altern Complement Med.* 2003;9:747-754.

195. Szygula Z. Erythrocytic system under the influence of physical exercise and training. *Sports Med.* 1990;10:181-197.

196. Shave R, Dawson E, Whyte G, et al. Altered cardiac function and minimal cardiac damage during prolonged exercise. *Med Sci Sports Exerc.* 2004;36:1098-1103.

197. Kreider RB. Physiological consideration of ultraendurance performance. *Int J Sport Nutr.* 1991;1:3-27.

198. Boutcher SH, Nurhayati Y, McLaren PF. Cardiovascular response of trained and untrained old men to mental challenge. *Med Sci Sports Exerc.* 2001;33:659-664.

199. Mendenhall LA, Swanson SC, Habash DL, et al. Ten days of exercise training reduces glucose production and utilization during moderate-intensity exercise. *Am J Physiol.* 1994;266: E136-E143.

200. Bulow HH, Kanstrup L, Henriksen O, et al. CT and magnetic resonance imaging and spectroscopy for noninvasive study of regeneration of skeletal musculature after intensive therapy. *Ugeskr Laeger.* 1993;19:2273-2276.

201. Ehsani AA, Spina RJ, Peterson LR, et al. Attenuation of cardiovascular adaptations to exercise in frail octogenarians. *J Appl Physiol.* 2003;95:1781-1788.

202. McGuire DK, Levine BD, Williamson JW, et al. A 30-year followup of the Dallas Bedrest and Training Study: II. Effect of age on cardiovascular adaptation to exercise training. *Circulation.* 2001; 104:1358-1366.

203. Knapik JJ, Banderet LE, Vogel JA, et al. Influence of age and physical training on measures of cardiorespiratory and muscle endurance. *Eur J Appl Physiol Occup Physiol.* 1996;72:490-495.

204. Ho SC, Woo J, Sham A, et al. A 3-year follow-up study of social, lifestyle and health predictors of cognitive impairment in a Chinese older cohort. *Int J Epidemiol.* 2001;30:1389-1396.

205. Zeleznik J. Normative aging of the respiratory system. *Clin Geriatr Med.* 2003;19:1-18.

18

活动与运动：测试和训练

作者：Scotty Butcher　Elizabeth Dean
译者：王培建　王　昭
校对：崔亚楠

本章目录

关键词

引言

　　本章介绍利用活动、运动和训练达到预防效应及短期效应和长期效应的原则和实践方法。活动和运动都能达到上述的任何一种显著效应。开具活动和运动处方需基于对特定个体的适应证、禁忌证和可能的不良反应。通过运动带来的这些效应会对某些特定器官系统产生影响，并且能够提高患者的活动能力和参与度。本书第27、28章会详细介绍这些内容，描述对

患者群体的特殊考虑，强调制订针对性运动测试和训练处方时，应基于患者个体而非疾病本身。

运动测试前评估

　　除了了解运动测试的适应证和禁忌证外（见下一节），详细询问病史和体格检查，有助于选择合适的测试方案，并量化运动测试相关风险及确定所需监护等级。这包括了解常规病史及外科手术史，以确定患

者病情及对运动能力的限制。此外，还需要考虑所有的药物治疗，如哪种药物对运动表现有积极或消极影响？哪种药物可能需要在运动前服用？患者在之前的运动测试中服用了什么药物？这次运动测试服用了吗？根据两次结果的对比，本次服药对运动测试结果有何影响？可以不服药吗？根据服药情况，运动测试在什么时候进行合适（按计划进行还是按需要进行）？它如何对运动测试产生影响？这和之前的测试有什么不同吗？选择一天中的哪个时间段进行测试？这与之前进行测试的时间不同吗？慢性疾病患者在一天中经常有累积的疲劳、不适和疼痛，因此有必要选择测试的合适时间。还必须考虑其他问题，例如，患者昨晚睡眠状况如何？饮水量如何？最近一餐吃的什么，什么时间吃的？患者吸烟吗？如果吸烟，最后一次吸烟是什么时候？此外，外部因素如测试地点的环境温度和噪声、注意力和干扰都需要加以控制。

运动前筛查以减少测试中的心血管风险

运动测试可能会对患者造成风险，因此运动测试必须有明确的适应证，并且必须排除所有禁忌证。另一方面，早期针对患者的运动测试指南，尤其是心血管疾病患者的指南过于保守[1]。只有当全面评估确认适应证，并合理选择测试方案，以及在测试过程中适当监护时，患者才能更积极地进行运动。美国运动医学会（American College of Sports Medicine，ACSM）[2]为不经常运动（图 18.1A）和经常运动（图 18.1B）的人群各制定了一套方案。如图 18.1A 所示，已确诊患有心血管、代谢和肾脏疾病或有这些

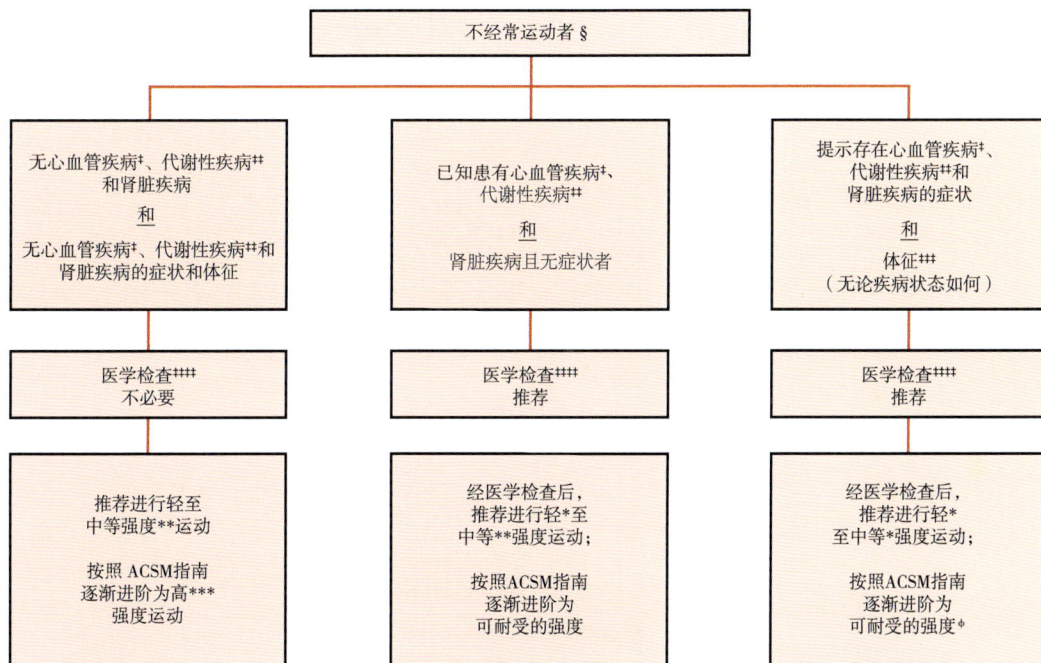

§参与运动	在过去至少3个月内，每周至少3天，每天至少30分钟，有计划、规律地进行中等强度体力活动
*低强度运动	30%~39% HRR或VO₂R，2~2.9 METs，RPE 9~11，该强度会导致心率和呼吸频率轻度增加
**中等强度运动	40%~59%HRR或VO₂R，3~5.9 METs，RPE 12~13，该强度会导致心率和呼吸频率明显增加
***高强度运动	≥60% HRR或VO₂R，≥6 METs，RPE ≥14，该强度会导致心率和呼吸频率大幅增加
‡心血管病	心脏、外周血管和脑血管病
‡‡代谢性疾病	1型糖尿病和2型糖尿病
‡‡‡症状和体征	在休息或活动时，缺血可能引起胸部、颈部、下颌、手臂或其他部位疼痛和不适；静息或轻微用力时呼吸困难；头晕或晕厥；端坐呼吸或夜间阵发性呼吸困难；脚踝水肿；心悸或心动过速；间歇性跛行；心脏杂音；正常活动时出现异常疲劳或呼吸困难
‡‡‡‡医学检查	由医疗专业人员批准后方可进行运动
A ⏀ACSM指南	参见ACSM的Guidelines for Exercise Testing and Prescription, 10th edition, 2018

图 18.1 美国运动医学会为不经常运动者和经常运动者制定的方案

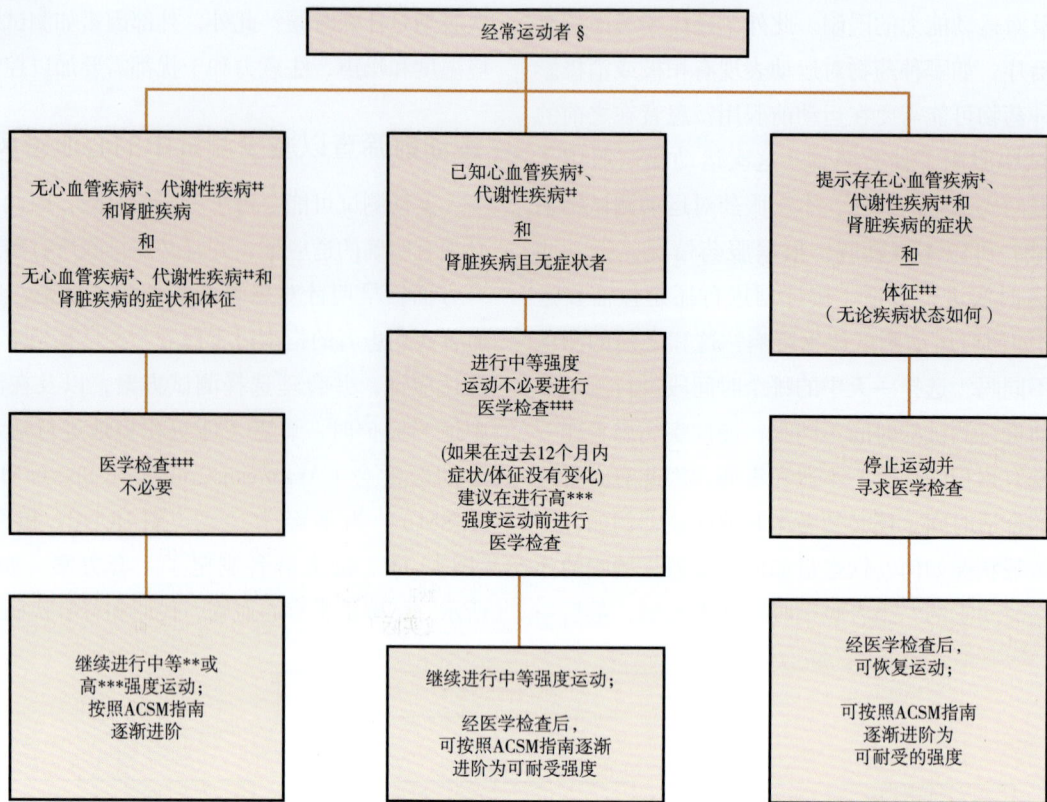

```
                        ┌──────────────────┐
                        │   经常运动者 §    │
                        └──────────────────┘
          ┌──────────────────┼──────────────────┐
┌────────────────┐  ┌────────────────┐  ┌────────────────┐
│无心血管疾病‡、代谢│  │已知心血管疾病‡、 │  │提示存在心血管疾病‡、│
│性疾病‡‡和肾脏疾病│  │代谢性疾病‡‡     │  │代谢性疾病‡‡和     │
│      和         │  │      和         │  │肾脏疾病的症状     │
│无心血管疾病‡、代谢│  │肾脏疾病且无症状者│  │      和         │
│性疾病‡‡和肾脏疾病│  └────────────────┘  │    体征‡‡‡      │
│的症状和体征     │           │           │（无论疾病状态如何）│
└────────────────┘  ┌────────────────┐  └────────────────┘
         │          │进行中等强度      │           │
┌────────────────┐  │运动不必要进行    │  ┌────────────────┐
│  医学检查‡‡‡‡   │  │医学检查‡‡‡‡     │  │  停止运动并      │
│   不必要        │  │                 │  │  寻求医学检查    │
└────────────────┘  │(如果在过去12个月内│  └────────────────┘
         │          │症状/体征没有变化)│           │
┌────────────────┐  │建议在进行高***  │  ┌────────────────┐
│继续进行中等**或 │  │强度运动前进行    │  │经医学检查后,    │
│高***强度运动;   │  │医学检查          │  │可恢复运动;      │
│按照ACSM指南     │  └────────────────┘  │               │
│逐渐进阶         │           │           │可按照ACSM指南   │
└────────────────┘  ┌────────────────┐  │逐渐进阶为       │
                    │继续进行中等强度运动;│ │可耐受的强度     │
                    │                 │  └────────────────┘
                    │经医学检查后,    │
                    │可按照ACSM指南逐渐│
                    │进阶为可耐受强度  │
                    └────────────────┘
```

§ 参与运动	在过去至少3个月内，每周至少3天，每天至少30分钟，有计划的、规律地进行中等强度体力活动
*低强度运动	30%~39% HRR或VO_2R，2~2.9 METs，RPE 9~11，该强度会导致心率和呼吸频率轻度增加
**中等强度运动	40%~59%HRR或VO_2R，3~5.9 METs，RPE 12~13，该强度会导致心率和呼吸频率明显增加
***高强度运动	≥60% HRR或VO_2R，≥6 METs，RPE ≥14，该强度会导致心率和呼吸频率大幅增加
‡心血管病	心脏、外周血管和脑血管疾病
‡‡代谢性疾病	1型糖尿病和2型糖尿病
‡‡‡症状和体征	在休息或活动时，缺血可能引起胸部、颈部、下颌、手臂或其他部位疼痛和不适；静息或轻微用力时呼吸困难；头晕或晕厥；端坐呼吸或夜间阵发性呼吸困难；脚踝水肿；心悸或心动过速；间歇性跛行；心脏杂音；正常活动时出现异常疲劳或呼吸困难
‡‡‡‡医学检查	由医疗专业人员批准后方可进行运动
B φACSM指南	参见ACSM的Guidelines for Exercise Testing and Prescription, 10th edition, 2018

图 18.1（续）

疾病症状和体征的患者，以及不经常运动者，发生心血管事件的风险较高（表 18.1）。推荐开始运动前由医疗专业人员对这些人群进行全面体格检查（见图 18.1A）。对于那些已经持续 3 个月以上、每周至少进行 3 次、每次至少 30 分钟的中等强度运动或体力活动的患者（见图 18.1B），如果继续进行相同水平的运动，则在运动期间发生心血管事件的风险要低得多。如果患者出现了新的症状或体征，或者想要进行更剧烈的体力活动，则需要进行医学检查。物理治疗师应在运动测试或制订处方前对患者进行系统筛查。

表 18.1　提示心血管疾病、代谢性疾病和肾脏疾病的症状和体征

症状和体征	说明 / 意义
由心肌缺血引起的疼痛或不适以及其他心绞痛症状（胸部、颈部、下颌、手臂和其他部位）	心脏疾病，特别是冠状动脉疾病的主要表现 提示缺血性病因： · 特点：紧缩感、挤压感、烧灼感、"沉重感"或"重压感" · 位置：胸骨下、穿过胸部前方；一侧或双侧手臂、肩部；颈部、脸颊、牙齿；前臂、肩胛间区 · 诱发因素：运动或劳累、兴奋、其他形式压力、寒冷天气、餐后发生 不支持缺血性病因： · 特点：钝痛；"刀割样"、尖锐、刺痛；"刺痛感"呼吸时加重 · 位置：左乳腺下区；左胸腔 · 诱发因素：运动结束后，由特定身体活动所诱发
静息或轻微用力时呼吸困难	呼吸困难（定义为呼吸过程中异常的不适感），是心肺疾病的主要症状之一。经常训练的健康人在剧烈运动时，以及未训练的健康人在中等强度运动时会出现呼吸困难。但若特定人群在预期还不足以引起呼吸困难的强度时出现呼吸困难，应视为异常。异常的运动性呼吸困难提示存在心肺功能障碍，如左心室功能障碍和慢性阻塞性肺疾病
头晕或晕厥	晕厥（定义为意识丧失）最常见的原因是脑灌注减少。运动时头晕，特别是晕厥，可能是由于心脏疾病阻碍了心输出量的正常增加（或实际下降）。这些心脏疾病可能危及生命，包括严重的冠状动脉疾病、肥厚型心肌病、主动脉瓣狭窄和恶性室性心律失常。虽然不应忽视运动结束后的头晕或晕厥，但即使在健康人群中也可能会因静脉回心血量减少而出现这些症状
端坐呼吸或夜间阵发性呼吸困难	端坐呼吸是指平卧休息时发生的呼吸困难，通过坐直或站立可迅速缓解。夜间阵发性呼吸困难是指通常在入睡后 2~5 小时开始出现的呼吸困难，坐在床边或下床可缓解。两者都是左心室功能障碍的症状。尽管慢性阻塞性肺疾病患者也可能出现夜间呼吸困难，但不同之处在于，夜间呼吸困难通常在排便后缓解，而不是专门通过坐起缓解
踝部水肿	双侧踝关节水肿在夜间最明显，是心力衰竭或双侧慢性静脉功能不全的特征性表现。单侧肢体水肿常由下肢静脉血栓形成或淋巴阻塞引起。全身性水肿见于肾病综合征、严重心力衰竭和肝硬化患者
心悸或心动过速	心悸（定义为对心脏剧烈或快速跳动的不适感），可由各种心律失常引起，包括心动过速、突发性心动过缓、异位搏动、代偿性暂停和由瓣膜反流引起的每搏输出量增大。心悸也常由焦虑状态和心输出量增高（或亢进）状态引起，如贫血、发热、甲状腺毒症、动静脉瘘和特发性高动力心脏综合征（idopathic hyperkinetic heart syndrome）
间歇性跛行	间歇性跛行指由运动引起的血液供应不足（通常是动脉粥样硬化的结果）而导致的下肢疼痛。站立或坐着都不会出现疼痛，可日复一日重复出现，上楼或爬坡时更严重，患者常描述为痉挛，停止运动后 1~2 分钟内消失。间歇性跛行患者常有冠状动脉疾病。糖尿病患者患这种疾病的风险高
心脏杂音	尽管有些心脏杂音可能是无临床意义的，但心脏杂音可能提示瓣膜疾病或其他心血管疾病。从运动安全角度来看，排除是因肥厚型心肌病和主动脉瓣狭窄所致是十分重要的，因为它们是运动相关心源性猝死的常见原因
正常活动时出现异常疲劳或呼吸困难	虽然这些症状可能是正常现象，但也可能预示着心血管疾病或代谢性疾病的开始或状态的改变

注：这些症状和体征必须在其出现的临床背景下进行解释，因为它们并不都是心血管疾病、代谢疾病和肾脏疾病所特有的。
改编自 American College of Sports Medicine. *Guidelines for Exercise Testing and Prescription*. 10th ed. Philadelphia, PA: Williams and Wilkins; 2018.

运动测试

多项研究表明，包括非原发性心血管系统与呼吸系统疾病在内的很多疾病，都能从有氧和（或）抗阻运动训练中长期获益（表 18.2）（见第 27 章和第 28 章）。因此，对于患有这些疾病的患者，运动处方的制订应因人而异。与急性期时的早期活动不同，制订长期运动处方要基于患者的临床表现、病史、发病前状态和体适能水平，以及与生理储备能力相关的实验室检查结果、运动测试和运动处方的目标。为了促

进身体健康，每周的大多数日子需要每天进行至少30分钟的中等强度运动训练[2]。根据ACSM2018年的指南[2]，最佳有氧运动适应能力要求运动强度为心率储备的60%~89%（如第17章所述），每次20~40分钟，每周3~5次，持续至少6~8周。运动强度对最大摄氧量（VO_{2max}）和心输出量的影响仍在研究中[3,4]。VO_{2max}的提高似乎并不是通过中枢及外周血管对运动强度的适应来实现的。另外，一些患者没有锻炼习惯，但VO_{2max}、心输出量及每搏输出量却较高[5]，这也许是因遗传因素导致的血容量较大。

运动测试的适应证有很多（框18.1），包括量化最大活动能力、有氧代谢能力、氧气运输能力，以及评估完成低强度日常生活活动（ADLs）耐力。对于健康人群，氧运输能力是决定最大摄氧量的最重要因素。基于摄氧量的代谢分析能够提供损伤与功能能力的关系[6]，并能够区分运动耐量降低是由心血管系统原因还是呼吸系统原因导致的[7]。摄氧量分析需要用到鼻夹或面罩，这除了导致吸气回路无效腔的增加外，还使受试者自感呼吸费力。有一项研究比较了这两种设备对于充血性心力衰竭患者的影响，发现气体交换的测量结果无显著性差异[8]，但未报告自觉费力程度。该研究的重要发现是峰值摄氧量是预测生存率非常好的指标（见第27章）。

表18.2　获益于活动与运动远期效应的慢性疾病

分类	疾病	分类	疾病
心血管系统疾病	先天性心脏病	内分泌系统疾病	甲状腺功能障碍
	后天性心脏病		糖尿病
	心脏疾病术后	肿瘤	一般情况
	心绞痛		在某些情况下的预防
	高血压	骨骼肌肉系统疾病	骨关节炎
	高脂血症		类风湿关节炎
	高胆固醇血症		强直性脊柱炎
	慢性心力衰竭		骨量减少和骨质疏松症
	心脏移植	结缔组织病	系统性红斑狼疮
	周围血管疾病		硬皮病
呼吸系统疾病	慢性阻塞性肺疾病	营养障碍	与活动量减少相关的胰岛素抵抗
	慢性通气不足和呼吸衰竭		肥胖
	间质性肺疾病		厌食症
	哮喘	器官移植	术前和术后阶段
	囊性纤维化	其他系统疾病	慢性疲劳综合征
	胸部手术后		慢性抑郁症
	肺移植		肾脏疾病
神经系统疾病	脑卒中		肝脏疾病
	帕金森综合征		酒精中毒
	四肢瘫痪		非酒精性和酒精性肝硬化
	截瘫	其他	妊娠
	脑瘫		
	唐氏综合征		
	多发性硬化症		
	脊髓灰质炎和脊髓灰质炎后综合征		

框 18.1	运动测试适应证

结构和功能受限的诊断
- 原发性心肺功能障碍
- 继发性心肺功能障碍

导致活动和参与受限因素的诊断
- 评估
- 极量运动能力
- 亚极量运动能力
- 耐量
- 呼吸困难
- 胸痛
- 工作能力
- 就业选择
- 心肺和心血管适能
- 非心肺因素导致的受限
- 运动经济性
- 药物作用（氧疗、降压药、抗心绞痛药、口服降糖药和胰岛素、镇痛药和支气管扩张剂）
- 糖尿病的全面管理
- 合适的矫形器、助行器和假肢
- 处方
- 运动计划
- 药物（疗效和管理）

框 18.2	运动测试相对禁忌证和绝对禁忌证

绝对禁忌证	相对禁忌证
充血性心力衰竭	近期心肌梗死（4周内）
心电图示急性心肌缺血	主动脉瓣疾病
不稳定型心绞痛	重度心脏肥大
心室或夹层动脉瘤	肺动脉高压
室性心动过速	静息心动过速
多源性异位搏动	静息心电图异常
反复室性心律失常	糖尿病控制不佳
未经处理或难治性心动过速	严重电解质紊乱
室上性心律失常	严重原发性高血压
近期血栓栓塞事件（肺部或其他部位）	严重传导异常
未控制的哮喘	完全性房室传导阻滞
未控制的心力衰竭	固定频率起搏器
肺水肿	急性脑血管疾病
未控制的高血压（收缩压大于 250 mmHg，舒张压大于 120 mmHg）	呼吸衰竭
急性感染	左心衰竭
	癫痫

摘自 Jones NL, Fletcher J. *Clinical Exercise Testing.* 4th ed. Philadelphia, PA: WB Saunders; 1997.

运动测试禁忌证

运动测试（尤其是极量运动测试）禁忌证分为相对禁忌证和绝对禁忌证（框 18.2）。若存在绝对禁忌证，应禁止进行任何的运动测试，而若存在相对禁忌证，则需要监测测试、方案和生理指标，或需要调整测试终点。在执行一项运动测试前，首先应该明确测试适应证和禁忌证。

健康人群的运动测试和训练指南并不能直接应用于临床病情稳定的慢性疾病患者。因为患者功能受损是继发于心肺、心血管、神经肌肉或骨骼肌肉障碍，运动测试和训练应据此做出调整。此外，与健康人相比，患者在运动后会出现更多的主观症状，因此监测他们对运动的主观反应是至关重要的。改良 Borg 疲劳量表可评估呼吸困难、不适、疼痛和疲劳（表 18.3）[9,10]。在充分向患者解释并确保他理解 Borg 量表终点得分的前提下，可以通过 Borg 量表得分对比患者多次运动测试的主观反应。由于患者的主观反应与客观运动结果相关，这可以为制订运动处方提供依据，同时避免不良反应的发生。

患者的功能损伤和运动能力决定运动测试性质；

表 18.3	运动反应的自我评估量表			
评分	费力	呼吸困难	不适 / 疼痛	疲劳
0	无	无	无	无
0.5	非常弱	非常轻	非常轻	非常轻
1	很弱	很轻	很弱	很轻
2	弱	轻	弱	轻
3	温和	适度	温和	温和
4	有些强烈	有些困难	有些强烈	有些困难
5	强烈	困难	强烈	困难
6				
7	很强	很重	很强	很重
8				
9				
10	非常强烈	非常困难	非常强烈	非常困难
	极限	极限	极限	极限

注：基于 Borg 自觉疲劳分级量表。

它可以是众多类型中的一种，这取决于测试和训练的目的。如果运动测试的目的是运动训练，那么运动测试的方案也能够应用于运动训练。患者对于运动的生理学反应和适应根据训练刺激的不同而变化（运动的特异性原则）。因此，如果把步行作为训练项目，那么运动测试应为步行测试而不是踏车测试。

运动测试标准与常规程序

运动测试的标准方案有很多类型（表18.4），分为持续性和间歇性运动测试。持续性运动测试包括极量和亚极量递增强度测试以及恒定负荷测试。间歇性测试包括极量间歇性和亚极量间歇性运动测试。间歇性测试是为那些活动能力较差的患者设计的，他们通常不能进行长时间的有氧运动。当负荷间断出现，他们能完成更多的运动量。需要特别强调的是，这种测试允许交替进行运动和休息，或者交替进行高强度运动和低强度运动。根据患者损伤水平决定运动与休息、低强度与高强度的比例。例如，一个患者能够承受3~5分钟的相对高强度运动，之后交替进行1~2分钟低强度运动，而另一个患者只能承受1分钟的低强度运动，之后休息10~20秒。

为了实现运动测试标准化和进行全面监测，建议

表18.4　适用于不同患者人群的运动测试

测试类型	适应证
持续性测试	
极量	病情基本稳定的患者
	无明显肌肉骨骼异常
	测试最大运动能力
	具备有氧运动基础
递增负荷	负荷递增，通常持续2~5分钟
恒定负荷	恒定负荷下耐力测试，通常为舒适的步行或功率自行车
亚极量	有极量运动测试禁忌证的患者
增量	类似极量运动测试
	接近于最大运动能力测试，或占极量值较大比例
恒定负荷	建立对恒定负荷的反应基线，运动负荷通常为预计HRmax的61%~75%
	可作为耐力和心肺适能的指标，可作为运动经济参考指标
间歇性测试	
极量或亚极量	为极低运动能力的患者确定功能水平
	开关方案或高低强度方案，如运动5分钟，之后休息1分钟；高低强度交替循环运动，如高强度运动1分钟，之后低强度运动15秒

使用固定运动方式，如平板、功率自行车和阶梯训练。有些运动测试无须设备，如12分钟步行测试或者其变种6分钟和3分钟步行测试[11-13]。然而，这些测试的标准化更具挑战性。反复训练会对12分钟步行测试结果产生显著影响，因此，该测试需重复进行以得到有效结果。另外，这项测试的指令不如平板或者功率自行车测试明确和标准化，这会影响运动测试严格性，因此必须标准化[14]。

与其他诊断和测试一样，运动测试效度和信度取决于过程的标准化。由于缺少重复测试和对照，测试的效度和信度下降[15,16]。早期静息时功率自行车训练反应、亚极量心率以及四肢肌电活动减少，可以反映患者对测试的熟悉程度[17]。重复测试可以反映训练对于测试的影响。训练可减少能量输出，提高训练相关协调性，并且减少肌肉动员[18]。但良好的质量控制可以使测试的效度和信度达到最大化，即使患者有严重疾病如慢性心力衰竭[19]。运动测试前患者状况、测试准备及测试过程都必须标准化（框18.3）。

一旦达到终止测试的症状和体征标准，或出现过早终止标准，则应立即终止测试（表18.5）。还要详细记录测试条件和程序。运动测试记录表如图18.2A所示，可以根据不同测试标准进行调整。很多患者不能使用一种方式完成运动测试；这类患者可以按标记往返路线步行，结果记录在类似于图18.2B所示的运动测试记录表上。系统和详细地记录能够提高测试的效度，能更好地解释测试结果，并可确保在以后的测试中进行相同操作，从而增加重复测量数据的可比性。就患者测试前准备和操作过程而言，每次重复测试都必须与最初测试具有可比性。

营养和运动测试、训练相关运动前饮食的相关研究，相较于对健康人群和运动员的研究，对患者的研究尚不充分。对于氧运输功能障碍和功能能力低下的患者，常量元素和微量元素的补充、进食时间会对运动能力产生较大影响。若健康人在进行35~40分钟中、高强度运动前3小时进行高碳水化合物、低脂和低蛋白饮食，比在运动前6小时进行该种饮食，运动表现会更好[20]。不进食或推迟进食会影响测试表现和训练结果。患者营养问题一直被忽视，营养和水合状态应该在物理治疗评估中受到重视，在测试前、后及训练过程中标准化执行。

框18.3　运动测试前注意事项

- 确定运动测试适应证。
- 确定进行运动测试的绝对禁忌证和相对禁忌证。
- 确保患者在48小时内没有任何急性疾病，包括流行性感冒和感冒。
- 确保患者理解测试的目的，并签署知情同意书。
- 确保患者测试前3小时没有大量进食、饮用含有咖啡因的饮料和吸烟。
- 确保患者充分休息，测试前24小时未运动及进行大量费力活动。
- 统一测试时间和生理规律的影响。
- 确保患者穿着适当：短裤、宽松的衣服、短袖衬衫、袜子、跑步鞋或合适的休闲鞋。
- 佩戴矫形器，除非测试是评估佩戴与不佩戴矫形器的功能差异。
- 确保患者理解主观评定量表，并能够在一定距离读表评分。
- 提前选择测试类型、测试方案和测试终止标准。
- 确保患者在测试日期前熟悉测试和参与测试练习，以减少提醒次数，提高运动效率，使测试的有效性最大化。
- 基于测试的目的，事先确定患者用药情况。如果服药（如支气管扩张剂或镇痛药），确保在药物峰值浓度时进行测试。
- 室温（标准化和记录）。
- 患者穿运动服和运动鞋（非新鞋），系好鞋带。
- 若使用功率自行车，测试前确定好座位到踏板的距离，当脚在最低位时，座位调整到允许伸膝15°，膝盖不需要充分伸展。
- 患者安静地坐在椅子上，获取基线数据。

- 连接监护设备（如心率、心电图、血压计、脉搏血氧计），向患者解释主观评分量表。
- 向患者解释说明测试程序，患者可以提出疑问。

运动测试一般程序

- 为了优化测量和测试结果效度，避免在测试过程中与患者进行不必要的对话和互动，包括测试后恢复阶段。
- 静息基线测量持续5分钟或直至达到平台期。
- 患者站在平板或坐在功率自行车上时，双脚牢牢地套于踏板上，跖骨应该舒适地放在踏板上。
- 若情况允许，患者在平板步行时可以用两个手指保持一侧平衡，而不是手握手柄；如果是功率自行车，不要用力抓住车把手。
- 在设备上稳定2~3分钟或者读数稳定时进行基线评估。
- 开始测试。
- 热身开始。
- 开始选择测试方案。
- 测试过程中（包括运动后恢复），每隔几分钟对患者进行一次客观监测和主观监测。
- 当达到预设运动测试终止标准或提前终止运动测试的任何标准时，终止测试。
- 整理阶段开始。
- 当测试方案的整理阶段结束，患者移动至有支撑的椅子上，双腿略微抬高，不要交叉，进入恢复期。
- 运动后恢复持续至静息基线水平，或与基线水平相比，变化在5%~10%内。
- 询问患者自我感受。
- 断开监护设备。
- 继续观察患者，关注患者是否有运动后不适症状和体征。

表18.5　运动测试提前终止标准

项目	终止标准
多种因素	受试者要求停止
	监护设备故障
症状和体征	疲劳
	头晕、精神错乱、共济失调、面色苍白、发绀、呼吸困难、恶心和外周血管供血不足
	心绞痛发作
心电图征象	有症状的室上性心动过速
	窦性心动过速，ST段比静息时水平或下移（3 mm）
	室性心动过速
	运动诱发左束支传导阻滞
	二度和三度房室传导阻滞
	室性期前收缩R-on-T现象
	频发性多源性室性期前收缩（连续3次或更多次）
	心房颤动，静息时无
	出现Q波
其他心血管征象	血压低于静息水平
	运动后低血压（收缩压下降 > 20 mmHg）
	血压升高过多（收缩压 ≥ 220 mmHg，舒张压 ≥ 110 mmHg）
	异常心动过缓（功率增加或不变时，心率下降超过10次/分）

改编自 the American College of Sports Medicine. *Guidelines for Exercise Testing and Prescription*. 8th ed. Philadelphia, PA: Williams and Wilkins; 2010; and Jones NL, Fletcher J. *Clinical Exercise Testing*. 4th ed. Philadelphia, PA: WB Saunders; 1997.

患者姓名：		
患者编号：		
日期：		
体重（kg）：	身高（cm）：	体重指数（BMI）：
腰围（cm）：	臀围（cm）：	腰臀比：
测试原因：		
测试类型：		
静息HR：	静息BP：	
FEV_1：	FVC：	FEV_1/FVC：
血氧饱和度		
测试相关用药和时间：		
运动前注意事项回顾：		
是否有扶手：	无	有
扶手类型：		
是否使用矫形器：	无	有
类型：		
测试原因：		
受试者日常活动中与测试费力水平相当的活动/运动频率（如1次/周，1次/月，3次/日，无，其他）？		

时间/阶段	速度或负荷	等级或RPM	心率和/或ECG改变	血压	心率血压乘积	Spo_2	自觉疲劳程度或呼吸困难	不适/疼痛（非心绞痛）	备注

A

患者姓名：		
患者编号：		
日期：		
体重（kg）：	身高（cm）：	体重指数（BMI）：
腰围（cm）：	臀围（cm）：	腰臀比：
测试原因：		
测试类型：		
静息HR：	静息BP：	
FEV_1：	FVC：	FEV_1/FVC：
血氧饱和度		
测试相关用药和时间：		
运动前注意事项回顾：		
是否有扶手：	无	有
扶手类型：		
是否使用矫形器：	无	有
类型：		
测试原因：		
受试者日常活动中与测试费力水平相当的活动/运动频率（如1次/周，1次/月，3次/日，无，其他）？		

时间	跑道和往返距离	心率和/或ECG改变	血压	心率血压乘积	血氧饱和度	自觉疲劳程度或呼吸困难	不适/疼痛（非心绞痛）	备注

B

图 18.2　运动测试记录表

运动测试资源紧张，为保证测试安全、有效和可靠，需要有专业人员。此外，必须满足测试前条件，并且患者需要有大量时间进行 1 次或多次重复测试。有一项研究采用了简化的手段，对存在呼吸困难症状的患者使用了两种不同方案，比较了动脉血气和呼吸代谢指标[21]。这两种方案分别是递增负荷运动测试和恒定负荷运动测试。结果显示递增负荷测试时二氧化碳分压更高，在无氧阈以上运动应激也更高，无氧阈以下无差异。

运动测试与方案

已有研究报道了常见的运动测试和方案，以及心理测量学特性[16]。这些为临床医师提供了简单的参考，可帮助他们确定合适的患者、测试方案和标准化方法，以及如何解读结果[16]。运动测试方案的选择取决于患者的需求及不同测试对于所需结果的适用性。运动测试可用于诊断、评估和评定、预后方案以及运动处方的制订。选择特定测试方案主要考虑测试目的。运动测试类型有持续性极量、亚极量递增式负荷、恒定负荷、间歇性极量和亚极量测试。亚极量测试可以单独用于评估，也可用于预测对极量的运动反应。测试方案及终止标准需事先根据适应证和目的确定。图17.7为一些常用测试方案，以及在方案中不同负荷所需的能量消耗。

评估性亚极量运动测试

台阶测试（step test）是恒定负荷和功率运动测试的代表，在几十年前已应用于实际场地测试。伴随着一系列场地测试的出现，台阶测试逐渐被取代。尽管如此，当为患者进行标准化运动测试时，台阶测试仍可提供有效的有氧适能评价，因为它可以提供较高的运动强度。肥胖或体适能低的患者在进行台阶测试时需进行监护[22]。

12分钟步行测试及它的变形测试（6分钟和3分钟步行测试）可用于呼吸系统疾病患者[12]。这些测试在临床上的应用非常普遍，因为它们能从功能水平测试患者，并且不需要运动器械，常用于那些运动能力受损严重，不能耐受在运动器械上进行测试的患者。最大的弊端就是在运动过程中不能全面监护。因此，要仔细筛选能够进行12分钟步行测试的患者。

已证明健康老年人采用6分钟步行测试评估运动能力十分可靠，并可通过两次测试以减少误差和学习效应[23]。在同一项测试中，受试者平均步行强度为最大摄氧量的80%。一项研究对比了COPD患者进行"鼓励性"6分钟步行测试和标准递增式功率自行车测试，发现步行测试的预测价值要更高[24]。患者步行测试中摄氧量更稳定。两项测试中的摄氧量、心率、动脉血气峰值没有显著差异。但步行测试的肺通气量及二氧化碳呼出量更低。"鼓励性"6分钟步行测试预测价值更高。

6分钟步行测试已被广泛应用于合并多种疾病的老年人群，这是一种简单有效的运动能力评估方法。步行距离短与文化程度低、非白种人、日常生活活动能力低、健康状态差，有心脏病、脑卒中、糖尿病病史，C反应蛋白、纤维蛋白原和白细胞计数异常等因素相关[25]。

6分钟步行测试能够测量一个人行走的距离。由于该测试没有纳入体重指标，而体重会影响运动能力，因此有人质疑6分钟步行测试的有效性[26]。为了提高该测试实用性，Carter等[27]提出将6分钟步行距离与体重相乘，从而得出在6分钟步行测试中的做功量。这种方法为评估运动能力提供了一种更加有效的方式，此外，这个指标也可以转化为能量消耗，这样就可以用这个指标来比较不同的运动形式。

6分钟步行测试也可在平板上进行。尽管平板测试比场地测试的优势多，但对于心脏术后患者，这两种测试的结果是不同的[28]。

往返测试是另外一种被普遍应用于功能受限患者的运动测试。对比COPD患者进行的往返测试与6分钟步行测试，两种测试分别评估了不同的病理生理过程[29]，往返测试比6分钟步行测试能更好地反映最大运动能力。

预测性亚极量运动测试

对患者进行运动测试还可预测VO_{2peak}[16]。健康人群的VO_{2peak}预测值有很大差异，而对于体适能下降明显，且有多种合并症的患者来说，差异可能会更大。Astrand-Ryhming功率自行车测试（Astrand Rhyming Cycle Ergometer Test）是使用频率最高的亚极量测试之一，可用于开具运动处方以及预测最大摄氧量[30]。根据列线图，通过亚极量心率可以推算出最大摄氧量。为了提高测试准确性，用年龄校正来调整年龄依赖的最大心率衰减[31]。这种功率自行车测试在临床上有很大优势，因为可以用于行动不便的患者。

有研究通过高血压患者和纤维肌痛患者比较了3种最大摄氧量预测公式[32]：①来自ACSM，②老年人体适能与关节测试（Fitness and arthritis in seniors trial，FAST），③Foster等的研究（FOSTER）。3种公式推算的最大摄氧量与实际测量值均不同。FAST和 FOSTER 公式对于两种疾病患者存在 1 MET 的差异，而 ASCM 存在 2 METs 以上的差异。

6 分钟步行测试的步行距离能够为老年慢性心力衰竭患者功能能力的评估提供有效信息[33]。该测试结果与最大摄氧量密切相关，并且能区分纽约医院功能能力分级（New York Hospital Association classification）的Ⅲ级和Ⅳ级。

心率指数也可用于预测能量消耗（METs = 6 × HRindex−5）[34]。这个公式是从 60 篇已发表的研究中分析 220 项数据得出的（样本为 11257 人，包括不同年龄、病理生理和是否服用 β 受体阻滞剂人群）。研究显示，静息心率（HRrest）、运动时心率（HRabsolute）和耗氧量与 HRindex（HRabsolute/HRrest）有关。根据 HRindex 对耗氧量（用 METs 表达）进行回归分析，可得出预测 METs 的公式。临床中需要使用简单计算工具，并且需要通过更多研究来验证。

基于亚极量运动测试来计算的摄氧效率斜率（oxygen uptake efficiency slope，OUES）是评估充血性心力衰竭患者运动表现的有效且可靠的指标[35]。当极量运动测试无法持续有效、可行和安全时，可在健康老年群体和患者身上应用这种方法。OUES 包含摄氧量对总通气量对数的绘图。经重复测试，OUES 的变化小于耐力或最大摄氧量。因此，OUES 是客观、可重复操作的，能反映亚极量负荷运动时的心肺储备能力。该指标可以反映通气—循环—代谢耦合关系，并且会受到肺生理无效腔和运动生成乳酸的影响。

极量运动测试

关于患者的运动能力，最大有氧代谢能力是诊断、评估、评价及预后的首要指标。极量递增负荷测试［分级测试（graded exercise tests，GXT）］在患者需要更高强度的刺激来达到最大运动能力时非常有效。另外，相比于亚极量运动测试，极量负荷测试可能会导致更高的心血管风险，因此使用时需谨慎。

有关摄氧量的研究［也称为心肺运动测试（cardiopulmonary exercise test，CPET）］已成为运动耐量异常患者病情检查的主要部分，其可用于诊断、评估和运动处方的制订。代谢测量车可用于进行这些研究。为了确保数据的有效性和可信性，测试开始前和测试过程中都必须校正测量车中的气体，测试程序应严格标准化。建议进行预练习，以减少学习效应和交感神经刺激[36]。运动测试开始前，需要测量基线数据，作为急性运动反应和恢复反应对比的参考，可以选择显示不同的运动变量和感兴趣的图像。运动测试结果的解释是根据分析静息时基线数据、对运动测试方案（质量与数量）运动反应的变化、变化之间的关系、是否达到峰值，如心率和自觉用力分级等得出。此前我们要确定这项测试是否有症状或体征限制。测试过程中任何不正常反应和事件都要记录。运动测试对患者的全部影响可能在测试后几个小时甚至是第二天都不会完全表现出来，因此，需要对患者进行随访，以评估这些运动反应和影响。对于一些患者，可能需要进行有创血液检查，或创伤小的指血检查来测定血乳酸。

CPET 结果中有几个重要变量在临床上很有意义。首先是确定运动受限原因。第 17 章提到，有氧运动能力的正常受限通常是由心输出量尤其是每搏输出量导致的。在这种情况下，受试者将达到近似最大心率（根据年龄预测的最大心率的 90% 以上），或者出现比较高的代谢需求包括无氧代谢［呼吸交换率（respiratory exchange ratio，RER）二氧化碳排出量 / 摄氧量（VCO_2/VO_2）大于 1.1；或血乳酸水平大于 0.8 mmol/L］，和达到最大用力程度（RPE 大于 8/10 或 17/20）。如果出现这些情况，则推测患者存在心血管受限。如果最大摄氧量低于预测值，则表示该患者可能存在心血管功能受限或体适能减低。运动前、运动时，通过心电图检查及血氧饱和度水平来帮助鉴别是心血管功能受限还是体适能减低。运动测试时常见的另一个受限是通气不足，可通过运动前肺功能检查、运动时流速容积曲线，比较运动中最大自主通气量（VE）和预测或测量的最大自主通气量（maximal voluntary ventilation，MVV）来分辨。VE/MVV 大于 90% 提示通气受限。感兴趣的读者可以参考美国胸科学会 / 美国胸科医师学会（American Thoracic Society/American College of Chest Physicians ATS/ACCP）的心肺运动测试[37]。

其次，CPET 提供了一系列描述运动能力的数据，包括最容易被忽视的无氧阈。无氧阈是评估运动能力降低患者心血管功能受限和运动能力的重要指标。对于老年人和左室功能障碍患者，常根据无氧阈为他们制订运动处方[38,39]。此外，检测无氧阈值或许可用于那些不建议进行极量运动测试的患者。CPET中无氧阈可通过以下标准确定。

- V_E/VCO_2 达到平台期。
- V_E/VO_2 达到接近最低点并在此之后逐渐上升。
- RER[39] 在 1.0 左右。

最后，CPETs 可以提供与受试者心血管健康和体适能相关的宝贵信息。许多学者认为最大摄氧量是判断心血管适能的金标准。虽然这一点是有争议的，但根据年龄和性别的特定最大摄氧量参考值已被广泛应用于评估个体的体适能。峰值强度指标如最大心率和最大功率都可用来制订运动处方强度水平。

如果测试者想进行极量运动测试，但没有相关设备或没有检测呼吸气体（如 VO_2）的专业技术，那么可以进行 GXT。没有呼吸监测的极量 GXT 与 CPETs 风险相当，不过仍能得出最大功率以及客观的特异性最大心率。用最大心率或最大功率来制订运动处方要比用年龄预测的最大心率和亚极量测试下的最大功率更准确。除摄氧量外，监测其他指标（如采用心电图、脉搏血氧仪评估 SpO_2 和呼吸困难情况），也有助于保证中、高强度运动训练的安全性。

运动测试注意事项

对于病情每天都有变化的患者，运动测试结果的可重复性显得非常重要。研究显示稳定期 COPD 患者进行每周 1 次、连续 4 周的运动测试，亚极量运动测试反应和对恒定功率的 RPE 具有可重复性[40]。恒定功率下的运动能力可作为运动耐力指标。对慢性心力衰竭患者进行一系列运动测试后，步行的机械效率显著改善，从而产生了明显的安慰剂效应，据报道，这与自身积极性和病情变化无关[41]。这个因素会使得单次测试结果效度降低，在同一天中进行高强度训练的患者在第二次测试中的神经内分泌物质水平（交感肾上腺素、下丘脑－垂体－肾上腺）要显著高于第一次测试[42]。目前需进一步研究来证明患者重复测试时神经内分泌物质的改变。

患者自我报告的功能能力对指导运动测试非常重要，可用于选择合适的运动测试类型、参数和测试终止标准。尽管口头报告不能替代运动测试，但可以为运动测试提供补充依据。图 18.3 可用于评估活动时呼吸困难的程度。视觉模拟评分是根据耗氧量在 100 mm 的线上标注体力活动水平分层。最高处代表最剧烈活动（快速爬坡），最低处代表没有活动，或睡眠。当患者出现呼吸困难，无法以最佳状态继续测试时出现两线交点（图 18.3）。图 18.4 显示随负荷增加运动代谢率也会呈梯度升高，是基础代谢率的许多倍［基础代谢率 =1MET，或 3.5 mL O_2/（kg·min）］。活动的代谢水平范围是从低水平活动到高水平活动。这些显示不同运动水平代谢率的图表的一个局限性就是只能为心肺功能受限患者提供通用指导，因为它们没有考虑到心肺功能受限患者呼吸做功增加、心脏做功增加，也没有考虑到神经肌肉和肌肉骨骼疾病患者因生物力学异常导致的能量消耗增加。

运动测试和训练对身体残疾的患者来说是种挑战，如脑卒中患者。由于这种功能受限，很多患者不能进行诊断性测试和运动训练。使用外部支持设备

快速步行上坡	100	
中速步行上坡		
		在水平地面快速步行
慢速步行上坡		
		购重物
		中等重量购物
床铺整理		
		轻重量购物
洗澡		
		在水平地面慢速步行
静坐		
		站立
	0	睡眠

图 18.3　用于评估活动时呼吸困难程度的耗氧量图（摘自 McGavin CR, Artivini M, Naoe H, et al: Dyspnea, disability, and distance walked: Comparison of estimates of exerciseperformance in respiratory disease, *British Medical Journal,* 22:241-243, 1978.）

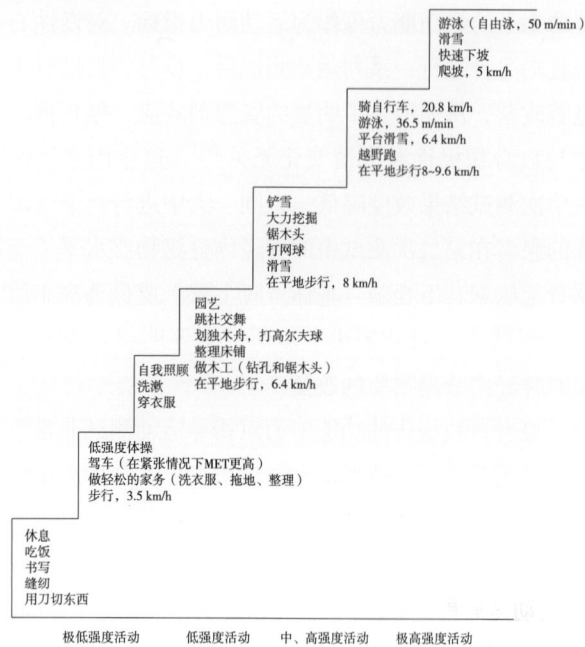

图 18.4　不同活动和运动的能量消耗 METs（摘自 Woods SL. *Cardiac Nursing*. 5th ed. Philadelphia, PA: JB Lippincott, Williams & Wilkins. 2010.）

可以帮助患者进行标准平板运动测试。一项研究调查了 15% 的体重支持对无身体残疾受试者的代谢影响[43]。除了最大潮气量因支持设备降低外，呼气末气体指标没有受到影响，但达峰时间延长了。患者可能需要不同的身体支持，这个方法还有待确定。另外一个影响身体残疾患者接受运动测试的因素是步速的评估，它与活动中的身体独立性相关，如过十字路口的安全性。另外，步速也可作为评估急性脑卒中患者是否可出院的指标。脑卒中发生后最初的 5 周，用轻松的步伐完成 5 米步行测试（与 10 分钟步行测试、计时起立－行走测试和其他常见的功能性测试指标等相反）以评估步行能力的改变[44]。另外，身体残疾患者若运动的生物力学低效或无效，那么运动经济就会受到影响（如脊髓灰质炎后遗症）[45]。此外，还要考虑患者异常姿势和活动不对称的问题，这些都会增加特定功率的能量消耗（临床提示 18.1）。

运动测试可以用于术前评估。结合其他检查，运动测试为腹主动脉瘤修复患者术前评估的一部分，通过测试最大摄氧量，预测围手术期并发症的风险[46]。运动测试也可为拟行胸外科手术的 COPD 患者确定气体交换阈值[47]。最大摄氧量低于 20 mL O_2/（kg·min）为预测围手术期并发症的阈值。有人提倡将常规术前

运动测试纳入评估体系。运动测试也被推荐用于帮助临床医师评估肺癌患者的手术可行性[48,49]。部分按传统医学标准不适合肺切除手术的患者，可通过最大摄氧量评估结果重新获得手术机会，且研究表明这些患者术后存在生存获益。

监测

在运动测试中，常规监测指标包括心率、心电图、收缩压和舒张压、心率血压乘积（rate pressure product，RPP）、呼吸频率、血氧饱和度和主观感受（如费力程度、呼吸困难、不适、疼痛和疲劳）（见第 17 章）。呼吸困难评估是监测呼吸功能障碍患者的核心内容。Borg 量表和视觉模拟量表都可以用于呼吸困难患者，如果使用这些量表对呼吸困难患者进行系统评估，这些量表可以提供有效、可信的结果，因此，这些自主评估方式应该常规应用[50]。患者在给定强度运动几分钟后，需要每几分钟做一次评估，直到运动进入稳态，这时动态运动中氧动力学可达到一个相对稳定状态。患者对运动和日常活动的主观反应是最重要的，因为这些显著影响患者的社会参与能力和复合运动。

脉压受年龄和动脉壁弹性影响[51]，也会受到生活方式的影响，包括运动和饮食。因此，脉压可以作为评估运动训练对动脉硬化程度影响的指标。

根据测试和训练目的，需要进行更详细的分析。无创监测包括经皮氧分压和二氧化碳分压，能够评估测试中的气体交换情况[52]。有创监测也可以与代谢测试一同进行。需要动脉血液样本检测氧分压和二氧化碳分压、酸碱平衡和动脉氧饱和度，也可以用热稀释法获取心输出量指标。

短期和长期运动恢复反应，包括定量和定性两方面，是患者运动测试中非常重要的组成部分。物理治疗师需要透彻理解正常生理恢复反应，以便更好地识

别异常、非典型运动反应。例如，测试结束后血压持续性升高比心电图诊断心肌缺血的敏感度更高。此外，运动后收缩压是预测高血压、冠状动脉疾病以及心血管疾病死亡率的重要指标。运动后收缩压的升高以及运动结束 2 分钟时的收缩压与运动中最大收缩压的比值可以直接作为脑卒中发病的独立风险指标[53]。

运动训练处方

长期以来，物理治疗师一直致力于为患者制订以健康促进和康复为目标的运动处方。如前所述，物理治疗师作为临床运动生理学家，其职责包括改变患者久坐的生活方式、实施科学可监测的运动预防方案，以及在不同场景中促进康复。必须强调的是，在各种环境（ICU、急诊科、社区、私人诊所和运动损伤康复中心）中，运动测试和运动处方 / 训练都是物理治疗评估和治疗计划中非常重要的部分。对于所有患者，无论患有何种疾病和外伤，都应该鼓励他们积极主动地进行运动（除非运动是禁忌的、不安全以及不可行的），而物理治疗师在为患者提供全面的个体化治疗处方方面起着关键作用。

健康人群和体适能正常患者的运动处方

体适能正常患者的运动训练组成与健康人群的运动训练组成是一样的：包括运动训练类型的选择；运动训练强度、持续时间和频率；训练过程和进阶。个体化而不是标准化的运动处方对于最大限度地提高疗效至关重要，这与医师对药物处方的个体化原则是一样的[54]。"处方"一词意味着满足个体化的需求和目标，包括患者的社会参与和综合活动。选择运动测试和训练的类型应根据训练的具体目标而定。通常情况下选择有氧运动和抗阻运动训练以改善健康结局，这也与先前的指南观点有很大不同，先前的指南认为有氧运动是最重要的。

很多专家组织给出了健康人群和体适能正常患者的运动处方指南，其中最重要的组织就是 ACSM。ACSM 指南不断更新和完善，为制订全面的运动处方提供指导，并且有足够的灵活性来满足每个患者的个体化需求。表 18.6 为不同活动水平和体适能状态人群提供了多种组合的运动处方。虽然这些例子表明

表 18.6　为健康成人推荐的有氧运动训练 FITT 方案 *

日常体力活动水平 / 运动强度	体适能分级 ‡	运动频率		运动强度 †				运动时间		
		每周运动总能量 / kcal	每周运动天数 / 天	储备能力 /%	最大心率百分比 /%	自主用力程度	每天运动总时长 / 分钟	每天总步数 §/ 步	每周运动时长 / 分钟
静坐少动 / 无日常活动或运动 / 体适能很差	低	500~1000	3~5	30%~45%	57%~67%	轻松~适中	20~30	3000~3500	60~150
轻度体力活动 / 无运动 / 体适能差	低~及格	1000~1500	3~5	40%~55%	64%~74%	轻松~适中	30~60	3000~4000	150~200
偶尔体力活动 / 无规律运动 / 体适能较差	及格~中等	1500~2000	3~5	55%~70%	74%~84%	适中~费力	30~90	≥ 3000~4000	200~300
日常体力活动 / 规律中、高强度运动	中等~良好	>2000	3~5	65%~80%	80%~91%	适中~费力	30~90	≥ 3000~4000	200~300
大量日常体力活动 / 规律高强度运动	>良好~优秀	>2000	3~5	70%~85%	84%~94%	有些费力~费力	30~90	≥ 3000~4000	200~300

注：表格中所推荐的内容与美国卫生及公共服务的体力活动指南是一致的。1 kcal=4.2J。
* 表中有多个评价运动强度的指标，它们的数值并不一定对等。
‡ 体适能分级是根据最大摄氧量进行的规范体适能数据分级。
† 主观用力感觉通过自觉疲劳分级量表（RPE）、谈话测试和感觉评分来评估。
§ 总步数来自于计步器。

有氧运动模式是完成处方的方法，但这些指导也适用于那些将抗阻运动训练作为优化健康和体适能主要或辅助手段的人群。FITT（Frequency Intensity Time Type/Mode）方案确保每一个运动处方都足够详细，以便每位患者都能顺利完成。尽管指南仅仅是一些示例，但它们为如何制订有氧运动和抗阻运动处方提供了一个好的开始。指南使用的数值刻意模糊，各个指标，特别是强度，均为数字范围，反映了一个事实，即在指定范围内，几乎任何类型的运动处方都可以改善心血管健康和体适能。表 18.7 和 18.8 分别列出了有氧运动和抗阻运动训练的 FITT 处方。从长远来看，这些处方将带来一系列已被充分证明的多系统获益。

运动强度

运动强度是运动处方中最重要的部分，通常用运动测试中能够安全耐受的极量或接近极量负荷的心率反应或其他反应的百分比来设置。对能在 GXT 中耐受几个负荷等级的体适能较好的个体而言，运动处方的最佳强度为 HRR 的 65%~85%。HRR 用最大心率与静息心率的差值百分比来计算，HRR =（HRmax–HRrest）× 强度百分比 +HRrest。HRmax 可以用 220– 年龄来预测。预测的最大心率有 ±10 次 / 分的

误差（例如，极量负荷测试中达到 HRmax 的偏差）。因此，最终训练时的心率会根据其他指标重新进行调整，如谈话测试和整体反应。HRmax（实测或预测）与静息心率的比值可以很好地估算健康男性最大摄氧量，也可以应用于患者群体[55]。如果患者不能耐受多级递增运动负荷，那么他们则更容易从 30%~50% 的 HRR 运动强度中获益。对某些患者而言，由于病理和药物影响，心率并不是有效的强度预测指标[45,46]。因此，可以用血压、动脉血氧饱和度以及主观感受如自觉费力程度、呼吸困难等指标来预测运动强度。某些患者客观运动反应可能是假性的或者效度低（如服药患者的自主神经功能活动改变），用主观症状来辅助设定训练参数才是有效的。

对进行抗阻运动训练的人来说，运动强度通常是通过调整该项运动的重量（或负荷）来设定的。这可以通过 1RM 百分比、重复最大力量（RM）次数、改良 RPE，或通过这些方法的组合来设定运动强度（图 18.5）。为了促进整体健康和提高体适能，低强度（即 50%~60%1RM）或中等（即 60%~70%1RM）强度的抗阻训练是合适的。但随着患者的进步，在可耐受范围内可适当增加到更高强度（例如大于 80%1RM）[2]。虽然大多数临床指南的运动处方使用 1RM 百分比设置运动强度，但通常不进行 1RM

表 18.7	有氧运动（心血管耐力）的循证推荐
FITT-VP	循证推荐
频率	·推荐每周进行中等强度运动 ≥ 5 天，或高强度运动 ≥ 3 天，或中、高强度结合运动 3~5 天
强度	·推荐大多数成年人进行中等强度运动和（或）高强度运动 ·轻、中强度运动对体适能低的人群有益
时间	·推荐大多数成年人每天进行 0~60 分钟有目标的中等强度运动，或每天进行 20~60 分钟的高强度运动，或中、高强度运动相结合 ·每天小于 20 分钟的运动也是有益的，特别是对于有久坐习惯的人
类型	·推荐规律、有目标、连续、有节律的运动训练（包括主要肌肉群）
总量	·推荐目标总量 ≥ 500-1000 MET- 分钟 / 周。将计步器步数每天增加 ≥ 2000 步，逐渐达到每天步数 ≥ 7000 步是有益的 ·对于无法或不愿达到这一运动量的人来说，低于这一运动量可能仍然有益
模式	·运动可以连续进行，也可以间歇进行，或进行多个 10 分钟及以上的训练以累积每天所需的持续时间和运动量 ·对于体适能差的患者，每次不足 10 分钟的运动也会产生有利适应
进阶	·通过合理调整运动时间、频率和（或）强度，逐渐增加运动量，直到达到预期运动训练目标（维持） ·这种"低水平开始、缓慢进阶"的方法可能有助于提高运动依从性，并降低肌肉骨骼损伤和心血管不良事件发生的风险

改编自 American College of Sports Medicine. *Guidelines for Exercise Testing and Prescription*. 10th ed. Philadelphia, PA: Williams and Wilkins; 2018.

表 18.8	抗阻运动训练的循证推荐
FITT-VP	**循证推荐**
频率	· 每个主要肌群每周应训练 2~3 天
强度	· 0%~70%1RM（中至高强度），适合新手到中级运动者提高力量 · 有经验的力量训练者可以逐渐增加到 80%1RM（高至非常高强度）来提高力量 · 40%~50%1RM（非常低至低强度），适合老年人开始运动以提高力量 · 40%~50%1RM（非常低至低强度）可能有利于提高刚开始进行抗阻运动训练的久坐人群的力量 · < 50%1RM（低至中等强度）提高肌肉耐力 · 对老年人进行 20%~50% 的 1RM 以提高力量
时间	· 尚未确定有效的特定训练持续时间
类型	· 推荐每个主要肌群都进行抗阻运动训练 · 推荐所有成人进行多个肌群的多关节运动，并针对主动肌和拮抗肌肌群进行训练 · 针对主要肌群的单关节运动也可能是抗阻训练计划的一部分，通常是在特定肌群进行多关节运动后进行 · 可以利用各种运动器械和（或）自身的重量来进行这些运动
重复	· 对于大多数成年人，推荐重复 8~12 次以增强力量 · 对开始运动的中老年人推荐重复 10~15 次 · 推荐重复 15~25 次以提高肌肉耐力
组数	· 对于大多数成年人，推荐训练 2~4 组以提高力量 · 一组抗阻运动训练也是有效的，特别是对于老年人和新手 · ≤ 2 组抗阻运动训练对提高肌肉耐力有效
模式	· 每组训练之间休息 2~3 分钟是有效的 · 推荐单个肌群两次训练之间休息 ≥ 48 小时
进阶	· 推荐逐渐增加阻力、和（或）每组重复次数、和（或）增加频率

改编自 American College of Sports Medicine. *Guidelines for Exercise Testing and Prescription*. 10th ed. Philadelphia, PA: Williams and Wilkins; 2018.

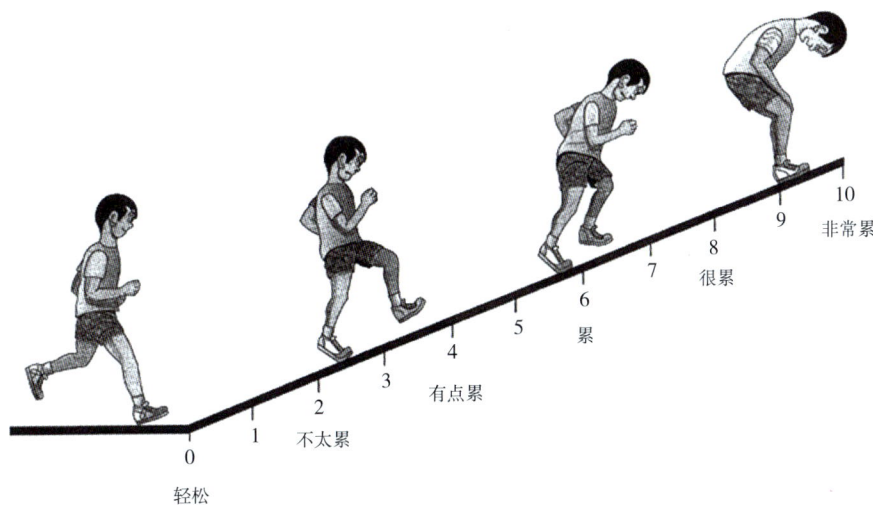

图 18.5　儿童 OMNI- 步行 / 跑步 RPE 量表（摘自 Haile L, Gallagher Jr M, Robertson RJ. *Perceived Exertion Laboratory Manual*. New York, NY: Springer Science_Business Media; 2015.）

测试。1RM 是个体在运动中一次所能举起的最大负荷。1RM 测试需要良好的运动技巧指导，患者有足够的负荷耐受能力，后续测试级别之间有较长的恢复期（长达 5 分钟），因此对许多患者来讲，它可能不是确定负荷处方最合适的方法。更合适的确定运动强度的方法是使用 RM 方法。治疗师将选择所要求的重复次数（例如 8 次 / 组，2~3 组），并进行相应的 RM 测试（例如 8RM 测试）。从本质上讲，患者将进行多组（通常在几次训练周期中）逐步增加一项运动负荷的测试，重复 8 次。一旦所能举起的负荷只能重复 8 次且不能重复第 9 次时，即在此负荷上继续训练。如果患者在 1~2 次训练中，成功地在所有规定的 RM 负荷下达到所需重复次数，则可继续增加负荷。

用于选择 RM 负荷强度的确切重复次数因人而异（参见表 18.8），但也与患者期望的生理改变有关（如力量、肌肉肥厚和肌肉耐力）。一般来说，大多数人通过 8~12 次的重复练习，至少在初始阶段，力量、肌肉厚度和某种程度上的耐力都会有所获益[2]。如果想要增强力量，在设置强度时可以将运动处方调整为较低重复次数（4~6 次）；如果目标为提升肌肉耐力，则在设置强度时将运动处方调整为较高重复次数（12~15 次）。

运动时间和频率

运动时间和频率取决于患者的功能水平、生理储备能力以及运动反应（表 18.6，18.7）。功能水平低下但生理储备能力充足的患者对运动刺激反应快（适合短时间训练）；而功能水平低下且生理储备能力受限的患者对运动刺激反应适应慢（适合长时间训练）。若训练时间较短，则需要及时再评估，以便进阶和调整训练参数。为了保证患者训练的安全性和最佳状态，需通过再次测试的结果调整训练参数。大多数患者推荐每周进行 3~5 天有氧运动和抗阻运动，并且全身大肌群训练频率应不低于每周 2 次[2]。

运动类型

运动类型的选择要考虑个体目标，但应该包括大部分肌群，并且与功能性活动相关。出于这样的考量，推荐步行、骑车、跑步、游泳为常用的有氧运动类型，推荐深蹲、髋关节铰链（hip hinging）/ 硬拉（deadlifting）、上身推举和俯卧撑作为常用的抗阻运动类型。运动的血流动力学反应取决于运动类型和静态运动程度以及维持姿势稳定性的肌群募集情况。根据患者状态和诊断的不同，必须考虑患者血流动力学反应。同样负荷下，进行上肢和下肢划船机训练时测定的心率低于跑步时测定的[56,57]。相应地，划船机训练时的静脉回心血量、最大摄氧量和氧脉搏更高。相较于单一肌群训练，全身抗阻运动可以引起更大的心血管反应，因此也会产生更大的心血管适应性[2]。

水中运动，包括在水中进行的坐位运动和跑步，正成为慢性疾病患者物理治疗的新型选择。水可以提供浮力，预防损伤，减少脊柱和下肢负荷，减轻肌肉酸痛，优化温度控制以提高运动表现。水中运动（如在深水区跑步）的长期效果包括能够增加血容量、每搏输出量和心输出量[58]。水中的肌肉力量和心血管耐力运动有利于训练和损伤恢复。水中运动可提高健康人群的体适能，对于患者（如脑卒中）也有效果[59]。

运动员的交叉训练（cross-training）原则同样适用于患者[60,61]。根据氧运输的缺陷和威胁评估，以及患者个体化目标（如功能、健康、体适能、预防或多项组合），制订一个单一模式或不同模式的运动处方。由于运动训练原则的特异性，不能泛化地使用单一运动模式，还应该包括其他的运动类型，如任务导向性运动训练。另外还应考虑到单侧肢体运动所产生的交叉转移效应。当训练的注意力集中到肢体一侧或单侧肢体因制动而不能锻炼时，应注意发生在同侧肢体和对侧肢体之间的交叉转移效应。

为社区中大量久坐的人群制订运动训练计划是物理治疗师面临的最大挑战。激励久坐人群在日常生活中增加体力活动和进行正式的运动训练是物理治疗师的一项技能（见第 1 章中体力活动金字塔）。间歇性运动训练更容易被公众接受，且一天中的累积也有良好治疗效果。例如，设定每日 1 万步运动计划，鼓励患者戴上计步器，以了解自己与目标的差距，这有助于形成"积极"的生活方式[62]。虽然每日步数的增加与健康获益相关，但最近的研究表明，整体健康获益的合理运动目标是每日 7500 步。人们可能更倾向于通过增加日常生活中的步数来促进健康。社区中另一个促进公共健康的项目是爬楼梯，该项目常针对久坐的年轻女性[63]。为期 7 周的爬楼梯训练计划是每日渐进的爬 199 级公共楼梯的台阶。这种短期训练计划通过在爬楼梯过程中降低摄氧量、心率和血乳酸，以及增加胆固醇水平来增加有氧适能。这些创新性的训练方法在提高公众健康水平方面展现出巨大的潜能。

运动训练提高功能性体适能

与上述为增强健康和体适能而制订的灵活多变的运动处方不同，为提高任务和运动表现而进行的运动训练需要使用更具体的处方。这种特定处方应因人而异且应在特异性运动训练和功能测试评估之后开始实施。运动处方的制订也应涵盖功能性体适能的各个方面：心血管能力、力量/强度、平衡、灵活性、移动性/柔韧性和速度。根据患者的物理治疗史或面诊情况，确定运动测试和运动训练的主要方向。在患者和物理治疗师确定了一个特定的功能任务目标后，治疗师要尽可能选择符合这一目标要求的运动测试。制订的运动训练计划要符合功能任务/表现和测试结果的要求。例如，在工厂中，一名工人因疲劳导致上举时机械力学异常，引起了下背部肌肉损伤，目前处于恢复阶段，目标的制订应基于如何减缓疲劳，从而使他在整日的工作中都可以保持一个正确的力学关系。他需要进行上举运动评估并确定进行上举运动时的运动耐力。训练计划要贴合患者现有的功能水平，并且适当进阶以达到最佳效果。

另一个关于制订训练计划的示例是如何提高肥胖患者连续步行的速度从而使其能在社区中活动。此时，应对患者进行分级运动测试，测量 VO₂ 以确定无氧阈（最大持续步行速度的指标）。运动训练应主要以提高患者的无氧阈水平（运动强度设置在无氧阈水平）为目标。此外，增强下肢肌肉力量、改善平衡和全身灵活度、移动性以及增加速度有助于解决患者在社区步行中将面临的诸多挑战。

为健康人群制订运动处方和训练计划的最大区别是制订训练计划常常需要很长周期以满足多种需求。通常，制订训练计划包括结构化训练周期，从通用训练到更具体的任务和运动表现。举例说明：若想提高患者的无氧阈，物理治疗师通常先安排 3~8 周低强度有氧运动和力量训练，以增加全身耐力、对步行的耐受能力和基本活动能力。经过最初的基础训练后，物理治疗师会安排进阶到提高无氧阈和提高功能性力量的训练阶段。训练计划的类型非常复杂，本章不做详细描述。物理治疗师应具备制订综合运动训练计划的能力，以提高患者完成特定任务的能力和运动表现[64]。

新兴有氧运动处方类型

对于很多患者来说，前面提到的持续有氧运动是无效、低效，或无法耐受的（见第 27 和 28 章）。一些具有发展前景的替代性有氧运动处方能减少以上不足。例如，单侧肢体运动训练（与双侧肢体相反）。正如第 19 章所提到的，对于中枢心血管和呼吸反应受损的患者，若无法进行足够高强度的运动，以获得显著生理获益，则可以通过限制患者一侧肢体运动来增加特定肌肉的外周负荷。Dolmage 和 Goldstein[65]发现 COPD 患者进行单侧肢体功率自行车训练能够快速增加单侧肢体负荷，与双下肢功率自行车训练相比，能够显著增加最大摄氧量（两种方法分别增加22% 和 1%）。在进行双下肢功率自行车 GXT 时，可见最大摄氧量增加。这个研究最引人注目的就是两组整体训练时间是一样的。双下肢训练组持续训练 30分钟，而单侧肢体组一侧训练 15 分钟，然后另一侧下肢训练 15 分钟。关于单侧肢体训练达到的生理适应性主要有两个结论。首先，这一人群通过双下肢训练，整体强度进阶比总训练时长延长更重要。其次，单侧肢体组在双侧肢体测试中最大摄氧量增加，其增加机制可能是外周血管的适应性。有学者指出肌肉线粒体水平适应性最明显的是提高组织氧合，以降低循环中的氧分压[65,66]。

另一个有前景的运动训练方式是高强度间歇训练。虽然传统观念认为这是"运动员"训练的方式，但该训练方式也在心血管系统、呼吸系统、代谢病和肾脏疾病患者中成功应用[67-70]。例如，COPD 患者通气受限，限制了其进行持续性、高强度运动[67]。在运动训练中可尝试采用间歇性运动来增加整体负荷，并提高肌肉适应性[71,72]。间歇性运动训练包括交替的高强度运动（负荷阶段）与低强度运动（恢复阶段）。关于 COPD 患者的研究报道了高强度间歇训练（运动负荷为 90%~100% 的峰值有氧能力）增加肌肉功能和运动耐力的效果与持续性训练相近，但是通气受限和呼吸困难症状较少[71,72]。此外，骨骼肌适应性也与持续性训练相当。Meyer 等[73]对慢性心力衰竭患者进行高强度间歇训练（负荷为 120% 的峰值有氧代谢能力）与持续训练（负荷为 75% 的峰值有氧代谢能力）做了对比，结果发现间歇训练增加了运动时长，且通气受限、心脏负荷、呼吸困难和疲劳症状都有所减轻。患者经过仅 3 周的高强度间歇训练后，最大有氧代谢能力和下肢肌肉功能得到了明显改善，并且减轻了训练中的相关症状和压力[73]。

恢复和训练过度

运动处方中虽尚未详细描述最理想的生理功能恢复参数，但支持将渐进性练习和递减运动强度作为热身内容。这些活动有助于静脉回流、心率和其他运动参数恢复基线水平[74]。另外，运动后进行低强度活动可以促进血液循环中儿茶酚胺分泌增多。热身可以提高运动员的运动表现[75]，这也适用于非运动员。但理想化热身方案的参数（例如运动类型、强度和持续时间）还尚无定论，这需要参考个人情况、一般健康情况、体适能、体重、年龄和患病情况。

关于运动员训练方面研究的新进展可应用于临床患者，包括偶尔训练或者周期性训练，每天训练、每周训练或每月训练。周期性训练有两个主要目标是制订训练计划以获得最佳和多重生理适应性，以及避免过度训练。健康人群中会出现训练过度的现象。运动表现不佳的运动员经过几周休息后运动表现可能会提高[76]。通过对前一次训练的反应和恢复情况进行详细分析能够预防过度训练，这是基于对训练、不训练和过度训练的相关研究模型得出的[77,78]。模型显示，个体间运动间歇不同，而同一个体每天的运动间歇也是不同的。该运动模型的支持者认为，通过避免训练不足和过度训练，能够使训练最优化，且效果会随时间而积累，而不像传统方法，即在一段时间内（如6~8周）规定严格的运动强度、时间、频率和运动间歇。

过度训练对患者的影响是由病理学改变引起的还是由治疗性运动处方过量导致的，尚未可知。对于病情严重患者，过度训练可能仅仅是日常生活活动中很小的一部分，它所造成的影响程度是未知的。患者出现无法维持负荷、持续疲劳、频繁发病（特别是上呼吸道感染）、睡眠紊乱和情绪状态改变等症状，可能反映了患者负荷过度，类似于运动员的过度训练[79,80]。关于对免疫力的影响，这两种情况都可能导致中性粒细胞功能下降。对于运动员来说，过度训练综合征可能是由于体力活动过量和恢复不充分，与自主神经功能紊乱和细胞因子增加有关。因为规律强度运动训练可以抑制黏膜免疫，唾液是最常用的评估黏膜免疫的分泌物，监测运动员训练期间的唾液可以获得风险提示。关于黏膜免疫的评估在临床患者中的应用需进一步深入研究。研究已证实放松能够抵消运动引起的免疫球蛋白分泌抑制，已确认这与健康人上呼吸道感染相关[81]。研究已证明放松及免疫保护功能对临床患者同样有效。适当的运动、休息和恢复平衡能使免疫状态达到最优化。运动、休息和恢复达到平衡状态，还能够增加患者的社会参与度（见第15章）。

相比于运动员的训练，为患者设定运动训练的休息间歇时间以及睡眠时间，应与制订运动训练的参数一样，需要仔细考虑，以优化运动功能表现。

运动处方

常规程序

在进行运动训练之前，患者需要进行一系列评估检查，以确保当天无运动训练禁忌证，这对病情变化迅速和病情不稳定的患者尤其重要，如多发性硬化症、囊性纤维化、慢性疲劳综合征和充血性心力衰竭患者。框18.4列出了在运动测试和运动训练前需要进行的检查内容。检查内容应根据患者进行调整。老年人需使用必要的辅助设备以确保安全和促进最大程度独立。辅助设备不合适会影响训练结局，并且需要更多照护者的监护[82]。

框18.4	运动测试和运动训练前的患者检查内容

- 过去48小时感觉良好
- 无感染（如上呼吸道感染）和流行性感冒
- 无发热
- 无肌肉和关节不适或疼痛
- 无胸闷和胸痛
- 无呼吸困难和疲劳
- 睡眠充足
- 过去3小时未大量进食
- 一天中状态最佳时间
- 穿戴和使用矫形器、助行器和辅助设备
- 穿着合适服装（室内或户外）
- 袜子和鞋舒适，已系好鞋带
- 备好饮用水
- 训练前按时服用药物
- 备好硝酸甘油（心脏病患者）
- 备好吸入剂（呼吸系统疾病患者）
- 备好糖（糖尿病患者）
- 规范和记录矫形器和助行器的使用

主动运动训练能够产生最佳氧运输能力来提高有氧代谢和肌肉功能，而被动运动训练对某些患者来说作用有限。与主动运动相比，对被动运动的生理反应机制的研究较少。对健康人群进行低强度主动自行车训练和被动自行车训练进行比较，结果显示主动运动训练导致肌肉收缩性改变，这与骨骼肌肉代谢产物刺激的力学反射有关[83]。主动运动训练通过增加心率来增加心输出量，而被动运动训练则通过增加每搏输出量来增加心输出量。有趣的是主动和被动自行车运动训练都会出现血乳酸增加，但在主动运动训练中更高。这些发现具有生理学意义并可能会存在治疗性应用；然而，无论最初阶段的绝对强度有多低、时间有多短以及频率有多低，主动运动始终是治疗首选。被动运动适用于无法配合完成主动运动的患者，或先进行被动运动能够有助于主动运动的情况，但这还需要进一步研究来证实。

特殊程序

在监护环境中，运动训练的常规程序与运动测试类似。特别的是，患者会按标准化方式准备训练，并且根据他们的病情确定监护要求。训练过程包括热身运动、整理运动和恢复阶段。运动训练计划通常选用固定功率或间歇性运动训练，对于某些患者可能需要调整功率情况。

大多数情况下，目标是将运动监督和监测的责任逐渐从物理治疗师身上转移到患者身上。这取决于患者的病情以及学习如何准确监测运动反应的能力，这个过程需要花费一定的时间。从医院向家庭和社区转归是治疗之初就需要考虑的问题。患者在医院和诊所学习到的运动技能，回归家庭后也需要进一步加强应用。

监护

出于安全考虑，也为了确保患者在目标运动强度范围内，需密切地监护患者。如果患者对运动有不良反应或存在任何风险，这点尤为正确。如果认为患者存在运动风险，则训练必须有监护措施。病情稳定的患者在运动开始时也需要监护，随着运动和宣教的持续进行，可逐渐取消监护措施。宣教包括运动反应自我监测、适当范围内维持运动强度以及记录运动训练细节。当患者能够安全独立地在社区中完成运动项目，就需要随访患者进阶情况。如果目标是继续进行增加体适能，则应安排患者重新测试。如果是维持性的运动计划，那么物理治疗师有责任去提醒患者进行运动训练，并预防损伤，如果观察到明显的不良反应，则应及时通知物理治疗师或医师。

按照标准程序，要获取心率、血压、呼吸频率及其他参数。电子设备和机械辅助设备需要校准。心率血压乘积拐点和功率的关系可以估算运动耐量降低患者和健康人的无氧阈[84]。

服用拟交感神经药物和多种疾病并存的患者会表现出异常运动反应。因此，掌握这些知识对确定评估有效性至关重要。

WHO 推荐取坐位或仰卧位，然后是站立位重复测量血压[85]，无论取哪一种体位，血压计袖带应放置在右心房水平。需要注意的是，坐位测量的收缩压和舒张压比仰卧位测量时低，所以两个读数是不同的[86]。任何体位下如果袖带没有放在右心房水平，则测量结果会出现偏低或偏高的情况。此外，这可能对自主神经功能紊乱患者（如糖尿病）影响更大。

与竞技型运动员一样，为了获得最大运动能力和功能水平，必须由物理治疗师对患者的营养状况和休息/睡眠状态进行评估。为患者开具活动和运动处方，从而在短期和长期运动训练中获益。

大多数关于运动与健康的相关证据都集中于心血管适能上，但也有证据表明抗阻运动训练可作为单独的运动处方，用于多种疾病[87]和预防全因死亡率[88]。有关健康其他方面的研究也越来越多，例如免疫状态[89]和心理健康[90]。关于心理健康，很少有人知道运动是最佳抗抑郁的方式，除了规律体力活动的益处外，最好是与其他人一起进行运动。虽然有研究结果显示社区居住老年人抑郁与活动减少相关，但是运动训练在预防和减少抑郁方面的作用还需更多的研究来证实[90]。

总结

　　虽然通过活动和运动训练以达到最佳预防效果，尚未像其健康获益那样得到科学的阐明，但已证明活动和运动能够抵消久坐行为方式和缺乏体力活动所导致的体适能下降而产生的不良影响。

　　相较于运动处方的即时效应，若考虑运动训练的长期效应，在合适的处方中，运动刺激通常应为更高的强度、更长的时间和更低的频率。一个长期处方要持续数周或更长时间才可能观察到生理效应。物理治疗师应根据对体适能进阶的运动测试结果重新设定运动训练参数。准确的参数设置要考虑患者年龄、吸烟史、BMI、腰臀比、认知水平、体力活动和运动训练目标以及患者需求。

　　这 3 种等级的运动处方具有生理学差异，物理治疗师为患者制订运动处方时需考虑适应证、禁忌证和不良反应。

　　最后，物理治疗师需要熟练掌握营养状况和睡眠状态评估，这是促进或抑制运动反应的重要变量，与运动员训练相似。

复习题

　　（1）请描述为取得预防效果、即时效应和长期效应，运动处方参数的差异（如运动类型、强度、持续时间、频率以及疗程）。

　　（2）请区分亚极量运动测试和极量运动测试。

　　（3）请描述物理治疗师必须严格控制的能降低运动测试信度和效度的因素。

　　（4）请描述物理治疗对患者营养和睡眠 / 休息状态的评估是如何改善临床结局的。

参考文献

1. Fletcher BJ, Dunbar S, Coleman J, et al. Cardiac precautions for non-acute inpatient settings. *Am J Phys Med Rehabil.* 1993;72: 140-143.
2. American College of Sports Medicine. *Guidelines for Exercise Testing and Prescription.* 10th ed. Philadelphia, PA: Lippincott Williams & Wilkins; 2018.
3. Varo Cenarruzabeitia JJ, Martinez Hernandez JA, Martinez-Gonzalez MA. Benefits of physical activity and harms of inactivity. *Med Clin (Barc).* 2003;121:665-672.
4. Lepretre PM, Koralsztein JP, Billat VL. Effect of exercise intensity on relationship between VO_{2max} and cardiac output. *Med Sci Sports Exerc.* 2004;36:1357-1363.
5. Martino M, Gledhill N, Jamnik V. High VO_{2max} with no history of training is primarily due to high blood volume. *Med Sci Sports Exerc.* 2002;4:966-971.
6. Singh VN. The role of gas exchange analysis with exercise testing. *Prim Care.* 2001;28:159-179.
7. Myers J, Madhavan R. Exercise testing with gas exchange analysis. *Cardiol Clin.* 2001;19:433-445.
8. Baran DA, Rosenwinkel E, Spierer DK, et al. Validating facemask use for gas exchange analysis in patients with congestive heart failure. *J Cardiopulm Rehabil.* 2001;21:94-100.
9. Borg GAV. Psychophysiological bases of perceived exertion. *Scand J Rehabil Med.* 1970;2:92-98.
10. Borg G. Psychophysical basis of perceived exertion. *Med Sci Sports Exerc.* 1982;14:377-381.
11. Butland RJA, Pang J, Gross ER, et al. Two-, six-, and 12-minute walking tests in respiratory disease. *Br Med J.* 1982;284:818-822.
12. McGavin CR, Gupta SP, McHardy GJR. Twelve-minute walking test for assessing disability in chronic bronchitis. *Br Med J.* 1976;1:822-823.
13. McGavin CR, Artvinli M, Naoe H, et al. Dyspnoea, disability, and distance walked: Comparison of estimates of exercise performance in respiratory disease. *Br Med J.* 1978;2:241-243.
14. Dean E, Ross J. Mobilization and exercise conditioning. In: Zadai C, ed. *Clinics in Physical Therapy. Pulmonary Management in Physical Therapy.* New York, NY: Churchill Livingstone; 1992, pp. 79-98.
15. Kraemer MD, Sullivan M, Atwood JE, et al. Reproducibility of treadmill exercise data in patients with atrial fibrillation. *Cardiology.* 1989;76:234-242.
16. Noonan V, Dean E. Submaximal exercise testing: clinical application and interpretation. *Phys Ther.* 2000;80:782-807.
17. Ziemba AW, Chwalbińska-Moneta J, Kaciuba-Uścilko H, et al. Early effects of short-term aerobic training. Physiological responses to graded exercise. *J Sports Med Phys Fitness.* 2003;43:57-63.
18. Lay BS, Sparrow WA, Hughes KM, et al. Practice effects on coordination and control, metabolic energy expenditure, and muscle activation. *Hum Mov Sci.* 2002;21:807-830.
19. Meyer K, Westbrook S, Schwaibold M, et al. Short-term reproducibility of cardiopulmonary measurements during exercise testing in patients with severe chronic heart failure. *Am Heart J.* 1997;134: 20-26.
20. Maffucci DM, McMurray RG. Towards optimizing the timing of the pre-exercise meal. *Int J Sport Nutr Exerc Metab.* 2000;10: 103-113.
21. Zeballos RJ, Weisman IM, Connery SM. Comparison of pulmonary gas exchange measurements between incremental and constant work exercise above the anaerobic threshold. *Chest.* 1998;113:602-611.
22. Hansen D, Jacobs N, Bex S, et al. Are fixed-rate step tests medically safe for assessing physical fitness? *Eur J Appl Physiol.* 2011;111: 2593-2599.
23. Kervio G, Carre F, Ville NS. Reliability and intensity of the sixminute walk test in healthy elderly subjects. *Med Sci Sports Exerc.* 2003;35:169-174.
24. Troosters T, Vilaro J, Rabinovich R, et al. Physiological responses to the 6-min walk test in patients with chronic obstructive lung disease. *Eur Respir J.* 2002;20:564-569.
25. Enright PL, McBurnie MA, Bittner V, et al. The 6-min walk test: a quick measure of functional status in elderly adults. *Chest.*

2003;123:387-398.

26. Gylfadottir S. *The Six-Minute Walk Test: A Methodologic Perspective and with Special Reference to Individuals with Poliomyelitis*, 2003, University of British Columbia, Canada, thesis.

27. Carter R, Holiday DB, Nwasuruba C, et al. Six-minute walk work for assessment of functional capacity in patients with COPD. *Chest.* 2003;123:1408-1415.

28. Olper L, Cervi P, De Santi F, et al. Validation of the treadmill sixminute walk test in people following cardiac surgery. *Phys Ther.* 2011;91:566-576.

29. Onorati P, Antonucci R, Valli G, et al. Non-invasive evaluation of gas exchange during a shuttle walk test vs. a 6-min walking test to assess exercise tolerance in COPD patients. *Eur J Appl Physiol.* 2003;89:331-336.

30. Astrand PO, Ryhming I. A nomogram for calculation of aerobic capacity from pulse rate during submaximal work. *J Appl Physiol.* 1954;7:218-221.

31. Astrand I. Aerobic work capacity in men and women with special reference to age. *Acta Physiol Scand Suppl.* 1960;49(169):1-92.

32. Dominick KL, Gullette EC, Babyak MA, et al. Predicting peak oxygen uptake among older patients with chronic illness. *J Cardiopulm Rehabil.* 1999;19:81-89.

33. Du H, Wonggom P, Tongpeth J, et al. Six-minute walk test for assessing physical functional capacity in chronic heart failure. *Curr Heart Fail Rep.* 2017;14(3):158-166.

34. Wicks JR, Oldridge NB, Nielsen LK, et al. HR index: a simple method for prediction of oxygen uptake. *Med Sci Sports Exerc.* 2011;43:2005-2012.

35. Hollenberg M, Tager IB. Oxygen update effi ciency slope: an index of exercise performance and cardiopulmonary reserve requiring only submaximal exercise. *J Am Coll Cardiol.* 2000;36:194-201.

36. Dean E, Ross J, Bartz J, Purves S. Improving the validity of clinical exercise testing: The relationship between practice and performance. *Arch Phys Med Rehabil.* 1989;70:599-604.

37. Stickland M, Butcher S, Marciniuk D, et al. Assessing exercise limitation using cardiopulmonary exercise tests. *Pulm Med.* 2012;Article ID 824091.

38. Nappi A, Cuocolo A, Imbriaco M, et al. Ambulatory monitoring of left ventricular function: walk and bicycle exercise in congestive heart failure. *J Nucl Med.* 1997;38:948-953.

39. Madonna R, De Caterina R, Bolli R. Th e usefulness of the anaerobic threshold in the assessment and prognostic evaluation of the patient with dyspnea. *Rev Cardiovasc Med.* 2012;13(4):e139-e149.

40. Covey MK, Larson JL, Wirtz S. Reliability of submaximal exercise tests in patients with COPD. Chronic obstructive lung disease. *MedSci Sports Exerc.* 1999;31:1257-1264.

41. Russell SD, McNeer FR, Beere PA, et al. Improvement in the mechanical effi ciency of walking: an explanation for the "placebo effect" seen during repeated exercise testing of patients with heart failure. Duke University Clinical Cardiology Studies (DUCCS) Exercise Group. *Am Heart J.* 1998;135:107-114.

42. Ronsen O, Haug E, Pedersen BK, et al. Increased neuroendocrine response to a repeated bout of endurance exercise. *Med Sci Sports Exerc.* 2001;33:568-575.

43. MacKay-Lyons M, Makrides L, Speth S. Eff ect of a 15% body weight support on exercise capacity of adults without impairments. *Phys Th er.* 2001;81:1790-1800.

44. Salbach NM, Mayo NE, Higgins J, et al. Responsiveness and predictability of gait speed and other disability measures in acute stroke. *Arch Phys Med Rehabil.* 2001;82:1204-1212.

45. Dean E, Ross J. Movement energetics of individuals with a history of poliomyelitis. *Arch Phys Med Rehabil.* 1993;74:478-483.

46. Nugent AM, Riley M, Megarry J, et al. Cardiopulmonary exercise testing in the pre-operative assessment of patients for repair of abdominal aortic aneurysm. *Ir J Med Sci.* 1998;167:238-241.

47. Torchio R, Gulotta C, Parvis M, et al. Gas exchange threshold as a predictor of severe postoperative complications after lung resection in mild-to-moderate chronic obstructive pulmonary disease. *Monaldi Arch Chest Dis.* 1998;53:127-133.

48. Gilbreth EM, Weisman IM. Role of exercise stress testing in preoperative evaluation of patients for lung resection. *Clin Chest Med.* 1994;15:389-403.

49. Walsh GL, Morice RC, Putman JB, et al. Resection of lung cancer is justified in high-risk patients selected by exercise oxygen consumption. *Ann Th orac Surg.* 1994;58:704-710.

50. Cullen DL, Rodak B. Clinical utility of measures of breathlessness. *Respir Care.* 2002;47:986-993.

51. Dart AM, Kingwell BA. Pulse pressure: a review of mechanisms and clinical relevance. *J Am Coll Cardiol.* 2001;37:975-984.

52. Carter R, Banham SW. Use of transcutaneous oxygen and carbon dioxide tensions for assessing indices of gas exchange during exercise testing. *Respir Med.* 2000;94:350-355.

53. Kurl S, Laukkanen JA, Rauramaa R, et al. Systolic blood pressure response to exercise stress test and risk of stroke. *Stroke.* 2001;32: 2036-2041.

54. Vallet G, Ahmaidi S, Serres I, et al. Comparison of two training programmes in chronic airway limitation patients: Standardized versus individualized protocols. *Eur Respir J.* 1997;10:114-122.

55. Uth N, Sorensen H, Overgaard K, et al. Estimation of VO_{2max} from the ratio between HR max and HR rest : Th e Heart Rate Ratio Method. *Eur J Appl Physiol.* 2004;91:111-115.

56. Keytsman C, Dendale P, Hansen D. Chronotropic incompetence during exercise in type 2 diabetes: aetiology, assessment methodology, prognostic impact, and therapy. *Sports Med.* 2015;45(7):985-995.

57. Yoshiga CC, Higuchi M. Heart rate is lower during ergometer rowing than during treadmill running. *Eur J Appl Physiol.* 2002;87: 97-100.

58. Reilly T, Dowzer CN, Cable NT. Th e physiology of deep-water running. *J Sports Sci.* 2003;21:959-972.

59. Chu KS, Eng JJ, Dawson AS, et al. Water-based exercise for cardiovascular fi tness in people with chronic stroke: a randomized controlled trial. *Arch Phys Med Rehabil.* 2004;85:870-874.

60. Mujika I, Padilla S. Detraining: loss of training-induced physiological and performance adaptations. I: short-term insuffi cient training stimulus. *Sports Med.* 2000;30:79-87.

61. Mujika I, Padilla S. Detraining: Loss of training-induced physiological and performance adaptations. II: long-term insuffi cient training stimulus. *Sports Med.* 2000;30:145-154.

62. Tudor-Locke C, Bassett Jr DR. How many steps/day are enough? Preliminary pedometer indices for public health. *Sports Med.* 2004;34:1-8.

63. Boreham CA, Wallace WF, Nevill A. Training effects of accumulated daily stair-climbing exercise in previously sedentary young women. *Prev Med.* 2000;30:277-281.

64. Bompa TO, Buzzichelli CA. *Periodization: Theory and Methodology of Training.* 6th ed. Champaign, IL: Human Kinetics; 2019.

65. Dolmage TE, Goldstein RS. Effects of one-legged exercise training of patients with COPD. *Chest.* 2008;133:370-376.

66. Butcher SJ, Jones RL. The impact of exercise training intensity on change in physiological function in patients with chronic obstructive pulmonary disease. *Sports Med.* 2006;36:307-325.

67. Neder AJ, Jones PW, Nery LE, et al. Determinants of the exercise endurance capacity in patients with chronic obstructive pulmonary disease: the power-duration relationship. *Am J Respir Crit Care Med.* 2000;162:497-504.

68. Weston K, Wisloff U, Coombes J. High-intensity interval training in patients with lifestyle-induced cardiometabolic disease: systematic review and meta-analysis . *Br J Sports Med.* 2014;48(16):1227-1234.

69. Beetham KS, Howden EJ, Fassett RG, et al. High-intensity interval training in chronic kidney disease: a randomized pilot study . *Scand J Med Sci Sports.* 2019;29(8):1197-1204.

70. Fealy C, Nieuwoudt S, Foucher J, et al. Functional high intensity exercise training ameliorates insulin resistance and cardiometabolic risk factors in type 2 diabetes. *Exp Physiol.* 2018;103(7):985-994.

71. Butcher S, Yurach M, Heynen N, et al. The physiologic effects of an acute bout of supramaximal high-intensity interval training

compared with a continuous exercise bout in patients with COPD. *J Respir Med.* 2013;Article ID 879695.

72. Vogiatzis I, Terzis G, Nanas S, et al. Skeletal muscle adaptations to interval training in patients with advanced COPD. *Chest.* 2005; 128:3838-3845.

73. Meyer K, Samek L, Schwaibold M, et al. Physical responses to different modes of interval exercise in patients with chronic heart failure: application to exercise training. *Eur Heart J.* 1996;17: 1040-1047.

74. Takahashi T, Miyamoto Y. Influence of light physical activity on cardiac responses during recovery from exercise in humans. *Eur J Appl Physiol Occup Physiol.* 1998;77:305-311.

75. Jones AM, Koppo K, Burnley M. Effects of prior exercise on metabolic and gas exchange responses to exercise. *Sports Med.* 2003;33: 949-971.

76. Koutedakis Y, Budgett R, Faulmann L. Rest in underperforming elite competitors. *Br J Sports Med.* 1990;24:248-252.

77. Banister EW, Morton RH, Fitz-Clarke J. Dose/response effects of exercise modeled from training: physical and biochemical measures. *Ann Physiol Anthropol.* 1992;11:345-356.

78. Morton RH. Modeling training and overtraining. *J Sports Sci.* 1997;15: 335-340.

79. MacKinnon LT. Special features for the Olympics: effects of exercise on the immune system: overtraining effects on immunity and performance in athletes. *Immunol Cell Biol.* 2000;78:502-509.

80. MacKinnon LT. Chronic exercise training: effects on immune function. *Med Sci Sports Exerc.* 2000;32:S369-S376.

81. Reid MR, Drummond PD, MacKinnon LT. The effect of moderate aerobic exercise and relaxation on secretory immunoglobulin A. *Int J Sports Med.* 2001;22:132-137.

82. Taylor DH, Hoenig H. The effect of equipment usage and residual task difficulty on use of personal assistance, days in bed, and nursing home placement. *J Am Geriatr Soc.* 2004;52:72-79.

83. Krzeminski K, Kruk B, Nazar K, et al. Cardiovascular, metabolic and plasma catecholamine responses to passive and active exercise. *J Physiol Pharmacol.* 2000;51:267-278.

84. Riley M, Maehara K, Porszasz J, et al. Association between the anaerobic threshold and the break-point in the double product-work rate relationship. *Eur J Appl Physiol Occup Physiol.* 1997;75:14-21.

85. World Health Organization. Bulletin of the World Health Organization, 77; and International Society of Hypertension (1999). Guidelines for the management of hypertension. *Hypertension.* 1999;17: 183-293.

86. Netea RT, Elving LD, Lutterman JA, et al. Body position and blood pressure measurement in patients with diabetes mellitus. *J Intern Med.* 2002;25:393-399.

87. Westcott W. Resistance training is medicine: effects of strength training on health . *Curr Sports Med Rep.* 2012;11(4):209-216.

88. Garcia-Hermoso A, Cavero-Redondo I, Ramirez-Velez, et al. Muscular strength as a predictor of all-cause mortality in an apparently healthy population: a systematic review and meta-analysis of data from approximately 2 million men and women . *Arch Phys Med Rehabil.* 2018;99:2100-2113.

89. Nieman DC. Current perspective on exercise immunology. *Curr Sports Med Rep.* 2003;2:239-242.

90. Lampinen P, Heikkinen E. Reduced mobility and physical activity as predictors of depressive symptoms among community-dwelling older adults: an eight-year follow-up study. *Aging Clin Exp Res.* 2003;15:205-211.

19

体位摆放

作者：Shane Patman　Elizabeth Dean
译者：江　山　杨天祎
校对：时明慧

本章目录

关键词

体位变换

氧运输

静息体位

心肺功能

治疗性体位管理处方

重力梯度

常规体位摆放

引言

本章涵盖 3 个重点：第一，与常规体位摆放不同，在物理治疗师制订的处方中，治疗性体位摆放可针对性地优化心肺功能及氧运输功能，这种体位摆放是基于肌肉骨骼的完整性、社会心理益处及舒适的因素考虑的。第二，描述静息体位与动态体位变换对心肺功能及氧运输产生的生理学效应。第三，阐述治疗性体位与常规体位的处方原则。

通常，在临床实践中，物理治疗师优先考虑那些能够模拟重力和体位变换对氧运输产生正常生理效应的体位。"直立（upright）"和"活动（moving）"是最基本的生理体位，也是需要达到的目标。由于疾病或损伤，患者无法维持直立和活动以满足日常生活需求时，物理治疗师会通过各种特定的体位摆放来模拟直立和活动的体位。根据患者的状态和需求，来决定患者的体位是由患者主动摆放还是由治疗师为患者被动摆放。

本章重点强调了体位摆放的适应证和决策过程。由于本章内容未涉及特定疾病患者，因此未讲述特定情况下的治疗处方。制订患者体位处方的基本原则是需要了解体位摆放对氧运输的生理学影响以及病理情况如何影响氧转运。确定最佳体位需要综合考虑影响氧运输的所有因素，包括患者的病理生理学反应及特殊表现、活动受限和卧床的影响、与治疗相关的外在因素，以及与患者相关的内在因素（见第 15 章）。将这些因素与临床实际相结合综合分析，得到以下结论：①预测最有效的体位；②识别不利体位并减少其使用；③选择合适的结果评估方法。

重力与正常生理功能：物理治疗意义

人类是直立行走的生物，每时每刻，重力都对人体尤其是氧运输产生影响。重力对肺、心脏和外周循环有全面影响，对于它们相互依赖的功能和建立正常氧运输功能至关重要。了解重力对健康人或疾病状态下心血管系统与呼吸系统功能的影响（心血管系统与呼吸系统的原发性病理改变和继发于其他系统的心肺系统病理改变，见第 3 章）有助于治疗性体位的选择，从而优化氧运输。目标导向治疗性体位摆放因对氧运输有直接和有效作用，因此可维持或增加动脉氧合，从而延迟、减少或避免有创的、机械和药物形式的呼吸支持，这是心肺物理治疗的首要目的。

健康人正常氧运输是通过直立和活动来维持的，即生理体位。因健康受损而长期卧床的患者也会持续受到重力的影响，但影响程度与直立体位不同。由于重力应力的变化，患者的不同体位对氧运输的各个环节产生的影响不同。不同体位的变化可能会提高、维持或降低氧运输。虽然重力对正常心肺功能至关重要，但它也是导致肺部生理功能不均一的主要原因[1]。图 19.1 显示了重力梯度对肺泡通气量（VA）、灌注（Q）、通气/灌注比（VA/Q）、氧含量（O_2）、二氧化碳含量（CO_2）、pH、动脉氧分压（PaO_2）、二氧化碳分压（$PaCO_2$）、氮气分压（PN_2）以及进出肺部的 O_2 和 CO_2 流速的影响。

基于对所有可能导致氧运输和气体交换过程受损因素的详细分析（见第 15 章），必须区分有利于氧合作用的最佳体位和可能有危害的体位。通过这种方式，物理治疗师可提倡并建议患者将更多时间用在有利的体位上，减少有害体位的摆放。体位本身与能量

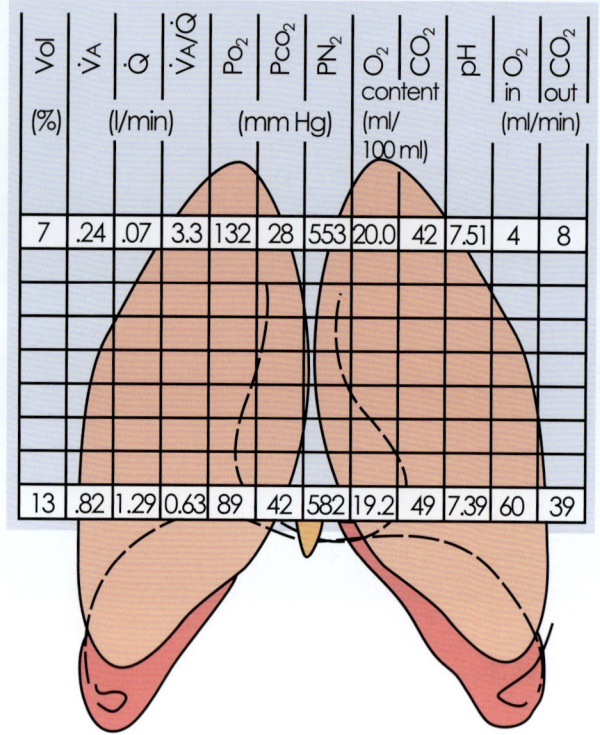

Vol (%)	V̇A (l/min)	Q̇ (l/min)	V̇A/Q̇	Po₂ (mm Hg)	Pco₂ (mm Hg)	PN₂ (mm Hg)	O₂ content (ml/100 ml)	CO₂ (ml/100 ml)	pH	O₂ in (ml/min)	CO₂ out (ml/min)
7	.24	.07	3.3	132	28	553	20.0	42	7.51	4	8
13	.82	1.29	0.63	89	42	582	19.2	49	7.39	60	39

图 19.1　处于直立位时，肺部不同区域的生理差异（摘自 West JB. *Respiratory Physiology: The Essentials.* 7th ed. Baltimore, MD: Williams & Wilkins; 2008.）

压力相关，特别是重力应力较大的体位，因此直立位比仰卧位的能量需求更大，仰卧位比侧卧位的能量需求更大[2]。压力也会影响心脏和心输出量。例如左侧卧位会使心输出量下降，特别是对于心指数小于 2.3 L/（min·m²）的患者，在术后 12 小时内尤为明显[3]。

健康人重力效应和活动不断改变 VA 和 Q 的分布，应优化 VA/Q 以满足生理需求。当保持有利体位时间太久时，静水压、重力和压力将对心脏、血容量、淋巴系统、肺、胸壁以及膈肌产生影响，最终降低氧运输，抵消有利效应。因此宣教和密切监测是必要的，以确保在体位摆放的有利效应变换成有害效应前改变体位。频繁变换体位和避免长时间保持同一体位可减少这种风险。

体位摆放保持时间取决于患者生理反应变化而不是时间规定[4]，它反映了个体差异，包括病理表现、病情严重程度、年龄和体重。了解长时间处于同一体位的不良影响有助于制订频繁变换体位和严格体位摆放的处方。这些变换体位的处方模拟了健康人在日常生活中正常活动和变换体位时心肺系统的生理变化。

在制订目标导向的体位摆放方案时，衡量每种体位对患者气体交换的利弊效应至关重要。

治疗体位与常规体位

有文献支持频繁变换体位具有有利效应，特别是对于制动、意识不清、重度衰弱、迟钝、低肺容量呼吸、肥胖、高龄或低龄和失去叹气机制的患者。尽管每 2 小时定时变换体位的有效性尚未得到证实[5]，但它仍然是公认的护理标准[6,11]。这一做法基于广泛认可的观点，即定时变换体位可以预防长时间静息体位造成的有害影响。对于危重症患者，体位变换越频繁，其生理获益越大；病情较轻的患者同样可以从系统的重力性改变中获益。本章节的重点内容是常规体位变换的预防效果，特别是针对压疮的预防效果，这与目标导向的治疗体位对氧运输的短期效应有所不同。

不同体位的生理学效应

体位摆放对于氧运输通路的多个环节均有直接且有效的影响，因此优先按照处方执行可以达到这些效果。由于人类在直立和活动时功能最佳，诱导和模拟直立和活动的治疗性干预措施（即重力和运动负荷）在生理学上是最合理的（见 17 章）。住院患者通常处于仰卧位，这种非生理性的体位对于氧运输是不利的。侧卧位的效果介于直立位和仰卧位之间。俯卧位在临床上未被充分应用，其对于氧运输功能的改善效果显著，因此处方中若不采用该体位，需提供充分的理由。

通过治疗性体位和频繁变换体位来优化氧运输的适应证见表 19.1 和 19.2。对于表格中列出的每一种适应证，都能为具体患者找到最佳的治疗性体位。下面描述了直立位、仰卧位、侧卧位、头低位和俯卧位这几种主要体位摆放的生理影响。但应用这些理论时需要具体情况具体分析。为患者制订的最佳体位是基于对影响氧运输的多种因素的分析（见 15 章），并结合对最佳体位的生理分析以及临床上合理的目标导向治疗方法。

表 19.1　优化氧运输的体位摆放适应证

适应证	生理影响
心肺系统	局部肺泡容积↓ 局部肺通气量↓ 局部灌注量↓ 局部弥散能力↓ 通气 / 灌注匹配受损 肺内分流 肺容量和肺容积↓，尤其是功能残气量、肺活量、潮气量 重力依赖性气道闭合 呼吸频率异常 每分通气量异常 单一潮式呼吸模式 单侧膈肌未达到最佳位置 呼吸肌效率↓ 气道阻塞 肺顺应性不佳 呼吸流速不佳 咳嗽无力、无效 咳嗽生物力学受损、咳痰 呼吸做功↑ 动脉血气 / 气体交换 / 氧合异常 黏膜纤毛运输和黏膜清除受损 肺部、胸壁、膈肌和肠道的重力、机械力和压力异常 内脏膈式呼吸受损 呼吸模式不佳
心血管与淋巴系统	前负荷和后负荷异常 心脏做功↑ 射血分数下降，影响肺循环和体循环 静脉回流异常 心肌、大血管、纵隔和淋巴系统的重力、机械力和压力异常 为维持体液调节机制，体液从中心向重力依赖区域（四肢）转移异常，反之亦然
其他系统	患者觉醒度↓ 能量消耗过度 不适 疼痛 姿势性肌张力↓ 胸内压↑ 腹内压↑ 颅内压↑ 生物力学体位不佳 胸腔引流↓ 尿液引流↓ 外周灌注受损

表 19.2   频繁变换体位适应证

适应证	生理影响
心肺系统	改变胸壁结构
	改变肺泡容积分布
	改变通气量分布
	改变灌注量分布
	改变弥散能力分布
	改变通气/灌注匹配分布
	改变心脏对相邻肺泡的机械压力
	改变心脏位置，从而改变舒张末期充盈压、前负荷、后负荷
	改变黏液转运分布和分泌物潴留
	刺激有效咳嗽、咳痰
	促进最佳淋巴引流所需的泵送动作
	停止单一潮气呼吸模式
	改变呼吸模式
	改变肺部、胸壁、隔肌和肠道受到的重力、机械力和压力
	模拟正常的吸气-呼气循环
	改变腹内压
心血管系统与淋巴系统	改变心肌、大血管、纵隔和淋巴系统受到的重力、机械力和压力
	刺激体液量的变化，特别是患侧肢体
其他系统	改变觉醒状态
	促进放松
	促进舒适
	控制疼痛
	预防皮肤破损、感染风险以及由此导致的体位受限
	改变异常姿势
	促进胸腔引流
	促进排尿

直立位

　　尽管直立位是最常见的生理和解剖体位，但直立位结合活动才是正确的生理体位，因为直立位结合活动（如步行、踏车和坐位运动）符合日常生活的活动要求（图 19.2）。为了满足这些活动的能量需求，需要优化氧运输使其功能最大化，使通气和灌注在没有额外运动的刺激下更加均匀一致。直立位可使闭合容量降低，以及肺容积和肺容量最大化[12,13]。功能残气量（functional residual capacity，FRC）即潮气呼吸呼气末残留在肺内的气体量，在直立位时比坐位高，并超过仰卧位时的 50%（图 19.3）。FRC 的最大化与减少气道关闭和增加动脉氧合有关[14,15]。图 19.4 说明了 FRC 和闭合容量与年龄的关系。由于呼吸变化与年龄相关，闭合容量随年龄的增长而增加，这种效应在仰卧位时进

一步加剧。45 岁的健康人仰卧位和 65 岁的健康人直立位时，气道关闭十分明显[16]。压力性肺不张是由心脏重量、腹部压力和胸腔积液引起的，具体影响取决于患者的特定体位[17]。这些不良体位的影响在心血管疾病、呼吸疾病和腹部疾病患者中会进一步加重，所以

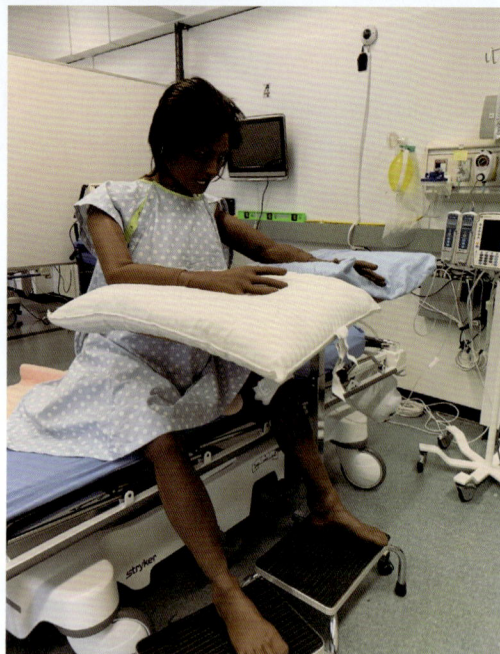

图 19.2   照片显示使用 CAE Athena manikin 仿真医学模型摆放直立体位。注意双臂放置在枕头上，双足置于凳子上。双臂这样摆放有助于通气，双足置于凳子上可防止患者从床上滑下。通常 ICU 患者采用此体位时需要密切观察，确保患者没有过度虚弱和从床上滑下（图片由 Courtesy Rob Kruger and the BCIT Specialty Nursing Simulation Lab 提供）

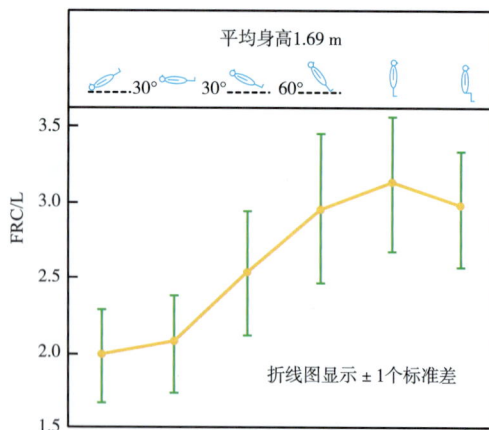

图 19.3   不同体位下 FRC 的变化（摘自 Lumb AB, Pearl RG. *Nunn's Applied Respiratory Physiology.* 6th ed. Philadelphia, PA: Butterworth Heinemann; 2005）。

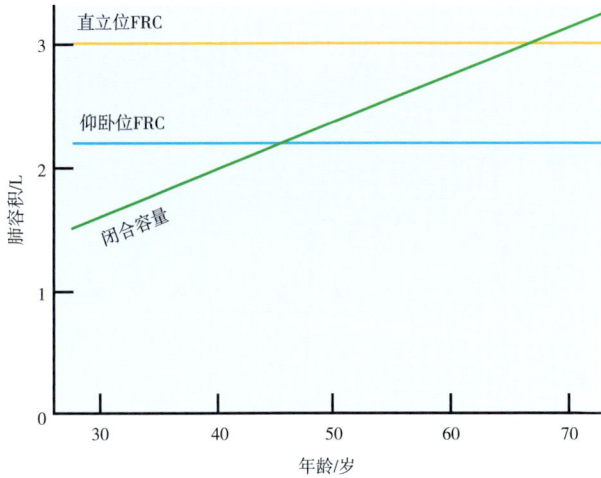

图 19.4　FRC 和闭合容量与年龄的相关性（摘自 Lumb AB, Pearl RG. *Nunn's Applied Respiratory Physiology.* 6th ed. Philadelphia, PA: Butterworth Heinemann; 2005）.

直立位是有利的，应尽量减少仰卧位，以防止气道闭合和气体交换受损。

在肺功能测定中，双腿下垂的端坐位是标准体位[18,19]。直立位时，主气道的直径略增加。如果存在气道阻塞，即使由仰卧位导致轻度的气道狭窄也会增加气道阻力（图 19.5）。当人体处于直立位时，垂直重力梯度是最大的，胸廓的前后径距离是最大的，心脏和肺部受到的压力最小[20]。直立位时的膈肌纤维缩短会被神经中枢呼吸驱动增加所抵消[21]。慢性阻塞性肺疾病患者的最大呼气压会随着体位逐渐直立而增加，这与健康人一致，直立位时最高，头低位时最低[22]。因此我们鼓励患者在直立位时进行咳嗽和其他用力呼气动作（见第 20 章）。

通气分布主要是由重力效应决定的，由于肺的解剖位置和悬浮于胸腔的特点，使得通气分布沿肺向下改变。在直立位 FRC 水平时，胸膜腔内压在肺尖为 $-10\ cmH_2O$，在肺底为 $-2.5\ cmH_2O$（图 19.6）。由于肺处于浮动状态，肺底的胸膜腔内压较低，肺尖的胸膜腔内压较高，因此顺应性更低，这些肺组织初始容积更大，呼吸时容量变化更小。相反，肺底的肺组织初始容积较小，顺应性高，在呼吸时容积变化更大。根据重力相关体位，不同区域肺组织在压力 – 容积曲线上的位置不同。

临床上，一个常见问题是患者低肺容量位呼吸，例如老年和低龄、肥胖或妊娠、疼痛、营养不良、胸腹部手术、胃肠功能紊乱（如麻痹性肠梗阻和腹水、器官肿大和胸腹腔内肿物）、机械通气和脊髓损伤患者（见第 31 章）。低肺容量呼吸会改变正常的胸膜内压力梯度，原本直立位时肺尖比肺底负压低，但低肺容量呼吸时会出现胸腔内正压（即超过气道内压力）（图 19.7）。这导致肺顶部的顺应性高于肺底部，从而更有利于通气。对于低肺容量呼吸的患者，肺底部更易发生气道关闭，进而导致气体交换能力降低和呼吸做功增加。

尽管重力是健康人肺通气分布区域间差异的主要决定因素，但是区域内差异源于肺组织的顺应性和阻力差异[23]。这些差异在患病人群中表现得更为显著[24]。

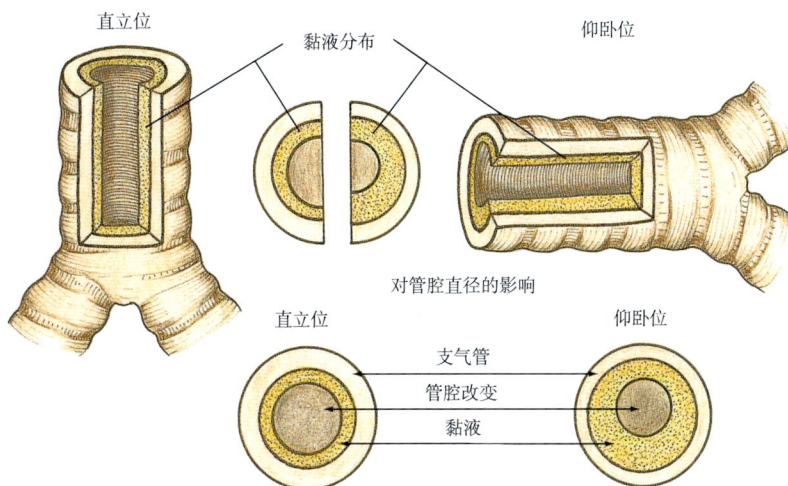

图 19.5　卧位和重力对呼吸道结构分布和支气管内径的影响（摘自 Gröer MW, Shekleton ME. *Basic Pathophysiology: A Holistic Approach.* 3rd ed. St Louis, MO: Mosby; 1989.）

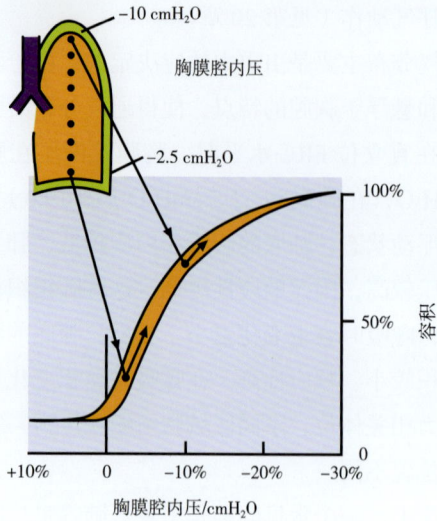

图 19.6 直立体位时肺内通气区域差异示意图（摘自 West JB. *Ventilation/Blood Flow and Gas Exchange.* 4th ed. Oxford, UK: Blackwell Scientific; 1985.）

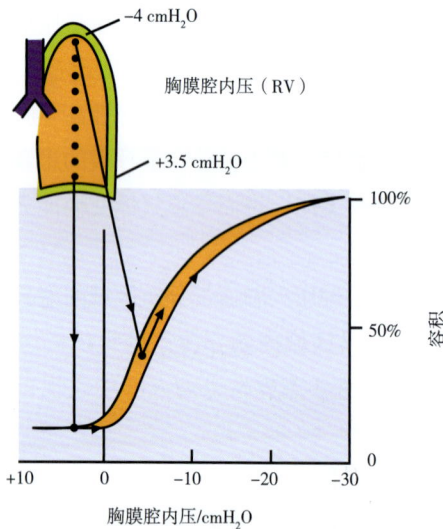

图 19.7 低肺容量时肺内通气区域差异示意图（摘自 West JB. *Ventilation/Blood Flow and Gas Exchange.* 4th ed. Oxford, UK: Blackwell Scientific; 1985.）

直立位下血流灌注通气分布依赖于重力的影响（图 19.8）。影响肺循环血流并导致血流分布不均一（不协调）的主要压力是肺泡压、动脉压和静脉压。区域 1 即肺顶部，肺泡压高于动脉压和静脉压，在此区域很少或没有血液流动。区域 2 即中间区域，动脉压超过了肺泡压和血流量，反映了肺动脉血管募集的血流。区域 3 即肺下部，动脉压和静脉压超过了肺泡压，反映了肺血管扩张后的血流。区域 4（无图示），

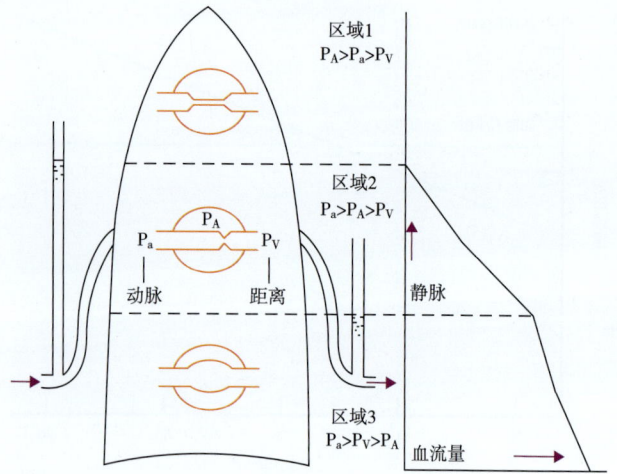

图 19.8 影响肺毛细血管和血流的压力示意图（摘自 West JB. *Ventilation/Blood Flow and Gas Exchange.* 4th ed. Oxford, UK: Blackwell Scientific; 1985.）

即肺底部，由于肺间质压力作用于肺血管并产生压力，因此只有很少或没有肺血流[1]。

VA 和 Q 的匹配反映了直立位时 VA 和 Q 分布的情况。直立位时 VA 和 Q 均会增加；然而，由于空气和血液之间的质量差异，VA 和 Q 的增加不成比例，即 VA 增加小于 Q 的增加（图 19.9）。因此 VA/Q 最佳的匹配区域是在中间区域，此区域比值约为 1.0[25]。

仰卧位

在过去的 150 年间，人们对卧床休息的盲目应用和过高的接受程度在不断改变。在 19 世纪中期，通过制动来治愈骨骼和损伤的方法被推广到其他疾病的治疗中，这是因为当时人们普遍认为内脏器官的休息

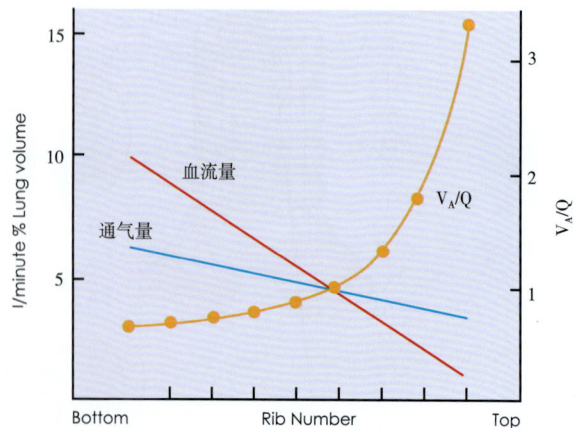

图 19.9 直立位时的通气量和血流量分布以及通气 / 灌注匹配（摘自 West JB. *Ventilation/Blood Flow and Gas Exchange.* 4th ed. Oxford, UK: Blackwell Scientific; 1985.）

也是一种有效的治疗手段。在过去的几十年中，对长时间卧床休息的负面影响的研究已相当丰富，且在当代临床实践中，长时间卧床休息的应用已明显减少[26,28]，但是仰卧位治疗仍然是目前临床照护中的常见方法[29,30]，但它作为一种治疗方式的优点和处方参数（例如，为避免病情恶化而达到愈合和恢复的适应证和特例）尚未进行科学认定。

仰卧位或半坐卧位（图 19.10）会导致胸廓外形、膈肌前后位置、胸腔内压、腹腔脏器移位以及心脏力学发生改变[31-36]。正常的前后结构将变为横向。膈向头侧方向偏移，FRC 降低[14]。仰卧位时，处于下侧的气道闭合后继发缺氧，引起血管收缩导致非重力依赖侧肺区的血流量优先灌注[37]。最终，仰卧位时，过多分泌物倾向聚集在重力依赖侧气道；而上侧气道可能会干燥，使患者容易出现感染和气道阻塞（图 19.5）。

仰卧位时，胸腔内血容量增加，从而使 FRC 及肺顺应性降低、气道阻力增加[38,39]。总体来讲，这些

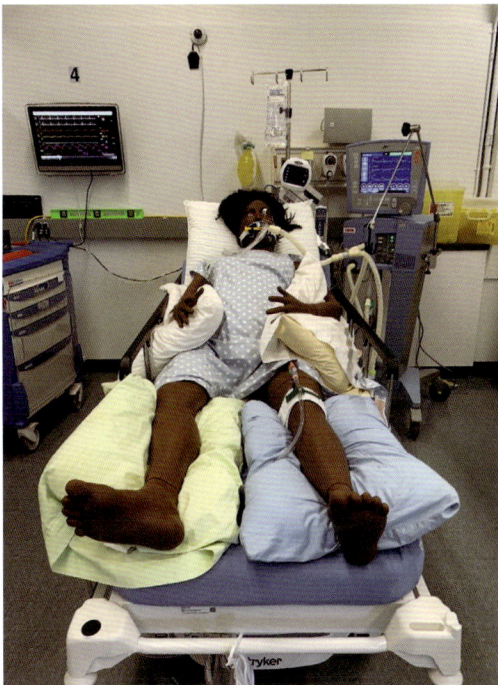

图 19.10　照片显示使用 CAE Athena manikin 仿真医学模型摆放仰卧位。注意腋下和小腿下的枕头。肘关节和踝关节容易因压力、水肿和血管损伤而受损。这会导致压力点的缺血和坏死。误吸可能导致呼吸机相关性肺炎，以及死亡率增加，因此 ICU 患者通常采用床头抬高 30°～45°，以防误吸（图片由 Courtesy Rob Kruger and the BCIT Specialty Nursing Simulation Lab 提供）

影响因素易导致气道关闭和呼吸做功增加。虽然健康人可以适应这些生理变化，但其实并不会长时间保持这种体位而不改变。然而，住院患者不太可能适应这些即时的生理变化及其长期影响。他们可能对改变体位的需求不敏感，或是对提示变换体位的外界刺激无反应。这些影响对老年人更明显，他们的动脉氧分压随着年龄的增长而逐渐降低[38,40]。与年轻人相比，老年人的动脉氧分压在仰卧位时比在坐位时更低[41]。

仰卧位时会发生各种心血管变化（例如因体位变化引起的血流动力学改变和不耐受）。转换为直立位时血容量从四肢向中央移动[42-44]。这种体液移动使右心前负荷和后负荷增加。增大的容积会使室间隔发生变形，左心室容积和前负荷减少。中央血容量的相对增加抑制了抗利尿激素和心房利钠肽从右心释放[45]，有利于尿液排出[46]。体液 24 小时内丢失 10%～15%，临床上表现为心脏充盈不足、无法耐受直立位和体液负平衡[47]。自主神经系统功能改变也与卧床休息去适应性有关[48,49]。与能活动者相比，自主神经功能受损患者（如高位脊髓病变）的平均动脉压和每搏输出量大幅下降[50]。另外，突然开始卧床患者比长期卧床患者更快地表现出严重的脱水症状，这可能是由于缺少代偿机制[51]。虽然目前并没有证据阐明关于抵消仰卧位发生的血流动力学变化所需的最佳重力应力的规定参数（直立角度的程度，持续时间和频率）[52]，但对于活动受限患者，直立位还有其他作用。不同解剖区域对仰卧位的相对微重力效应的适应不同，这是因为跨壁压力和血流的重新分布是针对不同血管管壁的[53]。了解这些生理适应性对于改进干预措施必不可少。

仰卧位时垂直重力梯度减小，因此肺胸膜内压力梯度也随之减小，VA/Q 匹配更一致，甚至在水平位时也更均匀[54,55]。这些变化须与仰卧位相关的其他变化一起考虑：即 FRC 减少、肺活量减少、流速降低、重力依赖性肺区域增加、重力依赖性气道闭合增加以及相关的血流动力学改变。这些有害因素抵消了理论上仰卧位 VA/Q 匹配的优点[56]。对于反应迟钝、血流动力学不稳定和危重患者，仰卧位可能是唯一的选择（见第 31 章）。

膈肌的位置及功能取决于体位。图 19.11 显示了体位对膈肌水平和活动的影响，这与仰卧位时记录的

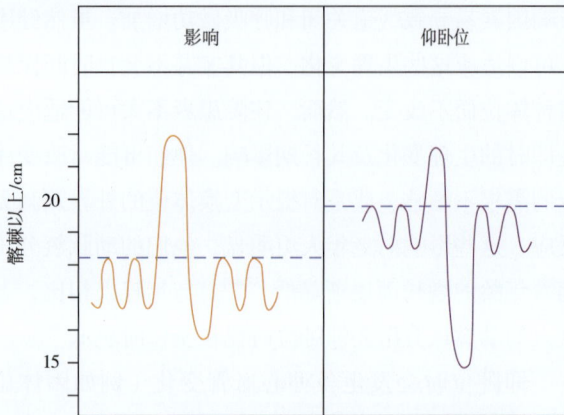

图 19.11   在呼吸时，体位对膈肌水平和活动的影响（摘自 Browse NL. *The Physiology and Pathology of Bed Rest.* Springfield, IL: Charles C. Thomas; 1965.）

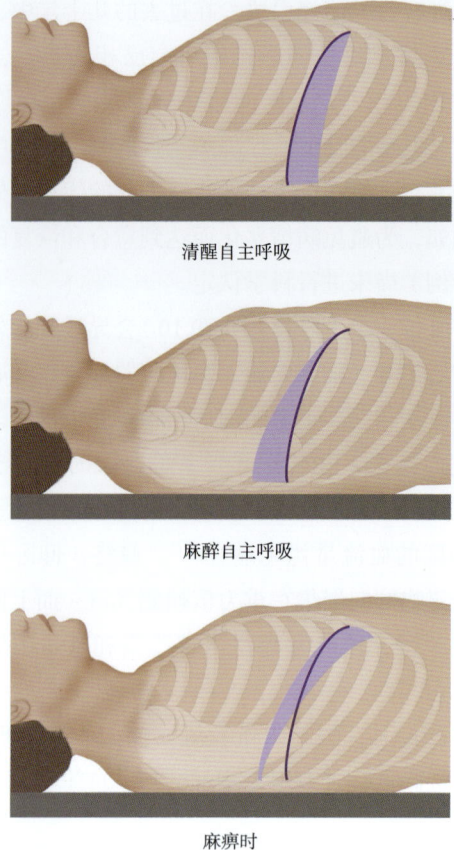

清醒自主呼吸

麻醉自主呼吸

麻痹时

图 19.12   在清醒自主呼吸、麻醉自主呼吸、麻痹时，膈肌的位置。这条线显示的是清醒状态下仰卧位呼气末膈肌的位置。阴影区域显示了吸气相和呼气相的膈肌位移（摘自 Froese AB, Bryan AC. Effects of anesthesia and paralysis on diaphragmatic mechanics in man. *Anesthesiology.* 1974; 41:242–255.）

肺功能受损一致。仰卧位时，膈肌静息水平受麻醉和神经肌肉阻滞的影响[57]。图 19.12 展示了这些影响。在自主呼吸者中，由于受到膈肌背侧脏器的影响，膈肌向背侧位移更大。无论有无麻痹，麻醉时膈肌都会向胸腔方向位移 2 cm。麻痹时，膈肌因失去张力而导致膈肌非重力依赖侧位移比依赖侧位移更大。

一项关于体位对健康受试者血流动力学影响的研究显示仰卧位可使中心血容量增加[58]。但在临床上，该体位并不是最佳的，因为它增加了胸腔和腹腔内的压力。

侧卧位

对住院患者来说，侧卧位通常是首选体位，而非仰卧位，但其生理影响尚不清楚（图 19.13）。理论上，侧卧位比仰卧位的潜在危害更小[23,26,59]。侧卧位增加了胸廓的前后扩张，同时减少了重力依赖侧胸壁的横向偏移。在此体位下，重力依赖侧膈肌因下方脏器的压迫而向头部方向偏移从而在呼吸时产生更大的位移，促进肺通气和气体交换。已有研究证明了侧卧位对健康老年人呼吸的影响[60]。侧卧位时，FRC 的下降水平介于直立位和仰卧位之间。此外，与端坐位相比，左侧卧位和右侧卧位时的第 1 秒用力呼气容积（FEV_1）和用力肺活量（FVC）均相对降低。

与仰卧位相比，侧卧位时的肺部顺应性增加、阻力降低、呼吸做功减少。与直立位相比，侧卧位时的变化正好相反。图 19.14 显示了自主呼吸时，右侧卧位最大吸气量与 FRC 容积的差异。虽然重力

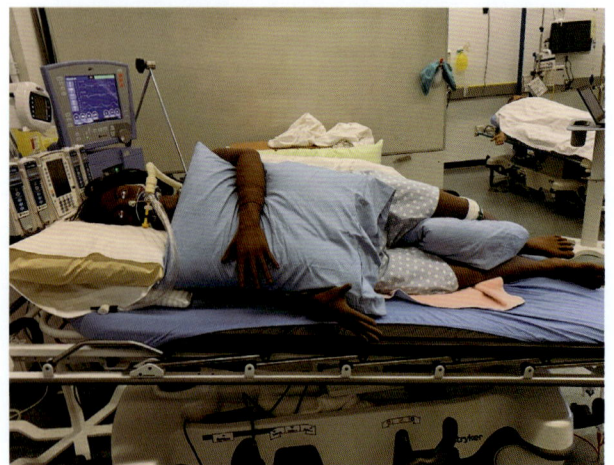

图 19.13   照片显示使用 CAE Athena manikin 仿真医学模型摆放侧卧位。注意头下方和双膝之间放置枕头以保持身体呈一条直线。胸前放置枕头有助于减轻手臂在胸壁上的重量，并可能有助于改善潮气量（图片由 Courtesy Rob Kruger and the BCIT Specialty Nursing Simulation Lab 提供）

依赖侧肺通气增强，但吸气容积和 FRC 减少。与端坐位相比，左、右侧卧位时的 FEV_1 和 FVC 降低幅度相似，且卧位对弥散功能和闭合容量无差异性影响[61]。与仰卧位相比，侧卧位时的肺功能变化反映了体位变化导致的肺部形状改变，以及侧卧位时每一肺叶垂直直径的减小[61]。

由于膈肌下方脏器受到压迫及该侧肺顺应性降低，侧卧位会增加重力依赖侧的舒张末期心室压力[62]。虽然健康人很容易适应这种变化，但对氧运输障碍患者来说，这会进一步影响气体交换。

最佳 VA/Q 比值在侧卧位时肺的上 1/3 处[63]。因此，最佳 VA/Q 的总区域可能大于直立体位，这在理论上有助于改善 VA/Q 匹配。但这些明显的改善被该体位肺容量和气流速率的降低所抵消。

健康人和患者在侧卧位时的动脉氧分压均高于仰卧位[64]，无论是否吸氧，这一结果都成立。因此侧卧位可用于提高气体交换的效率，从而尽量减少和避免使用辅助供氧。据报道，健侧肺下的侧卧位可使单侧肺部疾病患者的动脉血气得到改善[65,66]，而患侧肺下的侧卧位可使动脉血气结果变差。当双肺病变时，右侧卧位比左侧卧位的动脉血气结果更好。这是因为右肺体积更大，与左侧卧位相比，右侧卧位时心脏对肺的压迫更小[67,68]。对于因中央气道病变而导致的单侧肺不张患者，"健侧肺靠下"的做法尚未得到认可[69]。并不是所有患者在健肺靠下时都有良好的反应。虽然弥散量和通气均一性似乎没有变化，但可能会对存在氧运输障碍的患者产生不利影响。

研究显示，长时间侧卧位能使肺水肿患者肺内积液移动，在一定程度上减轻肺部炎症[70]。物理治疗的干预措施需面对重力影响的挑战，直接导致积液重新分布和区域化，反过来这也会影响肺的顺应性和气体交换。同理，重力对于胸腔积液也有同样效果。单侧胸腔积液患者采取侧卧位时，积液位于侧卧位最下方时的氧合要低于积液处于最高处时[71]。这可能是由于积液影响了最低点 VA/Q 比值和气体交换。

对于血流动力学稳定的成年危重症患者，坐位、半坐卧位和侧卧位等体位耐受性良好，且不会发生严重不良事件；但对气体交换的临床效果尚未确定[72,73]。血流动力学不稳定的患者需要特别关注体位摆放。这类患者可能无法从主动活动中获益，他们更多依赖于体位变化而不是活动来促进气体交换。体位管理需要谨慎制订处方，需要特别注意侧卧位的角度和持续时间，并监测效果。成年危重症患者侧卧位的益处和（或）风险尚不确定[74]，需要进一步研究以区分有反应者和无反应者的特征，从而完善体位管理处方。

头低位

头低位可通过改善患者呼吸力学来增强氧运输（图 19.15）。例如，慢性气流受限患者往往存在胸廓过度扩张和膈肌低平，根据肌肉纤维在长度－张力曲线上的位置可知膈肌的收缩效率低下。头低位可使膈肌下方的内脏向头侧方向移位。这样膈肌的位置更正常，位于胸腔中更高的位置，机械效率更加有

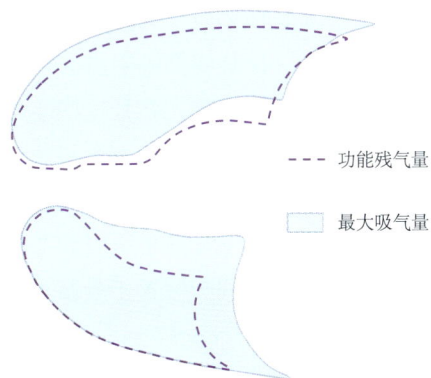

图 19.14 在右侧卧位、意识清醒且自主呼吸的患者中，肺部的两种肺容量轮廓图（摘自 Lumb AB, Pearl RG.Nunn's *Applied Respiratory Physiology*. 6th ed. Philadelphia, PA: Butterworth Heinemann; 2005.）

功能残气量
最大吸气量

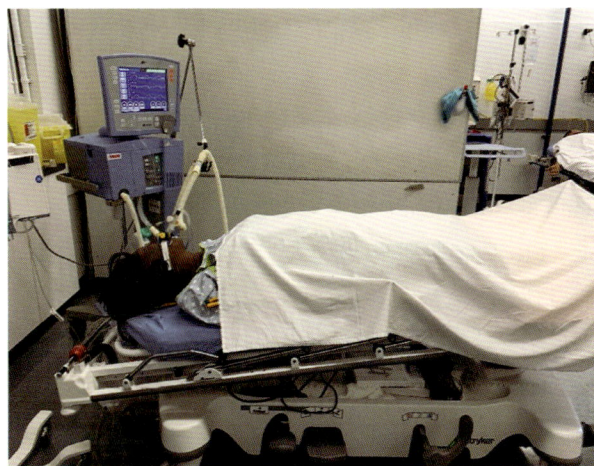

图 19.15 照片显示使用 CAE Athena manikin 仿真医学模型摆放头低位（图片由 Courtesy Rob Kruger and the BCIT Specialty Nursing Simulation Lab 提供）

效[75,76]。在此体位下患者呼吸困难缓解、辅助呼吸肌使用减少、胸式呼吸模式减少、每分通气量降低。肺底病变的患者也受益于头低位，因为此体位有助于上肺部的气体交换，促进肺泡在原来基础上扩张。对于其他患者，例如呼吸肌疲劳患者，此体位可能会增加呼吸窘迫的症状，这是由于内脏的重量增加了膈肌运动的负荷。这些观察结果支持在为患者开具体位摆放处方时，需要考虑可能的损害以及增强氧合的多种因素。

采用头低位最令人担心的问题就是反流。在囊性纤维化患儿中，胃食管反流物质主要是酸性的，常向近端反流。但研究显示采用头低位时并不会加重反流[77]。胃食管反流对肺部疾病的影响仍有待阐明。

从长远来看，采用头高位30°倾斜的体位摆放方案时，胃食管反流发生率较低，且肺部并发症较少[78]。头低位20°倾斜与头高位20°倾斜在引流效果上无显著差异。实际上，大多数反流发生在食管上部，物理治疗师应仔细考虑患者的治疗策略[78]。

俯卧位

越来越多的生理学和科学证据表明，心肺功能障碍患者无论是否接受机械通气，应用俯卧位均可改善患者的动脉氧合，并减少呼吸做功。俯卧位改变了胸腔和腹腔内非固定的结构组织[79,80]。心脏和大血管前移，肝、脾和肾向前和向后移位，从而减轻了对肺组织的压迫。

常见的两种俯卧位姿势是腹部受限型俯卧位和腹部不受限型俯卧位（图19.16）。腹部受限型俯卧位是指腹部与床直接接触；腹部不受限型俯卧位是指臀部和胸部抬高使腹部悬空。这两种俯卧姿势均可增加气体交换，但腹部不受限型俯卧位与膝跪姿（hands-and-knees position）相当[81]，可增加肺顺应性、潮气量、FRC，使膈肌最大程度偏移，减轻心脏和腹部脏器对肺的压迫[17]。

俯卧位时，动脉血氧分压、潮气量和动态肺顺应性均增加，尤其是急性肺损伤/呼吸衰竭患者[81-83]。俯卧位时，胸膜腔压力梯度是均匀的，因此VA和肺泡膨胀增加。已有研究证明通气/灌注比在水平位置更匹配，这反映了胸膜腔压力梯度更均匀以及心脏对肺的压迫更小[84]。此外，俯卧位可减少每搏输出量、增加交感神经兴奋性、增加尿量[80]。俯卧位的这些优点被越来越多的人关注到，并应用在活动受限的重症患者中（见第30章和第31章）[85]。应用俯卧位治疗能够使意识清醒患者避免机械通气，因此能减少机械通气相关并发症[78]。多年来，俯卧位的研究主要针对急性呼吸窘迫综合征患者（见第31章）[86-88]。俯卧位治疗能够改善氧合[89]。已有关于俯卧位效果的研究，其获益程度可能是剂量依赖性的[88,90]。在急性肺损伤治疗中，俯卧位的生理结果反映了特定的病理病因。

在长时间俯卧位的相关并发症中，最常见的是皮肤破裂，因此密切监测骨突处的皮肤是至关重要的。为了预防和治疗并发症，建议采用间歇性俯卧位治疗。急性呼吸窘迫综合征患者采用间歇性俯卧位和最佳呼气末正压通气（PEEP）治疗，可将吸入氧气浓度（FiO_2）降低到0.50以下，这是氧中毒的临界水平[91]。

虽然已证实呼吸衰竭患者能从俯卧位治疗中获益，但仍需注意一些关键事项。患者的体位必须确保所有压力点（特别是头部和面部）以及管路和机械通气回路的受力最小化，同时需持续监测相关指标（见第29章）。与全俯卧位相比，半俯卧位可以提供许多生理益处，并将风险降至最低，尤其适用于机械通气和颈椎病患者。此外，半俯卧位可以模拟腹部不受限体位。对于病情危重、血流动力学不稳定、高龄和腹部明显膨隆的患者，半俯卧位可能是更保守、更舒适和更安全的选择。

对于无法活动的患者，应用改良俯卧位更为重要。特别是对于限制性体位（例如仰卧位和向两侧半侧卧位）的患者，长时间仰卧静息时应采用俯卧位变式，以抵消其不利影响，并且这些体位应频繁交替使用。然而，体位受限患者不可避免地出现肺不张，机械通气和单一潮气模式通气的患者尤为危险。预防和解决因受压以及静水压引起的肺不张的唯一方法是将重力依赖侧肺区置于最高点，并频繁更换体位。

这种由静水压引起的并发症产生时间取决于患者的病情，危重症患者可能每小时都在发生变化。尽管监测氧运输的客观指标和氧运输的各步骤是必要的，但临床潜在变化比可观察到的临床变化发生得早。当

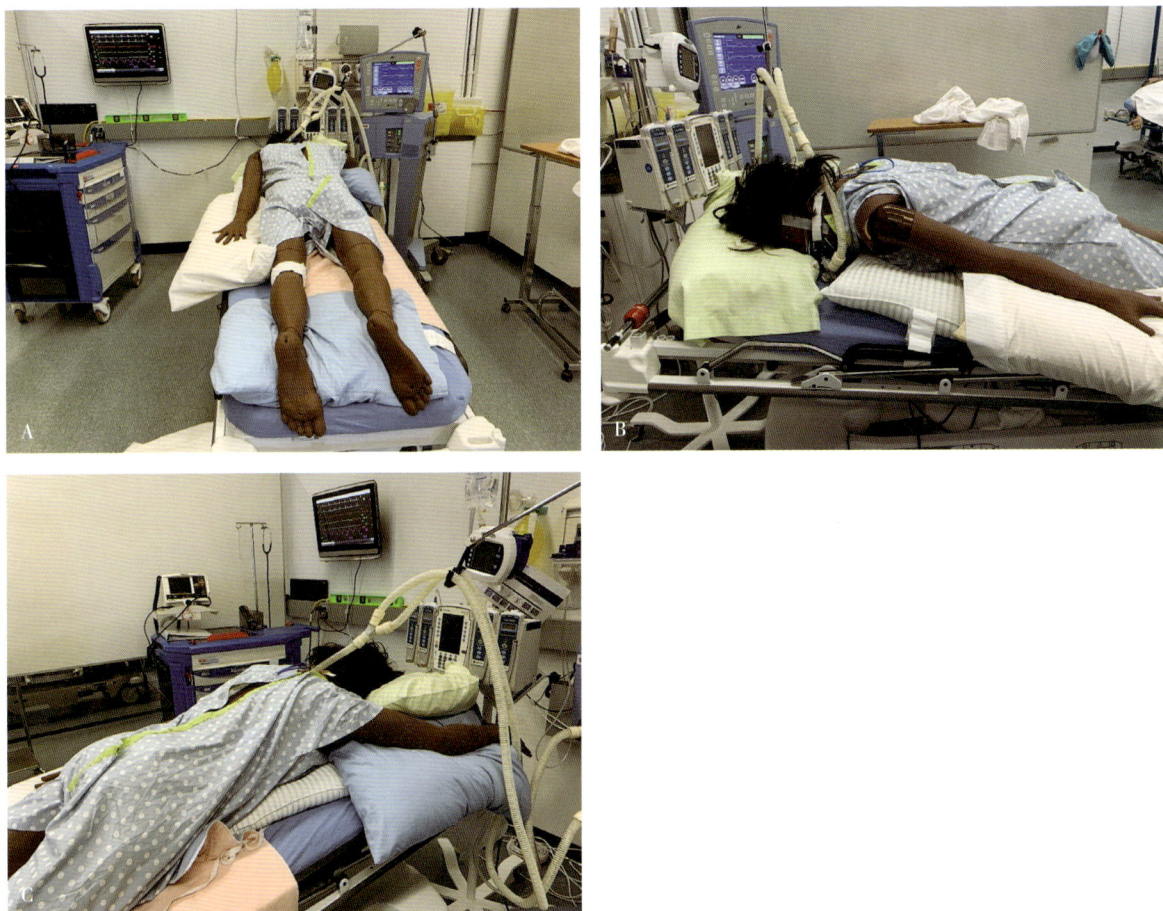

图 19.16 照片显示使用 CAE Athena manikin 仿真医学模型摆放俯卧位。A. 在 ICU 中，将患者摆放成俯卧位非常具有挑战性，因为这需要多名工作人员互相协调帮助患者摆放体位，并且需要防止设备脱出，如中心静脉导管及气管内插管。B. 头部给予支撑，并使头部和身体其他部位保持在同一直线上，确保有足够空间保证气管内插管和呼吸机管路通畅且不弯折。注意床头抬高 35°，以防止误吸。C.这种姿势称为游泳姿势，因为右臂向前伸展，就像在做游泳动作一样。注意枕头支撑手臂和肘部离床，以防止压力引起的缺血（图片由 Courtesy Rob Kruger and the BCIT Specialty Nursing Simulation Lab 提供）

临床指标出现明显变化时，显著的病理改变已存在。因此早期预防、早期检测和早期发现是关键。

重力辅助引流

无论是健康状态还是疾病状态，体位对氧运输都有直接而有效的影响。目前，使用重力辅助引流（gravity-assisted drainage positions，GADP）（也称为 GAD 或体位引流）的益处尚不明确，可能是由于黏液纤毛输送增强，或是将健侧肺置于下部以增加患者肺泡容积，从而改善气体交换，亦或是两种机制共同作用的结果。治疗性体位摆放和体位引流虽然相似，但并不完全相同[87]。GADP 的生理基础是通过将身体摆放于不同体位，利用重力促进分泌物的移动。新

的气道廓清技术基于两个生理前提：在肺部阻塞区域后方通气的能力和实现移动分泌物所需的最小呼气气流差的能力[88]。

评估传统胸部物理治疗（包括 GADP）的研究通常并不能控制体位变化对氧运输的直接影响，或体位改变时因觉醒程度和活动增加而产生的直接影响[92-93]。这个重要的方法学问题在评估传统方法或称为胸部物理治疗的研究中普遍存在，在解释这些方法的研究结果时必须考虑这一点。除非这些混杂变量得到控制，否则无法确定传统胸部物理治疗效果是否优于体位摆放、活动或促醒的效果。目前，关于气道廓清技术的指南尚未提及体位和 GADP 的作用，这一领域仍需进一步研究[94]。

体位摆放的混杂因素

物理治疗师在治疗心脏、肺部、脊髓损伤、神经肌肉疾病和肥胖患者时，应考虑到体位对肺部生理和功能的影响[10,95]。

例如，肥胖，尤其是严重的中心型肥胖，在休息和运动时都会影响呼吸生理。补呼气量、FRC、呼吸系统顺应性的减少及呼吸系统力学受损均会导致限制性通气障碍。低 FRC 和补呼气量的减少均会增加平静呼吸时呼气流量限制和气道闭合的风险。因此，肥胖可能会导致呼气流量限制和内源性 PEEP 增加，特别是在仰卧位时。这些问题使得呼吸肌阈值负荷增加，从而增加呼吸做功，最终导致呼吸困难。补呼气量的显著减少可能导致通气分布异常，肺部依赖区的气道关闭，导致 VA/Q 不匹配和气体交换异常[95]。肥胖还可能损害上呼吸道的力学作用和神经肌肉力量并增加耗氧量，从而增加呼吸做功，损害通气驱动。物理治疗师在考虑应用治疗性体位摆放时应该注意上述问题。

频繁变换体位的生理学效应

表 19.2 列出了频繁变换体位的一些生理效应，这些生理效应主要是通过其对呼吸系统、心血管系统、气道闭合、黏液纤毛运输、淋巴引流和膈肌的神经活化的影响来介导的。体位变换产生的效应与静态体位摆放效应不同。体位改变所带来的益处可以通过改变为完全相反的体位进一步增强（如从仰卧位改为俯卧位，而不是从仰卧位改为侧卧位）。完全相反的体位变换可以模拟，但不能取代正常活动和直立时发生的生理"刺激"（stir-up）和变化。Dripps 和 Waters[96] 最初提出"刺激"概念时，并未充分理解规律直立位的生理学效应[97]。体位改变的效应体现在其组成分布的变化上，包括 VA、Q 及 VA/Q 匹配、内脏器官的位移、对心血管和呼吸结构的压迫。依赖性肺不张、生理性死腔和分流以及黏液分布区域发生了显著变化[98]。"刺激"可促进淋巴引流、表面活性物质的产生、肺实质的伸展以及呼吸免疫因子的分布和功能[99]。此外，频繁的身体运动还能抑制细菌定植[100]。同时，频繁的体位变化会改变和重新分配

作用在膈肌、心肌和纵隔结构上的压力，以及心肌和纵隔结构对肺部的压迫，而这些可能会影响患者在呼吸时的自觉费力程度。

物理治疗师利用频繁的体位变化来刺激患者，提高觉醒状态，使其处于更警觉和清醒的状态（图 19.17）。身体直立角度越高，神经越兴奋、呼吸受到的刺激越大，鼓励患者在直立时独自完成支撑可增强这一效应。随着觉醒程度的提高，患者将进行更深的呼吸，从而增加 VA。当体位变化与活动相结合时，可刺激肺毛细血管的血管扩张和募集，从而提高 VA 和 Q 分布的均匀性，增加 VA/Q 匹配。

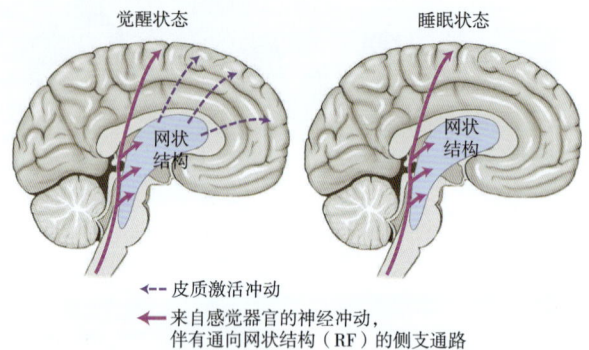

图 19.17 觉醒对大脑活动的影响（摘自 Browse NL. The Physiology and Pathology of Bed Rest. Springfield, IL: Charles C. Thomas; 1965.）

治疗性体位摆放和体位变换处方

体位摆放的处方是基于患者氧运输受损因素的分析而制订的[101]。特定体位的选择应尽可能模拟正常、健康、直立位的心肺与氧运输生理功能，以及在正常活动和直立过程中发生的血流动力学变化和"刺激"[97]。表 19.3 显示了基于不同体位的生理机制合理性来选择相应体位的过程，其范围从最多生理学变化至最少生理学变化不等。这一层次结构是以直立位和活动时的最佳氧运输为前提。直立位的活动可增加潮气量和呼吸频率，从而提高每分通气量、流速和黏液纤毛运输和清除效率，并增强气道廓清和咳嗽的效果。因此，主动活动结合体位改变是最佳的选择。

尽管有充分的证据支持治疗性体位能增强氧运输，但它并不能取代活动和运动等能更大程度提高氧运输的干预措施。一旦活动 / 运动的效果达到最大程度，体位摆放治疗将成为最接近直立位状态的方法。

表 19.3 体位摆放的生理层次

生理学变化最多的体位摆放	生理学变化最少的体位摆放（附带条件）
在 1 g 重力场中保持直立并移动，变换多种身体姿势 放松直立站立（时间不宜过久） 端坐位（自我支撑或辅助支撑），双足可活动（如主动、主动辅助和被动踏车运动） 端坐位，用足支撑（自我支撑或辅助支撑） 前倾坐姿，手臂及双足支撑 ≥ 45° 坐位（不依赖双腿支撑） 直立长坐位（不依赖双腿支撑） < 45° 坐位（不依赖双腿支撑） 俯卧位和半俯卧 / 侧卧位 仰卧位	端坐位指背部、头部和颈部垂直且对齐，仅髋部弯曲；患者没有倒下或斜倚 患者辅助体位摆放能力越低，则越需要更完全相反的体位和更频繁的翻身 如果患者完全无法活动（如昏迷或瘫痪），应采用完全相反的体位（在无血流动力学不稳定或颅内压升高等禁忌证的情况下）。在确保患者身体得到安全支持并监测治疗反应的前提下尽可能取直立体位。被动在起立床站立会影响血流动力学，最好采用半坐卧位，双腿有支撑，在床上使用膝下支撑 若无禁忌证，应采用360° 水平转向和180° 垂直转向（从头低20° 到前倾20° ）。在正常呼吸运动时，通过最大弧形体位来模拟胸壁的三维运动

能够活动的患者同样可以从治疗性体位摆放中获益，无论是在训练中、休息时还是夜间。从最开始计划功能的恢复和重返日常生活时，就需要考虑采用体位摆放和运动的循序渐进原则。

治疗性体位摆放应首选与运动结合的体位摆放姿势，其次是采用双腿下垂的端坐位。图 19.18 展示了几种坐位的变化。每种体位对氧运输的影响各不相同，所以具体的直立体位必须有明确规定，因为具有床上支撑和靠背的体位不能代替直立位、端坐位。只有当患者在直立和保持直立位时出现病情加重，才会使用这些体位。双腿下垂的端坐位比长时间支撑下的长坐位更可取，因为在此体位下重力引起的血流动力学益处更显著。床上靠坐位不能使患者处于完全直立位置，但床上头高位的体位可以被最大化利用。当患者在床上采用双膝支撑时，会对循环血量产生重力刺激。

尽管改良的体位（如半侧卧位）效果不错，但这些体位常常在临床中被过度使用，而未采取向两侧完全翻身、俯卧位和半俯卧位。若患者能够遵守被动体位摆放的注意事项，在适当的监督和监测下，上述体位可以安全且舒适地实现。

常见的操作方法是将患者翻身 1/4，例如从仰卧位到侧卧位，再回到仰卧位，等等。应用完全相反体位和变化可能会产生更大的生理益处，这与引发的刺激程度有关[102]。极少会导致 VA、Q 和 VA/Q 匹配分布发生显著变化。刺激黏液纤毛运输，减少分泌物潴留。此外，体位变化越相反，觉醒刺激程度就越大，

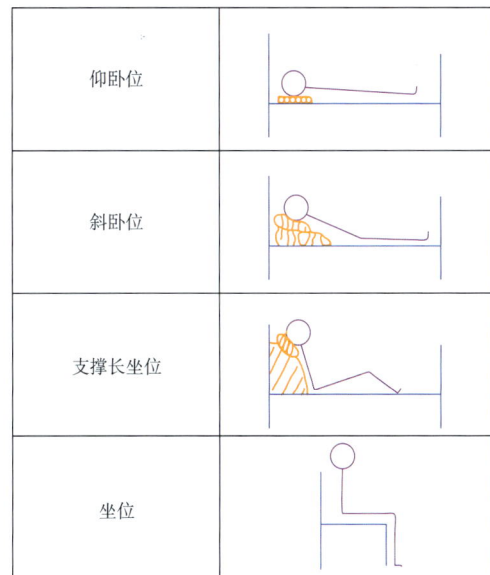

图 19.18 从仰卧位到坐位的变化。斜卧和靠坐在生理上是无法与端坐位相比的（摘自 Browse NL. *The Physiology sand Pathology of Bed Rest.* Springfield, IL: Charles C. Thomas; 1965.）

尤其是直立体位，并且促醒对危重症患者非常重要。

由于床垫和枕头会因顺应性发生形变，患者在床上的体位摆放面临的主要难题是无法很好地维持体位。患者在床上很快就会偏离原最佳体位，因此需持续监测以确保患者维持在特定体位上。不正确的体位会损害呼吸功能和气体交换。由于枕头很容易被压扁和移动，因此不应用来固定体位。将毯子和床单紧紧卷起来并用带子捆扎或使用靠垫固定，能更有效地保持患者的体位。如果条件允许，最好将患者从床上转移到椅子上；与坐位相比，卧位会导致肺功能下降，

并引发不适感[103]。

另一个重要的考虑因素是氧运输随体位变化而变化的时间进程。可能出现以下3种结果：反应良好、无反应和不良反应。随着时间的推移，这3种结果均可能恶化。具体时间取决于导致氧运输受损的多种因素。应对患者血流动力学状态和主观耐受性进行严密监测，只要患者反应良好，维持该体位的时间就可以保持不变，但在气体交换首次出现恶化指征时，或出现之前，应及时改变体位。

由于体位摆放和体位改变会产生显著变化，因此物理治疗师在体位改变之前、其间和之后仅有短暂的时间窗来评估和治疗患者（包括即时和延迟效果）。

机械性体位摆放

长期以来，电动床或机械床有助于改善重症患者的氧运输[104,105]。这些床适用于血流动力学中度不稳定且处于镇静状态的患者，因为他们可能无法配合徒手翻身。这类病床对危重患者氧运输的益处可能对病情较轻患者的管理也有意义。持续的机械性旋转可以模拟徒手高频和成弧形的体位改变。然而，这种床对病情较轻的患者来说是禁忌的。即使需要多名人员辅助、额外的关注和花费一定时间以有效翻身和维持体位，也不应否认这些患者需要主动有效的治疗。使用电动或机械床可以降低医院内肺炎的发病率[106]，但对以患者为中心的结局影响仍有待确定[105-107]。

体位摆放的注意事项

物理治疗师及其团队成员可能会花费大量时间制订治疗性体位管理处方。体位摆放处方应有明确适应证和清晰参数，不要将其与"常规"体位摆放混淆。对于卧床及活动受限的住院患者，无论是在物理治疗期间还是在休息期间，体位摆放都是一个需要24小时关注的问题。这类患者存在氧运输受损的风险。多学科团队作为一个整体，有责任确保预防静态体位和活动受限相关的并发症[108,109]。

尽管将患者调整为俯卧位需要花费时间和精力，特别是在患者进行机械通气的情况下，但此体位（即使是短时间）的优势远远超越其所需的时间和精力。

考虑到俯卧位可产生的积极效应，不采用此方法需有正当理由。通常，治疗性体位摆放与护理干预及其他程序可有效协调。所有体位，尤其是重症患者的俯卧位，都应检查纳入标准和排除标准，以及俯卧位前的注意事项、翻身技术、辅助人员、监测俯卧位的有效性、被动活动和肢体摆放都需考虑。最后，要记录俯卧位和其他体位的所有问题和不良反应。

完全相反体位和体位改变是患者在充分活动后或在活动作用有限的情况下可以选择的干预措施。当完全相反体位不可行时，可应用改良后体位。尽管完全相反体位可获得最大效益，因为它们模拟了人体在健康状态中的正常变化范围，但微小变化可以有效改变胸膜腔的压力梯度，从而使先前关闭的肺泡打开，即使之前打开的肺泡也可能会再度闭合。尽管不应依赖改良体位和小范围的体位改变，但对有完全相反体位禁忌的患者的益处不能忽略。每次体位变换前后都是评估患者和鼓励其进行深呼吸、咳嗽和吸引痰液（若需要）的最佳机会。

监测体位摆放和体位变化的生理反应

治疗性体位摆放和体位变化的处方参数包括所选择的体位、每个体位的持续时间、体位变化的顺序、所有体位循环、体位整体变化。体位在物理治疗干预方面对整体治疗反应的贡献与治疗本身一样大，因为患者在治疗间歇维持体位的时间比在治疗中维持体位的时间长。此外，治疗性体位往往不是独立存在的，体位变换与其他物理治疗干预措施（如呼吸和咳嗽训练、"有通气需求"活动、肢体运动）之间存在共生关系。

治疗性体位摆放的时长和频率与体位变换的频率取决于患者的反应而不是固定时间，监测是制订和修改处方的基础。监测的生理参数取决于患者特定的临床表现、心血管系统和呼吸系统功能障碍及其严重程度和分布。非危重症患者的监测指标包括氧运输的主观指标和客观指标（见第二部分），其中最重要的是氧转运、氧消耗、氧摄取和气体交换的指标，如 PAO_2/PaO_2（肺泡动脉氧分压差）。主观评估包括患者面部表情、呼吸窘迫、呼吸困难、焦虑、外周水肿、不适和疼痛。客观评估包括心率、血压、呼吸频率、血氧饱和度、呼气流速和床边肺活量测定。需采用适当的标准化流程和处理措施，以确保测量结果的有效性和可靠性（见第 5 章）。因为生理指标会随时间变化，应采用随时间变化的测量方式来建立趋势，而不是仅仅使用峰值或离散测量，这可能会误判治疗效果。在评估通气分布时，应稳定自主呼吸至少 15 分钟。这时要求患者在前后、左右方向上均稳定下来 [110]。

为说明和比较评估指标，应记录 FiO_2 和 FiO_2 的变化。当 FiO_2 水平不同或变化时，可用 $PaO_2:FiO_2$ 比较患者自身和患者之间的气体交换情况 [111]。同样，对于机械通气患者，除其他干预措施外，还必须注意通气参数对氧运输的直接影响。只有这样，临床医生才能合理得出体位或体位变换有助于提高氧运输的结论。

在治疗前（治疗前基线）、治疗期间和治疗后定期记录措施及结果。有效稳定的治疗前基线对于评估给定体位对氧运输的治疗效果至关重要。治疗过程中监测变量主要是确保治疗有效性，且对患者主观感受和氧运输相关参数不会产生有害影响。若该体位有益，则在没有其他禁忌的情况下，通常可安全地保持这一体位。但随着时间的延长，有效性可能会递减。维持静态体位超过 1~2 小时以上的患者需要密切监测各项指标。且有理由在一段时间后变换体位，否则继续维持体位将降低获益，并且患者病情可能会出现恶化。

危重患者的"优势"在于配备了多种监测设备，这些设备能够提供关于氧运输更多的测量方法和指标。某些血流动力学和呼吸变量是连续监测的，可用于确保结果的有效性以及患者的安全性。

监测体位摆放效果的研究进展

技术的进步使人们对研究治疗性体位的效果重新产生了兴趣。电阻抗成像（electrical impedance tomography，EIT）、实时胸部超声、质子磁共振成像（magnetic resonance imaging，MRI）、三维单光子发射计算机体层成像、四维计算机体层成像、超极化氙同位素的使用和正电子发射体层成像都是在 VA、Q 研究和临床中用来增强和实时成像的工具 [112,113]。

例如，以前的经验认为婴儿和儿童为优先非重力依赖侧肺部通气，这与成年人的分布模式相反。然而，EIT 的使用证明，健康、有自主呼吸的婴儿和儿童在仰卧位和俯卧位时的 VA 分布并不像以前以为的那样简单。VA 的分布受体位影响，但并不是与成人模式完全相反 [114,115]。

特定通气量（specific ventilation，SV）是指进入肺部的新鲜气体量与呼气末容积的比值。氧增强质子 $MRI^{[116]}$ 可用于量化肺中 SV 的区域分布，以确定 SV 的垂直梯度是否与已知的重力引起的肺变形一致，从而使吸气时依赖侧肺的扩张程度更大。

因此，物理治疗师需要密切关注最新的文献资料，了解治疗性体位管理的演变，以及如何将监测和结果测量的新进展转化为临床实践。这些信息应与患者的历史数据结合使用，包括居家应用俯卧位（临床提示 19.1）。

临床提示 19.1
居家睡眠体位

询问家属患者在家中的睡眠情况。有时，将患者置于他们常在家中采用的俯卧位更为适宜。

总结

体位摆放的前提是与社会参与和活动相一致的生理性体位——"直立和活动"。本章的具体目的是区分治疗性体位摆放、目标导向体位摆放与常规体位摆放，治疗性体位摆放与目标导向体位摆放是由物理治疗师为优化氧运输开具的治疗处方，常规体位摆放的主要目标是维持气体交换和预防并发症。本章描述了不同体位和体位变换对心血管系统和呼吸系统功能以及氧运输的生理效应，其主要目的是达到优化氧运输的生理体位（即直立，最好是活动的）。此外，本章还探讨了优化治疗性体位处方和监测治疗结果的相关问题。

本章重点关注体位摆放的生理学效应，大量文献证据充分证明，体位摆放是一种对氧运输有直接有效作用的干预措施。为患者开具特定体位以及体位变换

的处方需要有合理的依据。除了要考虑生理性因素外，还应综合考虑多种因素。本章的重点是开具治疗

性体位摆放处方的决策过程中须考虑的原则问题。

复习题

（1）请将保持直立和活动的生理体位与 WHO ICF 中的参与和活动类别联系起来。

（2）描述重力对心肺功能及氧运输的影响。

（3）区分常规体位和治疗性体位处方。

（4）以端坐位为例，描述以下几种体位对健康人心肺功能以及氧运输的影响：仰卧位、侧卧位、头低位及俯卧位。

（5）以端坐位为例，描述以下几种体位对患者心肺功能以及氧运输的影响：仰卧位、侧卧位、头低位

及俯卧位。

（6）解释生理性理想体位是如何随着时间的延长对氧运输产生有害影响的。

（7）区分治疗性体位处方与频繁变换体位处方。

（8）描述患者体位摆放之前、其间和之后监测氧运输的原则。

（9）尽管人们常常将体位摆放方案定义为特定疾病的管理方法，但并不能采用这样的方法，请解释为什么。

参考文献

1. West JB, Luks AM. *Respiratory Physiology: The Essentials*. 10th ed. Philadelphia, PA: Wolters Kluwer; 2015.
2. Jones AYM, Dean E. Body position change and its effect on hemodynamic and metabolic stress. *Heart Lung.* 2004;33: 281 - 290.
3. Doering L, Dracup K. Comparisons of cardiac output in supine and lateral positions. *Nurs Res.* 1988;37: 114 - 118.
4. Bliss MR. The rationale for sitting elderly patients in hospital out of bed for long periods is medically unsubstantiated and detrimental to their recovery. *Med Hypotheses.* 2004;62: 471 - 478.
5. Johnson KL, Meyenburg T. Physiological rationale and current evidence for therapeutic positioning of critically ill patients. *AACN Adv Crit Care.* 2009;20(3): 228 - 242.
6. Krishnagopalan S, Johnson EW, Low LL, et al. Body positioning of intensive care patients: clinical practice versus standards. *Crit Care Med.* 2002;30: 2588 - 2592.
7. National Institute for Health and Care Excellence. *Quality Standard [QS89] Pressure Ulcers*. 2015. Available at: https://www.nice.org.uk/guidance/qs89/chapter/Quality-statement-5-Advice-onrepositioning.
8. Jocelyn Chew H, Thiara E, Lopez V, Shorey S. Turning frequency in adult bedridden patients to prevent hospital, acquired pressure ulcer: a scoping review. *Int Wound J.* 2018;15(2): 225 - 236.
9. Gillespie BM, Chaboyer WP, McInnes E, Kent B, Whitty JA, Thalib L. Repositioning for pressure ulcer prevention in adults. *Cochrane Database Syst Rev.* 2014;(4):CD009958.
10. Hewitt N, Bucknall T, Faraone NM. Lateral positioning for critically ill adult patients. *Cochrane Database Syst Rev.* 2016;(5):CD007205.
11. Perry AG, Potter PA, Ostendorf WR. *Clinical Nursing Skills and Techniques*. 9th ed. St Louis, MO: Mosby Elsevier; 2017.
12. Svanberg L. Influence of posture on lung volumes, ventilation and circulation of normals. *Scand J Clin Lab Inv.* 1957;25: 1 - 195.
13. Katz S, Arish N, Rokach A, Zaltzman Y, Marcus EL. The effect of body position on pulmonary function: a systematic review. *BMC Pulm Med.* 2018;18(1):159.
14. Hsu HO, Hickey RF. Effect of posture on functional residual capacity postoperatively. *Anesthesiology.* 1976;44: 520 - 521.
15. Ray JF, Yost L, Moallem S, et al. Immobility, hypoxemia, and pulmonary arteriovenous shunting. *Arch Surg.* 1974;109: 537 - 541.
16. Leblanc P, Ruff F, Milic-Emili J. Effects of age and body position

on airway closure in man. *J Appl Physiol.* 1970;28: 448 - 451.
17. Rouby JJ, Puybasset L, Nieszkowska A, et al. Acute respiratory distress syndrome: lessons from computed tomography of the whole lung. *Crit Care Med.* 2003;31(Suppl 4): S285 - S295.
18. Miller MR, Hankinson J, Brusasco V, et al. Standardisation of spirometry. *Euro Respir J.* 2005;26(2): 319 - 338.
19. Hankinson JL, Odencrantz JR, Fedan KB. Spirometric reference values from a sample of the general U.S. population. *Am J Respir Crit Care Med.* 1999;159: 179 - 187.
20. Weber KT, Janicki JS, Shroff SG, et al. The cardiopulmonary unit: the body's gas exchange system. *Clin Chest Med.* 1983;4: 101 - 110.
21. Druz WS, Sharp JT. Electrical and mechanical activity of the diaphragm accompanying body position in severe chronic obstructive pulmonary disease. *Am Rev Respir Dis.* 1982;125: 275 - 280.
22. Badr C, Elkins MR, Ellis ER. The effect of body position on maximal expiratory pressure and flow. *Aust J Physiother.* 2002;48: 95 - 102.
23. Ross J, Dean E. Body positioning. In Zadai CC, ed. *Clinics in Physical Therapy, Pulmonary Management in Physical Therapy.* New York, NY: Churchill Livingstone; 1992;79-98.
24. Broaddus VC, Mason RJ, Ernst JD, et al. *Murray and Nadel's Textbook of Respiratory Medicine.* 6th ed. Philadelphia, PA: Elsevier; 2016.
25. West JB, Luks AM. *Pulmonary Pathophysiology: The Essentials*. 9th ed. Philadelphia, PA: Wolters Kluwer; 2017.
26. Blomqvist CG, Stone HL. Cardiovascular adjustments to gravitational stress. *Compr Physiol.* 2011; (Suppl Chap 28): 1025 - 1063.
27. Dean E, Ross J. Discordance between cardiopulmonary physiology and physical therapy: toward a rational basis for practice. *Chest.* 1992;101: 1694 - 1698.
28. Ried-Larsen M, Aarts HM, Joyner MJ. Effects of strict prolonged bed rest on cardiorespiratory fitness: systematic review and metaanalysis. *J Appl Physiol.* 2017;123(4): 790 - 799.
29. Oliver D. Fighting pyjama paralysis in hospital wards. *BMJ.* 2017;357:j2096.
30. Pedersen MM, Bodilsen AC, Petersen J, et al. Twenty-four-hour mobility during acute hospitalization in older medical patients. *J Gerontol Series A Biol Sci Med Sci.* 2013;68(3): 331 - 337.
31. Behrakis PK, Baydur A, Jaeger MJ, et al. Lung mechanics in sitting and horizontal body positions. *Chest.* 1983;83: 643 - 646.

32. Craig DB, Wahba WM, Don HF, et al. Closing volume and its relationship to gas exchange in seated and supine positions. *J Appl Physiol.* 1971;31: 717 - 721 .

33. Don HF, Craig DB, Wahba WM, et al. Th e measurement of gas trapped in the lungs at functional residual capacity and the eff ect of posture. *Anesthesiology.* 1971;35: 582 - 590 .

34. Druz WS, Sharp JT. Activity of respiratory muscles in upright and recumbent humans. *J Appl Physiol.* 1981;51: 1552 - 1561 .

35. Klingstedt C, Hedenstierna G, Baehrendtz S, et al. Ventilationperfusion relationships and atelectasis formation in the supine and lateral positions during conventional mechanical and diff erential ventilation. *Acta Anaesthesiol Scand.* 1990;34: 421 - 429 .

36. Roussos CH, Fukuchi Y, Macklem PT, et al. Infl uence on diaphragmatic contraction on ventilation distribution in horizontal man. *J Appl Physiol.* 1976;40: 417 - 424 .

37. Prefaut CH, Engel LA. Vertical distribution of perfusion and inspired gas in supine man. *Respir Physiol.* 1981;43: 209 - 219 .

38. Lumb AB. *Nunn's Applied Respiratory Physiology* . 8th ed. Philadelphia, PA: Elsevier; 2016.

39. Sjostrand T. Determination of changes in the intrathoracic blood volume in man. *Acta Physiol Scand.* 1951;22: 116 - 128 .

40. McCusker J, Kakuma R, Abrahamowicz M. Predictors of functional decline in hospitalized elderly patients: a systematic review . *J Gerontol A Biol Sci Med Sci.* 2002;57(9):M569-M577.

41. Hardie JA, Morkve O, Ellingsen I. Eff ect of body position on arterial oxygen tension in the elderly. *Respiration.* 2002;69: 123 - 128 .

42. Hamilton MT, Healy GN, Dunstan DW. Zderic TW, Owen N. Too little exercise and too much sitting: inactivity physiology and the need for new recommendations on sedentary behavior . *Curr Cardiovasc Risk Rep.* 2008;2(4): 292 - 298 .

43. Th ijssen DH, Maiorana AJ, O'Driscoll G, Cable NT, Hopman MT, Green DJ. Impact of inactivity and exercise on the vasculature in humans. *Eur J Appl Physiol.* 2009;108(5): 845 - 875 .

44. Matzen S, Perko G, Groth S, et al. Blood volume distribution during head-up tilt induced central hypovolaemia in man. *Clin Physiol.* 1991;11: 411 - 422 .

45. Perko G, Payne G, Linkis P, et al. Th oracic impedance and pulmonary atrial natriuretic peptide during head-up tilt induced hypovolemic shock in humans. *Acta Physiol Scand.* 1994;150: 449-454 .

46. Norsk P. Renal adjustment to microgravity. *Pfl ugers Arch.* 2000; 441(Suppl 2-3): R62 - R65 .

47. Dean E, Ross J. Mobilization and exercise conditioning. In Zadai CC, ed. *Clinics in Physical Th erapy. Pulmonary Management in Physical Th erapy.* New York, NY: Churchill Livingstone; 1992;99-123.

48. Hasser EM, Moffi tt JA. Regulation of sympathetic nervous system function after cardiovascular deconditioning. *Ann N Y Acad Sci.* 2001;940: 454 - 468 .

49. Hughson RL, Yamamoto Y, Maillet A, et al. Altered autonomic regulation of cardiac function during head-up tilt after 28-day head-down bed-rest with counter-measures. *Clin Physiol.* 1994;14: 291-304.

50. Houtman S, Colier WN, Oeseburg B, et al. Systemic circulation and cerebral oxygenation during head-up tilt in spinal cord injured individuals. *Spinal Cord.* 2000;38: 158 - 163 .

51. Zorbas YG, Yarullin VL, Denogratov SD, et al. Fluid volume measurements in normal subjects to disclose body hydration during acute bed rest. *Int Urol Nephrol.* 2003;35: 457 - 465 .

52. Zhang LN, Gao F, Ma J, et al. Daily head-up tilt, standing or centrifugation can prevent vasoreactivity changes in arteries of simulated weightless rats. *J Gravit Physiol.* 2000;7: P143 - P144 .

53. Zhang LF. Vascular adaptation to microgravity: what have we learned? *J Appl Physiol.* 2001;91: 2415 - 2430 .

54. Mure M, Domino KB, Lindahl SGE, et al. Regional ventilationperfusion distribution is more uniform in the prone position. *J Appl Physiol.* 2000;88: 1076 - 1083 .

55. Nyrén S, Mure M, Jacobsson H, et al. Pulmonary perfusion is more uniform in the prone than in the supine position: scintigraphy in

56. Ross J, Dean E, Abboud RT. Th e eff ect of postural drainage positioning on ventilation homogeneity in healthy subjects. *Phys Th er.* 1992;72: 794 - 799 .

57. Froese AB, Bryan AC. Eff ects of anesthesia and paralysis on diaphragmatic mechanics in man. *Anesthesiology.* 1974;41: 242 - 255 .

58. Harms MP, van Lieshout JJ, Jenstrup M, et al. Postural eff ects on cardiac output and mixed venous oxygen saturation in humans. *Exp Physiol.* 2003;88: 611 - 616 .

59. Hurewitz AN, Susskind H, Harold WH. Obesity alters regional variation in lateral decubitus position. *J Appl Physiol.* 1985;59: 774-783.

60. Manning F, Dean E, Ross J, et al. Eff ects of side lying on lung function in older individuals. *Phys Th er.* 1999;79: 456 - 466 .

61. Klingstedt C, Hedenstierna G, Lundqvist H, et al. Th e infl uence of body position and diff erential ventilation on lung dimensions and atelectasis formation in anaesthetized man. *Acta Anaethesiol Scand.* 1990;34: 315 - 322 .

62. Lange RA, Katz J, McBride W, et al. Eff ects of supine and lateral positions on cardiac output and intracardiac pressures. *Am J Cardiol.*1988;62: 330 - 333 .

63. Kaneko K, Milic-Emili J, Dolovich MB, et al. Regional distribution of ventilation and perfusion as a function of body position. *J Appl Physiol.* 1966;21: 767 - 777 .

64. Clauss RH, Scalabrini BY, Ray JF, et al. Eff ects of changing body position upon improved ventilation-perfusion relationships. *Circulation.* 1968;37(Suppl 2): 214 - 217 .

65. Remolina C, Khan AU, Santiago TV, et al. Positional hypoxemia in unilateral lung disease. *N Engl J Med.* 1981;304: 523 - 526 .

66. Sonneblick M, Meltzer E, Rosin AJ. Body positional eff ect on gas exchange in unilateral pleural eff usion. *Chest.* 1983;83: 784 - 786 .

67. Dean E. Eff ect of body position on pulmonary function. *Phys Ther.* 1985;65: 613 - 618 .

68. Zach MB, Pontoppidan H, Kazemi H. The eff ect of lateral positions on gas exchange in pulmonary disease. *Am Rev Respir Dis.* 1974; 110: 49 - 53 .

69. Chang SC, Chang HI, Shiao GM, et al. Eff ect of body position on gas exchange in patients with unilateral central airway lesions: down with the good lung? *Chest.* 1993;103: 787 - 791 .

70. Zimmerman JE, Goodman LR, St Andre AC, et al. Radiographic detection of mobilizable lung water: the gravitational shift test. *Am J Roentgenol.* 1982;138: 59 - 64 .

71. Duan LF, Lu SY, Ling AZ. Eff ect of position change on the Pao 2 in patients with unilateral tuberculous pleural eff usion. *Zhonghua Hu Li Za Zhi.* 1997;32: 190 - 191 .

72. Thomas P, Paratz J, Lipman J. Seated and semi-recumbent positioning of the ventilated intensive care patient - eff ect on gas exchange, respiratory mechanics and hemodynamics. *Heart Lung.* 2014;43: 105 - 111 .

73. Th omas PJ, Paratz JD, Lipman J, et al. Lateral positioning of ventilated intensive care patients: a study of oxygenation, respiratory mechanics, hemodynamics, and adverse events. *Heart Lung.* 2007;36: 277 - 286 .

74. Hewitt N, Bucknall T, Faraone NM. Lateral positioning for critically ill adult patients. *Cochrane Database Syst Rev.* 2016;(5):CD007205.

75. Barach AL, Beck GJ. Ventilatory eff ects of head-down position in pulmonary emphysema. *Am J Med.* 1954;16: 55 - 60 .

76. De Troyer A. Mechanical role of the abdominal muscles in relation to posture. *Respir Physiol.* 1983;53: 341 - 353 .

77. Doumit M, Krishnan U, Jaff é A, Belessis Y. Acid and non-acid refl ux during physiotherapy in young children with cystic fi brosis. *Pediatr Pulmonol.* 2012;47(2): 119 - 124 .

78. Freitas DA, Chaves GS, Santino TA, et al. Standard (head-down tilt) versus modifi ed (without head-down tilt) postural drainage in infants and young children with cystic fi brosis. *Cochrane Database Syst Rev.* 2018;(3):CD010297.

79. Ball WS, Wicks JD, Mettler Jr FA. Prone-supine change in organ position: CT demonstration. *Am J Roentgenol.* 1980;135: 815 - 820 .

healthy humans. *J Appl Physiol.* 1999;86: 1135 - 1141 .

80. Albert RK, Hubmayr RD. Th e prone position eliminates compression of the lungs by the heart. *Am J Respir Crit Care Med.* 2000;16: 1660 - 1665 .

81. Gattinoni L, Caironi P. Prone positioning: beyond physiology. *Anesthesiology.* 2010;113: 1262 - 1264 .

82. Jolliet P, Bulpa P, Chevrolet JC. Eff ects of the prone position on gas exchange and hemodynamics in severe acute respiratory distress syndrome. *Crit Care Med.* 1998;26: 1934 - 1935 .

83. Valter C, Christensen AM, Tollund C, et al. Response to the prone position in spontaneously breathing patients with hypoxemic respiratory failure. *Acta Anaesthesiol Scand.* 2003;47: 416 - 418 .

84. Fessler HE, Talmor DS. Should prone positioning be routinely used for lung protection during mechanical ventilation? *Respir Care.* 2010;55: 88 - 99 .

85. Pump B, Talleruphuus U, Christensen NJ, et al. Eff ects of supine, prone, and lateral positions on cardiovascular and renal variables in humans. *Am J Physiol Regul Integr Comp Physiol.* 2002;283: R174- R180 .

86. Mitchell DA, Seckel MA. Acute respiratory distress syndrome and prone positioning. *AACN Adv Crit Care.* 2018;29(4): 415 - 425 .

87. Guérin C, Beuret P, Constantin JM, et al. A prospective international observational prevalence study on prone positioning of ARDS patients: the APRONET (ARDS Prone Position Network) study . *Intensive Care Med.* 2018;44(1): 22 - 37 .

88. Fan E, Del Sorbo L, Goligher EC, et al. An Offi cial American Thoracic Society/European Society of Intensive Care Medicine/ Society of Critical Care Medicine Clinical Practice Guideline: mechanical ventilation in adult patients with acute respiratory distress syndrome . *Am J Respir Crit Care Med.* 2017;195(9): 1253- 1263 .

89. Hui-Chun C, Hui-Tsu C, Yueh-Juen H. Eff ects of prone positioning on oxygenation and complications in patients with acute respiratory distress syndrome (ARDS) in the intensive care unit: a systematic review and meta-analysis . *J Nurs Healthc Res.* 2014;10(3): 178 - 189 .

90. Munshi L, Del Sorbo L, Adhikari NKJ, et al. Prone position for acute respiratory distress syndrome. a systematic review and metaanalysis. *Ann Am Th orac Soc.* 2017;14(Suppl 4):S280-S288.

91. Michaels AJ, Wanek SM, Dreifuss BA, et al. A protocolized approach to pulmonary failure and the role of intermittent prone positioning. *J Trauma.* 2002;52: 1037 - 1047 .

92. Fink JB. Positioning versus postural drainage. *Respir Care.* 2002; 47: 769 - 777 .

93. McIlwaine M, Bradley J, Elborn JS, Moran F. Personalising airway clearance in chronic lung disease. *Euro Respir Rev.* 2017;26(143).

94. Strickland SL, Rubin BK, Drescher GS, et al. AARC clinical practice guideline: eff ectiveness of nonpharmacologic airway clearance therapies in hospitalized patients . *Respir Care.* 2013;58(12): 2187- 2193.

95. Lin C-K, Lin C-C. Work of breathing and respiratory drive in obesity. *Respirology.* 2012;17(3): 402 - 411 .

96. Dripps RD, Waters RM. Nursing care of surgical patients. I. The "stir-up." *Am J Nurs.* 1941;41: 530 - 534 .

97. Convertino VA. Eff ects of exercise and inactivity on intravascular volume and cardiovascular control mechanisms. *Acta Astronaut.* 1992;27: 123 - 129 .

98. Gattinoni L, Pesenti A, Carlesso E. Body position changes redistribute lung computed-tomographic density in patients with acute respiratory failure: impact and clinical fallout through the following 20 years. *Intensive Care Med.* 2013;39: 1909 - 1915 .

99. Pyne DB. Regulation of neutrophil function during exercise. *Sports Med.* 1994;17: 245 - 258 .

100. Skerrett SJ, Niederman MS, Fein AM. Respiratory infections and acute lung injury in systemic illness. *Clinics Chest Med.* 1989;10: 469-502 .

101. Mezidi M, Guérin C. Eff ects of patient positioning on respiratory mechanics in mechanically ventilated ICU patients. *Ann Transl Med.* 2018;6(19):384.

102. Pugliese F, Babetto C, Alessandri F, Ranieri VM. Prone positioning for ARDS: still misunderstood and misused . *J Th orac Dis.* 2018;10(Suppl 17):S2079-S2082.

103. Naitoh S, Tomita K, Sakai K, Yamasaki A, Kawasaki Y, Shimizu E. The eff ect of body position on pulmonary function, chest wall motion, and discomfort in young healthy participants. *J Manipulative Physiol Th er .* 2014;37(9): 719 - 725 .

104. Ahrens T, Kollef M, Stewart J, et al. Eff ect of kinetic therapy on pulmonary complications. *Am J Crit Care.* 2004;13: 376 - 383 .

105. Bajwa AA, Arasi L, Canabal JM, Kramer DJ. Automated prone positioning and axial rotation in critically ill, nontrauma patients with acute respiratory distress syndrome (ARDS). *J Intensive Care Med.* 2010;25(2): 121 - 125 .

106. Delaney A, Gray H, Laupland KB, et al. Kinetic bed therapy to prevent nosocomial pneumonia in mechanically ventilated patients: a systematic review and meta-analysis. *Crit Care.* 2006; 10: R70 .

107. Chandy D, Sahityani R, Aronow WS, Khan S, DeLorenzo LJ. Impact of kinetic beds on the incidence of atelectasis in mechanically ventilated patients. *Am J Th er.* 2007;14(3): 259 - 261 .

108. Markey DW, Brown RJ. An interdisciplinary approach to addressing patient activity and mobility in the medical-surgical patient. *J Nurs Care Qual.* 2002;16: 1 - 12 .

109. Bein T, Bischoff M, Brückner U, et al. S2e guideline: positioning and early mobilisation in prophylaxis or therapy of pulmonary disorders . *Der Anaesthesist.* 2015;64(1): 1 - 26 .

110. Caruana L, Paratz JD, Chang A, Barnett AG, Fraser JF. Th e time taken for the regional distribution of ventilation to stabilise: an investigation using electrical impedance tomography . *Anaesth Intensive Care.* 2015;43(1): 88 - 91 .

111. Dean E, Ross J. Oxygen transport: the basis for contemporary cardiopulmonary physical therapy and its optimization with body positioning and mobilization. *Phys Th er Pract.* 1992;1: 34 - 44 .

112. Baumgardner JE, Hedenstierna G. Ventilation/perfusion distributions revisited. *Curr Opin Anaesthesiol.* 2016;29(1): 2 - 7 .

113. Jahani N, Choi S, Choi J, Iyer K, Hoff man EA, Lin C-L. Assessment of regional ventilation and deformation using 4D-CT imaging for healthy human lungs during tidal breathing. *J Appl Physiol (1985).* 2015;119(10): 1064 - 1074 .

114. Lupton-Smith AR, Argent AC, Rimensberger PC, Morrow BM. Challenging a paradigm: positional changes in ventilation distribution are highly variable in healthy infants and children . *Pediatr Pulmonol.* 2014;49(8): 764 - 771 .

115. Lupton-Smith A, Argent A, Rimensberger P, Morrow B. Th e eff ects of prone and supine positions on the regional distribution of ventilation in infants and children using electrical impedance tomography. *S Afr J Physiother.* 2015;71(1): 1 - 5 .

116. Sá RC, Cronin MV, Henderson AC, et al. Vertical distribution of specifi c ventilation in normal supine humans measured by oxygenenhanced proton MRI. *J Appl Physiol (1985).* 2010;109(6): 1950 - 1959 .

20

气道廓清技术和咳嗽技术

作者：Anne Mejia-Downs　Joanne S. Hartshorn　Donna Frownfelter
译者：唐星瑶　彭姚蝶
校对：李雪昕

本章目录

关键词

引言

对于咳嗽无效和黏液纤毛清除功能受损的患者，氧运输会受到限制。患者和照护者可以采用一系列辅助气道分泌物清除技术，来增强患者自身的清除机制。当为患者制订最佳气道廓清方案时，照护者必须综合考虑以下因素：疾病的病理生理学和临床表现、方案的生理学基础、技术的可及性以及患者对廓清技术的接受程度。

本章总结了各种气道廓清技术（airway clearance techniques, ACT）的生理学基础、使用方法及有效性的研究，并介绍了这些技术在患者中的应用以及每种技术的应用方式、获益和负担、禁忌证和注意事项及实践问题。

ACT 的证据往往难以评估，部分原因是人们普遍认为缺乏关于这一主题的顶级证据[1,2]。规范治疗方案目前尚未标准化，各项研究中对 ACT 使用的术语不同，包括胸部物理治疗（chest physiotherapy, CPT）、支气管引流、体位引流（postural drainage, PD）治疗和支气管清洁。此外，设备的可及性和应用的差异性也会对研究结果造成影响。同时，对于某一特定技术的结果测量也存在差异：例如，一些研究使用湿或干（脱水）痰量和放射性气溶胶清除来评估有效性，而另一些研究则采用肺功能、影像学和动脉血气来评估。大多数有关分泌物清除的研究都集中在囊性纤维化（cystic fibrosis, CF）患者，因为他们需要持续进行分泌物清除。然而，这些结果仅能表明该技术对某特定类型患者有效，不能推广到所有肺部疾病患者。

一直以来，气道廓清的金标准都是在咳嗽时结合 PD、叩拍和振动。但这一标准已受到了挑战[1-3]，因为已有研究证实其他技术同样有效。对于某些患者，PD 和叩拍可能无效，甚至有些情况会导致肺损伤。另外，研究还表明，照护者在进行叩拍时会受到伤害，腕部重复运动会引起损伤[4,5]。

替代技术的出现，可以帮助对传统方法没有反应的患者寻找另一种有效地廓清方式。为了提高气道廓清依从性，人们开始研究更易于患者独立执行的技术[6]。许多在其他国家已经使用很久的气道廓清技术，目前也开始在美国普遍应用。

但更重要的是要记住，分泌物清除只是实现有效气体交换的第一步[7]。必要时，应将气道廓清纳入患者的全面治疗计划，包括体位摆放、咳嗽和活动，以优化氧运输。

气道廓清技术适应证

氧运输是心肺系统的主要功能（见第 2 章）。肺泡通气是氧运输途径中的重要一步，能使氧气更好地输送到组织中。许多内外科疾病会导致呼吸道分泌物潴留和痰液堵塞，会干扰氧气交换。分泌物必须从外周和较小的气道移动到较大的中央气道，并通过咳嗽或吸引将它们清除。

以下情况可能与气道分泌物清除障碍有关，是由多种因素共同导致的，包括纤毛运动受损、肺充气减少、肺弹性回缩力受损、胸壁活动度和生物力学受损以及呼吸肌无力或疲劳。以下这些疾病会导致气道分泌物黏稠度增加。

- 囊性纤维化。
- 支气管扩张。
- 肺不张。
- 呼吸肌无力。
- 机械通气。
- 新生儿呼吸窘迫综合征。
- 哮喘。

囊性纤维化

囊性纤维化是一种外分泌腺功能障碍的多系统遗传疾病，表现为大量（通常是脓性的）黏稠分泌物，黏液阻塞外周和中央气道。即使是婴儿，无论是否有症状，都会存在支气管内痰栓，从而导致小气道阻塞[8]。反复的细菌感染，加上过度痰液分泌，会导致支气管壁破坏和支气管扩张。推荐所有囊性纤维化患者进行气道廓清，并将气道廓清作为重要的治疗手段[2,9]。证据表明，若停止规律体位引流和叩拍治疗后，肺功能会恶化[10-12]。

支气管扩张

支气管扩张是支气管壁弹性组织被破坏引起的支气管严重扩张，可出现黏膜炎症和大量脓性分泌物。

事实证明，气道廓清有利于支气管扩张患者分泌物的清除 [13-15]。

肺不张

肺不张表现为肺泡塌陷，常由肺部分泌物潴留引起，在全身麻醉手术患者中出现，特别是胸腹部手术。ACTs 适用于因分泌物堵塞引起的肺不张 [16,17]。

呼吸肌无力

许多神经系统疾病和全身衰弱患者常出现通气不足或呼吸做功增加的情况，导致呼吸道分泌物清除效率降低，并常伴有无效咳嗽 [18]。这种现象在因脊髓损伤导致的膈神经支配障碍患者中尤为明显 [19]。

机械通气

因各种原因需要呼吸支持的患者，包括昏迷患者，都存在发生肺不张的风险，且无法独立清除分泌物 [20]。因此，气道廓清已成为机械通气患者管理的标准方法 [21]。

新生儿呼吸窘迫综合征

新生儿呼吸窘迫综合征患儿因缺乏肺泡表面活性物质，可出现肺不张。ACTs 能够有效清除气道分泌物，预防肺不张的发生，但该技术的应用应有明确指征，并在实施过程中进行严密监测 [22,23]。

哮喘

哮喘的特征是气道高反应性和黏液栓塞。ACTs 有助于清除黏液栓塞，但对控制急性加重并无显著作用 [24]。

以下几种情况可能不能从 ACTs 中获益，例如，无明显过多气道分泌物的肺炎和慢性支气管炎患者。研究显示，这些患者在接受体位引流和叩拍治疗时，相关临床结果并无显著差异 [25-28]。病毒性细支气管炎是一种常见于 2 岁以下婴儿的哮喘样肺部疾病，研究结果显示其似乎也无法从 ACTs 中获益 [29]。一项 Cochrane 综述表明，急性病毒性细支气管炎患儿并未显著获益于 ACTs，且可能会出现食管反流、呼吸急促、心动过速、低氧血症、肋骨骨折和中枢神经系统等并发症，这些超出了体位引流和叩拍带来

的益处 [30,31]。对于没有大量分泌物的术后患者，将气道廓清纳入常规照护也没有获益，甚至可能是有害的 [24]。即使有肺部病史的患者，使用 ACTs 也并不一定能改善术后肺不张的情况。

气道廓清技术

不同的气道廓清技术在所需设备、操作水平及临床实用性方面各不相同。为患者选择一种适当的方法或结合多种方法能提高疗效、减少并发症的发生，并且可促进长期依从性。这也有助于实现气道廓清目标：减少气道阻塞、改善通气及优化气体交换。

气道廓清技术的准备工作应包括对患者肺部状态的评估，以便在治疗前后进行比较。此外，还需进行体格检查，包括视诊、触诊、测量生命体征和胸部听诊，以评估治疗有效性。其他结局评估还包括胸部影像学检查、动脉血气分析和肺功能检查。充足的液体摄入可以降低分泌物黏度，使其更容易排出。

在选择气道廓清最佳时机时，必须考虑以下几个因素。首先，气道廓清操作应在进食 0.5~1 小时后进行。其次，在气道廓清操作前，建议吸入支气管扩张药物，以打开气道并促进分泌物清除。吸入用抗生素最好安排在气道廓清后使用，以确保药物在气道内达到最佳药物沉积效果。最后，应控制患者疼痛，使其能更好地配合治疗。

ACTs 的选择应考虑患者肺部病理、临床表现、功能状态、环境因素和社会因素。除了患者的偏好、动机和熟练度外，还应考虑该技术对吸气和呼气气流的生理影响。ACTs 的选择还取决于可用资源、治疗师的培训水平和临床环境。此外，患者的治疗方案可能是多种 ACTs 的组合 [32]。

促进气道廓清的运动训练

已证明运动不仅能够改善肺部疾病患者的预后，还有助于分泌物的清除 [33-36]。运动能增强慢性支气管炎患者的黏液纤毛运输功能 [37]；有氧运动产生的高跨肺压可以打开关闭的支气管，增加侧支通气，促进黏液移动 [34]。研究还表明，运动诱导的过度通气在促进支气管分泌物清除方面，比不引起二氧化碳分压改变的过度通气更有效 [37]。呼气流速的增加和

运动引起的咳嗽也是改善分泌物清除的因素。促进分泌物清除的运动训练主要包括有氧运动和耐力训练，但无论选择何种运动形式，都必须适应当前患者的状态和能力。尽管运动能够促进气道廓清，但对于某些患者，尤其是 CF 患者[38]，每日进行 ACTs 仍是必要的。

随着运动计划的持续，患者肺功能并没有下降，并且有所改善，因此，推荐肺部疾病患者在早期进行运动训练替代常规体位引流和叩拍[34,35,39,40]。据报道，住院 CF 患者用运动训练替代每日进行的体位引流、叩拍和振动 3 种治疗中 2 种时，肺功能并没有明显变化，且清除的痰量相差不多[39]。就清除黏液而言，功率自行车、体位引流和呼气正压（positive expiratory pressure，PEP）面罩呼吸之间没有显著差异[41]。有研究指出，与未运动的日子相比，运动时间段内的痰液清除量显著增加[35,39]。

除此之外，还有一些研究结果显示，仅靠运动可能不足以达到理想的气道廓清效果，应将其作为其他气道廓清技术的补充。例如，采用体位引流和用力呼气技术（forced expiratory technique，FET）进行气道廓清时，联合功率自行车训练可使排痰效果更佳[42,43]，Bilton 等[44]的研究结果表明，PD 结合主动循环呼吸技术（active cycle of breathing technique，ACBT）单独使用或与运动联合应用，在气道廓清效果上均优于单独运动。

然而，由于运动训练方式和时长不同，对 ACTs 的效果评估也不同，因此很难对这些研究进行比较。运动作为 ACTs 的一种方式，并不适用于年幼（4~5 岁）、神经肌肉疾病和运动耐量降低的患者。此外，应评估运动过程中的辅助供氧需求。尽管如此，证据表明，运动不仅可清除分泌物，还可以提高运动能力，从而降低发病率和死亡率[45,46]。

运动训练

- 步行训练只需要合适的鞋子和安全的场地即可进行。高强度运动会增加膝盖压力，因此需要专用的鞋子。如果在户外运动，要根据天气选择合适的衣服。适合刚开始训练的患者的设备包括跑台、功率自行车、椭圆机、迷你蹦床和上肢功率车。对于运动能力较好和运动耐量较高患者，可选择爬楼机、越野滑雪机和划船机等设备。此外，尽管还有许多其他设备可供选择，但患者的兴趣应是选择设备时的主要考虑因素。

- 监测患者对运动反应的工具包括血压计、听诊器、心率监测仪、脉搏血氧仪和评估患者费力程度的量表。在临床环境之外，患者应掌握自我监测运动强度的方法，并使用脉搏血氧仪进行密切监测。在运动训练前、中和恢复期间，需持续监测生命体征，以便及时调整训练强度，从而确保最佳训练效果。若患者在运动中出现氧饱和度降低的情况，则需要提供适当的辅助供氧支持。

- 气道高反应性患者应在运动前使用支气管扩张剂。

- 当运动作为气道廓清的一种方式时，应遵循开具运动处方原则，包括运动方式、强度、持续时间、频率及"热身"和"整理活动"。为每位患者制订个性化运动训练计划是至关重要的。

- 因急性加重住院的患者最初可能无法进行耐力训练，应在可耐受范围内循序渐进进行，可采用间歇训练的方式。

- 指导患者掌握用力呼气和控制咳嗽技术，以松动分泌物并促进其有效清除。

- 根据患者日常活动制订有规律的、持续的训练计划，以提高训练依从性（例如，遛狗、在学校进行运动、下班后在健身房锻炼）。

运动训练的优点与缺点

没有肺部疾病的人群也会进行运动训练。这一特点尤其吸引那些不希望因与众不同而引人注目的患者。运动训练可以提升自尊、幸福感和生活质量。研究证明，运动耐量高的囊性纤维化患者生存率高[46]。

然而，部分患者可能无法耐受将运动作为唯一气道廓清方法所需的运动量和频率。因此，可以结合多种 ACTs 作为运动训练辅助手段，尤其是在疾病急性加重期患者活动耐力下降时，或针对婴儿、神经肌肉功能受限和肌肉骨骼功能受限的患者。Andreasson[34] 观察到，运动训练成功的关键在于与照护者保持定期联系，同时家庭支持也很重要，特别是对于年幼患儿。这也说明了坚持家庭计划的挑战性。此外，训练依从性还会受到患者对特定活动的偏好、日程安排冲突及朋友和家人支持的影响。

运动训练的注意事项

当把运动训练作为气道廓清的一种方式时，必须注意以下事项。为气道高反应和容易出现血氧饱和度降低的患者制订运动处方时需格外谨慎。事实证明，肺部疾病患者在运动时会出现血氧饱和度降低[47,48]，因此需严密监测血氧饱和度，并在必要时提供辅助供氧支持。当运动引起肺损害时，特别是高强度运动或室外温度较低时，应考虑运动诱发的支气管痉挛[49]。如果需要使用药物或辅助供氧，建议在运动前 20~30 分钟使用吸入用支气管扩张剂，并监测血氧饱和度，以提高患者的运动耐受性[50]。Andreasson[34] 报道，广泛肺大疱患者存在运动相关气胸的风险，需特别注意。

体位引流

体位引流，也称为支气管引流，是一种通过将患者置于特定体位，利用重力辅助分泌物从支气管树中引流出来的技术。体位引流已成为分泌物潴留患者的标准治疗方法[51]。

了解气管支气管树解剖结构对有效治疗至关重要。每个需要引流的肺叶必须与引流方向成一条直线，以便通过重力将分泌物从外周支气管引流至更大、更中央的气道。Lannefors 等[41] 观察到重力可以影响局部肺通气，从而辅助分泌物的引流。

证据表明，PD 能有效促进 CF[52,53]、支气管扩张[14] 和其他肺部疾病[54,55] 患者的分泌物清除。当患者进行 PD 时，也可结合其他方法，如叩拍、振动和 ACBT。

然而，PD 有许多禁忌证。研究发现头低足高的 Trendelenburg 姿势会产生不良影响，因此床头应该保持水平，而不是倾斜至 Trendelenburg（头朝下）姿势。2016 年的临床指南指出，新生儿和任何疑似胃食管反流患者都应避免头低足高体位[12]。

体位引流的准备工作

- 在 ICU 中，必须熟悉患者身上的多条导线、管路及其他设备（见第 29 章）。每个装置应预留足够的移动空间，以便帮助患者摆放 PD 体位。
- 在家庭中治疗时，辅助体位摆放的物品包括枕头、泡沫楔形垫和有靠背的椅子。
- 在进行 PD 前，雾化吸入支气管扩张剂或化痰药物有助于促进痰液清除。
- 对于咳嗽能力强且能排除分泌物的患者，需准备纸巾或痰杯。根据需要准备好吸痰装置，以便在治疗后经人工气道或口、鼻腔清除分泌物。关于痰液吸引的详细内容请参阅第 39 章。

体位引流的治疗

- 通过听诊和影像学检查确定需要治疗的肺叶后，将患者置于适当体位并提供足够的支撑（图 20.1）。
- 如果单独使用 PD，在患者可耐受情况下，每个体位均应保持 5~10 分钟，如果针对特定肺叶治疗，时间可适当延长。将治疗性体位与皮肤减压护理相结合，可以延长在同一体位上的保持时间。如果将 PD 与其他技术联合使用，可适当减少每个体位的时长，例如，若患者在 PD 时进行叩拍和振动，那保持 3~5 分钟即可。
- 并非每次治疗都需要针对所有受影响的肺段，在当天的治疗中，应优先治疗受影响最严重的肺叶，再治疗其他受影响区域。
- 如果可能的话，应鼓励患者在每个体位后进行深呼吸和咳嗽，并在治疗结束后再次进行。指导患者端坐或身体前倾，通过腹部用力以增强咳嗽效果[56]。
- 分泌物清除不会在治疗后即刻发生，而是在治疗后 1 小时，应提醒患者稍后再次进行气道廓清[57,58]。

体位引流的优点与缺点

体位引流技术相对容易掌握，患者和（或）照护者必须熟悉适用于不同受累肺叶的体位。在医院治疗时，PD 可以与患者的其他活动协调进行，如皮肤减压体位、沐浴体位、为检查或手术摆放体位。在居家治疗时，PD 可与阅读或看电视等居家活动协调进行。

由于治疗时间长，坚持 PD 可能是一项挑战，尤其是对于儿童患者，需要通过分散其注意力来保持适当时长的治疗体位。可以通过角色扮演为他们进行治疗，如用玩偶或毛绒玩具，能帮助患儿更好地理解和配合治疗。

PD 所需的设备成本是最低的，但对于慢性疾

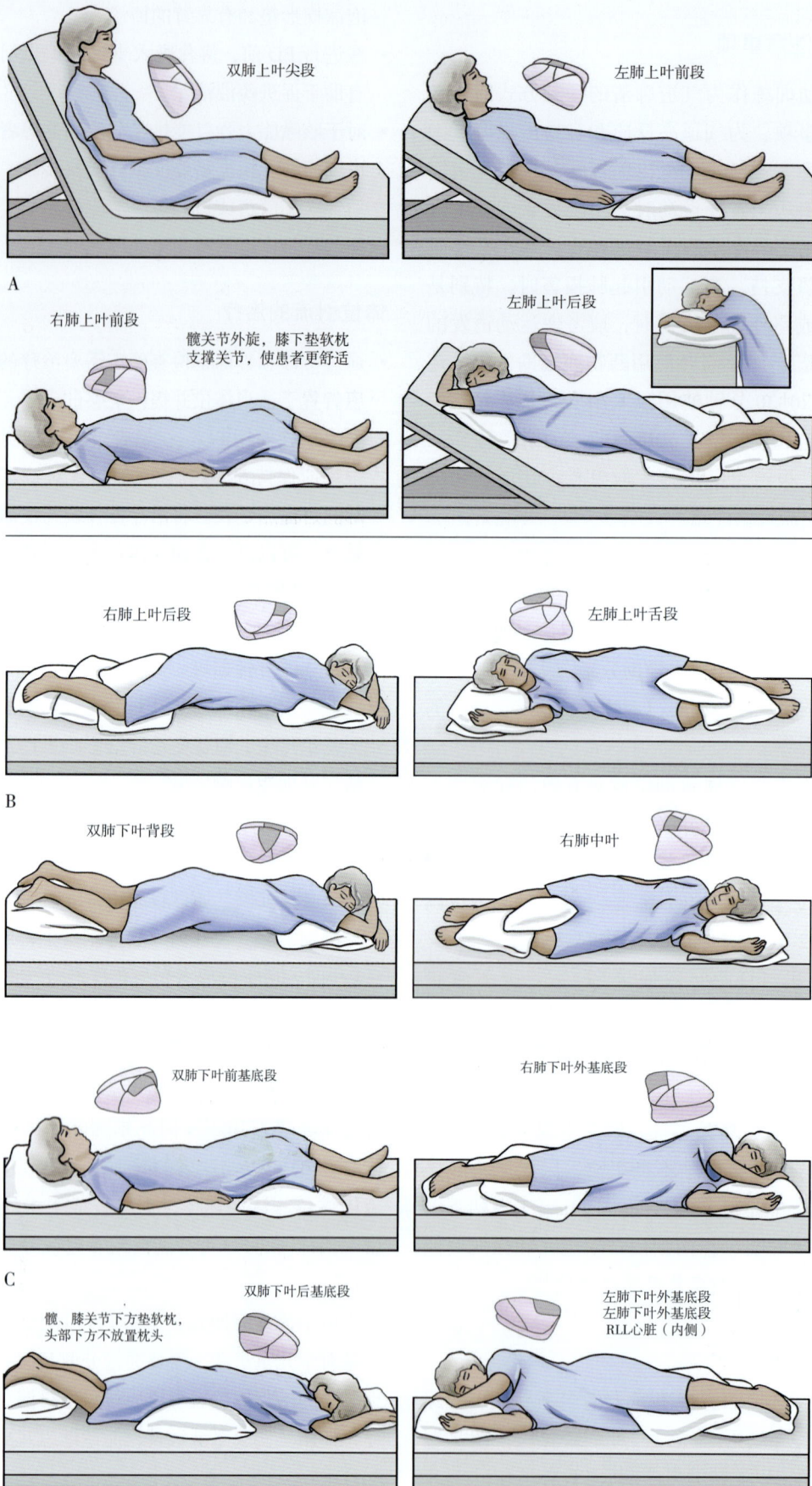

双肺上叶尖段

左肺上叶前段

A

右肺上叶前段

髋关节外旋，膝下垫软枕
支撑关节，使患者更舒适

左肺上叶后段

右肺上叶后段

左肺上叶舌段

B

双肺下叶背段

右肺中叶

双肺下叶前基底段

右肺下叶外基底段

C

髋、膝关节下方垫软枕，
头部下方不放置枕头

双肺下叶后基底段

左肺下叶外基底段
左肺下叶外基底段
RLL心脏（内侧）

图 20.1   体位引流位置。A. 上叶；B. 上叶、中叶、下叶；C. 下叶

病，照护者提供治疗的时间成本可能是巨大的。

体位引流的注意事项和禁忌证

有报道指出，在使用 PD 进行气道廓清时，会出现动脉血氧饱和度下降，但无法将 PD 与同时使用的其他技术的影响相区分。因此，在治疗期间应监测血氧饱和度水平，特别是对于血氧饱和度低的患者。

终末期肺疾病患者进行 PD 时也必须谨慎，因为存在咯血风险[59,60]。PD 还可能引起心输出量降低[61,62]，但无法与叩拍和振动的影响相区分。

物理治疗师在进行 PD 时，应避免使用头低足高的 Trendelenburg 体位，而采用改良体位。研究表明，头低足高位会提高新生儿和其他患者胃食管反流的发生率[21,22]。Button 等[63]发现，CF 患儿在头低足高位时，会出现胃食管反流、痛苦不适及血氧饱和度降低。值得注意的是，即使在治疗后 1 小时也可能出现胃食管反流。研究表明，不采用头低足高的改良体位发生呼吸系统并发症的概率较小[64]。根据临床指南建议，在成人和儿童治疗肺下叶病变时，床头应保持水平[12]。

框 20.1 总结了体位引流的禁忌证。

框 20.1　体位引流禁忌证

所有体位都有以下禁忌证：
- 颅内压（intracranial pressure，ICP）大于 20 mmHg。
- 头、颈部损伤，直至病情稳定。
- 活动性出血，血流动力学不稳定。
- 近期行脊柱手术（如椎板切除术）和急性脊髓损伤。
- 活动性咯血。
- 脓胸。
- 支气管胸膜瘘。
- 与心力衰竭相关的肺水肿。
- 大量胸腔积液。
- 肺栓塞。
- 老年、昏迷和焦虑患者。
- 肋骨骨折，伴有或不伴有连枷胸。
- 手术伤口或愈合组织。

摘自 *AARC Clinical Practice Guideline. Postural drainage therapy. Respiratory Care.* 36:1418–1426, 1991; and Crane L. Physical therapy for the neonate with respiratory disease. In Irwin S, Tecklin JS, ed. Cardiopulmonary Physical Therapy. *St. Louis: Mosby; 1985.*

叩拍

叩拍，有时也称为胸部叩拍，是促进分泌物清除的传统方法。治疗者的手呈杯状，在受累肺段的胸部进行有节奏的叩拍，在患者胸部和治疗者手之间扣住空气（图 20.2），目的是松动支气管中的分泌物，以便通过吸引或咳嗽方式将其排出。这种方法在吸气和呼气阶段均可使用。PD 结合叩拍可以提高廓清效果[65,66]，也可用于 ACBT。对于肺部疾病患者，叩拍联合 PD 仍是主要治疗方法，特别是对儿童和无自主反应的患者。已证明，PD 与叩拍结合在分泌物清除方面是有效的[67-69]。

叩拍的作用机制是将振动能量波通过胸壁传递至肺部。这种能量波可以松动支气管壁上的分泌物，将其移动至近端气道，并通过纤毛运动和咳嗽（或吸引）清除。

照护者可使用手持式机械叩拍器以减轻疲劳，也可以由患者本人进行自我管理式叩拍。Maxwell 和 Redmond[70]发现，在清除分泌物方面，机械叩拍效果与手法叩拍相同。尽管研究表明使用手法叩拍可显著提高肺功能，但 Pryor 等[71,72]支持对使用用力呼气技术的患者进行机械叩拍。Rossman 等[73]的一项研究却不认同这一观点，他们发现机械叩拍并不能增强 PD 在分泌物清除中的作用。

叩拍有禁忌证，如果患者肺部状况比相对禁忌证更令人担忧时，则应适当调整后再进行治疗。

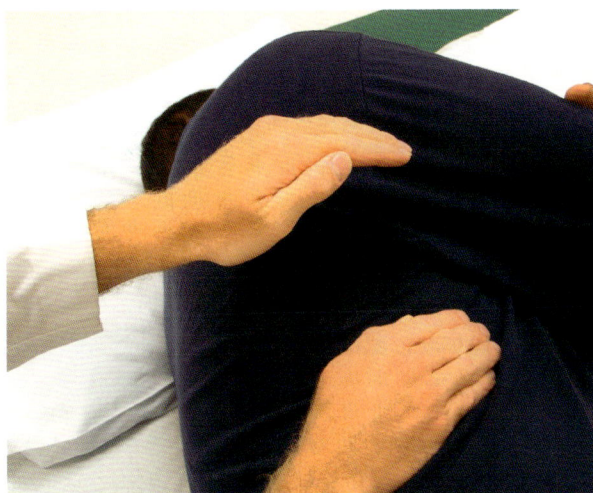

图 20.2　胸部叩拍

叩拍的准备工作

- 手法叩拍所需的唯一准备是照护人员手掌呈杯状，用力叩拍帮助松动并清除分泌物。
- 对于成人和年龄较大的儿童患者，可以使用电动或气动叩拍器，用机械模拟叩拍，以便患者更有效地进行自我叩拍。
- 婴儿胸廓较小，无法容纳成人手掌，可以使用包括带衬垫的橡胶奶嘴、小儿麻醉面罩、带衬垫的药杯或听诊器杯式听头等装置进行叩拍。
- 若患者情况允许，可将患者置于适当的 PD 体位，以增强叩拍效果。
- 使用薄毛巾或病号服盖住患者治疗部位皮肤。裸露皮肤上的叩拍力会影响患者舒适度，而太厚的衬垫会减轻叩拍力度，降低治疗效果。
- 调整床头高度，确保照护者在治疗过程中处于适当的身体力学体位。如果忽视正确体位，会导致照护者因长时间或多次叩拍治疗出现过度疲劳或受伤。

叩拍治疗

- 治疗者使手呈杯状，手指和拇指内收。重要的是在整个治疗过程中，手保持杯状形态，手腕、手臂和肩部放松。
- 叩拍的声音应为中空音，而不是拍打声。如果叩拍后出现红斑，通常是因击打动作或手与胸壁之间未扣住足够的空气造成的 [74]。
- 患者对均匀、稳定的节律耐受度更高。照护者的叩拍频率应为 100~480 次 / 分钟 [74,75]。
- 每只手施加在胸壁上的力应相同。如果非优势手不能与优势手同频，则速度需放慢以匹配频率较慢的手。建议从非优势手开始，使优势手与非优势手匹配频率一致 [56]。叩拍力度不需要很大，用力大小应根据患者的舒适程度而定。
- 如果婴儿体型较小，无法进行全手叩拍，可将 4 根手指盘成杯状，即中指"支起"，或用大鱼际和小鱼际进行叩拍。
- 叩拍时应避开骨性部位，如椎骨棘突、肩胛骨棘突、锁骨。还应避免对浮肋的叩拍，因为这些肋骨只有单一附着点。叩拍也不能在乳房上进行，如果乳房偏大，应用一只手移开乳房（或让患者自己这

样做），再用另一只手进行叩拍。
- 可以指导患者使用手动或机械叩拍器，在可触及的区域，进行单手自我叩拍。因此，肺叶后段不适合进行自我治疗。

叩拍的优点与缺点

在 PD 治疗时，增加叩拍可促进分泌物清除，并缩短治疗时间。患者，特别是婴幼儿，在接受有节奏的叩拍时能感到舒适和放松。

对于慢性呼吸系统疾病患者，若长期使用 PD 和叩拍方法且效果显著，可能不愿意尝试其他气道廓清方法。这种方法的接受与否取决于家庭成员或其他照护者能否协助完成治疗。机械叩拍使患者能更独立地完成治疗，并可减轻照护者疲劳，尤其适用于需要在家持续治疗的患者。

许多术后疼痛控制不佳的患者并不能很好地耐受叩拍。骨质疏松症和凝血功能障碍患者也应禁用叩拍。叩拍会导致血氧饱和度下降，但可以通过胸廓扩张和暂停呼吸控制来改善 [76]。

长时间持续叩拍会对照护者造成伤害，家庭成员或医疗专业人员，为清除分泌物而长期持续叩拍会导致上肢重复性运动损伤。无论是在医院还是在家里，与照护者提供叩拍和 PD 的持续成本相比，机械叩拍设备的费用相对较低。对于年幼的儿童和无反应患者，可选择的气道廓清方式有限，但对于其他人群，如果依从性良好，更独立的廓清方法可能更具成本效益。

振动和摇动

振动和摇动是两种截然不同的技术。振动可产生一种温和的、高频的力，而摇动产生的力则更为剧烈。振动可通过照护者上肢持续收缩而产生振动力，并通过胸壁对相应肺段施加压力。摇动与振动类似，也称为弹跳动作，有时称为"肋骨弹跳"，向胸壁提供并发的、压缩的力。与叩拍类似，振动和摇动可与 PD 结合使用。与叩拍不同的是，它们只在呼气阶段进行，从吸气峰值开始，一直持续到呼气结束。压缩力随胸壁运动变化。这两种技术都需要照护人员协助，但可以使用机械设备代替人工操作。

有人提出，振动和摇动增强了黏液纤毛运动，可

使分泌物从外周移到更大的中央气道。由于摇动对胸壁压力更大，能增加胸壁位移，从而拉伸呼吸肌，增强吸气力量并增加肺容积[77]。叩拍的相对禁忌证也适用于摇动，因为它会对胸壁施加额外作用力。

许多研究并没有将振动的影响从 PD 和叩拍中区分出来，因为它们通常结合使用。事实上，许多研究将 PD、叩拍、振动或摇动技术当作一个整体，并将其称为 CPT 或 PD 疗法。Mackenzie 等[78]的研究表明，机械通气患者接受 PD、叩拍和振动治疗后，肺/胸廓顺应性有显著改善。Feldman 等[79]证实，接受 PD、叩拍、振动和指导咳嗽的患者，呼气流量提高，从而改善了通气功能。

振动和摇动的准备工作

- 对徒手操作来说，照护者的双手是唯一需要的"设备"。
- 使用机械振动设备进行治疗，有助于患者自我治疗，并减轻照护者负担。
- 婴儿可使用衬垫包裹的电动牙刷[75]。
- 将患者置于适当的 PD 体位或改良体位。
- 在患者皮肤上放置薄毛巾或病号服，厚度不宜过厚，避免弱化振动和摇动效果。
- 照护人员的正确姿势对提供有效治疗及缓解照护人员疲劳很重要。

振动和摇动治疗

- 如图 20.3 所示，振动时双手并排放置或上下叠起。与摇动一样，患者在适宜的 PD 体位时深吸气。跟随胸廓运动，由吸气末开始，上肢进行轻柔且稳定的收缩来振动胸壁。振动频率为 12~20 Hz[54,80]。
- 摇动时，患者应保持适当的 PD 体位，将双手放在与待治疗肺叶相对应的胸壁上，指导患者深吸气。在吸气末，向胸壁缓慢（大约每秒 2 次）施加有节奏的弹跳压力，直到呼气结束。呼气时，双手跟随胸廓运动。摇动频率为 2 Hz[54,80]。
- 如果是机械通气患者，则前面描述的方法需要与呼吸机控制的呼气协调进行。
- 如果患者呼吸频率较快，无论是自主呼吸还是呼吸机控制的呼吸，在间隔一次呼气时应施加振动和

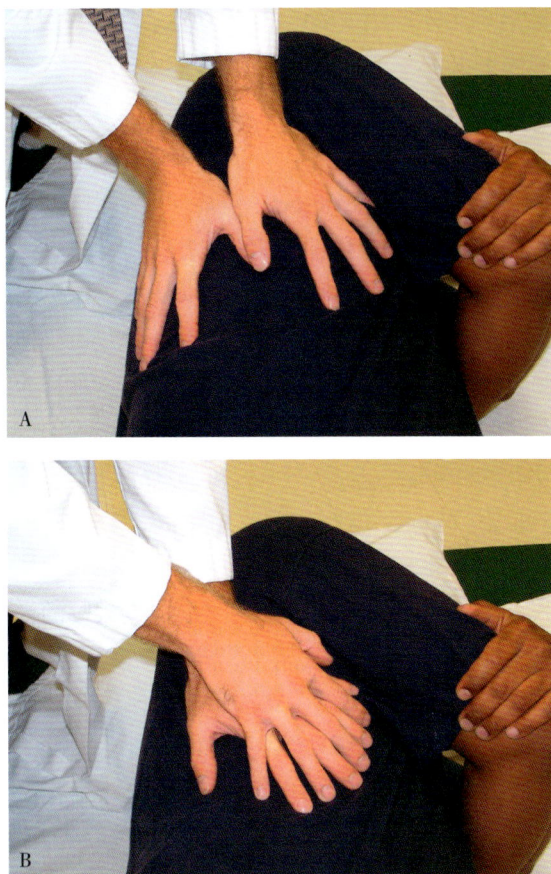

图 20.3 振动技术。A. 双手放在胸廓两侧；B. 双手交叠

摇动。
- 胸廓松动是必要的，以避免因施加压力而引起的不适。如果患者胸廓顺应性受限，振动可能比摇动更易耐受。
- 患者可以使用机械振动设备，但对肺后段效果有限。

振动和摇动的优点与缺点

在使用 PD 的同时，联合使用振动和（或）摇动，可促进分泌物移动。摇动和振动比叩拍更易耐受，尤其是对于术后患者。手法振动和摇动便于照护者评估患者呼吸模式和深度。呼气时对呼吸肌的拉伸使下一次吸气更深。机械振动更常用于儿科患者，从长远来看，可能是更合适的气道廓清方式。

患者无法在没有辅助的情况下使用这些技术，除非使用机械振动装置。因此，能否长期、规律地使用振动技术取决于是否有照护者的协助。

由于振动和摇动会对胸部有压迫，因此禁忌证与

叩拍相同。与摇动技术相比，振动技术受这些禁忌证的限制更少。

主动循环呼吸技术

在新西兰，Thompson[81] 描述了使用用力呼气技术和腹式呼吸技术清除哮喘患者支气管分泌物的方法。英国物理治疗师改进了这项技术，并在文献中深入描述，最初，这项技术被称为用力呼气技术（forced expiration technique, FET）[71]，后来被称为主动循环呼吸技术（active cycle of breathing technique, ACBT）[82]。

正如 Webber 和 Pryor[82] 所述，ACBT 由 3 个阶段重复循环组成：呼吸控制、胸廓扩张和 FET。呼吸控制的目的是放松上胸廓和肩颈部，并进行潮气量（tidal volume, TV）呼吸。胸廓扩张阶段包括深吸气，可同时进行叩拍或振动，这一阶段可促进分泌物松动。用力呼气包括 1~2 次呵气，就像通过呼吸使窗户起雾或擦玻璃那样。由中等量肺容积（中吸气量）到低肺容积缓慢呵气，将分泌物从外周移动至上呼吸道，通过高肺容积或更深吸气后的快速呵气清除这些分泌物[82]。

各阶段间进行呼吸控制对于防止支气管痉挛是必要的[83]。胸廓扩张阶段可增加肺容积并促进侧支通气，协助分泌物移动[84]。Mead 等[85] 描述了等压点（equal pressure point, EPP）生理理论，这是 FET 的基础。EPP 是气道中压力与胸膜压力相等的点。用力呵气对 EPP 周围气道产生压迫。高肺容积下的呵气对气管和支气管内产生压迫，将分泌物从这些较大的气道中移除。持续的低肺容积会使 EPP 向外周移动，可以松动更多的外周气道分泌物。

已证实，呵气可以稳定塌陷的支气管壁，增加气道阻塞患者的呼气流量且不引起气道塌陷[86]。这一技术的另一获益是不会引起血氧饱和度下降。使用 ACBT 可以防止 PD 和叩拍时的血氧饱和度下降[76]。Hassani 等[87] 的研究表明，对于分泌物较少的患者，咳嗽和 FET 会使各区域分泌物向中央气道移动。因此，即使是分泌物较少的患者，FET 也有助于避免分泌物的长时间潴留。

ACBT 可在坐位下进行，但在重力辅助体位下进行效果更好，侧卧位的不良反应比头高足低位更

少[51,88]。这种方法鼓励患者积极参与，且已证实患者独立完成或在照护者辅助下完成同样有效[71]。事实证明，患者独立进行的 FET，相比于在 PD 时进行自我叩拍及由物理治疗师进行的叩拍和摇动结合治疗，可在较短时间内清除更多的分泌物[71]。CF 患者在 PD 治疗时结合 FET，肺功能[89] 和分泌物清除率[90] 均有所改善。一项为期一年的研究指出，ACBT 与呼气末正压（positive expiratory pressure, PEP）同样有效[52]。此外，这种气道廓清方法也可用于 3 岁或 4 岁儿童。ACBT 的操作流程见框 20.2。

主动循环呼吸技术的准备工作

- 这种手法治疗所需的唯一设备是患者或照护者的双手，在胸廓扩张阶段叩拍或摇动/振动胸壁。
- 胸廓扩张阶段可使用机械叩拍或振动设备，可由患者进行自我叩拍或由照护者使用设备进行叩拍。
- 教授呵气动作（FET 的组成部分）时，使用峰值流量仪吹嘴能帮助保持口腔和声门开放（图 20.4）。教授儿童呵气动作时可以采用吹棉球或纸巾游戏，以提高效果[89]。为帮他们专注呼气动作，也可以教授孩子在呵气时用手臂在胸部外侧进行叩拍，称为"鸡式呼吸"[91]。
- 患者应处于 PD 体位，以便相应肺区域分泌物的引流，整个治疗也可以选择在端坐位下进行。
- 对于分泌物较多的患者，任何廓清体位都应至少保持 10 分钟。术后或分泌物较少患者可能不需要那么久，

框 20.2	主动循环呼吸技术

呼吸控制
正常潮气量下的腹式呼吸
3~4 次胸廓扩张
达到肺活量位深呼吸，伴或不伴胸部叩拍
呼吸控制
3~4 次胸廓扩张
呼吸控制
用力呼气技术
进行 1~2 次中至低肺容积呵气
腹肌收缩，用力呼气
呼吸控制

改编自 Webber B, Pryor J. Physiotherapy skills: techniques and adjuncts. In Webber B, Pryor J, ed. *Physiotherapy for Respiratory and Cardiac Problems.* Edinburgh, Churchill Livingstone; 1993.

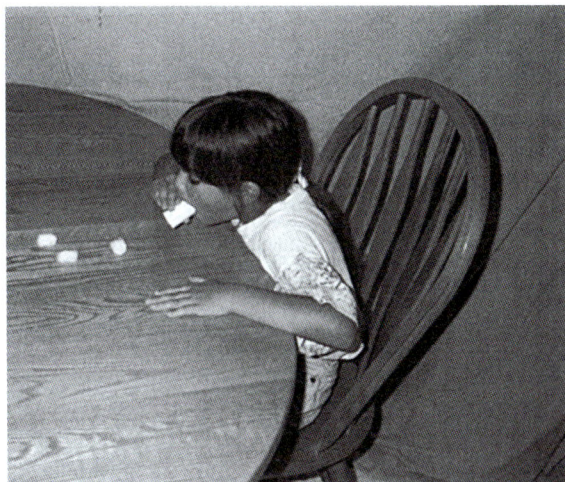

图 20.4 使用峰值流量仪吹嘴进行呵气

重症患者可能在达到最佳治疗效果前就疲劳了[89]。

主动循环呼吸技术治疗

- 呼吸控制阶段，指导患者进行潮气量呼吸放松。上胸廓和肩部应保持放松，下胸廓和腹部应用力。呼吸控制阶段应持续到患者放松下来，并为下一阶段做好准备，通常为 5~10 秒。
- 胸部扩张的重点是吸气过程。指导患者深吸一口气，达到补吸气量，呼气是被动和放松的。照护者或患者可将手放在治疗区域，以增加胸壁运动。
- 患者呼气阶段，可结合胸廓扩张进行胸部叩拍、振动或摇动。对于外科手术和肺不张患者，在吸气末进行屏气或嗅气（sniff）动作，可促进侧支通气，使吸入气体重新分布至塌陷肺段，从而帮助肺复张。
- 在 FET 阶段，呵气和呼吸控制交替进行。呵气是指没有达到最大努力的、快速的、用力的呼气。这个动作就像用温热的呼吸使眼镜起雾，帮助清洁眼镜。与咳嗽时声门闭合不同，呵气需要声门保持开放状态。有效呵气时，腹肌收缩提供更大的呼气力量。有效与无效呵气的其他特征见框 20.3。
- FET 包含两种不同水平的呵气。为了移动外周气道分泌物，进行中等容积吸气后的呵气很有效，这种水平的呵气持续时间更长、力量较弱。深吸气后的呵气可以清除移动至近端气道的分泌物，这种呵气更短促、更用力。
- 患者进行 1~2 次呵气后应停止，并进行呼吸控

框 20.3 有效呵气与无效呵气

有效呵气	无效呵气
嘴巴张开呈 O 型，保持声门开放	如果分泌物过多会听到湿啰音
用力呼气	嘴巴闭合一半或全部闭合
中到低肺容积移动外周气道分泌物	总是从高肺容积开始呵气
高到中肺容积移动近端分泌物	没有腹肌收缩
胸壁和腹部肌肉收缩	声音更像嘶嘶声或吹气声
声音像叹息，但用力	口形像发 "e" 音
呼气流速因以下情况而变化：	呼气方法不正确
患者	过于剧烈或过长，产生阵发性咳嗽
疾病	过于温和
气流阻塞程度	过于短暂
	喉咙后 "咕噜" 声

摘自 Partridge C, Pryor J, Webber B. Characteristics of the forced expiration technique. *Physiotherapy*. 1989;75:193–194.

制，这可以避免增加气流阻塞。
- ACBT 应适应患者需求。如果分泌物不易排出，在进行 FET 前，可以进行两个循环胸廓扩张以松动分泌物。对于支气管痉挛或气道不稳定患者，呼吸控制阶段可延长至 10~20 秒[89]。对于手术后患者，可指导其进行 FET 时用手保护手术伤口，以获得足够的呼气力量。
- 当中等肺容积吸气后，连续两个呼气循环均无痰液排出，且听诊无痰鸣音时，可以考虑结束治疗[92]。

主动循环呼吸技术的优点与缺点

将 ACBT 与 PD 和叩拍治疗结合，可使患者主动参与并独立管理分泌物清除。ACBT 可在 3 岁或 4 岁儿童中使用，到 8~10 岁时便可独立使用。

ACBT 适用于胃食管反流、支气管痉挛和肺部疾病急性加重患者。使用 ACBT 可避免胸部叩拍引起的血氧饱和度下降[76]。此外，单独使用该技术的长期使用成本是最低的。

对于幼童和成年重症患者，使用 ACBT 时需要照护者协助。如果患者在胸廓扩张阶段需进行叩拍或摇动，以强化治疗效果，也需要照护者的协助。

自主引流

1976 年，在比利时，Chevaillier 引入了 自主引流

（autogenic drainage, AD），或称自体引流，用于治疗哮喘患者。他观察到，患者在睡眠中以及白天玩耍和大笑时，分泌物清除效果比在 PD 时进行叩拍更好。AD 是一种基于放松状态下的平静呼气且不需要 PD 体位的"抗呼吸困难"技术[93]。

Schoni[94] 清楚地解释了 AD 的 3 个阶段的生理学原理，即使用腹式呼吸，通过不同呼气流速促使分泌物排出（图 20.5）。第一阶段以正常吸气开始，随后屏气以确保通过侧支通气使不同肺段同等充盈，然后深呼气至补呼气量。通过将中等潮气量降低到功能残气量水平以下，使外周肺泡受压，外周分泌物被松动并移除。中等呼气容积潮气量在正常补呼气量范围内是降低的。Chevaillier[93] 将这一阶段命名为"松动"。第二阶段包括潮气量呼吸，从补呼气量逐渐变为补吸气量，使肺尖段分泌物排出。必须在每一阶段吸气时调整气流速度，以达到最大呼气气流，避免气道塌陷。流量 - 容积曲线显示，AD 可达到更长持续时间和更高流量[95]，这表明分泌物可以以更快的速度移动得更远。这是"收集"阶段[93]。第三阶段包括在补吸气量范围内进行更深的吸气，并使用呵气帮助分泌物清除。在最后这个阶段，控制气流对于避免不受控制的、无效的咳嗽是至关重要的。Chevaillier[93] 将这一阶段命名为"清除"阶段。

已证实，辅助 AD 可用于治疗无主动参与能力的患者及婴儿[51]。在吸气时，在胸壁施加一个轻柔的力，来改变吸气量；而在呼气时不施加压力。这项技术通常在将婴儿轻轻地放在治疗球上弹跳时使用。

有人将 AD 与呼气正压、PD 及叩拍和（或）振动进行了比较。据报道，气道高反应性患者进行 AD 能廓清出更多的痰液[96]。一项为期 2 年的交叉试验发现，AD 在改善 CF 患者肺功能方面与常规叩拍和 PD 同样有效[97]。然而，与 PD 结合叩拍相比，患者更偏好使用 AD，且依从性更高。Miller 的研究[98] 显示，AD 组清除吸入放射性同位素的效果优于 ACBT 组，但在痰量、肺活量和经皮血氧饱和度方面无显著差异。Giles[99] 还对使用 AD 治疗患者的血氧饱和度进行了研究，发现进行 AD 治疗的患者血氧饱和度高于在 PD 体位下进行叩拍的患者，且 AD 排出的痰量也更多。

自主引流的准备工作

- 患者不需要任何设备就能完成 AD，但必须对分泌物清除有良好的本体感觉、触觉和听觉，这种反馈为 AD 的调整提供了基础。
- 要将这种方法教授给患者及照护者，需要敏锐的触觉和听觉，并通过听诊和触诊识别分泌物位置和移动情况，从而指导患者在各阶段间进行调整。
- 患者应端坐在有靠背的椅子上，周围环境应无干扰，便于患者专注于呼吸。
- 使用呵气或擤鼻子的方法清除上呼吸道（鼻腔和咽喉部）分泌物。
- 照护者应坐于患者侧后方，距离要足够近，以便听到患者的呼吸。一只手放在患者腹部，另一只手放在上胸部，感受呼吸运动（图 20.5）。

自主引流治疗

- 所有阶段的吸气都应缓慢进行，尽可能通过鼻腔、膈肌和下胸廓完成。然后屏息 2~3 秒，以促进侧支通气并使空气移动到分泌物后方。
- 呼气时应张开嘴巴，开放声门，听到分泌物移动的声音，但要避免发生喘息。将手放在上胸廓感受分泌物的振动，振动的频率提示了其位置。高频率意味着分泌物位于小气道，低频率意味着分泌物已转移到大气道[93]。
- 在实践中，吸气后应尽量深呼气至补呼气量。患者通过腹肌收缩，尽可能多地呼气以达到补呼气量。

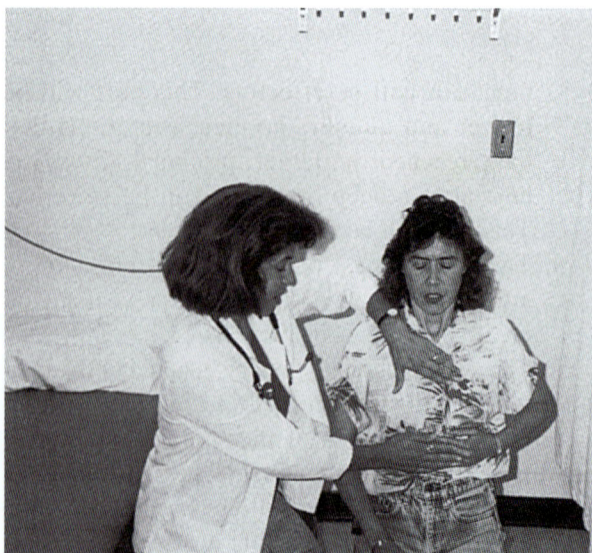

图 20.5　自主引流

这种低肺容积呼吸一直持续到分泌物松动并开始移动到较大气道。

- 第二阶段通过将肺容积增加到比初始阶段更高的水平来收集移动至中央气道的分泌物。随后，潮气量呼吸从补呼气量范围过渡到补吸气量范围[94]，利于肺部在每次吸气时扩张得更大。同时，患者增加吸气量和呼气量以获得更多的空气。这种低至中等肺容积呼吸持续到分泌物声音减弱，这表明分泌物已移动至中央气道。

- 在清除阶段，患者将吸气量增加到补吸气量范围。这种中到高肺容积呼吸持续到分泌物进入气道准备被排出为止。可通过更强的呼气或高容积呵气清除分泌物。应避免无痰的咳嗽，因为它会导致气道塌陷。AD 的 3 个阶段示意图见图 20.6。

- 应避免气道受压。如果听到喘息声，必须降低呼气流速。初学者可使用缩唇呼吸以避免气道受压[93]。指导患者卷舌（尽可能）有助于控制呼气流速。

- AD 每个阶段的持续时间取决于分泌物的位置、量和黏稠程度。平均治疗时间为 30~45 分钟，有 AD 使用经验的患者清除分泌物所用时间通常比初学者更短。

自主引流的优点与缺点

如果能够掌握该技术，12 岁以上的患者可独立完成 AD，且无须借助额外的设备。它非常适合喜欢独立完成治疗的青少年和成年患者。由于不需要使用

PD 体位，也同样适合胃食管反流患者。此外，还推荐用于气道高反应性患者[100]。进行 AD 时需关注流速、容积，直至分泌物清除，并保持咳嗽抑制，这是成功的关键因素[101]。学习 AD 需要依赖触觉和听觉反馈，并不断调整，至少在最初阶段，需持续练习以达到良好效果。

尽管 AD 在欧洲被广泛使用，但由于缺乏训练有素的照护者，其在美国的使用受到了限制，但正逐渐受到更多关注。要掌握这种方法，患者必须有良好的自律性和专注力。与其他方法相比，AD 需要更多的练习。对于缺乏积极性或不配合的患者，AD 不是首选治疗方案。关于流速－容积曲线的研究表明，AD 也不适用于儿童，即使他们能配合[95]。患者还必须定期进行重新评估和调整。对于急性加重期住院患者，在早期住院期间学习 AD 仍具有一定挑战性。熟练掌握该技术的患者通常会选择耗能较少的气道廓清方式，直到呼吸状况恢复到基线水平。

呼气正压

呼气正压（positive expiratory pressure，PEP）呼吸技术的开发和使用始于 20 世纪 80 年代的丹麦，目前已在美国得到广泛应用。虽然高压和低压 PEP 在世界各地都有使用，但美国只批准了低压 PEP 的应用。PEP 设备可提供振荡或平稳气流方式。振荡 PEP 具有以下作用：①提供呼气正压；②产生气道振荡；③通过加速呼气流速，使分泌物松动并向中央气道

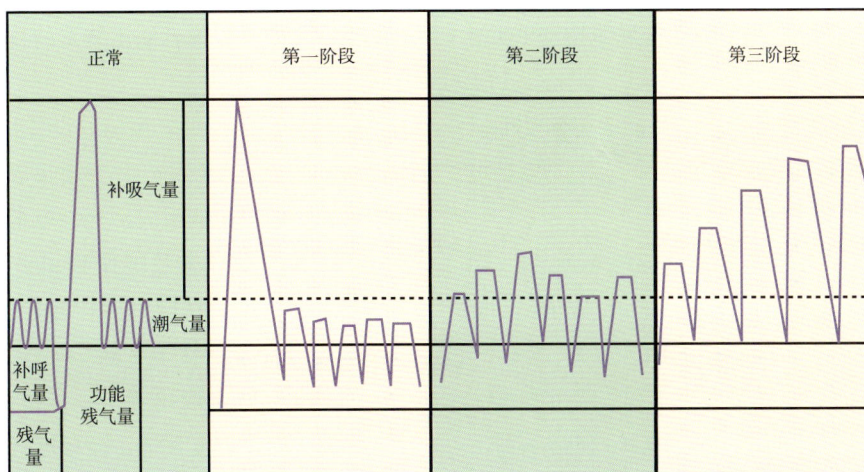

图 20.6 正常人自主引流各个阶段的肺容积变化。第一阶段，松动；第二阶段，聚集；第三阶段，清除（摘自 Schoni MH. Autogenic drainage: A modern approach to physiotherapy in cystic fibrosis. *Journal of the Royal Society of Medicine* 1989; 82 (Suppl 16): 32–37, 1989.）

移动。

PEP 装置包括一个单向呼吸阀和一个可调节的呼气阻力装置，呼气过程中产生的作用力可支撑气道。理论上，PEP 呼吸允许空气通过侧支通道（Kohn 和 Lambert 管孔隙）重新分布，从而使塌陷的肺泡重新膨胀，并在阻塞的气道远端积聚压力，促进分泌物向更大的气道移动[102,103]。此外，使用 PEP 治疗时，还可同时进行辅助供氧和雾化药物治疗[104]。回路中的压力计可用于确定和监测患者端产生的压力。在使用低压 PEP 呼吸时，通过调节阻力使患者轻微主动呼气时产生的压力达到 10~20 cmH_2O。在合适的阻力下，流速–容积曲线显示最大用力肺活量，有平台的曲线[84]。当振动频率约为 13 Hz 时，可模拟纤毛运动频率，从而有效清除分泌物[105]。

PEP 呼吸可维持气道稳定，从而改善通气、气体交换和气道分泌物清除[106]。已证实，PEP 可减少术后肺不张风险，且已在气道廓清领域，尤其是 CF 患者中得到广泛应用[90]。许多研究证明了 PEP 的有效性。Tyrrell 的研究结果[107]显示，在为期 1 个月的治疗中，使用面罩进行 PEP 与常规物理治疗的效果相当，且肺功能没有差异。Falk[108,109]证实，与仅使用 FET 相比，使用 PEP 可提高分泌物清除率。然而，Hofmeyer 的研究[110]发现，在不使用 PEP 的情况下，FET 可清除更多的分泌物。Oberwaldner[111]的研究对规律使用高压 PEP 治疗 10 个月期间的肺功能进行了评估，结果显示，与常规胸部叩拍和 PD 相比，PEP 减少了肺过度充气和气道不稳定性，且流速更高。然而，肺功能的改善在恢复常规叩拍和 PD 治疗后仅 2 个月就出现恶化。Pfleger 等[100]比较了 PEP 与 AD，发现 PEP 清除痰量更多，且能改善肺功能。最后，使用 PEP 进行气道廓清的一个显著优势是可以减少住院时长[111,112]。

在美国，最常用的两种 PEP 设备是 Acapella（图 20.7A，B）和 TheraPEP（DHD Healthcare, Wampsville, New York）（图 20.7C）。TheraPEP 由一个吹嘴和一个呼气阻力器组成，可以调节多种不同等级的呼气流速。该设备配有可拆卸的压力监测端口和指示器，显示 10~20 cmH_2O 的压力，同时配有不同尺寸的面罩。Acapella 的性能特点与 Flutter 相似，分为以下型号。绿色型号：适用于呼气流速维持在 15 L/min 或

以上的患者；蓝色型号：适用于呼气流速小于 15L/min 的患者；Acapella Choice：比原来的型号更易拆卸，便于清洗（图 20.7D）。Acapella 设备包括连接在机身上的吹嘴，通过配重平衡插头和磁铁产生气流振荡，并使用刻度盘调节呼气阻力。Acapella 有 4 种设置方法，可产生 12~15 Hz 频率，能达到分泌物清除所需的振动频率[105]。

瑞士开发的 Flutter VRP1（VarioRaw, Aubonne, Switzerland），是一种可提供高频振荡 PEP，并减少气道塌陷风险的设备。Axcan Pharma（Birmingham, Alabama）在美国销售 Flutter VRP1 阀。该装置由钢球、塑料圆锥、穿孔盖和吹嘴组成，呼出气体使钢球在圆锥上上下滚动，从而引起气流振动。Flutter 维持的 PEP（5~35 cmH_2O）可防止气道动态塌陷并提高流速[113]。Flutter 振动（6~20 Hz）产生的最佳效果可通过改变装置角度获得。Flutter 向上移动可增加压力和频率，而向下移动会导致压力和频率降低[114]。设备最佳角度反馈信息可通过触诊胸部振动获得。

这种振荡 PEP 的早期形式已得到充分研究。Konstan 等[115]比较了 Flutter 与剧烈自主咳嗽、PD、叩拍、振动时咳出的痰量，发现 CF 患者使用 Flutter 时产生的痰量是其他两种方法的 3 倍以上，且未报告任何不良反应。痰量排出增加与气道直径和流速增加有关[116]。Ambrosino[117]报道了慢性阻塞性肺疾病患者成功使用该装置治疗的案例，与 AD 相比，Flutter 可清除等量痰液[118]。Flutter 的优势为便携且易于掌握。除此之外，它还具有更好的独立性和依从性。然而，需要及时评估患者使用装置的技术水平，并适当调整阻力[83]。

另一个可提供 PEP 振荡的设备是 Quake（Thayer Medical, Tucson, Arizona），它由集成在外壳中的吹嘴和可中断气流的曲柄组成，允许患者手动调节振动频率，这使其振动频率范围比 Flutter 等设备更广。使用 Quake 时，建议在呼气时以稳定舒适的速度旋转手柄，大约每秒旋转 1~2 圈。呼气结束时，使用者可将 Quake 从口中取出吸气，或继续旋转手柄，慢慢深吸气，然后重复呼气，循环进行。吸气和呼气速度及手柄旋转速度均可调节，以产生理想振动水平。该设备可与吹嘴或面罩一起使用，而 Flutter 是一种 PEP 的变换方式。Quake 的缺点是需要双手操作：一

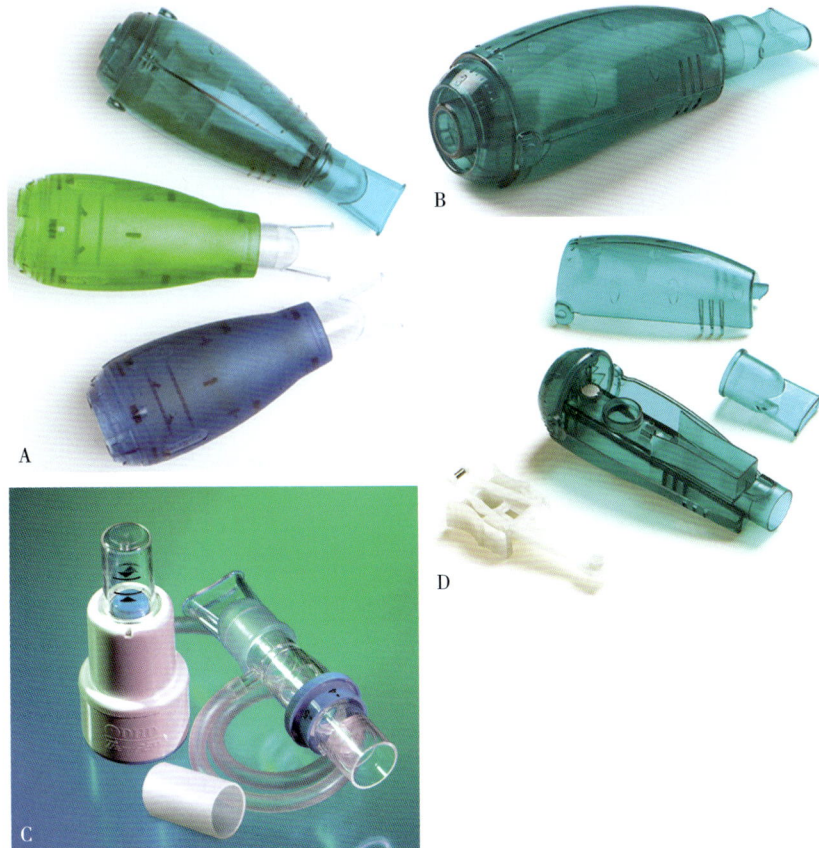

图 20.7 呼气正压装置：TheraPEP 和 Acapella

只手握住设备，另一只手转动曲柄，而其他装置通常只需单手操作。

2017 年，Van Fleet 等[119] 评 估 了 4 种 不 同 的振 荡 PEP 装 置：Flutter（Scandipharm, Birmingham, Alabama），RC-Cornet（R Cegla GmbH& Co, Montabaur, Germany），Aerobika（Monaghan Medical, Plattsburgh, New York）以 及 绿 色 Acapella 和 蓝 色 Acapella（Smith Medical, Dublin, Ohio）。研究在低、中、高阻力设置下，测量了这些装置的峰值压力、呼气正压、振荡频率和压力振幅，发现不同装置在峰值压力、PEP 和压力振幅方面存在显著临床差异。在中、高阻力设置下，Aerobika 可提供稳定的压力振幅和最高的平均压力振幅。笔者建议根据患者的具体需求，结合进一步研究评估临床效果，并考虑不同设备间的差异，以选择适当的干预措施。

呼气正压的准备工作

- 许多装置可提供稳定阻力和振荡气流的 PEP。医疗专业人员应熟悉特定装置的功能和使用方法，以便为患者和照护者提供充分指导。
- 大多数 PEP 装置（适用于成人和儿童），可用面罩代替吹嘴，一些医疗专业人员更倾向于使用面罩，因为通过面罩进行呼气的整个阶段，肺容量始终在增加；而使用吹嘴时，患者在呼气结束时因张嘴与吹嘴间形成空隙，导致肺容量下降[120]。建议使用吹嘴的同时使用鼻夹，但部分患者可能耐受性不佳。
- 大多数 PEP 装置在初始阶段可将压力计放置在电阻近端位置。首先，压力计有助于确定和监测适合患者的阻力水平，确保其在整个呼气过程中维持 $10\sim20\ cmH_2O$ 的压力。其次，压力计显示屏可作为视觉反馈，帮助患者掌握该技术。
- 雾化药物可与许多 PEP 装置内联使用，既能实现气道廓清，又能改善药物沉积[104,121]。如果同时使用雾化药物，应指导患者在 PEP 治疗期间取下面罩或在吹嘴咳嗽时如何暂停雾化吸入。若患者需要，许多装置还可提供辅助供氧。
- 气泡 PEP 是一种 PEP 变形，在儿童治疗中效果显著。所需设备包括一根长 38~45 cm 的管子和一个 13 cm 高的柱状塑料容器（可产生约 20 cmH₂O PEP）。可加入几滴食用色素或液体洗涤剂、泡沫溶液，能使治疗过程更有趣。将管子放入容器底部，重要的是确保管子始终保持在柱状容器底部，以产生所需的呼气压力。如果有洗涤剂或气泡，需将容器放在大碗内或毛巾上，以防止液体溢出[120]。

- 应定期用热肥皂水清洁 PEP 装置，许多装置可以放入洗碗机清洗。在医院内使用时，应根据感染控制建议对设备进行消毒。

呼气正压治疗

- 为确定 PEP 适宜阻力，嘱患者进行潮气量吸气，并通过面罩或吹嘴主动呼气。根据压力计上监测的 PEP 水平调整电阻阀。逐渐降低阻力，直至 PEP 稳定在 10~20 cmH₂O 范围内[108]。Mahlmeister[91] 报告称，大多数患者使用直径 2.5~4.0 mm 的阻力器可达到这一流量阻力压力范围。合适的阻力可产生所需的 1∶3 或 1∶4 的吸呼比[91]。阻力过大会导致呼吸频率增加或压力降低，而阻力太小则会使呼吸频率减慢或压力升高[122]。

- 进行 PEP 治疗时，患者应坐直，肘部放松置于桌面上。使用面罩时需用双手固定，确保密封牢固。如有需要，除使用 Flutter 时，患者应坐直外，其他 PEP 装置均可在卧位时使用。

- 指导患者通过下胸廓和腹部发力，使用面罩或吹嘴进行潮气量呼吸，吸气后屏息 2~3 秒以平衡通气[120]。使用面罩或吹嘴呼气时要微微用力，但不要过度用力。嘱患者以正常呼吸频率通过面罩或吹嘴呼吸 10~15 次，完成后取下面罩或吹嘴，进行呵气和（或）咳嗽，以清除松动的分泌物[123]。如需要，每 5~10 次呼气后可暂停，然后继续这个过程[114]。

- PEP 后的呵气应重复 4~6 次，整个治疗时长持续 15~20 分钟，每天两次或按需进行。治疗频率和持续时间因人而异。急性加重时，应鼓励患者增加 PEP 治疗频率，而不是延长单次治疗时间[91]。对于容易因过度换气出现头晕的患者，暂停吸气可避免此类问题发生[120]。

- 起初，患者和照护者通过压力计监测，确保整个呼气过程中的压力维持在 10~20 cmH₂O（Flutter 无法实现）。熟练掌握使用后，可移除压力计。门诊和住院时可复查阻力水平是否合适。

- 使用气泡 PEP 时，指导患者用力吹气，使气泡升至容器顶端。多次呼吸后，要嘱患者在重复治疗前进行呵气或咳嗽。治疗师可通过调节水柱高度改变压力，并根据患者需求调整呼吸频率、呵气和咳嗽次数[120]。

呼气正压的优缺点

与常规 PD 和叩拍相比，PEP 治疗的局限性更少，适用于更广泛的患者群体。PEP 通常仅需要 1~2 节课的学习即可掌握，适用于 4 岁以上儿童及成人。PEP 适用于急性发作期的住院患者及需长期治疗的慢性呼吸系统疾病患者。PEP 装置费用低，患者一旦掌握便可独立完成治疗。PEP 装置便于携带，使患者在旅行期间和白天外出时也能进行气道廓清。除了 Flutter 限制体位外，其他 PEP 装置可在任何体位使用。某些乐器也可作为 PEP 治疗的替代形式，因为演奏时带有吸气暂停和呼气阻力[120]。乐器有单簧管、双簧管、大管、圆号、小号、长笛和声乐。患者对 PEP 的接受度较高[108,113,124]，从长远来看，这意味着患者的依从性更持久、更高。

急性鼻窦炎、耳部感染、鼻出血及近期接受口腔、面部手术或损伤的患者，应在仔细评估后决定是否可以使用 PEP[91]。患者配合并主动参与治疗可提高 PEP 效果。

呼气正压的注意事项

使用 PEP 进行气道廓清会增加气胸发生的风险[11]。为气道高反应性患者进行 PEP 治疗时，应考虑预先使用支气管扩张剂[100]。在 ACBT 中，用力呵气会导致气流增加，从而加重支气管痉挛[86]。此外，Hietpas[86] 指出，呵气咳嗽将分泌物移动至大气道时，可能会诱发刺激性咳嗽。

高频胸壁振荡

因清除分泌物需要不同的气流速度，这促进了高频胸壁振荡（high-frequency chest wall oscillation,

HFCWO）技术的开发。Hansen 和 Warwick[125] 设计了一种大容量、频率可变的空气脉冲传送系统，用于促进阻塞性肺疾病患者的分泌物清除。

HFCWO，也称为高频胸部压缩，是一件与空气脉冲发生器相连的充气背心。尽管该装置类似于机械叩拍设备，但其作用机制却截然不同。HFCWO 的工作原理基于流速差异（即呼气流速高于吸气流速），通过这种差异使分泌物从外周移动至中央气道后排出（图 20.8）。HFCWO 可降低分泌物黏度，使其更易于移动。

第一个 HFCWO 设备是 Vest（Hill ROM, St. Paul, Minnesota），由充气背心组成，通过柔性管连接空气脉冲发生器。该装置通过不同频率（5~25 Hz）提供胸壁震荡，频率越低（小于 10~12 Hz），肺容积越高，频率越高（12~20 Hz），流速越大。治疗时，同时给予雾化药物或生理盐水有助于清除分泌物[126]。最新型号设备重量仅 7.7 kg，比老款更容易移动，可放置在飞机座椅下方，便于在旅行中使用。

HFCWO 可显著增加分泌物清除量，主要有以下两种作用机制[127]。一种机制是振荡气流使分泌物的黏稠度降低，从而使分泌物移动增强[128]。另一种机制是呼气和吸气间的流速差异，产生强大的剪切力使分泌物移动。Chang 等[129] 证实，气流差异（峰值呼气流速大于吸气流速）是导致 HFCWO 分泌物清除率增加的重要因素。胸部挤压产生的短暂流动脉冲，类似于咳嗽，通过产生最大流速及最大容积的气流，可以获得足够的力量以移动分泌物[130]。

Radford 等[69] 通过支气管镜检查证实，与手法

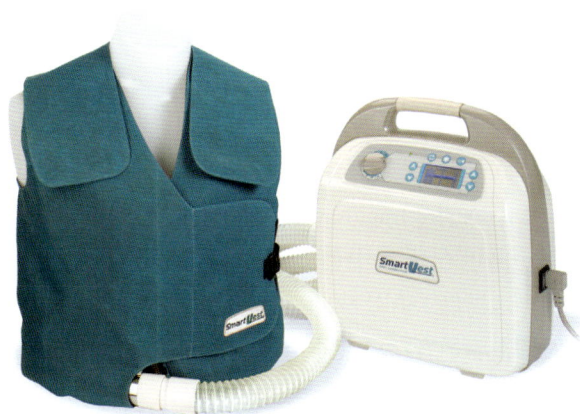

图 20.8　SmartVest 高频胸壁振荡气道廓清装置（*Courtesy of Electromed, Inc., New Prague, MN.*）

叩拍相比，Vest 振荡频率更高，分泌物移动速度和清除量增加更显著。短期使用 Vest 的结果虽然好坏参半，但至少可以说明 HFCWO 与常规叩拍及 PD 同样有效。Robson[131] 研究表明，使用 HFCWO 后肺功能未见明显变化。Kluft[132] 和 Faverio[133] 指出，与手法叩拍和 PD 结合治疗相比，HFCWO 能够增加干、湿痰量。Arens[134] 的研究表明，与常规结合 PD 的叩拍相比，HFCWO 的干痰量相似，但湿痰量增加，肺功能显著改善。一项为期 2 年的研究显示，CF 患者使用 HFCWO 比手法叩拍在肺功能改善和分泌物清除量增加方面表现更优[130]。长期使用 Vest 未发生不良事件。呼吸系统疾病急性加重的住院患者对 HFCWO 的耐受性好[135]，且长期机械通气患者对这种方法的耐受性也高[136]。

需注意背心的尺寸，不合身的背心会导致恶心、腹部和胸壁不适及尿急等症状[101]。HFCWO 设备比其他机械气道廓清设备昂贵得多，这使得部分适合使用 HFCWO 治疗的患者常因费用问题望而却步。然而，Blue Cross 和 Blue Shield 保险公司对 HFCWO 使用者的研究结果显示，与使用前一年相比，首次使用后一年的医疗费用减少了 49%[137]。一项关于住院科室使用 HFCWO 的研究结果显示，由于患者可独立完成治疗，节省了大量费用[138]。

研究支持 HFCWO 是安全的，且能促进因分泌物阻塞而导致肺不张的机械通气患儿的气道廓清[139]，同时减少神经系统疾病患儿住院次数[140]，是非 CF 支气管扩张患者 ACTs 的非药物治疗方法[141]。

高频胸壁振荡的准备工作

- 为了向患者及家属提供充分指导，医疗专业人员应熟悉所使用的 HFCWO 设备。各种型号充气背心在结构上适合不同胸廓的患者，并有从幼儿到成人的多种尺寸可供选择。当患者取端坐位时，背心应延伸到大腿上部。也可选择更短的胸部背心，以减少腹部压力及胃部不适。背心应合身，当未充气时，不应限制呼吸。背心里面应穿单层衣服或病号服。

- 建议在整个 HFCWO 治疗过程中，同时进行雾化治疗。这不仅可以湿化空气，还能抵消因气流增加

导致的干燥。

高频胸壁振荡治疗

- 患者取端坐位，将管路牢固连接至空气脉冲发生器。在打开 HFCWO 开关前，先开始雾化治疗。
- 根据患者的舒适度调节压力设置，选择可耐受的最高压力。
- 治疗时逐渐增加频率，从低频率（7~10 Hz）开始逐步过渡到中频率（10~14 Hz），最后至高频率（14~20 Hz），以达到增加流速及肺容积的目的。Warwick[130] 报告称，通常大于 13 Hz 的频率可产生最高流速，而小于 10 Hz 的频率能获得最大容积。每个频率平均进行 10 分钟，但因患者耐受性、分泌物的量和黏稠度及患者疾病敏感度而有所不同。完成每个频率规定的时长治疗后，应指导患者用力呼气或咳嗽，以清除松动的分泌物。
- HFCWO 也适用于长期机械通气患者。Whitman 等 [136] 研究显示，使用 HFCWO 是安全有效的，且与传统 PD 和叩拍相比更节省时间。
- 对于长期使用中心静脉通路（如 Porta-Cath 或 Hickman）的患者，在使用 HFCWO 治疗时，需在通路周围使用足够衬垫（如泡沫圈枕）以降低压力。

高频胸壁振荡的优缺点

这种气道廓清方法可独立进行，且能在短时间内被掌握。HFCWO 适用于 2 岁儿童，也可以为肥胖成年患者定制背心。HFCWO 适用于有 PD 禁忌证患者，且已成功用于无法耐受直立体位，需仰卧位治疗的患者。由于药物雾化吸入与气道廓清治疗可同时进行，且所有肺叶治疗也同步完成，因此使用 HFCWO 可缩短在家庭、医院或长期照护机构治疗的时间。这种方法与传统 PD 和叩拍相比，可减少医疗照护者照顾患者的时间，也对有多个成员都需要进行气道廓清（如患有 CF 的兄弟姐妹）的家庭有所帮助。对于适用人群，HFCWO 可在家中长期独立使用，也可在急性发作住院时使用。

HFCWO 的缺点是设备成本高。然而，Ohnsorg[137] 的一项研究表明，11 名患者使用 HFCWO 后，每年的医疗总费用显著降低。一项关于该设备在医院使用的研究报告称，患者通过自我管理治疗节省了大量费用。由于设备提供终身保修，设备更换成本未纳入考虑因素。

肺内叩拍通气

肺内叩拍通气（intrapulmonary percussive ventilation, IPV）是一种气道廓清方法，可在肺内叩拍的同时进行雾化吸入支气管扩张剂[142]。Phasitron 设备是 IPV 的功能部件，吸气时提供高频脉冲，呼气时保持 PEP，可产生 10~30 cmH_2O 的压力。

Percussionaire 公司（Sandpoint, Idaho）生产的 IPV 设备，其工作原理与 HFCWO 类似，但气动装置在设备内部而不是外部振荡。口件以每分钟 100~240 次的速度向肺内输入微小爆发气体。伴随气道内脉冲压力升高及气道扩张，气道内压力得以维持，从而增强气道内分泌物的移动能力。该设备的叩拍频率为 6~14 Hz，PEP 为 10~20 cmH_2O，并可同时进行雾化治疗，降低潴留分泌物的黏稠度。

从理论上讲，IPV 装置通过提供的气流频率和压力变化，来稳定气道，并降低分泌物黏稠度，从而促进分泌物清除[101]。已有研究发现，IPV 在改善肺功能及气道廓清方面，与 PD 和叩拍同样有效[142]。Marks[143] 的研究结果显示 IPV 和 Flutter 在急性发作治疗时的住院天数和抗生素使用时间方面没有差异，且患者对这种方法的接受程度更高。IPV 还可使哮喘、神经肌肉疾病患者及 CF 患者获益[144,145]。

肺内叩拍通气治疗

- 医院内使用的 IPV 型号为 Percussionaire IPV-1，由 345 kPa 的气体提供动力。叩拍速度或频率范围是每分钟不足 100 至超过 225 次。该型号可与气管插管连接使用，并可安装在有轮子的支架上，便于移动。医疗机构内使用时，需由呼吸治疗职业者监督。
- Percussionaire Impulsator 可居家使用，由压缩机供电，也可在医院中使用。它能产生 276 kPa 的压力，这提供了有效脉冲，有助于雾化药物的输送。患者和照护者在居家使用时，必须接受专业培训。
- Percussionaire 公司的另一款产品 HC Impulse，是便携式 IPV 设备，重量不到 6.8 kg，便于患者旅行时使用。

- 盐水溶解的雾化药物可通过 IPV 雾化组件输送。
- 进行 IPV 治疗时，应根据患者舒适程度和胸廓活动情况进行调整。按住按钮 5~10 秒启动脉冲，间隔一段时间后松开按钮进行呼气。每次深呼气后，再次进行叩拍。当患者需要咳嗽或咳痰时，松开按钮直至咳嗽结束或分泌物排出为止。
- 临床医师或患者可对每次的叩拍间隔进行规划，平均治疗时间为 20 分钟。

肺内叩拍通气的优缺点

　　IPV 既可在居家时使用，也可在住院期间使用。IPV 为需要长期进行气道廓清的青少年和成人提供了更大的独立性。Homnick[145,146] 的研究结果显示，在使用 IPV 的患者中，有 3/4 的患者分泌物排出量增加，且舒适性和独立性满意度高。IPV 是一种安全、有效的气道廓清方式。

　　幼儿既不适合也不能耐受 IPV。对于其他患者，幽闭恐惧症和胸部胀满感是决定其能否使用 IPV 的因素[101]。IPV 设备比 PEP 装置更昂贵，但比 HFCWO 设备便宜。随着患者对不同气道廓清方法的需求增加，以及大量研究结果证实其临床获益，IPV 的使用率可能会增加。

声学气道廓清

　　声学气道廓清是一种利用声波振动清除肺内分泌物的方法。Frequencer（Dymedso Inc., Boisbriand, 加拿大）是一种通过机械和声波振动清除不同组织深度分泌物的装置。该设备在最大功率时产生的声级（56~78 分贝）低于会导致听力受损的分贝数[147]。正常人的听觉频率为 20~20 000 Hz，而 Frequencer 产生的音频为 20~65 Hz。该设备能够根据气道共振频率进行调整，并进行局部治疗，而不会同时对整体产生影响。它与 HFCWO 相似，都是通过振动降低分泌物黏稠度，但不同的是，HFCWO 最高频率为 25 Hz，而 Frequencer 振荡频率更高，为 20~65 Hz。

　　一项研究将 Frequencer 与 PD 进行了对比，结果显示 Frequencer 分泌物清除量与 PD 相同或更多，且患者不适感更少[147]。

声学气道廓清治疗

- Frequencer 由控制器和换能器组成，控制器产生一定频率范围内的声波，换能器将振动传递至需要治疗区域。使用触摸屏可调整参数设置、强度和频率，且可以锁定设置以防止意外更改。
- 换能器适配器有 4 种尺寸，适用于不同体型的患者，控制器可显示婴儿、儿童和成人的推荐治疗参数。
- 推荐的胸部治疗区域有 6 个，每个区域的治疗持续时间为 3 分钟。

声学气道廓清的优缺点

　　Frequencer 无须患者改变呼吸模式，且可将治疗集中在特定区域。与 HFCWO 相同，都可降低分泌物黏稠度，还可同时进行雾化治疗和辅助供氧。此外，Frequencer 几乎适用于任何年龄和体型的患者，且可在直立体位时应用。

　　Frequencer 比 PEP 装置贵得多，其成本与 HFCWO 相似。此外，与其他技术相比，声学气道廓清的知晓率较低，只有少数呼吸系统疾病患者接触过该技术。

徒手和机械气道廓清技术的禁忌证和注意事项

　　对于低龄、无法配合和依从性差的患者，可使用叩拍、摇动和振动等方法清除分泌物。但这些方法会对胸腔产生额外的压力，因此需要考虑其禁忌证及注意事项。并非所有患者都适合这些治疗，在没有适应证的情况下不应实施[148]。

　　已证实，叩拍会导致 PaO_2 下降[149]，特别是心血管状况不稳定的患者[80] 和新生儿[150]。与此最密切相关的因素为患者的基线 PaO_2 水平[148]。为进行支气管引流的胸部叩拍与心律失常的发生相关[16]，Huseby[151] 分析认为，低氧血症可能是 ACT 引起心律失常的机制之一。

　　气道高反应性患者（如哮喘）可能会对叩拍不耐受。Campbell 等[152] 证实，叩拍可能会引起 FEV_1 下降，当不进行叩拍时，FEV_1 下降不明显，但叩拍前使用支气管扩张剂可防止 FEV_1 下降。叩拍和振动可能会导致 CF 和 COPD 患者喘息[79,153]。

框 20.4 总结了胸廓外操作（叩拍、摇动和 HFCWO）的禁忌证。振动对胸腔的影响较小，且更易被患者耐受。在 HFCWO 治疗期间，可同时雾化支气管扩张剂，以避免气道高反应性。

促进气道廓清的咳嗽技术

咳嗽确实有很多用途：是治疗技术、诊断标志及社会需要。如果它不存在，我们就要去创造它。

—Glen A. Lillington, MD

咳嗽是呼吸系统疾病患者最常见的症状之一。病史询问和体格检查对于确定患者咳嗽原因和病程至关重要[154]。病史采集应包括以下内容：症状、持续时间、咳嗽类型（有痰、无痰或喘息）、是否影响睡眠和功能及缓解或加重因素。诊断性检查包括胸部影像学检查、肺功能测试、支气管镜检查及胃食管反流（gastroesophageal reflux，GER）评估[155]。

咳嗽可以是反射性的，也可以是自主的。一般来说，健康人很少咳嗽，除非因感冒或吸入刺激物，为将异物排出而咳嗽。黏液纤毛自主摆动是清除分泌物及吸入物的主要途径。咳嗽并不是清除分泌物的常见机制，

框 20.4	胸廓外操作禁忌证

- 皮下气肿
- 近期接受过硬膜外脊柱输注或脊髓麻醉
- 近期接受过胸部皮肤移植或皮瓣手术
- 烧伤、开放性伤口和胸部皮肤感染
- 近期留置心脏起搏器
- 疑似肺结核
- 肺挫伤
- 支气管痉挛
- 肋骨骨髓炎
- 骨质疏松症
- 凝血功能障碍
- 主诉胸壁疼痛
- 新生儿叩拍的其他禁忌证
  - 对治疗不耐受，如血氧饱和度偏低
  - 肋骨骨折
  - 咯血

摘自 AARC Clinical Practice Guideline. Postural drainage therapy. *Respiratory Care.* 1991;36:1418–1426; and Crane L. Physical therapy for the neonate with respiratory disease. In Irwin S, Tecklin JS, eds. *Cardiopulmonary physical therapy.* St. Louis: Mosby; 1985.f

除非分泌物非常黏稠、异物被吸入或食物进入了气管。黏液毯和咳嗽机制是促进正常气道廓清的两种手段。

频繁咳嗽或清嗓提示气道受到刺激或不能正常清除分泌物。CF、哮喘及存在心理问题的患者都可能会出现这种情况。根据咳嗽的原因，可采用不同的治疗方法。大多数原发性呼吸系统疾病患者，需要改善湿化及气道廓清。对于精神性咳嗽患者，心理治疗、生物反馈和放松疗法均有效[156]。尽量减少使用抑制咳嗽的药物，除非是没有痰的气道炎症。近年来随着诊断和药物治疗的进步，咳嗽高敏感（cough reflex hypersensitivity）已得到有效控制[157]。如果有痰，就需要通过湿化和咳嗽来清除分泌物，以防止肺炎等感染的发生。

许多习惯性咳嗽的人可能意识不到自己在咳嗽。例如，当被问及是否咳嗽时，一些典型晨起咳嗽和持续咳嗽的吸烟者会否认。他们会不断地清嗓和吞咽黏液，但声称自己并未咳嗽。治疗师必须注意患者咳嗽的反射性和自主性，并观察其是否存在清嗓和吞咽黏液的现象。

频繁咳嗽或清嗓可能提示除气道廓清障碍外的其他问题。患者可能因鼻窦感染或过敏导致分泌物滴入喉咙后部时，引起反射性咳嗽。其他原因还包括支气管肺癌、紧张和吸烟等。市场上销售的许多非处方药物声称可改善环境空气因素，但关于其有效性的证据存在很大差异[158]。

咳嗽患儿应排除异物进入或吸入鼻腔和气道的可能性。儿童和成人咳嗽均需进行 GER 相关评估[159,160]。儿童 GER 常被忽视。如果儿童出现频繁支撑起坐、直背姿势，可能是 GER 刺激所致。这会延缓儿童发育，因此父母和儿科治疗师需要重点关注。

持续咳嗽或清嗓可能提示哮喘和其他呼吸系统疾病，但也可能是 GER 和上呼吸道刺激的结果。据报道，多达 41% 的成人慢性咳嗽病因是 GER[161]。询问患者睡眠情况很重要，包括患者是否每周至少有一次睡觉平卧后出现烧心和反酸现象。在一项针对大量年轻人的研究中发现 4% 的人患有 GER。哮喘合并 GER 患者更容易出现夜间咳嗽、晨起痰多，并伴有睡眠相关症状[162]。笔者认为哮喘和 GER 之间存在密切联系。

众所周知，吸烟会阻碍黏液纤毛清除。据报道，

每吸一支烟，纤毛会麻痹约 20 分钟。因此，长期吸烟者必须频繁咳嗽才能保证气道畅通。这些吸烟者通常会在早上醒来第一时间咳出大量痰液，这是由睡眠时纤毛清除功能障碍所致。

许多哮喘患者认为咳嗽比喘息和痰多更令人烦恼，特别是导致睡眠困难的夜间咳嗽[163]。肺部手术后患者也可能出现持续性咳嗽。虽然原因尚不明确，但有些主要针对肺叶切除术和纵隔淋巴结切除术患者的研究发现，部分患者患有 GER，这些患者持续咳嗽的风险增加，且持续时间长达 1 年。其中 90% 的患者药物治疗有效[164]。

如果影像学检查显示有分泌物潴留，则应鼓励患者充分湿化、使用气道廓清技术，并对咳嗽情况进行评估。当咽喉或上呼吸道有分泌物时，应指导患者控制咳嗽（咳嗽评估和干预措施将在本章稍后介绍）。

与进食和饮水相关的咳嗽

如果咳嗽与进食、饮水和服药相关，则应检查和评估患者的吞咽功能。钡餐吞咽（也称为 "cookie 吞咽"）是一种透视检查方法，患者喝下不透明液体，观察动态图像以确定是否有误吸到气道的情况。吞咽功能评估常用于脑卒中、肌萎缩侧索硬化（amyotrophic lateral sclerosis，ALS）、脑瘫、帕金森病和多发性硬化症（multiple sclerosis，MS）等神经系统疾病患者。气管切开患者因气切套管在吞咽时会抑制咽喉正常运动，可能会出现吞咽困难。有研究证实，Passey Muir 语音阀能有效帮助这些患者恢复正常吞咽功能。饮水和进食相关的咳嗽可能是误吸的防御性反应。因此，对于有慢性咳嗽的老年人，应仔细检查以排除误吸[165]。若患者饮水时出现呛咳或自诉食物或水 "感觉没有正常咽下"，都应转介去做吞咽功能评估。

言语和语言病理学家可帮助吞咽功能障碍（吞咽困难）患者学习安全吞咽技巧，并教授患者、配偶和父母安全吞咽的最佳体位，通常是头颈屈曲的仰卧半坐位（semi-fowler sitting）。此外，还应评估食物种类和食物的浓稠度。相比浓稠食物，大多数人更不易进食流质食物，可在液体中添加增稠剂帮助患者安全吞咽。如果患者咀嚼困难，可以把食物捣成泥状。若患者不能安全吞咽，则必须使用其他营养方式，如鼻饲管或胃管。当患者情况改善时，可重新评估并尝试重新喂养。

咳嗽泵

咳嗽泵是一种复杂的机制，分泌物必须克服重力向上输送，并在呼气气流推动下向上移动。一般来说，咳嗽是气道廓清最有效的手段，因为它需要大吸气容积和高呼气流速，咳嗽通常能清除第 6 级或第 7 级支气管的分泌物。如果患者有分泌物潴留，则需使用 ACTs（本章前面已介绍）将分泌物移动到近端气道，以便进行有效咳嗽。若患者不能进行有效咳嗽，则应采用本章后面介绍的辅助咳嗽技术或机械方法。

咳嗽并发症

咳嗽并发症多种多样，且危害患者健康。用力呼气产生的刺激、炎症和气道狭窄可能导致支气管痉挛，因此要尽可能避免不必要的反复咳嗽。如果是干咳、无痰，则不鼓励频繁咳嗽，尤其是哮喘和 COPD 患者。建议 COPD 患者进行中等容积呼吸以减少空气潴留（动态过度充气）。如果患者有分泌物潴留，则应使用气道廓清装置或治疗，并通过有效控制技术，如用力呼气技术（FET）来清除分泌物。

咳嗽性晕厥（以前称为 "剧咳后晕厥"）发生在患者持续咳嗽时。因胸腔内压力增高，静脉回流受阻，心输出量下降，导致头晕，甚至昏迷[166]。因此，必须保持警惕，尤其是对于患有原发性及继发性心血管系统与呼吸系统疾病的患者。必须教授这些患者控制咳嗽，以防止出现不良并发症。

慢性咳嗽患者，特别是青少年 CF 患者和成人 COPD 患者，可能会出现压力性尿失禁（stress urinary incontinence，SUI）[167]。然而，患者通常不会将 SUI 症状报告给治疗师或医师，因为他们为此感到尴尬或认为这是衰老的自然现象，与慢性咳嗽无关。一项包含 12 项有关 SUI 对 CF 患者影响的系统综述结果显示，SUI 患病率为 5%~76%（男性患者为 5%~15%，女性患者为 30%~76%），这限制了患者气道廓清、运动、肺功能测定及社交活动。慢性咳嗽患者 SUI 的预防和治疗仍需进一步研究[168]。CF 患者合并 SUI 会使其避免进行 ACTs 和咳嗽，因此建议医师和物理治疗师主动评估这一问题，以便筛查和转诊进行适当治疗[169]。为获得最佳的盆底功能，ACTs 需保持腰椎中立位[12]。患者通常意识不到物理治疗可有效治疗 SUI。对慢性咳嗽患者 SUI 情况的问询应成为评估的常规部分。转介进行盆底治疗可在控制 SUI 的同时提高患者的生活质量。

咳嗽阶段

有效咳嗽包括 4 个阶段[170]。第一阶段：吸入足够的空气，以提供有力咳嗽所需的容积。一般来说，咳嗽所需的容积应不低于预计肺活量的 60%。第二阶段：关闭声门（声带），为腹肌和肋间肌在声门远端产生胸腔内正压做准备。第三阶段：腹肌和肋间肌主动收缩，以增加胸腔内压力。第四阶段：开放声门，通过快速呼气排出分泌物。通常一次用力呼气可咳嗽 3~6 次。FEV_1 最小阈值至少为患者实际肺活量的 60%，这是有效咳嗽所需的肌肉力量（图 20.9）。Bach 和 Saporito[177] 提出，160 L/min 为有效清除分泌物的最小峰值咳嗽流速（peak cough flow rate，PCFR），这一指标是神经肌肉疾病患者成功拔管的预测因素。使用简单的峰流速仪就可以评估患者的咳嗽能力。PCFR 是一种简单的临床测试方法，可客观评估患者是否具备完成咳嗽呼气阶段的能力[172-174]。

在咳嗽时，肺泡、胸腔和声门下压力可升高至 200 cmH_2O[167,175,176]。

确定患者咳嗽原因的阶段同样重要，以便针对出现的问题选择适当的治疗干预措施。

咳嗽评估

为了评估咳嗽有效性，临床医师必须花时间为患者做好咳嗽评估的准备工作。患者准备原则如下。

- 咳嗽姿势：不应要求患者在当前位置随意咳嗽，而应让他们保持感觉需要咳嗽时的姿势。这可能需要辅助才能完成。患者应自主选择有利于躯干屈曲的姿势，这是有效咳嗽和气道保护所必需的。仰卧位咳嗽是不正确的选择，因为这会导致气道保护机制失调。
- 咳嗽示范：不要让患者向你"展示"咳嗽动作，而是让他们演示如果气道内有分泌物，且觉得有必要把它们咳出来时会怎么做。通过这些指导，患者会展示功能性动作而非理论性动作。

咳嗽有效性的评估见框 20.5。本节着重分析 4 个咳嗽阶段的模式。有效咳嗽应最大限度地发挥每个阶段的功能。因此，大多数患者应表现为深吸气动作与躯干伸展相结合，并短暂保持，随后在躯干弯曲时，用力咳嗽或用力呵气。

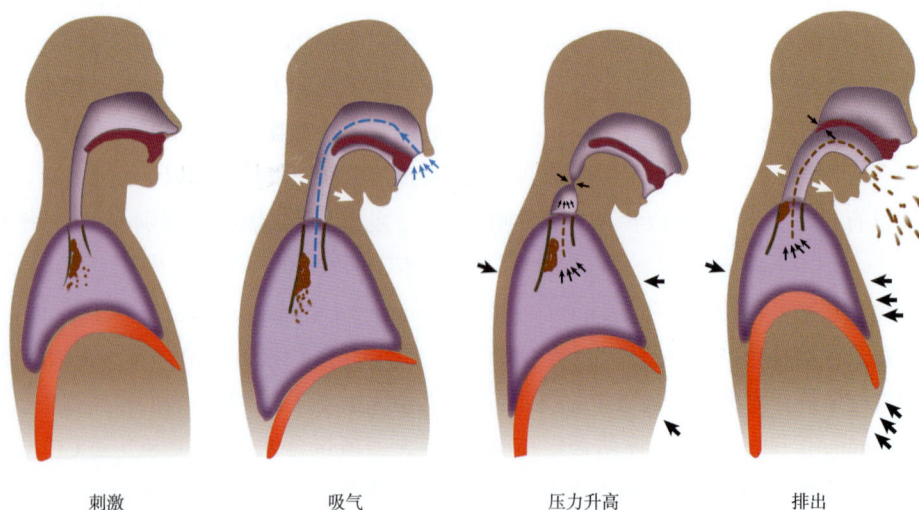

刺激　　　　　　吸气　　　　　　压力升高　　　　　　排出

图 20.9　咳嗽机制。第一阶段，充分吸气；第二阶段，声门关闭；第三阶段，胸腔内和腹腔内压力升高；第四阶段，开放声门和排出分泌物

| 框 20.5 | 提高咳嗽有效性的体位和指导 |

- 为患者提供正确的体位指导，特别是躯干立位力线。
- 通过语言提示、体位调整和主动上肢运动，最大限度地延长吸气阶段。
- 通过语言提示和体位调整，帮助患者更好地完成保持阶段。
- 通过肌肉收缩、身体辅助和躯干运动，增加胸腔内和腹腔内压力。
- 指导患者在适当的时机结合躯干运动进行呼气排出。
- 指导患者积极活动，以增强咳嗽效果。

第一阶段：充分吸气

充分吸气可以提高咳嗽的有效性，并通过伸展躯干、向上注视以及活动上肢来增加吸气力量。如果患者吸气充分，应能在每次呼气时进行 2~6 次咳嗽。对于神经系统疾病和吸气肌力量不足的患者，每次呼吸通常只能咳嗽 1~2 次，且咳嗽声音较小 [177]。如果患者不能按要求咳嗽（如儿童和认知功能障碍患者），应询问照护者是否观察到和（或）听到患者在吸气和咳嗽前有屏气动作，并评估其有效性。

第二阶段：声门关闭

充分吸气后屏气可使咳嗽力度最大化。如果患者试图咳嗽，但却发出"呵"声，说明声门关闭不充分。这种情况可能由多种原因引起，包括长时间插管后声门水肿、声带部分或完全麻痹，或与脑损伤相关的异常。声门完全关闭不全时，患者可能无法发出咳嗽声。当患者有喘息或长期插管后出现声带水肿时，可鼓励患者使用用力呵气技术。但通常情况下，应鼓励患者屏气并咳嗽。

第三阶段：胸内压和腹内压升高

肋间肌和腹肌的主动收缩可使躯干屈曲，从而增强咳嗽力量。有效的咳嗽声应低沉而洪亮。通常，力量不足会出现高音咳嗽，常称为喉部咳嗽，这种咳嗽声音较小，每次用力产生的咳嗽更少。若患者仅需清除上呼吸道分泌物，则颈部应伸展而非屈曲。在咳嗽过程中，空气似乎是泄漏出来的，而不是从喉部推出来的。与肺容积不足相同，压力不足会使患者用力呼气时无法产生有效咳嗽。

第四阶段：声门开放和排出分泌物

第四阶段的功能与第三阶段直接相关。这一阶段的障碍通常与脑损伤和协调障碍相关，如有些患者会呕吐，而另一些患者则会继续屏气。相反的情况也可能发生：有些患者在呼气结束时卡住，尤其是有严重神经功能障碍和支气管痉挛的患者，并且他们很难启动下一次吸气努力。

如果患者能够听从指示，且具备学习咳嗽所需的肌肉运动能力和认知功能，则应教授患者改善咳嗽的技巧。然而，如果患者缺乏肌肉力量或不能独立咳嗽，就必须考虑采取其他措施，以帮助清除呼吸道分泌物，例如辅助咳嗽技术、机械辅助咳嗽及吸痰等。这些内容将在本章稍后部分详细讨论。

患者指导

当为患者，特别是原发性呼吸系统疾病或原发性疾病合并继发性呼吸功能障碍患者（如脑卒中）进行治疗时，有效的患者指导可助其更高效地清除分泌物。因某些技术对某些患者有效，但对另一些患者无效，所以提出了多种指导方法。建议让每位患者多尝试几种方法，以便他们选择最有效的一种方法。此外，也可使用客观测试来确定最有效的干预措施，如血氧饱和度的改善、听诊呼吸音的改善、呼气流速的提高、胸部 X 线的好转以及通过呼吸困难量表评估患者感知的呼吸功减少。

对于 COPD 和哮喘患者，不鼓励在咳嗽前进行深呼吸。这些患者在用力和延长呼气时容易出现呼气性喘息，导致支气管痉挛和呼吸窘迫。通常会鼓励这些患者采用呵气技术，以帮他们产生有控制的、压力较小的咳嗽。这种方法对长时间气管插管患者很有效。这种情况下，声带可能因肿胀、发炎而无法闭合，从而无法形成必要的密闭空间以增加咳嗽压力。因此，应指导患者呵气而不是咳嗽。呵气时，声带张开更大，声音更低，更省力且能高效清除分泌物。此外，也可以指导患者进行泵式咳嗽，这是用力呵气技术的一种变异形式。

泵式咳嗽

泵式咳嗽是呵气技术的延伸，且在临床上更为有效。指导患者进行 3 次中等力度的呵气，然后在低肺容量下进行 3 次短暂、轻松的咳嗽，避免深呼吸和高肺容量。具体步骤如下：①呵气、呵气、呵气；咳嗽、咳嗽、咳嗽；②呵气、呵气、呵气；咳嗽、咳嗽、咳嗽；③呵气、呵气、呵气；咳嗽、咳嗽、咳嗽。通常重复 3~4 次上述步骤，如果有分泌物，患者就会出现自主咳嗽，或通过轻微咳嗽即可咳出分泌物。

咳嗽组合

另一种减轻患者压力的方式是咳嗽组合（series of coughs），包括低肺容积呼吸和咳嗽、中等肺容积呼吸和咳嗽、深呼吸和咳嗽。这对那些用力咳嗽后易疲劳的术后患者来说是个好方法。通过这种分阶段的咳嗽组合，可使气体到达肺内不同位置的分泌物处，从而更有效地清除分泌物。

神经肌肉无力和瘫痪患者

暂时性或永久性神经肌肉无力和瘫痪患者需要进一步的指导[176,178-181]。这些患者必须使用多种物理手段，使咳嗽每个阶段的功能最大化（图 20.9）。在排出分泌物阶段，身体辅助只是其中一个方面[182,183]。必须注意观察所有阶段，以最大限度地提高辅助咳嗽技术的气道清除潜力。首先，患者必须保持正确的体位（第一阶段）。任何咳嗽动作的开始都需要躯干伸展，并通过吸气辅助达到最大吸气容积；呼气阶段则需要躯干屈曲，以最大限度地呼气[184]。因此，需对每个特定姿势进行以下评估：①该姿势是否可以进行躯干伸展以及屈曲；②对于特定人群，哪个动作更重要？该姿势是否有利于咳嗽；③该姿势下，重力如何影响患者的肌肉力量和功能；④该姿势是否能保护气道。

当这些问题均得到满意的回答后，就可以指导患者进行咳嗽。举例说明：临床医师为全身肌肉无力患者（如不完全性脊髓损伤、发育迟缓、内／外科疾病导致的暂时性无力和疲劳患者）选择一种改良坐姿。如果患者躯干伸展不佳，则可用一些支撑物（如腰垫、毛巾或枕头）放在患者背后，以增加该体位的躯干伸展，并询问患者舒适度及是否可以安全吞咽。接下来，指导患者深呼吸以尽可能提高咳嗽第一阶段的效果。如果观察到患者未达到预计的呼吸深度，可进一步指导。

- "吸气时向上看。"
- "吸气时，将双臂举过头顶，越高越好。"
- "吸气时向后打开肩膀。"
- "吸气时挺直或伸展背部。"
- 对于上肢功能受限的患者，可采用第 21 章中合适的通气策略。可以嘱患者做一些细微动作。
- "吸气时双臂上举。"
- "吸气时双臂外旋。"
- "吸气时前臂向上。"

虽然没有前面描述的动作那么大，但这些细微动作能显著增加吸气量，并使患者更积极地参与咳嗽训练[185]。

对于吸气无力或吸气时间有问题的患者，在吸气高峰时发出"屏气"指令能促进声门关闭（第二阶段）。切记，在要求患者"屏气"前，应给予患者足够的时间进行深吸气。若在第一阶段给出快速连续的两个指令，如"深吸气、屏气"可能会无意中限制了吸气时间。更适合的口头指令应该是"深吸气……吸……吸……吸，现在屏住"，让患者有足够时间完成吸气。

第三阶段（压力积聚）和第四阶段（气体排出）通常一起讨论，因为它们的时间是相互依存的。无论是否需要临床医师辅助，患者在此阶段都应保持躯干屈曲状态，以最大限度地排出气体。需要辅助的患者可按照与第一阶段相反的动作做。

- "咳嗽时向下看。"
- "咳嗽时将双臂下垂至髋部。"
- "咳嗽时向前转动肩膀。"
- "咳嗽时躯干屈曲。"

同样，上肢功能受限的患者可以做以下动作。

- "咳嗽时将手臂紧贴胸壁。"
- "咳嗽时肩膀和手臂内旋。"
- "咳嗽时手下垂（内旋）。"

通过这种方式，临床医师可以利用所有可能的资源，以实现最大自主咳嗽。即使是微弱的咳嗽也可以通过以下方法变得更有效。
- 确保体位正确。
- 首先，最大程度地吸气。
- 然后屏气。
- 最大程度地增加胸内压和腹内压。
- 指导患者掌握适当的咳嗽时机和躯干活动。
- 使患者尽可能积极地参与。

客观评估和主观评估能够证实咳嗽的改善。然而，即使有很好的指导，许多神经系统疾病患者由于肌肉无力或瘫痪，仍需要临床医师辅助才能更深地吸气和更有力地呼气[186]。

主动辅助咳嗽技术

如果经过咳嗽指导和调整后，患者仍不能进行有效咳嗽，则可采用以下辅助咳嗽技术。无论是通过增加口头提示来改善整体时间和姿势，还是无法移动上肢、需要呼吸机辅助呼吸的非常虚弱的患者，通过增加眼睛注视等方式，都应尽可能使每位患者的咳嗽过程主动化。通过教授有效咳嗽的相关概念，能够鼓励患者对自己的治疗负责[187]。这种方式有助于患者总结出解决问题的方法，以便日后进行调整。本章介绍的技术参见框20.6。

呼吸叠加和徒手胸部加压

呼吸叠加（breath stacking）是一种通过患者自主吸气达到最大吸气量，然后屏气，并在最初吸气的"高峰"再进行2~3次吸气来增加肺活量的技术。对于神经肌肉无力患者，在呼气排出时可由治疗师或家庭成员进行胸廓加压辅助咳嗽。值得注意的是，高龄和肥胖人群的胸廓扩张会因胸腔活动受限而减少[188]。

框20.6	辅助咳嗽技术
手法辅助技术	**自我辅助技术**
1. 肋膈辅助	1. 双肘支撑俯卧位，头部屈曲自我辅助咳嗽
2. 海姆立克式（或腹部加压）辅助	2. 长坐位自我辅助咳嗽
3. 前胸廓压迫辅助	3. 端坐位自我辅助咳嗽
4. 反向旋转辅助	4. 手膝摇动自我辅助咳嗽
	5. 立位自我辅助咳嗽

一项针对进行性假肥大性肌营养不良患者的研究，测试了使用徒手自动充气袋进行呼吸叠加的不同方法。其中一组仅用自动充气袋进行呼吸叠加，而另一组则使用呼吸叠加与充气袋徒手按压的联合技术。咳嗽峰值流速评估结果显示，联合技术治疗最有效（图20.4）[189]。

手法辅助技术

肋膈辅助

肋膈辅助可在任何姿势下进行。首先，评估患者最合适的体位（通常是坐位或侧卧位）并指导患者最大限度地优化咳嗽的4个阶段，治疗师将手放在肋膈角上（图20.10）。在患者下一次呼气结束时，治疗师快速向下和向内拉伸，以加强患者在随后吸气过程中膈肌和肋间肌的收缩。治疗师也可以基于本体感觉神经肌肉易化技术（PNF法[190]）在整个吸气过程中进行一系列重复收缩，以促进最大吸气量。患者可通过主动使用上肢、头颈部、眼部、躯干或上述所有部位辅助吸气，最大限度地延长吸气阶段，然后要求患者"屏息"。在患者主动咳嗽前，治疗师用手用力向下并向肚脐方向按压。通过这种方式，治疗师可以帮助

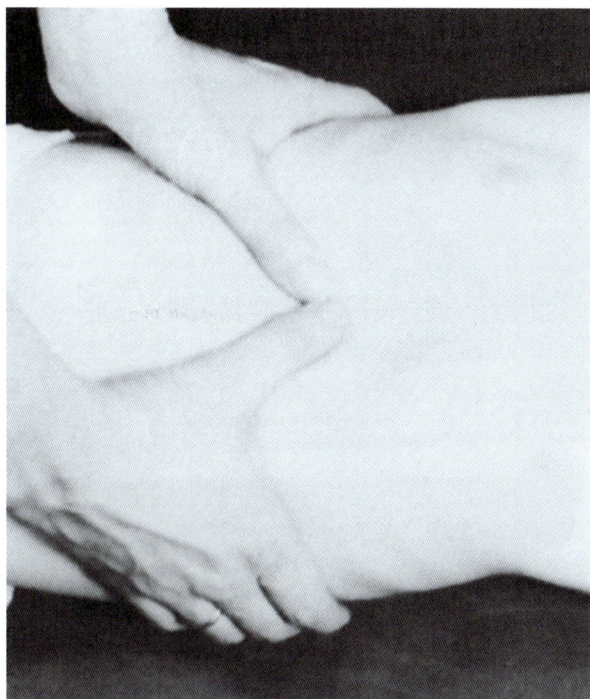

图20.10　仰卧位辅助咳嗽技术；肋膈辅助

患者增加胸腔内压力及呼气力量。当然，在整个过程中，患者可以使用自己的手臂、躯干和其他身体部位积极参与（见第 21 章）。

这项技术适用于肋间肌和腹肌无力或麻痹患者。治疗师需评估每个体位下重力和姿势的影响，以确定是否适合该技术[191]。这项技术易教易学，通常从急性期到康复期均可使用，因而广受欢迎。

海姆立克式（或腹部加压）辅助

第二种技术是海姆立克式辅助，也称为腹部加压辅助。这种方法要求治疗师将手掌根部放置在患者肚脐水平，避免直接放在下肋骨上（图 20.11）。摆好合适体位后，指导患者"深吸一口气屏住"，治疗师可以帮助患者完成吸气。当患者咳嗽时，治疗师快速用掌根在膈膜下方向上和向内推，类似于海姆立克急救法的动作，并指导患者尽可能辅以躯干活动。

从技术上讲，这种方法像咳嗽一样，能强力排出空气[178]，但由于用力区域集中，患者会感到不舒服。此外，突然用力会引起不良的高神经肌肉张力反应。当胃肠感觉输入端感受到治疗师用力时，可能会导致胃肠功能障碍，如 GER。由于其作用有限，海姆立克式（或腹部加压）辅助只用于患者对其他技术没有反应，且非常需要进行有效咳嗽时。

当患者侧卧位时，治疗师可同时使用肋膈辅助和海姆立克式辅助。如果患者患有偏瘫或单侧肺、胸部疾病或受外伤，那么进行气道廓清治疗时，应重点关注病变侧而不是另一侧。治疗师可用一侧上肢来进行海姆利克式辅助，另一侧上肢进行单侧肋膈辅助，通过这种方式，治疗师可同时按压下胸廓的 3 个通气平面。一旦治疗师理解了这些技术的工作原理，那么将技术与体位结合起来的可能性将更加多样化。

胸部加压辅助

第三种辅助性咳嗽技术称为前胸壁压迫辅助，其特点是在咳嗽时，同时压迫上胸部和下胸部。这是迄今为止首个在一次操作中同时解决上下胸廓按压的技术。治疗师将一只手臂放在患者胸肌区域，压迫上胸廓，另一只手臂平行置于下胸廓（避开剑突）或腹部（图 20.12A），或按照海姆立克式手法放置（图 20.12B）。这些操作指令与其他技术相同。由于手直接接触胸廓，完成吸气很容易，随后指导患者"屏气"。因此，治疗师很容易就可以强化咳嗽的前两个阶段。然后，治疗师双臂快速用力，模拟咳嗽排出阶段所需的力量。用力的方向是上胸廓向下向后，下胸廓或腹部向上向后。同时进行时，两臂施加的压力会

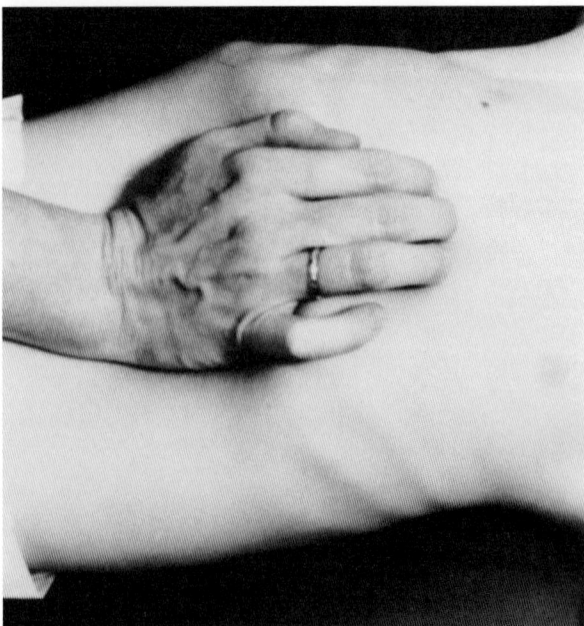

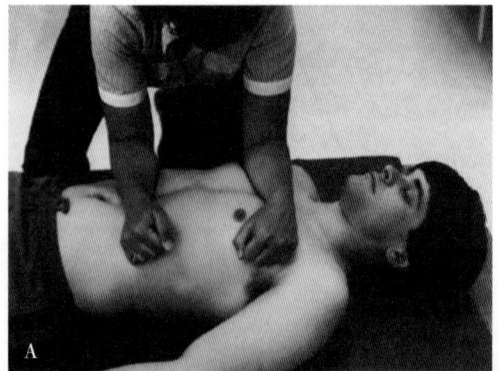

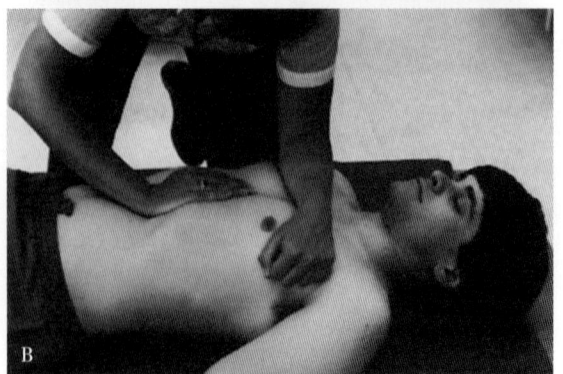

图 20.11　海姆立克式（或腹部加压）辅助时手的位置

图 20.12　前胸廓压迫辅助技术。A. 手法 1；B. 手法 2

形成字母 "V" 形。

对胸壁肌肉薄弱的患者来说，前胸壁压迫辅助比肋膈辅助更有效，因为在前胸壁上部增加了额外压力。笔者发现侧卧位或 3/4 仰卧位是最有效的体位。然而，前胸壁压迫辅助不适用于前胸壁塌陷患者，因为可能会加重塌陷。

反向旋转辅助

根据笔者的临床经验，对神经系统疾病患者最有效的辅助咳嗽技术是第四种，也是最后一种：侧卧反向旋转辅助技术[174]。反向旋转辅助技术所需的体位和流程（第 21 章详细描述）对患者和治疗师都适用（图 20.13）。治疗师应了解脊柱、肋骨、肩部和骨盆矫正注意事项也适用于该技术。

首先，治疗师将双手置于患者肩膀和骨盆上，根据患者呼吸周期（图 20.13），治疗师轻柔地辅助患者吸气和呼气，以改善整体通气。这一过程通常重复 3~5 个周期，或直到患者达到最佳通气状态。

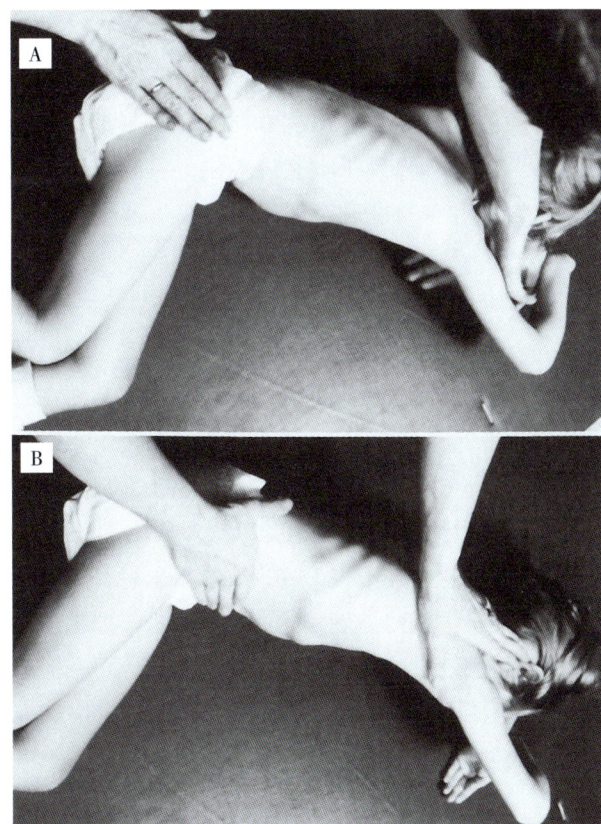

图 20.13　反向旋转辅助技术。A. 呼气阶段手的位置；B. 吸气阶段手的位置

此时患者已做好咳嗽准备。要求患者尽可能深地吸气，治疗师协助患者扩张胸廓（图 20.13B）。随后，治疗师指导患者在最大吸气末 "屏气"。然后，要求患者尽可能用力咳嗽，同时治疗师用手在相应位置快速有力地按压（图 20.13A）。

屈伸阶段遵循对角线易化平面的重要性，无论如何强调都不为过。否则会导致胸腔内气体偏移，而不是期望的用力呼气。当上胸壁和下胸壁加压不同步时，就会出现不同程度的气体偏移，就像其他辅助咳嗽技术一样。如果操作得当，反向旋转辅助是唯一能够快速关闭胸腔内所有区域通气平面的技术。除非患者主动关闭声门，否则无法阻止空气被排出。然而，治疗师常犯的错误是在气体排出阶段将患者躯干伸展，而不是屈曲。经验表明：当施加压力时，若能看到患者面部，则表示已经将他拉至伸展状态。操作过程中应将头部和颈向前屈曲，直到只能看到面部轮廓。

反向旋转辅助对认知功能障碍患者特别有益，具体表现如下。

旋转对高张力有抑制作用。昏迷患者在被动咳嗽前进行轻柔的旋转可降低高张力和高呼吸频率，这两者都能减少患者在排出阶段声门关闭的可能性。

对僵硬的胸廓来说，反向旋转是一种很好的活动方式，本身就能促进自主深呼吸。因此，许多患者能通过胸廓活动增加潮气量。

最后，旋转可以刺激前庭，有助于患者认知功能的恢复，使其更主动地参与治疗。

这项技术的优势在于，不需要患者参与就能成功实施。对于语无伦次或反应迟钝患者，如脑外伤、脑卒中和脑瘫后功能障碍患者，仍可通过该技术实现分泌物清除。无论患者参与程度如何，该技术的作用机制都要求迅速有力地排出肺内气体。显然，患者主动参与可更有效地清除分泌物，但这并不是关键。

临床经验表明，对于难以咳出分泌物的患者，在咳嗽时使用振动技术比快速挤压胸廓更有效。这可延长咳嗽阶段，使分泌物有时间沿支气管移动，从而成功咳出。这些患者可能需要连续进行 3~4 次咳嗽循环才能清除大部分分泌物。一般来说，无论患者是否存在认知功能障碍，都适合这种方法。大多数患者认为这是最舒适且有效的辅助排痰方法。

自我辅助技术

本节讨论的咳嗽技术旨在帮助患者进行自我辅助，因此可能适用于患者的后期康复阶段。患者需要学会在不同体位下进行有效的咳嗽，本节还提供了一些体位建议。所有的自我辅助咳嗽技术最初都可以作为物理辅助，但由于它们更依赖于患者的主动参与和肌肉运动，因此，作为自我辅助技术使用效果更好。

双肘支撑俯卧位，头部屈曲自我辅助咳嗽

俯卧位通常不作为咳嗽姿势，因为这种体位会使神经损伤后的下胸廓和腹部向前及外翻，从而抑制膈肌的充分活动，迫使患者更多地依赖辅助呼吸肌进行呼吸。由于这种呼吸模式的转变通常是自发的，因此在进行更困难的活动（如咳嗽）时，双肘支撑俯卧位可有效促进辅助呼吸肌的自发运动。然而，如果膈肌活动不充分，咳嗽效果会比其他姿势差。双肘支撑俯卧位不应作为自我辅助咳嗽的唯一体位。在掌握时机后，大多数患者会改变体位，通常选择坐位或侧卧位，并采用其他方法增加胸廓扩张和回缩。对于能够独立完成双肘前倾体位的患者群体（例如，一些四肢瘫患者），这种体位可作为功能性技术使用。在该体位下，他们可以在需要时辅助自己咳嗽，而不必等待他人帮助更换体位。

头屈曲位辅助咳嗽常见于 C4 以下脊髓损伤患者（例如脊髓损伤或脊柱裂），他们需要充分利用头颈部肌肉。该技术可作为一种自我辅助或治疗师辅助方式，具体方法为利用躯干伸展促进吸气，躯干屈曲促进呼气。患者采用双肘支撑俯卧位时，治疗师指导患者将头和颈部尽可能向上和向后运动，以最大限度地吸气（图 20.14A）。然后，指导患者在头部向前和向下的同时尽可能用力咳嗽（图 20.14B）。这种头颈运动模式最初可由治疗师协助完成，并逐渐过渡至抗阻模式，以促进辅助呼吸肌的参与并增强这些肌肉群的力量。

长坐位自我辅助咳嗽

这种技术有两种衍生方法，一种适用于四肢瘫患者，另一种适用于截瘫患者。四肢瘫患者使用长坐位自我辅助咳嗽技术时，以长坐位姿势坐在垫子上（双

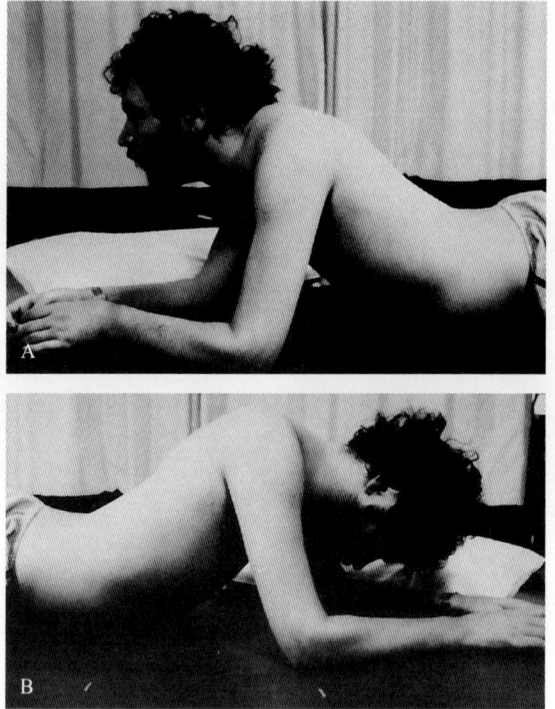

图 20.14　双肘支撑俯卧位，头部屈曲自我辅助咳嗽。A. 伸展和吸气阶段；B. 屈曲和咳嗽阶段

腿向前方伸直），上肢支撑。治疗师指导患者吸气时最大限度地向后伸展躯干（图 20.15A）。然后，当患者将上半身向前移动至完全屈曲时，指导患者咳嗽，同时尽可能肩关节内旋（图 20.15B）。同样地，在该过程中，伸展动作用于吸气最大化，屈曲动作则用于呼气最大化。自我胸廓加压主要用于通气的上下平面。

第二种方法适用于截瘫患者，其原理与第一种方法相同。但由于截瘫患者脊柱伸展肌肉活动更好，可以安全地进行较大幅度的躯干伸展和屈曲，从而在咳嗽前实现最优胸廓扩张，并在咳嗽时通过上下平面最大化胸壁压迫。根据损伤程度，患者将上肢放置于蝴蝶型姿势或肘关节向后缩（图 20.16A）。屈曲时，患者压迫上、下胸廓（图 20.16B）。如果患者有足够的躯干平衡控制能力，这种方法很容易掌握。如果患者髋关节屈曲不足或担心骨关节或皮肤损伤，可在腿部放 1~2 个枕头，以限制髋关节屈曲，并减少快速推压造成的创伤。

端坐位自我辅助咳嗽

第三种辅助咳嗽技术可在坐位下进行。端坐位自

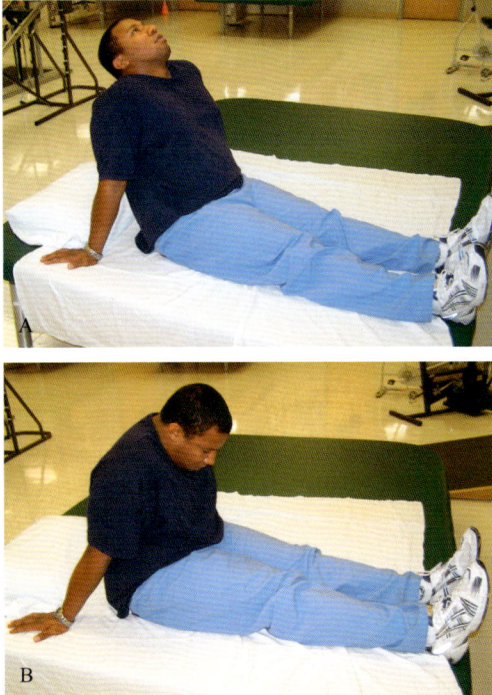

图20.15　四肢瘫患者长坐位自我辅助咳嗽。A. 吸气阶段最大化；B. 呼气或咳嗽阶段最大化（摘自 Watchie J. *Cardiovascular and pulmonary physical therapy.* ed 2. St Louis: Saunders; 2010.）

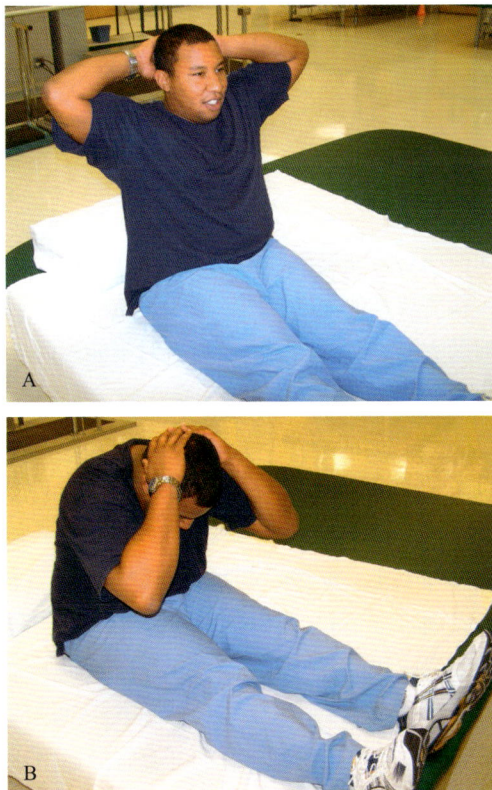

图20.16　截瘫患者长坐位自我辅助咳嗽。A. 吸气；B. 呼气（摘自 Watchie J. *Cardiovascular and pulmonary physical therapy.* ed 2. St Louis: Saunders; 2010.）

主辅助（short-sitting self-assist）咳嗽技术通常在轮椅或床边进行。指导患者将一只手放在另一侧手腕处，双手置于膝盖上。与之前的方法相同，指导患者躯干后伸，同时最大程度地吸气，接着用力咳嗽。咳嗽时，将患者双手置于膈肌下方，类似于海姆立克动作（图20.17）。双手模拟腹肌收缩动作，将肠道内容物向上推至膈肌下方。端坐位比长坐位更能调动膈肌运动，因此效果更好。对膈肌和腹肌力量弱的患者来说，这是一种有效的自我辅助方法。大多数 C5 及以下的脊髓损伤（spinal cord injury，SCI）和脊柱裂患者都能掌握这项技术。四肢瘫患者需要躯干支持和（或）轮椅上的安全带支持才能独立完成该技术，而大多数低平面损伤导致截瘫的患者可在无支持端坐位下完成。上肢协调能力欠佳的患者，如帕金森病和多发性硬化患者，通常需要其他人帮助，才能有效完成该技术。

　　所有坐位下的咳嗽方法都能随时转换。我们鼓励临床医师根据这些技术的原理及内容选择对患者有效的方法。例如，嘱坐在轮椅上的患者吸气时举起手臂，屏气，然后在咳嗽的同时将手臂放下，并最大程度地躯干屈曲（为安全起见，可使用安全带）。另一种方法是让患者将一只手臂置于轮椅推把上，另一只手臂向上向后移动［如肩关节屈曲、外展和外旋的本体感觉神经肌肉促进模式（PNF 模式 D2）］[192]，确保患者可移动的手臂能使躯干旋转最大化；让患者在运动中吸气、屏气，并在咳嗽的同时将躯干和手臂向对侧膝盖方向移动。为患者选择最优自我辅助咳嗽技术时，可使用躯干、手臂、头、颈部和眼部的组合模式，以最大限度地强化咳嗽的 4 个阶段。

手膝摇动自我辅助咳嗽

　　最后一种要讨论的辅助咳嗽方法具有多种用途，可同时增强患者的平衡、力量、协调性和呼吸模式（包括平静呼吸和咳嗽）。患者采用四点位（all-fours position），然后指导患者向前摇动，抬头吸气，同时转换为完全伸展姿势（图20.18A）。随后，让患者迅速向后摇动至足跟处，头和颈部屈曲，用力咳嗽（图20.18B）。操作过程中需特别注意咳嗽时屈伸动作的重要性。摇动可以自主完成或在治疗师协助下完成。对于全身或局部无力的患者（如脊髓损伤、脑创伤、帕金森病、多发性硬化症、脑瘫和脊柱裂），这种方

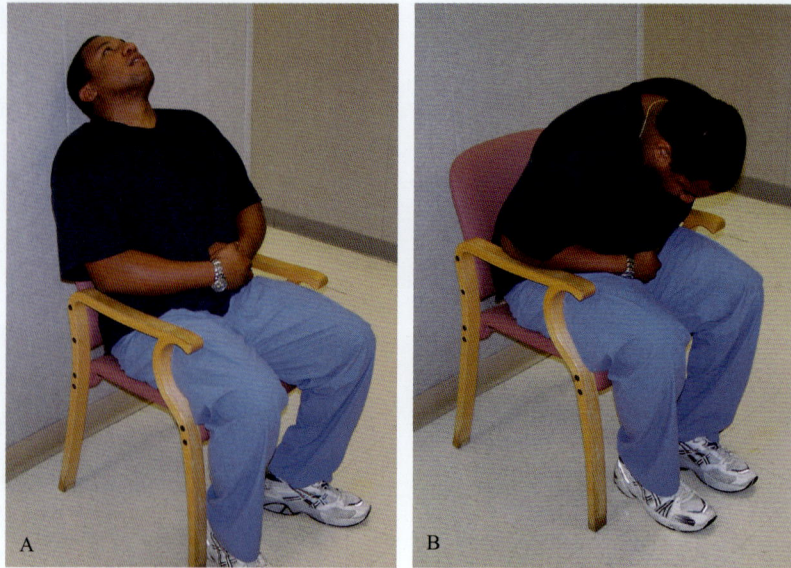

图 20.17　端坐位辅助咳嗽。A. 手功能良好患者的手部位置；B. 只保留腕功能患者的手部位置（摘自 Watchie J. *Cardiovascular and pulmonary physical therapy.* ed 2. St Louis: Saunders; 2010.）

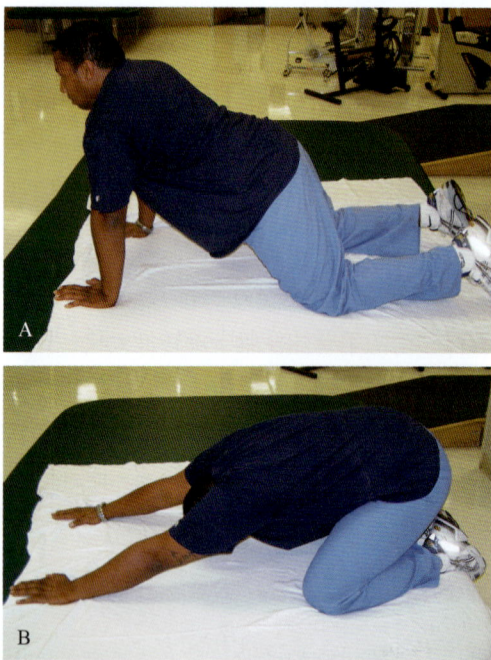

图 20.18　手膝摇动自我辅助咳嗽。A. 伸展和吸气阶段。B. 屈曲和咳嗽阶段（摘自 Watchie J. Cardiovascular and pulmonary physical therapy. ed 2. St Louis: Saunders; 2010.）

法可以将多个功能目标整合到单个活动中。这可以帮助他们完成因活动量增加而出现的更具挑战性的呼吸运动。

对于下肢活动受限和因快速用力出现皮肤问题的患者，可在小腿处放置一个枕头，限制膝关节屈曲，以防止直接接触骨突。

立位自我辅助咳嗽

与前面讨论的内容相同，只要患者有足够的立位平衡和上肢力量，就能很容易地完成立体自我辅助咳嗽。之前介绍过的技术都可以在此体位下进行。在咳嗽过程中，躯干、头和四肢运动可随意组合，因此不再详细说明。

辅助咳嗽机

如前所述，如果患者无法独立完成咳嗽以清除分泌物，就需要其他辅助方法。吸痰是清除分泌物最常用的辅助方法之一。然而，患者有时不能耐受。经口吸出口腔内分泌物虽然方便且受欢迎，但对气管切开和气管插管的患者来说，气管内吸痰通常更深且舒适度差。许多患者发现辅助咳嗽机（cough Assist machine）能更有效地清除分泌物。

辅助咳嗽机，也称 Cofflator 或机械性吸 – 呼气设备（mechanical insufflator-exsufflator，MI-E），是一种无创的气道廓清设备。它通过在正压阶段（吸气）后提供一个负压阶段（呼气）来模拟咳嗽。该设备可连接面罩使用，也可连接到气管切开套管的通用适配器上使用（图 20.19）。

成人和儿童神经肌肉疾病患者易反复发生肺部感染，这是发病及死亡的主要原因。辅助咳嗽机的作用

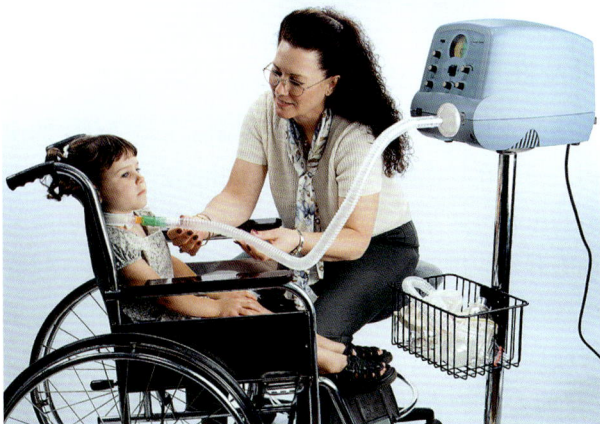

图 20.19　辅助咳嗽机

机制是提高咳嗽峰值流速来清除分泌物[175]。一项纳入 22 名 10~56 岁（中位年龄 21 岁）患者的研究，对肺功能和呼吸肌力量进行了评估。在自主咳嗽时，测定咳嗽峰值流速，然后将患者随机分为辅助咳嗽组、无创通气组、辅助咳嗽机组和呼气组。患者对所有治疗方法都可耐受且接受度相似。但与其他辅助咳嗽方法相比，辅助咳嗽机组产生的咳嗽压力变化更明显[179]。澳大利亚一项对肌肉萎缩患者使用家用 MI-E 的调查研究（n=37）显示，与未使用家用 MI-E 的患者相比，每天或每周使用家用 MI-E 的患者，其急诊就诊风险降低。此外，大多数参与者认为该设备使用方便且可以有效解决窒息发作[193]。考虑到照护者的工作量和辅助咳嗽机的可及性，许多神经肌肉无力和人工气道患者都将其作为居家和其他环境的有效辅助手段。

辅助咳嗽机主要用于成人，但也越来越多地用于儿童。一项对 62 名神经肌肉疾病合并咳嗽受损儿童患者（中位年龄 11.3 岁，范围 3 个月 ~28.6 岁）的研究显示，90% 的呼吸科就诊患儿认为辅助咳嗽机是首选方法，其安全且耐受性良好，还可有效预防肺部并发症[194]。另一项类似的研究指出，脊髓损伤患者也更倾向于使用辅助咳嗽机，且该方法比其他清除分泌物的方法更有效、更舒适[195]。Massery 等比较了神经肌肉损伤患者使用吸痰及辅助咳嗽机的情况，发现两种干预在临床上没有显著差异，但患者倾向使用辅助咳嗽机与吸痰的比例约为 10：1[196]。

对于肌萎缩侧索硬化、脊髓性肌萎缩等神经肌肉疾病患者，使用 MI-E 是气道廓清的首选方法。无人

工气道的患者可使用面罩；而气管切开患者可在气囊充气时连接气管切开套管使用[197]。美国呼吸治疗协会（American Association for Respiratory Care）、欧洲神经病学协会联合会（European Federation of Neurological Associations）、美国神经病学学会（American Academy of Neurology）和美国胸科学会（American Thoracic Society）的临床实践指南均推荐神经肌肉疾病患者使用 MI-E 进行气道廓清[198]。

影响气道廓清技术选择的因素

应不断调整适宜的气道廓清方法，并定期重新评估该方法及其对患者的影响。活动和运动训练能促进移动分泌物，但需要使用手法或机械 ACTs 来增强效果。临床医师需判断活动或运动是否足够，是否需要额外增加气道廓清技术支持，以及具体需要哪些方法。见表 20.1。

根据患者的需求和能力，选择及组合适合的 ACTs。一项调查 CF 患者在功率自行车运动时使用 PEP 装置的研究结果显示，该装置对黏稠度无显著影响，但参与者表示该方法比单独进行功率车训练更易完成分泌物清除[199]。另一项针对轻度 CF 儿童（n=34）的小型随机交叉试验显示，全身运动时进行周期性呼气动作（用力呼气、咳嗽和咳痰技术）可替代主动循环呼吸技术，因为两种方法产生的湿痰量相似，但运动训练组患儿的肺功能改善程度和参与者满意度更高[200]。

呼吸系统疾病患者对规律气道廓清的依从性低[4,201-203]。Litt 的研究表明[201]，处方复杂性和持续时间的增加会降低患者依从性。有研究建议，如果能基于患者临床状况、家庭能力与关注点等需求制订个体化方案，依从性会更好（框 20.7）。患者和照护者之间的沟通也很重要，患者更倾向于接受与照护者商定的治疗方案[204]。患者是否规律使用特定的 ACTs 取决于以下因素：对该方法有效性的个人信念、影响生活习惯的方式及每天使用该方法的意愿。依从性是衡量 ACTs 有效性的最佳指标。因此，在推荐特定的廓清方法时，照护者需考虑可能改变患者依从性的诸多因素，特别是对于慢性疾病患者。这些因素包括：照护者是否能教授该技术以

框 20.7	选择气道廓清技术时应考虑的因素

- 动机
- 患者目标
- 医师 / 照护者目标
- （所考虑技术的）有效性
- 患者的年龄
- 患者的学习能力
- 治疗师 / 教师的技能
- 疲劳和所需做功
- 辅助和设备需求
- 因疾病类型和严重程度导致的技术限制
- 成本（直接和间接）。
- 是否需要使用组合方法

摘自 Hardy KA. A review of airway clearance: new techniques, indications, and recommendations. *Respiratory Care*. 1994;39:440–452.

及患者是否愿意学习、患者同时合并的医疗问题、技术有效性（根据患者意见和治疗结果衡量）、家人、朋友和医疗人员的技术支持、患者的年龄和生活方式及治疗花费[101]。医疗人员给予的支持能够促进患者继续某种技术或学习一种新技术。框 20.7 总结了影响 ACTs 选择的因素。

可及性

设备和培训人员的可及性限制了某些 ACTs 的使用。一些在其他国家已经广泛应用的技术美国医疗人员和患者可能并不熟悉。一种技术的使用可能因缺乏训练有素的指导人员而受到限制。就 AD 而言，教授患者该技术的指导人员数量和医疗团队成员花费的学习时间限制了它的使用。与 PEP 或 HFCWO 相比，AD 需要照护者花费更长时间学习如何教学。对于 IPV 和声学气道廓清技术，医院必须配备相应的设备并有技术人员支持；如果进行居家治疗，还要培训患者和照护者。通过学习 FET 和调整使用叩拍和振动，ACBT 很容易与 PD 和叩拍相结合。对接受过呼吸治疗培训但不熟悉运动测试和处方原则的呼吸治疗师来说，为达到气道廓清效果而进行的运动训练可能超出了他们的工作范畴。

此外，患者的可及性也必须考虑在内。为达到最

表 20.1	气道廓清技术选择时的注意事项						
技术	患者年龄	是否需要辅助	所需设备	急性加重期间	同时雾化	注意事项	花费
PD、叩拍、振动/摇动	任何年龄	是	体位辅助工具；叩拍器/振动装置；婴儿专用设备	可以	仅直立或侧卧时	可能需要调整体位；重复性动作损伤	如果需要长期照护，则费用昂贵
ACBT	3~4 岁开始	直到8~10岁	体位辅助工具；叩拍器/振动装置	可以	仅直立或侧卧时	头低位的注意事项	如果独立完成，费用不高
AD	≥12 岁	否	否	最好使用替代方法	否	需要时间学习	无花费
HFCWO	≥2~3 岁	幼童	空气脉冲发生器；大小适宜的背心	可以	是	胸管、留置导管和胸腔内其他装置	非常昂贵
IPV	青少年和成人	住院期间	居家或医院	可能无法耐受	是	根据舒适度和胸腔运动调整设置	价格适中
声学气道廓清	所有年龄	儿童	声波发生器和大小适当的传感器	有可能；需进一步研究	是	需进一步研究	非常昂贵
运动训练	儿童、青少年和成人	幼儿	多种多样	不可以	运动训练前用药	运动诱发支气管痉挛；血氧饱和度下降；ACTs辅助治疗	取决于运动训练类型

佳效果，对患者使用的技术进行适当指导和检查是非常必要的。PEP、ACBT 和 HFCWO 的指导可以在门诊就诊时开始，并在复诊时进行进一步培训。另一方面，AD 的指导则需要多次培训。患者需要留出时间来学习，并且愿意定期与治疗师一起进行调整。与门诊不同，患者因肺部疾病急性加重需要住院治疗时，可以学习各种技术，包括 AD 和急性期后的居家运动训练计划。

有效气道廓清的关键是定期重新评估所使用的技术。患者和照护者必须定期演示和检查该技术，以便进行调整。例如，使用 PEP 的患者，应定期重新评估 PEP 阻力。当患者的独立性和能动性发生改变、肺部状况恶化或显著改善、所使用技术有效性降低时，都需对当前方法进行重新评估。

有效性

患者的年龄会影响特定技术的有效性。婴幼儿因不能配合其他气道廓清方法，只能由照护者进行常规 PD、叩拍和振动。HFCWO 背心适用于 2~3 岁儿童。而 3~4 岁后，则可以指导他们用力呵气和呼吸控制，并使用 ACBT 辅助。根据患儿的注意力和配合程度，也可选择 PEP 和运动训练。随着年龄的增长和技巧的掌握，密切监护仍是必要的。对青少年来说，即使不再需要身体上的帮助，但来自家人、朋友的情感支持也是至关重要的。12 岁及以上儿童，注意力比幼儿更集中，可以选择包括 AD 在内的其他ACTs。Frequencer 制造商称，其设备适合所有年龄段患者使用。

选择气道廓清技术时，另一个需要考虑的因素是技术的有效性，可从主观和客观两方面进行衡量。患者对治疗的主观反应影响其依从性。排痰的难易程度和排出量对患者来说很重要，可及时提供反馈，而无须面诊医师。虽然很难量化，但许多患者通过排痰量来决定选择何种廓清方法。治疗所需的努力程度，尤其是治疗完成后的能量消耗状态，也会影响患者继续使用某种技术的意愿。

在门诊和住院期间，可通过客观临床检查评估ACTs 的有效性。影像学改变、呼吸音和肺功能测试能够提示气道廓清的程度，以及是否需要重新评估该技术是否合适。除痰量外，还需监测痰液的其他指标，包括颜色和黏稠度。此外，血流动力学指标和氧合指标（如心率、血压、血氧饱和度、呼吸机参数变化和动脉血气值）也有助于评估患者对特定干预措施的反应。患者良好反应的最终指标为接受度和依从性，因为这将决定廓清效果的持续时间。

临床状态

患者的临床状态是决定特定 ACTs 是否合适及是否需要调整的关键因素。此外，当某种干预措施或与其相关预防措施引发并发症时，患者和照护者必须调整使用其他辅助廓清方法。例如，PD 和叩拍会加重气道高反应性，在运动前应吸入支气管扩张剂，同时 HFCWO、PEP、声学气道廓清和 IPV 均可与支气管扩张剂同时使用。AD 非常适合气道高反应性患者使用。胃食管反流患者应避免在常规 PD 体位下进行气道廓清。在这种情况下，AD、PEP、HFCWO、IPV、声学气道廓清和运动训练，或直立位 ACBT 是首选治疗方法。对于选择 PD 和叩拍治疗的婴儿和神经功能障碍患者，应使用改良体位，避免头低足高位，并在喂食和 PD 治疗间留出足够时间。鼻窦术后患者难以耐受 PEP 面罩，而留置胸腔引流管的患者可能需要暂时避免使用 HFCWO。

患者肺部疾病的严重程度也会影响 ACTs 的选择。因肺部疾病急性加重住院的患者，可能需要辅以被动的廓清方法，直到病情允许时再采用更独立的方法。同样，终末期肺部疾病患者因体力状况较差，而无法进行 AD 和 ACBT 时，被动的廓清方法可能更为合适。此外，肺功能明显下降会限制 AD 或 PEP所需的气流控制。

生活方式

患者的生活环境以及家庭、朋友的支持也会影响廓清方法的选择。许多患者采用多种方法进行廓清，且能熟练掌握并根据情况使用。居家使用 HFCWO的患者在外出时可选择更便携的方法。需要辅助叩拍的患者在没有助手时，则需要学习另一种更独立的方法。此时不能选择 PD 和叩拍，而 HFCWO、PEP、ACBT、声学廓清、运动训练和 AD 是无须照护者就可独立完成的方法。渴望自力更生的青少年、外出求学的学生及独居或经常旅行的成年人更倾向于选择独立自主的方法。

当每天都需要进行气道廓清时，必须考虑患者的日程安排。患者可能希望在最短时间内进行最有效的治疗，也可能希望在气道廓清时进行其他活动，如AD或PEP可在坐车时进行；HFCWO可在备考或上网时进行；患者可在跑台上跑步或在助手叩拍时看电视。

花费

在医疗费用，特别是长期治疗和慢性疾病医疗费用急速增长的时代，必须考虑ACTs的花费。设备的初始成本、更换成本及所需辅助费用都计入治疗总花费。通常情况下，技术设备的选择会受第三方支付报销额度的限制。然而，医疗专业人员在制订治疗方案时需平衡患者的经济情况与临床需要，如有几种治疗方法具有相同的疗效，最好选择其中最便宜的一种。当照护者可协助患者进行PD和叩拍治疗时，如果家庭成员不能持续参与居家治疗，其花费会更高。居家PD和叩拍的助手培训费用也是一笔不小的开支。根据治疗时长和频率，从长远看，其费用可能超过其他ACTs的费用。按月购买或租用HFCWO所需的发电装置比IPV装置贵，但无须更换。声学气道廓清的频率发生器也很昂贵。机械叩拍器和振动装置价格适中，PEP装置是所需设备中最便宜的，在使用寿命期间偶尔需要更换设备。单独使用ACBT或AD的患者花费最少。

总结

已证实，许多气道廓清技术可减轻气道阻塞、增强黏液纤毛清除能力、改善通气，从而改善氧运输。各种廓清技术的有效性已在多项研究中得到证实，并采用多种结局指标进行了评估。然而，在某些情况下，常规应用ACTs并不能有效改善氧运输。例如，急性哮喘、支气管炎、无大量分泌物的肺炎、细支气管炎和常规术后患者均未显示出使用PD、叩拍和振动的获益[24,27]。ACTs并非没有不良反应或并发症，因此在没有明确适应证时，不建议常规使用。ACTs的适应证有急性和慢性疾病。在急性疾病中，传统方法（即PD、叩拍和振动）对于分泌物多和肺不张患者获益明显[205]。CF患者急性加重时，PEP与运动结合PD、叩拍和振动都有效[206]。在慢性疾病中，CF和支气管扩张患者可从PD、叩拍和振动及PEP、AD、ACBT、声学气道廓清、IPV和运动训练中获益[101,147,205,206]。

对于所有体位和廓清技术，无论是辅助咳嗽还是自我辅助咳嗽，初始体位和通气策略对ACTs的成功至关重要。本章内容可灵活应用于各种患者人群。此外，对于无法辅助和不能独立完成分泌物清除以防止肺部并发症的患者，还需考虑机械设备的需求。从微小的体位变化到全身运动以及辅助物理疗法，最有效的方法是：治疗师需要找到适合患者的方法，来改善所有患者的廓清能力。

医疗专业人员为患者推荐气道廓清技术时需考虑许多因素。除技术的可及性及有效性外，还需考虑影响患者治疗反应的生理、心理和实际情况等因素。气道廓清需要监测患者对治疗的反应，并定期重新评估。照护者应将这些信息整合到患者的实际情况中，并选择最适合患者需求的技术或技术组合。患者和家属对特定治疗技术的接受度至关重要；依从性是获得最佳疗效的关键，特别是对于慢性呼吸系统疾病患者。

医疗专业人员面临的挑战是不断了解技术发展，以更好地满足患者需求。照护者的角色不仅是提供专业技术，其独特优势是简化患者和家属的医学语言，并鼓励患者坚持进行气道廓清。医疗专业人员对治疗方法的支持可提高治疗效果。

气道廓清技术还需要进一步研究来比较和标准化，并进行长期随访以制定最佳治疗指南。这些信息将有助于照护者评估，并为特定患者或临床人群推荐适合的气道廓清技术。

复习题

（1）哪些 ACTs 不购买专业设备也可以进行？

（2）哪些 ACTs 适合在呼吸系统疾病急性加重住院期间使用？

（3）在单次门诊就诊时哪种 ACTs 最适合？

（4）评估气道廓清有效性的指标有哪些？

（5）以下人群适合哪些 ACTs：新诊断出患有 CF 的 3 岁儿童；患支气管扩张的青少年，且希望不依赖父母帮助；独居的脊髓损伤青年；居住在护理中心的慢性气管炎老人。

（6）推荐胸壁叩拍和（或）PD 时，应考虑哪些禁忌证？

（7）治疗师需要协助哪些患者进行辅助咳嗽？

（8）哪些患者会受益于辅助咳嗽机？

（9）咳嗽分为哪几个阶段？

（10）治疗师在何时应转诊患者以评估其吞咽功能？

（11）对脊髓损伤患者最有效的手法辅助技术有哪些？

（12）为患者介绍一种新的气道廓清技术时，应考虑哪些因素？

参考文献

1. Hess DR. Airway clearance.Physiology, pharmacology, techniques, and practice. *Respir Care*. 2007;52(10):1392-1396.
2. Flume PA, Robison KA, O'Sullivan BP, et al. Cystic fibrosis pulmonary guidelines: airway clearance therapies. *Respir Care*. 2009;54(4): 522-537.
3. Main E, Prasad A, Schans C. Conventional chest physiotherapy compared to other airway clearance techniques for cystic fibrosis. *Cochrane Database Syst Rev*. 2005;(1):CD00201.
4. Ford RM, Godreau KM, Burns DM. Carpal tunnel syndrome as a manifestation of cumulative trauma disorder in respiratory care practitioners [abstract]. *Respir Care*. 1991;36:137.
5. MMWR Publication from the Centers for Disease Control. Occupational disease surveillance: carpal tunnel syndrome. *J Am Med Assoc*. 1989;282:886-889.
6. Currie DC. Practice, problems, and compliance with postural drainage: a survey of chronic sputum producers. *Br J Dis Chest*. 1986;80: 249-253.
7. Dean E, Ross J. Discordance between cardiopulmonary physiology and physical therapy. *Chest*. 1992;101:1694-1698.
8. Wood RE. Treatment of cystic fibrosis lung disease in the first two years. *Pediatr Pulmonol*. 1989;4:685-690.
9. Yankaskas JR, Marshall BC, Sufian B, et al. Cystic fibrosis adult care. *Chest*. 2004;125:1S-39S.
10. Desmond K, Schwenk WF, Thomas E, et al. Immediate and longterm effects of chest physical therapy in patients with cystic fibrosis. *J Pediatr*. 1983;103:538-542.
11. Reisman J, Rivington-Law B, Corey M, et al. Role of conventional therapy in cystic fibrosis. *J Pediatr*. 1988;113:632-636.
12. Button BM, Wilson C, Dentice R, et al. Physiotherapy for cystic fibrosis in Australia and New Zealand: a clinical practice guideline. *Respirology*. 2016;21(4):656-667.
13. GallonA. Evaluation of chest percussion in the treatment of patients with copious sputum production. *Respir Med*. 1991;85:45-51.
14. Mazzocco MC, Owens GR, Kiriloff LH, et al. Chest percussion and postural drainage in patients with bronchiectasis. *Chest*. 1985;88: 360-363.
15. Tambascio J, de Souza HCD, Martinez R, Baddini-Martinez JA, Barnes PJ, Gastaldi AC. Effects of an airway clearance device on inflammation, bacteriology, and mucus transport in bronchiectasis. *Respir Care*. 2017;62(8):1067-1074.
16. Hammon WE, Martin RJ. Chest physical therapy for acute atelectasis. *Phys Ther*. 1981;61:217-220.
17. Marini JJ, Pierson DJ, Hudson LD. Acute lobar atelectasis: a prospective comparison of fiberoptic bronchoscopy and respiratory therapy. *Am Rev Respir Dis*. 1979;119:971-978.
18. Massery M. Respiratory rehabilitation secondary to neurological deficits: understanding the deficits. In: Frownfelter D, ed. *Chest Physical Therapy and Pulmonary Rehabilitation*. 2nd ed. Chicago: Year Book Medical; 1987.
19. Wetzel JL, Lunsford BR, Peterson MJ, et al. Respiratory rehabilitation of the patient with a spinal cord injury. In: Irwin S, Tecklin JS, eds. *Cardiopulmonary Physical Therapy*. 3rd ed. St. Louis: Mosby; 1995.
20. Dickman C, Wilchynski JA. Respiratory failure. In: Frownfelter D, ed. *Chest Physical Therapy and Pulmonary Rehabilitation*. 2nd ed. Chicago: Year Book Medical; 1987.
21. Branson RD. Secretion management in the mechanically ventilated patient. *Respir Care*. 2007;52(10):1328-1347.
22. Crane L. Physical therapy for the neonate with respiratory disease. In: Irwin S, Tecklin JS, eds. *Cardiopulmonary Physical Therapy*. 3rd ed. St. Louis: Mosby; 1995.
23. Finer N, Boyd J. Chest physiotherapy in the neonate: a controlled study. *Pediatrics*. 1978;61:282-285.
24. Eid N, Buchheit MD, Neuling M, et al. Chest physiotherapy in review. *Respir Care*. 1991;36:270-282.
25. Britton S, Bejstedt M, Vedin L. Chest physiotherapy in primary pneumonia. *Br Med J*. 1985;290:1703-1704.
26. Rochester DF, Goldberg SK. Techniques of respiratory physical therapy. *Am Rev* Respir Dis. 1980;122:133-146.
27. Sutton PP, Pavia D, Bateman JR, Clarke SW. Chest physiotherapy: a review. *Eur J Respir Dis*. 1982;63:188-201.
28. Wollmer P, Ursing K, Midgren B, et al. Inefficiency of chest percussion in the physical therapy of chronic bronchitis. *Eur J Respir Dis*. 1985;66:233-239.
29. Webb MSC, Martin JA, Cartlidge PH, et al. Chest physiotherapy in acute bronchiolitis. *Arch Dis Child*. 1985;60:1078-1079.
30. Roqué i Figuls M, Giné-Garriga M, Granados Rugeles C, Perrotta C. Chest physiotherapy for acute bronchiolitis in paediatric patients between 0 and 24 months old. *Cochrane Database Syst Rev*. 2012;(2): CD004873.
31. Torrington K, Sorenson D, Sherwood L. Postoperative chest percussion with postural drainage in obese patients following gastric stapling. *Chest*. 1984;86:891-895.
32. McIlwaine M, Bradley J, Elborn JS, Moran F. Personalising airway clearance in chronic lung disease. Eur Respir Rev. 2017;21-26(143): 160086.
33. Orenstein DM, Franklin BA, Doershuk CF, et al. Exercise

conditioning and cardiopulmonary fitness in cystic fibrosis. *Chest.* 1981;80: 392-398.

34. Andreasson B, Jonson B, Kornfalt R, et al. Long-term effects of physical exercise on working capacity and pulmonary function in cystic fibrosis. *Acta Paediatr Scand.* 1987;76:70-75.

35. Zach MS, Purrer B, Oberwaldner B. Effect of swimming on forced expiration and sputum clearance in cystic fibrosis. *Lancet.* 1981;11:1201-1203.

36. Oldenberg Jr FA, Dolovich MB, Montgomery JM, et al. Effects of postural drainage, exercise, and cough on mucus clearance in chronic bronchitis. *Am Rev Respir Dis.* 1979;120:739-745.

37. Wolff RK, Dolovich MB, Obminski G, et al. Effects of exercise and eucapnic hyperventilation on bronchial clearance in man. *J Appl Physiol Respir Environ Exer Physiol.* 1977;43:46-50.

38. Ward N, Stiller K, Holland AE, Australian Cystic Fibrosis Exercise Survey Group. Exercise is commonly used as a substitute for traditional airway clearance techniques by adults with cystic fibrosis in Australia: a survey. *J Physiother.* 2019;65(1):43-50.

39. CernyFJ. Relative effects of bronchial drainage and exercise for in-hospital care of patients with cystic fibrosis. *Phys Ther.* 1989;69:633-639.

40. Zach M, Oberwaldner B, Hausler F. Cystic fibrosis: physical exercise versus chest physiotherapy. *Arch* Dis Child. 1982;57:587-589.

41. Lannefors L, Wollmer P. Mucus clearance with three chest physiotherapy regimes in cystic fibrosis: a comparison between postural drainage, PEP, and physical exercise. *Eur Respir J.* 1992;5:748-753.

42. Baldwin DR. Effect of addition of exercise to chest physiotherapy on sputum expectoration and lung function in adults with cystic fibrosis. *Respir Med.* 1994;88:49-53.

43. Salh W, Bilton D, Dodd M, et al. Effect of exercise and physiotherapy in aiding sputum expectoration in adults with cystic fibrosis. *Thorax.* 1989;44:1006-1008.

44. Bilton D, Dodd ME, Abbot JV, et al. The benefits of exercise combined with physiotherapy in the treatment of adults with cystic fibrosis. *Respir Med.* 1992;86:507-511.

45. Lapin CD. *Is Exercise a Substitute for Airway Clearance Techniques*? Dallas: Seventh Annual North American Cystic Fibrosis Conference(symposium); 1993.

46. Nixon PA. The prognostic value of exercise testing in patients with cystic fibrosis. *N Engl J Med.* 1992;327:1785-1788.

47. Henke KG, Orenstein DM. Oxygen saturation during exercise in cystic fibrosis. *Am* Rev Respir Dis. 1984;129:708-711.

48. Lane R, Cockroft A, Adams L, et al. Arterial oxygen saturation and breath issues in patients with cardiovascular disease. *Clin Sci.* 1987; 72:693-698.

49. Godfrey S, Silverman M, Anderson S. The use of the treadmill for assessing exercise-induced asthma and the effect of varying the severity and duration of exercise. *Pediatrics.* 1975;56(suppl):893-898.

50. Orenstein DM, Reed ME, Grogan Jr FT, et al. Exercise conditioning in children with asthma. *J Pediatr.* 1985;106:556-560.

51. Holland A, et al. *Physiotherapy for Cystic Fibrosis in Australia: A Consensus Statement*. March 2008. Accessed April 28, 2021. Available at: https://www.thoracic.org.au/clinical-documents/command/download_file/id/42/filename/Physiotherapy_for_Cystic_Fibrosis_in_Australia_A_Consensus_Statement.pdf.

52. Lorin MI, Denning CR. Evaluation of postural drainage by measurement of sputum volume and consistency. *Am J Phys Med.* 1971;50:215-219.

53. Wong JW, Keens TG, Wannamaker EM, et al. Effects of gravity in tracheal transport rates in normal subjects and in patients with cystic fibrosis. *Pediatrics.* 1977;60:146-152.

54. Bateman JR, Newman SP, Daunt KM, et al. Is cough as effective as chest physiotherapy in the removal of excessive tracheobronchial secretions? *Thorax.* 1981;36:683-687.

55. Zausmer E. Bronchial drainage: evidence supporting the procedures. *Phys Ther.* 1968;48:586-591.

56. Frownfelter D. Postural drainage. In: Frownfelter D, ed. *Chest Physical Therapy and Pulmonary Rehabilitation.* 2nd ed. Chicago: Year Book Medical Publishers; 1987:265-290.

57. Huseby J, Hudson L, Stark K, et al. Oxygenation during chest physiotherapy[abstract]. *Chest.* 1976;70:430.

58. Selsby D, Jones JG. Some physiological and clinical aspects of chest physiotherapy. *Br J Anaesth.* 1990;64:621-631.

59. Hammon WE, Martin RJ. Fatal pulmonary hemorrhage associated with chest physical therapy. *Phys Ther.* 1979;59:1247-1248.

60. Stern RC, Wood RE, Boat TF, et al. Treatment and prognosis of massive hemoptysis in cystic fibrosis. *Am Rev* Respir Dis. 1978;117:825-828.

61. Barrell SE, Abbas HM. Monitoring during physiotherapy after open heart surgery. *Physiotherapy.* 1978;64:272-273.

62. Laws AK, McIntyre RW. Chest physiotherapy: a physiological assessment during intermittent positive pressure ventilation in respiratory failure. *Can Anaesth Soc J.* 1969;16:487-493.

63. Button BM, Heine RG, Catto-Smith AG, et al. Chest physiotherapy, gastro-oesophageal reflux, and arousal in infants with cystic fibrosis. *Arch Dis Child.* 2004;89:435-439.

64. Button BM, Heine RG, Catto-Smith AG, et al. Chest physiotherapy in infants with cystic fibrosis: to tip or not? A five-year study. *Pediatr Pulmonol.* 2003;35:208-213.

65. SuttonPP, Lopez-Vidriero MT, Panà D, et al. Assessment of percussion, vibratory-shaking and breathing exercise in chest physical therapy. *Eur J Respir Dis.* 1985;66:147-152.

66. Bateman J, Newman SP, Daunt KM, et al. Regional lung clearance of excessive bronchial secretions during chest physical therapy in patients with stable chronic airways obstruction. *Lancet.* 1979;1:294-297.

67. Denton R. Bronchial secretions in cystic fibrosis. *Am Rev* Respir Dis. 1962;86:41-46.

68. May DB, Munt PW. Physiologic effects of chest percussion and postural drainage in patients with stable chronic bronchitis. *Chest.* 1979;75:29-32.

69. Radford R, Barutt J, Billingsley JG, et al. A rational basis for percussion-augmented mucociliary clearance. *Respir Care.* 1982;27:556-563.

70. Maxwell M, Redmond A. Comparative trial of manual and mechanical percussion technique with gravity-assisted bronchial drainage in patients with cystic fibrosis. *Arch* Dis Child. 1979;54:542-544.

71. Pryor JA, Webber BA, Hodson ME, et al. Evaluation of the forced expiration technique as an adjunct to postural drainage in treatment of cystic fibrosis. *Br Med J.* 1979;18:417-418.

72. Pryor JA, Parker RA, Webber BA. A comparison of mechanical and manual percussion as adjuncts to postural drainage in the treatment of cystic fibrosis in adolescents and adults. *Physiotherapy.* 1981;67:140-141.

73. Rossman CM, Waldes R, Sampson D, et al. Effect of chest physiotherapy on the removal of mucus in patients with cystic fibrosis. *Am Rev* Respir Dis. 1982;126:131-135.

74. Imle PC. Percussion and vibration. In: Mackenzie, ed. *Chest Physical Therapy in the Intensive Care Unit.* 2nd ed. Baltimore: Williams & Wilkins; 1989:134-152.

75. Crane LD. Physical therapy for the neonate with respiratory disease. In: Irwin S, Tecklin JS, eds. *Cardiopulmonary Physical Therapy.* St. Louis: Mosby; 1990:409-410.

76. Pryor JA, Webber BA, Hodson ME. Effect of chest physiotherapy on oxygen saturation in patients with cystic fibrosis. *Thorax.* 1990;45:77.

77. Levenson CR. Breathing exercises. In: Zadai CC, ed. *Pul Manag Phys Ther.* New York: Churchill Livingstone; 1992.

78. MacKenzie CF, Shin B, Hadi F, et al. Changes in total lung/thorax compliance following chest physiotherapy. *Anesth Analg.* 1980;59:207-210.

79. Feldman J, Traver GA, Taussig LM. Maximal expiratory flows after postural drainage. *Am Rev* Respir Dis. 1979;119:239-245.

80. Gormenzano J, Branthwaite MA. Pulmonary physiotherapy with assisted ventilation. *Anaesthesia.* 1972;27:249-257.

81. Thompson BJ. The physiotherapist's role in the rehabilitation of

the asthmatic. *N Z* J Physiother. 1973;4:11-16.

82. Webber B, Pryor J, eds. Active cycle of breathing techniques. In: *Bronchial Hypersecretion: Current Chest Physiotherapy in Cystic Fibrosis (CF)*. International Physiotherapy Committee for Cystic Fibrosis (IPC/CF); 1993:113-116.

83. Lapin A. Physical therapy in cystic fibrosis: a review. *Cardiopulm Phys Ther.* 1990;1:11-12.

84. Prasad SA. Current concepts in physiotherapy. *J R Soc Med.* 1993; 86(suppl 20):23-29.

85. Mead J, Turner JM, Macklem PT, et al. Significance of the relationship between lung recoil and maximum expiratory flow. *J Appl Physiol.* 1967;22:95-108.

86. Hietpas BG, Roth RD, Jensen WM. Huff coughing and airway patency. *Eur J Respir Dis.* 1979;24:710-713.

87. Hasani A, Pavia D, Agnew J, et al. Regional mucus transport following unproductive cough and FET in patients with airways obstruction. *Chest.* 1994;105:1420-1425.

88. Steven MH, Pryor JA, Webber BA. Physiotherapy versus cough alone in the treatment of cystic fibrosis. *N Z J Physiother.* 1992; 20:31-37.

89. Webber BA, Hofmeyer JL, Morgan MDL, et al. Effect of postural drainage, incorporating the forced expiration technique, on pulmonary function in cystic fibrosis. *Br J Dis Chest.* 1986;80:353-359.

90. Sutton PP, Parker RA, Webber BA, et al. Assessment of the forced expiration technique, postural drainage and directed coughing in chest physiotherapy. *Eur J* Respir Dis. 1983;64:62-68.

91. Mahlmeister MJ, Fink JB, Hoffman GL, et al. Positive-expiratorypressure mask therapy: theoretical and practical considerations and a review of the literature. *Respir Care.* 1991;36:1218-1229.

92. Pryor JA. The forced expiration technique. In: Pryor JA, ed. *Respiratory Care.* Edinburgh: Churchill Livingstone; 1991:79-100.

93. Chevaillier J. *Airway Clearance Techniques.* Dallas, 1992. Presented at Sixth Annual North American Cystic Fibrosis Conference.

94. Schoni MH. Autogenic drainage: a modern approach to physiotherapy in cystic fibrosis. *J R Soc Med.* 1989;82(suppl 16):32-37.

95. Dab I, Alexander F. The mechanism of autogenic drainage studied with flow volume curves. *Mon Paed.* 1979;10:50-53.

96. Davidson NGT. Physiotherapy in cystic fibrosis: a comparative trial of PEP, AD, and conventional percussion and drainage techniques [abstract]. *Pediatr Pulmonol.* 1988;2(suppl):132.

97. Davidson AGF, Wong LTK, Piric GE, et al. Long-term comparative trial of conventional percussion and drainage physiotherapy versus AD in cystic fibrosis [abstract]. *Pediatr Pulmonol.* 1992;8(suppl):235.

98. Miller S, Hall D, Clayton CB, et al. Chest physiotherapy in cystic fibrosis (CF): a comparative study of autogenic drainage (AD) and active cycle of breathing technique (ACBT) (formerly FET). *Pediatr Pulmonol.* 1993;9(suppl):240.

99. Giles DR, Acurso FJ, Wagener JS. Acute effects of PD and clapping versus AD on oxygen saturation and sputum recovery in cystic fibrosis. *Pediatr Pulmonol.* 1993;9(suppl):252.

100. Pfleger A, Theissl B, Oberwaldner B, et al. Self-administered chest physiotherapy in cystic fibrosis: a comparative study of high-pressure PEP and autogenic drainage. *Lung.* 1992;170:323-330.

101. Downs AM, Lindsay KLB. Physical therapy associated with airway clearance dysfunction. In: DeTurk, WE, Cahalin LP, eds. *Cardiovascular and Pulmonary Physical Therapy: An Evidence-Based Approach.* New York: McGraw Hill; 2004:463-490.

102. Andersen JB, Qvist J, Kann T. Recruiting collapsed lung through collateral channels with positive end-expiratory pressure. *Scand J Respir Dis.* 1979;4:260-266.

103. Groth S, Stafanger G, Dirksen H, et al. PEP (PEP-mask) physiotherapy improves ventilation and reduces volume of trapped gas in cystic fibrosis. *Bull Eur Physiopathol Respir.* 1985;21:339-343.

104. Andersen JB, Klausen NO. A new mode of administration of nebulized bronchodilator in severe bronchospasm. *Eur J Respir Dis.* 1982;119(suppl 63):97-100.

105. Mueller G, Bersch-Porada I, Koch-Borner S, et al. Laboratory evaluation of four different devices for secretion mobilization: acapella choice, green and blue versus water bottle. *Respir Care.* 2014;59(5):673-677.

106. Hardy KA. A review of airway clearance: new techniques, indications, and recommendations. *Respir Care.* 1994;39:440-452.

107. Tyrrell JC, Hill EJ, Martin J. Face mask physiotherapy in cystic fibrosis. *Arch Dis Child.* 1986;61:598-611.

108. Falk M, Kelstrup M, Andersen JB, et al. Improving the ketchup bottle method with PEP, PEP in cystic fibrosis. *Eur J Respir Dis.* 1984;65:423-432.

109. Falk M, Mortensen J, Kelstrup M, et al. Short-term effects of PEP and the FET on mucus clearance and lung function in cystic fibrosis [abstract]. *Pediatr Pulmonol.* 1993;9(suppl):241.

110. Hofmeyer JL, Webber BA, Hodson ME. Evaluation of PEP as an adjunct to chest physiotherapy in the treatment of cystic fibrosis. *Thorax.* 1986;41:951-954.

111. Oberwaldner B, Evans JC, Zach MS. Forced expirations against a variable resistance: a new chest physiotherapy method in cystic fibrosis. *Pediatr Pulmonol.* 1986;2:358-367.

112. Simonova O, Kapranov N, Smirnova E, et al. PEP-mask therapy in complex treatment of cystic fibrosis patients. *Pediatr Pulmonol.* 1992;8(suppl):245.

113. Volsko TA, DiFiore J, Chatburn RL. Performance comparison of two oscillating positive expiratory pressure devices: acapella versus Flutter. *Resp Care.* 2003;48:124-130.

114. Althaus P. Oscillating PEP. In: *Bronchial Hypersecretion: Current Chest Physiotherapy in Cystic Fibrosis (CF)*. International Committee for CF (IPC/CF); 1993.

115. Konstan MW, Stern RC, Doershuk CF. Efficacy of the Flutter device for airway mucus clearance in patients with cystic fibrosis. *J Pediatr.* 1994;124:689-693.

116. Schibler A, Casaulta C, Kraemer R. Rationale of oscillatory breathing as chest physiotherapy performed by the Flutter in patients with cystic fibrosis (CF) [abstract]. *Pediatr Pulmonol.* 1992;8(suppl):244.

117. Ambrosino N. Clinical evaluation of a new device for home chest physiotherapy in nonhypersecretive COPD patients. *Am Rev Respir Dis.* 1991;4:260.

118. Lindemann H. Evaluation of VRP1 physiotherapy. *Pneumology.* 1992;46:626-630.

119. Van Fleet H, Dunn DK, McNinch NL, Volsko TA. Evaluation of functional characteristics of 4 oscillatory positive pressure devices in a simulated cystic fibrosis model. *Respir Care.* 2017;62(4):451-458.

120. Button B, McIlwaine M. *Airway Clearance Techniques Training Class.* Presented at the Sixteenth Annual North American Cystic Fibrosis Conference, New Orleans, LA; 2002.

121. Frischknecht-Christensen E, Norregaard O, Dahl R. Treatment of bronchial asthma with terbutaline inhaled by cone spacer combined with positive expiratory pressure mask. *Chest.* 1991;100:317-321.

122. McIlwaine M. *Airway Clearance Techniques (ACT) Refresher Class.* Presented at Seventh Annual North American Cystic Fibrosis Conference, Dallas, TX; 1993.

123. International Physiotherapy Group for Cystic Fibrosis. *Physiotherapy for people with Cystic Fibrosis: from infant to adult.* 4th Ed. 2009. Accessed April 28, 2021. Available at: https://www.cfww.org/docs/ ipg-cf/bluebook/bluebooklet2009websiteversion.pdf

124. Steen HF, Redmond AO, O'Neill D, et al. Evaluation of the PEP mask in cystic fibrosis. *Acta Paediatr Scand.* 1991;80:51-56.

125. Hansen LG, Warwick WJ. High-frequency chest compression system to aid in clearance of mucus from the lung. *Biomed Instrum Technol.* 1990;24:289-294.

126. Warwick WJ. *Airway Clearance by High-Frequency Chest Compression.* Sixth Annual North American Cystic Fibrosis Conference (symposium), Washington, DC; 1992.

127. Klous DR. *High-Frequency Chest Wall Oscillation*: Principles and Applications. St. Paul: American Biosystems, Inc; 1994;626-630.

128. Tomkiewicz R, Bivij A, King M. *Rheologic Studies Regarding High-Frequency Chest Compression (HFCC) and Improvements of Mucus Clearance in Cystic Fibrosis.* Boston: ATS International Conference (abstract); 1994.

129. Chang HK, Weber ME, King M. Mucus transport by high-frequency nonsymmetrical oscillatory airflow. *J Appl Physiol.* 1988;65: 1203-1209.

130. Warwick WJ, Hansen LG. The long-term effect of high-frequency chest compression therapy on pulmonary complications of cystic fibrosis. *Pediatr Pulmonol.* 1991;11:265-271.

131. Robinson C, Hernried L. Evaluation of a high-frequency chest compression device in cystic fibrosis. *Pediatr Pulmonol.* 1992; 8(suppl):255.

132. Kluft J, Becker L, Castagnino M, et al. Comparison of bronchial drainage treatments in cystic fibrosis. *Pediatr Pulmonol.* 1996; 22:271-274.

133. Faverio L, Kluft J, Fink R, et al. A comparison of bronchial drainage treatments in patients with cystic fibrosis [abstract]. *Am J Respir Crit Care Med.* 1994;149:A669.

134. Arens R, Gozal D, Omlin KJ, et al. Comparative efficacy of highfrequency chest compression and conventional chest physiotherapy in hospitalized patients with cystic fibrosis. *Pediatr Pulmonol.* 1993;(suppl 9):239.

135. Burnett M. Comparative efficacy of manual chest physiotherapy and a high-frequency chest compression vest in treatment of cystic fibrosis [abstract]. *Am Rev Respir Dis.* 1993;147(suppl):A30.

136. Whitman J, Van Beusekom R, Olson S, et al. Preliminary evaluation of high-frequency chest compression for secretion clearance in mechanically ventilated patients. *Respir Care.* 1993;38: 1081-1087.

137. Ohnsorg F. *A Cost Analysis of High-Frequency Chest Wall Oscillation in Cystic Fibrosis.* Abstract presented at the ALA/ATS International Conference, Boston, MA; 1994.

138. Klous D, Boyle M, Hazelwood A, et al. Chest vest and cystic fibrosis: better care for patients. *Adv Respir Care Manag.* 1993;3:44-50.

139. Morgan S, Hornik CP, Patel N, Williford WL, Turner DA, Cheifetz IM. Continuous high-frequency oscillation therapy in invasively ventilated pediatric subjects in the critical care setting. *Respir Care.* 2016;61(11):1451-1455.

140. Fitzgerald K, Dugre J, Pagala S, Homel P, Marcus M, Kazachkov M. High-frequency chest wall compression therapy in neurologically impaired children. *Respir Care.* 2014;59(1):107-112.

141. Nicolini A, Cardini F, Landucci N, Lanata S, Ferrari-Bravo M, Barlascini C. Effectiveness of treatment with high-frequency chest wall oscillation in patients with bronchiectasis. *BMC Pulm Med.* 2013;13:21.

142. Natale JE, Pfeifle J, Homnick DN. Comparison of intrapulmonary percussive ventilation and chest physiotherapy: a pilot study in patients with cystic fibrosis. *Chest.* 1994;105:1789-1895.

143. Marks JH, Homnick DN, Hare K, et al. The PercussiveTech HF compared to the Flutter device in cystic fibrosis patients: a sixmonth pilot study. *Pediatr Pulmonol.* 2001;22(suppl):309.

144. Hardy KA, Anderson BD. Noninvasive clearance of airway secretions. *Respir Care Clin N Am.* 1996;2:323-345.

145. Homnick DN, White F, de Castro C. Comparison of effects of an IPV to standard aerosol and chest physiotherapy treatment in cystic fibrosis. *Pediatr Pulmonol* 1995;20:50-55.

146. Marks JH, Homnick DN. Safety and effectiveness of IPV compared to standard chest physiotherapy. *Pediatr Pulmonol.* 1999; 19(suppl):290.

147. Cantin AM, Bacon M, Berthiaume B. Mechanical airway clearance using the Frequencer electro-acoustical transducer in cystic fibrosis. *Clin Invest Med.* 2006;29(3):159-165.

148. McDonnell T, McNicholas WT, Fitzgerald MX. Hypoxaemia during chest physiotherapy in patients with cystic fibrosis. *Ir J Med Sci.* 1986;155:345-348.

149. Connors AF Jr., Hammon WE, Martin RJ, et al. Chest physical therapy: the immediate effect on oxygenation in acutely ill patients. *Chest.* 1980;78:559-564.

150. Fox WW, Schwartz JG, Shaffer TH. Pulmonary physiotherapy in neonates: physiologic changes and respiratory management. *J Pediatr.* 1978;92:977-981.

151. Huseby J, Hudson L, Stark K, et al. Oxygenation during chest physiotherapy [abstract]. *Chest.* 1976;70:430.

152. Campbell AH, O'Connell JM, Wilson F. The effect of chest physiotherapy upon the FEV1 in chronic bronchitis. *Med J Aust.* 1975; 1:33-35.

153. Tecklin JS, Holsclaw DS. Evaluation of bronchial drainage in patients with cystic fibrosis. *Phys Ther.* 1975;55:1081-1084.

154. Birring SS. Controversies in the evaluation and management of chronic cough. *Am J Respir Crit Care Med.* 2011;183(6):708-715.

155. Kardos P. Proposals for a rationale and for rational diagnosis of cough. *Pneumologie.* 2000;54:110-115.

156. Riegel B, Warmoth JE, Middaugh SJ, et al. Psychogenic cough treated with biofeedback and psychotherapy: a review and case report. *Am J Phys Med Rehabil.* 1995;74:155-158.

157. McGarvey LP, Edler J. Future directions in treating cough. *Otolaryngol Clin North Am.* 2010;43(1):xii.

158. Donnelly D, Everard M, Chang AB. Indoor air modification for prolonged nonspecific cough in children. *Cochrane Database Syst Rev.* 2006(3):CD005075.

159. Williams JL. Gastroesophageal reflux disease: clinical manifestations. *Gastroenterol Nurs.* 2003;26.195-200.

160. Chandra A, Moazzez R, Bartlett D, et al. A review of the atypical manifestations of gastroesophageal reflux disease. *Int J Clin Pract.* 2004;58:41-48.

161. Chang AB, Lasserson TJ, Gaffney J, et al. Gastroesophageal reflux treatment for prolonged non-specific cough in children and adults. *Cochrane Database Syst Rev.* 2011(1):CD004823.

162. Gislason T, Janson C, Vermeire P, et al. Respiratory symptoms and nocturnal gastroesophageal reflux: a population-based study of young adults in three European countries. *Chest.* 2002;121: 158-163.

163. Smith JA. Interrupting the cough reflex in asthma. *Curr Opin Allergy Clin Immunol.* 2010;(1):77-81.

164. Sawabata N, Maeda H, Takeda S, et al. Persistent cough following pulmonary resection: observational and empiric study of possible causes. *Ann Thorac Surg.* 2005;79:289-293.

165. Termoto S, Ishii T, Yamamoto H, et al. Significance of chronic cough as a defense mechanism or a symptom in elderly patients with aspiration and aspiration pneumonia. *Eur Respir J.* 2005; 25:210-211.

166. Dicpinigaitis PV, Lim L, Farmakidis C. Cough syncope. *Respir Med.* 2014;108(2):244-251.

167. Jones RC, Peng A, Stoke M, et al. Mechanisms of pelvic floor muscle function and the effect of the urethra during a cough. *Eur Urol.* 2010;57(6):1101-1110.

168. Frayman KB, Kazmerski TM, Sawyer, SM. A systematic review of the prevalence and impact of urinary incontinence in cystic fibrosis. *Respirology.* 2017; 23:46-54.

169. Reichman G, De Boe V, Baeckman J, Michielson D. Urinary incontinence in patients with cystic fibrosis. *Scand J Urol.* 2016; 50(2):128-131.

170. Linder SH. Functional electrical stimulation to enhance cough in quadriplegia. *Chest.* 1993;103:166-169.

171. Bach JR, Saporito LR. Criteria for extubation and tracheostomy tube removal for patients with ventilatory failure. A different approach to weaning. *Chest.* 1996;110:1566-1571.

172. Clough JB, Sly PD. Association between lower respiratory tract symptoms and falls in peak expiratory flow in children. *Eur Respir J.* 1995;8:718-722.

173. Enright PL. Correlates of peak expiratory flow lability in elderly persons. *Chest.* 2001;120:1861-1868.

174. Massery M, Dreyer H, Borjenson A, et al. A pilot study investigating the effectiveness of assisted cough techniques and the clinical utility of a peak flow meter to measure peak cough

expiratory flow in persons with spinal cord injury [abstract]. *Proceedings for the World Congress for Physical Therapy.* 1999;30.

175. Bach JR. Comparison of peak expiratory flows with manually assisted and unassisted coughing techniques. *Chest.* 1993;104: 1553-1562.

176. Jaeger RJ, Turba RM, Yarkony GM, et al. Cough in spinal cord injured patients: comparison of three methods to produce cough. *Arch Phys Med Rehabil.* 1993;74:1358-1361.

177. Hoffman LA. Ineffective airway clearance related to neuromuscular dysfunction. *Nurs Clin North Am.* 1987;22:151-166.

178. Braun SR, Giovannoni R, O'Connor M. Improving cough in patients with spinal cord injury. *Am J Phys Med.* 1984;63:1-10.

179. Chatwin M, Ross E, Hart N, et al. Cough augmentation with mechanical insufflation/exsufflation in patients with neuromuscular weakness. *Eur Respir J.* 2003;21:502-508.

180. Lahrmann H. Expiratory muscle weakness and assisted cough in ALS. *Amyotroph Lateral Scler Other Motor Neuron Disord.* 2003; 4:49-51.

181. Sivsaothy P, Brown L, Smith IE, et al. Effect of manually assisted cough and mechanical insufflation on cough flow of normal subjects, patients with chronic obstructive pulmonary disease (COPD) and patients with respiratory muscle weakness. *Thorax.* 2001; 56:438-444.

182. Fishburn MJ, Marino RJ, Dittuno JF. Atelectasis and pneumonia in acute spinal cord injury. *Arch Phys Med Rehabil.* 1990;71: 197-200.

183. Slack RS, Shucart W. Respiratory dysfunction with traumatic injury to the central nervous system. *Clin Chest Med.* 1994;15: 739-749.

184. Massery MP. What's positioning got to do with it? *Neurol Rep.* 1994;18:11-14.

185. Ishii M, Matsuo Y. Optimizing forced vital capacity with shoulder positioning in a mechanically-ventilated patient with amyotrophic lateral sclerosis. *Cardiopulm Phys Ther J.* 2004;15:12-16.

186. MacLean D, Drummond C, Macpherson C, et al. Maximum expiratory airflow during chest physiotherapy on ventilated patients before and after the application of an abdominal binder. *Intensive Care Med.* 1989;5:396-399.

187. Estenne M, Detroyer A. Cough in tetraplegic subjects: an active process. *Ann Intern Med.* 1990;12:22-28.

188. Barcelar Jde M, Aliverti A, Rattes C, et al. The expansion of the pulmonary rib cage during breath stacking is influenced by age in obese women. *PLoS One.* 2014;9(11):e110959.

189. Brito MF, Moreira GA, Tufik S. Air Stacking and chest compression increase peak cough flow in patients with Duchenne muscular dystrophy. *J Bras Pneumol.* 2009;35:973-979.

190. Sullivan PE, Markos PD. *Clinical Procedures in Therapeutic Exercise.* Stamford, CT: Simon and Schuster Co; 1996.

191. Massery MP. An innovative approach to assistive cough techniques. *Top Acute Care Trauma Rehabil.* 1987;3:73-85.

192. Knott M, Voss DE. *Proprioceptive Neuromuscular Facilitation*: Patterns and Techniques, New York: Hoeber-Harper Books; 1956.

193. Mahede T, Davis G, Rutkay A, et al. Use of mechanical airway clearance devices in the home by people with neuromuscular disorders: effects on health service use and lifestyle benefits. *Orphanet J Rare Dis.* 2015;10:54.

194. Miske LJ, Hickey EM, Kolb SM, et al. Use of the mechanical inexsufflator in pediatric patients with neuromuscular disease and impaired cough. *Chest.* 2004;125:1406-1412.

195. Garstang SV, Kirschblun SC, Wood KE, Patient Preference for inexsullation for secretion management with spinal cord injury. *J Spinal Cord Med.* 2000;23(2):80-88.

196. Massery M, Sammon K, et al. Comparing airway clearance effectiveness using a suction machine and the Cough-Assist machine for patients in acute rehabilitation [abstract]. *Cardiopulm Phys Ther J.* 2003;14:21.

197. Chatwin M, Toussaint M, Goncalves MR, et al. Airway clearance techniques in neuromuscular disorders: a state of the art review. *Respir Med.* 2018;136(3):98-110.

198. Auger C, Hernando V, Galmiche H. Use of mechanical insufflation-exsufflation devices for airway clearance in subjects with neuromuscular disease. *Respir Care.* 2017;62(2):236-245.

199. Radtke T, Böni L, Bohnacker P, et al. Acute effects of combined exercise and oscillatory positive expiratory pressure therapy on sputum properties and lung diffusing capacity in cystic fibrosis: a randomized, controlled, crossover trial. *BMC Pulm Med.* 2018; 18(1):99.

200. Reix P, Aubert F, Werck-Gallois MC, et al. Exercise with incorporated expiratory manoeuvres was as effective as breathing techniques for airway clearance in children with cystic fibrosis: a randomised crossover trial. J Physiother. 2012;58(4):241-247.

201. Litt IF, Cushey WR. Compliance with medical regimens during adolescence. *Pediatr Clin North Am.* 1980;27:3-15.

202. Muszynski-Kwan AT, Perlman R, Rivington-Law BA. Compliance with and effectiveness of chest physiotherapy in cystic fibrosis: a review. *Physiother Canada.* 1988;40:28-32.

203. Passero MA, Remor B, Salomon J. Patient-reported compliance with cystic fibrosis therapy. *Clin Pediatr.* 1981;20:265-268.

204. Shultz K. Compliance with therapeutic regimens in pediatrics: a review of implications for social work practice. *Soc Work Health Care.* 1980;5:267-278.

205. Kirifoff LH, Owens GR, Rogers RM, et al. Does chest physical therapy work? *Chest.* 1985;88:436-444.

206. Boyd S, Brooks D, Agnew-Coughlin J, et al. Evaluation of the literature on the effectiveness of physical therapy modalities in the management of children with cystic fibrosis. *Pediatr Phys Ther.* 1994;70-74.

21

促进通气模式和呼吸策略

作者：Joanne S. Hartshorn　Donna Frownfelter
译者：时明慧　刘冬妍
校对：董　芬

本章目录

关键词

致谢

特别感谢 Mary Massery 教授的前期贡献。

呼吸功能障碍（无论是原发性还是继发性）患者需要多种干预措施以优化通气和氧转运，从而改善功能结局。有些干预措施是被动的，如调整患者体位或者使用腹带改善膈肌位置。而有些干预是需要治疗师、患者主动配合的，如辅助咳嗽技术、舌咽式呼吸指导和学习更有效的呼吸模式。在理想情况下，患者的整体物理康复计划应包含匹配呼吸与运动的通气策略。为满足呼吸功能障碍患者的需求，制订康复计划非常重要。没有一种单一的干预措施或方法适用于所有的患者。将治疗方法应用于患者时需要依靠正确的临床判断和丰富的经验。本章列举了部分干预措施，旨在提供范例及指导，同时激发临床医师的创造力，为患者制订个体化综合治疗计划，从而改善每位患者的治疗效果（框 21.1）。

框 21.1	优化通气模式的干预措施分类

1. 体位摆放
2. 通气和活动策略
3. 徒手促进技术
   • 促进控制性呼吸模式（膈式）
   • 胸廓松动
   • 促进上胸廓呼吸模式（辅助呼吸肌）
   • 促进对称性呼吸模式（单侧呼吸障碍）
   • 降低高呼吸频率
4. 舌咽式呼吸
5. 提高发声技巧

体位摆放

所有患者每天都会有一段时间处于平卧位休息和睡眠状态，而急症和重症患者卧床时间更长，因而治疗重点应为指导患者早期活动，以预防长期卧床对身体各系统带来的负面影响（见第 17 章）。研究表明，使用镇静药物和在 ICU 中接受长时间机械通气治疗的患者会出现重症神经肌肉综合征或 ICU 获得性肌无力。物理治疗 / 活动和每日中断镇静药物使用等干预措施有助于防止上述问题 [1-4]。这些研究证实了采取干预措施以预防由制动和镇静药物带来的不良反应的必要性。

ICU 早期活动对患者而言是安全且可行的 [5]。早期活动效果体现在以下几方面：镇静药物使用减少、谵妄发生率降低和治疗天数减少，平均 ICU 住院时长缩短 [5]。重症监护学会制定了 ABCDEF 集束化管理策略，以明确并实施多学科干预措施，如增加唤醒、促进自主呼吸、增加配合、预防谵妄和早期活动 [6]。研究显示，在一个乡镇医疗系统的综合 / 内科 ICU 中实施 ABCDEF 集束化管理策略明显降低了谵妄的发生率（从 38% 降至 23%），并缩短了其持续

时间（从 2.96 天降至 0.56 天）。实施该方案后，ICU 患者中进行早期活动的比例从 1% 增加至 10%。与此同时，还减轻了 ICU 后综合征 [7]。

尽管患者长时间处于平卧位存在问题，但这一体位可以作为协助患者被动引流和预防肺部分泌物潴留的契机，还可以成为患者长期呼吸管理方案的自然起点（例如，四肢瘫患者呼吸系统并发症的预防）。气道廓清干预措施中包括特定的体位引流体位（见第 20 章）。通过将引流体位与患者在床上、医院和家中的体位相结合，可实现多样化治疗目标。首先，不同的平卧位可帮助存在主动排痰困难的患者被动廓清分泌物。肺炎依旧是脊髓损伤（spinal cord injury，SCI）、四肢瘫患者的主要死亡原因 [5]。其次，体位的变化可以减轻皮肤压迫、促进血液循环，从而预防压疮 [8]。最后，体位变化还可以帮助延缓关节挛缩和其他骨骼肌肉异常。4 种体位交替（即仰卧位、俯卧位和左、右侧卧位）或改良的 6 种体位（仰卧位、3/4 仰卧位、两侧卧位、两侧 3/4 俯卧位）是患者长期预防性计划中有效合理的方法。

简单的动作改良可让不同体位下的通气更容易。例如，当患者处于仰卧位时，将其双臂置于头上方可促进上胸廓前部的扩张 [9]。同样地，骨盆轻度后倾位更有利于膈肌移动（不同体位的详细解释见第 38 章）。在进行被动体位摆放前，必须确定注意事项和禁忌证，并根据患者的个体化需求做出相应调整。

卧床患者进行被动体位摆放有助于维持气道廓清能力并提高通气潜力。同理，患者的骨骼结构在直立位（坐位、立位）的最佳被动体位摆放也有助于最大限度地提高力学优势、促进呼吸并改善心血管循环。例如，脊髓损伤、四肢瘫患者无法在膈肌下维持肠内容物，使胸廓在 3 个通气平面无法最大化扩张（见第 34 章）。使用从髂嵴至剑突下的腹带可提供正压支持，使肠道恢复到直立状态下的正常位置（图 21.1）。研究已证明，坐位时使用腹带可以使患者肺活量（vital capacity，VC）、深吸气量（inspiratory capacity，IC）和潮气量（tidal volume，TV）都得到显著改善 [10]。在护理中，也可使用腹带帮助更好地促进循环和预防低血压。弹性腹带可以改善 VC、FEV_1、呼气峰流速和 MIP，并延长发声时间 [11]。然而，研究并未观察到对于语音产生（最大发声时间、

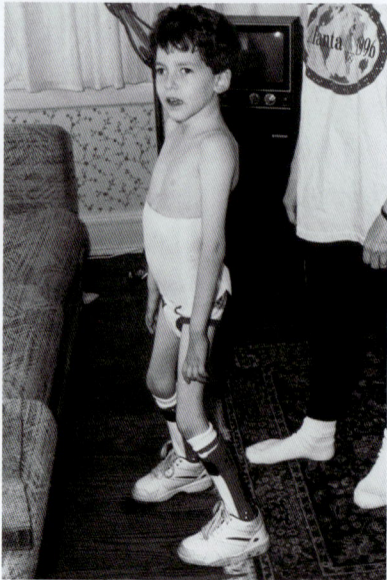

图 21.1　腹带的位置

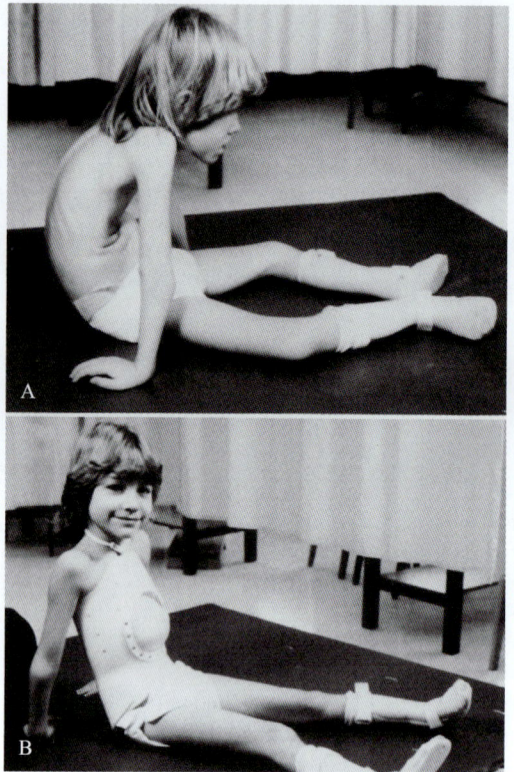

图 21.2　先天性四肢瘫（C5）患者。A. 独立长坐位；B. "夹克"支持下长坐位。注意头部位置、目光交流、髋部力线和肩部旋转的变化

正常说话时的声音强度以及大声说话时的声音强度）的改善[12]。

　　腹带在美观方面也有价值。许多神经功能障碍患者曾经是健康并且自尊心强、对自己外表非常自信的人，现在因为"肚子突出"（腹部肌肉松弛导致腹腔内器官向前下方移位）而出现心理困扰。因此，使用腹带可以极大地帮助患者重建自尊，这在所有康复计划中都应该优先考虑。

　　当脊椎和腹部脏器需要支持时，可以使用称为身体夹克或全接触式胸腰骶矫形器（thoracic lumbar sacral orthoses，TLSO）的硬质腹带（图 21.2）。TLSO 是根据患者从腋下到耻骨的整体躯干形态个体化塑型制作而成的硬质腹带。TLSO 一般由一前一后两个独立的部分组成，理想情况下，前腹部还有镂空部分，以便腹部正常活动。TLSO 应用在腹部的弹性连接部分在保证膈肌活动度的同时，还可以减少腹腔内器官的过度移位。这对需要更多脊柱稳定性的成长期儿童来讲尤其合适，完全性四肢瘫患者可能也会需要此类支具。由于头颈部位置依赖于躯干体位，一件"夹克"对能否保持直立体位的患者来说有不同效果。TLSO 还能显著改善患者的头部控制、眼神交流和发声。然而，由于 TLSO 会限制躯干运动，医师需要详细评估其对每个患者的有效性。

　　被动呼吸技术下一步考虑的是合适的轮椅体位。在通气功能和康复其他领域的表现取决于身体抗重力

时力线对位是否良好。通过使用身体夹克、轮椅上侧方支持、腹带或其他方法来实现身体对称性（图 21.3）。这对习惯性非对称姿势导致继发性骨骼肌肉问题的偏瘫患者来说尤其重要。合适的直立体位可以强化对称性呼吸模式和全肺段通气均一性增加。对于合并自主神经功能障碍的 SCI 患者，较低高度轮椅座位可以改善全身动脉压、心率和每搏输出量。较低轮椅座位还能增加腹压，类似于腹带的作用，并增加高位 SCI 患者的躯干稳定性[13]。因此，治疗师应对每位患者进行仔细分析，包括颈部和躯干支撑的类型、轮椅扶手的高度和宽度，以及脚踏的长度和类型。

改善功能结局的通气和活动策略

　　观察患者活动和通气是物理治疗师的检查和评估中必不可少的部分。患者常常在活动期间屏气，这也会限制其功能性活动能力。当观察到患者在运动中出现屏气或呼吸困难时，使用通气策略非常重要。

　　将患者置于促进通气的正确体位后，加入身体活

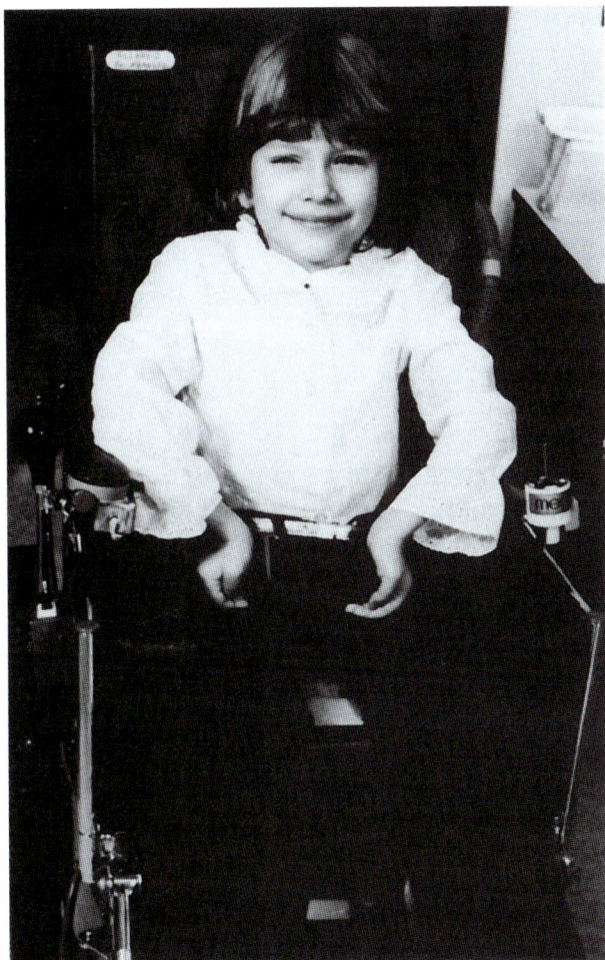

图21.3 轮椅坐位时身体力线的注意事项

- 躯干伸展活动配合吸气
- 躯干屈曲活动配合呼气
- 肩屈曲、外展、和（或）外旋活动配合吸气
- 肩后伸、内收、和（或）内旋活动配合呼气
- 双眼向上凝视配合吸气
- 双眼向下凝视配合呼气

结合简单的治疗任务

吸气

将患者妥善摆放至易于呼吸的体位后，开始治疗和日常生活活动。一项研究观察了节奏性腕关节的旋前和旋后动作，并调整吸气和呼气，使之与手臂运动相协调（表21.1）[14,15]。被动关节活动度（ROM）训练的单项任务可简单包含：嘱患者在手臂抬高至肩前屈时，同时吸气并抬头向上看，以增加通气的主动目标。此类活动鼓励患者在拉伸胸壁肌肉、肋骨自然打开时呼吸，使胸廓活动与呼吸活动都更容易；也可以指导患者使用通气策略来优化功能性活动，如触摸上方的橱柜。患者在活动中应当避免屏气，并在不同活动时配合呼吸。

呼气

同样，主动呼气和被动呼气也应与相反的上肢ROM模式结合（即患者的手臂从前屈回到身体两侧）。这可应用于所有类型的呼气模式中，包括以下几点。

- 被动平静呼气。
- 用力呼气，如吹气、咳嗽和缩唇呼气。
- 发声模式。

因此，治疗师可要求患者大声缓慢地从1数到10，同时手臂离心放回身体两侧。患者掌握呼气和肩

动。干预措施的选择应改善患者的通气支持，治疗师应利用对患者良好的通气支持来改善其活动能力。通过使用通气策略来提高身体活动能力或通过活动策略来提高通气表现，可以使患者更快实现其功能目标并拥有更好的健康状态，包括减少呼吸并发症等。一般来说，这些简单的训练内容只会增加1~2分钟的治疗时间，且除了需要少量枕头和毛巾外，不需要额外设备。因此，时间和花费不是延误治疗的原因。操作者在开始任何治疗干预之前，都需要仔细观察患者并自查以下问题："我是否让患者处于一个易于通气的正确体位？""无论患者处于什么体位，我是否都进行了简要的治疗？""我的口头提示中有没有包括通气反应和功能反应吗？"操作者必须主动将通气融入到每一项活动中，帮助患者理解呼吸是首要的。呼吸是通向功能的桥梁。重要的通气－活动策略总结见框21.2。

表 21.1 吸气和呼气的解剖学

部位	吸气	呼气
躯干	后伸	前屈
肩	前屈、外展、外旋	后伸、内收、内旋
双眼	向上凝视	向下凝视

后伸结合的同时，学习更为复杂的内容：即通过在呼气相刻意说话，控制呼气频率和容量。目前，已有关于呼吸可塑性用于评估运动和体适能变化[16-18]，以及用于慢性下背痛治疗方面的研究[19,20]。临床观察表明，患者掌握了新的通气策略，并在今后反复使用，会潜移默化地转化为习惯性动作。

在最近一项关于 COPD 患者上肢运动时呼吸运动模式策略的研究中，15 名患者在指导下使用与通用模式相反的呼吸运动模式。例如，患者肩关节前屈时进行呼气而不是吸气。研究人员得出的结论是该模式较少出现胸廓不同步现象，因此 COPD 患者使用相反呼吸运动模式是一个重要策略[21]。虽然此项研究仅纳入 15 名患者，但值得注意的是，或可尝试不同呼吸调整方法来确定通气策略。治疗师应鼓励患者在不屏气的情况下，尝试不同技巧并观察哪种技巧最适合患者。

增加患者躯干屈曲力线可改善患者呼气潜能。患者在仰卧时进行上肢 ROM，嘱患者注视双手进行关节活动度训练。这可以激活腹部及肋间肌群，也可以让患者屈膝增加骨盆后倾和躯干前屈角度。躯干屈曲与呼气相配合可作为提高通气效果的躯干活动策略。

如前所述，体位管理与通气指导相结合，可将上肢 ROM 训练由被动模式转变为主动模式。这种运动方式有助于增加患者的吸气量和呼气量，形成早期功能性活动策略，并促进躯干活动。患者可在康复计划初期掌握将活动与呼吸相结合的方法。临床上，将适宜的呼吸模式与早期活动相结合，可以防止在活动进阶到更难、更复杂阶段时出现 Valsalva 动作或浅呼吸现象。此外，即使在辅助模式机械通气或在镇静药物中断期间，患者也可以完成此类训练。

动态活动

吸气可促进躯干伸展，呼气可促进躯干前屈，反之亦然。这一基本通气模式在所有运动活动中可自然发生，但当患者存在神经肌肉或骨骼肌肉损伤时，则可能无法自发完成。在体位变化过程中，例如翻身、坐起或站起时，患者往往会出现 Valsalva 动作和屏气现象。通过指导患者将呼吸与日常活动的动作计划相结合，可有效减少或消除 Valsalva 动作，同时促进心血管功能的改善。

以下为一些常见的日常活动，这些活动均属于典型的粗大运动活动，运用通气策略是提高患者完成此类活动能力的方法。在将通气策略延伸至其他所有活动时，治疗师应进行仔细分析，并观察每位患者在特定运动或活动中的躯干模式和肌肉收缩类型。有时可能存在多个有效通气策略，且并无硬性规定。重要的是确保患者在活动时能够配合呼吸，避免屏气现象的发生。

翻身

让患者尝试翻身，并观察其是以躯干屈曲还是伸展启动动作。对于以躯干伸展启动动作的患者，指导其在翻身时吸气并向上看。对于以躯干屈曲启动动作的患者，指导其在翻身时先吸气，然后在翻身过程中呼气并收下颌。通过这种方式，患者的动作可与自然的整体运动模式相协调，而不是相互对抗，从而增加成功概率。

坐起

应采用同样的方法评估患者从侧卧位撑起至坐位的过程。如果患者在撑起至坐位时吸气，躯干伸展会使动作更有效。可以让患者在坐起过程中向上看，以强化此动作。如果患者身体虚弱、躯干屈曲比较容易成功坐起，在移动过程中应呼气并收紧下颌。可以让患者尝试这两种策略，选择最有效的一种。需要重点关注患者在变换体位时避免屏气。

穿衣

主诉穿衣时呼吸困难加重的患者同样可以从上文提到的活动呼吸策略中受益。研究显示，上肢活动较下肢活动耗氧量更大。建议躯干控制能力较差的患者（例如 SCI）穿衣时采用椅坐位或床上长坐位。在采用长坐位进行如穿裤子、袜子和鞋子等下肢活动时，嘱患者伸展躯干时先深吸气，然后在躯干前屈触及脚趾时，做吹气、呵气或咳嗽的动作。这样便将穿衣这一日常功能性任务与提高呼吸控制、躯干控制和气道廓清技术结合了起来。

上肢穿衣和上肢活动可用同样的思路进行整合。所有活动应与适当的胸壁活动相协调，以将上肢活动效果最大化。因此，每次向上移动手臂至肩关节前屈 90° 时，应指导患者吸气，以触发肩/胸廓节律。全范围肩关节屈曲需要打开肋间隙并分离上下肋骨[22]。许多神经损伤患者丧失原有胸壁活动能力，可能导致肩关节功能性 ROM 部分受限。若吸气与肩关节屈曲不协调，可能限制患者肩关节 ROM 在 140°~150°，并可能在活动期间诱发 Valsalva 动作或导致肩部疼痛。

站起

站起动作需要躯干屈曲和伸展的协调配合。患者常通过节律启动（摇摆）开始坐站转移，这是开始指导呼吸控制的好机会。让患者吸气，然后嘱其身体前倾时呼气，后仰时吸气并伸展躯干。在站起前，可以通过几次摇摆和呼吸循环来帮助患者掌握节奏。患者应该用呼气启动躯干前倾动作；然后用吸气启动站起动作并伸展躯干和颈部。在站立时，颈部主动伸展可促进吸气并因紧张性迷路反射（tonic labyrinthine reflex，TLR）的作用进一步促进躯干和髋部伸肌群收缩。这一机制在临床中常有助于形成更明显的直立姿势，并可能在辅助和独立的轴心转移间产生差异。回到坐位时，为最大限度地在重力影响下有控制地降低身体，患者应进行缓慢且有控制的呼气，例如缩唇呼吸（pursed-lip breathing，PLB）或大声数数。

促进有控制的膈式呼吸模式

治疗师为什么想改变患者的呼吸模式？答案很简单：患者当下正在使用的模式是无效的。通常，人们会使用最有效的呼吸模式。但在呼吸做功增加且存在骨骼肌肉、神经肌肉和肺损伤时，患者可能采取异常且低效的模式。患者知道自己需要努力呼吸，但往往不知道如何呼吸更有效，特别是在紧张状态下。患者可能会自发使用 PLB，但经常用力不当，可能无法减轻呼吸困难。

健康人大约只需要总耗氧量的 5% 和 VC 的 10% 供给呼吸肌做功。因此，在正常情况下，安静呼吸是毫不费力的。

物理治疗师评估和治疗的患者（通常为术后、呼吸系统疾病、神经损伤、创伤性继发功能障碍）可能因为辅助呼吸肌的使用或呼吸或咳嗽的额外消耗，导致 VC 明显降低，耗氧量大大增加。英国一篇文献综述建议，腹部术后肺不张和肺炎的治疗应包括无创呼吸辅助设备的物理治疗干预，如激励式肺量计、间歇性正压呼吸设备、持续气道内正压通气，以及无创正压通气。此外，还包括活动、体位管理和深呼吸练习[23]。

许多肺癌患者同时伴有 COPD，由于术前肺功能受损，术后并发症的风险增加。一项研究发现，对于需要接受肿瘤切除手术的 COPD 患者，术前进行包括运动处方、吸气肌训练、缓慢呼吸技术在内的 10 次，为期 4 周的呼吸康复项目，可以促进术后恢复，缩短 ICU 住院时间，并加快拔除胸腔引流管的速度。尽管该研究仅纳入了 9 位患者，但结果仍提示术前呼吸康复可促进术后恢复。然而，一般腹部手术前进行 4 周呼吸康复并不可行。一些外科医师对是否推迟必要的手术以进行术前呼吸康复持犹豫态度。今后需要更大规模的研究来验证该治疗方案的成本效益，并评估其益处和风险[24]。目前的研究包括对稳定期 COPD 患者进行 6-MWT 评估，比较传统呼吸康复与在线远程呼吸康复的差异，以评估远程呼吸康复的可行性，该方法可以减少患者在可及性和交通方面的障碍，从而提高参与度[25]。

四肢瘫患者的 VC 也会受到影响，可能从正常的 3000 mL 减少至 1000~1500 mL（约 50%）。如果正常潮气量是 500 mL，这就意味着患者每次呼吸会用到 33%~50% 的 VC（最大吸气后的最大呼气量）。即使是正常的平静呼吸，也会大大增加呼吸耗氧量和呼吸做功。患者呼吸储备的减少还可能导致呼吸肌疲劳。在运动或应激状态下，患者会主观感觉呼吸困难加重以及呼吸做功增加。此外，吸烟的 SCI 患者 VC 会更显著地降低[26]。框 21.3 列出描述呼吸模式的常见术语。框 21.4 列出教授有控制的呼吸技术适应证。

应重视呼吸的舒适度和控制方式，这与健康和感觉轻松相关。即使是正常人在面对压力或呼吸做功增加时，也会感到呼吸负担加重。对于每一次呼吸都在挣扎中完成、不知道能否度过这一天的患者而言，通气策略和呼吸控制技术可以成为帮助其最大限度地发挥潜力的关键。框 21.5 中列出教授有控制的呼吸技术目标。

呼吸控制一直在瑜伽中被用于帮助冥想。这是实现康复作用最大化的关键。患者如果不能有效呼吸，

框 21.3	呼吸模式术语

平静呼吸（eupnea）：正常呼吸，重复的、有节律的吸气 – 呼气循环

呼吸过度（hyperpnea）：呼吸增快，通常是指潮气量增加伴或不伴呼吸频率增加

呼吸过速（polypnea，tachypnea）：呼吸频率增加

通气过度（hyperventilation）：与代谢率升高相关的肺泡通气量增加，$PaCO_2$ 降低

通气不足（hypoventilation）：与代谢率降低相关的肺泡通气量降低；$PaCO_2$ 增加

呼吸暂停（apnea）：在静息呼气相呼吸停止

呼吸困难（dyspnea）：患者主观感觉呼吸困难

长吸呼吸（apneusis）：吸气相呼吸停止

长吸式呼吸（apneustic breathing）：长吸呼吸周期中断

潮式呼吸（cheyne-stokes respiration）：潮气量逐渐增加后，又逐渐降低的循环（通常其后会有呼吸暂停）

比奥呼吸（biot respiration）：有规律的深呼吸数次后，突然停止呼吸，间隔一段短时间后又开始呼吸

摘自 Comroe JH, *Jr: Physiology of Respiration,* ed 2. St Louis: Mosby; 1974.

框 21.4	教授有控制的呼吸技术适应证

患者有以下任意一种情况：
- 原发性或继发性呼吸功能障碍
- 手术、创伤和疾病所致的疼痛
- 恐惧和紧张
- 支气管痉挛和哮喘，或即将发生支气管痉挛
- 气道廓清功能障碍
- 肌肉骨骼功能障碍造成的吸气受限，如脊柱侧凸、脊柱后侧凸、漏斗胸；肥胖；妊娠；肺部病变（如肺纤维化等）；放射治疗导致的瘢痕；神经性虚弱（如 SCI、帕金森病、重症肌无力等）
- 充血性心力衰竭、肺水肿、肺栓塞
- 肋骨骨折
- 辅助控制或间歇指令通气模式下的机械通气患者
- 有代偿性呼吸反应的代谢紊乱
- 虚弱和卧床患者：通气量恒定，痰液潴留，并且由于气道廓清能力差，容易发生肺炎和肺不张

就谈不上功能的恢复。因此，患者休息和运动时的呼吸评估至关重要。人们常在感觉费力时屏气，特别是在新的活动中，所以评估患者对新活动的心肺和神经肌肉反应非常重要。在许多康复中心和健康俱乐部中，普拉提运动已被用于帮助患者锻炼核心力量和背部稳定性。普拉提是一种调节身心，同时将身体、心灵和精神整合的方法；它还被舞蹈家和编舞者用来改善姿势控制，使动作更容易完成，优化其表

框 21.5	教授有控制的呼吸技术目标

- 减少呼吸做功
- 改善肺泡通气
- 通过提高咳嗽能力，改善气道廓清功能
- 增加肌肉力量、协调性和呼吸肌效率
- 改善发音和表达需求的能力
- 教会患者如何应对和控制呼吸
- 协助放松
- 松动和保持胸廓的活动性
- 让患者感受自我控制和管理疾病或障碍的信心

现。普拉提的第一阶段包含在后续动作开始前进行膈式呼吸，以激活核心肌肉（多裂肌、膈肌、盆底肌和腹横肌）。普拉提秉持的信念是，当个体核心肌群强壮时，姿势与其他功能性活动的表现都会有所改善。这类似于我们在功能性活动之前教授呼吸功能受损患者进行膈式呼吸控制。Joseph Pilates 采用*控制术*（*contrology*）一词来定义他的观念。这就是我们努力教导患者的——首先学会呼吸控制，然后才能更好地实现功能恢复 [27]。

为原发性与继发性呼吸功能障碍患者指导呼吸控制的注意事项

原发性呼吸系统疾病（如 COPD、哮喘、支气管炎和囊性纤维化）患者与继发性呼吸功能障碍（如 SCI、帕金森病、重症肌无力或吉兰 – 巴雷综合征）患者，在临床表现上有很大不同。一般来说，原发性呼吸系统疾病患者多表现为辅助呼吸肌过度使用，且由于呼吸困难和咳嗽而呼吸做功大大增加。这类患者经常主诉"出气困难"，肺功能测试中显示呼气流速降低也验证了该主诉。这种情况可能导致动态过度充气，即患者通过持续喘息及呼吸频率增加以使更多的空气进入肺部，但缺乏足够的呼气时间。大量空气在肺部积聚，进一步加重患者的呼吸困难感并引起恐慌。对于原发性呼吸系统疾病患者，治疗目标是放松颈部和胸廓的辅助呼吸肌，增加膈式呼吸（腹部和侧肋式呼吸）的使用，并结合放松的缩唇呼吸和延长呼气以减少呼吸做功。这种治疗方案注重能量节省、放松以及将活动与呼吸控制相结合。运动作为呼吸康复计划中的关键组成部分之一，患者应掌握协调呼吸与活动，

并通过自我观察发现劳力性呼吸困难的减轻[28,29]。

目前文献关于膈式呼吸的效果存在争议。尚无实施膈式呼吸的"标准"。许多经验丰富的心血管和呼吸物理治疗师会尝试将教授 COPD 患者放松辅助呼吸肌和使用膈肌作为呼吸康复的重要组成部分。Dechman 报道，检索文献表明许多 COPD 患者认为缩唇呼吸很有效，但文献并没有强烈支持该群体使用膈式呼吸[30]。Cahalin 发现，膈式呼吸训练具有积极影响，但也可能有潜在的不利影响[31]。需对患者进行个体化评估以确定膈式呼吸是否对其有益。例如，对于严重过度充气和继发膈肌低平患者，由于肌肉长度和张力关系异常，无法诱发适当的膈肌运动，膈式呼吸可能没有益处。对于轻、中度并且过度使用辅助呼吸肌的 COPD 患者，膈式呼吸可能会有帮助：膈式呼吸能降低耗氧量、降低呼吸频率，并增加潮气量。

继发性呼吸功能障碍患者，如 SCI 患者，常表现为吸气受限。虽然辅助呼吸肌的结构和功能可能是完好的，但这些肌肉没有参与深呼吸和咳嗽。患者可能有强烈的膈式呼吸，但在吸气时出现上胸部塌陷（反常呼吸，见第 34 章）。教学目标是帮助这类患者掌握使用辅助呼吸肌平衡上胸廓和下胸廓的活动，从而增加通气量并改善咳嗽机制，促进 VC 的增加，预防肺不张和肺炎的发生。

要根据患者自身特点选择适当的通气策略。评估患者时需考虑以下问题。

- 患者在吸气时还是呼气时感到更困难？
- 患者的吸气顺序是否正常（即完整吸气时腹壁隆起后胸廓扩张，然后上胸部扩张）？或是吸气时是否表现为胸部下沉、腹部隆起？
- 患者是否出现呼吸时做功过大？患者是否极大程度地使用了辅助呼吸肌？
- 患者是否频繁清嗓子，咳嗽困难或很难以正常音量讲话和讲出正常长度的句子？
- 在完成活动（如转移、步态和床上活动等）时，通气是否是限制因素？

原发性呼吸系统疾病患者普遍受益于放松辅助呼吸肌和促进放松的膈式呼吸等通气策略。继发性呼吸功能障碍患者通常受益于膈肌和辅助呼吸肌的平衡使用，通过协调上下胸廓的活动，以增加 VC 并为日常活动提供呼吸支持。

缩唇呼吸

缩唇呼吸（PLB）是一种 COPD 患者在呼吸困难时常自发采用的呼吸策略。许多患者发现这种呼吸模式有助于减轻呼吸困难症状。PLB 通过延长呼气时间来减少呼气末肺容积，延长呼吸周期，从而降低呼吸频率并增加潮气量。据报道，使用 PLB 可降低患者自觉劳累程度分级（Borg scale of perceived exertion）评分[32]，同时伴有迅速的血压下降，心率降低以及 6-MWT 距离增加[33]。PLB 因其简单易学、效果显著、可快速使用且易于与活动协调缓解呼吸困难，已被许多呼吸功能障碍患者广泛认可[34]。

在指导患者进行 PLB 时，应强调放松、缓慢、延长、有控制地呼气。患者在自发使用 PLB 时，容易用力呼气，导致颈部和口唇部的肌肉组织紧张。由此产生的压力会将这项技术的效果与随后缓解的呼吸困难相抵消。这一过程中放松头部、颈部和口唇部是必不可少的。如果患者难以放松口唇部，可以尝试发"s-s-s"或者"嘶嘶"的声音，也可以延长呼气并提供呼气末压力。

膈肌和体位的关系

膈肌和其他呼吸肌的呼吸动作通常与肢体活动过程中躯干的姿势控制相适应[15]。膈肌既是参与呼吸的肌肉，也是维持躯干核心稳定性的重要肌肉。当呼吸需求增加时，膈肌可能无法同时维持这两种功能[35-40]。由于膈肌是主要的呼吸肌，其在姿势控制方面的功能可能有所减弱。这一内容将在第 34 章进行全面讨论。

促进膈式呼吸

在患者呼吸再训练的起始阶段，首先应教授患者使用最简单的干预措施以促进膈式呼吸；如果效果不佳，可尝试特殊的促进和抑制技术。框 21.6 总结了促进膈式呼吸的方法。

框 21.6	膈肌易化技术

1. 放松技术
2. 重构技术
   - 放松的缩唇呼吸
   - 呼气、屏气、吸气
3. 嗅气
4. 膈式 Scoop 技术
5. 侧肋部易化技术
6. 上胸廓抑制技术
7. 正常时序技术

膈式控制呼吸

　　膈式呼吸为正常通气模式。在平静吸气时，膈肌和肋间肌为正常的吸气肌。在评估患者呼吸模式时，应注意平静呼吸时是否使用辅助呼吸肌；需要指导原发性呼吸系统疾病患者放松辅助呼吸肌，以减少呼吸做功。SCI 和其他神经肌肉疾病患者使用辅助呼吸肌可帮助平衡通气，提高 VC，增加咳嗽能力，改善讲话时的呼吸支持，并提升功能性活动能力。一项针对健康男性（n=30）的小型研究表明，进行 12 分钟膈式呼吸练习后，收缩压、心率和呼吸频率均显著降低，分别降低了 8.4 mmHg、6.20 次 / 分和 4.57 次 / 分[41]。

　　一般来说，在每个体位和所有治疗性活动中，都应强调膈式控制呼吸，因为体位变换或从一项活动过渡到另一项活动时，呼吸模式不会自动保持不变。如果患者仅在仰卧位时使用这种模式，当活动进阶到更复杂的坐位或转运板转移时，该模式可能无法延续。应教会患者（尤其是 COPD 患者）在侧卧位、仰卧位、坐位、立位以及步行、爬楼梯和其他功能活动中，均掌握膈式呼吸模式。对于神经功能损伤患者，可能需要适当调整呼吸模式以适应其活动水平和能力。

体位问题

骨盆位置

　　促进呼吸模式的第一步是将患者置于最利于通气的体位，本章及第 38 章中将详细讨论此内容。患者的体位和骨盆位置常对呼吸有显著影响。一般来说，骨盆轻度后倾可以促进膈式呼吸；而骨盆前倾可以促进胸廓前部扩张和上胸廓呼吸。了解骨盆位置的细微变化对患者通气能力的影响至关重要，尤其是对神经和神经肌肉功能障碍而继发肺部问题的患者。在腰部或坐骨结节下方放置卷状物均能促进骨盆前倾（见第 38 章）。

上胸部和肩部放松

　　每位物理治疗师都非常熟悉 Jacobsen 渐进式放松训练。Jacobsen 提出，当肌肉达到最大收缩后会使肌肉放松最大化。此技术可以应用到胸部和肩部。治疗师将手置于患者肩部，嘱患者耸肩以对抗治疗师施加的阻力并保持。治疗师的指令是"不要让我的手将你的肩关节压下去"，之后再让患者放松肩部。训练的重点在于放松阶段。在此过程中，口令非常重要。首先，以坚定的语气指示患者"抬高肩膀触到我的手"；随后以温和、平静的语气引导"现在放松"；再温和地重复"就是这样，放松，放松"。肩部的反向旋转动作可以进一步增强干预效果。患者可以独立学习此项技术，以便在感到紧张时能够自我放松肩部。此外，让患者向前和向后做肩部环绕运动，可以放松肩部。有时候放松活动就是重新开始一个更自然的呼吸模式，之后治疗师可以继续进行其他治疗性活动。如果患者再次开始使用辅助呼吸肌，则需重复进行此技术。患者需要学习体会肩部紧张和放松的区别，并能独立地进行自我监测和放松。

重构技术

　　如果患者无法完成呼吸控制，并感到呼吸困难时，可从简单的重构技术中获益。例如，哮喘患者的呼吸频率非常快并感到恐慌，当询问患者为什么呼吸这么快时，患者通常会回答："我觉得吸入的气不够用"或"我喘不过气来"。此时，嘱患者呼气："撅起嘴唇，试着放松吹气""不要用力，自然呼气"。让患者想象吹动蜡烛的火苗但不将其吹灭，是指导患者掌握呼气延长的有效方法，也能自然而然地降低呼吸频率。当患者掌握了这一步骤中的呼吸控制时，可增加以下内容："把气吸满后屏气 1~2 秒"。确保患者没有过度用力而产生 Valsalva 动作或者屏气时间过长。最后，让患者缓慢吸气、保持、再缩唇呼吸。患者需要了解，该技术可以在出现呼吸急促时帮助控制呼吸，并减少恐慌。

吸气肌训练可改善脑卒中患者的心血管功能和运动耐量 [42,43]。一项系统综述显示，呼吸肌训练可以改善脑卒中后患者的最大吸气压（maximal inspiratory pressure, PImax）和吸气肌耐力 [44]，使用阈值训练器进行呼吸肌训练可改善胸廓扩张，并减少非对称性 [44]。

嗅气

若常用的控制性呼吸模式未能充分改善患者的通气功能，可以尝试以膈肌诱发启动的特殊呼吸技术。嗅气是教授患者进行膈式呼吸的简单有效方法 [45]。嗅气主要是由膈肌完成。此技术十分简单，因此，在尝试其他特殊膈肌训练方法前，患者可先尝试嗅气。

与其他治疗一样，第一步最为重要：将患者置于合适体位，确保骨骼肌肉力线良好，以增加膈式呼吸的可能性。包括以下几方面。

选择非抗重力体位，如侧卧位；或选择重力辅助体位以增加支持，如半坐卧位（脊柱有支撑）。

选择骨盆相对后倾、屈膝体位。

选择上肢屈曲小于 90°（肩关节相对后伸、内收和内旋）体位。

选择放置一个或多个枕头垫高患者头部。

每位患者个体化选择的细节会有所不同（如屈膝角度和枕头数量）。治疗师需要为患者找到符合其情况且能促进膈肌活动的体位（关于体位摆放的细节详见第 38 章）。治疗师在执行徒手操作或口头指令前，要将患者置于促进通气的体位。

首先，可以让患者将双手放于腹部以增加本体感觉反馈，肩关节保持相对伸展、内收和内旋。轻声指导患者"嗅气 3 次"。注意观察患者是否出现更大程度的腹部隆起、下胸廓扩张或两者兼有。如果出现这样的情况，要引起注意。在呼气时，告诉患者"慢慢把气呼出来"以帮助其延长呼气相、降低呼吸频率，并经常鼓励患者放松。随着治疗的进阶，指导患者"现在嗅气两次，稍微深吸一点"。此时，是否依然

观察到患者膈肌动度更明显而上胸廓活动较少？如果是，继续让患者"再做一个长而缓慢的嗅气"。如果成功了，接下来可以指导患者"现在更轻地嗅气"，然后"现在更缓慢地嗅气"，然后"更轻"，或"少用力"等。此时患者应该为放松、呼吸频率缓慢和肩关节放松的膈式呼吸模式。

临床经验表明，此技术在原发性呼吸系统疾病和神经损伤患者中的成功率高达 80%。成功的关键在于采用轻松的语调和词语，这样会减少患者焦虑，并传达出放松而非"用力"的信息。一旦模式建立，患者可以根据需要很容易地在指导下独立完成训练。如果患者在当前活动中出现焦虑和过度使用上胸部呼吸，则（全部或部分）在患者起身前进行训练可能更为适合。其他患者可能适合在用餐前、用餐时或者在爬楼梯前进行训练。显然，这一技术的应用要根据患者的个人情况进行。

教授有控制的膈式呼吸（Scoop 技术）步骤

使用 Scoop 技术促进膈式呼吸时，需尽量减少患者指导。此技术旨在让患者感觉其呼吸模式，形成认知意识。之后，患者学习自我提示，形成正确的呼吸模式。

以下是推荐步骤。

- 将患者置于合适体位，一般为半坐卧位、侧卧位或仰卧位，屈膝使骨盆相对后倾并放松腹部肌肉。
- 治疗师将手放在患者腹部与脐齐平的位置。告诉患者感觉自己的呼吸。治疗师跟随患者的呼吸模式数个周期，直至与其呼吸节奏同步。起初不干扰患者的呼吸模式，要跟随患者的节奏和模式。
- 在患者正常呼气末治疗师的手以勺状放于患者的前胸下方，并缓慢牵伸（图 21.4A）。然后告诉患者，"现在，通过呼吸来触碰我的手"，完成缓慢的勺状牵伸。
- 勺状牵伸完成后，指导患者以同样的方法吸气，"用呼吸来触碰我的手"。在每个呼气末为患者完成一次勺状牵伸。数个呼吸循环后，治疗师可通过听到的呼吸声来指导吸气，以促进通气模式。
- 取得了一定的成功后，让患者自己注意呼吸模式。

例如，询问患者："吸气时你是否能感觉到腹部隆起，肋骨向两侧扩张?"患者的手可以放在自己腹部，治疗师的手覆盖于患者手上。呼吸模式加强后，治疗师的手撤离，让患者自主感觉呼吸模式（图 21.4B）。

在教授过程中还应注意以下情况。患者不宜进行太多次深呼吸，以免因过度通气和 CO_2 呼出过多而感到头昏不适。呼吸时，膈肌过度使用也是重要的考虑因素。同时还要注意骨盆和躯干的位置。

当患者掌握了处于侧卧位的呼吸模式后，可尝试在仰卧位进行该呼吸模式训练。然后进阶到坐位（图 21.5A）、立位（图 21.5B）、步行（图 21.5C），再到上下楼梯时（图 21.5D）。膈式呼吸的难度随体位的进阶增加。侧卧位和仰卧位时患者有支持。侧卧位时膈肌处于非抗重力位置，尤其适合膈式呼吸教学的初始阶段。仰卧位时，患者必须对抗重力呼吸。坐位时，患者则须提供躯干支持并维持抗重力稳定性，同时放松肩部。站立时，必须支撑整个身体。当步行和上下楼梯时，呼吸协调、重心转移以及维持平衡进一步增加了活动的复杂性。

当呼吸与步行相结合时，患者不要屏气。应有规律地控制吸呼比，至少为 1:1，呼气稍长最佳可达到 1:2 或 1:4。在瑜伽呼吸技术中，吸呼比可达到 1:6 或 1:8，有时甚至更长。

一般来说，原发性呼吸功能障碍患者的首选模式如下。

- 患者爬楼梯前停下进行呼吸控制。
- 患者先吸气，呼气同时上一级台阶。
- 停下，吸气，然后再在呼气同时上一级台阶。

- 应鼓励患者使用扶手，放慢移动速度，并进行呼吸控制。

神经肌肉骨骼功能障碍患者伴下肢无力时，可能更适合上楼梯时吸气、下楼梯时呼气的呼吸模式。肌肉在下楼梯时为离心收缩，膈肌在呼气时为相对离心收缩。

侧肋式呼吸

侧肋式呼吸也可以辅助膈肌活动，可以双侧同时进行，也可以侧重于某一侧（图 21.6）。在以肋间呼吸为主的活动中，下胸部外侧向扩张能促进膈肌和肋间肌呼吸[46]。

上胸廓抑制

如果其他徒手促进技术在促进膈式呼吸方面效果不理想，吸气时抑制上胸廓活动可能有效。

首先，将患者置于适宜的侧卧位、3/4 仰卧位或仰卧位。该方法从促进膈肌活动开始，通常使用 Scoop 技术。治疗师缓慢将另一只手臂平放于患者胸骨角水平，不施加任何压力，静待几个呼吸循环，感受患者上胸廓活动。

评估患者上胸廓活动后，在患者呼气时，治疗师的手臂轻柔地随患者上胸廓回到静息位。在患者下一次吸气时，不移动手臂位置，使其对患者上胸廓施加压力或阻抗扩张。温和的压力将抑制上胸廓向前向上活动。在每个呼气周期后递增施加的压力，直到患者出于需要，潜意识地增加下胸廓呼吸。

当治疗师注意到患者膈肌或下胸廓肋间肌的移动

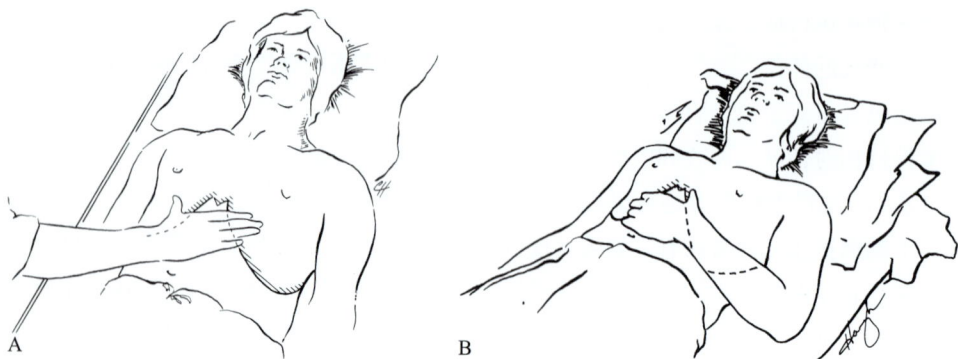

图 21.4 膈式呼吸。A.膈式呼吸时治疗师手的位置；B.鼓励患者继续练习膈式呼吸，以意识到自己的呼吸模式。这通常为教授膈式呼吸的第一步

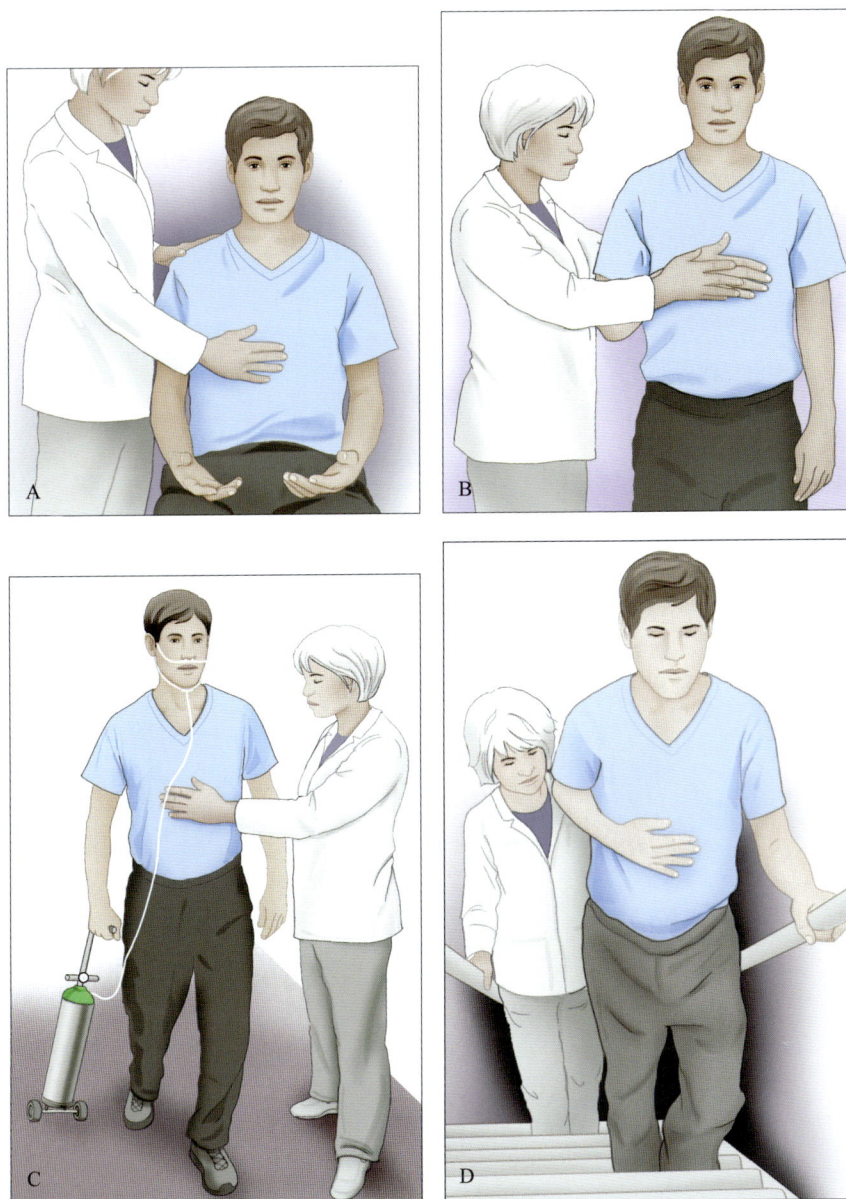

图 21.5　膈式呼吸训练。A. 患者坐位时的呼吸训练，注意患者肩部和手的放松。B. 站立位时的呼吸训练是训练的第三阶段，此时全身镜是有帮助的。C. 步行是训练的第四阶段。鼓励患者放松，控制自己的呼吸，增加距离，速度放慢。D. 上下楼梯是很重要的训练，尤其是对于家里有楼梯的患者。图示患者在指导下，吸气时略微停一下，呼气同时上 1~2 级台阶

增加，提示患者尝试重现该模式。治疗师的另一只手臂继续促进希望获得的反应，例如，可以使用 Scoop 技术。在接下来的吸气中，若患者能维持住增加的下胸部呼吸模式，治疗师应缓慢地减少抑制。患者如果只是部分成功，可重新施加部分抑制来辅助患者。当患者因上胸廓呼吸被抑制而出现焦虑，需要将抑制强度降低到患者舒适的程度。此技术不应该引起患者焦虑，否则就鼓励患者增加上胸廓呼吸而不是抑制。当解除施加于患者上胸廓的压力后，应继续促进膈式呼吸，并努力让患者独立完成。

正常呼吸时序

　　正常平静吸气时（有控制的呼吸），膈肌收缩在表面上看起来是腹部轻微隆起。接下来是下胸廓侧向扩张，通常也会伴较小范围前向扩张。最后是上胸廓略有上升，主要在前 - 上平面，侧向扩张很少。改良自神经肌肉本体促进技术（proprioceptive neuromuscular facilitation，PNF）的正常呼吸时序技术可以帮助患者建立正常呼吸时序。患者的膈肌和下胸廓肌肉同步启动吸气时，可以帮助患者将完整的呼

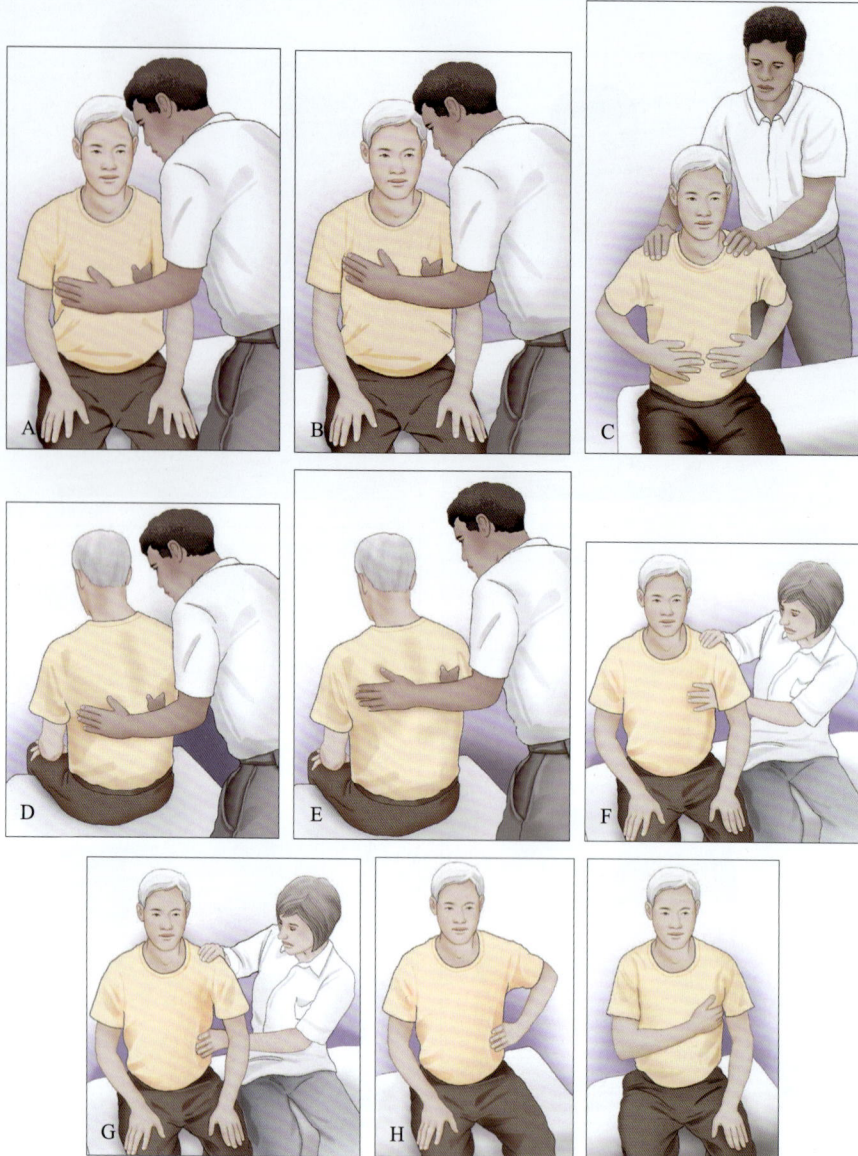

图21.6   侧肋式呼吸。A. 双肺下叶扩张（也可促进膈肌运动）。B. 双侧胸廓中部扩张训练。C. 自我辅助下双侧胸廓扩张训练，注意保持患者肩膀放松。D. 双侧胸廓后侧扩张训练。E. 双侧胸廓后侧扩张训练。F. 单侧（节段性）呼吸，左侧肺中部区域。G. 强调左下叶单侧（节段性）呼吸，注意患者肩膀必须保持向下，双手尺侧缘接触大腿或手掌向上放在大腿上。H. 患者可以将任意手放在同侧胸部上以强调单侧（节段性）呼吸，患者也可以将手向上移以扩张胸廓中部

吸顺序结合在一起。膈肌仍是主要原动肌，鼓励辅助呼吸肌辅助膈肌以改善整体通气。

通常，患者应处于双侧对称仰卧位或支撑坐位并保持骨盆中立。治疗师在呼气相结束后，将勺状手放置于膈肌位置，让患者吸气到"这里"。同时，另一只手放于患者胸壁，向上移动至胸骨下部，给予指示"现在吸到这里"。最后，治疗师的一只手沿着胸壁上移至患者胸骨上部（通常在胸骨角水平），让患者"现在吸到这里"。治疗师流畅地从一只手过渡到另一只手对协助患者流畅地从一个区域过渡到另一个区域的呼吸活动而言是非常重要的。这项徒手技术只是给予患者触觉提示而非手法活动促进。因此，正常呼吸时序技术是适用于患者成功完成初级膈肌训练后进阶的高级技术；它可以解决患者希望通过快速深呼吸产生咳嗽，或通过深呼吸以连贯讲出更长语句等功能性需要问题。

胸廓松动

对一些患者来说，即使选择了良好的体位和适宜的通气策略，单独使用有控制的呼吸仍不能缓解低效的通气模式。这可能由于胸壁活动不充分，以致活动范围不足以满足通气模式需要。例如，SCI患者由于肋间肌和腹肌支持不平衡，导致过度的膈式呼吸模式、胸壁扩张减少，通常称为"腹式呼吸"。在促进特定的呼吸模式前，有必要松动个别肋骨节段增加胸壁在3个通气平面的扩张潜力。胸壁没有活动潜力则无法改变呼吸模式。同样，原发性呼吸功能障碍和COPD、胸部术后、有胸管和急性胸部创伤患者也可能由于胸廓僵硬和疼痛而限制了胸壁扩张。通过后-前向胸廓松动以促进伸展，将呼吸训练和下背痛传统运动疗法相结合，结果显示用力肺活量、持续最大吸气压、胸廓扩张度以及生活质量均有所改善[47]。此类患者均可能受益于治疗项目中增加的胸廓松动。肌肉萎缩、痉挛和疼痛都可能引起胸廓骨骼肌肉限制。因此，患者无论是原发性还是继发性呼吸功能障碍，均可从胸廓松动中获益。

虽然胸廓的骨骼肌肉松动所涉及的技术细节超出了本书范围，但这里介绍了一些供更深入研究的简单技术和建议。松动技术总结见框21.7。

再次强调，治疗师应注意取得成功的第一步是将患者摆放至合适体位。让患者先取仰卧位，在胸椎下垂直放置毛巾卷可增加前胸壁活动，肩部也会因重力贴近床面。此体位可扩张前胸部，使肋间肌和胸肌拉伸，从而易于促进上胸廓扩张。

患者侧卧时可以在重力的帮助下被动活动胸廓侧面，具体方法是将1个或多个毛巾/枕头放在负重侧的下胸廓（第8~10肋）。在毛巾放置情况下，确保

肩部和骨盆仍然与床面接触，以确保侧屈角度合适。这样既能最大限度地伸展胸壁，又避免了不利于胸壁活动的体位。患者各自的情况不同，可以在肋下放置1个薄毛巾卷或在肋下放置3个枕头。

在处于这两种姿势后，可以进行主动或被动的拉伸。即在仰卧位时最大限度地将手臂向头上方举起（肩关节前屈），同时抬头看向双手，此时应用适当的通气策略吸气。由于双肩关节屈曲和吸气都需要伸展肋骨关节，因此在重力辅助的姿势下同时应用这两种技术，能够比单独使用其中一种更大范围地伸展胸壁。如果无法做到全范围屈曲，可使用蝴蝶体位，在肩关节部分屈曲、外展、外旋条件下抬起手臂，肘关节屈曲（像蝴蝶翅膀一样），同时最大限度地吸气并跟随注视手臂。将吸气和肩部屈曲相配合，可以最大限度地伸展胸廓，并促进通气策略的实施。

患者侧卧位下肩关节完全前屈并将手臂上举，最大限度地伸展前侧胸壁，配合吸气和向上凝视。如果患者上肢无法活动，可以通过侧卧于毛巾或枕头上时被动旋转躯干来活动胸廓，并要求患者目光追视活动方向。

处于坐位或站立等相对直立姿势时，也可以进行上述活动。背靠椅背、轮椅靠背或墙壁，胸椎后垂直放置毛巾卷，让患者最大限度地被动或主动向上伸展手臂或摆出蝴蝶体位。毛巾卷可以帮助患者明显感到前胸壁牵伸。进行此活动时应防止脊柱周围骨骼肌和皮肤可能出现的损伤。

如果上述技术无法充分活动胸壁，使呼吸更加顺畅，则必须考虑其他进阶技术，具体如下。

- 特定肋骨松动。
- 紧张结缔组织筋膜松解（例如手术和创伤区域的瘢痕组织）。
- 紧张肌群软组织松解（注：神经损伤患者通常表现为胸肌、肋间肌和腰大肌紧张，而骨科损伤患者常表现为颈部和背部肌肉紧张）。

应用特定的干预措施时，建议加入上述体位和通气策略（例如侧卧时加毛巾卷）以最大限度地提高胸壁活动的获益。本书未详述骨骼肌肉活动和胸廓松动的具体内容。建议在采取上述3种干预措施前进一步阅读主要针对骨骼肌问题的书目。

框21.7	胸廓松动技术

通过毛巾卷或枕头伸展胸壁前侧和两侧
通过上肢模式伸展各肋骨节段
躯干反向旋转
通过通气和活动策略促进全胸廓伸展
各节段肋骨松动
通过筋膜放松技术松解胸廓内或周围的限制性结缔组织
通过软组织放松技术延展紧张肌肉

通气中辅助呼吸肌易化

如果患者在最佳体位摆放、适当通气策略、胸壁松动和膈肌再训练后，仍然没有表现出最佳的呼吸模式，则应使用特殊易化或抑制技术来激活辅助呼吸肌，具体技术接下来会详细讨论，框 21.8 为具体干预措施。

平静呼吸时，由于膈肌提供了大部分吸气量，因此膈式呼吸是最佳呼吸模式。但在部分神经系统损伤后，无法进行膈式呼吸或膈式呼吸非主要呼吸模式[48]。在 COPD 和哮喘患者的呼吸康复计划中，常鼓励患者应用膈式呼吸，而不鼓励使用辅助呼吸肌。然而，神经损伤患者与此不同，常需要使用辅助呼吸肌恢复独立、有效的呼吸模式。

体位仍然是所有通气增强技术中最重要的一个方面。患者在适宜的体位会提高成功概率。在每次活动和应用技术之前，治疗师应通过评估患者头部、上肢、躯干、骨盆和下肢位置，根据患者的优势，利用体位和重力机制来优化治疗效果。例如，骨盆轻微后倾有助于膈式呼吸，而骨盆轻微前倾则有助于胸式呼吸。因此，患者采取骨盆轻微前倾的姿势有利于治疗师易化辅助呼吸肌呼吸。仰卧位时，只需减少屈膝角度，或者在腰椎下垫小毛巾卷即可实现骨盆轻微前倾。

胸肌易化

胸肌肌群可提供上胸廓前侧和侧面扩张的力量，并且经过训练可以非常有效地替代上胸廓瘫痪的肋间肌。通常从改良侧卧位或仰卧位开始训练。治疗师将手放在与收缩肌纤维相同的方向上，以增加吸气过程中该肌群的使用。特定本体感觉输入在促进肌肉方面

框 21.8	辅助呼吸肌易化技术

1. 胸肌易化
2. 胸锁乳突肌和斜角肌易化
3. 斜方肌易化
4. 膈肌抑制
   - 手法抑制
   - 体位抑制
5. 肋外侧易化
6. 前锯肌上推

非常重要，因此需确保手以对角的方式放置于上胸廓（图 21.7）。

治疗师的手掌根部应靠近胸骨，手指对齐，以对角的方式朝向肩部。当治疗师进行快速手法牵伸时，要求患者向治疗师的手放置的位置吸气（在 PNF 技术中对肌纤维重复收缩——向下、向胸骨方向）。通过诱发肌肉的快速牵张反射，同时增加感觉输入，有助于促进特定肌群强有力的收缩。为加强侧向扩张，易化应从胸骨区域通过患者肩部逐渐转移至治疗师的指尖进行。口令提示比非口令提示更强烈，且需要治疗师付出更多努力以引导膈式呼吸。

胸锁乳突肌和斜角肌易化

同样的原理也适用于胸锁乳突肌和斜角肌[49]。当患者处于仰卧位时，治疗师只需要改变手的放置角度特定地易化胸锁乳突肌和斜角肌。将手指从肩部平行转向颈部方向，治疗师进行同样的快速牵张和语言提示。此时手部位置特别能够易化胸锁乳突肌和斜角肌，其次影响胸肌。胸锁乳突肌和斜角肌主要可向前、向上扩张胸廓，而胸肌主要向侧面和向前扩张，这也解释了易化在位置上的细微差异。

斜方肌易化

斜方肌协助上胸廓扩张。治疗师可通过在仰卧位或侧卧位时进行易化，以减少重力阻力。选择直立姿势时，患者必须对抗重力。

治疗师将手放于患者肩部上方，快速向下牵伸斜方肌，以促进更强的上提反应。重复收缩可促进全范围 ROM 的收缩。耸肩动作应与吸气和向上凝视相结

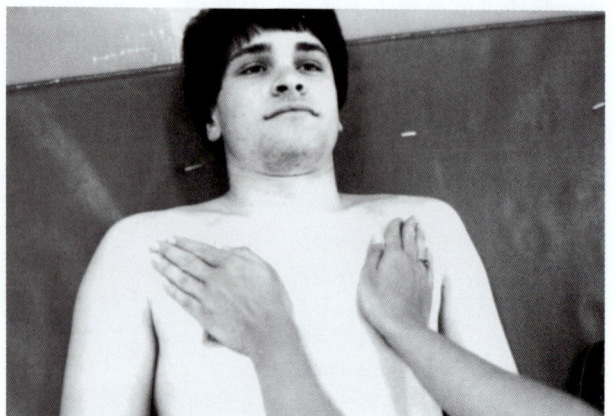

图 21.7　正确放置双手，以增强胸肌在胸式呼吸中的作用

合以使易化效果最大化。

膈肌抑制

本文介绍了两种在吸气过程中抑制膈肌过度使用的技术。理想情况下，治疗师要平衡膈肌和辅助呼吸肌的使用，尤其是肋间肌、胸锁乳突肌、斜角肌和斜方肌。这样做是为了防止胸廓的反常运动，以及避免肌肉失衡导致胸廓肌肉骨骼的不良变化，如漏斗胸。

对于脊髓损伤、脊髓灰质炎、脊柱裂、发育迟缓、头部外伤和脑瘫患者，在呼吸再训练过程中，可能有必要抑制膈肌。如果没有辅助呼吸肌的帮助，可能因膈肌太弱而无法产生足够的潮气量和肺活量。此时，可采用膈肌抑制技术，鼓励患者使用辅助呼吸肌以帮助独立自主通气。患者通过学习协调无力的膈肌与功能完整的辅助呼吸肌，不仅增加潮气量和肺活量，还可以改善所有肺段通气和整个胸廓活动。

在没有周围肌肉组织（特别是肋间肌和腹肌）支持的情况下，也可能需要抑制异常强壮的膈肌。例如，截瘫和低平面四肢瘫患者的膈肌功能完整，但腹肌和肋间肌功能缺失，可能出现反常呼吸模式（见第34章"代偿性呼吸模式"）。在这种情况下，必须加强辅助呼吸肌的使用，同时保持对膈肌的抑制，尽可能避免发展为漏斗胸。这种呼吸再训练方法的目的是通过平衡吸气时上下胸廓的使用，以消除上胸廓的矛盾运动。在部分脊髓损伤患者中发现，肋间肌痉挛可帮助保持上胸廓位置，减少负压和重力对胸廓的影响，从而阻止形成矛盾运动。平衡胸廓运动可增加潮气量和肺活量潜力，并增强部分胸廓的活动能力。

在实施膈肌抑制技术时，患者可采取仰卧位、半坐位或侧卧位，上臂置于头顶或在腰部向后拉，以打开上胸廓。在患者可耐受的情况下，取出头枕，使骨盆前倾，并通过检查患者是否仍能舒适地吞咽来评估气道安全性。治疗师将手掌根部轻轻放于患者腹部，大约与肚脐齐平。此时，治疗师不向患者发出任何指示。当患者开始正常呼气时，治疗师轻轻将手掌根部向上朝患者膈肌中心腱移动（见图21.4）。呼气结束时，治疗师应将手保持在呼气后缩短的位置。在接下来的吸气阶段，膈肌会在下降时受到轻微阻力，从而抑制其完整的ROM。治疗师在下次呼气时重复该技术，仔细地将手掌根部向上和向内推，以在各个吸气

阶段保持更强的抑制作用。患者通常在2~3个通气周期后会下意识地开始改变呼吸模式，以增加上胸廓扩张，从而协调因膈肌暂时无法进行有效胸部扩张而产生足够潮气量的情况。治疗师应仔细观察患者自发选择使用的辅助呼吸肌：是否对称使用？动作质量如何？开始时是剧烈还是平稳？患者是否出现疲劳或不协调？

直到此时，治疗师才能指出患者呼吸模式的变化。治疗师在不改变手部位置的情况下，向患者描述观察到的新呼吸模式下的有益改变（例如，上下胸廓扩张之间的平衡或胸骨的矛盾运动的减少）。然后，询问患者是否注意到较前有所不同，在意识水平认识到这种新的呼吸模式。治疗师可在患者适应模式之后的4~6个呼吸周期后，逐渐解除所施加的压力。

治疗师在逐渐减少施加压力的吸气周期中，嘱患者尝试重复认知中所需要的呼吸模式。解除压力所需的循环次数应与施加压力所需的循环次数相同。当患者被迫使用上胸廓辅助呼吸肌或有呼吸困难风险时，以及几乎没有本体感觉提醒患者改变呼吸模式时，该技术可以很容易地从完全抑制过渡到分级抑制。分级抑制用于帮助患者学习控制新的呼吸模式。如果患者在压力解除阶段对新模式失去控制，治疗师可以在下一个呼气阶段重新施加一些压力，帮助患者恢复控制。治疗师可以在患者掌握所需模式且可以解除所有压力前，根据患者的需要减少或重新施加压力。

掌握该技术不需要认知参与，因此对难以通过认知改变呼吸模式的患者尤其有效，比如幼儿、脑损伤患者和运动学习迟缓者。须注意避免快速加压导致快速牵张反射，以免引发不必要的腹部收缩或痉挛[50]，或者引起强烈的膈肌收缩。该技术不会产生痛苦。治疗师的手必须放于腹部，而不是胸廓上，以确保正确影响膈肌。通过改变体位实施该技术时，需要更多的躯干控制。治疗师应观察患者是否能够保持整体呼吸模式，或者是否能在对抗重力下避免矛盾运动。

第二种技术是一种通过物理阻碍膈肌动度的简单方法，适用于病情较为严重的患者。患者采取俯卧屈肘支撑位（图21.8A）。对于神经系统受损严重患者，下胸廓与物体表面直接接触，因此前下方向扩张受到抑制，肋外侧扩张受限。上胸廓处于伸展位，上

肢固定，使前部和上部辅助呼吸肌达到最佳长度 – 张力关系，便于易化。此外，上胸廓伸展位也是一种重力辅助姿势，有助于上胸廓前侧的扩张。通过使用头部和颈部模式（如 PNF 对角线），或使用静态 – 动态活动（如伸出一侧肢体时将重量转移到支撑侧肢体），治疗师可以很容易地促进上胸廓呼吸的增加（图 21.8B）。治疗师可以使用上述相同的模式实现其他目标，如增加头颈部控制、增强肩部稳定性或提高上半身平衡能力。因此，通过帮助患者将运动目标与通气模式相协调，患者更有可能将这种模式融入日常活动中，这是通气再训练的最终目标。

手法膈肌抑制技术对患者的危险程度通常低于俯卧屈肘支撑抑制技术。俯卧屈肘支撑位可以完全抑制膈肌活动，可能导致脊椎伸肌无力的神经系统疾病患者出现严重呼吸困难。因此，在患者未熟练掌握相关技巧前，不应让其采用此类要求较高的体位。

前锯肌上推

俯卧屈肘支撑位可促进后侧胸廓扩张的增加。在此体位下，重力有助于胸廓前侧的扩张并抵抗后侧的扩张。为增强胸廓向后扩张时前锯肌的作用，可嘱患者推起上半身（有或没有治疗师的帮助）。前锯肌通过引起肩胛骨的侧面运动，从而促进胸廓最大范围的后侧扩张。指导患者在推起过程中深吸气，并在返回起始姿势时（被动或用力）呼出空气。此时的用力呼气可以作为有效咳嗽再训练的预习。温和且控制下的呼气不仅有助于发声，还能为离心躯干肌群训练提供

更大的呼吸支持。

吸气与躯干屈曲相结合仅用于强化后侧胸廓扩张。具体而言，应在躯干伸展时吸气，躯干屈曲时呼气。

非对称功能障碍

非对称功能障碍患者所需的控制和上胸廓呼吸模式与前述情况有所不同[51]。此类患者需要通过易化患侧，以促进上胸廓和下胸廓的对称性扩张，相关技术总结见框 21.9。

对称性体位摆放

通过改变患者体位，可以毫不费力地实现对称通气模式，最大限度地提高胸壁以对称模式活动的潜力。在直立体位下尤其如此，因为不对称通常更为明显。例如，偏瘫患者坐位时可能因为无力或痉挛而向患侧倾斜。同样，原发性呼吸功能障碍患者在胸外科手术后可向手术侧倾斜，以夹板固定手术区域，避免切口和胸导管周围因胸部运动引起疼痛。这两种情况

框 21.9	促进非对称功能障碍患者进行对称性通气

- 通过改变体位，以提高胸廓及躯干倚靠和直立体位时的对称性力线
- 通过体位抑制较强或健侧胸廓扩张，以增强较弱或患侧胸廓活动
- 通过强调时间顺序技术，以增强全胸廓主动对称性呼吸模式

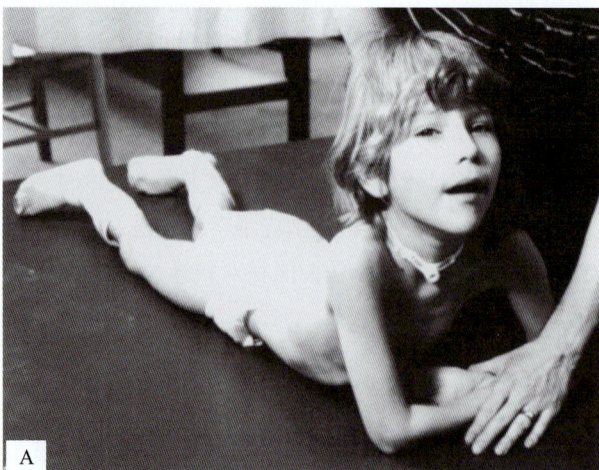

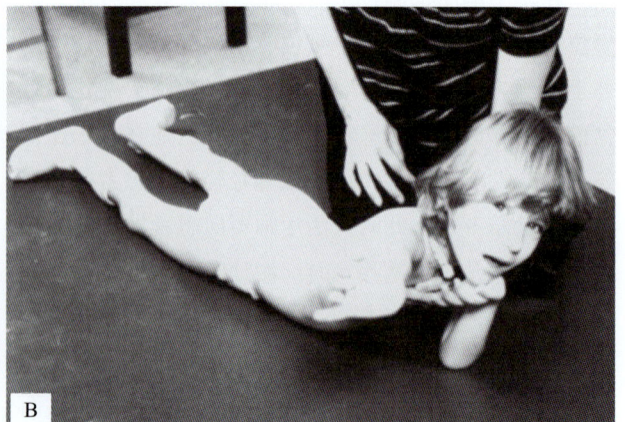

图 21.8 俯卧屈肘支撑位。A. 通过俯卧屈肘支撑位来抑制膈肌活动；B. 通过俯卧屈肘支撑位进行静态 – 动态上肢交替活动，以促进上胸廓辅助呼吸肌参与通气

都会导致呼吸模式不对称，使患侧通气量降低。通过提高胸壁的协调一致性，可以缓解受累侧的通气不足。具体方法包括使用毛巾卷或枕头支撑患侧，以及通过术后良好的疼痛管理来实现这个目标。

体位抑制

对于部分患者，必须采用更积极的体位摆放来增加患侧胸廓的扩张和通气。这可以通过抑制健侧或较强一侧的胸壁运动来实现。通常，侧卧位是最佳选择。患者取健侧卧位，肩关节屈曲小于90°，由于物理学的阻碍，该侧的胸廓侧向扩张会受到抑制。这种体位迫使患者通过其他方法来满足通气需求，从而间接促进对侧（上侧）胸廓扩张。然后，治疗师可以通过手的放置，为患者患侧或较弱一侧的上胸廓、中胸廓或下胸廓提供感觉和运动输入，进一步促进该侧的通气增加。在康复早期或胸部手术后不久，患者处于侧卧位（抗重力运动）时，可能难以克服重力进行胸廓侧向扩张。此时，患者可采取3/4仰卧位，以减轻重力负荷。随着患者逐渐适应，可逐步过渡到完全侧卧位，以实现治疗效果最大化。

时序的重要性

另一种促进胸壁对称性运动的技术是在多种体位下进行的，如仰卧位、坐位或站立位。治疗师将手对称地放置于下胸廓两侧、胸廓中部或上胸廓前侧。在呼气结束时，治疗师对触及的肌肉进行快速牵伸，以促进该区域的深吸气。在吸气开始时，治疗师观察到两侧胸廓活动后，立即徒手阻止（或抑制）较强一侧的胸部扩张，并继续快速牵伸较弱一侧。通过溢出反应，促进较弱侧的扩张增加。该技术改编自PNF时序强调技术，利用较强一侧的力量来促进较弱一侧的运动。这种技术可以应用于胸部的任何区域，且在技术应用区域中，对称运动应为常态。

降低呼吸频率

除了通过促进和抑制技术改变呼吸模式外，部分患者需要在调整有效呼吸模式前降低呼吸频率。（技术总结见框21.10）。许多神经系统受损患者，由于神经肌肉张力高，会通过增加呼吸频率来代偿潮气量

框 21.10	降低呼吸频率的技术

通过前述技术增加潮气量
反向旋转技术
坐位蝴蝶技术
- 直线平面
- 反向旋转
伴吸气和呼气停顿的放松缩唇呼吸

的下降，或因脑干损伤而影响呼吸中枢。此外，许多焦虑患者，如哮喘患者以及因骨科、外科疾病伴疼痛的患者，也可能出现呼吸频率过高的情况。为恢复通气效率，可能需要增加潮气量并同时降低呼吸频率。

本章中描述的技术通过改善整体通气模式，促进潮气量的增加，并且降低呼吸频率。对于神经系统受损患者，采用PLB和模式重塑、胸廓松动和促进上胸廓呼吸等干预措施，通常有助于实现更慢、更深、更可控的呼吸模式。

反向旋转

下面描述的技术是专门为降低呼吸频率和改善胸廓活动而开发的。反向旋转技术有助于降低神经肌肉张力并增加胸廓活动性，从而在增加潮气量的同时降低呼吸频率。此干预措施对以下患者效果显著。

- 神经损伤和手术后认知功能下降的患者。
- 幼童（因其无法通过言语表达需求）。
- 神经肌肉张力高的患者。

如第20章所述，反向旋转技术也是一种非常有效的辅助咳嗽技术。由于该技术需要旋转动作，脊椎骨质不稳定的患者禁用。

患者在床上或垫子上取侧卧位，屈膝，手臂舒适地前伸至头部和肩部位置。实施该技术时，上肢处于舒适的位置，手臂位置越高效果越好。放松体位对该技术的成功至关重要，因此患者应处于伸展且舒适的姿势。尝试降低高呼吸频率的第一步是使神经肌肉张力恢复正常。患者不适也可能导致张力和呼吸频率增加。

治疗师的自身姿势也很重要，因为它直接影响施加于患者胸壁的力量。治疗师在治疗开始时应站在患者身后并与其躯干保持垂直。如果患者取左侧卧位，治疗师将左手置于患者肩部，右手置于患者髋部。然

后，治疗师双手位置不变，感受患者的呼吸周期，评估患者的主观频率和节律以及整体神经肌肉张力。只有在完成评估后治疗师才能开始该技术的主动阶段。使用 PNF 技术的节律起始方法：患者取侧卧位，在小 ROM 内轻轻地进行轴向旋转。逐渐增加旋转幅度，使 ROM 从侧卧位扩大到俯卧位。在这一过程中，旋转动作有助于降低神经肌肉张力，从而增强该技术第二阶段的效果。

在该阶段，治疗师可以通过听觉感受患者的呼吸频率。当患者旋转的 ROM 增加并开始减慢呼吸频率时，治疗师可利用患者的听觉提示作为促进因素，帮助患者建立更慢的呼吸频率。听觉提示是一种非常有力的呼吸节律促进工具，能够有效帮助患者调整呼吸模式。

在第二阶段，治疗师需要慢慢改变姿势，从初始位置过渡到对角姿势，即站在或半跪在患者髋部的位置，并旋转大约 45° 面对患者头部的对角方向。此时，治疗师的手部位置更加精确。假设患者取左侧卧位：在呼气周期开始时，治疗师将左手缓慢滑动至患者右侧肩部胸肌的位置，注意不要使用拇指或指尖；右手缓慢移回到患者右侧臀窝（臀部凹陷处）（图 20.13A）。在呼气结束时，治疗师通过轻柔地向后下方拉动肩膀的同时，向上前方推动髋部的手法，在 3 个通气平面上挤压胸廓，促进更完整的呼气。

治疗师在患者开始下次吸气时转换手的位置以改善潮气量。治疗师将左手向后滑动至患者右侧肩胛骨处，右手向前滑动至患者右侧髂嵴正前方（见图 20.13B）。治疗师在患者吸气时，慢慢拉伸胸廓使吸气时潮气量达到最大。治疗师用左手将肩胛骨（如果肩胛骨不稳定，则推动胸廓）向上推离脊椎，用右手向后下方下拉骨盆，使 3 个通气平面达到最大活动范围，从而提高吸气量。治疗师应尽可能使用手掌或掌根施加力量，以避免让患者感到不适，并最大限度地利用易化区域。

最初，治疗师根据患者的呼吸频率开始和结束呼吸周期。通过反向旋转技术降低患者的神经肌肉张力，促进潮气量增加，治疗师可逐渐减慢旋转速度，同时建立患者的听觉呼吸提示，以进一步减慢呼吸频率。随着治疗师对患者呼吸模式的控制逐渐加强，患者通常会适应较慢的呼吸频率。许多患者干预效果显著。如果患者能够理解指令，治疗师可以提醒其注意呼吸模式的变化，并鼓励他们主动放慢自主呼吸频率。

治疗师可以通过减少触觉输入来进阶技术。易化的最后阶段应该是去除听觉提示。与膈肌抑制技术一样，治疗师在需要时可以重新施加更强的感觉输入，以快速恢复对患者呼吸模式的控制。如果患者的呼吸频率非常快（即每分钟 50~60 次），治疗师可以每 2~3 次呼吸使用 1 次易化技术，以避免患者或治疗师疲劳。

可以明显看出该技术的应用不应仅限于呼吸功能的改善，而应纳入患者的整体康复计划。例如，它可用于自然启动主动翻身动作，或作为前庭刺激的一部分，以促进整体功能的恢复。

蝴蝶技术

如果患者的运动控制能力良好，可以采用该技术的站立形式。在无支撑坐位时，治疗师根据患者平衡需求，站于身后或身前，嘱患者将手臂抬高成蝴蝶姿势（或协助患者将手臂抬成蝴蝶姿势）。从舒适的 ROM 姿势开始，随着患者的自然呼吸频率，治疗师使用指令促进呼吸。患者吸气时，手臂向上抬起至肩关节轻度屈曲。患者呼气时，轻轻放下双臂。随着患者的适应，逐渐增加手臂移动幅度，并嘱患者跟随指令呼吸。通过提示"要求"患者放慢呼吸频率，并进行更深、更慢的呼吸。同时使用以下通气策略可促进深吸气和呼气：①在肩屈曲和躯干伸展时吸气；②在肩伸展和躯干弯曲时呼气。通过这种方法，患者可以增加潮气量并降低呼吸频率。

与前述技术一样，治疗师首先根据患者的呼吸频率进行指令，然后过渡为呼吸更慢、节奏适宜的指令。患者接收到提示后即使无法遵从指令，也会下意识地降低呼吸频率。

该技术可调整为对角线运动，而不是直线，以促进更多的肋间肌和腹斜肌收缩。患者抬头看一侧肩膀，吸气时将手臂抬高至脑后。然后让患者向下看对侧膝部，呼气时将手臂向下放至对侧膝部（图 21.9）。

放松的 PLB 也可以结合到之前描述的技术中，以进一步降低呼吸频率。通过缩紧嘴唇延长呼气相，患者会自动降低呼吸频率。研究报道，指导 23 名健康大学生以每分钟 6 或 12 次的频率呼吸，吸呼比为 0.42 或 2.33，结果显示较低的吸呼比能够增加放松感、正念和正能量，同时心率变异性的高频率相关性上升。这表明吸呼比可以调节自主神经系统和主观反应[52]。

舌咽式呼吸

　　少数神经功能障碍患者需要的不仅是促进辅助呼吸肌的使用或改变呼吸频率以满足基本通气需求[53]。随着医疗技术的进步，更多的高位 SCI（C4

以上）患者幸存。在康复过程中，治疗师面临着保存患者生活质量的艰巨任务。这些患者和许多中老年脊髓灰质炎患者应掌握舌咽式呼吸（glossopharyngeal breathing, GPB）技术，以更大程度地实现自主通气，改善患者生活质量。这种增强的呼吸模式使患者重新掌控了部分生活，并恢复了因严重神经损伤而失去的通气功能。

　　GPB 是 20 世纪 50 年代为脊髓灰质炎患者开发的一项技术，旨减少对铁肺通气的依赖。研究发现，即使不使用机械通气，患者通过使用嘴唇、软腭、口腔、舌、咽、喉等器官也能吸入足够维持生命的空气。在此过程中，只需要脑神经功能完整。该方法使

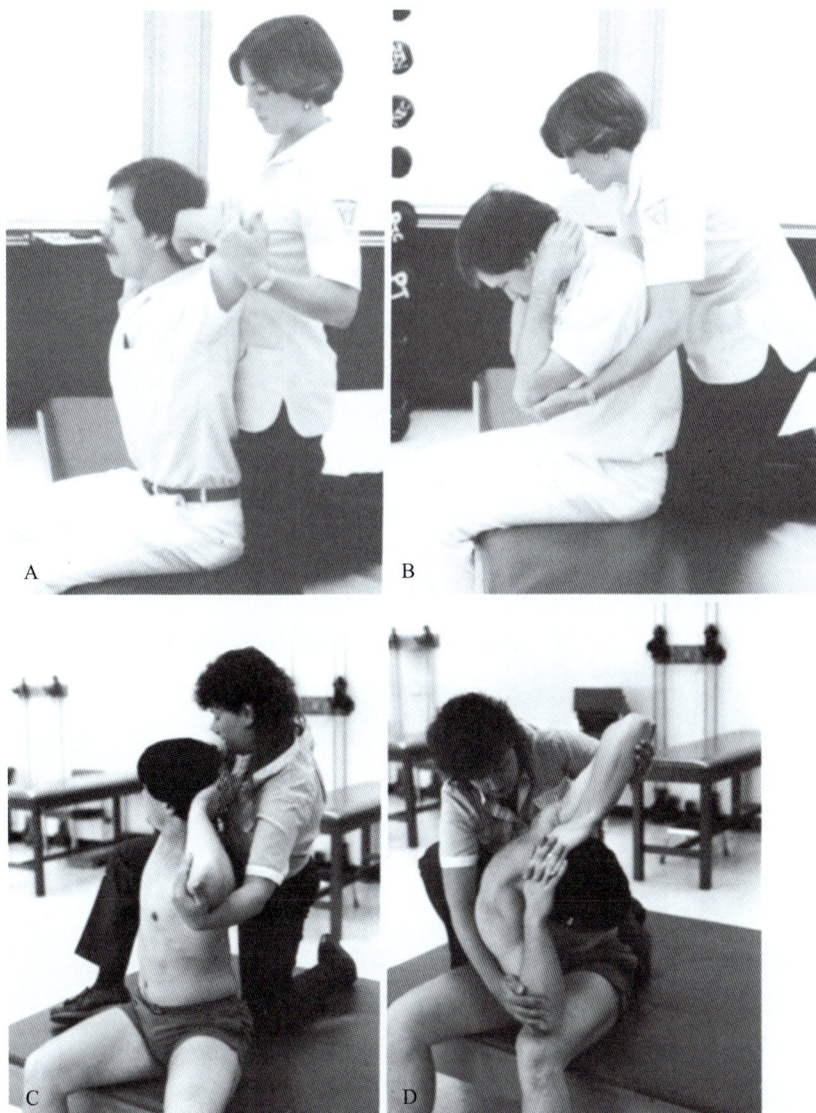

图 21.9　蝴蝶技术。A. 促进吸气的蝴蝶技术。B. 促进呼气的蝴蝶技术。C. 促进吸气的躯干旋转蝴蝶技术，牵伸患者右侧 3 个呼吸平面。D. 促进呼气的躯干旋转蝴蝶技术，挤压患者左侧 3 个呼吸平面

用了和青蛙一样的吸气原则，有时也被称为"蛙式呼吸"。患者通过扩张口腔形成负压，从而吸入外部空气。此时，患者闭口（嘴唇），然后通过舌、咽、喉的协调运动，将空气向后向下移至喉部。

在一项针对 7 名颈 SCI 患者的研究中，患者通过舌咽活塞运动进行 GPB 训练，每天进行 10 个循环（每周 4 天，共 8 周）。结果显示，患者的语音功能显著改善，包括：提高音节重复和大声阅读的音量；增加中等短语长度（每分钟单词量）；降低中位发音不稳定性[54]。

研究一致表明，严重神经功能障碍患者使用该技术可以显著改善肺功能，尤其是 TV 和 VC。GPB 是患者在断开呼吸机或膈神经刺激设备时的唯一通气手段，因此在出现机械或电故障情况下，掌握该技术对患者的生存至关重要。应尽可能教授这一患者群体 GPB 技术。

指导 GPB 需要时间和精力。建议以 10~15 分钟的短时课程开始最佳，因为训练可能会使患者非常疲劳。为了成功掌握该技术，患者每日持续训练也很重要。当患者掌握此项技术后，可以延长练习时间，并教授患者自我监测方法。在开始治疗前，向患者解释 GPB 训练的具体目标，以获得患者的支持与合作。GPB 不仅为依赖呼吸机或膈神经刺激设备的患者提供了脱离机械辅助时的必要潮气量，还有许多其他好处。对膈肌功能部分保留（C3~C4）或主要辅助呼吸肌功能缺失（C5~C8）的四肢瘫患者来说，GPB 可以：增加 VC 以产生更有效的咳嗽；辅助尝试更长、更有力的发声；辅助胸廓内部活动，促进胸廓的协调运动。

由于 GPB 涉及的肌肉缺乏与躯干和肢体肌肉相同的本体感受器、感觉和视觉反馈机制，患者难以感知该技术中必须做出的调整。患者无法看到自己的舌头将空气向后推，也无法真正感觉到咽喉将空气输送至肺内，所以治疗师作为外部反馈系统对治疗有很大影响。使用镜子可以极大地增强视觉反馈，诸如调整姿势或建议模仿另一种声音此类小的变化，可能是患者学习正确掌握方法所需要的。可以使用肺量计和脉搏血氧仪客观评估 GPB 的成功程度。对于不能独立呼吸的患者，TV 的增加表明成功吸入空气。对于不依赖呼吸机的患者，VC 高于基线的 5%，表明 GPB

的成功使用。低位四肢瘫（C5~C8）患者的 VC 增加可高达 70%~100%。

治疗师可以通过比较有或无 GPB 的 VC 或通过主观分析来监测患者 GPB 的成功应用情况。在最大吸气后接着进行 3~4 次成功的 GPB 会出现"如果再吸气会把胸腔撑破"的感觉。"需要咳嗽"的感觉也是 GPB 成功的另一个主观指标。相反，"消化不良"的感觉通常表明空气被吞入胃内，而不是肺内。

最初，治疗师需要多次演示动作，以确保患者理解该动作。治疗师应在演示后继续做动作。这给患者提供可模仿的主动活动模式，并减少患者因舌咽式呼吸导致面部表情奇怪而产生的不安。如果患者能够独立呼吸，则应检查其屏气和关闭鼻通道的能力，因为漏气是失败的常见原因。然后，指导患者触发动作，进行最大限度地吸气后下移空气，以尽可能防止呼吸过程中使用其他辅助呼吸肌。

如果可能，患者应取直立位或至少是对称体位。具体来说，指导患者下颌先向下再向前移动，动作类似于用下唇向上够到悬挂在上唇前上方的胡萝卜（图 21.10A）。颈部需轻度过伸，使颞下颌关节（temporal mandibular joint, TMJ）达到最大活动范围。（该技术禁忌证是颞下颌关节疾病）。嘴唇形状应该就像发出"oop"音一样。然后，让患者闭嘴，使下唇向上伸够到上唇（图 21.10B）。舌和下颌向后拉向咽喉处，嘴和舌的形状就像在说"up"或"ell"（图 21.10C 和 D）。下颌大致以矩形图案路线活动。大多数患者通过发出声音来学习摆动动作；声音和过度的头颈部运动会随动作熟练度的增加逐渐减少。通常，学生（患者）比老师（治疗师）做得更好，因为他们通过持续使用该技术而掌握了所有动作细节。

尽管该技术可以如前所述分解为几个阶段，但大多数文献都建议治疗师不要这样做[55]。简短的说明似乎效果更好，也许是因为运动的连续性对于成功吸气非常重要。如有必要，可在后续阶段给出具体说明。

GPB 指导过程中遇到的常见问题见框 21.11。避免指导舌运动似乎效果更好，可帮助患者学习外部身体运动。

当单次动作熟练且连贯时，可提高 GPB 的耐受性。使用 GPB 辅助自主通气的患者通常在最大吸气

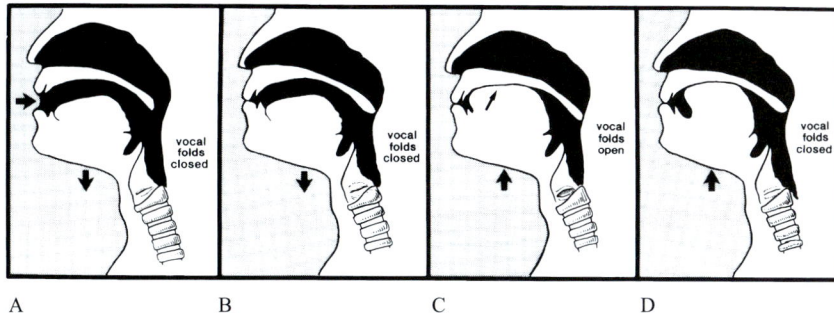

图 21.10 舌咽式呼吸。A.张开嘴吸入空气。B.关闭上下颌以留住空气。C.用舌头将空气推入气道。D.声带闭合以防止空气被动泄漏。然后重复整个动作

| 框 21.11 | GPB 指导过程中的常见问题 |

- 鼻腔和声门开放，导出空气溢出
- 消化不良的感觉，表明空气进入食管而不是气管
- 吸气时嘴的形状不正确（通常是因为缩唇不充分）
- 舌向后运动不协调
- 下颌活动能力不充分、颞下颌关节（temporal mandibular joint，TMJ）功能障碍和颈椎 ROM 减少
- 练习该技术时发音错误，如"gulp"一词和"em"的声音

的基础上进行 3~4 次即可。依赖呼吸机或刺激装置的患者每次呼吸可能需要多达 10~14 次动作。这些数字只能作为粗略指导，因为每名患者的技术细节和动作次数会略有不同，重要的是该方法的个体化调整。可以通过血氧仪有效监测患者长时间 GPB 试验后的疲劳情况。血氧饱和度应保持在 90% 以上，以保持足够的动脉氧分压（PaO_2）水平。例如，如果患者开始 GPB 训练时血氧饱和度在 95% 以上，则可以通过观察血氧饱和度是否下降来监测和预测疲劳的发生。如果血氧饱和度开始时低至 95% 左右，然后下降至 95% 以下，则可以预测何时会降至 90%。此时，应结束 GPB 训练，并恢复至原有通气支持水平。脉搏血氧仪不仅可以实时监测患者状态，还能客观记录患者随时间的进步。此外，使用肺量计可以客观评估使用 GPB 带来的进步，为判断患者是否成功掌握该技术提供了客观、具体的指标。

提高发声技巧

与辅助患者吸气不同，旨在提高患者发声技巧的方法必须着重于延长呼气相。咳嗽是一种粗大运动技

能，其有效性更多取决于呼吸肌的力量，而不是精细的呼吸肌控制。相反，发声需要对这些肌肉进行准确、精细的运动控制，并要求声带提供持续的气流通过喉部。两者都是呼气运动，且依赖之前的吸气以获得最佳表现；但咳嗽是利用呼气肌的向心收缩，用力呼出气体，而平静交谈则主要通过吸气肌的离心收缩，在呼气过程中缓慢呼出气体。由于这些差异，改善咳嗽和发声的方法需根据两者的不同特点进行调整。考虑到说话和呼吸之间的关系以及共享呼吸控制的概念，值得注意的是，说话会导致呼吸困难，而呼吸困难也会改变说话能力[56]。当患者说话能力受损时，也应考虑前文所述的脊髓损伤患者的姿势调整和腹带使用[57]。相关技术总结见框 21.12。咳嗽相关问题详见第 20 章。

由于患者 TV 和总吸气量是发声的动力来源，因

| 框 21.12 | GPB 示例 |

以下临床示例可能有助于说明 GPB 的作用。一名 14 岁男孩在火车前跑步时遭受了 C1 完全性 SCI，病情稳定后，胸腔植入了两个膈神经刺激装置。患者无自主呼吸能力。在神经肌肉方面，患者的斜方肌、胸锁乳突肌和颈部固有肌群功能受限。患者和家属担心，如果膈神经刺激装置出现故障或电池耗尽，会立即发生呼吸窘迫。家属认为，如果患者回家生活，他们无法承受这样的心理负担。鉴于患者自述学习运动技能较低下，治疗师建议其接受 GPB 指导，并放缓了整个学习进度。经过 2 个月的艰苦训练，患者学会了在不使用膈神经刺激装置时，能够呼吸 3~5 分钟，才出现疲劳和低通气。在接下来的 1~2 个月里，患者不使用刺激装置，仅使用 GPB，呼吸的时间达到了 2 小时。让医护人员惊讶的是，他甚至在使用 GPB 时学会了说话和操作他的吸吹控制式电动轮椅。患者随后顺利出院回家。尽管这不是他出院计划中考虑的唯一因素，但可能是最重要的因素。

此它们是发声过程中重要的部分。一般来说，正常的 TV 足以支持日常对话。但唱歌、大声说话和专业演讲需要更多的空气，因此要求更大的深吸气量。在指导患者进行更好的呼气控制之前，最好先使用本章前文所述的呼吸模式促进技术。例如，膈式呼吸结合辅助肌呼吸技术，配合快速牵伸和重复收缩，可以促进更深的吸气。

体位

与之前所有的技术一致，优化患者体位是为发声提供呼吸支持的首要方面。当头部处于中立位且下颌内收时，声带处于理想的肌肉长度 – 张力关系。此外，前胸壁的开放使胸廓活动度最大，从而产生最大的 VC。根据前文所述的体位建议，确定特定患者是否需要采取促进膈式、上胸式或单侧呼吸模式的体位。

手法

有多种简单技术可以改善膈肌和肋间肌的离心控制，为说话做准备（框 21.13）。呼气时振动和摇动下胸廓有助于放慢并控制膈肌回弹，尽管其具体机制尚不完全清楚。可能是振动和摇动带来的感觉刺激和本体感觉刺激增强了患者对这些肌肉的注意力，从而延长发声时间。治疗师可要求患者尽可能长时间发出"啊"或"哦"的声音，同时以均匀、温和地力量振动患者胸廓，时间略超过完整呼气相。治疗师的手应放于胸廓侧肋边缘、胸廓中部和胸肌区域，具体位置取决于胸廓哪个区域最需要辅助控制呼气。这与促进

框 21.13	通过增强呼吸支持提高发声技巧

1. 通过调整体位达到中立位下颌内收，以优化声带力线
2. 手法技术
   - 振动或摇动
   - 叩拍或轻拍
3. 离心控制
   - 对抗反转技术
   - 功能性抗阻
4. 改善呼吸支持的语言技巧
   - 唱歌和吹口哨
   - 游戏
   - 管乐器或铜管乐器
   - 发声的停止和启动

深度咳嗽时对患者胸部施加快速、有力的压力截然不同，需确保患者理解这一重要区别。治疗师应强调患者在发声前不要漏气，并尽量在整个过程中保持声音强度一致。这有助于促进吸气肌肉在整个发声过程中缓慢、离心地放松。通过在使用该技术前、中、后对患者的发声进行计时，可以很容易地监测患者的进步情况。通常认为，每次呼吸时 10~12 秒发出 8~10 个音节，即具备说话所需的功能。

应用于儿童时可适当调整该技术。当要求儿童尽可能长时间地说"啊"或"哦"时，治疗师可用手叩拍或轻拍其上、下胸廓，从而产生一系列断断续续的声音。通常情况下，儿童会喜欢这种新声音，并试图反复地发出更长、更大的声音来强调不同的重读。从治疗上来说，这需要儿童在发声前进行更深的吸气并延长呼气相，这两者都是功能性语言所必需的。治疗师可以在儿童更加熟练时增加胸部叩拍幅度，实现更广泛的声音强度变化，也可兼作体位引流的叩拍技术。

离心抗阻技术

还有许多特殊的促进技术可用于增加呼吸支持。理想情况下，患者应处于对称仰卧位或支撑坐位，以使胸廓达到最大范围的扩张。指导患者想象胸廓被拉向天花板并保持这一状态。接下来，让患者慢慢发声，尽量不让胸廓"落下来"。与此同时，治疗师通过持续对患者胸廓施加压力，尝试加快呼气。嘱患者要试着通过控制和延长呼气时间来抵抗上述运动。与 PNF 的拮抗肌反转技术一样，治疗师通过阻抗患者躯干肌肉的离心收缩来促进呼吸控制从而加强呼气相的离心控制，进一步改善发声时的呼吸支持。

同样的概念也适用于功能性任务。参与活动的肌肉在重力影响下（即从立位到坐位、从坐位到卧位，或放下伸到高柜中的手臂）需要进行离心控制，以减缓身体下降中重力的影响。因为平静讲话时的肌肉收缩与之相似，所以教授患者在进行整体离心动作时大声计数或发声，通常可以改善这两种动作。例如，可以指导患者在吸气时把手伸向高架。然后，利用重力进行离心抗阻，嘱患者将手臂放回到膝上或身侧时慢慢大声数数，并控制手臂下降的速度。这类活动可以通过多种方式进行，例如，从货架上搬下重物时控制手臂和躯干，并将重物放到桌子上或患者膝部。此

外，还可以增加动作的姿势要求，例如要求患者站立举起同样的重物，从而增加对肌肉骨骼系统的要求。

发声技巧

不需要治疗师肢体帮助的语言活动可以以小组或个体形式进行。以唱歌为例，通过最大吸气来促进强烈而持久的发声是发音过程中的一个重要目标。同样，吹口哨、吹卡祖笛或口琴可以促进长时间均匀的呼气，尽管这些活动是非言语性的。这些活动易于在护理场所、治疗室和社区集体活动中进行。

按照娱乐思路，促进控制吹气的游戏进一步完善了呼吸肌的运动控制。例如，吹泡泡（尤其是大气泡）、吹灭蜡烛（特别是魔术蜡烛）、在迷宫中吹乒乓球，或者在桌子上吹气而不是用手推动曲棍球盘。鼓励有音乐爱好的患者学习吹奏管乐器或铜管乐器，因为熟练的呼吸控制是吹奏成功的必要条件。显然，娱乐活动的无限可能性需要治疗师发挥想象力。

通过中断呼出气流可进一步改善对言语的呼吸控制。该过程旨在提高功能性言语技巧。功能性言语是一系列声音的停顿和开始。治疗师嘱患者深呼吸，大声数到100。数完几个数字后让患者"暂停"，然后再从停止的数字重新开始；治疗师可以间断打断。由于该活动需要患者在呼吸周期中随意停止和启动吸气和呼气相，因此属于进阶活动，需要在掌握一定的呼气控制后进行。

总结

对于指定任务，选择合适的体位并配合恰当的呼吸方式和动作，可提高成功完成该任务的可能性。如果简单、省时的促进技术不足以改变通气方式，可以适当进阶至手法促进技术。本章内容特别描述了以下辅助促进技术。

- 加强膈式呼吸模式（或呼吸控制）。
- 提高胸廓活动度。
- 加强辅助呼吸肌的呼吸模式（或以上胸廓呼吸为主）。
- 促进对称呼吸模式（针对单侧功能障碍）。
- 降低呼吸频率。
- 辅助技术（如GPB）。
- 提高发声支持。

显然，并不是所有的技术都适用于每一位患者。治疗师需根据患者的具体情况，选择最适合的技术来改善其功能障碍。

体位对增强患者通气和功能能力很重要。在呼吸管理伊始，通过被动或主动体位优化通气和呼吸控制是其他所有技术的基础。医疗团队全体成员都应该注意这一点，而不是仅有物理治疗师关注。随着患者逐渐进步，医疗人员应通过教授更有效的移动策略并配合适当的呼吸模式来帮助患者实现活动进阶，例如将躯干伸展－吸气和躯干放松－呼气应用于所有活动中。以上述简单快速的建议为基础，治疗师可以进一步从各式各样的手法促进技术中选择最合适的干预措施，以实现更有效的呼吸。部分患者可能需要加强膈式呼吸，而另一些患者可能需要加强上胸式呼吸或单侧胸廓活动。一些患者可能会从降低呼吸频率或胸廓松动技术中获益诸多。对于特殊患者群体，治疗师可以指导其在没有机械通气支持时使用GPB技术辅助呼吸。最后，治疗师可以选择不同技术来帮助患者为发声和交流提供足够的呼吸支持。

随着治疗师们愈加认识到有效通气对患者从疾病或创伤中恢复的深远影响，促进呼吸和通气策略已逐渐融入患者的全面治疗中。治疗师们需要认识到，促进通气有效性远远不只是膈肌锻炼，还可以结合多种其他技术帮助患者更快恢复健康，最大限度地发挥潜力，并预防呼吸系统并发症的发生。

综上所述，水能载舟，亦能覆舟，心血管系统与呼吸系统对患者的整体功能而言是一把双刃剑。评估患者的呼吸模式和呼吸控制情况，有助于改善其功能结局。

复习题

（1）为什么治疗师想要尝试改变患者的呼吸模式？

（2）如何将通气策略融入患者的整体治疗中？

（3）治疗师何时不倾向指导患者练习膈式呼吸？

（4）放松在呼吸控制中的作用是什么？

（5）治疗师在何时会倾向指导患者加强应用上胸廓辅助呼吸肌进行呼吸？

（6）何时应指导非对称呼吸模式？

（7）治疗师如何指导患者将呼吸控制融入动态活动中？

参考文献

1. Schweickert WD, Hall J. ICU acquired weakness. *Chest.* 2007;131: 1541-1559.

2. DeJonghe B, Lacherade JC, Durnad MC, et al. Critical illness neuromuscular syndromes. *Crit Care Clin.* 2007;23:55-69.

3. Schweickert WD, Gehlbach B, Polhman AS, et al. Daily interruption of sedative infusions and complications of critical illness in mechanically ventilated patients. *Crit Care Med.* 2004;32(6):1272-1276.

4. Schweickert WD, Pholman MC, Polhman AS, et al. A randomized trial of early physical and occupational therapy in mechanically ventilated, critically ill patients. *Lancet.* 2009;373(9678):1874-1882.

5. Hashem MD, Nelliot A, Needham DM. Early mobilization and rehabilitation in the ICU: moving back to the future . *Respir Care.* 2016;61(7):971-979.

6. Bounds M, Kram S, Speroni KG, et al. Effect of ABCDE bundle implementation on prevalence of delirium in intensive care unit patients. *Am J Crit Care.* 2016;25(6):535-544.

7. Hopkins RO, Mitchell L, Th omsen GE, Schafer M, Link M, Brown SM. Implementing a mobility program to minimize Post-Intensive Care Syndrome. *AACN Adv Crit Care.* 2016;27(2):187-203.

8. Wilczeweski P, Grimm D, Gianakis A, Gill B, Sarver W, McNett M. Risk factors associated with pressure ulcer development in critically ill traumatic spinal cord injury patients. *J Trauma Nurs.* 2012;19(1): 5-10.

9. Beuret-Blanquart F, Boucand MH. Aging with spinal cord injury. *Ann Readapt Med Phys.* 2003;46:578-591.

10. Boaventura CD, Gastaldi AC. Eff ect of an abdominal binder on the efficacy of respiratory muscles in seated and supine tetraplegic patients. *Physiotherapy.* 2003;89:290-295.

11. Wadsworth BM, Haines TP, Cornwall PL, et al. Abdominal binder improves lung volumes and voice in people with tetraplegic spinal cord injury. *Arch Phys Med Rehabil.* 2012;93:2189-2197.

12. Cornwall P, Ward E, LimY, Wadsworth B. Impact of an abdominal binder on speech outcomes in people with tetraplegic spinal cord injury: perceptual and acoustic measures . *Top Spinal Cord Inj Rehabil.* 2014;20(1):48-57.

13. Inskip JA, Ravensbergen HRJC, Sahota IS, et al. Dynamic wheelchair seating options impact cardiovascular function after spinal cord injury. *PLoS ONE.* 2017;12(6):e0180195.

14. Gandevia SC. Balancing acts: respiratory sensations, motor control and human posture. *Clin Exp Pharmacol Physiol.* 2002;29:118-121.

15. Temprado JJ, Milliex L, Grelot L, et al. A dynamic pattern analysis of coordination between breathing and rhythmic arm movements in humans. *Neurosci Lett.* 2002;329:314-318.

16. Mitchell GS, Johnson SM. Neuroplasticity in respiratory motor control. *J Appl Physiol.* 2003;94:358-374.

17. Morris KF, Baekey DM, Nuding SC, et al. Invited review: neural network plasticity in respiratory control. *J Appl Physiol.* 2003;94: 1242-1252.

18. Xing T, Fong AY, Bautista TG, Pilowsky PM. Acute intermittent hypoxia induced neural plasticity in respiratory motor control. *Clin Exp Pharmacol Physiol.* 2013;40:602-609.

19. Anderson BE, Huxel Bliven KC. Th e use of breathing exercises in the treatment of chronic, nonspecific low back pain. *J Sport Rehabil.* 2017;26:452-458.

20. Kolar P, Sulc J, Kyncl M, et al. Postural function of the diaphragm in persons with and without chronic low back pain. *J Orthop Sports Phys Ther.* 2012;42(4):353-362.

21. Costa D, Cancerlliero KM, Ike D, et al. Strategy for respiratory exercise pattern associated with upper limb movements in COPD patients. *Clinics (San Paulo).* 2011;66(2):299-305.

22. DeTroyer A, Kirkwood PA, Wilson TA. Respiratory action of the intercostal muscles. *J Appl Physiol.* 2005;85(2):717-756.

23. Shamy S, Aaradhya A, Kumar AG, Madhan R. Physiotherapy in the management of post-operative pulmonary complications: a critical review of literature . *Indian J Physiother Occup Th er.* 2014; 8(2):69-73.

24. Benzo R, Wigle D, Novotny P, et al. Preoperative pulmonary rehabilitation before lung cancer resection: results from two randomized studies . *Lung Cancer.* 2011;74(3):441-445.

25. Hansen H, Bieler T, Beyer N, Godtfredsen N, Kallemose T, Frolich A. COPD online-rehabilitation versus conventional COPD rehabilitation—rationale and design for a multicenter randomized controlled trial study protocol (CORe trial). *BMC Pul Med.* 2017;17: 140-154.

26. Linn W, Spungen AM, Gong Jr H, et al. Smoking and obstructive lung dysfunction in persons with chronic spinal cord injury. *J Spinal Cord Med.* 2003;26:28-35.

27. Dunn S. Core contraction: successfully integrating pilates equipment with rehabilitation. *Adv Phys Ther Rehab Med.* 2011;41, 42, 51.

28. Gigliotti F, Romagnoli I, Scano G. Breathing retraining and exercise conditioning in patients with chronic obstructive pulmonary disease (COPD): a physiological approach. *Respir Med.* 2003;97: 197-204.

29. Gigliotti F, Coli C, Bianchi R, et al. Exercise training improves exertional dyspnea in patients with COPD: evidence of the role of mechanical factors. *Chest.* 2003;123:1794-1802.

30. Dechman G, Wilson CR. Evidence underlying breathing retraining in people with stable chronic obstructive pulmonary disease. *Phys Ther.* 2004;84(12):1189-1197.

31. Cahalin LP, Braga M, Matsuo Y, et al. Effi cacy of diaphragmatic breathing in persons with chronic obstructive pulmonary disease: a review of the literature. *J Cardiopulm Rehab.* 2002;22:7-21.

32. Bianchi R, Gigliotti F, Romagnoli I, et al. Chest wall kinematics and breathlessness during pursed lip breathing in patients with COPD. *Chest.* 2004;125:459-465.

33. Damle SJ, Shetye JV, Mehta AA. Immediate eff ect of pursed-lip breathing while walking during six minute walk test on six minute walk distance in young individuals. *Indian J Physiother Occup Ther.* 2016;10(1):56-61.

34. Nield MA, Soo Hoo GW, Roper JM, et al. Efficacy of purse lips breathing: a breathing pattern retraining strategy for dyspnea reduction. *J Cardiopulm Rehabil Prev.* 2007;27:237-244.

35. Hodges PW, Gandevia SC, Richardson CA. Contractions of specific abdominal muscles in postural tasks are affected by respiratory maneuvers. *J Appl Physiol.* 1997;83:753-760.

36. Hodges PW, Gandevia SC. Changes in intra-abdominal pressure during postural and respiratory activation of the human diaphragm. *J Appl Physiol.* 2000;89:967-976.

37. Hodges PW, Gandevia SC. Activation of the human diaphragm during a repetitive task. *J Physiol.* 2000;522:165-175.

38. Hodges PW, Heijnen I, Gandevia SC. Postural activity of the diaphragm is reduced in humans when respiratory demand increases. *J Physiol.* 2001;537:999-1008.

39. Hodges PW, Gurfinkel VS, Brumagne S, et al. Coexistence of stability and mobility in postural control: evidence from postural compensation for respiration. *Exp Brain Res.* 2002;144:293-302.

40. Saunders S, Rath D, Hodges PW. Postural and respiratory activation of the trunk muscles changes with mode and speed of locomotion. *Gait Posture.* 2004;20:280-290.

41. Prem V, Rao BK, Gundmi AM. Comparison of Jacobson's progressive muscle relaxation and diaphragmatic breathing on cardio-respiratory parameters in healthy adults—a randomized cross over trial. *Indian J Physiother Occup Th er.* 2011;5(3):117-121.

42. Sutbeyaz ST, Koseoglu F, Inan L, Coskun O. Respiratory muscle training improves cardiovascular function and exercise tolerance in subjects with subacute stroke: a randomized controlled trial. *Clin Rehabil.* 2010;24(3):240-250.

43. Britto RR, Rezende NR, Marinho KC, Torres JL, Parreira VF, Teixeira-Salmela LF. Inspiratory muscular training in chronic stroke survivors: a randomized controlled trial. *Arch Phys Med Rehabil.* 2011;92(2):184-190.

44. Martin-Valero R, Almeida MDLC, Casuso-Holgado MJ, Heredia-Madrazo A. Systematic review of inspiratory muscle training after cerebrovascular accident. *Respir Care.* 2015;60(11):1652-1659.

45. Katagiri M. Neck and abdominal muscle activity during a sniff. *Respir Med.* 2003;97:1027-1035.

46. DeTroyer A, Gorman RB, Gandevia SC. Distribution of inspiratory drive to the external intercostal muscles in humans. *J Physiol.* 2003;546:943-954.

47. Babina R, Mohanty PP, Pattnaik M. Effect of thoracic mobilization on respiratory parameters on chronic non-specific low back pain: a randomized controlled trial. *J Back Musculoskelet Rehabil.* 2016;29: 587-595.

48. Lissoni A, Aliverti A, Tzeng AC, et al. Kinematic analysis of patients with spinal muscular atrophy during spontaneous breathing and mechanical ventilation. *Am J Phys Med Rehabil.* 1998;77:188-192.

49. Costa D. Participation of the sternocleidomastoid muscle on deep inspiration in man, an electromyographic study. *Electromyogr Clin Neurophysiol.* 1994;34:315-320.

50. Lafffont I, Durand MC, Rech C, et al. Breathlessness associated with abdominal spastic contraction in a patient with C4 tetraplegia: a case report. *Arch Phys Med Rehabil.* 2003;84:906-908.

51. Lanini B. Chest wall kinematics in patients with hemiplegia. *Am J Respir Crit Care Med.* 2003;168:109-113.

52. Van Diest I, Verstappen K, Aubert AE, Widjaja D, Vansteenwegen D, Vlemincx E. Inhalation/exhalation ratio modulates the effect of slow breathing on heart rate variability and relaxation. *Appl Psychophysiol Biofeedback.* 2014;39:171-180.

53. Warren VC. Glossopharyngeal and neck accessory muscle breathing in a young adult with C2 complete tetraplegia resulting in ventilator dependency. *Phys Ther.* 2002;82:590-600.

54. Johansson KM, Nygren-Bonnier M, Klefbeck B, Schalling E. Effects of glossopharyngeal breathing on voice in cervical spinal cord injuries. *Int J Ther Rehabil.* 2011;18(9):501-512.

55. Zumwalt M, Adkins HV, Dail CW, et al. Glossopharyngeal breathing. *Phys Ther Rev.* 1956;36:455-459.

56. Bailey EF, Hoit JD. Speaking and breathing in high respiratory drive. *J Speech Lang Hear Res.* 2002;45:89-99.

57. Hoit JD, Lohmeir H. Binding the abdomen can improve speech in men with phrenic nerve pacers. *Am J Speech Lang Pathol.* 2002;117:1-6.

22

运动测试和训练：心肺功能障碍

作者：Moah Greenspan　Greg Sweeney　Elizabeth Dean
译者：贺若曦　黄钰航
校对：董　芬

本章目录

关键词

引言

结构化心脏与呼吸康复计划包含最佳物理治疗实践中的所有基本内容——多学科团队协作（临床提示22.1）、运动评估和训练、患者和照护者教育、长期和持续的生活方式改变。心脏与呼吸康复的目标是通过实施个体化和小组治疗，优化患者身体、心理、社会和职业状况，从而改善心肺功能。此外，康复计划还通过识别和纠正危险因素来促进二级预防，进而防止疾病进展和急性心血管系统与呼吸系统不良事件的发生[1]。

临床提示 22.1

多学科团队包括物理治疗师、医师、护士、病历管理者、呼吸治疗师、营养师、药剂师和心理咨询师，通过团队协作可达到康复效果。

目前，有大量的声明、临床实践指南和共识可用于指导当代心脏与呼吸康复实践。这些证据提供了核心要素和能力要求[2,3]。需要强调的是，物理治疗师的职责是根据详细的病史、初步评估和体格检查、运动测试和处方，以及*持续的*评估，以确保心肺康复的所有组成部分（尤其是运动）都符合患者的特定需求，从而制订个体化康复方案。

心脏与呼吸康复：循证、效果与实践

现有研究已证实了心脏与呼吸康复的有效性。心脏康复是心肌梗死（myocardial infarction, MI）、经皮冠状动脉介入治疗（percutaneous coronary

intervention, PCI）、冠状动脉旁路移植术（coronary artery bypass graft, CABG）、慢性稳定型心绞痛和慢性收缩性心力衰竭的一级推荐治疗[4]。研究表明，心脏康复可使全因死亡率降低12%~24%，因心脏原因死亡率降低了26%~31%[5-7]。呼吸康复的获益包括减轻症状负担、改善健康相关生活质量（quality of life，QOL）、缩短住院天数和降低医疗资源使用[8]。

这些跨专业多学科康复项目具有国际认可的核心标准，已有文献详细描述并推荐给所有心血管系统与呼吸系统疾病患者[2,3]。心脏康复的核心标准是患者评估、营养咨询、体重管理、风险因素管理（血压、血脂、糖尿病）、戒烟、社会心理问题管理、体力活动咨询以及运动评估和处方[2]。呼吸康复标准与之类似，增加了症状管理（呼吸困难）、辅助供氧处方和滴定，以及减少呼吸道感染和加重的预防策略。

相比内外科治疗，无创的心脏与呼吸康复干预更具成本效益，既可提供长期的健康获益，也可降低风险。尽管有这样的价值，但其使用率依旧严重不足。美国心肺康复干预率普遍较低，从10%~34%不等，各州之间、不同疾病之间也存在差异[9-11]。据报道，可获得性和可及性、医师转诊、患者使用以及报销与其他医疗费用覆盖方面存在明显障碍[12]。在少数被转诊的患者中，仅有一小部分人进行康复干预[13-15]。女性比男性参与率低且退出率高[16,17]。美国疾病预防与控制中心（Centers for Disease Control and Prevention，CDC）发起了"百万心脏运动（Million Hearts Campaign）"以应对依从性低和其他障碍，试图提高转诊率（目前约为20%），期待在未来几年内提高到70%以上[18]。

为了提高参与度、依从性和改善患者结局，需特别注意确保医护人员认识到这些益处，并鼓励他们转诊符合条件的患者。此外，识别影响患者参与的促进因素和障碍，从而激励患者参与康复治疗，鼓励其将掌握的新技能应用到家庭和社区中，并确保将新的生活方式延续到心肺康复项目之外[19]。鉴于教育和运动是心脏与呼吸康复的核心，物理治疗师能够为原发性和继发性心血管系统与呼吸系统疾病患者提供康复治疗，还可以在没有正式康复项目时为患者组织跨专业医疗团队。一如既往，教育材料和运动处方必须根据患者的需求和能力个体化制订。

为更好地为患者进行诊断、评估、改善预后和制订运动处方，利用通过规范的运动测试所得的生理数据是必要的。这些数据可用于确保对极量和次极量运动产生适当的心血管和呼吸反应，预测临床表现和结局，并建立训练方案。

运动训练是康复治疗过程中所有阶段的基本组成部分。在急性期，运动已成为一种既定的心肺疾病的早期干预手段，以减轻疾病所致的体适能下降带来的有害影响，预防心肺功能降低，并最大限度地增加剩余氧运输储备[20]。由于早期活动处方一直以来的积极效果，运动测试、处方、训练和治疗计划也将提前在患者康复的进程中完成。

在门诊阶段，运动训练是原发性和继发性心肺功能障碍患者进行有效康复的基石，它包括个体化训练方案，并囊括运动处方的所有要素。想要获得理想的长期效果，对运动处方的终身执行或许是最重要的。（临床提示 22.2）。

临床提示 22.2

心脏病发作和心脏搭桥术后患者参加心肺康复可使 5 年内死亡率降低 20%~30%。

摘自 Centers for Disease Control and Prevention. How cardiac rehabilitation helps? www.cdc.gov/heartdisease/cardiac_rehabilitation.htm

---

随着数据库和结局评估方法的出现，新的康复项目如美国心肺康复协会（American Association of Cardiovascular and Pulmonary Rehabilitation，AACVPR）所登记的项目将更专注于心脏与呼吸康复项目的结局，新建立的标准将进一步优化实践指南[21]。为方便临床医师参考，附录 C 总结了原发性

心血管系统与呼吸系统疾病的评估、评价、运动测试和运动处方的关键点。

心脏与呼吸康复

组成、定义、目的、目标与结局

心脏与呼吸康复的益处是能够改善心肺疾病患者的功能能力、运动耐量和健康相关生活质量。应鼓励符合条件的患者参加康复项目，或至少接受多学科团队的评估，制订以运动处方、营养策略、社会心理评估和患者教育为重点的个体化治疗计划。患者教育通常侧重于行为和生活方式的改变，以促进终身心肺健康。这些康复项目以患者为中心，由包含物理治疗师在内的医疗团队承担健康教练、教育者和顾问的角色。康复项目成功的基础是让患者个人做好准备，在生活方式和行为上做出有意义的改变，并参与终身健康维护和健康项目。该项目健康教育部分旨在帮助患者立即参与主动康复项目或进一步做好参与康复的准备（临床提示 22.3）。

临床提示 22.3

心脏疾病患者进行 36 个疗程的心脏康复后使用支架减少，只参加 12 个疗程的患者未来几年的死亡率也会降低。

摘自 York University's Faculty of Health and University Health Network 2017.

心脏与呼吸康复对患者有积极的效果（临床提示 22.4）。心脏康复可以减少发病率和死亡率，改善生活质量，降低再住院率和医疗花费。呼吸康复可以减轻呼吸困难等症状，改善健康相关生活质量，减少住院天数，降低医疗资源使用[22]。

临床提示 22.4

与常规治疗相比，参加心脏康复的患者发生致命性心脏不良事件的风险降低 30%。

摘自 CardioSmart.org

心脏与呼吸康复除了传统的评估外，还包括调查问卷、完整的病史（包括风险因素评估）、体格检查、特定测试，以及制订目标（图 22.1）。常用调查

姓名		
出生日期及年龄		性别
体重　　　　身高	体重指数	腰围
病史总结	列出您既往内、外科疾病的患病日期和疾病名称。	
药物治疗	列出您目前正在服用药物的名称、剂量和频率。	
家族史	您的父亲和兄弟在 55 岁之前是否患有心脏病？	
	您的母亲和姐妹在 65 岁之前是否患有心脏病？	
目前状态	您运动时是否有胸痛（或胸闷）和心绞痛？	
	如果是，具体是什么引起的？缓解方法？需要多长时间才能消失？	
	您是否因胸痛 / 心绞痛服用药物？	
	如果是，多长时间？多少剂量？用药的效果如何？	
	您曾感到呼吸困难吗？	
	如果是，是什么原因导致的？缓解方式？要多久才会消失？	
	躺下时是否有呼吸困难？	
	步行时是否有下肢疼痛？	
	您是否对这个问题进行过检查？如果是，诊断是什么？	
	您是否有脚踝肿胀？	
	您是否有高血压？	
	如果是，多长时间了，如何管理？	
	您现在血压正常吗？	
	是否服用高血压药物？是什么药物？剂量多少？	
	您的血压现在是否得到控制？	
	您是否有糖耐量异常？	
	您是否患有 2 型糖尿病？	
	如果是，患病多长时间？如何控制血糖？	
	现在您的血糖是否在正常范围？	
	您是否使用胰岛素？有没有口服药物？是什么药物？剂量多少？	
	您是否有甲状腺疾病？	
	如果有，是什么疾病，患病多长时间？是否用药？是什么药物？剂量多少？	
	疾病是否得到控制？	
	您是否有贫血？	
	您是否有胃肠道不适？	
	如果是，描述一下。是否接受医学治疗？	
	您是否有肌肉骨骼或神经方面疾病？	
	如果是，描述一下。是否接受医学治疗？	
	您是否有平衡问题？	
	如果是，描述一下。是否接受医学治疗？	
	您的视力是否正常（有无矫正镜片）？	
	您的听力是否正常（是否佩戴助听器）？	
健康习惯	描述您每周进食情况（全谷物、水果和蔬菜、豆类和小扁豆、肉类和鱼类、饱和脂肪和反式脂肪、精制糖和低纤维食物）。	
	您的胆固醇高吗？	
	多长时间了？	
	您抽过烟吗？	
	什么时候开始的，吸烟量多少，吸烟多长时间？	
	您现在吸烟吗？	
	如果是，吸烟量有多少？	

	您喝酒吗？请描述酒的类型、饮用量和饮用频率。	
	您的日常活动水平如何（描述每周的活动和运动、运动强度、持续时间和频率）？	
	您的生活压力有多大？	
	人生中的压力来源。	
	日常琐事的压力来源。	
	您的压力管理方法是什么？	
	您平均每晚睡多少小时？	
	夜间醒来和起床次数？	

图 22.1　心脏康复开始前评估

问卷有 QOL 调查、功能评估和社会心理筛查。测试项目包括运动压力测试、运动心肺测试和 6 分钟步行试验（6-minute walk test, 6-MWT）等。

表 22.1 为心脏与呼吸康复方案的核心组成部分，反映了多学科团队在全面解决每位患者需求方面的技能和专业知识。这些核心组成部分包括患者疾病和健康教育、营养和最佳体重管理、戒烟、体力活动和运动、压力、焦虑和抑郁管理。心理支持在帮助患者适应病情、治疗愤怒、敌意、压力、焦虑和抑郁以及提高对营养、体力活动和运动、戒烟和终身健康计划等依从性方面至关重要。患者的家庭和朋友以及医疗人员也会提供这些支持。

除了有氧能力，康复方案中的运动训练还注重提高患者的平衡功能、柔韧性和力量，目标是提高患者的健康水平和日常活动能力，从而改善患者的 QOL。运动测试有助于评估患者的运动能力、心肺适能，以及可能影响功能的限制因素。通过制订运动处方，可以确保患者健康获益的最大化，使他们能够完成日常活动，最终改善 QOL。

健康教育是心脏与呼吸康复的主要组成部分，其本身就是一项技能。患者需要了解自己的健康状况，并将其运用到生活中。每个学习者的知识基础和学习方式都是独特的，应该对每位患者进行评估，因材施教，制订适合其类型、水平和形式的教育计划。需要找出患者的不足之处，以便健康教育更具有针对性。例如，冠状动脉疾病（coronary artery disease, CAD）患者通常不了解主要的危险因素（图 22.2）。一般来说，患者对胆固醇、降脂药物以及达到符合共识指南的胆固醇水平缺乏充分认识[23]。参与结构化心脏与呼吸康复项目有助于患者更好地理解疾病、症状和体征以及自我管理策略。每次随访都必须对患者学习情况和实践情况再次进行评估，以确定患者在日常生活中是否内化于心和付诸于日常生活实践。生活方式的建议应贴近患者的日常生活。物理治疗师的有效沟通和教育能力将直接影响该康复项目的远期结局。

患者的需求需要全面处理，包括社会心理、体力活动、营养和教育。慢性疾病常伴随抑郁症状，仅抑郁症管理就可能会提高患者的功能能力。对于呼吸系统疾病，45%~63% 的死亡可归因于疾病晚期本身[24]，其他因素如营养状况、运动耐力下降、功能

表 22.1	心脏与呼吸康复方案的核心组成部分
组成部分	具体内容
评估	主诉 身高、体重、体重指数 教育 职业 / 就业 社会经济地位 家庭状况 吸烟史 饮酒量 基于功能能力的疾病分类
病史	现病史（至今的内、外科疾病情况） 多系统回顾（包括心血管、外周血管、呼吸、肌肉骨骼、神经肌肉、胃肠道、内分泌、肾脏、肝脏、免疫） 用药情况 实验室测试与检查（血液检查、心电图、X 线检查和运动测试） 学习能力评估（受教育程度、喜欢的学习方式、自我效能和是否做好行为改变的准备）
目标	预防 短期 长期
干预措施	通过教学激励自主性和促进自我效能的提升 戒烟 营养咨询（最佳营养、脂质管理、钠控制和体重控制） 高血压管理 糖尿病管理 心理社会管理 体力活动咨询 运动训练 简化工作和能量节省 睡眠与休息 职业康复 娱乐性康复
结局（短期和长期，并与个人目标一致）	参与 履行特定社会角色的能力（如父母、配偶 / 伴侣、职业 / 专业、信仰与宗教活动、休闲娱乐和社区活动） 能力 日常生活活动（activities of daily living, ADLs）和与社会角色相关的任务特异性活动，包括工作和家庭
结构和功能	与目标一致的生理指标变化

摘自 Hamm LF, Sanderson BK, Ades PA, et al. Core competencies for cardiac rehabilitation/secondary prevention professionals: 2010 update: position statement of the American Association of Cardiovascular and Pulmonary Rehabilitation. *J Cardiopulm Rehabil Prev.* 2011; 31（1）: 2–10.

表现不佳以及婚姻状况等社会因素也可能会导致较高的死亡率。

具体的康复目标包括。

- 为患者、社区和其他医疗人员提供改善健康的方法。
- 增加有氧运动能力、肌肉力量和耐力，以促进整体健康和福祉。
- 提高日常生活活动能力和维持工作能力。
- 提高患者在健康生活习惯中的自我效能，以促进长期健康和福祉并实现二级预防策略。
- 使患者转为较低风险类别。
- 减少血管重建术、医疗干预以及医院就诊的风险。
- 促进患者家庭和社区的健康和福祉。
- 降低短期和长期的直接和间接医疗成本。

场景与团队成员

心脏与呼吸康复会在不同场景中进行。第一至第四阶段描述了提供这些服务的场景，涵盖从急诊到社区的多种环境（表 22.2）。除了物理治疗师，康复团队成员还包括医师、护士、运动生理学家、作业治疗师、心理学家、营养师、社会工作者。在某些中心，还包括药剂师等其他专业人员。通常，物理治疗师会参与运动测试和制订运动处方、运动训练计划、训练

计划调整和进阶，以及最终的出院计划。此外，物理治疗师还负责患者和照护者教育以及风险因素管理。物理治疗师应将心血管与呼吸康复的原则和实践应用于任何环境中的患者，包括原发性和继发性心肺功能障碍或有相关危险因素的患者。

物理治疗的组成

评估

物理治疗的核心是关注患者个体，而不是疾病本身。尽管本章重点强调了心血管系统与呼吸系统疾病患者的运动测试和运动训练原则，但合并症和其他因素（如继发性心肺功能障碍以及心肺以外的疾病）可能会干扰治疗。因此，无论患者目前的诊断是什么，都必须检查其危险因素和全身其他系统的健康状况。虽然心肺系统是康复的重点，但有必要对所有系统进行系统检查，以确定是否存在肌肉骨骼、神经、内分泌、血液等系统疾病，并评估其对测试和训练的影响。

评估内容包括检查以下危险因素：家族史、体重和营养状况、吸烟史、活动习惯和有氧能力，以及压力和焦虑情况（包括休息和睡眠状况）。在实施任何干预之前，需要收集详细的病史、检查结果和实验室数据，以建立客观的基线。定期重复评估这

表 22.2 心脏与呼吸康复的各阶段

阶段	心脏康复	呼吸康复（PR）
第一阶段 急性阶段：医院，住院康复环境	术后及内科患者的康复治疗。第 0 天：出院 早期活动、关于减少危险因素和改变生活方式的教育	术后及内科患者的康复治疗。第 0 天：出院 气道廓清、早期活动、关于减少危险因素和改变生活方式的教育
第二阶段 门诊阶段：医师监督，在医院、机构或社区开展	急性发作后或出院。收缩性心力衰竭患者，必须在出院后 6 周内进行；MI 患者，必须在 MI 发生后 12 个月内进行 复查运动测试 回顾危险因素；改变生活习惯 调整生活方式的建议	急性发作或出院后 复查运动测试 气道廓清 回顾危险因素；改变生活习惯 调整生活方式的建议
第三阶段 维持阶段：医院、机构或社区为基础的训练或一对一训练	完成第二阶段 复查运动测试 回顾危险因素；改变生活习惯 调整生活方式的建议 提供进入第四阶段自我管理的建议	完成门诊 PR 计划 复查运动测试 回顾危险因素；改变生活习惯 调整生活方式的建议 提供进入自我管理第四阶段的建议
第四阶段 自我管理	终身致力于改变习惯和生活方式	终身致力于改变习惯和生活方式

些要素并记录结果，以确定患者实现短期目标的进阶程度。

健康不是简单地指身体健康。康复训练的记录和结局与主观幸福感、健康相关 QOL、一般 QOL 和总体生活满意度密切相关。许多量表和问卷的结果反映了这些变量随时间的波动情况。

抑郁与缺血性心脏病有相关性体现在两个方面。首先，抑郁是心血管疾病和相关发病率和死亡率上升的独立危险因素[25]。其次，高达 45% 的人在急性心肌梗死后出现严重的抑郁。因此，转诊行心脏康复的患者应进行抑郁筛查，并在必要时给予心理治疗和药物治疗。独立于肢体康复，针对慢性病相关的抑郁症的治疗可增强功能能力。据报道，抑郁和峰值有氧能力是老年心脏病患者身体功能水平的最佳独立预测因子[26]。这些研究结果表明，独立于运动训练，抑郁和焦虑管理也能显著增强功能能力。

为了优化学习过程，评估还必须包括患者的学习风格和学习潜力，其目的是降低风险类别，并增强患者准备改变的决心。评估患者改变健康相关行为的准备情况，及其参与推荐的降低危险因素行为的意愿，包括改变饮食、体力活动和运动、戒烟以及压力管理和放松技巧。对于每种行为，患者准备改变的程度可能不同。评估障碍包括心理因素、时间安排问题和适应能力等[27]。

干预

除了运动训练外，患者还必须努力改变所有可逆的危险因素。这可能需要具体的干预措施，如正式的戒烟计划和减重方案。在治疗过程中，临床医师可能会调整药物，因此需相应考虑患者的训练计划是否需要调整。此外，医疗团队还应该监测患者在这些不同方面的进阶情况并详细记录，以便用有效的方式解释运动训练的结果，并考虑所有可能的影响因素。其他因素，如体重减轻、减少吸烟（戒烟）和药物调整，也可能与运动训练的显著效果有关。

教育

对患者和照护者的教育是所有心脏与呼吸康复计划的核心组成部分。教育内容包括心脏与呼吸系统在正常和疾病状态下的解剖学和生理学基础知识、营养、体力活动和运动、危险因素的影响、实验室结果分析以及药物作用等。通过这种方式，患者能够获得知识和技能，从而做出改变、实现自我管理，并成为自己生活的变革推动者。无论处于康复的哪个阶段，均应重视所倡导的生活方式和行为改变。据报道，发生冠心病事件后，50% 的吸烟患者出院后会复吸[28]。在改变饮食习惯方面，参与康复计划的患者可能不理解健康饮食带来的益处与只是简单地从饮食习惯中剔除有害的食物之间的区别，即便他们接受了有关*健康饮食与其整体健康状况关系*的规范指导后，也仍然如此[29]。因此，如果要以任何有意义的方式实现真正的行为改变（无论是短期还是长期），其关键是要针对患者的需要和能力去调整相关的健康状况。

与运动训练类似，教育应根据每个人的学习需求进行个体化设置，应考虑年龄、文化、学习方式、种族和文化因素以及患者改变行为的决心等。

运动训练计划

根据患者的诊断、预后、合并症和评估结果制订个体化训练计划。采用 FITT-P 原则，包括频率、强度、类型、时间和进阶。频率应为一周中的多数天数（若非每天训练），但实际执行具有挑战性。通常，一周 3~5 天的训练频率接受度较高。确定最佳的训练强度是另一个临床挑战，可以使用运动测试的生理数据来确定最佳强度，从而简化过程。客观的目标可以通过自觉用力程度（rate of perceived exertion，RPE）、靶心率、V_{O_2} 和通气阈值等来制订。但有些症状难以量化，同时存在的合并症也会影响运动处方的制订。虽然许多文献支持中等强度运动训练的益处，但高强度运动训练的结果越来越受到关注。一项关于运动强度和运动量对死亡率影响的研究纳入了超过 200 000 名受试者[30]。结果表明，随着运动持续时间的增加和强度的提高，死亡率降低[30]。运动类型的选择需要同时考虑短期和长期目标，既要维持功能，又要保持患者的兴趣。如果训练计划中的运动或器械让患者觉得没有获益或没有兴趣，或缺乏训练后的指导，运动训练的依从性将成为一个问题。常见的运动类型包括步行、跑步 / 慢跑、体适能训练和休闲运动[31]。运动时间建议为每周至少 150 分钟的中等强度运动或 75 分钟的剧烈运动。若每周进行 300 分钟的中等强度运动或 150 分钟的剧烈运动，可进一步改善结局[32]。运动处方中最具挑战性和最不明确的一方面是进阶[33]。AACVPR 提供了运动处方进阶的方案和策略，可作为参考。

短期目标

短期目标与长期目标有所不同，短期目标旨在制订更健康的生活方式和减少心血管系统与呼吸系统危险因素的策略，尤其是对发病与死亡影响最大的因素。长期目标是短期目标的延伸，旨在促进健康和健身行为的终身可持续性，并与患者的需求、愿望与能力保持一致。这些目标包括持续保持健康的生活方式，降低危险因素；与体力活动指南一致，强调频率、强度和持续时间的适宜性；以及解决可能影响患者执行任务的社会心理问题。此外，如果患者正在使用相关药物，由于药物剂量通常是根据静息时检测数据开具的，物理治疗师需确保药物处方不仅在静息下合适，在体力活动高峰时也同样合适。

远期目标

远期目标和结局同样重要，其核心是维持早期康复阶段获得的长期健康获益。这需要对远期计划进行讨论，包括锻炼地点选择以及如何更好地坚持运动处方。在开始物理治疗（针对急性、亚急性和慢性心肺功能障碍，无论其为主要诊断还是次要诊断）时，需将目标、结局和随访的长期计划纳入整体管理方案中。

心脏康复：训练内容

分期

心血管疾病患者转诊进行心脏康复的目的是治疗和二级预防。进行心脏康复治疗的资格取决于患者的医保覆盖范围和医疗进程。在住院期间，急性病的治疗通常包括心脏康复，由物理治疗师为患者提供这项服务。美国医疗保险和医疗救助服务中心（Center for Medicare and Medicaid Service，CMS）指南规定了门诊患者进行心脏康复的标准，包括过去 12 个月内发生的 MI、CABG、稳定型心绞痛、心脏瓣膜修复或置换术、冠状动脉血管成形术和（或）支架植入术、心脏和心肺移植以及收缩性心力衰竭[34]。尽管多数保险项目遵循 CMS 指南，但其他心血管疾病可能会根据保险项目的不同而承保。

第一阶段指的是在急性住院环境下的心脏康复。这项服务主要面向诊断为心脏病，需要内科治疗或手术的患者。早期活动对于改善结局、缩短住院时间和降低住院费用至关重要。在此阶段，需完成全面评估、治疗和出院计划，以改善患者的功能和活动耐受性为主要结局。出院计划应包括家庭运动训练计划，必要时可转诊至门诊心脏康复中心。研究发现，及早进行门诊心脏康复可以提高患者的运动能力[35]。

第二阶段是指在监督下的运动训练计划，通常持续 3~6 个月，可在门诊、医院或社区进行。在开始前，患者需完成首次评估，包括使用运动测试数据制订运动处方。训练课程每周 1~3 次，有氧运动训练和无氧运动训练结合进行。为确保患者安全，并达到目标时间和强度，每次治疗期间需密切监测基线和最大用力时的生命体征。尽管 CMS 没有特别强调，但推荐进行 ECG 监测。此外，还需为患者提供有关体力活动、减少 / 预防危险因素、社会心理支持、饮食和体重管理方面的教育和指导。为保持和改善心血管健康并防止复发，患者需要终身坚持规律运动、改变生活习惯和生活方式。

第三阶段指的是维持阶段，患者在没有心脏康复团队辅助的情况下继续执行运动方案。此阶段可在第二阶段完成后立即进行。

第四阶段是指无人监督的居家康复或社区康复。居家远程康复值得深入研究，但是正像 CDC 致力于提高心脏康复参与率一样，其他补充和替代医疗机构康复的方案也值得进一步研究。一项 Cochrane 综述研究了居家康复和传统中心康复对多种心脏病的康复效果，观察到居家康复和传统中心康复在临床结局与QOL 两方面的效果十分接近[36]。

戒烟

由于对吸烟的生理和心理依赖，戒烟异常困难，即使是在患有急性心脏病、创伤，进行外科或微创手术后也同样如此。将患者转诊到熟知戒烟药物、自我帮助和其他策略的戒烟咨询师处接受治疗，对于成功戒烟至关重要。

营养与体重管理

优化心脏病患者的营养是治疗计划中的重要组成部分。营养和心肺健康之间的关联是一个备受关注的研究领域，主要探讨某些食物和饮食方式是否损害或改善心肺健康。众所周知，有益心脏健康的饮食，即低饱和脂肪、低反式脂肪、低糖和低钠，同时富含纤维的植物性食物，已被证明可以改善胆固醇、甘油三酯、血糖、血压和体重等危险因素。鼓励患者减重以达到健康体重，有助于实现最佳心脏健康。

超重和肥胖是已知的心脏病危险因素，会增加高血压、高脂血症、高甘油三酯血症和糖尿病发生的风险。已有研究证据显示体重下降 5%~10% 可降低空腹血糖、甘油三酯、胆固醇和低密度脂蛋白（low-density lipoprotein，LDL）胆固醇水平，从而显著降低心脏病风险[37]。以富含纤维的植物性食物为主的饮食可以降低上述危险因素，并促进健康减重。应在注册营养师（registered dietitian，RD）的管理下为患者提供个体化的心脏健康营养治疗，以达到最佳效果。对患者的饮食进行一些小的、实际的调整，增加富含纤维的植物性食物摄入，同时减少饱和脂肪的摄入。此外，建议减少糖、反式脂肪和钠的摄入。对于所有心脏病患者，特别是同时合并糖尿病和高血压的患者，建议每日钠摄入量不超过 2000 mg。

社会心理问题

心脏事件和外科手术患者常常伴随出现抑郁、焦虑和否认等心理问题，这些情绪会降低患者的运动量、能量和整体 QOL。压力管理和生活技能训练也是康复方案的基础，可以减少交感神经过度兴奋和交感神经系统对心血管系统与呼吸系统的不良影响。压力管理在缓解压力和改善心脏康复结局方面都是有效的[38]。

降低风险

预防和康复方案的目的是降低患者的心脏危险因素水平。危险因素评估量表为调整危险因素及评估健康行为改变带来的危险因素降低程度提供了客观依据，因此，它是物理治疗过程中重要的评估工具（图22.2）。表 22.3 列出了心脏病的风险分级[39]。

第一步确定您的得分：根据您的年龄、血压、LDL和HDL以及是否吸烟和患糖尿病。

年龄

年龄/岁	男性	女性
30~34	−1	−9
35~39	0	−4
40~44	1	0
45~49	2	3
50~54	3	6
55~59	4	7
60~64	5	8
65~69	6	8
70~74	7	9

是否患糖尿病?

	男性	女性
是	2	4
否	0	0

胆固醇

LDL/（mg·ml⁻¹）

	男性	女性
<100	−3	−2
100~129	0	0
130~159	0	0
160~189	1	2
>189	2	2

HDL/（mg·ml⁻¹）

	男性	女性
<100	2	5
35~44	1	2
45~49		
50~59		
>59	−1	−3

是否吸烟

	男性	女性
是	2	2
否	0	0

血压/mmHg

	男性	女性
<120/<80	0	−3
120~129/80~84		0
130~139/85~89	1	0
140~159/90~99	2	2
>159/>99	3	3

图 22.2　心脏危险因素分析

第二步 分数相加：年龄、胆固醇、血压、吸烟和糖尿病。

年龄	
LDL–胆固醇	
HDL–胆固醇	
血压	
糖尿病	
吸烟	
总分	

第三步 根据总分确定危险分级。

总分	< -2	-2	-1	0	1	2	3	4	5	6	7	8	9	10	11	12	13	14	15	16	≥17
男性风险/%	1	2	2	3	4	4	5	7	8	10	13	17	21	26	32	38	46	54	54	54	54
女性危险/%	1	1	2	2	2	3	3	4	5	6	7	8	9	11	12	14	16	20	22	25	30

Framingham危险评分表：您未来10年发生心脏病（包括心脏病发作）的风险。

第四步：危险评分比较。低风险是指同年龄段、血压和胆固醇均正常、不吸烟且无糖尿病，未来10年患心脏病的风险。

危险比较

男性			女性		
年龄	平均风险	低风险	年龄	平均风险	低风险
30~34	3%	2%	30~34	<1%	<1%
35~39	5%	3%	35~39	1%	<1%
40~44	7%	4%	40~44	2%	2%
45~49	11%	4%	45~49	5%	3%
50~54	14%	6%	50~54	8%	5%
55~59	16%	7%	55~59	12%	7%
60~64	21%	9%	60~64	12%	8%
65~69	25%	11%	65~69	13%	8%
70~74	30%	14%	70~74	14%	8%

注：没有对年龄＜30岁和＞74岁的患者进行风险评估，因为该分析是根据Framingham真实数据进行的。

图 22.2 （续）

例如，患者在接受血管成形术、冠状动脉旁路移植术和针对心肌梗死的药物治疗后仍存在危险。这种风险是根据需要进一步药物和手术治疗的患者比例来评估的。对于这些患者，降低风险的干预是优先事项，因为这不仅可以延长生存时间，改善 QOL，还能减少采取进一步侵入性措施的需求，并降低 MI 的发生率[40]。由于有很多患者面临着第二次和第三次心脏事件的风险，因此，在二级预防中降低风险的干预与一级预防同等重要，且应成为药物治疗和手术管理的常规组成部分。

体力活动与运动：注意事项

心肺适能与全因死亡风险成反比[41]。心肺适能越好，心脏相关和非心脏相关的死亡风险越低。对心脏疾病患者来说，达到体力活动指南的要求可能是一项挑战。下面将详细介绍监测、运动测试和运动训练的特殊注意事项。

监测

在运动训练开始时，应完成患者健康状况的基线评估，包括健康相关 QOL、疾病和功能障碍的影响、整体 QOL 和生活满意度。相关评估应贯穿整个

表 22.3　心脏病风险分级

分级	具体内容
低风险	非复杂心肌梗死或搭桥手术后 3 周运动测试功能能力在 8 METs 以上 静息时无症状，能完成大多数职业和娱乐活动 ECG 显示无心肌缺血、左心功能不全和复杂性心律失常
中风险	3 周运动测试功能能力低于 8 METs 近期心肌梗死（＜6 个月）期间出现休克或充血性心力衰竭 无法自我监测心率 未能坚持运动处方
高风险	左心室功能严重减退（射血分数＜30%） 静息时出现复杂室性心律失常（低级Ⅳ或Ⅴ） 室性期前收缩因运动出现或增加 劳力性低血压（≥15 mmHg） 近期心肌梗死（＜6 个月）合并严重室性心律失常 运动诱发的心肌缺血，ST 段压低 2 mm 以上 心脏骤停幸存者

注：MET，代谢当量［1 MET=3.5 mL O₂（kg·min），即静息时的代谢率］
改编自 American College of Sports Medicine. *ACSM's guidelines for exercise testing and prescription.* 10th ed. Philadelphia, PA：Lippincott Williams & Wilkins; 2010.

训练过程，以观察康复训练对这些指标的影响，并在训练完成后再次评估其效果。

对于原发性心血管疾病患者和存在危险因素者，需要特别注意血流动力学状态。然而，风险因素并不一定能预测在监督下的运动并发症[42]。应定期监测血脂、血压、静息心率和体重，并根据监测结果调整干预措施[43]。

心率、血压、心率压力乘积、血氧饱和度和自觉疲劳度的绝对和相对变化尤为重要。ECGs 监测可间断进行，也可持续进行。恢复阶段的数据也是运动测试评估和解释的重要组成部分。无论血管造影显示的疾病严重程度如何[45]，心率恢复延迟是死亡的预测因子[44]。心率恢复是指运动高峰时心率与运动结束后 1、2、3 分钟记录心率的差值。据报道，女性比男性更容易出现运动后低血压，而运动后的整理阶段可能会抵消运动后的低血压[46]。此外，还必须监测过度劳累的症状和体征。

应指导每位患者监测自己的基线、运动训练和恢复反应，并注意达到规定的运动强度。这包括特定靶心率（target heart rate，THR）和 RPE 等参数。越来越多的证据支持中强度和高强度运动的结合可能比单一的中等强度运动产生更好的结局[30]，这需要提供

一定范围的 THR 和 RPE，以明确高强度或中等强度目标。此外，还应进行适当热身运动、整理运动，以及抗阻、平衡和柔韧性训练。

运动测试

运动测试用于诊断、功能性能力评估、干预措施（药物或运动）效果评估以及预后判断[39]。分级运动测试（graded exercise test，GXT）或运动负荷试验（exercise stress test，EST）通常是在跑台或功率自行车上进行的短时间（理想情况下为 8~12 分钟）、渐进式、强度递增的症状限制性运动测试。在评估患者功能时，有几种心脏负荷试验方案可以选择，如 Bruce 方案和 Naughton 方案。心肺运动测试（cardiopulmonary exercise testing，CPET）可以提供额外的生理数据，这些数据对特定人群有帮助。推荐采用亚极量运动测试，因为极量运动测试可能是有风险的，或者由于次选、复杂的问题而难以有效进行。对于晚期心力衰竭患者，评估 VO₂peak 比亚极量运动测试（如 6-MWT）更可取[47]。运动测试可以评估健康状况相关问题，从而避免或减少更具侵入性和更昂贵的测试[48]。

运动测试方案通过分级递增的方式对患者的氧运

输系统（通气、心脏、循环和肌肉）施加压力。运动是评估这些系统的综合功能及其氧运输能力的唯一最佳方式。

运动测试适应证和程序，以及相对和绝对禁忌证会在本文其他部分详细讨论。对于大多数心功能不全患者，需持续监测 ECG 和心率，按需监测 BP、SpO_2，间歇监测 RPE。根据具体情况，监测其他指标。例如，患者因关节疼痛受限时，需使用标准化分级量表监测不适和疼痛。此外，还需核对用药情况，记录最后一次服药时间，以确定对运动反应的影响，并确定哪些方法在评估运动反应方面最有效。

必须对心脏病患者在运动过程中可能发生的并发症进行预测，并建立适当的监测机制，以提高运动测试和训练安全性。可能的不良反应包括心律失常、低血压和冠状动脉缺血等[49]。

运动测试在预测手术结局方面也有作用。VO_{2peak} 和运动持续时间是评估瓣膜修复和瓣膜成形术患者功能分级和术后状态的良好指标[50]。术前 $VO_{2peak} \geq 19$ mL/（kg·min）的患者通常在术后 1 年功能分级较高。

确定并记录测试终止的原因也非常重要：例如，患者是否达到预定的症状和体征，或是患者主动要求停止测试。虽然运动测试是为了确定氧运输能力，但患者也可能是因合并症（如肌肉骨骼劳损、肌肉无力或肌肉骨骼疼痛和不适）而终止测试。

运动训练

运动训练的参数设置基于首次和持续评估，并结合短期和长期目标制定，具有个体化特点。但有些基本原则需要遵循，其中之一是每天的训练应从热身开始。热身运动的强度介于静息心率和靶心率之间，具有保护作用，并使身体（特别是心脏）为更剧烈的运动做好准备。目标强度的设定因主要诊断、合并症和功能状态的不同而有所差别。按照惯例，心脏病患者的运动强度是以摄氧量储备或心率储备的比例来设置的，这有助于明确训练效果的临界阈值。但有氧训练的阈值强度尚未明确，因此低于标准强度的训练可能也会产生刺激效果，特别是对于功能能力较低的患者[51]。尽管文献中经常报道 VO_{2peak} 的 45% 为训练强度的下限，但低于 45% 的强度也不是完全无效，尤其是对于体适能非常低的患者。无论从什么程度开始，目标都是向更高强度进阶。设定强度范围时，需考虑到患者的个体差异，并根据个体情况开具运动处方。

运动处方有多种运动类型。运动训练的主要目标是提高运动耐量、增加步行距离，因为这是独立性和活动能力提高的标志，尤其是随着年龄的增长。决策应基于特异性原则，并选择最接近患者功能需求的活动。例如，如果目标是提高有氧运动适能和最大功能能力，那么最好的选择应该要包含更多肢体运动。

抗阻肌肉训练在心脏康复中具有重要作用，能够帮助患者恢复力量，促进娱乐性活动，并在心脏事件发生后重返工作岗位[52]。选择合适的人群，即使是相对高负荷的肌肉训练，也可以是安全和有效的[53]。血流动力学反应取决于等长收缩和姿势稳定性，还受到负荷和阻力大小、激活的肌肉量、设置的重复次数和每次收缩的持续时间，以及是否存在 Valsalva 动作的影响。

拉长（离心性）肌肉收缩和缩短（向心性）肌肉收缩具有不同的能量和代谢特性，这会使某一种收缩方式更适合特定患者群体[54-56]。离心性肌肉收缩适合肌肉张力较高且代谢需求较低的情况。对于缺血性心脏病但无心绞痛、诱发性缺血和左心功能不全的低风险患者，推荐进行离心运动，因为这些患者可以在最小的心血管压力下进行高负荷抗阻运动[57]。

呼吸康复：训练内容

分期

美国胸科协会和欧洲呼吸学会将呼吸康复定义为"一种基于全面评估的综合干预，随后为患者量身定制的治疗，包括但不限于运动训练、教育和行为改变，旨在改善慢性呼吸系统疾病患者的身体和心理状况，并促进长期坚持健康行为[58]。"呼吸康复的持续治疗类似于心脏康复，尽管其各阶段的内容可能并非所定义的内容（表 22.2）。这项治疗可以在医院、门诊或家庭环境中进行。

呼吸康复的急性阶段主要针对急性感染和慢性呼吸系统疾病急性加重，以及行肺部手术的患者。急性期患者进行呼吸康复是在院内完成的，而不是根据某个特定的疾病诊断。根据全球慢性阻塞性肺疾病倡议（Global Initiative for Chronic Obstructive Disease，GOLD）指南（表 22.4），符合 CMS 呼吸康复项目资格的门诊患者仅限于 Ⅱ ~ Ⅳ级、中至重度 COPD 患者。限制性肺疾病（restrictive lung disease，RLD）患者也可以接受治疗，但在 CMS 定义的呼吸康复项目之外。非联邦医疗保险患者的资格因保险计划而异，但大多数保险计划，涵盖 COPD 和 RLD 呼吸康复治疗。患者通常每周接受 1~3 次治疗，持续 3~4 个月。运动训练包括有氧和无氧运动训练的结合。在训练过程中，需密切监测基线和用力峰值时的生命体征，特别是血氧饱和度和肺部呼吸音，以确保患者安全并达到目标强度。在运动中应进行 ECG 监测，但这不是 CMS 的建议。此外，还需为患者提供有关呼吸训练、气道廓清、体力活动、减少 / 预防危险因素、戒烟、心理社会支持、营养和体重管理方面的教育和指导。为了保持和改善肺部健康，患者需要终身坚持规律运动、改变行为习惯和生活方式。

戒烟

戒烟对所有人的健康都至关重要，特别是对于呼吸系统疾病患者。治疗师有责任优先处理这个可调整的危险因素。随着电子烟的日益流行，需要在评估中考虑这一现象，并宣教戒电子烟。戒烟的方法包括对患者进行有关危险因素的教育、转诊到戒烟项目 / 小组、药物治疗、针灸和（或）催眠治疗。因为所采取的方法不仅影响戒烟的成功率，还直接关系到呼吸康复方案的效果，所以更加需要重视[59]。

营养与体重管理

营养治疗是呼吸系统疾病患者治疗的重要组成部分。目前，虽不清楚哪些特定食物可能会增加或降低肺部疾病的风险，但像心脏疾病一样，良好的营养支持和有益于心脏健康的饮食模式可以改善整体心肺健康，因此应推荐给患者。保持健康的体重也很重要，有助于减少和管理心脏危险因素。

呼吸困难和肥胖之间有明显的联系。因为胸壁顺应性和呼吸肌力量的降低，肥胖人群的呼吸功增加。这会导致对呼吸肌的需求和呼吸肌本身产生力量的能力之间出现不平衡，从而导致患者感觉呼吸用力程度增加。此外，肥胖患者出现呼吸困难可能会提示其他相关疾病，如呼吸系统疾病和心脏疾病[60]。

为了提高运动训练效果，建议患者保持健康体重。体重管理也应个体化。建议超重或肥胖患者以每周 0.45~0.9 kg）的速度缓慢渐进式减重，从而改善呼吸能力和整体心肺健康。应在 RD 的指导下进行，以便采取适当的营养干预措施。不推荐极端低能量饮食，因为这会损害葡萄糖和能量代谢，降低运动耐受性。尤其需要关注糖尿病（1 型和 2 型）患者，他们需要摄入适量的碳水化合物以维持正常血糖。为了减重而减少能量或碳水化合物的摄入，可能会在运动前、中或后出现低血糖。

少食多餐，时间间隔为 4~5 小时，并保持碳水化合物和蛋白质的均衡摄入，有助于减重、维持运动所需的能量和血糖控制。重要的是通过均衡饮食达到良好的营养需求，这种饮食应包含水果、蔬菜、全谷物、优质蛋白质、低脂乳制品、豆类、扁豆、坚果、种子和大量液体，以促进生活方式的长远改变，而不是为快速减重而采取的短期饮食调整。

营养不良

营养不良是呼吸系统疾病患者面临的一个严重健康问题，可能会显著影响运动耐量和康复结局。

表 22.4　GOLD 指南符合呼吸康复标准的 COPD 患者

阶段	COPD 程度	FEV$_1$/FVC	FEV$_1$
第Ⅱ阶段	中度	< 0.70	为预计值的 50%~79%
第Ⅲ阶段	重度	< 0.70	为预计值的 30%~49%
第Ⅳ阶段	极重度	< 0.70	<正常值的 30%，合并呼吸衰竭

COPD 和其他疾病患者常因分解代谢问题导致食欲下降和体重减轻，这是由呼吸困难、饱腹感明显以及全身虚弱影响食物准备能力所致。这会进一步加剧肌肉量的流失，并导致疲劳、虚弱和体适能下降。急性和慢性营养不良的多重效应会显著降低患者的日常生活活动能力和运动耐量。

识别营养不良是重要的第一步，并应据此将患者转诊到 RD 那里进行合理诊断和干预。评估营养不良的临床指标包括经口摄食量、特定时间内体重减轻百分比、肌肉和脂肪丢失、液体潴留和握力。临床上尚无评估营养不良的相关血液检查[61]。

为了达到最好的康复结局，除了 RD 制订的营养计划外，还应为这些患者开具运动干预处方。营养计划应个体化，需注意摄入充足的能量、蛋白质、脂肪、碳水化合物和液体。应考虑少食多餐、摄入高能量 / 高蛋白食物和液体口服补充剂，以增加营养摄入量。其他有助于改善口服摄入量的因素包括评估是否需要送餐服务，如上门送餐服务（Meals On Wheels），为无法自理的患者提供有营养的餐食。

社会心理问题

慢性呼吸系统疾病患者常面临较大的精神压力，焦虑和抑郁的发生率高，从而导致不活动、疲劳和社交回避[62]。长期血气结果异常会影响患者的心理和认知功能，而针对抑郁症的治疗都可改善其功能。因此，必须单独评估和处理抑郁症和其他心理问题。研究表明，呼吸康复有助于减少焦虑和抑郁[63]。

降低风险

改变生活方式和减少危险因素是呼吸康复的基本组成部分，包括戒烟、营养和体重管理、减少精神压力以及增加体力活动和运动。鼓励呼吸系统疾病患者终身坚持优化营养[64]。高碳水化合物食品会增加二氧化碳的产生，因此 COPD 患者应限制其摄入。有研究显示，饮食中碳水化合物成分的微小变化对二氧化碳的产生（carbon dioxide production，VCO$_2$）、运动耐量和呼吸困难有重大影响[65]。戒烟对阻止进一步肺损伤至关重要，并有可能随着戒烟时间延长而逆转受损的肺功能，改善氧转运能力，同时减少和逆转吸烟相关危险因素。对于原发性呼吸功能障碍患者，减少肺部和心脏危险因素至关重要。

体力活动与运动

监测

在运动训练开始前，对患者的主观感觉进行基线评估，包括健康相关 QOL、疾病和功能障碍影响、整体 QOL 和生活满意度。在训练过程中，也需进行相关评估，以观察运动训练对结局的影响，并评估训练计划完成时的效果。

由于心肺系统相互依赖，运动期间用于监测呼吸功能障碍患者的客观和主观监测方法与监测心功能障碍患者的方法是类似的。呼吸参数（如呼吸模式、血氧饱和度）和主观呼吸困难的监测尤为重要，同时心率和心脏节律以及血压的监测也同等重要。

每位患者都应该学会如何监测自己的基线水平、运动中的表现和恢复反应。强调实现并维持对呼吸的控制，同时努力达到处方目标运动强度。强度目标包括达到通气阈值时的心率、维持在预期水平的脉搏血氧饱和度和 RPE。

运动测试

运动测试的适应证和禁忌证因人而异，可以根据具体情况选择合适的运动测试来评估有氧运动能力以及外周肌群和呼吸肌的力量和耐力。运动测试包括运动压力测试、心肺压力测试、6-MWT 和其他标准结局测试。

采用极量或亚极量运动测试评估呼吸功能，可使用跑台或功率自行车，具体选择取决于设备对患者的适用性以及运动测试的最佳信度和效度。CPET 常用于确定呼吸系统疾病患者的呼吸功能障碍程度，以及是否存在其他中枢性（心脏）和外周受限。根据测试的目的，需提前确定患者的用药情况和用药时间。是否携氧、是否使用支气管扩张剂进行测试，取决于是否正在评估这些干预措施的效果。在测试过程中，监测这些患者的呼吸困难症状，并将呼吸困难分级与客观测试相关联是至关重要的。有些患者可能需要在测试前、中和后进行有创的血液检查，以连续监测动脉血气。此外，还应常规监测脉搏血氧饱和度、心率和血压。在运动测试中常规进行 ECG 监测。

CPET 测得的耗氧量提供了患者对渐进性运动和恢复过程的代谢和通气反应的生理数据。可以测定 VO_2 的亚峰值和峰值水平，以及生理和临床相关性。通气效率可以根据二氧化碳的通气当量来确定，通气当量由每分通气量除以二氧化碳产生量计算得出。

运动测试和运动训练方式的选择取决于具体适应证。COPD 患者在步行和功率自行车测试中的表现不同[66]。步行所需有氧代谢能力低于功率自行车，但在最大运动量时，步行可能导致通气需求过度增加，相应的通气死腔增加、通气效率降低和低氧血症。低流量和高流量氧疗是重度 COPD 患者低氧血症的常见干预措施。

对于所有患者，记录运动测试终止的原因至关重要：是测试人员预测的症状和体征，还是患者突发的症状。如果是患者报告的症状，需明确是呼吸困难、下肢疲劳，还是非呼吸系统原因（如头晕、肌肉无力、关节不适或疼痛和失去平衡）?

运动训练

运动训练的参数是基于评估结果与短期和长期目标来制定的，因此每个人的参数都有所不同。训练内容包括柔韧性和力量训练，以及有氧运动训练。耐力训练是呼吸系统疾病患者的主要干预措施之一。将上肢和下肢运动结合起来有助于增加运动耐力，并改善 ADLs 和自我照护能力。

拉长（离心）肌肉收缩的能量消耗较少，因此适合有氧能力较差的患者[55]。但下坡步行和降速功率自行车形式的离心肌肉训练会改变呼吸模式，使患者转为浅快呼吸[54,56]。因此，在进行此类节能运动时，需要对患者进行严密监测。

心脏与呼吸康复：未来发展方向

已有最高级别证据证实了心肺康复的效果，但可以从心肺疾病的一级预防与治疗和二级预防中获益的人群接触心肺康复的机会却很少，因此限制了心肺康复对高危和患病群体的改善效果。未来需要制定卫生政策，以确保更多患者能从这些训练方案中获益。物理治疗师需熟练掌握心肺康复的原则和实际操作，并

将其应用于各专科领域的个体化训练中。这一点至关重要，因为治疗师负责的大部分患者都有一种或多种危险因素。不管患者是有心肺方面危险因素，还是已经确诊存在原发性和继发性功能障碍，这些危险因素均需得到解决。这方面的理论知识有助于根据患者疾病和危险因素来调整物理治疗干预方法。

流行病学研究显示，行为策略在长期改善呼吸系统疾病患者能力和参与度方面具有巨大潜力。当这些干预措施得到有效管理和坚持执行时，可以将有创性治疗风险降至最低，并改善患者功能。这些无创性干预措施有助于降低发病率，提高整体健康水平，从而减少医疗服务需求，并延长患者寿命。

最后，需要对如何构建最佳个体化心肺康复原则展开研究，将生命可持续的获益最大化。识别并减少接受和参与心肺康复的阻碍，通过激励性访谈和认知治疗干预提高患者的依从性，将有助于增强心肺康复对社会的积极影响。

运动测试与运动训练

在讨论原发性和继发性心肺功能障碍患者的运动反应之前，回顾运动测试的目的并简要讨论运动测试和训练的正常生理反应是很重要的。

运动测试的目的

运动测试在临床中已应用了几十年，最初主要用于暴露和识别心肌缺血，此后扩展为以下适应证[67]。

- 确认出现心绞痛或疑似心绞痛的患者是否为冠心病（coronary artery disease, CAD）。
- 评估 CAD 解剖和功能的严重程度。
- 预测心血管事件和全因死亡率。
- 评估体力活动和耐力。
- 评估运动相关症状。
- 评估应变能力、心律失常和对植入装置的反应。
- 评估医疗干预的效果。

正常运动反应

运动开始时，随着运动强度的增加，机体和外周肌肉的需氧量也随之增加[68]。为了满足增加的需氧量，心输出量（即心率和每搏输出量的乘积）

和外周摄氧量、动静脉氧分压差（the arteriovenous difference，A-VO_2）必须相应增加。心率会不断攀升，直到达到生理最大值，一般约为健康人的最大预测心率。每搏输出量会增加，直至达到平台期，通常约为 VO_{2peak} 的 50%~60%[67]。A-VO_2 的极限值为每 100 mL 血液中含 15~17 mL O_2[67]。当这些变量无法进一步增加时，即已经达到其最大运动能力。

原发性和继发性心肺功能障碍会对运动的正常生理反应产生负面影响。任何导致心率下降、每搏输出量减少和 A- 值缩小的疾病都会缩短运动测试持续时间，并降低运动训练能力。运动能力受限的程度将决定预后。一项 meta 分析显示，有氧能力每降低 1 MET，全因死亡和心血管事件的风险会增加 13%~15%[69]。许多心肺疾病会导致心率变时心功能不全（即活动时心率反应不足）、每搏输出量减少及 A- 值降低，从而导致运动能力下降。下面将概述原发性和继发性心肺功能障碍患者在运动测试和处方中的特点。

慢性心功能不全患者：运动反应

心功能不全包括多种病理类型、不同病因（先天或后天）和严重程度，可通过药物或外科手术治疗。最常见的病因是缺血性心脏病和心肌梗死。由于梗死的心肌不能恢复，随着时间的推移，心脏会发生重塑，改变其电生理、机械和循环功能，而运动可以对这些功能产生积极的影响。

患者可能是仅有心脏风险因素、无症状的患者，也可能是功能状态极低、需要药物、呼吸和循环支持，以及高水平辅助供氧，甚至是等待接受心脏移植的患者。通常采用美国纽约心脏病协会（New York Heart Association，NYHA）心功能分级对患者的功能水平进行分类。目前，运动已成为心血管功能障碍患者管理的一个重要组成部分，即使是严重心力衰竭和接受移植的患者也同样如此[70]。运动获益可扩展到外科手术患者，如导管手术［经导管主动脉瓣置换术（transcatheter aortic valve replacement，TAVR）、二尖瓣夹闭术（mitral clips）、经导管二尖瓣置换术（transcatheter mitral valve replacement，TMVR）］、心脏直视手术［如冠状动脉旁路移植术（coronary

artery bypass graft，CABG）、瓣膜修复 / 置换、心室辅助装置和动脉瘤修复］和心脏移植患者。对于慢性心功能不全患者，运动测试是制订运动处方的安全有效工具。

尽管运动处方指南已普遍用于无并发症的心脏病患者，但最佳处方的制订仍在不断完善中。AACVPR 提供了个体化运动处方的最新证据和细节，包括频率、强度、类型、时间、运动总量和进阶[33]。

慢性心功能不全和心力衰竭

既往对于心力衰竭患者，不建议进行运动测试和训练，因为担心可能加重症状，甚至导致疾病进展。但目前的证据支持对这类患者进行运动测试和训练，因为这可以逆转心肌和骨骼肌异常，并改善功能状态、QOL 和临床结局[71]。现在，即使是严重心功能不全的患者也能进行运动训练[72]，但需要在专业医疗团队的监护下进行，以确保患者获益最大化且风险最小化。通常情况下，考虑到患者功能低下，应选择保守的运动测试方案[73]。

对心力衰竭患者进行保守的物理治疗是研究的热点，因为维持患者的病情稳定具有挑战性，而且加重医疗卫生体系的经济负担。心力衰竭患者的康复获益包括减少体适能下降（如恢复正常自主平衡能力），以及对潜在病变产生积极影响[74]。目前，指南推荐对射血分数降低的心力衰竭（heart failure with reduced ejection fraction，HFrEF）和射血分数保留的心力衰竭（heart failure with preserved ejection fraction，HFpEF）患者进行运动测试和训练[75,76]。然而，美国医疗保险和医疗服务中心（Center for Medicare and Medicaid Service，CMS）将心脏康复服务仅限于 HFrEF/ 收缩性心力衰竭患者。当患者从有监督的中心方案过渡到居家方案后，运动训练的获益仍持续存在，这一发现具有重要的实践和经济意义。

迄今为止，HF-ACTION 试验是关于心力衰竭患者运动训练最大的研究，共纳入了 2331 例左心室射血分数（left ventricular ejection fraction, LVEF）≤ 35%、NYHA 分级为 Ⅱ ~ Ⅳ级的心力衰竭患者。这些患者被随机分为常规治疗 + 有监督的运动训练组和常规治疗组（包括教育和规律运动宣教）[77]。结果显示，有症状的慢性收缩性心力衰竭患者进行运动训练是安全的，临床事件（全因死亡率和全因住院率）中等程度降低，部分生理终点指标也得到中等程度改善。这一里程碑式试验结果证实，尽管心力衰竭导致了一定的生理受限，但运动训练对心力衰竭患者是安全的，并且可在功能和耐力方面获益。

　　另一个需要考虑的因素是心力衰竭患者合并呼吸功能障碍。严重心力衰竭患者静息时也存在肺部受限和气体交换障碍[78]。相较于病情较轻的患者，这些患者在运动时无效腔增大、气体交换障碍更为明显，且通气反应更大。慢性心力衰竭患者的运动受限与 FEV_1 和用力肺活量（forced vital capacity, FVC）下降有关，提示患者在呼吸做功增加时气道阻力增大和运动耐量降低[79]。肺泡 - 毛细血管膜传导性（alveolar-capillary membrane conductance）是慢性心力衰竭患者肺功能的最佳预测指标[80]。多项研究发现，与心脏功能参数相比，通气参数是心力衰竭患者死亡率的更好的预测指标。

　　慢性心力衰竭患者可以从有氧运动训练中获益。左心功能不全患者进行运动训练可以改善通气功能[81]。除了提高心输出量外，长期高强度运动训练还能减少通气无效腔，提高通气效率。据报道，男性左心功能减低患者进行高强度运动训练（每天步行 2 小时，并在监督下进行功率自行车高强度运动：峰值功率的 70%~80%，每次 40 分钟，每周 4 次，持续 8 周），能够显著增加摄氧量，这是由心输出量增加和 A-VO_2 值增大所致[82]。这些患者的心肌收缩力并未改善。高强度运动训练并不会损害血流动力学状态，也未进一步加重心肌损伤。已证实，慢性心力衰竭患者进行低强度运动训练可改善自主神经张力以及增强对迷走神经和交感神经刺激的反应性[83]。

　　了解慢性心力衰竭患者的骨骼肌功能非常重要，因为有氧运动能力的改善可能在很大程度上依赖于外周摄氧量的最大化。力量训练结合有氧训练可增加慢性心力衰竭患者 6-MWT 的步行距离，这是一个独立的预测指标[84]。规律的耐力训练可增加肌肉的氧化酶活性，并使肌纤维类型从 II 型转变为 I 型[85]。骨骼肌的适应是独立于外周循环适应的。慢性心力衰竭患者外周肌肉病变会导致运动耐量降低，训练能力下降[86]。病变特征包括 I 型肌纤维比例减少、向 II 型肌纤维转变、肌肉容易疲劳、线粒体密度减少、毛细血管密度降低[87]。

　　心力衰竭患者的恢复过程对优化运动训练参数及其产生的运动效果具有重要作用。然而，心力衰竭患者与健康人群在运动恢复特征上的差异有待进一步研究[88,89]。研究表明，这些患者运动耐量减低的特征包括对运动的即时适应较慢、恢复时间延长以及最大运动能力降低[90]。

　　不同类型的运动应激（有氧运动和耐力训练）对心脏和循环系统的影响不同[91]。例如，对于健康人，静力性运动（static exercise）对心脏的压力负荷，与动力性运动（dynamic exercise）对心脏的容量负荷，所产生的正常血流动力学反应不同。静力性运动导致向心性心肌肥大（左心室），动力性运动导致离心性心肌肥大。静力性运动的效果与有氧运动有关。研究表明，手部负重的等张运动（isotonic exercise）能增加收缩压和舒张压、心率血压乘积、血清去甲肾上腺素和主观用力程度[92]。总体而言，心力衰竭患者对等张运动的耐受性良好，很少出现心绞痛和呼吸困难。

　　对于持续存在危及生命的心律失常患者，可能需要植入人工心脏起搏器，该领域的最新进展包括对 QRS 复合波持续时间延长的左室收缩性心力衰竭患者进行双心室起搏。初步研究表明，这些起搏器是安全、有效的[93]。此外，双心室起搏可以增加患者步行时间、提高射血分数，从而改善患者症状和 QOL[94]。这些效果在 6 个月随访时仍持续存在，并且 2 年生存率很高。然而，目前针对这些患者运动测试和处方的具体指南较少。同样，对于植入心律转复除颤器的患者，相关指南也很少[95]。初步研究表明，对于植入起搏器和心律转复除颤器的患者，也需要运动和生活方式的合理建议，经过适当的调整后，运动测试和训练也是可行的。

心脏移植术后

　　心脏移植是终末期心力衰竭公认的治疗方法，其最终目标是让患者恢复功能和拥有较好的生活质量（见第 17 章）。心脏移植术后患者静息心率高于正常人。术后早期，患者的峰值摄氧量和功率是正常人的 50%[96]。在通气阈值时，耗氧量（oxygen consumption）和功率也仅为正常人的 50%。峰值心率在峰值运动后会持续增加 3 分钟，且会显著降低。这一证据支持心脏康复的必要性，以最大限度地发挥这一高风险手术的获益，包括优化功能水平、重返工作岗位和提高生活满意度。

基于心脏康复原则，失神经心脏对运动的反应需要延长热身和整理阶段的时间，并限制达到最大心率和峰值摄氧量。心脏交感神经再生可以改善心率对运动的反应和收缩功能 [97]。对运动的血流动力学反应最初是依赖于外源性儿茶酚胺，而不是交感神经末梢释放的快速反应的儿茶酚胺。在评估运动反应和恢复时，收缩压比心率更适合作为监测指标 [98]。其他可能导致运动能力下降的因素包括皮质类固醇药物治疗、术前体适能下降和外周血管收缩。

接受心脏移植的患者通过结构化运动训练可以改善上述一些限制。心脏移植后进行心脏康复训练的功能结局与心脏搭桥术后进行康复类似 [99]。一项系统综述纳入心脏移植术后患者，随机分为运动康复组和不运动组，结果显示运动训练组的运动能力增加，平均差值为 2.49 mL/（kg·min）[100]。运动训练的长期获益取决于患者的积极性和依从性。

移植术后患者的峰值摄氧量持续较低可能是由于内源性骨骼肌异常 [101,102]。除了高强度有氧运动训练外，抗阻肌肉力量训练在对抗皮质类固醇相关的骨质疏松症和外周肌病的影响方面也发挥重要作用。对于进行心脏移植的心力衰竭患者，是反映亚极量运动能力的优质指标 [103]。

心脏移植患者应尽可能避免等长运动以及需要稳定姿势的活动，因为这些活动会增加血流动力学压力。低强度等长运动（如握力训练）会降低心率、血压和全身血管阻力的增加幅度。全身等长运动也可减少这些血流动力学改变 [104]。移植患者的静息时心率、血压和心率收缩压乘积均高于健康人群。

植入左心室辅助装置

左心室辅助装置已越来越普遍地应用于终末期心力衰竭患者，用于心脏移植前过渡治疗（bridge to transplant，BTT）、恢复前过渡治疗（bridge to recovery，BTR）和永久性支持治疗（destination therapy，DT）。终末期心力衰竭患者因中枢和外周受限导致运动能力降低、最大心输出量和峰值摄氧量减

少。此外，装置的长期并发症可能在运动测试和训练过程中出现。治疗师应注意观察出血、泵功能障碍和脑卒中征象。另一个需要考虑的因素是，目前的装置（如 Heartmate Ⅱ/Ⅲ 和 HeartWare VADs）采用轴流设计，因此需要通过多普勒超声监测平均动脉压来评估 [105]。

先天性心脏病

先天性心脏病（congenital heart disease, CHD）患者的体力活动常受到限制。但越来越多的证据支持运动训练对 CHD 儿童和成人是安全的，且能带来显著获益。随着 CHD 治疗方法的改进，患者的寿命得以延长，并从规律体力活动中获益，这不仅促进了心血管健康和心理健康，还降低了相关风险。通过运动测试可以识别患者的功能能力，并有助于制订运动处方。

间歇性跛行和外周动脉疾病

间歇性跛行（intermittent claudication, IC）是外周动脉疾病患者因运动诱发的肌肉缺血症状，是动脉粥样硬化的全身并发症，伴或不伴严重的缺血性心脏病。行走时的伤残性疼痛是由肌肉缺血引起的。心血管疾病的发病和死亡风险远超过严重肢体缺血和残疾风险 [106]。IC 患者管理需与心脏病和外周动脉疾病患者相同，优先选择保守治疗，包括体力活动和运动训练、戒烟、减重和优化营养以及压力管理。2017年，美国 CMS 最终确定，对伴有 IC 的外周动脉疾病（peripheral artery disease, PAD）患者，报销涵盖监督下运动训练为期 12 周，共 36 节课程康复治疗的费用。

建议跛行和 PAD 患者进行运动测试，测试结果有助于确定步行能力、跛行阈值以及心率和血压反应，这对于开具运动处方至关重要 [107]。测试还可用于筛查以前未识别的运动诱发心血管症状。但需要注意的是，因运动强度增加会诱发下肢疼痛，从而限制活动，因此难以达到引发心脏症状的运动强度。同理，运动强度增加一般也可诱发心脏症状。此外，关节炎等合并症会使临床表现复杂化，使潜在的血管疾病既不表现在外周，也不表现在中心。在运动测试和训练时，关节炎可能会限制患者的运动能力，跛行和 PAD 患者可能已经受到跛行性疼痛的限制 [108]。即使

在这些情况下，运动训练也可以在外周血流没有改善的情况下，提高患者的运动耐量[105]。

美国心脏病学会/美国心脏协会（American College of Cardiology/American Heart Association, ACC/AHA）指南将 PAD 患者进行监督下运动列为Ⅰ级推荐[107]，推荐方法为跑台训练或步行，因为这些方法能产生生理变化以减少运动诱发症状。运动处方的制订应遵循指南。IC 患者的运动反应表现为反应减慢，这与肌肉灌注受损相关[109]。

结局测量指标包括踝肱指数，用于评估运动训练后外周动脉狭窄的变化[110]。当脉搏较弱时，可用超声进行评估。皮肤对环境温度高度敏感，因此触诊皮肤温度是反映灌注的粗略指标。用手背沿双下肢触诊比较双侧皮肤温度，有助于鉴别血供的总体差异。

贫血

贫血患者的运动反应尚未得到充分研究。血液运输氧的能力由血红蛋白浓度和血红蛋白的结合特征决定。急性贫血患者比慢性贫血患者更可能主诉呼吸困难。此外，患者常出现运动时心率增快，这种适应是通过增加二磷酸甘油酸（能降低组织中血红蛋白的对氧亲和力）来调节的，并非通过原发性心脏、肺和肌肉代偿机制来调节。

高血压

高血压对未充分使用有效非药物措施的患者来说，仍然是"沉默的杀手"。高血压与久坐生活方式、饮食习惯、肥胖、吸烟和压力有关。另外，高血压长期以来与 2 型糖尿病和随年龄增长的血管改变有关[111,112]。改变这些因素中的一个或多个就可以降低血压及高血压致死性后遗症，并可能减少或停止药物治疗。运动测试并非必需，但有助于制定运动处方[113]。如果高血压患者进行运动测试，即使静息血压控制良好，也可能在运动时出现血压增高[67]。规律体力活动和正式的运动训练可以降低患高血压的风险或改善高血压。一项有关高血压患者的 meta 分析指出，规律运动显著降低了静息和运动时的收缩压和舒张压[114]。达到这一目标所需的运动量尚不完全清楚，但目前推荐是每周进行多次 30~40 分钟的中/高强度运动[115]。血压下降的原因可能是因为外周血管阻力降低。除了健康低盐饮食和不吸烟外，运动是预防或控制高血压的一种有效、无创的干预措施。尽管许多抗高血压药物有效，但临床上也不能忽视强化血压控制导致的重要器官低灌注所引起的危害[116]。

2 型糖尿病

2 型糖尿病（diabetes mellitus，DM）是 CAD 和心源性猝死的重要危险因素。规律的体力运动对改善血糖控制、维持体重、降低心血管疾病和总死亡率具有重要意义[117]。运动测试通常不是 2 型糖尿病患者所必需的检查，但适用于无症状，但患 CAD 风险高的患者。许多患者进行运动测试的另一个原因是 DM 为合并症。此外，在进行心脏康复的患者中，有非常大比例的患者同时患 DM。在体力活动前、后测量血糖水平非常重要。此外，临床医生应了解高血糖和低血糖的症状和体征以及干预措施。

2 型 DM 会导致中枢和外周运动能力的多种受限。在没有严重外周血管病变时，肌肉血流可能出现微循环受损[118]。慢性糖尿病患者因氧转运减少而导致运动能力下降。A- 降低可导致峰值摄氧量降低[119]。糖尿病患者常出现心率恢复减慢，这与不良心血管结局和全因死亡风险增加有关[120]。据报道，有胰岛素依赖和并发症的 DM 患者在控制吸烟后，尽管肺泡基底膜增厚，但运动时并没有出现肺部气体交换受损[121]。非胰岛素依赖型 DM 患者骨骼肌中的葡萄糖运输能力降低，这可能导致运动耐量下降。

DM 和 CAD 的严重程度是运动时 LVEF 降低的独立危险因素[122]。

药物治疗的作用：治疗效果的增强和减弱

药物能影响患者对运动的反应，可以增强、限制运动能力或对运动能力不产生影响。心血管功能障碍患者，特别是接受物理治疗者，很可能会服用一种或多种强化药物。应记录药物服用时间以及运动测试时间，以确保每次测试程序的标准化。至少，应了解药物的干扰影响，以便正确解释运动反应的改善或恶化。心功能障碍患者常服用 β 受体阻滞剂或其他控制心率的药物，以改善心脏的节律和收缩力。长期使用此类控制心率的药物对心率恢复延迟没有显著改善，而心率恢复延迟是心力衰竭患者死亡的预测因素[123]。这些药物会导致疲劳和运动耐量下降。许多患者正在服用血管紧张素转换酶（angiotensin-converting enzyme，ACE）抑制剂来增强心脏功能。这类药物通过前列腺素活性介导，提高了弥散能力和运动能力。但这种作用可以被另一种心力衰竭常用治疗药物（阿司匹林）所减弱[124]。因此，阿司匹林与 ACE 抑制剂联合应用会进一步导致运动耐量下降。一种常用的 ACE 抑制剂卡托普利，对心肌梗死（myocardial infarction, MI）后患者的运动反应有明显改善作用[125]。在亚极量运动负荷下，卡托普利可提高通气效率，降低 Ve/VCO$_2$。通气需求降低会使自觉疲劳程度下降，日常生活活动能力改善。在进行运动测试和解释运动测试数据时，物理治疗师要考虑患者的用药情况以及药物变化。

慢性呼吸功能不全患者：运动反应

在呼吸康复的患者中，肺气肿患者占很大比例。吸烟是肺气肿及相关全身并发症的主要原因（见第 3 章）。中、重度呼吸功能障碍患者需要转诊接受呼吸康复治疗，其他需要转诊的患者包括囊性纤维化、哮喘、限制性肺疾病（restrictive lung disease, RLD）、间质性肺疾病和 α$_1$- 抗胰蛋白酶缺乏症患者。

与慢性心功能不全患者一样，慢性呼吸功能不全患者通常也有服用药物史或者手术史。常见手术包括肺减容术、肺段切除术、肺叶切除术、全肺切除术和肺移植术等。

慢性呼吸功能不全患者需要进行运动测试以开具运动处方，运动方案应根据患者呼吸功能障碍的严重程度进行调整。调整措施包括吸氧支持、在无法完成压力测试或 CPET 时进行亚极量测试，或在运动训练中增加中间休息时间。调整原则是保证运动测试和运动训练的安全性和有效性。

支气管哮喘

运动性哮喘患者进行运动测试和训练时，需要考虑以下几个方面[126]。患者常在运动时开始出现支气管扩张，随后在大约 3 分钟或数分钟后出现支气管收缩。支气管收缩可持续 10~15 分钟，随后逐渐缓慢

恢复[127]。对于接受药物治疗的患者，运动前进行低强度的热身活动可以优化其治疗效果。运动结束时较长的整理运动也是有益的。哮喘患者需要学会监测自己对药物的反应，以及药物如何配合体力活动和运动。他们还需要监测环境空气（湿度和温度），以预测出现支气管收缩和呼吸窘迫的可能性。在充分了解环境和药物的情况下，哮喘患者可以安全地进行高强度运动。

慢性阻塞性肺疾病

COPD 患者由于肺部结构和功能损害导致的病理生理代偿下降，常表现为体适能下降。重度 COPD 患者运动耐量减低表现为外周灌注和氧摄取受限，这是因为呼吸肌的需求不成比例的增加[128]。COPD 患者因运动时出现呼吸困难，往往会降低运动水平，从而导致体适能进一步下降。伴随有氧代谢能力受损，无氧糖酵解在维持体力活动方面越来越重要，这会导致血乳酸增加，需要碳酸氢盐缓冲，从而增加二氧化碳的产生量。这进一步增加了通气负荷，加重呼吸困难，并进一步加重活动受限和体适能下降。这些患者常伴有继发性心脏和血液学改变。物理治疗的目标是缓解呼吸困难，提高运动耐力和生活质量。戒烟后，运动是改善 COPD 患者呼吸困难的唯一最佳干预措施。

运动测试是包括慢性呼吸系统疾病在内的功能能力下降患者的常规检查项目。CPET 是最全面的测试方法，可以获得摄氧量、二氧化碳产生量、潮气量、每分通气量和氧脉搏等重要生理结果。测试过程中还采集了肺功能数据，包括 FEV$_1$、FVC 和呼气流量。其他运动测试包括运动负荷测试、6-MWT 和往返步行测试。

患者运动能力下降提示肺部结构（包括肺血管系统）受损[129]，以及心脏和骨骼肌异常。这类患者的运动能力特点是通气反应和 FEV$_1$ 的差异，但这些反应仅仅解释了变异性的部分原因[130]。研究显示，COPD 患者进行监督下运动训练优于自我监测的运动训练[131]。有研究对比了 2~8 个运动训练项目，结果显示监督下的跑台训练在改善中等强度负荷时的峰值摄氧量、二氧化碳产生量、每分通气量和心率方面，比在社区内步行训练更有优势。需要进一步研究为特

定患者设计居家训练项目以提高有效性。

重度 COPD 患者进行高强度运动训练（80% 最大功率，每次 45 分钟，每周 3 次，连续 6 周）有显著的训练效果[132]。持续恒定功率训练，可降低峰值摄氧量、二氧化碳产生量、每分通气量和心率。运动耐量增加的表现包括呼吸模式的变化，尤其是潮气量增加和呼吸频率降低。

既往关于 COPD 患者训练效果和对训练适应情况的研究主要集中在外周肌肉的病理生理和适应性方面。随着运动测试、训练方案和测量方法上的改进，研究发现外周肌肉的变化与基础疾病有关。此外，有氧运动训练的反应还体现了中枢和外周的适应性。

与体力活动水平相同的健康人相比，COPD 患者的肌肉力量较弱（约为同龄健康人的 70%~80%），这可能是由体适能下降和疾病相关肌病所致[133]。此外，COPD 患者的机械效率可能会下降。这些患者的肌肉中有大量低效率的 II 型肌纤维，但肌纤维横截面积、毛细血管和线粒体密度相当或降低[134,135]。COPD 患者虽然代谢能力没有变化，但肌纤维类型异常与机械效率降低有关。

导致慢性呼吸系统疾病患者运动耐量减低的全身因素已得到证实，这些因素与慢性心脏病患者类似[136]。一些 COPD 患者的外周灌注和氧摄取受损，这是由负荷增加时心输出量从外周肌肉重新分布到呼吸肌所致[128]，这是患者运动受限的主要原因。一项旨在区别 COPD 患者运动反应是受限于中枢还是外周的研究发现，中枢因素是导致运动耐量减低的原因（尽管不是全部原因），而不是外周肌肉受限[137]。耐力训练能够增加骨骼肌活动，促进慢肌纤维的募集[138]。

肺移植术后

肺移植改变了呼吸生理，包括移植肺的失神经支配、咳嗽反射中断和胃食管动力降低。尽管如此，移植后患者的肺功能和 QOL 仍有所改善。有研究对比了双肺移植前、后的运动反应，结果显示患者的运动能力虽有所改善，但仍然较弱[139]。这可能与氧摄取不足有关[140]。肺移植术后患者运动反应的特点是峰值摄氧量降低，通常为预测值的 40%~60%，同时无氧阈值出现较早[141]。运动受限的表现与骨骼肌功能

障碍类似，受限原因包括患者术前体适能较差、肌肉萎缩和免疫抑制，尤其是糖皮质激素的使用[142]。患者术后需要增加运动适能，以提高功能能力。

囊性纤维化

囊性纤维化（cystic fibrosis, CF）患者的首要目标是达到整体健康。30 年前，CF 患者主要是儿童，主要通过体位引流和用力叩拍被动清除过多的分泌物。现在，CF 患者的寿命延长，综合物理治疗包括规律运动训练，这是促进整体健康和气道廓清的核心组成部分[143,144]。

尽管 CF 患者的预期寿命不断提高，但呼吸道感染仍是主要死亡原因，因此必须预防急性加重。患者在均衡营养和运动训练后，急性加重次数下降，并且持续时间也会缩短。在急性加重期间，需调整运动方案，然后再逐渐增加强度。药物（包括支气管扩张剂）与运动相结合，能够在治疗期间和远期都产生良好的效果[145]。

间质性肺疾病

间质性肺疾病患者进行运动测试可以反映其病变严重程度和功能下降程度，尤其是弥散功能和肺泡动脉血氧分压差（alveolar-arterial oxygen tension difference）[146]。患者在运动负荷增加时，肺毛细血管床的募集能力比健康人差，因此容易出现血氧饱和度降低[147,148]。这种受限与气体交换和循环障碍有关，而不是通气功能障碍。因此，对于间质性肺疾病患者，肺血管的病理生理改变比通气功能障碍更重要[149]。

亚临床间质性肺疾病患者在运动时出现气体交换异常是提示存在生理功能受限的最敏感指标[150,151]。但在预后判断方面，评估气体交换的运动测试与常规肺功能检查的效果相当[152]。

肺动脉高压

肺动脉高压患者的运动反应受损，有氧能力下降水平通常与疾病严重程度相关[67]，这可能与肺灌注受损导致作为气体交换器官的肺部在运动中的效率下降有关[153]。运动测试，尤其是 CPET，能够提供患者运动反应和体适能水平的有价值信息。通气效率，

特别是 $V_E/$ 斜率，以及运动过程中呼气末 CO_2 分压反映了动脉压升高的程度[154]。运动训练对这类人群是有益的。一项 Cochrane 综述显示，运动能够提高肺动脉高压患者的运动能力（6MWT 距离）、增加峰值摄氧量［2.4 mL/（kg·min）］、改善健康相关 QOL。

继发性心肺功能障碍

除了原发性心肺功能障碍，物理治疗师需将其执业范畴扩展到传统运动测试和处方基本原则之外，以治疗各种继发性心肺功能障碍患者，或者伴有心肺系统之外的继发性疾病和合并症的原发性心肺功能障碍患者，这些继发性疾病和合并症使患者的治疗变得复杂或受阻。继发性心肺功能障碍是指除原发性急、慢性心血管系统与呼吸系统疾病以外，由其他病理因素所致的心肺功能障碍。在诸如此类的复杂临床情况下，运动测试和训练需要根据患者的临床表现以及具体疾病进行调整。

常见的继发性心肺功能障碍包括神经、肌肉骨骼、血管、血液和内分泌系统疾病。此外，临床医师不应忽视精神因素的作用，如压力、焦虑和抑郁，这些因素可能是心肺功能障碍的危险因素、根本原因或影响因素。同样，这些疾病都可能影响氧运输过程，例如氧转运能力降低或增加，或者两者都有。机体利用氧气的能力也会因运动障碍和缺乏活动而进一步受损。运动的综合、多学科康复方案在这些疾病的短期和长期管理以及整体健康方面发挥重要作用。

评估和目标设定

物理治疗师需掌握心肺解剖学、生理学和病理生理学知识，以有效评估原发性或继发性心肺疾病患者的运动能力、氧运输能力，并识别危险因素。此外，这些知识还能提高患者在体力活动和运动过程中的安全性，帮助物理治疗师为患者制订最有效的运动方案，以提高功能能力，并保持长期健康状态。

在制订短期和长期目标时，物理治疗师不仅要考虑患者的主要疾病，还要考虑可能影响康复过程的合并症。当患者存在严重肌肉骨骼、神经或其他系统问题时，评估损伤程度及其对功能状态的影响至关重要。此外，确保患者的功能水平与当前的运动方案和

设备操作相匹配也十分重要。例如，如果患者的骨骼或神经系统疾病导致他们使用现有的运动设备过于困难或不安全，则有必要更换为符合其功能需求，且能改善心肺功能的设备。物理治疗师还应该识别出限制患者运动的最主要因素，并据此制订运动计划。例如，通过询问患者以下问题，可明确最主要的限制因素——"您步行时，停下来的原因是后背疼痛还是呼吸困难？""您爬楼梯时，停下来的原因是胸痛还是下肢乏力？""您活动时最先感觉到哪里不舒服？"。

WHO 指出，老年人群出现多发病和多重残疾（multiple disorders，MMD）的风险增加，MMD 是指同时具有两种或两种以上的残疾，包括外部身体残疾（视力障碍、听力障碍、言语 / 声音障碍、行动障碍、咀嚼功能障碍）、内脏器官功能障碍（如心脏病、肾脏疾病、呼吸系统疾病、肝功能损害、小肠疾病、膀胱或肛门直肠疾病、艾滋病）和（或）精神障碍[155]。"在 MMD 时代，康复治疗更需要考虑内脏器官功能障碍患者治疗的 FITT 原则，不仅要关注每个内脏器官和系统的问题，还需考虑它们之间的相互联系[156]。

目前认为，COPD 是一种具有多系统特征的异质性疾病。疾病的所有阶段都可能因心血管、代谢、肌肉骨骼和心理合并症导致发病率和死亡率升高[157]。COPD 常见合并症包括心血管疾病、骨骼肌功能障碍和肌肉量减少、骨质疏松（osteoporosis）/ 骨量减少 / 骨关节炎、心理障碍、认知障碍、贫血、阻塞性睡眠呼吸暂停、糖尿病 / 代谢综合征（diabetes/metabolic syndrome）、肾功能不全、胃食管反流病、肺癌和感染[158,159]。即使考虑了年龄、性别和吸烟史的差异，与无合并症的患者相比，有合并症的 COPD 患者（特别是合并心血管疾病和糖尿病）通常呼吸困难更严重，运动能力更低[158]。

尽管本文无法涵盖所有的疾病和合并症，但我们列举了一些实例以供参考。

神经系统疾病

患者是否曾出现晕倒（晕厥）或头晕症状？患者既往是否有脑卒中、癫痫、脊髓损伤（spinal cord injury，SCI）和其他慢性进行性神经系统疾病的病

史？若有其中任何一项都需要进一步研究。切记，有些症状（如晕厥或头晕）并非特异性神经系统症状，而可能直接或间接与心肺系统相关。若患者既往曾患神经系统疾病，评估其残留损伤的程度至关重要。尽管已有研究表明，脑卒中患者进行有氧运动和力量训练是安全有效的，但仍需确保运动方案、操作规范均适用于患者当前的功能水平。若患者对运动的生理反应复杂或因其他系统因素混淆时，则需要更加频繁地对患者进行监测和评估，尤其是在治疗师刚开始接触患者的时候。

头、眼、耳、鼻、喉疾病

在治疗心肺系统疾病时，关注头、眼、耳、鼻、喉相关疾病看似超出物理治疗师的执业范围，但这些疾病确实可能影响治疗过程。例如，患者经常头痛吗？如果有，原因是什么（骨骼、神经、鼻窦或其他）？是否有复视或视力模糊（神经）、白内障和青光眼？是否戴眼镜或隐形眼镜？听力好吗？如果听力不好，则需要改变交流方式。是否因耳鸣或眩晕影响治疗，或是由治疗引发？头晕、眩晕可能与头颈部疾病、神经系统或心肺系统疾病有关，也可能由其他原因引起。在病因不明确时，谨慎处理尤为重要。患者是否有鼻窦问题？可能由过敏、鼻塞、鼻中隔偏曲等可能因素导致。对于心肺疾病患者，我们会要求他们通过鼻子吸气，并通过缩唇从嘴中呼气（缩唇呼吸）。请记住，在某些情况下，为了适应患者，治疗方案可能需要调整。例如，要求患者用嘴吸气和呼气。患者是否有咽痛或声音嘶哑？这些症状可能与胃酸反流或呼吸系统疾病相关，因为反流会导致气道炎症，从而加重呼吸系统症状，而呼吸系统疾病本身也会加重这些症状。此时也是与患者讨论使用吸入性糖皮质激素后漱口、漱喉和吐出的重要性的良好时机。如果不强调适当的预防措施，使用吸入性糖皮质激素会导致鹅口疮（一种由念珠菌引起的真菌感染）。

胃肠道和营养疾病

患者是否有影响治疗的胃肠道疾病？体重有减轻或增加吗？是否是有意的？为了促进整体健康，解决超重或体重不足对心肺功能的影响以及心肺因素对体重的影响，在整个心肺疾病的治疗过程中非常重要。众所周知，肥胖是冠状动脉疾病的一个可改变的危险因素。肥胖也会显著损害呼吸力学，增加膈肌和其他吸气肌的负荷，从而导致呼吸困难加重。许多患者在使用泼尼松后出现体重增加，泼尼松是一种口服糖皮质激素，常用于治疗呼吸系统、自身免疫和风湿性疾病。相反，许多呼吸系统疾病患者由于呼吸做功增加，以及呼吸的机械和化学负荷增加，无法摄入足够的能量，因此难以保持甚至增加体重。腹泻和便秘等常见胃肠道问题也会对呼吸与心血管系统产生影响。便秘、胀气和腹胀因腹腔内和胸腔内压力升高、膈肌运动阻力增加而加重呼吸困难。便秘会引起血压升高，而腹泻可能导致血压下降以及体液、电解质失衡。

泌尿生殖系统疾病

患者有泌尿系统问题吗？泌尿系统问题有可能影响心肺系统，尤其是在体液平衡方面（如脱水或液体潴留），特别是肾脏疾病患者以及充血性心力衰竭或肺动脉高压患者。

血管系统疾病

患者是否存在血管和循环系统疾病？若患者某一个部位出现动脉粥样硬化，其他部位往往也会出现。患者在走路时小腿会抽筋吗（跛行）？夜间有抽筋吗（脱水和电解质失衡）？脚浮肿吗？对于外周水肿患者，分析水肿的原因非常重要。水肿的原因可能是肾脏、心脏或外周血管疾病、骨科问题或其他疾病。在首次评估时，应检查患者的手脚和外周脉搏，以建立基线测量值用于后续比较。对于任何明显的异常情况，都应考虑拍照记录。

血液系统疾病

患者是否存在血液系统疾病？由于血液负责运输氧气和清除二氧化碳，贫血和其他血液系统疾病都可能影响这些过程。了解血液系统疾病患者测试的类型和频率以及任何可能影响患者康复计划的相关测试结果，有助于制订康复计划。患者容易出现瘀血或出血吗？是否服用血液稀释剂？是否口服或者静脉使用类固醇激素？服用血液稀释剂，以及口服或静脉使用类固醇激素患者，可能更容易出现瘀血和（或）出血，表现为皮下暗紫色斑点或皮肤较薄，容易被割伤、撕裂。建议患者采取预防措施保护自己的皮肤，并注意脆弱的区域。若患者已经出血过多或皮下有活动性出血，应暂停剧烈运动。

内分泌系统疾病

患者有甲状腺疾病吗？未治疗的甲状腺功能亢进可引起心率和血压升高，并增加冠状动脉缺血和心律失常的风险。甲状腺功能减退可导致精力下降，进而引发肥胖和活动能力下降。患者是否患糖尿病？如果有的话，需要监测和追踪运动时的血糖反应，并根据反应调整用药时间、剂量以及食物摄入量。内分泌系统疾病可对代谢、精力、生长和发育产生重大影响，同时受到这些因素的影响，可能进一步影响患者的心肺功能，尤其是在运动和活动期间。

皮肤疾病

患者有皮肤疾病吗？虽然皮肤疾病通常不是物理治疗师的主要关注点，但仍需评估并关注患者的皮肤状况，尤其是糖尿病、自身免疫病、风湿病和循环系统疾病患者，这些疾病可能会影响患者的循环状态，不利于准确测定血氧饱和度及评估运动生理反应。

肌肉骨骼系统疾病

患者有肌肉骨骼系统问题吗？这是一个与运动和

活动互相影响的问题。如果患者有严重的肌肉骨骼问题，评估其损伤程度很重要。与神经系统疾病患者一样，需要确保运动方案、操作流程适合患者当前的功能水平。例如，如果患者的肌骨状况使其使用现有运动设备时出现困难或不安全，则可能需要更换为更符合其肌肉骨骼状态且能改善心肺功能的设备。另一个需要考虑的因素是，患者的骨科疾病对他们的功能状态的影响程度，这可能会限制他们充分运动的能力。明确患者受限的最主要因素，并由此指导运动方案的制订。例如，可以询问患者："您步行受限是因为后背疼痛还是呼吸问题？"一些因肌肉骨骼功能受限的患者在治疗过程中不会意识到运动本身的影响。对部分患者来说，肌肉或骨骼疼痛、酸痛或僵硬可能会在运动一天后才出现。因此，在治疗过程中需要更谨慎地处理肌肉骨骼问题。

精神障碍

焦虑和抑郁在很大程度上与我们的身体和心理感受相互影响。患者的心理状态在各项运动、活动和整体康复计划（和生活）中起到至关重要的作用。如果有必要，需要考虑将患者转诊至精神科专业人员。

癌症

患者曾被诊断为癌症和（或）接受过治疗吗？手术、放疗和化疗都会严重影响心肺系统，在评估和治疗方面必须予以考虑。随着癌症康复领域的不断发展，有证据支持大多数癌症患者进行运动训练的重要性。许多学者认为，癌症患者的运动计划应参照心脏康复模式[160]。

总结

依据最新文献，本章将第18章运动测试和训练的一般原则扩展到原发性和继发性心肺功能障碍患者的心肺康复方案中，以体现最佳物理治疗实践。结构化康复训练计划常仅见于大城市地区，因此可及率较

低。但物理治疗应用的基础是相同的，可以应用于一对一的环境，例如私人诊所和其他医疗机构。这些原则不仅适用于原发性心肺疾病患者，还适用于那些正接受肌肉骨骼和神经肌肉疾病治疗、继发慢性心肺疾

lung transplants. *Phys Ther.* 2004;84:1178-1187.

140. Oelberg DA, Systrom DM, Markowitz DH, et al. Exercise performance in cystic fibrosis before and after bilateral lung transplantation. *J Heart Lung Transplant.* 1998;17:1104-1112.

141. Evans AB, Al-Himyary AJ, Hrovat MI, et al. Abnormal skeletal muscle oxidative capacity after lung transplantation by 31P-MRS. *Am J Respir Crit Care Med.* 1997;155:615.

142. Lands LC, Smountas AA, Mesiano G, et al. Maximal exercise capacity and peripheral skeletal muscle function following lung transplantation. *J Heart Lung Transplant.* 1999;18:113.

143. Jaffe A, Bush A. Cystic fibrosis: review of the decade. *Monaldi Arch Chest Dis.* 2001;56:240-247.

144. Wagener JS, Headley AA. Cystic fibrosis: current concepts in respiratory care. *Respir Care.* 2003;48:234-245.

145. Weinberger M. Airways reactivity in patients with CF. *Clin Rev Allergy Immunol.* 2002;23:77-85.

146. Hsia CC. Cardiopulmonary limitations to exercise in restrictive lung disease. *Med Sci Sports Exerc.* 1999;31(suppl):S28-S32.

147. Chung F, Dean E. Pathophysiology and cardiorespiratory consequences of interstitial lung disease: Review and clinical implications. *Phys Ther.* 1989;69:956-966.

148. Riley MS, Porszasz J, Miranda J, et al. Exhaled nitric oxide during exercise in primary pulmonary hypertension and pulmonary fibrosis. *Chest.* 1997;111:44-50.

149. Hansen JE, Wasserman K. Pathophysiology of activity limitation in patients with interstitial lung disease. *Chest.* 1996;109: 1566-1576.

150. Medinger AE, Khouri S, Rohatgi PK. Sarcoidosis: the value of exercise testing. *Chest.* 2002;120:93-101.

151. Schwaiblmair M, Beinert T, Vogelmeier C, et al. Cardiopulmonary

exercise testing following hay exposure challenge in farmer's lung. *Eur Respir J.* 1997;10:2360-2365.

152. Erbes R, Schalberg T, Loddenkemper R. Lung function tests in patients with idiopathic pulmonary fibrosis. Are they helpful for predicting outcome? *Chest.* 1997;111:51-57.

153. Riley MS, Porszasz J, Engelen MP, et al. Gas exchange responses to continuous incremental cycle ergometry exercise in primary pulmonary hypertension in humans. *Eur J Appl Physiol.* 2000; 83:63-70.

154. Arena R. Exercise testing and training in chronic lung disease and pulmonary arterial hypertension. *Prog Cardiovasc Dis.* 2011; 53:454-463.

155. Kohzuki M. Paradigm shift in rehabilitation medicine in the era of multimorbidity and multiple disabilities (MMD). *Phys Med Rehabil.* 2014;1(2):1-4.

156. Kohzuki M. Pulmonary rehabilitation in multimorbidity and multiple disabilities. *J Pulm Respir Med.* 2015; 2(2):e1-e2.

157. Franssen F, Rochester C. Comorbidities in patients with COPD and pulmonary rehabilitation: do they matter? *Eur Respir Rev.* 2014;23:131-141.

158. Barr RG, Celli BR, Mannino DM, et al. Comorbidities, patient knowledge, and disease management in a national sample of patients with COPD. *Am J Med.* 2009;122: 348-355.

159. Miller J, Edwards LD, Agusti A, et al. Comorbidity, systemic inflammation, and outcomes in the ECLIPSE cohort. *Respir Med.* 2013;107:1376-1384.

160. Dittus KL, Lakoski SG, Savage PD, et al. Exercised-based oncology rehabilitation: leveraging the Cardiac Rehabilitation Model. *J Cardiopulm Rehabil Prev.* 2015;35(2):130-139.

23

呼吸肌训练

作者：Rik Gosselink　Daniel Langer　Simone Dal Corso
译者：牛宏涛　李雪昕
校对：杨天祎

本章目录

关键词

引言

　　呼吸肌肉泵功能对气体交换至关重要。呼吸肌肉泵功能受损会影响通气、气体交换和组织呼吸。呼吸肌驱动机体通气。在呼吸肌负荷增加［如气道阻塞、肺和（或）胸壁顺应性降低］或呼吸肌功能下降［如神经肌肉疾病、COPD、充血性心力衰竭（congestive heart failure, CHF）］时，会出现肌肉疲劳。此时需调整呼吸模式以应对呼吸肌疲劳，即浅快呼吸[1]。虽然这种模式会影响气体交换的有效性，但为防止肌肉疲劳和呼吸抑制，需改变呼吸模式（即减少潮气量并增加呼吸频率）。图 23.1 展示了呼吸衰竭高风险患者的适应情况。呼吸肌无力会相对增加呼吸负荷［吸气压/最大吸气压（PI/PI_{max}）］，从而导致呼吸困难、运动能力受损、无效咳嗽、呼吸功能不全、撤机失败和死亡。呼吸肌功能障碍可见于多种疾病，如 COPD、哮喘、囊性纤维化、包括脊髓损伤在内的神经肌肉疾病、CHF 和危重症。本章将介绍呼吸肌无力的临床意义、呼吸肌功能评估和测试，以及呼吸肌训练在上述疾病中的应用和效果。

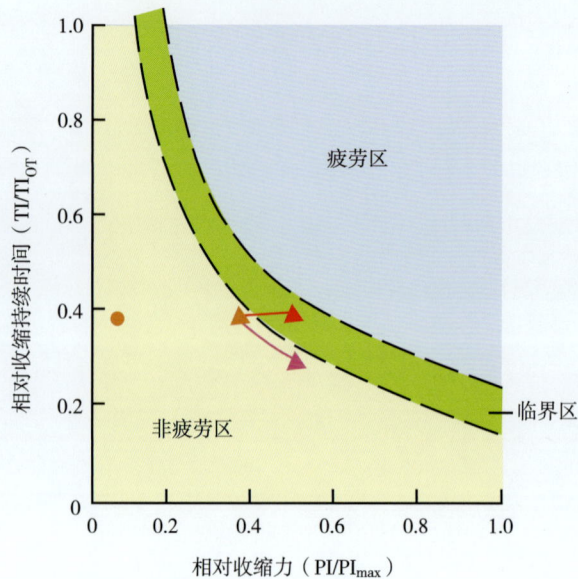

图 23.1 健康受试者与 COPD 患者之间的相对收缩力和相对收缩持续时间之间的关系。阴影部分代表出现疲劳的临界区域。随着机械负荷的增加（如运动和急性加重），COPD 患者需要增加 PI，因此可能会进入疲劳区。通常，通过同时缩短吸气持续时间可以避免这种情况。这将导致潮气量减少，呼吸频率随之增加，以维持恒定的每分通气量。减少吸气肌负荷（PI）或增加吸气肌最大能力（PI_{max}）的干预措施可减少吸气肌的相对收缩力。这可以防止肌肉疲劳，从而避免呼吸功能不全（改编自 Bellemare F, Grassino A. Effect of pressure and timing of contraction on human diaphragm fatigue. *J Applied Physiol.* 1982;53:1190–1195.）

呼吸肌评估

呼吸肌力量测试

临床上，通过口腔产生的压力来测量呼吸肌力量，主要包括最大吸气压（maximum inspiratory pressure, PI_{max}）和最大呼气压（maximum expiratory pressure, PE_{max}）。测量压力时，使用管式或法兰咬嘴，且与患者口腔适配的小圆筒（图 23.2A 和 B）。一般来说，使用管式咬嘴获得的压力大于法兰咬嘴。咬嘴中的小漏孔（直径 2 mm，长度 15 mm）可防止因脸颊肌肉收缩而导致压力过高[2]。压力测量时肺容积的标准化至关重要[3]。为防止胸壁和肺弹性回缩力增加对吸气肌压力的影响，应当在功能残气量（functional residual capacity, FRC）位进行测试。但让每位受试者都达到 FRC 的操作很难标准化。因此，建议在残气量（residual volume, RV）位测量 PI_{max}，在肺总量（total lung capacity, TLC）位测量 PE_{max}，并记录 3 次动作的 1 秒最大平台压力，3 次差异应小于 10%。若至少进行 5 次测试并在热身后测试，可以提高测试信度[4-6]。一般来说，PE_{max} 在用力 5~6

次后达到峰值[6]，而 PI_{max} 则在用力 9 次后达到峰值[4]。欧洲呼吸学会在《静息及运动时呼吸力学和肌肉测试》声明中，详细介绍了呼吸肌测试[7]。

对于气管插管或气管切开患者，测试时需先进行气道内吸痰，然后测量最大吸气气道开放压（$PI_{aw\ max}$）。患者在床上保持半直立坐姿，在气切套管或气管插管上连接单向阀。阀门允许呼气，但在吸气时产生阻力。鼓励患者每次吸气时尽可能用力，持续时间为 25 秒[8,9]。阀门与数字压力计和计算机相连，计算机可显示操作过程中产生的压力 / 时间图（图 23.3）。$PI_{aw\ max}$ 测量将进行 3 次，每次测试之间休息 2 分钟。

无力的定义

研究人员发布了关于 PI_{max} 和 PE_{max} 的标准，表 23.1 和 23.2 为参考值。无论使用哪种标准，标准偏差通常都很大。因此难以定义呼吸肌无力。尽管如此，测试仍可作为识别患者呼吸肌无力的筛查工具[10]。测试结果的解读需结合与呼吸肌力减弱相一致的整体临床表现（如病理、呼吸困难症状、无效咳嗽、端坐呼吸和日常活动中的负荷 / 能力平衡），而不是只关注测试结果。美国胸科学会 / 欧洲呼吸

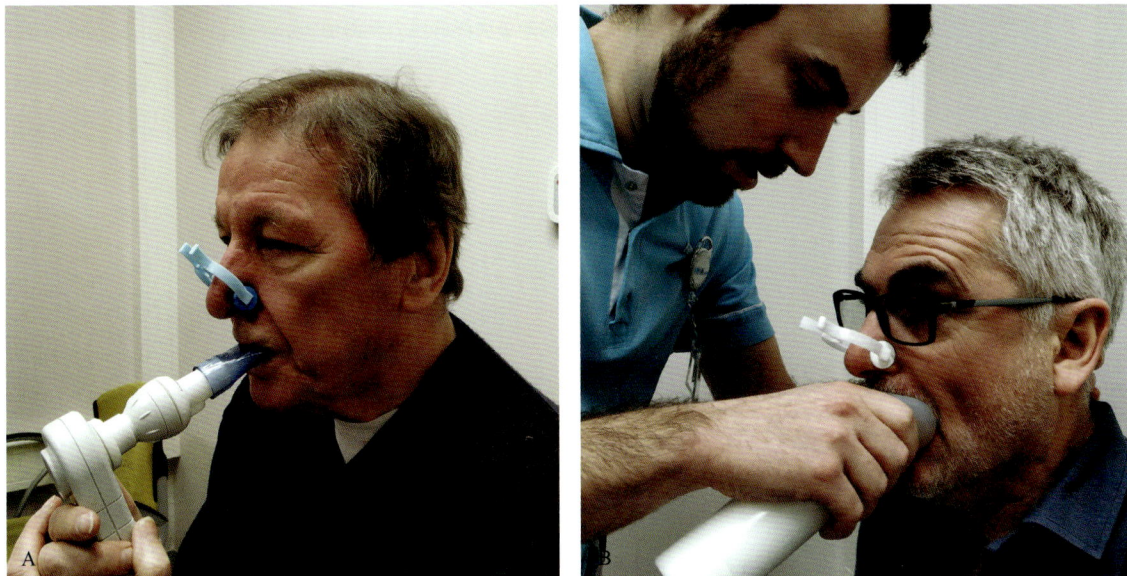

图 23.2　使用法兰咬嘴（A）和管式咬嘴（B）测量口腔压力以评估呼吸肌力量

学会（ATS/ERS）在之前的声明中提出，PI_{max} 低于 −80 cmH_2O 通常可排除有临床意义的吸气肌无力[5]。如果采用正常值下限来定义呼吸肌无力，将根据所选择的参考标准导致不同的判定结果[10]。在 20~94 岁男性和女性的大量样本中，有 6 组最常用的参考值[10]。与较低的参考值相比，较高者存在一系列与呼吸肌无力相关的临床和生理问题[10]。因此，这些参考值适用于识别呼吸肌无力（表 23.3）。

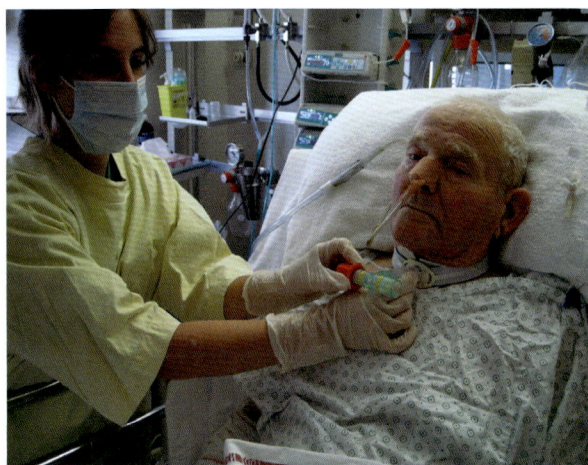

图 23.3　气管切开患者进行吸气肌力量评估

表 23.1　不同年龄组从残气位测得的最大吸气压的参考值[11]

年龄 / 岁	男性		女性	
	研究量 / 样本量（n/n）	PI_{max}/cmH_2O [平均值（95% CI）]	研究量 / 样本量（n/n）	PI_{max}/cmH_2O [平均值（95% CI）]
18~29	6/96	128.0（116.3~139.5）	6/92	97.0（88.6~105.4）
30~39	6/69	128.5（118.3~138.7）	6/66	89.0（84.5~93.5）
40~49	6/72	117.1（104.9~129.2）	6/71	92.9（78.4~107.4）
50~59	5/61	108.1（98.7~117.6）	5/60	79.7（74.9~84.9）
60~69	5/65	92.7（84.6~100.8）	5/66	75.1（67.3~82.9）
70~83	5/63	76.2（66.1~86.4）	5/59	65.3（57.8~72.7）

表 23.2 男性和女性受试者使用管式咬嘴和法兰咬嘴从残气位测得的最大呼气压力参考值

参考文献	人数		PE_max/cmH_2O		咬嘴类型
	男	女	男	女	
Ringqvist 等 [12]	106	94	239 ± 46	164 ± 30	管式
Black 和 Hyatt[2]	60	60	233 ± 42	149 ± 27	管式
Rocheste 和 Arora[13]	80	121	215 ± 45	138 ± 68	管式
Bruschi 等 [14]	290	379	140 ± 30	96 ± 20	管式
Enrightet 等 [15]	244	292	175 ± 46	118 ± 37	法兰
Leech 等 [16]	325	50	154 ± 82	94 ± 33	法兰
Wilson 等 [17]	80	480	147 ± 34	93 ± 17	法兰
Neder 等 [18]	50	87	141 ± 22	100 ± 11	法兰
Vincken 等 [19]	46	60	140 ± 38	89 ± 24	法兰

摘自 2002ATS/ERS 声明 [5] 以及 Evans 等综述 [20] 中的研究数据

表 23.3 残气位测得的与吸气肌无力相关的绝对最大吸气压力值（根据性别与年龄）

年龄（岁）	PI_max/cm H_2O	
	男性 *	女性 †
< 40	63	58
40~60	55	50
61~80	47	43
> 80	42	38

注：* 数量为 164（< 40 岁）、302（40~60 岁）、365（61~80 岁）和 35（> 80 岁）。
† 数量为 140（< 40 岁）、293（40~60 岁）、387（61~80 岁）和 43（> 80 岁）。
摘自 Rodrigues A, Da Silva ML, Berton DC, et al. Maximal inspiratory pressure：does the choice of reference values actually matter？ *Chest*. 2017;152:32–39.

临床中，其他方法如经鼻最大吸气压，是量化整体呼吸肌功能的工具 [21]。研究显示，经鼻吸气测试结果可重复性高。有创方法，如自主或电 / 磁膈神经刺激法，可经胃和食管球囊测量跨膈压，并提供有关膈肌功能更为准确和详细的信息 [22]。这些测量结果有助于诊断膈肌麻痹。然而，在临床实践中，在大多数情况下，评估吸气和呼气时的口腔压力就足够了。

呼吸肌耐力测试

评估呼吸肌耐力可采用以下方法：①计时测试；②增量负荷测试；③恒定负荷测试。这些方法可进一步细分为不同的测试形式：①计时测试，即必须在给定时间内达到最大自主通气量（可附加额外阻力）；②通过增加阻力 / 阈值负荷或每分通气量来逐步增加负荷；③维持给定的阻力 / 阈值负荷或过度呼吸水平，直至任务失败。阻力 / 阈值负荷测试主要适用于吸气肌评估 [23]，而过度呼吸负荷测试则同时适用于吸气和呼气肌的评估 [24]。

由于这些测试表现受呼吸模式（呼吸频率、潮气量和吸气流速）影响，相关参数应加以控制（反馈）和（或）记录 [25-27]。特别需要注意的是，在进行干预前 / 后的呼吸肌测试对比时，起始负荷 / 通气量和增量参数（如果存在）必须保持一致。

计时测试

10~15 秒的最大自主通气量（maximal voluntary ventilation, MVV）测试时间过短，无法有效评估呼吸肌耐力。目前，已有多种方案用于测试最大持续通气量，即在特定的较长时间内（如 12~15 分钟）可持续通气的量。然而，此类测试还没有建立标准化的方案 [5]。

最大增量负荷测试

阻力或阈值负荷

这项测试要求受试者在阻力 / 阈值负荷 [5,26] 或锥形流量阻力负荷 [22] 下进行呼吸。负荷每隔一定时间

（分钟或呼吸次数）增加，例如基线 PI_{max} 的 10%，直至任务失败。吸气肌耐力定义为受试者最后一次成功完成的压力值。

过度呼吸（Hyperpnea）

该测试通过逐步增加每分通气量（例如，每 3 分钟增加 MVV 的 8%）来评估呼吸肌耐力[5]。该测试需要使用特殊设备来确保血二氧化碳水平正常，且其应用越来越广泛[27]。该测试达到的通气水平与传统的最大持续通气测试结果相近[28,29]，并且已有针对健康人群的正常参考值[27]。

恒定负荷测试

阻力或阈值负荷

受试者在亚极量负荷下进行呼吸[23,25,26]，直至任务失败（T_{lim}）。所选负荷应使 T_{lim} 控制在 5~10 分钟，以确保干预后的测试时间限制在 15~20 分钟，同时避免天花板效应[23,26]。主要测试结果是 T_{lim} 和（或）测试期间所有外部做功[23]。标准化呼吸指导

（包括吸气流速、潮气量和呼吸频率）对于测试结果可重复性非常重要。

过度呼吸

受试者以恒定通气量（MVV 的 40%~70%）进行呼吸，通常训练 8~12 分钟。

恒定负荷测试的优势在于能够通过单次测试评估整体呼吸肌耐力。该测试方法无创且耐受性相对较好。研究表明，通过此类测试可以观察到呼吸肌训练后呼吸肌耐力的显著提升（图 23.4）。

呼吸肌训练方法

与外周骨骼肌训练类似，呼吸肌训练旨在改善吸气肌或呼气肌的收缩力量、耐力和速度[32-34]。

吸气肌训练

由于吸气肌通常进行低强度重复收缩，因此许多训练策略强调提高吸气肌耐力。目前，比较不同训练设备和训练方案的研究较少，因此针对不同训练目的

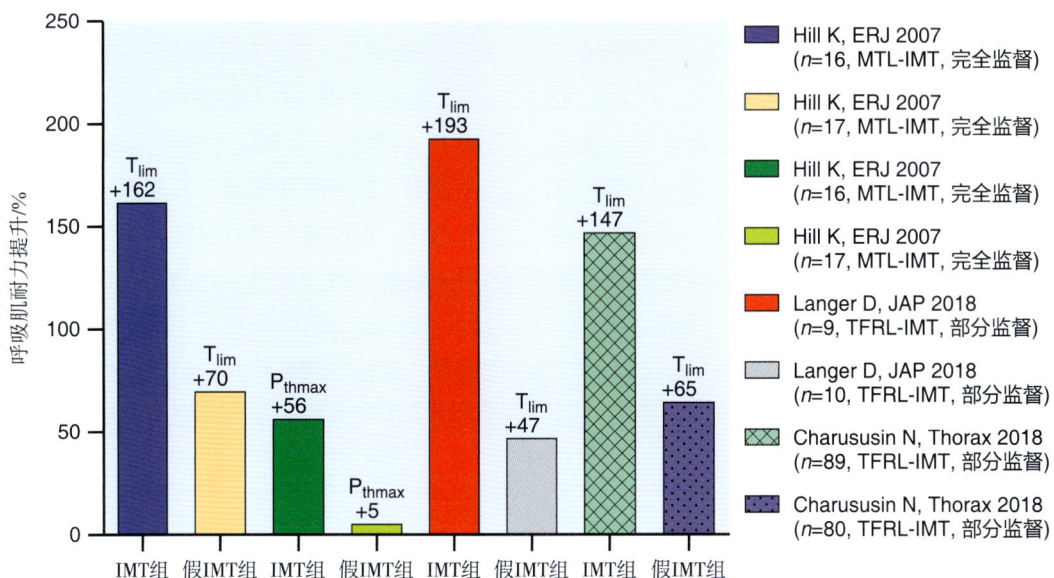

图 23.4 COPD 患者接受高强度吸气肌训练方案后，递增负荷（P_{thmax}）和恒定负荷（T_{lim}）[1] 测试显示呼吸肌耐力显著提升。[30,31] MTL: Mechanical threshold loading，机械阈值负荷；TFRL: tapered-flow resistive loading，锥形流量阻力负荷（摘自 Hill K, Jenkins SC, Philippe DL, Shepherd KL, Hillman DR, Eastwood PR. Comparison of incremental and constant load tests of inspiratory muscle endurance in COPD. *Eur Respir J.* 2007;30[3]：479–486; Charususin N, Gosselink R, Decramer M, et al. Randomised controlled trial of adjunctive inspiratory muscle training for patients with COPD. Thorax. 2018;73：942–950; Langer D, Ciavaglia C, Faisal A, et al. Inspiratory muscle training reduces diaphragm activation and dyspnea during exercise in COPD. *J Appl Physiol [1985].* 2018;125：381–392.）

的首选设备和训练方案尚无确切证据支持。以下将讨论不同方法的特点和优缺点，并据此给出建议。大多数呼吸肌训练方案采用 3 种负荷类型。这些方法有以提高肌肉力量和耐力为主要目的的（中流量 / 高压力：目标阻力和阈值负荷），有以仅提高肌肉耐力为主要目的的（高流量 / 低压力：二氧化碳正常的过度呼吸）。上述所有训练模式均有适配的居家训练设备可供选用。第 4 种负荷方式也越来越受欢迎，称为锥形流量阻力负荷，结合了阈值负荷和目标流量阻力负荷。最新开发的电子设备可在内部存储器中存储数据。这有利于更好地监测和保证居家训练效果。表 23.4 概述了现有方法和设备的特点。

目标流量阻力负荷

训练阻力应至少设置为经口最大吸气压的 30%，指导患者通过不同直径的小孔呼吸以产生高吸气流量。孔径越小，需要克服的阻力越大。因阻力取决于流量，设备应能记录吸气流量，并对所达到的流量和压力反应提供反馈（即"目标阻力呼吸"）。

机械阈值负荷

此方法要求患者在吸气产生气流之前克服弹簧阀带来的已知固定阻力（等张阈值负荷）。在克服阈值负荷后，患者就可以在恒定负荷下吸气。该阻力至少应设置为患者 PI_{max} 的 30%，且与患者吸气流速无关[35]。因此，该方法不需要反馈系统。这种方法（与其他等张肌肉训练相同）的一个缺点是，吸气肌只能在整个收缩过程中的一小段范围内获得最佳阻力（相对于其最大压力 – 产生能力）。例如，假设以 RV 位测量的 PI_{max} 作为参考来确定训练强度（如以 $PI_{max}RV$ 的 50% 进行训练），在 RV 位开始吸气的，训练负荷

将达到目标强度的最佳值。但随着肺容积的增加，恒定负荷在"最大压力 – 产生能力"中所占的比例会越来越大，最终限制肌肉继续收缩的能力，并可限制容量反应，尤其是在较高的训练强度下（如 PI_{max} 的 50% 及以上）（图 23.5）。这不仅影响训练期间呼吸肌受刺激的程度，还可能影响患者在给定负荷下对吸气努力程度的感知[36]。

锥形流量阻力负荷

锥形流量阻力负荷结合了上述两种负荷方式的优点。在不受流量影响地克服阈值负荷后，吸气时阻力会随流量逐渐减小。这种设计符合呼吸系统的压力 – 容积关系，即使在较高的训练阻力下也能完成肺活量吸气。事实证明，与机械阈值负荷相比，在相同阻力下进行训练时锥形流量负荷的吸气量更大[36]（见图 23.5）。患者在吸气肌训练（inspiratory muscle training, IMT）时，可耐受的训练强度也更高，而两者呼吸用力感觉评分相当[36]。

二氧化碳正常过度呼吸

与前述 3 种技术不同，此类型训练不需要克服额外的呼吸阻力。相反，受试者在接近肺活量的水平（深吸气和呼气）下，以其最大自主通气量的 60% 左右进行过度呼吸，持续时间较长（通常每次训练 30 分钟），可刺激产生较高的吸气和呼气流速。这种方法主要用于提高呼吸肌耐力而非力量。为防止出现低碳酸血症，现已开发出可对呼出空气进行部分再呼吸的居家设备。然而，该训练的实施技术较难，必须充分训练呼吸运动的协调性[37]。对于呼气流量严重受限的患者，进行该训练具有一定挑战性。根据训练特异性原则，该训练可能不会提高最大压力 – 产生能力。

表 23.4　不同训练方法和设备概述[35]

训练方法	重点	成本	反馈系统	存储训练数据	设备
机械阈值负荷	力量耐力	低	不适用	不适用	阈值 IMT；POWER breathe Medic
目标流量阻力负荷	力量耐力	高	视觉	是	Respifit S
锥形流量阻力负荷	力量耐力速度	中	视觉 / 听力	是	POWER breathe（K 系列）
二氧化碳正常过度呼吸	耐力速度	高	视觉 / 听力	是	Spirotiger

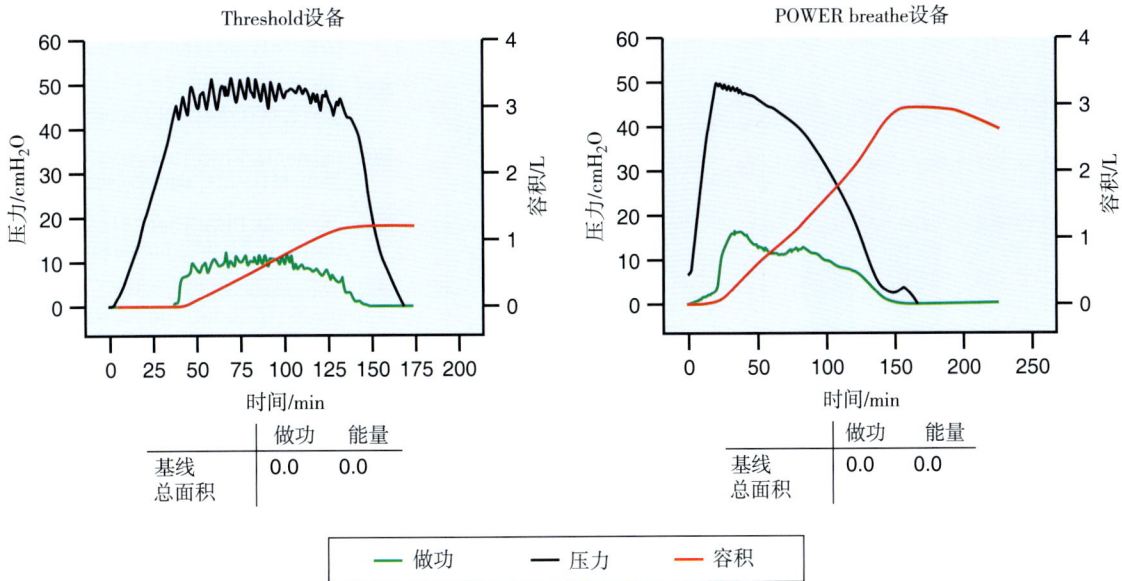

图 23.5　吸气阻力为基线 PI_{max} 的 60%（50 cmH_2O）时两种训练设备的比较（摘自 Langer D, Charususin N, Jacome C, et al. Efficacy of a novel method for inspiratory muscle training in people with chronic obstructive pulmonary disease. *Phys Ther.* 2015;95(9):1264–1273.）

一项针对 COPD 患者的荟萃分析证实了这一点（表 23.5）[38]。该方法对这类患者呼吸困难症状和功能性运动能力也没有显著影响[38]。若想在家庭环境中有效开展此类训练，需要使用配有视听反馈的先进昂贵设备。

表 23.5　吸气肌训练效果的荟萃分析（n=32）

评估指标	有效性	P 值
PI_{max}（cmH_2O）	13	0.001
耐力（s）	261	0.001
耐力（cmH_2O）	13	0.001
6-MWT（m）	32	0.001
MVV（L）	3	0.37
VO_{2peak}［mL（kg/min）］	1.3	0.06
CRDQ 评分（分）	3.8	0.007
呼吸困难（Borg）	−0.9	0.001
呼吸困难（TDI）	+2.8	0.001

注：*6-MWT*，6 分钟步行测试；*Borg*，呼吸困难量表；*CRDQ*，chronic respiratory disease questionnaire，慢性呼吸系统疾病问卷；*MVV*，最大自主通气量；PI_{max}，最大吸气压；*TDI*，变化期呼吸困难指数；VO_{2peak}，峰值摄氧量。

摘自 Gosselink R, deVos J, van den Heuvel SP, et al. Impact of inspiratory muscle training in patients with COPD: what is the evidence? *Eur Respir J.* 2011;37:416–425.

训练参数

推荐在呼吸康复中使用机械阈值负荷、目标流量阻力负荷和锥形流量阻力负荷来改善吸气肌功能。以往许多训练方案要求每天训练 30 分钟，阻力至少为 PI_{max} 的 30%。但现已证明短时间高强度训练方案同样可行且有效[36,37,40]。将每天训练时间缩短至 10 分钟左右，并将强度至少提高为 PI_{max} 的 40%（机械阈值负荷）或 50%（锥形流量阻力负荷）。相关研究在完全或部分监督下进行（在 6~8 周方案中，每周一次训练）。此类干预的目的是在通气需求增加期间（即日常体力活动时）促进呼吸功能，因此较短的训练时间可更好地适应患者日常生活中的功能需求。监测发现，大多数患者的日常活动都在 10 分钟以内完成[41,42]。因此，15 或 30 分钟的训练时间似乎不太合适。对健康人或运动员来说，长达 30 分钟的二氧化碳正常过度呼吸训练可能是提高吸气肌和呼气肌耐力的有效方法（详见下文）。

事实证明，与长时间训练方案相比，短时间、高强度训练方案可使 PI_{max}（图 23.6）产生较大变化，并改善呼吸肌耐力[36,39,40]。单次训练包括 30 次完全肺活量抗阻呼吸，通常 4~5 分钟内完成。训练时患

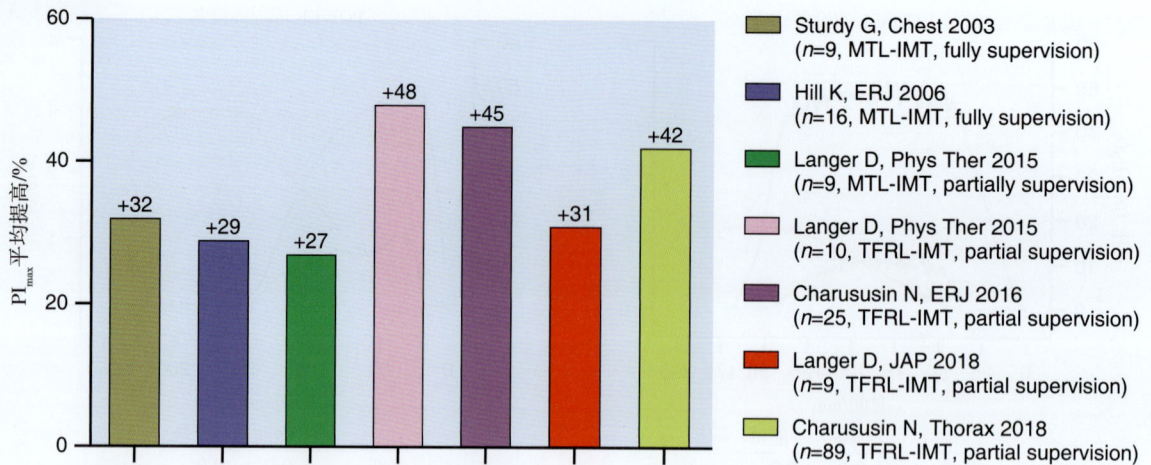

图 23.6　短时间、高强度 IMT 方案研究中干预组经口最大吸气压（PI_{max}）的改善情况比较 [30,31,36,39,40,47]

者取端坐位，不强制要求佩戴鼻夹。若需要，患者身体可前倾，并将上肢放置在桌子或椅子扶手上。训练强调快速、用力吸气的重要性，并要求每次呼吸都要尽力达到最大肺容积。这样可以最大限度地提高肌肉力量，并增加训练过程中的总做功。与其他骨骼肌一样，力量改善为剂量依赖性 [43]。因此，训练负荷需随时间逐步增加。最初训练负荷应至少为患者 PI_{max} 的 30%，低于此强度的负荷不足以改善吸气肌力量 [38,44]。推荐采用症状限制法指导训练负荷进阶。选择负荷时应使患者在训练结束时（30 次呼吸后）将呼吸用力程度描述为"有点困难"，即改良 Borg 呼吸困难量表（0~10 分）中的 4~5 分。若患者耐受良好，可逐步增加负荷至更高用力程度。训练强度的目标应该为吸气时仍能充分扩张肺容积的更高可耐受负荷。在完成第一周训练后，患者的训练负荷通常能达到机械阈值负荷约为 PI_{max} 的 40% 或流量阻力负荷约为 PI_{max} 的 50%。在训练的最初 4 周，吸气负荷通常快速增加，这主要是因为对训练的神经适应 [43,45]。此后负荷增加速度减慢，呼吸肌功能的提高主要依赖于肌肉肥大 [46,47]。

推荐在数周的康复期中，每周至少进行一次在监督下的训练，以便增加训练强度，并监测训练的依从性和进阶情况。如果使用具有内部数据存储功能的设备，则能够比较居家和在监督下训练的质量。这有助于医疗人员为患者提供更具体的指导。2018 年进行的一项试验首次表明，IMT 治疗的质量和频次与 PI_{max} 改善有关 [30]。已证明，PI_{max} 变化与基于症状的常规运动训练项目强度进阶以及运动功能提高显著相关 [30]。这突出了监督和控制 IMT 干预措施依从性和质量的重要性，以及康复项目中常规运动训练部分基于症状进阶强度的重要性。这需要足够时间（至少 6~8 周）来确定 IMT 对运动中呼吸困难感觉的影响。这将使患者能够在基于症状的常规运动方案进阶中，实现更大幅度的提高，这一提高能帮助患者在功能方面额外获益。

在开始训练时，患者不仅应了解预期的训练效果和运动训练的正确技术方法，还应了解为维护设备应采取的卫生措施。建议每天用清水冲洗咬嘴和呼吸阀，并定期对这些部件进行消毒，以确保卫生并维护呼吸设备性能。

呼气肌训练

爆发性呼气动作和腹部肌肉低强度收缩与咳嗽、Valsalva 动作和运动时的呼吸模式相似。因此，呼气肌训练（expiratory muscle training, EMT）的参数既可以是高强度力量训练，也可以是中低强度耐力训练。耐力 EMT 是以 PE_{max} 的 15%~45% 进行训练，持续 30 分钟 [48]。力量 EMT 是以 PE_{max} 的 60% 进行训练，做 15 次 Valsalva 动作 [49]。这两种训练方案都通过经口呼气阻力来实施，如阈值负荷 [49,50]。

健康人群呼吸肌训练

持续的高强度运动会导致膈肌疲劳 [51,52]。多项研究表明，呼吸肌去负荷（如使用低密度混合气体或机械通气）可提高运动表现 [53,54]。在高强度运动中，呼吸肌持续高强度做功（不是中等强度）可能影响肢体血流并引起肢体肌肉疲劳，从而影响全身运动表现[55,56]。这一现象可通过"呼吸肌代谢反射"（图23.7）机制解释[56]。即使是健康人，体力消耗也会引起呼吸不适。运动员在运动量非常大时或老年人在运动过程中达到最大呼气流量的极限时，可能会出现动态过度充气，从而导致呼吸肌负荷和能力失衡[57-60]。大约70%的健康人在剧烈运动时会出现吸气肌和（或）呼气肌疲劳[51,61-68]。因此，提高呼吸肌力量和耐力以改善运动能力是合理的。

　　IMT可以降低健康受试者呼吸肌疲劳程度[69-71]。两篇系统文献综述和荟萃分析发现，大多数研究表明，健康受试者进行呼吸肌训练后，呼吸困难减轻，全身耐力提高[57,58]（表23.6）。与COPD研究类似（见下段），选用的测试方法对明确IMT后全身运动能力的改善至关重要。极量递增测试（maximal incremental tests）通常未显示出变化，而"计时测试"和"恒定负荷测试"通常在训练后会有所改善[57,58]。此外，体能较差的人在训练后的进步似乎更大[6]。目前，文献中尚未对最佳训练方法达成共识[57,58]。对于通气要求较高的任务（如骑自行车、跑步），同时进行吸气肌和呼气肌训练可能比只进行吸气肌训练更有益[57,58]。

表 23.6　健康受试者呼吸肌训练效果综述

N	年龄和性别	特征	RMT 持续时间	假 RMT	结局
804 名受试者 28 项 RCT 研究 6 项 CT 15 项非对照试验	19~70 岁 463 名男性 155 名女性 186 名性别不详	从未经训练到训练良好的健康受试者	等碳酸过度呼吸：MVV55%~85%，15~30 分钟，3~5 次/周，4~15 周 阈值：PI$_{max}$ 的 30%~80% 或 PI 和 PE$_{max}$ 的 60%~72%，30 分钟，5 次/周，4~6 周 流量阻力：PI$_{max}$ 的 50%~75%，24~40 次呼吸，1~2 次/天，3~10 次/周，4~12 周	21 组假 IMT，13 组无训练对照组	计时测试和恒定负荷测试，全身耐力测试改善，递增测试运动表现无改善

注：CT，对照试验；IMT，吸气肌训练；MVV，最大自主通气量；PI$_{max}$，最大吸气压；RCT，随机对照试验；RMT，呼吸肌训练。

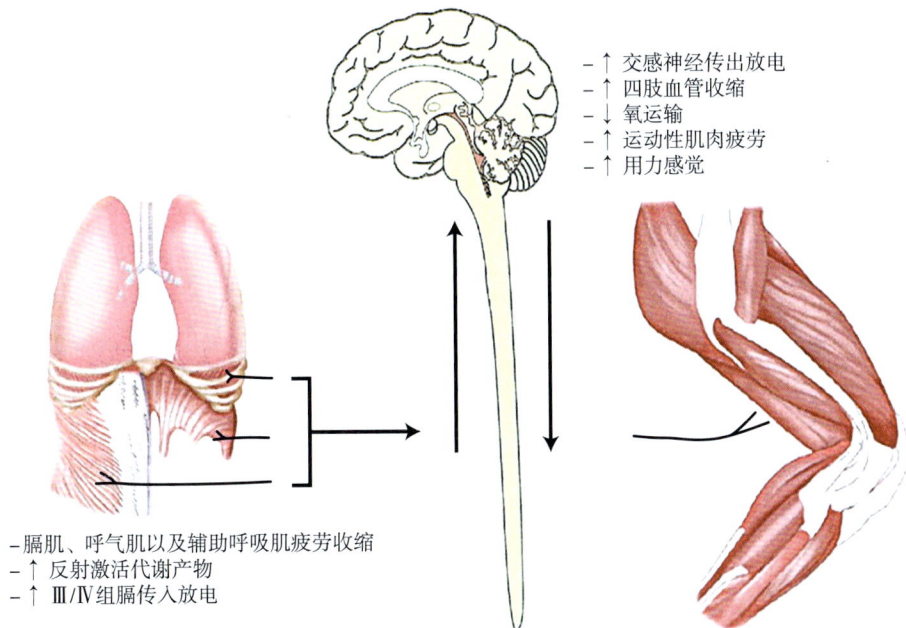

图 23.7　高强度呼吸肌训练对运动表现的影响（摘自 Romer LM, Polkey MI. Exercise-induced respiratory muscle fatigue: implications for performance. *J Appl Physiol*. 2008;104:879–888.）

患病人群呼吸肌训练

慢性阻塞性肺疾病

　　COPD 患者常伴有呼吸肌无力[72-76]。膈肌的适应可增强抗疲劳能力，提高肌肉功能[77,78]。膈肌通过快纤维类型转化为慢纤维类型来进行重塑[79,80]。尽管有这些适应性，但 COPD 患者功能性吸气肌的力量[73]和耐力[74]仍然较差，并可导致高碳酸血症[81]、呼吸困难[82,83]、夜间血氧饱和度降低[84]和步行距离缩短[85]。与健康人相比，COPD 患者运动时使用最大吸气压的比例更高[86]。这种呼吸模式与运动时呼吸困难密切相关[86]，可能会引起呼吸肌疲劳并可能限制运动能力。呼吸肌导致运动受限的另一机制是"呼吸肌代谢反射"（图 23.5）。吸气肌通过增加做功来增强抗疲劳能力，并在运动时减少对总心输出量的消耗，进而有更多的心输出量供做功肌肉使用。尽管仅有少数 COPD 患者在运动后出现膈肌疲劳[87,88]，但这可能与运动方案时长不够以及患者无吸气肌无力有关。慢性心力衰竭患者接受 IMT 后，肢体肌肉血流有所改善[89-91]，但这一现象尚未在 COPD 患者中得到验证或研究。有学者提出，IMT 后运动时动态过度充气和呼吸困难减轻的机制与吸气肌肉能力和全身耐力相关，因此需进一步研究[92]。已有证据表明，呼吸时抵抗吸气负荷可提高最大吸气压[84,93-100]和吸气肌耐力[84,94,96,100]。据报道，呼吸肌训练可使仓鼠膈肌中的 I 型和 II A 型肌纤维肥大[101,102]。在一项针对 COPD 患者的研究中，IMT 后肋间外肌中 I 型纤维占比和 II 型纤维大小均有所增加[45]，呼吸困难有所减轻[98,99,103]，夜间血氧饱和度降低的时间[84]也有所缩短，运动表现有所改善（表 23.5）[38,104]。除运动训练外，结合 IMT 比仅进行运动训练更能显著提高运动能力[93,95,97,99]。荟萃分析结果显示，IMT 可以改善吸气肌力量和耐力、功能性运动能力和生活质量，同时还能减轻呼吸困难[38,104]。运动训练计划中加入 IMT 可提高 PI_{max}，并改善吸气肌无力（PI_{max} 小于 60 cmH_2O）患者的运动表现[38,104]。COPD 患者每周进行 3 次高强度训练（PI_{max} 的 60%），对运动表现和呼吸困难都有长期影响[105]。一项针对 COPD 患者的随机对照试验显示，

二氧化碳正常的过度呼吸（normocapnic hyperpnea，NCH）训练可提高呼吸肌耐力和运动能力以及生活质量[106]。研究表明，吸气肌耐力训练效果不如呼吸肌力量训练[38]。

　　对于因 COPD 而继发吸气肌无力的患者，进行适当可控的吸气肌训练可以改善吸气肌功能，运动训练计划中加入吸气肌训练可以进一步提高运动能力，减轻呼吸困难，并缩短夜间氧饱和度下降的时间。呼吸康复结合 IMT，可以观察到恒定功率耐力测试的改善，其效果与健康人群类似[30,107,108]。对于 COPD 患者的药物和非药物干预手段，亚极量恒定功率耐力运动测试比 6-MWT 灵敏度更高[109-111]。评估耐力测试中呼吸困难症状减轻情况时，最好在一个标准化时间点进行[112]。除了 Borg 量表外，还可使用特定的呼吸困难量表（如多维呼吸困难量表）进行评估。

哮喘

　　高气道阻力和过度充气是哮喘的常见特征，这些因素导致呼吸肌负荷过重和呼吸困难增加。据推测，IMT 可以改善吸气肌功能，减轻哮喘症状，从而减少药物使用。但呼吸肌无力在哮喘患者中并不常见[105,113,114]。虽然一项研究报告了吸气肌力量中等程度降低[113]，但其他研究并未发现吸气肌力量受到影响[74,115]。哮喘患者吸气肌耐力有所增加[115]，而类固醇依赖患者则有所减少[74]。在哮喘患者中，女性比男性呼吸困难更严重，导致她们更需要 β_2 受体激动剂，这可能反映了吸气肌力量的性别差异[105]。IMT 在哮喘患者中的应用方案有所不同。干预时间从 3 周至 6 个月不等，频率从每天 2 次至每周 6 次，训练强度从 PI_{max} 的 15%~60% 不等。Silva 更新了 2003 年发表的 Cochrane 综述[116]，证实 IMT 可显著提高吸气肌力量（平均差值为 13.34 cmH_2O，95% 可信区间为 4.70~21.98 cmH_2O）[117]。但 IMT 在肺功能、呼吸困难症状和 β_2 受体激动剂使用方面没有发现差异。因此，尽管 IMT 能改善吸气肌力量，但这种改善并没有转化为哮喘患者的临床获益。

囊性纤维化

　　IMT 可以减轻 CF 患者肺功能受损（如气流受限和过度充气）及营养状况异常对呼吸系统需求 / 能

力平衡的影响。CF 对呼吸肌力量的影响存在争议，一些研究表明 CF 患者的吸气肌力量下降[118-125]，而另一些研究显示其吸气肌力量正常[126-130] 甚至升高[131-135]。值得注意的是，中、重度 CF 患者吸气肌力量分别比轻度患者低 18% 和 23%[136]。轻度 CF 患者（122 ± 22 cmH$_2$O）的 PI$_{max}$ 与健康同龄人（115 ± 21 cmH$_2$O）、中度和重度 CF 患者（分别为 100 ± 23 cmH$_2$O 和 94 ± 28 cmH$_2$O）的 PI$_{max}$ 无差异。一项系统综述显示，不同研究的 IMT 方案在强度（PI$_{max}$ 的 20%~80%）、频率（每周 2 次至每天 2 次）和持续时间（10~30 分钟）方面差异很大[137]。除了改善 PI$_{max}$ 外，非常低质量证据的系统综述显示，运动耐量（受试者跑台步行时间）、健康相关 QOL（控制和情绪方面）和呼吸肌耐力也都得到了改善。由于研究的异质性，目前尚无确切证据表明 IMT 应该作为 CF 患者的常规干预措施。

四肢瘫

研究表明，吸气肌训练和呼气肌训练是增强四肢瘫患者吸气肌或呼气肌功能的方法之一，可以减轻呼吸困难，并提高运动表现[138-141]。一项使用二氧化碳正常过度呼吸训练的试验证实，训练后呼吸系统并发症的发生率较低[141]。2006 年的一项系统综述指出，呼吸肌训练（respiratory muscle training, RMT）可改善呼气肌力量、肺活量和 RV。但当时没有足够的数据证明 RMT 对吸气肌力量、呼吸肌耐力、QOL、运动表现和呼吸系统并发症的影响[142]。另一项系统综述纳入了 11 项研究，共 212 名颈脊髓损伤（spinal cord injury，SCI）患者[143]。结果显示，RMT 能有效提高颈 SCI 患者的呼吸肌力量和肺容量。RMT 对功能结局（如呼吸困难、咳嗽有效性、呼吸系统并发症、入院风险和 QOL）的影响仍需进一步研究。

神经和神经肌肉疾病

神经和神经肌肉疾病（neuromuscular diseases, NMDs）的病变部位各不相同 [可能累及中枢神经、周围神经、神经肌肉接头和（或）肌肉本身]，但它们的共同特征是导致呼吸肌力量下降、肺功能受损、无效咳嗽、吞咽功能障碍、睡眠质量差和呼吸控制障碍[144]。NMD 患者呼吸肌功能障碍的机制复杂，具体表现取决于特定疾病及其病程阶段。脑卒中患者呼吸肌力量较健康人下降，平均 PI$_{max}$ 为 –41 cmH$_2$O，PE$_{max}$ 为 –55 cmH$_2$O，这会影响咳嗽的有效性，增加肺部感染的风险[145]。研究还发现患侧膈肌移动度减少[146]。脑卒中急性期患者峰流速降低，自主和反射性咳嗽减弱[147]。多发性硬化症患者不仅在晚期存在呼吸肌无力，疾病早期阶段和急性期阶段也存在[49,148]。帕金森病患者，PI$_{max}$ 一般比 PE$_{max}$ 受影响更大，且两者都随疾病发展而降低[149]。肌萎缩侧索硬化症（amyotrophic lateral sclerosis, ALS）患者的吸气肌无力（食管压力小于 –30 cmH$_2$O）和咳嗽峰流速下降（超过 25%）是生存率下降的独立预测指标[150,151]。进行性呼吸肌无力，会导致通气不足，伴有声门功能障碍导致无效咳嗽、黏液积聚和肺炎反复出现[152]。随着疾病进展，通常会出现呼吸衰竭[153]。进行性假肥大性肌营养不良（duchenne muscular dystrophy, DMD）的特点是进行性肌肉退化和无力，因此呼吸肌也受到影响，PE$_{max}$ 影响低于 PI$_{max}$[154]。PE$_{max}$ ≤ 60 cmH$_2$O 时，咳嗽有效性差[155]。全身性重症肌无力患者除了呼吸肌力量和耐力减弱外，比对照组更容易出现呼吸困难[156]。所有 NMDs 均呈进行性发展，且不可治愈。

一项系统综述总结了脑卒中患者呼吸肌训练的结果（脑卒中后半个月到 9 个月不等）[157]。IMT 强度、频率、疗程和干预时间分别为 PI$_{max}$ 的 30%~50%，每周 3~7 次，共 50 次，每次 30 分钟，以及 4~8 周。在不同研究中对吸气阻力的调整方法差异很大，包括每 2 周调整 PI$_{max}$ 的 30%[158]，每周调整 PI$_{max}$ 的 50%[159]，每周调整 10 cmH$_2$O[160]，每周调整范围为 5%~10% 直到 PI$_{max}$ 的 60%[161]。系统综述中有 3 项研究进行了 EMT：一项研究使用了同时进行 IMT 和 EMT 的设备，另外两项研究专门训练呼气肌[159-161]。EMT 的方案也不同，包括每天 1 次到每周 5 次，每次重复 50~100 次，强度为 PE$_{max}$ 的 30%~50%，干预时间为 1~5 周。两项研究中的呼气阻力调整是每周 10 cmH$_2$O[159] 和 PE$_{max}$ 的 50%[159]。系统综述结果显示，与对照组相比，RMT 能有效改善最大吸气压和最大呼气压 [分别为 7 cmH$_2$O（95%CI：1~14）和 13 cmH$_2$O（95%CI：1~25）]。此外，与无干预/假干预相比，RMT 组的呼吸系统并发症（肺炎和肺部感染）风险降低。但该系统综述关于 RMT 对脑卒中患者日常生活活动的影响并无定论。

一项系统综述纳入了 RMT 对多发性硬化症患者呼吸肌力、肺功能和临床结局影响的 6 项随机对照试验[162]。结果显示，RMT 方案持续 6~12 周，每天进行 1 次或 2 次训练或每周进行 3~4 次训练。受试者进行 3 组 10~15 次的重复练习[163,164]，训练强度为 PI_{max} 的 30%~60%[163,165]或 PE_{max} 的 60%[166]。系统综述中的一项研究，干预措施为在上肢、肩膀和躯干的运动训练时进行经鼻深吸气和经口用力呼气，每天 30 分钟[167]。尽管部分研究的方法学质量较低，但结果显示：RMT 对 PI_{max} 和 PE_{max}、肺功能和临床结局（健康相关 QOL 和疲劳严重程度量表）没有影响，仅 IMT 改善了吸气压力。值得注意的是，EMT 似乎可改善吞咽功能[168]。

一项研究对帕金森病患者行 IMT，为期 12 周，每周 6 次，每次 30 分钟，强度为 PI_{max} 的 15%（每次递增 5%~10%，直至 60%），结果显示，IMT 能够增加呼吸肌力量和耐力，并减轻呼吸困难[169]。另一项研究，居家进行每周 6 次 EMT 和 IMT，为期 2 个月，强度为 PE_{max} 和 PI_{max} 的 50%，进行 5 组 5 次重复。结果显示，EMT 在改善自主咳嗽峰流速方面比 IMT 更有效[170]。既往研究显示 RMT（PE_{max} 的 75%，5 组 5 次，持续 4 周），可改善自主咳嗽和吞咽[171,172]，但这一改善是否能防止误吸仍不清楚。

对于 ALS 患者，一项 IMT 方案为吸气压力为鼻腔吸气压力的 60%，持续 10 分钟，每天 3 次，每周 7 天，持续 12 周，能够增加吸气肌力量并延缓呼吸功能下降[173]。另一项 IMT 方案为强度是 PI_{max} 的 30%~40%，每次 10 分钟，每天两次[174,175]。ALS 患者进行 EMT 的方案为强度是 PE_{max} 的 50%，5 组 5 次重复，每周 5 天，持续 8 周[176,177]。由于相关研究较少且方案差异较大。因此，尚不能将 RMT 作为 ALS 患者的常规干预措施。

NMDs 患者进行 IMT 的主要目的是通过改善呼吸肌力量延缓呼吸系统并发症和呼吸衰竭的发生[178,179]。实际上，虽然观察到最大吸气压得到改善，但并未观察到在住院风险、呼吸系统感染、疾病进展、肺功能测试、咳嗽有效性和健康相关 QOL 方面的影响[180]。对于病情较重患者（FVC 小于预计值的 25% 或 FVC 下降大于 10%）进行 IMT 并不能改善呼吸肌力量[181,182]。由于对 DMD 患者进行呼吸肌训练的临床获益存在争议，ATS 声明并未推荐此类患者进行这项干预措施[183]。

重症肌无力患者在进行 IMT[184,185]以及增加 EMT[186]后，呼吸肌功能和呼吸困难症状均得到改善。

慢性心力衰竭

尽管心功能障碍是慢性心力衰竭患者功能能力减退的主要原因，但呼吸肌功能异常与运动提前终止相关，并且导致感觉不适，特别是用力时呼吸困难。劳累性呼吸困难可因呼吸肌无力和呼吸肌活动增加所致[82]。慢性心力衰竭患者呼吸肌力量下降可通过自主[187-189]和非自主（跨膈压）方式测量[190]。因心室功能障碍、左心室增大、慢性肺淤血、肺顺应性降低和气道阻力增加导致的肺功能变化[191]会使患者呼吸模式改变，静息时接近残气位呼吸并在最小运动量时呼气受限[192]。因此，呼吸肌承受的呼吸功（work of breathing, WOB）增加[191,193]，导致呼吸肌疲劳。心力衰竭患者高 WOB 的一个积极影响：膈肌以慢肌球蛋白重链异构体为主，氧化酶增加，糖酵解能力下降[194]。这些适应性与健康人进行肢体肌肉耐力训练后的适应性相似。这些结果与慢性心力衰竭患者吸气肌耐力以及吸气肌负荷–容量比保持良好一致[195]。有大量文献研究了 IMT 在心力衰竭中的作用。已有 5 篇系统综述涉及这一主题，结果显示，其对 CHF 的多种病理生理学表现具有积极影响[196-200]。其中一篇综述强调了评估吸气肌的重要性，并显示慢性心力衰竭合并吸气肌无力患者这一亚组在进行 IMT 后效果更好[200]。文献中没有关于 IMT 训练类型、强度和持续时间等的共识，这可解释慢性心力衰竭患者进行 IMT 的反应为何不同。大多数研究的 IMT 模式是阈值吸气肌训练器（Philips Respironics, Andover, MA, USA），强度约为最大吸气压的 30%，平均时间为 30 分钟，每周 7 天，持续 12 周，但也有研究使用强度为 PI_{max} 的 60%[201]。CHF 患者进行 IMT 可增加吸气肌力量[29,53,90,201-205]和耐力[29,201,203,204,206]，提高极量运动能力（包括运动时间[206]和耗氧量[90,201,204]），提高亚极量运动能力（12

分钟步行测试[203]和 6-MWT[29,90,201,203,204,206] 评估），并减轻呼吸困难[201-204,206]和改善 QOL[90,201]。据报道，IMT 可改善慢性心力衰竭合并吸气肌无力（PI_{max} 小于 70% 预测值）患者的氧摄取效率[207]。此外，4 周的 IMT 能改善运动时肢体血流[89]，可能原因因为 IMT 减少吸气肌的超负荷，进而降低外周肌肉血管收缩这一导致运动受限的因素[208]。因 IMT 能改善呼吸肌功能，提高运动能力，所以应作为慢性心力衰竭合并呼吸肌功能障碍患者综合管理中安全有效的额外工具。

撤机失败

有 20%~30% 的患者无法成功撤离机械通气，这些患者占用了大量医疗资源[209]。撤机困难患者预后较差，死亡率增加、ICU 住院时间和康复时间延长。导致撤机失败的诸多因素包括通气驱动不足、呼吸肌无力、呼吸肌疲劳、WOB 增加、气道和肺功能障碍、脑功能障碍、心力衰竭以及内分泌和代谢功能障碍[210]。

撤机方法的选择会影响患者的治疗结局[211]。当前专家共识支持，熟悉程度和技术是撤机选择最重要的决定因素，而具体方法则不太重要。基于床边评估并使用标准化流程的撤机方案是有效的。每天评估患者的呼吸功能，并进行自主呼吸试验可缩短机械通气时间，从而减少 ICU 相关并发症和医疗费用[212-216]。自主呼吸试验可以通过潮气量、呼吸频率、最大吸气压和快速浅呼吸指数等指标来评估是否具备拔管条件[217]。早期发现患者临床状况加重，如呼吸窘迫、气道梗阻和胸壁矛盾运动，可以防止发生严重问题。在开始撤机前，应评估患者气道通畅性以及气道保护能力（即有效咳嗽机制）。咳嗽峰流速是预测 NMD 和 SCI 患者能否成功撤机拔管的有效指标[218]。根据吸痰时的咳嗽能力、分泌物多少以及吸痰频率，对患者的"气道保护能力"进行分级[214]。

物理治疗师在评估和治疗困难撤机患者中发挥着重要作用。无创通气可促进撤机[219]、防止高风险患者拔管失败[220]，降低 ICU 相关费用[221]。此外，越来越多证据表明，撤机失败与呼吸肌无法维持通气有关[222]。无法自主呼吸与呼吸肌*负荷*和*能力*之间不平衡有关[223]。呼吸肌负荷（respiratory muscle effort）[做功负荷与肌肉能力之比（P_I/P_{Imax}）]过高是呼吸机依赖的主要原因，并能预测成功撤机结局[222]。80% 的重症监护获得性肌无力（intensive care acquired weakness, ICUAW）患者存在严重的吸气肌无力（PI_{max}：13~25 cmH_2O）[224]。由于制动对肌肉萎缩的影响很大，已确定"机械性沉默（mechanical silencing）"为收缩能力丧失的重要因素[225]。机械通气时膈肌收缩活动减少进一步导致膈肌厚度减小[226]。在撤机阶段，患者呼吸与呼吸机不同步以及呼吸肌超负荷会导致延迟撤机[227,228]。在机械通气过程中，给予呼吸肌均衡、间歇性负荷有助于预防和减轻肌肉萎缩。事实上，刺激（间歇性）呼吸肌负荷的方式，如自主呼吸试验可增加肌肉力量[229]，并且已证实早期活动可以缩短机械通气持续时间[230]。但很少有人关注到提高呼吸肌力量和耐力的特异性干预措施。每天进行 3~4 组 6~8 次，中至高强度的吸气肌训练是安全的，并且可以提高吸气肌力量，促进困难撤机患者成功撤机[231,232]。目前，关于机械通气患者 IMT 的研究在具体的纳入标准、训练方式和结局评估方面存在差异，并非所有研究都特别关注已知为困难撤机患者，也并非所有研究都评估了与撤机有关的结局。各项研究纳入患者的时间也不一致。具体来说，困难撤机患者似乎更有可能从机械通气期间进行 IMT 干预中获益[231]。此外，这些随机对照试验大多使用机械阈值负荷（mechanical threshold-loading, MTL）装置进行 IMT，但 MTL 有时可能无法提供理想的负荷特性。另一种更理想的呼吸肌负荷方式是锥形流量阻力负荷 IMT[233,234]。锥形流量阻力负荷的等速性肌肉负荷比 MTL 的等张性肌肉负荷更适合吸气肌的长度-张力特性。与先前在 COPD 患者中提出的数据类似，与 MTL 相比，它对更高训练强度的耐受性更好，呼吸肌功能可得到更大程度的改善[36]。IMT 面临的挑战之一是，可能从干预中获益的患者在训练期间往往依从性较差。

最后，对患者进行呼吸模式的生物反馈也可以提高长期机械通气患者的撤机成功率[235]。声音和触觉刺激能够增加通气驱动刺激和减少焦虑，从而提高撤机成功率[236]。在环境因素方面，研究已证明采用便携式呼吸机辅助步行，有助于改善长期呼吸机依赖患者的态度和认知[237]。

总结

多种疾病患者常伴有呼吸肌无力和疲劳，这些症状与临床上重要的表现如呼吸困难、咳嗽功能受损、运动障碍、呼吸功能不全，以及撤机失败和生存率相关。呼吸肌训练是合并呼吸肌无力的多种疾病患者的一种治疗选择，但需要阐明其适应证、禁忌证，以及具体测试和训练类型、训练强度和可能的不良反应。目前，已有多种工具可帮助物理治疗师识别和评估呼吸肌无力的严重程度，从而及时有效地进行干预。

复习题

（1）如何定义呼吸肌无力，阐述呼吸肌无力的测量方法。呼吸肌无力的临床表现是怎样的？

（2）如何区分呼吸肌无力和呼吸肌疲劳？

（3）呼吸肌力量和耐力与运动能力有何关系？运动能力又与呼吸肌力量和耐力有何关系？

（4）描述呼吸肌力量测试有关的概念和原则。

（5）描述呼吸肌耐力训练与呼吸肌力量训练的不同之处。训练的意义是什么？

（6）区分吸气肌和呼气肌训练，了解如何对它们进行评估，以及如何开具不同项目的训练处方。

（7）请解释哮喘、囊性纤维化、四肢瘫和慢性心力衰竭患者在吸气肌和呼气肌力量和耐力方面的差异。

（8）呼吸肌训练如何促进撤机过程？如何确定其适应证？

（9）在呼吸肌测试和训练方面，还有哪些问题需要进一步阐明？

参考文献

1. Bellemare F, Grassino A. Effect of pressure and timing of contraction on human diaphragm fatigue.*J ApplPhysiol.* 1982;53:1190-1195.
2. Black LF, Hyatt RE. Maximal respiratory pressures: normal values and relationship to age and sex. *Am Rev Respir Dis.* 1969;99: 696-702.
3. Coast JR, Weise SD. Lung volume changes and maximal inspiratory pressure.*J Cardiopulm Rehabil.* 1990;10:461-464.
4. FizJA, Montserrat JM, Picado C, Plaza V, Agustividal A. How many maneuvers should be done to measure maximal inspiratory mouth pressure in patients with chronic air-flow obstruction. *Thorax.* 1989;44(5):419-421.
5. American Thoracic Society/European Respiratory Society. ATS/ERS Statement on respiratory muscle testing. *Am J Respir Crit CareMed.* 2002;166:518-624.
6. Man WDC, Kyroussis D, Fleming TA, et al. Cough gastric pressure and maximum expiratory mouth pressure in humans. *Am J Respir Crit CareMed.* 2003;168(6):714-717.
7. Laveneziana, P, Albuquerque A,Aliverti A. ERS Statement on respiratory muscle testing at rest and during exercise. *Eur Resp J.* 2019;53(6):1801214.
8. Marini JJS, Lamb,V. Estimation of inspiratory muscle strength in mechanically ventilated patients: the measurement of maximal inspiratory pressure.*J Crit Care.* 1986;1:6.
9. Martin AD, Smith BK, Davenport PD, et al. Inspiratory muscle strength training improves weaning outcome in failure to wean patients: a randomized trial. *Crit Care.* 2011;15(2):R84.
10. Rodrigues A, Da Silva ML, Berton DC, et al. Maximal inspiratory pressure: does the choice of reference values actually matter? *Chest.* 2017;152:32-39.
11. Sclauser Pessoa IM, Franco Parreira V, Fregonezi GA, Sheel AW, Chung F, Reid WD. Reference values for maximal inspiratory pressure: a systematic review. *Can Respir J.* 2014;21(1):43-50.
12. Ringqvist T. The ventilatory capacity in healthy subjects. An analysis of causal factors with special reference to the respiratory forces. *ScandJ Clin Lab Invest Suppl.* 1966;88:5-179.
13. Rochester DF, AroraNS. Respiratory muscle failure. *Med Clin North Am.* 1983;67(3):573-597.
14. Bruschi C, Cerveri I, Zoia MC, et al. Reference values of maximal respiratory mouth pressures—a population-based study. *Am RevRespir Dis.* 1992;146(3):790-793.
15. Enright PL, Kronmal RA, Manolio TA, Schenker MB, Hyatt RE. Respiratory muscle strength in the elderly—correlates and reference values. *Am J Respir Crit CareMed.* 1994;149(2):430-438.
16. Leech JA, Ghezzo H, Stevens D, Becklake MR. Respiratory pressures and function in young-adults. *Am RevRespir Dis.* 1983;128(1):17-23.
17. Wilson SH, Cooke NT, Edwards RHT, Spiro SG. Predicted normal values for maximal respiratory pressures in caucasian adults and children. *Thorax.* 1984;39(7):535-538.
18. Neder JA, Andreoni S, Lerario MC, Nery LE. Reference values for lung function tests. II. Maximal respiratory pressures and voluntary ventilation. *Braz J Med Biol Res.* 1999;32(6):719-727.
19. Vincken W, Ghezzo H, Cosio MG. Maximal static respiratory pressures in adults—normal values and their relationship to determinants of respiratory-function. *Bull Eur Physiopathol Respir.* 1987; 23(5):435-439.
20. Evans JA, Whitelaw WA. The assessment of maximal respiratory mouth pressures in adults. *Respir Care.* 2009;54(10):1348-1359.
21. Koulouris N, Mulvey DA, Laroche CM, et al. The measurement of inspiratory muscle strength by sniff esophageal, nasopharyngeal, and mouth pressures. *Am Rev Respir Dis.* 1989;139:641-646.
22. Yan S, Gauthier AP, Similowski T, et al. Evaluation of human contractility using mouth pressure twitches. *Am Rev Respir Dis.* 1992; 145:1064-1069.
23. Charususin N, Gosselink R, Decramer M, et al. Inspiratory muscle training protocol for patients with chronic obstructive pulmonary disease (IMTCO study): a multicentre randomised controlled trial. *BMJ Open.* 2013;3(8):e003101.
24. Wuthrich TU, Marty J, Benaglia P, Eichenberger PA, Spengler CM.

Acute effects of a respiratory sprint-interval session on muscle contractility. *Med Sci Sports Exerc.* 2015;47(9):1979-1987.

25. Hart N, Hawkins P, Hamnegard CH, Green M, Moxham J, Polkey MI. A novel clinical test of respiratory muscle endurance. *Eur Respir J.* 2002;19(2):232-239.

26. Hill K, Jenkins SC, Philippe DL, Shepherd KL, Hillman DR, Eastwood PR. Comparison of incremental and constant load tests of inspiratory muscle endurance in COPD. *Eur Respir J.* 2007;30(3): 479-486.

27. Vincent M, Court-Fortune I, Brun C, Camdessanche JP, Verges S, Costes F. Determination of normal values for an isocapnic hyper- pnea endurance test in healthy individuals. *Respir Physiol Neurobiol.* 2016;230: 5-10.

28. Mancini DM, Henson D, LaMancaJ, Levine S. Evidence of reduced respiratory muscle endurance in patients with heart failure. *JAm Coll Cardiol.* 1994;24(4):972-981.

29. Mancini DM, Henson D, La MancaJ, et al. Benefit of selective re- spiratory muscle training on exercise capacity in patients with chronic congestive heart failure. *Circulation.* 1995;91:320-329.

30. Charususin N, Gosselink R, Decramer M, et al. Randomised controlled trial of adjunctive inspiratory muscle training for patients with COPD. *Thorax.* 2018;73:942-950.

31. Langer D, Ciavaglia C, Faisal A, et al. Inspiratory muscle training reduces diaphragm activation and dyspnea during exercise in COPD. *J ApplPhysiol (1985).* 2018;125:381-392.

32. Leith DE, Bradley ME. Ventilatory muscle strength and endurance training.*J ApplPhysiol.* 1976;41:508-516.

33. Tzelepis GE, Vega DL, Cohen ME, et al. Pressure-flow specificity of inspiratory muscle training.*J ApplPhysiol.* 1994;77:795-801.

34. Tzelepis GE, Vega DL, Cohen ME, et al. Lung volume specificity of inspiratory muscle training.*J ApplPhysiol.* 1994;77:789-794.

35. Gosselink R., Wagenaar RC, Decramer M. Reliability of a commercially available threshold loading device in healthy subjects and in patients with chronic obstructive pulmonary disease. *Thorax.* 1996; 51(6):601-605.

36. Langer D, Charususin N, Jacome C, et al. Efficacy of a novel method for inspiratory muscle training in people with chronic obstructive pulmonary disease. *Phys Ther.* 2015;95(9):1264-1273.

37. Göhl O, Walker DJ, Walterspacher S, et al. Respiratory muscle training: state of the art. *Pneumologie.* 2016;70(1):37-48.

38. Gosselink R, deVosJ, van den Heuvel SP, et al. Impact of inspiratory muscle training in patients with COPD: what is the evidence? *Eur Respir J.* 2011;37:416-425.

39. Sturdy G, Hillman D, Green D, Jenkins S, Cecins N, Eastwood P. Feasibility of high-intensity, interval-based respiratory muscle training in COPD. *Chest.* 2003;123(1):142-150.

40. Hill K, Jenkins SC, Philippe DL, et al. High-intensity inspiratory muscle training in COPD. *Eur Respir J.* 2006;27(6):1119-1128.

41. Donaire-Gonzalez D, Gimeno-Santos E, Balcells E, et al. Physical activity in COPD patients: patterns and bouts. *Eur Respir J.* 2013;42(4):993-1002.

42. van Remoortel H, Camillo CA, Langer D, et al. Moderate intense physical activity depends on selected Metabolic Equivalent of Task (MET) cut-off and type of data analysis.*PLoS One.* 2013;8(12):e84365.

43. Kraemer WJ, Fleck SJ, Evans WJ. Strength and power training: physiological mechanisms of adaptation. *Exerc Sport Sci Rev.* 1996;24:363-397.

44. Smith K, Cook D, Guyatt GH, MadhavanJ, Oxman AD. Respiratory muscle training in chronic airflow limitation: a meta-analysis. *Am Rev Respir Dis.* 1992;145:533-539.

45. Huang, CH, Martin AD, Davenport PW. Effect of inspiratory muscle strength training on inspiratory motor drive and RREP early peak components.*J ApplPhysiol (1985).* 2003;94(2):462-468.

46. Ramirez-Sarmiento A, Orozco-Levi M, Guell R, et al. Inspiratory muscle training in patients with chronic obstructive pulmonary disease: structural adaptation and physiologic outcomes. *Am J Respir Crit CareMed.* 2002;166:1491-1497.

47. Charususin N, Gosselink R, McConnell A, et al. Inspiratory muscle training improves breathing pattern during exercise in COPD patients. *Eur Respir J.* 2016;47(4):1261-1264.

48. Weiner P, Magadle R, Beckerman M, et al. Comparison of specific expiratory, inspiratory, and combined muscle training programs in COPD. *Chest.* 2003;124:1357-1364.

49. Gosselink R, Kovacs L, Decramer M. Respiratory muscle involvement in multiple sclerosis. *Eur Respir J.* 1999;13:449-454.

50. Weiner P, Magadle R, Beckerman M, et al. Specific expiratory muscle training in COPD. *Chest.* 2003;124:468-473.

51. Johnson BD, Babcock MA, Suman OE, et al. Exercise-induced diaphragmatic fatigue in healthy humans. *JPhysiol.* 1993;460:385-405.

52. Babcock MA, Pegelow DF, McClaran SR, et al. Contribution of diaphragmatic power output to exercise-induced diaphragm fatigue. *J Appl Physiol.* 1995;78:1710-1719.

53. Johnson PH, Cowley AJ, Kinnear WJ. A randomized controlled trial of inspiratory muscle training in stable chronic heart failure. *Eur Heart J.* 1998;19:1249-1253.

54. Harms CA, Wetter TJ, St Croix CM, et al. Effects of respiratory muscle work on exercise performance.*J ApplPhysiol.* 2000;89:131-138.

55. Harms CA, Babcock MA, McClaran SR, et al. Respiratory muscle work compromises leg blood flow during maximal exercise. *JAppl Physiol.* 1997;82:1573-1583.

56. Dempsey JA, Sheel AW, St Croix CM, et al. Respiratory influences on sympathetic vasomotor outflow in humans. *RespirPhysiol Neuro- biol.* 2002;130:3-20.

57. Illi SK, Held U, Frank I, Spengler CM. Effect of respiratory muscle training on exercise performance in healthy individuals: a systematic review and meta-analysis. *Sports Med.* 2012;42(8):707-724.

58. HajGhanbari B, Yamabayashi C, Buna TR, et al. Effects of respiratory muscle training on performance in athletes: asystematic review with meta-analyses.*J Strength Cond Res.* 2013;27(6):1643-1663.

59. Dempsey JA, McKenzie DC, Haverkamp HC, Eldridge MW. Update in the understanding of respiratory limitations to exercise performance in fit, active adults. *Chest.* 2008;134(3):613-622.

60. Sheel AW, Boushel R, Dempsey JA. Competition for blood flow distribution between respiratory and locomotor muscles: implications for muscle fatigue.*J ApplPhysiol (1985).* 2018;125(3):820-831.

61. Coast JR, Clifford PS, Henrich TW, Stray-Gundersen J, Johnson Jr RL. Maximal inspiratory pressure following maximal exercise in trained and untrained subjects. *Med Sci Sports Exerc.* 1990;22(6): 811-815.

62. Choukroun ML, Kays C, Gioux M, Techoueyres P, Guenard H. Respiratory muscle function in trained and untrained adolescents during short-term high intensity exercise. *Eur J Appl Physiol Occup Physiol.* 1993;67(1):14-19.

63. Mador MJ, Magalang UJ, Rodis A, KufelTJ. Diaphragmatic fatigue after exercise in healthy human subjects. *Am Rev Respir Dis.* 1993;148(6 Pt 1):1571-1575.

64. Babcock MA, Pegelow DF, Johnson BD, Dempsey JA. Aerobic fitness effects on exercise-induced low-frequency diaphragm fatigue. *J ApplPhysiol (1985).* 1996;81(5):2156-2164.

65. Taylor BJ, How SC, Romer LM. Exercise-induced abdominal muscle fatigue in healthy humans. *J Appl Physiol (1985).* 2006;100(5): 1554-1562.

66. Verges S, Schulz C, Perret C, Spengler CM. Impaired abdominal muscle contractility after high-intensity exhaustive exercise assessed by magnetic stimulation. *Muscle Nerve.* 2006;34(4):423-430.

67. Romer LM, Polkey MI. Exercise-induced respiratory muscle fatigue: implications for performance. *J Appl Physiol (1985).* 2008;104(3): 879-888.

68. Wuthrich TU, Marty J, Kerherve H, Millet GY, Verges S, Spengler CM. Aspects of respiratory muscle fatigue in a mountain ultramarathon race. *Med Sci Sports Exerc.* 2015;47(3):519-527.

69. Volianitis S, McConnell AK, Koutedakis Y, McNaughton L, Backx K, Jones D. A. Inspiratory muscle training improves rowing performance. *Med Sci Sports Exerc.* 2001;33(5):803-809.

70. Romer LM, McConnell AK, Jones DA. Inspiratory muscle fatigue in trained cyclists: effects of inspiratory muscle training. *Med Sci*

Sports Exerc. 2002;34(5):785-792.

71. Verges S, Lenherr O, Haner AC, Schulz C, Spengler CM. Increased fatigue resistance of respiratory muscles during exercise after respira- tory muscle endurance training. *Am J Physiol Regul Integr Comp Physiol.* 2007;292(3):R1246-R1253.

72. Decramer M, Demedts M, Rochette F, et al. Maximal transrespira- tory pressures in obstructive lung disease. *Bull Eur Physiopathol Respir.* 1980;16:479-490.

73. Rochester DF, Braun NMT. Determinants of maximal inspiratory pressure in chronic obstructive pulmonary disease. *Am Rev Respir Dis.* 1985;132:42-47.

74. Perez T, Becquart LA, Stach B, et al. Inspiratory muscle strength and endurance in steroid-dependent asthma. *Am J Respir Crit CareMed.* 1996;153:610-615.

75. Polkey MI, Green M, Moxham J. Measurement of respiratory mus- cle strength. *Thorax.* 1995;50:1131-1135.

76. Polkey MI, Kyroussis D, Hamnegard CH, et al. Diaphragm strength in chronic obstructive pulmonary disease. *Am J Respir Crit Care Med.* 1996;154:1310-1317.

77. Levine S, Kaiser L, Leferovich J, et al. Cellular adaptations in the diaphragm in chronic obstructive pulmonary disease. *NEnglJ Med.* 1997;337:1799-1806.

78. Orozco-Levi M, Gea J, Lloreta JL, et al. Subcellular adaptation of the human diaphragm in chronic obstructive pulmonary disease. *Eur Respir J.* 1999;13:371-378.

79. Levine S, Nguyen T, Kaiser LR, et al. Human diaphragm remodeling associated with chronic obstructive pulmonary disease: clinical im- plications. *Am J Respir Crit CareMed.* 2003;168:706-713.

80. Levine S, Gregory C, Nguyen T, et al. Bioenergetic adaptation of individual human diaphragmatic myofibers to severe COPD.*JAppl Physiol.* 2002;92:1205-1213.

81. Begin P, Grassino A. Inspiratory muscle dysfunction and chronic hypercapnia in chronic obstructive pulmonary disease. *Am Rev RespirDis.* 1991;143:905-912.

82. Killian KJ, Jones NL. Respiratory muscles and dyspnea. *Clin Chest Med.* 1988;9:237-248.

83. Hamilton N, Killian KJ, Summers E, et al. Muscle strength, symp- tom intensity, and exercise capacity in patients with cardiorespira- tory disorders. *Am J Respir Crit CareMed.* 1995;152:2021-2031.

84. Heijdra YF, Dekhuijzen PN, van Herwaarden CL, et al. Nocturnal saturation improves by target-flow inspiratory muscle training in patients with COPD. *Am J Respir Crit Care Med.* 1996;153: 260-265.

85. Gosselink R, Troosters T, Decramer M. Peripheral muscle weakness contributes to exercise limitation in COPD. *Am J Respir Crit Care Med.* 1996;153:976-980.

86. O'Donnell DE, Bertley JC, Chau LK, et al. Qualitative aspects of exertional breathlessness in chronic airflow limitation: patho- physiologic mechanisms. *Am J Respir Crit Care Med.* 1997;155: 109-115.

87. Polkey MI, Kyroussis D, Keilty SE, et al. Exhaustive treadmill exercise does not reduce twitch transdiaphragmatic pressure in patients with COPD. *Am J Respir Crit CareMed.* 1995;152:959-964.

88. Mador MJ, Kufel TJ, Pineda LA, et al. Diaphragmatic fatigue and high-intensity exercise in patients with chronic obstructive pulmo- nary disease. *Am J Respir Crit CareMed.* 2000;161:118-123.

89. Chiappa GR, Roseguini BT, Vieira PJC, et al. Inspiratory muscle training improves blood flow to resting and exercising limbs in patients with chronic heart failure. *J Am Coll Cardiol.* 2008;51: 1663-1671.

90. Dall'Ago P, Chiappa GR, Guths H, et al. Inspiratory muscle train- ing in patients with heart failure and inspiratory muscle weakness: a randomized trial. *JAm Coll Cardiol.* 2006;47:757-763.

91. Winkelmann ER, Chiappa GR, Lima CO, et al. Addition of inspi- ratory muscle training to aerobic training improves cardiorespira- tory responses to exercise in patients with heart failure and inspira- tory muscle weakness. *Am Heart J.* 2009;158:767-768.

92. Petrovic MI, Werner M, Reiter W, et al. Effects of inspiratory

93. muscle training on dynamic hyperinflation in patients with COPD. *Eur Respir J.* 2009;34:678S.

93. WankeT, Formanek D,LahrmannH, et al. The effects of combined inspiratory muscle and cycle ergometer training on exercise perfor- mance in patients with COPD. *Eur Respir J.* 1994;7:2205-2211.

94. Belman MJ, Shadmehr R. Targeted resistive ventilatory muscle training in chronic pulmonary disease.*J ApplPhysiol.* 1998;65:2726-2735.

95. Dekhuijzen PN Folgering HT, van Herwaarden CL. Target-flow inspiratory muscle training during pulmonary rehabilitation in patients with COPD. *Chest.* 1991;99:128-133.

96. Preusser BA, Winningham ML, Clanton TL. High versus low in- tensityinspiratory muscle interval training in patients with COPD. *Chest.* 1994;106:110-117.

97. Larson JL, Kim MJ, Sharp JT, et al. Inspiratory muscle training with a pressure threshold breathing device in patients with chronic ob- structive pulmonary disease. *Am RevRespir Dis.* 1988;138:689-696.

98. Lisboa C, Munoz V, BeroizaT, et al. Inspiratory muscle training in chronic airflow limitation: comparison of two different training loads with a threshold device. *Eur Respir J.* 1994;7:1266-1274.

99. Lisboa C, Villafranca C, LeivaA, et al. Inspiratory muscle training in chronic airflow limitation: Effect on exercise performance. *Eur Respir J.* 1997;10:537-542.

100. Patessio A, RampullaC, Fracchia C, et al. Relationship between the perception of breathlessness and inspiratory resistive loading: are- port on a clinical trial. *Eur Respir J.* 1989;7:587S-591S.

101. Bisschop A, Gayan-Ramirez G, Rollier H, et al. Intermittent inspi- ratory muscle training induces fiber hypertrophy in rat diaphragm. *Am J Respir Crit CareMed.* 1997;155:1583-1589.

102. Rollier H, Bisschop A, Gayan-Ramirez G, et al. Low load inspira- tory muscle training increases diaphragmatic fiber dimensions in rats. *Am JRespir Crit CareMed.* 1998;157:833-839.

103. Harver A, Mahler DA, Daubenspeck JA. Targeted inspiratory muscle training improves respiratory muscle function and reduces dyspnea in patients with chronic obstructive pulmonary disease. *Ann Intern Med.* 1989;111:117-124.

104. Lotters F, van Tol B, Kwakkel G et al. Effects of controlled inspira- tory muscle training in patients with COPD: a meta- analysis. *Eur Respir J.* 2002;20:570-576.

105. Weiner P, Magadle R, Massarwa F, et al. Influence of gender and inspiratory muscle training on the perception of dyspnea in pa- tients with asthma. *Chest.* 2002;122:197-201.

106. Scherer TA, Spengler C, Owassapian D, et al. Respiratory muscle endurance training in chronic obstructive pulmonary disease. Im- pact on exercise capacity, dyspnea, and quality of life. *Am J Respir Crit CareMed.* 2000;162:1709-1714.

107. Beaumont M, Mialon P, Le Ber C, et al. Effects of inspiratory muscle training on dyspnoea in severe COPD patients during pul- monary rehabilitation: controlled randomised trial. *Eur Respir J.* 2018;51(1):1701107.

108. Schultz K, Jelusic D, Wittmann M, et al. Inspiratory muscle train- ing does not improve clinical outcomes in 3-week COPD rehabili- tation: results from a randomised controlled trial. *Eur Respir J.* 2018;51(1):1702000.

109. Puhan MA, Schunemann HJ, Frey M, Bachmann LM. Value of supplemental interventions to enhance the effectiveness of physical exercise during respiratory rehabilitation in COPD patients. A systematic review. *Respir Res.* 2004;5:25.

110. Pepin V, Brodeur J, Lacasse Y, et al. Six-minute walking versus shuttle walking: responsiveness to bronchodilation in chronic ob- structive pulmonary disease. *Thorax.* 2007;62(4):291-298.

111. Laviolette L, Bourbeau J, Bernard S, et al. Assessing the impact of pulmonary rehabilitation on functional status in COPD. *Thorax.* 2008;63(2):115-121.

112. Ekström M, Elmberg V, Lindow T, Wollmer P. Breathlessness mea- surement should be standardised for the level of exertion. *Eur Respir J.* 2018;51(5):1800486.

113. DeBruin PF, Ueki J, Watson A, et al. Size and strength of the respi- ratory and quadriceps muscles in patients with chronic asthma.

Eur Respir J. 1997;10:59-64.

114. Lavietes MH, Grocela JA, Maniatis T, et al. Inspiratory muscle strength in asthma. *Chest*. 1988;93:1043-1048.

115. McKenzie DK, Gandevia SC. Strength and endurance of inspiratory, expiratory, and limb muscles in asthma. *Am Rev Respir Dis*. 1986;134:999-1004.

116. Ram FS, Wellington ER, Barnes NC. Inspiratory muscle training for asthma. *Cochrane Database Syst Rev*. 2003;(4):CD003792.

117. Silva IS, Fregonezi GA, Dias FA, Ribeiro CT, Guerra RO, Ferreira GM. Inspiratory muscle training for asthma. *Cochrane Database Syst Rev*. 2013;(9):CD003792.

118. Pradal U, Polese G, Braggion C, et al. Determinants of maximal transdiaphragmatic pressure in adults with cystic fibrosis. *Am J Respir Crit CareMed*. 1994;150:167-173.

119. Szeinberg A, England S, Mindorff C, et al. Maximal inspiratory and expiratory pressures are reduced in hyperinflated, malnourished, young adult male patients with cystic fibrosis. *Am Rev Respir Dis*. 1985;132:766-769.

120. MierA, Redington A, Brophy C, et al. Respiratory muscle function in cystic fibrosis. *Thorax*. 1990;45:750-752.

121. Lands L, Desmond KJ, Demizio D, et al. The effects of nutritional status and hyperinflation on respiratory muscle strength in children and young adults. *Am Rev Respir Dis*. 1990;141:1506-1509.

122. Hayot M, Guillaumont S, Ramonatxo M, Voisin M, Prefaut C. Determinants of the tension-time index of inspiratory muscles in children with cystic fibrosis. *PediatrPulmonol*. 1997;23(5):336-343.

123. Ionescu AA, Chatham K, Davies CA, Nixon LS, Enright S, Shale DJ. Inspiratory muscle function and body composition in cystic fibrosis. *Am J Respir Crit CareMed*. 1998;158(4):1271-1276.

124. Dassios T, Katelari A, Doudounakis S, Mantagos S, Dimitriou G. Respiratory muscle function in patients with cystic fibrosis. *Pediatr Pulmonol*. 2013;48(9):865-873.

125. Arikan H,Yatar I, Calik-Kutukcu E, et al. A comparison of respiratory and peripheral muscle strength, functional exercise capacity, activities of daily living and physical fitness in patients with cystic fibrosis and healthy subjects. *Res Dev Disabil*. 2015;45-46: 147-156.

126. Lands LC, Heigenhauser GJF, Jones NL. Respiratory and peripheral muscle function in cystic fibrosis. *Am Rev Respir Dis*. 1993;147:865-869.

127. Hanning RM, Blimkie CJ, Bar-Or O, et al. Relationships among nutritional status and skeletal and respiratory muscle function in cystic fibrosis: does early dietary supplementation make a difference? *Am J Clin Nutr*. 1993;57:580-587.

128. BradleyS, Solin P, Wilson J, Johns D, Walters EH, Naughton MT. Hypoxemia and hypercapnia during exercise and sleep in patients with cystic fibrosis. *Chest*. 1999;116(3):647-654.

129. Hart N, Tounian P, Clement A, et al. Nutritional status is an important predictor of diaphragm strength in young patients with cystic fibrosis. *Am J Clin Nutr*. 2004;80(5):1201-1206.

130. Ziegler B, Lukrafka JL, de Oliveira Abraao CL, Rovedder PM, Dalcin Pde T. Relationship between nutritional status and maximum inspiratory and expiratory pressures in cystic fibrosis. *Respir Care*. 2008;53(4):442-449.

131. Asher MI, Pardy RL, Coates AL, et al. The effects of inspiratory muscle training in patients with cystic fibrosis. *Am Rev Respir Dis*. 1982;126:855-859.

132. O'Neill S, Leahy F, Pasterkamp H, et al. The effects of chronic hyperinflation, nutritional status, and posture on respiratory muscle strength in cystic fibrosis. *Am Rev Respir Dis*. 1983;128:1051-1054.

133. Marks J, Pasterkamp H, Tal A, et al. Relationship between respiratory muscle strength, nutritional status, and lung volume in cystic fibrosis and asthma. *Am Rev Respir Dis*. 1986;133:414-417.

134. Pinet C, Cassart M, Scillia P, et al. Function and bulk of respiratory and limb muscles in patients with cystic fibrosis. *Am J Respir Crit CareMed*. 2003;168:989-994.

135. Dunnink MA, Doeleman WR, Trappenburg JC, de Vries WR. Respiratory muscle strength in stable adolescent and adult patients with cystic fibrosis.*J Cyst Fibros*. 2009;8(1):31-36.

136. Dekerlegand RL, Hadjiliadis D, Swisher AK, Parrott JS, Heuer AJ, MyslinskiMJ. Inspiratory muscle strength relative to disease severity in adults with stable cystic fibrosis.*J Cyst Fibros*. 2015;14(5):639-645.

137. Hilton N, Solis-Moya A. Respiratory muscle training for cystic fibrosis. *Cochrane Database Syst Rev*. 2018;5:CD006112.

138. Uijl SG, Houtman S, Folgering HT, et al. Training of the respiratory muscles in individuals with tetraplegia. *Spinal Cord*. 1999; 37:575-579.

139. Liaauw MY, Lin MC, Cheng PT, et al. Resistive inspiratory muscle training: Its effectiveness in patients with acute complete cervical cord injury. *Arch Phys Med Rehabil*. 2000;81:752-756.

140. Estenne M, Knoop C, VanvaerenberghJ, et al. The effect of pectoralis muscle training in tetraplegic subjects. *Am Rev Respir Dis*. 1989;139:1218-1222.

141. Van Houtte SY, VanlandewijckC, Kiekens CM, et al. Patients with acute spinal cord injury benefit from normocapnic hyperpnea training.*J Rehabil Med*. 2008;40:119-125.

142. Van Houtte S, Vanlandewijck Y, Gosselink R. Respiratory muscle training in persons with spinal cord injury: a systematic review. *Respir Med*. 2006;100(11):1886-1895.

143. Tamplin J, Berlowitz DJ. A systematic review and meta-analysis of the effects of respiratory muscle training on pulmonary function in tetraplegia. *Spinal Cord*. 2014;52(3):175-180.

144. Benditt JO. Pathophysiology of neuromuscular respiratory diseases. *Clin Chest Med*. 2018;39(2):297-308.

145. Pollock RD, Rafferty GF, Moxham J, Kalra L. Respiratory muscle strength and training in stroke and neurology: a systematic review. *IntJ Stroke*. 2013;8(2):124-130.

146. de Almeida IC, Clementino AC, Rocha EH, Brandao DC, Dornelas de Andrade A. Effects of hemiplegy on pulmonary function and diaphragmatic dome displacement. *Respir Physiol Neurobiol*. 2011;178(2):196-201.

147. Ward K, Seymour J, Steier J, et al. Acute ischaemic hemispheric stroke is associated with impairment of reflex in addition to voluntary cough. *Eur Respir J*. 2010;36(6):1383-1390.

148. Bosnak-Guclu M, Gunduz AG, Nazliel B, Irkec C. Comparison of functional exercise capacity, pulmonary function and respiratory muscle strength in patients with multiple sclerosis with different dis- ability levels and healthy controls.*J Rehabil Med*. 2012;44(1):80-86.

149. Baille GA, De Jesus M, Perez T, et al. Ventilatory dysfunction in Parkinson's disease.*J Parkinsons Dis*. 2016;6(3):463-471.

150. Vitacca M, Clini E, Facchetti D, et al. Breathing pattern and respiratory mechanics in patients with amyotrophic lateral sclerosis. *Eur Respir J*. 1997;10(7):1614-1621.

151. Matsuda C, Shimizu T, Nakayama Y, Haraguchi M. Cough peak flow decline rate predicts survival in patients with amyotrophic lateral sclerosis. *Muscle Nerve*. 2019;59:168-173.

152. Braun AT, Caballero-Eraso C, Lechtzin N. Amyotrophic lateral sclerosis and the respiratory system. *Clin Chest Med*. 2018; 39(2):391-400.

153. Niedermeyer S, Murn M, Choi PJ. Respiratory failure in amyotrophic lateral sclerosis. *Chest*. 2019;155:401-408.

154. LoMauro A, D'Angelo MG, Aliverti A. Assessment and management of respiratory function in patients with Duchenne muscular dystrophy: current and emerging options. *Ther Clin Risk Manag*. 2015;11:1475-1488.

155. Finder J, Mayer OH, Sheehan D, et al. Pulmonary endpoints in duchenne muscular dystrophy. A workshop summary. *Am J Respir Crit CareMed*. 2017;196(4):512-519.

156. Keenan SP, Alexander D, Road JD, et al. Ventilatory muscle strength and endurance in myasthenia gravis. *Eur Respir J*. 1995;8:1130-1135.

157. Menezes KK, Nascimento, LR, Ada L, Polese JC, Avelino PR, Teixeira-Salmela LF. Respiratory muscle training increases respira- tory muscle strength and reduces respiratory complications after stroke: a systematic review. *JPhysiother*. 2016;62(3):138-144.

158. Britto RR, Rezende NR, Marinho KC, Torres JL, Parreira VF, Teixeira-Salmela LF. Inspiratory muscular training in chronic stroke survivors: a randomized controlled trial. *Arch Phys Med Rehabil.* 2011;92(2):184-190.

159. Kulnik ST, Birring SS, Moxham J, Rafferty GF, Kalra L. Does respiratory muscle training improve cough flow in acute stroke? Pilot randomized controlled trial. *Stroke.* 2015;46(2):447-453.

160. Messaggi-Sartor M, Guillen-Sola A, Depolo M, et al. Inspiratory and expiratory muscle training in subacute stroke: a randomized clinical trial. *Neurology.* 2015;85(7):564-572.

161. Sutbeyaz ST, Koseoglu F, Inan L, Coskun O. Respiratory muscle training improves cardiopulmonary function and exercise tolerance in subjects with subacute stroke: a randomized controlled trial. *Clin Rehabil.* 2010;24(3):240-250.

162. Rietberg MB, VeerbeekJM, Gosselink R, Kwakkel G, van Wegen EE. Respiratory muscle training for multiple sclerosis. *Cochrane Database Syst Rev.* 2017;12:CD009424.

163. KlefbeckB, Hamrah NedjadJ. Effect of inspiratory muscle training in patients with multiple sclerosis. *Arch Phys Med Rehabil.* 2003;84(7):994-999.

164. Westerdahl E, Wittrin A, Kanahols M, Gunnarsson M, Nilsagard Y. Deep breathing exercises with positive expiratory pressure in patients with multiple sclerosis – a randomized controlled trial. *Clin Respir J.* 2016;10(6):698-706.

165. Fry DK, Pfalzer LA, Chokshi AR, Wagner MT, Jackson ES. Randomized control trial of effects of a 10-week inspiratory muscle training program on measures of pulmonary function in persons with multiple sclerosis.*J NeurolPhys Ther.* 2007;31(4):162-172.

166. Gosselink R, Kovacs L, Ketelaer P, Carton H, Decramer M. Respi- ratory muscle weakness and respiratory muscle training in severely disabled multiple sclerosis patients. *Arch Phys Med Rehabil.* 2000;81(6):747-751.

167. Mutluay FK, Demir R, Ozyilmaz S, Caglar AT, Altintas A, Gurses HN. Breathing-enhanced upper extremity exercises for patients with multiple sclerosis. *Clin Rehabil.* 2007;21(7):595-602.

168. Silverman EP, Miller S, Zhang Y, Hoffman-Ruddy B, Yeager J, Daly JJ. Effects of expiratory muscle strength training on maximal respiratory pressure and swallow-related quality of life in individu- als with multiple sclerosis. *Mult Scler J Exp Transl Clin.* 2017; 3(2):2055217317710829.

169. Inzelberg R, Peleg N, Nisipeanu P, et al. Inspiratory muscle training and the perception of dyspnea in Parkinson's disease. *Can J Neurol Sci.* 2005;32(2):213-217.

170. Reyes A, Castillo A, Castillo J, Cornejo I. The effects of respiratory muscle training on peak cough flow in patients with Parkinson's disease: a randomized controlled study. *Clin Rehabil.* 2018;32(10): 1317-1327.

171. Pitts T, Bolser D, Rosenbek J, et al. Impact of expiratory muscle strength training on voluntary cough and swallow function in Parkinson disease. *Chest.* 2009;135:1301-1308.

172. Troche MS, Okun MS, Rosenbek JC, et al. Aspiration and swallowing in Parkinson disease and rehabilitation with EMST: arandomized trial. *Neurology.* 2010;75(21):1912-1919.

173. Cheah BC, Boland RA, Brodaty NE, et al. Inspirational-inspiratory muscle training in amyotrophic lateral sclerosis. *Amyotroph LateralScler.* 2009;10(5-6):384-392.

174. Pinto S, Swash M, de Carvalho M. Respiratory exercise in amyo- trophic lateral sclerosis. *Amyotroph LateralScler.* 2012;13(1):33-43.

175. Pinto S, de Carvalho M. Can inspiratory muscle training increase survival in early-affected amyotrophic lateral sclerosis patients?*Amyo- troph LateralScler Frontotemporal Degener.* 2013;14(2):124-126.

176. Plowman EK, Watts SA, Tabor L, et al. Impact of expiratory strength training in amyotrophic lateral sclerosis. *Muscle Nerve.* 2016;54(1):48-53.

177. Plowman EK, Tabor-Gray L, Rosado KM, et al. Impact of expiratory strength training in amyotrophic lateral sclerosis: Results of aran- domized, sham-controlled trial. *Muscle Nerve.* 2019;59(1):40-46.

178. Eidenberger M, NowotnyS. Inspiratory muscle training in patients with Amyotrophic Lateral Sclerosis: a systematic review. *NeuroRe- habilitation.* 2014;35(3):349-361.

179. McCool FD, Tzelepis GE. Inspiratory muscle training in patients with neuromuscular disease. *Phy Ther.* 1995;75:1006-1014.

180. Human A, Corten L,JelsmaJ, Morrow B. Inspiratory muscle training for children and adolescents with neuromuscular diseases: a systematic review. *Neuromuscul Disord.* 2017;27(6):503-517.

181. Wanke T, Toifl K, Merkle M, et al. Inspiratory muscle training in patients with Duchenne muscular dystrophy. *Chest.* 1994;105: 475-482.

182. Winkler G, Zifko U, Nader A, et al. Dose-dependent effects of inspiratory muscle training in neuromuscular disorders. *Muscle Nerve.* 2000;23(8):1257-1260.

183. Sheehan DW, BirnkrantDJ, Benditt JO, et al. Respiratory manage- ment of the patient with Duchenne muscular dystrophy. *Pediatrics.* 2018;142(Suppl. 2):S62-S71.

184. Fregonezi GAF, Resqueti VR, Güel R, et al. Effects of 8-week, in- terval-based inspiratory muscle training and breathing retraining in patients with generalized myasthenia gravis. *Chest.* 2005;128: 1524-1530.

185. Rassler B, Hallebach G, Kalischewski P, et al. The effect of respira- tory muscle endurance training in patients with myasthenia gravis. *Neuromuscul Disord.* 2007;17(5):385-391.

186. Weiner P, Gross D, Meiner Z, et al. Respiratory muscle training in patients with moderate to severe myasthenia gravis. *Can J Neurol Sci.* 1998;25(3):236-241.

187. Ambrosino N, Opasich C, Crotti P, et al. Breathing pattern, venti- latory drive and respiratory muscle strength in patients with chronic heart failure. *Eur Respir J.* 1994;7:17-22.

188. Hammond MD, Bauer KA, Sharp JT, et al. Respiratory muscle strength in congestive heart failure. *Chest.* 1990;98:1091-1094.

189. McParland C, Krishnan B, Wang Y, et al. Inspiratory muscle weak- ness and dyspnea in chronic heart failure. *Am Rev Respir Dis.* 1992;146:467-472.

190. Hughes PD, Polkey MI, Harrus ML, et al. Diaphragm strength in chronic heart failure. *Am J Respir Crit Care Med.* 1999;160: 529-534.

191. Evans SA, Watson L, Cowley AJ, et al. Static lung compliance in chronic heart failure: relation with dyspnoea and exercise capacity. *Thorax.* 1995;50:245-248.

192. Johnson BD, Weisman IM, Zeballos RJ, et al. Emerging concepts in the evaluation of ventilatory limitation during exercise: the exer- cise tidal flow-volume loop. *Chest.* 1999;116:488-503.

193. Clark A, Coats A. The mechanisms underlying the increased venti- latory response to exercise in chronic stable heart failure. *Eur Heart J.* 1992;13:1698-1708.

194. Tikunov B, Levine S, Mancini D. Chronic congestive heart failure elicits adaptations of endurance exercise in diaphragmatic muscle. *Circulation.* 1997;95:910-916.

195. Hart N, Kearney MT, Pride NB, et al. Inspiratory muscle load and capacity in chronic heart failure. *Thorax.* 2004;59:477-482.

196. Lin SJ, McElfresh J, Hall B, Bloom R, Farrell K. Inspiratory muscle training in patients with heart failure: a systematic review. *Cardio- pulm Phys TherJ.* 2012;23(3):29-36.

197. Plentz RD, Sbruzzi G, RibeiroRA, Ferreira JB, DalLago P. Inspira- tory muscle training in patients with heart failure: meta-analysis of randomized trials. *Arq Bras Cardiol.* 2012;99(2):762-771.

198. Sbruzzi G, Dal Lago P, Ribeiro RA, Plentz RD. Inspiratory muscle training and quality of life in patients with heart failure: systematic review of randomized trials. *IntJ Cardiol.* 2012;156(1): 120-121.

199. Smart NA, Giallauria F, Dieberg G. Efficacy of inspiratory muscle training in chronic heart failure patients: a systematic review and meta-analysis. *IntJ Cardiol.* 2013;167(4):1502-1507.

200. Montemezzo D, Fregonezi GA, Pereira DA, Britto RR, Reid WD. Influence of inspiratory muscle weakness on inspiratory muscle training responses in chronic heart failure patients: a systematic review and meta-analysis. *Arch Phys Med Rehabil.* 2014;95(7): 1398-1407.

201. Laoutaris I, Dritsas A, Brown MD, et al. Inspiratory muscle train-

ing using an incremental endurance test alleviates dyspnea and improves functional status in patients with chronic heart failure. *Eur J Cardiovasc Prev Rehabil*. 2004;11:489-496.

202. Cahalin LP, Semigran MJ, Dec GW. Inspiratory muscle training in patients with chronic heart failure awaiting cardiac transplantation: results of apilot clinical trial. *Phys Ther*. 1997;77:830-838.

203. Weiner P, Waizman J, Magadle R, et al. The effect of specific inspi- ratory muscle training on the sensation of dyspnea and exercise tolerance in patients with congestive heart failure. *Clin Cardiol*. 1999;22:727-732.

204. Martinez A, Lisboa C, Jalil J, et al. Selective training of respiratory muscles in patients with chronic heart failure. *Rev Med Chile*. 2001;129:133-139.

205. Padula CA, Yeaw E, Mistry S. A home-based nurse-coached inspi- ratory muscle training intervention in heart failure. *Appl Nurs Res*. 2009;22:18-25.

206. Darnley GM, Gray AC, McClure SJ, et al. Effects of resistive breathing on exercise capacity and diaphragm function in patients with ischaemic heart disease. *Eur J Heart Fail*. 1999;1:297-300.

207. Stein R, Chiappa GR, Güths H, et al. Inspiratory muscle training improves oxygen uptake efficiency slope in patients with chronic heart failure.*J Cardiopulmonar Rehabil Prev*. 2009;29(6):392-395.

208. Duscha BD, Schulze PE, Robbins JL, et al. Implications of chronic heart failure on peripheral vasculature and skeletal muscle before and after exercise training. *Heart Fail Rev*. 2008;13:21-37.

209. Beduneau G, Pham T, Schortgen F, et al. Epidemiology of weaning outcome according to a new definition. The WIND study. *Am J Respir Crit CareMed*. 2017;195(6):772-783.

210. Penuelas O, Frutos-Vivar F, Fernandez C, et al. Characteristics and outcomes of ventilated patients according to time to liberation from mechanical ventilation. *Am J Respir Crit Care Med*. 2011; 184(4):430-437.

211. Nava S, Rubini F. Noninvasive mechanical ventilation to facilitate weaning from mechanical ventilation. In: Hill NS, Levy M, eds. *Ventilator Management Strategies for Critical Care*. New York, NY: Marcel Dekker; 2001.

212. Cohen IL, Bari N, Strosberg MA, et al. Reduction of duration and cost of mechanical ventilation in an intensive care unit by use of a ventilatory management team. *Crit CareMed*. 1991;19:1278-1284.

213. Horst HM, Mouro D, Hall-Jenssens RA, et al. Decrease in ventila- tion time with a standardized weaning process. *Arch Surg*. 1998;133:483-488.

214. Ely EW, Baker AM, Dunagan DP, et al. Effect on the duration of mechanical ventilation of identifying patients capable of breathing spontaneously. *NEnglJ Med*. 1996;335:1864-1869.

215. Kollef MH, Shapiro SD, Silver P, et al. A randomized, controlled trial of protocol-directed versus physician-directed weaning from mechanical ventilation. *Crit CareMed*. 1997;25:567-574.

216. NavaS, EvangelistiI, RampullaC, et al. Human and financial costs of noninvasive mechanical ventilation in patients affected by COPD and acute respiratory failure. *Chest*. 1997;111:1631-1638.

217. Yang KL, Tobin MJ. A prospective study of indexes predicting the outcome of trials of weaning from mechanical ventilation. *N Engl JMed*. 1991;234:1445-1450.

218. Bach JR, Saporito LR. Criteria for extubation and tracheostomy tube removal for patients with ventilatory failure. A different ap- proach to weaning. *Chest*. 1996;110:1566-1571.

219. Nava SN, Ambrosino E, Clini M, et al. Noninvasive mechanical ventilation in the weaning of patients with respiratory failure due to chronic obstructive pulmonary disease. A randomized, con- trolled trial. *Ann Intern Med*. 1998;128:721-728.

220. NavaSC, Gregoretti F, Fanfulla E, et al. Noninvasive ventilation to prevent respiratory failure after extubation in high-risk patients. *Crit CareMed*. 2005;33:2465-2470.

221. Stoller JK, Mascha EJ, Kester L, et al. Randomized controlled trial of physician-directed versus respiratory therapy consult service-directed respiratory care to adult non-ICU inpatients. *Am J Respir Crit CareMed*. 1998;158:1068-1075.

222. Vassilakopoulos T, Zakynthinos S, Roussos C. The tension-time index and the frequency/tidal volume ratio are the major patho-physiologic determinants of weaning failure and success. *Am J Respir Crit CareMed*. 1998;158:378-385.

223. Goldstone J, Moxham J. Assisted ventilation. 4. Weaning from mechanical ventilation. *Thorax*. 1991;46(1):56-62.

224. Jung B, Moury PH, MahulM, et al. Diaphragmatic dysfunction in patients with ICU-acquired weakness and its impact on extubation failure. *Intensive CareMed*. 2016;42(5):853-861.

225. Llano-Diez M, Renaud G, Andersson M, et al. Mechanisms under-lying ICU muscle wasting and effects of passive mechanical load-ing. *Crit Care*. 2012;16(5):R209.

226. Goligher EC, Fan E, Herridge MS, et al. Evolution of diaphragm thickness during mechanical ventilation. Impact of inspiratory effort. *Am J Respir Crit CareMed*. 2015;192(9):1080-1088.

227. Pham T, Brochard LJ, Slutsky AS. Mechanical ventilation: state of the art. *Mayo Clin Proc*. 2017;92(9):1382-1400.

228. Goligher EC, Brochard LJ, Reid WD, et al. Diaphragmatic myo-trauma: a mediator of prolonged ventilation and poor patient outcomes in acute respiratory failure. *Lancet Respir Med*. 2019; 7(1):90-98.

229. Gayan-Ramirez G, Testelmans D, Maes K, et al. Intermittent spon-taneous breathing protects the rat diaphragm from mechanical ventilation effects. *Crit CareMed*. 2005;33(12):2804-2809.

230. Schweickert WD, Pohlman MC, Pohlman AS, et al. Early physical and occupational therapy in mechanically ventilated, critically ill patients: a randomised controlled trial. *Lancet*. 2009;373(9678): 1874-1882.

231. Elkins M, Dentice R. Inspiratory muscle training facilitates wean-ing from mechanical ventilation among patients in the intensive care unit: a systematic review. *JPhysiother*. 2015;61(3):125-134.

232. Vorona S, Sabatini U, Al-Maqbali S, et al. Inspiratory muscle reha-bilitation in critically ill adults: a systematic review and meta-analysis. *AnnAm Thorac Soc*. 2018;15:735-744.

233. Tonella RM, Ratti L, Delazari LEB, et al. Inspiratory muscle train-ing in the intensive care unit: a new perspective. *J Clin Med Res*. 2017;9(11):929-934.

234. Hoffman M, Van Hollebeke M, Clerckx B, et al. Can inspiratory muscle training improve weaning outcomes in difficult to wean patients? A protocol for a randomised controlled trial (IMweanT study). *BMJ Open*. 2018;8(6):e021091.

235. Holliday JE, Hyers TM. The reduction of weaning time from me- chanical ventilation using tidal volume and relaxation biofeedback. *Am Rev Respir Dis*. 1990;141:1214-1220.

236. Hall JB, Wood LD. Liberation of the patient from mechanical ventilation. *JAMA*. 1987;257:1621-1628.

237. Esteban A, Alia I, Ibanez J, et al. Modes of mechanical ventilation and weaning. A national survey of Spanish hospitals. The Spanish Lung Failure Collaborative Group. *Chest*. 1994;106:1188-1193.

24

心肺物理治疗干预的整合疗法

作者：Brady Anderson　Meryl I. Cohen　Carol M. Darol M. Davis　Nicole Deluca　Sabine Gempel
Yessenia Orozco
译者：刘　青　李　薇
校对：黄　可

引言

　　文献中如何描述补充和替代疗法［现在称为"*整合疗法 (integrative therapy)*"］在帮助心、肺和（或）血管疾病患者实现共同治疗目标方面的作用？事实上，现有文献资料非常丰富，且部分研究具有很高的科学严谨性。心血管系统与呼吸系统疾病与压力水平升高相关，而整合疗法可用于帮助人们调节压力相关行为。

什么是整合疗法？

　　整合疗法通常被视为整体疗法、身 / 心疗法或能量疗法，具有多种不同的分类和命名，有时被称为替代疗法、替代医学或补充疗法。物理治疗师将整合疗法与传统疗法相结合，以补充（通常不是取代）传统疗法的对抗疗法模式。整合疗法是基于能量的疗法，无论是干预措施的应用还是患者的反应，都强调振动和能量流动的重要性。

　　这些疗法的目的主要是"疏通"体内受阻的能量，使身体能够自愈[1]。据推测，人体能量以及呼吸、体液和营养所产生的生化分子的无限制流动，能够促进体内稳态、平衡和自我调节（身／心为新陈代谢提供最佳条件，如适当的酸碱度和体温）[2-4]。失衡的系统会变得脆弱易感，进而导致早期死亡，而平衡的系统则对炎症产生抵抗力。众所周知，炎症是所有疾病和功能失调的基础[5]。两项大型研究（一项针对男性，一项针对女性）表明，C反应蛋白（C-reactive protein，CRP）水平越高，心肌梗死和脑卒中的风险越高，而降低CRP水平的治疗方法可降低心脏病风险[6,7]。因此，整合疗法可以促进能量（或气）和生化能量的流动，帮助身体恢复平衡，回归更健康的状态。

整合疗法示例

以下列举了一些在医疗实践中被证实有效的整合疗法，具体治疗列表和简要说明见附录E。

手法治疗

手法治疗，又称躯体做功疗法（body work），包括肌筋膜松解疗法（myofascial release，MFR）、颅骶疗法、Rosen疗法、Rolfing疗法、Hellerwork疗法、soma疗法、神经肌肉疗法、按摩、Bowen疗法以及整骨疗法和美式整脊疗法。手法治疗包括用手在身／心表面刺激生物电磁力，可通过刺激细胞外基质（extracellular matrix，ECM）（也称为*筋膜*）来实现。人体的35万亿~75万亿个细胞都嵌在筋膜中，筋膜是人体最大的感觉器官[8]。这一三维器官在一个连续振动的组织网中从头顶延伸至足底。皮肤、肌肉、器官、血管、神经、大脑和骨骼都嵌在筋膜中，心脏和肺（以及所有器官）都可以被视为筋膜器官[9]。

所有细胞都具有将机械力转化为生化变化的能力[10]。来自手部的压力（或来自地面、椅子和泡沫滚筒等的压力）会在整个ECM中产生电流，电流通过筋膜的微管传递到下层细胞膜上的整合蛋白（机械感受器），进而通过细胞膜进入细胞骨架小管，最终到达细胞核，从而影响细胞功能。这一生理过程称为*机械力传导*。这种压力对健康和患病肌肉、皮肤、骨骼、神经、血管和器官的影响（通常称为*机械疗法*），已有相关研究，并发表在生物张拉整体领域的文献中[11-13]。

对于心血管和肺部疾病患者，手法治疗可以帮助扩张胸腔和活动脊椎，增加通气量，改善姿势，从而提高心肺健康。

身／心干预

身／心干预包括心理治疗、支持小组、冥想、想象、催眠、舞蹈和音乐疗法、艺术疗法、祈祷、神经语言心理学、生物反馈、瑜伽、普拉提和太极拳。这些干预措施证明，运动以及语言和非语言的身心交流能为思维开辟新途径，从而疏通可能受阻的能量流或"气"。同样，随着对表观遗传学的进一步理解（见下文），一个人的感知或信念的能量（或振动）会促进脱氧核糖核酸（deoxyribonucleic acid，DNA）的生长或保护／生存功能[2,3]。这些干预措施广泛应用于心肺疾病的治疗中。当患者意识到自己的想法和习惯会对身／心产生负面影响时，压力也会受到相应的影响。这些干预措施能让患者控制消极的行为，重新专注于呼吸，而这些正是深度放松的重要组成部分。

运动意识干预

运动意识干预包括Feldenkrais法、Alexander技术和Trager法。据推测，运动意识干预能帮助人们增强自我意识识别并改变习惯性运动模式，从而通过练习和实践新的运动和姿势方式，释放筋膜和软组织中阻塞的能量。长期保持肩胛骨前伸和头前倾姿势的人，在行走时会表现出胸廓入口、肺部和纵隔周围的筋膜受限。极端姿势导致的筋膜受限会限制血液流动和神经传导，而这对维持心肺组织健康至关重要。

能量疗法

传统中医　传统中医包括针灸、穴位按摩、反射疗法和气功。传统中医学体系中的这些方法侧重于打通气的通路和经脉流动，但经络和能量流动的概念仅仅是复杂、历史悠久的中医体系中的一部分。针灸、穴位按摩和反射疗法的穴位是经络上最容易通达气流的特定点。穴位对气流的作用与地铁入口对地面下列车轨道的作用相似。

生物电磁学　生物电磁学包括磁体和非电离辐射的热学应用，如射频热疗、激光和脉冲电磁场疗法。

已有研究证明电磁能量对伤口愈合和骨骼修复的作用。*生物微电磁学（Biomicroelectromagnetics）*是一个能量学术语，指的是治疗师手中可能散发出的能量[14]。物理治疗中的超声波和透热疗法作为深层热疗已应用了几十年，虽然其机制尚未明确，但毫无疑问是通过能量流刺激实现的；因此，这种治疗方法属于生物电磁范畴。

中草药疗法

自然疗法（naturopathy）和顺势疗法（homeopathy）是利用中草药和自然物质来抵御疾病，并通过合理使用营养来对抗疾病的代表。自然疗法与骨科医学一样，是一个完整的医疗体系，它结合了顺势疗法、整骨疗法、均衡营养以及其他手段来实现疾病治愈。自然疗法医生需要完成 4 年的医学院学习。顺势疗法是通过使用微量化学物质的稀释剂来解决体内失衡的问题。长期以来，均衡营养与心肺健康息息相关，尤其是 Dean Ornish 的心脏病治疗计划[15]。

身/心结合

身/心健康将传统的线性研究方法与更现代的补充性和替代性医疗实践相结合。哈佛大学著名心脏病学家 Herbert Benson 在西方最早提出了心理对身体的影响，通过对西藏僧侣的研究发现，他们能够在一定程度上控制自主神经系统，通过意志降低体温和呼吸频率，进入清醒的低代谢生理状态[16]。这一发现震惊了西方世界，Benson 通过录制僧侣们用意念控制身体的过程，将数据生动形象地展现出来。

从那时起，身/心密不可分的证据就在各种研究中得到了充分证实。事实上，有一门基础科学专门研究心理对身体的影响：*心理神经免疫学（psychoneuroimmunology）*，由 Ader 和 Cohen 共同提出。研究表明，大脑通过自主神经系统和"流体"神经系统（即非肾上腺素能和非胆碱能神经系统）影响免疫系统[17]。

Candice Pert 清楚地阐述了流体神经系统的生理功能，表现为心理变化对神经递质、神经肽和类固醇的影响[18]。神经递质和神经肽能够与人体的大多数细胞进行交流。这被称为*心理神经内分泌学（psychoneuroendocrinology）*。意识只存在于颅内和大脑中的假设已不再准确。事实上，已证明意识存在于身体的每一个细胞中。根据 Pert 等的观点，所有细胞都具有记忆力[18]。心理神经内分泌学的生物化学反映了一种不同于生物电磁学及治疗师手法的能量交换，但却说明了心理与身体是不可分割的，每一个细胞都在进行交流。

整合疗法是以能量为基础的疗法，需要理解体内存在生命能量流动这种现象，以及人体的自然状态是健康的[13,19]。细胞一直处于变化之中，旧细胞不断死亡，新细胞不断产生。身/心持续努力抵御疾病，并修复那些对整个系统至关重要的细胞。了解这些后，疾病就会被理解为因流动受阻导致失衡而引发的异常。人体有许多能量或振动，我们可以通过各种方式观察能量在体内的作用。例如心电图、脑电图和肌电图都可以测量身体各器官输出的能量。压电效应（piezoelectric effect）是另一种能量现象，能促进成骨细胞活动，使骨骼保持强壮。重力势能转化为化学能，使成骨细胞在骨骼中沉积钙质。但现在我们明白了，细胞感受器对振动最大的反应是产生振动觉。

表观遗传学认为，细胞中的基因会对振动信号做出反应。为了使细胞发挥作用，细胞壁表面的受体必须对振动做出反应，从而产生一系列作用，引起 DNA 对适当的蛋白质链排序，以实现所需的功能[2,18]。要理解心理与身体密不可分的关系，最基本的一点是细胞所能反应的最强大的振动之一就是感知或信念的振动[2,18]。一个人感知到的威胁、压力或危险越多，由此产生的振动就越大，细胞就会做出"战斗或逃跑"的自主反应：即下丘脑-垂体-肾上腺（hypothalamic-pituitary-adrenal，HPA）轴[20]。众所周知，慢性压力会导致心血管系统与呼吸系统病变。细胞 DNA 以"数字化"（开或关）方式对生长需求信号和保护需求信号做出反应。当保护需求占据主导地位时，血液就会被分流到维持生命的内脏和用于逃跑或战斗的四肢。这就导致部分器官就得不到健康的滋养。随着时间的推移，免疫系统的功能也会减弱，从而导致炎症和心肺疾病[21]。失去平衡的系统很容易过早死亡。处于平衡状态的系统则会对炎症产生抵抗力。如前所述，大多数人认为炎症是所有疾病和失调的基础[5,13]。

生物微电电位，或从"治疗师"手中发出电磁场的微小能量是当前研究的重点[14,22]。人们相信，整合疗法是通过治疗师双手发出能量对患者产生影响的[13]。这种能量的频率为 0.3~30 Hz，通常集中在 8~10 Hz[13,23,24]。

进入新世纪后，许多医疗领域的研究人员和从业人员都在积极探索并发表研究报告，揭示看待现实的新方法。随着对量子物理学和系统理论的深入了解，加上传统疗法在治疗慢性疾病和自身免疫病方面的局限性，以及患者对整合疗法的需求，医学领域发生了典型的转变，即线性和唯物主义观的变革。人们普遍认为，当前医学存在不足的原因在于它是根据感染性疾病或机械论模式设计的，旨在通过单一药物或干预措施来治愈疾病、挽救生命。

当前的大多数疾病，尤其是影响人类的慢性疾病，并不适合单目标治疗。只有当患者积极参与治疗，并愿意改变生活方式以消除影响健康的选择时，以及医患将疾病视为一个系统或整体事件而不是一个简单的生理事件时，慢性疾病才能得到最充分的治疗。我们每个人都会有意识或无意识地受到各种系统的影响，这些系统决定了我们对炎症和疾病的反应。没有两个人会以完全相同的方式对疾病做出反应，也没有两个人会以完全相同的方式从疾病中痊愈。实际上，治疗师和医疗专业人员都认为，一个人的思维或感知方式与其对健康和疾病的反应有着密切关系。在任何时候，都有大量的系统影响着我们每个人，例如，出生顺序、身份、对自己和家人感觉、对工作和娱乐享受程度、人际关系的意义、天气如何、谁赢得了超级碗（super bowl）、早餐吃了什么[25]。

传统疗法从整体角度出发：意图

存在心肺并发症的患者往往同时患有急性和慢性疾病，这对现有的干预措施提出了挑战。能量疗法或整体疗法（holistic approaches）在这些患者中的应用越来越普遍。事实上，许多传统治疗方法都能从整体的角度加以应用。例如，在治疗心肺疾病患者时，治疗师可以用传统的方式，如按摩、运动和放松，其目的是产生机械的、线性的效果；也可以用整体或身/心疗法，其目的是试图影响生命能量流动。当按摩和

运动从整体角度出发作为治疗方法时，其目的是增强身体能量流动，实现体内平衡。

研究证实了患者对医生和包括物理治疗师在内的从业者怀有希望和信任的重要性[26]。已确定患者相信医生对其康复有所帮助，但究竟是如何促进恢复的尚不清楚。这似乎与意图的概念以及意识和非局部心智的影响有关[26]。

忽视治疗的积极作用就等于失去了一种强有力的干预措施[1]。至关重要的是，医疗人员要与患者进行互动，而不仅仅是关注他们所采取的治疗手段。患者多次提到，治疗产生积极效果的关键因素是医疗人员真正的倾听他们的心声。目前的研究证实了积极意图的作用，以及能量交换治疗的效果[26]。

科学证据问题

物理治疗师是否应该使用临床效果良好但尚未被科学证明有效性的整合疗法？答案是肯定的，但不是简单的肯定。这一问题的基础涉及两个伦理问题。作为专业人员，我们有什么权利让患者接受未经科学证据证实有效的治疗？反过来说，我们又有什么权利拒绝为患者提供已证明对患者有益且几乎不会造成伤害的整体疗法？物理治疗长期以来为患者提供有益的治疗方案，尽管这些方案的疗效以及作用机制尚未得到科学解释。现在，我们对超声波、热能、运动和电疗模式进行了重要研究，这些研究成果可以进一步应用于太极拳、瑜伽、超自然冥想和颅骶疗法等领域。

当我们试图将传统科学原则应用于整合疗法研究时，不可避免地会产生一些矛盾。还原论科学（reductionist science）试图通过减少实验变量（最好只减少一个变量）并限制所有可能的结果来显示因果关系的证据，从而消除偶然性（或其他原因）对所收集证据的影响。与单细胞和分子不同，人类及其疾病并不适合以这种简化的方式进行研究。人体是由相互影响的需求和功能（身体、智力、情感、精神和社会）组成的整体系统，无法通过将其分离和简化来完全理解。来自生命科学的系统理论是整体疗法或补充疗法的基础，它指出将整体简化为各个部分永远无法完全理解整体，因为整体总是大于

各个部分的总和。各部分之间如何相互作用对于理解整体至关重要。还原论（reductionism）试图控制这些复杂的变量。

随机对照试验（randomized controlled trial，RCT）已证明太极拳、针灸、生物反馈、冥想、认知行为疗法、音乐疗法等整合疗法对缓解疼痛和焦虑以及改善平衡有效[27]。有文献综述报道了身/心疗法在治疗老年人肌肉骨骼疾病中的积极作用[28,29]。许多辅助疗法，尤其是那些帮助释放筋膜束缚以恢复人体自我调节能量流动的手法治疗，并不适合进行 RCT 研究，因为能量本身很难测量。尽管如此，能量产生的结果（如能量、功、运动）是可以测量的。目前，除了通过病例分析和评估治疗对损伤和功能的影响外，我们还无法验证何种干预措施会产生哪些结果。科学家 Beverly Rubik、Valerie Hunt、James Oschman、Gary Schwartz、Linda Russek、Candace Pert 等，致力于研究生物化学、量子物理学和系统理论。这些研究提出了生理和生物化学机制的假设，使我们能够构建基本的细胞能量理论[4,11,30-32]。基于这一理论，我们可以进一步测试其有效性，以描述所需要的证据。例如，假设 MFR 的基本作用机制，就可以检验这种作用是否确实以理论假设的方式发生。然而，与很难"看到"速度一样，能量也很难"看到"。

保证疗效和安全性对专业照护来说至关重要。这一目标能否真正实现，让科学界感到满意呢？只要还原论仍是探索事实的金标准，这一目标就难以完全实现。1997 年，美国医学协会科学事务委员会（Council on Scientific Affairs of the American Medical Association）建议："医生应从科学角度评估非常规治疗和实践理论，尤其要关注这些（整体）模式的实用性、安全性和有效性"[27]。

整体疗法不应被排除在严谨的研究范围之外。除了随机对照试验，整合疗法还必须通过个案研究、单一病例设计以及其他系统检查干预措施和结果的方法进行研究[33]。当积累大量证据证明能量流动有助于身/心的自我调节和自愈，并带来积极益处时，我们可能会意识到整合疗法在恢复医疗治愈作用方面的潜力超出了人们的预期。接下来，我们将探讨整合疗法如何影响正常心肺反应，以及对心肺疾病患者的影响。

在心肺疾病中使用整合疗法

正如本书第三部分所述，物理治疗干预的目标是提高氧运输和气体交换效率。将整合疗法与传统心肺治疗相结合，往往取决于治疗师对该干预措施的熟悉程度。没有接受过整合疗法专业培训的康复师往往意识不到他们已经在传统治疗中加入了整合疗法的部分内容。患者教育，包括改变呼吸模式和减少交感神经系统刺激的行为和生物反馈技术，实际上是一种身/心治疗的形式。这些干预措施已被广泛研究，文献中有详细报道，并在临床实践中也得到广泛应用和认可[34-36]。

专门从事于整合疗法的物理治疗师可能会把治疗重点放在心肺损伤上。太极拳和瑜伽是关注协调呼吸与运动的身/心疗法。这些干预措施不仅是治疗损伤的主要方法，还是传统物理疗法的补充。已有证据表明，它们在改善氧运输方面有重要作用[37-41]。

此外，一些未经严格科学研究的干预措施也值得临床应用。例如 Alexander 技术，强调姿势和运动，能够直观地显示出对氧运输的改善。改善姿势可优化肌肉、胸廓功能，进而增加氧运输。但关于这项技术与心血管系统和呼吸系统的关系，目前发表的研究成果仍然有限[42]。

尽管许多疗法缺乏严格和公认的科学调查，但患者对整合疗法或补充与替代医学（complementary and alternative medical，CAM）的需求却与日俱增。为了保护公众免受不符合伦理学和不安全的实践操作，美国国家心肺血液研究所（National Heart, Lung, and Blood Institute）和美国补充与替代医学中心（National Center for Complementary and Alternative Medicine，NCCAM），现为美国补充与整合健康中心（National Center for Complementary and Integrative Health，NCCIH）建议进行大规模临床试验，以确定实践标准和安全标准[43]。NCCAM 提出了支持心血管疾病（cardiovascular disease，CVD）研究和专业中心发展的倡议，并报告称 2005 年提供的资金增加了 96%[44-46]。2017 年 9 月，NCCIH 公布了由第三方组织发布的实践指南（框 24.1）[46]。

所有医疗专业人员都必须熟悉较为流行的整合疗法，要认识到患者正在使用这些疗法，并了解这些疗法对心血管系统与呼吸系统的影响。

　　下文将回顾健康人对各种整合疗法的正常心肺反应并介绍使用特定整合疗法治疗严重心肺疾病的证据。自然疗法和顺势疗法不在本章讨论范围之内。本章将简要介绍以植物为基础的营养方法并将呼吸训练与特定的整合疗法结合讨论。传统的呼吸训练（如膈式呼吸、缩唇呼吸）将在本书其他章节讨论。

对整合疗法的心肺反应

太极拳

　　太极拳是研究最充分的身 / 心疗法之一，旨在平衡阴（负能量）和阳（正能量），以实现最佳健康状况。无论是太极拳大师还是初学者，其训练期间的心血管反应都有记录。许多研究显示，即便是强度低的太极拳也能产生许多与其他形式运动相同的心肺获益（表 24.1）。Zheng 等人对 29 项研究的系统回顾发现，太极拳显著改善了收缩压（SBP）、静息心率（RHR）、每搏输出量（SV）、心输出量（CO）、第 1 秒用力呼气容积（FEV_1）、最大每分通气量、峰

框 24.1	第三方心脏病学指南示例

- Katz D, Gavin M. Stable ischemic heart disease. Ann Intern Med. 2019;171（3）;ITC17-ITC32. https://doi.org/10.7326/AITC201908060
- Sacks FM, Lichtenstein A, Van Horn L, et al. Soy protein, isoflavones, and cardiovascular health: An American Heart Association science advisory for professionals from the nutrition committee. Circulation. 2006;113;1032– 1044. https://doi.org/10.1161/CIRCULATIONAHA.106.171052
- Moyer VA, U.S. Preventative Services Task Force. Vitamin, mineral, and mul-tivitamin supplements for the primary prevention of cardiovascular disease and cancer: U.S. Preventative Services Task Force recommendation state-ment. Ann Intern Med. 2014;160（8）:558–564. doi: 10.7326/M14-0198

值耗氧量（VO$_2$peak）、台阶测试指数和每搏氧耗量。但这些研究大多方法学质量较低[47]。Cole 等人还发现，太极拳可以改善心率变异率（HRV），这有助于促进健康[48]。Nguyen 和 Kruse 发现，老年受试者在 SBP、HR、BMI、QOL、腰臀比和高级体能测试方面均有显著改善[49]。

表 24.1	健康人对身 / 心疗法心肺反应的研究			
研究作者	整合疗法	样本特征和方法		结局
Zheng 等（2015年）[47]	太极拳	• 29 项研究的系统综述和 meta 分析（2 项 RCT、8 项 NRCT、3 项 SCTs 和 7 项 CSs） • 1783 名健康受试者；年龄 45~75 岁 • 8 周至数年的练习；2~7 次 / 周；每次 12~60 分钟的疗程		• SBP、RHR、SV、CO、FEV、MMV、VO$_2$ peak、台阶测试指数和每搏氧耗量均有显著改善。FEV_1 和 VPE 组间无显著差异
Nguyen 和 Kruse（2012 年）[49]	太极拳	• RCT • 96 名社区居民（男性和女性）；年龄 60~79 岁 • IG：太极拳；60 分钟；2 次 / 周（n =39） • CG：常规日常活动（n=34） • 24 周		• IG：SBP、HR、BMI、腰臀比、高级体能测试和 SF-36 均显著改善
Gregoski 等（2011年）[59]	呼吸冥想（breathing awareness meditation，BAM）	• RCT • 美国非裔高中生（n = 166） • 分为 3 组： ① BAM 组：10 分钟，2 次 / 天，5 天 / 周（n=21）；② 生活技能训练组（LST）：50 分钟，1 次 / 周（n= 69）；③ 健康教育对照组：50 分钟，1 次 / 周（n = 44） • 3 个月		• 夜间 SBP、DBP 和 HR 在 24 小时及上学期间存在显著差异。BAM 组显著下降

续表

研究作者	整合疗法	样本特征和方法	结局
Palmer 等（2017年）[60]	费登奎斯方法（feldenkrais）	• RCT • 58~92 岁中老年人（*n*= 87） • IG：12 节课；每节课 60 分钟；6 或 12 周（*n* = 51） • CG：（*n* = 36）	• IG：正向改变人群比例明显较高 • 受试者参加课程越多，功能提升及 OPTIMAL 数值提高越明显。受试者 TUG、平衡能力、下肢力量无明显变化
Wang 等（2014年）[61]	气功	• 系统综述和 meta 分析（7 项 RCT） • 健康和焦虑受试者；18~64 岁；初学组（6 项 RCT）和常规组（6 项 RCT）（*n* = 363） • IG：气功；30~90 分钟；1~5 次 / 周 • CG：结构化运动，或听讲座 • 30 分钟至 12 周	• IG：焦虑即刻缓解（2 项 RCT），焦虑缓解（4 项 RCT），压力缓解（3 项 RCT）
Bertoli 等（2017年）[62]	普拉提	• 女性；59~64 岁（*n*=18） • 垫上普拉提；60 分钟；3 次 / 周 • 对照组：第 4 周与第 0 周的数据对比 • 6 周	• 所有功能能力测试（TUG，计时下楼测试和 30 秒坐站测试）均有显著改善
Bueno de Souza 等（2018 年）[63]	普拉提	meta 分析（9 项 RCT） • 老年人 • IG：垫上普拉提；60 分钟（8 项 RCT）；2~4 次 / 周 • CG：无干预 • 第三组（4 项 RCT）：其他运动 • 4~24 周	• 垫上普拉提对动态平衡、肌肉力量、柔韧性和心肺适能影响很大
Roller 等（2018年）[64]	普拉提	• RCT • 过去一年里有跌倒史的男性和女性；>65 岁，平均年龄 77.6 岁（*n*=55） • IG：改良普拉提；45 分钟；8~10 节；1 次 / 周 • CG：无干预 • 10 周	• 显著改善跌倒风险、静态和动态平衡、功能活动性、平衡自我效能感和下肢 AROM
de Alvarenga 等（2018 年）[65]	普拉提	• RCT • 老年女性；>60 岁（*n*=31） • 分为 3 组：①普拉提 + 吸气肌训练（IMT）组；②普拉提组；③对照组 • IG（1）：普拉提（凯迪拉克、椅子式及改良版），2 次 / 周；2 组，每组 30 个最大 MIP50% 的 IMT，每 2 周增加 10%。 • IG（2）：普拉提（凯迪拉克、椅子式及改良版）；2 次 / 周 • CG：无干预 • 10 周	• IG（1）：最大吸气肌力量、最大呼气肌力量、六分钟步行测试距离、压力和功率肺容量和腹部卷腹性能显著增加。 • IG（2）：普拉提组的改善具有组内差异性
Fleming 等（2018年）[66]	普拉提	• 8 项对照试验的 meta 分析 • 健康（3）、非健康（4）、产后（1）受试者；18~70 岁（*n*=390） • IG：普拉提；1~5 次 / 周；30~70 分钟 • CG：不活动 • 4~12 周	• 抑郁症状（6）、焦虑（5）、疲劳（3）、精力（2）和心理健康生活质量（3）均有显著改善。整体生活质量（5）也有改善，但未达到统计学意义

瑜伽

瑜伽是另一种快速流行的干预措施，表 24.2 中列出了健康人群对瑜伽训练的心肺反应的研究。瑜伽侧重于身体、思想和精神之间的联结，旨在通过呼吸、流动运动、屈曲和伸展运动以及静态姿势锻炼全身各个系统，包括肌肉骨骼、心血管、呼吸、消化、免疫、淋巴和神经系统。瑜伽对心血管系统影响的生理学原理包括压力管理和迷走神经刺激，促进激活副交感神经，从而改善 HR、BP 和心率变异性[50]。Cramer 等人对 3168 名受试者的 44 项关于瑜伽的 RCT 进行系统回顾发现，瑜伽对于 SBP、DBP、RR、HR、腰臀比、HDL、总胆固醇、LDL、甘油三酯、糖化血红蛋白（HgA1c）和胰岛素抵抗均有显著改善[51]。既往研究表明，瑜伽可以改善大学生的肺活量（VC）[52]，同时对老年人而言，可降低 RHR，增加 VO_2peak，并增加副交感神经压力反射敏感性[53]。Sovova 等人还发现，与规律有氧运动相比，为期两年的每日瑜伽训练的每公斤体重最大功率及 VO_{2max} 更高[54]。相反，Ha 等人发现，瑜伽组与不干预组相比，12 周后两组的 VO_{2max} 均有所增加，但差异并不显著。然而，对皮质醇水平的研究表明，

表 24.2　健康人对瑜伽训练心肺反应的研究

研究作者	样本特征和方法	结局
Cramer 等（2014 年）[51]	• 44 项 RCT 和随机交叉研究 • 3 个亚组（n=3168）：健康人群（21 项 RCT），具有心血管疾病风险的非糖尿病患者（12 项 RCT），有心血管疾病风险的糖尿病患者（11 项 RCT）；10～75 岁；中位年龄 48 岁 • 3 天至 1 年；中位 12 周 • IG：所有 RCT 都包括身体姿势；36 项包括放松；33 项包括瑜伽呼吸；18 项包括冥想；9 项包括瑜伽生活方式建议 • CG：30 项 RCT 包含常规治疗或无治疗；12 项为运动训练；6 项为教育 / 心理干预	• IG：与常规治疗或无治疗组相比，SBP、DBP、HR、RR、腰围、腰臀比、TC、HDL、VLDL、甘油三酯、糖化血红蛋白和胰岛素抵抗均有显著改善 与运动组相比，HDL、SBP 及 LDL 有所改善
Birkel 等（2000 年）[52]	• 大学生（n=287） • 瑜伽姿势、呼吸技巧和放松训练；两节 50 分钟课程 • 15 周	肺活量显著改善
Sovova 等（2015 年）[54]	• 试点研究 • 男性和女性；25～70 岁（n=112） • IG：瑜伽；至少每天 1 小时（n=58） • CG：有氧运动；至少每周 7 小时（n=54）	IG：每公斤体重最大功率及 VO_{2max} 显著提高
Ha 等（2015 年）[55]	• RCT • 肩痛患者；19～25 岁（n=24） • IG：Hatha 瑜伽；50 分钟；3 次 / 周（n=12） • CG：无运动（n=12） • 12 周	两组 VO_{2max} 都有所增加（瑜伽组略高），但都不显著 CG：项目结束后皮质醇水平显著升高 IG：项目结束后皮质醇水平显著下降
Satish 等（2018 年）[56]	• RCT • 学生；12～15 岁（n=802） • IG：瑜伽；60 分钟；6 天 / 周（n=377） • CG：体育训练；60 分钟；6 天 / 周（n=371） • 2 月	两组的有氧运动能力、距离和 METs 均显著增加。基线 VO_{2max} 临界值高于中位数的学生，与 CG 相比，瑜伽组 VO_{2max} 有显著改善
Falkenberg 等（2018 年）[57]	• 15 项 RCT（n=1053） • 健康（5 项 RCT）及非健康（10 项 RCT）；12～81 岁	促炎标志物下降，特别是 IL-1β，IL-6 和 TNF-α，尽管这些发现各研究并不一致

对照组皮质醇水平明显增加，而瑜伽组皮质醇水平显著下降[55]。Satish 等人对青春期学生的研究发现，2 个月的瑜伽训练在增加 VO_{2max} 方面与体育训练一样有效[56]。Falkenberg 等人研究了瑜伽和免疫功能的关系，共纳入 15 项 RCT，包括健康和患病受试者。尽管各个研究结果不一致，但总体趋势表明，瑜伽可以降低促炎标志物水平，特别是 IL-1β、IL-6 和肿瘤坏死因子 -α（TNF-α）[57]。

其他身 / 心疗法

冥想有多种形式，包括超越冥想（TM），正念冥想、昆达里尼冥想和呼吸冥想（BAM）等。有些冥想需重复念咒语，有些需使大脑完全平静，有些则专注于呼吸模式。所有冥想都有一个共同的目标，即通过身 / 心联系实现内心平静、心理平衡和放松状态。冥想的效果包括改善抑郁症状、疲劳、BP、血脂和胰岛素抵抗。Ray 等人通过文献回顾发现，TM 可以改善全因死亡率、心肌梗死、脑卒中、BP、愤怒表达、胰岛素抵抗、心率变异率、RR 和乳酸水平[58]。同样，Ray 等人在综述中提及的一项研究发现，在 BAM 后的 24 小时内，SBP、DBP 和 HR 均显著降低，而正念冥想可以改善 SBP、HR 及缓解抑郁、疲劳等情绪[58,59]。

Carolyn Palmer 对费登奎斯方法的效果进行了研究，研究组共参与 12 次费登奎斯课程，一部分人每周参加两次，持续 6 周，另一部分人每周参加一次，持续 12 周，对照组选择的是年龄 58~92 岁的健康受试者[60]。费登奎斯方法侧重于训练身体柔韧性、平衡能力、下背部舒适度、呼吸、转身、从椅子起身以及站立。研究发现，参加课程的频率对结局没有影响，但课程依从性对结局有影响。依从性越高者，其活动能力及 OPTIMAL 分数（日常生活活动困难的自我报告评估）改善越好。

气功专注于缓慢、优雅的动作与呼吸及精神专注的结合，是一种"运动医疗"。Wang 等人的一项系统回顾和 meta 分析发现，有 7 项 RCT 探究了气功对压力和焦虑的影响[61]，其中两项试验表明气功有立即缓解焦虑的功效，4 项研究表明气功可以缓解焦虑，3 项研究表明气功减轻了健康受试者的压力。Chow 等人发现，在练习气功 12 周后，受试者生活质量显著改善，同时焦虑、压力、SBP、DBP 及皮质醇水平均显著下降[61]。Hwang 等人也发现了相似的结果，在 4 周的短期练习后，受试者的生活质量显著提升，压力和焦虑显著缓解，但皮质醇水平未见明显差异[61]。

普拉提由约瑟夫·普拉提于 1920 年代创立。这种运动形式最初称为"控制学"，侧重于力量、柔韧性、肌肉控制、呼吸和拉伸。针对老年人进行普拉提的个案研究及 meta 分析发现，普拉提可以改善平衡能力[62-64]、6-MWT[63,65]、跌倒风险[62-64]、MIP 和 MEP[65]、柔韧性[62-64]、下肢力量[62,63] 及整体功能能力[62,64]。Fleming 等人对 7 项 RCT 进行的另一项荟萃分析观察了所有年龄段的健康和患病受试者，以了解普拉提对心理健康的影响，研究发现普拉提有助于改善抑郁、焦虑、疲劳和精力[66]。尽管对普拉提还需要更大规模的研究来证明其作用，但普拉提似乎是解决身 / 心健康的一种安全且有效的方法。部分身 / 心治疗相关研究的详细信息见表 24.1。

手法治疗 / 身体治疗

按摩疗法是最古老的身体治疗形式之一，在整合医学中被用于舒缓压力。长期的压力对心血管系统及自主神经系统有着负面影响，表现为心率变异性降低。Seifert 等人对 44 名健康女性进行了一项 RCT，比较了有无使用薰衣草油的按摩疗法与假按摩的区别[67]。首先，在每位受试者身上放置一个 24 小时动态心电图监测仪，然后让受试者暴露于某种压力事件，随后实施上述 3 种干预措施之一。研究发现，节律按摩疗法在较长时间内（24 小时）可刺激心率变异性，而在此基础上添加薰衣草油仅在短期（12 小时）内改善心率变异性。Diego 和 Field 通过观察心率变异性，探讨了按摩中的压力是否对副交感神经系统反应有影响[68]。他们发现，中等压力的按摩使受试者在按摩中段的时间内副交感神经系统的反应达到峰值，而低压按摩则表现出相反的反应。

颅骶疗法起源于整骨疗法，侧重于脑脊液的节律运动。Girsberger 等人进行了一项试点研究，以探究与休息期相比，颅骶治疗是否会对心率变异性产生影响，心率变异性在此作为心血管健康的一项指标[69]。他们发现，心率变异性在颅骶治疗期间确实有所改善，但没有达到统计学意义。

筋膜松弛术（MFR）是一种低负荷、长时间拉伸肌筋膜的治疗形式，旨在开放细胞间的通信和流动，使身体处于最佳拉伸状态，减少疼痛并改善功能[70]。Ajimsha 等人对 19 项 RCT 进行了系统综述，其中 2 项研究包括心肺功能结局指标[71]。Arroyo Morales 等人研究比较了高强度运动后进行 40 分钟 MFR 及进行 40 分钟未连接超声的假治疗的效果[71]。他们发现，MFR 组在运动后心率变异性和 DBP 的恢复均有所改善。Ramos Gonzalez 等人对静脉功能不全的女性进行了研究，并将每天两次静脉回流的运动疗法与同样的治疗加上 50 分钟的 MRF（每周两次）进行了比较[71]。他们发现，增加 MFR 可以改善静脉回流、疼痛和生活质量。根据循证医学中心量表，这两项研究都被归类为 2b 证据级别。因此，需要更高证据级别的 RCT 来确定 MFR 真正的有效性。手法/身体治疗的相关研究见表 24.3。

能量干预方式

多项研究强调了健康人对能量干预的心血管反应。气功、针灸和反射疗法（表 24.4）是广泛使用的能量干预措施。气功的具体动作因研究而异，但其一般原则包括呼吸调整、身体活动调整和意识调整。虽然没有强有力的证据表明气功可以提高心肺耐力，但其对降低 SBP 和 DBP 有积极作用[72-75]。中医认为针灸是一种恢复阴阳平衡的方式，而西医研究证实其可能有助于调节交感神经系统和副交感神经系统之间的失衡[76]。控制这些失衡、控制交感神经系统的过度活跃可能对 BP、HR 和心率变异性产生积极影响。目前研究表明，即使是一次针灸刺激也能对降低 SBP、心脏和心率产生积极影响[77]。反射疗法是一种按摩方法，最常见部位是足部。每个身体部位、腺体或器官都有一个可以触发的特定反射点，通常位于足底表面。理论上，反射疗法可以改善流向心脏的血液，尽管目前仅有限的证据支

表 24.3 健康人对手法/身体治疗心肺反应的研究

研究作者	整合疗法	样本特征和方法	结局
Seifert 等（2018年）[67]	按摩	• RCT • 健康女性；21~30 岁（n=44） • 分为 3 组：①芳香精油节律按摩（RA）n=17；②节律按摩（RM）n=13；③假按摩（SM）n=14 • 干预：按摩；20~30 分钟 • 假按摩：手静态放置在身体别的部位；20~30 分钟 • 24 小时动态心电图 • 数据收集节点：基线心率变异性，干预后即刻、12 小时、24 小时后	• RA 和 RM 组 24 小时后心率变异性有显著改变 • RA 组 12 小时后心率变异性获益大于 RM 组，但在 24 小时后无区别
Girsberger 等（2014年）[69]	颅骶疗法（CST）	• 交叉设计的准实验对照研究 • 自觉不适的患者；19~60 岁（n=31） • 干预：30 分钟 CST • 对照：30 分钟休息 • 连续两天：第一天随机分到休息或 CST 组；第二天交叉 • 每次干预前、后进行测量	• 干预组：增加 RR 间期的标准偏差和 RR 间期变异的总功效；但统计学无显著差异 • 对照组：未观察到变化
Ajimsha 等（2015年）[71]	肌筋膜放松（MFR）	• 系统回顾（19 项 RCT）；其中 2 项 RCT 包含心肺功能测试（n=127） • 健康人及肌肉骨骼有问题患者（n=1228） • 干预：MFR；10~90 分钟 • 对照：多种多样（休息、超声、热敷、假干预、抚摸、运动疗法和教育）	• 静脉回流、疼痛、生活质量、心率变异性和 DBP 方面有所改善

表 24.4　健康人群对能量干预的心肺反应研究

研究作者	能量干预	样本特征和方法	心肺反应
Chang（2015 年）[72]	气功	• 训练前后不均衡的对照组设计 • 77 名老年人，试验组 47 人，对照组 30 人 • 试验组：30 分钟 8 式气功 • 3 次 / 周，12 周	试验组心率变异性及外周血管舒张收缩反应改善
Freeman 等（2014）[73]	气功	• 对受试者多次测量 • 10 位受试者长期干预 • 年龄 86±7 岁 • 干预：坐式气功，1 次 / 周，每次 40 分钟，持续 10 周 • 基线、5 周、10 周测量	• 10 周后 SBP 显著下降 • DBP 及 HR 无变化
Ladawan（2017 年）[74]	气功	• 便利样本 • 12 名健康中年人 • 年龄 52.2±7.1 岁 • A 部分：60 分钟，3 次 / 周，持续 8 周 • B 部分：停止训练 12 周 • A 部分：基线及训练 8 周后测量 • B 部分：停止训练 12 周后测量	• A 部分：气功显著改善 SBP、DBP、MAP 及最大功率（功率车测试） • B 部分：12 周时观察到的衰减效应表现为心血管改善表现已回到基线水平
Zou 等（2017 年）[75]	八段锦气功	• meta 分析了自 2008—2015 年的 19 项 RCT • 年龄：19~75 岁 • 样本量：20~222 人 • 559 名健康成年人和 976 名各种疾病患者	• 气功可改善血压（SBP 及 DBP）和 HR • 无明确证据支持心肺耐量及肺功能改善
Sokunbi 等（2015 年）[77]	针灸	• RCT • 分为 3 组：针灸组、假针灸组和对照组 • 针刺穴位 LI4 和 LI11 30 分钟 • 四个时间点测量 SBP、DBP、HR、心率血压乘积：干预前、针灸后 15 分钟、干预后和干预后 15 分钟	• 针灸后 SBP、HR 及心率血压乘积显著下降
Song 等（2015 年）[78]	反射疗法	• 6 项 2006—2012 年进行的 RCT 的 meta 分析 • 健康人自我进行治疗	• 感知压力、疲劳、抑郁的主观改善 • 未检测到客观指标改善（如血脂水平、BP、脉搏）
Rollinson 等（2016 年）[79]	反射疗法	• 单盲 RCT • 12 名健康人 • 治疗：每侧 10 分钟足底按摩 • 基线、第 10 分钟、第 20 分钟、第 30 分钟测量	• 以下心血管系统指标未见改变：BP、HR、动脉顺应性

持其心血管获益[78]。

冠状动脉疾病的危险因素

已证明多种整合疗法在治疗冠状动脉疾病（coronary artery disease, CAD）的已知危险因素方面有效。针对心理压力、高血压（hypertension，HTN）、饮食、长期久坐和吸烟的干预措施已得到广泛研究。

压力

20 世纪 70 年代末，Benson 等人首次研究了冥想和"放松反应"对交感神经系统（sympathetic nervous system，SNS）下调的益处[80]。已有关于压力对 CVD 病理学影响的大量研究。压力可诱发病理生理变化，导致血小板功能和反应性受损、内皮功能障碍、皮质醇水平升高、血管收缩、炎症、氧化应激、动脉粥样硬化和心肌梗死风险增加、抑郁、HRV降低、室壁运动异常、SNS活性变化[58,81]。Gallo等人发现，慢性压力负荷评分较高的患者，其冠心病（coronary heart disease, CHD）、脑卒中、糖尿病（diabetes mellitus, DM）、HTN和吸烟的患病率显著增加[58]。2012年，一项文献综述表明，急性心理压力会增加SNS活动，损害内皮功能[58]。整合疗法是一种有效的压力管理方式，可通过上调副交感神经活动，从而改善BP、皮质醇水平和HR，同时降低自我报告的压力、焦虑，并提升QOL。

Bernardi等人发现，无论是音乐家还是非音乐家，在聆听缓慢、冥想的音乐时，尤其是在安静环境中，其HR、BP和每分通气量都低于基线水平。这表明音乐可以有效减轻对压力的生理反应[82]。有关音乐治疗的更多讨论，请参阅本章末尾的扩展内容。

在练习放松反应的15~30分钟期间，还可观察到心血管系统和呼吸系统参数的变化，包括RR和VO_{2max}降低，以及心输出量增加，而BP并没有增加，这反映了外周血管阻力的降低。此外，熟练掌握放松反应者在恒定功率平板活动期间，VO_2降低[83]。

Chiesa等人的一项综述和meta分析发现，有3项RCT研究了健康人通过正念缓解压力的作用[58]，其中两项试验发现压力显著缓解，而另一项试验没有发现显著差异。但大多数RCT质量级别较低，需要进一步研究。Hughes等人研究了冥想和BP之间的联系，比较了正念减压疗法（mindfulness-based stress reduction, MBSR）与渐进性肌肉放松法（progressive muscle relaxation, PMR），每周进行2.5小时，持续8周。结果显示，两种干预措施都能降低SBP，但MBSR组下降更明显[58]。

Pischke等人发现，患者在接受了包括压力管理在内的生活方式干预1年后，心理痛苦减少，而在随后的5年随访中，只有严格遵守干预计划的受试者才能继续保持这种痛苦的减少[84]。

Wang等人对7项RCT的系统回顾和meta分析进行了总结，这些试验研究了气功对压力和焦虑的影响[61]。气功是一种历史悠久的武术形式，注重专注、放松、冥想、呼吸控制、姿势和运动。2项RCT表明气功能立即缓解焦虑，4项RCT发现焦虑减轻，3项RCT显示压力减轻。

高血压

Zheng等人的一项关于太极拳的系统综述显示，SBP和DBP均有显著改善[47]。Park等人发现，单独练习太极拳及太极拳结合生活方式教育都能显著降低SBP[85]。Kim等人对20篇关于针灸对HTN影响的文章做了全面综述[86]。在这20项研究中，有17项研究质量较差，需要进一步进行"严格设计研究"。但值得注意的是，这些干预措施均无不良反应。最近，Chen等人的一项meta分析表明，降压药联合针灸可能比单独使用降压药在降低SBP和DBP方面更有效[87,88]。但这些研究质量级别较低，仍需进一步研究以验证该结论。

美国心脏协会（American Heart Association, AHA）将TM列为BP管理的Ⅱb级推荐。2008年，Anderson等人对9项RCT进行meta分析，将TM后的血压变化与对照组进行了比较，发现TM组SBP平均降低了4.7 mmHg，DBP降低了3.2 mmHg。高血压亚组分析和高质量研究显示，所有组的BP降低情况相似[58]。同样，Rainforth等人确定了107项减压技术对BP影响的研究，包括放松、冥想、TM和生物反馈，仅在TM组中观察到SBP和DBP降低，分别降低5 mmHg和2.8 mmHg[58]。

Chu和Niranjan等人关于瑜伽治疗高血压的RCT发现，试验组SBP和DBP显著降低[50]。同时，Hagins等的一项meta分析发现，瑜伽也与SBP和DBP显著降低相关。瑜伽组与对照组（有氧运动组）没有显著差异，这表明瑜伽与标准运动一样有效[50]。

按摩疗法是最被广泛接受的整合疗法之一。2016年，一项对9项RCT进行meta分析的研究结果显示，无论按摩的解剖区域、持续时间或压力如何，高血压前期和高血压患者的SBP和DBP显著降低，分别降低了7.39 mmHg和5.05 mmHg。Walaszek也发现，从第一次到最后第十次按摩前，SBP水平显著下降[89]。

营养

据WHO估计，80%以上的过早发生的CVD可以通过改变危险因素来预防[90]。营养是心脏疾病众多可改变的危险因素之一，是身/心健康基础。有证据表明，富含未加工全植物性食物饮食可以降低疾病发生和进展的风险并降低 CVD 死亡率。

AHA 和美国疾病控制中心（Centers for Disease Control, CDC）都建议限制添加糖和红肉的摄入量，同时增加水果和蔬菜的摄入量，但除此之外，暂无其他具体建议。Yang 等人发现含糖饮料与 CVD 死亡率之间存在显著关联[91]，Tamez 等人发现墨西哥女性苏打水摄入量与 CRP 浓度之间存在直接关联[92]。Pan 等人的两项前瞻性队列研究，即医疗专业人员随访研究和护士健康研究，发现红肉摄入与 CVD、癌症和总体死亡率相关[93]。据估计，每天用另一种食物来源替代一份红肉将降低 7%~19% 的死亡率。Talaei 等人的一项 63 257 名受试者队列研究发现，红肉和家禽摄入量与 2 型糖尿病高风险相关，而 2 型糖尿病是心脏疾病的重要危险因素之一[94]。

心脏疾病的筛查对早期干预至关重要，包括 CRP、血脂、BP、体重、BMI、HgA1c 和其他炎症标志物等筛查。包括系统综述和 meta 分析在内的多项大型研究发现，素食或纯素饮食可显著改善 LDL、SBP、DBP、CRP 和总胆固醇水平。一项研究比较优质饮食组与他汀类药物对照组，发现两组之间的改善没有显著差异，这表明饮食可以像他汀类药物一样有效改善总胆固醇和 LDL 水平[95-97]。与非素食者相比，纯素食者的改善程度最大，其次是乳蛋素食者，再次是部分素食者，最后是非素食主义者[98]。Ridker 等对 27 939 名健康美国女性进行了平均 8 年的跟踪调查，发现 CRP 比 LDL 能更好地预测 CVD[99]。此后，Shah 等人比较了 CAD 患者采用 AHA 饮食与植物性饮食的效果，发现植物性饮食显著降低了全身炎症（CRP），而 AHA 组则没有降低[100]。

尽管拟人化测量和实验室数值研究对筛查和治疗很重要，但在给出推荐意见时需要考虑 CVD 的发病率和死亡率。Trichopoulou 等人发现，蛋白质摄入量增加与总死亡率显著相关[101]。Song 等人做了更进一步研究，比较了植物蛋白与动物蛋白，发现高动物蛋白摄入量与 CVD 死亡率呈正相关，而较高的植物蛋白摄入量与 CVD 死亡率呈负相关[102]。Levine 等人发现，50~65 岁受试者结果相同[103]。高蛋白质摄入量与 75% 的总死亡率增加相关，但如果蛋白质来源

为植物，则总死亡率不会有显著增加。Shikany 等人发现，采用南方饮食（生活在美国南部密西西比河流域的黑人群体的饮食）的人群患心脏疾病的风险最高，急性 CHD 风险高出 56%[104]。

Esselstyn 等人研究纯素饮食是否可以逆转心脏疾病，这与 Ornish 博士的既往研究相似，但排除了压力管理、小组支持和结构性运动训练等混杂因素[15]。结果显示，CAD 逆转率为 22%（通过冠状动脉造影观察），纯素饮食后 CVD 事件发生率显著降低[105]。值得注意的是，这里使用的是无添加、全谷物、植物性纯素饮食，而不是加工的、不健康纯素饮食。Satija 等人发现，健康的植物性饮食与 CHD 发生率呈负相关，而不健康的植物性饮食与 CHD 发生率呈正相关[106]。

地中海饮食被广泛推荐，其主要成分包括植物性食物，如水果、蔬菜、坚果、种子、全谷物和橄榄油，以及奶酪和鱼。Dinu 等人对地中海饮食的 13 项观察性研究和 16 项 RCT 进行 meta 分析，观察性研究发现地中海饮食与 CVD 死亡率和发病率呈负相关，RCT 同样也发现了该相关性，但没有达到显著的统计学差异[107]。

久坐少动

美国运动医学院、CDC 和 AHA 均推荐每周至少进行 5 天，每天 30 分钟的中、高强度体力活动（moderate to vigorous intensity physical activity, MVPA）[108]。美国人的坐位时间越来越长，研究表明久坐时间是疾病的独立危险因素。正如本章所讨论，许多整合疗法的基础都是运动和体力活动（physical activity, PA），这些活动可能会影响心血管疾病发病率和死亡率。

记录日常步数是活动水平分级的一种客观方法。Tudor-Locke 和 Basset 创建了一种活动水平分级方式，用于对健康成年人的 PA 进行分类[109]。他们提出了 5 个分组：久坐组（每日步数小于 5000 步）、活动少组（5000~7499 步）、低水平活动组（7500~9999 步）、中水平活动组（10 000~12 499 步）和高水平活动组（每日步数大于 12 500 步），以提供更客观、具体的建议。Henson 等人比较了活动组（每周运动时长大于 150 分钟）和不活动组（每周运动时长小于

150 分钟）的受试者，对久坐时长和每日步数进行了比较[110]。研究发现，久坐时间与肝脏、内脏和腹部脂肪的积累相关，与其他共有基础因素无关，包括中、高强度的日常运动。这表明，久坐不动的生活方式即使结合每周 5 天、每天 30 分钟的运动训练，也可能不足以促进长期健康。

哈佛校友的研究支持这一观点，结果显示，如果没有持续进行 PA，大学期间的体育活动在后续岁月中并没有保护作用[108]。Saint-Maurice 等人的研究也支持持续 PA 的重要性[111]。他们对 4840 名受试者进行了平均 6.6 年的跟踪调查，发现 MVPA 人群的死亡率降低与一天内的活动方式无关，无论是单次长时间运动还是多次短时间运动，都可达到降低死亡率的效果。2018 年，Bowden Davies 等人进一步研究了 2 周短时间久坐是否会对健康产生影响[112]。他们发现，当受试者每日步数小于 5000 步，并持续 14 天时，其全身和肌肉胰岛素敏感性、心肺适能和去脂体重显著降低，而全身、肝脏脂肪和 LDL 水平则有所增加。

从死亡率和危险因素的角度来看，体力活动和运动训练对预防 CHD 有积极影响。Thompson 等人指出，这些数据表明 CAD 发病率的降低与活动水平的增加呈分级对应关系，PA 能够改善 BP、胰岛素敏感性、甘油三酯、LDL、HDL 水平及肥胖，从而预防并辅助治疗 CAD[108]。Moholdt 等人研究了 3307 名 CHD 患者，发现 PA 需要规律且持续进行才能获得最大的心血管益处，并发现与低水平 PA 组相比，采用或保持高水平活动的患者风险降低最为显著[113]。Petersen 和 Pedersen 的报告指出，体力活动少与慢性炎症相关，从而导致动脉粥样硬化等疾病的发生[114]。体力活动少还会增加超重和肥胖发生率。脂肪组织导致炎症增加，并促进 TNF-α 产生，从而增加 MI、胰岛素抵抗和 2 型糖尿病的发生风险。结果发现，运动可以降低 TNF-α 并释放抗炎细胞因子，从而预防全因死亡率，尤其是预防 CVD 和 2 型糖尿病所致的死亡[114]。

Li 等人对两项主要的前瞻性研究进行了探究，其中包括 123 219 名 34 岁以上的受试者，并定义了 5 种低风险生活方式：从不吸烟、BMI 正常、每日 MVPA 大于 30 分钟、适量饮酒和高质量饮食[115]。涵盖这 5 种生活方式的人群的预期寿命分别延长了 14 年（女性）和 12.2 年（男性）。这一强有力的证据支持了教育患者进行每日且终身的规律、持续 PA 的必要性，以降低慢性病的发生率及死亡率。

吸烟

目前，吸烟对心肺健康的危害已有充分证据支持，促进戒烟已成为共识。然而，患者戒烟往往非常困难，而瑜伽、太极拳、正念冥想和针灸等整合疗法可能会提高戒烟成功率。已证明，正念冥想可以增加扣带前回和前额叶皮质的大脑活动，这些区域与渴望和自我控制相关，这与即刻减少吸烟量相关[116,119]。2013 年的一项对 14 项临床研究的系统综述和 2012 年的一项研究都发现，瑜伽是戒烟的有效辅助治疗方法，但仍需要更大规模、高质量的研究加以证明[120,122]。Elibero 等人发现包括瑜伽在内的运动，可有效减少对吸烟的渴望[122]。关于针灸作为戒烟手段的研究较少且参差不齐。2014 年，一项对 38 项 RCT 的 Cochrane 综述发现，尽管针灸或指压疗法可能有短期益处，但未证实该治疗方法的长期有效性[123]。同样，关于太极拳和戒烟的研究也较为有限。Gryffin 和 Chen 研究了太极拳的哪些动作可能有助于戒烟[124]。他们发现提高对吸烟习惯的认识以及太极拳中的冥想可能是影响戒烟的潜在机制。总体而言，以正确方式实践上述整合疗法是安全的，对健康和戒烟没有负面影响。因此，这些方法应考虑用于有戒烟意向的患者。

心血管疾病

将整合疗法应用于心血管疾病的主要病理生理学基础是心血管系统和 ANS 之间的关系[67,125-127]。刺激 ANS，特别是 SNS，会导致循环中儿茶酚胺水平增加，从而损伤动脉壁内皮细胞。代谢和心肌耗氧量增加通常是由心理因素引发的，对氧运输系统有负面影响[128]。干预措施可减少或逆转对 SNS 刺激的反应，对心血管疾病有积极影响。众多研究者开展了关于综合干预措施对 HRV 影响的研究[48,129-135]。在正常窦性心律下，心动周期之间 R-R 间期的变化反映了 SNS 与 PNS 对心脏的控制。低 HRV 与疾病发生相关，而较高的 HRV 往往表明心血管系统健康，象征着更好的预后。此外，HRV 模式可反映情绪变化，并可用于评估心血管系统对综合干预措施的生理反应[136]。

冠状动脉疾病

大量文献充分表明了整合疗法在 CAD 管理中的益处。尽管许多研究存在明显的方法论问题，但仍有许多设计合理的大型研究支持这一观点。整合疗法的核心理念是将人视为一个"整体"，通过改善可变危险因素，以及通过低于常规强度的运动来恢复身体系统平衡。许多证据表明，这些措施能够改善 CAD 患者的运动耐量、血液生化指标、人体测量结果、心功能及灌注、平衡能力、力量、柔韧性和有氧能力，同时缓解局部缺血症状，并减轻压力、焦虑和抑郁程度。减轻压力是非常重要的，因为慢性压力会降低免疫系统功能，增加机体对炎症的易感性，而炎症与CAD 的发生和发展密切相关[99,137]。

2000 年，AHA 和美国心肺康复协会（American Association of Cardiovascular and Pulmonary Rehabilitation, AACVPR）声明，指出心理 – 社会管理是心脏康复和疾病二级预防的核心组成部分[138]。此外，AHA 和美国心脏病学会（American College of Cardiology, ACC）均强调，心脏康复是心脏疾病患者治疗的Ⅰa 级推荐。2015 年，Armstrong 等对 1996 年—2010 年间完成心脏康复项目的 13 158 名患者进行回顾性研究，发现参与心脏康复的患者死亡率和住院率均显著降低，尤其是合并糖尿病的患者[139]。

1983 年，Dean Ornish 博士进行了一项具有里程碑意义的研究，纳入了缺血性心脏病患者（一支或多支病变，冠状动脉狭窄程度大于 50%）。研究分为对照组 23 名，干预组 23 名（接受日常压力管理、社会支持和少量脱脂酸奶的纯素食饮食），两组共同生活24 天。结果显示，干预组总做功表现提高了 55%，运动时长增加了 44%，总胆固醇降低了 20.5%，左心室射血分数（left ventricular ejection fraction, LVEF）增加了 6.4%，心绞痛发作平均减少了 91%[140]。在另一项里程碑式的研究中，Ornish 等人对 48 名 CAD患者进行为期一年的生活方式干预，包括低脂素食、戒烟、适度运动和压力管理，研究前后对患者进行冠状动脉造影检查。一年干预结束后，干预组（28名）冠状动脉病变少于对照组（20 名），且差异具有

统计学意义。病变减少的原因与没有在调整药物作用的情况下全面改变生活方式有关。生活方式干预也可使心绞痛临床事件的发生减少[15]。对这些患者的随访研究表明，干预组在 1 年和 5 年后冠脉狭窄百分比分别下降了 1.75% 和 3.1%，而对照组则增加了 2.3%和 11.8%。在 5 年的随访期间，干预组发生了 25 起心脏事件，而对照组为 45 起[141]。Ornish 博士参与的其他几项研究证明，实施包括压力管理在内的综合干预项目后，患者心肌灌注、左心室功能、血脂水平、QOL、BP、运动能力和体重等方面均有所改善[142]。2014 年，Esselstyn 对 198 名 CAD 患者进行了更大规模的 RCT，唯一的干预措施是纯素食饮食。在 198名受试者中，177 人坚持纯素食饮食。在依从性良好患者中，22% 的心脏疾病得到逆转，不良心血管事件发生率为 0.6%；而在依从性差患者中，不良心血管事件发生率为 62%，心脏疾病也没有逆转。这是迄今为止唯一通过冠脉造影和正电子发射体层成像（positron emission tomography, PET）明确显示 CAD在综合干预后得到逆转的研究[105]。

抑郁和 CAD 之间的关系已得到充分研究，二者为双向相关关系。CAD 和心脏事件可能会导致抑郁，但抑郁也是 CAD 和心血管事件死亡的独立危险因素[143]。抑郁患者在首次住院或因心绞痛、复发性急性心肌梗死、CHF 或心律失常再次入院期间，心脏并发症（包括缺血、心肌梗死、充血性心力衰竭）的发生率更高[144]。Dickens 等人发现，心肌梗死发生前 1 个月内出现抑郁与随后出现更严重的心力衰竭独立相关[145]。已证明，整合疗法能有效降低抑郁和CAD 的风险[58]。Delui 等人将 CVD 合并抑郁患者分为放松组、冥想组和无干预组，进行 10 次干预后发现，冥想组的抑郁得分与对照组相比显著降低[58]。

Chang 等人研究了 9 个月太极拳训练对 HRV 的影响，结果显示，CAD 患者规律进行太极拳运动可以增强副交感神经活动，即使仅进行 3 个月的训练也对运动后心率恢复产生有利影响，这与心血管疾病发病率的降低有关[127]。Sato 等人研究发现，心脏康复（cardiac rehabilitation, CR）联合每周 4 节的太极拳训练，持续 1 年，与仅进行 CR 组相比，压力反射敏感性发生显著变化，但 HRV 没有变化[146]。Chang 等人将 CAD 患者分为常规治疗组（就诊、药物和教育）

与常规治疗联合太极拳组，发现增加每周 3 节太极拳训练的患者，运动期间峰值心率 – 血压乘积（rate–pressure product, RPP）和 RPP 储备显著改善[147]。Nery 等人将 61 名复发性心肌梗死患者分为拉伸训练组和太极拳组，经过为期 3 周的训练后发现太极拳组 VO_{2peak} 增加了 14%，而对照组 / 拉伸组 VO_{2peak} 则降低了 5%。研究结果为太极拳可作为心肌梗死后的有效心脏康复方式之一[148]。Park 等人研究了太极拳对 CAD 患者心血管危险因素的影响，将 85 名 CAD 患者分为 3 组：太极拳和患者教育组、太极拳组和对照组，结果发现太极拳和患者教育组可变危险因素显著降低，健康行为得到改善[85]。Liu 等人发现，每周两次、每次 1 小时的太极拳课，仅进行 12 周也能显著提高心血管耐量、下肢力量、柔韧性、敏捷度和平衡能力[149]。

CAD 患者的肺功能受损明显。Yadav 等人比较了 3 个月的常规治疗与联合瑜伽训练、饮食调整和整体教学的效果，结果显示，瑜伽组在慢肺活量、用力肺活量（增加 24%）、SBP（降低 11%）、呼气峰流速和最大自主通气量方面的改善具有统计学意义。另外，FEV_1 和 $FEV_1\%$ 也有改善，但无统计学意义[150]。

Cramer 等人对瑜伽和心脏疾病的系统综述包括了 4 项 RCT，涵盖 510 名 CHD 患者[151]。在这些研究中，干预的中位时间为 6 个月，瑜伽训练的中位持续时间为 50 分钟。Mahajan 等人发现，瑜伽组能够显著改善总胆固醇、LDL 和甘油三酯（triglyceride, TG）[151]。Manchanda 等人发现瑜伽在心绞痛发作频率和平均病变严重程度、运动能力、ST 段压低、总胆固醇、LDL、HDL/LDL 比值、TG 水平方面，均有显著差异，且在 1 年后进行冠状动脉造影检查发现瑜伽组冠状动脉病变减少[151]。这两项研究的设计中都包括素食和冥想，并以为期 4 天的瑜伽训练为开端。Pal 等人在前期研究中观察到，瑜伽组中有 1 例死亡，并发现瑜伽组改善总胆固醇、HDL、LDL 和 TG、SBP、DBP、HR、BMI 和腰围方面有显著差异[151]。研究结束时，共有 5 例死亡（瑜伽组 2 例，对照组 3 例），瑜伽组在 SBP、DBP、HR、BMI、体脂率、总胆固醇、TG、HDL 及 LDL 方面改善明显[151]。总体而言，基于研究质量和偏倚分析，Cramer 等人发现，瑜伽在减少心绞痛发作和增加运动能力方面的证据较弱，且对死亡率没有显著影响。另外，瑜伽在减少心血管系统可变危险因素方面的证据也较弱[151]。

其他整合疗法对 CAD 患者的作用也得到了研究，例如 PMR、冥想和引导性想象法等。Warber 等人对 41 名急性冠状动脉综合征患者进行了评估，并将其分为 3 组，每组持续 4 天：灵修组（引导性想象法、冥想、打鼓、写日记和自然活动）、养生组（营养教育、运动训练和压力管理）和对照组（常规治疗）。结果显示，灵修组在治疗后表现为即刻改善，且在所有随访时间点的抑郁得分均显著降低[58]。Delui 等人研究 CVD 合并抑郁患者接受冥想干预的效果，干预组进行 10 次 PRM 或正念冥想，对照组无干预。结果发现，干预组抑郁评分、SBP 和 HR 与对照组相比有显著改善[58]。Schneider 等人对 201 名非裔美籍 CHD 患者进行研究，干预组加入冥想，对照组为常规健康教育。在 5.4 年随访中，干预组全因死亡率、心肌梗死和脑卒中风险降低 48%，SBP 降低了 4.9 mmHg，且愤怒（心肌梗死的重大危险因素）也显著降低[152]。Paul Labrador 等人也发现，稳定期 CHD 患者干预组与无干预的对照组相比，SBP、胰岛素抵抗及 HRV 得到改善，而总胆固醇、脂蛋白及 CRP 没有显著改善，这可能是因为这类患者广泛使用他汀类药物[58]。研究甚至发现，冥想可以降低非裔美籍冠心病患者死亡率、心肌梗死及脑卒中发病率[152]。

Benson 等人报道了每日 40 分钟的放松反应练习，共 4 周，在减少稳定期 CAD 患者出现室性早搏（premature ventricular contractions, PVCs）数量方面的有效性[153]。2008 年，1 篇关于针灸对心律失常影响的综述，共包括 8 项研究（1 项 RCT，7 项案例研究），共 150 名室上性心动过速、窦性心动过缓和室性早搏的心律失常患者[154]。所有患者除针灸治疗外，还同时使用抗心律失常药物治疗，治疗时间为 1 天至 6 个月，疗程为 1~50 节。主要结局指标是转为窦性心律和发生心律失常频率。在这些研究中，87%~100% 的患者有所改善，但许多研究有明显的方法学缺陷[154]。关于 CAD 患者对整合疗法心肺反应的相关研究见表 24.5。

表 24.5　CAD 患者对整合疗法心肺反应的研究

研究作者	整合疗法	样本特征和方法	结局
Ornish 等（1983）[140]	生活方式干预	• RCT • CAD（至少 1 支主要冠状动脉狭窄 < 50%），EF > 40%；45~75 岁（n=46） • IG：压力管理训练及练习 5 小时 / 天；素食饮食（除少量脱脂酸奶）；所有受试者一起住在农村（n=23） • CG：日常工作生活（n=23） • 24 天	• IG：运动能力、运动耐量、TC、甘油三酯、HDL、心绞痛发作次数、活动后 EF 值都有明显改善，心脏局部活动有所改善 • CG：无显著变化（基本无变化）
Ornish 等（1990）[15]	生活方式干预	• RCT • CAD；48~68 岁（n=48） • IG：低脂素食（素食、蛋清、低脂酸奶）、中等强度有氧运动（至少 3 小时 / 周）、压力管理（1 小时 / 天）、戒烟和小组支持（2 次 / 周）（n=28） • CG：日常工作生活中常规活动（n=20） • 1 年	• IG 组平均冠脉狭窄百分比有所下降，而 CG 组有所增加。狭窄程度 > 50% 的冠状动脉更为明显。总体来看，82% 的 IG 患者有所缓解，CG 患者总体有所进展。IG：TC、LDL、心绞痛发作频率和严重程度有改善。HDL 两组间未观察到变化 • CG：未观察到症状的变化或恶化
Gould 等（1995）[142]	生活方式干预	• RCT • CAD；41~70 岁；EF > 25%（n=35） • IG：极低脂素食、低，中等强度运动、压力管理和小组支持（n=20） • CG：常规治疗（n=15） • 5 年	• IG 组灌注异常有所改善，CG 恶化。IG 组 LV 灌注异常改善，CG 组继续恶化；IG 组左室活动百分比最大活动度改善 60%，而 CG 组恶化
Esselstyn 等（2014）[105]	营养	• 前瞻性研究 • CAD；91% 为男性；平均年龄 62.9 岁（n=198） • 一次 5 小时的答疑会（食谱、文章、书籍）；素食（不含油、坚果、鳄梨、咖啡因、果糖或过量盐） • 平均随访时间：3.7 年	• 177/198 名患者遵从该饮食规范 • 依从组：22% 的心脏疾病患者得到逆转；不良心血管事件发生率为 0.6% • 非依从组：不良心血管事件发生率为 62%
Armstrong 等（2015）[139]	心脏康复（CR）	• 回顾性研究 • 转介行 CR 的 CAD，48~71 岁（n=13,158） • CR 完成 vs 未完成 • 中位随访时间：6.6 年	• 未完成患者：DM 患者死亡率更高 • 完成患者：死亡率更低；DM 患者死亡率、住院率降低。无 DM 患者结局有改善
Chang 等（2010）[147]	太极拳	• CAD；46~72 岁（n=54） • IG：太极拳；90 分钟；1 节 / 周；心脏康复；居家 50 分钟视频 2 次 / 周（n=22） • CG：常规治疗（就医、药物、教育）（n=32） • 6 个月	• IG：峰值 RPP 和 RPP 储备有所改善，HR 峰值提高，Bruce 测试持续时间延长
Sato 等（2010）[146]	太极拳	• 心脏事件后 CHD；63~72 岁（n=20） • IG：太极拳和心脏康复（CR）；60 分钟一节课 / 周；1 节 / 周，60 分钟训练；居家项目 20 分钟视频 3 次 / 周（n=10） • CG：仅传统心脏康复（n=10） • 1 年	• IG：压力反射敏感性和 HRV 有统计学显著改善

续表

研究作者	整合疗法	样本特征和方法	结局
Nery 等（2015）[148]	太极拳	• RCT • 无并发症近期 MI 的 CAD（n=61） • IG：太极拳；60 分钟；3 次 / 周（n=31） • CG：UE/LE/ 脊柱拉伸；60 分钟；3 次 / 周（n=30） • 12 周	• IG：VO_{2peak} 上升 14% • CG：VO_{2peak} 稍有下降
Park 等（2009）[85]	太极拳	• 准实验设计 • CAD；平均年龄 66 岁（n=85） • 分为 3 组：太极拳联合患者教育组（n=33），太极拳组（n=19），对照组（n=33） • 太极拳：60 分钟 / 节，1 次 / 周，30 分钟居家训练，3 次 / 周 • 教育：营养课 1 小时 / 月；压力管理课 1 小时，1 小时 / 月 • 6 个月	• 太极拳联合患者教育组：可变危险因素显著下降；健康行为、心理评分、QOL 改善
Yadav 等（2015）[150]	瑜伽	• RCT • 稳定 CAD，45~65 岁（n=80） • IG：瑜伽（姿势训练、调息呼吸训练），饮食调整和整体教育，之后进行 10 周的居家训练，同时给予常规治疗（n=40） • CG：常规治疗（n=40） • 3 个月	• IG：慢肺活量、用力肺活量、呼气峰流速、最大自主通气、HR、SBP 和 DBP 改善有统计学意义。第 1 秒用力呼气容积（FEV_1）和 FEV_1% 也显示改善趋势，尽管没有统计学意义 • CG：无统计学改变
Cramer 等（2015）[151]	瑜伽	• 包含 7 项 RCT 的系统综述 • 患者：CAD（4），HF（2），心律失常（1）（n=624） • IG：35~90 分钟，5~7 天 / 周，居家或监督下；2 项 RCT 包含冥想和饮食建议，2 项 RCT 包含吟诵和鼻腔清洁 • CG：常规治疗 • 14 周到 12 个月	• 死亡率：IG 中 235 名死亡 3 名；CG 中 235 名死亡 3 名 • 心绞痛：IG 组发作明显减少（1 项 RCT） • 运动能力：IG 组运动时间明显增加（1 项 RCT） • 血压：IG 组 SBP/DBP 显著下降（2 项 RCT） • 血脂：IG 组 TC、LDL 和甘油三酯明显改善
Lui 等（2010）[149]	太极拳	• RCT • CHD，心脏手术术后或心脏事件后，完成心脏康复（n=30） • IG：太极拳，60 分钟，2 次 / 周（n=15） • CG：讨论其他心脏疾病相关话题（n=15） • 12 周	• IG：与对照组相比，下肢力量、平衡、敏捷度、柔韧性和耐力均有改善

注：CAD，冠状动脉疾病；CG，对照组；CHD，冠心病；DBP，舒张压；DM，糖尿病；EF，射血分数；FEV_1，第 1 秒用力呼气容积；HDL，高密度脂蛋白；HF，心力衰竭；HR，心率；IG，干预组；LDL，低密度脂蛋白；LE，下肢；LV，左心室；QOL，生活质量；RCT，随机对照试验；RPP，心率血压乘积；SBP，收缩压；TC，总胆固醇；UE，上肢。

心力衰竭

直到 20 世纪 70 年代末至 80 年代初，心力衰竭（heart failure，HF）患者仍被建议限制活动，但现如今，AHA 已认证运动对于 HF 患者是安全且有效的。运动可使 HF 患者 VO_{2peak} 平均增加 20.5%，且能够改善最大负荷下 CO 及线粒体大小和密度，增加骨骼肌氧化酶，减轻内皮功能障碍，降低循环儿茶酚胺，并提高 QOL[108]。Dehkordi 和 Far 发现，每周 3 次、持续 24 周的有氧运动训练能够显著提高 HF 患者的射血分数和 QOL[155]。部分整合疗法是基于运动的，如瑜伽、普拉提和太极拳；而另一部分则是非运

表 24.8　手术和危重症患者整合疗法的研究

研究作者	文章数量	整合疗法（研究人群）	结局
Bradt（2014）[161]	14	音乐治疗（机械通气患者）	研究结果显示，音乐治疗有助于减轻机械通气患者的焦虑、降低 RR 和 SBP。3 项研究报告指出，音乐疗法能够减少镇静及镇痛药物用量。音乐疗法对 HR 的影响，结果不一致：7 项研究显示音乐组 HR 下降；另一项研究显示对照组 HR 下降幅度更大。音乐治疗并未影响 Sao_2。目前，尚无强有力的证据支持音乐治疗对死亡率有影响
Bradt（2013）[162]	26	音乐治疗（手术患者术前）	音乐治疗可改善术前焦虑，研究结果显示音乐治疗对 HR 和 DBP 有轻微影响，但对 SBP、RR、皮温无影响
Kuhlmann（2018）[163]	92	音乐治疗（手术患者）	术前、术中、术后听音乐，可大幅度降低患者的焦虑和疼痛
Meghani（2017）[164]	9	音乐治疗（ICU 患者）	音乐治疗可降低 BP、HR 和 RR，提高 Sao_2，同时可降低患者自我报告的焦虑水平；患者认为音乐治疗很有用且很有价值。音乐治疗对患者自我报告的疼痛指数的作用仍存在争议
Chariyawong（2016）[165]	12	音乐治疗（ICU 患者）	音乐治疗可减轻患者的焦虑，提高睡眠质量，降低 HR、RR、BP，压力激素生物标志物并无变化
Casida（2010）[166]	7	引导性想象法（心脏手术患者）	7 项研究中有 5 项显示患者焦虑减轻；6 项研究中有 3 项显示疼痛减轻；7 项研究中有 2 项显示镇痛药使用减少；5 项研究中有 3 项显示 LOS 缩短；两项研究显示疲劳缓解、睡眠改善
Hadjibalassi（2017）[167]	10	引导性想象法（ICU 患者）	6 项研究评估了疼痛水平，3 项研究显示显著降低疼痛强度，另 3 项研究显示疼痛水平降低，但并无统计学差异。3 项研究发现 GI 能改善睡眠，但无统计学差异。3 项研究分析了 ICU LOS，2 项报道显著降低，另 1 项研究未发现该指标的差异。7 项研究分析了焦虑/紧张程度，所有研究都显示焦虑减轻，但仅有 3 项研究有统计学差异
Nelson（2013）[168]	20	身/心疗法（放松、引导性想象法、正念、催眠）（手术患者）	8 项研究评估了放松治疗的效果，部分结果显示能改善心理健康。8 项研究评估了引导性想象法的效果，强有力的证据支持其可改善心理健康。4 项研究评估了催眠的效果，部分证据支持身/心疗法可改善心理健康，缩短 LOS
Miozzo（2016）[169]	10	按摩治疗（心脏手术）	按摩可减轻疼痛及焦虑
Ramesh（2015）[170]	7	按摩治疗（心脏手术）	4 项研究评估了焦虑，3 项研究显示焦虑水平显著降低；6 项研究中有 5 项评估了疼痛，显示疼痛水平降低；3 项研究显示患者满意度提高，2 项研究显示紧张减轻，1 项研究显示疲劳减轻，睡眠质量提高，还有 1 项研究显示止痛药使用减少
Boitor（2017）[171]	12	按摩治疗（CTSICU 患者）	重症心脏术后患者，与常规标准治疗、安慰剂和注意力控制相比，按摩治疗能够减轻术后即刻疼痛。在 0~10 的疼痛评分标准中，按摩治疗可使 ICU 患者疼痛评分降低 0.8 分
Hodge（2007）[174]	17	代祷（intercessory prayer）	10 项研究（包括 8 项 RCT）显示代祷组与对照组结局无差异。7 项研究（包括 6 项 RCT）显示代祷组某些指标较对照组有所改善
Fredericks（2017）[240]	17	术前个体化患者教育（心脏手术）	研究显示患者再入院率降低。除此之外，个体化患者教育还可显著改善患者 QOL、健康行为表现、焦虑及抑郁

注：*BP*,血压；*CTSICU*,心胸重症监护病房；*DBP*,舒张压；*GI*,引导性想象法；*HR*,心率；*ICU*,重症监护病房；*LOS*,住院时间；*QOL*,生活质量；*RCT*,随机对照试验；*RR*,呼吸频率；*SaO₂*,血氧饱和度；*SBP*,收缩压。

述评估了其在手术和机械通气患者焦虑管理方面的疗效[161,162]。这2篇综述都发现音乐治疗对减轻焦虑有效，并鼓励音乐疗法替代镇静剂和抗焦虑药物。关于音乐治疗在机械通气患者中应用的meta分析，进一步揭示了该疗法可降低患者RR和SBP，这可能是由于SNS活性受到抑制和放松反应。此外，2018年 *British Journal of Surgery* 的一篇系统综述汇集了92项RCT数据，研究了音乐治疗对成年患者术前、术中和术后焦虑和疼痛的影响[163]。其中81篇文章的meta分析显示，患者的疼痛和焦虑降低均具有统计学意义。尽管音乐治疗在术前、术中和术后均对焦虑有显著影响，但术前阶段影响最大。术后音乐治疗最可能减轻疼痛。这与术前焦虑和术后疼痛有关，音乐治疗有助于减轻手术患者围手术期焦虑和疼痛。值得注意的是，患者的个人偏好是影响音乐治疗效果的重要因素，允许患者自由选择音乐类型的研究效果更显著。

另一项系统综述阐明了音乐治疗对重症监护病房患者的益处，研究发现音乐治疗能够改善患者在危重症期间常见的症状，如焦虑、疼痛、失眠[164]。这篇综述还提到长时间持续的音乐治疗可产生剂量累积效应。但需要进一步的研究来验证这一结果。目前，推荐初始治疗剂量为每天2次，每次20~30分钟。

一项关于重症监护室使用音乐治疗的叙述性"要点综述"也表明，在实施干预措施过程中，应该将患者偏好融入到音乐治疗，通常能够达到预期效果（如减轻疼痛、焦虑）[165]。该综述建议"应该给予患者听音乐的选择权，但选择应基于治疗目标，以最大化治疗效果。"这篇文章还推荐，若患者出现"CAM-ICU评分高、急性躁动征象和患者自诉不适"时，应给予音乐治疗。下面将详细介绍有关音乐治疗的更多内容。

音乐治疗

Donna Frownfelter MA, DPT, CCS, RRT FCCP, FAPTA
Lauren Frownfelter Viljamaa MEd, MT-BC, LPMT, NMT
Stephanie Kleba MT-BC, NMT, NICU-MT

纵观历史，音乐在身心康复中发挥了重要作用。早在旧石器时代，音乐就被用于治疗。人们认为，聆听音乐可影响人类行为。几个世纪后，"音乐器官趋向性"的概念出现，定义为聆听特定类型的音乐，可影响不同的器官，例如心血管系统、呼吸系统和神经内分泌系统[1]。

与太极拳、瑜伽相似，音乐治疗也已使用几个世纪之久，最新的研究证实了其在身心康复方面的有效性。现有证据表明，音乐不仅会影响情感和情绪，还会影响心率、呼吸频率、血氧饱和度，增加多巴胺和催产素水平，降低皮质醇水平及血压。播放令人兴奋的音乐时，心率和呼吸频率会高于平和舒缓的音乐[2-4]。音乐治疗不需要患者演奏乐器或具备很高音乐素养，更多的是与音乐治疗师相关，由治疗师为患者设定目标并参与音乐治疗干预[5]。

多数音乐治疗研究集中在神经音乐治疗（neurological music therapy，NMT）领域。NMT是为因神经系统疾病引起的认知、感觉或运动功能障碍患者提供的音乐治疗。可从NMT中获益的患者包括脑卒中、脑外伤、帕金森病、亨廷顿舞蹈症、脑瘫、阿尔茨海默病、自闭症及其他影响认知、运动和交流的神经疾病患者，如多发性硬化症和肌营养不良。大量文章和证据支持音乐治疗对这些人群的作用，及其与物理治疗结合使用的效果[1]。然而，在心肺物理治疗（cardiovascular and pulmonary physical therapy，CVP PT）领域，探讨音乐治疗与物理治疗共同作用的文献很少。

值得注意的是，在临床工作中，患者可能会接触到除音乐治疗师以外的其他音乐群体，例如治疗音乐家、社会表演和演奏或提供临终关怀服务的音乐家。这些音乐家提供了出色的服务，并以多种方式分享他们的音乐，使接受服务的客户和患者获益。他们拥有不同的资质，常作为志愿者从事此项工作，但他们并不会设定音乐治疗目标或记录治疗结局。

医院经常会播放音乐，以营造平静、舒适的氛围。在重症监护室，一些古典吉他手会演奏音乐，帮助患者和工作人员放松。（参见Classical Chris, https://classicalchris.com/）。医务工作人员表示，随着古典音乐的播放，日常繁忙的重症监护环境显得更加平静。医院、急诊室和重症监护室进行音乐治疗的大部分文献，所采用方式大多是由医生和护士通过耳机播放莫扎特或其他古典作曲家的作品来帮助患者平静下来。护理期刊上的很多文献指出，这些干预措施可降低心率、呼吸频率、血压和皮质醇水平。这些被称为"医疗音乐"。"医疗音乐指在医疗环境中使用录制的音乐，由非音乐治疗师的医疗专业人员播放。"[6]（见音乐服务和专业人员表）

值得注意的是，音乐治疗师具有很强的资历、资格和认证，这使他们在临床实践中和专业方面与众不同。音乐治疗可以使用特定的代码进行计费（框24.2）。

框 24.2 音乐类服务汇总

音乐类服务	现场音乐	服务场所	执业范围	伦理认证	学位课程	证书	州许可	第三方报销
音乐治疗 • 协会认证音乐治疗师（MT-BC）	√	医院和精神病院、家庭、临终关怀机构、专业护理机构、学校、幼儿园、惩教机构、退伍军人护理机构、私人诊所	√	√	√	√	√*	√+
治疗性音乐 • 注册临床音乐家（CCM） • 注册音乐治疗师（CMP） • 注册竖琴治疗师（CTHP） • 注册治愈音乐家（CHM）	√	医院、家庭、临终关怀机构、专业护理机构	√	√	×	√	×	×
音乐死亡学 • 默观音乐家（CM） • 音乐死亡学家（MTH） • 注册音乐死亡学家（CM-TH）					×		×	×
音乐医学	×	医疗机构及其他护理机构	×	×	×	×	×
音乐 & 记忆	×	熟练的护理、辅助生活和记忆护理机构；家庭	×	×	×	×※	×	×

注：*一些州可行。

+一些第三方机构人员。

※注册的音乐 & 记忆机构，非私人。

美国音乐治疗协会（American Music Therapy Association，AMTA）将音乐治疗定义为"临床上循证使用音乐干预措施，由获得音乐治疗课程认证的专业人员实现个体化目标"。

音乐治疗是一个发展成熟的治疗方法，在治疗中通过运用音乐来满足个体的身体、情感、认知和社交需求。在评估患者优势和需求后，音乐治疗师会提供相应的治疗，包括音乐创作、演唱、移动和（或）聆听音乐。通过参与音乐治疗，患者的能力得到增强，并将这种能力转移到生活的其他领域。音乐治疗还为患者提供了一个沟通渠道，对那些难以用语言表达的患者很有帮助。目前，音乐治疗研究支持其在多个领域的有效性，如整体身体康复和促进运动，提高人们参与治疗的积极性，为患者及其家庭成员提供情感支持，以及为患者提供表达情感的渠道。

音乐治疗师资质

• 获得 AMTA 批准的 73 所高等院校之一颁发的音乐治疗学士或更高学位。

• 在经委员会认证的音乐治疗师指导下进行 1200 小时的临床实践。

• 持有音乐治疗师认证委员会颁发的音乐治疗师委员会认证（Music Therapist-Board Certified，MT-BC）证书，该

证书可确保执业能力，并要求每 5 年完成 100 小时的继续教育。

音乐治疗认证

• 临终关怀和姑息治疗音乐治疗。

• 新生儿重症监护室音乐治疗师。

• 神经科音乐治疗师。

• 音乐与图像协会研究员。

• Nordoff-Robbins 音乐治疗师（NRMT）。

• 分析型音乐治疗师（Analytical Music Therapist，AMT）。

• 发展型音乐治疗师（Developmental Music Therapist，DMT）。

关于心肺功能障碍患者音乐治疗的文献综述显示，大多数文献中的干预措施是由医师和护士实施的。尽管这些干预措施被称为音乐治疗，但实际上更符合"医疗音乐"的范畴[6]。由音乐治疗师和物理治疗师参与的相关文章和研究寥寥无几。本章音乐治疗专题旨在大力推动物理治疗与音乐治疗的联合应用，并为音乐治疗师和物理治疗师提供更多相关研究的方向和依据。文献资料显示，音乐治疗在降低心率、呼吸频率和血压、改善血氧饱和度、减少镇痛药物使用及提高成人和新生儿重症监护室（neonatal intensive care unit，NICU）患儿生理稳定性方面具有潜在益

处。本章将讨论几篇精选文献，以展示未来研究的可能性。在联合治疗的实践中，我们发现联合疗法的效果显著优于单独使用某一种疗法的效果。

呼吸康复中心音乐治疗和物理治疗

本篇专题报道的作者在纽约市著名的呼吸康复项目——呼吸健康中心（Pulmonary Wellness Center）进行了音乐治疗和物理治疗的联合干预。患者积极参与团体干预，在小组治疗及在跑台和功率车上训练时，经常会播放音乐。在运动过程中，所有患者都要监测生命体征并佩戴心电监测仪。在音乐治疗师进行治疗时，患者们非常兴奋，且在治疗中能更自由地活动并更充分地参与。治疗结束后，患者普遍反馈积极，表示还想进行更多的治疗，这让他们非常有活力。音乐治疗师和物理治疗师共同讨论此次治疗目标，包括进行坐—站转移训练、平衡训练和胸廓活动度训练。这些目标将转化成积极的音乐治疗课程，患者很乐意参与其中。当 "My Bonnie Lies over the Ocean" 音乐响起时，每唱一个 "B" 字，患者就会由坐转换为站，或者从站转换为坐。在演唱过程中，大家一起完成坐—站转移训练，氛围轻松愉快。这种活动不仅帮助患者进行呼吸控制还促进了动作预判和功能训练，同时兼具趣味性。音乐治疗课程还包含社交元素。音乐治疗师通常以 "hello song" 作为活动开场，"goodbye song" 作为活动结束。在看似轻松有趣的环境中，大家实现了许多目标。所有参与者均反馈积极，并期待未来有更多物理治疗和音乐治疗联合的机会。

音乐治疗在其他康复领域也有广泛应用，如将华尔兹作为慢性心力衰竭患者的运动方式[7]，通过唱歌进行呼吸训练[8]，以及在囊性纤维化患者中应用[9]。在一些呼吸康复项目中，使用口琴进行呼吸控制和呼气训练；在儿科治疗中，口琴也用于改善哮喘、肺炎和术后患者的肺功能[10]。

重症监护病房

在重症监护病房（intensive care unit，ICU）中，音乐治疗已被证实能够有效缓解与心血管疾病、手术和威胁生命的疼痛、压力和焦虑相关的症状[11]。在 ICU 中，安静的古典音乐和冥想音乐最为有效。有些音乐，如重金属或电子乐，效果不佳，实际上可能会导致更大的压力和负面反应，并增加心律失常的风险[12]。接受血管造影术和冠状动脉旁路移植（CABG）的患者听音乐时，焦虑评分明显下降，应激皮质醇水平降低，血氧饱和度提高，疼痛评分也会降低[13]。音乐治疗师通常会根据患者的文化背景和个人爱好选择音乐，以提供更具个性化和文化敏感性的干预。没有音乐治疗师时，其他医护人员也可以选择音乐进行干预。

在一项先天性心脏病（congenital heart disease，CHD）的小型研究中，两名经验丰富且获得认证的 NICU 音乐治疗师展示了音乐治疗如何帮助患者实现生理稳定性。他们使用了 "诱导音乐疗法"（music therapy entrainment）（也称为 ISO principal），将音乐节奏与婴儿的基线心率相匹配。然后，在干预过程中减慢节奏，从而使心率、呼吸频率、血压和血氧饱和度更加稳定。在音乐治疗师提供的外部节奏下，患儿的生理节奏会自然调整。现场音乐多为 "最不易引起警觉" 的音乐，仅有声音或一种乐器伴奏，节奏轻快，音量恒定，旋律音域较高，由女声演唱。他们发现，5 名婴儿中有 3 个在干预后产生了延续效应，干预期间和干预后，患儿的行为状态从烦躁不安转为安静睡眠[14-16]。

音乐治疗对心脏健康的影响尚未被充分认知[17]。考虑到有些研究中，即使音乐治疗不是由音乐治疗师完成的，但仍然取得了积极的效果，因此，在未来可以考虑音乐治疗师与物理治疗师和心脏团队合作产生的效果。

音乐在吸引患者方面发挥着重要作用。它既可以起到镇静、集中注意力的作用，也可以激发患者的活力，从而帮助他们更充分、更有意义地参与治疗过程。音乐本身就是一种奖励。

音乐治疗和物理治疗的共同目标：减轻疼痛和减少阿片类药物的使用

音乐能有效缓解焦虑，抑制应激反应，从而减轻疼痛，并减少阿片类药物的使用。音乐还能促进睡眠、改善情绪、增强应对能力，并激励患者实现康复目标[18,19]。

美国物理治疗协会也密切关注了阿片类药物的过度使用问题，并采取了重要干预措施促进患者管理，减少阿片类药物的使用[20]。

物理治疗和音乐治疗之间的合作有多种形式，具体选择取决于患者的目标和需求。治疗可单独进行，也可以以小组形式开展，具体选择取决于环境和患者的具体需求。如果患者在患心肺疾病后或出现急性加重时会感到焦虑，音乐能帮助他们集中注意力，使其在可控范围内，减少焦虑。音乐治疗师会在物理治疗前与患者见面，帮助他们放松、激励和促进参与，并帮助其在整个治疗过程中保持平静和专注。在治疗过程中，物理治疗师和音乐治疗师可同时进行，或由音乐治疗师选择合适音乐进行治疗。音乐治疗师会与患者合作，选择患者喜欢的音乐，同时确保能达到预期的治疗目标。音乐治疗师可根据治疗需求对音乐进行编排和现场处理。患者在家中或当音乐治疗师不在场时，可在治疗过程中播放预先录制的音乐，以实现治疗目标，例如，按照特定节奏进行移动、平静心情，或减慢呼吸频率等。这些措施均基于治疗师对患者需求和治疗目标的评估。物理治疗结束后，音乐治疗师会帮助患者恢复平静、减轻疼痛，或帮助患者放松入睡（如有需要）。

在急性、过渡性或亚急性治疗单元，音乐治疗师与患者的互动可能仅限于1~2次治疗，音乐治疗师可帮助患者使用音乐实现其康复目标。音乐治疗师可根据患者喜好为其准备一套预先录制的音乐，供患者在渐进式步行计划、运动或放松时使用。住院治疗结束后，患者会出院或转介至其他亚急性或康复机构。此时，音乐可以作为居家康复和渐进式步行计划的辅助工具，以增强耐力。许多心肺疾病患者在出院后几天至两周内可能会因同样的原因再次入院。因此，音乐治疗应被纳入出院流程的一部分，并在随访时考虑增加其他音乐处方，以帮助患者持续参与康复活动。

康复环境中音乐治疗和物理治疗的目标一致性

在康复治疗中，物理治疗师和音乐治疗师各自为患者制订目标和干预措施。目标可能是相同的，音乐治疗师也会在治疗中解决疼痛和焦虑等问题。在协作过程中，物理治疗师会与音乐治疗师讨论康复目标、患者在哪些方面有困难及期望实现的结果。例如，测量方法包括2分钟坐立测试或计时起立测试。此外，患者可能还有平衡问题。音乐治疗师可将这些目标纳入音乐治疗计划中。这种协作可能需要音乐治疗师和物理治疗师共同完成，有时也可由音乐治疗师单独完成。例如，步行速度这一问题，有证据表明在音乐伴奏下，步态和节奏会得到改善，动作和平衡也会更加流畅。在生理方面，有证据表明，平静和放松的音乐可降低心率、呼吸频率、血压和皮质醇水平 [12,16,17,19]。这些因素可减少心肺疾病患者的危险因素。此外，患者喜爱的音乐或自选音乐还能为个体小组活动注入活力。

一项独特的跨时代项目

除了运动目标外，情感、精神和社会因素也与音乐治疗息息相关，这些因素的共同作用使音乐治疗在整个生命周期中取得更好的疗效。本文介绍了作者通过 George Center Programming 参与的一项计划，该计划将老年群体与儿童结合在一起。

Giving Tree Intergenerational Preschool 项目为被称为"爷爷"的老年人和被称为"孙子"的儿童提供了一个熟悉和舒适的互动媒介。"在音乐中绽放"（Bloom in Music）课程由训练有素的音乐治疗师主导，提供有组织的互动，这些音乐治疗师专门从事儿童发展和临终关怀工作。该课程通过唱歌、跳舞、社交和乐器演奏等形式，帮助参与者创造回忆。Atlanta 杂志对该课程进行了专题报道，以表彰其在跨时代项目方面的开创性贡献。

研究表明，跨时代项目对老年人有益，因为其有助于减少老年人孤独感和抑郁感、稳定心率、延长寿命及提高生活质量。对儿童而言，参与此类项目能促进他们的社交发展，并减轻他们对老年人和衰老的偏见 [21]。

对音乐治疗师和物理治疗师的思考和挑战

许多文章介绍了在不同环境下为心肺功能障碍患者提供"医疗音乐"的实践。大多数文章都不是由音乐治疗师撰写的，而是由其他医疗专业人员撰写。未来需要在这一领域开展更多的研究。正如本篇所述，现有文献已显示出音乐治疗在心肺功能障碍患者中的积极获益，对音乐治疗效果进行更客观地评估非常重要。我们的目标是推动音乐治疗师和物理治疗师在心肺功能障碍患者中的更多协作，通过共同努力开展更多研究，并尝试优化专业间合作，为患者实现最佳治疗效果。如果您有兴趣了解更多有关音乐治疗和物理治疗协作的信息，请联系本篇作者。我们正在组织联合开展研究并进一步发展这一领域的工作，以改善患者治疗效果和生活质量。

音乐治疗 / 音乐治疗师资源

如需了解，请联系 AMTA；访问 https://www.musictherapy.org/about/find/

如需查找您所在地区的音乐治疗师，请访问 https://www.usictherapy.org/about/find/

参考文献

1. Thaut H, Hoemberg V. *Handbook of Neurologic Music Therapy.* Oxford, UK: Oxford University Press C; 2014.
2. Thaut H. Music as therapy in early history. *Prog Brain Res.* 2015;217:143–158.
3. Montinari MS, Giardina S, Minelli P, Minelli S. History of music therapy and its contemporary applications to cardiovascular disease. *South Med J.* 2018; 111(2):98–102.
4. Hanser SB. Music therapy in cardiac health care: current issues in research. *Cardiol Rev.* 2014:22:37–42.
5. Koelsch S, Jancke L. Music and the heart. *Eur Heart J.* 2015:36;3043–3049.
6. Dileo C, Bradt J. *Medical Music Therapy, a Meta-Analysis and Agenda for Future Research.* Cherry Hill, NJ: Jeffrey Books; 2005.
7. Belardddinelli R, Lacalaprice F, Ventrella C, et al. Waltz dancing in patients with chronic heart failure, new form of exercise training. *Circ Heart Fail.* 2008;1:107–114 .
8. Gick ML, Nicol JJ. Singing for respiratory health: theory, evidence and challenges. *Health PromotInt.* 2016:31(3):725–734.
9. Yoon Irons J, Kuipers K, Petocz P. Exploring the health benefits singing for young people with cystic fibrosis. *IntJ Ther Rehabil.* 2013:20(3):144–153.
10. Ludwig AM, Moloney-Harmon P. Music to our ears: harmonica training to improve lung function in pediatric patients, RT. *J Respir Care Pract.* 2011;1;24(3):32–33.
11. Trappe HJ. Role of music in intensive care medicine. *Int J Crit Illn Inj Sci.* 2012;2;27–31.
12. Özer N, Karaman Özlü Z, Arslan S, et al. Effect of music on postoperative pain and physiological parameters of patients after open heart surgery. *Pain Manag Nurs.* 2013:14:20–28.
13. do Amaral MA, Neto MG, de Queiroz JG, et al. Effect of music therapy on blood pressure of individuals with hypertension: a systematic review and meta- analysis. *IntJ Cardiol.* 2016:214:461–464.

14. Yurkovich J, Burns DS, Harrison T. The effect of music therapy entrainment on physiologic measurements of infants in the cardiac intensive care unit: single case withdrawal pilot study. *J Music Ther*. 2018:55(1):62–87.
15. Stanley J, Walworth D. *Music Therapy with Premature Infants*. 2nd ed. Silver Springs, MD: American Music Therapy Association; 2010.
16. Loewy J, Stewart K, Dassler AM, et al, The effects of music therapy on vital signs, feeding and sleep in premature infants. *Pediatrics*. 2013;131(5): 902–918.
17. Hanser SB. Music therapy in cardiac health care: current issues in research. *Cardiol Rev*. 2014;22(1):37–42.
18. Chai PR, Carreiro S, Ranney ML, et al. Music as an adjunct to opioid-based analgesia. *J Med Toxicol*. 2017;13(2):249–254.
19. Beaulieu-Boire G, Bourque S, Chagnon F, et al. Music and biological stress dampening in mechanically-ventilated patients at the intensive care unit ward-a prospective interventional randomized crossover trial. *J Crit Care*. 2013;28(4):442–450.
20. Krishnaswamy P, Nair S. Effect of music therapy on pain and anxiety levels in cancer patients: a pilot study. *Indian JPalliat Care*. 2016;22(3):307–311.
21. Atlanta. The Giving Tree Intergenerational Preschool Program. 2016. Available at: https://www.atlantamagazine.com/groundbreakers-2016/giving-tree- intergenerational-preschool-program/.

多篇关于引导性意象法（guided imagery）的综述显示，手术和 ICU 患者在围手术期的疼痛和焦虑都有所减轻[166-168]。此外，还有报道称 ICU 和总体住院时长缩短。由于现有证据相对较少，且研究方法和研究质量存在很大差异，因此这些效果受限明显。尽管如此，鉴于该方法获益明显、干预成本低且无不良反应，建议将该方法作为标准治疗，但仍需开展更高质量的研究以进一步验证其效果[166-168]。

目前，关于手术患者进行按摩疗法的综述和分析也显示，术后阶段使用按摩疗法可显著减轻疼痛和焦虑。医疗人员和家属可在较短时间内掌握基本技巧，"安全且易于实施"[169,170]。Boitor 的综述指出，未来仍需对按摩疗法进行进一步的研究，以评估按摩对疼痛其他方面（如疼痛焦虑和疼痛干扰）以及住院期间阿片类药物使用的影响[171]。

一些研究考虑到 ICU 患者的疾病严重程度（如使用呼吸辅助、抗生素和利尿剂），发现远距离治疗祷告或代祷的治疗效果有统计学意义上的显著改善[172,173]。然而，对现有文献进行的最新系统综述表明，相关证据尚无定论，在采用更严格的方法学进一步研究之前，代祷也可作为一种试验性干预措施[174]。

呼吸系统疾病

整合疗法在治疗心血管系统与呼吸系统疾病患者中的应用主要基于两方面依据：①减少 SNS 刺激和代谢需求；②改善胸部肌肉骨骼泵的机械力学功能。正如本书第三部分所述，通过改善胸廓活动度和运动效率，可降低代谢需求并提高氧运输能力。

哮喘

哮喘是一种慢性肺部炎症性疾病，可导致支气管高反应性和气流阻塞[175]。美国约有 2500 万人患有哮喘，其中 700 万是儿童。哮喘可在任何年龄出现，但通常在儿童时期多发，是儿童最常见的慢性疾病之一[176]。哮喘的常见症状包括喘息、咳嗽、胸闷和气短等。这些症状往往会影响患者及其家人的生活质量。哮喘的致病因素众多，除了呼吸道感染和过敏原外，情绪压力也是诱发因素之一。研究发现，惊恐症状既是哮喘的诱因，也是对哮喘急性加重的反应。惊恐和焦虑与过度换气有关，而过度换气是一种与呼吸驱动兴奋相关的现象。对于哮喘患者，呼吸驱动增强并不总是有利的，因为这会进一步影响已经收缩的气道[177]。过度通气本身可能会加重哮喘症状，因为较冷和较干的空气快速进入呼吸道会引发支气管进一步收缩。

压抑的应对方式也与哮喘发病率有关[177]。具有这种行为模式的患者通常会忽视自己的症状，包括呼吸困难，也不会及时就医。这类患者体内的内源性阿片类物质水平往往相对较高，这种神经化学物质可抑制不愉快的感觉，从而限制患者识别支气管收缩的早期症状。另有证据表明，长期情绪紧张会导致免疫系统反应能力降低，从而加剧炎症和感染过程，而这两者都与哮喘急性发作有关。为了应对这些哮喘相关因素，研究者们探索多种整合疗法。尽管许多研究在方法学上存在缺陷，但也有部分研究设计精良，能够阐明干预措施的机制。

按摩疗法是最常见且最广为接受的整合疗法之一。事实证明，它有助于减轻疼痛和炎症、调节免疫系统和增加血管弹性[178]。一项系统综述和 meta 分析评估了按摩疗法对小儿哮喘的作用，其中包括 3 项 RCT，共有 204 名患儿[178]。这些研究比较单独药物治疗的对照组与加用每天 20 分钟、为期 1 个月的按摩疗法。接受按摩治疗的患儿，FEV_1 和 FEV_1/FVC 均有明显改善。另一项研究显示，与运动训练相比，接受按摩的成人哮喘患者也能获益[179]。受试者除服用哮喘药物外，增加每日呼吸训练，并每隔 3 周进行 1 次 60 分钟的胸部肌肉按摩。结果显示，干预组情况有所改善，PEF 和胸廓扩张度增加，呼吸系统症状有所减轻。一项综述分析了按摩疗法对哮喘的影响[180]，其中两项研究比较了脊椎推拿与假动作，第三项研究比较了按摩疗法与放松对照组的效果。研究发现，肺功能指标有了显著改善。虽然缺乏有力证据，但使用按摩疗法似乎对确诊哮喘的儿童和成人肺功能有一定获益。

不同形式的呼吸训练可作为治疗哮喘的非药物干预措施，以改善过度通气、建立有效呼吸模式，并减轻窒息感[181]。一项关于呼吸训练的 Cochrane 综述包括 13 项 RCT，共纳入 906 名轻、中度哮喘患者[181]。研究发现，瑜伽呼吸、Buteyko 呼吸和腹式呼吸训练可提高患者的 QOL，改善哮喘症状，减少急性加重次数。一项评估哮喘患者呼吸再训练效果的研究显示，FEV_1 和呼气末二氧化碳增加，RR 下降。另一项系统综述表明，哮喘患者进行呼吸训练、吸气肌训练、运动训练和气道廓清治疗具有显著获益[182]，能够改善症状，减少药物使用，并改善疾病特有 QOL、心肺适能和 MIP。尽管部分研究证据水平较低，但呼吸训练安全性高、耐受性良好，可作为哮喘患者的辅助治疗手段[181]。

近年来，有关瑜伽作为传统疗法辅助手段的文献越来越多。一项关于瑜伽对哮喘影响的 meta 分析回顾了 14 项儿童和成人的 RCT[183]。研究发现，与常规治疗相比，瑜伽呼吸训练在 QOL、哮喘控制、呼气峰值流速（peak expiratory flow rate，PEFR）和 FEV_1/FVC 方面均有显著改善。与心理干预相比，瑜伽呼吸训练在 QOL 和 PEFR 方面均有所提高。此外，已有研究证明包括呼吸训练在内的瑜伽能更有效地改善患者结局[183]，这为瑜伽作为整合疗法用于哮喘治疗提供了可行性依据。

太极拳是一项中等强度运动，包括活动、力量、平衡和姿势训练，同时还结合了深呼吸和放松技巧[184]。有两项研究调查了太极拳对哮喘儿童的影响。一项系统综述包括一篇 RCT 研究，受试者采用古代陈氏 32 式太极拳，每周 3 次，每次 40 分钟，持续 12 周[185]。与对照组相比，太极拳组 FVC、FEV_1、PEF 和症状方面均有明显改善。2017 年的一项研究指出，轻度哮喘小学生进行太极拳训练 12 周（每次 60 分钟）后，QOL 和 FEV_1 均有所提高[184]。研究结果表明，太极拳是一种对哮喘儿童有益的运动形式。

一项精心设计的 RCT 评估了正念训练（mindfulness training）对哮喘患者的疗效[186]。研究人员针对成人轻、中度和重度持续哮喘患者，比较了正念小组训练与健康教育的效果，正念训练包括身体正念、静坐冥想和温和的伸展运动等内容，每周进行 8 次，每次 2.5 小时。在为期 12 个月的随访中，参与者 QOL 和感知压力均有显著改善，但肺功能没有变化。研究表明，以减压为目的的正念疗法有助于减轻各种慢性疾病（如哮喘）患者的压力，并改善其症状[186]。

音乐治疗可以改善患者及家属的压力和心理状态，从而有效控制慢性疾病。2014 年，Sliwka 发表的一篇系统综述报道了音乐治疗对哮喘的作用，包括 3 项 RCT 和 5 项非 RCT 研究[187]。所有研究都将被动（聆听）或主动（参与）音乐治疗作为药物治疗辅助手段。一项 RCT 研究发现，在进行呼吸康复（45 分钟）的同时，聆听 15 分钟音乐（爵士乐、古典音乐或电影音乐）与单独进行呼吸康复相比，轻度哮喘患者 FEV_1/FVC 和用力呼气流速均有所增加。两项非 RCT 研究结果显示，演奏铜管乐器或管乐器可减轻哮喘症状。然而，根据研究结果，并没有强烈推荐哮喘患者使用音乐治疗。

针灸，作为一种能量疗法，在哮喘治疗方面已被广泛应用。多位学者研究了针灸对哮喘的作用。表 24.9 对部分研究进行了总结，这些研究证实针灸能够改善儿童和成人哮喘患者 QOL、肺功能、症状和用药情况。此外，一项关于针灸在支气管哮喘儿童中应用的系统综述显示，与对照组相比，经过 4 周 12 次针灸治疗后，PEF 和哮喘特异性焦虑均有显著改善[188]。2013 年发表的一项研究探讨了针灸治疗过敏性哮喘患者的免疫调节作用[189]。在中医治疗哮喘的基础上增加针灸，穴位为大椎、风门和肺俞，每周 3 次，共 5 周。针灸治疗后，唾液和鼻腔分泌物 sIgA 和总 IgA、血清总 IgE 水平、IL-2R+T 淋巴细胞数量、外周血嗜酸性粒细胞计数均有所下降。过敏性哮喘患者外周血 CD3+、CD4+ 和 CD8+T 淋巴细胞数量均明显增加。研究结果表明，针灸可作为辅助治疗手段，调节哮喘患者的免疫功能。

草药是一种常用的整合疗法，近年来其使用率不断增加。据报道，高达 80% 的成人哮喘患者曾使用草药治疗[190]。随着草药在哮喘治疗中的应用日益广泛，多项研究已证实草药在改善症状、QOL 和肺功能方面的作用。2016 年的一篇系统综述纳入了 29 项 RCT，共 3001 名患者，研究了草药在成人哮喘患者中的作用[190]。这些研究包括口服中草药加药物治疗

的单一或组合疗法，疗程至少 1 个月，对照组为安慰剂或单独药物治疗。最常用的草药是甘草根、乌药、黄芪和当归。结果显示，干预组在 FEV₁、PEFR 和哮喘控制方面均有改善，抢救药物使用和哮喘急性加重次数显著减少，但 QOL 并没有得到改善。此外，有报道称使用草药补充剂对哮喘儿童有益。一项为期 24 周的研究发现，哮喘患儿在使用孟鲁司特结合传统中药玉屏风散治疗后，哮喘症状明显改善[191]。玉屏风散为颗粒状小袋包装，每袋 3.8 g。与对照组相比，轻度持续性哮喘患儿的病情在 4 周后有所改善，而且临床效果持久。既往研究表明，哮喘发作与缺乏维生素 D 有关[192]。一项 Cochrane 综述评估了 1093 名轻、中度哮喘患者服用维生素 D 对症状和病情加重的影响[192]。儿童和成人哮喘患者服用维生素 D 可减少需使用全身皮质类固醇治疗的急性加重次数，并降低至少一次需急诊就诊或住院的急性加重风险。

表 24.9 针灸对哮喘患者心肺反应的研究

研究作者	整合疗法	样本特征和方法	结局
Reinhold 等（2014 年）[241]	针灸：即时 vs 延时	RCT；306 名过敏性支气管哮喘患者随机分为两组：3 个月内立即针灸治疗组与 3~6 个月延迟针灸治疗组（两组均包括常规治疗）在基线、3 个月和 6 个月时评估结局	与常规治疗组相比，针灸组可提高 QOL，并降低花费
Brinkhaus 等（2017 年）[242]	针灸 vs 常规治疗	RCT；1445 名过敏性哮喘患者随机分为两组：3 个月内 15 次针灸治疗和常规治疗组 在基线、3 个月和 6 个月时评估结局	与常规治疗组相比，针灸组 QOL 有所提高
Elseify 等（2013 年）[243]	激光针灸	CT；50 名哮喘患儿接受低强度激光照射，每周 3 次，共 10 次，每次 20 分钟，为期 1 个月。年龄：7~18 岁 在基线和完成后 1 个月评估结局	症状发作频率降低、每日吸入皮质类固醇剂量和药物总量减少；FEV₁、FVC、PEF 增加和哮喘控制率提高
Karlson 等（2013 年）[244]	针灸 vs 无安慰剂治疗	RCT；52 名哮喘患儿随机接受 10 次针灸治疗，每次 1.5 小时，为期 3 个月（肝俞穴：针刺双足第一和第二趾之间的穴位）或接受不含安慰剂的 CG 治疗 年龄：为 6 个月至 6 岁 在基线、3、8 和 12 个月时评估结局	与 CG 组相比，针灸组 3 个月后哮喘症状有所减轻，吸入类固醇和 β₂ 激动剂用量也有所减少
Chan 等（2015 年）[245]	天灸（针灸中药疗法）	MA；6 项 RCT；657 名成人哮喘患者 治疗组接受天灸疗法，在选定的穴位上贴与肺经相关的热性中药；对照组包括空白对照、安慰剂或药物	与 CG 组相比，天灸组的 PEF、FEV₁ 和哮喘控制测试均有所改善，免疫相关生物标志物和哮喘复发率均有所下降
Bang 等（2017 年）[246]	药物针灸（针灸和中药注射）	综述和 MA；18 项 RCT；1624 名哮喘患者 治疗组采用喘咳止或黄芪药针加药物治疗，与单纯药物治疗或常规治疗进行比较	与 CG 相比，药物针刺提高了反应率、FEV₁ 和 PEF

注：CG，对照组；CT，临床试验；FEV₁，第 1 秒用力呼气容积；FVC，用力肺活量；MA，meta 分析；PEF，呼气峰流速；QOL，生活质量；RCT，随机对照试验。

然而，维生素 D 对 FEV_1 和哮喘控制测试评分没有影响。尽管部分研究的方法学质量有待提高，但草药在改善哮喘患者结局方面的潜力不容忽视。一项关于成人哮喘整合疗法的 meta 分析显示，使用姜黄、新西兰绿唇贻贝、黄花茄、蜂胶水提取物、n-3 多不饱和脂肪酸和 ASHMI 的患者，其 FEV_1、PEFR、FVC 和哮喘症状均有所改善[193]。草药治疗哮喘的积极效果可能与其抗炎特性有关。未来研究应采用更严格的方法，降低偏倚风险，为草药治疗哮喘提供更有力的证据支持。

在全球范围内，植物性食物摄取多的人群哮喘发病率和呼吸系统症状的出现率均有所下降[194]。水果和蔬菜富含抗氧化剂，这些抗氧化剂是抵御自由基的第一道防线，而自由基会导致气道过敏和黏液分泌[195]。2012 年澳大利亚的一项研究发现，当每日蔬菜份量增加至七份时，哮喘急性加重减少了 50%[196]。研究发现，即使儿童每天吃两份以上蔬菜，患哮喘的概率也会降低一半[197]。Agrawal 等人对印度 10 万余名成年人进行了调查，发现如果食用肉类，患哮喘的概率会明显增加[198]，食用鸡蛋与儿童哮喘和呼吸系统症状有关[199]。若从哮喘儿童饮食中去除鸡蛋和奶制品后，肺功能在短短 8 周内就得到了显著改善[200]。

慢性阻塞性肺疾病

呼吸康复、药物和氧疗是 COPD 治疗 的标准方法。呼吸康复包括运动训练、各种教育和支持性干预措施。有大量证据表明，呼吸康复能改善 COPD 患者治疗结局[201-205]，如减轻呼吸困难、提高运动耐量，增强体适能。但呼吸康复在肺功能指标改善方面，结果并不一致。大量证据表明，健康饮食有助于预防和延缓病情发展。Walda 等人发现，只要每天增加一份水果和蔬菜，COPD 死亡风险就会降低 24%[206]。Varraso 和 Jiang 的研究显示，食用腌肉可能会增加 COPD 的患病风险，这可能是因为肉类中含有亚硝酸盐防腐剂[207,208]。Keranis 等人对 100 多名 COPD 患者进行了为期 3 年的随访，对照组继续保持常规饮食，而干预组增加水果和蔬菜摄入量，结果显示，对照组肺功能逐渐恶化，而干预组肺功能略有改善[209]。

COPD 是一种复杂的疾病，患者不仅有肺部表现，还有肺外表现，如骨骼肌功能障碍和心理障碍（即焦虑和抑郁），这进一步限制了患者的功能能力。为了提供更全面的治疗，许多研究调查了身 / 心疗法、手法和能量做功对 COPD 患者焦虑和抑郁、呼吸困难和运动能力的直接影响，其中研究最多的是身 / 心疗法，如社会心理疗法、音乐治疗、太极拳和瑜伽。表 24.10 列出了手法和能量做功获益的相关研究，但仍需更多的 RCT 研究来确定疗效。

针对焦虑和抑郁的社会心理疗法（psychosocial therapies）对 COPD 患者来说是一种很有吸引力的干预措施。研究表明，COPD 患者的焦虑水平高于普通人群，这会对呼吸控制产生负面影响[210]。社会心理疗法是一个广义术语，包括认知行为疗法（cognitive behavioral therapy，CBT）、冥想（如瑜伽）、呼吸训练、呼吸困难自我管理教育和分心听觉刺激（distractive auditory stimuli，DAS）等干预措施。有几项研究指出，CBT 是减轻呼吸困难、改善疾病管理和疾病侵扰的有效治疗方法[210-212]。

唱歌作为一种音乐疗法，可应用于呼吸系统疾病患者。唱歌能改善患者膈肌张力、呼吸强度和耐力。有关音乐治疗的定性研究显示，音乐治疗很有前景，参与者普遍认为其很有趣且很受欢迎[213]。患者认为唱歌有助于控制呼吸和放松，同时转移对呼吸困难的注意力[214]。虽然有一些很有前景的新证据，但最近的一项系统综述报告称，由于研究数量少、样本量小，证明唱歌能改善身体健康的证据仍是低质量的[215]。建议进行更多的研究，将唱歌与呼吸康复结合起来。同样，太极拳和瑜伽等有控制呼吸的整合疗法似乎也是 COPD 疾病管理的有效辅助手段。

太极拳由缓慢、连续的动作组成，重点是强化核心、平衡、放松和呼吸控制。瑜伽包括缓慢呼吸（呼吸法）、身体姿势（体位法），有时还包括冥想（禅定）。表 24.11 所列出的研究表明，这些方法可提高 COPD 患者的运动能力和 QOL，以及作为呼吸康复辅助疗法的有效性。然而，仍然很少有证据表明这两种方法能改善肺功能指标。有限的证据显示，瑜伽可改善最大吸气压和呼气压（反映了呼吸肌力量）[216]。大多数研究没有观察到 FEV_1 的变化，因为 COPD 的特点是气流受限不可逆。

2009 年，Glasscoe 和 Quittner 对囊性纤维化（CF）

表 24.10 手法和能量做功对 COPD 患者结局的影响

研究作者	干预类型	样本特征和方法	结局
Heneghan 等（2012年）[247]	手法治疗：脊柱手法、按摩、肌肉拉伸和 PROM	系统综述：纳入 1975—2009 年的 7 项研究；5 项 RCT 和 2 项前后比较研究 样本量：5~35	由于方法学质量差和统计分析不充分，支持或反驳 MT 干预的证据不足
Cruz-Montecinos 等（2017 年）[248]	软组织手法治疗	设计：前后比较研究 样本量：12 个，平均年龄 62.4 岁 干预：单次使用 STMTP ≈ 30 分钟 评估：STMTP 前、后肺容量、HR、RR、SpO₂	TLC、IC、RV、ERV 和 SpO₂ 改善有统计学差异
Zanotti 等（2012年）[249]	手法治疗：整骨疗法	设计：纵向前后设计 样本量：20 组别：PR＋软手法或 OMT＋PR 干预：5 天/周 ×4 周 评估：肺功能和运动能力	OMT 组，6-MWD 改善幅度更大；仅 OMT 组 RV 改善接近显著
Polat 等（2015年）[250]	反射疗法	设计：前/后比较 样本量：60 试验组：平均年龄 60.70 岁 对照组：平均年龄 59.46 岁 干预：8 次，每次 50~60 分钟，2~4 周	呼吸困难和疲劳评分改善有统计学差异
Wang 等（2018年）[251]	针灸疗法	meta 分析：19 项 RCT，样本量：30-150 主要结局：6-MWD、SGRQ 次要结局：FEV₁、呼吸困难	与对照组相比，AT 可改善 6-MWD、症状、活动能力以及 SGRQ；FEV₁ 无明显改善，因此需要更多 RCT 研究

注：6-MWD，六分钟步行距离；AT，针灸疗法；ERV，呼气储备量；FEV₁，第 1 秒用力呼气容积；HR，心率；IC，吸气容量；MT，手法治疗；OMT，整骨疗法；PR，呼吸康复；PROM，被动关节活动度训练；RCT，随机对照试验；RV，残气量；SGRQ，圣乔治呼吸问卷；SpO₂，氧饱和度；STMTP，软组织手法治疗；TLC，肺总量。

患者的心理干预进行了综述，共 13 项 RCT，纳入 529 名患者[217]。干预措施主要是行为干预或教育干预，重点在于提升患者及家属的 QOL 和疾病管理相关知识。研究结果显示，患者和家属在情绪和知识方面都有所改善，但在肺功能评估结果方面未见明显变化。目前，有关该人群整合疗法的相关研究还很少，需要进行更大规模的 RCT。

肺癌

肺癌是世界上最常见的癌症之一，常会出现疼痛、疲劳、虚弱、抑郁、焦虑和恶心等症状，并增加患者痛苦[218]。这些症状会严重影响患者的个人和社会生活，妨碍他们参与家庭和社区活动。患者在确诊时以及接受癌症相关治疗时经常会出现疲劳[219]。近期，研究人员正在研究整合疗法在肺癌患者中的应用，以确定其在控制患者症状、最大限度减少一线治疗有害影响以及改善整体健康方面的作用。

众所周知，运动可以改善癌性疲劳。太极拳是一种低至中等强度的运动训练，可以增强心理健康[219]。目前，尚无太极拳改善肺癌患者疲劳症状的相关研究。最近一项 96 人参加的 RCT 研究比较了太极拳与低强度运动训练，后者包括上下肢运动、拉伸和腹式呼吸训练[219]。研究结果显示，每隔一天进行 1 小时的太极拳训练，患者疲劳程度有所减轻，体能也有所增强。

针灸作为一种整合疗法，越来越多地应用于各种疾病。多项研究报告了针灸对癌症患者的益处，如改善患者 QOL、症状和化疗引起的不良反应[220]。然而，很少有研究分析针灸对肺癌患者的影响。一项对 31 项研究进行的系统综述和 meta 分析发现，穴位刺激（如按压、针刺、贴膏药、中药注射）可显著增加肺癌患者 IL-2、CD13、CD14 和自然杀伤细胞的水平；改善常规治疗引起的骨髓抑制、QOL 和疼痛控制；减轻恶心和呕吐症状[220]。这项研究结果表明，

表 24.11 身 / 心疗法对 COPD 患者结局的影响

作者	干预类型	样本特征和方法	结局
Norweg 和 Collins（2013 年）[210]	认知行为干预	综述：23 篇文章，分为冥想、CBT、呼吸训练、呼吸困难自我管理和 DAS	心理疗法和 DAS：对改善呼吸困难有轻至中度的效果 瑜伽、DAS 配合运动和慢呼吸：对呼吸困难有轻至明显改善
Faver-Vestergaard 等（2015 年）[211]	社会心理	meta 分析：1983—2012 年，20 篇文章 平均年龄：56.4~73.4 岁 样本量：10~238 10 项研究 = CBT 8 项研究 = 身 / 心疗法（正念疗法、放松疗法、瑜伽） 2 项研究 = 行为疗法 治疗 = 1~63 节	CBT 后，心理结局（焦虑和抑郁）显著改善 身 / 心干预后，身体状况（呼吸困难＋运动能力＋疲劳＋肺功能）明显改善
Renn 等（2018 年）[212]	综合 CBT	RCT 研究对象：美国退伍军人（n=302） 干预措施：心理教育、行为激活、认知重组、放松和应对身体健康症状 治疗课程：面对面或打电话，每周或每两周 6 节课程（30~45 分钟）和 2 次简短的后续课程 评估：基线和疗后 4 个月	疾病侵扰程度的评估工具：13 项自我报告问卷 与常规治疗组相比，CBT 组治疗后疾病侵扰情况明显改善
McNamara（2017 年）[215]	音乐治疗	系统综述：3 篇文章 样本量：n=33~43 干预：每周 1~2 次，每次 60 分钟，共 6~24 周	与对照组相比，唱歌组的 SGRQ 或 BDI 没有统计学上的改善，但在 SF-36 PCS 方面有所改善
Guo 等（2016 年）[252]	太极拳	meta 分析：2004—2014 年，15 篇 RCT 样本量：每组 5~98	与对照组相比，太极拳组运动能力（6-MWD）明显提高 肺功能无明显差异
Polkey 等（2018 年）[253]	太极拳	比较太极拳与 PR 的 RCT 受试者：40~80 岁 样本量：每组 55 人 干预：太极拳或呼吸康复 12 周 评估：第 2、3、6 和 9 次就诊时	太极拳和 PR 都能改善 QOL 和 6-MWD，太极拳组的改善更为持久
Li 等（2018 年）[254]	瑜伽	meta 分析：10 篇文章（8 篇 RCT 和 2 篇非 RCT） 大部分（8 篇）为近期研究：2009—2016 年 每组样本量为 12~36 例	体能（6-MWD 和 Borg 评分）、肺功能（FEV_1 和 $PaCO_2$）和 QOL 均有改善
Fulambarker 等（2012 年）[216]	瑜伽	前瞻性试点研究，无对照组 样本量：33 人，平均年龄 56 岁 干预：瑜伽，每周 3 次，共 6 周 评估：治疗前、后 QOL 和肺功能	SGRQ、VC、MIP 和 MEP 均有明显改善，但 FEV_1 没有改善
Gupta 等（2014 年）[255]	瑜伽	病例对照研究 样本量：每组 25 人，每组平均年龄 52 岁 干预：呼吸控制法，每日 2 次，每次 30 分钟 与常规治疗组比较 评估：基线和 3 个月	呼吸控制后，CAT 评分显著改善，但 FEV_1 或 6-MWD 未见改善

注：6-MWD，6 分钟步行距离；BDI，基线呼吸困难指数；CAT，慢性阻塞性肺疾病评估测试；CBT，认知行为疗法；DAS，分心听觉刺激；FEV_1，第 1 秒用力呼气容积；MEP，最大呼气压；MIP，最大吸气压；$PaCO_2$，二氧化碳分压；PCS，SF-36 中体力活动部分；QOL，生活质量；RCT，随机对照试验；SGRQ，圣乔治呼吸问卷；VC，肺活量。

针灸是一种有效的辅助治疗手段，有很强的免疫调节作用。

癌症患者在接受癌症相关治疗时，经常会出现令人不适的不良反应。最近的一项研究探讨了穴位按摩对 70 名接受化疗的肺癌患者恶心和呕吐的影响[221]。试验组化疗前、后对身体两侧内关穴和公孙穴进行12 分钟的穴位贴敷；对照组对后溪穴进行穴位贴敷。试验组患者经络能量增加，即刻和延迟的恶心和呕吐症状得到改善。呼吸困难是肺癌患者另一常见症状[222]。一项 173 人的 RCT 研究评估了针灸和吗啡对缓解非小细胞肺癌或间皮瘤患者呼吸困难的作用[222]。针灸组部位为胸骨上、胸椎旁、斜方肌触发点和合谷穴。各组之间在缓解呼吸困难方面未发现显著差异。研究结果表明，针灸单独使用或与吗啡联合使用可有效改善患者呼吸困难症状，且毒性极小。

部分肺癌患者通常采用外科手术治疗，术后肺部并发症是导致肺切除术后死亡的因素之一[223]。运动和正确呼吸模式及技巧的教育有助于改善肺癌患者的功能结局，尤其是手术患者。一项 RCT 研究分析了对术后肺部并发症高风险肺癌患者进行为期 7 天的术前住院呼吸康复的效果，包括高强度呼吸训练、激励式肺量计和物理治疗[223]。干预组与常规治疗和教育的对照组相比，6-MWD 和 PEFR 显著增加，总住院时长和术后并发症发生率降低。研究结果表明，呼吸和运动训练有可能增加这类患者的功能获益，并降低并发症发生率。

一项 10 年的纵向队列研究也表明了呼吸训练的益处，该研究评估晨间呼吸训练对肺癌（90 名）和鼻咽癌（32 名）患者长期生存的影响[224]。受试者包括晨间呼吸训练学员（一项同伴互助癌症项目），以及非学员。每天至少进行 1 小时晨间呼吸训练的患者5 年和 10 年生存率较高，呼气末屏气时间、呼吸频率、$PaCO_2$ 和 PaO_2 5 年后也有显著改善。因此，呼吸训练与肺癌患者的生存率提高有关，这可能是由于过度通气得到了改善。

中草药作为一种整合疗法，越来越受到癌症患者的青睐[225]。然而，很少有研究评估中药联合化疗对肺癌患者的疗效。一项系统综述和 meta 分析，共 24项研究，评估了中药与化疗联合治疗晚期非小细胞肺癌的效果[225]。该研究共有 2109 名患者，最常用的

中草药是黄芪、沙参和麦冬。研究发现，中草药辅助治疗可提高患者生存率、肿瘤即刻反应和功能状态，并减轻化疗毒性。值得注意的是，有证据表明，在指导吸烟者（肺癌的头号致病因素）食用富含西蓝花的饮食后，DNA 突变减少了 41%[226,227]。

有关肺癌维持治疗的研究越来越多，包括长期治疗，以防止癌症在成功控制后进展[228]。有研究显示癌症患者使用传统中药取得了良好效果。但关于中药作为维持治疗的作用研究较少。2016 年有两项 RCT研究分析了中药作为晚期非小细胞肺癌维持治疗的效果[228,229]。在一项研究中，将根据患者症状使用不同草药的干预组与仅接受最佳支持治疗的对照组进行了比较[228]。在另一项 RCT 研究中，中药治疗包括中药注射、煎煮和穴位贴敷，并与化疗进行了比较[229]。这两项研究均得出结论，使用中药可改善晚期非小细胞肺癌成人患者的 QOL，但并不会延长患者生存时间和无疾病进展时间。

尽管肺癌的一线治疗取得了进展，但预后仍然不佳[225]。有文献支持使用传统中药来改善患者癌症和癌症治疗相关症状以及 QOL。但对生存率的影响还没有得到广泛研究。最近的 3 项回顾性队列研究数据来源于以下数据库：国家健康保险研究数据库（National Health Insurance Research Database）、台湾癌症登记（Taiwan Cancer Registry）数据库和死亡原因数据（Cause of Death Data）。研究结果发现，肺癌患者使用传统中药作为辅助疗法时，死亡风险更低，生存时间更长[230-232]。

此外，肺癌患者使用整合疗法的目标主要是改善整体状态和心理健康。Cochrane 综述报告了用于肺癌患者的非侵入性干预措施，包括治疗呼吸困难、结构化护理支持计划、营养干预、心理治疗干预、运动训练和反射疗法[233]。研究结果显示，与对照组相比，干预组患者幸福感和 QOL 有明显改善。

癌症患者进行整合疗法的研究日益增多。针灸、太极拳、传统中医、呼吸训练等方法对肺癌患者产生了良好疗效。2013 年发表的一篇系统综述表明，整合疗法有利于改善肺癌患者的整体治疗效果。但为了提出恰当的推荐，应采用严格的方法学，开展更大规模的随机对照研究[234]。

肺纤维化

肺纤维化是一种进行性肺部疾病，其特点包括肺功能逐渐恶化、气体交换受损、低氧血症和运动耐量减低[235]。患者通常表现为极度疲劳、呼吸困难和生活质量下降[236]。虽然常规治疗方法有限，预后仍然不佳，但整合疗法在改善患者症状、功能能力和整体 QOL 方面发挥重要作用。然而，目前关于整合疗法对肺纤维化患者疗效的研究仍较为有限。

2016 年的一项 RCT 研究评估了传统中药处方"肺痿冲剂方"治疗特发性肺纤维化的效果[237]，具有益肺补肾、益气活血功效。研究共纳入 100 名患者，干预组和对照组均接受泼尼松基础治疗。干预组服用肺痿冲剂方，对照组服用另一种中药（金水宝胶囊），共 6 个月。研究结果显示，干预组患者呼吸困难减轻，呼吸系统症状、肺一氧化碳弥散量与肺泡通气量之比和 6-MWD 均有改善，具有统计学意义。

多项研究分析了运动训练和呼吸训练对肺纤维化患者的益处。一项 Cochrane 综述和 RCT 研究表明，与接受常规治疗的对照组相比，参加呼吸康复（有氧运动和抗阻力量训练）的肺纤维化患者在 6MWD、呼吸困难和 QOL 方面均有显著改善[236,238]。此外，有两项 RCT 表明，肺纤维化患者进行深呼吸训练、柔韧性训练、教育以及有氧和抗阻训练后治疗效果显著[235,239]。其中一项研究发现，运动组经过 60 分钟的有氧间歇运动、呼吸训练、拉伸和抗阻训练后，VO_{2peak}、6-MWD、30 秒坐立测试、FVC、呼吸困难评分和 QOL 均有所改善[235]。另一项研究还纳入了关于药物使用、呼吸技巧、运动训练、营养、呼吸生理学和心理应对方面的教育内容[239]。结果显示，干预组患者呼吸系统症状和体力活动水平均有所改善。

综上所述，运动训练、呼吸训练和传统中药可改善肺纤维化患者的 QOL、运动耐量和功能能力，从而使其获益。然而，关于肺纤维化患者使用整合疗法的研究还很有限，且处于初级阶段。鉴于整合疗法的潜在获益，研究人员应考虑进一步探索这一领域。

总结

本章有几个目的：①向读者介绍整合疗法的一般情况及其可能的作用机制；②定义在康复中常用的几种整合疗法，并介绍这些方法对正常心血管系统与呼吸系统的影响；③讨论整合疗法对心血管系统与呼吸系统疾病患者的疗效。目前的研究有病例研究，也有大型且设计良好的 RCT 研究，但研究质量不一致，且证据级别有限。自本书上一版出版后，经同行评审的文献研究在数量和质量上均有所提高，其中包括许多系统综述和 meta 分析。大部分研究是关于太极拳、气功、瑜伽、针灸、音乐治疗和普拉提对健康人心肺反应的研究，以及对各种疾病（包括 CAD、HF、COPD、哮喘和 HTN）的疗效。

鉴于心血管系统与呼吸系统疾病的高发病率，而且人们越来越多地使用整合疗法，因此治疗师必须做好充分准备，了解、实施和正确解读患者对这些干预措施的反应，并进一步开展高质量研究以确定其疗效。

复习题

（1）描述健康人对身 / 心疗法的心肺反应，并讨论这些反应对心肺疾病患者的益处或害处。

（2）介绍 3 种包含传统物理治疗的整合疗法（如瑜伽、太极拳、生物反馈、按摩、普拉提），并将整合疗法和传统物理治疗在心血管系统与呼吸系统方面的目标进行比较。

（3）介绍 3 种能量做功治疗方法，并讨论其对心血管系统与呼吸系统（可能）产生的影响。

（4）设计一项研究，比较能量做功方法和手法治疗 / 身体做功对心肺疾病患者心肺反应的影响。

（5）选择一种心血管系统与呼吸系统疾病，并描述如何使用整合疗法帮助治疗该疾病患者。

参考文献

1. Davis CM, ed. *Integrative Therapies in Rehabilitation. Evidence for Efficacy in Therapy, Prevention and Wellness*. 4th ed. Thorofare, NJ: SLACK; 2017.
2. Lipton BH. *The Biology of Belief*. Santa Rosa, CA: Elite Books; 2005.
3. Waterland RA, Jirtle RL. Transposable elements: targets for early nutritional effects on epigenetic gene regulation. *Mol Cell Biol*. 2003;23(15):5293-5300.
4. Rubik B, Muehsam D, Hammerschlag R, et al. Biofield science and healing: history, terminology and concepts. *Glob Adv Health Med*. 2015;4(Suppl):8-14.
5. Oschman JL. Breakthrough in subtle energies and energy medicine. *Bridges*. 2003;16:5-9.
6. RidkerPM, Cushman M, StampferMJ, et al. Inflammation, aspirin, and the risk of cardiovascular disease in apparently healthy men. *NEnglJ Med*. 1997;336:973-979.
7. Ridker PM, Hennekens CH, Buring JE, et al. C-Reactive protein and other markers of inflammation in the prediction of cardiovascu- lar disease in women. *NEnglJ Med*. 2000;3342:836-843.
8. Schleip R. Fascia as a sensory organ – A target of myofascial manipula- tion. Proceedings of the World Massage Conference Webinar. Academy of Osteopathy.org; 2009. Available at: http://files.academyofosteopathy. org/convo/2018/Presentations/DeStefano_MyofascialHandout.pdf.
9. Lesondak D. Fascia and the organs. In Lesondak, D., ed. *Fascia – What It Is and Why It Matters*. East Lothian, Scotland: Handspring Publishing Ltd; 2017:105-112.
10. Oschman JL. Charge transfer in the living matrix. *J Bodyw Mov Ther*. 2009;13:215-228.
11. Oschman JL. *Energy Medicine: The Scientific Basis*. 2nd ed. New York, NY: Churchill Livingstone; 2016.
12. Tadeo I, BerbegallAP, Escudero LM, et al. Biotensegrity of the extracellular matrix: physiology, dynamic mechanical balance, and impli- cations in oncology, and mechanotherapy. *Front Oncol*. 2014;4:39.
13. Ingber DE. Tensegrity-based mechanosensing from macro to micro. *Prog Biophys Mol Biol*. 2008;97(2-3):163-179.
14. Rubik B. Energy medicine and the unifying concept of information. *Altern Ther Health Med*. 1995;1:34-39.
15. Ornish D, Brown SE, Billings JH, et al. Can lifestyle changes reverse coronary heart disease? *Lancet*. 1990;336:129-133.
16. Wallace RK, Benson H, Wilson AF. A wakeful hypometabolic physiologic state. *Am JPhysiol*. 1971;221:795-799.
17. Ader R, Cohen N. The influence of conditioning on immune responses. In: Ader R, Felten DL, Cohen N, eds. *Psychoneuroimmunology*. 2nd ed. San Diego, CA: Academic Press; 1991.
18. Pert C. *Molecules of Emotion*. New York, NY: Scribner; 1997.
19. Kaptchuk TJ. Historical context of the concept of vitalism in complementary and alternative medicine. In: Micozzi MS, ed. *Fundamentals of Complementary and Alternative Medicine*. New York, NY: Churchill Livingstone; 1996.
20. Holden C. Future brightening for depression treatments. *Science*. 2003;302:810-813.
21. Kopp MS, Réthelyi J. Where psychology meets physiology: chronic stress and premature mortality: the Central-Eastern European health paradox. *Brain Res Bull*. 2004;62:351-367.
22. Waechter RL, Sergio L. Manipulation of the electromagnetic spectrum via fields projected from human hands: a Qi energy connection? *Subtle Energies Energy Med*. 2004;13:233-250.
23. Zimmerman J. Laying on of hands healing and therapeutic touch: a testable theory. BEMI Currents, *J Bio-Electro-Magnet Ins*. 1990;2:8-17.
24. Seto A, Kusaka C, Nakazato S, et al. Detection of extraordinary large biomagnetic field strength from human hands. *Acupunct Electrother Res*. 1992;17:75-94.
25. Mehl-Madrona L. Connectivity and healing: Some hypotheses about the phenomenon and how to study it. *Adv Mind Body Med*. 2005;21:12-28.
26. Jonas WB, Crawford CC. Science and spiritual healing: a critical review of spiritual healing, "energy medicine" and intentionality. *Altern Ther Health Med*. 2003;9:56-61.
27. Luskin FM, Newell KA, Griffith M, et al. A review of mind/body therapies in the treatment of musculoskeletal disorders with implications for the elderly. *Altern Ther Health Med*. 2000;6:46-56.
28. Spencer JW, Jacobs JJ, eds. *Complementary and Alternative Medicine: An Evidence Based Approach*. St Louis, MO: Mosby; 1999.
29. WolfSL, Barnhart HX, Ellison GL, et al. The effect of tai chi chuan and computerized balance training on postural stability in older subjects. *Phys Ther*. 1997;77:371-384.
30. Hunt V. *Infinite Mind—the Science of the Human Vibrations of Consciousness*. Malibu, CA: Malibu Publishing Co; 1989.
31. Schwartz G, Russek L. Dynamical energy systems and modern physics: fostering the science and spirit of complementary and alternative medicine. *Altern Ther Health Med*. 1997;3:46-56.
32. Pert CB, Ruff MR, Weber RJ, et al. Neuropeptides and their receptors: A psychosomatic network. *J Immunol*. 1985;135(Suppl 2):820s-826s.
33. Jain S, Mills PJ. Biofield therapies: helpful or full of hype? A best evidence synthesis. *IntJ Behav Med*. 2009;17:1-16.
34. Leskowitz E, Marcozi M. *Complementary and Alternative Medicine in Rehabilitation*. New York, NY: Churchill Livingstone; 2003.
35. Astin JA, Shapiro SL, Eisenberg DM, et al. Mind-body medicine: state of the science, implications for practice. *JAm Board Fam Pract*. 2003;16:131-147.
36. Spencer JW, Jacobs JJ, eds. *Complementary and Alternative Medicine: An Evidence-Based Approach*. 2nd ed. St. Louis, MO: Mosby; 2003.
37. Luskin FM, Newell KA, Griffith M, et al. A review of mind-body therapies in the treatment of cardiovascular disease. Part I: Implications for the elderly. *Altern Ther Health Med*. 1998;4:46-61.
38. Levy JK. Standard and alternative adjunctive treatments in cardiac rehabilitation. *Tex Heart Inst J*. 1993;20:198-212.
39. Wang JS, Lan C, Chen SY, et al. Tai chi chuan training is associated with enhanced endothelium-dependent dilation in skin vasculature of healthy older men. *JAm Geriatr Soc*. 2002;50:1024-1030.
40. Mamtani R, Mamtani R. Ayurveda and yoga in cardiovascular diseases. *Cardiol Rev*. 2005;13(3):155-162.
41. Cheng TO. Tai chi. The Chinese ancient wisdom of an ideal exercise for cardiac patients. *IntJ Cardiol*. 2007;117:293-295.
42. Ives JC, Sosnoff J. Beyond the mind-body exercise hype. *Phys Sportsmed*. 2000;28:67-83.
43. Lin MC, Nahin R, Gershwin E, et al. State of complementary and alternative medicine in cardiovascular, lung, and blood research. *Circulation*. 2001;103:2038-2041.
44. Wong SS, Nahin RL. National center for complementary and alternative medicine perspectives for complementary and alternative medicine research in cardiovascular diseases. *Cardiol Rev*. 2003;11(2):94-98.
45. Nahin RL. Identifying and pursuing research priorities at the National Center for Complementary and Alternative Medicine. *FASEB J*. 2005;19:1209-1215.
46. National Center for Complementary and Integrative Health. *NCCIH Clinical Practice Guidelines*. Available at: https://www.nccih.nih.gov/health/providers/clinicalpractice.
47. Zheng G, Li S, Huang M, et al. The effect of tai chi training on cardiorespiratory fitness in healthy adults: a systematic review and meta-analysis. *PLoS One*. 2015;10(2):e0117360.
48. Cole AR, Wijarnpreecha K, Chattipakorn SC, et al. Effects of Tai Chi exercise on heart rate variability. *Complement Ther Clin Pract*. 2016;23:59-63.
49. Nguyen MH, Kruse A. The effects ofTai Chi on physical fitness, perceived health, and blood pressure in elderly Vietnamese. *J Sports Med*. 2012;3:7-16.
50. Pullen PR, Seffens WS, Thompson WR. Yoga for heart failure: a review and future research. *IntJ Yoga*. 2018;11(2):91-98.
51. Cramer H, Lauche R, Haller H, et al. Effects of yoga on cardiovas-

cular disease risk factors: a systematic review and meta-analysis. *IntJ Cardiol*. 2014;173:170-183.

52. Birkel DA, Edgren L. Hatha yoga: improved vital capacity of college students. *Altern Ther Health Med*. 2000;6(6):55-63.

53. Bowman AJ, Clayton RH, Murray A, et al. Effects of aerobic exercise training and yoga in the baroreflex in healthy elderly persons. *Eur J Clin Invest*. 1997;27(5):443-449.

54. Sovova E, Cajka V, Pastucha D, et al. Positive effect of yoga on cardiorespiratory fitness: a pilot study. *IntJ Yoga*. 2015;8(2):134-138.

55. Ha MS, Baek YH, Kim JW, et al. Effects of yoga exercise on maximum oxygen uptake, cortisol level, and creatine kinase myocardial bond activity in female patients with skeletal muscle pain syndrome. *JPhys Ther Sci*. 2015;27:1451-1453.

56. Satish V, Rao RM, Manjunath NK, et al. Yoga versus physical exercise for cardio-respiratory fitness in adolescent school children: a randomized controlled trial. *IntJ Adolesc Med Health*. 2018;32(3): 20170154.

57. Falkenberg RI, Eising C, Peters ML. Yoga and immune system func- tioning: a systematic review of randomized controlled trials.*J Behav Med*. 2018;41:467-482.

58. Ray IB, Menezes AR, Malur P, et al. Meditation and coronary heart disease: a review of the current clinical evidence. *Ochsner J*. 2014; 14:696-703.

59. Gregoski MJ, Barnes VA, Tingen MS, et al. Breathing awareness meditation and LifeSkills Training programs influence upon ambulatory blood pressure and sodium excretion among African American adolescents.*JAdolesc Health*. 2011;48(1):59-64.

60. Palmer CF. Feldenkrais movement lessons improve older adult's awareness, comfort, and function. *Gerontol Geriatr Med*. 2017; 3:2333721417724014.

61. Wang CW, Chan CHY, Ho RTH, et al. Managing stress and anxiety through qigong exercise in healthy adults: a systematic review and meta-analysis of randomized controlled trials. *BMC Complement Altern Med*. 2014;14:8.

62. Bertoli J, Biduski GM, de la Rocha Freitas C. Six weeks of Mat Pilates training are enough to improve functional capacity in elderly woman.*J Bodyw Mov Ther*. 2017;21:1003-1008.

63. Bueno de Souza RO, Marcon L, de Arruda A, et al. Effects of mat Pilates on physical functional performance of older adults: a meta-analysis of randomized controlled trials. *Am J Phys Med Rehabil*. 2018;97:414-425.

64. Roller M,Kachingwe A, Beling J, et al. Pilates Reformer exercises for fall risk reduction in older adults: a randomized controlled trial. *J Bodyw Mov Ther*. 2018;22:983-998.

65. de Alvarenga GM, Charkovski SA, dos Santos LK, et al. The influence of inspiratory muscle training combined with the Pilates method on lung function in elderly women: a randomized controlled trial. *Clinics (Sao Paulo)*. 2018;73:e356.

66. Fleming KM, Herring MP. The effects of Pilates on mental health outcomes: a meta-analysis of controlled trials. *Complement Ther Med*. 2018;37:80-95.

67. Seifert G, Kanitz JL, Rihs C, et al. Rhythmical massage improves autonomic nervous system function: a single-bling randomized control trial.*J Integr Med*. 2018;16:172-177.

68. Diego MA, Field T. Moderate pressure massage elicits a parasympathetic nervous system response. *IntJ Neurosci*. 2009;119(5):630-638.

69. Girsberger W, Banziger U, Lingg G, et al. Heart rate variability and the influence of craniosacral therapy on autonomous nervous system regulation in persons with subjective discomforts: a pilot study. *J Integr Med*. 2014;12(3):156-161.

70. Barnes JF. *Myofascial Release: The Search for Excellence*. 10thed. Paoli, PA: Rehabilitation Services; 1990.

71. Ajimsha MS, Al-Mudahka NR, Al-Madzhar JA. Effectiveness of myofascial release: systematic review of randomized controlled trials. *J Bodyw Mov Ther*. 2015;19:102-112.

72. Chang MY. Qigong effects on heart rate variability and peripheral vasomotor responses. *West J Nurs Res*. 2015;37:1383-1403.

73. Freeman SR, Hanik SA, Littlejohn ML, et al. Sit, breathe, smile: effects of single and weekly seated Qigong on blood pressure and quality of life in long-term care. *Complement Ther Clin Pract*. 2014; 20:48-53.

74. Ladawan S, Klarod K, Pilippe M, et al. Effect of Qigong exercise on cognitive function, blood pressure and cardiorespiratory fitness in healthy middle-aged subjects. *Complement Ther Med*. 2017; 33:39-45.

75. Zou L, SasaKi JE, Wang H, et al. A systematic review and meta-analysis baduanjin qigong for health benefits: randomized controlled trials. *Evid Based Complement Alternat Med*. 2017;2017: 4548706.

76. Li QQ, Shi GX, Xu Q, et al. Acupuncture effect and central auto- nomic regulation. *Evid Based Complement Alternat Med*. 2013;2013: 267959.

77. Sokunbi G, Maduagwu S, Jaiyeola O, et al. Cardiovascular response to manual acupuncture needle stimulation among apparently healthy Nigerian adults.*JAcupunct Meridian Stud*. 2016;9:143-150.

78. Song HJ, Son H, Seo HJ, et al. Effect of self-administered foot re- flexology for symptom management in healthy persons: a systematic review and meta-analysis. *Complement Ther Med*. 2015;23:79-89.

79. Rollinson K, Jones J, Scott N, et al. The acute (immediate) effects of reflexology on arterial compliance in healthy volunteers: a randomised study. *Complement Ther Clin Pract*. 2016;22:16-20.

80. Benson H, Kotch JB, Crassweller KD. The relaxation response: a bridge between psychiatry and medicine. *Med Clin North Am*. 1977;61:929-938.

81. Dimsdale JE. Psychological stress and cardiovascular disease. *JAm Coll Cardiol* 2008;51(13):1237-1246.

82. Bernardi L, Porta C, Sleight P. Cardiovascular, cerebrovascular, and respiratory changes induced by different types of music in musicians and non-musicians: the importance of silence. *Heart*. 2006;92(4): 445-452.

83. Schiller AD. Meditation. In: Lescowitz E, Marcozi M, eds. *Complementary and Alternative Medicine in Rehabilitation*. New York, NY: Churchill Livingstone; 2003.

84. Pischke CR, Scherwitz L, Weidner G, et al. Long-term effects of lifestyle changes on well-being and cardiac variables among coronary heart disease patients. *Health Psychol*. 2008;27(5):584-592.

85. Park IS, Song R, Oh KO, et al. Managing cardiovascular risks with Tai Chi in people with coronary artery disease. *J Adv Nurs*. 2010; 66:282-292.

86. Kim LW, Zhu J. Acupuncture for essential hypertension. *Altern Ther Health Med*. 2010;16(2):18-29.

87. Chen H, Shen FE, Tan XD, et al. Efficacy and safety of acupuncture for essential hypertension: a meta-analysis. Medical science monitor. *Int MedJ Exp Clin Res*. 2018;24:2946-2969.

88. Liao I-C, Chen S-L, Wang M-Y, et al. Effects of massage on blood pressure in patients with hypertension and prehypertension: a meta-analysis of randomized controlled trials. *J Cardiovasc Nurs*. 2016;31(1):73-83.

89. Walaszek R. Impact of classic massage on blood pressure in patients with clinically diagnosed hypertension. *J Tradit Chin Med*. 2015;35(4):396-401.

90. World Health Organization. *Preventing Chronic Diseases. A Vital Investment. Misunderstanding #4*. World Health Organization. Available at: https://www.who.int/chp/chronic_disease_report/part1/en/index11. html. Accessed November 26, 2018.

91. Yang Q, Zhang Z, Gregg EW, et al. Added sugar intake and cardiovascular disease mortality among US adults. *JAMA Intern Med*. 2014;174(4):516-524.

92. TamezM, Monge A, López-Ridaura R, et al. Soda intake is directly associated with serum C-reactive protein concentration in Mexican women. *JNutr*. 2018;148(1):117-124.

93. Pan A, Sun Q, Bernstein AM, et al. Red meat consumption and mortality: results from 2 prospective cohort studies. *Arch Intern Med*. 2012;172(7):555-563.

94. Talaei M, Wang YL, Yuan JM, et al. Meat, dietary heme iron, and risk of type 2 diabetes mellitus: the Singapore Chinese Health Study. *Am J Epidemiol*. 2017;186(7):824-833.

95. Jenkins DJ, Kendall CW, Marchie A, et al. Effects of a dietary

portfolio of cholesterol-lowering foods vs lovastatin on serum lipids and C-reactive protein. *JAMA*. 2013;290(4):502-510.

96. Yokoyama Y, Nishimura K, Barnard ND, et al. Vegetarian diets and blood pressure: a meta-analysis. *JAMA Intern Med*. 2014;174(4): 577-587.

97. Jenkins DJ, Jones PJ, Lamarche B, et al. Effect of a dietary portfolio of cholesterol-lowering foods given at 2 levels of intensity of dietary advice on serum lipids in hyperlipidemia: a randomized controlled trial. *JAMA*. 2011;306(8):831-839.

98. Pettersen BJ, Anousheh R, Fan J, et al. Vegetarian diets and blood pressure among white subjects: results from the Adventist Health Stidy-2 (AHS-2). *Public Health Nutr*. 2012;15(10):1909-1916.

99. Ridker PM, Rifai N, Rose L, et al. Comparison of C-reactive protein and low-density lipoprotein cholesterol levels in the pre- diction of first cardiovascular events. *N EnglJ Med*. 2002;347: 1557-1565.

100. Shah B, Newman J, Kathleen W, et al. Abstract 23801: Anti-inflammatory effect of while-food plant-based vegan diet vs the American Heart Association-recommended diet in patients with coronary artery disease: the randomized EVADE CAD trial. *Circulation*. 2018;136:A23081.

101. Trichopoulou A, PsaltopoulouT, Orfanos P, et al. Low-carbohydrate- high-protein diet and long-term survival in a general population cohort. *Eur J Clin Nutr*. 2007;61(5):575-581.

102. Song M, Fung TT, Hu FB, et al. Association of animal and plant protein intake with all-cause and cause-specific mortality. *JAMA Intern Med*. 2016;176(10):1453-1463.

103. Levine ME, Suarez JA, Brandhorst S, et al. Low protein intake is associated with a major reduction in IGF-1, cancer, and overall mortality in the 65 and younger but not older population. *Cell Metab*. 2014;19(3):407-417.

104. Shikany JM, Safford MM, Newby PK, et al. Southern dietary pattern is associated with hazard of acute coronary heart disease in the Reasons for Geographic and Racial Differences in Stroke (REGARDS) Study. *Circulation*. 2015;132(9);804-814.

105. Esselstyn Jr CB, Gendy G, Doyle J, et al. A way to reverse CAD? *JFam Prac*. 2014;63(7):356-364b.

106. Satija A, Bhupathiraju SN, Spiegelman D, et al. Healthful and unhealthful plant-based diets and the risk of coronary heart disease in U.S. adults. *JAm Coll Cardiol*. 2017;70(4):411-422.

107. Dinu M, Pagliai G, Casini A, et al. Mediterranean diet and multiple health outcomes: an umbrella review of meta-analyses of observational studies and randomized trials. *Eur J Clin Nutr*. 2018; 72(1):30-43.

108. Thompson PD, Buchner D, Pina IL, et al. Exercise and physical activity in the prevention and treatment of atherosclerotic cardiovascu- lar disease: a statement from the council on clinical cardiology (Subcommittee on Exercise, Rehabilitation, and Prevention) and the council on nutrition, physical activity, and metabolism (Subcommittee on Physical Activity). *Circulation*. 2003;107:3109-3116.

109. Tudor-Locke C, Basset Jr DR. How many steps/day are enough? Preliminary pedometer indices for public health. *Sports Med*. 2004;34(1):1-8.

110. Henson J, Edwardson CL, Morgan B, et al. Sedentary time and MRI-derived measures of adiposity in active versus inactive individuals. *Obesity (Silver Spring)*. 2018;26(1):29-36.

111. Saint-Maurice PF, Troiano RP, Matthews CE, et al. Moderate-to-vigorous physical activity and all-cause mortality: do bouts matter? *JAm Heart Assoc*. 2018;7:e007678.

112. Bowden Davies KA, Sprung VS, Norman JA, et al. Short-term decreased physical activity with increased sedentary behaviour causes metabolic derangements and altered body composition: effects in individuals with and without a first-degree relative with type 2 diabetes. *Diabetologia*. 2018;61(6):1282-1294.

113. Moholdt T, Lavie CJ, Nauman J. Sustained physical activity, not weight loss, associated with improved survival in coronary heart disease. *JAm Coll Cardiol*. 2018;71(10):1094-1101.

114. Peterson AMW, Pedersen BK. The anti-inflammatory effect of exercise.*J ApplPhysiol*. 2005;98:1154-1162.

115. Li Y, Pan A, Wang DD, et al. Impact of healthy lifestyle factors on life expectancies in the US population. *Circulation*. 2018;138: 345-355.

116. Brewer JA, Mallik S, Babuscio TA, et al. Mindfulness training for smoking cessation: results from a randomized controlled trial. *Drug Alcohol Depend*. 2011;119(1-2):72-80.

117. Kober H, Brewer JA, Height KL, et al. Neural stress reactivity relates to smoking outcomes and differentiates between mindfulness and cognitive-behavioral treatments. *Neuroimage*. 2017; 151:4-13.

118. Westbrook C, Creswell JD, Tabibnia G, et al. Mindful attention reduces neural and self-reported cue-induced craving in smokers. *Soc Cogn Affect Neurosci*. 2013;8(1):73-84.

119. Tang YY, Tang R, Posner MI. Brief meditation training induces smoking reduction. *Proc Natl Acad Sci U S A*. 2013; 110(34):13971-13975.

120. Carim-Todd L, Mitchell SH, Oken BS. Mind-body practices: an alternative, drug free treatment for smoking cessation?A systematic review of the literature. *Drug Alcohol Depend*. 2013;132(3): 399-410.

121. Bock BC, Fava JL, Gaskins R, et al. Yoga as a complementary treatment for smoking cessation in women. *J Womens Health (Larchmt)*. 2012;21(2):240-248.

122. Elibero A, JanseVan Rensburg K, Drobes DJ. Acute effects of aerobic exercise and Hatha yoga on craving to smoke. *Nicotine Tob Res*. 2011;13(11):1140-1148.

123. White AR, Rampes H, Liu J, et al. *Do Acupuncture and Related Therapies Help Smokers Who Are Trying to Quit?* Tobacco Addiction Group; 2014. Available at: https://www.cochrane.org/ CD000009/ TOBACCO_do-acupuncture-and-related-therapies-help-smokers- who-are-trying-to-quit. Accessed December 1, 2018.

124. Gryffin PA, Chen WC. Implications of t'ai chi for smoking cessation.*JAltern Complement Med*. 2013;19(2):141-145.

125. Haskell WL, Luskin FM, Marvasti EF. Atherosclerotic vascular disease. In: Spencer J,Jacobs J, eds. *Complementary and Alternative Medicine: An Evidence-Based Approach*. 2nd ed. St. Louis, MO: Mosby; 2003.

126. Krishna BH, Pal P, Pal GK, et al. Effect of yoga therapy on heart rate, blood pressure and cardiac autonomic function in heart failure. *J Clin Diagn Res*. 2014;8(1):14-16.

127. Chang R-Y, Koo M, Yu Z-R, et al. The effect of t'ai chi exercise on autonomic nervous function of patients with coronary artery dis- ease.*JAltern Complement Med*. 2018;14(9):1107-1113.

128. Rozanski A, Blumenthal JA, Kaplan J. Impact of psychological factors on the pathogenesis of cardiovascular disease and implication for therapy. *Circulation*. 1999;99:2192-2217.

129. Luskin F, Reitz M, Newell K, et al. A controlled pilot study of stress management training of elderly patients with congestive heart failure. *Prev Cardiol*. 2002;5(4):168-172.

130. Kranitz L, Lehrer P. Biofeedback applications in the treatment of cardiovascular diseases. *Cardiol Rev*. 2004;12(3):177-181.

131. Walton KG, Schneider RH, Nidich S. Review of controlled re-search on the transcendental meditation program and cardiovascular disease. *Cardiol Rev*. 2004;12(5):262-266.

132. Moravec CS. Biofeedback therapy in cardiovascular disease: rationale and research overview. *Cleve Clin J Med*. 2008;75(Suppl 2): S35-S38.

133. Nolan RP, Jong P, Barry-Bianchi SM, et al. Effects of drug, biobehavioral and exercise therapies on heart rate variability in coronary artery disease: a systematic review. *Eur J Cardiovasc Prev Rehabil*. 2008;15:386-396.

134. Trappe HJ. The effects of music on the cardiovascular system and cardiovascular health. *Heart*. 2010;96(23):1868-1871.

135. Metin ZG, EjemD, Dionne-OdomJN, et al. Mind-body interventions for individuals with heart failure: a systematic review of randomized trials.*J Card Fail*. 2018;24:186-201.

136. McCraty R, Childre D. Coherence: bridging personal, social, and global health. *Altern Ther Health Med*. 2010;16(4):10-24.

137. Ehrenstein MR, Jury ED, Mauri C. Statins for atherosclerosis: as good as it gets? *NEngl J Med*. 2005;352:73-75.

138. Balady GJ, Ades PA, Comoss P, et al. Core components of cardiac rehabilitation/secondary prevent programs: a statement for health-care professionals from the American Heart Association and the American Association of Cardiovascular and Pulmonary Rehabilitation. *Circulation*. 2000;102:1069-1073.

139. Armstrong MJ, Sigal RJ, Arena R, et al. Cardiac rehabilitation completion is associated with reduced mortality in patients with diabetes and coronary artery disease. *Diabetologia*. 2015;58(4): 691-698.

140. Ornish D, Scherwitz LW, DoodyRS, et al. Effects of stress management training and dietary changes in treating ischemic heart disease. *JAMA*. 1983;249:54-59.

141. Ornish, D, Scherwitz LW, Billings JH, et al. Intensive lifestyle changes for reversal of coronary heart disease. *JAMA*. 1998; 280:2001-2007.

142. Gould KL, Ornish D, Scherwitz L, et al. Changes in myocardial perfusion abnormalities by positron emission tomography and long- term, intense risk factor modification. *JAMA*. 1995;274-894-901.

143. Roest AM, Martens EJ, de Lunge P, et al. Anxiety and risk of incident coronary heart disease: a meta-analysis. *J Am Coll Cardiol*. 2010;56(1):38-46.

144. Rumsfeld JS, Jones PG, Whooley MA, et al. Depression predicts mortality and hospitalization in patients with myocardial infarction complicated by heart failure. *Am Heart J*. 2005;150(5):961-967.

145. Dickens C, McGowan L, Percival C, et al. Association between depressive episode before first myocardial infarction and worse cardiac failure following infarction. *Psychosomatics*. 2005;46(6):523-528.

146. Sato S, Makita S, Uchida R, et al. Effect of Tai Chi training on baroreflex sensitivity and heart rate variability in patients with coronary heart disease. *Int Heart J*. 2010;51(4):238-241.

147. Chang RY, Koo M, Kan CB, et al. Effects ofTai Chi rehabilitation on heart rate responses in patients with coronary artery disease. *Am J Chin Med*. 2010;38(3):461-472.

148. Nery RM, Zanini M, de Lima JB, et al. Tai Chi Chuan improves functional capacity after myocardial infarction: a randomized clinical trial. *Am Heart J*. 2015;169:854-860.

149. Liu J, Li B, Shnider R. Effects ofTai Chi training on improving physical function in patients with coronary heart disease.*J Exerc Sci Fit*. 2010;8(2):78-84.

150. YadavA, Singh S, Singh KP, et al. Effect of yoga regimen on lung functions including diffusion capacity in coronary artery disease: a randomized controlled study. *IntJ Yoga*. 2015;8(1):62-67.

151. Cramer H, Lauche R, Haller H, et al. A systematic review of yoga for heart disease. *Eur J Prev Cardiol*. 2015;22(3):284-295.

152. Schneider RH, Grim CE, Rainforth MV, et al. Stress reduction in the secondary prevention of cardiovascular disease: randomized, controlled trial of transcendental meditation and health education in Blacks. *Circ Cardiovasc Qual Outcomes*. 2012;5:750-758.

153. Benson H, Alexander S, Feldman CL. Decreased premature ventricular contractions through use of the relaxation response in patients with stable ischemic heart disease. *Lancet*. 1975;306:380-382.

154. VanWormerAM, Lindquist R, Sendelbach SE. The effects of acupuncture on cardiac arrhythmias: a literature review. *Heart Lung*. 2008;37:425-431.

155. Dehkordi H, Far K. Effect of exercise training on the quality of life and echocardiography parameter of systolic function in patients with chronic heart failure: a randomized trial. *Asian J Sports Med*. 2015;6:e22643.

156. Li Y-L, Ju J-Q, Yang C-H, et al. Oral Chinese herbal medicine for improvement of quality of life in patients with chronic heart failure: a systematic review and meta-analysis. *Qual Life Res*. 2014;23:1177-1192.

157. Pischke CR, Weidner G, Elliot-Eller M, et al. Lifestyle changes and clinical profile in coronary heart disease patients with an ejection fraction of ≤40% or ≥40% in the Multicenter Lifestyle Demon stration Project. *Eur J Heart Fail*. 2007;9:928-934.

158. Guimarães GV, Carvalho VO, Bocchi EA, et al. Pilates in heart failure patients: a randomized controlled pilot trial. *Cardiovasc Ther*. 2012;30(6):351-356.

159. Gomes-Neto M, Rodrigues Jr ES, Silva Jr WM, et al. Effects of Yoga in patients with chronic heart failure: a meta-analysis. *Arq Bras Cardiol*. 2014;103(5):433-439.

160. Ren X, Li Y, Yang X, et al. The effects of Tai Chi training in patients with heart failure: a systematic review and meta-analysis. *Front Physiol*. 2017;8.989.

161. Bradt J, Dileo C. Music interventions for mechanically ventilated patients. *Cochrane Database Syst Rev*. 2014;2014(12):CD006902.

162. Bradt J, Dileo C, Shim M. Music interventions for preoperative anxiety. *Cochrane Database Syst Rev*. 2013;6:CD006908.

163. Kühlmann AYR, de RooijA, Kroese LF, et al. Meta-analysis evaluating music interventions for anxiety and pain in surgery. *Br J Surg*. 2018;105:773-783.

164. Meghani N, Tracy M, Hadidi N, et al. Part I: The effects of music for the symptom management of anxiety, pain, and insomnia in critically ill patients: An integrative review of current literature. *Dimens Crit Care Nurs*. 2017;36:234-243.

165. Chariyawong P, Copeland S, Mulkey Z. Focused review: what is the role of music in the intensive care unit? *Southwest Respir Crit Care Chron*. 2016;4:40-44.

166. Casida J. An evidence-based review on guided imagery utilization in adult cardiac surgery. *Clin Sch Rev*. 2010;3:22-30.

167. Hadjibalassi M, Lambrinou E, Papastavrou E, et al. The effect of guided imagery on physiological and psychological outcomes of adult ICU patients: a systematic literature review and methodological implications. *Aust Crit Care*. 2018;31:73-86.

168. Nelson EA, DowseyMM, Knowles SR, et al. Systematic review of the efficacy of pre-surgical mind-body based therapies on post-operative outcome measures. *Complement Ther Med*. 2013;21:697-711.

169. MiozzoA, Stein C, Bozzetto C, et al. Massage therapy reducespain and anxiety after cardiac surgery: A systematic review and meta-analysis of randomized clinical trials. *Clin Trials Regul Sci Cardiol*. 2016;23-24:1-8.

170. Ramesh C, PaiV, PatilN, et al. Effectiveness of massage therapy on post-operative outcomes among patients undergoing cardiac surgery: a systematic review. *IntJ Nurs Sci*. 2015;2:304-312.

171. Boitor M, Gélinas C, Richard-Lalonde M, et al. The effect of massage on acute postoperative pain in critically and acutely Ill adults post-thoracic surgery: systematic review and meta-analysis of randomized controlled trials. *Heart Lung*. 2017;46:339-346.

172. Byrd, RC. Positive therapeutic effects of intercessory prayer in a coronary care unit population. *Sout MedJ*. 1988;81:826-829.

173. Harris WS, Gowda M, Kolb JW, et al. A randomized, controlled trial of the effects of remote, intercessory prayer on outcomes in patients admitted to the coronary care unit. *Arch Intern Med*. 1999;159:2273-2278.

174. Hodge D. A systematic review of the empirical literature on intercessory prayer. *Res Soc Work Pract*. 2007;17:174-187.

175. *What Is Asthma?* National Heart, Lung, and Blood Institute. 2014. Available at: http://www.nhlbi.nih.gov/health-topics/asthma/. Accessed November 25, 2018.

176. Prem V, Sahoo RC, Adhikari P. Effect of diaphragmatic breathing exercise on quality of life in subjects with asthma: a systematic review. *Physiother Theory Pract*. 2013;29(4):271-277.

177. Lehrer PM. Emotionally triggered asthma: a review of research literature and some hypotheses for self-regulation therapies. *Appl Psychophysiol Biofeedback*. 1998;23:13-41.

178. Xu X, Wang H, Zhang Z, et al. Effect of massage therapy on pulmonary functions of pediatric asthma: a systematic review and meta-analysis of randomized controlled trials. *Eur J Integr Med*. 2016;8:98-105.

179. Löwhagen O, Bergqvist P. Physiotherapy in asthma using the new Lotorp method. *Complement Ther Clin Pract*. 2014;20: 276-279.

180. Hondras MA, Linde K, Jones AP. Manual therapy for asthma (review). *Cochrane Database Syst Rev*. 2009;(2):CD001002.

181. Freitas DA, Holloway EA, Bruno SS, et al. Breathing exercises for adults with asthma. *Cochrane Database Syst Rev*.

2013;(10):CD001277.

182. Bruurs M, van der Giessen L, Moed H. The effectiveness of physio- therapy in patients with asthma: a systematic review of the literature. *Respir Med*. 2013;107:483-494.

183. Cramer H, Posadzki P, Dobos G, et al. Yoga for asthma: a systematic review and meta-analysis. *Ann Allergy Asthma Immunol*. 2014; 112:503-510.

184. Lin H, Lin H, Yu H, et al. Tai-Chi-Chuan exercise improves pulmonary function and decreases exhaled nitric oxide level in both asthmatic and nonasthmatic children and improves quality of life in children with asthma. *Evid Based Complement Alternat Med*. 2017;2017:6287642.

185. Sharma M, Haider T. Tai Chi as an alternative and complementary therapy for patients with asthma and chronic obstructive pulmonary disease. *J Evid Based Complementary Altern Med*. 2013; 18(3):209-215.

186. Pbert L, Madison J, Druker S, et al. Effect of mindfulness training on asthma quality of life and lung function: a randomised controlled trial. *Thorax*. 2012;67(9):769-776.

187. Sliwka A, Wloch T, Tynor D, et al. Do asthmatics benefit from music therapy? A systematic review. *Complement Ther Med*. 2014; 22:756-766.

188. Liu C, Chien L. Efficacy of acupuncture in children with asthma: a systematic review. *Ital J Pediatr*. 2015;41(48):1-9.

189. Yang Y, Chen H, Wang Y, et al. Considerations for use of acupuncture as supplemental therapy for patients with allergic asthma. *Clin Rev Allergy Immunol*. 2012;44(3):254-261.

190. Shergis J, Wu L, Zhang A, et al. Herbal medicine for adults with asthma: a systematic review. *J Asthma*. 2016;53(6):650-659.

191. Chan P, To C, Chan E, et al. A randomized placebo-controlled trial of traditional Chinese medicine as an add-on therapy to oral montelukast in the treatment of mild persistent asthma in children. *Complement Ther Med*. 2016;29:219-228.

192. Martineau AR, Cates CJ, Urashima M, et al. Vitamin D for the management of asthma. *Cochrane Database Syst Rev*. 2016;(9): CD011511.

193. Kohn CM, Paudyal P. A systematic review and meta-analysis of complementary and alternative medicine in asthma. *Eur Respir Rev*. 2017;26:160092.

194. Bime C, Wei CY, Holbrook J, et al. Association of dietary soy genistein intake with lung function and asthma control: a post-hoc analysis of patients enrolled in a prospective multicentre clinical trial. *Prim Care Respir J*. 2012;21(4):398-404.

195. Wood LG, Garg ML, Blake RJ, et al. Airway and circulating levels of carotenoids in asthma and healthy controls. *J Am Coll Nutr*, 2005;24(6):448-455.

196. Wood LG, Garg ML, Smart JM, et al. Manipulating antioxidant intake in asthma: a randomized controlled trial. *Am J Clin Nutr*. 2012;96(3):534-543.

197. Protudjer JL, Sevenhuysen GP, Ramsey CD, et al. Low vegetable in- take is associated with allergic asthma and moderate-to-severe airway hyperresponsiveness. *PediatrPulmonol*. 2012;47(12):1159-1169.

198. Agrawal S, Pearce N, Ebrahim S. Prevalence and risk factors for self-reported asthma in an adult Indian population: a cross-sectional survey. *IntJ Tuberc Lung Dis*. 2013:17(2):275-282.

199. Tsai HJ, Tsai AC. The association of diet with respiratory symptoms and asthma in schoolchildren in Taipei, Taiwan. *J Asthma*. 2007;44(8):599-603.

200. YusoffNA, Hampton SM, Dickerson JW, et al. The effects of exclusion of dietary egg and milk in the management of asthmatic children: a pilot study. *JR Soc Promot Health*. 2004;124(2):74-80.

201. Ries AL. Position paper of the American Association of Cardiovascular and Pulmonary Rehabilitation: Scientific basis for pulmonary rehabilitation.*J Cardiopulm Rehab*. 1990;10:418-444.

202. Troosters T, Casaburi R, Gosselink R, et al. Pulmonary rehabilitation in chronic obstructive pulmonary disease. *Am J Respir Crit Care Med*. 2005;172(1):19-38.

203. Nici L, Donner C, Wouters et al. American Thoracic Society/European Society Statement on Pulmonary Rehabilitation. *Am J Respir Crit CareMed*. 2006;173:1390-1413.

204. Nici L, LimbergT, Hilling L, et al. Clinical competency guidelines for pulmonary rehabilitation professionals: American Association of Cardiovascular and Pulmonary Rehabilitation position statement.*J Cardiovasc Pulm Rehabil Prev*. 2007;27(6):355-358.

205. RiesAL, BauldoffF, Carlin B, et al. Pulmonary rehabilitation: Joint ACCP/AACVPR evidence-based clinical practice guidelines. *Chest*. 2007;131(Suppl 5):4S-42S.

206. Walda IC, Tabak C, Smit HA, et al. Diet and 20-year chronic obstructive pulmonary disease mortality in middle-aged men from three European countries. *Eur J Clin Nutr*. 2002;56(7):638-643.

207. VarrasoR, Jiang R, Barr RG, et al. Prospective study of cured meats consumptions and risk of chronic obstructive pulmonary disease in men. *Am J Epidemiol*. 2007;166(12):1438-1445.

208. Jiang R, Paik DC, Hankinson JL, et al. Cured meat consumption, lung function, and chronic obstructive pulmonary disease among United States adults. *Am J Respir Crit Care Med*. 2007;175(8): 798-804.

209. Keranis E, Makris D, Rodopoulou P, et al. Impact of dietary shift to higher-antioxidant foods in COPD: a randomized trial. *Eur Respir J*. 2010;36(4):774-780.

210. Norweg A, Collins EG. Evidence for cognitive-behavioral strategies improving dyspnea and related distress in COPD. *IntJ Chron Obstruct Pulmon Dis*. 2013;8:439-451.

211. Farver-Vestergaard I, Jacobsen D, Zachariae R. Efficacy of psychosocial interventions on psychological and physical health outcomes in chronic obstructive pulmonary disease: a systematic review and meta-analysis. *Psychother Psychosom*. 2015;84:37-50.

212. Renn BN, Hundt NE, Sansgiry S, et al. Integrated brief cognitive behavioral therapy improves illness intrusiveness in veterans with chronic obstructive pulmonary disease. *Ann Behav Med*. 2018;52: 686-696.

213. Lewis A, Cave P, Stern M, et al. Singing for Lung Health—a systematic review of the literature and consensus statement. *NPJ Prim Care Respir Med*. 2016;26:16080.

214. Skingley A, Clift S, HurleyS, et al. Community singing groups for people with chronic obstructive pulmonary disease: participant perspectives. *Perspect Public Health*. 2018;138:66-75.

215. McNamara RJ, Epsley C, Coren E, et al. Singing for adults with chronic obstructive pulmonary disease (COPD). *Cochrane Database Syst Rev*. 2017;12:CD012296.

216. Fulambarker A, Farooki B, Kheir F, et al. Effect of yoga in chronic obstructive pulmonary disease. *Am J Ther*. 2012;19:96-100.

217. Glasscoe CA, Quittner AL. Psychological interventions for people with cystic fibrosis and their families (review). *Cochrane Database Syst Rev*. 2009;(3):CD003148.

218. Frenkel M, Slater R, Sapire K, et al. Complementary and integrative medicine in lung cancer: questions and challenges. *J Altern Complement Med*. 2018;24(9-10):862-871.

219. Zhang L, Wang S, Chen H, et al. Tai Chi exercise for cancer-related fatigue in patients with lung cancer undergoing chemotherapy: a randomized controlled trial. *J Pain Symptom Manag*. 2016;51(3): 504-511.

220. Chen H, Li S, ChoW, et al. The role of acupoint stimulation as an adjunct therapy for lung cancer: a systematic review and meta-analysis. *BMC Complement Altern Med*. 2013;13(362):1-14.

221. Shen C, Yang L. The effects of acupressure on meridian energy as well as nausea and vomiting in lung cancer patients receiving chemotherapy. *Biol Res Nurs*. 2017;19(2):145-152.

222. MinchomA, Punwani R, Filshie J, et al. A randomised study comparing the effectiveness of acupuncture or morphine versus the combination for the relief of dyspnoea in patients with advanced non-small cell lung cancer and mesothelioma. *Eur J Cancer*. 2016; 61:102-110.

223. Lai Y, Su J, Qiu P, et al. Systematic short-term pulmonary rehabilitation before lung cancer lobectomy: a randomized trial. *Interact Cardiovasc Thorac Surg*. 2017;25(3):476-483.

224. Wu W, Wang S, Ling W, et al. Morning breathing exercises prolong lifespan by improving hyperventilation in people living with respi- ratory cancer. *Medicine*. 2017;96(2):e5838.

225. Li S, Chen H, Ou-Yang C, et al. The efficacy of Chinese herbal medicine as an adjunctive therapy for advanced non-small cell lung cancer: a systematic review and meta-analysis. *PLoS One*. 2013; 8(2):e57604.

226. Howlader N, Noone AM, Krapcho M, et al, eds. *SEER Cancer Statistics Review*, 1975-2011. National Cancer Institute; 2014. Available at: http://seer.cancer.gov/csr/1975_2011/.

227. Riso P, Martini D, Moller P, et al. DNA damage and repair activity after broccoli intake in young healthy smokers. *Mutagensis*. 2010; 25(6):595-602.

228. Han Y, Wang H, Xu W, et al. Chinese herbal medicine as maintenance therapy for improving the quality of life for advanced non-small cell lung cancer patients. *Complement Ther Med*. 2016; 24:81-89.

229. Jiang Y, Liu L, Shen L, et al. Traditional Chinese medicine treatment as maintenance therapy in advanced non-small-cell lung ancer: a randomized controlled trial. *Complement Ther Med*. 2016;24:55-62.

230. Liao Y, Li C, Lin C, et al. Traditional Chinese medicine as adjunctive therapy improves the long-term survival of lung cancer patients. *J Cancer Res Clin Oncol*. 2017;143(12):2425-2435.

231. Li T, Yu Y, Tsai F, et al. Characteristics of Chinese herbal medicine usage and its effect on survival of lung cancer patients in Taiwan. *J Ethnopharmacol*. 2018;213:92-100.

232. Shen H, Wen S. Effect of early use of Chinese herbal products on mortality rate in patients with lung cancer. *J Ethnopharmacol*. 2018;211:1-8.

233. Sola I, Thompson EM, Subirana Casacuberta M, et al. Non-invasive interventions for improving well-being and quality of life in patients with lung cancer (review). *Cochrane Database Syst Rev*. 2009;(1):CD004282.

234. Deng G, Rausch S, Jones L, et al. Complementary therapies and integrative medicine in lung cancer: diagnosis and management of lung cancer, 3rd ed: American College of Chest Physicians evidence based clinical practice guidelines. *Chest*. 2013;143(Suppl 5): e420S-e436S.

235. Vainshelboim B, Oliveira J, Yehoshua L, et al. Exercise training-based pulmonary rehabilitation program is clinically beneficial for idiopathic pulmonary fibrosis. *Respiration*. 2014;88(5):378-388.

236. Dowman L, McDonald C, Hill C, et al. The evidence of benefits of exercise training in interstitial lung disease: a randomised controlled trial. *Thorax*. 2017;72(7):610-619.

237. Yang Y, Zengtao S, Liqing S, et al. Effects of Feiwei granules in the treatment of idiopathic pulmonary fibrosis: a randomized and placebo-controlled trial. *J Tradit Chin Med*. 2016;36(4): 427-433.

238. Dowman L, Hill CJ, Holland AE. Pulmonary rehabilitation for interstitial lung disease. *Cochrane Database Syst Rev*. 2014;(10): CD006322.

239. Gaunaurd I, Gomez-Marin O, Ramos C, et al. Physical activity and quality of life improvements of patients with idiopathicpulmonary fibrosis completing a pulmonary rehabilitation program. *Respir Care*. 2014;59(12):1872-1879.

240. Fredericks S, Yau T. Clinical effectiveness of individual patient edu cation in heart surgery patients: a systematic review and meta-analysis. *IntJ Nurs Stud*. 2017;65:44-53.

241. Reinhold T, Brinkhaus B, Willich S, et al. Acupuncture in patients suffering from allergic asthma: is it worth additional costs? *JAltern Complement Med*. 2014;20(3):169-177.

242. Brinkhaus B, Roll S, Jena S, et al. Acupuncture in patients with allergic asthma: a randomized pragmatic trial. *JAltern Complement Med*. 2017;23(4):268-277.

243. Elseify M, Mohammed N, Alsharkawy A, et al. Laser acupuncture in treatment of childhood bronchial asthma. *J Complement Integr Med*. 2013;10(1):199-203.

244. Karlson G, Bennicke P. Acupuncture in asthmatic children: a prospective, randomized, controlled clinical trial of efficacy. *Altern Ther Health Med*. 2013;19(4):13-19.

245. Chan C, Lee S, Lo K, et al. Tian Jiu therapy for the treatment of asthma in adult patients: a meta-analysis.*JAltern Complement Med*. 2015;21(4):200-207.

246. Bang M, Chang S, Kim J, et al. Pharmacopuncture for asthma: a systematic review and a meta-analysis of randomized controlled trials. *Eur J Integr Med*. 2017;11:6-17.

247. Heneghan NR, Adab P, Balanos GM, et al. Manual therapy for chronic obstructive airways disease: a systematic review of current evidence. *Man Ther*. 2012;17:507-518.

248. Cruz-Montecinos C, Godoy-Olave D, Contreras-Briceno FA, et al. The immediate effect of soft tissue manual therapy intervention on lung function in severe chronic obstructive pulmonary disease. *Int J Chron Obstruct Pulmon Dis*. 2017;12:691-696.

249. Zanotti E, Berardinelli P, Bizzarri C, et al. Osteopathic manipulative treatment effectiveness in severe chronic obstructive pulmonary disease: a pilot study. *Complement Ther Med*. 2012;20:16-22.

250. Polat H, Ergüney S. The effect of reflexology applied to patients with chronic obstructive pulmonary disease on dyspnea and fatigue. *Rehabil Nurs*. 2017;42:14-21.

251. Wang J, LiJ, Yu X, et al. Acupuncture therapy for functional effects and quality of life in COPD patients: a systematic review and meta- analysis. *BiomedRes Int*. 2018;2018:3026726.

252. Guo JB, Chen BL, Lu YM, et al. Tai Chi for improving cardiopulmonary function and quality of life in patients with chronic obstructive pulmonary disease: a systematic review and meta-analysis. *Clin Rehabil*. 2016;30:750-764.

253. Polkey MI, Qiu ZH, Zhou L, et al. Tai Chi and pulmonary rehabilitation compared for treatmentnaive patients with COPD: a randomized controlled trial. *Chest*. 2018;153:1116-1124.

254. Li C, Liu Y, Ji Y, et al. Efficacy of yoga training in chronic obstructive pulmonary disease patients: a systematic review and meta-analysis. *Complement Ther Clin Pract*. 2018;30:33-37.

255. Gupta A, Gupta R, Sood S, et al. Pranayam for treatment of chronic obstructive pulmonary disease: results from a randomized, controlled trial. *Integr Med (Encinitas)*. 2014;13:26-31.

25

患者教育

作者：Meredith Baker–Rush   Kelly Hawthorne
译者：乌汗娜
校对：刘泽龙

本章目录

关键词

教育
健康素养
资源
有效性

学习需求评估
健康
健康行为
学习理论

健康结局
方法

引言

《物理治疗师实践指南》指出，为患者提供相关指导是物理治疗的三大干预措施之一[1]。在心肺物理治疗中，选择有效的干预措施应基于患者的生理评估结果。同样，选择有效的指导和教育方法也应基于患者的学习需求评估[2]。患者教育的总体目标是让患者在自我照护实践中形成健康行为习惯，从而促进健康、幸福和自我照护独立行为。对心肺系统疾病患者进行教育是物理治疗师面临的一项重大挑战。患者教育干预措施的范围很广泛，包括向住院患者传授心脏疾病危险因素知识、为哮喘儿童设计一套能在社区开展的运动训练课程等。应对这一挑战很重要，因为患者教育的益处包括降低医疗成本、减少功能障碍、增强患者决策能力、增加患者知识储备以及提高生活质量。此外，物理治疗师需要与其他医疗专业人员密切沟通，确保患者有机会在治疗过程中知情并做出选择。如果无法进行有效患者教育，则可能会失去这个机会。

本章的总体目标是使临床医师了解有效患者教育的原则和实践方法。为此，我们给出了患者教育定义，介绍了相关的学习理论，并举例说明它们与心肺系统疾病患者教育的关系，描述了患者学习需求评估和患者教育的方法。评估患者教育的有效性是非常重要的，因此我们还提出了评估有效性的方法。最后，我们对跨专业协作的注意事项和教育资源进行了讨论。

患者教育定义

物理治疗师认为，患者教育是患者照护的重要的组成部分[3]。文献报道指出，物理治疗师的教育也得到了患者的高度重视[4]。1996 年美国医学图书馆协会消费者和患者健康信息部（The Consumer and Patient Health Information Section of the Medical Library Association）将患者教育定义为"由医疗专业人员发起的一项有计划的活动，其目的是传授知识、态度和技能，具体目标是改变行为、增加治疗依从性，从而改善健康状况[5]。"

患者教育与其他类型教育不同。由于经济和地域障碍，患者可能无法或只能很有限地获得受教育机会，还可能因为急性疾病而缺乏幸福感，从而使学习变得更加困难。在患者教育中，教育者和学习者间的关系可能是等级制的——医疗权威机构指导非专业人员。学习者的情绪状态可能是恐惧或焦虑的，这取决于具体医疗情况。时间上的限制（如住院时长或门诊预约时长）会对患者教育有直接影响。物理治疗师和患者的文化背景可能不同。此外，学习者的健康素养可能有限。这些因素中的任何一个都会导致学习障碍。物理治疗师的责任不仅在于评估患者的学习准备状态与学习能力，还包括让家属参与到教育过程中。

目标

患者教育的总体目标是实现持久的认知改善，从而促进患者个人和群体健康行为发生积极改变。在大多数情况下，物理治疗师必须在教育过程中达到这一目标。教育过程包括患者学习需求的评估；确定可衡量的、现实的目标；计划和实施患者教育及有效性评估。框 25.1 列举了患者教育学习目标的示例。

框 25.1　患者教育目标
1. 改善医患关系
2. 增加疾病健康知识
3. 增强患者物理治疗依从性
4. 降低医疗成本
5. 提高自我效能
6. 提高做出正确健康管理选择的能力
7. 改善患者预后（如生活质量、活动能力等）

实现这些目标能为患者带来一系列的益处，包括缩短住院时间[6]、减少焦虑[7]、增加健康相关知识[8]、提高生活质量[9]、改善治疗反应和提高治疗依从性[10]。已证实，患者教育能为患者赋能，使患者更加积极地接受治疗[11]。在治疗中接受过教育的患者能够成为医疗系统中"明智的消费者"，且更易适应疾病导致的生活方式改变。受过教育的患者能够理解自身行为和选择对健康的影响。

学习理论：心肺疾病患者教育相关概念

20 世纪的行为科学家提出了多种学习理论和模型，试图解释人类行为的复杂性。随后，专门针对健康行为的模型应运而生。尽管对这些模型的全面讨论超出了本章范围，但我们还是在本章末尾罗列了相关参考文献列表（见参考书目）。接下来，将讨论 3 个理论概念，旨在从学习理论基础上为临床医师提供患者教育实践的理论依据。这 3 个概念分别为：社会-认知理论（social-cognitive theory）、健康-信念模型（health-belief model）和行为-矫正法（behavior-modification approach）。

1986 年 Bandura[12] 提出的社会-认知理论认为，人类行为可通过以下关键因素来解释和预测：激励、结局预期和效能期望［参阅 YouTube 上

Bandura's Social Cognitive Theory: An Introduction］。例如，近期心肌梗死患者认为遵循运动训练计划很有价值（激励）。如果这类患者认为目前久坐不动的生活方式对健康构成威胁，就会尝试进行运动训练。这些患者还相信运动训练能减少这种威胁（结局预期），且他们有能力执行训练计划（效能期望）。结局预期和效能期望直接关系到患者对其能力的信念感与成功结局的关系。因此，从本质上讲，随着时间的推移，行为会受到对产生类似结果期望的影响。

要在特定环境中胜任工作，就要相信自己有达到一定水平的能力。Bandura 将这种信念称为"自我效能"[13]。他认为，自我效能影响行为的方方面面，包括学习新技能和限制或停止当前行为。自我效能有以下 4 个主要决定因素。

- 成就表现，这是最主要的决定因素，是指执行并掌握所期望的行为任务，从而提高自我效能。
- 替代体验，即通过观察他人行为来学习，尤其是具有明确的、有获益结果的行为。
- 言语劝说。
- 个人生理状态，因为它与完成某一特定任务的感知能力相关。

例如，当患者成功完成多次训练（成就表现），通过咨询其他计划完成者如何处理呼吸困难（替代体验），从工作人员处获取节能技术咨询（言语劝说），并注意到运动前血氧饱和度达到 95%（生理状态）时，呼吸康复项目可提高患者自我效能。

20 世纪 50 年代初发展起来的健康 – 信念模型认为，患者在以下情况下会采取健康行动：认为自己有患病风险；认为一旦患病，就会对生命构成严重威胁；渴望避免疾病，并相信某些行动可预防或减轻疾病严重性；认为采取健康行动的威胁性小于疾病本身[14]。这个模型最初是为了了解为什么大多数人没有通过预防性管理或筛查来早期发现疾病。随后的研究使用该模型分析高血压、哮喘和糖尿病患者对治疗方案的依从性[15]。健康 – 信念模型表明，在此背景下，一些刺激或"行动提示"是启动决策过程所必需的，可以是内源性的（如持续性咳嗽）或外源性的。一旦行为开始，人口学、结构、个人和社会因素都会

影响该行为。此外，感知到的障碍（即不良不良反应）可能会限制或阻止推荐的行为。

行为 – 矫正法源于操作性学习理论，包括惩罚法和特定行为关系技术[16]。这种方法的关键是，个人行为可逐渐形成，以满足预期目标。根据 1990 年 Becker 的说法，行为 – 矫正法通常遵循总体计划："发现问题；用行为术语描述问题；选择具体目标行为；确定行为前因和后果；设定行为目标；设计和实施行为改变计划；评估计划[17]。"此计划类似于物理治疗师用来实现最佳结局的患者管理模式[1]。物理治疗师评估患者，从功能角度描述问题（评估和诊断），制订短期和长期功能目标，设计满足目标的训练计划（预后），实施计划（干预），并重新评估患者。这些相似之处有助于物理治疗师使用行为 – 矫正法。

健康管理合同（health care contracts）有利于行为 – 矫正法的实施，示例见框 25.2。合同应是现实、可衡量和可更新的[18]。在合同中应写明具体目标、时间范围、行为和意外情况。临床医师需和患者进行讨论，然后签署合同。可使用正向和负向干预促进患者预期行为。理想情况下，一旦合同到期，患者就会感到有自我能力，且可在无外部干预情况下继续进行

框 25.2　健康管理合同

日期：

合同目标：（将达到的具体结局）。

本人，（患者姓名），同意（详细描述所需行为、时间和频率限制），以获得（根据所需行为的完成情况而获得的积极结果；行为的时间和方式）。

本人，（服务提供者姓名），同意（详细描述所需行为、时间和频率限制）。

（可选）本人（其他关系人姓名），同意（详细描述所需行为、时间和频率限制）。

（可选）不良后果：（因未能达到最低合同要求而干预失败）。

我们将在（日期）审核本协议条款，并进行必要的修改。我们在此同意遵守上述合同条款。

签名：（患者）。

签名：（其他关系人）。

签名：（服务提供者）。

合同生效日期：从［日期］至［日期］。

摘自 Janz NK, Becker MH, Hartman PE. Contingency contracting to enhance patient compliance: A review. *Patient Edu Couns.* 1984;5:165–178.

预期行为。

以需求为导向的患者教育方法

　　制订患者教育计划的核心在于对患者进行全面的评估。患者教育过程需对患者和家属进行评估，包括对患者和家属社会心理、社会经济、教育、职业和文化素养等方面的了解[19]。通过评估患者的教育需求可帮助物理治疗师确定患者需要学习的内容，以满足认知和行为教学目标。评估还能改善医患关系，并使学习个体化。

学习需求评估

工具

　　美国物理治疗师协会，物理治疗教育认证委员会在 Normative Model of Physical Therapist Professional Education: Version 2004 中要求，物理治疗师在毕业时必须具备"使用与学习者需求和文化背景相适应的教学方法以更有效的进行教育"的能力[20]。学习需求可通过多种方法来评估，包括与患者和家属的访谈、问卷调查、笔试和观察患者表现[21]。访谈允许物理治疗师提问，以确定患者对疾病的看法，包括相关信念和态度。问卷和调查可与访谈结合使用，以记录患者对有关疾病具体问题的反应。开放式问题，如"疾病给您和家人带来的主要问题是什么？"会比多项选择形式获得更多信息。在开始教育前，书面测试有助于评估患者对疾病的掌握程度。这些测试还可发现患者在阅读、理解技能和健康素养方面的问题。通过观察患者的操作技能（如腹式呼吸），物理治疗师可以判断患者是否掌握了正确的技巧。物理治疗师还可在演示过程中向患者提问，以确定患者是否知道运动训练的原理。

评估内容

　　学习需求评估应涵盖以下 5 个主要方面：感知、认知、活动、情感和环境（框 25.3）。通过解决这些关键问题，物理治疗师能准确了解患者的学习能力、知识水平、实践技能、态度和文化背景的影响。

框 25.3	学习需求评估内容

感知
- 接收信息的能力（视觉、听觉和触觉）
- 对图表、数字、文字和图片的理解能力

认知
- 知识和分析技能
- 记忆力

活动
- 精细和粗大运动技能
- 身体适应能力和对疾病或刺激的反应

情感
- 态度
- 价值－信念体系
- 动力（学习意愿）
- 对整体健康的看法

环境
- 个人和社会资源
- 机构就诊次数
- 文化背景的影响（语言、习俗、角色、宗教和生活方式）

　　感知方面：评估学习者通过感官接收信息的能力。如果学习者视力、听力或触觉受损，指导者可能需要调整教育计划，以便学习者接收信息。指导者还需要评估学习者对数字、文字或图片等符号的理解能力，以确保教育材料的清晰性。

　　认知方面：评估学习者的知识水平和解决问题的能力。指导者要了解学习者已有的知识储备以及需要补充的内容。如果学习者存在记忆问题（如存在短期或长期记忆缺陷），指导者应在教育计划中增加提示和重复。

　　活动方面：评估学习者的精细和粗大运动技能和功能活动能力。指导者需了解患者生理状况是否会影响其参与特定教育活动的能力。例如，如果使用轮椅的患者希望参加支持小组，物理治疗师应确保活动场地适合轮椅进出。

　　情感方面：评估学习者的态度、信念和学习准备情况。了解学习者的价值－信念体系有助于指导者确定对其重要的内容，并加强学习动机。从没有疾病到健康状态有所提高，患者对健康的认知是不同的。指导者认为重要的知识可能并非患者关注的焦点。因此，及早确定患者的价值观可避免治疗师（和患者）后续的失落感。

　　环境方面：评估文化背景及个人和社会资源的影

响。对指导者来说，了解患者的生活方式、宗教、习俗、角色和主要语言是很重要的，以便制订个体化学习计划。

健康素养

健康素养不足可能会对患者教育和康复干预的有效性产生影响，尤其是在促进生活方式行为改变方面[22,23]。健康素养被定义为个人获取和理解健康信息，并运用这些信息维护和促进自身健康的能力[24]。具体来说，患者在阅读同意书、处方药信息、食品标签、康复说明和预约单、填写医疗保险表或审查健康管理账单时，都需要具备这些技能[25-27]。读取峰值流量计读数、了解 BMI、识别是否存在高血压，都需要具备一定的健康素养[28]。健康素养不足的表现，见框 25.4。健康素养不足会增加住院风险、医疗总成本和死亡率。研究表明，健康素养不足的患者更有可能出现 ADL 和工具性日常生活活动能力（instrumental activities of daily living，IADL）下降，因为身体健康状况不佳和疼痛会干扰其正常工作和活动[29]。在健康素养不足人群中，糖尿病、高血压、肥胖症、抑郁症状和体力活动受限的发生率更高。健康素养不足的老年人更容易出现心力衰竭、关节炎和多种慢性疾病，而且往往需要更复杂的医疗管理[29,30]。健康素养不足的患者对高血压、糖尿病和哮喘等疾病的了解较少[25]，这也是心力衰竭恶化的关键因素[31]。

健康素养还与患者对物理治疗的依从性相关，并最终影响其健康和医疗结局[32]。现有的心血管系统与呼吸系统研究表明，健康素养高的患者更有可能记录血糖测试结果[33]，用药依从性也更高[34]。COPD 患者若接受自我管理教育，可降低住院率[35]。评估成年患者健康素养水平的工具见表 25.1。

目标规划及优先等级

物理治疗师应为心血管系统与呼吸系统疾病患者制订干预目标，包括教育目标。干预目标通常描述功能结局（例如，"患者能够独立完成床椅转移"），且需用行为术语书写。教育目标也应如此。例如，"J 先生能保证为 J 夫人安全实施右下肺叩拍和体位引流"。行为必须是可观察和可评估的。活动技能可观察，知识技能可评估且安全。

将患者教育目标和其他干预目标进行排序可提高效率。简单通常是最好的，过多的任务会让患者不堪重负，甚至会让他们在开始前就灰心丧气。如果患者学习需求很大，建议：①将目标列表分组；②选择最重要的目标优先完成；③若反复失败，则应进行调整；④以患者每次的成功经历为基础，逐渐完成目标。

教育方法

患者教育影响因素

患者和家属教育受多种因素影响，是一项复杂的工作，包括语言能力、认知或语言障碍、文化多样性、学习风格、学习准备、环境、健康素养、心理情绪状态及疾病/障碍/残疾严重程度（表 25.2）。教育者可使用多种方法，如学习评估工具、与其他专业人员协作、与患者及家属晤谈。在制订患者教育计划时，可能会考虑"量"的概念。问问自己：患者需要多少？他们能承受多少？他们对这些信息了解多少？量是由多种因素决定的，并根据有效性进行评估。同样的概念也适用于教育和有效性。

关键要记住，教育需要学习者做好充分准备，并有充足动力。这些"新的"信息需要与之前发生的事件建立联系，以确定这些信息对未来是否有用。

方法选择

教育方法

对患者、家属和其他专业人员的教育是治疗中最具挑战性的部分之一。了解人们"如何"学习，"动

框 25.4	健康素养不足的表现

- 挂号或入院表格填写不完整或不准确
- 经常错过预约就诊时间
- 无法说出药物名称、解释药物用途或难以正确服药
- 缺乏转诊到其他医疗机构的后续随访
- 缺乏居家训练计划或疾病管理策略的后续随访

摘自 Weiss BD. *Health Literacy and Patient Safety: Help Patients Understand. Manual for Clinicians.* 2nd ed. Chicago, IL: American Medical Association and AMA Foundation; 2007.

表25.1   健康素养筛查和评估工具

测试	特点	优点	缺点
成人健康素养快速评估测试（Rapid Estimate of Adult Literacy in Medicine, REALM）	由66个条目组成 用于评估患者医疗环境中常用词汇的阅读能力 将健康素养技能分为4个阅读等级	完成仅需3~4分钟	测试不能区分9级以上的阅读水平 测试不能衡量对词汇的理解 只有英语版本
成人功能性健康素养测试（Test of Functional Health Literacy in Adults, TOFHLA）	健康素养测试"金标准" 包括50个阅读理解条目和17个数字能力测试 将患者的健康素养分为3个不同类别：足够、临界和不足	有英语、西班牙语，共14分 评估阅读水平和理解能力范围较广	完成需要22分钟
成人功能性健康素养测试—简版（Test of Functional Health Literacy in Adults, short Version, S-TOFHLA）	TOFHL简化版本 由两段评估阅读理解能力的段落组成 将患者的健康素养分为3个不同类别：足够、临界和不足 有助于识别阅读能力严重障碍患者	完成仅需7分钟 有英语、西班牙语，共14分	只能评估阅读理解能力
西班牙语成人健康素养简短评估（Short Assessment of Health Literacy for Spanish-Speaking Adults, SAHLSA）	基于REALM 评估西班牙语患者的健康素养 由50个单词组成，每个单词都有正确和不正确的含义 得分0~37表示健康素养不足	完成仅需5分钟	
健康素养关键指标测试量表（Newest Vital Sign, NVS）	阅读营养标签上的信息后回答6个问题，以评估阅读和计算能力	完成仅需3~5分钟 有英语、西班牙语版本；对识别健康素养不足具有很高灵敏度	
单项认知力筛查（Single-Item Literacy Screener, SILS）	提问："当您阅读说明书、小册子或其他书面材料时，是否需要其他人的帮助？" 患者从以下选项中选择1个：1—从不；2—很少；3—有时；4—经常；5—始终 得分≥2分表明健康素养不足	完成仅需不到1分钟	

摘自 Cutilli CC. Do your patients understand? *Orthop Nurs.* 2005;24（5）:372–377; Davis TC, Long SW, Jackson RH, et al. Rapid estimate of adult literacy in medicine: A shortened screening instrument. *Fam Med.* 1993;25（6）:391–395; Mancuso JM. Assessment and measurement of health literacy: An integrative review of the literature. *Nurs Health Sci.* 2009;11:77–89; *Parker RM, Baker DW, Williams MV, et al.* The test of functional health literacy in adults: Anew instrument for measuring patients' literacy skills. *J Gen Int Med.* 1995;10（10）:537–541; Baker DW, Williams MV, Parker RM, et al. Development of a brief test to measure functional health literacy. Patient Educ Couns . 1999;38（1）:33–42; Lee SY, Bender DE, Ruiz RE, et al. Development of an easy-to-use Spanish health literacy test. Health Serv Res. *2006;41(4 Pt 1):1392–1412; Weiss BD, Mays MZ, Martz W, et al.* Quick assessment of literacy in primary care: The newest vital sign. Ann Fam Med. 2005;3:514–522; Pfi zer. The Newest Vital Sign: Anew Health Literacy Assessment Tool for Health Care Providers. Available at: https://www.pfi zer.com/health/literacy/public-policy-researchers/nvs-toolkit ; and Morris NS, MacLean CD, Chew LD, et al. The single-item literacy screener: Evaluation of a brief instrument to identify limited reading ability. *BMC Fam Pract.* 2006;7(1):21.

力是什么"及患者学习的"最佳"方式，这些都是教育成功与否的关键要素。在理解教学方法前，必须讨论和理解如何学习，并确定影响因素。学习的许多基础在于理论。本章只选择几个理论作为参考，但读者应进一步学习和研究，以获得更多的知识。表25.3和25.4为多种学习理论和参考文献。

学习者类型

我们每个人的学习方法都不相同，每个人都有不同的偏好及分享新信息的方式（例如口头、视觉）。

表 25.2 患者教育影响因素

影响因素	定义	参考文献
语言能力	患者使用语言（说、读、写）的能力	
认知障碍	在回忆、学习新事物、注意力或影响日常生活决策方面存在缺陷。在特定范围内，缺陷的严重程度会有所不同	https://www.cdc.gov/aging/ pdf/cognitive_impairment/ cogimp_poilicy_fi nal.pdf
特殊语言障碍	一种语言障碍，但无听力障碍 / 丧失和其他发育迟缓 也称为"发育性语言障碍"	https://www.nidcd.nih.gov/ health/specifi c-language- impairment
文化多样性	在群体、地区或环境中，存在不同种族、民族和国家背景	
学习准备度	个体寻求新知识并根据所获得的新信息改变行为的可能性	
心理 – 情绪状态	患者的情感特征、性格、经历和兴趣，能够解释和影响患者的行为	
严重程度（疾病 / 障碍 / 残疾）	这可能会影响服务、治疗、管理、随访等方面的教育需求量和频率。康复进程需不断评估教育需求和量、患者学习动机、接受新信息的准备情况及前面讨论的因素	
物理环境	环境的物理条件条件（如照明、噪声、隐私）	

表 25.3 学习理论

理论	创始人	原则或宗旨	参考文献
教育学	Malcolm Knowles	①自我概念开始时依赖，进而发展到自主学习；②经验为学习新事物提供参考和基础；③学习准备度是具有适应性的；④学习重点从以个体为中心转变为以表现为中心	Knowles MS. *The Modern Practice of Adult Education: Andragogy Versus Pedagogy*. New York, NY: Association Press; 1970 Knowles MS. *The Adult Learner: A Neglected Species*. Houston, TX: Gulf; 1973 Knowles MS. Andragogy, not pedagogy. *Adult Learn*. 1968;16(10):350–352, 386 Knowles MS. *Informal Adult Education*. New York, NY: Association Press; 1950 Knowles MS, Knowles HF. *How to Develop Better Leaders*. New York, NY: Association Press; 1955 Knowles MS, Knowles HF . *Introduction to Group Dynamics*. Chicago, IL: Association Press; 1959. Revised edition 1972 published by Cambridge Books Knowles MS. Andragogy. Not pedagogy. *Adult Leadership*. 1968;16(10):350–352, 386 Knowles MS. *A History of the Adult Education Movement in the USA*. New York, NY: Krieger; 1962. A revised edition was published in 1977 Knowles MS. *The Adult Education Movement in the United States*. New York, NY: Holt, Rinehart, and Winston; 1962 Knowles MS. *The Modern Practice of Adult Education: Andragogy Versus Pedagogy* . New York, NY: Association Press; 1970 Knowles MS. *Self-Directed Learning: A Guide for Learners and Teachers*. Englewood Cliffs, CA: Prentice Hall/Cambridge; 1975

续表

理论	创始人	原则或宗旨	参考文献
教育学	Malcolm Knowles		Knowles MS. *The Adult Education Movement in the United States.* Rev. ed. Malabar, FL: Krieger; 1977 Knowles MS. *The Modern Practice of Adult Education: From Pedagogy to Andragogy.* Chicago, IL: Follet Publishing, Association Press; 1980 Knowles MS. *The Adult Learner: A Neglected Species.* 3rd ed. Houston, TX: Gulf; 1984 Knowles MS. *Andragogy in Action: Applying Modern Principles of Adult Education.* San Francisco, CA: Jossey Bass; 1984 Knowles MS. *Using learning contracts.* San Francisco, CA: Jossey-Bass; 1986 Knowles MS. *The Making of an Adult Educator: An Autobiographical Journey.* San Francisco, CA: Jossey-Bass; 1989 Knowles MS. *The Adult Learner: A Neglected Species.* Rev ed. Houston, TX: Gulf Publishing Company; 1990 Knowles MS. Adult learning. In Craig RL, ed. *The ASTD Training and Development Handbook: A Guide to Human Resource Development.* 4th ed. New York, NY: McGraw-Hill; 1996.
转化学习	Jack Mezirow	10 个步骤，帮助学习者通过反思对经历进行理解或增加体验意义，包括理解和改变经验观点的过程，尝试新任务并从过去经验中整合知识	http://citeseerx.ist.psu.edu/viewdoc/download?do=10.1.1.463.1039&rep=rep1&type=pdf
经验型学习	David Kolb	体验式学习和反思式学习	https://digitalcommons.unomaha.edu/cgi/viewcontent.cgi?article=1123&context=slceslgen https://learningfromexperience.com/downloads/research-library/the-kolb-learning-style-inventory-4-0.pdf http://med.fau.edu/students/md_m1_orientation/M1%20Kolb%20Learning%20Style%20Inventory.pdf
Erickson 发展阶段	Erickson	参见表 25.4	https://www.slideshare.net/marysuemakin/erik-erikson-stages-of-development

表 25.4 Erickson 发展阶段

年龄（岁）	阶段	心理社会危机	心理社会优势	环境影响
1	婴儿期	信任 vs 不信任	期望	母亲的
2~3	幼儿期	自主 vs 羞耻心和怀疑	意志力	父母及成年监护人
4~5	学龄前期	主动 vs 内疚	目的性	父母，家人和朋友
6~11	儿童期	勤奋 vs 自卑	能力	学校
12~18	青少年期	自我同一性 vs 角色混淆	忠诚	同龄人
18~35	青年期	亲密 vs 孤独	爱	配偶、恋人、朋友
35~65	中年期	生育 vs 自我专注	关怀	家庭、社会
65 以上	老年期	自我调整 vs 绝望	智慧	全人类

尽管所需方法偶有不同，但大多数方法在特定医疗模式中往往可保持一致。通过了解患者的学习偏好，医疗专业人员能更好地为每位患者及家属确定首选的指导方法。

许多工具可用于帮助确定首选学习方式，包括患者自我报告、调查、观察和访谈等。Kolb[36]在1984年开发了一种学习风格问卷（learning style inventory，LSI），定义了4种学习风格（即反思者、理论家、实用主义者和行动主义者），请参阅框25.5。

Fleming和Mills[37]在2002年提出了一种专注于感觉系统的学习风格理论，称为VARK。首字母缩写VARK代表用于学习的感觉系统：视觉（V）、听觉（A）、读或写（R）和动觉（K）。重要的是，许多人可能有多种模式的学习风格。该理论也考虑到了这一点。请参阅 http://vark-learn.com/?English/index_asp。

学习需求评估调查（框25.5）有助于根据自我报告确定患者"最佳学习"选择。这使临床医师能够选择最适合特定患者或小组的教育方法。患者可自行选择他们认为具有最大潜力的教学方法。但需要注意的是，患者的认知或沟通能力会受到影响，进而影响最佳学习方法的确定。因此，问卷调查、观察及与家属、照护者和其他与患者打交道的专业人员交流，有助于确定更全面的学习评估。

获取患者和家属相关信息的创造力是非常重要的。获取信息的方式可以深入了解患者是如何学习和成长的。例如，与患者（或照护者）讨论他们的爱好及他们为何有此爱好。他们是否通过阅读相关书籍、观看视频或参加课程来了解这些爱好[32]。

临床医师在选择有助于特定患者或小组的最佳学习教育方法时，需考虑患者和照护者的健康素养水平。患者可自行选择具有最大学习潜力的可用方法。为实现已经设定的教育目标，可能需要多种方法。如果患者不确定选择哪种方法，治疗师可根据患者其他信息（如感官缺陷、健康素养水平等）进行选择。

调查问卷通常需要定期更新，以确保包含所有可使用的方法，并删除已停用的方法。此外，物理治疗师应评估学习材料的可读性、年龄适宜性、内容准确性、目标受众和清晰度[19]。美国糖尿病协会（American Diabetes Association，ADA）和美国心脏协会（American Heart Association，AHA）也对书面材料进行了审查，以确保其可读性、用词及明确的行为推荐[38]。有关患者教育材料的指南请参阅框25.6，开发和评估患者教育印刷材料的资源请参阅框25.7。

框 25.5	Kolb 学习风格问卷及参考文献
Kolb A，Kolb D.《Kolb学习风格问卷3.1：2005年技术规范》	https://www.semanticscholar.org/paper/The-Kolb-Learning-Style-Inventory-%E2%80%94-Version-3-.-1-Lewin-Piaget/3c-fe53acc0eff44d736311d2402e9eadb2aa296f
Kolb A，Kolb D.《Kolb学习风格问卷4.0：理论、心理测量学、研究有效性和教育应用的综合指南》	https://learningfromexperience.com/downloads/research-library/the-kolb-learning-style-inventory-4-0.pdf
Kolb D. 学习风格问卷	http://med.fau.edu/students/md_m1_orientation/M1%20Kolb%20Learning%20Style%20Inventory.pdf

框 25.6	患者教育材料指南

- 避免使用不熟悉词语；使用简单明了的语言；短句中只使用单音节或双音节单词。
- 每行包括 40~50 个字符。
- 使用大字体（至少 14 号）；避免使用斜体、全大写字母和花哨的文字。
- 使用大量留白空间的布局。
- 材料应侧重于期望的行为，而不是医学事实。
- 避免使用蓝色、绿色和淡紫色，因为老年人很难区分这些颜色。
- 使用多种沟通形式来阐明书面概念，例如使用具有文化敏感性和个人相关性的图片。

摘自 Vanderhoff M. Patient education and health literacy. *PT.* 2005; 13(9):42–46; National Work Group on Literacy and Health. Communicating with patients who have limited literacy skills: Report of the National Work Group on Literacy and Health. *J Fam Pract.* 1998;46:168–176; Chang M, Kelly A. Patient education: addressing cultural diversity and health literacy issues. *Urol Nurs.* 2007;27(5):411–417; and Quick Guide to Health Literacy. U.S. Department of Health and Human Services. Office of Disease Promotion and Health Promotion. https://healthliteracycentre.eu/wp-content/uploads/2015/11/Quick-guide-to-health-literacy.pdf.

框 25.7	开发和评估患者教育印刷材料的资源

- 通俗语言
- 清晰且简单：为文化程度低的读者开发印刷材料
- 健康素养快速指南
- 老年人健康素养快速指南
- 指导手册：有效健康沟通的方法
- 作者指南——替代词汇表
- 如何编写低文化水平材料
- 作者指南——SMOG 可读性公式
- Fry 测试可读性公式
- Fry 可读性图表
- 换句话说……评估可读性：数字游戏的规则
- 为不断变化的世界而写作：为文化程度低的患者使用印刷材料

优缺点

　　每种教育方法都有自己的优缺点，表 25.5 列出了 13 种教育方法的主要优缺点。该表旨在帮助治疗师确定这些方法的最佳使用环境和人群。然而，这并不是一份全面的列表。事实上，有些健康教育挑战需要真正的创新方法。

　　另一种特殊方法是教授儿童身体和健康知识。1993 年，德克萨斯州儿童医院负责 CF 患儿治疗的跨学科小组为患儿及父母举办了 CF 教育日。这些孩子的年龄从 7~11 岁不等。为教授解剖学，制作了特殊的解剖学围裙。围裙上有真人大小的可拆卸器官，由填充布料制成。孩子们轮流穿着围裙，通过切除和替换围裙上的心、肺、肠和胰腺来识别和定位器官。

　　通过评估现有教育方法的优缺点，物理治疗师可以选择最优方法，并将其发挥到极致。物理治疗师必须考虑成本、设备、进度、人工、时间、场地、灵活性和可重复性。例如，数字录制或录像演示便于教育者安排、演示和重复，但购买成本高，且观看时需要昂贵的设备。

表 25.5　教育方法列表（除特殊注明外，包括成人和儿童）

类型	优点	缺点
阅读	患者可回顾查阅资料；指导者不费力	需指导者后续跟进，以帮助患者理解
讲座	对指导者来说，是一种非常省时的做法，性价比较高	互动性低，可能只是安抚而不是参与
演示	在学习中增加主观感受，允许解决和调整问题	指导者需熟练掌握所教授的技能
视频	能展示受限区域；可展示不常见、成本高昂且难以再现的内容；便携	非交互式；提供安抚而不是参与；需昂贵电子设备；很难保证质量
录音	便携；对视力受损学习者很有用	需要电子设备
小组讨论	能有效利用指导者时间；扩大真实生活体验范围；对部分学习者没有风险；提供相互支持	对个人关注不足；小组可能难以控制（例如，过于健谈、害羞、充满敌意）；需要较强协调能力
俱乐部、露营和休养所	利用社区和个人资源；只需较少专业投入和时间	与"小组讨论"相同；有迷信和虚假信息风险
个人指导	指导者可根据学生需要和愿望量身定制；更多一对一时间	对指导者来说，时间效率不高；可供借鉴经验有限
游戏和指导下活动	对儿童有帮助；减少焦虑；可重复；有趣；意想不到的经历可以带来新的理解和见解	安排场地和参与者较为困难
计算机程序	可互动，可自定节奏；信息量大；对指导者来说，时间充裕	昂贵；需要特殊设备和空间；需要专业人员
研讨会及工作坊	指导者和指导形式选择多样；可利用专家和社区资源库；可以广泛或狭窄地定制内容	昂贵；需要特殊日程和空间安排
角色扮演	允许试运行、解决问题和模拟体验	对一些患者来说，存在风险；可能会很耗时；指导者需要熟练掌握技术并处理对参与者的影响
口头和书面测试	可以为指导者提供证据，说明需要教给学生什么和已经学到了什么	需要一定读写能力和用品（如果是书面测试）；可能很耗时

内容

患者教育材料和计划的具体内容应根据受教育个人或小组的需求而定。必须强调的是,患者需求很可能会随时间发生变化,因此需要根据这些变化持续评估和提供教育。此外,教育内容还应考虑患者的健康素养、语言水平、年龄适宜性和信息清晰度。

心血管系统与呼吸系统疾病患者教育有许多共同主题,如框 25.8 所列。物理治疗师可根据这些主题核对,以探索适合特定心肺疾病的教育内容。尽管物理治疗师不负责所有这些主题的教学,但应熟悉医疗团队教授的所有主题。关于所有主题的教育材料由各医疗服务提供者、教育工作者和组织开发,并可供物理治疗师使用(请参阅本章后"跨专业注意事项和教育资源")。

例如,AHA 和美国肺脏协会以很低的成本或免费方式向医疗专业人员提供了许多心血管系统与呼吸系统相关的材料。国家公共卫生和地方社区服务机构也可提供印刷和视听材料。美国卫生与公共服务部有许多部门和机构负责健康教育和研究。相关资料可从华盛顿特区联邦消费者信息中心(或 www.hhs.gov)获取。

美国基督教青年会、美国基督教女青年会和美国红十字会等社区组织提供丰富的健康教育材料和课程。许多机构都有自己的教育活动目录,可以联系当地办事处获得。公共图书馆、医疗图书馆和医院图书馆也能提供健康教育材料。许多商会保存着当地支持小组和俱乐部名单,如 Better Breathers 俱乐部(美国肺脏协会)和 Heart-beats(英国心脏基金会)。地区性州立学院和大学有健康教育部门,并有心血管系统与呼吸系统相关的材料分享。有关患者信息的在线资源列表,请参阅框 25.9。

有效性评估

物理治疗师负责评估和记录所提供的教育、教育方法和患者教育活动的结果。通过观察患者和照护者执行技能(如有节奏的呼吸),物理治疗师可确定其是否已掌握并正确执行该技能,以及需要何种程度的支持和再培训(如果需要)。一旦物理治疗师确认患者已可以正确使用该技能,或已能将该技能"回授"时,治疗师就可以记录在医疗文案中。记录内容还应包括所需的监护和设备(如果需要)。除评估教育有效性外,物理治疗师在整个治疗过程中应定期"再检查",以确保患者正确理解和应用所接受的教育。同样,在治疗过程中患者的情况可能会发生变化(无论好坏),此时都需要对内容进行调整或重复教育,以确保患者安全。

框 25.8	心血管系统与呼吸系统疾病患者教育内容

- 健康促进
- 戒烟
- 抗感染
- 危险因素识别和改善
- 愉悦活动的获益和效果
- 恢复性行为
- 正常心血管系统与呼吸系统解剖学和生理学,氧运输
- 心血管系统与呼吸系统疾病过程
- 气道廓清技术和吸痰
- 能量节省技术和节奏技术
- 压力管理:焦虑和抑郁识别及放松训练
- 恢复学校活动(儿童)
- 为心血管系统与呼吸系统疾病患儿的父母提供指导
- 心肺复苏(CPR)、基础生命支持
- 心率、血压和呼吸困难自我监测
- 营养
- 药物(列表、作用、不良反应)
- 氧疗和其他呼吸设备
- 医疗程序(心导管检查、支气管镜检查、心肺移植)
- 社区资源
- 紧急程序
- 解决问题技巧
- 睡眠管理技能

摘自 Kunik ME, Veazey C, Cully JA, et al. COPD education and cognitive behavioral therapy group treatment for clinically significant symptoms of depression and anxiety in COPD patients: a randomized controlled trial. *Psychol Med.* 2008;38:385–396.

框 25.9	易读的健康教育材料资源

- 美国心脏协会
- 美国癌症协会
- 美国糖尿病协会
- 美国饮食协会
- 美国国家癌症研究所
- 美国国家心肺血液研究所
- APTA- 前进 – 消费者信息
- MedlinePlus

如前所述，患者的学习风格和方法对教育的成功至关重要。一些文献根据患者因素的不同确定了特定模式。对于健康素养不足的 COPD 患者，推荐采用可视化形式（如图片辅助工具和视频）提供信息。相比之下，对于接受心导管检查的患者，推荐使用交互式计算机信息程序[39]。对冠心病患者的教育应该是多方面和跨专业的[40]。尽管文献可为治疗师提供参考，但治疗师必须评估患者的学习风格，并在每次治疗期间和治疗全程进行教育有效性评估。

除评估患者的学习和接受能力外，物理治疗师还需评估教学有效性，并努力改进。与不同种族、民族、职业、宗教和背景的患者交流想法并接受有意义的反馈，这可增加自我反省和对优势及可改进领域的洞察。对参加过教育的患者和家庭进行正式或非正式调查，可从患者和家庭的角度为治疗师提供有关教学有效性的信息。

教育者与学习者之间的关系

Locke[41] 在 1986 年指出，理解他人的首要步骤是对自己的认识。承认自己的个人价值、兴趣和偏见将显著增加自己对他人的敏感性。熟练的指导者了解自己的沟通方式及局限性，并能够表达尽管存在这些局限性，但仍愿提供帮助的意愿。

物理治疗师和患者间的师生关系在很大程度上是双方在文化背景下沟通的结果。交流是双向过程，由语言和非语言信息组成。对这些信息的解释取决于教育环境中运行的文化线索。1970 年，Fairchild[42] 将文化定义为所有的社会行为，如习俗、技术、信仰、组织和对物质的认识，包括通过符号传递的行为。Locke 在 1992 年指出，"文化的主要传播方式是语言，它使人们能够学习、体验和分享传统和习俗"[43]。此外，文化可通过经济和政治实践、艺术和宗教来表达或体验。为满足不同文化人群的需求，建立积极、富有成效的关系，物理治疗师必须跨文化理解框架来进行指导。这种理解和知识可在患者教育中体现。

除患者和治疗师的关系外，重要的是要了解医疗专业独有的文化。这不同于"健康文化"。加州大学旧金山分校制订了一项循证行动计划，该计划将一种"健康文化"定义为"健康的文化"，即"在地理、人口和社会各部门都有良好的健康和福祉；培育健康的公平社区，指导公共和私人决策；每个人都有机会选择健康的生活方式"[44]。医疗文化的转变是在降低医疗成本的同时提高质量和患者满意度。从历史上看，这种文化是以医院为中心的（例如，医师满意度、患者数量）；然而，那些时代已经过去。健康文化一直在发展，我们必须对这些变化及其对患者群体的影响保持敏感。

沟通交流

心血管系统与呼吸系统疾病患者（如心力衰竭）与医疗专业人员的交流并不总是令人愉快，患者还会对医师的决定表示质疑。2009 年，美国心脏协会在 Circulation[45] 中指出，鼓励医疗专业人员减少医学术语和短语的使用（例如，"超声""压力测试"和"心电图"），因为这些术语会使患者感到困惑。相反，应简单明了地解释他们希望患者采取的行动步骤[45]。2011 年，美国心力衰竭协会为临床医师提供了治疗心力衰竭患者的 5 步流程[46]，最终鼓励患者"问我 3 个问题"[47]：

1. 我的主要问题是什么？

2. 我需要做什么？

3. 为什么我这么做很重要？

物理治疗师可使用框 25.10 中的沟通策略，创建适合学习者个体需求的有效教育体验。这些准则可针对不同健康素养水平患者量身定制。

患者依从性

物理治疗和其他干预措施的有效性取决于患者是否遵循医疗专业人员的推荐（依从性）。遗憾的是，要求患者做的事情和患者实际做的事情之间往往存在差距。这种差距，即不依从的发生率为 18%～35%[48,49]。影响患者依从性的因素包括对疾病及预期的了解、推荐的复杂程度、便利性、支持系统可及性、经济资源、患者信念及患者教育有效性，特别是呼吸系统疾病患者[50]。

当患者教育能解释预期行为、实施时机及出现问题时如何应对，就能提高患者的依从性。患者教育应尽量避免和消除患者依从性障碍。这些措施包括简化和个体化治疗方案、培养协作教育者与学习者间的关

框 25.10	沟通策略

- 避免以高人一等的姿态与和患者交谈。
- 积极倾听；提出开放式问题。
- 避免使用术语；尽量减少有关解剖学和生理学的信息。
- 使用简单句型和通俗易懂的语言。
- 放慢语速；使用类比。
- 每节课介绍的主要信息不超过 4 条。
- 强调患者应采取的具体、明确的行动步骤。
- 营造一个有利于患者提问的环境。
- 通过定期审查、耐心演示和重复，来确保患者对信息的理解。使用"回授"方法，让患者用自己的话复述信息。
- 给予有针对性的反馈以纠正错误，直到患者完全理解。

摘自 Vanderhoff M. Patient education and health literacy. *PT.* 2005; 13（9）:31, 42; Weiss BD. Health Literacy and Patient Safety: Help Patients Understand. *Manual for Clinicians. 2nd ed.* Chicago, IL: American Medical Association and AMA Foundation; 2007; Quick Guide to Health Literacy. U.S. Department of Health and Human Services. https://healthliteracycentre.eu/wp-content/uploads/2015/11/Quick-guide-to-health-literacy.pdf; Chang M, Kelly A. Patient education: addressing cultural diversity and health literacy issues. *Urol Nurs.* 2007;27（5）:411–417; Oates D, Paasche-Orlow M. Health literacy: communication strategies to improve patient comprehension of cardiovascular health. *Circulation.* 2009;119:1049–1051; and Hironaka LK, Paasche-Orlow MK. The implications of health literacy on patient-provider communication. *Arch Dis Childhood.* 2008;93:428–432.

系、争取家庭支持、利用跨学科和社区资源及提供持续性治疗[51]。通过使用综合性方法，物理治疗师可优化患者对物理治疗方案的依从性。

跨专业注意事项和教育资源

*跨专业（interprofessional，IP）*一词是多学科的同义词，但这是误解。多学科只是让不同学科成员参与到患者照护中来。相比之下，跨学科实践包括价值观与伦理、角色与责任、沟通、团队和团队协作。各协会和中心知识产权教育和实践资源，见跨专业教育协作网（https://www.ipecollaborative.org/resources）。必须要强调 IP 实践和教育的区别。WHO 将 IP 教育定义为"两个或两个以上专业学习者相互了解、相互学习和相互合作，以实现有效协作并改善健康结局[52]。"理想情况下，IP 教育应先于实践，以充分理解 IP 与多学科的区别和影响。

IP 医疗团队随着医疗方法复杂性和数量的增长而不断发展。物理治疗师作为 IP 团队一员发挥作用，他们需了解团队每个成员所负责的领域和专业知识。心血管系统与呼吸系统照护团队由职业和非职业医疗专业人员组成，包括以下人员（非完整清单）。

临床医师。

护士。

物理治疗师。

作业治疗师。

运动生理学家。

营养师。

实验室技术人员。

药师。

社会工作者。

牧师或护理助理。

临床心理学家。

言语/语言病理学家。

职业康复顾问。

家庭护理人员。

呼吸治疗师。

设备供应商。

保险公司代表。

每个团队不是都有上述所有医疗专业人员，但若患者需要则可提供相应服务。通过了解每个学科提供的服务和患者教育材料，物理治疗师可以强化已经提出的概念，避免提供矛盾信息。这也使物理治疗师在发现患者其他学科知识有限时，将其转介至相应学科。

IP 团队成员还可为物理治疗师提供重要的患者反馈和信息。例如，护士发现对患者有效的教学方法时可以传达给治疗师。然后，治疗师对患者使用类似方法实现物理治疗教育目标。团队成员间的沟通可通过定期团队会议、查房及使用电子病历记录完整患者教育经验的方式来强化。

健康组织也可提供丰富的患者教育资源，表 25.6 中列出了一些 IP 组织。

表 25.6　可读性患者教育资源

IP 资源	链接	目录 / 任务
国家跨专业实践和教育中心（National Center for Interprofessional Practice and Education，Nexus）	https://nexusipe.org/	目标 应对不断发展的医疗系统所带来的挑战，并实现以下 3 个目标 ·改善患者的就医体验 ·提高人群健康水平 ·降低人均医疗费用
美国国家实践学院（National Academies of Practice，NAP）	https://napractice.org/	任务 专业人员通过促进协作和倡导符合个人和社区最大利益的政策，来推动跨专业医疗 愿景 国家实践学院将领导和示范促进及维护健康和福祉的跨专业医疗
跨专业教育协作（Interprofessional Education Collaborative，IPEC）	https://www.ipecollaborative.org/about-us	任务 IPEC 与学术机构合作，将促进、鼓励和支持为培养未来医疗专业人员做好准备工作，便于他们进入职场时做好跨专业协作实践，确保个体及群体健康 愿景 跨专业协作实践推动安全、优质、便捷、以人为本的医疗服务，并改善人群健康状况

总结

　　本章给出了患者教育的定义，并介绍了心血管系统与呼吸系统疾病患者教育相关的学习理论。强调了评估患者学习需求的重要性，并讨论了各种教育方法的优缺点。解释了教育者与学习者之间的关系和患者依从性在患者教育和治疗有效性方面的作用。最后，对跨学科医疗团队的相互影响和患者教育材料资源也进行了讨论。

复习题

　　（1）讨论患者教育的益处，以及其对医疗成本和患者健康观念的影响。

　　（2）比较各种教学方法在患者教育中的应用。

　　（3）使用成人学习理论和模式概念解释患者教育的基本原理。

　　（4）描述患者教育计划各个方面的内容。

　　（5）讨论学习需求评估的组成部分，以及针对特定患者群体调整的评估方法。

　　（6）根据心血管系统与呼吸系统疾病患者的特有标准，对各种书面患者教育材料进行批判性分析。

　　（7）如何从患者和物理治疗师的角度确定患者教育活动的有效性。

　　（8）讨论健康素养评估的组成部分，以及如何为健康素养不足的人群调整干预措施。

参考文献

1. American Physical Therapy Association. Guide to physical therapist practice. Second edition. *Phys Ther.* 2001;81:9-746.
2. Rankin SH, Stallings KD. *Patient Education: Issues, Principles and Practices.* 3rd ed. Philadelphia, PA: JB Lippincott; 1996.
3. Chase L, ElkinsJA, Readinger J, et al. Perceptions of physical therapists toward patient education. *Phys Ther.* 1993;73:787-795.
4. Grannis CJ. The ideal physical therapist as perceived by the elderly patient. *Phy Ther.* 1981;61:479-486.
5. Medical Library Association and the Consumer and Patient Health Information Section. The librarian's role in the provision of consumer health information and patient education. *Bull Med LibrAssoc.* 1996;84(2):238-239.
6. Devine EC, Cook TD. A meta-analytic analysis of effects of psycho-

educational interventions on length of postsurgical hospital stay. *Nurs Res.* 1983;32:264-274.

7. O'Rourke A, Levin B, Whitecross S, et al. The effects of physical exercise training and cardiac education on levels of anxiety and depression in the rehabilitation of coronary artery bypass graft patients. *Int Disabil Stud.* 1990;12(3):104-106.

8. Rowland L, Dickinson ET, Newman P, et al. Look after your heart programme: impact on health status, exercise knowledge, attitudes and behavior of retired women in England.*J Epidemiol Community Health.* 1994;48:123-128.

9. Manzetti JD, Hoffman LA, Sereika SM, et al. Exercise, education, and quality of life in lung transplant candidates.*J Heart Lung Transplant.* 1994;13:297-305.

10. Mazzuca S. Does patient education in chronic disease have therapeutic value?*J Chronic Dis.* 1982;35:521-529.

11. Chen J, Mullins CD, Novak P, Thomas SB. Personalized Strategies to Activate and Empower Patients in Health Care and Reduce Health Disparities. *Health Educ Behav.* 2016;43(1):25-34. doi:10.1177/1090198115579415

11a. Roberts KJ. Patient empowerment in the United States: a critical commentary. Health Expect. 1999;2(2):82-92. doi:10.1046/j.1369-6513.1999.00048.x

12. Bandura A. *Foundations of Thought and Action*: *A Social Cognitive Theory*. Englewood Cliffs, NJ: Prentice-Hall; 1986.

13. Bandura A. Self-efficacy: toward a unifying theory of behavioral change. *Psychol Rev.* 1977;84:191-215.

14. Roenstock IM. Historical origins of the health belief model. *Health Educ Monogr.* 1974;2:328-335.

15. Becker MH, JanzNK. The health belief model applied to understanding diabetes regimen compliance. *Diabetes Educ.* 1985;11:41-47.

16. Redman BK: *The Process of Patient Education*. St Louis, MO: Mosby; 1993.

17. Becker MH. Theoretical models of adherence and strategies of improving adherence. In: Shumaker SA, Schron ER, Ockene JK, eds. *The Handbook of Health Behavior Change.* New York, NY: Springer Publishing; 1990.

18. Herje PA. Hows and whys of patient contracting. *Nurse Educ.* 1980;5:30-34.

19. O'Rourke A, Lewin B, Whitecross S, PaceyW. The effects of physical exercise training and cardiac education on levels of anxiety and depression in the rehabilitation of coronary artery bypass graft patients. *Int Disabil Stud.* 1990 Jul-Sep;12(3):104-6. doi: 10.3109/03790799009166262. PMID: 2096117.

20. Commission on Accreditation of Physical Therapy Education. *Evaluative Criteria for Accreditation of Education Programs for the Preparation of Physical Therapists.* Alexandria, VA: American Physical Therapy Association; 2004.

21. Haggard A. *Handbook of Patient Education.* Rockville, MD: Aspen Publishers; 1989.

22. Bass III PF, Wilson JF, Griffith CH, et al. Residents' ability to identify patients with poor literacy skills. *Acad Med.* 2002;77(10):1039-1041.

23. Zorn M, Allen MP, Horowitz AM, compilers. *Understanding Health Literacy and Its Barriers [Bibliography on the Internet].* Bethesda, MD: National Library of Medicine; 2004. Available at: http://www.nlm. nih.gov/archive/20040830/pubs/cbm/healthliteracybarriers.html.

24. Ishikawa H, Yano E. Patient health literacy and participation in the health-care process. *Health Expect.* 2008;11:113-122.

25. White S, Chen J, Atchison R. Relationship of preventive health practices and health literacy: a national study. *Am J Health Behav.* 2008;32(3):227-242.

26. Bennett IM, Chen J, Soroui JS, et al. The contribution of health literacy to disparities in self-rated health status and preventive health behaviors in older adults. *Ann Fam Med.* 2009;7:204-211.

27. Cutilli CC. Health literacy in geriatric patients: an integrative review of the literature. *Orthop Nurs.* 2007;26(1):43-48.

28. Kutner M, Greenberg E,Jin Y, et al. *The Health Literacy of America's Adults*: *Results from the 2003 National Assessment of Adult Literacy (NCES 2006-483)*. U.S. Department of Education.

Washington, DC: National Center for Education Statistics; 2006.

29. Wolf MS, Gazmararian JA, Baker DW. Health literacy and functional health status among older adults. *Arch Intern Med.* 2005;165:1946-1952.

30. SudoreRL, Mehta KM, Simonsick EM, et al. Limited health literacy in older people and disparities in health and healthcare access. *JAm Geriatr Soc.* 2006;54:770-776.

31. Murray MD,TuW, Wu J, et al. Factors associated with exacerbation of heart failure include treatment adherence and health literacy skills. *Clin Pharmacol Ther.* 2009;85(6):651-658.

32. Chang M, Kelly AE. Patient education: addressing cultural diversity and health literacy issues. *UrolNurs.* 2007;27(5):411-417.

33. MbaezueN, Mayberry R, Gazmararian J, et al. The impact of health literacy on self-monitoring of blood glucose in patients with diabetes receiving care in an inner-city hospital. *J Natl Med Assoc.* 2010; 102(1):5-9.

34. Safeer R, Cook C, Keenan J. The impact of health literacy on cardiovascular disease. *Vasc Health Risk Manag.* 2006;2(4) 457-464.

35. Effing T, Monninkhof EEM, van der Valk PP, et al. Self-management education for patients with chronic obstructive pulmonary disease. *Cochrane Database Syst Rev.* 2007;(4):CD002990.

36. Kolb D. *Experiential Learning*: Experience as the Source of Learning and Development. Englewood Cliffs, NJ: Prentice-Hall; 1984.

37. Fleming ND, Mills C. VARK: A Guide to Learning Styles. 2002. Available at: http://vark-learn.com/?English/index_asp.

38. Hill-Briggs F, Smith A. Evaluation of diabetes and cardiovascular disease print patient education materials for use with low-health literate populations. *Diabetes Care.* 2008;31:667-671.

39. Tait A, Voepel-Lewis T, Moscucci M, et al. Patient comprehension of an interactive, computer-based information program for cardiac catheterization. *Arch Intern Med.* 2009;169(20):1907-1914.

40. Brown J, Clark A, Dalal H, et al. Patient education in the contemporary management of coronary heart disease. *Cochrane Database Syst Rev.* 2010;(12):CD008895.

41. Locke DC. Cross-cultural counseling issues. In: Palmo AJ, Weikel WJ, eds. *Foundations of Mental Health Counseling.* Springfield, IL: Charles C. Thomas; 1986.

42. Fairchild HP, ed. *Dictionary of Sociology and Related Sciences.* Totowa, NJ: Rowan & Allanheld; 1970.

43. Locke DC. *Increasing Multicultural Understanding*: *A Comprehensive Model*. Newberry Park, CA: Sage Publications; 1992.

44. Robert Wood Johnson Foundation. What Is a Culture of Health? 2018. Available at: https://www.evidenceforaction.org/what-culture-health

45. Oates DJ, Paasche-Orlow MK. Health literacy: communication strategies to improve patient comprehension of cardiovascular health. *Circulation.* 2009;119:1049-1051.

46. Evangelista L, Rasmusson K, Laramee A, et al. Health literacy and the patients with heart failure—implications for patient care and research: a consensus statement of the Heart Failure Society of America.*J Card Fail.* 2010;16(1):9-16.

47. Ask Me 3. Available at: http://www.ihi.org/resources/Pages/Tools/Ask-Me-3-Good-Questions-for-Your-Good-Health.aspx.

48. BanzerJA. Results of cardiac rehabilitation in patients with diabetes mellitus. *Am J Cardiol.* 2004;93:81-84.

49. Pasternak RC, McKenney JM, Brown WG, et al. Understanding physician and consumer attitudes concerning cholesterol management: results from the National Lipid Association surveys. *Am J Cardiol.* 2004;94:9F-15F.

50. Reid J, Jamieson A, Bond J, et al. A pilot study of the incidence of post-thoracotomy pulmonary complications and the effectiveness of pre-thoracotomy physiotherapy patient education. *Physiother Can.* 2010;62:66-74.

51. Meichenbaum D, Turk DC. *Facilitating Treatment Adherence*: *A Practitioner's Guidebook*. New York, NY: Plenum Press; 1987.

52. The World Health Organization. *Framework for action on Interprofessional Education and Collaborative Practice* (2010). Available at: https://www.who.int/hrh/resources/framework_action/en/

参考书目

Ajzen I. From intentions to actions: a theory of planned behavior. In: Kuhl J, Beekman J, eds. *Action Control: From Cognition to Behavior.* New York, NY: Springer-Verlag; 1985.

Bandura A. *Social Learning Theory.* Englewood Cliffs, NJ: Prentice-Hall; 1977.

Eraker SA, Becker MH, Strecher VJ, et al. Smoking behavior, cessation techniques and the health decision model. *Am J Med.* 1985;78: 817–825.

Fabrega Jr H. Toward a model of illness behavior. *Med Care.* 1973;11: 470–484.

Janz NK, Becker MH. The health belief model: a decade later. *Health Educ Q.* 1984;11:1–47.

Leventhal H, Meyer D, Gutman M. The role of theory in the study of compliance to high blood pressure regimens. In: Haynes RC, Mattson ME, Engebretson Jr TO, eds. *Patient Compliance to Prescribed Antihypertensive Medication Regimes: A Report to the National Heart, Lung, and Blood Institute, (NIH Publication No. 81- 2102).* Washington, DC: U.S. Department of Health and Human Services; 1980.

Lorig K. *Patient Education. A Practical Approach.* 3rd ed. Thousand Oaks, CA: Sage Publications; 2000.

Marlatt GA, Gordon JR, eds. *Relapse Prevention: Maintenance Strategies in Addictive Behavior Change.* New York, NY: Guilford; 1985.

Shepard KF, Jensen GM, eds. *Handbook of Teaching for Physical Thera- pists.* Newton, MA: Butterworth-Heinemann; 2002.

Stetchen VJ, Devellis BM, Becker MH, et al. The role of self-efficacy in achieving health behavior change. Health Educ Q. 1986;13:73–92.

第四篇

心血管系统与呼吸系统物理治疗：急性和慢性疾病

26

急性内科和外科疾病

作者：Elizabeth Dean
译者：周　婷　梁晶晶
校对：姜宏英

本章目录

关键词

镇痛	支气管炎	肺间质纤维化	镇静
麻醉	心血管外科	药物治疗	稳定型心绞痛
哮喘	慢性气流受限	心肌梗死	胸部手术
肺不张	囊性纤维化	肺炎	肺结核
细支气管炎	高血压	危险因素识别	

引言

　　本章介绍了急性内科和外科疾病患者的物理治疗。第一部分讨论了原发性、急性但处于稳定期的心血管系统和呼吸系统功能障碍患者的治疗。第二部分介绍了急性外科手术后患者进行物理治疗的原则。

急性内科疾病治疗

　　尽管内科疾病通常分为原发性呼吸系统疾病或原发性心血管系统疾病，但是心脏和肺常协同工作以完成气体交换和心脏输出，并与外周血管循环相连以维持组织灌注[1,2]。因此，一个器官系统的损伤必然会对另一个器官的功能产生影响。氧运输障碍或受损对所有其他器官系统均有影响；因此，多系统方法对于整体治疗至关重要（见第1章和第11章）。任何系统的功能障碍都可能在短期或长期内限制患者的日常生活及相关活动参与度。此外，这种功能障碍还可能会在生活参与和生活质量没有受限的情况下危及生命（例如高血压和心律失常）。本章介绍的原发性急性呼吸系统疾病包括肺不张、肺炎、支气管炎、细支气管炎、慢性气流受限急性加重、哮喘、囊性纤维化（cystic fibrosis，CF）、肺间质纤维化和肺结核。原发性急性心血管系统疾病包括高血压、医学上稳定型心绞痛和无并发症的心肌梗死。更多详细信息请参阅 Sokolow 和 Cheitlin[3]，Fauci 等[4] 和 Woods 等[5]。流行病学和病理生理学详见 Broaddus 等[6] 和 West[7] 的文献内容。

　　基于疾病病理生理学的研究进展，第 3 章的内容得到了扩展和完善，这为各种情况的物理治疗提供了理论基础。治疗原则并非适用于所有患者的通用处方。最佳治疗策略应依据病理学改变及患者的具体情况来制订。患者的特异性表现要求治疗必须个体化，以达到最佳疗效，同时需综合考虑外在因素和内在因素对患者的影响，以及社会文化背景。

心血管系统疾病

高血压

　　病理生理学和内科治疗　原发性高血压（即病因不明的高血压）是最常见的高血压类型，占所有高血压的 90%。高血压的发生与盐敏感性有关，除此之外，还存在许多其他危险因素（临床提示 26.1）。据估计，将盐摄入量减少 1/3 可显著降低高血压的患病率。

　　高血压被分为轻度、中度和重度。高血压的治疗主要以药物治疗为主，常使用的药物包括血管扩张药（即减轻后负荷的药物）、利尿剂（即减少血容量的药物）和 β 受体阻滞剂（即正性肌力药物）。尽管已采用药物治疗高血压，但有很大一部分高血压患者血压仍然偏高，并且发生致命并发症的风险也会增加。高血压是一个重要的医疗卫生问题，因为它与心脏病、脑卒中、肾功能不全及肾衰竭密切相关[8]。此外，高血压常合并肥胖和糖尿病，这使得临床情况更为复杂。

　　鉴于高血压的严重后果以及将血压维持在可接受范围内的必要性，药物治疗在控制高血压方面发挥积极作用。与所有药物一样，必须密切监测其效果，以确保达到预期目标。因此，治疗师必须做出以下决策。

- 结合患者高血压的严重程度和整体临床情况，药物治疗的目标是什么？
- 非药物治疗控制高血压的目标是什么？
- 药物和非药物治疗在多大程度上可以同时使

用？预计何时患者能逐渐停药，或者减少用药？

　　物理治疗原则　物理治疗师会接诊以高血压为主要诊断或次要诊断的患者。如果高血压是次要诊断，同样不能忽视。临床上，物理治疗师对高血压的管理更为重要。与许多其他生活方式相关疾病一样，患者会觉得降压药物解决了根本问题，但实际上，药物只是降低了血压。为了使血压正常，并减少对降压药物的依赖，生活方式的改变是必要的[9]。

运动疗法是高血压管理的有效干预措施[10]。其次，物理治疗以运动训练和健康教育为核心，包括戒烟和日常营养建议，旨在减少对药物的需求或降低其影响。高血压患者管理的首要任务是与患者沟通，评估其生活方式并提出改进建议，包括营养、体重控制、运动训练、戒烟和压力管理。药物治疗包括 β 受体阻滞剂、利尿剂用于减少血容量，以及其他降压药物。规律的有氧运动有助于控制高血压[11,12]。运动处方的制订应基于患者共有疾病和整体健康状况。如果患者同时存在肥胖问题，那么制订训练计划需兼顾两者。

更常见的是，物理治疗师治疗以高血压为次要诊断的患者。若患者同时接受骨关节炎、脑卒中或心血管和呼吸功能障碍的治疗，运动计划则应相应地进行调整。全身有氧运动以最佳治疗强度进行，同时避免引发过度或异常的血流动力学反应。

对于不稳定型高血压患者，运动计划是最难制订的，因为其血压反应不规律。每次治疗都应根据患者的实时情况调整运动强度。由于 β 受体阻滞剂和其他药物会减弱心率对运动的反应，因此运动处方应根据其他客观血流动力学指标和主观反应（如 Borg 自觉疲劳程度量表）来制订。

有氧运动处方的益处包括减少药物依赖、降低用药剂量以及增强相同剂量药物的疗效。此外，患者还可通过运动在多系统健康方面获益。有氧运动训练计划应与其他和血压控制相关的生活方式改变（如营养调整、体重控制、减压和戒烟计划）相结合。医生应在训练期间对药物治疗进行监测。除了直接控制高血压外，运动对整体代谢的影响也可能改变药物的吸收和降解，从而降低用药需求。这会引起血流动力学改变的运动类型（如静态运动和稳定姿势）通常不适用于高血压者。相反，有节奏的有氧运动（涉及下肢大肌群以及上肢的协调运动）被推荐作为常规锻炼方式。物理治疗可通过自我监测和最佳生活方式管理从而帮助患者减少或停用降压药物。

对于正在接受急性高血压治疗的患者，放松策略、呼吸控制和压力管理可能带来显著益处。此外，如第 24 章所述，辅助治疗也可能发挥重要作用。关于高血压的无创物理治疗，详见第 28 章。

心绞痛

病理生理学和内科治疗　心绞痛是由心肌缺血引起的疼痛，通常发生在心肌梗死之前。冠状动脉疾病是心肌梗死的主要原因，也是西方死亡的主要原因之一。生活方式因素，如高脂饮食、压力和低体力活动水平，可导致动脉粥样硬化和冠状动脉血管内脂肪沉积。当这些沉积物使血管内腔变窄或完全阻塞时，血流会受到限制或中断。由于心脏持续需要氧气和营养物质才能维持正常工作，因此必须增加血液供应。如果一条或多条心肌血管狭窄，到达工作的心肌纤维的血流不足，就会导致缺血和疼痛。典型心绞痛表现为胸骨后紧缩感或压榨性疼痛，疼痛可向左侧放射，向下至手臂，向上至颈部；但也可能对称地出现在脐上方的任何位置。此外，患者疼痛的严重程度与心肌缺血和梗死程度的相关性差异很大（临床提示 26.2）。即使是很轻微的胸痛也可能与严重的局部缺血有关，其临床意义不应忽视。此外，10%~15% 的心肌梗死患者没有胸痛主诉。糖尿病患者由于自主神经病变，胸痛症状也可能会减轻或缺失。

临床提示 26.2
心肌梗死

心肌梗死的相关症状
- 呼吸急促
- 恶心
- 疲劳
- 出汗
- 头晕

物理治疗原则　对于血流动力学不稳定、需要严密监护以评估和监测物理治疗的缺血性心脏病患者的管理，详见第 27 章。本节主要介绍稳定且无并发症的心脏病患者的治疗。物理治疗师必须熟练掌握心脏病患者的治疗方法，因为这些患者可能因心脏病作为主要或次要诊断而转诊。当心脏病为次要诊断时，患者通常因骨科疾病来寻求物理治疗，但同时可能伴有

心绞痛、心肌梗死或高血压病史。急性缺血性心脏病患者的物理治疗原则见Ⅰ期心脏康复（表26.1）。由于物理治疗包括治疗性运动训练和生活方式改变，物理治疗师在管理缺血性心脏病患者及其危险因素时，必须考虑以下关键问题。

- 患者的心脏状况是否影响治疗？为什么？
- 在物理治疗评估和治疗之前，是否有必须了解的患者信息？具体是什么？
- 治疗计划是否需要调整？为什么？
- 患者的抗心绞痛药物是否合适？处方是最新的吗？患者是否一直在服用？
- 是否有药物可能影响患者的心血管系统和呼吸系统功能以及对治疗的反应？具体是什么？患者对治疗的反应，尤其是对运动的反应，可能会受到怎样的影响？
- 在治疗前、中和后，应监测哪些生理参数？
- 患者对自己的疾病了解有多少？患者是否能清楚地识别心绞痛的诱因，加重或好转的因素有哪些？患者已经改变了哪些生活方式？哪些方面需要加强，哪些教育是必要的？

对于任何心血管功能障碍患者的治疗，其关键考虑因素是尽量减轻心脏负担。因此，活动和运动处方应包括适当的热身、恒定速度运动、放松和恢复阶段。运动训练应选择有节奏的类型，包括下肢（即大肌群）和上肢。初始阶段应选择低强度活动，将心率限制在不超过静息心率20次/分的范围内，以最大程度地减轻心脏负担。射血分数不一定是评估运动耐受性的良好指标，因为这些变量之间的相关性较差。单独的上肢运动比下肢运动对血流动力学的要求更高，因此在早期阶段应谨慎进行运动。持续静态姿势和等长肌肉收缩的运动训练或体力活动应禁止。此外，呼吸应与活动相协调，避免屏住呼吸和过度紧张。

对于有心绞痛病史的患者，无论是否正在服用抗心绞痛药物，都必须进行血流动力学监测（即心率、血压、心率血压乘积和主观反应），必要时进行心电监护。

易患心绞痛的患者可能会在特定体位出现症状[13,14]。通常，这反映了心脏做功和负荷的增加。平躺姿势因中心血容量增多而增加心脏负荷[15]，因此不建议这些患者平躺，而应建议将床头抬高10°~15°。侧卧姿势，尤其是左侧卧位，因压迫心脏、阻碍心室充盈和射血而增加心脏负荷。对于有氧运输障碍但既往无心脏病的患者，这些体位可能引发心肌应激和缺血。氧合障碍或受损的患者必须严密监测，尤其是在翻身和活动时，此时由于氧气需求增加，氧供给也必须相应增加。

还需要回顾患者使用的降低心绞痛和缺血性心脏病风险的药物。他汀类药物是常用的降脂药物，许多

表26.1　Ⅰ期心脏康复（住院患者，住院时间 < 7~10 天）*

心脏康复	呼吸康复
心绞痛发作、心肌梗死、心脏手术后（如心脏搭桥手术和瓣膜手术）	急性加重或胸部手术后（如肺切除术）
通过对结构和功能受限（障碍）进行治疗，优化氧运输	通过对结构和功能受限（障碍）进行治疗，优化氧运输
评估危险因素	评估危险因素
评估知识缺陷和学习类型	评估知识缺陷和学习类型
评估准备改变意愿	评估准备改变意愿
出院前亚极量运动测试	出院前亚极量运动测试
出院后生活方式改变建议	出院后生活方式改变建议
·戒烟	戒烟
·营养和体重控制	营养和体重控制
·体育活动和运动训练	体育活动和运动训练
·压力管理	压力管理
随访计划	随访计划

注：*Ⅱ、Ⅲ、Ⅳ期为亚急性和慢性阶段（详见第27章）。
改编自 Piotrowicz R, Wolszakiewicz J. Cardiac rehabilitation following myocardial infarction. *Cardiol J*. 2008;15：481-487.

患者可以通过调整生活方式来减少对他汀类药物的依赖。然而，药物除了已知的不良反应外，还存在一个潜在风险：患者可能会满足于现状，认为药物可以替代必要的生活方式改变。实际上，生活方式的改变在很大程度上解决了问题的根本，而他汀类等药物只是缓解了症状。对于稳定型心绞痛患者，物理治疗原则包括健康教育、减少危险因素和制订长期健康计划（见第 22 章和第 27 章）。

无并发症的心肌梗死

病理生理学和内科治疗　心肌梗死，通常称为心脏病发作（heart attack），是指因心肌灌注不足导致的心脏大面积损伤和坏死。梗死最常见的原因是继发于动脉粥样硬化的冠状动脉血管狭窄和闭塞；其他原因包括继发于血栓或栓子的闭塞、血压下降或冠状动脉痉挛。心绞痛或缺血性胸痛通常发生在心肌梗死之前或伴随心肌梗死的发生。心肌梗死的严重程度各不相同，从"无症状性"（即缺乏特征性症状和体征，因而未被发现）到致命性不等。大多数心肌梗死确诊后需住院治疗和监测，以防止病情进一步恶化，并确保病情稳定。第 31 章将介绍存在并发症需入住心脏重症监护室的心肌梗死患者的治疗。本节重点关注轻度心脏病患者、出院后存在心脏功能障碍患者、有缺血性心脏病病史的患者，以及因非心脏病住院但出现心肌缺血并正在接受治疗的患者。正确的移动和体位管理对心肌梗死患者的治疗至关重要[16]。由于这些干预措施对心血管和呼吸功能以及氧运输有显著影响，因此必须由在该领域具有丰富知识和经验的物理治疗师开具处方。

物理治疗原则　物理治疗（见表 26.1）会因运动导致血流动力学变化，以及因活动 / 运动和体位变化导致重力变化。因此，在治疗期间，评估患者的心血管系统和呼吸系统是否能够满足氧运输需求至关重要。最佳治疗处方需根据患者冠状动脉供血不足和血流动力学不稳定的总体症状和体征来制订（临床提示 26.3）。物理治疗师必须具备识别心肌组织灌注不足以及减少和预防心肌组织损伤的知识。此外，急性或慢性心脏泵血功能受损会导致心输出量减少和全身组织灌注不足。

临床提示 26.3

冠状动脉供血不足和血流动力学不稳定的临床表现
- 精神状态变差
- 肾功能下降
- 疲劳
- 烦躁
- 皮肤潮湿、发冷、发绀

无论患者是在医院（普通病房或医院内的物理治疗部门）还是在私人物理治疗诊所接受治疗，都必须对患者进行血流动力学监测。在治疗前、治疗中和治疗后，必须测量心率和血压，并对心绞痛性胸痛进行主观评估。在心肌梗死早期阶段，需连续进行 ECG 监测，治疗的目标是保持血液动力学在心绞痛阈值以下，从而避免心绞痛发作。还可以将呼吸困难或主观用力程度作为评估指标。RPP 与心肌耗氧量和做功高度相关。之前的运动负荷测试能确定心绞痛发作时的 RPP，运动训练强度可以设定为该阈值的 65%~80%。需要注意，服用 β 受体阻滞剂的患者对运动的血流动力学反应减弱，尤其是心率反应。在这种情况下，使用主观用力程度评分有助于确定可接受的运动训练强度范围。

在某些情况下，患者出现不稳定型心绞痛（即在给定的 RPP 下，心绞痛发作不规律）。这类患者与主诉休息时心绞痛的患者风险较高，必须采取恰当的预防措施。首先，必须评估患者是否适合接受治疗。其次，监测是必不可少的，需包括 ECG 监测。最后，治疗强度应低于症状阈值，通常为低运动训练强度。对于功能能力较低的患者，间歇运动训练能使其完成更大的训练量。

为心肌梗死患者选择体位时，治疗师应选择能最大限度地减轻呼吸和心脏负担的体位[17]。通过尽可能多地鼓励直立位以减轻心脏负担[18]，或在平躺时，将床头抬高 10°~15°，以减少中心静脉回心血量。心内压高的患者对直立位的耐受性较好（详见第 19 章）。

与治疗有心绞痛病史的患者类似，治疗师应避免增加患者血流动力学负担的体位、静态姿势、活动和呼吸动作（如屏气）。

放松是心脏病患者管理的核心，因为心脏病患者容易感到焦虑和担忧。推荐的放松措施包括自我放松、渐进放松、Benson 放松、生物反馈和冥想。此外，患者还需要识别并尽量减少压力触发因素，同时采用有效、个体化的非药物放松方法。治疗中可以包括有、无药物支持的放松训练 [5]。缺血性心脏病患者通常对体力活动强度感到担忧和焦虑。在有监护并在物理治疗师监督下进行体力活动和运动训练，通常能使患者感到安心，并增强其在没有监督情况下进行活动的信心。

还应该询问患者的睡眠质量和时间以及睡眠－觉醒周期，以确保达到最佳治疗效果。缺血性心脏病患者睡眠呼吸障碍的患病率很高 [19]，因此进行睡眠评估十分必要。清晨快动眼睡眠和交感神经兴奋会增加心脏功能障碍的风险。

鉴于大多数物理治疗干预措施会增加患者身体负担，并且无论患者是否存在缺血性心脏病，都可能出现冠状动脉缺血症状，因此物理治疗师在所有执业环境中都必须采取适当的安全预防措施。此外，随着美国人口老龄化，物理治疗师治疗的老年患者比例增加，而这一群体心血管疾病发病率较高。同时，年轻人也会出现心血管疾病的症状和体征。

最佳的生活习惯和终身坚持健康行为是最大程度地恢复和改善长期预后的关键。健康饮食、良好的睡眠习惯、压力管理、戒烟和规律运动训练是综合物理治疗的重点（详见第 22 章和第 28 章）。物理治疗师在管理其他生活方式相关疾病患者时，需要强化有关健康生活方式（包括避免不活动和规律体力活动）的公共卫生政策和健康促进指南 [20]。

呼吸系统疾病

肺不张

病理生理学和内科治疗 肺不张是指肺实质的部分塌陷。导致肺不张的病理生理学机制是多种多样的（表 26.2），包括肺组织的物理压迫（如胸腔积液、脓液、气胸、胸部手术期间的压迫或肺塌陷的周围区域）或气道阻塞（如分泌物或肿瘤），随后肺泡内氧气经肺泡毛细血管血液循环被吸收，导致阻塞远端肺组织塌陷（即吸收性肺不张）。

肺不张可分为两种主要类型：微型肺不张和节段性肺不张。微型肺不张的特点是部分肺泡有灌注但没有通气，导致从右向左分流。不能直立和活动的患者因肺容量减少，并且容易在低肺容量位呼吸，从而导致微型肺不张。因此，这些患者需要采取预防措施，以避免肺不张对氧运输和气体交换产生影响。

微型肺不张因肺扩张减少，肺顺应性降低。机械通气患者因正常的呼吸机制受损，容易出现微型肺不张。这在一定程度上可能是由于活动受限、卧床和觉醒减少所致，此外，FRC 减少也是原因之一。应常规设置呼气末正压（positive end-expiratory pressure，PEEP）以将这些影响降至最低。若机械通气时需要高的压力来对抗肺顺应性降低，则表明肺不张组织不容易复张。

微型肺不张难以通过胸部 X 线诊断，但可以结合临床表现来确定。对于正常呼吸机制受损的患者，尤其是卧床、相对不动的患者，都可能发展为微型肺不张。若存在以下因素则影响会进一步加重：吸烟、高龄、超重、镇静、腹部肿块、脊柱畸形和胸壁不对称。

肺不张表现为分布区域胸壁运动减弱，受累区域呼吸音降低。胸部 X 线显示病变区域密度增高，气管和纵隔向塌陷的肺侧移位。由于分流，患者可能出现呼吸急促和发绀。节段性肺不张是由于微型肺不张进展和气道阻塞，导致肺段或肺叶支气管远端肺泡气体重吸收所致。

依赖机械通气的患者易患肺不张，主要原因包括非生理、单一的呼吸模式；活动受限以及异常和长时间的卧位。这些因素导致黏液纤毛转运减少、分泌物异常分布以及重力依赖区分泌物潴留。此外，气切套管或气管插管会使分泌物产生增加。由于高浓度氧气、药物和人工气道导致咳嗽有效性丧失，引起纤毛活动减少，从而进一步损害黏液纤毛的清除能力。

肺不张对氧运输的影响取决于其类型和分布。肺不张常见的临床表现有低氧血症、右向左分流、肺顺应性降低和呼吸功增加。若出现体温升高，则考虑为炎症或感染，而不是肺不张本身。

物理治疗原则 呼吸力学受损时，微型肺不张会迅速进展，因此应该早期预见并预防。对特定患者来说，需采用积极的预防性措施来应对导致肺不张的因素。表 26.2 中列有可逆的肺不张原因。评估时应对原因和机制进行详细分析，以便可以直接针对个体患

表 26.2	肺不张的病理生理学机制
中枢机制	在低肺容量位呼吸（如疼痛时或服用某些药物后） 无法产生足够的吸气压和容量 控制正常周期性和节律性呼吸模式的呼吸中枢受损
外周机制	胸廓畸形 胸腔内结构不对称 呼吸肌无力（如神经肌肉疾病） 膈神经麻痹（如继发于上腹部或心血管胸腔手术后） 胸腔积液、血液、血浆和脓液导致的肺实质受压 手术中肺实质受压 运动减少导致的肺扩张受限 静态体位导致的肺实质受压 长时间保持静态体位导致的肺实质受压 机械通气 肺泡表面张力增加
气道壁异常	支气管平滑肌张力增加导致的气道狭窄 气道钙化或解剖完整性改变 支气管壁和黏膜水肿
气道内异常	黏液纤毛运输障碍 肺部分泌物增多 肺部分泌物黏稠 肺部分泌物分布异常 黏液栓
占位性病变	渗出液和漏出液 异物误吸 炎症
其他因素	与年龄相关的肺部变化导致的顺应性增加和动态气道压缩 气道阻力增加，顺应性降低或两者兼有导致的时间常数增加 胸壁固定或包扎限制了胸壁正常的三维运动 疼痛和呼吸模式改变 药物影响（包括麻醉剂、镇静剂和肌松剂） 辅助供氧

者解决。

由于肺不张有可能恶化，发展成严重的临床状况并导致肺炎，因此应积极治疗。重症肺炎会引发急性呼吸窘迫综合征（第 31 章），预后差。基于长期的生理学证据，治疗仍然主要针对可逆的促发因素。例如，由活动受限导致的肺不张，可以通过活动来治疗。由长时间体位不变和固定潮气量通气引起的肺不张，可通过活动和体位变动，以增加肺不张区域的肺泡容积并优化肺泡通气，或将这些干预措施联合使用。因觉醒少导致的肺不张，可以通过尽可能地减少致病因素以及频繁活动和直立体位来刺激觉醒，以增加潮气量和肺泡通气、2 区（通气 / 灌注匹配最佳区域）通气和 FRC，并最大限度地减少闭合容积。部分患者的肺不张是由这些因素共同参与所致，因此需要采取多种方法进行治疗。

呼吸控制和咳嗽动作能够增强活动和体位变化对心血管系统和呼吸系统的生理影响。配合这些干预措施可以使通气分配更均匀，而不是使已经开放的肺泡过度通气。众所周知，通气分布改变主要是通过体位实现，而不是依靠深呼吸[21]。持续的深吸气能增加肺泡通气，但这种手段达到最优治疗作用的程度仍有待阐明。

当黏液纤毛转运障碍或分泌物过多阻塞气道并导致肺不张时，廓清分泌物是主要目标。急性病患者应尽早开始活动和生理刺激"Stir-up"方案[22]，以增加氧运输，并最大限度地减少有氧运动能力的降低（第 17 章）。Stir-up，由 Dripps 和 Waters 在 80 年前提出[23]，其贴切地描述了生理上唤醒患者以降低风险和改善结局的临床作用。分泌物过多时可能需要更强的活动，以刺激自主深呼吸和吸气努力，从而产生有效咳嗽。

肺炎

病理生理学和内科治疗 肺炎是住院患者的常见并发症，也是导致发病和死亡的原因，尤其在年幼和高龄患者中多见。与其他类型的感染相比，肺炎的发生主要是由于正常防御机制受损，无法充分保护肺部免受感染。尤其是发生肺不张时，会继发渗出，并进一步加重肺不张。

当空气经鼻吸入时，它会通过过滤（纤毛将其运送到鼻咽）、撞击（因鼻腔的不规则轮廓导致颗粒物沉降）、吸水膨胀（过滤或阻挡）以及黏膜中的防御因子，如免疫球蛋白（immunoglobulins，IgA）、溶菌酶、多核白细胞和特异性抗体来清除其中的颗粒物。通过鼻咽防御机制的颗粒物可以被喉部阻止进入下呼吸道。喉黏膜对化学刺激或机械刺激敏感，并产生咳嗽反射。咳嗽产生的高速气流足以清除气管、支气管树分支中的颗粒物。因药物过量、癫痫、饮酒或头部受伤导致意识障碍的患者，其咳嗽反射会减弱或消失。人工气道患者因正常防御机制被绕过，导致微生物直接沉积在下呼吸道，因此更容易合并感染。在下呼吸道中，气管插管会阻止气流通过声带，而气切套管会使气流完全绕过声带，从而导致咳嗽机制受损。

气管和气管–支气管树到呼吸性细支气管水平受到咳嗽反射、过滤（即通过纤毛将颗粒物运送到咽部）、阻挡和化学因子（IgA）的保护。在呼吸性细支气管以下，咳嗽反射是无效的，并且因没有纤毛而不能过滤和运送颗粒物。肺泡巨噬细胞在保护这些气道免受颗粒物的影响方面，发挥着重要作用。巨噬细胞吞噬微生物，并将其输送到气管、支气管树的淋巴系统或更高的淋巴系统，从而通过纤毛将其运送到咽部。这种吞噬作用会因缺氧、饮酒、空气污染物、糖皮质激素、免疫抑制剂、饥饿、吸烟，以及辅助供氧，减缓或停止。

感染途径 呼吸道防御机制受损或无效的患者对多种微生物易感，主要的感染途径包括微生物空气传播、循环、周围感染和误吸。在过去的40年里，免疫力低下的住院患者容易感染超级细菌，这就需要积极的医疗管理和隔离技术[24]。

病毒性肺炎 大多数呼吸道病毒感染是由感染者呼吸道的飞沫传播的。这些病毒可导致间质性肺炎、气管支气管炎、细支气管炎和普通感冒。呼吸道的纤毛细胞是最常见的感染部位，容易出现功能障碍或退化，伴有坏死和脱落区域。纤毛的破坏留下一层薄薄的无纤毛的基底细胞，导致黏液纤毛层被破坏。炎症反应导致肺泡间质和气道中的液体和红细胞渗出。随着肺泡内透明膜的形成，可出现充血和水肿。正常黏膜结构和纤毛的这些变化导致受累肺组织容易合并细菌感染。这是病毒感染最常见的并发症，也是造成死亡的常见原因。

病毒性肺炎患者的临床表现包括：发热、呼吸困难、食欲不振，以及持续干咳。听诊时双肺呼吸音正常，可闻及散在吸气相啰音。X线检查表现可从轻微的浸润改变发展到严重时的双肺受累。肺实变和胸腔积液的发生率较低。患者经常会继发细菌感染，出现咳痰。

流感占病毒性肺炎的1%~5%。流感是一种急性病毒性呼吸道感染，其特征是突发的头痛、肌痛和发热。感染途径是吸入感染者咳嗽或打喷嚏时排出的含病毒飞沫，潜伏期为24~72小时。

肺部病变包括呼吸道上皮水肿、坏死和出血。在肺泡层面，可见间质水肿、I型细胞增殖、出血和巨噬细胞数量增加。肺炎患者继发细菌感染很常见，是大多数患者死亡的原因。

病毒感染的治疗主要以支持和预防为主。患者应尽可能接种疫苗，以建立针对特异性病毒的抗体。若患者感染病毒，则应以支持治疗为主，包括休息、使用水杨酸类药物和补液。对于病毒性肺炎患者，应采取强有力的预防措施，以减少细菌感染的可能。良好的营养、水化、睡眠、休息和减轻压力，也有助于患者病情恢复。

物理治疗原则 心肺物理治疗目标是增加肺泡通气量、增强灌注和弥散能力、改善通气/灌注比例，从而减轻对氧运输和气体交换的影响。治疗方案的制订旨在优化氧运输和气体交换，尽可能地减轻疲劳和恢复精力，并帮助减少继发感染的风险。

活动配合呼吸控制和体位变动可促进肺泡通气、黏液纤毛转运和气体交换[25]。众所周知，改变体位可以增加肺泡容积和通气量，并改善通气/灌注比

例 [26-29]。一旦有细菌感染的迹象（细菌感染时，患者多伴有咳痰），应立即给予积极治疗，此时应采用雾化治疗以松动分泌物。除了活动外，还可以进行体位引流，以清除气道分泌物。治疗时，尤其是进行活动时，必须有间歇休息，以避免患者过度疲劳或者耗氧量超过了氧运输的最大能力。耗氧量过度增加会影响气体交换。患者教育也非常重要，可以在治疗间期进行（即与呼吸控制和咳嗽动作相协调的活动和体位改变）。

细菌性肺炎　细菌性肺炎是导致死亡的主要原因，每年因细菌性肺炎死亡的人数最多，尤其是年轻和老年患者。细菌性肺炎可分为原发性和继发性（临床提示 26.4）。细菌性肺炎的临床表现为突发的严重情况：发热、呼吸急促、呼吸困难、低氧血症、心动过速和咳脓痰或血痰，症状的严重程度取决于感染微生物的类型和肺炎累及的范围。感染可能会因药物、雾化和物理治疗而好转，也可能会加重并蔓延到邻近区域，导致胸腔积液和脓胸。

临床提示 26.4
原发性肺炎

　　原发性肺炎发生在健康人群中，通常是由肺炎链球菌引起的。当患者防御能力下降时，会发生继发性肺炎。

肺炎球菌性肺炎由肺炎链球菌（革兰氏阳性菌）引起。该病好发于冬季，15~40 岁男性易感。患者常突然起病，症状包括发热、咳嗽、咳脓性或铁锈色痰、胸痛。查体可见，感染部位胸廓扩张减少和肌肉僵硬。听诊可闻及支气管呼吸音（提示实变）、呼吸音减弱或消失，以及感染区域喘鸣音或湿啰音。胸部 X 线检查可见肺不张、浸润和实变。

肺组织细菌感染分为 4 个阶段：充血期、红色肝样变期、灰色肝样变期和消散期。从充血阶段到消散的过程持续 2~3 周，肺部逐渐恢复至正常外观。充血期发生在感染的最初几天，特征是充血、浆液性渗出和细菌繁殖。红色肝样变期有红细胞渗出，在 2~4 天内发生，肺泡充满多核白细胞、纤维蛋白和红细胞。细菌在渗出液中继续繁殖，可见实变区域。灰色肝样变期发生在 4~8 天内，特征是大量纤维蛋白、多核白细胞减少和细菌死亡，此阶段以实变为主。随

着实变吸收好转，消散期发生在 8 天后，可见大量巨噬细胞，渗出物被酶消化。肺泡内有大量灰红色液体，感染肺组织质地变软。

胸膜经常受累，胸膜腔充满与肺泡内相同类型的液体。由于缺乏具有吞噬作用的表面物质，液体吸收较慢。肺炎球菌性肺炎可能的并发症包括脓胸、二重感染（大量新的病原菌侵入肺部时）、肺脓肿、肺不张和吸收延迟（吸收需 4 周以上）。

肺炎球菌性肺炎的治疗包括抗生素的使用。合并胸腔积液时，需进行胸腔穿刺术（穿刺针进入胸膜腔，以清除液体的有创操作）。患者应接受超声雾化和物理治疗。若病情严重，可能需要辅助供氧。

葡萄球菌肺炎由革兰氏阳性菌引起，很少发生在健康成年人，但却是儿童、婴儿和慢性呼吸系统疾病患者（尤其是癌症、肺结核和 CF）肺炎的常见原因。葡萄球菌肺炎的临床表现与肺炎球菌性肺炎相似，但胸部 X 线表现有所不同（如渗出斑片影）。肺实变少见，常出现胸腔积液、脓胸、肺脓肿、支气管胸膜瘘和肺气囊（胸膜下囊状影）。葡萄球菌肺炎的治疗包括药物治疗、休息、补液、超声雾化或药物雾化以及积极的物理治疗。

链球菌肺炎是由*化脓性链球菌*（革兰氏阳性菌）引起的，最常见于年幼、高龄和虚弱的患者。链球菌肺炎的临床表现与葡萄球菌肺炎相似。同样，肺实变少见，胸部 X 线显示一个或多个斑片浸润影。链球菌肺炎的并发症很少见，但有时也会出现脓胸。链球菌肺炎的治疗方法与肺炎球菌性肺炎相同。

*流感嗜血杆菌*肺炎由革兰氏阴性菌引起，主要发生在细支气管炎儿童和慢性支气管炎成年人。流感嗜血杆菌肺炎的临床表现与其他细菌性肺炎相同，X 线显示多发渗出。听诊呼吸音多正常，也可在吸气末闻及湿啰音。流感嗜血杆菌肺炎的治疗方法包括抗生素治疗、吸氧、超声雾化和物理治疗。

引起肺炎的其他革兰氏阴性菌有*大肠埃希菌*和*铜绿假单胞菌*，常见于有基础疾病的患者，尤其是呼吸系统疾病患者，以及虚弱患者。这些微生物往往是接受大剂量广谱抗生素治疗患者二重感染的原因。临床表现包括咳嗽、发热和呼吸困难。听诊可闻及湿啰音、支气管呼吸音和呼吸音减弱或消失。X 线显示双肺浸润，浸润程度差别大。治疗方法包括药物治疗、

超声雾化和物理治疗。

物理治疗原则　治疗目标包括逆转肺泡低通气、增加灌注量、减少右向左分流、改善通气 / 灌注比例、最大程度地减少黏液纤毛转运受损的影响、减少分泌物过多以及优化肺淋巴引流。细菌性肺炎常与黏液分泌增加有关。气道廓清的治疗重点是增加黏液纤毛清除能力，减少过多黏液聚集和潴留。传统手法物理治疗技术在成人肺炎治疗中的作用仍不明确[30]。患者通常行动自如，应鼓励他们多活动，以促进肺扩张，增加流速和深呼吸潮气容积，并增强黏液纤毛转运能力和淋巴引流[25,31,32]。但活动和运动训练的耗氧量需控制在患者氧运输的能力范围内，干预措施应避免破坏这种平衡或使患者过度疲劳。深呼吸和有效咳嗽是清除气道分泌物的重要手段，尤其要注意避免气道塌陷。特定的体位可优化通气 / 灌注匹配[27,33-35]，俯卧位时可能更均匀（详见第 19 章）[36]。次要目标是帮助患者改善因急性病导致的有氧体适能下降，特别是老年患者和存在慢性疾病的患者。

慢性支气管炎急性加重

病理生理学和内科治疗　慢性支气管炎是气管 – 支气管树的长期慢性刺激性疾病，其特征是咳嗽、咳痰持续至少 3 个月，并反复发作连续 2 年。病理变化包括气管、支气管黏液腺增大、杯状细胞增生、支气管上皮的黏液细胞化生导致纤毛数量减少，常见纤毛功能障碍和黏膜层连续性破坏。外周气道可见细支气管炎、细支气管狭窄和黏液分泌增多。

最常见的致病原因是吸烟。吸入烟雾会刺激杯状细胞和黏液腺分泌过量黏液，同时抑制纤毛的活动。黏液分泌过多、纤毛损伤和运动障碍导致黏液纤毛转运功能障碍，从而引起慢性咳嗽、咳痰。吸烟者黏液分泌增多会增加呼吸道感染的风险，并且感染恢复时间也会延长。吸烟是慢性支气管炎最常见的原因，其他因素还包括空气污染、某些职业环境和反复支气管感染。

虽然许多慢性支气管炎患者的动脉血二氧化碳分压（partial pressure of carbon dioxide on arterial blood, $PaCO_2$）较高，但通过肾脏保留的碳酸氢盐增多，血液的 pH 可维持在正常范围内。长期而言，骨髓会产生更多的红细胞，导致红细胞增多症。血液黏稠度越高，心脏负荷越大。长期低氧血症会导致肺动脉压升高和右心室肥大。

慢性支气管炎患者的痰液黏稠，不易咳出。在病情加重时（常由炎症或感染或两者兼有引起），会产生更多的痰液，导致痰液潴留和气道阻塞。分泌物潴留阻塞气道，减少肺泡容积，进而导致通气 / 灌注比例失调，加重低氧血症和二氧化碳潴留。辅助呼吸肌的使用增加，代谢需求和呼吸频率也随之增加。动脉血氧分压进一步降低，二氧化碳分压升高。低氧血症和高碳酸血症会加重肺血管收缩，从而增加肺动脉压，长期发展可能导致右心功能障碍或右心衰竭。虚弱和体适能下降会进一步导致健康状况不佳、症状加重和功能受损。

慢性支气管炎急性加重的临床表现包括：①面色晦暗；②辅助呼吸肌的使用，喘息，听诊可闻及喘鸣音；③肋间隙和胸骨上窝凹陷；④四肢水肿，脚踝周围水肿和颈静脉怒张，提示右心衰竭失代偿；⑤咳嗽、咳痰、呼吸困难、痰量增加（伴分泌物颜色变化）、咳痰困难；⑥ PaO_2 降低，$PaCO_2$ 升高，pH 降低。肺功能测试显示肺活量、第 1 秒用力呼气容积（forced expiratory volume in 1 second, FEV_1）、最大自主通气量和弥散量降低，功能残气量（functional residual capacity, FRC）增加。

物理治疗原则　慢性支气管炎急性加重患者需要住院，常需要静脉补液、抗生素、支气管扩张剂和低流量吸氧治疗。若患者出现右心衰竭，可使用利尿剂和洋地黄类药物。若患者出现呼吸性酸中毒，且上述干预措施治疗效果不佳，则可能需要进行无创通气。气道廓清方法有活动、体位改变和体位引流。这些干预措施与呼吸控制和咳嗽动作相协调，以促进分泌物清除，优化咳嗽和咳痰，并减少动态气道闭塞和肺泡塌陷。在恢复过程中，根据患者需要辅助供氧，并增加运动量。患者还需要避免接触支气管刺激物（如吸烟、二手烟和空气污染物），并充分补液以使分泌物稀薄，从而促进黏液纤毛转运和咳痰。

慢性支气管炎患者可以从为慢性呼吸系统疾病患者设计的综合康复方案中获益，最好在急性加重后 1 个月内开始[37]。众所周知，即使是不太大强度的运动训练也能增加患者的步行能力和主观幸福感[38]。急性期管理的组成部分如表 26.1 所示，其原则与 I

期心脏康复相似。慢性阻塞性肺疾病管理的运动处方和综合呼吸康复方案详见第 22 章和第 27 章。减少危险因素、最大程度地降低健康风险是减少肺部病理变化和损伤（包括不可逆的肺气肿）的关键。有针对性的教育、戒烟、营养和运动咨询在治疗中非常重要。对于无法获得正式结构化呼吸康复项目的患者（大多数患者属于此类），物理治疗师可以根据个体情况应用相同的治疗原则。

细支气管炎

病理生理学和内科治疗 细支气管炎是由外周气道炎症引起的疾病，由于其气管直径较细（第 32 章），常见于婴幼儿，但成年人也可发病，且常继发于其他疾病。严重时，外周气道中的渗出物可转变为结缔组织，并延伸到外周气道。炎症过程与其他组织的炎症类似（包括炎症阶段和增殖性愈合阶段），表现为充血、血管通透性增加、渗出物形成、黏液分泌过多、上皮脱落和细支气管变窄。液体从循环中渗出到肺泡表面，取代肺泡表面活性物质，导致表面张力增加，进而引起气道塌陷。气道刺激物和炎症相关的分泌物增加是因过量的黏液与炎症渗出物（由液体蛋白和渗出细胞组成）所致。这一病理生理级联反应可导致肺限制性和阻塞性改变。若渗出物质未被清除，就会导致气道阻塞。细胞的快速代谢会导致细胞脱落、进一步的阻塞气道和增厚基底膜。细支气管炎引起的阻塞会导致通气和灌注异常以及弥散障碍。临床表现包括咳嗽、咳痰。据报道，闭塞性细支气管炎是心肺移植最严重的长期并发症[6]。治疗方法包括药物控制炎症、液体管理和吸氧（如有必要）。预防感染也非常重要。

如前所述，细支气管炎在婴幼儿中很常见。炎症和阻塞对幼儿的影响很严重，因为 2 岁以内患儿的心血管系统和呼吸系统的解剖和生理结构尚未发育完全，呼吸肌发育不良，胸壁呈圆柱形，呼吸效率较低。此外，婴儿的自主运动和体位改变能力受限（尤其是婴儿多处于非直立位），且感染风险较高（详见第 32 章）。

物理治疗原则 细支气管炎的主要病理生理改变包括通气和灌注不均以及弥散障碍，这是由于炎症和黏液分泌增加导致的分泌物增多以及相邻肺泡肺不张

所致。物理治疗能够促进黏液纤毛转运，将分泌物和黏液清除至中央气道、促进肺泡扩张和通气、优化通气 / 灌注匹配以及气体交换，并降低感染风险。

慢性气流受限急性加重

病理生理学和内科治疗 慢性气流受限（慢性阻塞性肺疾病）是吸烟导致死亡的主要原因。肺气肿主要有两种类型：小叶中央型肺气肿和全小叶型肺气肿，这两种类型的肺气肿可同时存在，但小叶中央型肺气肿的发病率是全小叶型肺气肿的 20 倍。小叶中央型肺气肿的特征包括呼吸性细支气管破坏、水肿、炎症和细支气管管壁增厚。这些病变在上肺更为常见和明显。小叶中央型肺气肿在男性中比在女性中更常见，在非吸烟者中很罕见，而在慢性支气管炎患者中很常见。全小叶型肺气肿的特征包括终末细支气管远端肺泡的破坏性增大，见于 α_1- 抗胰蛋白酶缺乏症患者。气道阻塞是由细支气管失去弹性回缩或横向牵拉引起的。正常人吸气时，气道被弹性增大的肺打开；呼气时，肺的拉伸减少，气道变窄。全小叶型肺气肿患者因周围肺泡壁的破坏和断裂，导致肺弹性下降。这进一步使细支气管失去支撑，在呼气过程中容易塌陷。这种类型的肺气肿可以是局部性的，也可以是弥漫性的。病变在肺底比肺尖更常见，并且在老年人中更常见。肺气肿的发病率随着年龄增长而增加，最常见于慢性支气管炎患者，吸烟者比非吸烟者更常见。对于 α_1- 抗胰蛋白酶缺乏症患者，即使从未吸烟，也可能早期出现严重的全小叶型肺气肿，这似乎与遗传因素有关。此外，反复的下呼吸道感染也与肺气肿的发生有关。

肺大疱是指直径超过 1 cm 的肺气肿病变，由气道阻塞引起，吸气时气流可进入肺泡，但在呼气时无法完全呼出导致肺泡过度充气，最终引起肺泡壁破坏，形成增大的含气囊腔。肺大疱的直径可能超过 10 cm，其压迫作用会损害剩余肺组织的功能。在这种情况下，可采用外科手术切除大疱。肺大疱破裂会导致气胸，这是一种严重的并发症。

这两种类型的肺气肿都会导致慢性胸壁改变。肺实质弹性回缩力受损会打破正常肺弹性回缩牵拉胸壁和胸壁自然力学向外回弹之间的平衡。由于肺残余气体增加，FRC 也相应增加，但这种增加是无效的，

因为这反映了死腔的增加。患者因肺实质失去正常的弹性回缩（即顺应性增加），更容易发生动态气道受压和气道塌陷，进一步导致通气分布不均和弥散功能下降，压力 – 容积曲线发生变化，通气效率降低。

慢性气流受限患者肺泡弹性回缩力降低，正常牵拉力减小，胸壁向外扩张，导致胸部过度充气。随着肺气肿的缓慢进展，膈肌逐渐变得低平，使肌肉纤维在长度 – 张力曲线上处于相对低效的位置[39]。随着肺部过度充气，胸壁变得越来越像桶状和僵硬。胸壁正常形状的丧失以及桶柄运动的减少，进一步损害了有效的呼吸机制和呼吸功能。呼吸功的增加也增加了能量需求和耗氧量。呼吸肌无力和疲劳是慢性呼吸系统疾病的严重并发症，使患者容易发生呼吸衰竭（详见第 23 章和第 30 章）。

肺泡在结构上变得不均匀，通气分布也变得更加不均匀。肺泡的吸气和呼气时间也变得不一致。肺泡需要较长的吸气时间（即较长的时间常数）。因此，慢性气流受限患者通常采用一种特征性的呼吸模式，表现为吸气和呼气时间延长。呼气时，患者会自主采用缩唇呼吸，通过产生正压来增加肺泡通畅性，促进肺部的侧支通气和换气。此外，患者可以通过主动呼气补偿被动弹性回缩的下降，正常情况下，在潮气末排空肺部气体。总的来说，呼吸功增加了。

换气时，慢性气流受限的病理变化最终可导致低氧血症、高碳酸血症和伴随呼吸性酸中毒的 pH 降低。长期呼吸效率不足会导致氧运输和换气功能的慢性障碍。为了代偿高碳酸血症，机体会产生更多的碳酸氢盐以中和潴留的 CO_2（即代偿性呼吸性酸中毒）。红细胞增加（即红细胞增多症）可提高血液的携氧能力。然而，红细胞增多症可引起血液黏稠度增加，导致循环淤滞、血栓形成和心脏负荷增大的风险增加。

肺气肿患者最常见的症状是呼吸困难。查体可见患者消瘦，胸廓前后径增加。因疾病严重程度不同，患者可能会有辅助呼吸肌参与呼吸（第 3 章）。患者常采取前倾位，前臂撑在膝盖上，或坐位时两侧手臂撑在床或椅子上，通过耸肩来提高辅助吸气肌的有效性。

肺气肿患者需要增加呼吸功，以维持相对正常的血气。听诊时，全肺或大部分肺野呼吸音减低。在影像学上，肺气肿患者表现为过度充气、膈肌扁平、心影狭长变小。肺功能测试显示阻塞性通气功能障碍。动脉血气表现为 PaO_2 轻度或中度降低，$PaCO_2$ 正常或轻度升高，pH 正常。与慢性支气管炎患者不同，随着病情的发展，肺气肿患者往往会出现心功能不全，疾病末期会出现心力衰竭，还可能有明显的心肌肥大。

低氧血症会导致肺血管缺氧性收缩，使血液从通气不佳区域流入通气良好区域，从而增加右心后负荷。这会使肺血管阻力和肺动脉压升高（即肺动脉高压）。长期以来，右心会因对抗这些增加的阻力而肥大，最终导致右心衰竭。任何原因引起的继发性心脏增大都会改变电传导模式，影响电 – 机械耦联和心输出量。心电图和超声心动图有助于检测胸腔内心脏的大小和位置改变。

需住院的肺气肿患者治疗方案包括静脉补液、抗生素治疗和低流量吸氧。部分患者需要使用支气管扩张剂、利尿剂和洋地黄类药物。慢性气流受限患者通常能够适应高水平的 $PaCO_2$，并依赖缺氧来刺激呼吸。因此，对这些患者需给予低流量吸氧，以避免消除他们依赖缺氧的呼吸刺激。

慢性支气管炎和肺气肿的特征是肺功能逐渐下降和相应的心功能不全。各种研究报告的死亡率取决于患者选择的方法、诊断测试类型和其他标准。总体上，确诊后 5 年内死亡率为 20%~55%。基于 FEV_1 水平的 5 年生存率研究显示：FEV_1 大于 1.2 L 的患者，5 年生存率为 80%；FEV_1 接近 1 L 的患者，5 年生存率为 60%，而 FEV_1 小于 0.75 L 的患者，5 年生存率则为 40%。若患者合并静息时心动过速、慢性高碳酸血症和弥散功能严重下降，生存率会降低 25%。其他预后不良因素包括右心衰竭、体重减轻、影像学检查显示肺气肿征象、呼吸困难发作、红细胞增多症和 Hoover 征（吸气时肋骨向内移动）。气流受限患者最常见的死亡原因包括充血性心力衰竭（继发于右心衰竭）、呼吸衰竭、肺炎、细支气管炎和肺栓塞。

物理治疗原则 COPD 的标准治疗已在全球范围内得到充分证实[40,41]。COPD 的首要治疗目标是尽可能减少急性加重和避免抗生素的过度使用[42]。物理治疗在预防上述情况和其不良结局（包括过早死亡）

方面发挥着重要作用，同时有助于减少药物和手术治疗的需求。

肺气肿患者易发生慢性肺部感染和呼吸功能不全。肺气肿的病理变化包括肺泡塌陷和破坏、通气/灌注比例失调以及弥散功能障碍。当生理代偿机制无法维持足够的气体交换时，这些障碍会导致氧运输受损。患者会出现呼吸困难加重和呼吸急促。呼吸功的增加表明气道阻塞和呼吸力学及呼吸肌肉功能障碍。由于长期的气道病变，患者的黏液纤毛转运功能受损，易发生肺部感染和分泌物增多，因此分泌物清除是治疗的关键。

表 26.1 所示为急性期康复治疗的主要组成部分，与急性心血管系统疾病的康复治疗类似（Ⅰ期心脏康复）。根据具体的临床情况（即心血管和呼吸功能障碍的类型和严重程度以及是否存在感染）为患者制订个体化的治疗处方。治疗方法包括活动、配合呼吸控制和咳嗽动作，这些方法有助于增加肺泡通气量、松动分泌物以及改善通气/灌注比例。体位改变能改善通气分布，帮助黏液纤毛转运，并清除肺部分泌物。尽管"单纯"肺气肿通常是干燥的，但在一些特定情况下，体位引流可以协助清除相应肺段支气管的分泌物。患者在给定的体位下，最上面的肺野肺泡容积增加，最下面的肺野肺泡通气减少。病变类型和严重程度决定这些生理作用对氧运输的改善程度。

此外，体位改变对于优化呼吸力学和改善肺部气体交换非常重要，可有效减轻呼吸和心脏负荷。临床评估有助于制订治疗处方，从而有效减轻呼吸和心脏负担。这些评估信息不仅对明确最佳体位至关重要，而且对避免有害体位也很关键。除了直立位对心血管和肺功能的重力影响外，坐位、前倾位也有助于改善通气功能。手臂支撑体位可以稳定上胸壁和胸廓，从而促进吸气。对于部分呼吸窘迫且膈肌低平患者，采用卧位最佳，因为此时内脏在膈肌下方，膈肌会在胸腔内上移（即膈式呼吸）[43]。这种体位使膈肌肌纤维处于最佳长度 - 张力，从而获得更好的力学优势。在某些患者中，头低位可进一步增强这种效果[44]。然而，有些患者无法耐受卧位时，甚至可能会加重呼吸窘迫。如果活动和体位改变与呼吸控制和咳嗽动作相配合未能达到最佳治疗结果，传统的物理治疗方法可能会有效（例如，存在难治性化脓性感染时，采用

体位引流和手法治疗）。

由于肺气肿患者气道顺应性高，有动态气道塌陷的风险，因此建议采用声门开放式咳嗽技术。在治疗前、中和后记录结果，以评估短期和长期治疗效果。此外，治疗间期的操作对最大化提高整体治疗效果也很重要。因此，为实现最大的治疗效果，应有效且具体地向患者、护理人员及家庭成员传达信息。

与慢性支气管炎患者一样，因肺气肿导致慢性气流受限的患者应该接受终身健康计划，包括戒烟、基础营养和运动训练咨询（详见第 22 章和第 27 章）。根据评估结果，物理治疗师可以判断是否需要专业咨询（如戒烟咨询），评估患者能否适合接受戒烟药物治疗，以及是否需要转诊至全科医生，还需决定是否需要专业营养师介入。研究表明，改善有氧适能能够降低后续急性加重的频率和严重程度[45]。临床症状和体征改善与生活质量有关[46]。

哮喘急性发作

病理生理学和内科治疗　哮喘是一种以支气管平滑肌对多种刺激呈高反应性为特征的疾病，表现为不同程度的气道收缩，可自行缓解或经过药物治疗后缓解。在哮喘发作期间，气管因支气管平滑肌痉挛、黏膜炎症和黏液分泌过多而变窄或堵塞。

35 岁以下患者发生的哮喘通常是过敏性或外源性的。当患者接触特定致敏物质（如花粉或家居灰尘）时，可诱发哮喘发作。哮喘患者可能对多种物质过敏，而非仅限于一两种过敏原。如果患者的首次哮喘发作是在 35 岁之后，则常伴有慢性气流受限，并呈现间歇性急性支气管痉挛。这类患者的急性发作大多不是由特定物质引发的，称为非过敏性或内源性哮喘（表 26.3）。慢性支气管炎就属于此类，是医院内最常见的哮喘类型。

在哮喘急性发作时，患者的肺容量和呼气流速降低，表现为呼气时间延长、呼吸频率增加、呼气时使用辅助呼吸肌，并出现通气分布不均[22]。在发作早期，动脉血气分析显示轻度低氧血症和 $PaCO_2$ 降低（由过度通气所致）。随着病情进展，PaO_2 持续下降，而 $PaCO_2$ 逐渐增加。当气道阻塞加重时，$PaCO_2$ 升高、PaO_2 降低和 pH 低于 7.3，提示病情恶化。此时，患者的呼吸频率很快，并使用辅助呼吸肌，呼气

表 26.3 诱发哮喘症状的因素

常见诱发因素	诱发因素具体示例
过敏性或外源性哮喘	花粉（尤其是豚草） 动物 羽毛 霉菌 家居灰尘 食物
非过敏性或内源性哮喘	吸入性刺激物 香烟烟雾 灰尘 污染物 化学物质
周围环境	湿度高 冷空气
呼吸道感染	普通感冒 细菌性支气管炎
药物	阿司匹林
情绪	压力 兴奋
运动	持续进行有氧运动 在寒冷环境中，持续进行有氧运动

相延长，听诊可闻及喘鸣音。患者多表现为干咳，还可能主诉胸闷。影像学检查可见肺部过度充气或出现小的肺不张区域（吸收性肺不张）。

住院患者的治疗方案包括静脉补液、支气管扩张剂、氧疗和糖皮质激素。在急性发作时，进行呼吸控制训练有助于患者放松，提高控制效果，并减少再次发作次数。如果存在痰液潴留，则需进行气道廓清治疗。患者应避免接触支气管刺激物以及其他可能诱发或加重支气管痉挛或哮喘发作的物质。

当哮喘发作持续数小时且对治疗无反应时，称为*哮喘持续状态*，属于临床急症，需转入重症监护室进行治疗（详见第 31 章）。

物理治疗原则 哮喘急性发作的主要特征是支气管痉挛，即气管平滑肌对多种刺激的反应性增高（表现为可逆性气流受限）。虽然支气管痉挛也是慢性支气管炎和肺气肿的特征性表现之一，但这些疾病阻塞的主要原因是解剖和生理结构的改变，而这些改变通常是不可逆的。

急性期康复治疗的主要组成部分与急性心血管系统疾病康复相似（Ⅰ期心脏康复；详见表 26.1）。物理治疗的目的是在不加重支气管痉挛和其他症状的前提下改善气体交换，并尽可能逆转这些症状。一项系统综述显示，呼吸训练对急性哮喘患者的疗效尚未明确[47]。推荐采用有效方法缓解患者的过度通气状态。在哮喘急性发作时，可以使用袋子罩住面部重复吸收二氧化碳，以降低呼吸频率；并通过体位改变来减少过度通气[48]。在哮喘加重时，需要减少总的耗氧量，包括与呼吸功增加相关的耗氧量。建议患者采取以下措施：减少活动量、改变体位以提高呼吸效率、合理安排休息和睡眠时间、改变饮食或限制饮食、充分补液、维持酸碱平衡、减少兴奋刺激、限制社交以及减少环境刺激。虽然全身放松不能直接放松支气管平滑肌，但有助于改善呼吸控制、减少兴奋和代谢需求，并促进更有效的呼吸。

继发于支气管平滑肌张力增加和气道水肿的气道狭窄和阻塞是哮喘急性发作的特征性改变。即使是少量的肺部分泌物也会阻塞狭窄的气道内腔，导致阻塞部位远端发生吸收性肺不张，引起换气功能障碍，PaO_2 降低。因此，优化黏液纤毛转运功能很重要。由于气道刺激和炎症反应，黏液与浆液混合会进一步阻碍黏液清除。与单纯黏液相比，纤毛对黏液和浆液混合物的清除效果较差。此外，纤毛上皮脱落到支气管腔内，进一步导致分泌物潴留。因此，即使分泌物不多，优化分泌物的松动和清除仍是治疗重点。优化黏液纤毛转运能力的干预措施能够减轻加重的支气管痉挛，并减小进一步增加的气道阻力。

哮喘治疗的主要目标包括减轻气道狭窄、改善肺泡通气功能、减少呼吸功和能量消耗、缓解低氧血症或将其威胁降至最低，以及优化肺部顺应性。

治疗效果可通过整体氧运输过程中各个步骤的功能参数进行评估[49]。床旁肺功能测定（包括呼气峰流速）是评估氧运输障碍的敏感指标。患者在家中使用呼气峰流速仪进行日常监测，其数值变化可作为需要医疗干预的早期预警指标。

通过最佳健康教育以及全面的终身健康计划，哮喘患者可以达到有效的疾病控制（详见第 22 章和第 27 章）。

囊性纤维化急性加重

病理生理学和内科治疗 囊性纤维化（cystic fibrosis, CF）是一种复杂的多系统外分泌腺常染色体隐性遗传病。CF 可累及全身主要器官系统，其特征表现为汗液中电解质含量增加、慢性气流受限、通气不均和胰腺功能不全（临床提示 26.5）。

临床提示 26.5
囊性纤维化的诊断

CF 的确诊依据包括阳性家族史、消化不良、反复肺部感染，最重要的是汗液氯化物检测呈阳性。

自 1940 年以来，CF 患者的生存率显著提高。据报道，当时患者的平均生存期约为 2 年。尽管 CF 是一种先天性疾病，通常在儿童期发病，但现在已经成为一种成人疾病。成年 CF 患者常表现为上叶肺部浸润，伴有肺不张、支气管扩张和慢性葡萄球菌感染。CF 患者的纤毛摆动频率通常减慢至每分钟 3 毫米左右，而同年龄健康受试者，这一频率为每分钟 20 毫米 [50]。CF 患者的常见临床表现可分为以下 3 种：无明显肺部体征患者；偶尔咳嗽、咳痰且有肺部体征患者；持续咳嗽、咳痰且有肺部体征患者。最后一组患者常表现为肺功能测试结果明显异常、弥散功能降低、咯血次数增加，胸部 X 线异常和过度充气，并伴有可变的气道高反应性。

CF 患者的外周气道因黏液阻塞导致解剖和功能异常。在最大肺容量时，CF 患者的肺组织可能会过度僵硬，而在低肺容量时则表现为弹性回缩力降低。局部通气不均会导致通气 / 灌注比例失调以及低氧血症 [22]。

CF 的慢性呼吸功能障碍与异常黏稠的黏液分泌增加有关，这会导致黏液纤毛转运受损，进而引起气道阻塞、支气管扩张、肺过度充气、感染和区域通气功能受损，最终导致通气 / 灌注比例失调以及气体交换障碍。

物理治疗原则　预防性心肺物理治疗措施主要包括促进黏液纤毛转运、最大限度地增加肺泡通气量、合理使用抗生素、控制或减缓支气管和细支气管阻塞的影响。患者和照护者积极参与慢性病管理尤为重要。了解 CF 的病理生理学特点和病程，对于调整疾病加重期和缓解期的治疗方案至关重要。

治疗目标是优化氧运输和气体交换功能。针对 CF 患者急性加重期的病理生理改变和功能障碍，具体治疗目标包括增强黏液纤毛转运、促进气道廓清、

优化肺泡通气，从而改善气体交换、最大限度地提高氧运输效率，并预防和减少感染的发生（表 26.1）。氧运输相关的问题主要包括黏液纤毛转运功能受损、黏液分泌增加、黏液清除障碍、通气 / 灌注比例失调、右向左分流、弥散功能障碍、呼吸肌无力或疲劳以及心肺代偿能力降低。黏液分泌增加、清除困难增加了细菌繁殖和慢性呼吸道感染的风险，这些表现在卧位时加重。有研究报道，CF 患者从坐位变为仰卧位时可能出现严重的体位性低氧血症 [51]。

对于慢性呼吸系统疾病患者，特别是 CF 患者，虽然有氧训练的效果可能有限，但优化整体氧运输能力，以代偿特定环节的功能缺陷非常重要 [52]。体适能下降会严重影响氧运输功能。改善有氧运动能力以及心肺代偿功能是 CF 患者管理的核心内容。有氧运动提高氧运输效率的机制主要包括通过清除分泌物以减少气道阻力、改善肺部通气均一性从而提高通气和灌注匹配、优化组织氧摄取能力、提高呼吸肌耐力 [53]（临床提示 26.6）。如果能够维持最佳代偿状态，由于整体氧运输效率的提高，氧运输在急性加重期也不会受到影响。然而，由于在急性加重期患者活动减少和卧床导致的去适应现象，这些效果将会失去。因此，在急性阶段尽可能减少患者活动受限非常重要，这需要基于临床评估和发病情况。同时，在加重期间，进行运动适应训练尤为关键。长期锻炼对 CF 患者特别重要的一个附加作用是提高免疫力 [54]。这有助于将感染的风险降至最低，并可能将感染的严重程度降至最低。CF 患者可能会对运动和心肌代偿产生异常的血流动力学反应，因此建议进行心脏评估和监测 [55]。

临床提示 26.6
黏液清除机制

一节治疗课程中，跑台训练和 Flutter® 在增强成人囊性纤维化患者黏液清除机制方面同样有效。更多信息请参阅 Dwyer TJ, Zainuldin R, Daviskas E, et al Effects of treadmill exercise versus Flutter® on respiratory flow and sputum properties in adults with cystic fibrosis: a randomized, controlled, cross-over trial. *BMC Pulm Med.* 2017;17(1):14.

患者在严重急性加重期承受着极大的生理压力，由于呼吸和心脏负荷增加，耗氧量显著增加。此外，

患者容易出现动脉血氧饱和度降低。因此，在制订治疗干预措施和强度时，应考虑减少耗氧量和缓解疲劳，并且需要进行严密监测。这些患者容易出现低氧血症和虚弱，因此治疗方案应根据患者的评估结果和耐受能力制订，既要达到最大获益，又要确保患者能够耐受。渐进式、有节奏、低强度的活动和频繁的体位变换可以增强黏液纤毛转运能力和气道廓清，并提高氧运输各环节的效率。如果需要进一步廓清，体位引流可以为这些患者带来额外益处，也可以增加手法治疗，但因对换气功能可能的有害影响，必须进行严密监测[56]。

用力咳嗽和呼气技术会导致气道陷闭，而呵气和其他类型的改良声门开放式咳嗽技术则可以最大限度地减少气道陷闭，并且可以更有效地清除潴留在中央气道的分泌物，而不会影响通气和换气。剧烈咳嗽时声门闭合，会导致气道陷闭，因此应避免，尤其是对于肺动脉高压患者，这会导致胸内压增加和心肺负荷加重。CF 患者出现严重的咳嗽发作时，会显著增加胸内压，进而阻碍静脉回流和心输出量。尽管咳嗽是这些患者黏液纤毛清除的重要机制，但必须尽量减少对心脏的不良影响。

近 10 年来，CF 患者分泌物清除的其他干预措施还包括自主引流、呼气末正压（positive expiratory pressure，PEP）和 Flutter[2,57]。目前尚无证据表明某一种干预方式优于其他[58,59]。研究显示，CF 患者在运动时结合使用 PEP 和 Flutter 可减少气道陷闭，从而优化肺泡通气能力并提高黏液纤毛清除效率[60]。

自主引流理论通过在不同肺容积控制呼吸，使等压点沿着气道移动。最初在低肺容量下进行缓慢而深的呼吸，然后逐步过渡至中和高肺容量。低肺容量时的呼吸可以有效松动外周小气道分泌物，中肺容量呼吸有助于集中和收集分泌物。最后，高肺容量呼吸有助于咳嗽，清除中央气道的分泌物。自主引流可以通过控制肺容量和流速以及控制咳嗽来提高患者咳嗽的有效性，以避免无效咳嗽和浪费能量。物理治疗师指导患者按照设定的容量进行缓慢而有控制的呼吸，并将手放在患者的胸部以监测患者的吸气努力和动作。不鼓励患者在呼气末容量以下呼吸，应鼓励患者直至分泌物排出前（即高肺容量呼吸阶段）尽量不咳嗽。这项技术是促进 CF 患者气道廓清的有效辅助手段，

可独立使用，并且容易掌握，有助于优化患者的咳嗽效果，并最大限度地减少气道陷闭的可能。该技术可减少高消耗的咳嗽，并节省能量以最有效地咳痰[61]。

CF 患者能够通过最佳健康教育和全面的终身健康计划学会有效控制疾病（详见第 22 章和第 27 章）（临床提示 26.7）。

临床提示 26.7

物理治疗临床实践指南

关于物理治疗临床实践指南更多信息请参阅 Button BM, Wilson C, Dentice R, et al. Physiotherapy for cystic fibrosis in Australia and New Zealand: a clinical practice guideline. *Respirology*. 2016;21:656–667.

肺间质纤维化急性加重

病理生理学和内科治疗　间质性肺病与多种职业暴露和吸入无机或有机粉尘有关。与无机粉尘吸入相关的疾病有硅肺、石棉肺、铍肺和滑石或煤尘肺，常见于矿工、焊工和建筑工人。接触有机物质（如真菌孢子和植物纤维）的工人，可能会出现严重的肺部反应，称为外源性过敏性肺泡炎。一般来说，间质性肺疾病的特征是肺实质炎性改变，可能完全缓解或发展为纤维化。肺间质纤维化是由反复感染后结缔组织沉积引起的。病理生理学表现为间质浸润和纤维化、肺泡内渗出和肺泡破坏。患者肺顺应性和肺容量降低，中肺容量呼气流速增加（肺组织僵硬、无弹性），弥散功能下降，出现低氧血症，但无高碳酸血症。胸部 X 线能够显示不同类型的间质性肺疾病相关肺损伤。其他临床表现包括静息心率增加、肺动脉高压、换气功能障碍、运动时甚至静息时的呼吸困难。通过调整工作环境、更换材料或使用防护服和面罩，能使工人脱离接触粉尘，从而缓解症状。然而，反复接触这些有机粉尘可导致不可逆的肺间质纤维化。

对烟雾和气体的反应也会导致慢性限制性肺疾病。暴露于高温加热的塑料会释放对呼吸系统有毒的气体，可能会导致慢性病理变化和换气功能障碍。

治疗目标包括减轻炎症、降低肺动脉高压和提高动脉氧合。药物治疗包括用于控制炎症的糖皮质激素、免疫抑制剂，同时辅助氧疗。让患者脱离导致肺

间质纤维化的工作环境，对于疾病控制及长期预后均至关重要。

物理治疗原则　肺间质纤维化急性加重的主要临床表现可反映出急性或慢性问题，多由炎症、肺部感染或两者兼有引起，可导致肺泡通气减少、炎症反应、气道阻塞、呼吸功增加，严重时出现心脏负荷增加。患者在运动过程中容易出现血氧饱和度下降，因此需密切监测。

急性期康复治疗与急性心血管系统疾病相似（I期心脏康复；详见表26.1）。对于轻度患者，活动可以改善通气均一性、通气/灌注比例。在治疗间期以及重症患者治疗时，体位改变可以减少呼吸功、降低生理兴奋性、增加肺泡通气、改善通气/灌注比例，并增强咳嗽。

中至重度间质性肺疾病患者在睡眠和体力活动时可能出现血氧饱和度下降[62]。因此，在治疗期间和治疗间期都应密切监测。低氧性血管收缩会增加肺血管阻力，导致右心负荷增加和心功能不全。

由于患者虚弱和体适能下降，运动训练方案能够提高氧运输过程的功能[63]。肺间质纤维化患者还需要通过健康教育和全面的健康计划来帮助控制症状（详见第22章和第27章）。

肺结核

病理生理学和内科治疗　尽管肺结核的发病率在过去几十年显著下降，但近年来在工业化国家中又有所回升，这反映了某些人群以及移民卫生健康水平的下降。

大多数感染源于吸入空气中的结核分枝杆菌，从而引发炎症反应，包括感染区域的白细胞和巨噬细胞浸润。该区域会发生实变，从病理学角度来看，这种情况被视为结核性肺炎。浸润的巨噬细胞集中并融合，形成特征性结核结节。病变中心部分在2~4周内发生坏死。结核病与肺部感染有关，与其他感染性肺炎相似，但其独特之处在于可能会影响身体的其他部位，包括大脑和脑膜、肾脏、生殖系统及骨骼。临床症状包括疲劳、发热、食欲下降、体重减轻、盗汗、咯血以及肺部受累时的咳嗽伴少量非脓性痰。疾病病程差异较大，一些患者可能迅速愈合，而另一些患者会出现疾病进展甚至死亡。一些患者病情很轻，

而另一些患者病情会发展迅速，影响其他器官系统，甚至导致陈旧病灶重新活动。

肺结核对肺功能的影响因病变的程度和类型而异。实质性病变可使肺容量减少，导致有灌注的肺区域通气不足。疾病严重时可能会影响动脉血气，而病情较轻者病变未受累区域可能会充分代偿。如果发生纤维化，相应的肺顺应性将降低。细支气管的狭窄或变形会增加气流阻力。胸膜受累可能导致胸腔积液、脓胸、胸膜纤维化和自发性气胸。与肺实质损伤不同，即使轻度胸膜受限，肺功能也可能发生显著变化。临床上，严重胸膜受累的患者表现为严重的限制性疾病，肺容量显著降低，呼吸功和能量消耗显著增加。患者常见的症状为呼吸困难。与肺间质纤维化患者相比，肺结核患者多表现为浅快呼吸模式，以降低呼吸弹性做功的高消耗。因此，过度通气和肺泡低通气会导致死腔出现。

除了肺泡低通气外，肺组织和肺血管损伤还会影响通气/灌注匹配以及弥散功能。严重时会出现低氧血症和高碳酸血症。慢性代偿机制包括红细胞增多症、血容量过多，甚至右心衰竭。

肺部因纤维增生而萎缩和畸形，这些变化会导致肺血管扭曲和阻塞，以及肺血流分布不均，从而进一步影响通气/灌注匹配。

肺结核患者会出现阻塞性通气功能障碍，表现为气流阻力增加、肺气肿。阻塞是因慢性感染、黏膜水肿、分泌物潴留和支气管痉挛引起。

抗结核药物治疗可有效控制疾病，避免住院治疗。若患者诊断及时，用药依从性好，且不是耐药菌感染，则预后较好。手术治疗可用于切除慢性受累的肺段。疾病的严重程度是决定患者预后的关键因素。

保持良好的健康生活方式，如注重卫生、均衡饮食、充足睡眠、规律运动和缓解心理压力，对结核病的管理、控制和预防非常重要。最后，吸烟是导致肺结核死亡人数增加的重要因素，因此，戒烟教育和咨询是必不可少的[64]。

物理治疗原则　虽然肺结核的急性期表现与肺炎相似（参见肺炎部分），但其物理治疗存在重要差异[65]。首先，肺结核的传染性特别强，因此，物理治疗师应采取特殊预防措施，以防止疾病在传染阶段传播。其次，患者可能容易疲劳，应选择合适的治疗

方法以改善氧运输，同时避免超过患者的氧运输能力或导致过度疲劳。通过运动训练刺激氧运输系统是必要的，但为了避免体适能下降的有害影响和氧运输功能的进一步损害，患者需要密切监护。

目前，肺结核患者的物理治疗尚缺乏循证指南指导。若患者能坚持健康饮食、适当运动和充足休息，将有助于增强药物治疗的效果。根据患者的恢复程度和速度，最终目标是每隔一天进行 30 分钟的有规律的中等强度运动。初期可从简单的活动开始，如户外快走，这有助于消灭结核菌。对于症状明显缓解的患者，进行功率自行车训练和抗阻训练有助于增强体质。保持健康的生活方式和规律运动训练对患者非常重要。

急性外科疾病治疗

围手术期

外科手术及其对心血管与呼吸系统的影响

如果预防措施不到位，某些危险因素可能导致患者在围手术期出现心肺功能障碍（框 26.1）。围手术期心肺并发症是患者死亡的主要原因，尤其是接受胸部和心血管手术的患者[66]。物理治疗师必须根据患者术前的健康状况明确危险因素，包括年龄、吸烟习惯、营养状况、体重、规律的体力活动和健身水平、睡眠质量和压力水平，也包括心肺功能障碍、骨骼肌功能下降、神经肌肉功能下降和内分泌功能障碍（尤其是 2 型糖尿病）[67]。

对于即将进行手术的患者，术前几周介入物理治疗可以发挥一定的作用。然而，这种治疗尚未在当前的医疗卫生体系中充分实施。最大程度地改善患者的健康水平可以减少并发症、缩短住院时间，同时能加速康复，使患者完全回归日常活动。干预措施包括健康宣教，如鼓励戒烟。研究表明，戒烟或减少一半以上的吸烟量可以改善髋膝关节置换术后的结局[68]。这种益处在其他类型手术中也有体现，尤其是心血管和胸部手术。根据患者自身情况进行个性化调整的营养方案和运动计划可以提高患者的氧运输能力。因此，当氧运输不可避免地受到麻醉和外科手术影响

框 26.1	围手术期心肺功能障碍的外科因素

- 手术类型
- 手术过程
- 麻醉方式（全身麻醉、有或无气管插管、局部麻醉）和镇静状态
- 肌肉松弛剂和神经肌肉阻滞剂
- 辅助氧疗和湿化
- 保持静息体位
- 手术时长和术中体位
- 切口
- 体外循环设备（cardiopulmonary bypass machine, CBM）
- 体外膜肺氧合（extracorporeal membrane exchanger, ECMO）
- 医用敷料和黏合剂
- 夹板和固定装置
- 缝合线和引线
- 监测设备
- 胸腔引流管及数量
- 导尿管
- 围手术期焦虑、不适和疼痛
- 围手术期疼痛管理
- 围手术期体液平衡管理
- 围手术期患者的输血情况

时，患者需要具备更大的储备能力。

超重和肥胖人群常伴有一系列与体重相关的疾病，包括高血压、2 型糖尿病、脂质异常相关的心血管疾病和睡眠呼吸暂停综合征。此外，许多因不可逆的关节损伤而需接受关节置换术的患者常伴有超重[69]。因此，超重和肥胖是导致手术和恢复期并发症的主要因素，通过物理治疗可以解决内外科患者普遍存在的这种问题（详见第 1 章和第 3 章）。此外，据报道，体重指数、体重臀围比和年龄是 2 型糖尿病和高血压的重要预测指标，这进一步使超重或肥胖手术患者的临床表现和管理复杂化[70]。

研究显示，髋部骨折的老年人早期手术并未显著减少并发症（如肺炎和压疮）的发生、加速康复和降低死亡率[71]。这就表明部分患者受益于早期治疗，而另一些患者可能更适合延迟治疗。无论如何，只要及时介入物理治疗，就会对这两类患者产生治疗效果。下一步研究应明确何种程度的物理治疗（包括生活方式改变，尤其是减重）能够彻底避免手术或推迟手术时间。早期手术可能对某些患者更有益，针对这类患者，术前介入物理治疗有助于提高手术的效果。

总之，围手术期的治疗目标是优先减少与不良预后相关的危险因素，远期目标则是通过改变相应的生活方式以减少可能的问题，比如导致手术的危险因素再次出现（框 26.2）。

麻醉和辅助氧疗

麻醉会导致呼吸抑制，使胸式呼吸幅度下降。呼吸肌（特别是膈肌和肋间肌）收缩张力和模式的改变，会导致患者术后出现较多继发的心肺功能问题。在麻醉过程中，呼气末膈肌张力（无论有无麻痹）的下降使横膈膜上升 2 cm[72]，这种改变与功能残气量（FRC）降低有关，同时还与胸壁结构改变和胸部血容量增加有关[73,74]。肺泡塌陷是术后最常见可预测的并发症，会导致肺总量、FRC 和残气量的下降。FRC 在仰卧位时比直立坐位更低[75,76]，并且在诱导麻醉后进一步降低。在坐位实施麻醉时，FRC 的降低并不明显。

麻醉和手术导致 FRC 下降的后果主要体现在术后并发症和恢复过程中。麻醉时气道关闭会导致肺内分流，手术时最下方重力依赖区的肺野会发生压迫性肺不张[77]。此外，外科医师对肺组织和周围结构进行操作时也会出现压迫性肺不张。虽然吸入性麻醉导致的气道扩张可以抵消因气道口径较小导致的肺容量降低，但是呼吸回路、阀门和气管插管的阻塞会导致气道阻力增加。血液和分泌物等异物的阻塞或刺激引起的支气管痉挛也会阻塞气道。由于 FRC 下降，肺顺应性降低，呼吸功增加。继发于肺内分流的低氧血症通常在术后 72 小时内最为明显，并且可能会持续一段时间。术后 FRC 的持续下降会延迟正常肺泡 - 动脉血氧梯度的恢复。

麻醉和组织解剖会导致肺容量、肺部力学结构和气体交换的改变，改变的程度和持续时间与手术规模和所需的麻醉程度有关。术中组织氧合及 VO_2 和 DO_2 之间的平衡可能会受到影响[78]。VO_2 和 DO_2 之间的失调会导致临床病程复杂化，延长重症监护室住院时间，并且缺乏像低射血分数和长心血管和肺循环时间等常规指标[79]。增加氧气摄入可以弥补 DO_2 的下降，早期优化 VO_2 与 DO_2 的比例能够降低围手术期患病率和死亡率。

吸入氧浓度（fraction of inspired oxygen，FiO_2）取决于氧气吸入的方式。低流量经鼻吸氧可改善无高碳酸血症和明显经肺内分流的术后患者的低氧血症。低氧流量和低 FiO_2 一般是通过鼻导管给氧，而高氧流量和高 FiO_2 则通过氧气面罩和储氧面罩输送。采集血液进行动脉血气分析时，必须考虑患者的体位和 FiO_2。应选择适当的 FiO_2，以尽可能低的氧浓度提供充足的氧合。

手术后，正常呼吸模式被打破，患者通常表现为较浅的、固定的潮气量通气，而不是正常的、间歇性自主深呼吸，这可能导致 1 小时内出现肺泡塌陷[76]。若这一问题在数小时内不能得到解决，会导致肺复张时阻力增加和肺不张，这种现象在麻醉患者中会更严重。

低通气会继发严重肺不张，患者出现呼吸急促和心动过速，听诊时呼吸音减低，若黏液阻塞气道可闻及粗糙哮鸣音。心脏术后常出现左下肺不张。

术后早期阶段

患者术后会被留在恢复室，直至生命体征平稳、没有明显的内出血和外出血，并且能够对呼唤姓名作出反应。小型手术患者一般很快转入普通病房，但如果患者术中出现并发症，或病情不稳定需要严密监

框 26.2	围手术期心肺功能障碍的外科因素
围手术期目标	**远期目标**
预防围手术期并发症（如氧运输、肌肉骨骼、神经肌肉、内分泌、胃肠道、肾脏、免疫、皮肤和心理等方面的问题）	使患者重新全面回归生活和参与活动[1]
纠正氧运输的限制（结构和功能受限）	终身健康生活方式
尽量减少对有创干预的需求，包括机械通气和辅助氧疗	增强患者的自我效能感
	对患者进行健康宣教并评估是否达到宣教目标以及是否需要调整
增强患者的自我效能感	避免原发病复发
对患者进行健康宣教并评估是否达到宣教目标以及是否需要调整	减少术后的院内治疗
指导团队了解物理治疗目标	降低医疗费用
缩短住院时间	减轻疾病给个人、家庭、社区和社会带来的负担（病痛和费用）
实现向社区的平稳过渡	
社区随访	

测，或是接受了较大型手术（如颅脑手术、心血管胸部手术），或由于多发伤需要进行紧急手术时，则需转入重症监护病房（见第 31 章）。

患者术后休息的时间安排也应像其他治疗一样谨慎，因为休息是患者伤口愈合、组织修复和功能恢复的关键时期。睡眠不足会影响恢复和愈合过程。从生理角度来看，夜间睡眠比白日睡眠更有益于恢复，因此，医护人员应通过白天和夜间的提醒来帮助患者恢复昼夜节律。虽然长期不恰当的卧位和固定体位是有害的，但还是要注意最大程度地延长患者高质量休息和睡眠时间，并尽量减少干扰。在治疗期间，可以根据患者需求安排适当休息，以避免产生不恰当且超阈值的生理状态，而这种超阈值状态与 DO_2 和 VO_2 不平衡有关，这会进一步影响患者身体状况（如血流动力学不稳定、心血管系统与呼吸系统功能障碍，或两者兼有）。

用药考虑

物理治疗师在管理手术患者时，需要全面了解药理学知识和用药方案，以优化患者管理。

某些因素会影响患者对吗啡等麻醉镇痛药的敏感性 [80,81]，因此这在手术患者管理中非常重要，而且个体差异显著。例如，老年患者通常对麻醉剂更为敏感。多系统病理改变会显著影响吗啡的降解、吸收、生物转化和代谢。据报道，当吗啡与其他药物（如其他麻醉镇痛药、吩噻嗪类药物、镇静剂或镇静催眠药）联合使用时，其作用会增强；此外，呼吸抑制、低血压、镇静以及昏迷患者也会出现这种现象。在重症监护环境下，也常出现药效被放大的情况，可能会导致不可预料的后果。此外，身体依赖和药物滥用问题也不容忽视。

物理治疗师必须熟悉患者的用药及其适应证、不良反应和禁忌证，从而确定药物作用对氧运输程度的影响，并尽量减少药物对觉醒状态或对氧运输和气体交换的负面影响。例如，虽然麻醉剂是有效的镇痛药，但是其会影响全身系统功能，包括觉醒程度下降、心肺功能降低、胃肠功能障碍以及肌肉松弛，这些都会影响氧运输。因此，应考虑是否可以使用非药物干预的方式镇痛。在管理术后疼痛的患者时，需要考虑以下问题：

- 患者是否使用过非药物方式镇痛？
- 如果需要使用药物镇痛，是否可以选用其他镇痛药来代替麻醉剂？
- 是否可以通过结合非药物干预的手段减少麻醉剂的剂量，从而达到满意的止痛效果？

麻醉剂的使用对物理治疗的影响较为显著。强效镇痛药通常是缓解疼痛的首选药物，但其不良反应包括觉醒减少和潮气量单一，会影响物理治疗的进行。麻醉剂也会干扰患者配合治疗的能力，如果出现这种情况，则应选用全身影响较小的药物。患者自控镇痛（patient-controlled analgesia，PCA）是一种允许患者自我控制镇痛剂量的有效方法 [82]。患者需要的镇痛药剂量通常比护士评估的剂量要小。静脉给药可延长镇痛药的峰值效应，从而帮助患者耐受时间更长、强度更大的治疗。如果想从心肺物理治疗中获得最大益处，则需避免过度镇静。

物理治疗师可以为患者提供一系列无创疼痛控制干预措施，包括放松训练、深呼吸、体位摆放、身体支持（physical support）、治疗配合、电疗等。这些措施应在急性外科病房以及门诊术后随访中应用。例如，经皮神经电刺激疗法（transcutaneous electrical nerve stimulation, TENS）是缓解术后疼痛的有效辅助手段，可以使患者更充分地参与活动、深呼吸和咳嗽。然而，仍需进一步的研究明确其对改善急性疼痛的治疗效果以及达到最佳效果所需的剂量。非药物疗法作为替代或联合药物疗法处理急性疼痛的方法，值得在临床上进一步开发应用，这有助于减少药物的不良反应，达到最佳的镇痛效果。非药物疗法镇痛可使患者更充分地参与物理治疗，从而减少与药物相关的不良反应。

预防并发症

术后需要特别关注与觉醒减少、手术相关性疼痛、肺活量减少、继发于医用敷料和黏合剂的病变，以及活动配合度下降、自主活动减少和肺过度通气相关的心肺并发症的预防和治疗。术后早期患者容易发生误吸，尤其是当镇静剂和麻醉剂药效逐渐消退时。建立人工气道并进行机械通气会使这种风险进一步增加。此外，需防止拔管后肺不张的发生。为了减少误吸风险，应要求患者在术前一天禁食、禁水。

如果保守治疗未能改善患者的血气指标，那么就需要进行气管插管和机械通气。第30章阐述了机械通气患者的治疗和撤机流程。

对膈神经的刺激或压迫损伤是胸部和上腹部手术的并发症，这种并发症可能比预想的更为常见。膈神经的抑制会导致患侧膈肌的收缩功能减弱，使其上升至胸腔并引发该侧肺不张，这种抑制可能会持续数日。

在术后初期，应鼓励患者频繁更换体位，并尽早下床活动，同时向患者强调术后频繁更换体位和早期活动的重要性。除非存在禁忌证，所有手术患者都应尽早下床活动。

手术反应和结局的影响因素

患者对手术的反应、结局以及并发症的发生取决于多种因素（框26.2）。手术方式决定了机体的侵入程度、麻醉剂和镇静剂的类型、呼吸支持的类型和程度、术中体位、手术持续时间和麻醉时间、切口类型、医用敷料、缝线、引流管、导尿管、监测设备、预期的疼痛类型及程度，以及术后疼痛管理的必要性和干预类型。

病理生理学　患者心肺功能障碍的类型及严重程度会增加围手术期氧运输和气体交换受损的风险。

活动受限和卧床　外科手术会导致两种非生理状态，显著影响氧运输。

- 活动受限。
- 卧床，具体指患者长时间保持静息体位，并进行单一的潮式呼吸。

外在因素　手术及其相关因素是导致围手术期心肺功能障碍的主要外在因素。

内在因素　导致围手术期患者心肺功能障碍的内在因素包括患者术前状态（如既往存在心、肺、肾、内分泌和血液系统疾病）和生活习惯（如术前体能状态、营养、水合状态、精神状态、体重和吸烟史）等。

术前评估和手术准备

为了降低围手术期并发症的发生率和死亡率、提

高治愈率，并且最大限度地缩短术后恢复时间，患者需要在麻醉和手术前保持最佳身体状态。择期手术前，患者通常需要进行有氧训练（根据个人需求及身体状况而定）、戒烟和体重控制。目前，外科手术前的物理治疗在改善围手术期进程和实现最佳、可持续的手术结局方面尚未得到充分的利用，因此值得更多的关注。

外科手术前的物理治疗包括术前评估和健康教育，主要内容详见框26.3。在此期间，物理治疗师有机会与患者建立良好的关系。术前评估的内容包括并发症和住院时间延长的危险因素，以及物理治疗在围手术期干预的方式和程度。持续的评估有助于及早识别和解决术后常见的神经系统综合征[83]。基于术后评估结果可以确定术后治疗的优先次序，并指导调整治疗方式。为患者描述手术过程以及手术、麻醉镇静对气体交换影响，可以帮助患者理解手术期间和手术后积极参与物理治疗的重要性。

目前，尚无指南规定哪些患者必须接受围手术期物理治疗。当然，物理治疗的需求应基于具体情况而定，物理治疗师参与的程度也应基于患者的需要而定。虽然非开胸手术（如四肢和下腹部手术）通常较少出现心肺并发症，但既往合并心肺疾病、血液病、神经肌肉病变或胸壁肌肉和骨骼疾病的患者，即使进行相对低风险的手术，仍可能发生心肺并发症。此

框26.3　术前物理治疗评估和健康教育的目的

- 建立良好的医患关系
- 评估患者的认知状态、配合能力、语言和交流能力、文化和宗教信仰及对手术治疗的态度
- 评估患者状态及手术危险因素（如年龄、吸烟、既往心肺疾病史、神经肌肉疾病、肌肉骨骼疾病、肥胖、药物滥用、妊娠、营养状况、水合状态、疼痛和不适）
- 大概描述术前、术中和术后的过程
- 进一步讲解与物理治疗相关的特定手术流程（如麻醉方式、手术类型、术中体位、气道情况、机械通气、手术时长、切口类型、输液、引流、胸腔引流管和恢复室情况）
- 讲述呼吸控制的基本原理，进行演示，指导患者训练并提供反馈：如最大吸气控制策略、辅助咳嗽动作、放松技巧、床上活动和体位调整、转移和活动
- 为有术后心肺功能障碍和并发症风险的患者讲解激励式肺量计的使用和常见的气道廓清干预方法（如体位引流和徒手技术）
- 询问患者是否还存在其他问题

外，患者年龄过大或过小，或有吸烟、肥胖、妊娠等情况，也会增加手术风险。因此，每个手术患者都必须接受评估，以确定手术期间发生风险的程度和围手术期物理治疗的必要性。通过这种方式预防或减少围手术期并发症的发生，比在出现并发症后再进行干预更为有效。心肺评估和术后早期活动在老年人群中也至关重要。

即使患者接受微创手术且在围手术期平稳度过，物理治疗师在保证长期手术结局方面仍然发挥关键作用。术后复发是有可能的，尤其是当手术与不良生活方式有关时。因此，物理治疗师应充分利用和患者接触的机会，积极参与制订持续终身的健康计划。

应着重强调物理治疗师在术前进行全面评估和健康教育的重要性。框 26.3 中总结了术前评估和健康教育的目的。对于择期手术，术前健康教育应包括手术的基本介绍、麻醉和手术对心肺功能的影响，以及活动受限和卧床对全身系统的影响，同时应对手术相关的各种管路、医疗用线、导管做出解释，还应该指导患者进行术后呼吸控制、辅助咳嗽、胸壁活动、四肢活动（如髋、膝及踝关节运动）、床上翻身、坐起、转移、椅上坐位和站立步行等训练。此外，患者应学会摆放舒适的体位，以有效地支撑手术切口。如果患者可以操控病床，物理治疗师应教会患者如何按需调节床位。通俗讲解术后过程可以帮助患者提前了解治疗过程。如果患者在术前充分了解手术相关情况，将有助于其在麻醉苏醒后更好地配合医护人员。

术前教育是手术患者物理治疗的核心组成部分。物理治疗师会告知患者术前和术后需要做什么，通过这一过程可以与患者建立良好的关系。除了帮助患者回顾整个手术流程外，物理治疗师还应指导患者进行深呼吸、辅助咳嗽动作、放松、床上活动、体位摆放、转移以及运动训练。术前教育可以减少患者的焦虑，鼓励患者积极地投入到术后康复中，同时也可以减少术后并发症的发生，缩短住院时间。术前教育还能提高高危患者术后的依从性，使其从中获益。了解患者对自身疾病、手术、期望值和自我效能感的看法也是术后恢复的核心内容。

外科医师会咨询物理治疗师如何帮助高风险手术患者降低手术风险。对于术前有上呼吸道感染的患者，应依据手术的类型和范围、麻醉的程度、其他病理状态（包括心血管和呼吸系统疾病）、年龄和吸烟史来决定是否延迟手术。术前有下呼吸道感染的患者手术风险更大，因此通常需延期手术至感染恢复。慢性心肺疾病患者需要长时间的术前物理治疗。慢性呼吸系统疾病急性加重期间通常不会考虑择期手术。对于既往有呼吸系统疾病的患者，即使是小手术也会对患者产生风险。由于这些患者的肺部储备能力下降，麻醉的所有不良反应都会被放大。手术前必须尽量长时间戒烟，同时安排患者进行运动训练、气道廓清，必要时给予氧疗和预防性抗生素治疗。即使耐力很低的患者也可以通过适当的有氧运动来改善氧运输的效果（详见第 17 和 18 章）。术前准备的时间取决于患者的病情和手术指征，可能需要 1 周到几周。超重的患者可以通过减重来降低围手术期并发症的风险。体重是影响麻醉期间肺功能、呼吸动力学和氧合的主要决定因素 [84]，这些不利影响可导致严重的手术并发症和恢复期间的问题。

术前吸气肌训练作为预防术后呼吸肌功能障碍和减少术后肺部并发症的一种手段引起了广泛关注。尽管可以保持最大吸气压恒定不变 [85,86]，但是仍需要进一步研究证明这种干预方式比术前运动训练方案更具优势。此外，若仅局限于吸气肌训练，可能会忽略全面的术前物理治疗的效果。因此，这种训练处方需谨慎地开具。

术后管理

目标

框 26.4 中描述了术后物理治疗促进氧运输的相关目标。患者应按照系统的顺序逐步进行活动，即从卧位到床上翻身，再到床边坐位、床边站立，再到坐在椅子上，直至步行（表 26.4）。有些患者可以很快地完成这个过程，有些则需要较长的时间，这取决于患者的配合度。在治疗中联合使用镇痛药可以使治疗效果最大化。这种渐进的过程与 I 期心脏康复（即内科患者和外科患者的住院阶段）类似，包括宣教、咨询以及针对性治疗，这些目标在治疗中和治疗间期得以实现。指导患者在清醒时每小时进行一次配合深呼吸和辅助咳嗽的活动和体位管理 [25,87]，该方案对有创腹部手术也会产生有益的影响 [88-90]。

<table>
<tr><td colspan="2">框 26.4　　氧运输相关术后物理治疗的目标</td></tr>
</table>

- 促进觉醒
- 控制焦虑和疼痛
- 增大肺泡容积
- 优化肺泡通气功能
- 改善灌注
- 增大肺容积和肺容量，尤其是功能残气量
- 减小闭合容积
- 减少肺内分流
- 改善肺顺应性
- 提高黏液纤毛运输功能
- 改善黏液清除能力
- 改善通气 / 灌注比例和气体交换功能
- 增加呼气流速
- 增加胸腔引流管引流
- 改善体液平衡（肾功能）
- 改善肺的水平衡
- 促进淋巴引流
- 减少第三间隙液体聚集
- 减少误吸风险
- 减少不必要的呼吸做功
- 减少不必要的心脏做功
- 提高胸壁在 3 个平面上的灵活性和运动能力
- 优化坐位、站位、步行和卧位的体位摆放
- 改善循环状态和组织灌注
- 改善外周血流量和流速
- 改善肌肉泵功能
- 减少卧位时中心体液转移的影响
- 维持体液容量调节机制
- 以非药物方式最大程度地缓解疼痛，并与其他镇痛药配合使用
- 提高心肺耐力
- 改善睡眠质量
- 为患者解释有关治疗期间的"治疗"

除了促进氧运输外，术后治疗目标还包括以下几点。

- 最大限度地提高患者日常生活活动能力。
- 维持或提高肌肉力量和耐力。
- 使肌肉和软组织的长度最大化并保持韧带的完整性。
- 维持正常的觉醒和神经系统功能。
- 缓解焦虑和压力。
- 保持皮肤完整性。
- 保持正常的认知功能，避免定向障碍及与住院相关的精神疾病。
- 制订二级预防措施。

通过恰当的活动和运动方式可以实现这些目标，包括髋、膝的屈伸运动和足、踝的运动。无论是坐在椅子上还是在床上休息时，均可以每小时进行一次运动。

最后，物理治疗还有一些重要的预防目标（如最大程度地减少活动受限和卧床对各器官系统的影响）（见第 18 和 19 章）。手术患者需要特别注意血栓栓塞、肺栓塞、受压以及皮肤破损的风险。因此，活动和规律地激活肌肉泵可以最大程度地减少循环系统的血液淤积，同时频繁的体位变换对于降低风险、促进康复也至关重要。患者术后在下地行走前通常需持续穿戴弹力袜（除了在清洗或局部减压时）。弹力袜可以促进静脉回流，增加血流量和血流速度，从而降低血栓形成的风险。对于怀疑有血栓形成的患者，需要使用下肢间歇性压力设备来促进肌肉泵的激活。

除了胸部和心血管手术患者外，大部分患者通常在离开手术室或恢复室前拔管。如果没有出现并发症，大多数患者不需要保留气管插管。接受大型胸部或心血管手术的患者需要在术后几小时至 24 小时内保留气管插管和机械通气，以最大限度地减少呼吸功，同时使呼吸代谢所需的心脏做功降至最低。这些患者应了解人工气道和机械通气可在最初为其提供更为有效的呼吸支持。患者还应知道在插管期间无法说话，拔管后可能会出现喉咙疼痛的症状。

在离开手术室前，患者通常会被叫醒并复位，尽管大部分人都对此没有记忆，他们通常都记不清刚做完手术时的情况。患者可能会接受某种形式的药物镇痛（如吗啡）。如果术中需要输血，那么可能依然需要在术后或更长一段时间内输入全血、浓缩细胞或血浆，还可以输入生理盐水或其他溶液以调节体液平衡，直至患者可以正常饮水和进食。一旦生命体征稳定、伤口愈合良好且无渗出、并且清醒，患者就会被转入普通病房。如果仍需进一步监测，则需继续留在恢复室。如果发生并发症或氧运输和气体交换受到限制，则会转入重症监护病房。

一旦患者离开手术室或进入恢复室，物理治疗师应立即对其进行评估和治疗。一般来说，在患者转入普通病房并安置后，应尽快与物理治疗师见面。术后的第一个 24 小时非常关键。

围手术期是心肺并发症风险最高的阶段，当患者开始逐渐起床活动后，风险会降低。气管插管患者的

表 26.4　手术患者活动进阶的模板

级别	日期	活动	如厕	洗浴
1		卧床 评估 体位摆放	尽可能使用便携式马桶	护士提供个人护理 可自行洗手洗脚
2		在椅子上坐 20 分钟，每天 3 次	使用便携式马桶	可以在床上洗浴（除了下肢、后背和足部）
3		尽可能坐在椅子上		床边洗浴
4			步行到卫生间	水槽旁洗浴（坐位）
5		尽可能在屋内步行		水槽旁洗浴
6		在走廊内短距离步行，每天 2~3 次		
7		尽可能在走廊内步行		淋浴（坐位）或使用浴缸
8		在辅助下上下楼梯		
9		出院		

改编自 Makrides L. *Cardiac Rehabilitation Manual,* Halifax, Nova Scotia, Canada：Cardiac Prevention Research Centre, Dalhousie University; 1997.

主要风险是拔管后的肺不张和误吸。拔管后的即刻目标是优化肺泡通气，增大肺容积和肺容量（尤其是 FRC），减小闭合容积，使呼气流速最大化，从而提高咳嗽效率。最易发生肺不张的部位通常为手术时受到物理挤压的部位（如心血管手术患者的左肺下叶，以及肺叶或肺段切除部位的相邻区域）。

手术本身对患者来说就是一次重大损伤。由于手术、麻醉、镇静、体液丢失、手术伤口、愈合和修复时能量需求的增加，患者可能会出现嗜睡，难以唤醒。麻醉、镇静和肌松药物诱导的松弛状态会增加误吸的风险，而麻醉药和镇静药引起的恶心呕吐会进一步增加这种风险。为了提高患者的反应性使其易被唤醒，应尽可能通过让患者移动、保持直立、增加互动来兴奋网状激活系统。如果机体代谢需求增加以及伴随的儿茶酚胺释放增多未超过氧运输的能力，则有助于克服麻醉、镇静和肌松药的后遗效应以及对氧运输的威胁。

一些患者在麻醉药效果消失后会出现不安和焦虑。低氧血症也会导致不安和焦虑。因此，避免对患者进行不适当的镇静处理，因为这会加剧他们对治疗的需求，同时使其对治疗的配合度下降 [23,89]。

治疗开始时，物理治疗师需要尽可能唤醒患者并让其充分配合，以确保患者能从治疗中获得最大益处。物理治疗师应与患者持续互动，以充分唤醒患者并使其保持清醒，从而激发正常的认知功能和定向能力，并通过患者的反馈来评估其对治疗的反应。麻醉药会抑制呼吸和觉醒水平，这种影响在因疾病导致代谢紊乱的患者和老年人中更为严重。因此，物理治疗师必须警惕手术患者身上难以发现的麻醉药后遗效应，根据患者觉醒的需求，平衡镇静和镇痛，以确保治疗中有良好的沟通。

术后早期物理治疗

基本原理

围手术期物理治疗的疗效目前仍存在争议。有人认为，对于创伤小、时间短的手术，护理人员即可承担预防术后并发症的职责，但是物理治疗师在评估与目标设置方面的作用是医师、护士和呼吸治疗师无法替代的。

物理治疗师可以识别氧运输受限的因素，并通过制订和实施无创的干预措施来预防和降低这种风险。此外，物理治疗师还应考虑出院后威胁患者长期健康和功能的多种因素。物理治疗师的主要职责是帮助患者充分回归社会并维持长期、稳定的健康状态。对于特定患者进行的物理治疗不应该仅依据手术类型决定，而应通过对患者的年龄、体重、健康状况、吸烟、合并症、焦虑和压力以及患者对麻醉与手术反应相关的外部因素进行系统评估来确定。

为了维持术后肺泡扩张和正常的 FRC，患者应频繁进行配合呼吸控制和辅助咳嗽的活动与体位改变（每 1~2 小时更换 1 次体位），以保持最佳的肺泡容积和通气分布。患者应至少每小时进行 1 次配合最大吸气训练的活动与体位改变。然而，由于吸气压可能不足以充盈膨胀不全的肺泡，因此单独进行最大吸气训练的效果可能有限，而未陷闭的肺泡可能更易出现过度膨胀。活动和体位改变可直接改变胸膜内压梯度，从而优化肺泡膨胀程度。对于肥胖、麻醉或瘫痪的患者，俯卧位可以增加 FRC、肺顺应性和氧合能力[23,90]。术后俯卧位对肥胖患者具有一定的作用，但需权衡仰卧位的危害与直立位带来的益处。

鼓励患者进行正常的被动呼气至潮气容积，避免最大或用力呼气，以降低气道闭合和肺不张的风险。用力呵气（声门开放）比咳嗽（声门闭合）更能降低气道闭合的风险。用力呵气时，支气管痉挛的风险比咳嗽时小，因为咳嗽会引起声门关闭，跨肺压增加，使肺部进入压缩阶段。如果需要咳嗽，采用坐位或轻微的前倾位会更有效，因为这些体位会增加肺容量和用力呼气量，并使呼吸肌肌纤维在长度－张力特性方面处于力学优势。气道闭合与体位相关（详见第 19章），因此，物理治疗师应根据患者的体位调整呼气训练的强度。高龄、吸烟、肥胖的患者以及处于平卧位而非直立位的患者，更容易发生气道陷闭。

配合呼吸控制与辅助咳嗽动作的活动和体位改变可使术后患者的氧运输最大化，具体益处已在第17、18 和 19 章中描述，包括增加 FRC、减少闭合容积、增加呼气流速、促进黏液纤毛运输、改善气道廓清、促进淋巴引流、减少胸腔血流量增加带来的影响、维持体液容量调节，并减少呼吸和心脏做功。维持最大吸气量是一种促进肺泡扩张的干预措施，指每次的深呼吸达到最大吸气量（即肺总量）后屏气 3~5秒，这一动作可以通过促进肺泡扩张与气体交换来减少肺部并发症的发生。应鼓励患者每小时进行多次训练，并在活动期间以及变换体位前后加入这些训练。

虽然术后进行激励式肺量计训练的益处仍未完全明确，至少在胸部手术中效果尚不显著（图 26.1）[91]，但是对于不能达到或无法充分配合最大吸气训练以及无法充分活动的患者可能具有一定效果。这种方法利用持续吸气的原理，通过反馈装置（流速或容量反馈）实现肺泡最大充气压和最大吸气量，从而减少术

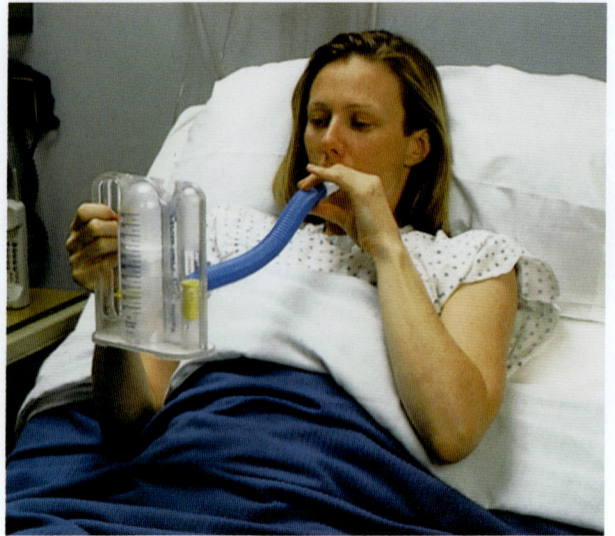

图 26.1　激励式肺量计（引自 Gossain S, Hawkey PM. Infections and antibiotics. In Garden OJ, ed. *Principles and Practice of Surgery*, 7th ed. New York, NY：Elsevier；2018.）

后低氧血症的发生。容量型肺量计与流速型肺量计相比，可以更好地改善横膈膜移动度[92]。激励式肺量计的优势在于，经过恰当的指导，患者可以独立操作使用。这项训练可以确保每次吸气都能达到生理上的最佳程度，并实现每次吸气均达标。物理治疗师在术前指导手术风险较高的患者使用激励式肺量计，能使其在术后通过这种方法促进肺部充气。然而，肺量计的使用并不能替代站立和活动带来的益处。患者应持续进行配合呼吸控制和咳嗽动作的站立和活动，直至完全恢复移动和日常生活能力。

间歇性正压呼吸（intermittent positive pressure breathing, IPPB）对术后患者的效果比预期差。具体操作细节详见第 38 章。

心脏搭桥术后，早期进行运动测试和超声心动图检查可以识别高危患者，有助于使其从二级预防中获益，这在心脏康复中尤为重要[93]。早期运动训练不仅可以提高有氧运动能力，还可以改善自主神经系统功能[94]。

让术后患者"直立和移动"

术后患者首次苏醒后，如果没有禁忌证，应及时进行直立位活动，并结合呼吸控制和辅助咳嗽动作。这样可以促进苏醒，减少手术相关的肺不张、FRC 下降和黏膜纤毛运动的破坏。活动还可以增强心

肺功能（详见第 17 和 18 章），特别是直立位时 [95,96]，有助于改善胸壁整体运动，促进肠道运动，降低腹内压。活动时肢体运动可以通过提高肺容量来改善肺泡通气量，提高通气 / 灌注比例，并通过刺激肺泡毛细血管的扩张和募集来提高弥散功能。直立位时，要确保脊柱保持直立，上身肌肉组织放松，胸壁对称。斜卧位时，尤其是向患侧倾斜，会减少肺泡通气量，导致通气分布不均和区域性肺不张 [97,98]。此外，长期保持这种不良姿势会使相应区域的黏液纤毛运动受到影响，导致黏液聚积和潴留，从而增加细菌定殖和感染的风险。治疗全程（包括移动、床边坐位、床上移动、床上端坐和床上卧位）都需要监督患者保持对称的姿势。对患侧的压迫会导致心肺并发症，并可能在短期或长期内导致肌肉骨骼并发症。

尽量积极地进行直立位活动和主动运动的目的在于提高氧运输途径中多个步骤的需要，实施这个措施的首要任务是积极进行下床活动（包括移动、转移、椅子上直立坐位、有无手持重物或椅子上弹力带训练）并保持直立。除心血管、胸部手术患者以外，其他患者（如四肢骨折和牵引的骨科患者）卧床时可以运用类似的设备，例如单杠辅助进行床上移动。重复进行单杠训练有利于保持患者的上肢肌力和耐力，缓解压力和僵硬，并促使上肢进行频繁的旋转。必要情况下，适配椅子的脚踏车也可以应用在床上患者的训练中。若患者的姿势受到固定和牵引装置的限制，可以通过滑轮或其他装置进行手、腕或脚踝的负重训练，以保持肌肉力量和爆发力。重复中等强度的运动（如每组 10 次，重复 3 组）可以增加肌肉力量。重复低强度的运动（如每组 10 次，重复 5~10 组）可以增强耐力和有氧运动能力。由于这些装置的限制，维持关节活动度是必要的（包括颈部、脊柱、胸壁和四肢的关节活动）。关节的旋转运动更容易受到影响，因此必须要进行全关节范围活动训练。进行四肢的本体促进技术（proprioceptive neuromuscular facilitation, PNF）是有益的。胸壁的 PNF 可以与呼吸控制和辅助咳嗽动作同时进行。上肢和躯干的灵活性和力量训练很重要，尤其是胸壁有切口的患者。训练处方应循序渐进，特别是胸骨正中切开术患者，通常在最初几周只能进行非抗阻的上肢活动。

基于以下原因，体位摆放对术后患者的管理至关

重要：若没有指导，患者往往会采取不良体位（如长时间保持对患侧有益的受限体位，尽量减少移动或活动）。因此，一旦在治疗中开始活动，就应在治疗间期继续保持可以改善氧运输并阻止长时间不良姿势的体位。当患者不能活动时，应鼓励患者在治疗间期尽可能频繁地（至少每 1~2 小时更换 1 次体位）变换体位（如半俯卧位）[99-102]。

胸部手术和心血管手术

胸部手术

*胸部手术*是指需要打开胸壁进行的手术。按照惯例，本部分内容不包括心血管手术（即与心脏和大血管相关的手术）。胸部手术通常指因肿瘤进行的肺切除术（如全肺切除术、肺叶切除术、肺段切除术和楔形切除术）。此外，还包括切除因支气管扩张、良性肿瘤、真菌感染和肺结核引发的肺组织不可逆的损伤区域。

胸部手术最常见的切口为胸廓后外侧切口和胸骨正中切口。胸廓后外侧切口需要患者在整个手术过程中处于侧卧位，上臂充分向前屈曲，切口部位朝上，具体位置由将要切除的受损部位决定，通过肋间隙切开包括背阔肌、前锯肌、肋间内外侧肌、斜方肌和菱形肌后部在内的肌肉。

手术结束时，应放置胸腔引流管，以通过引流装置从胸腔中排出气体和液体。胸腔引流管和引流装置可以避免在胸膜腔负压重建过程中引起气胸，并且帮助剩余的不张肺组织重新充气。在胸部手术后，通常会置入两根胸腔引流管，一根位于肺尖以排出空气，另一根位于肺底用来排出积液与血液。物理治疗师应熟悉各种引流系统，知道如何通过活动和体位改变，同时配合呼吸控制及辅助咳嗽来促进引流，并要注意遵守一些预防措施以避免损坏引流系统或发生导管脱出。据报道，物理治疗作为跨学科医疗管理策略的主要组成部分 [103] 以及预防性治疗 [104] 时，会使胸部手术患者显著获益。

只要胸腔引流管没有弯折，就没有向插管一侧卧位的禁忌。由于插管侧通常为手术切口侧，患者为保护手术部位会避免这一侧卧位，而倾向于向非手术侧卧位。但是，长时间保持单一姿势，尤其是持续非患侧卧位，会增加这部分肺组织患病的风险。为了减少

由于体位引起的并发症和低氧血症的风险，应鼓励患者两侧轮流卧位。然而，具体的姿势和每侧卧位保持的时间，应根据患者的身体情况以及每种体位的适应证和禁忌证进行综合评估。

为了避免活动和深呼吸时产生的疼痛，患者可能会主动固定自己以减少胸壁的活动，同时咳嗽时避免最大吸气。虽然疼痛可能会引起低肺容量呼吸和无效咳嗽，但是胸部和上腹部手术对患者膈神经的抑制可能是限制肺部扩张的更重要的因素。直立位和活动可以增加 FRC 和潮气量。虽然有研究报道激励式肺量计可以改善部分高危患者的肺功能，但通常不能促进胸部手术患者的恢复[91]。

术后患者的疼痛主要来自骨骼肌肉与胸膜腔。由于术中大量肌肉被切开，尤其是后外侧胸廓切口，以及手术体位，会使患者主诉胸壁疼痛、肩部酸痛及活动受限。深呼吸和咳嗽也会产生术后的不适。此外，恐惧和焦虑也会加重患者疼痛。因此，为了提高患者的配合度，治疗应该与放松、无创疼痛控制措施和服用镇痛药联合应用。

心血管手术

心血管手术是包括心脏和大血管在内的特殊的胸部外科手术，最常见的是生活方式相关的缺血性心脏病。即使是对 90 岁以上的患者，其治疗效果也可能是有利的[105]。

心血管和肺部的血流在术中会被中断，因此需要介入心肺旁路技术或体外膜氧合器。心血管外科手术最常见的是冠状动脉搭桥术、瓣膜置换术和动脉瘤修复术。由于患者在搭桥术过程中会出现氧债（oxygen debt），因此术后的需氧量很大[106]。

用大隐静脉作为移植材料的搭桥术后患者，增加了手术和单侧下肢伤口愈合的并发症。该侧肢体往往需要制动，直至无出血或影响愈合的因素。与胸外科手术患者相比，心血管手术患者在离开手术室时会连接多种监测线、导联和静脉输液装置，甚至血液或血浆输注装置、漂浮导管（Swan-Ganz catheter）（详见第 29 章）、中心静脉压导管、动脉导管、Foley 导管和吸氧管。

术前准备和宣教，以及术后物理治疗的管理都非常重要。由于心血管手术的侵入性较大，因此患者

术后通常会在专科重症监护室接受治疗（详见第 30章）。术前和术后重症监护室内的物理治疗是一个专门的领域，详见第 31 章。

将围手术期阶段相关情况告知患者可以缓解其恐惧和焦虑的情绪。此外，放松疗法也是有效的。告知患者活动和物理治疗不会破坏手术切口和缝合线，辅助咳嗽和活动时自我支撑会提高舒适感。在病情稳定之前，强度需限制在低水平，以促进气体交换，减少代谢需求，便于患者通过体位改变结合深呼吸和辅助咳嗽来增加肺泡通气量。虽然呼吸训练对心脏术后患者体位和活动的改善不是很明显[107]，但当这些干预措施与呼吸控制相结合后，能减少体位改变与活动时刺激产生的分泌物。当分泌物过多、分泌物清除困难或产生坠积性肺炎时，可以采用常规的气道廓清干预措施（如体位引流、徒手技术）。一项系统综述显示，心脏术后所谓的"预防性呼吸物理治疗"是没有根据的[108]。然而，这项研究并没有将体位改变和早期活动列为关键词，这是现代物理治疗在心脏术后患者管理中的关键组成部分。因此，该综述仅将物理治疗局限于呼吸训练和非特异胸部物理治疗，这与当前的实践模式并不一致。

心血管手术患者应尽快地从重症监护室转入普通病房。出病房后患者应转介给物理治疗师进行社区心脏康复以实现持续的治疗，促进术后功能的恢复。进行绩效衡量有助于简化治疗过程，使患者保持健康的生活方式，并提高用药依从性[109]。

从医院到社区，运动训练在每个阶段（即急性期、出院前和出院后早期及恢复期）都应循序渐进地进行，从而使氧运输能力最大化。运动可以使患者重新恢复与机体氧运输能力相当的多种日常活动，但应避免肌肉紧张和等长收缩。举重训练可以在长期康复中进行，但是重量不得使肌肉损伤。胸骨正中切开患者在坐位或驾驶、活动中禁止用上肢支撑，因为这样可能会使切口部位拉伤数周或更长时间。

最后，与胸部手术的高危险患者相比，已证实心血管手术高危险患者进行术前呼吸肌训练有利于改善手术结局[110]。考虑到术前运动及早期活动的益处，需要证明呼吸肌训练可以增加已有的物理治疗的干预效果。鉴于术前、术后运动带来的多系统益处，吸气肌训练并不足以作为替代方案。

总结

原发性、急性心血管系统与呼吸系统内、外科疾病会对患者参与生活及综合体力活动产生短期甚至长期的影响。因此，在急性期进行有效管理能够在短时间内降低风险，使功能恢复最大化。本章节介绍了常见的急性内科疾病，包括原发性呼吸功能障碍（如肺不张、肺炎、慢性支气管炎急性加重、细支气管炎、慢性气流受限急性加重、哮喘、囊性纤维化、肺间质纤维化和肺结核）和原发性心血管功能障碍（如高血压、心绞痛和心肌梗死）的治疗原则。与外科疾病相关的手术包括常见的心血管手术和胸外科手术。本章回顾了围手术期物理治疗管理的原则，以期最大化实现手术后短期及长期效果。物理治疗师在识别危险因素和早期干预中起着关键作用。虽然手术风险会随着侵入程度和手术时长的增加而增加，但并非绝对。即使是术后短期内看似安全的小型手术，也可能因潜在的危险因素产生不良后果。因此，物理治疗应基于危险因素而不是单纯基于手术情况或手术类型。

病理生理学是内外科疾病的基础，阐明了疾病威胁或损害个体心肺相互作用和氧运输的机制。物理治疗需要遵循个体化原则，而不是特定的治疗处方。物理治疗处方应基于活动受限、卧床和内、外在因素对个体氧运输状态的影响（及其潜在病理机制）制订，应着重针对由这4种因素引起的病理生理改变（详见第1和15章）进行治疗，其次才是缓解症状。

物理治疗的优先顺序是首先采用生理干预措施，因为这些措施解决了氧运输途径中的多个环节。较少的生理干预措施（即传统的心肺物理治疗）是在大多数生理干预措施已经实施或与这些干预措施结合应用进行的。确定患者的最佳治疗处方是解决临床问题的一大挑战，这有助于在氧运输方面实现最佳结果，最终在最短的时间内以最低风险恢复患者的生活自理能力。

考虑到与生活方式相关的疾病和危险因素（如缺血性心脏病、吸烟相关疾病、高血压和脑卒中、2型糖尿病和肥胖）的普遍性，这些因素会导致患者出现术后并发症并延长恢复时间。因此，这些患者应选择择期手术，物理治疗师应指导患者完成围手术期的准备工作，包括健康教育（如戒烟、优化营养）、减重，并制订运动处方。

复习题

（1）描述心血管系统与呼吸系统结构和功能急性受限，如何影响参与日常生活和活动能力（如从没有相关至紧密相关），并讨论物理治疗在这两种情况中的作用（如没有作用或积极作用）。

（2）试述原发性心血管系统与呼吸系统疾病（肺不张、肺炎、慢性支气管炎、细支气管炎、慢性气流受限急性加重、哮喘、囊性纤维化、肺间质纤维化、肺结核、高血压、心绞痛和心肌梗死）的病理生理学特征及临床表现。

（3）将问题2中列出疾病的物理治疗管理和治疗与病理生理学联系起来，提出自己的观点。

（4）试述"手术结局是团队努力的体现"的含义。

（5）试述在21世纪，鉴于生活方式相关疾病及其危险因素的普遍性，物理治疗师在择期手术前准备中发挥的作用。

（6）为什么物理治疗师不能仅根据手术类型来决定术后患者的治疗？

（7）试述手术对生理的影响，包括具体手术过程；麻醉类型、深度和持续时间；镇静；呼吸支持的类型；术中的体位摆放；手术时长；围手术期有创治疗的类型和频次；切口类型。

（8）描述外科手术的危险因素，并解释为什么监测这些指标在手术患者的物理治疗评估和管理中至关重要。

（9）根据心肺物理治疗管理与手术相关病理生理学关系，以及问题7中列出的因素，提出自己的观点。

（10）区分物理治疗师在外科团队中的角色，与内外科医护人员的不同点，尤其是他们独特的无创视角和相关临床能力方面。

（11）试述物理治疗在手术患者随访管理包括回归社区中的作用。

参考文献

1. Dantzker DR. Oxygen transport and utilization. *Respir Care.* 1988; 33:874-880.

2. Main E, DenehyL. *Physiotherapy for Respiratory and Cardiac Problems: Adults and Paediatrics.* 5th ed. Edinburgh: Elsevier; 2016.

3. Sokolow M, Cheitlin MD. *Clinical Cardiology.* 7th ed. Stamford: Appleton & Lange; 2004.

4. Fauci A, Kasper DL, Longo D, et al. *Harrison's Principles of Internal Medicine, (Vol 2).* 19th ed. Boston: McGraw Hill; 2015.

5. Woods SL, Froehlicher ESS, Adams S, Bridges EJ. *Cardiac Nursing.* 6th ed. Philadelphia: Lippincott Williams & Wilkins; 2010.

6. Broaddus VC, Ernst JD, King Jr TE, Lazarus SC, et al. *Murray and Nadel's Textbook of Respiratory Medicine.* 7th ed. Philadelphia: Elsevier; 2021.

7. West JB, LuksAM. *West's Pulmonary Pathophysiology. Pulmonary Patho- physiology: The essentials.* 10th ed. Philadelphia: Lippincott Williams & Wilkins; 2021.

8. Mayo Clinic. *High Blood Pressure Dangers: Hypertension'sEffects on Your Body.* Available at: www.mayoclinic.com/health/high-blood-pressure/HI00062. Retrieved September 2021.

9. Dean E, Lomi C, Bruno S, et al. Addressing the common pathway underlying hypertension and diabetes in people who are obese: the ultimate knowledge translation gap.*IntJHypertens.* 2011;2011:835805.

10. Kokkinos PF, Narayan P, PapademetriouV. Exercise as hypertension therapy. *Cardiol Clin.* 2001;19:507-516.

11. Dean E, ed. Physical therapy in the 21st century: aparadigm shift and implications. *Physiother Theory Pract.* 2009;25:327-462.

12. Froelicher VF, Myers JN. *Exercise and the Heart: Clinical Concepts.* 5th ed. Philadelphia: Elsevier; 2006.

13. Langou RA, Wolfson S, Olson EG, et al. Effects of orthostatic pos tural changes on myocardial oxygen demands. *Am J Cardiol.* 1977;39:418-421.

14. Prakash R, Parmley WW, Dikshit K, et al. Hemodynamic effects of postural changes in patients with acute myocardial infarction. *Chest.* 1973;64:7-9.

15. Kaneko K, Milic-EmiliJ, Dolovich MB, et al. Regional distribution of ventilation and perfusion as a function of body position. *JAppl Physiol.* 1966;21:767-777.

16. Harrison TR. The abuse of rest as a therapeutic measure for patients with cardiovascular disease. *JAm Med Assoc.* 1944;125:1075-1077.

17. Sonnenblick EH, Ross Jr J, Braunwald E. Oxygen consumption of the heart. Newer concepts of its multifactorial determination. *Am J Cardiol.* 1968;22:328-336.

18. Levine SA, Lown B. "Armchair" treatment of acute coronary throm- bosis. *JAm Med Assoc.* 1952;148:1365-1369.

19. Sharma S, Parker AT. Prevalence of obstructive sleep apnea in patient population undergoing cardiac rehabilitation. *J Cardiopulm Rehabil Prev.* 2011;31:188-192.

20. Piercy KL, Troiano RP, Ballard RM, et al. The Physical Activity Guidelines for Americans. *JAm Med Assoc.* 2018;320:2020-2028.

21. RoussosCS, Fixley M,Geriest J, et al. Voluntary factors influencing the distribution of inspired gas. *Am Rev Respir Dis.* 1977;116:457-467.

22. Ross J, Dean E. Integrating physiological principles into the comprehensive management of cardiopulmonary dysfunction. *Phys Ther.* 1989;69:255-259.

23. Dripps RD, Waters RM. Nursing care of the surgical patient. 1. The "stir-up." *Am JNurs.* 1941;41:23-34.

24. Lindsay JA, Holden MTG. Staphylococcus aureus: superbug, super genome? *Trends Microbiol.* 2004;12:378-385.

25. Orlava OE. Therapeutic physical culture in the complex treatment of pneumonia. *Phys Ther Rev.* 1959;39:153-160.

26. Dean E. Effect of body position on pulmonary function. *Phys Ther.* 1985;65:613-618.

27. Douglas WW, Rehder K, Beynen FM, et al. Improved oxygenation in patients with acute respiratory failure: the prone position. *Am Rev RespirDis.* 1977;115:559-566.

28. Grimby G. Aspects of lung expansion in relation to pulmonary physiotherapy. *Am Rev Respir Dis.* 1974;110:145-153.

29. Piehl MA, Brown RS. Use of extreme position changes in acute respiratory failure. *Crit CareMed.* 1976;4:13-14.

30. Yang M, Yan Y, Yin X, et al. Chest physiotherapy for pneumonia in adults. *Cochrane Database Syst Rev.* 2013;2:CD006338.

31. Dean E, Ross J. Oxygen transport. The basis for contemporary cardiopulmonary physical therapy and its optimization with body positioning and mobilization. *Phys Ther Pract.* 1992;1:34-44.

32. Wolff RK, Dolovich MB, Obminski G, et al. Effects of exercise and eucapnic hyperventilation on bronchial clearance in man. *J Appl Physiol.* 1977;43:46-50.

33. Clauss RH, Scalabrini BY, Ray RF, et al. Effects of changing body position upon improved ventilation-perfusion relationships. *Circulation.* 1968;37(suppl 4):214-217.

34. Hasani A, Pavia D, Agnew JE, et al. The effect of unproductive coughing/FET on regional mucus movement in the human lungs. *Respir Med.* 1991;85:23-26.

35. Zack MB, Pontoppidan H, Kazemi H. The effect of lateral positions on gas exchange in pulmonary disease. *Am Rev Respir Dis.* 1974; 110:149-153.

36. Mure M, Domino KB, Lindahl SGE, et al. Regional ventilation-perfusion distribution is more uniform in the prone position.*JAppl Physiol.* 2000;88:1076-1083.

37. Marciniuk DD, Brooks D, Butcher S, et al. Optimizing pulmonary rehabilitation in chronic obstructive pulmonary disease—practical issues: A Canadian Thoracic Society Clinical Practice Guideline. *Can Respir J.* 2010;17:159-168.

38. Sinclair DJ, Ingram CG. Controlled trial of supervised exercise training in chronic bronchitis. *Br MedJ.* 1980;280:519-521.

39. Druz WS, Sharp JT. Electrical and mechanical activity of the diaphragm accompanying body position in severe chronic obstructive pulmonary disease. *Am Rev Respir Dis.* 1982;125:275-280.

40. Hess MW. The 2017 global initiative for chronic obstructive lung disease report and practice implications for the respiratory therapist. *Respir Care.* 2017;62:1492-1500.

41. Vogelmeier CF, Criner GJ, Martinez FJ, et al. Global strategy for the diagnosis, management, and prevention of chronic obstructive lung disease 2017 report. GOLD Executive Summary. *Am J Respir Crit CareMed.* 2017;195:557-582.

42. White AJ, Gompertz S, Stockley RA. Chronic obstructive pulmonary disease. 6: The aetiology of exacerbations of chronic obstructive pulmonary disease. *Thorax.* 2003;58:73-80.

43. Barach AL. Chronic obstructive lung disease: postural relief of dyspnea. *Arch Phys Med Rehabil.* 1974;55:494-504.

44. Barach AL, Beck GJ. Ventilatory effects of head-down position in pulmonary emphysema. *Am J Med.* 1954;16:55-60.

45. Güell R, Casan P, Belda J, et al. Long-term effects of outpatient reha bilitation of COPD: A randomized trial. *Chest.* 2000;117:976-983.

46. Seemungal TAR, Donaldson GC, Paul EA, et al. Effect of exacerbation on quality of life in patients with chronic obstructive pulmonary disease. *Am J Respir Crit CareMed.* 1998;157:1418-1422.

47. Freitas DA, Holloway EA, Bruno SS, et al. Breathing exercises for adults with asthma. *Cochrane Database Syst Rev.* 2013;10:CD001277.

48. Duggan M, Kavanagh BP. Atelectasis in the perioperative patient. *Curr Opin Anaesthesiol.* 2007;20:37-42.

49. Epstein CD, Henning RJ. Oxygen transport variables in the identifica tion and treatment of tissue hypoxia. *Heart Lung.* 1993;22:328-348.

50. Wood RE, Wanner A, Hirsch J, et al. Tracheal mucociliary transport in patients with cystic fibrosis and its stimulation by terbutaline. *Am Rev Respir Dis.* 1975;111:733-738.

51. Stokes DC, Wohl MEB, Khaw KT, et al. Postural hypoxemia in cystic fibrosis. *Chest.* 1985;87:785-789.

52. Dean E, Ross J. Integrating current literature in the management of cystic fibrosis: a rejoinder. *Physiother Can* 1989;41:46-47.

53. Keens TG, Krastins IRB, WannamakerEM, et al. Ventilatory muscle endurance training in normal subjects and patients with cystic fibro-

sis. *Am Rev Respir Dis.* 1977;116:853-860.

54. Pyne DB. Regulation of neutrophil function during exercise. *Sports Med.* 1994;17:245-258.

55. Hull JH, AnsleyL, BoltonCE, et al. The effect of exercise on large artery haemodynamics in cystic fibrosis.*J Cyst Fibros.* 2011;10:121-127.

56. Kirilloff LH, Owens GR, Rogers RM, et al. Does chest physical therapy work? *Chest.* 1985;88:436-444.

57. Pryor JA. *Respiratory Care*. Edinburgh: Churchill Livingstone; 1993.

58. Morrison L, Innes S. Oscillating devices for airway clearance in peo ple with cystic fibrosis. *Cochrane Database Syst Rev.* 2017;5:CD006842.

59. McCormack P, Burnham P, Southern KW. Autogenic drainage for airway clearance in cystic fibrosis. *Cochrane Database Syst Rev.* 2017;10:CD009595.

60. International Physiotherapy Group for Cystic Fibrosis. *Physiotherapy for people with cystic fibrosis: from infant to adult* [homepage on the internet]. 2009. Available at: www.cfww.org/docs/ipg-cf/bluebook/ bluebooklet2009websiteversion.pdf. Accessed January 2019.

61. McIlwaine M. Chest physical therapy, breathing techniques and exercise in children with CF. *Paediatr Respir Rev.* 2007;8:8-16.

62. Chung F, Dean E. Pathophysiology and cardiorespiratory consequences of interstitial lung disease-review and clinical implications. *Phys Ther.* 1989;69:956-966.

63. Dowman L, Hill CJ, Holland A. Physical training for interstitial lung disease. *Cochrane Database Syst Rev.* 2014;10:CD006322.

64. Amere GA, Nayak P, SalindriAD, et al. Contribution of smoking to tuberculosis incidence and mortality in high-tuberculosis-burden countries. *Am J Epidemiol.* 2018;187:1846-1855.

65. Levchenko GI. [Physiotherapy in the treatment of pulmonary tuber- culosis]. *Voen Med Zh.* 2002;323:49-51 [Article in Russian].

66. Kertai MD, Poldermans D, Bax JJ, et al. Cardiac risk and perioperative management.*J Cardiovasc Surg.* 2003;44:431-435.

67. Hashimoto J, Suzuki T, Nakahara T, et al. Preoperative risk stratifica tion using stress myocardial perfusion scintigraphy with electrocardiographic gating.*J Nucl Med.* 2003;44:385-390.

68. Møller AM, Villebro N, Pedersen T, et al. Effect of preoperative smoking intervention on postoperative complications: a randomised clinical trial. *Lancet.* 2002;359:114-117.

69. Wendelboe AM, Hegmann KT, Biggs JJ, et al. Relationships between body mass indices and surgical replacements of knee and hip joints. *Am J Prev Med.* 2003;25:290-295.

70. Mason EE, RenquistK, Jiang D. Predictors of two obesity complications: diabetes and hypertension. *Obes Surg.* 2002;2:231-237.

71. Simunovic N, Devereaux PJ, Bhandari M. Surgery for hip fractures: does surgical delay affect outcomes? *Indian J Orthop.* 2011;45(1):27-32.

72. Froese AB, Bryan AC. Effects of anesthesia and paralysis on diaphragmatic mechanics in man. *Anesthesiology.* 1974;41:242-255.

73. Hedenstierna G, Standberg A, Brismar B, et al. Functional residual capacity, thoracoabdominal dimensions and central blood volume during general anesthesia with muscle paralysis and mechanical ventilation. *Anesthesiology.* 1985;62:247-254.

74. Hedenstierna G, Tokics L, Strandberg A, et al. Correlation of gas exchange impairment to development of atelectasis during anaesthesia and muscle paralysis. *Acta Anaesthesiol Scand.* 1986;30:183-191.

75. Behrakis PK, Baydur A, Jaeger MJ, Milic-Emili J. Lung mechanics in sitting and horizontal body positions. *Chest.* 1983;83:643-646.

76. Lumb AB, Pearl RG. *Nunn's Applied Respiratory Physiology.* 6th ed. Philadelphia: Butterworth-Heinemann; 2005.

77. Duggan M, Kavanagh BP. Atelectasis in the perioperative patient. *Curr Opin Anaesthesiol.* 2007;20:37-42.

78. Lugo G, Arizpe D, Dominguez G, et al. Relationship between oxygen consumption and oxygen delivery during anesthesia in high-risk surgical patients. *Crit CareMed.* 1993;21:64-69.

79. PolonenP, HippelainenM, TakalaR, et al. Relationship between intra- and postoperative oxygen transport and prolonged intensive care after cardiac surgery: a prospective study. *Acta Anaesthesiol Scand.* 1997;41:810-817.

80. Brunton LL, Chabner BA, KnollmannBC, eds. *Goodman and Gilman's The Pharmacological Basis of Therapeutics.* 12thed. New York: McGraw- Hill Companies; 2010.

81. Malamed SF. Sedation. *A Guide to Patient Management.* 5th ed. Philadelphia: Elsevier; 2010.

82. Wuhrman E, Cooney MF, Dunwood CJ, et al. Patient controlled analgesia (PCA). *Pain ManagNurs.* 2006;7:134-147.

83. Weinstein CS, Woodard WJ, DeSilva RA. Late neurocognitive changes from neurological damage following coronary bypass surgery. *Behav Med.* 1998;24:131-137.

84. Pelosi P, Croci M, Ravagnan I, et al. The effects of body mass on lung volumes, respiratory mechanics, and gas exchange, during general anesthesia. *AnesthAnalg.* 1998;87:654-660.

85. Dronkers J, Veldman A, Hober E, et al. Prevention of pulmonary complications after upper abdominal surgery by preoperative intensive inspiratory muscle training: a randomized controlled pilot study. *Clin Rehabil.* 2008;22:134-142.

86. Kulkarni SR, Fletcher E, McConnell AK, et al. Pre-operative inspira tory muscle training preserves postoperative inspiratory muscle strength following major abdominal surgery—a randomised pilot study. *Ann R Coll SurgEngl.* 2010;92:700-707.

87. Blomqvist CG, Stone HL. Cardiovascular adjustments to gravitational stress. In: Bohr DF, Somlyo AP, Sparks Jr HV, eds. *Handbook of Physiology, Section 2: The Cardiovascular System. Vol 2*. Bethesda, MD: American Physiological Society; 1980.

88. Ross J, Dean E. Integrating physiological principles into the comprehensive management of cardiopulmonary dysfunction. *Phys Ther.* 1989;69:255-259.

89. Pelosi P, Croci M, Calappi E, et al. Prone positioning improves pulmonary function in obese patients during general anesthesia. *Anesth Analg.* 1996;83:578-583.

90. Gosselink R, Schrever K, Cops P, et al. Incentivespirometry does not enhance recovery after thoracic surgery. *Crit CareMed.* 2000;28:679-683.

91. Yamaguti WP, Sakamoto ET, Panazzolo D, et al. Diaphragmatic mobility in healthy subjects during incentive spirometry with a flow-oriented device and with a volume-oriented device. *JBrasPneu mol.* 2010;36:738-745.

92. Sellier P, Chatellier G, D'Agrosa-Boiteux MC, et al. Use of non-invasive cardiac investigations to predict clinical endpoints after coro nary artery bypass surgery in coronary artery disease patients: results from the prognosis and evaluation of risk in the coronary operated patient (PERISCOP) study. *Eur Heart J.* 2003;24:916-926.

93. Takeyama J, Itoh H, Kato M, et al. Effects of physical training on the recovery of the autonomic nervous activity during exercise after coronary artery bypass grafting: effects of physical training after CABG.*Jpn Circ J.* 2000;64:809-813.

94. Levine SA, Lown B. 'Armchair' treatment of acute coronary thrombosis. *JAMA.* 1952;148:1365-1369.

95. Lewis FR. Management of atelectasis and pneumonia. *Surg Clin NorthAm.* 1980;60:1391-1401.

96. Don HF, Craig DB, Wahba WM, et al. The measurement of gas trapped in the lungs at functional residual capacity and the effects of posture. *Anesthesiology.* 1971;35:582-590.

97. Glaister DH. The effect of posture on the distribution ofventilation and blood flow in the normal lung. *Clin Sci.* 1967;33:391-398.

98. Dean E. Effect of body position on pulmonary function. *Phys Ther.* 1985;65:613-618.

99. Douglas WW, Rehder K, Beynen FM, et al. Improved oxygenation in patients with acute respiratory failure: the prone position. *Am Rev Respir Dis.* 1977;115:559-566.

100. Piehl MA, Brown RS. Use of extreme position changes in acute respiratory failure. *Crit CareMed.* 1976;4:13-14.

101. Remolina C, Khan AU, Santiago TV, et al. Positional hypoxemia in unilateral lung disease. *NEnglJ Med.* 1981;304:523-525.

102. Wright CD, Wain JC, Grillo HC, et al. Pulmonary lobectomy patient care pathway: a model to control cost and maintain quality. *Ann Thorac Surg.* 1997;64:299-302.

103. Varela G, Ballesteros G, Jiménez MF, et al. Cost-effectiveness analysis of prophylactic respiratory physiotherapy in pulmonary lobectomy. *Eur J Cardiothorac Surg*. 2006;29:2216-2220.

104. Bacchetta MD, Ko W, Girardi LN, et al. Outcomes of cardiac surgery in nonagenarians: a 10-year experience. *Ann Thorac Surg*. 2003;75:1215-1220.

105. Utoh J, Moriyama S, Okamoto K, et al. The effects of cardiopulmonary bypass on postoperative oxygen metabolism. *Surg Today*. 1999;29:28-33.

106. Brasher PA, McClelland KH, Denehy L, et al. Does removal of deep breathing exercises from a physiotherapy program including pre-operative education and early mobilization after cardiac surgery alter patient outcomes? *Aust JPhysiother*. 2003;49:165-173.

107. Pasquina P, Walder B. Prophylactic respiratory physiotherapy after cardiac surgery: systematic review. *BMJ*. 2003;327:1379-1385.

108. Thomas RJ, King M, Lui K, et al. AACVPR/ACC/AHA 2007 performance measures on cardiac rehabilitation for referral to and delivery of cardiac rehabilitation/secondary prevention services. Cardiovascular Nurses Association, and the Society of Thoracic Surgeons. *JAm Coll Cardiol*. 2007;50:1400-1433.

109. Hulzebos EH, Helders PJ, Favié NJ, et al. Preoperative intensive inspiratory muscle training to prevent postoperative pulmonary complications in high-risk patients undergoing CABG surgery. A randomized clinical trial. *JAMA*. 2006;296:1851-1857.

27

慢性原发性心肺功能障碍

作者：Pamela Bartlo　Dawn Stackowicz　Donna Frownfelter　Elizabeth Dean
译者：李勍
校对：姜宏英　喻鹏铭

本章目录

关键词

心绞痛　　　　　　　糖尿病　　　　　　　瓣膜性心脏病
囊性纤维化　　　　　周围血管疾病　　　　慢性气流受限
心肌梗死　　　　　　支气管扩张　　　　　肺癌
哮喘　　　　　　　　肺间质纤维化

引言

本章概述了慢性原发性心肺功能障碍患者进行综合物理治疗的病理生理机制和临床管理。运动测试和运动训练是慢性原发性心血管系统与呼吸系统疾病患者物理治疗的主要组成部分，具体内容请参考本章。然而，为达到最大化运动训练效果，需要以健康宣教为基础，包括戒烟、营养均衡、体重控制、减少坐位、适宜的运动处方、最佳睡眠和缓解自身难以调节的压力等方面的咨询（详见第 1 章和第 15 章）。

心血管系统与呼吸系统作为各自独立的系统，也是相互依赖的。当存在原发性肺部或心脏疾病时，必须考虑是否会影响这两个器官中的另一器官以及对氧运输的影响 [1,2]。尽管已有大量研究、官方声明和临床实践指南发布，但在临床实践中，慢性心血管系统与呼吸系统疾病的定义、诊断及管理仍缺乏统一标准[3]。虽然对心肺康复的有效性已达成了共识[4-9]，但其在实际应用中仍存在不一致性，表现为运用不充分、过度使用和误用现象。

本章介绍了原发性心血管疾病患者的长期物理治疗管理，尤其要关注心绞痛、心肌梗死和瓣膜性心脏病。此外，还包括慢性血管疾病，如周围血管疾病（peripheral vascular disease，PVD）、高血压和 2 型糖尿病及其合并症。

阻塞性和限制性肺疾病主要基于病理生理机制和肺功能检查进行区分，但二者并无明确的界限。

本章讨论的主要疾病包括阻塞性肺疾病（如慢性气流受限、哮喘、支气管扩张和囊性纤维化）和限制性肺疾病（如间质性肺疾病）。肺癌因涉及阻塞性和限制性病理机制，也会在文中提及。

本章旨在介绍常见慢性原发性心血管系统与呼吸系统疾病患者的物理治疗管理原则，而非具体的治疗处方（这需要个体化定制）。据此，提出了长期管理的总体目标。针对患者的每种情况，提出了达到最佳心肺功能和氧运输的主要干预措施，以及需要监测的基本指标。对每位患者都要基于其生理功能进行干预选择。

本章概述的原则也适用于存在一种或多种慢性继发性心肺功能障碍的患者，这些原则可用于调整物理治疗方案或提示特别监测，详见第 28 章。

表 27.1 列出了标准治疗方案。尽管不同患者的物理治疗管理有许多共同点，但只有详细了解每位患者的病理和其他相关因素，才能制订出最佳的管理计划和治疗处方。

原发性心血管疾病

一般原则和目标

原发性心血管疾病患者虽然存在个体差异，但其物理治疗长期管理目标包括以下几点。

- 通过最大化提高生理储备能力，最大限度地提高患者的生活质量、总体健康和幸福感。
- 健康宣教：包括心脏疾病知识普及、自我管

表 27.1   慢性原发性心肺功能障碍综合物理治疗管理原则

ICF 相关分类	相关治疗目标
参与	生活参与（履行生活角色的能力） 赋权和自我效能感
活动	自我照护 活动 居家管理 就业 职业活动
结构与功能	氧运输的结构和功能障碍及相关因素（见第 2 章）
目标水平	物理治疗管理的重点示例
预防	维持氧运输功能，防止氧运输受到影响 评估改变健康行为的意愿
短期	识别并处理氧运输系统结构和功能受限（这些局限性与未来发病率和死亡率的最大风险相关） 识别影响参与和活动的其他因素（见第 1 章和第 15 章）
长期	制订终身健康计划 保持健康行为改变的意愿不变（见第 1 章） 制订随访计划

理、营养指导、体重控制、减少吸烟和戒烟、愤怒和压力管理、疾病预防、风险因素控制、药物使用指导、体力活动和运动建议。
- 最大限度地提高有氧能力和氧运输全过程的效率。
- 优化身体耐力和运动能力。
- 优化整体肌肉力量，从而提高外周有氧能力。
- 与患者共同制订全面的终身健康和康复计划。

患者监测

慢性原发性心血管系统与呼吸系统疾病患者需要持续或定期监测身体状况，包括血流动力学监测（即心率、血压、血氧饱和度和呼吸频率），以及对治疗的主观反应，尤其是运动方面的反应［例如使用 Borg 主观疲劳感知评估量表（临床提示 27.1）］[6]。活动不耐受的征象包括胸痛、呼吸困难、焦虑、头晕、定向障碍、共济失调、发绀、咳嗽和胸部听诊异常（如奔马律）。见图 27.1。

临床提示 27.1

Borg 量表

Borg 主观疲劳感知评估量表由斯德哥尔摩大学知觉和生理心理学家 Gunner Borg 开发，于 20 世纪 60 年代引入了感知运动这一领域。该量表是监测和指导运动强度的可靠指标。该量表可以让患者在运动或运动测试中主观评价自己的运动强度（American College of Sports Medicine, 2010）。

Borg量表 主观疲劳感知评估量表	
1	很轻松的活动 （除了完全休息以外的任何事情）
2~3	轻松的活动 （感觉可以坚持几个小时，且呼吸轻松，还可进行谈话）
4~5	中等的活动 （感觉可以运动很长时间，能够说话和进行简短的对话）
6~7	用力的活动 （感觉不舒适，喘不过气来，能说一句话）
8~9	很用力的活动 （难以再维持运动强度，一个字都说不出来）
10	已尽最大努力 （感觉坚持不下去了，喘不过气来，说不出话来）

图 27.1 主观疲劳感知评估量表是一种应用广泛、可靠的运动强度监测和指导指标。该量表允许个人在运动或运动测试中主观评价自己的运动强度（摘自 *Borg G. Borg's Perceived Exertion and Pain Scales*. Champaign: Human Kinetics; 1998.）。

药物治疗

为了最大限度地提高治疗效果，必要的药物需在体力活动干预之前使用。为了达到最佳治疗效果，需了解药物类型、给药途径、达峰时间和持续时长。

主要干预措施

原发性心血管疾病患者心血管功能和氧运输功能达到最佳的主要干预措施包括：宣教、有氧运动、力量训练、胸壁活动训练、体位改变、呼吸控制、咳嗽动作、放松、活动节奏和能量节省。若患者患有一种或多种慢性疾病时，整体健康教育尤为重要。需对工作和家庭环境进行环境改造评估，以最大程度地减轻心肌应变。

患者教育

健康教育是治疗的首要目标。即使存在一种或多种健康状况，患者也需尽最大努力恢复健康，并对整体管理水平做出最优反馈。患者需要了解疾病如何影响其总体健康，以及如何通过正确服用药物得到最大获益。

活动、运动和呼吸策略

有氧运动和力量训练是慢性原发性心血管疾病患者物理治疗方案的基石。最近的一篇文献综述指出，心血管疾病可导致外周肌群和呼吸肌力量下降、疲劳增加[7]，进而导致功能受限、生活质量下降。外周肌群和呼吸肌参与的有氧和抗阻运动将有助于减轻或可能逆转这些改变。活动、耐力训练、呼吸训练和其他活动和运动都应纳入整个治疗过程，并根据患者当时的耐受水平进行调整。

心脏病患者在进行有氧运动时需注意体位管理，这很重要。平卧位会增加外周到中央循环血量，从而增加静脉回心血量及心脏负荷。因此，长期以来直立位一直被认为可以减少患者在运动期间和运动后休息期间的心脏负荷[8]。

性功能障碍在全身性动脉粥样硬化患者中很常见，部分归因于病理因素（血脂异常、血管功能不全和糖尿病）、药物不良反应和心脏病对患者的心理影响[9]。从能量需求层面来看，性活动的能量需求与其他日常活动（如爬两层楼梯）相当[10]。通过饮食和运动优化健康状况，有助于缩小或逆转动脉粥样硬化，并改善外周循环。呼吸控制、体位管理和能量节省技术也有助于减轻症状。此外，应建议患者避免进食过多，并在进食后一小时内避免发生性行为[10]。

心绞痛

病理生理学和药物治疗

心绞痛是由于心肌供血不足而引起的疼痛，通常由运动诱发，但也可能因压力或严重时在休息时发生。心绞痛发作的主要原因是一支或多支冠状动脉粥样硬化，少见原因是冠状动脉血管痉挛。第 3 章详细介绍了心绞痛的病理生理学。有心绞痛病史的患者需要进一步检查，以明确冠状动脉闭塞的严重程度。纽约心脏病协会（New York Heart Association，NYHA）根据心脏病患者体力活动受限情况进行了心功能分级（表27.2）。

如果心绞痛严重到药物难以控制，可能需要进行冠状动脉搭桥手术（见第26章），以恢复正常的冠状动脉血流。第26章介绍了心脏外科患者急性期和长期的治疗方案。对于不太严重的心绞痛，可采用药物保守治疗（例如硝酸甘油舌下含服、硝酸甘油贴片、健康教育和物理治疗）。在患者病情稳定后，可在心脏压力测试设备（如12导联心电图）监测下，进行运动耐量分级测试。通过量化患者出现心绞痛症状时的运动强度（即心绞痛阈值），可为体力活动和运动处方提供依据。

长期管理目标

有心绞痛病史的患者需要接受物理治疗。通过改变生活方式控制危险因素，预防其发展为不稳定型心绞痛至关重要。本章开头概述了慢性原发性心脏病患者的长期管理目标（包括健康的生活方式），这同样也适用于心绞痛患者。

监测

必须密切监测患者是否出现胸痛、呼吸困难、焦虑、头晕、眩晕、定向障碍、共济失调、发绀、咳嗽和胸部听诊音改变（如奔马律）等征象。任何情况下出现心绞痛症状都是不正常的。如果发生心绞痛症状，应立即停止物理治疗，并采取必要的紧急措施，在持续心电监护下，进行体力活动干预将更安全、更精确。

在没有心电监护的情况下，体力活动干预措施应更为保守，要根据个体对活动的主观和客观反应进行

调整。如果对患者的血流动力学稳定性或治疗的安全耐受性存在任何疑问，都应在继续进行体力活动之前转介给全科医生或心脏病专家以明确情况。

药物治疗

服用抗心绞痛药物的患者必须随身携带药物，并确保药物在有效期内。

主要干预措施

心绞痛患者的长期干预措施包括患者教育、有氧运动、力量训练、胸壁活动训练、放松、活动节奏和能量节省。

患者教育

对心绞痛患者的教育内容包括心脏病及其危险因素（如吸烟、饮食、压力、体重、酒精、咖啡和体力活动，特别是在炎热的环境中），还应包括预防措施（如减少吸烟和戒烟、低脂饮食、减少饮酒、运动、放松、活动节奏和压力管理）。

活动、运动和呼吸策略

对于心绞痛患者，应采取与所有慢性原发性心血管疾病患者相同的干预措施。由于心绞痛患者有发生心肌梗死的危险，因此要进行严格的监测，以及时发现心绞痛或心肌梗死的发生。鉴于这些患者有潜在的血流动力学不稳定情况，因此，在干预之前、期间和之后，特别是进行有氧运动和力量训练时，应该监测和记录他们的血流动力学指标，包括心率、血压和血氧饱和度及患者对治疗的主观反应。在体力活动和运动期间，应避免举重、静态运动、拉伸、Valsalva动作和重体力、重复的上肢活动，因为这些活动会影响血流动力学。根据运动耐量分级测试，设定体力活动和有氧运动量，目标心率或感知运动要低于心绞痛阈值（详见第16章和第27章）。

心肌梗死

病理生理学和药物治疗

心绞痛常先于心肌缺血和心肌梗死发生。稳定型或不稳定型心绞痛引起的心肌缺血在休息和（或）药

表27.2	NYHA 分级
分级	特征
I	日常活动量不受限制，无症状。
II	日常活动轻度受限，有轻微症状。
III	体力活动明显受限，甚至低于日常活动量也受限，有多种症状。休息时无症状。
IV	体力活动严重受限。休息时也有症状。

物治疗后可逆。当心脏缺血持续存在时，就会发生心肌梗死，导致心肌损伤和细胞死亡（即坏死）。受损的心肌细胞在恢复期要么修复，要么坏死。在最初的6周恢复期内，最大限度地减少进一步的心肌受损并促进恢复至关重要。心肌梗死的发生可能无症状而不被患者察觉，也可能危及生命。心肌梗死可发生在心脏的任何部位，但主要发生在心室（左心室比右心室更常见）。心肌梗死越严重，发生心室功能不全、急性肺水肿和左心衰竭的风险越大。由于心肌缺血和梗死损伤心脏的泵功能，影响心输出量，患者易出现低氧血症，需要氧疗。即使在缺氧纠正和心肌修复后，患者的血流动力学仍可能变得脆弱。心肌瘢痕修复，可能影响电兴奋性（产生心律失常）和心脏的机械功能。此外，患者的动脉血气可能持续低于正常水平。心肌梗死后，可通过诊断测试评估动脉粥样硬化的程度（见第26章），患者可通过手术进行冠状动脉介入治疗（见第26章）。如果患者未进行手术干预，通常出院后需服用多种药物（如硝酸甘油、β受体阻滞剂、他汀类药物）。根据病情的严重程度，患者通常需要长期服用一种或多种药物。氧疗通常是短期的，仅限于住院期间使用。

长期管理目标

心肌梗死患者的长期管理目标包括前面讨论的所有原发性心血管疾病患者管理目标，以及关于心肌梗死内容和患者专科药物的宣教。

心肌梗死后进行非药物治疗是整体管理的必要组成部分[11]。这些措施应纳入个体健康行为改变方案，包括以下内容。

- 促进治疗依从性。
- 保证充足的饮食。
- 维持正常体重。
- 避免添加钠（盐和防腐剂）。
- 维持最佳血胆固醇和甘油三酯水平。
- 维持正常血糖。
- 维持正常血压。
- 充血性心力衰竭时限制液体摄入。
- 戒烟。
- 规律运动。
- 如果饮酒，需限制并适量饮酒。

- 接种流感和肺炎链球菌疫苗。

监测

对于慢性原发性心血管疾病患者，应监测血流动力学和其对体力活动的主观反应。此外，心肌梗死后患者应进行心电监护，这对确定运动强度、需监测的内容和教育都很重要。（第3章介绍了心律失常，第10章介绍了基本心电图的解读。）室性心律失常可致死。偶发的室性早搏必须严密监测，以保证发生频率低且无室早二联律出现。心房颤动是一种相对严重的心律失常，与冠状动脉疾病、脑卒中和总体死亡率高发相关[12]。纠正或控制心律失常可能需要使用药物或起搏器。

药物治疗

为了使治疗效果最大化，应在治疗前给予患者能够优化疗效的药物，如β受体阻滞剂、血管紧张素转换酶（angiotensin-converting enzyme，ACE）抑制剂。

主要干预措施

有心血管危险因素的患者能从心脏康复中获益。心脏事件发生后，患者通常带药出院，很少会转诊至物理治疗师或心脏康复团队。然而，心肌梗死的复发率很高，可能需要再次进行外科手术和更多的干预措施，从而增加相关死亡率和疾病负担。作为一名非侵入执业者，物理治疗师的主要责任是帮助患者避免症状复发和再次手术，这与物理治疗师的首要目标相一致，即减少对侵入性治疗（即药物和手术）的需求，并与患者共同制订可持续的终身健康计划。物理治疗师应为慢性心血管疾病患者提供尽可能多的干预措施，以满足心肌梗死后患者的需求。

患者教育

患者教育的重点是提高总体健康水平，并教授心脏病基本病理生理学、危险因素和预防措施。鼓励促进健康行为（如减少吸烟和戒烟、保持优质营养、控制体重、维持良好的水合状态、保证高质量休息和睡眠时间）。此外，应避免进行造成过度心肌负担、增加胸腔内压、减少静脉回流和心输出量的体力活动，如举重、拉伸和Valsalva动作。心肌梗死后，需教授患者如何监测自身状况，并保持警惕（如新发心肌梗死征象）。还需指导这些患者学会如何监测自己的血流动力学、对体力活动的主观反应，以及根据自身情况何时和如何调整活动。

活动、运动和呼吸策略

许多心肌梗死患者在出院后，会转诊至私人诊所或心脏康复项目进行物理治疗。患者可以继续在专门的康复中心接受监督下的康复计划，包括为期 6~12 个月的运动训练。心脏康复的标志性原则之一是开始改变行为生活方式，以预防心血管并发症的发生（临床提示 27.2）。

临床提示 27.2

心脏康复

心脏康复是改善心肌梗死、心力衰竭、血管成形术和心脏手术患者心血管健康的监督下项目，包括 3 个同等重要的部分：运动咨询和训练、健康生活方式教育，以及压力管理与心理支持。

无论康复地点如何，物理治疗包括教育、社会心理支持和在监督下进行的运动训练，以保证安全并增强患者治疗信心。还要为患者制订专门的运动计划，旨在增加氧运输（即机体组织水平的氧输送、摄取和利用），从而减少心脏能量代谢需求。

抑郁是患者心肌梗死后以及新诊断出冠状动脉疾病后的常见症状，与发病率和死亡率增加相关。有抑郁症状的患者在精神压力测试和日常生活活动中，更容易出现心肌缺血（临床提示 27.3 和 27.4）[13]，而积

临床提示 27.3

PHQ-9 问卷

PHQ-9 问卷是一个包含 9 个条目的抑郁量表，具有双重用途，既可用于诊断抑郁，也能够对抑郁严重程度进行分级。

临床提示 27.4

流调中心抑郁量表修订版（Center for Epidemiologic Studies Depression Scale Revised，CESDR）

根据美国精神病学协会《精神障碍诊断及统计手册》的定义，CESDR 量表共有 20 个条目，可评估 9 类抑郁症状：悲伤（烦躁不安）、失去兴趣（快感缺乏）、食欲、睡眠、思考/注意力集中、内疚（毫无价值）、疲倦（疲劳）、运动（激动）和自杀念头。CESDR 属于公共资料，可免费用于研究。

更多信息请参见 https://cesd-r.com/cesdr/

极乐观的患者很少出现心肌缺血事件。

当患者参加运动或心脏康复特定项目时，应进行运动耐量分级测试（临床提示 27.2）。运动测试后应尽快开始实施运动计划（参见 YouTube 上的"心脏康复：智能恢复心脏–梅奥诊所"视频 Cardiac Rehab: Smart for Healing Hearts - Mayo Clinic）。 第 18、27 和 28 章将详细介绍运动测试的原理和实施方法。运动耐量分级测试结果可用于制订心脏康复方案的运动处方。

对于有明显梗死的心绞痛患者，必须与有心肌梗死病史的患者一样遵守以下注意事项：服用抗心绞痛药物的患者必须随身携带药物，并确保药物在有效期内。在治疗期间，药物要放在可见范围内。物理治疗师应在治疗前检查药物，确保药物未过期，并负责将药物放置在患者附近，以便患者在治疗期间发生心绞痛时可随时用药。

有氧运动应优先选择大肌肉群运动，而不是小肌肉群优先（如上肢功率车），以降低血流动力学需求和心脏负荷的增加，同时避免上半身小肌肉群运动导致心脏做功增加。随着患者有氧能力的增加，应纳入小肌群和闭链运动。炎热潮湿的环境会增加心脏负担，因此，无论心肌梗死后多长时间，都应避免在此类环境下运动。

充血性心力衰竭

病理生理学和药物治疗

第 31 章介绍充血性心力衰竭（congestive heart failure，CHF）的病理生理学。了解该病对中央和外周心血管系统的影响非常重要。由于疾病稳定性会因治疗而波动，因此物理治疗师应密切关注患者的并发症以及病情变化。

长期管理目标

CHF 患者的长期管理目标包括前面讨论的所有原发性心血管疾病患者管理目标，以及针对 CHF 的具体目标。

- 维持稳定期和急性加重期 CHF 患者的功能耐量。
- 关于 CHF 的教育，包括症状、药物治疗和物

理治疗原则。

监测

对 CHF 患者的监测内容与原发性心血管疾病患者相同。需特别关注 CHF 患者对活动的异常反应，尤其是体重增加、肺水肿征象或病理性第三心音的出现。

药物治疗

在康复治疗前，应给予患者能达到最佳治疗效果的药物（如利尿剂、β受体阻滞剂、强心苷类）。

主要干预措施

心肌梗死患者的非药物治疗方法同样适用于心力衰竭患者[14]。对 CHF 患者来说，终身改变行为习惯对促进心脏健康至关重要。

患者教育

CHF 患者教育应基于原发性心血管疾病的管理原则。此外，还要向患者宣教以下内容：每日监测体重的重要性、CHF 急性加重的征象以及何时应进一步寻医问诊，以预防和避免急性加重。

活动、运动和呼吸策略

慢性 CHF 患者自诉的健康相关生活质量与功能和运动能力相关，而与射血分数关系不大[15]。因此，应将健康相关生活质量作为评估心力衰竭患者结局的重要指标，因为这提供了独立于心功能生理指标和 NYHA 分级的重要补充信息（见表 27.2）。

瓣膜病

病理生理学和药物治疗

瓣膜功能障碍可能是先天性的，也可能是后天性的，可能为原发性疾病，也可能是继发性疾病。任何一个心脏瓣膜都可能受累。风湿热主要引起二尖瓣关闭不全，但其他瓣膜也可能受累[16]，其原因为扁桃体和心脏的淋巴管相连。儿童期或成年早期即可出现并发症，常见原因是瓣膜钙化影响开闭导致后天性瓣膜功能障碍。

瓣膜病患者临床表现包括劳力性呼吸困难、过度疲劳、心悸、液体潴留和端坐呼吸。当减少活动时，这些症状和体征通常会减轻。然而，有氧运动已被证明可以减轻瓣膜脱垂的症状[17]。对于严重瓣膜病变或轻微瓣膜病变患者，在进行牙科手术前应给予抗生素，以预防感染性心内膜炎。

长期管理目标

心脏瓣膜病患者长期管理目标包括本节原发性心血管疾病列出的部分。

监测

瓣膜病患者可能会出现血流动力学不稳定，因此，应监测和记录患者在治疗前、中、后的血流动力学反应，特别是运动时，还应监测和记录患者对治疗的主观反应。运动不耐受的征象详见"心绞痛"一节，这些征象同样适用于瓣膜病患者。建议使用 ECG 监测，若没有 ECG 监测，治疗应更为保守。

药物治疗

在治疗前，应给予患者能优化治疗效果的药物（如抗凝药）。

主要干预措施

物理治疗师应参与瓣膜病患者的管理，包括内科情况（原发性和继发性），以及外科情况。手术后患者的症状通常会显著改善，物理治疗原则详见第 26 章。对于瓣膜病变较轻无须手术以及不能耐受或拒绝手术的患者，物理治疗的目标是优化氧运输。尽管瓣膜结构性破坏无法纠正，但合理的运动训练能改善部分患者氧运输功能。运动处方的参数通常是中等强度。不适当的运动强度会进一步破坏氧需求和氧供给之间的平衡，使症状进一步加重。此外，心肌机械性压力也可能加重瓣膜功能障碍。

患者教育

瓣膜功能障碍患者的教育可参考原发性心血管疾病列出的主题教育内容，包括健康行为教育。此外，还应包括以下内容。

- 心脏瓣膜病。
- 疾病的内科和外科治疗。
- 术后并发症的症状。

活动、运动和呼吸策略

有氧运动处方的目标是确定合适的运动量，以优化氧运输全过程的效率，从而最大限度地提高外周组织的氧供应，同时避免对心脏造成严重的机械负担，逐步达到最大做功输出。因此，瓣膜严重受损患者可通过短时间、多频次运动来完成更多的功能性活动，而不是长时间、少频次的运动。

如果是继发性瓣膜病变，物理治疗师必须评估其严重程度及其对功能的影响。以下问题必须明确。

- 病变是否影响治疗？
- 是否需要调整治疗方案？如果需要，如何调整？
- 应该采取哪些特别预防措施？
- 哪些症状和体征提示患者不适？
- 需要监测哪些内容？
- 患者是否服用药物？这些药物是否会影响患者对治疗的反应？
- 是否存在心力衰竭？如果有，对运动的影响是什么？
- 如果静息时没有心力衰竭，运动中诱发心力衰竭的概率有多大？

与有心绞痛病史（有或无心肌梗死病史）的患者相同，瓣膜病患者也应避免增加血流动力学负担的体位、活动和呼吸动作。

心脏瓣膜病患者的运动处方需进行调整，以确保能量需求与氧供应匹配。否则，过量的氧需求会加重患者对体力活动的反应，并进一步导致不适，很可能降低功能能力。有氧运动应从大肌群的开链运动开始，随着能力的提高，逐渐进阶到小肌群和闭链运动。与其他类型的心脏病一样，应避免在湿热环境中运动。

周围血管疾病

病理生理学和药物治疗

周围血管疾病（peripheral vascular disease, PVD）包括动脉和静脉疾病。动脉疾病常由动脉粥样硬化和周围动脉闭塞（如胸主动脉、股动脉和腘动脉）引起[18]。静脉疾病通常导致静脉炎、静脉淤滞、血栓栓塞、下肢静脉瓣膜功能不全。糖尿病可导致微血管病变和自主神经病变，是引起下肢 PVD 的另一个重要原因。

动脉闭塞导致流向四肢的血流量减少，引起闭塞远端血压降低（即踝肱指数降低）。轻度动脉狭窄患者可能无症状，因为只有严重狭窄才会导致周围血流量显著减少（临床提示 27.5）。临床表现包括运动时肢体疼痛、患肢发冷，并可能出现麻木。*间歇性跛行* 是特征性肢体疼痛，由缺血引起。静息时疼痛提示狭窄严重、流向肢体的血流量明显减少。血流显著减少会导致缺血性颜色改变、皮肤皲裂、溃疡，最终导致坏疽。轻至中度病例可采取保守治疗。重度 PVD 患者可进行旁路手术，以重建受累肢体的血运。严重的坏疽病例需要截肢。PVD 的严重程度是心血管疾病死亡率的重要预测指标。PVD 患者常出现全身性内皮功能障碍，伴随白细胞、内皮素和 C 反应蛋白水平升高，可能引发急性冠脉综合征。

临床提示 27.5

踝肱指数

踝肱指数（ankle-brachial index，ABI）是确诊周围血管疾病的重要指标。该指数通过比较踝动脉和肱动脉的收缩压的比值，来确定 PVD 的严重程度。更多信息请参阅斯坦福医学网站——《测量和了解踝肱指数（ABI）》（网址：https://stanfordmedicine25.stanford.edu/the25/ankle-brachial-index.html）。

间歇性跛行患者的运动耐受性明显降低，基于此可以从有氧运动中获益，因为有氧运动可以刺激狭窄血管周围侧支血管的发育。间歇性跛行会严重限制移动性，从而降低功能、有氧能力和有效的氧运输。

全身动脉粥样硬化的 PVD 患者会出现冠状动脉狭窄，而且可能无症状。因此应与严重缺血性心脏病患者一样，对这些患者进行严密监测。

由糖尿病引起的继发性 PVD 患者与年龄相当的无糖尿病患者相比，其动脉粥样硬化速度更快。糖尿病会影响大循环和微循环，因此，此类患者要避免受伤，特别是下肢和足部，如果发生损伤要及时处理。由于自主神经病变和血管病变，这些患者可能有下肢病变的风险。为了恢复胰岛素敏感性和促进体重减轻，必须显著增加活动量，并制订运动计划。负重运动对足部感觉差的患者来说是安全的，不会增加溃疡再发的风险[19]。

长期管理目标

PVD 患者应被假设存在冠状动脉和脑动脉疾病的可能，除非临床证据已排除这种可能性。这些患者需要进行积极的危险因素管理，以降低心肌梗死、卒中和死亡的风险[20]。主要干预措施包括戒烟，治疗高血压、葡萄糖耐量减低和糖尿病以及控制低密度脂蛋白胆固醇水平。

动脉粥样硬化继发性的 PVD 患者长期管理目标包括先前原发性心血管疾病列出的目标和以下目标。

- 关于动脉粥样硬化及其带来的心脏病风险的教育。
- 如果存在四肢周围血流灌注不足，应指导患者进行皮肤自我评估；如果有伤口，还要进行伤口护理的宣教。

由糖尿病引起的继发性 PVD 患者长期管理目标必须将动脉粥样硬化和糖尿病继发性 PVD 管理原则相结合。

监测

应记录患者的血流动力学监测参数以及他们对治疗（特别是运动）的主观反应。由于 PVD 患者患心绞痛的风险增加，因此进行运动训练前应获得医师或心脏病专家的许可。

药物治疗

在治疗前，应给予患者能使治疗效果最大化的药物（如抗血小板药物）。

主要干预措施

除了对原发性心血管疾病患者的干预措施外，步行是 PVD 管理的重要组成部分，可缓解症状，提高患者的功能能力和生活质量[19,21,22]。药物治疗在短期内有助于缓解症状，而运动对解决系统性动脉粥样硬化的益处可能是长期的。

患者教育

PVD 患者通常伴有系统性动脉粥样硬化，这增加了心肌梗死和脑卒中的风险。与其他慢性疾病一样，患者需要保持最佳健康状态，因此提倡促进健康行为（如减少吸烟和戒烟、营养均衡、控制体重、规律体力活动和运动）。PVD 患者可能会低估自己患心血管疾病的风险[23]，因此教育重点应包括教授动脉粥样硬化的基本病理生理学、危险因素、预防和逆转措施，指导患者学会识别并警惕受累肢体的血管功能不全和间歇性跛行的症状和体征。如果出现足部皮肤发红的症状，应密切监测。对于糖尿病患者，任何皮肤皲裂都需要就医并停止运动，直到医生允许恢复运动。周围动脉疾病患者尤其要学会在运动前、后保护足部。足部和鞋子应保持清洁。鞋和袜子的内表面应光滑。

活动、运动和呼吸策略

动脉粥样硬化继发性 PVD 患者在峰值运动测试时发生心绞痛或 ST 段改变的风险增加[2]。因此，此类测试应在周围血管专家或心脏病专家的监督下，在周围血管测试室或心脏压力测试室进行。运动处方的参数设置应基于峰值运动测试。步行是首选的活动或运动方式，因为间歇性跛行会严重限制这一活动，进而影响功能。训练的强度应基于疼痛分级、血流动力学和其他主观反应。患者在可耐受的疼痛（客观定义的疼痛量表）范围内，以舒适、匀速的节奏行走，尽可能减少跛行和步态偏差。

PVD 患者进行有氧运动时，身体姿势的管理非常重要。平卧位消除了垂直重力梯度，这个梯度会增加下肢的血压，因此，跛行阈值在平卧位时会降低。平卧位还会增加静脉回流和心脏负荷。这些患者在直立位时，下肢血压会达到最高，以减轻运动期间和运动后休息时的心脏负荷[8]。

静脉淤滞和疾病管理需要患者积极参与到促进健康生活方式中（运动和戒烟）。塑身衣有助于静脉回流。足部、皮肤的优质护理和鞋子的舒适度至关重要。应教会患者每天检查下肢皮肤，以发现皮肤破损和擦伤的情况。由于周围血流灌注不足，皮肤病变可能迅速发生、难以愈合，并增加感染风险。

高血压

病理生理学和药物治疗

系统性高血压（systemic hypertension，HTN）或称高血压，是一种严重的疾病（临床提示 27.6）。大多数患者往往没有任何症状，因此对药物治疗方案的依从性较差。约 90% 的 HTN 是原发性高血压（即病因未知）。HTN 患者易发生脑卒中、心肌梗死、肾功能不全和衰竭、出血及其他重要器官梗死。血压会随着年龄的增长而升高。血压升高是由于周围血管阻力增加所致。因此，药物治疗的目标是降低心脏后负荷和周围血管阻力。HTN 和降压药是 2 型糖尿病的危险因素[24]，因此，通过物理治疗帮助患者减少或无须服药是一个重要的治疗目标。

临床提示 27.6

血压指南

根据新指南，血压分类定义为：
- 正常：低于 120/80 mmHg。
- 升高：收缩压 120~129 mmHg，舒张压低于 80 mmHg。
- 高血压 1 级：收缩压 130~139 mmHg，舒张压 80~89 mmHg。
- 高血压 2 级：收缩压 ≥ 140 mmHg 或舒张压 ≥ 90 mmHg。
- 高血压危象：收缩压超过 180 mmHg 或舒张压超过 120 mmHg，若存在器官损害，需立即调整药物治疗，或立即住院治疗。

HTN 患者存在多系统损害风险，必须进行相关评估（即脑血管和肾脏损害的症状和体征）。

肺 HTN 可在无原发性心脏病的情况下发生。肺 HTN 常与静息肺功能改变有关。原发性肺 HTN 患者异常的呼吸力学和弥散能力与疾病严重程度直接相关，并可能导致呼吸困难和疲劳症状[25]。

在某些情况下，医生会允许 HTN 患者的血压控制不严格，这称为*允许性高血压*，通常发生在患者的血压通过药物和生活方式改变仍未能得到控制，且存在脑卒中风险时[26]。在这种没有血压控制值的情况下，医疗团队需与患者共同优化血压管理。

现今 HTN 的流行发病率高到令人无法接受，甚至在儿童中也可以看到，通常伴有肥胖。除了 HTN 外，由于其他原因接受物理治疗的患者也需要将这种情况作为管理的重点。通过良好的营养（第 1 章中提到的 DASH 饮食）、体重控制和规律体力活动，可以有效控制 HTN。

长期管理目标

HTN 患者的长期管理目标包括原发性心血管疾病（主要是评估健康习惯和促进健康行为，如健康营养、健康体重和规律活动）列出的目标，以及以下目标。

- 关于 HTN 的教育。
- 随着生活方式改变的影响（如体力活动、减重、营养、戒烟和压力管理），应监测药物疗效，并据此逐步减少用药。

物理治疗有助于增加身体代谢需求，这会导致心率和血压升高。评估应记录 HTN 病史、药物治疗和患者对治疗的反应。无论在何种治疗场地，都必须准确监测高血压患者的血压，并相应地调整物理治疗方法[27]。物理治疗师应了解可接受的血压范围和异常血压的相关指南，以便进行合适的监测，并对患者进行教育[28]。降压药可减弱对运动的血流动力学反应（见第 19 章），因此，血压作为反映血流动力学状态的指标在某些患者中可能受到限制。

监测

患者监测应包括血流动力学和对治疗（特别是运动）的主观反应。必须监测是否有活动不耐受的征象。如果患者的血压不能随着运动负荷和功率输出的增加而增加，可能存在心力衰竭。在运动过程中进行心电监测会更安全、更精确。

药物治疗

物理治疗师在进行干预（尤其是运动）前，应确保患者的血压得到控制并在可接受范围内。随着生活方式的改变，血压通常会恢复正常，这需要与医师保持密切的联系，以便根据患者需要减少药物剂量或停药。

主要干预措施

HTN 的物理治疗管理干预措施具有因果特异性。改变生活方式有助于降低血压并优化长期健康。有氧运动训练可有效降低部分患者的高血压。控制 HTN 所需的运动处方参数包括规律的、涉及大肌肉群的有氧运动，强度为患者最大心率（年龄预测或通过运动负荷测试）的 60%~75%，持续时间为 60~90 分钟，每周进行 5~7 次，持续进行 3 个月以达到最佳效果[2]。运动强度应是在血压没有过度升高的前提下，达到相当于 Borg 评分（0~10 分）中的感知运动等级 3~5 分（患者能够在运动时说话而不喘气）[2]。如果患者静息血压极高，运动强度应适度，确保血压不会过度升高，也不会长时间维持在高水平。如果 HTN 患者对运动处方反应良好（即血压降低），则必须将运动纳入患者的生活方式中，从而保持疗效。除运动外，患者还应努力减重，养成更健康的生活习惯，并学习压力管理和应对技巧。当运动与减重计划相结合时，静息血压和压力引起的血压都会降低，由此产生的血流动力学特征与通过药物成功控制的治疗效果相似[29]。

患者教育

HTN 患者的教育与慢性原发性心血管疾病相同，重点在于体力活动、饮食、体重控制和药物治疗。

活动、运动和呼吸策略

无创血压控制的主要目标是停药或减少药物使用。物理治疗师在就诊时和两次就诊间期需密切监测血压并教会患者在家中记录早晨的血压和用药情况。在停药期间，需要与患者的基层医务人员或心脏病专家保持密切的联系。

HTN 长期管理的主要干预措施包括一般健康教育和 HTN 教育、有氧运动、全身力量训练、关节活动训练、身体力学、放松、压力管理、活动节奏和能量节省。应避免强抗阻运动，倾向选择重复的动态运动，以降低因屏气（Valsalva 动作）引起的血压升高。指导患者进行自我血压监测，并记录血压、导致高血压和低血压的相关因素，以及服药后的血压变化。这样的监测有助于患者自我管理高血压，如果不能停药，可以减少药物需求。但是患者只有在医师同意的情况下，才能改变用药方案。物理治疗师需与 HTN 患者及其医师密切合作。

全身血压对上肢运动的反应大于下肢运动[30]。因此，运动处方应包括大肌肉群的有氧运动。一旦物理治疗师观察到患者对几次运动的反应稳定，就可以进行小肌肉群训练。建议在直立位而非平卧位进行运动，以尽量减少患者平卧时回心血量增加引起的心脏负荷增加。

自我监测是 HTN 患者的一项重要任务，因为自我监测是建立有效干预措施，并据此进行调整[27]的基础。最有效的血压值是由训练有素的患者通过可靠和准确的自动血压监测并记录得到的。物理治疗师可以根据诊所或医院使用的血压计对家用设备进行校准并建议患者每天在同一时间测量血压并记录。

糖尿病和代谢综合征

病理生理学和药物治疗

糖尿病（diabetes mellitus，DM）是一种与胰岛素代谢受损相关的疾病，可导致严重的长期多系统病损[31]。胰岛素是负责将葡萄糖运送到细胞中进行氧化的激素。青少年时期发病的 DM 通常是胰岛素依赖型 DM，而成人时发病的 DM 通常是非胰岛素依赖型 DM。因此，青少年和成人发病的 DM 在病理生理学上有所不同。青少年发病（1 型）DM 是由胰腺中产生胰岛素的朗格汉斯细胞数量不足引起的。成人发病（2 型）DM 是由胰岛素敏感性降低引起的。在西方工业化国家中，2 型 DM 与肥胖、缺乏运动、不良饮食和压力有关。药物也会导致血糖紊乱。2 型 DM 的后遗症通常是由疾病控制和管理不佳导致的，包括血管病变、周围神经病变、自主神经病变、胃肠道轻瘫、视力障碍和肾功能障碍[32]。

与年龄和性别相匹配的非 DM 患者相比，2 型 DM 患者的动脉粥样硬化发展速度更快。DM 患者也容易因微血管病变、大血管病变和自主神经病变而继发 PVD。在需要手术干预以切除因周围血管缺血而受累的手指和肢体的 PVD 患者中，2 型 DM 患者占很大比例。

非 DM 患者也可能存在血糖代谢异常。DM 的致病因素，如活动受限和压力，会导致葡萄糖耐量减低和胰岛素分泌过多[33,34]。在非 DM 的患者中，这些影响因素在短期内是可以忍受的，但是对于 DM 患者，这些因素可能会导致身体紧急情况发生。

代谢综合征越来越常见，其特征包括腹型肥胖、高密度脂蛋白胆固醇水平低、HTN，并且常伴有胰岛素抵抗和高甘油三酯血症[34,35]。

长期管理目标

2 型 DM 患者可能因多种原因被建议进行物理治疗。新诊断为 DM 的患者可以在监督下进行运动训练。这有助于优化胰岛素或其他 DM 药物处方，根据疾病类型、严重程度和患者的反应，尽量减少胰岛素的剂量或完全避免使用胰岛素。更常见的情况是，患者因其他疾病进行物理治疗时，同时患有 2 型 DM。因此，在治疗任何原因转诊的患者时，必须考虑患者是否有 2 型 DM 病史，以改善血糖水平或至少避免血糖异常及晚期并发症。

对 2 型 DM 患者的治疗需谨慎。运动增加了与强度相当的代谢需求，从而增加细胞对葡萄糖的需求[2]。在运动前、后监测血糖水平，对确保机体代谢需求增加后血糖稳定非常重要。许多患有 2 型 DM 且经常运动的患者可以协调好饮食与胰岛素需求，这可以让他们像未患 DM 的人一样进行体力活动。然而，接受物理治疗的 2 型 DM 患者病情往往不稳定，疾病管理不当。因此，当 DM 患者运动时，应准备糖类食物以调控胰岛素。

低血糖是 2 型 DM 最常见的并发症之一。过量使用胰岛素或口服降糖药、与胰岛素剂量相关的食物摄入不足、体力活动或运动明显增加，均与低血糖发生有关。高血糖常见于肥胖和成人型 DM 患者。高胰岛素水平与冠状动脉疾病高风险相关，心肌梗死和脑卒中是常见的死亡原因，另一个并发症是继发于 HTN 和心肌病的心脏肥大，这类患者易患 CHF。

此外，2 型 DM 患者会因自主神经病变而出现血流动力学障碍，并在运动时出现体液容量调节受损[32]。患者可能会出现体位性低血压、头晕和头昏眼花。此外，DM 患者在运动后需要较长的整理活动时间，以调节血流动力学。

2 型 DM 和代谢综合征的长期管理目标包括原发性心血管疾病列出的目标及以下目标。

- 提供关于 2 型 DM 或代谢综合征的教育；自我管理；营养管理（最佳的脂质和甘油三酯饮食控制）；体重控制；血糖调节及管理（即营养、饮食、运动、压力和胰岛素需求之间的平衡）；药物治疗；减少吸烟或戒烟；放松；压力管理；如有必要足部护理，清洁和控制感染。

- 随着生活方式改变的影响（体力活动、体重减轻、营养、戒烟，以及压力管理），药物也需相应减少。

监测

监测包括低血糖（如头晕、虚弱、疲劳、定向障碍和葡萄糖耐量试验结果异常）或高血糖（如葡萄糖耐量试验结果异常）的症状和体征。

血流动力学反应（如心率、血压和心率血压乘积）能够反应运动的强度，但 DM 患者由于自主神经病变（副交感神经病变和交感神经病变），这些反应可能会减弱。因此，患者对运动的主观反应（如 RPE 评分），可能比血流动力学反应更具有参考价值。

药物治疗

为使治疗效果达到最佳，应在治疗前给予患者适当的药物（如胰岛素或口服降糖药）。随着患者生活方式的改变（如体力活动增加和体重减轻），血糖水平会发生改变。因此，物理治疗师应与基层医务人员或内分泌学家密切合作，以监测患者的用药情况。

主要干预措施

2 型 DM 长期管理的主要干预措施包括患者教育、坚持记录饮食和胰岛素方案日志、活动和运动、有氧运动、力量训练、放松、压力管理、活动节奏和能量节省[33]。必要时可以咨询营养师，以获得长期饮食指导。

患者教育

DM 和代谢综合征可以通过健康营养和规律运动得到良好控制，因此这是首要干预措施。应教会患者警惕并监测血管功能不全的症状和体征，特别是下肢的表现。足部皮肤发红等异常情况需密切监测。2 型 DM 患者若出现皮肤皲裂，应立即就医并停止运动，直至医生允许。"糖尿病足"的愈合过程较长，若处置不及时，可能导致感染，甚至坏死。

活动、运动和呼吸策略

一般来说，2 型 DM 患者进行体力活动和参加运动训练并无绝对禁忌证。建议胰岛素依赖型和非胰岛素依赖型患者每日进行运动训练，以优化血糖控制。运动强度可设定在峰值功率的 40%~85%[2]。如果患者每天都运动，强度可设定在较低范围。如果患者运动频率较低（如血糖控制良好且体重可接受的非胰岛素依赖型 DM 患者），运动强度可设定在较高范围。

为降低低血糖发生的风险，需注意以下事项：经常监测血糖水平；运动前减少胰岛素注射剂量（与医师协商）或增加碳水化合物摄入；避免在运动剧烈的部位注射胰岛素；避免在胰岛素分泌高峰期运动；在长时间有氧运动前、中、后摄入碳水化合物；了解低血糖的症状和体征[2]。

原发性呼吸系统疾病：阻塞性肺疾病

一般原则和目标

对于所有原发性慢性阻塞性肺疾病患者，应进行全面物理治疗评估[36,37]。基于评估结果，长期管理目标包括以下方面。

- 通过最大化提高生理储备能力，提高生活质量、总体健康和幸福感。
- 评估与生活方式相关的健康风险因素。
- 如上所述，处理影响当前症状和体征的多系统疾病（关于合并症，参见第 5、11、15 和 28 章）。
- 患者教育：自我管理、吸烟危害、营养、体重控制、减少吸烟和戒烟、压力管理和其他生活方式因素的影响、药物治疗、控制感染以及长期康复的作用。
- 改善黏液纤毛运输能力。
- 提高分泌物清除能力。
- 改善肺泡通气。
- 改善肺容积、容量和流速。
- 改善通气 / 灌注比例和气体交换。
- 减少呼吸做功。
- 降低心脏负荷。
- 最大限度地提高有氧能力和氧运输全过程的效率。
- 优化身体耐力和运动能力。
- 优化整体肌肉力量，从而提高外周氧摄取率。
- 与患者共同制订全面的终身健康和康复计划。

监测

监测患者是否存在活动不耐受的征象，包括呼吸困难、呼吸窘迫、异常呼吸模式（深度和频率）、动脉血氧饱和度降低和发绀（血氧饱和度降低的后续表现）。还应评估生理反应，包括心率、血压、呼吸频率和血氧饱和度。心功能不全和动脉氧分压低的患者需要进行心电监测，尤其是在运动时。如果使用辅助供氧，需记录吸氧浓度（FiO_2）值。使用修订版 Borg 量表对呼吸困难进行主观评估。

药物治疗

为使治疗效果达到最佳，应在治疗前给予适当的药物（如支气管扩张剂）。了解药物的类型、给药途径、起效高峰时间和持续时间，以确保达到最大疗效。

主要干预措施

对于慢性气流受限患者，使肺功能和氧运输能力达到最大化的主要干预措施包括患者教育、有氧运动、力量训练、胸壁活动训练、关节活动、体位改变、呼吸控制和咳嗽动作训练、气道廓清干预、放松训练、活动节奏和能量节省。对患者的工作和家庭环境要进行环境改造评估，以尽量减少氧需求和能量消耗。

慢性气流受限：概述

慢性气流受限是一个描述性术语，指那些既往被称为慢性阻塞性肺疾病（chronic obstructive pulmonary disease，COPD）的疾病（如慢性支气管炎、肺气肿、支气管扩张和囊性纤维化）。虽然这些疾病的病理变化部分可逆，但与其相关的气流阻塞在很大程度上是不可逆的，其病理生理学机制参见第 3 章。此外，还应对 COPD 患者的外周肌肉力量和功能进行评估测试[38]。

慢性气流受限综合征由 4 种外部致病因素引起，并通过 4 种主要组织反应介导，最终导致 4 种生理反应[3]。主要的外部致病因素包括吸入刺激物、过敏源、感染和气候。4 种主要组织反应包括大小气道改变、气道高反应性、细支气管损伤和肺泡破坏。主要生理反应有可逆性气道反应性增加、肺泡通气不足时的肺血管反应、通气 / 灌注失衡和低氧血症时的呼吸控制以及组织对弹性丧失的防御。肺功能下降和综合征的发展速度取决于病因和个体反应。

　　慢性呼吸系统疾病管理应是一个综合、全面的计划，依赖于团队合作和良好沟通，以个体为核心制订并长期坚持健康行为[3]。由于生活方式是导致大多数呼吸系统疾病发生的主要因素，在临床症状和体征出现之前，通常存在一个漫长但可变的潜伏期[3,39]。

慢性支气管炎

病理生理学和药物治疗

　　慢性支气管炎通常与吸烟有关，其定义为每年咳嗽、咳痰持续 3 个月或以上，并连续 2 年以上[39]。吸烟的最初几年，气道改变是可逆的。吸烟超过 10~15 年后，黏液分泌明显增多，出现慢性支气管炎。吸烟 25~35 年后，患者会发生不可逆的气道损伤和慢性功能障碍。吸烟是导致肺气肿和肺癌的主要原因。

　　慢性支气管炎患者易发生感染且反复发作。有氧能力和功能下降程度与病情的严重程度有关。营养和水合状态会受到影响，尤其是在重症患者中，这是因忽视日常生活活动的过度能量消耗所致。患者常伴有睡眠不规律，导致无法通过睡眠恢复正常的生理状态，进而加重症状（如耐力下降、疲劳和嗜睡）。

　　慢性支气管炎患者与吸烟相关的变化包括：黏液高分泌；第 1 秒用力呼气容积（forced expiratory volume in 1 second，FEV_1）下降；通气、灌注、通气 / 灌注比例和弥散量异常[39]。这些变化导致患者衰弱和身体状况下降。

　　吸烟引起的主要病理变化包括小气道和大气道黏液产生增多、呼吸性细支气管炎、肺泡弹性回缩力下降、气道反应性增加和血管重塑[39,40]。这些变化导致肺组织功能不协调，表现为吸入气体分布不平衡，小气道过早关闭以及通气、灌注和弥散分布的不均匀。尽管吸烟者个体之间存在差异，但肺功能的变化通常与吸烟量和吸烟史的持续时长相关。随着时间推移，肺功能特征与慢性气流受限指标（如 FEV_1 和 FEV_1/FVC 降低）越来越一致，但这些都是肺部病变晚期的指标（更多有关诊断测试的信息见第 7 章）。吸烟者早期肺功能改变主要表现为通气分布不均匀和陷闭容积增加，提示小气道受累。运动时弥散量降低，部分解释了吸烟者最大耗氧量下降的原因。呼吸

频率的动态顺应性降低，残气量占肺总量（total lung capacity，TLC）的百分比增加，气道黏液移动速度降低，气道廓清能力受损。无论诊断结果如何，只要有吸烟史的患者，都会有一定程度的慢性气流受限，当这些患者接受医疗或手术治疗以及物理治疗时，必须考虑这一点。

　　慢性支气管炎的心脏临床表现源于红细胞增多症、动脉血氧饱和度降低、心血管和呼吸功能障碍。阻塞性肺疾病导致的气道阻力增加会增加需氧量，进而增加呼吸功。这种需求增加会进一步加重已经受损的氧运输系统。心血管系统通过增加心输出量来代偿长期降低的动脉氧分压。随着血气的恶化，红细胞的生成会增加（红细胞增多症），以增强血液的携氧能力。

　　然而，红细胞增多症会增加血液粘稠度，从而增加心脏将血液泵入肺循环和体循环的负荷。此外，黏稠的血液容易导致瘀血、凝血。

　　动脉氧分压低会引起缺氧性肺血管收缩和肺血管阻力增加（即肺动脉高压），进而增加右心将血液射入肺血管的负荷。右心室的慢性过度负荷会导致右心肥厚、心功能不全，最终导致右心衰竭（肺源性心脏病）。长期动脉血氧下降还会增加左心需求，以维持心输出量。与右心衰竭类似，左心也会出现肥厚，并随时间推移发展为左心衰竭。

　　慢性咳嗽时，胸腔内压增加会导致静脉回流、心输出量和冠状动脉灌注减少、血压升高。这些影响增加了心脏负荷，导致动脉血氧饱和度降低，并增加心律失常的发生风险。

　　慢性支气管炎的并发症可因心血管系统和呼吸系统疾病而加重。尽管从病理的角度来看，氧运输全过程的效率是次要因素，但其效率降低会导致患者需氧量增加，无法充分获得供氧。

长期管理目标

　　慢性支气管炎患者的长期管理目标包括原发性阻塞性肺疾病列出的长期管理目标和对慢性支气管炎的病理生理和疾病进展的教育。

监测

　　慢性支气管炎患者的监测内容与前文讨论的原发

性阻塞性肺疾病相同。此外，还应监测患者痰液的量、黏稠度、颜色及气味的变化，以明确是否出现急性感染或并发症。

药物治疗

为使治疗效果达到最佳，应在治疗前给予患者适当的药物（如支气管扩张剂）。慢性支气管炎长期治疗的药物包括支气管扩张剂［如口服、压力定量气雾剂（MDI）、干粉吸入剂（DPI）和雾化］、皮质类固醇（如口服或吸入）、祛痰药、抗生素、正性肌力药（如洋地黄）、β受体阻滞剂、抗心律失常药和利尿剂。慢性支气管炎患者在运动期间需进行严密监测，因为疾病和药物可能对心脏功能产生影响（如β受体阻滞剂会减弱运动时的正常血流动力学反应；支气管扩张剂可引起心动过速）。

主要干预措施

慢性支气管炎的主要干预措施与前文讨论的原发性慢性阻塞性肺疾病相同。是否需要辅助供氧取决于疾病的严重程度。有些患者不需要氧疗，有些患者只在运动时需要氧疗，而有些患者需要持续氧疗且在活动和运动时的需氧量比休息时更多。除非肺损伤非常重（即形态学变化与肺气肿相关的不可逆变化相一致），否则患者通常不需要氧疗。

患者教育

慢性支气管炎的患者教育包括原发性阻塞性肺疾病列出的宣教内容。慢性支气管炎常引起睡眠障碍。随着疾病的加重，阻塞性睡眠呼吸暂停越来越普遍。应评估患者的活动和睡眠模式，以确保睡眠质量得到最大程度的改善，避免相关症状加重。

活动、运动和呼吸策略

运动训练建议在患者不疲劳、精力旺盛且最方便的时候进行。

有氧运动是慢性支气管炎长期管理的重要组成部分，可以优化氧运输效率，改善活动和分泌物清除能力[41]。有氧运动的目标是提高导致患者出现呼吸困难、感知疲劳和血氧饱和度下降的运动阈值强度。

肺气肿

病理生理学和药物治疗

肺气肿通常与长期吸烟史相关，是一种导致阻塞性肺疾病的慢性疾病，其引起的肺损伤不可逆转。α_1-抗胰蛋白酶缺乏症是一种少见的与吸烟无关的肺气肿类型。抗胰蛋白酶在中和弹性蛋白的生成和降解以及保持最佳肺顺应性方面至关重要。抗胰蛋白酶缺乏会导致肺弹性降低，并出现肺气肿的标志性特征，即肺顺应性增加。肺气肿的病理生理学内容见第3章。肺气肿的主要病理生理缺陷包括由弹性回缩力和肺泡正常结构丧失引起的不可逆性肺泡损伤，这导致肺实质顺应性过度增大。终末细支气管过度扩张以及肺泡破坏减少了气体交换的表面积，导致弥散功能下降、肺泡死腔和肺总量（TLC）明显增加。正常潮气量呼吸时，患者气道陷闭程度超过正常年龄，导致通气/灌注比例失衡和低氧血症。时间常数改变，单位肺泡通气分布不均。在非急性加重期（即稳定期），主要问题是由于肺结构损伤、肺和胸壁的呼吸力学改变及其相互作用，导致气体交换不足和气体交换效率降低。肺过度充气，胸壁僵硬并固定在过度充气位，胸廓前后径增加，胸壁正常桶柄和泵柄运动受损，膈肌变平，纵隔结构移位，心脏移位旋转导致机械做功下降[41]。长期吸烟导致黏液纤毛转运能力丧失，表现为纤毛破坏、数量减少、形态和运动方向改变，功能丧失或受损。此外，由于呼吸力学改变，这些患者不能产生高跨肺压和用力呼气流速，导致咳嗽能力减弱或无效咳嗽。由于这些患者依赖低氧驱动呼吸，给氧浓度需严格控制。即使给氧浓度合适，呼吸驱动力也会减弱，因此仅限于低流量给氧。胸廓扁平导致呼吸肌即使在未疲劳状态下也处于虚弱状态，无法在长度-张力曲线上保持最佳位置[42,43]。过度充气的临床结果包括胸壁运动异常、吸气肌功能受损、呼吸耗氧量增加、运动能力受损、低氧血症、高碳酸血症以及呼吸困难。总体而言，肺气肿患者（特别是严重肺气肿患者）往往活动减少，身体状况不佳，这进一步损害了氧运输系统的效率和各个运输过程中的代偿能力。

慢性低氧血症会引发以下几种生理代偿：每搏输

出量和心输出量增加，红细胞计数增多（红细胞增多症）。但血液黏稠度增加会使心脏需要更多做功以将血液射出并分布到全身，进而导致心脏负荷加重。除了右心室后负荷增加外，心脏还会因肺部缺氧、血管收缩导致肺血管阻力增加，进一步加重心脏负荷。随着时间的推移，心脏变得越来越大，泵血的效率也会下降。在肺气肿患者的长期治疗中，主要的病理生理问题包括肺泡通气不均、气体交换障碍、氧运输效率降低、肺和心脏做功增加。与慢性支气管炎不同，肺气肿患者在非急性期的分泌物潴留问题较少。尽管如此，优化黏液纤毛转运能力仍是一个长期预防目标，因为黏液潴留和感染的后果可能危及生命。

肺气肿患者也会出现外周肌肉力量和耐力下降，尤其是下肢，导致体力活动能力下降和生活质量降低[44]。

无创正压机械通气（noninvasive positive pressure mechanical ventilation，NPPV）是治疗慢性呼吸系统疾病的重要医学手段[45]（图 27.2）。日间高碳酸血症伴夜间低通气的患者可从中获益[46]。然而，NPPV 的功效因患者依从性差而降低。使用该治疗方法得到疾病改善的预测因素包括患者气道保护能力、疾病急性阶段和最初治疗的几个小时内反馈很好。使用阻碍包括鼻垫或面罩不适、患者与呼吸机不同步、胸锁乳突肌过度用力、生命体征不稳定、呼吸机使用时间长、适应问题、症状和气体交换障碍。除了直接的临床获益，NPPV 还可能避免呼吸衰竭，有助于避免或延迟有创机械通气的应用。与 NPPV 相关的其他获益包括改善睡眠和生活质量以及减少住院治疗。物理治疗师需要识别并解决使用 NPPV 的阻碍，以最

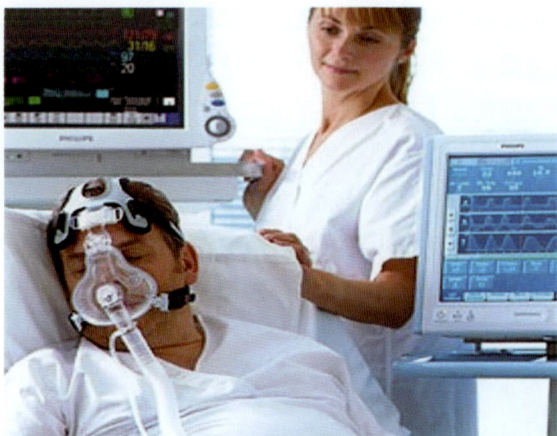

图 27.2　无创正压机械通气

大限度地提高患者对 NPPV 的适应性和依从性。同时，需明确从 NPPV 中获益的患者群体，并通过技术研究提高 NPPV 的舒适性和依从性。

肺减容手术可为严重肺气肿患者带来长期临床获益。术后 6 个月随访显示，患者的右心室功能显著改善，尤其是在运动时[47]。

长期管理目标

肺气肿患者的长期管理目标包括原发性阻塞性肺疾病列出的目标和肺气肿病理生理学、疾病进展的专病教育。

教育的重点首先是向患者讲授最佳健康生活方式，然后是关于肺气肿、疾病的自我管理、吸烟危害和戒烟、营养、体重控制、水合状态、放松、睡眠和休息、压力管理、活动节奏、能量节省和预防措施（如预防感冒和流感、接种流感疫苗、有氧运动、饮食、睡眠和压力管理）等方面的知识。

与慢性支气管炎患者相比，肺气肿患者的睡眠障碍更为常见。需进行活动和睡眠模式的评估，以确保通过睡眠获得恢复。如果阻塞性睡眠呼吸暂停影响了患者的睡眠，应建议患者采取最佳睡眠体位，必要时使用无创机械通气（如经鼻持续气道正压通气）。

监测

肺气肿患者的监测内容与其他原发性阻塞性肺疾病患者相同。

药物治疗

为使治疗效果达到最佳，应在治疗前给予患者适当的药物（如吸入制剂）。

主要干预措施

为使肺气肿患者的心肺功能及氧运输能力最大化，主要干预措施包括原发性阻塞性肺疾病列出的内容。

研究表明，体重指数、气流阻塞程度（由肺量计测定）、呼吸困难程度、年龄和吸烟包年数可预测 COPD 和肺气肿患者的疾病严重程度及死亡率[48]。因此，物理治疗师可以根据这些参数确定这些患者的活动类型、强度和持续时间。

患者教育

对肺气肿患者的教育包括原发性阻塞性肺疾病列出的相关内容。应注意向肺气肿患者教授呼吸技巧以改善呼气功能，尤其是缩唇呼吸。有关呼气技术的更多内容，请参见第21章。根据疾病的进展/阶段，教授患者相应的能量节省技术也很重要。

活动、运动和呼吸策略

在气流受限患者的长期管理中，有氧运动和力量训练已被证实可以优化氧运输障碍患者的氧运输功能[48-50]。在进行物理治疗前，严重气流受限患者通常无法进行足够强度的运动，从而实现对运动刺激的有氧适应。这些患者可以从运动中获得的益处包括对呼吸困难脱敏、运动效率和运动经济性提高、无氧代谢能力（anaerobic capacity）提高、呼吸肌力量和耐力提高以及驱动力的增加[51]。运动强度应根据呼吸困难程度（采用改良Borg量表评估，详见第17章和第18章），结合运动测试的客观评估和其他主观反应来确定。患者对运动的客观和主观反应，不仅能反映病理生理状态，还反映了许多其他因素（有关最大限度地提高测试有效性的指南，请参见第18章）。

慢性气流受限患者会改变其呼吸模式，以便在压力–容积曲线中代谢效率最高的部分进行呼吸（见第3章）。这些患者的呼吸往往会延长呼气相，以最大限度地增加肺部气体交换和混合，从而减轻通气时间常数改变的影响。为实现这种呼吸模式，患者可采用缩唇呼吸，从而产生压力以保持气道通畅。提高患者呼吸模式的代谢效率可以通过改变呼吸力学来实现，而不是强加一种可能不理想的呼吸模式[52]。改变呼吸力学的措施包括调整患者体位以促进肺泡通气和灌注，改善通气/灌注比例，从而减少心脏做功。

慢性咳嗽时，胸腔内压的增加会导致静脉回流、心输出量和冠状动脉灌注减少，同时血压也会升高。这些影响会造成额外的心肌负担，导致动脉血氧饱和度降低，并增加心律失常的风险。呼吸控制和咳嗽动作应与体位改变和运动相结合，以实现呼吸做功最小化（即肺泡通气和气体交换尽可能有效）和有效咳嗽（即以最少的能量消耗获得最大咳嗽动力）。

物理治疗是肺气肿患者综合康复方案长期管理的重要组成部分，此外，还包括促进和保持健康行为的教育、用药记录、呼吸支持（如吸氧、雾化和机械通气支持）、作业治疗、性康复、社会心理康复和职业康复。

另外，特别需要提及呼吸控制动作（呼吸训练）。呼吸控制可以减少呼吸做功，但有时使用呼吸训练技术也会增加呼吸做功。膈式呼吸（diaphragmatic breathing）能够提高通气效率，且不会加重COPD患者的呼吸困难[53]。因此，应关注决定生物力学效率和呼吸模式的因素。有证据表明，某些呼吸模式对稳定期COPD患者是有效的[54]。

体位是影响呼吸功能的主要决定因素。应鼓励患者在直立位进行咳嗽和其他用力呼气动作[55]。前倾位可增加腹内压和胸腔内压、抬高膈肌、增加呼气流速。

哮喘

病理生理学和药物治疗

哮喘是一种常见的呼吸系统疾病，其特征是气道对各种刺激物的超敏反应，导致可逆性气道阻塞（如支气管痉挛和支气管水肿）（见第3章）。对于轻度患者，除了预防措施外，可能不需要其他治疗。病情严重时，可危及生命。一旦气道受到刺激，会导致气道变窄、气流阻力增加、氧运输降低。经过狭窄的气道呼吸会导致喘息、肺泡通气减少、呼吸浅快、呼吸困难、呼吸做功增加、血氧饱和度降低和发绀。呼气流速容量环仍是监测哮喘的基础工具[56]。虽然某些刺激物可引起黏液分泌过多，但即使是正常量的肺内分泌物也可阻塞狭窄的气道，导致肺不张或感染。与诱因不明确的病例相比，诱因明确的哮喘更容易管理。

长期管理目标

哮喘患者长期管理的目标包括原发性阻塞性肺部疾病患者的目标，以及在急性加重期和稳定期进行哮喘管理的教育。

监测

监测患者是否出现与其他原发性阻塞性肺疾病相同的呼吸系统症状。需要注意的是，心功能不全的患者应进行ECG监测，尤其是在运动时。

药物治疗

为使治疗效果达到最佳，应在治疗前给予患者适当的药物（如支气管扩张剂和抗炎药物）。必须特别关注药物和吸入器的正确使用。这些药物经常在患者缺乏相关知识的情况下使用（即患者不熟悉所用药物的基本药代动力学，因此无法达到最佳治疗效果），并且使用方法不当。应严格遵守吸入器供应商提供的使用说明，因为吸入器类型多样，使用方法各异。如果没有按照说明书使用，无效使用吸入器会浪费患者的时间和精力，患者无法从药物中获得全部益处，从而可能增加药物用量，造成经济浪费，并且可能增加药物的不良反应。

主要干预措施

为使哮喘患者的心肺功能及氧运输最大化，主要干预措施包括原发性阻塞性肺疾病列出的干预措施（即维持最佳健康状态和最大氧运输功能）。

患者教育

患者教育是哮喘自我管理的核心。应教授患者哮喘的基本病理生理学知识及常见诱发因素。患者还应学习原发性阻塞性肺疾病所列出的预防措施（见YouTube上的"Hayley-My Life With Asthma"）。

患者需要了解哪些刺激物会增加气道敏感性，从而控制支气管痉挛发作。教授患者记录支气管痉挛发作的频率，并确定诱发因素和缓解方法。通过这种方式，患者可以学会避免或尽量减少发作频率、减轻严重程度和缩短持续时间，并尽量减少所需药物的用量，最终达到一个显著的益处，即减少就诊次数。

活动、运动和呼吸策略

运动处方参数应设置在低于支气管痉挛发作阈值的水平，该阈值是通过运动测试来确定的（见第18章和第29章）。特异性的激发试验应在肺功能实验室进行。运动训练能够帮助患者确定最佳有氧能力、药物与运动时最佳身体环境之间的平衡。温度和湿度对哮喘患者的运动能力有显著影响，因此应避免在极热或极冷的环境下运动。

支气管扩张

病理生理学和药物治疗

支气管扩张的特征是支气管管壁扩张、解剖层面气道扭曲、周围支气管树闭塞[39]，常继发于长期慢性肺部感染。支气管扩张的病因和表现因地理区域而异[57]，在成人中更常见，而儿童发病在原住民中更常见，包括太平洋岛民和阿拉斯加人[57]。儿童发生的支气管扩张常与免疫缺陷或其他先天性并发症有关。成人患支气管扩张常与免疫缺陷、囊性纤维化或COPD有关，也可能是特发性的。在整个亚太地区和北欧，大多数病例是特发性的。在西欧和美国，大多数病例继发于感染[57]。无论支气管扩张的初始病因是什么，所有患者都会发生感染。地理位置不同，感染类型也会有所差异，但似乎没有哪种感染对患者的整体预后有更显著的影响[57]。

支气管扩张伴随的感染及相关炎症会导致气道闭塞、肺实质不张，并对支气管周围鞘的牵拉增加，从而导致中央气道扩张。此外，慢性炎症会破坏气道壁，导致进一步扩张。气管壁内纤维化结缔组织的生成进一步加剧扩张和气道的扭曲。这些解剖变化影响了正常的呼吸力学和肺的压力–容积特性，产生不利影响。胸廓过度扩张呈桶状，伴有慢性气流受限。支气管扩张的整体严重程度取决于受累及肺段的数量。支气管扩张常伴有可逆的气流受限。

支气管扩张患者通常表现为大量黏稠且不易排出的分泌物、肺过度充气、呼吸力学受损、呼吸模式无效、分泌物清除能力下降和有氧能力降低，整体健康状况较为虚弱。

慢性咳嗽时，胸腔内压的增加会限制静脉回流、心输出量和冠状动脉灌注，同时血压也会升高。这些影响增加了心肌负荷，导致动脉血氧饱和度下降，并增加了心律失常和心功能不全的风险。

长期管理目标

支气管扩张患者长期管理的目标包括原发性阻塞性肺疾病的目标和支气管扩张疾病的教育。

监测

监测支气管扩张患者是否出现其他原发性阻塞性肺疾病的症状。

药物治疗

目前尚无专门针对支气管扩张的药物。医生可能会开具支气管扩张剂、祛痰药和抗感染药，这些药物应该在开始治疗前服用。

主要干预措施

为达到支气管扩张患者心肺功能及氧运输功能最大化，主要干预措施包括原发性阻塞性肺疾病患者列出的干预措施。

患者教育

教育是患者长期自我管理康复计划的核心内容，应包括原发性阻塞性肺疾病所涉及的内容。

活动、运动和呼吸策略

活动和运动对于维持支气管扩张患者的功能活动以及促进分泌物排出非常重要。递增负荷运动可以提高身体有氧能力水平、减轻呼吸困难、减少疾病急性加重的频率[58]。运动处方参数的设定应以运动测试为基础。6 分钟步行测试和递增往返步行测试是最常用的两种标准化测试，Lee 等人量化了具有临床意义的最小差异[59]。标准化测试能优化运动处方并改善患者结局。

囊性纤维化

病理生理学和药物治疗

囊性纤维化是一种复杂的外分泌疾病，影响全身多个系统[39]。囊性纤维化为先天性疾病，其特征是营养缺乏，导致生长发育异常。肺功能逐年下降，表现为肺通气均一性和吸气压降低[60]。根据心血管和肺部受累情况，囊性纤维化可分为 3 类：肺部无症状型；偶有咳嗽、咳痰型；持续咳嗽、咳痰等症状型。每种类型的患者都可以从物理治疗中获益，改善氧运输功能。中、重度疾病特点是继发于大量黏稠且不易咳出分泌物的明显气流受阻。此外，患者可能出现肺动脉高压和右心功能不全，最终可导致心力衰竭。左

室舒张功能不全也是疾病晚期的一个特征[61]。

在两次急性加重期之间，医疗重点在于降低感染和急性加重风险，促进健康。

长期管理目标

囊性纤维化患者长期管理的目标包括原发性阻塞性肺疾病的目标以及对患者和家属进行囊性纤维化病理生理学和疾病进展的教育。

监测

监测内容包括与其他原发性阻塞性肺疾病相同的心肺指标。肺部听诊、动脉血氧饱和度测量和主观反应评估量表可以极大地帮助物理治疗师监测患者对干预的反应，并根据需要调整治疗方案。这一点尤为重要，因为囊性纤维化患者在整个运动过程中会因分泌物分解和移动而发生变化。

药物治疗

为使治疗效果达到最佳，应在治疗开始前给予患者适当的药物（如祛痰药、支气管扩张剂）。

主要干预措施

为达到囊性纤维化患者的心肺功能及氧运输功能最大化，主要干预措施与原发性阻塞性肺疾病相同。由于囊性纤维化的主要问题是小气道分泌物，可能导致通气 / 灌注比例失衡和（或）感染，因此应特别注意活动和气道廓清干预。

患者教育

患者教育的重点是教授患者促进健康行为、预防保健措施和控制感染。囊性纤维化患者应特别注意避免与其他呼吸道感染患者接触。

活动、运动和呼吸策略

早已证实，体力活动和有氧运动应尽早纳入囊性纤维化患儿的生活方式中[62]。儿童应尽可能融入同龄人的活动中。有氧运动训练目的是优化氧运输全过程，从而提高整体功能能力。体力活动和有氧运动能增强黏液纤毛转运和黏液纤毛清除能力，达到最佳肺泡通气和通气 / 灌注比例，增强呼吸肌力量和耐力及扩大气道直径，并能刺激产生有效咳嗽（图 27.3 和 27.4；临床提示 27.7）。体力活动还有助于分泌物分解，促进

痰液清除（临床提示 27.7）。此外，体力活动和运动还能提高免疫力，降低感染风险[63,64]。这些策略对有大量黏稠分泌物的囊性纤维化患者起到重要作用。

临床提示 27.7
机械振荡装置

机械振荡（mechanical percussive，MP）装置通过局部胸壁振荡，以松动痰液，例如 Flo 和 Frequencer 等设备结合了机械和叩拍振荡的方式。高频胸壁振荡（high-frequency chest compressions，HFCC）通过胸壁外按压和振荡来发挥作用，如背心式气道廓清设备。

此外，呼吸控制和咳嗽动作是长期自我管理康复的组成部分。过去，体位引流和手法一直是气道廓清的主要方法。然而，运动在分泌物动员和气道廓清干预中起主要作用。呼吸控制和咳嗽应与运动相结合，以促进分泌物清除。体位引流可以与呼吸控制相结合。这项操作的重点是在有痰的时候引发有效咳嗽，从而减少无效咳嗽。囊性纤维化患者经常出现剧烈且不受控制的咳嗽，导致动脉血氧饱和度明显下降、呕吐和力竭，并影响静脉回流、降低心输出量。

对于部分囊性纤维化患者，呼气正压（positive expiratory pressure，PEP）面罩、Flutter 阀（图 27.5）、高频胸壁振荡和 Acapella 装置（PEP 装置的一种）（图 27.6）等通气装置能够减轻气道陷闭、清除分泌物和增加气体交换[65,66]（参见 YouTube 中 "Cystic Fibrosis My Way：Acapella Treatment with Emily"）。这些辅助工具对某些患者是有用的，但是并不能取代体力活动和运动在优化氧运输方面的多重益处（包括动员和清除分泌物）。

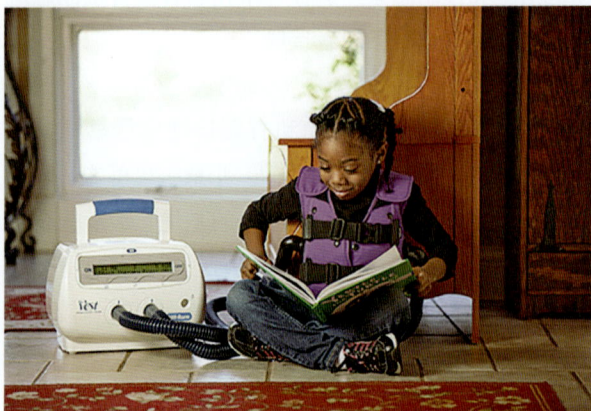

图 27.3　背心式气道廓清设备

原发性呼吸系统疾病：限制性肺疾病

一般原则和目标

物理治疗师应对原发性限制性肺疾病患者进行全面评估，包括病史、诊断测试结果和身体评估。无论

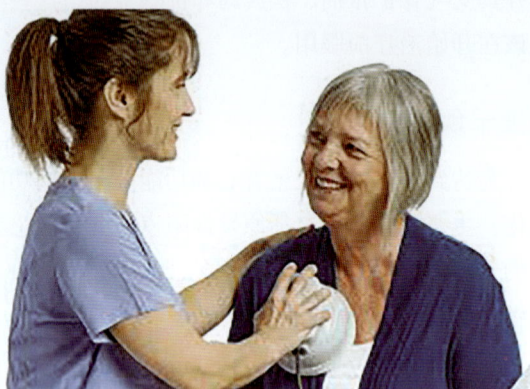

图 27.4　声学气道廓清装置 Frequencer

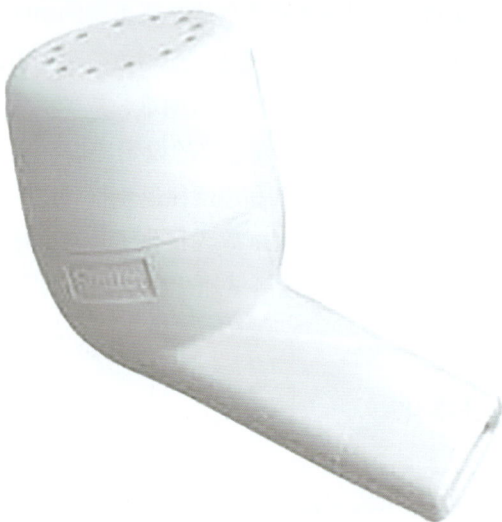

图 27.5　Flutter 阀

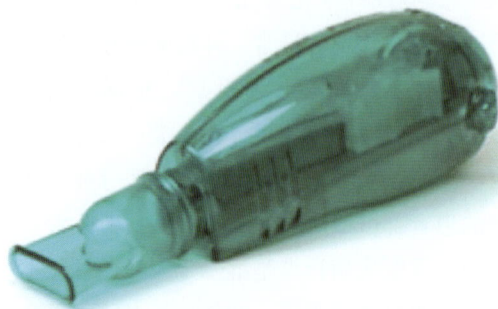

图 27.6　Acapella 装置

具体病理机制如何，原发性限制性肺疾病的物理治疗目标都应包括以下内容。

- 通过最大化提高生理储备能力，提高患者的生活质量、总体健康和幸福感。
- 患者教育：包括具体疾病发展进程、自我管理、营养、体重控制、减少吸烟和戒烟、放松和压力管理、药物及其使用、预防、健康促进和感染控制。
- 改善肺泡通气。
- 改善肺容积和肺容量。
- 改善通气 / 灌注比例。
- 改善黏液纤毛转运能力。
- 减少呼吸做功。
- 减轻心脏负荷。
- 最大限度地提高有氧能力和氧运输全过程的效率。
- 优化身体耐力和运动能力。
- 优化整体肌肉力量，从而提高外周氧摄取率。
- 与患者共同制订全面的终身健康和康复计划。

监测

监测患者是否出现呼吸困难、呼吸窘迫和不当的呼吸模式（包括深度和频率）。同时监测心率、血压、呼吸频率和血氧饱和度。对于心功能不全和动脉氧分压低的患者，需要进行 ECG 监测，尤其是在运动时。使用改良 Borg 量表对呼吸困难进行主观评估。

药物治疗

为使治疗效果达到最佳，应在治疗前给予患者适当的药物。了解药物的类型、给药途径以及达到有效高峰的时间和持续时长，是确保最大疗效的必要条件。

主要干预措施

使原发性限制性肺疾病患者肺功能和氧运输能力最大化的主要干预措施包括教育、有氧运动、力量训练、胸廓活动性训练、关节活动、体位改变、呼吸控制和咳嗽动作、放松训练、活动节奏和能量节省。此外，应对患者的工作和家庭环境进行环境改造评估，以确保患者在这些环境中实现功能最大化。

患者教育

教育是原发性限制性肺疾病综合康复的核心内容，包括以下预防性措施：远离致病环境、接种预防感冒和流感疫苗、预防急性加重的诱因、减少吸烟和戒烟、营养管理、体重控制、保持适当的水合状态、放松训练、活动节奏和能量节省。

活动、运动和呼吸策略

原发性限制性肺疾病患者吸气量减少，因此重点应结合吸气肌训练、呼吸运动、咳嗽技术和活动训练，并根据患者个体情况及临床表现进行调整。活动和步态训练作为治疗计划的一部分，可以改善呼吸耐力、吸气量和患者的整体功能。在整个治疗期间，患者可以在多个时间点进行物理治疗。病情变化会影响疾病的稳定性，因此非常重要的一点是根据患者当时的临床表现和疾病进展的预后，制订具体的治疗计划。

间质性肺疾病

病理生理学和治疗管理

限制性肺疾病和间质性肺疾病（interstitial lung disease，ILD）的病理生理内容详见第 3 章。这类疾病通常与职业性粉尘暴露或吸入无机、有机粉尘有关。随着病情进展，TLC 和肺活量降低，而残气量通常保持不变。由于肺顺应性降低，最大流速增加。呼吸驱动力、呼吸频率和潮气量与 TLC 比值增加。部分患者由于腺体增生导致黏液分泌过多，弥散能力可能会降低，但通常仅在运动时才明显表现出来（如动脉血氧饱和度下降和呼吸困难）。运动引起的动脉血氧饱和度下降和动脉氧分压降低也提示存在分流和通气 / 灌注比例失衡。

患者可能会出现血流动力学改变（如肺动脉压升高）。肺动脉压长期升高会增加肺血管阻力，导致右心室做功增加、心肌肥厚和右心室功能不全。运动时，混合静脉血氧分压可显著下降，从而导致低氧血症。

长期管理目标

ILD 患者长期管理的目标包括原发性限制性肺疾病的目标和关于 ILD 的教育。

监测

ILD 患者监测与所有原发性限制性肺疾病监测指标相同。

药物治疗

由于 ILD 的复杂性和多样性，目前尚无专门针对 ILD 的药物。患者可使用药物（如抗炎药物）来控制感染，这些药物应在治疗前给予。

主要干预措施

ILD 患者的主要干预措施包括原发性限制性肺疾病列出的干预措施，具体优先次序可根据患者所患 ILD 类型和其在当前治疗阶段的需求而定。

应对 ILD 患者进行促进健康行为和原发性限制性肺疾病相关内容的教育。此外，针对不同类型的 ILD 患者，还需要进行更个体化的教育。ILD 患者应遵循为原发性限制性肺疾病患者制定的原则进行物理治疗。ILD 患者在有氧运动训练时，容易出现动脉血氧饱和度下降 [67,68]。对于睡眠时血氧饱和度下降的患者，在运动时应辅助供氧。运动强度应基于动脉血氧饱和度、呼吸困难程度和心脏负荷及其他客观反应来确定。

患者教育

患者教育是患者长期自我管理的核心内容，包括原发性限制性肺疾病教育内容。应向患者宣教如何减少暴露于可能加重症状和疾病进展的环境因素。

活动、运动和呼吸策略

对 ILD 患者来说，维持功能活动很重要。与其他原发性限制性疾病一样，重要的是使用运动测试来确定适宜的强度，从而尽可能提高患者对运动的反应。呼吸困难是评估 ILD 患者运动耐受性的重要指标。运动应在不会加重患者症状的环境中进行。随着患者病情的进展，需要更多地关注吸气努力和能量节省。

肺癌

病理生理学和治疗管理

肺癌是男性和女性癌症死亡的主要原因 [69]。自2002 年以来，由于吸烟率下降，肺癌的死亡率也在稳步下降。男性肺癌的 5 年生存率为 15%，女性为 21%，但根据肺癌的类型和分期，这一数字可能会有很大差异 [69]。肺癌的发生与吸烟和接触煤焦油、石棉、放射性粉尘高度相关。非小细胞肺癌是最常见的肺癌类型，包括鳞癌、腺癌和大细胞癌 [70]。肺癌可导致支气管阻塞、肺不张和肺炎。在病理生理层面，肺癌具有阻塞性和限制性肺疾病的双重特征，表现为气道阻塞、呼吸困难、咳嗽和咯血 [71]。治疗方法包括手术切除全部肿瘤，放疗和（或）化疗，或手术、放疗和化疗相结合。

支气管肺癌很容易通过血液循环和淋巴系统转移到其他器官，包括脑、骨、肝、肾和肾上腺。如果早期发现，可以通过胸外科手术切除（见第 26 章）。无论患者是否接受手术，体力活动都是肺癌治疗的一部分。体力活动有助于维持功能耐力、改善生活质量、减少呼吸困难、减轻疼痛、改善抑郁 [72]。如果无法手术或已发生转移，患者可以在家中或临终关怀医院接受治疗。在癌症晚期，患者更加虚弱，经常出现营养不良、疲劳、呼吸困难、昏睡、抑郁和疼痛。尽管如此，即使疾病进展，维持功能和控制病情恶化仍是首要目标。对于肺癌患者，还必须讨论临终问题和姑息治疗。如果患者在家里接受治疗，以上原则是可行的，当然在其他环境中也很常见。

长期管理目标

肺癌患者的长期管理目标包括原发性限制性肺疾病的目标，以及以下目标。

- 向患者和家属介绍姑息治疗方案的好处。
- 鼓励患者自我决定，并特别注意做一个积极的倾听者。
- 提供支持性治疗。
- 优化疼痛控制方案。
- 优化睡眠和休息的效果。
- 减少活动受限和卧床的影响。
- 根据患者病情变化，与患者共同制订适合的康复方案。

监测

监测内容与原发性限制性肺疾病患者相同。肺癌患者在整个病程中病情会发生变化，物理治疗也应随之调整，具体取决于药物治疗、疾病阶段、患者对治疗的反应及其他因素。由于患者的病情多变，物理治疗师应在整个治疗过程中监测患者的反应，这一点非常重要。

药物治疗

为使治疗效果达到最佳，应在治疗前给予患者适当的药物（如镇痛药、支气管扩张剂）。物理治疗师应了解患者服用的肿瘤治疗药物的不良反应（如疼痛）以及放疗和化疗的不良反应（如恶心、呕吐、食欲不振）。

主要干预措施

肺癌患者的主要干预措施与原发性限制性肺疾病列出的相同。治疗应尽可能安排在患者一天中精力最充沛的时候。

患者教育

对肺癌患者的教育在许多方面与对原发性限制性肺疾病一样。不同的是，肺癌患者可能已经发生转移，并正在接受不同程度的放疗和化疗。此外，教育内容应在整个治疗过程中适时调整。当患者接受治疗（如手术和放疗）时，物理治疗师应与肿瘤团队合作，为患者提供针对其治疗的宣教。此外，如果疾病进展无法逆转，物理治疗师应与患者、家属和医疗团队共同探讨姑息治疗的选择，并让家属了解疾病进展的过程和治疗师的作用。

活动、运动和呼吸策略

肺癌患者可以从运动和体力活动对免疫及氧运输的作用中获益。鉴于这些患者病情的快速变化，每次治疗都需要进行相应的调整。

肺癌患者常出现咳嗽和痰中带血，应保证气道通畅，以避免阻塞、肺不张、感染和肺炎。虽然气道廓清很重要，但在治疗过程中还应避免导致出血和失血。这类失血可导致贫血和疲劳。

一些患者可能需要手法气道廓清干预。体位引流可配合叩拍和振动。然而，手法治疗可能导致出血等不良反应，因此需严密监护。虽然缺乏证据支持，但对于已经转移到胸腔和肋骨的患者，应避免叩拍，而倾向于在未受影响区域进行手法振动。治疗时间可能会因患者耐受性而受到限制，可以通过体位改变或缩短每次治疗时长、增加治疗频率来提高患者耐受性。

总结

本章概述了慢性原发性心血管系统与呼吸系统疾病的病理生理学、药物治疗和综合物理治疗管理。运动测试和训练是这些疾病综合管理的重要组成部分，相关内容将在本章单独讨论。心脏与肺作为各自独立的系统，也是相互依赖的。在原发性肺部或心脏疾病中，必须考虑一个器官是否会影响另一器官以及对氧运输的影响。

本章首先介绍了慢性原发性心脏病患者的长期心血管与肺部管理，尤其是心绞痛、心肌梗死和心脏瓣膜病。此外，还讨论了慢性血管疾病的管理，包括PVD、HTN 和 2 型 DM。

接着，本章介绍了慢性原发性呼吸系统疾病的长期管理。虽然阻塞性和限制性肺疾病经常共存，且没有明确的界限加以区别，但通常主要基于原发性病理生理机制来定义其病理类型。原发性呼吸系统疾病包括阻塞性肺疾病（如慢性气流受限、哮喘、支气管扩张和囊性纤维化）和限制性肺疾病（如间质性肺疾病）。此外，本章还提到肺癌，该病同时涉及阻塞性和限制性病理机制。

本章内容涵盖了各种慢性原发性心血管系统与呼吸系统疾病的管理原则，而不是治疗处方，这是因为治疗处方必须根据患者的具体情况而定。这些原则同样适用于慢性继发性心血管系统与呼吸系统疾病患者，但需根据具体情况进行调整，或至少需要进行相应的专门监测。

复习题

（1）描述与慢性原发性心血管系统与呼吸系统疾病［心绞痛、心肌梗死、心脏瓣膜病、PVD、高血压、2 型糖尿病、气流受限（即 COPD）、哮喘、支气管扩张、囊性纤维化、间质性肺疾病和肺癌］相关

的病理生理机制，以及这些病理对患者的影响。

（2）简述问题 1 中所列疾病的心肺物理治疗干预措施，并说明选择这些措施的原因。

参考文献

1. Vogiatzis I, Zakynthinos S. The physiological basis of rehabilitation in chronic heart and lung disease. *J Appl Physiol*. 2013;115(1):16–21.
2. ACSM. *ACSM's Guidelines for Exercise Testing and Prescription*. 10th ed. Philadelphia: Lippincott: Williams & Wilkins; 2018.
3. Pierson DJ. Translating new understanding into better care for the patient with chronic obstructive pulmonary disease. Respir Care. 2004;49:99–109.
4. Qaseem A, Wilt TJ, Weinberger SE, et al. Diagnosis and management of stable chronic obstructive pulmonary disease: a clinical practice guideline update from the American College of Physicians, American College of Chest Physicians, American Thoracic Society, and European Respiratory Society. *Ann Intern Med*. 2011;155(3):179–191.
5. Babu AS, Lopez-Jimenez F, Thomas RJ, et al. In conjunction with the International Council of Cardiovascular Prevention and Rehabilitation (ICCPR). Advocacy for outpatient cardiac rehabilitation globally. *BMC Health Serv Res*. 2016;16:471.
6. Borg GA. Psychophysical bases of perceived exertion. *Med Sci Sports Exerc*. 1982;14(5):377–381.
7. Kasawara KT, Castellanos MM, Hanada M, Reid WD. Pathophysiology of muscle in pulmonary and cardiovascular conditions. *Cardiopulm Phys Ther J*. 2019;30(1):5–14.
8. Langou RA, Wolfson S, Olson EG, et al. Effects of orthostatic postural changes on myocardial oxygen demands. *Am J Cardiol*. 1977;39:418–421.
9. Jackson Jr HA. Sexual activity and the cardiovascular patient: guidelines. *Am J Cardiol*. 1999;84:6N–10N.
10. Levine GN, Steinke EE, Bakaeen FG, et al. American Heart Association Council on Clinical Cardiology; Council on Cardiovascular Nursing; Council on Cardiovascular Surgery and Anesthesia; Council on Quality of Care and Outcomes Research. *Circulation*. 2012; 125(8):1058–1072.
11. Anderson L, Taylor RS. Cardiac rehabilitation for people with heart disease: an overview of Cochrane systematic reviews. *Cochrane Data- base Syst Rev*. 2014;12:CD011273.
12. Aronow WS, Banach M. Atrial fibrillation: the new epidemic of the ageing world. *J Atr Fibrillation*. 2009;1(6):154.
13. Feigal JP, Boyle SH, Samad Z, et al. Associations between positive emotional well-being and stress-induced myocardial ischemia: well-being scores predict exercise-induced ischemia. *J Psychosom Res*. 2017;93:14–18.
14. Gibbs CR, Jackson G, Lip GYH. ABC of heart failure. Non-drug management. *BMJ*. 2000;320:366–368.
15. Mitani H, Hashimoto H, Isshiki T, et al. Health-related quality of life of Japanese patients with chronic heart failure: assessment using the Medical Outcome Study Short Form 36. *Circulation J*. 2003; 67:215–220.
16. Zuhlke L, Peters F. Clinical Manifestations and Diagnosis of Rheumatic Heart Disease. *UpToDate*. Available at: https://www.uptodate.com/contents/clinical-manifestations-and-diagnosis-of-rheumatic-heart-disease?search =rheumatic%20heart%20disease&source =search_result&selectedTitle=1 118&usage_type=default&display_rank=1. Published January 23, 2018. Accessed May 2, 2021.
17. Scordo KA. Effects of aerobic exercise training on symptomatic women with mitral valve prolapse. *Am J Cardiol*. 1991;67:863–
868.
18. Nfor T, Allaqaband S, Bajwa T. Increasing role of interventional cardiologists for peripheral vascular disease. *Curr Probl Cardiol*. 2014;39(8):255–311.
19. Lemaster JW, Reiber GE, Smith DG, et al. Daily weight-bearing activity does not increase the risk of diabetic foot ulcers. *Med Sci Sports Exerc*. 2003;35:1093–1099.
20. Doyle J, Creager MA. Pharmacotherapy and behavioral intervention for peripheral artery disease. *Rev Cardiovasc Med*. 2003;4:18–24.
21. Brevetti G, Annecchini R, Bucur R. Intermittent claudication: phar- macoeconomic and quality of life aspects of treatment. *Pharmacoeco- nomics*. 2002;20:169–181.
22. Cimminiello C, Arpaia G, Polo Friz H, et al. A prospective multi-centre study on the treatment of cardiovascular risk factors and claudication symptoms in patients with peripheral artery disease (the IDOMENEO study). *Vasa*. 2015;44(5):371–379.
23. McDermott MM, Mandapat AL, Moates A, et al. Knowledge and attitudes regarding cardiovascular disease risk and prevention in patients with coronary or peripheral arterial disease. *Arch Intern Med*. 2003;163:2157–2162.
24. Gress TW, Nieto J, Shahar E, et al. Hypertension and antihypertensive therapy as risk factors for type 2 diabetes mellitus. *NEJM*. 2000; 342:905–912.
25. Sun XG, Hansen JE, Oudiz RJ, et al. Pulmonary function in primary pulmonary hypertension. *J Am Coll Cardiol*. 2003;41:1028–1035.
26. James PA, Oparil S, Carter BL, et al. 2014 evidence-based guideline for the management of high blood pressure in adults: report from the panel members appointed to the Eighth Joint National Committee (JNC 8). *JAMA*. 2014;311(5):507–520.
27. Jain AR, Bellolio MF, Stead LG. Treatment of hypertension in acute ischemic stroke. *Curr Treat Options Neurol*. 2009;11(2):120–125.
28. Whelton PK, Carey RM, Aronow WS, et al. 2017 ACC/AHA/AAPA/ABC/ACPM/AGS/APhA/ASH/ASPC/NMA/PCNA guideline for the prevention, detection, evaluation, and management of high blood pressure in adults. A report of the American College of Cardiology/American Heart Association Task Force on Clinical Practice Guidelines. *J Am Coll Cardiol*. 2018;71(19):e127–e248.
29. Noé JG, Dósa A, Ránky M, et al. Cardiovascular results of an individually controlled complex prevention. *Acta Physiol Hung*. 2014; 101(1):1–12.
30. Reid WD, Chung F, Hill K. *Cardiopulmonary Physical Therapy: Management and Case Studies*. 2nd ed. Thorofare, NJ: SLACK; 2014.
31. Hall JE. *Guyton and Hall Textbook of Medical Physiology*. 13th ed. Philadelphia: Elsevier; 2016.
32. Bannister R, Mathais CJ. *Autonomic Failure*. 5th ed. New York: Oxford University Press; 2013.
33. Lipman RL. Glucose tolerance during decreased physical activity in man. *Diabetes*. 1972;21:101–105.
34. Stannard SR, Johnson NA. Insulin resistance and elevated triglyceride in muscle: more important for survival than "thrifty" genes? *J Physiol*. 2004;554:595–607.
35. Malloy MJ, Kane JP. A risk factor for atherosclerosis: triglyceride-rich lipoproteins. *Adv Intern Med*. 2001;47:111–136.
36. Wilt TJ, Niewoehner D, MacDonald R, Kane RL. Management of stable chronic obstructive pulmonary disease: a systematic review for a clinical practice guideline. *Ann Intern Med*. 2007;147(9):639–653.

37. Ferguson GT. Recommendations for the management of COPD. *Chest*. 2000;117:23S–28S.

38. Mathur S, Dechman G, Bui KL, Camp PG, Saey D. Evaluation of limb muscle strength and function in people with chronic obstructive pulmonary disease. *Cardiopulm Phys TherJ*. 2019;30(1):24–34.

39. West JB. *Pulmonary Pathophysiology: The Essentials*. 9th ed. Philadel- phia: Lippincott Williams & Wilkins; 2017.

40. de Torres JP, Bastarrika G, Zagaceta J, et al. Emphysema presence, severity, and distribution has little impact on the clinical presentation of a cohort of patients with mild to moderate COPD. *Chest*. 2011;139(1):36–42.

41. Oldenburg FA, Dolovich MB, Montgomery JM, et al. Effects of postural drainage, exercise, and cough on mucus clearance in chronic bronchitis. *Am Rev Respir Dis*. 1979;120:739–745.

42. Mason RJ, Broaddus VC, Martin T, et al. *Murray and Nadel's Textbook of Respiratory Medicine*. 5th ed. Philadelphia: Elsevier; 2010.

43. Hill NS. Noninvasive ventilation for chronic obstructive pulmonary disease. Respir Care. 2004;49:72–87.

44. Maltais F, Decramer M, Casaburi R, et al. An official American Thoracic Society/European Respiratory Society statement: update on limb muscle dysfunction in chronic obstructive pulmonary disease. *Am JRespir Crit CareMed*. 2014;189(9):e15–e62.

45. Rochester DF, AroraNS. Respiratory muscle failure. *Med Clin North Am*. 1983;67:573–597.

46. Pompeo E, Mineo TC. Two-year improvement in multidimensional body mass index, airflow obstruction, dyspnea, and exercise capacity index after nonresectional lung volume reduction surgery in awake patients. *Ann Thorac Surg*. 2007;84(6):1862–1869.

47. Ansari K, Keaney N, KayA, et al. Body mass index, airflow obstruction and dyspnea and body mass index, airflow obstruction, dyspnea scores, age and pack years – predictive properties of new multidimensional prognostic indices of chronic obstructive pulmonary disease in primary care. *Ann ThoracMed*. 2016;11:261–268.

48. Niederman MS, Clemente PH, Fein AM, et al. Benefits of a multidisciplinary pulmonary rehabilitation program: improvements are independent of lung function. *Chest*. 1991;99:798–804.

49. Ries AL, Ellis B, Hawkins RW. Upper extremity exercise training in chronic obstructive pulmonary disease. *Chest*. 1988;93:688–692.

50. Zu Wallack RL, Patel K, Reardon JZ, et al. Predictors of improvement in the 12-minute walking distance following a six-week outpatient pulmonary rehabilitation program. *Chest*. 1991;99:805–808.

51. Bolton CE, Bevan-Smith EF, Blakey JD, et al. British Thoracic Soci ety guideline on pulmonary rehabilitation in adults. *Thorax*. 2013;68: ii1–ii30.

52. Bhatt SP, Luqman-ArafathTK, Gupta AK, et al. Volitional pursed lips breathing in patients with stable chronic obstructive pulmonary disease improves exercise capacity. *Chron Respir Dis*. 2013;10(1):5–10.

53. Fernandes M, Cukier A, Feltrim MI. Efficacy of diaphragmatic breathing in patients with chronic obstructive pulmonary disease. *Chron RespirDis*. 2011;8(4):237–244.

54. Holland AE, Hill CJ,Jones AY, McDonald CF. Breathing exercises for chronic obstructive pulmonary disease. *Cochrane Database Syst Rev*. 2012;10:CD008250.

55. Badr C, Elkins MR, Ellis ER. The effect of body position on maximal expiratory pressure and flow. *Aust JPhysiother*. 2002;48:95–102.

56. Kirenga BJ, Schwartz JI, deJongC, van der MolenT, Okot-Nwang M. Guidance on the diagnosis and management of asthma among adults in resource limited settings. *Afr Health Sci*. 2015;15(4):1189–1199.

57. Chandrasekaran R, Mac Aogáin M, Chalmers JD, Elborn SJ, Chotirmall SH. Geographic variation in the a etiology, epidemiology and microbiology of bronchiectasis. *BMC PulmMed*. 2018;18(1):83.

58. Lee AL, Hill CJ, Cecins N, et al. The short and long term effects of exercise training in non-cystic fibrosis bronchiectasis – a randomised controlled trial. *Respir Res*. 2014;5:44.

59. Lee AL, Hill CJ, Cecins N, et al. Minimal important difference in field walking tests in non-cystic fibrosis bronchiectasis following ex ercise training. *Respir Med*. 2014;108(9):1303–1309.

60. Krueger-Ziolek S, Schullcke B, Zhao Z, et al. Multi-layer ventilation inhomogeneity in cystic fibrosis. *Respir Physiol Neurobiol*. 2016; 233:25–32.

61. LabombardaF, Pellissier A, EllafiM, et al. Myocardial strain assessment in cystic fibrosis. *JAm Soc Echocardiogr*. 2011;24(9):1037–1045.

62. Zach M, Oberwaldner B, Hausler F. Cystic fibrosis: physical exercise versus chest physiotherapy. *Arch Dis Child*. 1982;57:587–589.

63. Pyne DB. Regulation of neutrophil function during exercise. *Sports Med*. 1994;17:245–258.

64. Shephard RJ, Verde TJ, Thomas SG, et al. Physical activity and the immune system. *Can J Sports Sci*. 1991;16:163–185.

65. Bradley JM. High frequency chest wall oscillation in cystic fibrosis. *Thorax*. 2010;65(3):189–190.

66. McIlwaine MP, Lee Son NM, Richmond ML. Physiotherapy and cystic fibrosis: what is the evidence base? *Curr Opin Pulm Med*. 2014;20(6):613–617.

67. Tonelli R, Cocconcelli E, Lanini B, et al. Effectiveness of pulmonary rehabilitation in patients with interstitial lung disease of different etiology: a multicenter prospective study. *BMC Pulm Med*. 2017; 17(1):130.

68. Keyser RE, Woolstenhulme JG, Chin LM, et al. Cardiorespiratory function before and after aerobic exercise training in patients with interstitial lung disease. *J Cardiopulm Rehabil Prev*. 2015;35(1): 47–55.

69. American Cancer Society. *Cancer Facts & Figures 2017*. Atlanta: American Cancer Society; 2017.

70. American Cancer Society. *Lung Cancer*. Available at: https://www.cancer.org/cancer/lung-cancer.html. Accessed November 3, 2018.

71. Gibbons RJ, BaladyGJ, Bricker JT, et al. ACC/AHA 2002 guideline update for exercise testing: summary article. A report of the American College of Cardiology/American Heart Association Task Force on Practice Guidelines (Committee to Update the 1997 Exercise Testing Guidelines). *JAm Coll Cardiol*. 2002;40(8):1531–1540.

72. Bade BC, Brooks MC, Nietert SB, et al. Assessing the correlation between physical activity and quality of life in advanced lung cancer. *Integr Cancer Ther*. 2018;17(1):73–79.

28

慢性继发性心肺功能障碍

作者：Pamela Bartlo　Dawn Stackowicz　Donna Frownfelter　Elizabeth Dean
译者：李　伊
校对：闫　鹏

引言

本章回顾了慢性继发性心血管系统与呼吸系统疾病患者综合物理治疗相关病理生理学及医疗管理，运动测试和训练是其主要组成部分，详见本章。本章具体探讨了神经肌肉疾病、肌肉骨骼疾病、胶原血管病和结缔组织病以及肾功能不全患者继发心肺功能障碍的物理治疗。神经肌肉疾病包括脑卒中、帕金森病、多发性硬化症、脑瘫、脊髓损伤及肌营养不良症；肌肉骨骼疾病包括胸廓畸形（脊柱后凸侧弯）和骨质

疏松症；胶原血管病和结缔组织病包括系统性红斑狼疮（SLE）、硬皮病、强直性脊柱炎、类风湿关节炎（rheumatoid arthritis，RA）。慢性肾功能不全以及肥胖患者的治疗在文中也有所提及。此外，多种其他疾病也可累及心血管系统与呼吸系统。本章介绍的治疗方法可为物理治疗师治疗其他病情相似的患者提供参考。本章所列内容为物理治疗管理原则，而非治疗处方，治疗处方不应在没有考虑患者个体情况时就给出。基于此，本章将介绍每种疾病的长期管理目标、监测、药物治疗、预防措施，以及提高心肺功能及氧

运输功能的干预措施。每位患者的干预措施选择应基于生理层级（physiological hierarchy），包括活动、运动和通气策略。优先采用最具生理学意义的干预措施，其次是生理学意义较小和缺乏高等级证据的干预措施（详见第 15 章）。当患者确诊为慢性继发性心肺功能障碍时，物理治疗处方和监测都必须遵循这些原则。

慢性继发性心肺功能障碍

一般原则和目标

虽然短期目标是治疗开始时的当务之急，但长期目标也需要同时考虑。除了考虑患者的活动和参与需求外，尽早确定长期目标有助于明确短期目标的组成。

生理管理目标：

- 优化肺容积、肺容量和气体流速。
- 优化通气 / 灌注比例及气体交换。
- 根据需要促进黏液纤毛运输能力。
- 最大限度地提高有氧耐力和氧运输效率。
- 提高身体耐力和运动能力。
- 优化整体肌肉力量，从而提高外周有氧能力。

总体而言，上述目标将增加肺泡通气、促进分泌物清除、保护气道避免误吸、减少呼吸做功，并降低心脏负荷。

社会心理管理目标：

- 通过最大化生理储备能力，最大限度地提高患者的生活质量、总体健康和幸福感。
- 对患者、家属以及照护者进行教育，详见后续章节的患者教育部分。
- 如前所述，治疗应关注影响当前症状和体征的多系统疾病（合并症详见第 11、22、27 章以及本章的相关部分）。
- 与患者共同制订终生健康和康复计划。

管理慢病患者的主要目标包括教授其自我管理技能和促进生活方式改变的自我效能（详见第 4、14 和 16 章）。控制体重是慢病患者的一个重要目标，因为他们对超重和肥胖引起的心肺功能障碍的代偿能力下降（详见第 1 章）。肥胖也与阻塞性睡眠呼吸暂停有关。

如果患者在管理中忽视上述内容，短期和长期结局将会变差。社会支持可以改善患者结局，因此社会支持是慢性病患者综合管理的重要组成部分。

监测

慢性继发性心肺功能障碍患者在康复过程中应进行监测，以确保治疗顺利进行。本章所讨论的大多数疾病都应该监测以下方面，但并非所有疾病都需要全部监测。例如，骨质疏松症患者可能无须监测呼吸困难情况。因此，监测内容必须个体化。

一般来说，慢性继发性心肺功能障碍患者应进行以下监测。

- 呼吸困难。
- 呼吸窘迫（包括呼吸过缓或呼吸急促）、辅助呼吸肌过度使用、通气 / 灌注比例失调以及低氧血症。
- 不良呼吸模式（深度、对称性和频率）。
- 发绀（血氧饱和度降低的征象）。
- 应监测以下生命体征：心率、血压、血氧饱和度。

Borg 量表是公认的用于评估和评价患者在休息、运动中和运动后劳累程度的可靠工具（图 27.1）[1]。患者在同等强度训练后自觉劳累程度下降是氧运输能力和体能改善的重要指标。

药物治疗

为提高治疗效果，应在治疗前使用相关药物，因此必须了解药物类型、给药途径、达到药效峰值时间和持续时长。

预防性医疗管理

若患者因疾病导致身体虚弱，则发生危及生命的呼吸系统感染和并发症风险极高。因此，应进行预防性管理，具体措施包括接种流感和肺炎疫苗、减少吸烟和戒烟、避免污染和烟雾环境、注意食物种类和咀嚼以避免窒息。患者还应规律进行深呼吸、多活动并经常变换体位（甚至是在轮椅坐位时进行转移和深呼吸），以促进黏液纤毛运输。

主要干预措施

对于慢性继发性心肺功能障碍患者，主要干预措施为改善心肺功能、提高氧运输，具体包括以下几点：

- 教育。
- 呼吸控制和咳嗽方法。
- 气道廓清技术。
- 有氧运动。
- 力量训练。
- 上、下肢关节活动度训练。
- 移动控制和步态纠正。
- 姿势矫正训练。
- 胸廓活动度训练。
- 活动节奏。
- 根据需要采用能量节省策略。
- 体位摆放方法，根据需要配备座椅。

对慢性继发性心肺功能障碍患者的工作和家庭环境进行改造，以减少氧气需求和能量消耗。不同疾病需要相应的干预措施，本章将进一步详述每种疾病的干预措施。辅助供氧的使用取决于疾病的严重程度。有些患者不需要辅助供氧，有些只在运动时需要，有些则持续需要，并在活动和运动时比休息时需要更多的辅助供氧。使用辅助供氧时应考虑患者的需求以及疾病预后（详见第 38 章）。

患者教育

教育是所有患者长期管理的重点（详见第 25 章，由于继发性心肺功能障碍患者的临床症状可能难以察觉，但其临床表现和后果可能很严重，因此对该群体的教育尤为重要。患者应接受以下促进健康和疾病预防措施的指导及信息。

- 控制感染。
- 减少吸烟和戒烟。
- 预防感冒和流感（包括肺炎和流感疫苗）。
- 有氧运动。
- 力量训练。
- 营养管理。
- 控制体重。
- 水合状态。
- 活动节奏。
- 能量节省。

本章将进一步详述针对每种继发性疾病的具体信息或指导。

活动、运动和通气策略

有氧运动是继发性心血管系统与呼吸系统疾病患者长期管理的重要组成部分。通过活动达到通气最大化的程度有限，但活动是移动和运动的关键。转移过程中常存在体力消耗并出现呼吸急促，这是进行深呼吸和咳嗽的最佳时机。所有平面运动与旋转相结合的胸廓运动有助于保持胸廓活动度。体位是优化肺容量和流速的首选干预措施。呼吸控制和咳嗽方法是必不可少的，并且应与身体活动和体位相结合。患者在运动时应尽可能取直立位，以减少心脏做功，并在体力活动时实现最佳呼吸。

促进继发性心血管系统与呼吸系统疾病患者完成有效咳嗽的方法是非常重要的生命保护措施。第 21 章详细介绍了辅助和非辅助的咳嗽方法。深呼吸和咳嗽应尽可能与胸廓运动相协调以在咳嗽前最大限度地膨胀肺部，且在咳嗽时最大限度地呼气。体位应经常变换，以尽可能模拟正常运动和体位变化时肺容积、通气及灌注变化 [2]。此外，体位改变有益于提高患者的咳嗽能力。

神经肌肉疾病

脑卒中

病理生理学和药物治疗

脑卒中或偏瘫会对患者的心肺功能造成直接或间接影响。累及脑生命中枢的脑梗死可影响心肺功能，这类梗死可能是致命的或导致难治性植物状态。脑卒中后，患侧胸廓运动减少、肌电活动减少（迟缓）或增加（痉挛）更为常见。面部和咽部无力可能导致无法完成口腔分泌物控制、有效吞咽和上气道保护。呼吸力学和效率的改变反映了胸廓活动障碍、不对称性以及肌肉瘫痪和痉挛程度。

脑卒中后发生的相关问题会导致患者心肺功能障碍。这些患者普遍合并高血压、心脏疾病，且多为高龄人群。脑卒中后肌肉失用和活动受限，导致了心血管系统与呼吸系统调节能力下降，氧运输效率降低。

肌肉痉挛增加了代谢和氧气需求。偏瘫导致的步态异常降低了运动效率及运动效能。运动效能降低使行走相关的能量消耗增加，可能因疲劳导致运动耐量下降[3]。此外，与正常行走相比，使用助行器会增加能量需求，进一步降低患者运动耐量，并增加疲劳。

在脑卒中患者的管理中，运动恢复平台的概念受到了挑战[4]。有学者认为，当训练刺激得到适应且无变化时，即为出现平台。通常当患者不能继续获得可测量的进步时，会停止治疗。通过改变活动类型、引入新的运动，以及调整运动强度、持续时间和频率，可以提高能力改善程度。

脑卒中患者合并缺血性心脏病的风险增加，这将对其长期生存产生影响，并增加患病和无法活动的风险[5]。此外，合并充血性心力衰竭会对脑卒中后康复结局产生不利影响。即使患者没有症状，临床评估中也必须包括心脏检查，以确定心脏功能不全对活动能力受限、耐力、恢复、平衡和疲劳的影响程度。综合的多系统方法将有助于改善患者康复结局及预防并发症。

长期管理目标

脑卒中患者的管理正在从以感觉运动为主转向综合管理，有氧适能是其中重要的部分。除了所有继发性心肺功能障碍患者的长期管理目标外，针对脑卒中患者的长期管理目标还包括以下内容。

- 优化辅助器具和设备，通过优化姿势力线减少不必要的能量需求。
- 最大限度地提高平衡能力，以减少维持力线时不必要的能量需求。
- 优化胸廓活动及通气。
- 提高分泌物清除能力，保护气道防止误吸。

脑卒中患者通过结构化、渐进式康复计划，在耐力、活动和平衡方面的治疗效果优于自然恢复患者[6]。有研究显示，减重训练（body weight support）可支持脑卒中患者保持直立姿势，促进跑台步行，用于步态调整及纠正[7]。减重跑台训练在改善非卧床患者步行速度方面的影响略优于其他干预措施。

监测

脑卒中常常与睡眠障碍有关（如阻塞性睡眠呼吸暂停），因此，必须评估活动和睡眠模式，以确保睡眠得到最佳的恢复，且不加重患者症状。传统的脑卒中管理方法很少包含运动测试和监测。但鉴于脑卒中是由脑血管功能障碍所引起，与缺血性心脏病和间歇性跛行有一致的共同致病途径，在治疗期间必须进行类似的监测及预防措施。

除了对所有患者进行必要的监测外，脑卒中和心功能不全患者在参加康复计划前需要咨询心脏病专家，并且需要进行 ECG 监测，尤其是在运动时。

药物治疗

在物理治疗前，可使用能提高治疗反应的药物（如抗高血压和心脏病药物）。

预防措施

脑卒中患者所需的预防措施与本章所述慢性继发性心肺功能障碍患者一致（详见本章慢性继发性心肺功能障碍的患者教育部分）。

主要干预措施

脑卒中患者的主要干预措施除了包括本章所述的慢性继发性心肺功能障碍的全面干预措施外，还应关注以下内容。

- 异常肌张力控制。
- 非对称性姿势。
- 平衡反应障碍。
- 助行器需求。

患者教育

脑卒中患者需要接受的指导与所有慢性继发性心肺功能障碍患者相同，同时应特别注意心脑血管的健康建议。

活动、运动和通气策略

有氧运动是脑卒中患者长期管理的重要组成部分，可优化整体氧运输效率。当患者出现严重的全身肌肉无力和疲劳感增加时，通过活动达到通气最大化的程度有限，但促进患者积极活动是有益的[7]。为确保达到最佳治疗效果，且对此类高危人群患者不构成治疗风险，应为患者进行适当的选择，如疗程、正确的运动处方，并进行监测[8]。胸廓运动包括所有平面的运动和旋转。体位是优化肺容量和流速的首选干预措施。呼吸控制和咳嗽方法是必不可少的，并且应与身体活动和体位相结合。患者在运动时应尽可能取直立位，以减少心脏做功，并在体力消耗时优化呼吸。卧位（recumbent）会降低肺容量和呼气流速，影响呼吸力学，增加闭合容积及胸腔血容量，并加大对肺部和心脏的压迫[9]。因此，长时间和高强度的有氧运动应取立位或坐位，而不是倚靠卧位或仰卧位。在早期恢复阶段，下肢运动比上肢运动更能减少血流动力学压力。大肌肉群的节律性运动优于静态运动和小肌肉群（如手臂）运动。随着患者病情逐步稳定，康复中也要纳入上肢和小肌肉群运动。慢性脑卒中患者进行瑜伽运动项目也有一定益处[10]。肢体抗阻力量训练可在不增加痉挛的情况下，以剂量依赖关系提高肌肉力量[11]。肌肉力量训练应与有氧训练相结合，以达到最佳获益和功能获益[12]。步行或轮椅移动应尽可能高效，以减少功能性活动的代谢需求。

帕金森病

病理生理学和药物治疗

帕金森病与基底神经节中的多巴胺减少有关，导致在平衡协调运动时失去正常的交互抑制和促进性神经元输入。帕金森病的临床表现包括弯腰驼背姿势、僵硬和动作迟缓、面具脸以及肢体震颤。帕金森病患者的肌张力升高、僵硬及灵活性差。动作启动受累，存在启动困难。患者走路时为快速、前冲步态。这些因素导致运动时能量消耗增加。患者体力活动受限及功能受损，导致有氧能力减退、运动效率下降，从而降低运动效能。

帕金森病患者出现胸廓僵硬和呼吸肌力量下降，与限制性通气功能障碍有关，但阻塞性通气功能障碍也有报道（如呼出中期潮气量时的呼气流速降低、气道阻力增加、通气分布受损和功能残气量增加）[13]。阻塞性通气功能障碍可能反映了与帕金森病相关的副交感神经过度活跃。关于抗胆碱能药物（用于治疗静止性震颤和改善肌张力异常）对改善心血管系统与呼吸系统疾病临床表现的疗效，目前尚无相关报道。

帕金森病患者在运动时，上肢僵硬并保持轻微外展，僵硬和运动障碍导致运动和体位改变受限。患者因失用出现体适能下降。虽然胸廓僵硬及活动减少，

加之体位变化减少而导致了心血管系统与呼吸系统限制性病变，但化学感受器功能障碍已得到证实[14]。

长期管理目标

帕金森病患者的长期管理目标与慢性继发性心肺功能障碍患者的相同。

监测

帕金森病患者需要的所有监测参数与本章所述继发性疾病相同。

药物治疗

治疗前应给予可提高治疗反应的药物［如多巴胺受体激动剂、单胺氧化酶 B 型（MAO-B）抑制剂］。虽然帕金森病患者服用 β 受体阻滞剂的疗效尚未完全确定，但可能会用于抑制动作性震颤[15]。由于此类药物会降低心率及血压，患者易出现直立位不耐受，同时心率和血压对治疗和运动的反应不敏感。

预防措施

帕金森病的预防措施与慢性继发性心肺功能障碍患者相同。

主要干预措施

帕金森病患者的主要干预措施包括本章所述的全面干预措施组成部分，还应重视通过灵活性及协调性运动促进其参与定期的体力活动和运动。

为了达到最佳功能结局，处方设置应侧重于交叉训练，而不是单一类型的有氧运动。体力活动应倾向于选择频率更高、时间更长、强度更低的类型，而不是频率低、时间短、强度高的类型[16]。

患者教育

帕金森病患者需要接受的指导与所有慢性继发性心肺功能障碍患者相同（详见本章慢性继发性心肺功能障碍的患者教育部分）。

活动、运动和通气策略

有氧运动是帕金森病患者长期管理的重要组成部分，可优化整体氧运输效率，包括使肺泡通气最大化及松动分泌物，以及肌肉骨骼的获益。随着疾病的发展，患者肌张力升高和僵硬的程度限制了活动时通气

最大化。活动，包括使用和不使用辅助设备（如手杖、带轮助行器、轮椅）的情况下步行，应侧重于尽量减少协调性差和能量消耗，以最大限度地提高安全性。胸廓运动包括所有平面的运动和旋转，以帮助保持胸廓扩张和躯干灵活性。呼吸控制和咳嗽方法是必不可少的，并且应与身体活动和体位相结合。

多发性硬化症

病理生理学和药物治疗

多发性硬化症是一种中枢神经系统的脱髓鞘疾病。随着炎症反应的发生，髓鞘会出现局灶性或斑点性破坏。这种疾病的病程从成年后诊断开始，患者将经历长期多次的急性加重和缓解期。急性加重的严重程度因人而异。神经功能受损表现为视觉障碍、一个或多个肢体瘫痪、痉挛、协调性差、共济失调、构音障碍、无效咳嗽、振动觉和位置觉减弱、肠道和膀胱功能障碍，以及性功能障碍[17]。此外，多发性硬化症还可能导致呼吸功能障碍，如膈肌麻痹。静息时心血管反射功能受损、运动时心率和血压反应减弱等自主神经紊乱的表现在多发性硬化症患者中也比较常见[18]。无论在急性加重时还是缓解期，进行物理治疗对多发性硬化症患者都是有益的。在稳定期，可进行强度更大的治疗，延长缓解期，减轻急性加重程度，并缩短其持续时间。

长期管理目标

除了与其他疾病相同的长期管理目标外，应重点关注活动中能量节省和疲劳的管理。

多发性硬化症患者可能需要辅助设备（如助行器、轮椅）来优化功能和活动。

监测

多发性硬化症患者需要的所有监测参数与本章所述所有继发性疾病相同。但应特别注意解决疲劳问题。多发性硬化症与明显的疲劳有关，因此需要对活动和睡眠模式进行评估，以保证最佳睡眠，且不加重患者症状。疲劳可以通过改良 Borg 量表进行主观评估，也可以通过活动和休息日志进行客观评估，以帮助患者确定最佳休息时间。

药物治疗

在治疗前，可使用能够提高治疗反应的药物（如抗痉挛药物）。此外，还需要了解其他药物（可提高能量水平的药物）对心血管系统与呼吸系统的不良反应。

预防措施

多发性硬化症患者所需的预防措施与本章所述继发性功能障碍患者一致。

主要干预措施

多发性硬化症患者的主要干预措施包括本章所述的全面干预措施组成部分。处方设置与肌张力升高患者相似：采取更频繁、强度较低的运动，而不应采取可能引起疲劳、不适合此类患者、频率较低的高强度运动。

患者教育

多发性硬化症患者除了需要接受与所有慢性继发性心肺功能障碍患者相同的指导以外，还需要能量节省和疲劳管理方面的指导（详见本章慢性继发性心肺功能障碍的患者教育部分）。

活动、运动和通气策略

有氧运动是多发性硬化症患者长期管理的重要组成部分，可优化整体氧运输效率。对于轻、中度患者，有氧运动的目标是优化心血管系统与呼吸系统的调节功能，并提高运动效能。优化步行或踏车的节奏对于最大限度地减少不协调、能量消耗和疲劳以及提高安全性非常重要。在病情更为严重的情况下，目标是使伴有严重的全身肌肉无力、痉挛和过度疲劳的患者通气和气体交换功能最大化。主观参数（如疲劳和劳累）与客观测量相结合，为运动计划的强度制订提供了依据。强度和持续时间等参数在不同运动项目中可能会根据患者一般情况有所调整，但患者一般情况也可能存在变化。因协调性差而无法步行和踏车的患者或怕热患者还可选择在水中运动。

多发性硬化症的通气策略与本章所述的其他继发性疾病相同。随着多发性硬化症严重程度的发展，物理治疗重点应调整为预防或限制肺部并发症的体位管理和通气策略。

脑瘫

病理生理学和临床治疗

　　脑瘫是由于中枢神经系统损伤所致，这种损伤通常发生在婴儿出生前（如药物滥用、围产期缺氧）[17]。临床表现包括严重的肌肉失衡、反射亢进和智力迟钝引起的痉挛和遗留畸形。脑瘫根据严重程度分为不同类型，大多数由物理治疗师诊疗的患者通常伴有明显的功能障碍，并需要长期护理。运动控制能力丧失和外周肌群张力升高常导致患者移动受限，需要依赖轮椅。运动功能丧失限制了体力活动和维持有氧适能与最佳有氧能力所需的运动刺激。运动缺陷往往与认知缺陷和智力障碍并存。这些并发症限制了患者遵从医嘱、进行治疗和积极参与长期康复计划的程度。具有步行能力的脑瘫患者在使用和不使用助行器步行时都有更大的能量消耗[19]。中枢神经系统功能障碍、全身性肌张力升高和肌肉骨骼系统畸形都加剧了氧和氧运输的代谢需求。

长期管理目标

　　除了与其他疾病相同的长期管理目标外，脑瘫患者应重点关注如何减少痉挛，尽可能降低过多的能量消耗。

　　对于轻度脑瘫患者，最大限度地提高有氧能力和氧运输效率以及优化全身肌肉力量很重要。物理治疗师接诊的多数患者痉挛控制不佳且智力受限明显，无法完全参与有氧和力量训练项目。由于患者存在活动受限和长期卧床所致的并发症，因此，在功能训练中应尽可能多地进行有氧和力量训练。

监测

　　脑瘫患者需要的监测参数与本章所述所有继发性疾病相同。物理治疗师需谨记，只有病情较轻、精神功能较好的脑瘫患者可为治疗反应提供主观评价。因此，治疗师必须主要依赖临床判断，同时结合患者对治疗的客观反应进行评估。

药物治疗

　　在治疗前，可使用提高治疗反应的药物（如抗痉挛药物）。

预防措施

　　脑瘫患者与本章所述所有慢性继发性心肺功能障碍所需的预防措施一致。

主要干预措施

　　脑瘫患者的主要干预措施不仅包括前文所述的全面干预措施组成部分，还应重点关注以下内容：防止畸形的异常张力控制及体位、活动、达到有氧刺激和提高力量的协调性运动。

　　需要注意的是，由于脑瘫患者常伴有较严重的痉挛，一般难以完成肌力评估和治疗。因此，肌力测量方法应参照已明确适用于神经系统损伤患者的肌力评估方法。

患者教育

　　对于脑瘫，不仅应为脑瘫患者提供教育，更要对患者父母和（或）照护者进行教育。脑瘫患者除了需要接受与所有慢性继发性心肺功能障碍患者相同的指导以外，还需要运动和协调性训练的指导（详见本章慢性继发性心肺功能障碍的患者教育部分）。

　　关于睡眠和休息重要性的教育对这类患者也非常重要。脑瘫患者通常存在异常睡眠模式，可能伴有以下一种或多种睡眠障碍。中枢神经系统受损可能影响呼吸的周期性。在睡眠期间，这种功能障碍的影响会更为突出。正常的周期性呼吸丧失及间歇暂停会损害黏液纤毛运输。

　　分泌物潴留可能导致气道阻塞和部分肺不张。脑瘫患者通常无法在夜间对心血管系统、呼吸系统和肌肉骨骼系统刺激的反应进行自我调节。患者的吞咽和唾液管理能力一般较差，尤其是在夜间卧床休息期间，容易发生误吸和微型肺不张。由于患者在夜间无法自行调整体位，进一步增加了误吸及其并发症的风险。

活动、运动和通气策略

　　活动是脑瘫患者长期管理的重要组成部分，旨在促进有氧代谢并优化整体氧运输效率，包括最大限度地提高肺泡通气，松动和廓清分泌物[20]。当患者存在全身性痉挛时，通过活动增加通气量的程度有限。此外，应选择减少进一步诱发肌肉痉挛的运动刺激。水疗和马术治疗处方可以对多重残疾患者的心血管系统与呼吸系统提供有效刺激，并可以将痉挛的影响降到最低[21]。通过这些治疗，可以改善非卧床患者的协调性并减少有氧能量消耗。此外，通过能量节省策略，患者可以进行更多的活动。物理治疗师积极参与患者轮椅和座椅设计也非常重要。

在脑瘫患者群体中，需要特别关注口腔分泌物清除和咳嗽训练。脑瘫患者可能经常发生轻度误吸，尤其是在睡眠时。因此，必须规定夜间体位，以最大限度地降低误吸风险。

脊髓损伤

病理生理学和临床治疗

脊髓损伤患者的心血管系统与呼吸系统临床表现及并发症与损伤节段直接相关[22]。心肺功能障碍是由于呼吸肌和心脏处于脊髓损伤节段以下，失去脊髓控制所致。膈肌失神经支配可导致呼吸机依赖，腹肌及肋间肌失神经支配会降低咳嗽能力、黏液纤毛运输功能，以及气道廓清能力。因脊髓损伤平面不同，患者可能出现心脏失神经支配和体位性低血压。然而，这些问题会随着时间的推移和对直立体位的逐渐耐受而缓解。心脏自主功能以及心脏和血管对循环儿茶酚胺反应性的增强可得到充分代偿。四肢瘫患者的咳嗽机制在清除气道方面效果不佳[23]。

由于功能性运动丧失和感觉障碍，四肢瘫患者特别容易受到活动受限的影响，尤其是在心血管系统与呼吸系统方面。活动和体力活动是各个节段脊髓损伤患者保持最佳心肺功能、氧运输效率以及最佳呼吸肌力量和耐力必不可少的干预措施。不完全性脊髓损伤患者在使用或不使用辅助器具的情况下，均可能有更大的步行可能性。然而，使用助行器步行时能量消耗极大[24]。尽管新技术降低了脊髓损伤患者步行时的能量需求，但剩余的能量需求在日常生活中仍不实用。

长期管理目标

除了与本章所述的其他继发性慢性疾病相同的长期管理目标外，为脊髓损伤患者配备合适的助行器或轮椅，对于优化患者的最低能量消耗、保持正确姿势和确保安全至关重要。

监测

脊髓损伤患者所需的监测参数与本章所述的继发性慢性疾病患者相同。但与同年龄段的健康人群相比，高位脊髓损伤患者存在更为不稳定的血流动力学及 ECG 异常；因此，在治疗期间应密切监测患者的心血管系统与呼吸系统情况。

药物治疗

在治疗前，应使用能提高治疗反应的药物（如抗痉挛药物）。

预防措施

脊髓损伤患者，尤其是高位损伤患者，其预防措施与本章所述继发性疾病的预防措施一致。

主要干预措施

除了结合本章所述继发性疾病的全面干预措施外，脊髓损伤患者还需要体位指导、呼吸控制及包括手法辅助咳嗽在内的咳嗽训练。

患者教育

脊髓损伤患者需要接受与所有慢性继发性心肺功能障碍患者相同的指导（详见本章慢性继发性心肺功能障碍的患者教育部分）。应为患者及其照护者充分讲解肺部并发症及其发病率和死亡率，尤其是高位脊髓损伤患者。

活动、运动和通气策略

有氧运动是脊髓损伤患者长期管理的重要组成部分，旨在优化整体氧运输效率，包括最大限度地提高肺泡通气、松动和廓清分泌物。较高节段脊髓损伤患者的运动通常仅限于轮椅或其他上肢运动形式。从一开始，主要目标是维持上肢肌肉功能，并尽量减少过度使用。患者可以通过轮椅运动保持足够的心血管系统与呼吸系统适应性。运动处方应相对保守，以提高依赖上肢做功维持心血管系统与呼吸系统适应性的收益/风险比。对于使用矫形器和辅具步行的患者，行走时会消耗大量能量。因此，必须在高能量需求下步行的获益与为其他活动节省能量的获益之间做出平衡决策。教授患者在有氧活动和推行轮椅时协调呼吸，以最大化做功效率。

除了推行轮椅外，低节段损伤的患者还可以从有氧运动和抗阻训练中获益。已证实，运动可改善脊髓损伤患者的健康状态、情绪及疼痛[25]。物理治疗师应与患者协作，平衡运动强度与持续时间，以避免患者超负荷及对功能产生不利影响。

呼吸肌训练在高位脊髓损伤患者的长期康复中具有非常重要的作用。呼吸肌训练可增强呼吸肌力量及耐力[26]，并可能改善部分患者的功能能力。强壮且经过耐力训练的膈肌不会像未经训练的膈肌一样易发生疲劳。然而，仅通过标准化训练产生的阻力不足以产生训练效果，使用测量仪控制流速非常重要。

全面康复计划还包括胸廓伸展和肩周被动关节活动度训练。在最佳体位下，鼓励患者进行最大限度地膨肺。舌咽式呼吸可以使高节段四肢瘫患者脱离机械通气数小时。辅助或无辅助咳嗽应与深呼吸和有节奏的摇动动作相协调。手法辅助咳嗽和辅助咳嗽器械，包括功能性电刺激和机械性吸−呼气装置，都可以发挥作用[27]。不同类型的腹部绑带有助于促进通气和气道廓清[28]。这些装置可以代替丧失的腹部张力，并有助于在呼吸过程中保持正常的胸腹运动，胸腹运动由于胸廓顺应性下降及腹部顺应性增加而丧失。

在康复早期，脊髓损伤患者可能需要体位摆放以改善对直立姿势的反应。高节段损伤患者可能需要长期机械通气。在此情况下，物理治疗师应与其他医疗团队成员协作，以确保患者的呼吸机参数设置最佳。关于机械通气患者的管理，请参考第30章和第38章。

肌营养不良症

病理生理学和临床治疗

随着医学的进步，肌营养不良症和其他神经肌肉疾病（如肌萎缩侧索硬化、重症肌无力和肌病）患者的寿命较前延长，而这些患者在病程中经常会出现并发症。当患者肌力进一步下降、生活参与受限时，预防并发症是优先事项。除了四肢肌肉无力外，这些疾病还可能导致呼吸肌无力和肺泡低通气。患者的肺活量、用力呼气容积、流速、最大吸气压和最大呼气压均会降低。这些患者存在发生肺不张、黏液纤毛运输功能受损和肺炎的风险。此外，长期全身性肌肉无力，特别是胸廓和腹部肌肉无力，活动受限以及仅限轮椅活动，可能导致胸廓畸形（如脊柱侧弯和肋骨滑脱，以及进一步的肌肉失用）。进行性假肥大性肌营养不良患者由于咽反射抑制和咽部结构的张力减低，容易出现吞咽障碍和上气道梗阻[22]。这些因素进一步损害或威胁到心血管系统与呼吸系统功能以及氧运输

效率。

心脏功能障碍在进行性肌营养不良中也早有报道[29]。大多数患者虽然没有心脏功能障碍的临床表现，但在休息或运动时存在ECG异常，超声心动图和放射性核素心室图显示左心室射血分数降低和心室壁运动异常[29]。脂肪和纤维组织浸润心肌和传导系统，导致电传导减慢。因此，肌营养不良患者普遍存在亚临床心脏受累，这可能是此类患者容易出现猝死的原因。

慢性呼吸肌力量下降是肌营养不良和其他神经肌肉疾病的特征。由于这些患者肌肉骨骼功能障碍，心血管系统与呼吸系统很少承担较高负荷，呼吸肌力量下降常不易被发现。然而，呼吸肌力量下降会导致其他严重问题，包括胸腔力学异常、微型肺不张、肺顺应性降低、咳痰无力伴黏液纤毛运输功能受损及分泌物潴留、通气/灌注比例失衡和夜间低氧血症。众所周知，进行性呼吸肌力量下降会增加呼吸肌疲劳和衰竭的风险[30-32]。

疾病的严重程度与肺功能受损程度并不完全一致。因此，需对每位患者的心肺功能进行个体化评估。由于膈肌、腹肌及肋间肌受累程度的不同，外周肌肉轻至中度受累的患者可能表现出不同的呼吸功能障碍。随着时间的推移，胸壁肌肉骨骼的改变导致脊柱畸形和胸廓僵硬，回弹力下降。慢性肺泡低通气可导致呼吸功能不全，需要呼吸支持。随着呼吸功能不全进一步加重，会发展为夜间低通气伴高碳酸血症和低氧血症。对于肺活量降低和咳嗽无力的患者，应尽早给予夜间呼吸支持，以避免气管插管和机械通气，这与不良预后结局有关。

临床上，肌营养不良患者表现出与肌肉力量下降一致的功能能力降低，以及心肺功能受损，包括肺泡低通气、端坐呼吸（卧位时呼吸困难）、黏液纤毛运输功能受损、分泌物廓清障碍和呼吸做功增加。腹肌力量与肺活量和呼气流速相关，因此它也是反映呼吸功能的一项指标。肌营养不良伴有的显著进行性功能丧失加重了患者因活动受限出现并发症的严重程度，包括心肺适能下降和氧运输效率降低、循环阻滞、肌肉无力和骨质流失。

过去20年间，肌病并发症的医疗管理取得了显著进展，这大幅提高了如进行性假肥大性肌营养不良

等疾病患者的生存期。然而，随着年龄的增长，心肺功能并发症也会随之增加[32,33]。因此，未来几年将有更多的肌病患者需要心血管系统与呼吸系统疾病的管理和预防。

长期管理目标

肌营养不良患者的长期管理目标是在延长寿命的同时，减少渐进性衰弱和长期发生并发症的影响。呼吸系统并发症可能从轻微的呼吸窘迫发展为需要夜间无创机械通气，而呼吸衰竭是导致死亡的主要原因。

除了与本章所述其他疾病相同的长期管理目标外，肌营养不良患者的其他目标包括：根据患者不断变化的需求，合理开具处方并适时引入辅助器具和设备（如助行器、轮椅和日常生活活动辅具）来优化其功能；以及通过合理运动、能量节省和休息之间的平衡，来优化有氧能力。

监测

肌营养不良患者所需的监测参数与本章所述继发性疾病患者相同。如患者存在心功能障碍，应在开始康复计划前，由心脏专科医师评估和许可，以完善计划的处方设置。

由于进行性假肥大性肌营养不良患者的呼吸功能不全通常始于夜间低氧血症，因此，需要分别评估夜间和日间的心肺功能。必须评估患者的活动和睡眠状态，以确保睡眠充足，恢复良好且不加重症状。阻塞性睡眠呼吸暂停与上呼吸道肌肉组织张力降低和肥胖有关[34]。

药物治疗

目前，尚无治疗肌营养不良的特效药物。如患者正在使用治疗继发性疾病的药物（如抗痉挛药、镇痛药），且这些药物有助于提高患者身体功能，则应在物理治疗前使用。

预防措施

肌营养不良患者的预防措施与本章所述继发性功能障碍患者一致。

主要干预措施

肌营养不良和其他神经肌肉疾病患者的主要干预措施除了包括本章所述的全面干预措施外，还应额外关注以下内容。

- 体位指导以防止畸形。
- 以功能性活动为主要形式的活动。
- 力量训练，主要为功能性活动，以保持力量或减缓衰退速度，并强调呼吸肌训练。

患者的生活和工作环境评估应包括检查辅助器具和设备（例如轮椅类型、重量和尺寸，无创呼吸机）。选择辅助器具和设备时，应以最小化能量需求、节省能量并减轻过度疲劳为目标。

患者教育

肌营养不良和其他神经系统疾病患者需要接受与所有慢性继发性心肺功能障碍患者相同的指导。此外，控制体重和预防肺部并发症的体位指导对患者有益（详见本章慢性继发性心肺功能障碍的患者教育部分）。

活动、运动和通气策略

活动是肌营养不良和其他神经肌肉疾病患者长期管理的重要组成部分，旨在优化整体氧运输效率并尽量减少因活动受限导致的并发症。当患者伴有严重的全身性肌肉无力和疲劳加重时，使通气量最大化的活动将受到限制。功能性活动为活动提供了基础。轮椅或代步车的设计应注重舒适性、生物力学和代谢效率，以减少不必要的能量消耗。抗阻力量训练可能对肌营养不良患者有效[35,36]。然而，抗阻训练可能对患者肌肉系统负荷过大，因此以功能性目标和能量节省为基础的运动计划在生理学方面更为合理[35]。

呼吸肌力量下降是导致肌营养不良患者呼吸功能不全的主要因素，因此进行呼吸肌训练有一定作用（见第23章）。改善呼吸肌的耐力和力量可能对整体功能能力有所帮助。

对于有呼吸肌疲劳表现的非呼吸肌无力患者，可从夜间呼吸机支持获益。夜间使用持续气道正压或双水平气道正压通气可让呼吸肌得到休息，从而优化患者日间呼吸肌功能。

机械通气支持是延长肌营养不良和其他进展性神经肌肉疾病患者生命的重要干预措施[37]。家庭机械通气通过经口或鼻面罩的无创气道正压方法，相比有创、全身或气管切开的通气支持更具优势。如果联合使用机械性吸－呼技术，可以最大限度地减少肺部并发症并提高预期寿命。通气类型的选择应根据机械通气适应证和患者个体化状况来定。将通气辅助设备作为综合康复计划的组成部分，有助于保持肺顺应性和咳嗽效率。早期使用这些设备可在呼吸肌无力进行性加重时增加其使用频率。这些辅助设备应根据患者个体化需求进行调整，过度使用或依赖可能导致病情加重。

肌肉骨骼疾病

胸廓畸形

病理生理学和临床治疗

先天性胸廓畸形、后天性神经肌肉疾病和外伤继发的胸廓畸形可导致呼吸功能不全[22]。先天性胸廓畸形的胸廓骨性活动度受限，从而增加呼吸做功，常表现为呼吸浅快，每分通气量增加但肺泡通气量减少。严重畸形可能导致纵隔结构受压，引起心脏移位和（或）旋转，进而影响心脏的力学功能。继发于脊髓灰质炎的脊柱侧弯、结核性骨髓炎和强直性脊柱炎的长期畸形均会影响呼吸功能。其他畸形还包括椎体、肋骨和胸骨外伤。常规的心肺功能评估应包括脊柱和胸腔的肌肉骨骼检查。

正常的呼吸功能和气体交换依赖于心血管系统与呼吸系统解剖结构和生理功能的对称性。胸廓不对称会影响正常肺部力学、肺通气和灌注的区域梯度以及吸入气体的分布。脊柱侧弯的特点是肺顺应性明显下降，肺弹性阻力增加，进而增加呼吸做功。呼吸周期中压力梯度改变和肺部运动不规则会导致肺水失衡和淋巴引流障碍，进一步加重生理死腔和分流的影响，导致低氧血症和高碳酸血症。严重的胸廓畸形可能引发呼吸性酸中毒、肺动脉高压和右心衰竭的恶性循环，甚至危及生命。

长期管理目标

胸廓畸形患者的长期管理目标与本章所述的其他疾病相同。

应针对影响或降低氧运输的问题进行治疗。此外，还应解决限制活动和参与受限的问题，但危及生命的障碍除外。

药物治疗

目前，尚无治疗胸廓畸形的特效药物。若患者正在使用治疗继发性疾病的药物（如镇痛药），且这些药物有助于提高患者的身体功能，则应在物理治疗前使用。

预防措施

胸廓畸形患者的预防性措施与本章所述所有继发性疾病一致。

主要干预措施

胸廓畸形患者的主要干预措施包括本章所述的全面干预措施，重点是根据能力进行姿势矫正训练。

患者教育

胸廓畸形患者需要接受与所有慢性继发性心肺功能障碍患者相同的指导，应特别关注胸廓活动度和适合的姿势（详见本章慢性继发性心肺功能障碍的患者教育部分）。

活动、运动和通气策略

有氧运动是胸廓畸形患者长期管理的重要组成部分，旨在优化整体氧运输效率。姿势力线异常可导致过多能量消耗和运动效能降低。改善力线有助于减少上述影响。通过胸廓活动度训练的动态和静态拉伸可帮助改善力线。病情严重者可进行手术矫正，术后运动训练有助于恢复并防止回到术前姿势。

严重畸形患者在运动时可能因通气受限而无法达到最大通气量。在体力活动、运动和休息时优化力线是减少因畸形所致心肺功能受限的关键措施。胸廓运动应包括各个运动平面及旋转，以帮助保持整体胸廓扩张和躯干灵活性。

对于吸气压下降、总肺容量减少和低氧血症的患者，呼吸肌训练可能具有一定作用。

促进有效咳嗽的方法对于肌肉骨骼畸形患者非常重要。第20章和第21章中详细描述了辅助和无辅助的咳嗽方法。深呼吸和咳嗽应尽可能配合胸廓运动进行，以促进咳嗽前肺部的最大充气和咳嗽时的最大呼气。频繁变换体位有助于模拟正常运动和体位改变时的肺泡容积、通气和灌注变化。

骨质疏松症

病理生理学和临床治疗

骨质疏松症是一种与每单位体积骨量减少相关的疾病，其发病率呈上升趋势（详见第 1 章）。与男性相比，女性更早出现与年龄有关的骨质流失，且流失速度更快，特别是在绝经后。生活方式因素（如饮食、运动和吸烟等）是骨量减少的重要影响因素。咖啡因也因增加尿钙流失而被认为是导致骨质流失的一个因素[38]。

骨质疏松症可分为与其他疾病无关的特发性骨质疏松症、与其他疾病相关的骨质疏松症（如吸收障碍、钙缺乏、活动减少和代谢性骨病）、有遗传性疾病特征的骨质疏松症（如成骨不全和马方综合征）、与无法负重和活动的瘫痪疾病相关的骨质疏松症以及与其他疾病相关但发病机制不明的骨质疏松症（如 RA、酒精中毒、糖尿病和慢性气流受限）[17]。

骨质疏松症最常见的临床特点是椎体压缩和塌陷引起的椎体疼痛和脊柱畸形。椎体通常向前塌陷，导致颈椎前凸、胸椎后凸、姿势异常和体型较小。患者常通过限制活动来缓解急性疼痛发作，而紧张和突然改变体位可能加剧疼痛。骨质疏松症的心肺并发症继发于脊柱畸形、胸廓僵硬以及因活动受限导致的心血管系统和呼吸系统去适应性。椎体压缩性骨折是晚期骨质疏松症特征之一，椎体前表面塌陷可导致脊柱后凸。

骨质疏松症是与年龄和老年群体相关的疾病。急性疼痛发作可导致老年患者活动受限和严重的心肺功能障碍[32,39]。负重和骨骼周围肌肉的负荷运动可保持骨密度并减缓骨质流失，因此对保护骨骼健康至关重要。一般来说，骨骼生长和重塑高度依赖于运动处方参数（例如运动类型、强度、持续时间和频率）。骨矿物质含量与心血管系统与呼吸系统疾病的关系比体力活动水平更为密切。此外，运动对骨质疏松症的负面影响主要与对位对线不佳和损伤有关，而非活动本身。

骨质减少和骨质疏松症的主要生理机制是负钙平衡。钙流失与缺乏运动、吸烟、饮酒、食用咖啡因和肉类有关。补钙只是治疗的一部分，因为补充只能部分解决钙的流失问题。

长期管理目标

骨质疏松症的病因多样，因此必须根据患者的病理生理学情况进行个体化管理，且在同一患者身上可能存在多个骨质疏松症的致病因素。

除了本章所述的其他疾病的长期管理目标外，骨质疏松症患者还应将减少跌倒风险作为目标，并接受预防跌倒策略的指导。

监测

骨质疏松症患者所需的监测参数与本章所述继发性心血管系统与呼吸系统疾病基本相同；可能无须对呼吸困难、呼吸窘迫、呼吸模式异常、动脉血氧饱和度下降、发绀进行监测，因为这些情况较少发生。

药物治疗

能提高治疗反应的药物（如双磷酸盐、激素或补充剂）需在治疗前使用。

预防措施

骨质疏松症患者所需的预防措施与本章所述的继发性疾病一致。此外，患者需要定期进行骨密度评估。早期骨密度评估是长期管理的重要参照。

主要干预措施

骨质疏松症患者的主要干预措施与本章所述的其他继发性疾病的全面干预措施一致。

患者教育

骨质疏松症患者需要接受与所有慢性继发性心血管系统与呼吸系统疾病患者相同的指导（详见本章慢性继发性心肺功能障碍的患者教育部分）。

活动、运动和通气策略

有氧运动和力量训练是骨质疏松症患者长期管理的重要组成部分，旨在优化整体氧运输效率。直立位和负重有氧运动对保持骨密度、减缓骨质流失具有重要作用。当患者伴有严重的全身性肌肉力量下降和疲劳时，可能限制通气量增大的运动。此外，还需要评估患者是否存在平衡功能障碍，并加以改善，以尽量降低跌倒及其严重并发症的风险。

促进有效咳嗽的方法对骨质疏松症患者极为重要，因为这是挽救生命的措施。部分患者在咳嗽时会发生肋骨和（或）椎骨骨折。对于有骨折风险的患者，应采用无须关闭声门且不产生高胸腔内压的呵气动作[40]，应避免紧张、Valsalva 动作、撞击性活动和运动。

胶原血管疾病、结缔组织病、类风湿疾病、肾脏疾病和代谢性疾病（肥胖）

系统性红斑狼疮

病理生理学和临床治疗

系统性红斑狼疮（SLE）是一种由多种抗体引起的疾病，这些抗体可引起免疫介导的组织炎症和损害[41]。SLE 会累及全身主要器官系统，包括中枢神经系统、肌肉骨骼系统、呼吸系统、血管系统和肾脏系统。SLE 的常见症状包括关节痛和肌痛性僵硬、疼痛及疲劳。

SLE 累及心血管系统与呼吸系统的临床表现包括：因肺泡壁、血管周围及支气管周围结缔组织炎症所致的肺不张；继发于肺栓塞的积液；因胸膜炎性疼痛导致的表面张力降低以及胸廓僵硬。SLE 的其他临床表现包括伴或不伴积液的胸膜炎、肺炎、肺间质纤维化、肺动脉高压、膈肌功能障碍、肺出血、系统性高血压、心肌炎、缩窄性心包炎、心律失常、心包压塞、心包疼痛、动脉炎以及二尖瓣和主动脉瓣缺损[41]。患者还可能出现贫血、白细胞减少、血小板减少、血栓、脾大、腹水、消化道出血、肾炎及肾功能不全[17]。

长期管理目标

SLE 的长期管理目标与本章所述的其他疾病相同。

监测

SLE 患者所需的监测参数与本章所述继发性慢性功能障碍患者相同。患者的主观表现（如不适、疼痛及疲劳）可通过模拟量表进行评估。

药物治疗

能提高治疗反应的药物（如镇痛药和抗炎药物）需在物理治疗前使用。

预防措施

SLE 患者所需的预防措施与本章所述继发性疾病一致。

主要干预措施

SLE 的主要干预措施包括本章前文所述的全面干预措施。

患者教育

SLE 患者需要接受与所有慢性继发性心肺功能障碍患者相同的指导（详见本章慢性继发性心肺功能障碍的患者教育部分），尤其应着重于如何平衡运动和过度疲劳。

活动、运动和通气策略

有氧运动是 SLE 患者长期管理的重要组成部分，旨在优化整体氧运输效率，包括最大限度地提高肺泡通气，松动和廓清分泌物。运动处方参数的制订应基于患者的主观反应（如不适、疼痛、呼吸困难及感到劳累）并与客观反应相结合。最佳的有氧运动类型包括步行、踏车和水中运动，对于因肌肉骨骼受累而无法步行和踏车的患者可能更适合水中运动。

硬皮病

病理生理学和临床治疗

硬皮病的疾病特征为胶原蛋白的过度产生及皮肤和皮下组织的进行性纤维化[42,43]。硬皮病累及心血管系统与呼吸系统会导致肺间质纤维化，表现为肺活量、弥散能力和动脉血氧分压明显降低[17]。静态顺应性降低是主要的力学损害，肺动脉高压可能是合并因素。支气管肺泡灌洗显示急性炎症。心肌病与缺血、梗死及心肌纤维化有关[42]。受传导系统纤维化的影响，患者易出现传导障碍及心律失常。其他心血管系统与呼吸系统的临床表现包括伴或不伴积液的心包炎以及肾脏受累所致肺动脉高压和系统性高血压。约一半的硬皮病患者存在肾脏受累，包括内膜增生、入球微动脉纤维蛋白样坏死和肾小球基底膜增厚。全身小动脉和动脉血管发生纤维化改变及狭窄。淋巴管出现类似改变可导致淋巴液流动受阻。

食管受累可导致胃内容物反流，当患者卧床或弯腰时反流加重。腹胀和腹部不适时需考虑麻痹性肠梗阻及肠梗阻。腹水和肠道内液体聚集会增加腹内压并影响膈肌运动。

长期管理目标

硬皮病的长期管理目标与本章所述的其他疾病相同。

监测

硬皮病患者所需的监测参数与本章所述的继发性慢性疾病患者相同。

药物治疗

能提高治疗反应的药物（如免疫抑制剂和抗血小板治疗）应在物理治疗前使用。

预防措施

硬皮病患者所需的预防措施与本章所述继发性疾病一致。

主要干预措施

硬皮病患者的主要干预措施包括本章前文所述的全面干预措施。此外，还需要重视体位管理、呼吸控制及咳嗽练习的指导。

对于食管受累的患者，不可在餐后立即进行治疗和运动。这类患者应多次少量进食、在两餐之间服用抗酸剂、进食后数小时内不宜卧床。卧位时应抬高床头，以减少胃内容物误吸的风险。

患者教育

硬皮病患者需要接受与所有慢性继发性心肺功能障碍患者相同的指导（详见本章慢性继发性心肺功能障碍的患者教育部分）。

活动、运动和通气策略

运动计划应根据患者的症状和体征（详见第18章）进行调整，并预防组织挛缩。物理治疗师应与患者紧密合作，使胸廓充分扩张，改善胸廓活动度。上肢活动度训练、躯干运动和牵伸以及姿势练习有助于减轻因组织紧张导致的胸腔扩张和肺扩张受限。

强直性脊柱炎

病理生理学和临床治疗

强直性脊柱炎可导致肺总量、肺活量和吸气肌功能下降。由于呼吸肌通常不受累，通气功能得以保留。强直性脊柱炎可引起脊柱及胸廓僵硬，患者呼吸时膈肌对通气的贡献（84%）高于健康人（68%）[44,45]。强直性脊柱炎患者在使用呼吸抑制药和接受胸部/上腹部手术时，因更加依赖膈肌功能而存在风险。上述改变可导致患者在运动时为满足通气需求，而增快呼吸频率，加之呼吸力学受损，进一步增加呼吸做功。

强直性脊柱炎患者在运动时胸廓扩张程度较健康人小，但膈肌动度并没有显著低于未患病人群。因此尽管峰值做功减少，膈肌疲劳更可能为限制性因素，而非通气能力减低、通气/灌注不匹配和血气异常[46]。

长期管理目标

强直性脊柱炎的长期管理目标与本章所述的其他疾病相同，同时应重点关注优化脊柱活动度。

监测

强直性脊柱炎患者所需的监测参数与本章所述的继发性疾病相同。

药物治疗

目前，尚无治疗强直性脊柱炎的特效药物。如果患者正在使用治疗继发性疾病的药物（如镇痛药和抗炎药）以辅助提高身体能力，应在物理治疗前使用。

预防措施

强直性脊柱炎患者所需的预防措施与本章所述的慢性继发性疾病一致。

主要干预措施

强直性脊柱炎患者的主要干预措施与本章所述的全面干预措施一致，同时应重点关注体位指导以防止进一步畸形。

患者教育

强直性脊柱炎患者需要接受与其他慢性继发性心肺功能障碍患者相同的指导（详见本章慢性继发性心肺功能障碍的患者教育部分）。

活动、运动和通气策略

有氧运动是强直性脊柱炎患者长期管理的重要组成部分，旨在优化整体氧运输效率。当患者伴有严重脊柱僵硬时，通过活动增加通气的程度有限。所有平面运动与旋转相结合的胸廓运动，有助于保持整体胸廓扩张及躯干柔韧性。体位调整是优化肺容量和流速的首选干预措施。与体力活动和运动金字塔的日常运动建议一致，强直性脊柱炎患者可从高频率、长时间、低强度的交叉训练中获益，以抵消可能出现的柔韧性和活动度降低。

类风湿关节炎

病理生理学和临床治疗

类风湿关节炎（RA）是一种多系统疾病，具有较高循证依据的心血管系统与呼吸系统受累表现，包括伴或不伴积液的胸膜炎、肺间质纤维化、肺血管炎、支气管炎及肺炎、心肌炎、心外膜炎、心内膜炎、心律失常、神经炎及血管炎[47]。

RA 患者的心血管风险因素较高，舒张压升高与血栓形成风险均高于未患 RA 的人群[48]。因此，在 RA 患者的综合管理中，降低危险因素至关重要。

功能能力受限与受累肌肉及关节的疼痛和僵硬、无力、受累关节数量、疲劳以及患者是否处于急性发作有关。体力活动和运动的自身受限加剧了心血管系统与呼吸系统的去适应性。跛行常导致如步行等运动效率低下。由于肌肉骨骼受累会限制峰值运动测试，因此进行亚极量运动测试更为实用。心血管状况的测试应为非负重且在不引起患者关节疼痛的可接受强度水平下进行。

RA 的特点是病情加重与缓解交替出现。终身健康计划有助于降低病情加重频率及严重程度，并促进病情恢复。此外，该计划还可以帮助减少对强效药物的需求。

长期管理目标

传统上，RA 的物理治疗方法主要侧重于骨科方向。然而，运动和氧运输系统受限是全面管理的重要组成部分。因此，必须对继发性心血管系统与呼吸系统的临床症状进行评估，以确保运动处方的安全性和治疗效果最大化。

RA 的长期管理目标与本章所述的其他疾病相同。

监测

RA 患者所需的监测参数与本章所述的继发性疾病相同。

药物治疗

能提高治疗反应的药物（如类固醇、非甾体抗炎药及镇痛剂）应在物理治疗前使用。特别是因长期使用类固醇而具有骨质流失风险的患者，应进行温和、有节奏、非撞击性的运动。长期使用类固醇会导致骨质疏松，因此体力活动和运动处方需相应调整。

预防措施

RA 患者所需的预防措施与本章所述继发性疾病一致。

主要干预措施

RA 患者的主要干预措施包括前文所述的全面干预措施。活动时可使用辅助器具和设备，以最大限度地提高患者功能及运动耐量。

患者教育

RA 患者需要接受与所有慢性继发性心肺功能障碍患者相同的指导（详见本章慢性继发性心肺功能障碍的患者教育部分）。

活动、运动和通气策略

有氧运动是 RA 患者长期管理的重要组成部分，旨在优化在心血管系统与呼吸系统适应性及改善运动效能，从而提高整体氧运输效率。在亚急性期进行轻、中度运动对患者有益。RA 患者的踏车效率与健康人相近，但由于跛行、疾病所致畸形和疼痛，步行效率较低。非负重运动（如水中运动或水中步行）对于伴有严重畸形和疼痛的患者有益。运动处方应根据患者每日波动的病情变化及时调整。胸廓运动包括所有平面运动并与旋转相结合。体位调整是优化肺容量和流速的首选干预措施。呼吸控制和咳嗽方法是必不可少的，并且应与身体活动和体位管理相结合。

每周 3 次、每次 15~30 分钟的低强度有氧运动有助于提高 RA 患者的有氧能力[49]。此外，该运动处方还能增加运动时间、减少关节受累、改善日常生活活动，同时减轻关节疼痛和整体疲劳程度。如果患者参加运动项目时出现复发，可暂停运动训练数日或数周以减轻症状。在此期间，轻柔的活动（最好是负重）配合关节活动度训练可减少因活动减少导致的负面影响。

慢性肾功能不全

病理生理学和临床治疗

慢性肾脏病患者常伴有严重的全身并发症，其心血管系统与呼吸系统受累的临床表现包括继发于长期容量及压力负荷过重的左心室肥大和充血性心力衰竭。患者动脉粥样硬化、冠状动脉疾病、葡萄糖耐量异常和糖尿病的发病率较高。此外，全身肌肉无力及疲劳导致患者功能能力显著下降。

透析可调节慢性液体容量增多，但仍可能导致心脏做功增加、心脏肥大及高血压。在呼吸功能方面，液体容量增多会增加支气管周围液体及气道闭合。透析后体重减少与闭合容积降低、肺活量及用力呼气峰流速增加有关。

肺 – 肾综合征反映了肺与肾之间的密切关系，其特征为免疫状态改变、肺泡出血、肺间质和肺泡炎症以及肺血管受累。

肾脏在代谢、血流动力学、液体平衡和氧运输的某些调节物质的产生和调节中起主要作用。因此，肾脏病变会影响这些调节物质对生命的维持。同时，患者可能正在使用有严重不良反应的强效药物，进一步损害器官功能。

长期管理目标

慢性肾功能不全的长期管理目标与本章所述的其他继发性慢性疾病相同。

监测

慢性肾功能不全患者所需的监测参数与本章所述继发性疾病相同。

药物治疗

能提高治疗反应的药物（如利尿剂和血管紧张素转换酶抑制剂）应在物理治疗前使用。为患者建立终身健康计划可减少对肾功能不全强效药物的需求。

预防措施

慢性肾功能不全患者所需的预防措施与本章所述的继发性疾病一致。

主要干预措施

慢性肾功能不全患者可能无须本章前文所述的常见主要干预措施。活动节奏和能量节省技术可使血液透析患者获益，特别是在透析期间[50]。协调患者在透析和非透析日的活动，有助于改善其身体能力。

患者教育

慢性肾功能不全患者需要接受与所有慢性继发性心肺功能障碍患者相同的指导（详见本章慢性继发性心肺功能障碍的患者教育部分）。

活动、运动和通气策略

有氧运动是慢性肾功能不全患者长期管理的重要组成部分，旨在优化整体氧运输效率。当患者伴有严重的全身肌肉无力和疲劳时，通过活动增加通气的效果有限。增加血液透析患者最大摄氧量的同时，也可改善心血管系统与呼吸系统的其他指标。对于合适的患者，在血液透析治疗过程中进行运动是可行且安全的[50,51]。由于血液透析需要每周进行多次数小时的治疗，将有氧训练（如功率自行车）融入治疗时间内是一种有效的方式。在透析和非透析日增加活动可降低慢性肾功能不全患者的总体急性发病率和死亡率[50]。若患者合并血糖异常和冠心病，运动处方应根据病情进行相应的调整。

胸廓活动应包括所有平面运动并与旋转相结合。体位调整是优化肺容量和流速的首选干预措施。呼吸控制和咳嗽方法是必不可少的，并且应与身体活动和体位管理相结合。

肥胖

病理生理学和临床治疗

在工业化国家中，肥胖及其多系统并发症已呈流行之势。物理治疗师应将肥胖作为一种主要疾病以及其他诊断的次要问题来管理。肥胖会加重其他病理改变或病情，同时增加所有疾病的发病率及死亡率[52,53]。

通过详细评估可明确器官系统受累及运动受限程度。中央型腹型肥胖（腰围）构成严重心血管风险[54]。对于年轻肥胖患者，低有氧适能水平可能导致体适能下降，但通常不伴随严重心脏问题[55]。然而，病理性肥胖患者可能进展为心力衰竭。无创及有创的体重管理方法可促进终身改变，带来多系统获益，改善健康和幸福感，且具有成本效益[56]。

与肥胖相关的健康风险涉及多系统（详见第 1 章和第 11 章），其中心血管系统与呼吸系统风险可能危及生命。特别是肺泡低通气导致的呼吸做功和心脏做功会随体重增加而增加。在静息状态下，为适应做功增加，可能出现心脏扩张。覆盖于胸廓的身体质量会导致肺泡低通气和气道闭合，氧合下降。肥胖与肺气体交换功能差有关[57]。肥胖患者在卧位，特别是在睡眠期间易出现问题（如阻塞性睡眠呼吸暂停、心律失常和呼吸困难）。上述问题在本章前文的综合评估中已详细讨论。

长期管理目标

肥胖无论是作为首要诊断还是继发疾病，均可进行物理治疗。物理治疗师非常适合为有肥胖问题的患者提供咨询及指导，同时促进其采取积极的生活方式，推荐运动计划，并提供营养和饮食方面的基础知识。

肥胖患者必须增加每日体力活动，并且需要参加规律的运动计划。肥胖患者长期管理的目标与本章所述的其他疾病要素相同。

监测

肥胖患者所需的监测参数与本章所述的继发性疾病相同。

药物治疗

能提高治疗反应的药物应在物理治疗前使用。肥胖患者可从终身健康计划中获益，以减少对超重和肥胖相关并发症的药物需求。

预防措施

肥胖患者所需的预防措施与本章所述的所有继发性疾病一致。

主要干预措施

肥胖患者的主要干预措施包括前文所述的全面干预措施。活动时可使用辅助器具和设备，以最大限度地提高患者的功能及运动耐量。

患者教育

教育方向应侧重于整体的健康生活方式，重点是营养及减重。体力活动及运动训练应根据患者的体重变化以及基线水平进行相应调整和进阶（详见本章慢性继发性心肺功能障碍的患者教育部分）。

活动、运动和通气策略

保持健康体重具有优化营养及运动的功能（详见第 1 章）。必须评估患者改变饮食和活动习惯的意愿，以帮助制订最佳结构化方案，最大限度地维持长期结局（详见第 1 章和第 25 章）。

在实施减重计划的同时，应增加规律体力活动及结构化运动训练计划。运动处方参数，应根据生物力学压力和不适进行调整。随体重减轻，可逐步增加运动量及强度。同时，运动效能和效率可随身体生物力学正常化而提高。在初期，即使低水平的运动也可能因活动时的自身负重而发生过度的血流动力学反应。在体重明显减轻前，若耐力受限于生物力学，选择踏车或水中运动可能优于步行。体力活动必须兼具舒适和可持续性，并避免损伤。

物理治疗师作为健康指导者，在为肥胖患者提供支持和长期随访中发挥重要作用。医疗专业人员的介入及随访可提高成功率。促进减重和采取长期健康生活方式可能挽救患者的生命。鉴于当前肥胖的流行，辅助患者通过优化营养、运动和减重实现健康生活方式是极其重要的健康目标。

总结

　　本章回顾了慢性继发性心血管系统与呼吸系统疾病患者的综合物理治疗相关的病理生理学及治疗方法。本章分别介绍了运动测试和训练是此类疾病综合管理的主要组成部分。

　　本章特别介绍了继发于神经肌肉疾病、肌肉骨骼疾病、胶原血管疾病、结缔组织病、肾脏疾病、肥胖的慢性心血管系统与呼吸系统疾病的综合物理治疗。

　　我们基于个体化治疗计划的重要性提出了患者管

理原则，而非提供具体的治疗处方。在此背景下，介绍了每种疾病患者的长期管理目标、所需监测参数以及最大限度地提高心肺功能及氧运输的主要干预措施。

　　当物理治疗师为存在慢性继发性心血管系统与呼吸系统疾病患者进行治疗时，则必须考虑上述原则。这些原则对疾病管理中患者正在接受的主要治疗处方和监测具有重要指导意义。

复习题

（1）分析脑卒中、帕金森病、多发性硬化症、脑瘫、脊髓损伤、肌营养不良症、胸廓畸形、骨质疏松症、SLE、硬皮病、强直性脊柱炎、RA、慢性肾功能不全和肥胖患者继发慢性心血管系统与呼

吸系统疾病时的相关活动受限。

（2）描述问题（1）中所列慢性疾病的病理生理学相关心肺物理治疗干预措施，以及选择这些干预措施的理由。

参考文献

1. Borg GA. Psychophysical bases of perceived exertion. *Med Sci Sports Exerc.* 1982;14(5):377–381.
2. Katz S, Arish N, Rokach A, Zaltzman Y, Marcus EL. The effect of body position on pulmonary function: a systematic review. *BMC Pulm Med.* 2018;18(1):159.
3. Stoquart G, Detrembleur C, Lejeune TM. The reasons why stroke patients expend so much energy to walk slowly. *Gait Posture.* 2012;36(3):409–413.
4. Page SJ, Gater DR, Back-Y-Rita P. Reconsidering the motor recovery plateau in stroke rehabilitation. *Arch Phys Med Rehabil.* 2004;85:1377–1381.
5. Turhan N, Atalay A, Muderrisoglu H. Predictors of functional outcome in first-ever ischemic stroke: a special interest to ischemic subtypes, comorbidity and age. *Neuro Rehabil.* 2009;24(4): 321–326.
6. Duncan P, Studenski S, Richards L, et al. Randomized clinical trial of therapeutic exercise in subacute stroke. *Stroke.* 2003;34:73–80.
7. Mehrholz J, Thomas S, Elsner B. Treadmill training and body weight support for walking after stroke. *Cochrane Database Syst Rev.* 2017;8:CD002840.
8. Leddy AL, Connolly M, Holleran CL, et al. Alterations in aerobic exercise performance and gait economy following high-intensity dynamic stepping training in persons with subacute stroke. *J Neurol Phys Ther.* 2016;40(4):239–248.
9. Reid WD, Chung F, Hill K. *Cardiopulmonary Physical Therapy: Man-agement and Case Studies.* 2nd ed. Thorofare, NJ: SLACK; 2014.
10. Thayabaranathan T, Andrew NE, Immink MA, et al. Determining the potential benefits of yoga in chronic stroke care: a systematic review and meta-analysis. *Top Stroke Rehabil.* 2017;24(4):279–287.
11. Badics E, Wittmann A, Rupp M, et al. Systematic muscle building exercises in the rehabilitation of stroke patients. *NeuroRehabilitation.* 2002;17:211–214.
12. Hebert D, Lindsay MP, McIntyre A, et al. Canadian stroke best practice recommendations: stroke rehabilitation practice guidelines, update 2015. *Int J Stroke.* 2016;11(4):459–484.
13. Sabaté M, González I, Ruperez F, Rodríguez M. Obstructive and restrictive pulmonary dysfunctions in Parkinson's disease. *J Neurol Sci.* 1996;138(1–2):114–119.
14. Serebrovskaya T, Karaban I, Mankovskaya I, et al. Hypoxic ventilatory responses and gas exchange in patients with Parkinson's disease. *Respiration.* 1998;65:28–33.
15. Crosby NJ, Deane KH, Clarke CE. Beta-blocker therapy for tremor in Parkinson's disease. *Cochrane Database Syst Rev.* 2003;(1): CD003361.
16. Tomlinson CL, Herd CP, Clarke CE, et al. Physiotherapy for Parkinson's disease: a comparison of techniques. *Cochrane Database Syst Rev.* 2014;(6):CD002815.
17. Jameson JL, Fauci AS, Kasper DL, Hauser SL, Longo DL, Loscalzo J. *Harrison's Principles of Internal Medicine.* 20th ed. New York, NY: McGraw-Hill Professional; 2004.
18. Merkelbach S, Dillmann U, Kölmel C, et al. Cardiovascular autonomic dysregulation and fatigue in multiple sclerosis. *Mult Scler.* 2001;7:320.
19. Piccinini L, Cimolin V, Galli M, Berti M, Crivellini M, Turconi AC. Quantification of energy expenditure during gait in children affected by cerebral palsy. *Eura Medicophys.* 2007;43(1):7–12.
20. Schechter MS. Airway clearance applications in infants and children. *Respir Care.* 2007;52(10):1382–1390.
21. Lucena-Antón D, Rosety-Rodríguez I, Moral-Munoz JA. Effects of a hippotherapy intervention on muscle spasticity in children with cerebral palsy: a randomized controlled trial. *Complement Ther Clin Pract.* 2018;31:188–192.
22. Mason RJ, Broaddus VC, Martin T, et al. *Murray and Nadel's Textbook of Respiratory Medicine.* 5th ed. Philadelphia, PA: Elsevier; 2010.
23. Torres-Castro R, Vilaró J, Vera-Uribe R, Monge G, Avilés P, Suranyi C. Use of air stacking and abdominal compression for cough assistance in people with complete tetraplegia. *Spinal Cord.* 2014;52(5): 354–357.
24. Kressler J, Wymer T, Domingo A. Respiratory, cardiovascular and

metabolic responses during different modes of overground bionic ambulation in persons with motor-incomplete spinal cord injury: a case series. *J Rehabil Med*. 2018;50(2):173–180.

25. Crane DA, Hoffman JM, Reyes MR. Benefits of an exercise wellness program after spinal cord injury. *J Spinal Cord Med*. 2017;40(2):154– 158.

26. Postma K, Haisma JA, Hopman MT, Bergen MP, Stam HJ, Bussmann JB. Resistive inspiratory muscle training in people with spinal cord injury during inpatient rehabilitation: a randomized controlled trial. *Phys Ther*. 2014;94(12):1709–1719.

27. Reid WD, Brown JA, Konnyu KJ, RurakJM, Sakakibara BM. Physiotherapy secretion removal techniques in people with spinal cord injury: a systematic review. *J Spinal Cord Med*. 2010;33(4):353–370.

28. Julia PE, Sa'ari MY, Hasnan N. Benefit of triple-strap abdominal binder on voluntary cough in patients with *spinal cord* injury. Spinal Cord. 2011;49(11):1138–1142.

29. McDonald CM, Carter GT, Han JJ, Benditt JO. Rehabilitation management of Duchenne muscular dystrophy. In: Chamberlain JS, Rando TA, eds. *Muscular Dystrophy Advances in Therapeutics*. Boca Raton, FL: CRC Press; 2006:165–166.

30. Macklem PT, Roussos CS. Respiratory muscle fatigue: a cause of respiratory failure? Clin Sci Mol Med. 1977;53:419–422.

31. Laghi F, Tobin MJ. Disorders of the respiratory muscles. *Am J Respir Crit CareMed*. 2003;168:10–48.

32. Dean E. Advances in rehabilitation for older persons with cardiopul- monary dysfunction. In: Katz PR, Mezey MD, Kane RL, eds. *Emerging Systems in Long-Term Care: Advances in Long-Term Care*. 4th ed. New York, NY: Springer; 1993.

33. Tramont CV, Faria AC, Lopes AJ, Jansen JM, Melo PL. Influence of the ageing process on the resistive and reactive properties of the re spiratory system. *Clinics (Sao Paulo)*. 2009;64(11):1065–1073.

34. Della Marca G, Pantanali F, Frusciante R, et al. Cephalometric findings in facioscapulohumeral muscular dystrophy patients with obstructive sleep apneas. *Sleep Breath*. 2011;15(1):99–106.

35. Gianola S, Pecoraro V, Lambiase S, Gatti R, Banfi G, Moja L. Efficacy of muscle exercise in patients with muscular dystrophy: a systematic review showing a missed opportunity to improve outcomes. *PLoS One*. 2013;8(6):e65414.

36. O'Dowd D, Morse C, Bostock E, Smith D, Payton C. Is progressive resistance training an effective intervention in adults with muscular dystrophy? *Gait Posture*. 2018;65(Suppl 1):166–167.

37. Villanova M, Brancalion B, Mehta AD. Duchenne muscular dystrophy: life prolongation by noninvasive ventilatory support. *Am JPhys Med Rehabil*. 2014;93(7):595–599.

38. Tsuang YH, Sun JS, Chen LT, Sun SC, Chen SC. Direct effects of caffeine on osteoblastic cells metabolism: the possible causal effect of caffeine on the formation of osteoporosis. *J Orthop Surg Res*. 2006;1:7.

39. Dean E. Cardiopulmonary development. In: Bonder BR, Wagner MB, eds. *Functional Performance in Older Adults*. 4th ed. Philadelphia, PA: F.A. Davis; 2018.

40. Sano A, Tashiro K, Fukuda T. Cough-induced rib fractures. *Asian Cardiovasc ThoracAnn*. 2015;23(8):958–960.

41. Ugarte-Gil MF, Pons-Estel GJ, Alarcon GS. Epidemiology. In: Tsokos G, ed. *Systemic Lupus Erythematosus: Basic, Applied, and Clinical Aspects*. London, UK: Elsevier; 2016.

42. Shah SJ, Mahmood A, Coghlan JG. Cardiac involvement: evaluation and management. In: Varga J, Denton CP, Wigley FM, et al, eds. *Scleroderma: From Pathogenesis to Comprehensive Management*. 2nd ed. New York, NY: Springer; 2017.

43. Denton CP. Overview of lung involvement: diagnosis, differential diagnosis, and monitoring. In: Varga J, Denton CP, Wigley FM, et al, eds. *Scleroderma: From Pathogenesis to Comprehensive Manage ment*. 2nd ed. New York, NY: Springer; 2017.

44. Grimby G, Fugl-Meyer AR, Blomstrand A. Partitioning of the con tribution of rib cage and abdomen to ventilation in ankylosing spondylitis. *Thorax*. 1974;29:179–184.

45. Hauge BN. Diaphragmatic movement and spirometric volume in patients with ankylosing spondylitis. *ScandJ Respir Dis*. 1973;54: 38–44.

46. Ünlü E, Pamuk ÖN, Erer B, Dönmez S, Çakir N. Diaphragmatic movements in ankylosing spondylitis patients and their association with clinical factors: an ultrasonographic study. *Rheumatol Int*. 2012;32(2):435–437.

47. Autoimmune Disease. Rheumatoid Arthritis. Available at: www. labpedia. net/elementary-immunology/chapter-18-autoimmune-diseases- rheumatoid-arthritis/#:~:text=Rheumatoid%20 Arthritis%20is%20a%20multisystem%20chronic%20 inflammatory%20disease,the%20 involvement%20of%20the%20 joints%20and%20synovial%20 membranes. Accessed on May 4, 2021.

48. Crowson CS, Rollefstad S, Ikdahl E, et al. Cardiovascular risk factors, including thrombotic variables, in a population with rheumatoid arthritis. *Ann Rheum Dis*. 2018;77(1):48–54.

49. Lange E, Kucharski D, Svedlund S, et al. Effects of aerobic and resistance exercise in older adults with rheumatoid arthritis: a randomized controlled trial. *Arthritis Care Res (Hoboken)*. 2010; 71(1):61–70.

50. Matsuzawa R, Roshanravan B, Shimoda T, et al. Physical activity dose for hemodialysis patients: where to begin? Results from a prospective cohort study. *J Ren Nutr*. 2018;28(1):45–53.

51. Jeong JH, Biruete A, Fernhall B, Wilund KR. Effects of acute intra dialytic exercise on cardiovascular responses in hemodialysis patients. *HemodialInt*. 2018;22(4):524–533.

52. Desapriya E. Obesity epidemic. *Lancet*. 2004;364:1488.

53. OrzanoAJ, Scott JG. Diagnosis and treatment of obesity in adults: an applied evidence-based review. *J Am Board Fam Pract*. 2004; 17:359–369.

54. Gruson E, Montaye M, Kee F, et al. Anthropometric assessment of abdominal obesity and coronary heart disease risk in men: the PRIME study. Heart. 2010;96(2):136–140.

55. Carroll S, Marshall P, Borkoles E, Ingle L, Barker D, Tan LB. Efficacy of lifestyle intervention on peak exercise cardiac power output and reserve in premenopausal obese females: a randomized pilot study. *IntJ Cardiol*. 2007;119(2):147–155.

56. Bockelbrink A, Stöber Y, Roll S, Vauth C, Willich SN, von der Schulenburg JM. Evaluation of medical and health economic effectiveness of bariatric surgery (obesity surgery) versus conservative strategies in adult patients with morbid obesity. *GMS Health Technol Assess*. 2008;4:Doc06.

57. Zavorsky GS, Wilson B. Sex, girth, waists and hips (what matters for gas exchange in extreme obesity?) *Respir Physiol Neurobiol*. 2010; 170(1):120–122.

第五篇

心血管系统与呼吸系统
物理治疗：重症监护

29

重症监护室的监测系统、导管和设备

作者：Dawn Stackowicz　Donna Frownfelter　Elizabeth Dean
译者：王建军
校对：周　婷

本章目录

关键词

引言

重症监护室（intensive care unit，ICU）团队的主要目标是为每位危重患者实现血流动力学的稳定性和最佳氧运输，并关注患者最终是否能够恢复最大限度的生活参与和活动能力（最佳结局见第 15 章）。ICU

患者的心肺状况常因体液和电解质紊乱及酸碱失衡而受到损害。本章将介绍这些系统的调节机制以及与物理治疗师相关的失衡的临床意义，并介绍用于评估ICU患者心肺状态的监测系统、导管和设备。虽然综合ICU和专科ICU的监测重点可能有所不同（视具体设施而定），但其原则是相似的。它们的首要目标是保护生命，即最大限度地增加氧输送，并预防与卧床和活动受限相关的风险。

熟悉ICU中的大量监测设备，有助于减轻物理治疗师在这种环境下工作时可能产生的担忧。这种监测是ICU物理治疗标准的核心，用以指导渐进性的活动和整体管理[1]。初次接触时，物理治疗师可能会被高科技环境所震撼。在这种情况下，高质量的治疗依赖于利用高科技监测设备优化评估、制订治疗参数、建立预期和实际干预效果，并减少患者的不良风险。

心肺功能评估的主要监测系统包括心电图（electrocardiogram，ECG）（第10章）、静脉和动脉导管、心电监测和颅内压监测。此外，喂养管和引流管虽然不是监测系统，但也会影响血流动力学稳定性、体液和电解质平衡，因此本章也会介绍这些导管。

典型ICU的总体视图如图29.1所示。ICU患者

床旁区域展示了生命维持设备和各种导管、管线（图29.2）。近距离观察患者时，可以看到各种管路和导管的准确位置，并判断需要注意的地方。治疗方法应根据每位患者管线和导管的类型和位置进行调整（图29.3）。

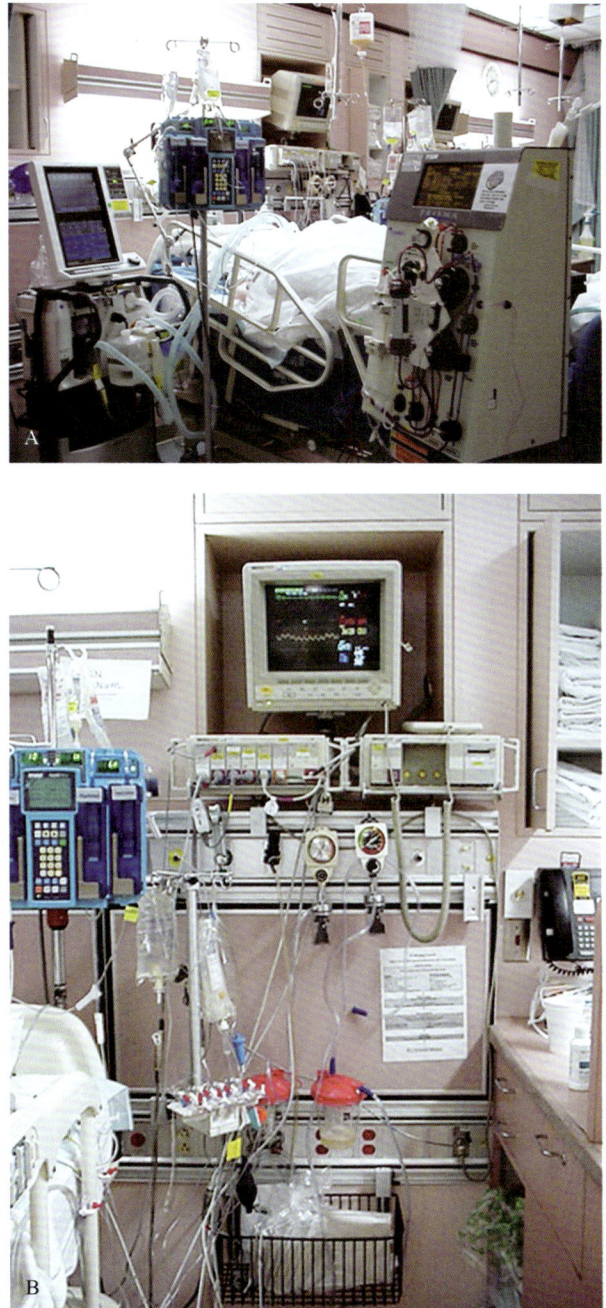

图29.2　ICU患者床旁区域。A. 重症监护室中患者的床边近景。请注意，由于展示了所有的设备，几乎看不到患者。B. 床旁监测设备

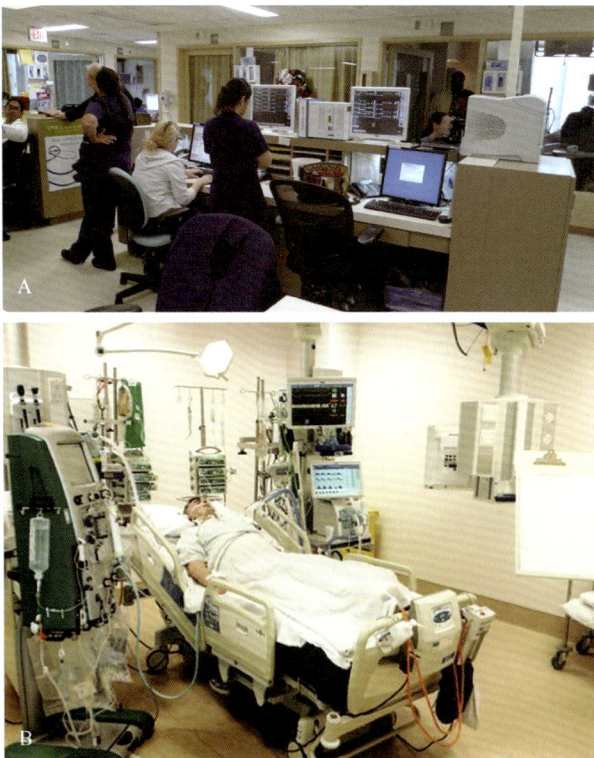

图29.1　重症监护室的总体视图

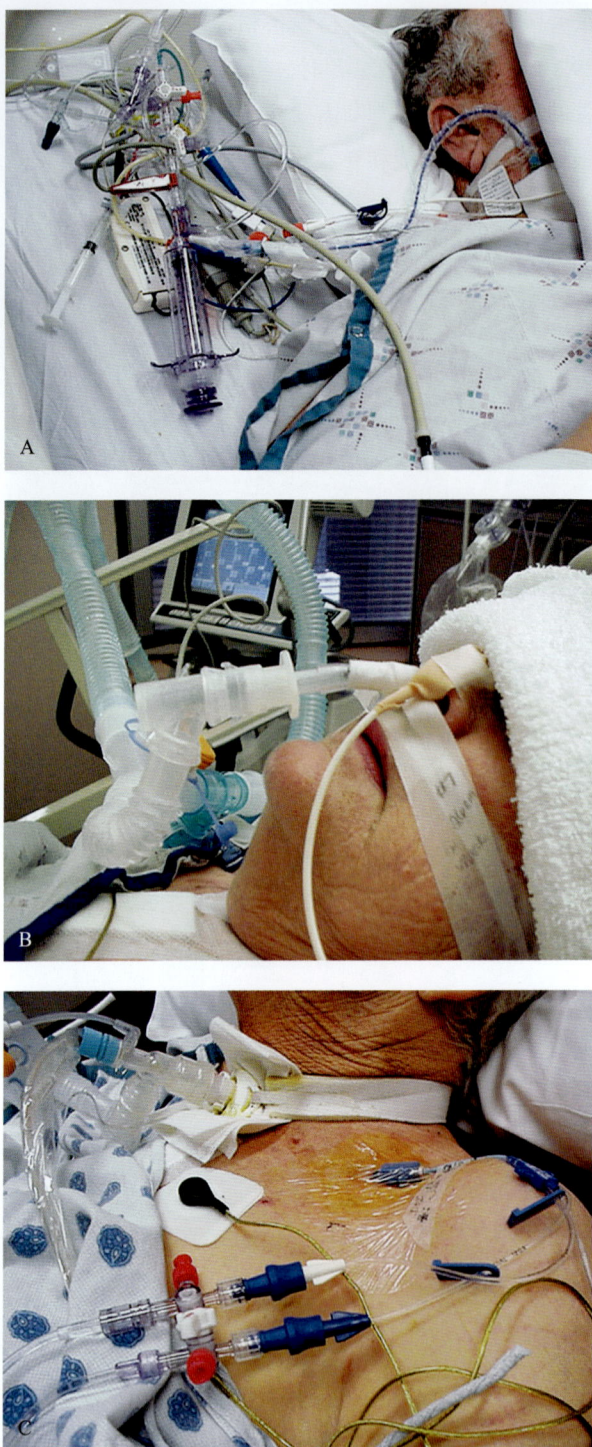

图 29.3　各种管路和导管的位置。A. 请注意右颈静脉上的 Swan-Ganz 导管。B. 患者经鼻气管插管，呼吸机辅助通气，已插入 Dobhoff 管。C. 已进行气管切开，并置入左锁骨下中心静脉导管

体液和电解质平衡

当液体摄入、利用和排泄的正常调节被打乱时，体液、电解质和酸碱失衡就会产生。失衡表现为体内液体的过量、不足或异常分布[2]。轻度失衡可以通过改变患者的液体和营养摄入来纠正，而严重失衡可能危及生命，需要立即进行高侵入性的医疗干预。

液体量过多是由于摄入增加和液体、电解质流失减少造成的。过量可能导致肾功能不全，加重液体潴留，同时伴有呼吸功能不全，导致二氧化碳潴留。液体量过多可以通过控制液体摄入、生理性多尿和利尿药物来纠正。

液体量不足是由于身体血管内外液体和电解质的异常移位造成的，通常与液体和营养摄入减少有关。出汗和伤口可导致大量液体流失，腹泻和呕吐可使胃肠道液体流失，出血则会导致液体和电解质丢失。液体量不足也可继发于体内液体潴留和局部水肿（第三间隙），使得这部分液体无法参与调节体内液体平衡。液体和电解质不足可以通过口服摄入、管饲、静脉输注和肠外高营养来补充。

液体和电解质的过多或不足可通过实验室检测特定电解质的血清水平来确定。电解质水平和红细胞压积随液体量过多而降低（血液稀释），随液体流失而升高（血液浓缩）。补充液体应基于对患者需求的详细评估。输血通常是补充红细胞的首选方法，可用于治疗失血[3]。血浆和血浆扩容剂（如晶体：生理盐水、葡萄糖、林格氏乳酸液。胶体：葡聚糖、人白蛋白）可用于治疗失血和补充血容量[4,5]。白蛋白和类似物质（如胶体）通过增加血浆渗透压来增加血浆体积，从而使间质液体重新被吸收，在治疗休克方面特别有效[6,7]。

评估液体和电解质平衡包括主观和客观方面（表29.1）。在床旁，物理治疗师必须警惕患者主诉头痛、口渴、恶心和呕吐以及呼吸困难、皮肤肿胀和肌肉力量的变化。客观评估应基于液体摄入、排出和体重。液体平衡对身体健康以及心肺功能至关重要，因此需要在床旁常规记录出入量。记录内容包括尿和粪便中丢失的液体量、伤口引流以及从体腔（如经鼻胃管从腹部和经胸管从胸腔）引流出的液体。

患者在出现明显水肿之前，体重可能已经增加了

部位	液体过量／电解质失衡	液体不足／电解质失衡
头颈部	颈静脉怒张，面部水肿	口渴、黏膜干燥
肢端	重力依赖性凹陷性水肿	肌肉无力、烦躁、抽搐
皮肤	温暖、潮湿、紧绷、水肿时感觉冰凉	干燥、水肿减轻
呼吸	呼吸困难、端坐呼吸、咳痰、湿啰音	呼吸频率和呼吸深度的变化
循环	高血压、45°坐位时可见颈静脉充盈、房性心律失常	脉搏不规则、心律失常、体位性低血压、窦性心动过速
腹部	腹围增加、移动性浊音	腹痛

改编自 Phipps WJ, Long BC, Woods NF（eds.）. *Medical-Surgical Nursing: Concepts and Clinical Practice*. 6th ed. Philadelphia, PA：Elsevier；1999.

几千克。身体的重力依赖区首先出现液体过量的迹象。卧床患者表现为骶尾部水肿，坐位患者往往会出现手脚肿胀。

皮肤弹性降低提示液体不足。前胸皮肤因挤压而下垂可能提示液体严重不足。年轻患者可能表现为皮肤皱褶、无光泽。

在ICU治疗中，补充营养对维持水电解质平衡、减少体重下降、保持力量和耐力以及促进愈合和恢复非常重要。为患者开具营养补充处方是营养学领域的专业内容，可根据患者需要采取多种方式。

心血管和肺部检查可以提示液体平衡的变化。呼吸音在鉴别液体过多时具有重要价值。肺泡呼吸音变得更像支气管肺泡呼吸音，湿啰音增加。当有胸腔积液时，下肺呼吸音消失。呼吸困难和端坐呼吸也是液体过多的症状。充血性心力衰竭（congestive heart failure，CHF）的早期征象是因心室快速充盈引起的奔马律。

中、重度液体失衡可出现全身血压和中心（颈）静脉压（central venous pressure，CVP）改变。血压升高提示液体过多，而在血压显著下降前，会出现血管内液体减少15%~25%。液体过多时会出现颈静脉怒张。正常人45°坐位休息时，在胸骨角上2 cm处颈静脉是不可见的，而如果观察到颈静脉充盈，则提示液体过多。

物理治疗师对液体和电解质平衡的警惕，不仅限于ICU病房，在所有领域的实践中都是必不可少的。液体失衡在老年人和幼儿中很常见，因此在病房、家庭和社区中都需要注意。

酸碱平衡

简而言之，酸碱平衡是通过调节体液中的氢离子浓度来实现的[8,9]。人体血液的pH通常维持在7.35~7.45的范围内，或略呈碱性。当血液的pH低于7.35时，称为酸中毒；当血液的pH高于7.45时，称为碱中毒。pH的调节至关重要，因为即使稍微偏离正常范围，也会引起细胞化学反应速率的显著变化。pH低于6.8或高于8.0均可能导致死亡。

酸碱平衡由多个调节缓冲系统控制，主要包括碳酸－碳酸氢盐缓冲系统、磷酸盐缓冲系统和蛋白质缓冲系统。这些系统的作用非常迅速，能防止pH的瞬间变化。通过不受主要影响的成分进行代偿，pH可恢复正常。如果失衡的主要原因是呼吸问题，代偿机制则是代谢性的。如果失衡的主要原因是代谢问题，代偿机制则是呼吸性的。呼吸系统可在数小时内代偿代谢问题，而肾脏则需数天代偿呼吸问题。

酸碱失衡的临床表现见表29.2。除了本章所述的酸碱失衡的主要特征外，钾过高（高钾血症）与呼吸性和代谢性酸中毒有关，神经肌肉过度兴奋与呼吸性和代谢性碱中毒有关。

表 29.2　常见酸碱失衡的症状和体征

	呼吸性紊乱	代谢性紊乱
酸中毒	高碳酸血症	碳酸氢盐缺乏
	通气不足	过度通气
	头痛	头痛
	视觉障碍	神志不清
	意识障碍	呼吸变深
	嗜睡	昏睡
	昏迷	昏迷
	高钾血症	高钾血症
	心室颤动（继发于高钾血症）	心律失常（继发于高钾血症）
	腱反射抑制	
碱中毒	低碳酸血症	碳酸氢盐过量
	头晕	呼吸抑制
	手指麻木 / 刺痛	精神错乱
	强直	头晕
	抽搐	手指麻木 / 刺痛
	低钾血症	肌肉痉挛
	心律失常（继发于低钾血症）	手足强直
		抽搐
		低钾血症
		心律失常（继发于低钾血症）

影响更为显著。尽管危重患者常使用镇静药，但仍需考虑 PaO_2 的生理性变异，当使用 PaO_2 作为结局指标时，必须控制这些影响因素 [13]。

成人低氧血症的常见症状和体征见表 29.3。尽管大脑受到自身调节机制的保护，但 PaO_2 降至 60 mmHg 时会出现中枢神经系统明显抑制的征象，这反映了脑组织对缺氧（组织中低氧水平）的极度敏感性。

低氧血症的主要代偿机制包括心输出量增加、重要脏器灌注改善以及长期的红细胞增多症。次要代偿机制包括由于组织酸中毒和无氧代谢而在组织水平上提高氧解离，这是通过氧血红蛋白解离曲线右移实现的（第 2 章）。如果低氧血症的主要代偿机制存在缺陷，则在较高 PaO_2 时也会出现严重症状。例如，对于血红蛋白降低和心输出量受损的患者，即使 PaO_2 轻微下降，也是难以忍受的。慢性气流受限患者因已适应较低 PaO_2 水平，可能在极低的动脉氧水平时才

血气分析

　　动脉血和混合静脉血的成分分析能提供呼吸、心脏和代谢功能的重要信息 [10,11]。因此，ICU 患者应定期复查血气分析。当患者病情短时间内好转或恶化时，或需监测特定的治疗反应时，可能需每日多次复查血气分析。若患者已留置动脉导管，则可频繁复查血气分析，而且不会对患者造成创伤。对于贫血患者，反复动脉采血可能导致失血，因此需要严格把控采血频率。

低氧血症

　　低氧血症是指血液中的氧分压降低。在健康人群中，年龄和体位是降低动脉血氧分压（PaO_2）的主要因素 [12]。PaO_2 随着年龄的增长而降低的原因包括肺泡表面积减小、肺毛细血管血容量减少和弥散能力降低。年轻成年人端坐位时 PaO_2 的正常范围为 90~100 mmHg；仰卧位时降至 85~95 mmHg；睡眠时降至 70~85 mmHg。老年人正常 PaO_2 水平可通过公式 110－0.5× 年龄（岁）估算。PaO_2 对老年人、吸烟者和慢性病患者尤为重要，因其体位变化对 PaO_2 的

表 29.3　低氧血症的常见症状和体征

PaO_2/mmHg	症状和体征
80~100	正常
60~80	中度心动过速 可能出现呼吸窘迫
50~60	萎靡不振 轻度头痛 恶心 头晕 判断力障碍 不配合 焦躁不安 每分通气量增加
35~50	意识障碍 心律失常 呼吸困难
25~35	心脏骤停 肾血流减少 尿量减少 乳酸酸中毒 氧合差 嗜睡 最大每分通气量 意识丧失
小于 25	每分通气量减少（继发于呼吸中枢抑制）

出现临床表现。

基于耗氧量（oxygen consumption，VO$_2$）的氧动学监测对于了解危重症患者的氧运输状态至关重要，可确保早期干预的安全性[14,15]。氧输送（oxygen delivery，DO$_2$）、氧动力学及其相关参数可通过直接或间接测热法进行监测。

高氧血症

血液中氧浓度过高称为*高氧血症*。给正常健康人使用纯氧时，平均组织氧分压上升小于 10 mmHg。因此，非肺组织的功能几乎不受影响。在肺部，高浓度的氧气取代了通气不佳区域的氮气，导致通气 / 灌注匹配不均（脱氮肺不张）和肺顺应性降低区域塌陷。

氧的毒性作用取决于暴露时间和浓度。高浓度的氧气 [吸入氧浓度（fraction of inspired oxygen，FiO$_2$）大于 60%][16] 可直接损伤支气管和肺实质，但通常可耐受 24~48 小时[17,18]。然而，高浓度给氧联合正压通气会增加氧中毒和肺实质损伤的风险[16,17]。当吸入氧浓度低于 60% 时，无论持续时间如何，临床上很少出现氧中毒。

低碳酸血症

二氧化碳分压（pressure of carbon dioxide，PaCO$_2$）急性下降或低碳酸血症可导致碱中毒和因脑血管收缩引起的脑血流量减少。PaCO$_2$ 突然降低的主要后果是周围和中枢神经功能的改变。机械通气初期可能导致动脉 PaCO$_2$ 突然下降，进而引发危及生命的情况。除血气分析外，呼气末二氧化碳监测也很有用，因为它能提供 PaCO$_2$ 含量的实时信息[19]。

高碳酸血症

PaCO$_2$ 的急性升高称为*高碳酸血症*。二氧化碳作为代谢的主要最终产物，是一种相对无害的气体。二氧化碳在通气和调节脑血流量、pH 和交感神经张力方面起关键作用。患者 PaCO$_2$ 水平升高会因酸中毒对神经系统的影响而出现意识障碍。然而，若 PaCO$_2$ 缓慢增加，则相对易耐受。PaCO$_2$ 升高提示肺泡通气不足，导致肺泡 PaO$_2$ 降低。据报道，一些严重慢性气流受限患者，即使 PaCO$_2$ 超过 90 mmHg，仍可通过吸氧纠正低氧血症，维持相对正常的生活。然而给

慢性阻塞性肺疾病患者高浓度吸氧可能是危险的，因为这会干扰其依赖缺氧驱动的呼吸机制。这一观点在最新的文献中仍存在争议[20]。

急性高碳酸血症可增强交感神经兴奋性，导致心输出量和周围血管阻力增加。这些影响抵消了过量的氢离子对心血管系统的影响。与类似程度的代谢性酸中毒相比，高碳酸血症对低 pH 的耐受性更好。严重高碳酸血症时可能出现肌肉抽搐和癫痫发作。PaCO$_2$ 的变化趋势可通过呼气末二氧化碳监测[19]。

床旁监测

ICU 中典型的床旁监护仪通过心电监护仪显示心率和遥测读数，通过袖带读取无创血压，通过动脉导管读取有创血压，通过中心静脉导管读取腹侧静脉压，通过脉搏血氧仪监测脉氧饱和度。其他监测参数有体温、颅内压和呼吸频率。见图 29.4。

带示波器和数字心率显示的单通道心电监护仪通常置于 ICU 患者床旁上方（图 29.4）。通常，在中央监控台也可以观察心电监护仪，同时监测所有 ICU 患者的心电图，并配备条带记录仪以打印异常数据报告。

心电监护仪可持续监测心率和心律，且不受活动影响。设定心率的高限和低限后，若心率低于或高于上述设定值将触发警报。对于心脏重症监护室的常规监测，可以使用改良胸导联。根据所需的导联配置，可在胸部放置至少 3 个电极，最多 5 个电极，以提供有关心率和节律变化的最佳信号，从而确保密切监

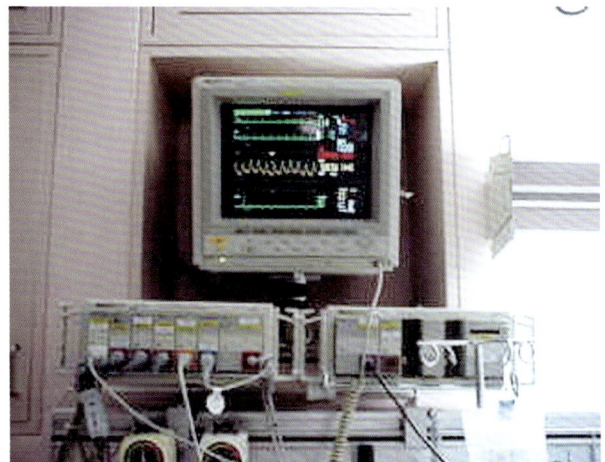

图 29.4　心电监护仪

测患者。使用 3 个电极时，正极放置于右胸骨边界的第四肋间隙，负极放置于左锁骨中线的第一肋间隙。尽管接地电极可以放置在任何方便的地方，但为了消除电干扰，通常置于右锁骨中线的第一肋间隙处[21]。对于安装起搏器或胸部烧伤的患者[22]，电极可以放置在其他位置。

心电监护仪的问题通常是由导联线使用技术错误、电干扰或运动伪影造成的。其他设备的电干扰（例如 60 Hz 的电干扰）可能导致基线变粗，而咳嗽和运动可能引起信号不稳定。任何异常的原因都必须明确，并排除心肌的异常电活动。物理治疗师在治疗过程中关闭心电监护仪报警系统是非常危险的。

ICU 专科物理治疗师在管理患者方面应熟练掌握心电监护仪解读和各种心律失常对患者的影响。心律失常相关的临床表现取决于心律失常类型、患者的年龄和状况、药物治疗，特别是是否存在基础心脏病。房室交界区或室性心律失常通常提示疾病严重。常见的心律失常见第 10 章。

无创血压（noninvasive blood pressure，NIBP）通过放置在上臂、大腿或脚踝上尺寸合适的袖带进行测量。对于低血压患者，若上臂无法佩戴袖带，那么在大腿和脚踝处测量也是准确的[23]。根据 NIBP 读数计算平均动脉压也是准确的。若没有动脉导管，NIBP 读数也同样可靠[24]。

脉搏血氧仪可以无创地监测动脉血氧饱和度，即血红蛋白与氧结合的比例。在连接血氧仪传感器之前，通过摩擦耳垂、手指或脚趾来加热，几秒钟内就可以直接从显示器上读取 SpO_2（图 29.5）。SpO_2 是常规评估机械通气、麻醉效果以及治疗反应的有效辅助手段。在体位改变、活动、运动训练和其他治疗干预之前、期间和之后连续监测 SpO_2 非常重要。对于贫血、黄疸和心输出量降低的患者，SpO_2 可能会降低。对于外周灌注不良、四肢冰冷和皮肤色素沉着的患者，SpO_2 读数可能会不准确。ICU 患者的氧合变化较大，甚至每时每刻都在变化，可能与镇静、高呼气末正压或反比通气无关[13]。

如第 18 章和第 19 章所述，在 ICU 环境中，需要密切监测体位改变和活动的生理反应。在治疗过程中，通过床旁监护仪观察心率、血压和血氧饱和度，为物理治疗师提供了客观的测量指标，并准确指示了患者对活动的耐受性。

血流动力学监测

血流动力学状态反映了血容量和心肌的机电耦合情况，以确保提供足够的心输出量和外周灌注，适应机体不断变化的代谢需求。对于非危重患者，监测液体出入量、心率和血压可能就足够。对于 ICU 患者，为了更密切地监测血流动力学状态，可能需要插入各种静脉和动脉导管。

尽管直接的有创血流动力学监测对患者的评估和治疗具有显著优势，但无论患者是否置入有创导管，基础血流动力学评估都是心肺评估的基本组成部分[25]。基础血流动力学监测包括心率、ECG、血压和外周组织灌注。这些是对所有患者进行物理治疗评

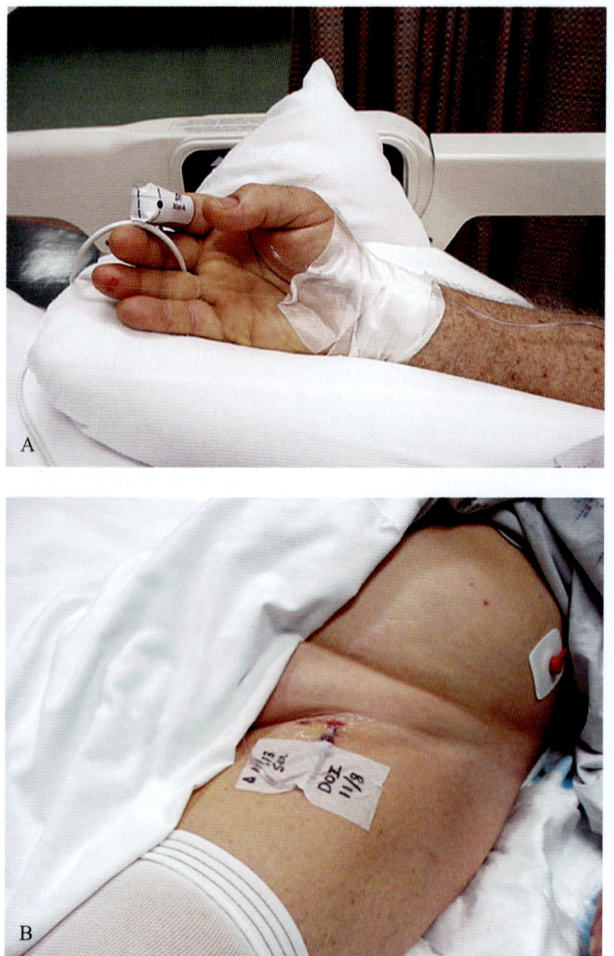

图 29.5 SpO_2 监测。A. 桡动脉置管，同时请注意手指上的脉搏血氧仪传感器。B. 股动脉置管

估的基础。即使在非 ICU 环境中，物理治疗师可能没有必要直接监测心电图，但了解其状态是必要的，以便确定治疗是否安全、治疗方案应该如何调整以及需要采取哪些预防措施。

静脉导管

外周静脉（intravenous，IV）导管是医院（包括 ICU）最常用的导管类型。它是一种短导管，通过皮肤插入非胸部和腹部的外周静脉，通常为暂时使用，应每 48~72 小时更换一次，以减少插入部位感染的风险。IV 导管用于输液、维持电解质平衡、输血和提供直接静脉营养［如全胃肠外营养（total parenteral nutrition，TPN）］。液体可通过重力或机械泵辅助输送。通过将另一个较小的静脉输液管连接到主静脉输液管上，可以同时进行多次输注，称为背负式输液（piggyback infusion）或二次输液（secondary infusion）。

在为有 IV 导管的患者提供物理治疗干预（如床上活动和移动）时应注意以下事项。避免在静脉输液肢体测量血压，但若四肢均有多条管路，则选择袖带压力影响最小的肢体。在患者接受物理治疗前，通常由护士处理 IV 导管。IV 导管置入部位应位于静脉液袋下方，以防止重力注入时发生回流（若通过泵输入则不受影响）。避免牵拉管路，防止管路移位；若发生脱落，应立即用纱布按压出血部位，并通知护士。如果输液泵上发出警报，应检查管路是否有扭结、液体是否已输完或泵上的电池电量是否不足。根据具体情况做出适当的调整，并在需要帮助时通知护士。

中长导管通常插入肘前或上臂中部的外周静脉，导管尖端位于腋窝附近，它是临时性通路，但可以留置长达 4 周，适用于难以放置 IV 导管和预计需要长期静脉输液的患者。需注意，TPN 和化疗药不能通过中长导管输入。

经外周静脉置入中心静脉导管（peripherally inserted central catheters，PICC）从外周静脉（通常在手臂）插入，导管尖端推进至靠近心脏的胸部大静脉。与外周静脉相比，PICC 的感染风险较低，因为细菌需要穿过整个导管长度才能进入血液。然而，尽管感染的风险很低，PICC 插入部位仍需用无菌敷料覆盖。PICC 导管是半永久性的，为了持续治疗（如长期静脉注射抗生素）可以保留数月，且出血风险低，外观受影响较小。PICC 的缺点是必须通过小的外周静脉，这可能增加给药时间以及上臂运动和活动时闭塞或损伤的风险。

使用中长导管和 PICC 时，应遵循与 IV 导管相同的治疗注意事项。最重要的是，避免在中长导管或 PICC 部位进行 NIBP 测量，以免导致导管阻塞。使用腋窝拐杖的患者在训练时要小心，不要让导管移位。

中心静脉导管（central venous catheters，CVC），通常称为中心导管，放置于颈部（颈内或颈外）、胸部（锁骨下）或腹股沟（股骨）的大静脉中。CVC 通常有多个平行的管腔（双腔或三腔），允许同时输注多种药物、液体或血液制品，而无须考虑化学相容性。Quinton 导管是一种用于透析的中心导管，有两个管腔/端口：一个将患者的血液输送到透析机，另一个将过滤后的血液输送回患者。中心静脉导管的优点包括：将药物直接输送到心脏，以便快速分布至全身；允许频繁抽血；提供更多的静脉通道（可同时输注液体、血液制品、药物和 TPN）；比 IV 导管更快地输入液体；监测 CVP。患者活动或移动时应采取预防措施，以防止管路牵拉和移位。

隧道式中心静脉导管从体表位置（颈部、胸部或腹股沟）插入静脉，在皮肤下走行，出口在不同的部位（通常是胸部）。这种设计使接入口比直接从颈部或腹股沟区域露出的端口更隐蔽，且导管在皮肤下走行，可以防止感染，并提供更稳定的管路。隧道式中心静脉导管是半永久性的，可长期使用（如化疗、抗生素和其他药物）。常见的隧道式中心静脉导管包括：Hickman 导管，在皮下放置导管进入上腔静脉，并有外部通路；Port-A-Cath 导管，在皮肤下放置并进入上腔静脉，没有外部通路。患者在活动和移动时应采取预防措施，以防止导管或端口牵拉、受压及外部部件移位。

中心静脉压监测

中心静脉压（central venous pressure，CVP）可通过 CVC 进行监测（图 29.3C）。CVP 是在腔静脉

或右心房测量的血压。CVP 的正常范围在胸骨切迹处为 0~5 cmH$_2$O，在腋窝中线为 5~10 cmH$_2$O。CVP 提供了关于右心功能的详细信息，包括有效循环血容量、心脏泵的有效性、血管张力和静脉回流。CVP 测量在评估液体量和液体交换方面特别有效。如果患者有慢性气流受限、心室缺血或梗死，CVP 可反映病理变化，而不是液体容量。具体而言，CVP 可提供右心房压（right atrial pressure，RAP）指数。RAP 与舒张末期左心室压（left ventricular pressure，LVP）之间的关系不可靠，因此舒张末期肺动脉压（pulmonary artery pressure，PAP）和肺动脉楔压（pulmonary artery pressure，PAWP）是心力衰竭和休克患者心肺功能的主要指标。

动脉导管

动脉导管（通常称为 a 管）直接插入外周动脉（桡动脉、肱动脉、股动脉、足背动脉；图 29.5A、B），连接压力管和传感器，并连接到床旁监护仪，实时显示收缩压和舒张压。设置高压和低压水平后，当读数高于或低于可接受范围时，会发出警报。a 管便于抽取动脉血气样本，而无须反复穿刺血管。

在物理治疗干预期间，活动和移动时应采取预防措施，以避免 a 管放置部位过度屈曲。通常在儿童的手腕上放置一块扁平的木板，以保持关节伸展，并防止导管移位。对于股动脉导管，应避免髋关节屈曲大于 90°，但不需要完全避免活动和移动[26,27]。无论患者处于坐位还是立位，a 管传感器都需保持在第三肋间隙水平，以确保监测器上的血压读数准确。如果传感器低于这个水平，读数可能异常偏高。如果 a 管脱落，应立即按压穿刺点并寻求帮助。

肺动脉（pulmonary arterial，PA）导管，或称为 Swan-Ganz 导管，有两个管腔（图 29.3A），通过锁骨下静脉、颈内静脉或股静脉插入右心房、右心室并进入肺动脉。导管末端的球囊位于肺动脉内，用于间接测量和监测心内压力（如左心房压、左心室舒张末期压）、心输出量（cardiac output，CO）、心指数（cardiac index，CI）和评估心脏储备能力，这是决定危重症结局的重要因素[28]。PA 导管常用于心力衰竭、心肌梗死后和呼吸衰竭等不稳定患者，还可以监

测是否存在液体过量。PA 导管在 ICU 中的准确性和实用性仍存在争议[29]。虽然 PA 导管确实存在相关并发症（感染、静脉血栓形成、心肌刺激、空气栓塞、肺缺血或肺组织节段性梗死[30]），但在 ICU 和心脏手术后仍然常用[31]。

对于已放置 PA 导管的患者，可以进行活动和移动[32]，但首先需要评估患者的血流动力学稳定性，同时还要考虑患者的精神状态。在干预前，如果发现牵拉导管会引起患者躁动和不安，要停止活动，以避免 PA 导管移位，因为这可能会危及生命。

复杂导管可用于监测各种血流动力学参数。双腔导管和三腔导管的特点见框 29.1。

脉搏连续心输出量（pulse continuous cardiac output，PCCO）监测设备是一种结合经肺热稀释法（transpulmonary thermodilution，CVC）和 a 管（动脉压力波形分析）的外部装置，用于监测血流动力学不稳定患者[33]。PCCO 的侵入性比 PA 导管小，因为其使用的是已经存在的管路，但可以监测与 PA 导管相同的血流动力学参数（如心输出量、心脏前后负荷）。PCCO 监测仪适用于脓毒症、心源性和创伤性休克、急性呼吸窘迫综合征（acute respiratory distress syndrome，ARDS）和严重烧伤患者。物理治疗干预时的注意事项与 a 管和 CVC 患者相似。心率、血压或全身血管阻力的显著变化可能会影响 PCCO 监测仪上的读数，若在物理治疗时发生这些变化，应告知护士。其他可能影响 PCCO 读数的生理学病变包括心内分流、严重主动脉瓣疾病、肺灌注不足和主动脉内球囊反搏。

主动脉内球囊反搏（intra-aortic balloon pump，IABP）为心脏提供机械循环辅助（图 29.6A），通过股动脉将末端带有球囊的导管插入降主动脉（图 29.6B）。球囊的充气和放气与心脏的电活动同步：球囊在心室舒张时充气，以恢复和改善动脉压和冠状动脉灌注；在心室收缩时放气，并协助主动脉排空。IABP 可增强每搏输出量，降低后负荷（从而降低心室压），并增加心肌供氧。IABP 可改善 CO，减少心肌缺血，降低 ST 段抬高。IABP 常用于 CHF，难治性心肌缺血，室间隔缺损，心内直视手术前、中和后，心源性休克，以及作为移植前的过渡治疗[34]。在许多情况下，IABP 为心肌提供保护，直到可以进

双腔导管的第一个腔用于测量肺动脉压（pulmonary artery pressure，PAP），并采集混合静脉血样本。第二个腔连接一个容积小于 1 mL 的球囊，通过充气和放气可获得肺动脉闭塞压或楔压（分别为 PAOP 或 PAWP）。收缩期 PAP 的正常范围为 20~30 mmHg，通常反映右心室压（right ventricular pressure，RVP）。舒张期 PAP 范围为 7~12 mmHg，在无肺部疾病的情况下反映左心室压。PAWP 平均范围为 8~12 mmHg，可用于估算平均左心房压（left atrial pressure，LAP）和左心室压（left ventricle pressure，LVP）。图 29.7 展示了各心腔的正常压力范围。更精密的导管还可配备起搏导线、测定心输出量的热敏电阻以及测定动脉血氧饱和度的传感器。

PAP 升高的原因包括肺血流量增加、继发于原发性肺动脉高压或二尖瓣狭窄的肺动脉小动脉阻力增加，以及左心室衰竭。测量 PAP 和 PAWP 有助于更精准地管理心力衰竭和心源性休克。

PAP、PAWP 与舒张末期 LVP 直接相关。左心室收缩功能受损（如左心衰竭、二尖瓣狭窄或二尖瓣功能不全），会影响心室的正常排空，导致舒张末期 LVP 升高，进而引起 PAWP 和 PAP 升高。舒张末期 PAP 大于 20 mmHg 或 PAWP 小于 12 mmHg 均属于异常。

在因低血容量出现低血压时，PAP 和 PAWP 通常较低。通过输注生理盐水、全血或低分子右旋糖酐，可提高血容量和血压，从而使舒张末期 PAP 和 PAWP 恢复正常。

心力衰竭伴肺水肿时，舒张末期 PAP 升高，可以通过适当的药物治疗来降低。药物及治疗方案的有效性可以通过观察舒张末期 PAP 的变化进行评估。

当心血管状况恶化、心力衰竭的临床症状和体征加重时，舒张末期 PAP 和 PAWP 升高、心输出量减少、动脉和右心房氧分压降低、动静脉血氧差增大。若心脏泵功能持续衰竭，动脉血氧分压进一步降低，提示肺功能异常，可能出现 LAP 升高。这一阶段肺功能异常包括弥散障碍、肺血流重新分布至通气较差的上肺叶，以及右向左分流，导致脱氧血液绕过通气良好的区域。所有急性梗死或休克患者均可能出现动脉血氧分压降低。当衰竭的心脏无法有效地将血液通过主动脉泵入体循环时，液体可能会回流到肺部。此时，应先纠正肺淤血，才能使患者对氧疗产生反应。

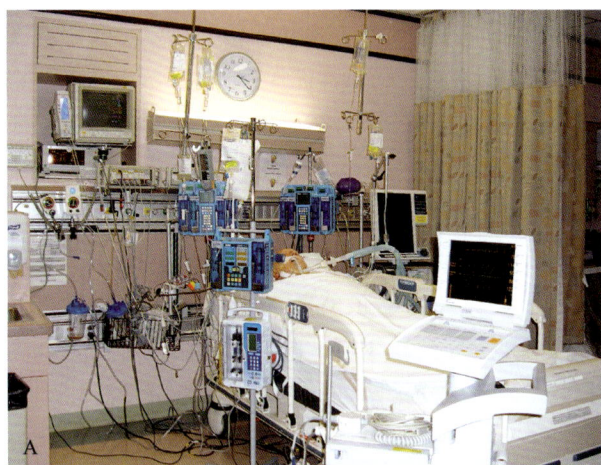

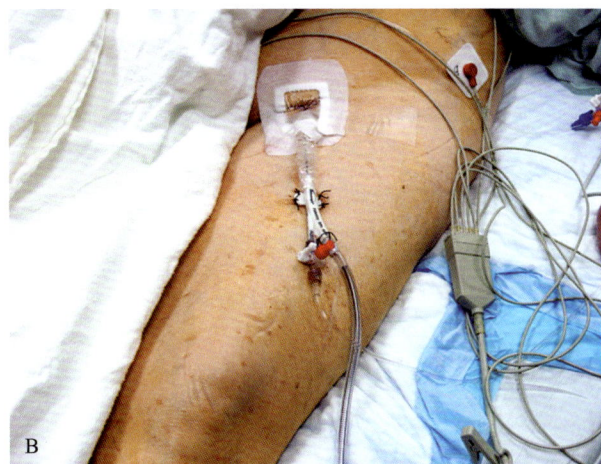

图 29.6   IABP 治疗。A. 正在接受治疗的患者。B. IABP 插入股动脉的特写

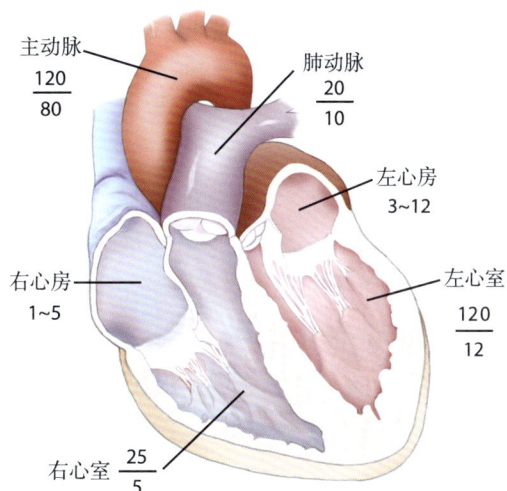

图 29.7   各心腔正常压力（mmHg）

行手术。肢体缺血是最常见的血管并发症，还可能发生出血或肠系膜缺血，这些并发症在多达近 1/3 的患者中发生[35]。当患者接受治疗和体位变动时，应考虑 IABP 的位置，以确保良好的循环。当导管放置在股静脉时，患者下肢应保持伸展。随着医学和治疗的进步，IABP 可置于腋窝动脉，从而允许患者活动并降低导管移位的风险[36]。

左心室辅助装置（left ventricular assist devices，

LVAD）用于心源性休克且对常规治疗无反应的患者，替代左心室的泵血功能，减少心肌负荷和耗氧量。

颅内压监测

成人颅顶坚硬且无顺应性。脑组织水肿可导致颅内内容物体积增加、颅内压（intracranial pressure，ICP）升高、脑灌注压降低。ICP 增高可由颅脑损伤、缺氧性脑损伤、动脉瘤、出血和脑肿瘤等神经系统损伤引起。如果 ICP 严重且持续升高，可能需要通过手术干预进行减压；否则，脑组织可能会受到不可逆损伤，并导致永久性神经功能障碍。

意识改变是 ICP 升高的最早且最敏感的指标[37]。意识改变反映了脑疝和中脑的压迫。动眼神经和瞳孔收缩纤维的压迫导致瞳孔反应异常，这与脑损伤有关。

ICP 对血压和脉搏的影响是可变的。血压升高可能由 ICP 升高和血管舒缩中枢缺氧引起。当血压升高时，脉搏会反射性减慢。

ICP 升高可压迫上运动神经元通路，导致进行性肌无力。例如，对侧手握力减弱可发展为偏瘫。其他运动征象包括 Babinski 征、反射亢进和强直，提示上运动神经元受累导致的运动功能下降。

脑疝可出现与脑干受压程度相关的呼吸不协调。大脑强直由上脑干的小脑幕突出引起，导致运动抑制纤维的阻滞和典型的身体姿势，也可能会出现癫痫发作。这些神经肌肉变化可能进一步加重 ICU 患者现有的心血管和肺部并发症。

临床上，ICP 升高能够通过意识、血压、脉搏、瞳孔反应、运动、体温和呼吸改变来识别。ICP 监测仪可直接测量 ICP。将一枚空心螺钉通过颅骨置入蛛网膜下腔，将螺钉连接到 Luer-Lok，与换能器和示波器相连，用于连续监测（图 29.8A、B）。

预防 ICP 进一步升高并降低脑灌注压是治疗的关键，因为这与脑损伤高度相关。在 ICP 稳定在正常范围之前，需采取以下措施减少静脉血容量。将床头抬高 15°~30°，保持头部高于心脏水平，以增加静脉回流。在颈部放置支架或沙袋，避免颈部弯曲。严格控制液体出入量，必要时限制液体摄入。避免 Valsalva 动作刺激，以免胸内压力和 ICP 相应增加。

成人 ICP 正常范围为 0~10 mmHg，6 岁以下为 0~5 mmHg。正常脑 ICP 可短暂升高至 50 mmHg，但通常情况会迅速恢复到基线水平。对于 ICP 高、脑顺应性低的患者，日常管理和治疗需格外谨慎。如果在去除压力增强刺激后，压力立即下降，翻身或吸痰引起的 ICP 升高不超过 30 mmHg 是可以接受的。由于高碳酸血症可使脑血管扩张，而低碳酸血症可使脑血管收缩，患者可以通过机械过度通气将 $PaCO_2$ 维持在较低水平。

为评估患者对运动或体位改变治疗的耐受性，需了解其脑顺应性。可以在常规治疗过程中观察 ICP 的变化，或尝试小幅度的运动或体位改变，并观察刺激后 ICP 恢复至基线水平的速度。快速恢复到基线水平可最大限度地降低 ICP 升高导致的脑灌注压降低的风险。若 ICP 恢复缓慢或持续升高，提示脑顺应性较差，需根据 ICP 具体值调整治疗方案或暂停

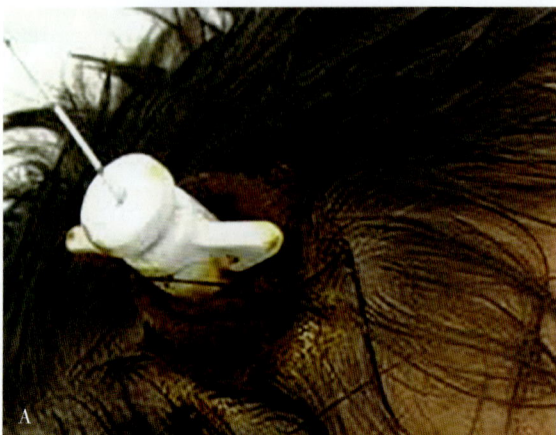

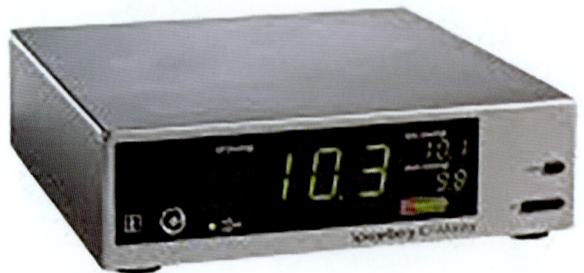

图 29.8 颅内压监测。A. 通过颅骨插入压力敏感探头。B. ICP 监测装置

治疗。在脑顺应性改善前，仅进行物理治疗评估，治疗可暂缓。

喂养管

在 ICU 治疗中，补充营养是维持水电解质平衡、减少体重下降、保持力量和耐力以及促进愈合和恢复的重要措施。ICU 营养处方的制订是营养学领域的专业内容，需根据患者的具体需求采取不同形式。喂养管种类多样，并以其起点和终点命名。短期使用是临时的，长期使用则是永久的。鼻胃管（NG）通过鼻腔插入胃内。口胃管（OG）从口腔插入胃内。NG 和 OG 管径较大，用于喂养和胃肠减压。Dobhoff 管从鼻腔插入食管并到达十二指肠，仅用于因吞咽问题需临时喂养的患者（无法吸引），其管径比 NG 和 OG 管细，通常为黄色（图 29.3B）。经皮内镜胃造口术（percutaneous endoscopic gastrostomy，PEG）管和空肠造口术管（jejunostomy tubes，J 管）通过手术或内镜经腹壁插入胃内（PEG 管）或空肠（J 管），适用于无法经口满足营养需求的患者。全胃肠外营养（total par- enteral nutrition，TPN）通过静脉输注富含营养物质的液体，适用于因并发症（如吞咽困难、瘘管）无法通过胃肠道摄入食物，但需维持或改善营养摄入以促进愈合、恢复及维持水电解质平衡的患者。

当患者在治疗干预期间活动和移动时，若正在进行喂养，需特别注意喂养管的位置。使用 NG、OG 或 Dobhoff 管进行喂养时，应将床头抬高至少 30° 以防止误吸，并保持此体位至喂养结束后 30 分钟。步态训练带若放在 PEG 或 J 管上，可能会引起患者不适，甚至导致管路移位；喂养管若置于医院病号服内，可能因活动而缠绕或断开，造成营养液浪费。

引流管

胸腔引流管（chest tubes，CT）是一种大号导管，通过胸壁肋间隙插入胸腔，将液体和空气引流至床旁的闭式引流瓶[2]。典型的 CT 引流收集系统如图 29.9A 所示。CT 用于从胸膜间隙和胸腔中引流出血液、液体和（或）气体（如血胸和气胸），以恢复胸腔内正常的负压，保持肺部膨胀，防止通气和氧合功能受

损。CT 通常置于腋中线或腋后线第六肋间隙。心脏直视手术后，CT 可插入纵隔以引流血液（图 29.9B）。

CT 收集系统的设计需隔绝大气，并为液体和气体的引流提供最小的阻力。在单腔储液罐系统中，储液罐兼具收集容器和水下密封功能，但阻力较大。为减少液体引流的阻力，可增加储液灌。常用的三腔引流系统由收集室、水封室和吸引控制室组成。收集室用于收集从胸腔中引流出的液体和空气。水封室含有 2 cm 高的无菌水，覆盖水封瓶的底部，形成单向阀，允许液体和空气从胸腔排出而不返流，称为水下密封系统。吸引控制室用于调节压力，增加引流速度，并促进肺复张。这个室内的液体位置控制吸引强度，而不是吸引量[38]。

每隔几小时需测量一次储液罐中收集的引流液量，若患者液体丢失量大或少于预计量时，则需增加测量频率，并将统计值纳入总液体平衡评估。此外，

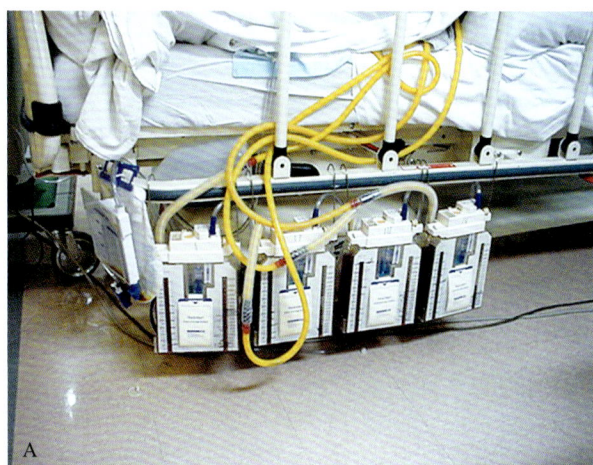

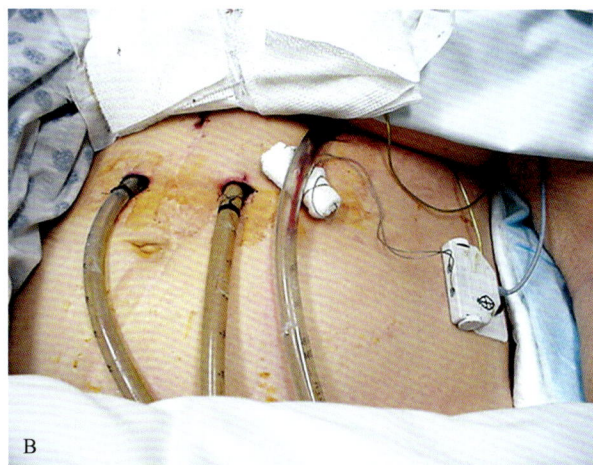

图 29.9　典型的 CT 引流收集系统。A. 胸管引流。B. 纵隔引流

物理治疗师在实施体位改变和治疗干预前、中、后，应注意引流液的数量和性质的变化。

　　胸腔引流系统应始终保持直立并低于置管的水平，以确保液体引流顺畅，并防止液体返流入胸腔。水封室/水封腔内持续冒泡表明有空气逸出。物理治疗师在移动携带 CT 的患者时，应警惕突然加重的呼吸困难和（或）疼痛，这可能提示张力性气胸。如果在物理治疗过程中胸管意外脱出，需要立即按压该部位，并呼叫护士。

　　将脑室外引流（external ventricular drains，EVD）管插入头部脑室的额角（图 29.10A），可用于临时监测和测量 ICP，并引流过多的脑脊液（cerebrospinal fluid，CSF）。携带 EVD 时，建议避免颈部过度屈曲和 Valsalva 动作。监测 ICP 的传感器应与耳朵保持水平[39]，活动时应夹闭 EVD[40]。ICU 团队可能会要求在物理治疗时夹住 EVD 进行活动试验[41]，以评估

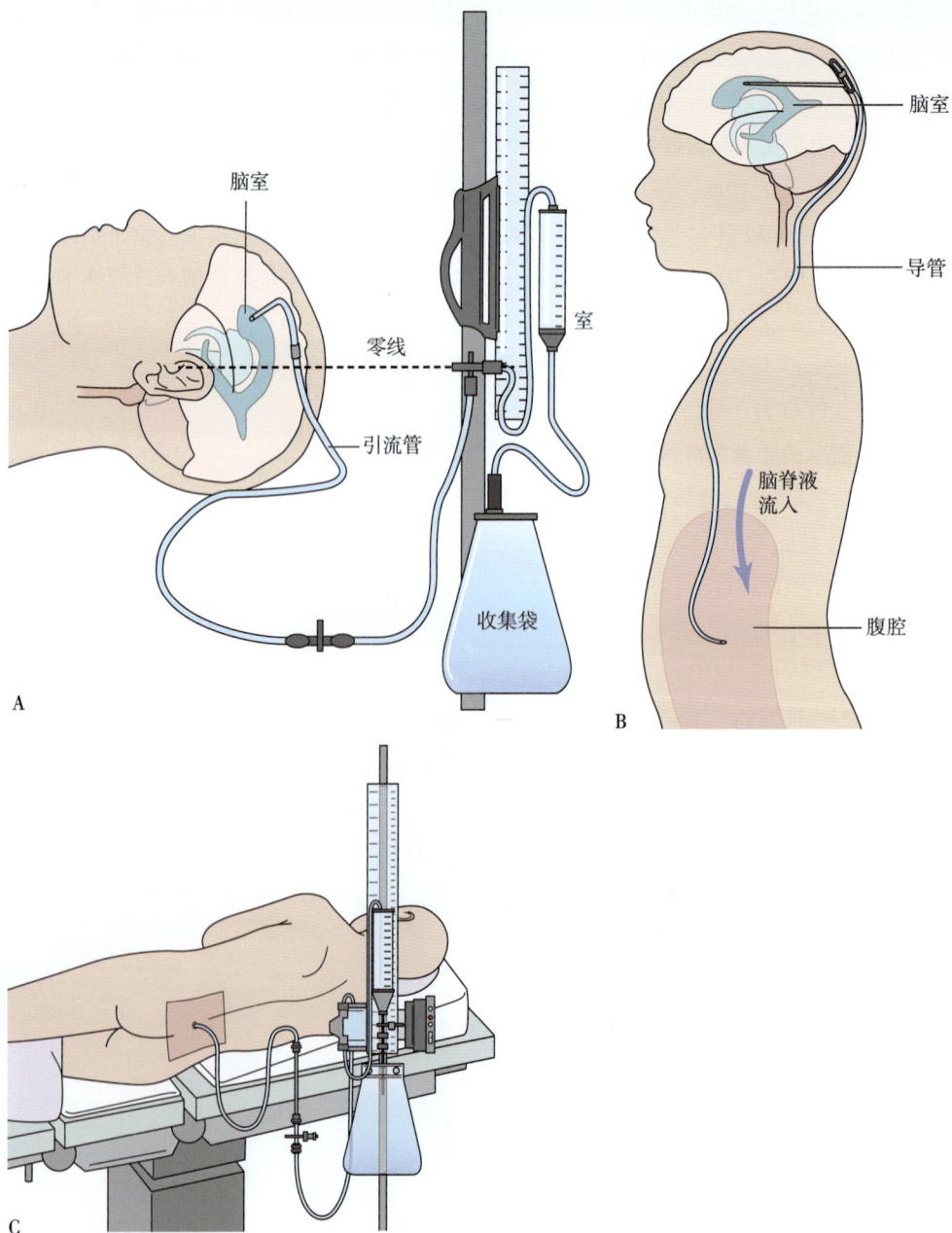

图 29.10　不同部位引流。A. 脑室外引流。B. 脑室 - 腹腔分流。C. 腰椎引流。[A：参考 https：//www.childrens.health.qld.gov.au/fact-sheet-external-ventricular-drain/. B：参考 Ventriculoperitoneal（VP）Shunt https：//medlineplus.gov/ency/presentations/1001234.htm. C：参考 https：//www.critical-care-medicine.com/lumbar-drain.]

患者对夹闭的耐受性。如果患者在 EVD 夹闭后无症状，可能不需要进行脑室 – 腹腔分流术（ventriculo-peritoneal shunt，VP 分流术）。夹闭分流器时可能出现的症状包括意识改变、头痛、癫痫、恶心和呕吐、瞳孔和视力改变以及运动功能下降[40]。

VP 分流术和脑室 – 动脉分流术（ventriculo-arterial shunt，VA 分流术）更为永久，分别将脑室与腹部和心脏连接（图 29.10B），通过监测和控制脑脊液量来预防颅内压升高和脑损伤。一旦置入 VP 或 VA 分流器，通常不限制患者移动，但建议避免对分流部位施加压力。分流障碍的症状和体征包括发热、头痛、不适、意识水平下降、视觉功能下降，以及癫痫发作、性格改变、言语障碍、痉挛和食欲变化[42,43]。

将腰椎引流（lumbar drain，LD）管插入腰部，通常在 L4 和 L5 之间，用于持续脑脊液引流，以降低中枢神经系统的 LCP。置入 LD 管后，患者通常需平卧休息，以防止脑脊液过度引流。引流管在患者平卧和移动时需夹闭[41]。患者通常可在床上进行锻炼，以防止肌肉萎缩。

导尿管和粪便（废物）引流管

导尿管通过侵入性或非侵入性的方式从体内收集尿液[44]。耻骨上导尿管通过手术从耻骨联合上方的腹壁插入膀胱，适用于因尿道阻塞而无法将尿液排出体外的患者。常见原因包括前列腺癌和（或）膀胱癌、骨盆严重创伤、瘘管形成，以及需要保持会阴伤口清洁的情况。Foley 导尿管是通过尿道插入膀胱的引流管，具有两个管腔：一个管腔用于排尿，另一个用于注入无菌水以充盈球囊，从而可以将其固定在膀胱内，防止尿管脱出。尿液依靠重力排出，因此，Foley 导尿管袋必须保持在膀胱水平以下。保险套导尿管（如 Texas 导尿管）连接在阴茎上，通过非侵入性的方式收集尿液。保险套导尿管很容易拔出，且插入时感染和损伤尿道的风险较小。造口袋通过腹壁插入结肠或胃肠道，并以其位置命名（如结肠造口袋 – 结肠；回肠造口袋 – 回肠），用于收集因疾病（如癌症、溃疡性结肠炎、憩室炎、小肠梗阻）导致胃肠道开口患者的粪便。粪袋是直接置于直肠内收集粪便的直肠内导管，用于保持会阴伤口清洁，并可监测从体内排出的液体和废物量，以帮助调节水电解质平衡[45]。强烈建议了解造口术和粪袋的具体位置，以防止袋泄漏和（或）因活动和移动而移位。

总结

ICU 患者因危及生命的疾病或损伤（包括氧运输系统功能障碍），其参与生活和进行必要活动的能力严重受损。ICU 的直接目标是提供高强度的、维持生命的专业化治疗，以期最终帮助患者恢复健康并提高生活质量。监测心肺功能以及氧运输是治疗的重要组成部分。在 ICU 工作的物理治疗师需全面了解水电解质平衡、酸碱平衡、血气监测。物理治疗不仅可预防因卧床和活动受限引起的肌肉骨骼、神经肌肉和多系统并发症，还可通过保守、无创的方法帮助恢复机体平衡。治疗方案的选择和治疗效果的评估应基于对影响氧运输和心肺功能的参数的定量评价，以及患者的主观感受。详细的监测是必要的，以便为 ICU 患者提供合理且有针对性的治疗，同时防止病情恶化和早期发现并发症。ICU 患者的状态可能随时发生变化，因此，从监测中收集的信息对于最大化物理治疗效果和最小化潜在风险至关重要。这些信息有助于确定物理治疗的适应证、制订治疗参数并决定何时进阶、中止或停止治疗。由于干预的时间窗口通常较窄，物理治疗师必须能够在频繁的系列评估的基础上迅速识别问题并进行适当的干预。物理治疗师的最终目标是帮助患者回归社会，最大程度地恢复其生活参与能力。

复习题

（1）解释液体和电解质平衡的决定因素，以及导致液体过量和不足的因素。

（2）描述酸碱平衡的基础。

（3）描述低氧血症和高碳酸血症的生理影响。

（4）解释 ECG 监测的生理基础。

（5）解释肺动脉球囊漂浮导管的生理基础，以及 CVP、RAP（收缩期和舒张期）、PAP（收缩期和舒张期）和 PAWP 改变代表什么？

（6）描述主动脉内球囊反搏装置在改善心肌功能方面的原理。

（7）描述颅内压监测的原理及其生理基础和临床意义。

声明

我们衷心感谢 Christiane Perme 在上一版中的贡献。

参考文献

1. Perme C, Chandrashekar R. Early mobility and walking program for patients in intensive care units: creating a standard of care. *Am J Crit Care.* 2009;18:212–221.

2. Phipps WJ, Long BC, Woods NF, eds. *Medical-Surgical Nursing: Concepts and Clinical Practice.* 6th ed. Philadelphia, PA: Elsevier; 1999.

3. Kaur P, Basu S, Kaur G, Kaur R. Transfusion protocol in trauma. *J Emerg Trauma Shock.* 2011;4:103–108.

4. Boldt J, Suttner S. Plasma substitutes. *Minerva Anestesiol.* 2005;71:741–758.

5. Farrugia A. Safety of plasma volume expanders. *J Clin Pharmacol.* 2011;51:292–300.

6. Hartog CS, Bauer M, Reinhart K. The efficacy and safety of colloid resuscitation in the critically ill. *AnesthAnalg.* 2011;112:156–164.

7. Udeani J. *Hemorrhagic Shock Treatment & Management.* Available at: https://emedicine.medscape.com/article/432650-treatment. Accessed July 13, 2021.

8. Hall JE. *Guyton and Hall Textbook of Medical Physiology.* 12th ed. Philadelphia, PA: Elsevier; 2010.

9. Shapiro BA, Peruzzi WT, Kozelowski-Templin R. *Clinical Application of Blood Gases.* 5th ed. St. Louis, MO: Mosby; 1994.

10. Barrett KE, Brooks H, Boitano S, et al. *Ganong's Review of Medical Physiology.* 23th ed. New York, NY: McGraw-Hill Professional Pub- lishing; 2009.

11. West JB, Luks AM. *Respiratory Physiology: The Essentials.* 10th ed. Baltimore, MD: Walters Kluwer; 2016.

12. Oakes DF. *Clinical Practitioners Pocket Guide to Respiratory Care.* 6th ed. Orono, ME: Health Education Publications; 2004.

13. Tsai YH, Lin MC, Hsieh MJ, et al. Spontaneous variability of arterial oxygenation in critically ill mechanically ventilated patients. *Intensive CareMed.* 1999;25:37–43.

14. Poole DC, Jones AM. Oxygen uptake kinetics. *Compr Physiol.* 2012;2:933–996.

15. Vincent JL, Rhodes A, PerelA, et al. Clinical review: update on hemodynamic monitoring – aconsensus of 16. *Crit Care.* 2011;15:229.

16. Malhotra A, Schwartzstein RM. *Oxygen Toxicity.* Availabe at: https://www.uptodate.com/contents/pulmonary-consequences-of-supplemental-oxygen. Accessed July 12, 2021.

17. Mach WJ, Thimmesch AR, Pierce JT, et al. Consequences of hypoxia and the toxicity of oxygen in the lung. *Nurs Res Pract.* 2011;2011:260482.

18. Marino PL. *The ICU Book.* 2nd ed. Baltimore, MD: Lippincott, Williams & Wilkins; 1998.

19. McSwain SD, Hamel DS, Smith PB, et al. End-tidal and arterial carbon dioxide measurements correlate across all levels of physiologic dead space. *Respir Care.* 2010;55:288–293.

20. Abdo WF, Heunks LMA. Oxygen-induced hypercapnia in COPD: myths and facts. *Crit Care.* 2012;16:323.

21. Francis J. ECG monitoring leads and special leads. *Indian Pacing ElectrophysiolJ.* 2016;16:92–95.

22. Sofos SS, Tehrani H, Shokrollahi K, James MI. Surgical Staples as a transcutaneous transducer for ECG electrodes in burnt skin: safe surgical monitoring in major burns. *Burns.* 2013;39:818–819.

23. Lakhal K, Macq C, Ehrmann S, Boulain T, Capdevila X. Noninvasive monitoring of blood pressure in the critically ill: reliability according to the cuff site (arm, thigh, or ankle). *Crit CareMed.* 2012;40:1207–1213.

24. Lakhal, K, Ehrmann, S, Boulain T. Noninvasive BP monitoring in the critically ill: time to abandon the arterial catheter? *Chest.* 2018;153:1023–1039.

25. CivettaJM, Taylor RW, Kirby RR. *Critical Care.* 3rd ed. Philadelphia, PA: Lippincott Williams & Wilkins; 1997.

26. Perme C, Nalty T, Winkelman C, et al. Safety and efficacy of mobility interventions inpatients with femoral catheters in the ICU: aprospec- tive observational study. *Cardiopulm Phys TherJ.* 2013;24:12–17.

27. Perme C, Lettvin C, Throckmorton TA, et al. Early mobility and walking for patients with femoral arterial catheters in intensive care unit: a case series.*J Acute Care Phys Ther.* 2015;2:30–34.

28. Timmins AC, Hayes M, Yau E, et al. The relationship between cardiac reserve and survival in critically ill patients receiving treatment aimed at achieving supranormal oxygen delivery and consumption. *Postgrad MedJ.* 1992;68(Suppl 2):S34–S40.

29. Marik PE. Obituary: pulmonary artery catheter 1970 to 2013. *Ann Intensive Care.* 2013;3:38.

30. Puri VK, Carlson RW, Bander JJ, et al. Complications of vascular catheterization in the critically ill: a prospective study. *Crit Care Med.* 1980;8:495–499.

31. Judge O,Ji F, Fleming N, Liu H. Current use of the pulmonary artery catheter in cardiac surgery: a survey study. 2015;29:69–75.

32. Fields C, Trotsky A, Fernandez N, Smith BA. Mobility and ambulation for patients with pulmonary artery catheters: a retrospective description study.*J Acute Care Phys Ther.* 2015;6:64–70.

33. Nekic P. Pulse Contour Cardiac Output (PiCCO) Learning Package. 2016. Available at: https://www.aci.health.nsw.gov.au/__data/assets/pdf_file/0005/306590/Pulse_Contour_Cardiac_Output_Learning_Package.pdf. Accessed July 13, 2021.

34. Haddad EV. Intra-Aortic Balloon Counterpulsation. 2015. Accessed November 11, 2018.Available at: https://emedicine.medscape.com/

article/1847715-overview. Accessed July 13, 2021.

35. deJong MM, Lorusso R, Al Awami F, et al. Vascular complications following intra-aortic balloon pump implication: an updated review. *Perfusion.* 2018;32:96–104.

36. Shumock KM, Appel J, Toonstra A. Axillary intra-aortic balloon pump placement as a means for safe mobility in a patient awaiting left ventricular assist device implantation: a case report. *Cardiopulm Phys TherJ.* 2015;26:53–57.

37. Borozny ML. Intracranial hypertension: implications for the physiotherapist. *Physiother Can.* 1987;39:360–366.

38. Zisis C,Tsirgogianni K, Lazaridis G, et al. Chest drainage systems in use. *Ann Transl Med.* 2015;3:43–51.

39. Muralidharan R. External ventricular drains: Management and complications. *Surg NeurolInt.* 2015;6:S271–S274.

40. Gaspari C, Lafayette S, JaccoudAC. Safety and feasibility of out-of- bed mobilization for patients with external ventricular drains in a Neurosurgical Intensive Care Unit. *J Acute Care Phys Ther.* 2018; 9:171–178.

41. Lele AV, Hoefnagel AL, Schloemerkemper N, et al. Perioperative management of adult patients with external ventricular and lumbar drains: guidelines from the Society for Neuroscience in Anesthesiology and Critical Care. *J Neurosurg Anesthesiol.* 2017;29:191–210.

42. PaffM, Alexandru-Abrams D, Muhonen M, et al. Ventriculoperitoneal shunt complications: a review. *Interdiscip Neurosurg.* 2018;13:66–70.

43. Pople IK. Hydrocephalus and shunts: what the neurologist should know.*J Neurol Neurosurg Psychiatry.* 2002;73(Suppl 1):i17–i22.

44. Feneley RCL, Hopley IB, Wells PNT. Urinary catheters: history, current status, adverse events and research agenda. *J MedEng Technol.* 2015;39:459–470.

45. Palmieri B, Benuzzi G, Bellini N. The anal bag: a modern approach to fecal incontinence management. *Ostomy Wound Manage.* 2005; 5:44–52.

30

重症监护室的个体化综合管理

作者：Amanda Piper　Elizabeth Dean
译者：闫　鹏　王　芳
校对：姜宏英

本章目录

关键词

早期活动

目标

科学证据

临终关怀

高质量治疗

团队

循证基础实践

人性化

治疗处方

功能最大化

预防

引言

ICU 中的心肺物理治疗是心肺物理治疗的一个亚专业领域。本章介绍了 ICU 患者管理的临床和非临床原则，并概述管理的整体目标以及根据生理状况划分治疗优先级的原则，同时探讨了有关临终关怀的问题。

随着医疗实践向循证医学和以实践为基础的概念发展，ICU 心肺物理治疗也受到了深远影响 [1-4]。物理治疗师必须精通心血管系统与呼吸系统的生理学、病理生理学、药理学、多系统功能障碍及医学管理，同时熟悉 ICU 设备，并掌握不断更新的技能。ICU 中的临床决策和患者管理基于三角形理论：病理生理学和一般治疗知识；治疗干预的生理学和科学证据；原因分析及临床决策，包括优先治疗、开具处方、连续评价以评估结局，并进一步调整治疗方案（图 30.1）。高质量治疗是上述知识和技能的综合体现。基于循证医学的实践和出色的问题解决能力将优化治疗结局[5]，使心肺物理治疗干预的获益风险比最大化（临床提示 30.1）。

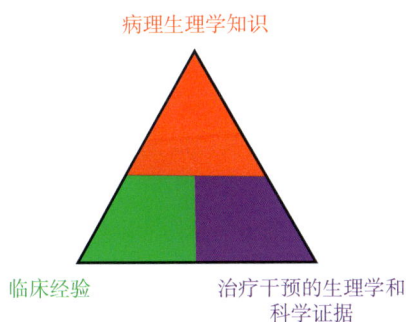

图 30.1 患者管理的三角形理论

临床提示 30.1

实施循证实践的障碍

关于在 ICU 中实施循证实践所面临的障碍的更多信息，请参阅文章《为什么我们在危重症治疗中实施循证实践会失败？》[Weiss CH. *Curr Opin Crit Care*. 2017; 23（5）：400–405, https://www.ncbi.nlm.nih.gov/pubmed/28858917]。

ICU 物理治疗师的专业技能

在 ICU 中，有效的临床决策和实践需要专业的知识和技能，包括心血管系统与呼吸系统以及其他多系统的生理学和病理生理学知识，同时还需掌握内科、外科、护理和药物管理领域的最新进展（框 30.1）。

ICU 物理治疗师需具备一流的诊断和观察能力。考虑到导致氧运输障碍的多种因素（见第 2 章和第 15 章）[6]，物理治疗师需分析这些因素，以明确患者的氧运输缺陷和问题，并采用无创干预方式优化危重症患者的氧供应[7]。

框 30.1 ICU 物理治疗师的专业知识和技能

- 掌握详细、全面的心血管系统与呼吸系统生理学、病理生理学、药理学知识。
- 全面了解 ICU 常规使用的监测系统的工作原理，并理解这些监测系统输出结果的解释（如 ECG、动脉血气分析、液体和电解质平衡、血流动力学监测、胸腔引流管、颅内压监测）。这些信息是评估病情、选择和确定优先次序以及制订下一步治疗方案和调整治疗的重要依据。
- 具备心肺评估和治疗处方制订的专业知识以及内外科疾病治疗的经验。
- 详细了解多系统疾病的生理学和病理生理学知识，以及多系统疾病的心肺表现。
- 具备在高压、超负荷和次优的工作条件下有效工作的能力。
- 掌握紧急处理程序，包括心脏骤停、设备问题和电源故障等情况的处理。
- 了解在 ICU 中使用的呼叫系统，以及其他团队成员离开 ICU 或离开医院时的联系方式。
- 常规做法是提供每周 7 天、每天 24 小时的随叫随到服务，未提供此项服务的 ICU 应该考虑实施。
- 了解团队所有成员的职责。
- 对每位患者的心理社会状态、文化和价值观保持高度敏感，并在可行的情况下促进患者和家庭积极参与临床决策。
- 具备优秀的沟通能力 [如与 ICU 团队其他成员的合作能力（图 30.2），并在查房时进行口头报告和讨论患者情况]。

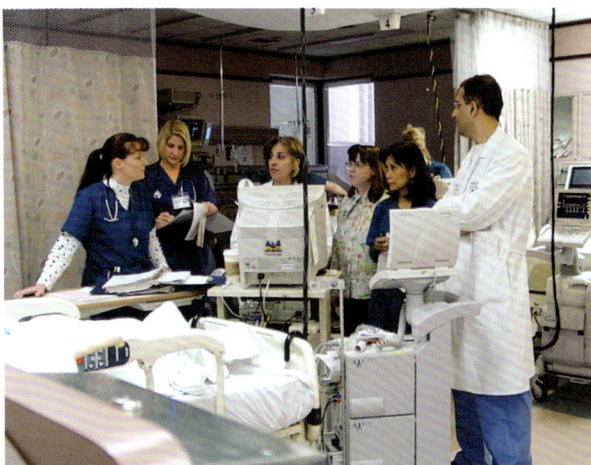

图 30.2 ICU 中多学科讨论查房。ICU 中的团队合作对于促进沟通和改善患者预后至关重要。请注意，团队中包括护士、呼吸治疗师、药剂师、社会工作者、物理治疗师和医师。如果有需要，可使用辅助器具和设备（如重物、皮带、下肢推举、功率自行车等）进行抗阻肌肉训练，进阶应基于安全考虑和预期的治疗效果

ICU 物理治疗师的职责是促进患者康复，帮助其恢复至最佳生活参与度和满意度。因此，物理治疗师必须能够快速处理大量客观信息，准确解读并整合这些信息，为治疗处方的制订提供基础依据（如治疗干预的具体选择、优先级和实施）。这可能是 ICU 实践和制订治疗处方中最重要的一项技能。物理治疗师通过这些数据来确定治疗的适应证、禁忌证和最佳的治疗时机。由于 ICU 患者病情变化迅速，物理治疗师须在有限的治疗时间窗内采取干预措施以获得最佳的治疗效果。治疗的强度、持续时间和频率是可变的。治疗目标应以最小的风险获得最佳的治疗结局。尽管治疗原则相同，但具体的知识需求因不同类型的重症监护单元（如烧伤、冠状动脉、神经外科、脊髓损伤和创伤等）而不同。此外，社区医院小型综合 ICU 的物理治疗师还须具备跨专业患者管理的能力。

综合管理的目标和基础

ICU 心血管系统与呼吸系统物理治疗的最终目标如下（临床提示 30.2）。

- 使患者恢复到发病前的功能水平，如果有可能，恢复至更高水平。
- 减少并发症、降低病死率和早期病死率以及缩短 ICU 和整体住院时长。

临床提示 30.2

ABCDE 集束化管理

如需了解在 ICU 中使用 ABCDE 集束化管理的更多信息，请参阅文章《唤醒与呼吸协调、谵妄监测/管理、早期活动/运动的集束化策略的有效性和安全性》。（Balas MC, Vasilevskis EE, Olsen KM, et al. *Crit Care Med.* 2014;42（5）: 1024–1036. https://pubmed.ncbi.nlm.nih.gov/24394627/）

为实现这些目标，短期目标是通过优化氧运输以改善心肺功能，同时改善肌肉骨骼和神经系统功能。在 ICU，物理治疗师需识别因心肺功能受损导致的神经肌肉状态的改变，表面上看是神经肌肉受损，但不一定由神经功能障碍所致。更确切地说，心输出量和血压的下降、低氧血症、高碳酸血症、颅内压升高等因素都会导致这些变化。骨骼肌和神经系统的并发症可能会危及生命，因此须要早期发现和治疗。

ICU 患者评估的重要方面包括临床结局预后不良的危险因素。除了年龄和合并症外，危险因素还包括高浓度吸氧后氧分压仍较低、血小板计数减少、心指数降低、血尿素氮和肌酐升高以及肾功能异常。其他危险因素包括腹膜透析或血液透析、持续输注抗心律失常药物、碱缺失、意识水平下降、疼痛和心脏骤停。因此，如果患者存在一种或多种危险因素，需要严密的监测和管理。

ICU 患者评估的许多方面与需要呼吸支持和机械通气的非危重症急性发病患者相似（见第 39 章）。最大的区别在于，ICU 患者须要密切监测氧运输的每一个步骤，并连续（规律或间隔）监测多器官系统的状态和功能，以及观察其随时间变化的趋势，以便根据患者的反应及时调整治疗方案。监测内容包括一系列生命体征，如疼痛和焦虑、觉醒和认知水平、神经肌肉状态、骨骼肌肉状况和功能活动能力。功能活动能力评估范围是从最小幅度的移动到步行（图 30.3 和框 30.2），通常包括床上活动、转移至轮椅、步行，可能需要辅助设备。记录实验室检查结果，包括 ECG、X 线、CT、血液检查、血糖水平、液体电解质平衡，密切追踪其变化，以快速判断病情好转或恶化，并做出相应的治疗调整。

治疗师须深入地了解机械通气的原理。呼吸机参数设置（包括给氧浓度）是患者病情变化的重要指标，因此应纳入评估，并在每次治疗时记录。同样，给氧浓度的变化也是重要的治疗结果和反应指标。在撤离机械通气前、中和后的临床决策中，都应该收集这些信息。

患者病情稳定后，应积极调整有创呼吸机参数，确保患者尽可能恢复自主呼吸，这有利于撤机。然而，根据患者对呼吸机的反应，可能需要使用镇静剂和神经肌肉阻滞剂，这会限制患者完全配合治疗。机械通气的模式决定呼吸动作，这会影响静脉回流和动脉血压[8]，因此，早期活动也需要相应调整。此外，慢性阻塞性肺疾病和神经肌肉疾病患者的撤机可能因呼吸肌无力和疲劳而变得复杂（见第 23 章），这提示需要进行呼吸肌训练或休息（临床提示 30.3）。

逐渐抬高床头

↓

坐直，双下肢放平

↓

坐直，双下肢逐渐下垂

↓

用脚支撑，床边坐位

↓

站立

↓

原地踏步

↓

走到床边椅子旁

↓

在椅子上训练

↓

增加步数，减少辅助

↓

独立步行（功率自行车）

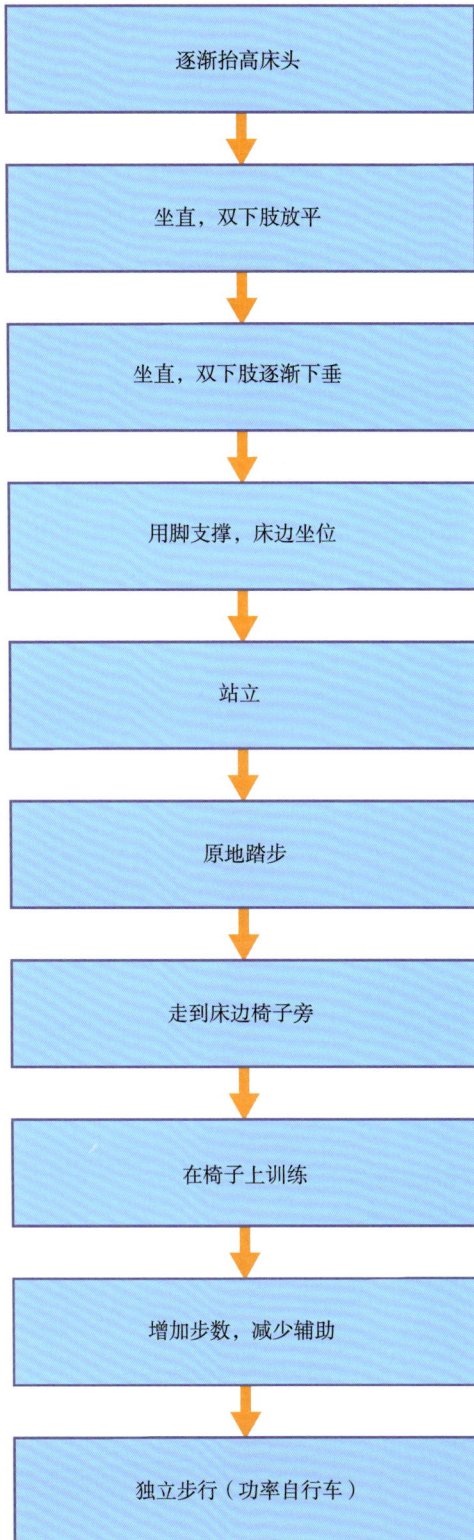

图 30.3 患者活动的渐进性顺序（例如直立和活动）

基于多系统评估和团队多学科讨论：
- 确定患者是否做好早期活动的准备，需进行多系统评估，包括意识状态、用药情况、管路和导线、机械通气和呼吸支持；抗重力反应和移动能力测试；禁忌证和注意事项，并获得团队的批准。
- 根据主观和客观评估结果，为患者制订治疗和安全参数。
- 根据患者即时和长期的反应，滴定抗重力度和移动度的参数处方（活动和运动的类型、强度、持续时间和频率）（见图 30.3 活动进阶）。

活动进阶的原则如下：
- 根据患者的反应逐步进阶。
- 如果患者随着活动负荷的增加出现适当且相应的生理学反应变化，且状态保持稳定，则可以尝试进阶到下一步。
- 如果患者未出现预期反应，则退回至原活动水平，或者恢复至坐位或卧位的静息状态。
- 每次活动前，应对患者进行重新评估，并在活动过程中和活动后对患者再次评估。

在以下情况下，需持续监测患者，并记录反应和结果。
- 患者进阶时。
- 强度增加时，降低支持和辅助程度，并延长持续时间以增加整体运动量，且患者状态有所改善；在治疗和安全限度内，患者能够承受更大的重力负荷和运动负荷，同时生理需求降低。
- 随着强度的增加和持续时间的延长，活动的频率可适当减少。
- 有些患者进阶迅速，而有些患者因个人反应而进阶缓慢。
- 监测患者对恢复和休息的反应，并通过定性和定量评估确定其恢复至静息基线水平所需的时间。

临床提示 30.3
呼吸肌训练

如需了解更多关于呼吸肌训练的信息，请参阅文章《系统综述：吸气肌训练有助于 ICU 机械通气患者撤机》（Elkins M, Dentice R. *J Physiotherapy*. 2015;61（3）：125–134. https: //pubmed.ncbi.nlm.nih.gov/26092389/）。

由于这些挑战，呼吸机撤离需要团队之间密切的合作和配合，以提高撤机成功率。

对于非危重症患者，根据评估数据进行评价，确定问题和诊断，并根据患者的需求和目标制订干预措施。物理治疗在机械通气患者的管理中具有重要作用[9,10]。无论采取何种治疗方法，都需要对治疗反应进行评价，细化干预处方参数，以促进患者恢复。

活动受限和卧床

住院患者，尤其是 ICU 患者，常因活动减少（即失去活动刺激）和卧床（即失去重力刺激）而面临严重后果[11-13]。这两个因素对正常的氧运输至关重要，因此无论患者是否合并心肺功能障碍，活动受限或卧床都可能带来极其严重的后果。

从干预治疗的生理学层次来看（见第 15 章），早期活动、直立体位以及两者结合的干预措施是最符合生理学原理的方法，可以促进危重症患者的氧运输，并预防氧运输功能受损。

卧床不符合生理学原理，但大多数患者经常被限制在床上。从直立位到卧位的体位改变，可能导致严重的生理学变化，可能损害患者已经受损或处于受损边缘的氧运输系统（框 30.3）（见第 19 章）。

框 30.3	从直立位到卧位的生理学变化

- 内脏和膈肌向上移位
- 重力依赖性肺组织受压
- 回心血量增加
- 每搏输出量和心输出量增加，数日后因肾脏代偿而减少
- 肺总量减少
- 肺活量减少
- 功能残气量减少
- 残气量减少
- 用力呼气量减少
- 气道阻力增加
- 小气道闭合容积增加
- 胸壁阻力增加和膈肌移动度减小
- 胸壁和肺的顺应性下降
- 动脉氧含量降低
- 咳嗽效果减弱
- 心脏前负荷、后负荷和心肌做功增加
- 心肌效率降低
- 交感神经刺激减少，外周血管阻力降低

这些有害因素的叠加抵消了仰卧位时通气和血流的均匀性和比例的增加。这些影响加剧了活动受限、卧床导致的回心血量增加、长时间卧床缺乏正常活动的刺激和翻身的意愿，以及导致心肺功能和氧运输受损的病理生理学变化和创伤等叠加效应。理论上，患者病情越重，应越优先最大程度地增加直立体位时间，并结合早期活动。

心肺物理治疗的特殊性

ICU 物理治疗干预（见第 30 章和第三篇）更关注每个器官系统的状态，强调患者症状和体征背后的病理生理学基础、每次干预的原理，以及干预有效性的生理学和科学依据[14]。物理治疗为 ICU 患者提供了预防性以及治疗性干预措施。首选治疗是采用保守、无创的方法，以避免或延迟有创监测和治疗的需求，包括辅助氧疗、药物治疗、气管插管和机械通气。物理治疗的目标是避免、减少并尽可能延迟呼吸支持的需求。即使患者正在进行机械通气，保持一定的自主呼吸（无论多少），都可能改善氧合和预后[15]。此外，物理治疗还可以帮助预防活动受限或卧床导致的多种不良反应。框 30.4 列出了 ICU 患者在治疗前需要评估的信息。确定患者活动前的准备工作至关重要（见框 30.2）。

框 30.4	ICU 患者治疗前需要的一般资料

- 性别和年龄
- 发病前的状态（如生活方式、种族、文化背景、工作情况、压力水平、心肺功能状况和氧运输储备能力）
- 了解患者的生活状况和相关活动，以最佳状态回归日常生活
- 既往医疗和手术史
- 多系统评估结果
- 药物治疗支持情况
- 吸烟史
- 水合状态和营养状况：不足、肥胖或衰弱
- 发病时间和现病史
- 存在或潜在的病情不稳定
- 插管和机械通气的适应证和必要性
- 机械通气的模式和参数
- 吸入氧浓度（FiO_2）
- 有创监测、管路、导线和导管情况
- 存在或潜在的并发症和多器官功能衰竭
- 意识状态或昏迷评分
- 颅内压（ICP）升高，并需要监测 ICP
- 感染的风险、感染部位
- 睡眠质量和休息时间
- ICU 住院期间的营养支持
- 疼痛控制方案

功能最大化

功能最大化是指最大程度地提高患者参与生活和相关活动的能力。这需要在器官系统水平上促进最佳

生理功能，并促进患者整体功能的最大化。对于危重症患者，功能最大化最初聚焦于心肺功能的改善。随着氧运输功能的改善，应更加关注患者的自我护理、自主体位、站立和步行。与功能最大化相关的物理治疗目标详见框 30.5。通过记录患者坐在床边、坐在床旁的椅子上、站立和行走的时间，可以客观地追踪这些结果。同时，患者举起的重量、重复次数，以及执行情况也可以作为量化指标。

框 30.5	ICU 患者功能最大化的物理治疗目标

- 建立详细的结局测量基线，并连续记录，以评估变化的指标。
- 在未受影响和受影响的肺区域维持或恢复足够的肺泡通气和灌注以及实现二者的匹配，从而优化整体氧运输。
- 延长自主呼吸时间（治疗允许范围内），从而避免、推迟或尽量减少机械通气的需要。
- 减少呼吸做功。
- 减少心脏做功。
- 制订体位时间表，以保持舒适度和姿势一致（与为优化氧运输进行的治疗性体位安排不同）。
- 在患者疾病的限制范围内，以及与预期的康复预后相一致的情况下，保持或恢复患者的活动能力、力量、耐力和协调性（与优化氧运输的治疗性活动不同）。
- 最大程度地让患者参与日常生活，包括自我护理、变换体位、站立、转移、坐在椅子上以及步行。
- 通过将物理治疗与其他团队成员的目标和患者相关活动相结合、与药物治疗相协调，以及基于 ICU 的客观监测结果和主观发现，对患者进行针对性治疗，从而优化治疗效果。

物理治疗师作为主要采用无创干预手段的专业人员，通过无创的干预措施实现治疗目标，减少对有创干预的依赖也是物理治疗的重要目标，包括降低吸氧浓度、避免机械通气、降低呼吸机支持力度、增加自主呼吸、减少药物使用（例如支气管扩张剂、强心剂、抗心律失常药、镇静药、麻醉药和镇痛药）。

预防

物理治疗实践包括预防和治疗。患者因活动受限和卧床导致的并发症已在第 19 章详细描述，主要涉及心肺功能、神经肌肉系统、肌肉骨骼系统以及整体功能能力。ICU 中的危重症和老年患者因活动受限导致的负面影响最为严重。物理治疗师的主要目标是避免和减少这些对患者恢复和 ICU 住院时长的不良影响。呼吸机相关性肺炎（ventilator-associated pneumonia，VAP）（临床提示 30.4）是 ICU 中最常见的院内感染，与预后不良和治疗费用增加相关。

临床提示 30.4
呼吸机相关性肺炎

- VAP 指气管插管后 48~72 小时内或之后发生的肺炎。
- VAP 的特征是肺部出现新的或进展性的渗出影、感染的征象（白细胞计数改变、发热）、痰液性质的改变以及检测到致病原。
- VAP 是 ICU 最常见的院内感染，在因非感染因素机械通气的患者中，约 1/3 会发生 VAP。

摘自 Van Vught, et al. Incidence, risk factors, and attributable mortality of secondary infections in the intensive care unit after admission for sepsis. *JAMA*. 2016;315:1469–1479.
如您需了解更多的信息，请参阅文章《ICU 中呼吸机相关性肺炎》。
[Kalanuria AA, Ziai W, Mirski M. *Crit Care*. 2014;18(2):208, https://pubmed.ncbi.nlm.nih.gov/25029020/]

物理治疗的预防目标包括减少活动受限对心血管系统与呼吸系统、神经肌肉系统疾病的不良影响，降低肌肉骨骼畸形、神经功能障碍以及受压区域（如后脑勺、肩部、肘部、骶尾部、脚踝）发生压疮的风险。卧位和活动受限的不良后果，可能危及患者的生命，但这些在很大程度上是可以预防的。必须特别注意避免压疮的发生，因为压疮会增加感染和病情恶化的风险，甚至可能危及生命。物理治疗师和护士要特别关注有风险的患者，并定期检查患者发红、受压和可能出现皮肤破损的部位，无论患者预计在 ICU 住多长时间 [16]。被罩的质地、光滑度，病服的束缚，线路和导管对患者的刺激都需要常规监测。可使用特殊的床垫或床。鉴于 ICU 患者可能存在免疫功能和恢复能力降低，预防才是关键 [17]。尽管压疮在很大程度上是可以预防的，但仍要保持足够的警惕，因为压疮一旦发生，可能对患者的康复过程产生严重影响。创伤后患者出现压疮的主要原因是压力未解除和设备故障 [18]。这些压疮的原因可通过预警和监测避免发生。物理治疗师有责任对患者在治疗期间的体位选择提出合理建议，以预防因卧床和活动受限导致的不良后果。

ICU 患者治疗前准备工作

ICU 患者的特征是临床状态不稳定，存在风险，甚至可能危及生命。物理治疗师在开始治疗之前，应全面了解患者的基本情况，具体内容如框 30.6 所示。根据 ICU 的治疗级别，床护比通常为 1：1 或 1：2。在此环境下，护理干预与物理治疗的协作至关重要。护士根据需求在旁边协助治疗是很有帮助的，尤其是在患者初次接受物理治疗时。另外，如果患者无法耐受基本的护理操作，那么推迟物理治疗可能会为患者带来更大的益处。

框 30.6	治疗前需要了解的 ICU 患者信息

- 详细了解患者的病史，包括入 ICU 时的鉴别诊断，以及相关的医疗、手术史和社会史。
- 了解患者与 ICF 相关的发病前状态（见第 1 章和第 15 章）[如结构和功能受限（损害）、活动和社会参与度（健康相关生活质量）]，这些信息将提供结局评估的基线指标，以此为依据可能做出转出 ICU 或出院的临床决策。
- 详细了解和掌握患者使用的药物、药物适应证和不良反应（尤其是影响物理治疗反应的药物）。
- 了解患者入院后生命体征的稳定性，包括心率和心律、呼吸频率和节律、血压、皮肤色泽、核心体温和血流动力学稳定性。
- 详细了解患者的实验室检查、程序和活检的相关结果，包括动脉血气、血液检查、水和电解质平衡、ECG、影像学、胸腔穿刺、中心静脉压、左心房压、肺动脉楔压、微生物学和生物化学检查和尿常规。
- 详细了解机械通气患者的呼吸机模式和参数，以及原理。
- 建立患者的数据库。
- 对患者状态进行全面、详细的临床评估，包括胸部的视诊、触诊、叩诊、听诊，以及神经肌肉系统的评估，以排除心肺功能障碍的继发影响，并确定康复预后。
- 建立物理诊断和问题清单，确定治疗目标和总体治疗计划的优先顺序。
- 确定最佳的评估和治疗结果指标，并熟悉其解读方法。
- 随着治疗的进阶，记录客观和主观治疗结果，并根据患者的进阶情况调整治疗目标。

ICU 患者综合管理的内容

评估和评价

心血管系统与呼吸系统的基础评估内容在第二篇已详细描述。评估内容包括实验室结果、检查程序、痰培养和影像学检查，这些补充了胸部视诊、触诊、叩诊和听诊的结果。特别重要的是血液检查结果、动脉血气分析（包括 SaO_2）、ECG、水和电解质平衡、血流动力学和 ICP 监测。除了生命体征（体温、呼吸、心率、血压）、呼吸困难和疼痛外，这些都是 ICU 中最常监测的参数。

尽管 ICU 的首要任务是挽救患者生命，但现在人们更加关注 ICU 和医院治疗后患者的生存状态（见第 15 章和第 29 章）。因此，ICU 评估和评价也关注患者的活动能力、参与能力和生活质量，以及氧运输受损和多系统功能的相关因素，以预测患者能否正常回归家庭。

监测

物理治疗效果的最大化也依赖于 ICU 监测系统提供的信息。监测系统有助于确定治疗的适应证和禁忌证，以及治疗处方和治疗计划的参数，并对患者进行评估。框 30.7 总结了 ICU 中物理治疗的常见注意事项。物理治疗师在管理患者时，需使用大量的客观数据。全面了解 ICU 患者的监测系统信息并常规使用，对提高治疗质量和降低患者风险至关重要。ICU 患者的主观感受尤为重要，而患者的能力和自主性通常受到损害。可通过采用标识系统、模拟尺度和通信设备，来获取患者的主观反馈。如果可能，需要与患者沟通其基本的需求（如不适和疼痛、焦虑、恐惧和痛苦）。据报道，患者在 ICU 治疗过程中，会承受巨大的压力，导致预后恶化[19]。

第 29 章提及的监测系统提供了 ICU 患者管理的基本信息。关于觉醒状态、酸碱平衡、水和电解质平衡的信息，有助于制订治疗目标。Swan-Ganz 导管用

框 30.7	ICU 中物理治疗的常见注意事项

- 心肺物理治疗的适应证和禁忌证。
- 确定达到最佳治疗结局的治疗强度、持续时间和频率。
- 确定对特定干预措施的正常反应。
- 评估在治疗前、治疗中和治疗后是否需要辅助供氧。
- 确定患者在治疗期间、治疗间期和治疗后的体位。
- 明确患者对治疗的正向或负向反应，以及是否需要调整或停止治疗。

于监测肺动脉压和肺动脉楔压，这些指标反映了心肌功能，特别是左心功能。中心静脉压监测可提供液体负荷以及右心功能是否能应对全身循环血容量变化的相关信息。与心功能相关的压力监测为物理治疗师提供了患者的肺部状态信息，并有助于判断是心功能不全影响了呼吸功能，还是呼吸功能障碍影响了心功能，或者两者兼有。心肺压力监测可提示物理治疗师调整负荷和治疗需求，以确保临床状态稳定，避免过度疲劳和病情恶化。物理治疗师还应持续监测 ICU 患者对有创治疗的反应（如对药物和液体复苏的反应、干预的适应证和处方的调整），以确保患者安全。

ECG 的改变可能反映了心脏疾病、肺部疾病、酸碱状态的改变以及水和电解质平衡异常。物理治疗师需能够识别患者心律和 ECG 变化，这些变化可能由氧运输的改善或恶化引起，也可能是继发于医疗管理、药物干预、病情变化或对治疗的反应。

药物治疗

物理治疗师应对 ICU 常用药物的作用有全面了解。当物理治疗与药物治疗具有协同作用时，物理治疗师可利用这些知识，以增强药物效果，并优化物理治疗反应。对患者来说，大多数药物都有最佳剂量、最佳敏感性和达峰时间。大多数药物都有不良反应，可能会导致病情恶化，出现其他症状和体征，或者改变对治疗的反应。因此，物理治疗师需明确每位患者正在使用的药物及其不良反应。如果药物治疗没有达到最佳的效果，那么需要团队讨论并寻找替代方案。物理治疗的目的之一是通过有效的物理治疗减少药物使用。

某些药物，如抗焦虑药、支气管扩张剂、镇静药、祛痰药、抗心绞痛药和镇痛药，有助于帮助患者适应和耐受治疗。必须始终考虑不同药物的达峰时间。如果患者疼痛和焦虑减轻，呼吸更加通畅，则能更积极地配合治疗，从而提高治疗效果，缩短治疗时间，并更高效地利用物理治疗师的时间。

某些药物会降低患者对移动、活动和运动的反应。例如，β 受体阻滞剂可导致患者在运动时心率和血压出现异常的变化。此外，β 受体阻滞剂还会导致疲劳。因此，在为服用 β 受体阻滞剂的患者开具运动处方时应谨慎，并密切观察。另一类药物称为*血管*

加压素，可控制血压和心率，患者服用后可能抑制对活动和运动的正常反应。监测是必不可少的，但对于服用心血管系统药物的患者，通过生命体征评估治疗反应存在局限性。

麻醉药物是 ICU 中常用的一类药物，常与镇静药、镇痛药联合应用。麻醉药物，尤其是和其他镇静药联合应用时，尽管可减轻疼痛，但会干扰物理治疗效果，因为患者觉醒减少、自主通气减少，且无法配合治疗。此外，麻醉药物还有全身多系统影响，而不仅是局部作用。由于物理治疗是 ICU 患者可获得的最具生理性和非侵入性的干预措施，物理治疗师有责任确保在达到治疗的预期效果方面，药物治疗有效且比麻醉药物更具选择性。因此，物理治疗师作为团队成员，在治疗过程中发挥着重要作用，以确保为每位患者提供综合的治疗方案。

ICU 治疗处方

ICU 的物理治疗应根据具体的目标谨慎选择。一般指导原则应按照生理学层次逐渐递减（第 15 章）。活动、运动和体位改变对整个氧运输具有直接且显著的影响[20]。无论患者是否接受机械通气，都要优先考虑早期活动和步行[21-23]。另一种治疗干预方法对整体氧运输途径影响有限，如气道廓清技术和吸痰。考虑到 ICU 患者的高代谢需求[24]以及物理治疗相关的运动和应激反应，评估氧摄取和氧输送的关系至关重要[25]。

辅助供氧

辅助供氧是为机械通气患者或非机械通气患者持续给氧，以维持 PaO_2 水平在最佳范围内[26]。在物理治疗前，增加吸氧浓度有助于代偿治疗相关的应激。在吸痰前、后可将吸氧浓度提高至 100%，并至少持续 3 分钟。如果在治疗期间出现动脉血氧饱和度降低，则需要增加给氧浓度。对于自主呼吸且未吸氧的患者，在治疗过程中也可以增加辅助供氧，以避免血氧饱和度下降。ICU 团队需根据动脉血气分析结果，包括动脉血氧饱和度和主观呼吸困难的严重程度调节吸氧浓度。严重低氧血症可能在几分钟内导致不可逆的组织损伤，但高氧血症也可能在几个小时内产生有害影响。通过最大化改善肺泡通气、气体交换和通气血流比，可优化辅助供氧，并减少酸血症的影响（临床提示 30.5）。

临床提示 30.5
氧疗指南

如需了解有关氧疗指南的更多信息，请参阅文章《成人医疗和急诊给氧应用指南》"Guideline for Oxygen Use in Adults in Healthcare and Emergency Settings"。[O'Driscoll et al. *Thorax*. 2017;72（Suppl 1）: ii1-ii90, https://thorax.bmj.com/content/72/Suppl_1/ii1]

对于慢性呼吸系统疾病患者，若存在呼吸性酸中毒，治疗目标是增加肺泡通气量，以改善二氧化碳和氧气的交换。由于呼吸中枢受到二氧化碳浓度抑制（二氧化碳麻醉），患者依赖低氧血症刺激呼吸。如果患者吸入过高浓度的氧气，这种低氧呼吸刺激就会消失。因此，二氧化碳麻醉患者不宜高浓度吸氧。

对于长期高碳酸血症的慢性呼吸系统疾病患者，若动脉血氧分压较低，应给予低流量吸氧（1~3 L/min）。如果患者需要间歇性正压通气，应使用压缩空气或室内空气代替氧气。

严重低氧血症会抑制心输出量，而机械通气可能进一步降低心输出量，这是由于跨肺压升高阻碍静脉回流[27]。通过缩短吸气时间和采用小潮气量最小化跨肺压，可尝试在通气与充足的心输出量之间取得最佳平衡。

呼吸和咳嗽训练

如果患者没有接受机械通气或刚拔除气管插管，应强调呼吸和咳嗽训练，同时结合活动和体位改变，以增加通气量、促进分泌物清除、降低每分通气量和呼吸频率、增加潮气量并改善动脉血气。对于长期呼吸模式异常的慢性呼吸系统疾病患者，采取缩唇呼吸联合腹部加压是最有效的呼吸训练方法。为达到最佳效果，呼吸和咳嗽训练应该在最佳机械和生理体位下进行。此外，这些训练可与体位引流结合，以增强黏液纤毛清除能力。为避免气道陷闭，患者不应在正常潮气呼吸结束时立即吸气。

纤毛运动和分泌物清除

ICU 患者需要特别注意液体平衡，仔细调节水合状态和液体摄入量。吸入湿化空气是体液的重要额外来源。正常肺泡内的气体为饱和水蒸气。气管支气管树的气道壁受到保护，避免侵袭和潜在的感染。这对于需要频繁吸痰的患者尤为重要。湿化效果可以通过患者分泌物的黏稠度评估，分泌物黏稠提示湿化不足或患者存在脱水。

活动有助于纤毛运输和分泌物清除，若仍需清除更多的分泌物，则需要进行体位引流。体位引流的禁忌证是生命体征不平稳，且不建议在鼻饲或进食后立即进行。然而，有些机构允许对持续 24 小时鼻饲的患者，在停止鼻饲 15 分钟后进行体位引流。人工气道的气囊充气可以避免误吸。具体的体位引流位置应根据患者的病理学、影像学和临床检查确定。推荐体位应尽可能接近支气管肺段引流（见第 20 章），并根据需求进行调整。ICU 患者由于自身状态、对平卧和倾斜体位的耐受性差，以及监护仪和呼吸机的限制，摆放特定体位常受限。

长期以来，徒手治疗因可能会导致血氧饱和度降低、肺不张、肌肉骨骼损伤、不适、心律失常和心脏骤停而受到质疑[28]。因此，这些技术必须合理应用，并严密监测，根据需要进行调整。治疗的正确顺序、持续时间、强度和频率应根据治疗效果确定，而不是治疗时间。研究表明，徒手气道廓清技术会增加氧需求。据报道，徒手气道廓清技术引起的血流动力学和代谢反应与运动反应相似[24]。心输出量增加和血压升高是应激导致的交感神经活性增加，类似于运动后反应[25]。已证实，ICU 操作及传统气道廓清技术引起的应激反应，可以通过药物有效调节[29]。最近的一项研究报道，与患者安静的平卧体位相比，传统的气道廓清技术并没有增加耗氧量和平均动脉压[30]。研究结果的差异主要是因为干预和研究对象（平稳的机械通气患者）的不同。头低位徒手治疗的禁忌证是心肌梗死和 ICP 升高。相对禁忌证包括出血、支气管胸膜瘘、急性胸部创伤、肺脓肿和胃反流[31]。鉴于徒手气道廓清技术可能带来的不良影响，物理治疗师需确保采用风险更小的生理替代方案。

复苏球囊和人工膨肺

尽管复苏球囊膨肺技术尚未被普遍接受，但在ICU中仍存在不同程度的应用。复苏球囊膨肺的目的是在治疗过程中提供额外的大潮气量，维持一定程度的呼气末正压，增加肺的顺应性，并向支气管内滴注小剂量生理盐水以松解分泌物。自动充气的复苏球囊会临时连接至患者气道，以人工方式为肺部充气数次。使用复苏球囊时必须谨慎，过度充气可能导致支气管痉挛。关于复苏球囊与吸痰的联合应用存在争议。部分临床工作者倾向于在吸痰后使用复苏球囊膨肺，以避免正压充气过程中将黏液推向气道远端。另一些人认为，由于黏液贴附在气道壁上，且正压通气导致气道扩张，复苏球囊在充气过程中并不会将黏液推向远端。相反，他们认为在吸痰前使用复苏球囊会使气体进入黏液栓远端，呼气时黏液栓会向中央气道移动。

在使用压力控制呼吸机时，某些体位可能会引发特殊问题。例如，头低脚高位可能导致呼吸机效率降低，因为胃内容物压力会增加整体的肺阻力。因此，在变换体位或进行体位引流时，可以使用自动充气的复苏球囊以维持一定的压力。当物理治疗师帮助患者进行支气管引流时，可由助手帮助维持足够的潮气量。使用复苏球囊时，物理治疗师需确保患者通气充足，并每分钟进行一次比潮气量更大的呼吸。

在进行体位引流时，应尽可能鼓励患者自主呼吸。吸气时，小气道轻度扩张可使黏液从气道壁上脱落，呼气时，黏液则向中央气道移动。关于胸壁叩拍、振动和摇动等方法在促进分泌物排出中的作用仍存在争议[14,28]。因此，应优先采用其他有充分证据支持且符合生理学的方法，仅在必要时考虑证据较少且不符合生理学的徒手气道廓清技术。此外，由于这些方法可能影响血流动力学并引发其他不良反应[32]，为确保患者安全并达到良好的治疗效果，必须对患者进行持续监测。对于昏迷或瘫痪的患者，使用机械通气或自动充气复苏球囊膨肺可以增加充气量。然而关于复苏球囊膨肺在清除分泌物中的作用和时机，仍需进一步临床试验研究（临床提示30.6）[33]。

临床提示 30.6

通气膨肺

关于使用通气膨肺的更多信息，请参阅文章《ICU机械通气患者呼吸机与人工通气膨肺在痰液清除方面的比较》"Ventilator vs. Manual Hyperinflation in Clearing Sputum in Ventilated Intensive Care Unit Patients"。（Dennis D, Jacob W, Budgeon C. *Anaesth Intensive Care*. 2012;40：142–149, https：//pubmed.ncbi.nlm.nih.gov/22313075/）

滴注

滴注是另一种选择性使用的方法。生理盐水的黏液溶解作用尚未得到证实。滴注在新生儿中的应用，益处可能更明显（临床提示30.7和30.8）。

临床提示 30.7

使用生理盐水

在吸痰前，可通过气管插管注入生理盐水，这一方法常用于稀释分泌物、刺激和增强咳嗽，以及降低分泌物的黏稠度。

临床提示 30.8

生理盐水的黏液溶解作用

关于生理盐水的黏液溶解作用的研究有：

- Ackerman MH, Mick DJ. Instillation of normal saline before suctioning in patients with pulmonary infections：a prospective randomized controlled trial. *Am J Crit Care*. 1998;7(4)：261–266.
- Akgül S, Akyolcu N. Effects of normal saline on endotracheal suctioning. *J Clin Nurs*. 2002;11(6)：826-830.
- Caruso P, Denari S, Ruiz SAL, et al. Saline instillation before tracheal suctioning decreases the incidence of ventilator-associated pneumonia. *Crit Care Med*. 2009;37(1)：32–38.
- Wang C-H, Tsai J-C, Chen S-F, et al. Normal saline instillation before suctioning：a meta-analysis of randomized controlled trials. *Aust Crit Care*. 2017;30(5)：260–265.

机械通气撤离

因国家和机构的不同，通常由物理治疗师和（或）呼吸治疗师负责协助医师撤离呼吸机（临床提示30.9和30.10）。撤机的优先事项是协调治疗目标，并与ICU团队合作，以确保撤机过程顺利进行，同时降低撤机并发症风险（如拔管后肺不张、误吸、低氧血症）。加速撤机是 ICU 的重要目标，缩短机械通气时间可以改善患者预后[34]。与撤机相关的循证医学证据指南已经发布。

　　撤机会增加心血管压力和心理压力，进而增加耗氧量。物理治疗师必须识别并监测撤机失败风险较高的患者。一项研究报道，心脏手术后患者撤机时的心脏反应因手术类型而异[35]。例如，腹主动脉手术后患者的心指数高于心脏搭桥或移植手术后患者。主动脉术后氧摄取率保持稳定；心脏搭桥术后氧摄取率有所升高；心脏移植术后氧摄取率显著增加。心功能不全患者撤机后可能会出现肺水肿，因为撤机会导致静脉回心血量增加、儿茶酚胺释放增加、左心室顺应性降低、肺压迫心脏以及左心室后负荷增加。

　　由于体位对肺功能和气体交换的影响，撤机时应充分利用体位优势，以提高撤机成功率，避免因撤机失败导致再次插管。超重患者需要特别注意，因为低潮气量和高呼吸频率可能会影响撤机。对于肥胖患者，与 90° 直立坐位相比，半卧位可能更有利于撤机，因为 90° 坐位时腹部会挤压膈肌，并限制膈肌活动[36]。

　　血气分析和肺功能检查可提供撤机指标。理想情况下，患者自主呼吸的潮气量应接近呼吸机输送的潮气量。用力肺活量应为患者需求潮气量的 2~3 倍。如果患者呼气末正压超过 5 cmH$_2$O 或者吸氧浓度超过 40%，通常不建议撤机。此外，若患者吸气压不能达到 –20 mmHg 或更高，则表明其无法产生足够的胸内压进行深呼吸和清除气道分泌物，因此不适合撤机。可以在床旁测量每分通气量和最大自主通气量，以决定是否撤机。撤机在很大程度上取决于患者个体情况、呼吸机模式、区域或机构的实践差异。常用的 ICU 撤机程序见框 30.8。

框 30.8　机械通气撤离的一般步骤

- 为每位患者制订个体化撤机时间表。
- 选择适当的撤机时间，通常早晨更合适。
- 在撤机期间，应尽可能减少患者的体力活动（如撤机不要安排在物理治疗期间或之后、餐后、测试或训练后，以及家庭探视时）。同时，给予辅助供氧和气道湿化支持。
- 物理治疗师应给予患者充分的支持和肯定。
- 在撤机期间，持续监测患者的生命体征以及是否出现呼吸困难症状和征象。
- 患者在刚撤机时，需严密看护，直至连续观察数分钟均能保持稳定状态。
- 若出现生命体征恶化、血气分析结果异常或呼吸窘迫，表明患者需要立即恢复机械通气辅助呼吸。在撤机计划中，应安排间断休息 1 小时。
- 定期复查血气分析（如每 15、30、60、90 和 120 分钟）并根据指标调整复查频率。
- 如果患者在撤机期间血气水平稳定在可接受范围内，且患者总体耐受良好，则可逐步延长撤机时间。
- 对高龄、营养不良、肥胖和吸烟的心肺疾病患者，可能需要更长的时间完成撤机。
- 机械通气时间较短的患者通常撤机速度较快。
- 据报道，同步间歇指令通气（synchronized intermittent mandatory ventilation，SIMV）可以缩短部分患者的撤机时间，但也有学者指出，SIMV 可能加重患者的呼吸肌疲劳，从而延迟撤机。因此，应谨慎选择 SIMV 模式，并考虑个体化差异。辅助控制通气是一种容易耐受的替代方法。

ICU 中无创通气的优先考虑

　　部分患者（尤其是 COPD 患者）的气管插管和机械通气常被延迟，这类患者血气分析结果较差，且二氧化碳排出能力弱，一旦进行机械通气，病情可能迅速恶化，撤机失败风险增加。最新研究表明，无创通气（见第 38 章）可提供低风险通气支持，避免有创机械通气的相关风险。无创呼吸机适用于预期短期机械通气的患者。

转出 ICU

每个 ICU 都应制定入院标准和出院标准。不同 ICU 和不同医院的标准可能有所不同。转出 ICU 的标准包括无须机械通气、气道保护良好、无须有创血流动力学监测，且入住 ICU 的病因已解决。

物理治疗师应记录患者在 ICU 住院期间物理治疗的优先顺序和进阶情况，以便转出后的负责团队继续治疗，降低治疗中断和病情加重的风险。在治疗过程中，应不断告知患者治疗进展情况，以及团队和家庭制订的计划[37]，应为患者提供尽可能多的治疗选择，并鼓励其积极参与长期管理计划。

ICU 患者综合管理的非临床方面

团队合作

ICU 患者的综合治疗依赖于多学科团队的合作，ICU 团队包括非医疗专业人员和医疗专业人员。非医疗专业人员包括患者、家庭成员、病例管理者，可能还有宗教人士。医疗专业人员包括营养师、护士和助理护士、作业治疗师、物理治疗师、医师、呼吸治疗师、社会工作者和言语治疗师。最佳患者治疗的核心在于团队合作，应尽可能让患者本人和家属参与其中，尤其是在 ICU 中。物理治疗师应经常与团队其他成员沟通，尤其是医务人员、护士和呼吸治疗师；观察和了解患者的病情变化、用药情况、机械通气需求、治疗目标和治疗反应（图 30.2）。除了为患者提供治疗和出院计划外，物理治疗师还应指导患者进行早期活动、移动、体位管理、转移、轮椅坐位和自我照护等。

营养

危重症患者处于高代谢状态。手术后，患者的代谢需求和耗氧量增加，同时伴有组织修复、体温升高和体温调节改变。入住 ICU 的慢性心血管系统与呼吸系统疾病患者常存在营养不良，因为他们需要耗费大量的精力获取、准备和摄入食物。此外，这些患者由于呼吸做功增加，能量消耗也增加。缺乏充足的营养会加速患者体适能下降，导致虚弱加重，无法对治疗做出最佳的反应，并增加感染风险。因此，通常需要早期进行静脉或肠外营养支持，以保持最佳营养状态，避免患者过度消耗和病情恶化。如果患者进行了气管切开术，只要误吸风险很小，就可以正常进食。

无论采用何种方式的营养支持，都应限制碳水化合物的摄入，因其代谢后可能导致二氧化碳升高。

感染控制

由于"超级细菌"的流行，感染控制已成为医院（尤其是 ICU）重点关注的问题。超级细菌是指对广谱抗生素耐药的病原微生物，其流行与抗生素滥用有关，使得人们在一定程度上更容易被微生物感染，且对抗生素不敏感。此外，由于医学技术的进步，更多的危重症患者得以存活。ICU 患者容易发生感染。由于 ICU 的高感染率以及患者免疫功能低下，物理治疗必须严格遵守个人卫生规范，并养成良好的卫生习惯。接触患者前、后使用杀菌剂认真洗手，肥皂擦洗时间不少于 30 秒，然后用清水彻底冲洗。接触感染性伤口、唾液、血液、脓液、呕吐物、尿液或大便后，必须立即彻底清洗。为避免感染，通常需要采取物理防护措施，包括隔离衣、手套、帽子和口罩，这已经成为许多 ICU 的常规做法。

感染控制措施分为多个级别，不同医院的 ICU 可能存在差异。为避免通过医务人员传播感染，严格的手卫生非常重要。对于某些特定感染类型的患者，医务人员需采取双重防护措施。物理治疗师需清楚每名患者的感染控制级别和预防措施。需要呼吸道隔离的患者，应在单独的房间接受治疗。接触这类患者时要戴口罩和手套，必要时穿隔离衣。根据患者的诊断，还可能要戴护目镜。接触隔离要求与患者接触的人员做好感染控制，但患者可以根据医院的规定离开房间或限制区域。

视患者为"人"

尽管在 ICU 的高科技环境中存在一定限制，但无论患者的入院病因、意识状态如何，或是否对工作人员有攻击行为，ICU 的医务人员都应尽可能尊重患者。例如，使用患者喜欢的名字称呼他们，详细解释患者治疗的各个方面，不断地向患者说明其身份、所在地点、时间和日期，以及在必要时提供翻译等，营造出一种支持与关怀的氛围，允许患者尽可能多地做出选择并提出问题。对于气管插管后无法说话的患者，应尝试采用多种沟通策略，以确保患者能够表达需求，并保持对环境的控制感。可采用的方法包括口型（无声地说）、应用拼写板、写字、指出图片，以及采用"是"或"不是"的手势进行回应。

此外，还需注意患者的隐私保护，尊重其在性别、年龄、身体形象、文化背景和个体差异方面的需求。应询问患者的舒适度，了解其是否希望在治疗期间有家属陪伴。如果患者能积极参与治疗，并遵守治疗期间医务人员的建议，那么关注这些个体化差异尤为重要。

患者可能处于不同的认知和意识水平，从深昏迷到浅昏迷，再到意识减弱状态。研究指出，昏迷患者在昏迷期间对周围环境存在一定意识，苏醒后可能回忆起曾被提及的内容或曾试图交流但未能完成的情况。此外，机械通气可能成为交流的障碍，因此需要确定适合患者的交流方式。

ICU 作为康复环境

ICU 的物理环境对患者的康复具有深远影响，且与治疗等级无关。例如，窗外的自然光可以帮助患者区分白天和黑夜。其他益处还包括降低并发症的发生率和类型，缩短 ICU 住院时间和总住院时间[38,39]。此外，接触阳光可以减少镇静药的使用[40]。为降低患者的社会孤独感，在 ICU 政策允许的范围内，应鼓励家庭成员尽可能陪伴患者。宠物疗法在 ICU 中可能具有一定的效果，因为其在其他治疗环境中已被证实有益[41]。昼夜节律与患者的生理功能和激素水平波动有关，这些功能对患者的愈合、恢复和健康至关重要，而长期卧床可能导致这些功能障碍。通过优化睡眠，如延长日间清醒时间、减少夜间噪声等，可以帮助患者维持正常的昼夜节律[42]。

临终问题

为 ICU 患者提供姑息治疗，旨在改善面临威胁生命疾病的患者及家属的生活质量。姑息治疗的重点是疼痛和其他症状的预防、评估和治疗，同时给予心

理、精神和情感支持。预期临终和死亡对患者、家庭、朋友和医疗团队来说都是痛苦的经历。

关注患者的社会心理问题，并对其身体状况和舒适度给予支持非常重要（框 30.9）[43]。有效的沟通、回应患者需求并维护其尊严至关重要。每个患者的需求都是不同的，因此要在开放和坦诚的氛围中花时间确认其需求。在患者生命即将结束时，触摸可以为其提供支持和安慰。

框 30.9	临终患者特征

- 外周循环衰竭、大汗、身体冰冷。
- 下肢肌力、活动度和反射消失，然后是上肢。
- 对触觉、深压觉和疼痛敏感性下降。
- 感到痛苦、极度孤独和恐惧。
- 精神需求增加，尤其是夜间。
- 死亡前有一段平静期。
- 死亡前仍清醒。

当治疗目标从积极治疗转为姑息治疗时，物理治疗师也需要相应的调整治疗目标，主要以提高舒适度和缓解症状为主。如果患者能够参与，将积极治疗与支持性治疗相结合，并关注其舒适度，可能更为合适。在条件允许的情况下，患者可以继续参与治疗计划的制订和实施。

如果患者已无法积极配合治疗，可在药物治疗的基础上采用无创手段提高其身体和心理的舒适度，以及改善症状。具体方法包括放松技术、舒适和人性化沟通、非侵入性止痛、呼吸控制和咳嗽技术，以及家庭教育。

物理治疗原则

在临终关怀中，还需考虑患者的家人和朋友的特殊需求，事实上，这是患者整体治疗中不可或缺的一部分。一般来说，患者身体的舒适和个人卫生，以及社会心理方面都至关重要。应尽可能保持患者的最佳功能能力[44]，即使病情不平稳，患者不适也能得到一定改善[45]。然而，患者的优先事项和需求可能会迅速改变。物理治疗师需要灵活应对这些改变，并对不需要干预的状况保持敏感。此时，如果患者愿意，主要提供支持和接触即可。ICU 团队应对患者和家属保持同情、理解和尊重。在 ICU 领域，细心、安慰

和富有同情心是极为宝贵的个人品质。如果患者意识清醒，团队成员还需关注患者如何面对死亡，并了解他们希望医疗团队扮演的角色。如果患者和家属提出需求，可寻求心理专家的帮助。

对于持续使用生命支持系统的患者，物理治疗师可通过保守的预防性心肺物理治疗，减轻呼吸负担（如体位管理和减轻压力，两者都可以降低耗氧量）。如果死亡已不可避免，则应尽量减少治疗的次数和持续时间。关节活动度训练和皮肤护理可以减轻活动受限带来的不适，有助于基础治疗和护理，并预防并发症。镇痛药可以单独使用，也可联合其他药物使用，以减轻疼痛和痛苦，提高患者的舒适度。在这种情况下，物理治疗需谨慎实施。与未使用生命支持系统的患者相比，使用生命支持系统的患者更渴望交流，因

为生命支持系统严重限制了其交流能力。即使患者死亡后，仍应给予其尊重。

对于移除生命支持的患者，其姑息治疗与有生命支持系统的患者相同。若患者虚弱和消瘦，治疗和咳嗽可能导致疲劳。治疗师可通过促进和辅助咳嗽来减少患者咳嗽所需的努力。

医疗人员提供人性化的服务是非常重要的，尤其是在姑息治疗中。对于濒临死亡、无法沟通或不愿意沟通的患者，人与人之间的触摸和交谈（或沉默）可能是最重要的沟通和支持手段。对于使用生命支持系统的患者，支持性的触摸和握手非常重要，因为生命支持系统可能限制了患者与周围人的交流。

总结

ICU 中的心肺物理治疗是一个独特的亚专科。ICU 患者处于高科技医疗环境中，且病情严重。尽管大多数患者能成功转出 ICU，但住院时间长短不一。ICU 治疗的重点是帮助患者恢复到发病前的功能状态或者更高的水平，并尽量减少并发症，降低过早病死率和缩短住院时间。ICU 治疗的目标是使患者功能最大化（与 ICF 一致）以及预防疾病，主要治疗目标是由心血管系统与呼吸系统病理生理学、多系统功能障碍决定的，次要治疗目标是由肌肉骨骼或神经肌肉功能障碍等并

发症决定的。早期活动是安全、可行且有效的，可直接或间接增加氧运输，减少并发症的发生，并促进患者回归社会。强有力的跨专业团队合作能够促进早期活动的实施，从而提高干预效果。本章阐述了 ICU 患者物理治疗的主要方面，介绍了 ICU 物理治疗师工作的基础知识和实践经验，概述了治疗目标和根据生理分层区分优先治疗的原则。此外，还讨论了患者综合管理的临床和非临床方面。最后，本章还探讨了 ICU 物理治疗师在患者临终关怀中的相关问题。

复习题

（1）描述心肺物理治疗中的循证实践要素。

（2）描述 ICU 中心肺物理治疗的总体目标和原则。

（3）这些目标如何体现 ICF（例如，参与和活动受限、结构和功能受限）？

（4）解释监测在 ICU 患者心肺物理治疗中的作用。

（5）描述 ICU 患者"人性化"管理的含义。

（6）临终问题不仅仅是 ICU 的关注点，无论在哪种环境下，物理治疗师在管理临终患者时的哪些特质尤为重要？

参考文献

1. Barlow DH, Hayes SC, Nelson RO. *The Scientist Practitioner: Research and Accountability in the Age of Managed Care.* Boston, MA: Allyn & Bacon; 1999.
2. Cook DJ, Sibbald WJ, Vincent JL, et al. Evidence based critical care medicine: what is it and what can it do for us? *Crit Care Med.* 1996;24:334–337.
3. Dean E. Oxygen transport: a physiologically-based conceptual frame-work for the practice of cardiopulmonary physiotherapy. *Physiother-apy.* 1994;80:347–355.
4. Ross J, Dean E. Integrating physiological principles into the comprehensive management of cardiopulmonary dysfunction. *Phys Ther.* 1989;69:255–259.

5. Thomas DC, Kreizman IJ, Melchiorre P, et al. Rehabilitation of the patient with chronic critical illness. *Crit Care Clin.* 2002;18:695–715.

6. Dean E. Invited commentary to "Are incentivespirometry, intermittent positive pressure breathing, and deep breathing exercises effective in the prevention of postoperative pulmonary complications after upper abdominal surgery? A systematic overview and meta-analysis". *Phys Ther.* 1994;74:10–15.

7. Kelly KM. Does increasing oxygen delivery improve outcome? Yes. *Crit Care Clin.* 1996;12:635–644.

8. Frédéric M. Changes in arterial pressure during mechanical ventilation. *Anesthesiology.* 2005;103:419–428.

9. Pohlman MC, Schweickert WD, Pohlman AS, et al. Feasibility of physical and occupational therapy beginning from initiation of mechanical ventilation. *Crit CareMed.* 2010;38:2089–2094.

10. Schweickert, WD, Pohlman, MC, Pohlman, AS, et al. Early physical and occupational therapy in mechanically ventilated, critically ill patients: a randomised controlled trial. *Lancet.* 2009;373:1874–1882.

11. Dean E. Physiotherapy skills: positioning and mobilization of the patient. In: Pryor JA, Ammani Prasad S, Webber BA, eds. *Physiotherapy for Respiratory and Cardiac Problems: Adults and Paediatrics.* 3rd ed. St. Louis, MO: Harcourt Health Sciences Group; 2002, pp. 143–159.

12. Timmerman RA. A mobility protocol for critically ill adults. *Dimens Crit Care Nurs.* 2007;26:175–178.

13. Vollman KM. Progressive mobility in the critically ill. *Crit Care Nurse.* 2010;30:S3–S16.

14. Dean E, Ross J. Discordance between cardiopulmonary physiology and physical therapy. *Chest.* 1992;101:1694–1698.

15. Hedenstierna G, Lattuada M. Gas exchange in ventilated patients. *Curr Opin Crit Care.* 2002;8:39–44.

16. Stillwell S. *Mosby's Critical Care Nursing Reference.* St Louis: Mosby; 1992.

17. Williams DT, Harding K. Healing responses of skin and muscle in critical illness. *Crit CareMed.* 2003;31:S547–S557.

18. O'Sullivan KL, Engrav LH, Maier RV, et al. Pressure sores in the acute trauma patient: incidence and causes.*J Trauma.* 1997;42:276–278.

19. Schelling G, Richter M, Roozendaal B, et al. Exposure to high stress in the intensive care unit may have negative effects on health-related quality-of-life outcomes after cardiac surgery. *Crit Care Med.* 2003; 31:1971–1980.

20. Hopkins RO, Spuhler VJ, Thomsen GE. Transforming ICU culture to facilitate early mobility. *Crit Care Clin.* 2007;23:81–86.

21. Hashem MD, Nelliot A, Needham DM. Early mobilization and rehabilitation in the ICU: noving back to the future. *Respir Care.* 2016;61:971–979.

22. Needham DM. Mobilizing patients in the intensive care unit. Improving neuromuscular weakness and physical function. *JAm Med Assoc.* 2011;305:437–522.

23. Perme C, Chandrashekar R. Early mobility and walking program for patients in intensive care units: creating a standard of care. *Am J Crit Care.* 2009;18:212–221.

24. Weissman C, Kemper M. Stressing the critically ill patient: the cardiopulmonary and metabolic responses to an acute increase in oxygen consumption.*J Crit Care.* 1993;8:100–108.

25. Horiuchi K, Jordan D, Cohen D, et al. Insights into the increased oxygen demand during chest physiotherapy. *Crit Care Med.* 1997;25:1347–1351.

26. Dantzker DR, Schay SM, Fletcher J. *Cardiopulmonary Critical Care.* 3rd ed. Philadelphia, PA: Elsevier; 1997.

27. Jardin F, Farcot JC, Boisante L, et al. Influence of positive end-expiratory pressure on left ventricular performance. *NEnglJ Med.* 1981;304:387–392.

28. Kirilloff LH, Owens GR, Rogers RM, et al. Does chest physical therapy work? *Chest.* 1985;88:436–444.

29. Cohen D, Horiuchi K, Kemper M, et al. Modulating effects of propofol on metabolic and cardiovascular and pulmonary responses to stressful intensive care unit procedures. *Crit Care Med.* 1996;24:612–617.

30. Berney S, Denehy L. The effect of physiotherapy treatment on oxygen consumption and haemodynamics in patients who are critically ill. *Aust JPhysiother.* 2003;49:99–105.

31. Lynn-McHale DJ, Carlson, KK. *AACN Procedure Manual for Critical Care.* 4th ed. Philadelphia, PA: Elsevier; 2000.

32. Patman S, Jenkins S, Bostock S, et al. Cardiovascular responses to manual hyperinflation in post-operative coronary artery surgery patients. *Physiother Theory Pract.* 1998;14:5–12.

33. Linnane MP, Caruana LR, Tronstad O, et al. A comparison of the effects of manual hyperinflation and ventilator hyperinflation on restoring end-expiratory lung volume after endotracheal suctioning: a pilot physiologic study. J Crit Care. 2019;49:77–83.

34. MacIntyre NR. Evidence-based guidelines for weaning and discontinuing ventilatory support. A collective task force facilitated by the American College of Chest Physicians; the American Association for Respiratory Care; and the American College of Critical Care Medicine. *Chest.* 2001;120(Suppl 6):375S–396S.

35. De Backer D, El Haddad P, Preiser JC, et al. Hemodynamic responses to successful weaning from mechanical ventilation after cardiovascular surgery. *Intensive CareMed.* 2000;26:1201–1206.

36. Burns SM, Egloff MB, Ryan B, et al. Effect of body position on spontaneous respiratory rate and tidal volume in patients with obesity, abdominal distension and ascites. *Am J Crit Care.* 1994;3:102–106.

37. Curtis JR, White DB. Practical guidance for evidence-based ICU family conferences. *Chest.* 2008;134:835–843.

38. Gelling L. Causes of ICU psychosis: the environmental factors. *Nurs Crit Care.* 1999;4:22–26.

39. Keep P, James J, Inman M. Windows in the intensive therapy unit. *Anaesthesia.* 1980;35:257–262.

40. Walch J, Rabin B, Day R, et al. The effect of sunlight on postoperative analgesic medication use: a prospective study of patients undergoing spinal surgery. *Psychosom Med.* 2005;67:156–163.

41. Cullen L, Titler M, Drahozai R. Family and pet visitation in the critical care unit. *Crit Care Nurse.* 2003;23:62–67.

42. Shiraishi M, Kamo T, Nemoto S, et al. Blood pressure variability during 120-day head-down bed rest in humans. *BiomedPharmacother.* 2003;57(Suppl 1):35S–38S.

43. Kuhl D. *What Dying Patients Want: Practical Wisdom for the End of Life.* Toronto, Ontario: Random House of Canada Ltd; 2002.

44. Santiago-Palma J, Payne R. Palliative care and rehabilitation. *Cancer.* 2001;92:1049–1052.

45. Sliwa JA, Marciniak C. Physical rehabilitation of the cancer patient. *Cancer Treat Res.* 1999;100:75–89.

31

重症内、外科疾病的管理

作者：Amanda Jane Piper　Shane Patman　Rik Gosselink　Elizabeth Dean
译者：郭海明　张晨曦
校对：李　伊

本章目录

关键词

急性肺损伤

围手术期并发症

休克

急性呼吸窘迫综合征

呼吸衰竭

系统性炎症反应综合征

多器官功能衰竭

脓毒症

引言

本章介绍了原发性心血管系统与呼吸系统疾病危重症患者的心肺物理治疗原则。每种疾病分为两部分介绍：病理生理学和临床治疗以及物理治疗。病理生理学和临床治疗是基础，也与物理治疗原则的制订密切相关。本章所述内容为物理治疗原则，而不是治疗处方，如卧床、活动受限、与患者治疗相关的外在因素、与患者相关的内在因素以及病理生理学。此外，本文还介绍了 ICU 患者物理治疗的特殊注意事项，

重点强调活动和体位管理。

心力衰竭与呼吸衰竭

病理生理学和临床治疗

心脏和肺在功能上相互依赖，一个器官的功能衰竭会对另一个器官产生影响。心功能与呼吸功能不全或衰竭是指机体无法维持足够的氧气和二氧化碳稳态。

呼吸衰竭是指气体交换或通气泵功能障碍。表 31.1

表 31.1　根据病因和机制分类的呼吸衰竭

病因	药物	代谢	肿瘤	感染	损伤	其他
脑	麻醉药 巴比妥类药 镇静药 毒药 麻醉剂	低钠血症 低钙血症 高碳酸血症 碱中毒 高血糖 黏液水肿	原发性 转移性	脑膜炎 脑炎 脓肿 延髓型脊髓灰质炎	直接损伤 压力增高	中枢性肺泡低通气 阻塞性睡眠呼吸暂停
神经和肌肉	神经肌肉阻断剂 砷 氨基糖苷类	低磷血症 低镁血症	原发性 转移性	脊髓灰质炎 破伤风	直接损伤	运动神经元病 重症肌无力 多发性硬化 肌肉萎缩 吉兰-巴雷综合征
上气道		扁桃体腺样体增生 甲状腺肿 息肉 恶性肿瘤	会厌炎 喉气管炎	声带麻痹 气管软化 环杓关节炎 喉头水肿		
胸廓畸形					连枷胸 烧伤瘢痕	硬皮病 胸膜病变（纤维化、液体、肿瘤、空气） 脊椎炎 脊柱侧凸 脊柱后凸
影响因素						严重肥胖 腹水 肠梗阻 疼痛 卧床
下呼吸道与肺实质				病毒（细支气管炎、支气管肺炎） 细菌性（支气管炎、肺炎、肺脓肿、支气管扩张） 真菌 支原体	肺挫伤	支气管痉挛 心力衰竭：充血性、限制性、阻塞性 COPD 急性呼吸窘迫综合征 间质性肺疾病 肺不张 囊性纤维化 肺栓塞

摘自 Civettia JM, Taylor RW, Kirby RR. *Critical Care*. Philadelphia, PA：JB Lippincott; 1988.

列出了根据病因和机制对呼吸衰竭的分类。常见的疾病包括原发性心血管系统与呼吸系统疾病（如慢性呼吸系统疾病、重症肺炎和心肌梗死），以及继发心肺功能障碍疾病（如运动神经元病、脊髓损伤、脑卒中和肌营养不良）。在呼吸衰竭的诊断标准中，氧气和二氧化碳的阈值是可变的，因其取决于发病前状态、一般健康状况、年龄、既往血气分析结果和衰竭发生的时间范围等因素。动脉血气和 pH 对评估心力衰竭与呼吸衰竭至关重要。当动脉氧分压（PaO_2）低于 50~60 mmHg，且动脉二氧化碳分压（$PaCO_2$）高于 50 mmHg 时，即可诊断为呼吸衰竭[1]。

原发性心力衰竭是指心肌无法将血液有效泵入肺循环和体循环，从而无法维持足够的组织灌注。左心室严重功能障碍可导致肺淤血和心源性肺水肿（即充血性心力衰竭）。可导致心力衰竭的心脏疾病包括心肌梗死或心肌病引起的严重心肌损伤、心脏瓣膜病和先天性缺陷。

原发性呼吸衰竭和心力衰竭可分为急性期和慢性期。这两个阶段的代偿机制有所不同。患者通过充分的生理代偿可以耐受一定程度的慢性衰竭。轻度衰竭患者可能生活不受限；中度衰竭患者的活动能力明显受限，可能需要家庭通气支持（如辅助供氧和夜间无创通气）；严重衰竭患者则需要住院治疗、机械通气支持和辅助供氧。

阻塞性肺疾病

病理生理学和临床治疗

阻塞性肺疾病患者可能出现呼吸衰竭，甚至需要入住 ICU。如果患者因其他原因入院，呼吸衰竭可能使治疗复杂化[2]。若保守治疗无法改善严重受损的氧运输和气体交换，或无法清除大量黏稠分泌物，则需要进行插管和机械通气（见第 39 章）。阻塞性肺疾病可导致氧运输受损、红细胞增多症、肺损伤导致的呼吸力学受损、时间常数增加影响最佳吸气和呼气、膈肌低平、胸廓呈桶状且僵硬、辅助呼吸肌使用增加和呼吸做功增加、弥散能力降低、黏液纤毛运输受损、分泌物潴留、无效咳嗽、氧消耗增加、心脏做功增加，以及全身虚弱和无力。插管和机械通气通过建立通畅气道、改善肺泡通气，从而提供呼吸支持，其

参数调整基于动脉血气分析结果。通过设定潮气量和呼吸频率，使血气分析和 pH 趋于稳定。机械通气的精准调节有助于纠正血气异常、改善心肺功能、减少呼吸做功、使疲劳的呼吸肌得到休息，并提供最佳的吸入氧浓度（FiO_2）和湿度（图 31.1）。

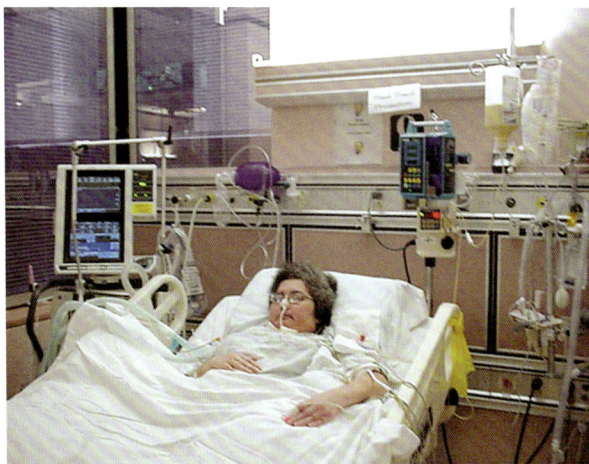

图 31.1　机械通气患者

由于机械通气回路可能存在漏气，每分通气量可能严重受损，管道连接处常发生漏气。肺阻力增高的患者可能出现气管内或气管切开连接处管路断开。因此，应密切监测呼出潮气量和呼气末二氧化碳，以确保患者通气充足。

呼气末正压通气（PEEP）有助于促进机械通气患者的呼气末气体交换。然而，增强 PEEP 可能会影响静脉回流、心肌灌注和心输出量[3]。应避免过度刺激机械通气患者咳嗽，以免加重 PEEP 的心血管不良反应。持续气道正压通气（continuous positive airway pressure，CPAP）可在自主通气时保持气道通畅，但这种通气模式似乎更适合儿童，成人患者更常使用 PEEP。

气管插管患者的咽反射受损会增加口咽和胃内容物误吸的风险，并可能导致肺炎。除经气道吸引后再吸引口咽部外，还可以通过气切套管气囊充气时进行吸引，以降低口咽误吸的风险。

吸痰可在人工气道患者中频繁进行，创伤较小。然而，患者仅应在有指征的情况下进行吸痰，因为该操作可导致严重的血氧饱和度降低（可降至 60%），尤其是机械通气患者[4]。在吸痰前、后 3 分钟，给予 100% 氧气（即纯氧），可减少血氧饱和度下降的发生，可通过复苏球囊或呼吸机完成。使用鼻胃管可降

低胃内容物误吸的风险。

急性呼吸衰竭的一个常见病因是重度慢性气流受限[5]。病理生理学特征包括肺泡组织严重破坏、肺泡组织顺应性增加、胸腔过度充气、呼吸力学受损、膈肌低平、呼吸效率受损和弥散能力降低。慢性气流受限患者与健康人相比，肺容积和肺容量的变化见图7.6。主要异常表现为残气量和吸气储备容积显著增加，从而导致肺总量增加。通气/灌注不匹配、呼吸肌疲劳、反应性肺动脉高压和右心室衰竭可导致氧运输受损。然而，纠正呼吸衰竭的并发症往往比治疗具体病因更困难。低氧血症和高碳酸血症常同时出现。若没有明显弥散障碍或分流，低氧血症通常可通过氧疗改善。

呼吸衰竭常合并心血管并发症。高碳酸血症（$PaCO_2$ 升高）和酸中毒（pH 降低）可引起局部血管扩张和血压降低。轻度高碳酸血症可引起反射性血管收缩和高血压。在撤离呼吸机时出现中度高碳酸血症，偶尔可观察到高血压。右心衰竭（以前称为*肺源性心脏病*）是慢性呼吸系统疾病和充血性心力衰竭的常见并发症。缺氧和 pH 降低均可引起肺血管收缩和肺动脉压升高。因此，逆转支气管痉挛、低氧血症、高碳酸血症和酸血症可减轻肺血管收缩，降低肺动脉压，从而改善血流动力学。

终末期呼吸衰竭可导致气道阻力、呼吸做功、耗氧量和二氧化碳产生量进行性增加。在支气管阻塞区域，会出现严重肺泡低通气，且通气/灌注不匹配。低氧血症和呼吸性酸中毒可导致反应性肺动脉高压，进一步加重呼吸衰竭。严重的二氧化碳潴留、难治性低氧血症和呼吸性酸血症可能最终导致致死性心律失常[6]。

呼吸因素导致的酸血症，若 pH 小于 7.25，可引发心律失常。相反，过度通气同样有害，pH 大于 7.5 可能导致神经和心血管并发症。在急性呼吸衰竭伴严重酸血症时，可静脉补充碳酸氢盐，以缓冲氢离子浓度，直至基础疾病得到纠正。碳酸氢盐输注可通过频繁 pH 测定来指导。

氧气和二氧化碳进出组织依赖于足够的肺循环和体循环。通常情况下，血容量需通过补液和（或）输血来纠正。正性肌力药可通过增强心肌收缩力来维持足够的循环。

近年来，人们越来越关注疾病的经历及其对功能

障碍的影响。COPD 患者在首次发生呼吸衰竭后，认知功能和整体健康状况会恶化。然而，几个月后，这些情况可能会恢复到与疾病严重程度相似、接受保守治疗且未入住 ICU 的患者的水平[7]。诺丁汉健康量表（Nottingham Health Profile，NHP）和简易精神状态检查量表（Mini-Mental State Examination，MMSE）可用于持续评估患者的健康状态和认知能力。

物理治疗原则

因 COPD 急性加重引起的急性呼吸衰竭的治疗原则基于增强氧运输（即氧转运、氧消耗和氧摄取）和促进二氧化碳排出。因此，因患者疾病（即活动受限、卧床、内在和外在因素以及病理生理学）导致的氧运输通路受损（见第 3 章）是治疗的重点[8]。在对这些因素进行详细分析的基础上，我们选择并确定了最优治疗方案，并将其应用于优化受影响的氧运输通路。这些治疗措施包括保持气道通畅、增加肺泡通气量、促进黏液纤毛运输、促进气道廓清、优化膈肌的机械位置、改善通气/灌注匹配、优化 pH、清除二氧化碳、改善外周循环和组织灌注以及减少呼吸和心脏做功（临床提示 31.1）。

临床提示 31.1

优化氧运输

为了优化氧运输，物理治疗的主要目标是：
- 改善或维持动脉血氧分压（PaO_2），或防止其恶化
- 改善或维持动脉血氧饱和度（SaO_2），或防止其恶化
- 改善或维持动脉血二氧化碳水平（$PaCO_2$）和 pH，或防止其恶化

优化氧转运和氧消耗关系

实现这些目标的方法取决于每位患者的临床表现以及导致心肺功能障碍的具体原因。

活动：特殊注意事项

人体的正常生理功能需要活动和行走（即通过刺激运动压力和重力压力优化氧运输）[9,10]。我们鼓励 ICU 患者，即使是接受机械通气的患者，也要进行活动、运动、坐起、站立、坐在椅子上、走几步，

甚至在病房内行走。治疗性活动的目的是通过其急性效应、长期累积效应和预防效应改善患者状态（见第17章）。这些效应在生理学上有所不同，需要根据每位患者的具体问题制订个体化治疗性活动处方。因ICU具备安全监护能力，危重症患者仍可以在安全和治疗范围内进行活动和移动。

　　考虑到心肺物理治疗是ICU患者代谢需求最高的活动之一[11-14]，必须在治疗前评估患者是否能够满足氧需求的增加。尽管心肺物理治疗强调通过提高氧运输系统功能来改善患者状态，但不必要或过度的能量消耗是不可取的，应尽量减少（临床提示31.2）。

临床提示 31.2

尽量减少耗氧量

　　减少耗氧量的干预措施包括放松、合理的体位摆放以促进氧运输、与其他干预措施协调治疗、在适当的时间安排治疗、合理安排用药时间以达到最佳效果、疼痛控制以及在能量消耗峰值和休息期间协调治疗。

　　在ICU患者管理中，活动和运动是生理治疗的最高层次[15-17]，这些干预措施的获益见第15章。从被动转移至直立位进阶到能够主动转移至直立位，有助于改善心肺功能及气体交换。每张ICU病床旁边应配备一把支撑椅，以帮助患者在离床时保持直立。直立坐姿的益处与床上坐位不同。担架椅（stretcher chair）对无法承受重量的患者特别有用（图31.2）。此外，也有专门为使患者保持坐位而设计的床。即使需要花费几分钟时间和多名助手，也必须协助活动能力很低的患者进行床上活动和转移。若不采取这些措施，患者的氧运输系统可能进一步恶化，从而降低患者对活动的耐受性。与被动干预相比，这种时间和人员成本是合理的，因为预期可以获得更好的治疗结果。最终治疗目标是促进康复、减少不适、降低发病率和死亡率，以及缩短ICU住院时间和总住院时间。

　　如果在心肺功能、神经肌肉和肌肉骨骼状态以及皮肤完整性方面没有直立的绝对禁忌，让机械通气患者站立可以获得显著益处。在可能的情况下，让机械通气患者活动是首要任务[18-20]，但也必须认识到潜在的风险。在一项前瞻性研究中，Bailey等人[21]记录了103名呼吸衰竭患者的1449次"活动事件"，包括233次（16%）床上坐位，454次（31%）

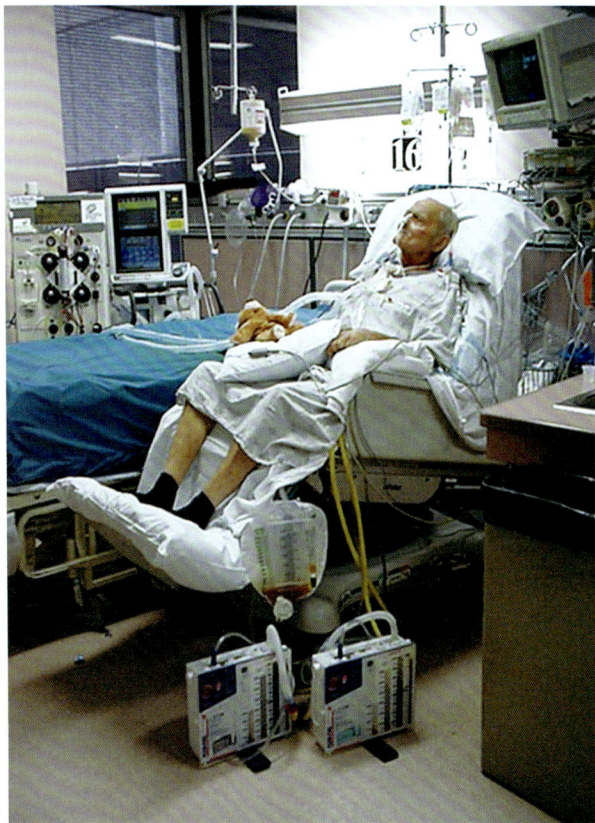

图31.2　ICU患者坐在担架椅上

坐在椅上，762次（53%）行走。气管插管患者共进行了593次活动事件，其中249次（42%）为行走。活动相关不良事件发生率不到1%，包括未造成损伤的膝盖着地、喂养管脱落、收缩压大于200 mmHg、收缩压小于90 mmHg和血饱和度下降至小于80%。在活动事件期间没有发生患者拔管。因此，对于呼吸衰竭患者，活动是可行且安全的。值得注意的是，大多数幸存者（69%）在出ICU时能够行走超过30米。其他研究也证实了类似结果[22,23]。然而，活动和运动处方必须个体化制订，以确保运动刺激具有治疗性，即为氧运输路径提供足够的压力源，同时避免危险。

　　对ICU患者来说，站立和步行几步可能是极其耗氧的活动。这些活动需要逐步进行并持续监测，以确保患者不超过规定的治疗强度，从而最大限度地提高氧运输功能。站立和步行应与患者的其他治疗相协调，并分阶段进行（图31.3）。危重症患者站立或步行时，需严密监测ECG和动脉血氧饱和度。若预计活动量增加，则需要调整呼吸机参数。在活动前至少3~5分钟，应给予更高浓度的氧气，并在活动后持续10分钟左右，直到患者从增加的运动中恢复过来，心率和血压恢复到基线值的 5%~10% 以内。

主动活动对氧运输的治疗作用优于辅助活动或被动活动，因此应优先推荐主动活动。调动大肌肉群的运动可以减少与小肌肉群运动或需要过度动态稳定的运动相关的不成比例的血流动力学压力。如果不能进行主动活动或对氧运输系统造成过度压力，则可进行主动辅助活动。最近一项随机对照临床试验结果显示，早期运动训练（每天进行被动或主动床边功率自行车训练 20 分钟）能够促进 ICU 患者功能运动能力的恢复、提高自我感知的功能状态，以及增加出院时的肌肉力量 [24]。

被动活动主要在患者瘫痪或血流动力学不稳定、

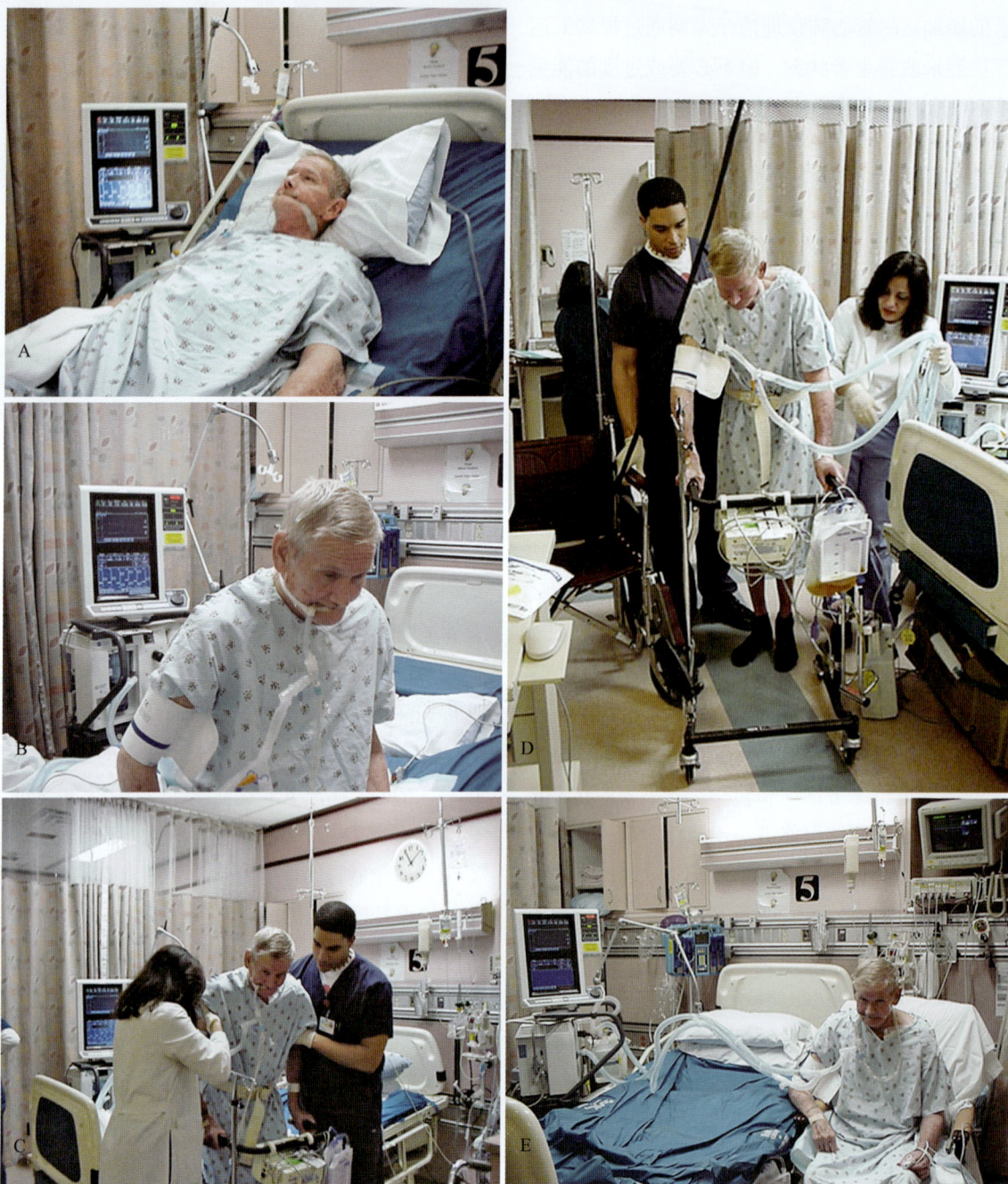

图 31.3　ICU 患者接受物理治疗。A. 经口气管插管机械通气患者；B. 床边坐位者；C. 在助行器和两人协助下床边站位者；D. 床边步行者；E. 物理治疗后床边轮椅坐位者。在整个过程中，必须始终遵循特定的安全预防措施，以确保患者安全移动，并防止意外拔管

进行主动活动会使其病情恶化时发挥作用。在心血管和肺部益处方面，被动活动能引起通气和循环模式的微小变化[14,25]。这些变化对活动严重受限的患者尤其有益。然而，被动活动不应取代主动和主动辅助活动，因为主动和主动辅助活动是基于生理治疗层次的高阶活动，具有更大的益处（见第 15 章）。

一项研究报道了机械通气的严重 COPD 患者使用电刺激结合肢体主动运动的治疗效果[26]，结果显示，患者的肌肉力量得到了改善，从床至轮椅转移的天数也减少了。该研究的设计并不能证明电刺激优于长时间主动运动和逐步转移至轮椅和步行。另一项最新研究表明，电刺激耐受性良好，似乎能保持危重患者的肌肉质量[27]。然而，在 ICU 多发性神经肌肉病患者中，电刺激作为预防和康复工具的使用，仍需进一步研究，且不应取代活动。深度镇静和卧床在许多机械通气患者的常规医疗中很常见[20]，应根据康复计划重新考虑这些做法，以防止治疗的医源性影响，并改善短期和长期的功能结局。

体位管理：特殊注意事项

体位管理是一种有效的治疗干预措施，可通过两种方式促进最佳氧运输和气体交换：一是通过特定体位本身产生的生理益处，二是通过体位改变产生的生理益处（见第 19 章）。体位管理可优先用于增加肺泡容积和肺泡通气量、通气 / 灌注匹配、改善呼吸力学、提高咳嗽有效性、优化中央和外周血流动力学和液体移动、促进纤毛黏液运输和分泌物清除（见第 19 章）。下肺野的通气和灌注均得到增强。因此，在体位引流体位时，被治疗的上肺既不优先通气，也不优先灌注。因此，受影响较小的肺野可能对改善动脉血气的贡献更大。物理治疗师必须综合考虑受累和不受累肺野的肺功能治疗目标。在体位引流过程中，需要监测特定体位的保持时间，以避免分泌物引流到较少受累且功能良好的下肺野，并防止下肺出现压缩性肺不张。

虽然体位改变能优化通气 / 灌注匹配，但每位患者的反应因病理、年龄、体重、呼吸深度和机械通气等多种因素而异[28,29]。因此，必须观察、记录患者对特定体位的反应，并客观监测对氧运输的影响。

体位改变的另一个重要目标是加强体位依赖性液体转移，以优化心血管功能。因此，在患者耐受和血流动力学稳定的情况下，应尽可能多地将患者置于直立体位。直立体位对肺功能还有其他有益影响（例如使肺容量和肺容积最大化、减少肺泡塌陷、降低气道阻力、增加肺顺应性，从而降低呼吸系统压力）。为了最大限度地发挥重力促进体液转移的作用，应频繁地调整下肢位置。若患者在有或没有辅助的情况下，无法自我支撑，可采取高仰卧位结合床上膝关节制动来促进液体转移。在治疗性体位改变期间，理想的做法是安排四点翻身（仰卧位、左侧卧位、俯卧位、右侧卧位）。即使是机械通气患者，如果没有严格的禁忌，也应该尝试（临床提示 31.3）[30]。

临床提示 31.3
促进液体转移

若患者在有或没有辅助的情况下，无法自我支撑，可采取高仰卧位结合床上膝关节制动来促进液体转移。

据报道，360 度体位改变（例如仰卧位、俯卧位、右侧卧位和左侧卧位的随机体位）对急性呼吸衰竭患者的氧运输有益[31]。头低位可减轻部分阻塞性肺疾病患者的呼吸困难[32]。腹腔脏器向上移位，从而抬高通常处于低平位置的膈肌，使其处于机械优势位置。这种效果在其他体位中也可以通过手压腹部或使用腹带来模拟。然而，部分患者可能因腹内压力增加而对膈肌下方施加额外负荷，从而增加呼吸做功并加重呼吸困难。据报道，俯卧位对低氧血症和急性呼吸衰竭患者有益[33,34]。俯卧位的改良体位——半俯卧位，通过降低腹腔内压而对一些患者更有益。此外，半俯卧位对机械通气患者更安全、更舒适。任何体位的选择都必须基于其对氧运输的预期益处。在进阶阶段，可采用一些更极端的体位，并监测患者的反应以确保反应良好。

单独的时间因素并不能确定患者在某一体位适合的持续时间。除治疗目标外，包括不适在内的不良反应也应作为指导。虽然 ICU 患者通常每 2 小时或更短时间翻身 1 次，但这一做法存在较大差异[35]。体位管理是一种具有临床意义，基于循证学证据的干预措施，可在患者无法活动或在两次活动之间时最大化氧运输，并减少多系统并发症。

哮喘持续状态

病理生理学和临床治疗

哮喘持续状态是一种危及生命的情况，病理生理学特征包括因支气管痉挛、水肿以及黏液分泌和潴留导致的气道阻力显著增加。哮喘持续状态患者呼吸做功明显增加，导致呼吸困难加重。哮喘持续状态时，低氧血症逐渐加重，肺泡通气不足引发高碳酸血症，进而促使支气管痉挛进一步恶化，继发肺动脉高压。在此过程中，患者呼吸做功显著增加，焦虑情绪也随之加剧。

哮喘持续状态的典型症状和体征包括呼吸急促、呼吸困难、呼吸费力、哮鸣音、心动过速、发绀、焦虑和惊恐。如果患者能够配合肺活量测定，肺活量、峰值流量和用力呼气量降低程度可提示气道阻塞的严重程度。

临床治疗的目的是通过药物和补充液体，改善缺氧、减少气道炎症和阻力，从而降低呼吸做功并减轻焦虑。静脉注射碳酸氢钠有助于改善呼吸性酸中毒和可能的代谢性酸中毒[36]。

物理治疗原则

物理治疗的主要目标是优化氧运输，避免或延迟机械通气的需要。物理治疗可加强哮喘持续状态患者的医疗管理。物理治疗师应配合患者的药物治疗（如支气管扩张剂、肌肉松弛药、类固醇激素和辅助供氧），以避免插管和机械通气。物理治疗师可通过帮助患者控制呼吸、改善通气／灌注匹配、促进纤毛黏液运输和分泌物清除、改善低氧血症以及教授患者协调放松呼吸与全身运动来实现这一目标。需要注意的是，应避免可能加剧支气管痉挛和患者病情恶化的刺激（例如，加重呼吸困难的体位、胸壁叩拍、用力呼气动作、球囊操作，以及可能的过度灌注）。对于慢性气流受限患者，首要任务是放松和降低氧需求。可能需要避免某些体位，尤其是患者无法耐受或者可能加重症状的体位。由于不同体位下肺功能会发生改变，因此体位改变应在患者耐受范围内谨慎使用，尤其是呼吸困难者。首选体位应能够减轻呼吸困难、降低呼吸做功、改善肺泡通气、提高血氧饱和度、改善血气分析。

哮喘持续状态的主要问题包括肺泡通气不足、因支气管痉挛导致的气道阻塞、黏膜水肿和分泌物增多。因此，改善肺泡通气和促进黏液纤毛运输应优先解决。其他问题还包括因低效呼吸模式导致的呼吸做功显著增加和无效咳嗽。在不加重支气管痉挛的情况下促进咳嗽和排痰是一项挑战。缩唇深呼吸有助于延长呼气并维持小气道的通畅。应强调深、慢、放松的呼吸，以及周期性有效、控制性呵气，并避免用力呼气[37]。

若采取了积极的无创治疗，但血气仍继续恶化，则机械通气可能不可避免。此时，放松、改善肺泡通气、减少气道塌陷和阻塞仍然是主要目标。在机械通气患者中，实现这些目标的方法有所不同。最佳体位管理是首选的干预措施。通过合理的吸痰来清除分泌物。吸痰应按需进行，因为其可能导致氧合下降、气道塌陷、肺不张、觉醒增加、呼吸做功增加，并加重呼吸困难。一旦患者病情稳定，应启动渐进式活动计划，以防止卧床的不良反应，并改善氧运输。

限制性肺疾病

病理生理学和临床治疗

原发性限制性肺疾病（如肺间质纤维化）可能出现急性呼吸衰竭，这与继发于神经肌肉和肌肉骨骼疾病的限制性肺疾病不同。常见的继发性疾病有吉兰-巴雷综合征、重症肌无力和神经肌肉中毒。这些患者虽然没有原发性肺疾病，但也可导致呼吸衰竭。

对于非因心肺疾病入住 ICU 的患者，若存在限制性肺功能障碍，可能使疾病治疗复杂化。限制性肺功能障碍可累及肺实质和（或）胸壁。因此，呼吸衰竭的根本原因是呼吸泵障碍、气体交换障碍，或两者兼有。需要明确具体的心肺功能障碍，并制订个体化治疗方案。阻塞性和限制性功能障碍常同时存在，因此必须评估这两种缺陷对患者氧运输的影响。限制性肺疾病患者的潮气量可能相对正常（图 7.6），但所有肺容量和肺容积指标通常都会降低。重度肺间质纤维化患者的肺动脉压会升高，同时伴右心室做功增加。这些患者即使活动量很小，仍可能出现血氧饱和度下降。

物理治疗原则

内、外科疾病都可能出现限制性通气功能障碍，但急性呼吸衰竭的治疗原则不同，内科疾病往往是不可逆的肺损伤，而外科疾病的肺受限通常是可逆的。内科疾病患者的自然病程部分取决于患病前状态，而大多数外科疾病患者在术前肺功能是正常的，但术后可能出现心肺并发症（见第 26 章）。无论是否进行机械通气，组织氧合、二氧化碳清除、pH 调节和有效心输出量都应优先考虑。对于限制性肺疾病患者，若没有右向左分流，辅助供氧通常可有效改善组织氧合；若存在分流，补充氧气也无法纠正低氧血症。

还可以制订合理的翻身计划，以优化心肺功能（即使是机械通气患者）、降低心血管系统与呼吸系统并发症的风险、预防肌肉骨骼功能下降和皮肤破损，并提高患者的舒适度。体位不应被不必要地限制，也不应保持同一体位过久。线路、导线、监测设备和导管等需妥善固定，且应有足够的长度以不影响患者活动。应鼓励患者尽可能多地活动和改变体位，同时便于患者的常规治疗。

在 ICU 中，活动和身体运动（特别是直立体位的活动），应优先考虑。在确保患者安全和疾病允许的前提下，应尽可能频繁地进行活动。由于活动可能引起血氧饱和度下降，因此在物理治疗干预期间，应与 ICU 团队协作共同确定合适的给氧浓度。活动可能完全辅助进行，但更常见的是主动辅助和主动运动。即使患者很虚弱，物理治疗师实施的运动干预措施也应以主动辅助和主动运动为主，尤其是在接近直立体位时进行的。只有在患者无法独立完成活动时，才采用辅助或被动活动。无论采用何种活动方式，均应密切观察患者是否出现动脉氧饱和度降低、不适、呼吸困难、发绀、疲劳，以及主动辅助和主动运动时的配合程度（临床提示 31.4）。

辅助活动可通过影响通气和循环模式来促进氧运输[25]。辅助活动的目标是保持关节活动度，特别是防止关节周围软组织的适应性缩短。因此，必须确保每个关节都能完成全范围的活动，应特别注意关节运动的旋转部位。每天一次完整的关节活动可以保持关节活动度。僵硬的关节缺乏保护，容易受到过度牵拉的影响。为保护这些关节，在关节活动范围内（但不超过完整范围）缓慢移动关节。若因不适而出现痉挛或固定，则需对受累关节每日进行两次或两次以上的全范围活动。

全身和关节活动度训练，特别是上肢活动，可能对改善通气和血流分布特别有益。然而，当患者能够辅助活动时，上肢运动会增加心血管系统与呼吸系统压力，因此必须监测心率、ECG 和血压。下肢运动，如髋关节和膝关节屈曲，可能有助于固定膈肌并改善其运动范围。下肢运动也会增加静脉回流，这可能是有益的，但也可能无益，具体取决于患者情况。因此，必须明确上肢或下肢运动的目标，明确可能的获益和不良反应，以确保患者从运动训练中获得最佳益处。

所有患者的治疗目标都是恢复或尽可能接近健康状态下的最佳氧运输水平。也就是说，初始阶段可能需要较多的生理干预，而后期则尽量减少生理干预。对于氧运输能力特别低的患者，活动等生理干预可能是禁忌。如果患者没有一定的氧运输储备能力，就无法承受活动所需的额外代谢负荷。病情危重的患者常使用神经肌肉阻滞剂来降低肌张力，从而减少氧需求。对于诱导麻醉患者，由于无法活动，可以考虑通过体位改变来优化氧运输，然后进行非生理性干预。由于患者存在关节半脱位、拉伤、瘀伤和压疮的风险，因此在体位摆放和肢体活动时必须非常小心。

促进黏液纤毛运输和分泌物清除的干预措施适用于所有存在分泌物、黏膜水肿、支气管痉挛的情况。如果需要通过体位引流进一步促进黏液纤毛运输和分泌物清除，则需要谨慎操作，避免诱发支气管痉挛和低氧血症。因此，在使用叩拍时应特别注意。

心肌梗死

病理生理学和临床治疗

心肌梗死急性期的首要任务是处理即刻问题，如心律失常、心功能不全、心输出量下降、低氧血症、胸痛和焦虑，然后实施从急性稳定期到出院后康复期的渐进式康复计划[38,39]。患者入住冠状动脉监护病房或内科 ICU 后，应持续监测心率和心律，常规建立静脉通路以便给药和补液。采用动脉导管连续采血进行血气和酶测定。最初常使用镇痛药、冠状动脉血管扩张剂和利尿剂来减少心脏做功、减轻心绞痛和不适。需注意，吗啡等药物可抑制呼吸驱动，因此物理治疗师必须密切观察患者生命体征的变化。通常使用药效较弱的镇静药和镇定剂，因为疼痛和焦虑会增加心肌耗氧量，改变正常呼吸模式和气体交换，从而加重心脏负担。

心脏病患者氧疗的主要目的是减轻低氧血症、减少心肌做功，并缓解心绞痛。呼吸困难常见于心肌梗死的初始阶段，通过鼻导管或面罩吸氧即可有效缓解。吸氧还可纠正通气 / 灌注不匹配和低氧血症。吸氧时要注意湿化，以避免气道干燥。

氧疗开始后 1 小时内应进行血气分析，以建立动脉血氧饱和度基线，并根据血气和酸碱平衡调整吸氧浓度。

心肌梗死的保守治疗

物理治疗原则

心肌梗死后患者管理的主要原则是减少心肌耗氧量和减轻工作负荷，促进心肌恢复。首先要注意心肌需适当休息，选择温和的、有节奏的低强度运动。框 31.1 列出了减轻心血管系统与呼吸系统疾病患者心肌负荷的方法。

物理治疗师需要与 ICU 的跨专业团队密切合作，以提供安全有效的治疗干预措施。物理治疗师还应时刻警惕即将发生或无症状心肌梗死的迹象，如胸部、上肢和颈部任何部位的局限性和弥漫性疼痛；心悸；呼吸困难；头晕；晕厥；消化不良的感觉；呃逆和恶心。

活动应根据心肌梗死和损伤的程度进行调整[38]。初始较短的限制性活动是安全的，可促进更快的功能恢复[40]。在此期间，物理治疗重点包括有节律的呼吸训练、温和的咳嗽练习和呵气，以及调整体位，床头抬高至少 30°，以促进心脏的重力依赖性机械活动，从而减少心肌耗氧量。急性心肌梗死后患者建议

框 31.1	减轻心血管系统与呼吸系统疾病患者心肌负荷的方法

- 环境安静，没有噪声和刺激。
- 开始为低强度活动，直到患者病情稳定，身体出现好转迹象。
- 若患者病情、ECG 稳定性以及酶水平不变或恢复正常，开始渐进式活动。
- 减轻患者对其病情、自我照护以及家庭和工作责任的焦虑。
- 一般来说，可立即开始温和的活动、深呼吸和咳嗽等预防措施，除非冠状动脉疾病患者肺底闻及湿啰音，应尽量减轻肺淤血和心脏负荷。
- 通过低强度活动促进放松。
- 包括呼吸训练在内的所有分级活动，都应以协调、有节奏的方式进行。
- 冠状动脉疾病患者禁忌屏气、Valsalva 动作和高强度等长肌肉收缩（即等长运动和涉及肌肉或姿势稳定性运动）。

采取直立体位，从而间歇性产生直立应力[41]。鼓励患者白天每小时进行深呼吸和咳嗽。患者应尽可能频繁地进行床上活动，包括有节奏的、非抗阻的髋、膝、踝关节和足部活动。每次只活动一侧肢体，床上上下滑动，并注意不要将腿抬离床面。这些训练与吸气和呼气正确配合时，用力较少，对心肌梗死患者几乎不会产生额外的压力。与术后患者的治疗类似，这些训练是预防性的，旨在减少静脉淤滞和血栓栓塞的风险，同时有助于协调呼吸、鼓励深呼吸和黏液纤毛转运，并减少肺不张。应嘱咐患者避免进行 Valsalva 动作和用力，因为这会增加胸腔内压并降低心输出量。

心脏病患者治疗团队的所有成员都应关注心电监护变化。冠心病监护室的物理治疗师也必须精通 ECG 解读，因为物理治疗是对患者代谢要求最高的干预措施之一[11,14]。密切关注 ECG 变化和血清酶水平有助于优化治疗处方和活动的安全范围，从而提高急性心肌梗死患者物理治疗的有效性和安全性（临床提示 31.5）。

临床提示 31.5

ECG 变化

必须密切监测 ECG 的变化，特别是在引入新的活动和增加活动负荷强度时。通常由物理治疗师负责增加心脏病患者新的活动，包括床边坐位、自我护理（尤其是手臂抬高）、上下床、轮椅坐位、如厕、在房间里或走廊里步行，之后进行跑台或踏车训练。

严重梗死甚至较轻的梗死合并肺部疾病时，很可能会出现充血性心力衰竭（心脏不能有效泵血）。统计出入量以及每日监测体重有助于早期发现充血性心力衰竭。框31.2为急性充血性心力衰竭的征象。直立位时心脏做功显著减少[42]。

框31.2	急性充血性心力衰竭征象

- 快速性心律失常
- 室性奔马律
- 湿啰音和其他持续性杂音
- 呼吸困难
- 颈静脉压升高和颈静脉扩张

心脏病患者容易对病情和预后感到焦虑。治疗师应在患者康复的每个阶段对活动水平的安全性进行指导，以避免病情恶化并促进康复。让患者从一开始就参与康复计划，有助于其对未来做出现实的规划，并减轻急性心肌梗死患者的抑郁症状。

最初的康复计划应在考虑到长期康复目标的情况下制订。为心脏病患者设计的方案在活动形式上是渐进的，通常从日常生活活动开始，并考虑到这些活动的强度、持续时间和频率[39]。制订和调整治疗方案应根据患者的耐受性以及 ECG 和生命体征变化。当患者逐步进阶以优化治疗方案时，必须严密观察这些生理参数，以防发生危险。

对于心脏病患者，患者教育和预防尤为重要。一旦患者清醒并能够配合，应告知其病情，并对活动、饮食和压力控制等进行指导。患者参与自我管理的程度和知情程度越高，出院后接受和坚持康复方案的可能性就越大。

开放性心脏手术

物理治疗原则

开放性心脏手术患者无论术前健康状况如何，由于手术的复杂性和创伤性，手术风险较高（图31.4）（临床提示31.6）。

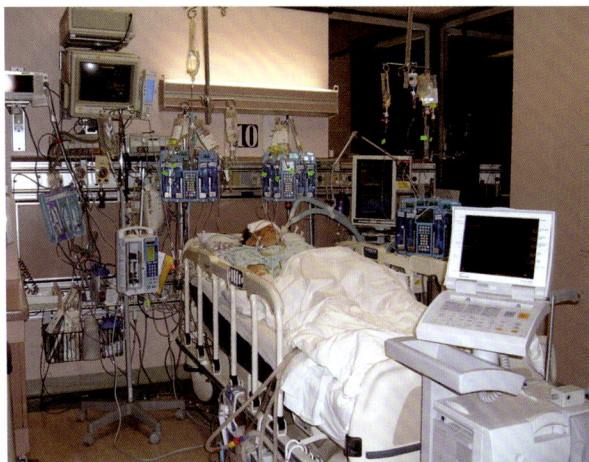

图31.4　开放性心脏手术后的患者。有呼吸机、纵隔引流管和胸管、主动脉内球囊反搏泵和多条静脉通道

临床提示 31.6
术前准备

术前准备包括减少吸烟或戒烟、避免呼吸系统感染、减少压力、均衡饮食、保证充足睡眠。患者能够从术前调整的运动训练中获益，以提高有氧能力，从而改善围手术期状况。

术前教育结合住院前体适能训练可减少住院时间和并发症（见第17、26和30章）。物理治疗师应在术前对患者进行教育。大多数开放性手术室对患者教育的重视使得并发症和死亡率普遍较低（临床提示31.7）。

临床提示 31.7
开放性心脏手术的患者教育

开放性心脏手术患者教育应包括：
- 与手术相关的基本解剖和生理学知识
- 麻醉的作用
- 气管插管和机械通气的作用
- 如果要切除静脉进行搭桥手术，会有胸部和下肢切口
- 术后要放置的管路、导线、胸管和导管
- 麻醉后和恢复期开始采取的干预措施（如呼吸控制和咳嗽动作、体位管理、足踝运动和早期活动）
- 除并发症外，患者预期的康复过程
更多信息见第26章。

表31.2列出了开放性心脏手术后患者物理治疗的一些特殊注意事项，这些内容是 I 期心脏康复患者内容的扩充（见第28章）。患者应尽早拔除气管插管，并尽快开始康复[43]。应根据每位患者的病情和

康复情况制订个体化康复计划。鼓励间歇性直立性应激和运动应激[41]。指南推荐了物理治疗强度的上限，若患者进阶顺利则应达到该上限，若有病情变化则需降低强度。在康复进阶前，每个级别都应达到最佳且可靠的治疗反应。不同机构的做法可能不同，具体取决于设施条件、手术和 ICU 团队经验，以及该机构术后并发症的发生率和生存率。

避免对开放性心脏手术后患者和预计会有一段时间活动相对受限的患者进行过度强化治疗。心脏手术后，由于心输出量和氧运输增加，VO_2 往往会增加[44]。心脏功能恶化时，氧摄取率升高，混合静脉血氧饱和度（SVO_2）下降。患者最初可能存在血流动力学不稳定，同时可能因服用预防性抗凝药物而容易出现软组织淤血。

表 31.2　开放性心脏手术后患者物理治疗的阶段和指南

阶段	指南
第 1 阶段：	在麻醉后和恢复阶段，患者血流动力学稳定 在麻醉后和恢复室，患者接受物理治疗评估，通常在术后 24 小时内拔除气管插管 最初 24 小时，建议患者尽可能多地休息，但要采取正确的体位，以刺激生理上的"兴奋" 通常拔管后的最初 24 小时，建议患者左右翻身，深呼吸和咳嗽训练至少 4 次，然后逐渐进阶为直立位，并开始低强度活动 在治疗前用药，以确保达到最佳效果。根据放射学、体格检查和动脉血气分析的结果，患者可能需要振动或叩拍 如果需要进行体位引流，应调整体位，避免患者头低位倾斜导致心肌负荷增加 可采集患者的痰液样本，进行培养和药敏试验 患者通常可耐受床边坐位几分钟。所有心脏病患者都要特别注意避免 Valsalva 动作、用力咳嗽和呵气，治疗时采取半卧位或直立位 在治疗前、中、后监测血压 活动应逐渐进阶
第 2 阶段：	继续进行深呼吸和咳嗽以及活动 进行体位管理以增加肺泡通气，以及通气 / 灌注匹配 如果有分泌物潴留，且患者病情不稳定，无法进行最佳的活动或体位管理，则可以进行体位引流，以及叩拍和（或）振荡，可加用上肢和颈部运动训练 若颈静脉留置中心静脉管，则不能进行颈部运动。若病情允许可转移至轮椅 鼓励患者在反复床轮椅转移时，站立 1 分钟左右
第 3 阶段：	若病情允许，短距离步行 在动脉导管和 Swan-Ganz 导管封管或移除后，开始离床活动（不同 ICU 原则可能不同） 在站立和步行前、后，监测生命体征 即使肺部没有问题也要鼓励患者咳嗽和深呼吸训练，直至能够站起和耐受范围内活动 鼓励患者梳洗和自我照顾
第 4 阶段：	在没有监督的情况下进行深呼吸和咳嗽 如果影像学或其他评估手段显示存在肺不张，则表明需要继续进行早期活动和体位管理，并配合呼吸训练。 在耐受情况下，离床活动
第 5 阶段：	患者可以参加个人或集体活动，重点是躯干活动度、关节活动度、协调呼吸活动、姿势、生物力学，并逐渐增加耐力
第 6 阶段：	如果进阶满意，患者可以尝试上下 6~8 级楼梯。主动脉修复术后 1 周左右容易发生破裂。因此，应避免血压升高，以降低主动脉缝合线破裂的风险 始终监测生命体征
第 7 阶段：	患者主要通过活动来维持最佳肺泡通气和黏液纤毛运输，而不是呼吸和咳嗽训练 提醒患者运动和休息应保持平衡，患者可出院 物理治疗师应确保患者充分了解家庭训练计划的具体细节 出院时心脏病患者的运动重点仍然是有节奏的、协调的动态运动，避免等长、静态运动和呼吸控制 加强预防措施，以避免切口受到应力的影响，这包括推迟驾驶数周 参加门诊康复和健康促进计划 出院前安排术后 4~6 周的医疗随访和物理治疗门诊

应密切监测患者的并发症（见第26章），并以此指导治疗进阶，同时观察对治疗的不良反应。在高风险ICU环境中，患者常发生并发症。风险评估是评估的重要组成部分（见第15章）。与发病前状态相关的常见并发症包括活动受限、无法撤离机械通气、深静脉血栓形成、肺栓塞和脑卒中。其他并发症与手术（如内出血、重症肺炎和肺不张）或药物反应相关。如果并发症能及早预测和发现，就可以更好地控制。物理治疗干预的强度、持续时间和频率可能因患者出现的并发症性质不同而加强、调整或停止，直至病情稳定。

ICU患者，尤其是因冠状动脉疾病入院且生理功能受损患者，常出现抑郁[45]。因此，物理治疗师应观察患者是否有抑郁的症状和体征，并向团队报告，以改善临床和心理社会结局。

物理治疗随访应持续至出院后数月，此时患者应纳入心脏康复计划。从急性期到长期康复阶段，物理治疗的连续性和持续性非常重要，因为术后的首要任务是最大限度地恢复健康。

继发性心肺功能障碍患者的重症监护管理

神经肌肉疾病

病理生理学和临床治疗

没有原发性心肺疾病但可导致呼吸衰竭的常见神经肌肉疾病包括肌萎缩侧索硬化、吉兰-巴雷综合征、重症肌无力、肌营养不良、多发性硬化症、脑卒中、脊髓灰质炎和神经肌肉中毒。患者如果瘫痪，可能会依赖呼吸机辅助呼吸。无创机械通气在延长此类疾病患者生存时间方面取得了重要进展。若呼吸衰竭严重，有创机械通气可能是不可避免的。

由于这些患者撤机成功率低，心肺物理治疗在减少机械通气需求方面发挥重要作用。对于进行性呼吸功能不全患者，最佳治疗方法是在发生呼吸衰竭和需要住院之前，尽早在家中实施夜间无创通气。进行性神经肌肉疾病（如肌营养不良）患者的寿命较长，因此，随着年龄的增长，心血管系统与呼吸系统会发生

相应变化，心肺功能障碍的情况会加重[46,47]。

神经肌肉疾病可通过多种方式导致心肺功能障碍（见第3、11和28章）[48]。随着吸气肌和呼气肌力量和耐力的进行性恶化，可能出现呼吸功能不全和衰竭。常见的病理情况包括肺容量和流速下降、肺泡通气减少、气道阻力增加、通气/灌注不匹配、黏液纤毛运输受损、黏液积聚、咳嗽和咽反射减弱、声门关闭不全导致的气道保护能力下降、咽喉部结构薄弱以及呼吸做功增加。

药物的医源性影响可能加重肌无力。在ICU中常使用的肌肉松弛剂和皮质类固醇都可导致肌肉无力。ICU获得性衰弱的临床诊断是通过临床评估、电生理检查及肌肉和神经组织的形态学分析来确定的[49]。

物理治疗原则

继发于神经肌肉疾病的限制性肺疾病患者，除了呼吸衰竭的病理生理后果外，还面临因活动能力下降和卧位导致的心血管系统与呼吸系统负面影响。如果患者尚有一些残余的肌肉力量，氧供需之间的平衡将决定运动程度，以最大限度地提高氧运输[50]。这些患者的治疗目标是增加氧转运，提高氧吸收和使用效率，从而减少呼吸做功。重要的是最大限度地减少总体氧需求（即在活动和休息时）。需要在增强氧运输及效率的体位下活动，以便在动脉氧合不恶化的情况下更充分地利用活动带来的益处。患者需要连续监测氧运输和血流动力学，以确保运动刺激具有最佳治疗效果且不会过度。

虽然机制不同，但神经肌肉疾病患者与慢性气流受限患者非常相似，可以从减轻呼吸困难的体位中获益。直立位和前倾体位可减轻呼吸困难。低渗和虚弱患者无法正常适应体位依赖的液体移动，因此更容易出现直立位不耐受。重力刺激对于维持容量调节机制至关重要。考虑到这些患者的潜在风险（下肢肌肉泵机制丧失），应谨慎使用起立床。担架椅可能更为合适。由于液体移动可能的不良反应，以及可能出现血氧饱和度降低、PaO_2下降和心律失常，因此在重力刺激期间必须密切监测患者血流动力学状态（临床提示31.8）。

应密切监测和记录患者的体位及在一个体位的时间以降低体位对氧合的影响，并确保有利体位不会保持时间太长，因为随时间延长获益会消失。这对于无法自主变换体位的患者；无法表达翻身需求的患者；肌肉萎缩、骨质突出和皮肤变薄，发生皮肤破溃的患者来说尤其重要。教育家属和照护者是神经肌肉疾病患者物理治疗的重要组成部分。

第20章和第21章强调了胸壁活动度对于优化慢性神经系统疾病患者三维胸壁移动的重要性。如果并发急性呼吸功能不全，这一目标尤其具有挑战性。目标是增加肺泡通气量、减少肺不张面积、优化通气/灌注匹配以及呼吸效率，以减少对呼吸支持（即辅助供氧和机械通气）的依赖，同时减轻呼吸困难。这一点尤其重要，因为神经肌肉疾病患者很难脱离机械通气。此外，这些患者容易出现微误吸，因此增加黏液纤毛转运对于促进误吸物清除，并将细菌定植和感染风险降至最低至关重要。

对于因全身无力和神经肌肉疾病导致限制性肺疾病的患者，另一个主要问题是无效咳嗽。咳嗽促进技术（如体位管理、腹部加压和气管刺激；见第20章和第21章）可用于增加腹部和胸腔内压力，提高咳嗽有效性。自然咳嗽比反复吸痰更能有效地从第6级或第7级支气管排出黏液。即使是轻微的且易诱发的咳嗽，也能有效将分泌物转移到中央气道，以便通过吸痰操作促进外周气道分泌物的排出。呵气（huffing）是一种在声门打开和腹部支撑的情况下进行的改良咳嗽，有助于全身无力患者的气道分泌物排出。在某些情况下，吸痰可能是唯一引起咳嗽，并清除分泌物的方法。对这些患者而言，咳嗽可能会使其精疲力竭。因此，必须有策略地规划咳嗽动作，在治疗期间保证充足的休息时间，特别是机械通气患者。这些努力必须得到最大限度的发挥〔即患者经过休息和药物治疗（如支气管扩张剂、镇痛药、减少镇静药和麻醉药的使用），体位管理以优化膈肌和腹肌的长度－张力关系；直立体位以优化吸气肺容积和呼气流速并避免误吸；并在呼气时对胸、腹部加压，以提高胸内压和腹内压；见第20章〕。这些支持措施将确保正常生理咳嗽机制的益处最大化，这是最佳的分泌

物清除技术（即以最少的能量消耗进行最有效的咳嗽）。由于用力胸壁按压或用力呼气动作可导致气道关闭和气体交换障碍，因此，禁忌使用。

行动不便、不能有效咳嗽、气道直径减小和支气管痉挛会导致黏液纤毛运输受损和分泌物潴留。此外，这些患者声门关闭障碍和反流风险增加，使气道容易发生误吸。采用多种体位并频繁更换体位能够减少分泌物积聚和潴留的风险。如果是机械通气患者，可按需吸痰。若采取了这些预防措施肺内分泌物仍多，则选择体位引流以达到最佳效果（即分泌物移动和最佳气体交换）。手法技术如振动和高频气道或胸壁振荡等具有生理合理性，并可能产生一些益处（见第20章和第21章）。

慢性神经肌肉疾病患者和肌肉骨骼畸形患者对心肺物理治疗师提出了额外的挑战，由于肺机械力学和心脏动力学的改变，心肺功能更难以预测。因此，这些患者的临床决策更依赖经验，并且需要密切监测。

肥胖

病理生理学和临床治疗

因病态肥胖导致的心肺功能限制称为*肥胖低通气综合征*，患者胸腔和腹腔多余脂肪组织的重量分别限制了呼吸过程中胸壁的运动以及膈肌和腹内容物的运动。重症患者的心肺功能可能会严重受损，出现低氧血症和心、肺功能衰竭。主要的病理生理机制包括严重肺泡低通气、反应性缺氧性肺血管收缩、肺血管阻力增加、心肌肥大、右心室做功增加、胸廓结构位置改变、心脏、肺和纵隔结构异常受压、心脏位置异常、心脏肥大、腹腔内压力增加、膈肌抬高导致的膈肌下方压力增加、咳嗽有效性受损、黏液纤毛运输受损、气道黏液阻塞、气道狭窄、支气管痉挛、膈肌偏移的机械效率受损，以及呼吸力学和呼吸效率障碍。此外，这类患者由于每分通气量增加、呼吸代谢消耗增加和呼吸做功增加，心血管和肺储备能力较差。肺功能正常的中度肥胖患者，当其氧运输系统因疾病而受影响时，可能会出现心肺功能障碍。

肥胖患者进行机械通气可能是一项挑战，因为给肺部充气所需的呼吸机压力可能会使患者容易发生气压伤。此外，高呼吸机压力导致每搏输出量和心输出

量减少，而足够的循环对于实现治疗目标（即优化组织氧合和二氧化碳排出）至关重要。因此，需要在充足的肺泡通气、心输出量和外周循环之间保持平衡。

物理治疗原则

肥胖患者在没有禁忌证且全程监测的情况下，可以接受积极治疗。考虑到肥胖患者治疗期间病情加重的风险高于非肥胖患者，积极的治疗方法至关重要。肥胖患者对卧位的耐受性较差。因体位导致的 PaO_2 和血氧饱和度（SaO_2）降低可诱发心律失常。腹腔重量限制了膈肌下降，并提高了膈肌的静息位置，阻碍了其机械效率。此外，这些患者如果采取俯卧位，可能会因为限制胸壁活动而出现呼吸困难。患者采取腹部内容物前移的半俯卧位可能可以更好地耐受。

肥胖患者需要积极活动，同时在活动期间进行全身运动负荷和关节活动度训练。主动和主动辅助上肢关节活动度训练会增加血流动力学压力，因此必须密切监测。下肢运动训练，如蹬踏、髋关节和膝关节屈曲和伸展运动，有助于体位管理和改善膈肌活动度。下肢运动将促进静脉回流。根据患者和心脏做功的不同，需要对下肢运动的效果进行监测，以确保心肌做功没有过度增加。

若患者能耐受，应鼓励尽可能坐起。直立体位能够增加通气、减少呼吸机做功和降低气压伤风险。直立体位加上身体前倾使腹部内容物前移，从而降低腹内压，促进膈肌下降。下肺野，尤其是基底部，有动态气道陷闭和肺不张的风险。许多体位和体位变化能使重力依赖的肺泡保持开放。应尽量减少平卧位的时间。直立体位除了对肺部有益外，还可以减轻对心脏和纵隔结构的压迫，并且有可能降低每搏输出量和心输出量。胸壁的重量，以及心血管和肺部周围内部脂肪沉积的重量，可能会影响心输出量并导致心律失常[51]。因此，在体位改变过程中，应监测患者的血流动力学，以确保患者对体位的耐受性良好。肥胖者采取直立体位往往会萎靡不振。弯腰驼背的体位会适得其反，因为直立体位带来的好处会明显减少，还会导致病情恶化。

虽然肥胖患者不能很好地耐受俯卧位，但半俯卧位可以通过模拟直立前倾体位对腹部内脏的移位而获益。在这种体位下，腹部可以活动，这比俯卧位时腹部完全受限的体位更有益。俯卧位对肥胖者的益处包括肺顺应性增加、气体交换和氧合改善。然而，伴有心肺功能衰竭的肥胖者禁用完全俯卧位（腹部受限体位），因为这种体位会影响膈肌下降，并导致进一步的心肺功能衰竭，甚至可能导致心脏骤停。

伴有心肺功能衰竭的肥胖患者，黏液纤毛运输减慢且无效。频繁的体位改变有助于黏液纤毛运输和淋巴引流。如果分泌物潴留仍严重，体位引流可以有效引流分泌物。手法技术可能不会增加太多益处，尤其是病态肥胖患者。

肥胖患者有拔管后肺不张的风险。因此，必须继续进行积极活动、采取多种体位和频繁的体位改变。拔管后立即开始无创通气也可能是有益的[52]。

自主呼吸的肥胖患者可能会出现咳嗽无力且无效，经过一段时间的插管和机械通气后，咳嗽有效性会更差。这些患者应学习与神经肌肉疾病患者相似的深呼吸和咳嗽技巧。为了提高咳嗽效果，应采用有助于咳嗽和辅助咳嗽的体位。这些动作应与每小时 1 次的体位变换结合进行。

病态肥胖患者由于咽部组织松弛，上气道阻塞和睡眠呼吸暂停的发生率高。因此，患者的睡眠和休息质量欠佳，而且睡眠时容易出现血氧饱和度降低。这些患者发生食管反流和误吸的风险也很高。最佳休息体位应是床头抬高并侧卧。

通过铰链床、重型升降机、加固的担架椅和步行架，可以帮助肥胖患者体位管理和活动。这些设备对于确保患者尽可能多地受到生理刺激，并减少工作人员的生物力学损伤至关重要。物理治疗师必须确保选择最佳的设备，使患者尽可能积极地参与，并提供最佳但不过度的支持。在 ICU 中，对病态肥胖患者的治疗是一项特殊的挑战，对协调团队工作的要求更高。

肌肉骨骼疾病

病理生理学和临床治疗

胸部挤压伤和穿透伤在 ICU 中很常见。胸壁、肺实质和心脏的损伤增加了心血管与呼吸衰竭的风险（表 31.3）。头部、脊髓和腹部的合并损伤也可能是创伤后心血管与呼吸衰竭的原因之一。长骨骨折和骨盆骨折与脂肪栓子相关，可造成肺栓塞。此外，多发伤所致的液体丢失会引起血容量不足、低血容量和血流动力学不稳定。损伤范围越大，疼痛程度越高，越需要镇痛治疗。严重疼痛会导致肺泡通气减少、气道关闭和呼吸模式低效。

表 31.3 创伤后心血管与呼吸功能衰竭的原因及诊断征象

原因	诊断征象
气道阻塞	呼吸功能不全 呼吸困难 血气受损
通气不足	胸廓运动减弱 胸腹矛盾运动
张力性气胸	发绀 单侧呼吸音消失 颈静脉怒张 皮下气肿
心包压塞	颈静脉怒张 心音低沉 脉压差减小 奇脉
开放性气胸	呼吸音减弱 胸壁穿透伤
心肌损伤	心律失常
连枷胸	节段松动 多发性肋骨骨折 呼吸音减弱和湿啰音 咯血

与连枷胸相关的胸壁矛盾运动（胸壁在两个或多个部位发生两个或多个肋骨骨折时，出现不同步运动）和肋骨骨折是由胸部创伤后部分胸廓不稳定所致。如果严重，患者可能需要手术固定肋骨或通过持续通气来稳定。患者胸壁损伤和肋骨骨折时特别疼痛。

若胸腔内、心包和胸膜腔间隙中存在血液或空气，会损害心脏的扩张和收缩，影响通气，导致分泌物潴留，干扰有效气道廓清，并影响淋巴引流（临床提示 31.9）。

临床提示 31.9

气胸或血胸

气胸或血胸会严重影响肺扩张。当胸膜腔内空气在张力作用下聚集时，就会产生张力性气胸。张力性气胸会导致同侧和对侧肺不张，进一步加重呼吸衰竭。

膈神经损伤可抑制膈肌功能。患侧膈肌位于胸腔的较高位置，从而限制肺基底部的通气，并导致气道闭塞和基底部肺不张。膈肌损伤从以下两个方面直接影响通气：肺组织受压以及腹腔内容物疝入胸腔导致肺移位。

胸部创伤患者的血气分析常显示重度低氧血症和 $PaCO_2$ 中度升高。酸中毒比较常见，可能同时存在呼吸性酸中毒和代谢性酸中毒。如果血流动力学稳定，则严重损伤患者的预后可得到改善[53]。年龄小于 40 岁是预后良好的最佳预测因素。增加氧转运（DO_2）和维持正常 SVO_2 是主要治疗目标[54]。

物理治疗原则

胸部损伤患者出现严重躁动和呼吸困难是呼吸衰竭的典型征象。通过叩诊和听诊通常可以发现气胸或血胸。张力性气胸可通过胸部影像学检查和使用针头或注射器抽吸胸部来确诊。

如果存在"连枷节"，在体格检查中通常很明显，可观察到连枷节的反常运动，在吸气时胸部凹陷而不是抬高。目前的治疗方法是胸腔内固定和使用呼吸机。轻微的过度通气通常会降低大多数患者的呼吸驱动，使呼吸机能够承担全部的呼吸工作。然后，通过肺的内部扩张来稳定连枷节段。这种治疗方法旨在确保充分通气，并尽量减少疼痛。

当患者能够维持合适的潮气量且血气分析正常时，开始撤机。一旦潮气量和用力肺活量在可接受的范围内，动脉血气在一定时间内（即 12~24 小时）维持在可接受范围，就考虑拔除气管插管。

体格检查发现压痛和骨摩擦感，结合影像学检查可诊断肋骨骨折。对于简单、不复杂的肋骨骨折，通常没有特殊的治疗方法。复杂骨折引起的疼痛可以通过肋间神经阻滞和经皮神经电刺激和镇痛药来治疗。镇痛时机的安排应使药物在治疗时达到峰值效应，以最大程度地提高舒适度，尽量减少痛苦，并能提高患者配合度、积极性和对治疗的耐受性，同时延长治疗持续时间。

首要目标是优化肺泡通气和黏液纤毛转运，避免肺部并发症。应尽量避免束缚胸部，因为这会进一步限制和损害胸壁的扩张。

气胸和血胸 胸部创伤后胸膜腔内的空气或血液必须通过胸管排出。通常胸管是缝合并用胶带固定的，因此不容易移位。如果拔管，可能会导致皮下出血或气胸。如果导管与水下密封件断开连接，也会导致气胸。因此，需要用胶带将胸腔引流瓶固定在地板上。患者活动并经常调整体位有利于胸腔引流和塌陷肺泡的复张。在患者治疗期间，必须注意避免胸管弯曲或扭转（临床提示 31.10）。

　　支气管胸膜瘘（支气管树的一部分与胸膜间隙相通）会导致呼吸机输送的潮气量大量丢失。小的漏气量可以耐受，可通过增加潮气量或每分通气量来补偿。

　　多发伤　多发伤的处理是 ICU 团队面临的主要挑战。多系统受累和并发症往往造成不稳定的情况，必须根据患者的情况确定优先次序。多发伤包括颅脑损伤、胸壁损伤、骨折、肺挫伤、膈肌损伤、胸膜腔损伤、内脏损伤、血栓栓塞、脂肪栓塞、深静脉血栓形成和心脏挫伤。休克和急性呼吸窘迫综合征（acute respiratory distress syndrome，ARDS）可能随之而来。早期体位管理较后期干预可显著降低多发伤患者 ARDS 的发生率[55]。多发伤患者的临床表现因活动和体位限制而复杂化。PEEP 常用于减轻休克或 ARDS 继发肺充血的影响。

　　多发性骨折　多发伤患者常有脊柱受累，尤其是颈椎，因此要通过影像学检查来排除。与此同时，物理治疗师应反复评估，为患者确立基线体位，并推荐能最大限度地促进氧运输的体位。增强氧运输和黏液纤毛转运的治疗主要是采用轴向翻身的体位管理结合特定关节活动度训练（既不包括头颈部，也不包括肩部）。

　　创伤患者若进行四肢骨折和脱位的固定、牵引和石膏固定，会使治疗变得复杂。活动和体位改变的限制是物理治疗师的主要关注点。直立体位下的活动增加了重力刺激和运动刺激，这对优化氧运输至关重要，比在平卧位进行的运动训练更可取。有时，牵引可以从床尾转移到椅子上。虽然在特定体位和允许翻身的程度方面经常存在严重限制，但仍要保持严格

的体位管理。当患者侧卧位时，可维持下肢牵引。将治疗与镇痛计划相协调可以减轻患者的疼痛和疲劳，从而提高治疗耐受性，并延长治疗时间。这些患者通常对头低位耐受性良好，但前提是头部损伤不会加重。

　　活动对肌肉骨骼创伤患者早期的作用包括增加通气、灌注、通气 / 灌注匹配，以及促进黏液纤毛转运，提高咳嗽有效性。全身运动训练和本体感觉神经肌肉刺激可刺激活动。在椅子或床尾可安装踏车踏板，以进行低强度运动训练。在患者能力范围内采用间歇训练（即有训练和休息）以实现最大做功。制订促进运动训练长期效果的活动方案，使尽可能多的大肌肉群参与，进行有节奏的动态运动。

　　根据患者是否需要机械通气，在治疗期间和间期进行频繁深呼吸和咳嗽训练。黏液纤毛运输受损的治疗方法是在患者的牵引和石膏作用范围内进行体位摆放和频繁体位改变。分泌物潴留可能需要进行体位引流。由于骨折、牵引和固定装置对体位的限制，可能需要调整体位管理。如有需要，可采用手法治疗配合体位引流。必须注意确保增加手法治疗是有益的，并且患者能够耐受。

　　应将主动和被动的放松干预措施纳入创伤患者的治疗方案，以减少过度的氧气消耗，并提高舒适度[16]。花时间进行活动是至关重要的。首先，机械移动和让多发伤患者移动需要较长时间。此外，危重症患者的心肺系统需要时间来适应新的生理体位和控制不适。将患者翻身、悬吊在床上，或在持续监测下将患者转移到轮椅可能需要较长时间。治疗师应努力保持患者的精神状态、减轻压力，并鼓励其积极参与 ICU 的早期康复计划（临床提示 31.11）。

　　对于创伤患者，必须注意避免治疗不足或治疗过度。由于牵拉和疼痛造成的全身不活动和体位限制，肺部容易感染。将治疗与镇痛计划相协调，可以优化治疗反应，提高舒适度。如果可能，应在床边为患者

配备吊带、滑轮和重物，并在其头顶安装悬吊杆，以便患者在床上活动和上肢运动训练。除了对心血管系统与呼吸系统有益外，所有活动都应与呼吸控制训练和呼吸周期的协调性相结合。

脑损伤

病理生理学和临床治疗

许多中枢神经系统损伤患者会出现低氧血症，这可能是由于心血管中枢与呼吸中枢受损，或是继发于损伤的相关影响。因此，应密切监测这些患者的动脉血气。

急性脑水肿伴颅内压（ICP）突然升高和脑灌注压降低，会迅速影响呼吸中枢。进展性脑水肿表现为意识水平、瞳孔反射、眼部反射、呼吸模式以及肌张力和姿势的恶化。这些临床症状的顺序与从大脑皮质向延髓脑桥区逐渐增加的 ICP 相对应。若脑干受累，呼吸变得节律不同和不协调。当中枢控制丧失、呼吸即将停止时，呼吸变浅，出现共济失调呼吸（ataxic breathing）。若吸气时出现下颌和喉痉挛，提示预后不良。

物理治疗和患者的常规治疗可能对 ICP 有显著影响。物理治疗或吸痰导致的胸内压增加会使 ICP 间接升高。翻身和体位也可能导致中枢静脉流出受阻。有创刺激（如动、静脉穿刺或清洗伤口）以及相对无创刺激（如噪声或瞳孔检查）也可导致 ICP 升高。这些因素是否会升高 ICP 取决于脑血容量和颅内顺应性（临床提示 31.12）。

临床提示 31.12

大脑刺激

当大脑受到刺激时，会引发一系列连锁反应。大脑活动增加，进而提升代谢率、增大血流量，这会导致脑血容量增多，最终使颅内压（ICP）升高。此外，重力因素也会使脑血容量增加，进而导致 ICP 升高，同时脑灌注压降低。

通常将床头抬高 30°~40°，以促进静脉回流，从而降低 ICP。患者头、颈部通过头环牵引或通过放置在两侧的沙袋固定在中立位置（图 31.5）。采用机械通气（高通气）来维持 $PaCO_2$ 低于正常值，但高于 20 mmHg。在高通气期间或高通气后，应复查动脉血气分析，并避免长时间高通气。

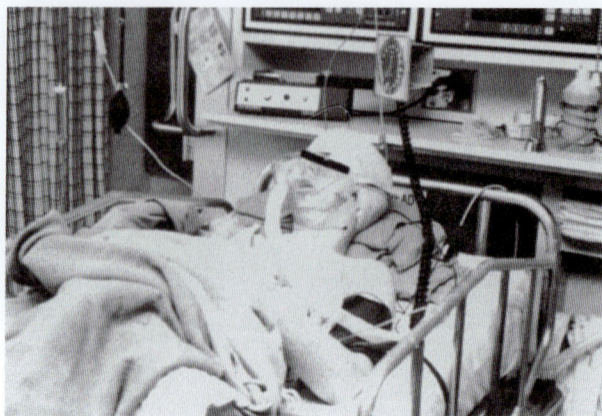

图 31.5　神经外科手术后患者。将床头抬高 20°，有助于降低颅内压

巴比妥类药物昏迷可能会降低中枢对氧气的代谢率，从而减少脑血流量。由于中枢代谢率降低超过了脑血流量的降低，氧供应大于需求，这是一种理想的治疗效果。巴比妥类药物昏迷时应进行有创血流动力学监测，因为该类药物会导致血流动力学不稳定。

脑损伤的并发症包括急性肺损伤，特别是神经源性肺水肿。自主神经系统疾病可导致高血压和神经源性肺水肿。肺毛细血管渗漏蛋白质和液体到肺间质。淋巴管收缩也可能阻碍肺水的排出，从而导致液体潴留。间质内液体潴留增多可进展至肺泡，进一步加重气体交换受损并降低肺顺应性。

物理治疗原则

对于脑损伤继发心肺功能障碍患者，物理治疗的重点见框 31.3。体位管理是意识障碍患者的主要治疗方法，应进行详细评估、考虑多系统状态，并连续监测患者的反应[56]。

物理治疗可能会导致 ICP 升高，尤其是翻身和吸痰时。如果压力在去除压力增强刺激后可立即恢复正常，ICP 高达 30 mmHg 是可以接受的。对于特定患者的最大 ICP 值，应与医疗团队协商确定。ICP 长期升高提示脑顺应性较低，会导致脑损伤。因此，所有干预措施都必须谨慎进行，要充分考虑 ICP 的相应变化。中枢神经系统损伤患者的物理治疗包括合理气管吸痰、严格的翻身方案、非机械通气患者使用复

| 框 31.3 | 脑损伤继发心肺功能障碍患者的物理治疗 |

- 保持气道通畅，防止中枢缺氧。
- 降低颅内压和维持最佳脑灌注压。
- 在骨折部位稳定和颅内压升高的范围内调整患者体位，以促进肺泡通气、改善通气 / 灌注匹配。
- 进行体位管理，以减轻肌肉病理状态，从而促进通气并减少耗氧量。
- 进行体位管理，减轻心肌负荷。
- 避免增加颅内压的活动和刺激。
- 减少肺不张及其风险。
- 改善肺积液和肺不张区域。
- 促进淋巴引流。
- 促进黏液纤毛转运，减少分泌物潴留和肺部感染的风险。
- 减少呼吸做功，提高呼吸肌效率，特别是在有长期功能障碍风险时。
- 尽早进行主动、主动辅助或被动活动，以增强心肺功能、保持肌肉骨骼和神经肌肉功能，并降低血栓栓塞的风险。

苏球囊膨肺、机械通气患者进行深呼吸，并间歇增加潮气量膨肺。

如果 ICP 不稳定且存在脑损伤风险，则应在镇静后进行物理治疗。理想情况下，治疗应在 ICP 较低和颅内顺应性较好时进行。中枢顺应性受损的患者需要在体位改变时进行监测[57]。禁止采用头低位。应控制增加 ICP 的噪声以及有创刺激。如果 ICP 升高，则应避免有创刺激。严重时，团队可能必须做出决定，需限制或停止导致 ICP 过度升高且不能立即缓解的干预措施（如物理治疗、体位改变、吸痰和神经系统评估）。

四肢活动应放松、轻柔地进行。昏迷患者进行被动肢体活动时，可能会导致 ICP 升高。被动活动因外周肌肉和关节感受器向呼吸中枢提供传入刺激，有助于增加非机械通气患者的潮气通气。

重度脑损伤患者会出现屈曲或伸展姿势，可通过适当的体位摆放来抑制，而合理的体位管理又可减少氧消耗和整体能量需求。

心肺物理治疗会导致患者兴奋并增加耗氧量，因此通常应尽量减少治疗操作，以降低脑损伤患者血流动力学和代谢需求。

脊髓损伤

病理生理学和临床治疗

急性脊髓损伤，尤其是高位损伤，早期的主要死亡原因是心血管系统与呼吸系统并发症。患者肺容量减少、残气量增加。对于四肢瘫患者，相比于坐位，仰卧位时肺活量增加。然而，这并不能抵消这一体位下的功能残气量（functional residual capacity，FRC）减少、气道闭合增加和流速减慢的负面影响。

C3 以上的脊髓损伤会导致膈神经支配丧失，需要进行气管切开和机械通气。脊髓病变的水平越低，心肺风险就越低。所有脊髓损伤患者都有发生肺不张和肺炎的风险。四肢瘫患者的咳嗽力学异常，导致无效的气道廓清[58]。此外，四肢瘫患者有发生肺栓塞的风险。常规应用预防性低剂量肝素，但如果怀疑已经存在肺栓塞则需要更高的剂量。

疑似脊髓损伤的患者通常在入院时应立即进行脊柱固定。根据临床体征和影像学检查确定损伤的程度，牵引和固定一般局限于头颈部，胸腰椎区域则可能需要脊柱支架或石膏固定。

物理治疗原则

由于脊髓损伤的急性稳定期需要相对制动，此时的主要干预措施是治疗性体位而非体力活动。尽管可以改变体位，但如何在这一系列受限条件下提供最佳治疗，特别是如何保证 ICU 患者充足的氧运输，对物理治疗师来说是一项非常重要的挑战。在没有头部损伤的情况下，高位脊髓损伤患者可以在其颈椎牵引装置所限定的范围内进行治疗性体位摆放。由于脊神经的支配丧失，外周血管失去交感神经支配。因此，采用头高位或足高位的体位时要谨慎，需要监测血流动力学，因为这两种姿势都可能对心肺系统以及血流动力学产生重大影响[59]。翻身床（如 Stryker 床）有助于这些血流动力学不稳定的患者在仰卧位和俯卧位时翻身和起立[60]。

尽管在某些情况下需要不断调整，但有效的体位治疗可以通过改善区域的通气和血流灌注来优化全肺野的氧运输。对于自主呼吸患者，深呼吸和咳嗽动作需要与体位变化相结合，以优化黏液纤毛清除功能。

部分患者可能无法耐受多种体位和多次体位改变，导致黏液纤毛清除系统受损。如果出现分泌物积聚和淤滞，可以采取体位引流；但起立体位必须谨慎。如果自主咳嗽无效，则可能需要手法辅助咳嗽结合膨肺技术或机械辅助咳嗽，以清除中央气道的分泌物。治疗期间和治疗后应密切监测患者。由于急性四肢瘫患者存在血流动力学不稳定，而叩拍、振动等治疗有不良反应[61]，应用这些技术必须谨慎，其适应证取决于骨折脱位的严重程度、固定稳定性、肺部情况、是否存在胸壁损伤和血流动力学是否稳定。

对于需要机械通气的合并多发伤的脊柱损伤患者，高频振荡通气具有一定的益处，优点包括改善患者的黏液纤毛清除功能并降低肺不张的发生率。由于呼吸肌功能受损，高位脊髓损伤患者的撤机相对特殊。撤机可能会让这类患者感到疲乏、恐惧和沮丧。当患者清醒并能够合作时，他们可以在仰卧位下完成撤机。最初可使用 T 管进行短时间脱机并鼓励患者使用辅助呼吸肌和其他肌肉储备来补偿呼吸肌功能的丧失。部分医疗中心在撤机开始阶段就对患者进行呼吸肌训练。物理治疗师必须充分了解和掌握此技术，才能将其应用于四肢瘫患者的撤机。由于呼吸肌训练存在使用不当和对患者造成危险的潜在风险，因此必须以理论知识为基础，优化患者的个体获益。

在生理学上呼吸肌无力和疲劳是两个截然不同的概念，在 ICU 患者中可能比人们想象的要常见得多。需要及早识别和鉴别这两种情况，因为这两种状态都会导致呼吸肌衰竭[62]。这两种情况的区别在于，无力的呼吸肌对抗阻训练有反应，而疲劳的肌肉则没有。对疲劳的呼吸肌加以阻力负荷会加重呼吸衰竭。因此，呼吸肌训练的适应证是呼吸肌无力而不是疲劳。呼吸肌疲劳需要休息。在进行呼吸肌训练之前，必须确定呼吸肌是无力还是疲劳。对于呼吸肌无力的四肢瘫患者，即使长期机械通气，经过一段时间的吸气肌训练后，也可能成功撤机（低位损伤）或至少可以短时间独立自主呼吸[63]。有关呼吸肌训练的更多详细信息，请参阅第 23 章（临床提示 31.13）。

多发伤后的制动结合继发的心肺受累，可导致膈肌失用性萎缩和无力，这与其他骨骼肌类似。然而，脊髓损伤者进行全身活动和放松训练在减少呼吸功方面没有同样的优势。这会导致呼吸肌力量和耐力显

著下降，从而导致肺活量、肋骨活动度和咳嗽能力下降。因此，瘫痪且表现出呼吸肌无力的患者特别适合进行呼吸肌训练。四肢瘫患者失去了肋间肌的功能，肋间肌是重要的吸气肌，负责胸廓的扩张。此外，由于腹肌主要的呼气肌功能的缺失，有效咳嗽和用力呼气的能力会大大降低。因此，四肢瘫患者的呼吸肌功能基本仅依赖于膈肌和辅助吸气肌（即斜角肌和胸锁乳突肌）。温度、湿度和直立体位等因素都可能导致四肢瘫患者出现呼吸肌无力和衰竭。

可以常规测量经口最大吸气压和肺活量，以监测吸气肌力量的变化。吸气阻力的大小以及患者在每档阻力的吸气持续时间是吸气肌肉耐力的指标。

呼吸肌训练必须遵守预防措施。每次尝试新的阻力时，物理治疗师都应陪同患者。患者可以选择自己的呼吸频率和模式，吸气频率通常保持恒定。过浅的呼吸动作效率低下，而过慢和过深的呼吸动作可能导致二氧化碳潴留。应告诫患者避免过度通气。物理治疗师或患者（如果具备能力）应在每次训练前检查呼吸肌训练器上的阀门系统，以确保其正常工作。

烧伤

病理生理学和临床治疗

吸入烟雾的患者，无论是否伴有严重烧伤，心血管系统与呼吸系统并发症都很常见，这是导致死亡的主要原因。吸入烟雾和化学物质会导致水肿、支气管痉挛、咳嗽、黏膜脱落、出血、声音嘶哑、喘鸣和大量碳质分泌物。刺激肺泡和急性肺水肿可引起类似于 ARDS 的病症。

烧伤患者入院后，应立即评估气道的通畅性。吸入性损伤在烧伤患者中很常见，由吸入烟雾、热损伤以及吸入化学制品和气体引起。通常应立即给予氧气和湿化治疗。热力可能导致喉部和支气管水肿。如果水肿造成气道阻塞，就要进行气管插管。早期插管可以在入院后关键的 24 小时内防止呼吸窘迫。应特别

注意吸入性损伤的儿童和老年人，因为这些患者发生继发性心血管系统与呼吸系统并发症的风险更高。

　　一氧化碳中毒可能会使临床情况进一步复杂化，并严重威胁组织氧合。一氧化碳与血红蛋白结合的亲和力高于氧气。一氧化碳中毒的主要危险是动脉氧分压充足，而组织氧分压不足。高浓度氧疗可将一氧化碳的半衰期从数小时缩短至1小时（临床提示31.14）。

临床提示 31.14
一氧化碳中毒

　　一氧化碳血红蛋白浓度超过20%表示一氧化碳中毒，浓度超过50%可能导致不可逆的神经系统损害。

　　根据烧伤的严重程度和范围，治疗包括内科保守治疗和渐进式清创、植皮等多次手术。Ⅱ度与Ⅲ度烧伤都可能导致严重的毁容和残疾（临床提示31.15）。

临床提示 31.15
Ⅱ度与Ⅲ度烧伤

　　Ⅱ度烧伤是局部烧伤，往往会有疼痛感。Ⅲ度烧伤是全层烧伤，这些烧伤往往是无痛觉的，因为神经本身已被破坏。

　　治疗目标包括改善动脉血氧饱和度、维持体液平衡和预防感染。低氧血症可通过吸氧和保持气道通畅有效治疗。对于自主呼吸患者，根据动脉血氧饱和度，通过鼻导管或面罩以1~5 L/min的流量给氧，并通过加热式面罩雾化吸入器进行湿化。烧伤患者的体液平衡管理尤其具有挑战性，因为皮肤对体液的保留和区室化以及调节体液和电解质的流失至关重要，而烧伤患者存在皮肤损伤。此外，这些患者在事故发生时可能会因受伤而失血。患者受伤后到开始临床治疗，包括液体复苏，有一段时间是没有补液的，这会导致血流动力学不稳定。即使开始了液体复苏，保持水电解质平衡仍然是一个挑战，此时也需要调整物理治疗方案。

　　面部、气道和肺部的烧伤可导致进行性气道水肿，在数小时或数天后再进行气管插管会变得非常困难。因此，对于这类患者应在早期进行气管插管。如果存在继发于吸入烟雾以及鼻、面部、咽喉、气道、肺部和胸壁烧伤的呼吸功能不全，则应进行辅助通气（临床提示31.16）。

临床提示 31.16
经鼻气管插管

　　经鼻气管插管优于气管切开，因为烧伤患者气管切开的并发症更多、更严重。

　　心血管系统与呼吸系统的并发症一般与脓毒症和初期液体超负荷有关。急性肺水肿和充血在很大程度上可以通过精准的液体管理来预防。烧伤患者的中心静脉压（右心房和腔静脉的压力，反映心脏将血液回流循环系统的能力）可能因为液体流失严重，而存在误差。即使存在肺水肿，中心静脉压可能仍保持在较低水平。对于这类患者，肺动脉压能更准确地反映肺循环状况。肺水肿的治疗通常包括洋地黄、利尿剂和机械通气。机械通气的烧伤患者通常需要进行PEEP。此外，还可以应用雾化和吸入气雾剂，以降低这类患者气道分泌物的黏稠度。

　　烧伤患者的并发症必须提前预见和预防。这些并发症包括体温调节受损、代谢亢进和能量消耗增加、肠梗阻和胃潴留、疼痛和感染。胸壁环形烧伤所形成的焦痂机械性地限制了胸壁运动，并可能导致呼吸衰竭。烧伤导致的持续数天的组织水肿会引起组织压力增加和组织灌注受损，从而加重组织缺血和坏死。晚期并发症包括继发于应激性溃疡的胃肠道出血和持续存在高感染的风险。

物理治疗原则

　　吸入性损伤患者通常需要立即进行心肺物理治疗，以保持气道通畅、防止肺不张和分泌物潴留、改善和维持气体交换。肺功能可能因吸入损伤、烧伤和胸壁外伤、疼痛和体液失衡而严重受损。

　　烧伤患者的心肺物理治疗通常需要做出调整。应尽可能地通过体力活动来提高氧运输能力；然而，由于血容量和血流动力学问题，无法耐受直立体位可能会限制体力活动和体位治疗。对于严重烧伤和烧伤面积较大的患者，体位治疗是主要的干预措施。由于可能存在明显的身体限制，为达到氧运输的最佳治疗效果而进行的体位治疗是具有挑战性的。鉴于体位对通气/灌注有深远的影响[28]，体位改变的减少将导致分流、通气/灌注失调以及低氧血症。如果是机械通气的患者，这种影响会更加突出（见第38章）。

优化氧运输的体位治疗可以挽救生命。然而，从一开始就必须考虑体位摆放和肢体固定，以尽量减少畸形和恢复最佳的神经肌肉和肌肉骨骼状态。在烧伤患者中，体位治疗应优先解决这两方面的问题。

对于皮肤植皮的患者，在转运和体位摆放时需要特别小心，因为移植皮肤上的剪切力会破坏新皮肤的循环、营养和愈合。必须始终遵守无菌原则。为存在大面积暴露区域的患者进行治疗之前，物理治疗师需要穿戴帽子、隔离衣、口罩和手套，并用无菌盖布覆盖胸部。如果患者因烧伤严重在体力活动和体位管理上受到很大的限制，则优先考虑提高黏液纤毛清除功能。在可能的情况下，尝试结合多种体位和体位变化来进行体力活动，以最大限度地提高黏液的清除率。如果分泌物已经积聚，用于体位引流的体位应与改善肺泡通气和通气/灌注的体位相同。对于自主呼吸患者，除了促进上支气管肺段的引流外，还可以选择性地使用体位引流体位来增加上肺野的肺泡容积和下肺野的肺泡通气量。如果是机械通气的患者，则优先对上肺野进行通气（见第38章）。如果需要增加手法技术，对于Ⅰ度和Ⅱ度烧伤，由于疼痛可能无法耐受叩拍，也许可以应用手法振动。在新移植的皮肤上禁用手法技术（临床提示31.17）。

临床提示 31.17
肺野振动

手法振动可以从较远的部位传送到不能直接振动的肺野。

至少在治疗前1小时停止管饲，否则误吸的风险会增加。在治疗期间，常常会用到鼻胃管，应始终确保其位置正确。

初始的刺激性运动和自重应力训练包括保持直立的体位（最好是独立站位）、患肢的活动以及数分钟的床边悬垂患肢（如果可以忍受的话）。对于严重烧伤和体液失衡的患者，则是根据其耐受程度进行直立

位下的主动活动或辅助下主动活动。随着患者耐受力的增加，可以从独立、无支撑的坐位训练进阶为立位和步行训练。对于没有步行禁忌的患者，应考虑在呼吸机辅助通气期间离床活动。在直立体位和直立体位下的体力活动，可显著增强患者的心肺功能以及神经肌肉功能，并提高患者的力量和耐力，从而为长期康复做准备。如果不需要立即坐起来和离床活动，适当的肢体活动（最好是主动活动）可以提供运动刺激来增强氧运输。此外，还需要尽可能积极地进行被动全关节活动度训练和体位摆放，以最大限度地扩大关节活动范围（这并不是为了增强氧运输）。

考虑到对心肺功能以及氧运输的潜在影响，以及肌肉骨骼和生物力学的原因，首先要做的是尽量减少导致畸形的体位（临床提示31.18）。

临床提示 31.18
烧伤患者的体位摆放

无论治疗目标是什么，烧伤患者的体位摆放都应考虑力线对齐、压力点、肌肉平衡以及对愈合和移植皮肤的影响。

烧伤患者的管理必须遵守预防措施。首先，皮肤脱落会带来大量的体液流失，常常导致水电解质紊乱。这种情况会增加心肌应激和心律失常的风险。其次，大面积的皮肤缺失会增加感染的风险。因此，物理治疗师必须熟悉无菌技术（临床提示31.19）。

临床提示 31.19
血流动力学和心电监护

在物理治疗过程中，应常规进行血流动力学和心电监护。

器官移植

随着手术技术的改进和新型免疫抑制剂的应用，越来越多的患者接受了器官移植，并在生存指标方面取得了良好的效果。

在移植手术前后，应给予适宜的营养和运动训练以改善预后[64,65]。规律运动训练对移植术后患者的益处已得到充分证明，包括改善氧运输和体适能、

减少和减轻免疫抑制的不良反应。事实上，如果 ICU 期间就能开始进行体力活动，同样也能获得这些益处 [66,67]。此外，无论是在 ICU 和住院期间，还是在回归社区后进行的体力活动，都有益于高血压、2 型糖尿病、高脂血症和其他心血管风险等常见病症。一旦出院，患者可能会达到与未接受移植手术的同龄人相似甚至更高的健康和体适能水平。

与其他高侵入性的手术一样，患者能否长期生存？生存得怎么样？还是仅仅只是活着？已成为人们关注的焦点。生活质量通常根据患者的身体和心理社会功能能力以及其感知的幸福感来衡量。物理治疗师在帮助患者器官移植后恢复最高水平的功能和减少术后并发症方面发挥着关键作用。

内、外科并发症的重症监护管理

导致氧运输受损的原因有很多，而并发症让探明原因和制订有效的治疗计划变得更为复杂。了解这些复杂病症的病理生理学异常是提供有效治疗、减少不良治疗反应风险和防止患者病情恶化的基础。此外，还有研究报告了年龄、合并症、创伤严重程度、手术范围、肥胖、失能、吸烟和 FiO_2 大于 0.5 等风险因素 [68]。与未能幸存者相比，这些疾病幸存者右心室射血分数、PaO_2、FiO_2 和 VO_2 都有所增加 [69]。在血管活性物质方面，幸存者的心房肽、儿茶酚胺、肾素和血管升压素都比较低。幸存者和未能幸存者的心指数没有差异，血流动力学和循环系统中的血管活性物质之间没有相关性。即将面临的生命威胁与继发于细胞缺氧的全身能量衰竭有关。尽管 ICU 患者病情很严重，但物理治疗在这种情况下具有明确的作用 [70-72]。最近，有物理治疗参与的 ICU 治疗模式已被纳入 ICU 治疗的质量控制模型 [50]。虽然对有并发症和病情更严重的患者来说，治疗方案可能更受限制，但适宜的物理治疗可以在减少并发症、促进机械通气撤机和缩短入住 ICU 时间方面发挥重要作用 [73]。

内、外科疾病常见并发症

在 ICU 中出现的并发症直接或间接与氧运输障碍有关。内、外科并发症往往同时存在。内科并发症包括代谢功能紊乱、与机械通气相关的呼吸功能障碍、酸碱平衡异常、水电解质紊乱、心律失常、血栓栓塞、心肌功能障碍、胃肠道功能障碍、神经系统功能障碍和肾功能不全。外科并发症包括低氧血症、疼痛、深静脉血栓形成和肺栓塞。已证实，这些并发症对物理治疗的评估和实施有影响。

代谢功能紊乱

与呼吸衰竭相关的并发症可进一步损害组织氧合（框 31.4）。这些并发症的代谢变化和氧运输障碍对患者来说是危及生命的。因此，预防并发症的发展至关重要。然而，一旦出现并发症，早期发现和最佳治疗是让患者生存的关键。

框 31.4　呼吸衰竭的并发症
• 危及生命的氧运输和组织氧合损害 • 水电解质紊乱 • 心律失常和血流动力学不稳定 • 心肌功能障碍 • 代谢功能紊乱 • 血栓栓塞 • 神经系统功能障碍 • 胃肠道功能障碍 • 肾功能不全 • 代谢和血糖异常 • 感染 • 营养不良 • 插管和机械通气的并发症，包括感染风险增加 • 氧疗的并发症

这些并发症的一个特点是氧运输途径中的多个步骤受到损害，这增加了治疗的复杂性。氧运输的 3 个主要组成部分（即氧转运、氧消耗和氧摄取）可以单独或共同受到影响。

健康人氧消耗与氧转运的比率很低（即 23%，这确保了氧气的超量供应，可作为一个安全系数；见第 2 章）。这个安全系数也确保了大多数患者能够从氧运输系统的损伤中恢复。然而，如果损伤非常严重，例如由呼吸衰竭、手术、急性肺损伤和 ARDS、休克、脓毒症和多器官功能衰竭（multi organ system failure，MOSF）等并发症引起的损伤，则会导致继发于组织缺氧的代谢功能紊乱。

氧消耗与氧转运之间的关系是理解血流动力学和代谢变化的关键。当患者的氧运输系统无法提供足够的氧气以满足基础氧气需求时，就会发生氧转运依赖于氧消耗的现象[74]。低于 300 mL / (min·m^2) 的氧供限制了氧的扩散梯度，减少了细胞水平上的氧摄取和利用，这称为氧转运临界值。当氧转运超过 300 mL / (min·m^2) 时，VO$_2$ 不依赖于转运量。因此，相对于 VO$_2$ 而言，转运越大，安全系数就越大。当氧运输严重受损导致氧转运低于临界值时，就会触发无氧代谢。然而，在氧转运水平超过正常的无氧代谢临界值时，也可能触发无氧代谢[75]。这种所谓的氧消耗对氧转运的"病理学依赖性"发生在细胞即使在超正常的氧供水平下也不能充分摄取和利用氧的情况下。这种现象可见于 ARDS 和休克的患者（本章稍后讨论）。

鉴于物理治疗是 ICU 中对代谢要求最高的干预措施之一[13,14]。物理治疗师需要能够计算出这一安全系数，以规定治疗类型及其参数（如强度、持续时间和频率），从而最大化治疗益处和最小化相关风险。

最终的治疗结果指标是组织的氧代谢标志物[76,77]。此外，对氧转运、氧消耗和氧摄取的持续评估为治疗氧运输不足提供了重要依据。

呼吸功能障碍

一些心血管系统与呼吸系统的并发症可导致呼吸衰竭，例如呼吸机相关性肺炎（与机械通气有关，见框 31.4）[78]。与人工气道相关的气囊问题（例如充气过度、变形和管口移位）可能会出现。黏液栓会因阻塞气管插管或气管切开套管而阻碍通气。如果经常更换套管并且使用最少量的空气为气囊充气，则可以减少常见并发症的发生。

长时间气管插管可导致喉头水肿、溃疡和纤维化。机械通气也可能使肺表面的肺大疱破裂，引发快速进展的张力性气胸，此时需立即进行胸腔穿刺以降低张力。

呼吸机本身也可能是感染源。物理治疗师可以通过避免直接接触与呼吸管路相连的呼吸机附件来帮助最大限度地降低感染风险。在连接和断开患者的呼吸机时，物理治疗师应佩戴口罩和手套。管路中的冷凝水不应流向呼吸机和患者。

氧中毒是机械通气的重要临床并发症。呼吸机具有精确的氧气控制功能，可提供维持动脉氧分压所需的最低吸入氧浓度。由于高 FiO$_2$ 水平的医源性并发症（即脱氮性肺不张和氧中毒），除了在吸痰前和体力活动训练前、中、后立即短时间高浓度给氧外，绝不允许给予超过患者需求的氧气。

酸碱失衡

在呼吸衰竭期间，任何酸碱失衡的组合都可能发生，可能是急性的，也可能是慢性的。在机械通气后，可能会出现与低钾血症、低氯血症相关的严重碱血症，并可能诱发严重的心血管系统与神经系统并发症（见第 18 章）。周围组织的氧转运严重受损，可能会导致无氧代谢和代谢性酸中毒的加重[77]。

水电解质紊乱

对于未患有心力衰竭的患者，长时间进行机械通气也可能发生液体潴留。常见体征包括肺水肿、体重增加、肺顺应性下降和氧运输减少。容量超负荷是这种液体潴留的常见原因。因此，机械通气患者应保持低水平液体入量。由于存在水钠潴留的风险，静脉给药的生理盐水应保持在最低限度。与呼吸机相连的湿化器因肺部吸收而增加了水的入量。

心功能不全

当心脏衰竭到心输出量受损的程度时，可以监测心腔容积和心内压。血流导向的肺动脉导管（即 Swan-Ganz 导管）通常用于监测发生此类血流动力学并发症的患者。这些导管也会引发一些并发症（见第 29 章）。感染可能导致菌血症和脓毒症。导管的存在限制了头颈部的体位摆放，需要在患者的血流动力学安全范围内谨慎地进行活动（临床提示 31.20）。

临床提示 31.20
心功能评估的有效措施

虽然心内监测导管是通过右心循环的静脉端插入到肺动脉分支的，但它既能提供右心功能指标，也能提供左心功能指标，还能评估液体复苏和药物治疗是否充足。

心律失常是呼吸衰竭的常见并发症。此外，呼吸

衰竭患者往往是老年人，而这一群体因心脏疾病继发的心律失常的发生率较高。因此，除了确诊或疑似心脏病的患者外，所有机械通气患者，都需要进行心电监护。急性呼吸衰竭常并发房性或室性心律失常（多为窦性心动过速和室性早搏），而动脉 $PaCO_2$ 的快速降低则可能会发生心室颤动，甚至死亡。

在呼吸衰竭且无心脏疾病的情况下，心律失常的治疗主要在于纠正血气异常。药物治疗通常有效，可能还需要补充电解质。

物理治疗师必须能够对伴有其他内、外科疾病的心律失常患者进行最佳且安全的治疗。物理治疗师必须认识到心律失常的临床表现以及对治疗选择和反应的影响，并在制订治疗计划时予以考虑。

血栓栓塞

在急性呼吸衰竭患者中，肺血栓形成或肺栓塞的发生率较高。连续超声检查的应用大大推进了肺血栓栓塞的早期诊断和治疗。物理治疗在预防血栓栓塞方面具有关键作用，主要预防措施包括频繁的体位改变、床上运动训练（尤其是下肢）以及被动关节活动度训练（如有指征）。规律进行活动和体位管理对最大限度地发挥其心血管系统与呼吸系统的保护作用至关重要。

心肌功能障碍

在急性呼吸衰竭的治疗过程中很可能发生急性心肌梗死。由于呼吸衰竭患者往往年龄较大，很容易发生体位性低氧血症，因此患急性心肌梗死的风险会更高。由于心力衰竭和相关心律失常的发生率增加，呼吸衰竭患者的问题会更加复杂。

胃肠道功能障碍

消化道应激性溃疡常与慢性气道阻塞有关。呼吸衰竭的应激使患者易患消化性溃疡，可能会发生严重出血，必须进行输血治疗。

机械通气患者会出现胃扩张，最好通过留置鼻胃管并予以间断回抽来治疗。必须注意避免过度回抽胃液引起的低钾血症和低氯血症。还要特别注意避免粪便嵌顿，尤其是瘫痪患者。这一风险可以通过适当的体液平衡、体力活动和频繁翻身以及适宜的躯干和下肢运动来降低。

肌肉和神经系统功能障碍

意识状态与 PaO_2 和 $PaCO_2$ 密切相关。此外，血气变化会导致警觉性、性格、记忆力和定向力发生变化。活动的变化包括全身或局部无力、震颤、抽搐、肌阵挛、全身阵挛性发作、惊厥和弛缓。必须将呼吸衰竭的神经系统并发症与非肺源性的神经系统并发症相区别。物理治疗师必须了解呼吸衰竭可能导致的一系列神经系统并发症，并能识别神经系统征象的显著改善可能反映了心血管系统与呼吸系统状况的好转。

神经病和肌病是危重症的严重并发症，与患病期间的代谢紊乱、瘫痪、神经肌肉阻滞剂、卧床和活动受限有关[79,80]。预防是主要目标，包括早期识别。识别危险因素是物理治疗评估的重要组成部分，危险因素包括入住 ICU 时间超过 7 天、脓毒症和全身炎症反应综合征（systemic inflammatory response syndrome，SIRS）、多器官功能障碍、急性生理学和长期健康状况评价 III（acute physiology and chronic health evaluation III，APACHE III）评分高、使用大剂量类固醇激素、器官移植术后患者、严重神经或肌肉疾病患者以及高血糖症患者[80]。

危重症患者在需要肌松剂和镇静剂时，周期性神经电刺激是建立神经传导完整性的一种方法。临床治疗的重点是解决危重症的原因并扭转它们。由于危重症性神经病和危重症性肌病的康复效果有限，因此物理治疗的目标不仅在于减少神经病和肌病及其功能后遗症的可能性，还应促进撤机和改善整体临床结局，包括功能独立性。

肾功能不全

肺和肾功能不全密切相关[81]。肾功能衰竭的进展极大地降低了患者的生存率。肾功能衰竭可由胃肠道出血、脓毒症性休克、肾毒性药物和低血压引起。应通过足够的液体入量和利尿剂来维持尿量，但要注意诱发肺水肿的风险。如果多种保守治疗都失败了，则可能需要进行透析[82]。如果准备进行透析，物理治疗师应审查现有的治疗目标，必要时进行相应的调整。

全身炎症反应综合征

局部炎症是一种生理保护反应。这种反应通常控制在身体受损害的局部范围内。当局部控制丧失或反应过度活跃就会导致全身反应过度，称为全身炎症反应综合征（SIRS）[83]。代偿机制和结局（如治愈、多器官功能障碍和死亡）取决于 SIRS 与代偿机制有效性的平衡。迄今为止，治疗的有效性仍然不明确。

术后常见并发症

术后患者的呼吸衰竭常为低 PaO_2、高 $PaCO_2$，而这种情况可能比人们普遍认为的更为常见。如果患者总体健康状况良好，且无心血管系统与呼吸系统疾病，那么通常恢复迅速。否则，可能导致严重的并发症或心肺功能衰竭，甚至危及生命。第 26 章介绍了手术对氧运输和各器官系统的影响。常见的围手术期并发症及其原因列于框 31.5 和 31.6。随着动脉血氧含量的严重降低，导致氧转运和氧摄取增加[84]。

框 31.5	常见的围手术期并发症

- 低氧血症
- 高碳酸血症
- 呼吸做功增加
- 心脏做功增加
- 第三间隙液体转移
- 水电解质紊乱
- 代谢和血糖异常
- 血容量减少
- 心律失常
- 心输出量减少
- 组织灌注和氧合减少
- 贫血
- 疼痛
- 肺泡通气不足
- 气道塌陷
- 肺不张
- 生理性分流
- 通气 / 灌注失调
- 黏液纤毛清除功能受损
- 黏液积聚和淤滞
- 肺炎
- 血栓栓塞
- 肺栓塞
- 凝血功能障碍
- 脓毒症
- 休克
- 多器官功能衰竭

框 31.6	影响氧运输的围手术期并发症的诱发因素

- 既往心血管系统与呼吸系统疾病
- 既往氧运输（有氧）能力
- 既往全身性疾病
- 既往一般健康状况和免疫系统功能
- 吸烟史
- 年龄和性别
- 生活方式因素：营养状况、精神压力、工作情况、家庭情况、社会心理支持系统和药物滥用
- 肥胖
- 妊娠
- 疼痛和焦虑
- 意识水平降低
- 活动能力下降
- 卧床
- 药物（如麻醉药）
- 营养不良
- 正常睡眠质量和数量下降
- 手术方式
- 对肺实质、膈神经、膈肌和心脏的物理治疗操作和压迫程度
- 发热和耗氧量增加
- 手术持续时间
- 术中采取的体位
- 术中体位固定的持续时间
- 麻醉和镇静的类型、深度和持续时间
- 人工气道
- 使用机械通气
- 氧疗
- 神经肌肉阻滞剂
- 体液流失和胸腔引流
- 体液潴留和第三间隙转移
- 输注血液制品
- 切口的部位、数目和范围
- 敷料和黏合剂
- 牵引和夹板装置
- 管路、导线、导管和监测设备的放置
- 有创监测设备（如 Swan-Ganz 漂浮导管、Foley 导尿管、颅内压监测仪、中心静脉导管、动脉导管、静脉导管、主动脉内球囊反搏泵）
- 需要使用体外循环机
- 使用体外循环机的持续时间
- 感染

低氧血症

最常见的术后并发症是继发于肺泡通气不足、FRC 降低、气道闭合和术后肺不张的低氧血症[85,86]。然而，即使存在通气不足，在给予氧疗的情况下也可以保持充足的氧合。据报道，严重呼吸衰竭和器官受累的患者，如果能达到超常的氧转运水平，发病率和

死亡率都会降低[87]（临床提示 31.21）。

疼痛

腹部或胸部手术后，除了麻醉作用外，疼痛也常会导致肺泡通气不足和肺不张。患者可能会自发地采用浅快而单一的呼吸模式，以避免疼痛和咳嗽。尽管这对每分通气量有利，但会增加无效腔气量与潮气量比值，从而损害肺泡通气量。此外，若不进行深呼吸、咳嗽和呵气，肺部通气不足的部分可能会发生肺不张，导致流向通气不足肺段的血流无效，发生生理分流，从而影响通气／灌注比例。此时尽管 $PaCO_2$ 可能保持不变，但动脉 PaO_2 下降。随后需要异常高的跨肺压，来使这些不张的肺泡复张。物理治疗师在干预（包括体力活动）前，应确保良好的疼痛控制。如果患者能够充分配合，则可使用患者自控镇痛技术，或者根据需要进行常规镇痛。

肺栓塞和深静脉血栓形成

肺栓塞是一种危及生命的并发症，常由下肢静脉、骨盆、右心房或右心室中血栓形成引起。静脉曲张、慢性心力衰竭、恶性肿瘤、肥胖、妊娠以及口服避孕药都会增加栓塞风险。

肺血栓栓塞症患者通常表现为突发呼吸困难、放射性胸痛和明显的焦虑，偶尔会出现右心衰竭。心肌酶常升高。超声心动图和心电图提示右心受累，可见右束支传导阻滞、P 波高尖和 T 波倒置。胸部影像学检查可无异常。

治疗主要包括通气和循环支持以及保证外周组织充足氧合。静脉应用肝素等抗凝剂，以尽量减少血栓栓塞物的进一步形成。

物理治疗原则

麻醉和组织解剖后会出现肺容量、力学和气体交换损伤，这些变化的程度和持续时间随着手术级别、所需的麻醉程度和患者术前危险因素的增加而增加。术后出现的这些病理变化的特征是渐进性肺泡塌陷。出现并发症的患者，肺总量、FRC 和残气量都会减少。FRC 的降低（≥ 30%）导致了肺顺应性的减低，从而增加呼吸做功。跨肺分流导致的低氧血症通常在术后 72 小时内最严重，并且往往在 7 天内通过保守治疗可完全缓解。FiO_2 取决于辅助供氧的方式。低氧流量和低 FiO_2 常通过鼻导管给氧。氧气面罩和储氧面罩可以通过更高的流量提供高 FiO_2。FiO_2 的选择是以尽可能低的氧气浓度提供足够的氧合（临床提示 31.22）。

根据患者评估、动脉血气、体液和电解质平衡、血流动力学状态和影像学检查的结果，可以确定哪些治疗在生理层面上能够优化氧运输，以及每种治疗的参数。让这些患者保持直立体位，并尽可能地进行离床活动，可提高 FRC、减少闭合容积，从而提高气体交换和氧合。阻碍这些患者离床活动（即使是最低程度）的原因是意识清醒，必须对此寻找原因。例如，如果患者因为使用麻醉药，而无法对治疗作出反应，可以在查房时讨论这个问题，并应考虑使用其他药物，以提高患者的配合度。在某些情况下，极端的体位摆放可以取得更有益的效果[28,88]。

如果保守治疗后血气仍未能改善，可能需要进行气管插管和机械通气。机械通气患者在撤机前和撤机期间的治疗重点见第 30 章。术后患者要特别注意肺部并发症，这与自主活动能力减弱、术后疼痛、敷料和黏合剂的限制、配合能力下降有关，还要定期对肺部进行过度通气。

这类患者的首要目标是促进黏液纤毛清除。术后并发症的最常见原因是肺泡通气不足导致的黏液纤毛清除系统受损，导致黏液淤滞、气道阻塞、肺不张和感染。包括直立体位在内的多种体位和 360° 轴向翻身等各种体位变化可促进黏液纤毛清除。黏液积聚和气道廓清障碍时，选择特定的体位，以优化受影响的支气管肺段的体位引流，并使肺泡容积和通气量最大化。对重症患者来说，增加手法技术可能是有害的，因此需要慎重考虑。

在体位改变前、后进行吸痰是最有效的。监测氧运输指标以评估治疗结果，并尽量确保病情不平稳的患者临床状况不会恶化。如果患者病情加重，则应停止治疗，直至病情稳定（临床提示 31.23）。

临床提示 31.23

重新开始 / 调整治疗

明确患者病情加重的原因，以决定是否可以重新开始治疗，以及如果可以重新开始治疗，需要进行哪些调整。

疼痛管理是外科患者管理的重要组成部分。应为所有手术患者制订无创和非药物的疼痛控制策略，以增加或减少对强效镇痛剂（尤其是麻醉药）的需求（临床提示 31.24）。

临床提示 31.24

经皮神经电刺激

第 26 章描述了手术患者的物理治疗疼痛控制策略，这些策略经过适当调整后，可用于有手术并发症的患者。其中，电疗方式（如经皮神经电刺激）在 ICU 中使用受限，这是因为监测设备会受到电的干扰。

应合理安排治疗干预和休息，以使患者能够在治疗之间和治疗期间得到生理恢复。由于 ICU 患者处于高代谢状态，氧需求增加，因此合理安排治疗和休息对他们尤为重要。在为这类患者开具阈值治疗参数时必须特别小心。超阈值状态可导致氧转运和氧消耗的失衡，从而使患者受影响（如血流动力学不稳定、心源性或肺源性呼吸窘迫加剧，或两者同时存在）。事实上，与一次持续的长时间活动相比，间歇性的活动方案可为这类患者提供更大量的活动刺激。因此，相应的获益也会增加。

预防血栓栓塞也是一个主要的治疗目标，可通过活动、体位管理、被动活动和物理治疗装置（如气压式血液循环驱动泵和弹力袜）来实现，以增强高危患者低剂量抗凝剂的效果。肺栓塞患者应进行药物治疗，并且物理治疗必须相应地进行调整，以尽量减少耗氧量，直至患者脱离危险（临床提示 31.25）。

临床提示 31.25

血液循环辅助工具

将气压式血液循环驱动泵的充气压力带套在小腿上间歇性地施加压力，以减少静脉淤血并促进静脉回流。在双足和下肢穿弹力袜，可增加重力依赖区域的循环时间，并减少血液循环淤滞。

导致继发性心肺功能障碍的并发症

急性肺损伤和急性呼吸窘迫综合征

急性肺损伤是由肺泡上皮细胞受损所致[89]，其损伤程度反映了 I 型和 II 型肺泡细胞的破坏。I 型肺泡细胞损伤会导致肺泡水肿、肺不张以及因 I 型肺泡细胞提供的肺泡结构完整性破坏而引起的肺顺应性下降。II 型肺泡细胞的损伤同样会导致肺不张和肺顺应性下降，但其作用机制与肺泡表面活性物质破坏和肺内液体相关。

急性肺损伤时，肺内皮细胞间液体流动性和内皮细胞对蛋白质可通透性增加可导致肺水肿，称为*非心源性肺水肿*。左心衰竭可导致心源性肺水肿。液体静水压升高破坏了肺循环和肺泡之间的间质间隙（可提供有效屏障）。这两种类型肺水肿的区别在于心源性肺水肿主要涉及水跨肺泡毛细血管膜的移动，而非心源性肺水肿则涉及蛋白质和水向间质和肺泡间隙的移动。临床表现可反映水肿的部位（间质、肺泡，或两者均有）和液体量。

急性肺损伤的临床特征是实质细胞功能障碍。轻度损伤一般为内皮细胞功能障碍和非心源性水肿。重度损伤主要为内皮细胞和上皮细胞功能障碍的进行性加重和 ARDS。急性肺损伤的轻、重度损伤的临床表现如图 31.6 所示。中度损伤的临床表现介于轻、重度之间。

ARDS 是由严重肺损伤和肺泡毛细血管膜损伤所致，常见特征是类似于炎症反应的血管通透性增加。液体渗入细胞间隙并压迫肺泡，导致肺水肿，肺顺应性和气体交换受到严重影响。因此，患者表现为严重呼吸困难和低氧血症。影像学表现为弥漫性肺浸润。出现动脉低氧血症的主要原因是血流灌注的肺单位通气不足和从右向左分流。在这种情况下，提高 FiO_2 对低氧血症效果不佳（临床提示 31.26）。

	轻度ALI	中度ALI	重度ALI
	非心源性水肿	早期ARDS	晚期ARDS

	轻度ALI 非心源性水肿	中度ALI 早期ARDS	重度ALI 晚期ARDS
肺顺应性	轻度↓	显著↓↓ 对PEEP有反应	重度↓↓↓↓ 对PEEP无反应
低氧血症	轻度O₂反应	显著 对PEEP有反应	重度 对O₂或PEEP无反应
内皮细胞			
间质	渗透性↑↑	代谢功能障碍1+	代谢功能障碍4+
I型上皮细胞	水肿	水肿↑↑↑	水肿↑↑↑
Ⅱ型		塌陷↑→↑↑↑ 超有丝分裂	塌陷↑↑↑↑ 代谢
			实变↑→↑↑↑↑

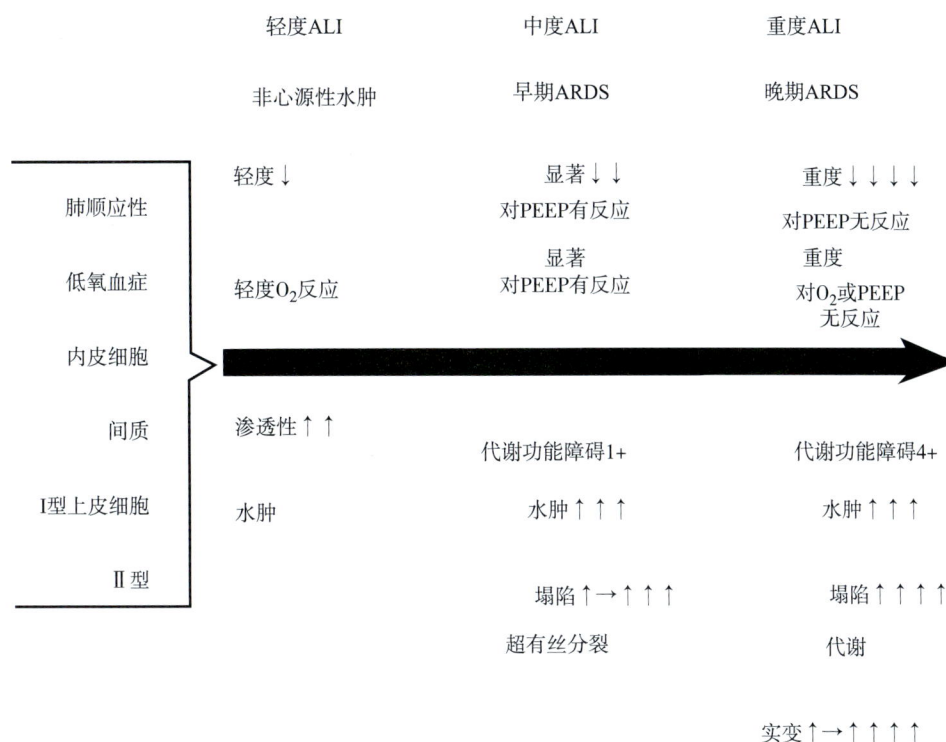

图 31.6　轻度至重度急性肺损伤的病理生理学表现（引自 Shapiro BA, Peruzzi WT. Changing practices in ventilator management：areview of the literature and suggest clinical correlates，*Surgery*. 1991;117:121–133. ）

临床提示 31.26

ARDS 病因

　　ARDS 的病因包括休克、严重创伤或感染、重症肺炎和吸入毒素等。

　　ARDS 时，渗漏入肺泡的液体中的纤维蛋白原会导致肺纤维化和肺顺应性降低。肺表面活性物质失活和肺泡间隙液体增加可导致肺表面张力增加和肺泡塌陷。由于肺顺应性降低，FRC 下降。

　　ARDS 的症状和体征可能需要 48 小时才能完全表现。在过去的二十年中，该病存活率有所增加[90]，原因尚不清楚，但向综合管理方法的转变可能是原因之一[91,92]。ARDS 的主要特征包括通气 / 灌注比例失调以及从右向左分流导致的低氧血症。肺泡充满液体可导致通气受影响[93]。过度通气和呼吸困难可能同时伴有低氧血症。存在分流时氧疗效果不佳。高碳酸血症通常不是 ARDS 患者的主要问题。

　　如前所述，代谢紊乱会导致氧转运、消耗、摄取障碍。当氧转运低于临界水平时，可触发无氧代谢，导致乳酸产生增多。血清乳酸升高与预后较差有关。

　　由于氧消耗与转运之间的异常依赖关系，SvO₂ 可能无法反映氧合变化。PEEP 可能会使镇静的机械通气 ARDS 患者 DO₂ 降低。VO₂ 将依赖于氧气供应。因此，外周摄氧量将增加。

　　ARDS 临床治疗的最新进展包括使用部分液体通气。虽然该方法未广泛采用，但是该形式通气能够比传统机械通气更加有效地复张塌陷肺泡，且可增加外源性表面活性物质替代物、吸入一氧化氮和俯卧位通气的疗效[94]。除改善氧合和呼吸力学外，部分液体通气还可以减少呼吸机相关肺损伤[95]。

　　ARDS 在 ICU 治疗后的远期结局一直是研究热点，但目前证据显示远期功能性结局较差。例如，Herridge 等对 109 名 ARDS 幸存者分别在出院后 3、6 和 12 个月进行了随访。患者平均年龄为 45 岁（36~58 岁）；APACHE Ⅱ 评分平均为 23 分（17~27 分）；呼吸机平均使用天数为 21 天（12~40 天）；平均 ICU 住院天数为 25 天（15~45 天）[96]。所有患者功能较差，这是因为肌容积减少以及身体近端肢体无力和疲劳。研究显示，第 12 个月时，只有 49% 的患者回归工作。在 ICU 出院一年后，ARDS 幸存者仍伴有永久性功能障碍。此外，肺外情况如肌肉萎缩和无力也非常常见。

物理治疗原则

与其他疾病治疗一样，物理治疗师需要解决患者提高氧运输相关的短期需求问题，同时还要考虑到患者的长期功能恢复，包括满足日常生活需求的有氧能力和身体适能。

ARDS 患者，与其他严重呼吸窘迫患者一样，短期目标是最大限度地提高氧运输能力，患者可能需要气管插管和机械通气。高水平 PEEP 可维持肺泡开放，改善呼气末气体交换。PEEP 通过减少分流来改善氧合，使给定的 FiO_2 更有效。尽管降低 FiO_2 可减少发生氧中毒的可能性，但 ARDS 患者使用高于一般水平的 FiO_2 往往是有益的，可提高存活率，并降低 MOSF 的发生率。

监测呼吸情况和动脉血气分析对判断疾病进展至关重要。除了氧运输指标外，ARDS 治疗后还需要监测肺顺应性、呼吸困难和维持动脉血气水平所需的吸入氧浓度。

ARDS 病理生理学特征为限制性改变，因此治疗原则可以采用限制性肺疾病的方法。治疗需求、治疗反应和病程可通过肺顺应性改变和 FiO_2 需求来确定。鉴于 ARDS 严重性以及高死亡率，因此需要密切监测患者，治疗目标是优化气体交换。

若患者处于镇静状态，治疗重点是通过合适的体位管理来维持血气，同时关注改善关节活动度和皮肤护理。重度 ARDS 患者通常需要高 FiO_2 机械通气支持，同时需要镇静。严重时可能需要使用神经肌肉阻滞剂，以减少对氧气的需求，使辅助通气更为有效。翻身床（rotating beds）对血流动力学状况极不稳定或无法自主翻身的患者有很大帮助。通常，翻身床沿着一个弧形轨道缓慢地从一侧旋转到另一侧，从而可持续地改变患者体位[97]。连续轴向翻身的作用与俯卧位通气的作用相似（临床提示 31.27）[98]。

临床提示 31.27
神经肌肉阻滞患者

神经肌肉阻滞患者在进行治疗和体位改变时需特别小心，因为此类患者缺乏保护肌肉和关节的肌肉张力。

俯卧位可有效改善 ARDS 患者的低氧血症，较仰卧位时效果显著[99,100]。这一体位与半卧位可提高机械通气效果[101]。然而，为 ARDS 患者制订俯卧位通气计划前，需要对患者进行严谨的利弊分析，因为没有一种体位可始终对患者产生最大益处。在氧合不受影响的前提下，对患者进行体位变换而非长期保持同一体位还有其他生理作用（见第 19 章）。随着 ARDS 病情的改善（例如呼吸机支持减少、FiO_2 降低以及血气好转），患者可在严密监测生命体征、ECG、血氧饱和度以及主观耐受性条件下活动。只要患者能够耐受且血氧饱和度没有明显下降，便可以开始体位改变。需要特别关注体位管理以改善通气/灌注比例和黏液纤毛运输作用，并减少膈肌活动和胸廓扩张受限。例如，有的患者侧卧时对低位一侧膈肌活动是有益的，但其他患者侧卧位反而会加重下肺扩张的受限（临床提示 31.28）。

临床提示 31.28
侧卧位

部分患者侧卧时对低位一侧膈肌活动是有益的，但其他患者侧卧位反而会加重下肺扩张的受限。

ARDS 的病理生理学基础主要与呼吸力学有关，这可以解释为什么气道廓清并不能改善氧合[102]。制订体位改变处方时，必须考虑患者病情和肺部受累的具体区域。体位对血气结果的影响可帮助选择合适的体位改变方案。最佳体位管理可降低辅助供氧需求。坐位能够增加肺容积，即使是气管插管、机械通气的患者。然而，坐位时可能会发生人工气道移位，因此必须谨慎观察，并在每次活动前要保证人工气道处于合适位置。在急性肺损伤患者床旁应放置可调节靠背扶手座椅。理论上，越是接近直立体位，肺野功能越会受益。若患者病情不稳定无法耐受直立位或者直立位时氧合下降，极端体位（extreme body positions）和俯卧位或许会更合适[99,102,103]。大多数 ARDS 患者俯卧位的临床效果已得到证实，因此，物理治疗师在排除禁忌证后，可考虑将俯卧位作为患者的日常治疗体位。

俯卧位，包括俯卧位腹部减压（prone abdomen free），改善急性肺损伤和 ARDS 患者氧合的效果在成人和儿童中均已得到相关证据支持[88,102-104]。俯卧位的治疗效果可一直持续到患者翻至仰卧位后，且不产生血流动力学的不利影响[105]。俯卧位通气已经成为影响 ARDS 患者生存率的独立因素[90,103]。文献报道的结果不一致，患者的反应差异可能是因为 ARDS 的病理生理基础（肺源性或非肺源性）不同。部分研究显示，两类患者反应无显著差异[106]；也有其他研究显示，在影像学改变、呼吸力学和氧合方面，存在显著差异[107]。这些差异可能是因 ARDS 的原发病病理生理、分期和严重程度、合并症不同所致。

俯卧位改善重症患者气体交换的机制是目前研究的热点。相关假设包括：相比仰卧位提高了肺泡募集和肺容积、改善通气 / 灌注比例[108,109]、增加静态肺顺应性[55] 以及降低压缩力[100]。下背侧肺野是肺不张、分流、通气 / 灌注比例失调最常见的区域，俯卧位时跨肺压高于气道开放压，而不会影响腹侧肺野[109]。俯卧位时 $PaCO_2$ 下降可以预测生存结局[110]。

关于俯卧位时出现的问题报道较少。多数研究关注患者的表现（即应答与无应答者）差异。相比之下，患者在早期肺水肿阶段的反应优于后期肺纤维化阶段[111]。俯卧位时肺泡的募集能够比仰卧位更加有效地提高 PaO_2，并且俯卧位在维持改善的 PaO_2 所需 PEEP 水平也比仰卧位更低[112]。此外，患者保持俯卧位还能减少吸气正压、气压伤和降低 FiO_2。患者处于俯卧位还可增强机械通气（包括 PEEP[113]）、体外膜肺氧合[114] 和部分特定药物[115]（吸入的一氧化氮）的作用（临床提示 31.29）[116]。

临床提示 31.29
俯卧位的益处

研究显示，俯卧位具有特别的益处。一项研究表明，患者采取俯卧位可不通过 PEEP 来提高氧合[113]。另一项研究显示，俯卧位对于改善重症 ARDS 患者氧合的作用优于一氧化氮吸入治疗[115]。

尽管已有相当多的证据支持俯卧位改善氧合的临床有效性，但应将该体位作为模拟重力对心肺功能正常影响的一种方法，应用到其他疾病相关低氧血症的治疗中（临床提示 31.30）。

临床提示 31.30
低氧血症的治疗

已有研究显示，俯卧位在急性骨髓性白血病、肺出血和蛛网膜下腔出血引起的低氧血症治疗中有积极作用[117-119]。

体位管理的相关并发症很少，尤其是俯卧位。应采取常规预防措施，以确保呼吸机管路、导线不受影响。尽管体位管理对创伤引起的 ARDS 患者的氧合有改善作用[120]，但也有研究报道了相关并发症，其中包括面部和胸壁皮肤坏死、伤口裂开和心脏停搏[121,122]。在此亚组中，特殊的预防措施是必要的。还有报道显示，ICU 患者采取俯卧位通气出现臂丛神经损伤（臂丛神经损伤引起周围神经病变，导致肩部和手臂运动和感觉丧失）[123]。除了频繁变化体位外，采用半俯卧位可有助于避免俯卧位对部分患者的不良影响[124]。

休克

引起休克的常见原因包括低血容量、脓毒症、心力衰竭和中枢神经系统的直接损伤。休克的典型特征是低血压、心输出量减少、心动过速、过度通气、出汗、皮肤苍白、意识模糊、恶心和尿失禁。组织灌注不足会导致细胞外酸中毒和细胞内钾离子流失。低氧血症引起的肺血管收缩往往会增加肺动脉压。

因休克导致的细胞功能衰竭可能是由于产能基质缺乏、营养物质利用障碍或者两者同时存在引起的。休克的病理生理学机制包括组织灌注不足、激素和细胞代谢变化以及代谢变化的不良影响。这些共同作用造成细胞损伤，并伴有灌注不足、氧转运和其他营养物质输送障碍、三磷酸腺苷产生减少。细胞膜的维持和修复能力被破坏，从而发生内质网肿胀以致线粒体肿胀。持续的细胞缺氧会导致溶酶体破裂，酶释放后发生细胞内消溶和钙沉积。当溶酶体破裂、触发细胞内消溶时，不可逆的细胞损伤也会随之而来，损害氧摄取和氧利用[125]。

氧消耗和氧转运之间的依赖关系是脓毒性休克的标志，并因此为增加氧转运提供了依据（见第 2 章）[126]。两者关系可用于评估危重 SIRS 患者的情况以及在此基础上预测代谢应激[127]。

无论病因为何，休克的病理学和对线粒体呼吸膜的影响都类似。间质组织肿胀破坏了肺毛细血管灌注，随后出现充血性肺不张和肺水肿。晚期会发生透明膜改变和肺炎。

当休克与心力衰竭相关时，可使用心室辅助装置或主动脉内球囊泵。应用这些设备时应减少患者体位改变和移动范围。因此，在治疗这类患者时，团队间的协作是必不可少的。

脓毒性休克是一种严重疾病，即使患者接受重症救治，仍然会出现严重低血压。持续性低血压会引起重要器官血流量减少，并可能导致急性 MOSF。Poulsen 等人[128]对 174 名 ICU 治疗的脓毒性休克患者进行了 1 年随访，评估患者身体恢复情况，回访患者身体功能和社会经济状况。邀请了 78 名患者参与，其中 70 名做出了回复。12 个月后，有 2/3 的患者没有恢复到其住院前身体状况，其中 81% 的患者为肌肉质量下降。脓毒性休克患者在出院 1 年后身体功能大幅下降。因此，应将身体功能的恢复视为长期恢复目标。

物理治疗原则

首先，物理治疗师必须要了解休克患者氧转运和氧消耗之间的关系，以及氧摄取的病理生理学过程。治疗方式及参数主要基于对氧运输变量的详细分析。治疗处方的选择必须在患者安全范围内。ICU 物理治疗师必须了解即将发生或已经发生休克的症状和体征。物理治疗师通过识别和了解不同类型的休克和对心血管系统与呼吸系统的影响，可以更好地为患者制订合理的近期和远期治疗计划。

物理治疗可以帮助患者恢复，并保持最佳的心肺功能，减少因活动受限和卧床引起的并发症，并在患者恢复期间保持最佳身体状态，判断患者预后康复结局。主要目标为尽量减少氧需求。最低目标为避免代谢需求增加导致病情恶化。当患者氧转运已达到氧消耗依赖性临界水平时可能出现此情况。有过度氧气需求的患者会有生命危险。

休克患者通常无反应。休克进展过程通常因活动受限和卧床导致后遗症出现而变得复杂。主要治疗目标是改善心血管、呼吸、肌肉骨骼功能，并预防心肺相关并发症。

因此，每天都应该严格评估治疗目标，并列出优先事项，先针对患者即刻和最迫切的需求实施物理治疗，避免不必要的疲劳。体位管理非常重要，因为这些患者往往活动受限，自主活动少且卧床。接近直立位（如床头抬高、床尾下降）可以增强交感神经刺激、改善血流动力学状态以及减少拟交感神经药物使用。此外，接近直立的体位（不是完全）对心肺功能有积极影响。

与治疗其他病情严重且不稳定的患者相同，对于休克患者，无论是急性阶段还是慢性阶段，物理治疗都应包括支持治疗，并且进行严密监测。

脓毒症和多器官功能衰竭

脓毒症的临床特征包括发热、心动过速、呼吸困难和呼吸性碱中毒，代谢异常也是常见特征之一。脓毒症是 MOSF 最常见的诱因，MOSF 一般包括两个或两个以上器官衰竭[129]。表 31.4 列举了常见受累器官和临床表现（如肺、胃肠、肝、肾、心血管、血液和中枢神经系统）。死亡率高达 60%~80%。器官衰竭和死亡率增加的风险因素包括高龄、合并慢性疾病、免疫抑制和初始症状重。患者易出现 MOSF 的情况包括败血症、严重感染、多发伤和组织损伤、炎症和组织灌注不足（临床提示 31.31）。

表 31.4　多器官功能衰竭的表现

器官	临床表现	特征
肺	低氧血症、肺顺应性改变、弥漫性浸润	急性肺损伤、ARDS
肾	肌酐 > 2 mg/dL（176.8 μmol/L）	
	尿量 < 500 mL/24h	少尿型 ARF
	尿量 > 500 mL/24h	非少尿型 ARF
肝	胆红素 > 2 mg/dL（34 μmol/L）、SGOT 和 LDH 升高	黄疸
	顽固性高血糖或低血糖	肝衰竭
	胆囊炎	非结石性胆囊炎
胃肠	上消化道出血	应激性溃疡
血液	血小板减少症、PT 和 PTT 延长	低纤维蛋白原血症、DIC
心脏	低血压、CI	心力衰竭
CNS	仅对疼痛刺激有反应	反应迟钝

注：ARDS，急性呼吸窘迫综合征；ARF，急性肾衰竭；CNS，中枢神经系统；CI，心指数；DIC，弥散性血管内凝血；LDH，乳酸脱氢酶；PT，凝血酶原时间；PTT，部分凝血酶原时间；SGOT：血清谷草转氨酶。
改编自 Kirby RR,Taylor RW,Civetta JM：*Criticalcare*,2ed,Philadelphia,1996,Lippincott Williams & Wilkins;1996.

多重调控系统

MOSF 的一系列病理生理学特征是由多种介质系统引发的。这些介质释放后会导致氧转运和细胞氧利用受损。发生 MOSF 的机制还包括组织供氧不足。因此，细胞的主要能量来源（三磷酸腺苷）减少，可导致各器官系统结构和功能受损。

脓毒症可导致外周神经和肌肉以及器官损害，称为*危重症多发性神经病（critical illness polyneuropathy, CIP）*。脓毒症的发病机制尚不清楚，但其影响必须尽早发现并处理，以避免出现症状，包括肌肉无力、恢复时间延长和撤机延迟等。CIP 可能与全身炎症反应和 MOSF 相关，神经肌肉阻滞剂和类固醇激素可能加重上述临床表现。因此，应尽可能减少使用类固醇和肌松药。危重症应尽量得到控制并避免发生脓毒症，对预防 CIP 至关重要[130]。

目前，脓毒症和感染性休克治疗已有明确指南指导[131]，治疗措施包括生命支持、体液复苏、血液制品、升压药及正性肌力药物、碳酸氢盐和保持血流动力学稳定。明确和病因治疗对于控制脓毒症进展非常关键，同时抗感染和使用类固醇药物治疗。给予镇静、镇痛、神经肌肉阻滞和控制血糖，以降低额外代谢需求。肾功能不全患者可能需要间歇性血液透析。血流动力学不稳定且体液过多的急性肾衰竭患者需要连续性肾脏替代治疗（continuous renal replacement therapy，CRRT）（临床提示 31.32）。

透析治疗

连续性肾脏替代治疗（CRRT）是指每天连续 24 h 的一种连续性血液净化疗法。间歇性血液透析治疗有短暂的时间间隔，通常每天或每 2~3 天进行一次。

应该采取预防措施，以避免卧床和活动受限并发症，如深静脉血栓和栓塞。与其他危重患者一样，也同样存在应激性溃疡的发生风险。因此，预防应激性溃疡也是日常治疗的一部分。

物理治疗原则

脓毒症和 MOSF 患者与休克患者一样，病情危重且无法配合治疗（图 31.7）。治疗原则与休克患者

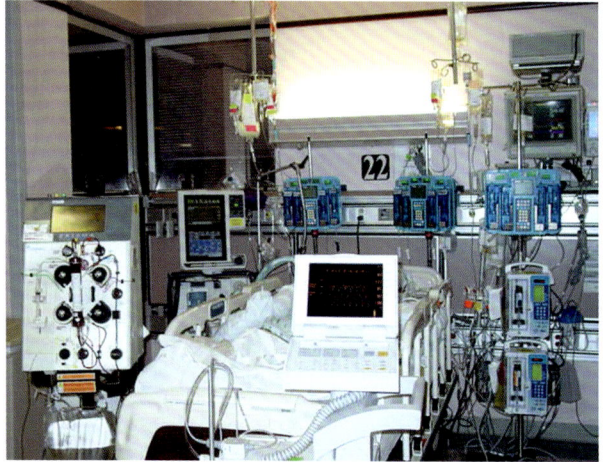

图 31.7　ICU 中多器官功能衰竭患者。有呼吸机、持续性透析、主动脉内球囊反搏和多个静脉通路

相似，但脓毒症患者的氧转运能力受损。如果氧转运严重异常，而 VO_2 依赖于氧转运，会出现代谢性酸中毒（见第 2 章）。在氧转运能力下降导致无法满足组织氧需求时，治疗目标主要是最大限度地提高氧转运[132]，并减少氧需求，从而将重要脏器缺氧降至最低。因此，物理治疗师必须在每次评估时评价氧储备能力（即氧需求和氧供给之间的平衡），以选择风险最低的最佳治疗方案。选择能够提高氧运输和氧利用效率，并降低心脏和呼吸做功的治疗方法。总之，治疗不应加重患者氧运输受损状况。选择合适的体位，如俯卧位，可以改善氧运输，使有效 FiO_2 最大化[109]。虽然患者可能在某一体位获益更多，但仍需频繁改变体位，最好是 360° 翻身，这是避免固定体位所致不良影响的有效方法。虽然对于重症患者做到每小时变换体位不是十分可行，但长时间保持同一姿势（超过 2 小时）确实对患者不利，因此二者应保持平衡（临床提示 31.33）。

半俯卧位

如果患者血流动力学极不稳定，半俯卧位可以很好地替代俯卧位。患者对半俯卧位的耐受性可能更好、更安全。

即使没有分泌物潴留，促进黏液纤毛运输也非常重要。频繁变换体位和选择多种体位可以确保肺内分

泌物不断重新分布，防止潴留并促进廓清。如进行体位引流，需要对体位进行调整。头低位不容易耐受。必须在仔细评估的基础上增加手法治疗，因为这可能导致代谢需求增加，患者不易适应。增加患者需氧量的治疗可能会使病情恶化。

　　危重症患者难以完成准确的神经肌肉功能评估。患者肌无力可能与 CIP 和肌病相关[133,134]，也可能是干预本身（例如，机械通气时呼吸肌废用；使用糖皮质激素、抗生素和神经肌肉阻断剂等药物）所致（图31.8）。上述干预就成为了危险因素，因此需要进行评估。

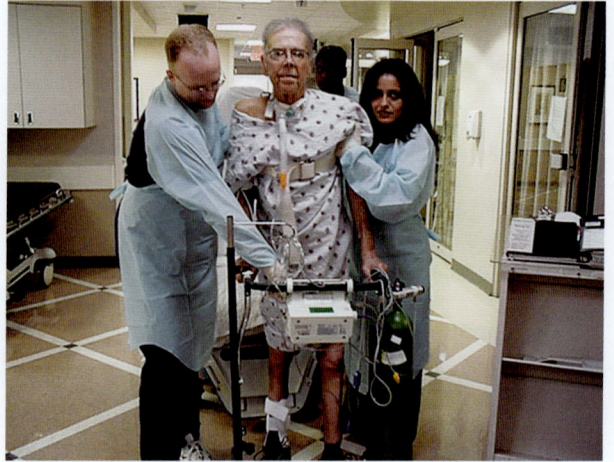

图 31.8　在 ICU 中，帮助 CIP 患者进行活动，注意双下肢显著肌肉萎缩

总结

　　本章介绍了 ICU 重症患者心肺物理治疗的原则，还描述了慢性呼吸系统疾病和心脏疾病引起的心肺功能障碍，以及继发于神经肌肉和肌肉骨骼疾病的心肺功能障碍患者的物理治疗管理原则与实践。心肺物理治疗是基于疾病的特定病理生理学机制及临床治疗。然而，上述原则并不能作为特定治疗指南，因为患者个体情况不同，是由多种因素共同作用形成对心肺功能的威胁（例如卧床，活动受限，与患者治疗相关的外部因素、内在因素以及病理生理学因素）。本章还介绍了原发性心血管系统与呼吸系统功能障碍患者体位改变和活动时的特殊注意事项，并强调了 ICU 中各种疾病的主要并发症，这对物理治疗的选择有影响。并发症增加了氧运输障碍患者物理治疗诊断和心肺治疗的复杂性，影响了氧运输途径中的多个步骤，从而损伤细胞水平代谢。最常见的并发症包括呼吸衰竭、手术、ARDS、休克、脓毒症和 MOSF 等。

　　重症监护领域的物理治疗通常是短时、多次且应始终有效的。伴有并发症的患者病情危重，往往难以配合治疗，因此尤其需要短时、高频率的训练。此外，可能还需要更多的被动治疗（即对氧运输系统影响最小，因此治疗强度较低）。这些患者需要频繁且全面地监测（通常每天数次）患者的氧运输能力（即氧转运和氧消耗与氧摄取间的关系，以确定是否及何时进行治疗和治疗的参数）。若患者病情不稳定，必须对患者状况持续监测，以及时发现病情稳定的最短时间窗。在严密监测期间（无法进行主动治疗干预），物理治疗师在指导患者正确体位摆放以及频繁的体位变换方面发挥着重要作用，有益于氧运输。治疗持续进阶，为从 ICU 转至普通病房做准备。物理治疗评估和评价需贯穿始终，以确定干预是否可以开始或是否需要调整，甚至是否需要停止，直至病情再次稳定。患者入住 ICU 后的整个病程，物理治疗都是必不可少的，因为患者仍有病情随时恶化的风险。预防仍是患者转离 ICU 前的主要目标。

复习题

　　（1）叙述 ICU 中存在心肺功能障碍患者（例如，心血管与呼吸衰竭、阻塞性肺疾病、哮喘持续状态、限制性肺疾病和冠状动脉疾病）的治疗，描述原发性心血管系统与呼吸系统疾病的病理生理学机制及危害。

　　（2）将心肺物理治疗的各种干预措施与问题（1）所列疾病的病理生理学机制相联系，并解释理论依据。

　　（3）描述不同疾病患者体位管理和活动的特殊注意事项。

（4）描述神经肌肉疾病、肥胖、肌肉骨骼疾病、脑损伤、脊髓损伤、烧伤和器官移植等疾病重症患者继发心肺功能障碍的病理生理学机制。

（5）描述呼吸衰竭相关并发症。

（6）描述呼吸衰竭、手术并发症、急性肺损伤、ARDS、休克、脓毒症和 MOSF 等疾病进行心肺物理治疗（评估和管理）的意义。

（7）关于 ICU 患者并发症长期预后的纵向研究较少。请提出与物理治疗长期结局（与 ICF 相一致）相关的研究问题，并设计相关研究来解决这些问题。

（8）描述与 ICU 物理治疗研究相关的方法学难点，以及如何解决这些问题。

参考文献

1. Burt CC, Arrowsmith JE. Respiratory failure. *Surgery* 2009; 27: 475–479.
2. Ongel EA, Karakurt Z, Salturk C, et al. How do COPD comorbidities affect ICU outcomes? Int J Chron Obstruct Pulmon Dis. 2014;9:1187–96.
3. Jardin F, Farcot JC, Boisante L, et al: Influence of positive end-expiratory pressure on left ventricular performance. *N Engl J Med* 1981;304:387–392.
4. Maggiore SM, Lellouche F, Pignataro C, et al: Decreasing the adverse effects of endotracheal suctioning during mechanical ventilation by changing practice. *Respir Care* 2013;58:1588–97.
5. Kirby RR, Taylor RW, Civetta JM: *Critical care*, ed 2, Philadelphia, 1996, Lippincott Williams & Wilkins.
6. Weissman C, Kemper M, Elwyn DH, et al: The energy expenditure of the mechanically ventilated critically ill patient. *Chest* 1989;2:254–259.
7. Ambrosino N, Bruletti G, Scala V, et al: Cognitive and perceived health status in patients with chronic obstructive pulmonary disease surviving acute chronic respiratory failure: a controlled study. *Intensive CareMed* 2002;28: 170–177.
8. WongWP: Physical therapy for a patient in acute respiratory failure. *Phys Ther* 2000;80:662–670.
9. Dean E: Mobilizing patients in the ICU: Evidence and principles of practice. *Acute Care Perspect* 2008;17:2–9.
10. Dean E, Ross J: Mobilization and body conditioning. In Zadai C, editor: *Pulmonary management in physical therapy*, New York, 1992, Churchill Livingstone.
11. dos Santos RS, Donadio MVF, da Silva GV, et al. Immediate effects of chest physiotherapy on hemodynamic, metabolic, and oxidative stress parameters in subjects with septic shock. *Respiratory Care* 2014;59: 1398–1403.
12. Horiuchi K, Desmond J, Cohen D, et al: Insights into the increased oxygen demand during chest physiotherapy. *Clin Invest* 1997;25:1347–1351.
13. Weissman C, Kemper M: Stressing the critically ill patient: the cardiopulmonary and metabolic responses to an acute increase in oxygen consumption.*J Crit Care* 1993;8:100–108.
14. Savi A, Pires Maia C, Simões Dias A, et al. Hemodynamic and metabolic effects of passive leg movement in mechanically ventilated patients. *Rev Bras Ter Intensiva* 2010;22:315–320.
15. Tran DH, Maheshwari P, Nagaria Z, Patel HY, Verceles AC. Ambulatory status is associated with successful discharge home in survivors of critical illness. *Respir Care* 2020;65:1168–1173.
16. Goldfarb M, Semsar-kazerooni K, Morais JA, et al. Early mobilization in older adults with acute cardiovascular disease. *Age Ageing* 2021;50: 1166–1172.
17. Hickmann CE, Montecinos-Munoz NR, Castanares-Zapatero D, et al. Acute effects of sitting out of bed and exercise on lung aeration and oxygenation in critically ill subjects. *Respir Care* 2021;66:253–262.
18. Titsworth WL, Hester J, Correia T, et. al. The effect of increased mobility on morbidity in the neurointensive care unit. *J Neurosurg* 2012;116: 1379–1388.
19. Lipshutz AK, Gropper M. Acquired neuromuscular weakness and early mobilization in the intensive care unit. *Anesthesiology* 2013;118: 202–215.
20. Needham DM: Mobilizing patients in the intensive care unit. Improving neuromuscular weakness and physical function. *JAMA* 2011;305:437–522.
21. Bailey P, Thomsen G, Spuhler V, et al: Early activity is feasible and safe in respiratory failure patients. *Crit CareMed* 2007;35:139–145.
22. Tipping CJ, Harrold M, Holland A. et al. The effects of active mobilisation and rehabilitation in ICU on mortality and function: a systematic review. *Intensive CareMed* 2017;43: 171–183.
23. Sricharoenchai T, Parker AM, Zanni JM, et al. Safety of physical therapy interventions in critically ill patients: a single-center prospective evaluation of 1110 intensive care unit admissions. *J Crit Care* 2014;29: 395–400.
24. Burtin C, Clerckx B, Robbeets C, et al: Early exercise in critically ill patients enhances short-term functional recovery. *Crit Care Med* 2009;37:2499–2505.
25. Amidei C, Sole ML. Physiological responses to passive exercise in adults receiving mechanical ventilation. *Am J Crit Care* 2013;22: 337–348.
26. Zanotti E, Felicetti G, Maini M, Fracchia C: Peripheral muscle strength training in bed-bound patients with COPD receiving me-chanical ventilation: effect of electrical stimulation. *Chest* 2003;124:292–296.
27. Nakanishi N, Oto J, Tsutsumi R, et al. Effect of electrical muscle stimulation on upper and lower limb muscles in critically ill patients: A two-center randomized controlled trial. *Crit Care Med* 2020;48: e997-e1003.
28. Clauss RH, Scalabrini BY, Ray JF, III, et al: Effects of changing body position upon improved ventilation-perfusion relationships. *Circula- tion* 1968;37 (Suppl 4):214–217.
29. Ray JF, III, Yost L, Moallem S, Sanoudos GS, et al: Immobility, hypoxemia, and pulmonary arteriovenous shunting. *Arch Surg* 1974;109:537–541.
30. Dean E: Physiotherapy skills: positioning and mobilization of the patient. In Pryor JA, Prasad SA, Webber BA, editors: *Physiotherapy for respiratory and cardiac problems: adults and paediatrics*, St. Louis, 2002, Harcourt.
31. Kim MJ,Hwang HJ, Song HH: A randomized trial on the effects of body positions on lung function with acute respiratory failure patients. *IntJ Nurs Stud* 2002;39:549–555.
32. Barach AL, Beck GJ: Ventilatory effects of head-down position in pulmonary emphysema. *Am J Med* 1954;16:55–60.
33. Johnson NJ, Luks AM, Glenny RW. Gas exchange in the prone posture. *Respir Care* 2017;62: 1097–1110.
34. Scaravilli V, Grasselli G, Castagna L, et al. Prone positioning improves oxygenation in spontaneously breathing nonintubated patients with hypoxemic acute respiratory failure: A retrospective study.*J Crit Care* 2015;30:1390–4.
35. Darvall JN, Mesfin L, GorelikA. Increasing frequency of critically ill patient turns is associated with a reduction in pressure injuries. *Crit Care Resusc* 2018;20:217–222.
36. Adrogue HJ, Madias NE. Alkali therapy for respiratory acidosis: a medical controversy. *Am J KidDis* 2020;75:265–271.
37. Bruton A, Lee A, Yardley L, et al. Physiotherapy breathing retraining for asthma: a randomised controlled trial. *Lancet Respir Med* 2018;6: 19–28.
38. Ibanez B, James S, Agewall S, et al. 2017 ESC Guidelines for the management of acute myocardial infarction in patients presenting

with ST-segment elevation: The Task Force for the management of acute myocardial infarction in patients presenting with ST-segment elevation of the European Society of Cardiology (ESC). *Eur Heart J* 2018;39: 119–177.

39. Froelicher VF, Myers JN: *Exercise and the heart, clinical concepts*, ed 4, Philadelphia, 2000, WB Saunders.

40. Herkner H, Arrich J, Havel C, et al. Bed rest for acute uncomplicated myocardial infarction. *Cochrane Database Syst Rev*, Issue 2. Art No: CD003836, 2007.

41. ConvertinoVA: Value of orthostatic stress in maintaining functional status soon after myocardial infarction or cardiac artery bypass graft- ing.*J CardiovascNurs* 2003;26:105–116.

42. Levine SA, Lown B: "Armchair" treatment of acute coronary throm- bosis. *JAm Med Assoc* 1952; 148:1365–1368.

43. Pack QR, Dudycha KJ, Roschen KP, et al. Safety of early enrollment into outpatient cardiac rehabilitation after open heart surgery. *Am J Cardiol* 2015;115: 548–552.

44. Routsi C, Vincent JL, Bakker J, et al: Relation between oxygen con- sumption and oxygen delivery in patients after cardiac surgery. *AnesthAnalg* 1993;77:1104–1110.

45. Wu Y, Zhu B, Chen Z, et al. New insights into the comorbidity of coronary heart disease and depression. *Curr Probl Cardiol* 2021;46:100413.

46. Passamano L, Taglia A, Palladino A, et al. Improvement of survival in Duchenne Muscular Dystrophy: retrospective analysis of 835 patients. *Acta Myol* 2012;31: 121–125.

47. Wittlieb-Weber CA, Knecht KR, Villa CR. *et al*. Risk factors for cardiac and non-cardiac causes of death in males with Duchenne Muscular Dystrophy. *Pediatr Cardiol* 2020;41: 764–771.

48. Dean E: Oxygen transport deficits in systemic disease and implications for physical therapy. *Phys Ther* 1997;79:476–487.

49. Vanhorebeek I, Latronico N, Van den Berghe G. ICU-acquired weakness. *Intensive CareMed.* 2020;46: 637–653.

50. Needham DM, Korupolu R: Rehabilitation quality improvement in an intensive care unit setting: implementation of a quality improvement model. *Top Stroke Rehabil* 2010;17:271–281.

51. Lemyze M, Guiot A, Mallat J, et al. The obesity supine death syndrome (OSDS). *Obes Rev* 2018;19:550–556.

52. Cavalcanti MGO, Andrade LB, Santos PCPD, et al. Non-invasive preventative ventilation with two pressure levels in the postoperative period of Roux-en-y gastric bypass: randomised trial. *Arq Bras Cir Dig* 2018;31:e1361.

53. Alam HB, Velmahos GC. New trends in resuscitation. *Curr Probl Surg* 2011;148: 531–64.

54. Kremzar B, Spec-Marn A, Kompan L, et al: Normal values of SvO$_2$ as therapeutic goal in patients with multiple injuries. *Intensive Care Med* 1997;23:65–70.

55. Kallet RH. A comprehensive review of prone position in ARDS. *Respir Care* 2015;60:1660–87.

56. Ledwith MB, Bloom S, Maloney-Wilensky E, et al. Effect of body position on cerebral oxygenation and physiologic parameters in patients with acute neurological conditions.*J NeurosciNurs* 2010;42:280–7.

57. Mavrocordatos P, Bissonnette B, Ravussin P: Effects of neck position and head elevation on intracranial pressure in anaesthetized neurosurgical patients: preliminary results. *JNeurosurgAnesthesiol* 2000;12:10–14.

58. Estenne M, Gorino M: Action of the diaphragm during cough in tetrapelgic subjects.*J ApplPhysiol* 1992;72:1074–1080.

59. Gutierrez CJ, Stevens C, Merritt J, et al. Trendelenburg chest optimization prolongs spontaneous breathing trials in ventilator-dependent patients with low cervical spinal cord injury. *J Rehabil Res Dev* 2010;47:261–72.

60. Goldhill DR, ImhoffM, McLean B, et al. Rotational bed therapy to prevent and treat respiratory complications: A review and meta-analysis. *Am J Crit Care* 2007;6: 50–61.

61. Kirilloff LH, Owens GR, Rogers RM, et al: Does chest physical therapy work? *Chest* 1985;88:436–444.

62. Macklem PT, Roussos CS: Respiratory muscle fatigue: A cause of respiratory failure? *Clin Sci Mol Med* 1977;53:419–422.

63. Gutierrez C, Harrow J, Haines F: Using an evidence-based protocol to guide rehabilitation and weaning of ventilator-dependent cervical spinal cord injury patients.*J Rehabil Res Dev* 2003;40: 99–110.

64. Janaudis-Ferreira T, Tansey CM, Mathur S, et al. The effects of exer- cise training in adult solid organ transplant recipients: A systematic review and meta-analysis. *TransplInt* 2021;34:801–824.

65. Krasnoff JB, Vintro AQ, Ascher NL, et al. A randomized trial of exercise and dietary counseling after liver transplantation. *Am J Transplant* 2006;6:1896–905.

66. Maffei P, Wiramus S, Bensoussan L, et al. Intensive early rehabilitation in the intensive care unit for liver transplant recipients: arandomized controlled trial. *Arch Phys Med Rehabil* 2017;98:1518–1525.

67. Whitsett M, Serper M. Exercise interventions for transplant recipients. *Curr Transpl Rep* 2021;8: 111–117.

68. Marx G, Vangerow B, Hecker H, et al: Predictors of respiratory function deterioration after transfer of critically ill patients. *Intensive CareMed* 1998;24:1157–1162.

69. BoldtJ, Menges T, Kuhn D, et al: Alterations in circulating vasoactive substances in the critically-ill: a comparison between survivors and non-survivors. *Intensive CareMed* 1995;21:1836–1849.

70. Stiller K. Physiotherapy in intensive care: an updated systematic review. *Chest* 2013;144:825–847.

71. Battaglini D, Robba C, Caiffa S, et al. Chest physiotherapy: An important adjuvant in critically ill mechanically ventilated patients with COVID-19. *RespirPhysiol Neurobiol* 2020;282:103529.

72. Castro AA, Calil SR, Freitas SA, et al. Chest physiotherapy effective- ness to reduce hospitalization and mechanical ventilation length of stay, pulmonary infection rate and mortality in ICU patients. *Respir Med* 2013;107:68–74.

73. Sosnowski K, Lin F, Mitchell ML, et al. Early rehabilitation in the intensive care unit: an integrative literature review. *Aust Crit Care* 2015;28:216–225.

74. Vincent JL, De Backer D. Oxygen transport—the oxygen delivery controversy. In: Applied Physiology in Intensive Care Medicine. 2006. Springer, Berlin, Heidelberg.

75. Dunn JOC, Mythen MG, Grocott MP. Physiology of oxygen transport. *BJA Education* 2016;16: 341–348.

76. Dantzker DR: Adequacy of tissue oxygenation. *Crit Care Med* 1993;21:S40-S43.

77. Nichols D, Nielsen ND. Oxygen delivery and consumption: a macrocirculatory perspective. *Crit Care Clin* 2010;26:239–253.

78. Hunter JD. Ventilator associated pneumonia. *BMJ* 2012;344:e3325.

79. Hashem MD, Nelliot A, Needham DM. Early mobilization and rehabilitation in the ICU: moving back to the future. *Respir Care* 2016;61: 971–979.

80. Yang T, Li Z, Jiang L, et al. Risk factors for intensive care unit-acquired weakness: A systematic review and meta-analysis. *Acta Neurol Scand* 2018;38:104–114.

81. Sorino C, Scichilone N, Pedone C, et al. When kidneys and lungs suffer together.*J Nephrol* 2019;32:699–707.

82. Chen T, Lee VWS, Harris DC. When to initiate dialysis for end- stage kidney disease: evidence and challenges. *MedJ Aust* 2018;209;275–279.

83. Balk RA. Systemic inflammatory response syndrome (SIRS): Where did it come from and is it still relevant today? *Virulence* 2014;5:20–26.

84. Polonen P, Hippelainen M, Takala R, et al: Relationship between intra- and postoperative oxygen transport and prolonged intensive care after cardiac surgery: a prospective study. *Acta Anaesthesiol Scand* 1997;41:810–817.

85. Leblanc P, Ruff F, Milic-EmiliJ: Effects of age and body position on "airway closure" in man.*JApplPhysiol* 1970;28:448–451.

86. Hedenstierna G, Rothen HU. Respiratory function during anesthesia: effects on gas exchange. *ComprPhysiol* 2012;2:69–96.

87. Hayes MA, Yau EHS, Timmins AC, et al: Response of critically ill patients to treatment aimed at achieving supranormal oxygen delivery and consumption. *Chest* 1993;103:886–895.

88. Piehl MA, Brown RS: Use of extreme position changes in acute respiratory failure. *Crit Care Med* 1976;4:13–14.

89. Zhou H, Fan EK, Fan J. Cell-cell interaction mechanisms in acute lung injury. *Shock* 2021;55:167–176.

90. Sigurdsson MI, Sigvaldason K, GunnarssonTS, et al. Acute respiratory distress syndrome: nationwide changes in incidence, treatment and mortality over 23 years. *Acta Anaesthesiol Scand* 2013;57:37–45.

91. Banavasi H, Nguyen P, Osman H, et al. Management of ARDS - What works and what does not. *Am J Med Sci* 2021;362:13–23.

92. Griffiths MJD, McAuley DF, Perkins GD, et al. Guidelines on the management of acute respiratory distress syndrome. *BMJ Open Respir Res* 2019;6: e000420.

93. Bellingan GJ. The pulmonary physician in critical care. Part 6: The pathogenesis of ALI/ARDS. *Thorax* 2002;57:540–546.

94. Sarkar S, PaswanA, Prakas S. Liquid ventilation. *Anesth Essays Res* 2014;8:277–82.

95. Suh GY, Chung MP, Park SJ, et al: Partial liquid ventilation shows dose-dependent increase in oxygenation with PEEP and decreases lung injury associated with mechanical ventilation. *J Crit Care* 2000;15:103–112.

96. Herridge MS, Cheung AM, Tansey CM, et al: One-year outcomes in survivors of the acute respiratory distress syndrome. *NEnglJ Med* 2003;348:683–693.

97. BajwaAA, Arasi L, Canabal JM,et al. Automated prone positioning and axial rotation in critically ill, nontrauma patients with acute respiratory distress syndrome (ARDS).*J Intensive Care Med* 2010;25:121;125

98. Staudinger T, Kofler J, Mullner M, et al: Comparison of prone positioning and continuous rotation of patients with adult respiratory distress syndrome: results of a pilot study. *Crit Care Med* 2001;29:51–56.

99. Guerin C, Baboi L, Richard JC. Mechanisms of the effects of prone positioning in acute respiratory distress syndrome. *Intensive CareMed* 2014;40:1634–1642.

100. Gattinoni L, Taccone P, Carlesso E, et al. Prone position in acute respiratory distress syndrome. Rationale, indications, and limits. *Am J Respir Crit CareMed* 2013;188:1286–1293.

101. Dellamonica, J., Lerolle, N., Sargentini, C. et al. Effect of different seated positions on lung volume and oxygenation in acute respiratory distress syndrome. *Intensive CareMed* 2013;39, 1121–1127.

102. Piedalue F, Albert RK. Prone positioning in acute respiratory distress syndrome. *Respir Care Clin NAm* 2003;9:495–509.

103. Guerin C, ReignierJ, Richard JC, et al. Prone positioning in severe acute respiratory distress syndrome. *NEnglJ Med* 2013; 368:2159–2168.

104. Curley MA, Hibberd PL, Fineman LD, et al. Effect of prone positioning on clinical outcomes in children with acute lung injury: a randomized controlled trial. *JAMA* 2005;294:229–237.

105. Ruste M, Bitker L, Yonis H. *et al.* Hemodynamic effects of extended prone position sessions in ARDS. *Ann. Intensive Care* 2018;8: 120.

106. Agarwal R, Aggarwal AN, Gupta D, et al. Etiology and outcomes of pulmonary and extrapulmonary acute lung injury/ARDS in a respiratory ICU in North India. *Chest* 2006;130: 724–729.

107. Kallet RH, Zhuo H, Ho K, et al. Lung injury etiology and other factors influencing the relationship between dead-space fraction and mortality in ARDS. *Respiratory Care* 2017;62: 1241–1248.

108. Radermacher P, Maggiore SM, Mercat A. Gas exchange in acute respiratory distress syndrome. *Am J Respir Crit Care Med* 2017;196: 964–984.

109. Henderson WR, Griesdale DEG, Dominelli P, et al. Does prone positioning improve oxygenation and reduce mortality in patients with Acute Respiratory Distress Syndrome? *Can Respir J* 2014;21: 213–215.

110. Gattinoni L, Vagginelli F, Cariesso E, et al. Decrease in $PaCO_2$ with prone position is predictive of improved outcome in acute respiratory distress syndrome. *Crit Care Med* 2003;31:2727–2733.

111. Nakos G, Tsangaris I, Kostanti E, et al. Effect of the prone position on patients with hydrostatic pulmonary edema compared with patients with acute respiratory distress syndrome and pulmo- nary fibrosis. *Am J Respir Critical Care Med* 2000;161:360–368.

112. Petersson J, Ax M, Frey J, et al. Positive end-expiratory pressure redistributes regional blood flow and ventilation differently in supine and prone humans. *Anesthesiology* 2010;113:1361–1369.

113. Gainnier M, Michelet P, Thirion X, et al. Prone position and positive end-expiratory pressure in respiratory distress syndrome. *Crit Care Med* 2003;31:2719–2726.

114. Munshi L, Walkey A, Goligher E, et al. Venovenous extracorporeal membrane oxygenation for acute respiratory distress syndrome: a systematic review and meta-analysis. *Lancet Respir Med* 2019;7:163–172.

115. Dupont H, Mentec H, Cheval C, et al: Short-term effect of inhaled nitric oxide and prone positioning on gas exchange in patients with severe acute respiratory distress syndrome. *Crit Care Med* 2000;28:304–308.

116. Bein Th, Bischoff M, Brückner U, et al. S2e guideline: positioning and early mobilisation in prophylaxis or therapy of pulmonary disorders. *Anaesthesist* 2015; 64 [Suppl]: S1–S26.

117. Schmidt JE,Tamburro RF, Sillos EM, et al. Pathophysiology-directed therapy for acute hypoxemic respiratory failure in acute myeloid leukemia with hyperleukocytosis.*J Pediatr Hematol Oncol* 2003;25:569–571.

118. Hayes-Bradley C. Hypoxia from vasculitis pulmonary haemorrhage improved by prone position ventilation. *Br JAnaesth* 2004;92:754–757.

119. Reinprecht A, Greher M, Wolfsberger S, et al. Prone position in subarachnoid hemorrhage patients with acute respiratory distress syndrome: effects on cerebral tissue oxygenation and intracranial pressure. *Crit Care Med* 2003;31:1831–1838.

120. Fridrich P, Krafft P, Hochleuthner H, et al. The effects of long-term prone positioning in patients with trauma-induced adult respiratory distress syndrome. *AnesthAnalg* 1996;83:1139–1140.

121. Conlon C, Slovacek C, Jalalabadi F, et al. Full-Thickness facial pressure injury and buried dentition from prone positioning in a patient with COVID-19. *Adv Skin Wound Care* 2021;34:1–3.

122. Guerin C, Beuret P, Constantin JM, et al. A prospective international observational prevalence study on prone positioning of ARDS patients: the APRONET (ARDS Prone Position Network) study. *Intensive Care Med* 2018;44:22–37.

123. Miller C, O'Sullivan J, Jeffrey J, et al. Brachial plexus neuropathies during the COVID-19 Pandemic: a retrospective case series of 15 patients in critical care. Phys Ther 2021;101:pzaa191.

124. Bein T, Sabel K, Scherer A et al. Comparison of incomplete (135 degrees) and complete prone position (180 degrees) in patients with acute respiratory distress syndrome. Results of a prospective, randomised trial. *Anaesthesist* 2004;53:1054–1060.

125. Remick DG. Pathophysiology of Sepsis. *Am J Pathol* 2007;170: 1435–1444.

126. Friedman G, de Backer D, Shahla M, et al. Oxygen supply dependency can characterize septic shock. *Intensive Care Med* 1998;14:118–123.

127. Moriyama S, Okamoto K, Tabira Y, et al. Evaluation of oxygen consumption and resting energy expenditure in critically ill patients with systemic inflammatory response syndrome. *Crit Care Med* 1999;27:2133–2136.

128. Poulsen JB, Moller K, Kelet H, et al. Long-term physical outcome in patients with septic shock. *Acta Anaesthsiol Scand* 2009;53:724–730.

129. Rossaint J, Zarbock A. Pathogenesis of multiple organ failure in sepsis. *Crit Rev Immunol* 2015;35:277–91.

130. Schmidt SB, Rollnik JD. Critical illness polyneuropathy (CIP) in neurological early rehabilitation: clinical and neurophysiological features. *BMC Neurol* 2016;16: 256.

131. Rhodes A, Evans LE, Alhazzani W, et al. Surviving Sepsis campaign: international guidelines for management of sepsis and septic shock: 2016. *Intensive Care Med* 2017;43: 304–377.

132. Baigorri F, Russell JA. Oxygen delivery in critical illness. *Crit Care Clin* 1996;12: 971–994.

133. Fan E. Critical illness neuromyopathy and the role of physical therapy and rehabilitation in critically ill patients. *Respiratory Care* 2021;57: 933–946.

134. Tankisi H, de Carvalho M, Z'Graggen W, et al. Critical illness neuropathy. *J Clin Neurophysiol* 2020;37: 205–207.

第六篇

心血管系统与呼吸系统
物理治疗：特殊病例

32

婴幼儿及儿童心肺功能障碍

作者：Mary Rahlin
译者：陈　硕
校对：李　勍

本章目录

关键词

引言

儿科疾病需要专业的心肺物理治疗。本章内容包括以下几点：①回顾心血管与肺部发育过程和相关发育缺陷；②将发育病理学与相应的通气和氧运输问题联系起来；③识别与体力活动下降和肥胖症相关的心血管系统与呼吸系统疾病并发症；④介绍呼吸康复的原则和预防措施；⑤将这些原则运用到儿童心脏康复，新生儿、婴幼儿及儿童呼吸治疗和儿童呼吸康复领域的物理治疗工作。

掌握心血管与肺部发育知识、心血管与肺部先天性及发育病理学知识以及合适的干预措施，对每一位儿科治疗师来说都至关重要。大多数儿童的呼吸功能需要持续关注，无论是作为物理治疗的工作重点，还是作为运动发育的特征。本章内容不仅与心肺专科物理治疗师相关，也与希望将心肺物理治疗融入儿童运动发育和健康促进的治疗师相关。

心血管与肺部发育

在进行婴幼儿和儿童心肺物理治疗前，需要掌握心血管与肺部发育的解剖学和生理学知识。了解儿童心血管与肺部特有的发育特点和发育缺陷，可以更好地理解心血管与肺部疾病。

心脏发育

胎儿和新生儿气体交换的差异决定了两者循环系统解剖学和生理学的不同。掌握循环系统发育知识对了解先天性心脏缺损及其对儿童心肺物理治疗的影响至关重要。

胎儿循环系统

胎儿循环系统的主要特点是胎盘氧合，血液平行流经左、右心后形成联合心输出量（combined ventricular output, CVO）（图 32.1）[1]。这是因为胎儿循环系统中存在分流[2]。

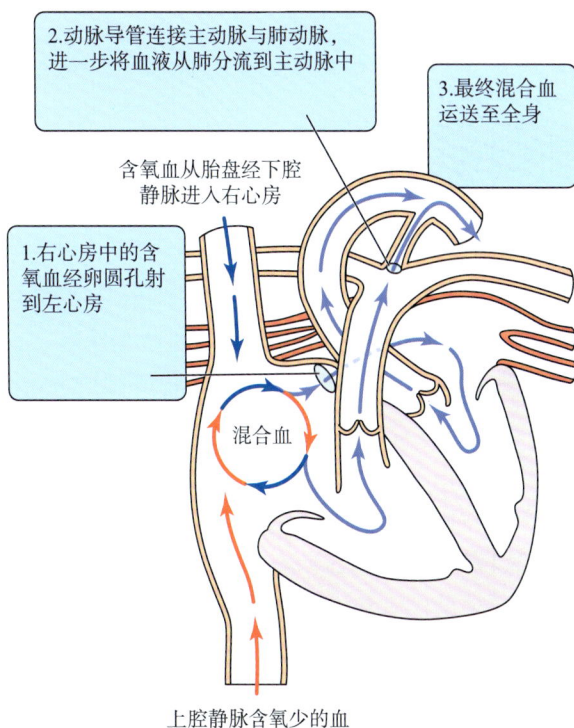

2.动脉导管连接主动脉与肺动脉，进一步将血液从肺分流到主动脉中

3.最终混合血运送至全身

含氧血从胎盘经下腔静脉进入右心房

1.右心房中的含氧血经卵圆孔射到左心房

混合血

上腔静脉含氧少的血

图 32.1　胎儿循环系统（获得了 Araz Rawshani 博士的许可，https://ecgwaves.com/pediatric-neonatal-ecg-interpretation/pediatric-heart-ecg-fetal-circulation-left-right-ventricle/.）

胎儿循环系统有 3 个分流点：静脉导管、卵圆孔和动脉导管。静脉含氧血从脐静脉流经静脉导管进入卵圆孔[1]。右心房中的含氧血经卵圆孔射入左心房，绕过了肺循环[1-3]。左心室输出量（left ventricular output，LVO）的血液进入升主动脉，并流至大脑和上半身。同样，右心室输出量（right ventricular output，RVO）的大部分血液也通过动脉导管绕过肺循环进入降主动脉，并流至下半身[1,4]。

RVO 大于 LVO（分别为 59%和 41%）[5]。由于胎儿循环系统肺血管阻力较高，胎儿血液从右心室流入肺部的量较少。CVO 中仅 10%~12%的血液进入肺部[5-7]，其功能是滋养肺组织发育，而不是进行气体交换。

新生儿血液循环

随着与胎盘的分离和肺通气，静脉导管、卵圆孔和动脉导管逐渐闭合，这使新生儿在出生时或出生后不久便形成类似于成人的循环系统[1,8]，这一过程称为过渡循环，发生在新生儿早期，提高了氧摄取和氧运输的效率[2,4,9]。

呼吸的启动以及肺内液体的清除增加了肺血流量[8,10]。胎儿循环系统的特征包括肺血管阻力高、全身阻力低，而新生儿与胎盘分离导致了全身阻力的上升和肺血管阻力的下降。由于肺血管和全身血管发生这样的转变，分流关闭，左右心室从平行工作转变为串联工作[9,10]。

卵圆孔闭合　在过渡循环期，左心房压力升高，导致卵圆孔瓣膜贴近房间隔，使胎儿血液循环分流部位实现了功能上的关闭[10,11]。这一解剖闭合过程发生在出生后数周到数月[11]。

动脉导管闭合　由于动脉血氧饱和度升高，动脉导管在出生后 24~48 小时内功能性关闭或收缩。动脉导管解剖闭合大多数发生在足月新生儿出生后 2~3 周[4]。导管平滑肌对动脉血氧分压和内源性前列腺素的反应受胎龄影响[4,12]。

肺部发育

婴幼儿和儿童的肺部发育结构和功能特征导致其呼吸系统的易感性，因此掌握这些特征十分重要[10]。

新生儿呼吸系统

足月儿的肺部解剖结构不仅与成人的明显不同，与儿童的也不同[3,10]。婴儿的气道从鼻孔到终末细支气管均较为狭窄，这种结构特点使其更容易因黏液、水肿、异物和肿大的淋巴组织阻塞而导致肺部易感性增加。婴儿喉部位置较高，这种结构虽使其能够同时进行呼吸和吞咽，但也导致婴儿以鼻呼吸模式为主。当鼻道出现问题时，呼吸做功会增加[10]。

即使气道没有发生问题，新生儿期呼吸做功也会增加[3]。新生儿肺顺应性较低，需要增加通气努力，从而导致呼吸频率和氧消耗增加。尽管新生儿在过渡循环期比胎儿时期能够更高效地运输氧气，但是新生儿的气体交换还是相对低效的，这是因为肺泡结构和功能还不成熟，且肺泡数量显著少于成人[3]。新生儿用于气体交换的肺泡表面积是成人的1/20[13]。由于肺泡壁较厚，通过肺泡—毛细血管膜的弥散距离增加[14]。了解婴儿肺部发育的功能特点对理解婴儿呼吸窘迫有重要意义[10]。新生儿膈肌中Ⅰ型（抗疲劳）肌纤维的比例较低（为20%，成人为50%）。这样的差异使婴儿呼吸困难时更容易出现膈肌疲劳[10]。

婴儿和儿童之间的生物力学差异主要体现在新生儿和婴儿早期胸部的发育特点上。新生儿的肋骨呈弧形且水平对齐排列，膈肌嵌入肋骨的水平角也较为特殊[8,10,15]。这些特点，加上胸廓更偏软骨的性质，导致其胸壁机械力学效应较低，从而增加呼吸做功[3,8,10,15]（胸部发育部分详见第39章）。

儿童呼吸系统

出生后，儿童呼吸系统仍存在两处结构差异，导致儿童期肺仍易发生感染[16,17]。首先，肋骨呈一定程度的水平角会一直持续到大约10岁，这就导致胸壁机械力学低效[16]。其次，尽管扁桃体和腺样体等淋巴组织在1~11岁与骨骼一样成比例增长[17]，但仍可能导致部分儿童出现上呼吸道阻塞。

然而，随着婴幼儿和儿童的成长发育，许多结构和功能上的缺陷将逐渐消失[3,8]。肺泡数量的增多在婴儿和小龄儿童生长和发育中起到保护作用。这一现象开始于出生后的第一年，并持续至约8岁[3,8]。

早产儿心血管与肺部注意事项

前文所述的新生儿心血管与肺部结构和功能特点，同样适用于早产儿。妊娠期心血管与肺部存在的几个易感性问题在早产儿中更加突出和明显（见表32.1）。

表32.1　影响早产儿心肺功能障碍的因素

结构因素	生理因素
妊娠26周前毛细血管床发育不良	肺血管阻力增加，导致右向左分流
妊娠35周Ⅱ型肺泡细胞和表面活性物质的产生才成熟；肺弹性组织发育不良；肺容积因心脏的相对体积和腹胀而减小	肺顺应性降低
动脉导管对氧分压的反应性降低；导管闭合延迟	左向右分流
主要依赖有氧代谢的Ⅰ型肌纤维只占膈肌肌纤维的10%~20%	膈肌疲劳：呼吸衰竭
室管膜下区生发基质血管丰富，直到妊娠35周才被吸收，增加了婴儿出血的风险	咳嗽和咽反射减弱或消失；呼吸暂停
有保护功能的脂肪缺乏；体表面积与身体/体重比增大	体温过低，耗氧量增加

改编自 Crane LD. Physical therapy for the neonate with respiratory disease. In Irwin S, Tecklin JS, eds. *Cardiopulmonary physical therapy,* St Louis: Mosby;1995.

足月新生儿的过渡循环包括出生后第一天肺血管阻力的降低[8,10]。然而，在早产儿中，肺发育不成熟和表面活性物质异常可能导致肺阻力增高（肺顺应性差）、灌注不足和呼吸窘迫综合征[3,18-20]。持续性肺动脉高压会持续加重动脉导管的右向左分流[21]。Milne等人指出呼吸窘迫综合征（respiratory distress syndrome，RDS）是预测动脉导管长时间开放的最佳指标[22]。

即使肺血管阻力降低，部分早产儿动脉导管仍然保持开放[23]，形成左向右分流，导致肺血流量过多，需要辅助供氧和机械通气[24]，这就增加了支气管发育不良（bronchopulmonary dysplasia，BPD）的风险[25,26]。因此，早产儿心血管与肺部解剖不成熟使其随时处于低氧状态，需要增加氧供[14,18]。面对心血管与肺部的病理生理状态与医疗本身带来的压力，往往超出这些弱小婴儿的适应能力[18]。

常见儿科疾病

接下来的章节我们将讨论具体的心脏和肺部疾病，以及常见的神经肌肉疾病和发育障碍，这些疾病会导致呼吸受累并增加发生心血管系统与呼吸系统疾病的风险。所列疾病并非全部，仅介绍了儿童常见疾病心肺物理治疗的病理学知识和医疗管理。

心脏疾病

本节讨论的心脏缺损包括动脉导管未闭（patent ductus arteriosus，PDA）、心内膜垫缺损（endocardial cushion defects，ECD）和法洛四联症（tetralogy of fallot，TOF）。此外，常见儿科疾病及相关心脏缺损和疾病总结见表 32.2[27-42]。

动脉导管未闭

PDA 是早产儿的心肺并发症之一，也是新生儿期最常见的心脏缺损[24,36]。然而，在足月新生儿中，PDA 的发病率仅为 1/2000（5%~10%的婴儿患有先天性心脏病）[4]。

胎龄、肺部疾病、导管的大小、分流的方向，决定了 PDA 的临床表现[24,36,43]。极低体重早产儿的临床表现最典型[4,23,36]。动脉导管较大的婴儿和儿童也会有明显的临床表现。PDA 的典型表现包括心动过速、收缩期杂音、水冲脉、严重呼吸困难、进食减少和体重不增[4,23,36]。当足月儿导管较细时，PDA 的临床表现较轻。

根据 PDA 的严重程度，治疗选择包括非手术治疗（如静脉注射吲哚美辛）和直接外科微创手术闭合导管[24,36,44-46]。

心内膜垫缺损和房室间隔缺损

ECD 和房室间隔缺损（atrioventricular septal defects，AVSD）是以房间隔、二尖瓣和三尖瓣和（或）室间隔畸形为特征的心脏缺损[47]。根据室间隔缺损程度 ECD 和 AVSD 分为完全型缺损、过渡/中间型缺损和部分型缺损[48-50]。完全型是指所有结构都出现缺损。部分型 ECD 是指仅伴有一个二尖瓣裂的房间隔缺损[47-49]。

这些心脏缺损因解剖部位不同而存在明显差

表 32.2 常见儿科疾病及相关心脏缺损和疾病

诊断	心脏缺损/疾病
进行性假肥大性肌营养不良[27]	心肌病（青春期）
胎儿酒精综合征[28]	房间隔缺损 室间隔缺损 法洛四联症 肺动脉瓣狭窄 动脉导管未闭
Friedreich 共济失调[29,30]	心肌病 心室肥厚 充血性心力衰竭
HIV-1 感染[31,32]	心肌炎 心室功能障碍
幼年型特发性关节炎[33]	心包炎 心肌炎 心内膜炎 室性功能障碍
马方综合征[34]	主动脉动脉瘤 主动脉/二尖瓣功能不全
努南综合征[35]	肺动脉狭窄
早产儿[24,36]	动脉导管未闭
13 三体综合征（帕塔综合征）[37,38]	室间隔缺损 房间隔缺损 动脉导管未闭
18 三体综合征（爱德华综合征）[39]	室间隔缺损 动脉导管未闭（大型）
21 三体综合征（唐氏综合征）[40]	心内膜垫缺损 室间隔缺损 房间隔缺损 法洛四联症
特纳综合征[41]	主动脉异常
威廉姆斯综合征[42]	主动脉瓣上狭窄 肺动脉瓣上狭窄

异[48-50]。完全型缺损的新生儿在婴儿期可表现出心脏衰竭[47,48]。轻度缺损的患儿，症状出现较晚，有些可能直到成年后才会出现症状[49]。此外，ECD 经常合并其他心脏缺损[47]。

婴儿期 ECD 的总发病率为 1%~4%，而婴儿和儿童唐氏综合征的发病率为 40%~50%[51,52]。完全型 AVSD 与遗传相关[50]。婴儿和儿童 ECD 的手术方式取决于缺损的形态、肺动脉高压程度和二尖瓣反流程度[48]。婴幼儿完全型 AVSD 应早期进行外科手术[50,52,53]。

法洛四联症

　　TOF 因其 4 个部位的缺陷而得名：室间隔缺损、肺动脉狭窄导致的 RVO 阻塞、右心室肥厚和主动脉骑跨（图 32.2）[54,55]。新生儿 TOF 的症状取决于右心室肥厚的程度，这会导致肺血流量减少和右向左分流 [54]。发绀是 TOF 的典型表现之一，特别是在新生儿哭闹或激动时 [47,55]。尽管这些婴儿在出生时大多数有足够的肺血流量，但在随后的几周或几个月中仍多次出现发绀症状 [54]。

　　在新生儿早期，可以通过药物治疗改善低氧血症，包括使用药物维持血流通畅或者使动脉导管重新开放，从而增加肺血流量 [55]。此外，还可以使用增加全身血管阻力和降低心肌收缩力的药物 [54]。通常，3~6 月龄的患儿可以进行外科手术修复，并且有证据表明，对 55 天以上的新生患儿进行首次择期手术修复是安全的 [56]。

肺部疾病

　　接下来，我们将简要介绍几种需要胸部物理治疗

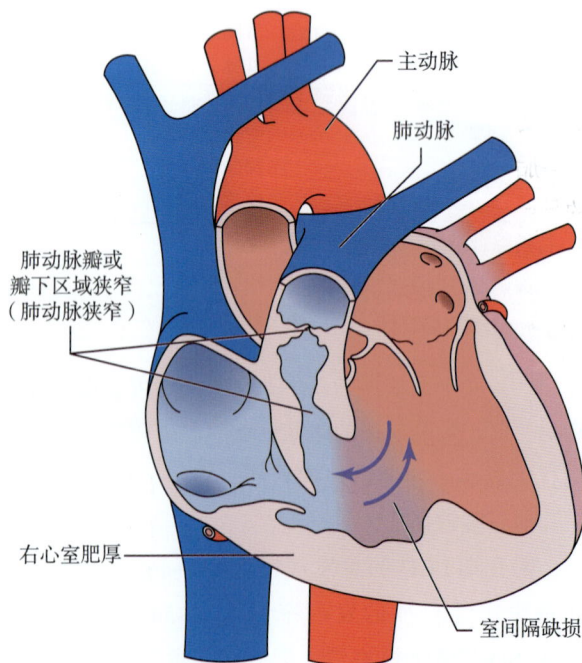

图 32.2　法洛四联症，是 4 种先天性异常的组合：室间隔缺损、肺动脉狭窄、主动脉骑跨和右心室肥厚［经梅奥诊所（The Mayo Clinic）许可重新绘制，网址 :https://www.mayoclinic.org/diseasesconditions/tetralogy-of-fallot/symptoms-causes/syc-20353477。］

的常见肺部疾病。本章后面的部分将介绍物理治疗的其他方法以及肥胖相关的疾病。

呼吸窘迫综合征

　　早产儿最常见的呼吸系统疾病是 RDS 和肺透明膜病 [3,18]。RDS 的高发生率与低出生体重相关，也是早产儿死亡率和发病率高的主要原因 [3,18,20]。研究证明，RDS 与呼吸暂停、心动过缓和肺炎的发病率升高相关 [57]。

　　肺发育不成熟、肺泡数量不足和表面活性物质是导致 RDS 的主要原因 [3,7,20]。表面活性物质的作用是降低肺泡表面张力，防止呼气时肺泡塌陷 [3]。表面活性物质不足会导致肺泡塌陷，并增加呼吸做功 [3,20]。早产儿的标准治疗包括应用产前糖皮质激素 [20,58] 和外源性肺表面活性物质，这些措施可以减轻 RDS 症状和后遗症 [3,59,60]。这些婴儿常发生呼吸衰竭，需要进行氧疗和辅助通气，否则将导致进一步的呼吸问题、肺损伤和 BPD [3,60-62]。已证实，微创表面活性剂治疗可以降低妊娠 32 周及之后出生的早产儿对机械通气的需求 [60]。

　　普遍推荐 CPT 用于 RDS 婴幼儿的气道廓清和减少插管后肺不张 [63-66]。然而，对于极早早产儿和极低出生体重儿进行 CPT 时，需要关注是否可能引起脑损伤 [65,67]。目前，关于支持早产儿进行 CPT 的证据不足，仍存在争议 [64,66-68]。2008 年发表的一篇 Cochrane 综述指出，对于机械通气的患儿，应用振动和摇动的疗效尚不确定，但 CPT 技术的使用并未增加脑室内出血的风险 [66]。最近一项研究表明，单一的 CPT 治疗对于机械通气和拔管的 RDS 新生儿来说是安全的 [68]。

支气管肺发育不良

　　随着患新生儿呼吸窘迫的早产儿存活数量的增多，慢性肺部疾病或 BPD 的患病率也随之上升 [62,69]。尽管过去，BPD 的病因与新生儿时期采用高正压通气和氧疗治疗呼吸窘迫密切相关 [18,70]，但现在也见于最初只需低压通气治疗和小剂量辅助供氧的婴儿。随着时间的推移，这些婴儿的呼吸功能会恶化，机械通气时间延长，对氧疗和机械通气支持的需求也随之增加 [62]。机械通气可能会引起氧中毒，并对肺泡造成

损伤，导致炎症、肺水肿和肺纤维化[61,62,69,71]。

妊娠 32 周或更早出生、出生体重 ≤ 1200 g 以及患有严重 RDS 的婴儿，患 BPD 的风险最高[3,62,71]。这些患儿如果接受过氧浓度高于 21% 的氧疗且持续至少 28 天，将在矫正胎龄（postmenstrual age，PMA）达到 36 周或转出新生儿重症监护治疗病房（neonatal intensive care unit，NICU）时被诊断为 BPD[71]。由于早产儿呼吸支持技术的不断进步，且未考虑到那些未存活至 36 周 PMA 的严重 BPD 患儿，这些标准一直受到质疑[69]。美国国家儿童健康和人类发展研究所（National Institute of Child Health and Human Development，NICHD）在 2016 年的一个研讨会中提出了妊娠 32 周前出生的婴儿 BPD 的新定义。当 36 周 PMA 时，婴儿有经 X 线证实的长期肺实质疾病，并且连续 3 天或以上需要通过一种呼吸支持来维持动脉氧饱和度在 90%~95%，即可诊断为 BPD。根据评估时的通气方式和氧浓度参数来确定 BPD 的 Ⅰ - Ⅲ 级分级，其中 Ⅲ 级最为严重。此外，呼吸衰竭婴儿在出生后 14 天到 36 周 PMA 期间死亡且不能归因于除长期肺实质疾病以外的其他原因，建议将 BPD 分级为 Ⅲ A 级[69]。

BPD 的治疗管理主要是支持性治疗[69,71]。持续性重度低氧血症婴儿必须进行长期氧疗[69,71]。有报道指出，最具前景的呼吸管理策略包括尽可能地避免气管插管；在没有气管插管的情况下，使用微创方法将外源性肺表面活性物质直接置入气管；使用无创通气，如经鼻持续气道正压通气（nasal continuous positive airway pressure，N-CPAP）、无创正压通气（noninvasive positive pressure ventilation，NIPPV）和经鼻吸氧[69,71-73]。所有方法都是为了避免有创机械通气带来的肺部损伤[69]。支气管扩张剂和糖皮质激素通常用于治疗 BPD 婴儿[69]。此外，针对 BPD 并发症，如充血性心力衰竭、肺源性心脏病和肺水肿，需要采用利尿治疗[18,69]。

BPD 的幸存者常表现为生长缓慢、神经发育后遗症增加，包括脑瘫（cerebral palsy，CP）、粗大与精细运动技能受损、认知和语言功能发育障碍，大部分患儿需要发育性干预措施，如物理治疗、作业治疗和言语治疗[18,74]。关于应用 CPT 为早产儿进行气道廓清的证据已在本章前文讨论过。

新生儿暂时性呼吸困难

新生儿暂时性呼吸困难（transient tachypnea of the newborn，TTNB）是一种需要与 RDS 鉴别的新生儿疾病，与肺部羊水延迟清除有关，并且是新生儿呼吸窘迫最常见的原因之一[47,75]。TTNB 是一种自限性疾病，通常症状持续 2 小时至 2 天后自行消退。危险因素包括剖宫产、男性、孕妇患有哮喘或糖尿病[75]。

胎粪吸入综合征

胎粪是胎儿和新生儿的肠道内容物[76,77]。胎粪吸入综合征（meconium aspiration syndrome，MAS）是足月儿或过期产儿因吸入被胎粪污染的羊水（meconium-stained amniotic fluid，MSAF）而导致的呼吸窘迫。确诊该疾病需排除其他诊断[76,77]。胎粪吸入可能发生于出生后的第一次呼吸或者即将分娩前在子宫内的喘息[76,78,79]。尽管过去认为，可以通过出生后立即清理新生儿的上呼吸道或下呼吸道来预防 MAS[80]，但最近的研究显示，在分娩期对口腔和鼻腔的常规吸引以及产后从气道吸引并没有效果，因此并不推荐继续上述操作[77,81,82]。基于证据，建议将 MSAF 分娩视为高风险分娩，这种情况需要两名急救团队成员参与，并且至少一名接受过心肺复苏和气管插管的培训[82]。

胎粪吸入可能会引起严重的并发症[76-79]，最常见的是胎粪会部分或完全堵塞外周气道。典型表现是肺不张，但在部分堵塞时，由于远端小气道的气体滞留，吸气后也能观察到有过度扩张的区域。MAS 的常见并发症包括张力性气胸、持续性肺动脉高压、毛细支气管炎和胎粪诱发的化学性肺炎[76-79]。据报道，这类婴儿有远期肺部后遗症，比如 BPD、神经障碍和神经发育性障碍，包括癫痫、CP 和全面发育迟缓[76,83,84]。

MAS 患儿的治疗管理包括通过辅助供氧和必要时机械通气来提供呼吸支持；给予外源性肺表面活性物质；吸入一氧化氮，以改善肺动脉高压；以及在极少数情况下，使用体外膜氧合（extracorporeal membrane oxygenation，ECMO）[77,85,86]。外源性肺表面活性物质治疗和吸入性一氧化氮都有助于减少 ECMO 的使用[77,85]。对 MAS 患儿使用外源性肺表面活性物质的其他益处还包括缩短机械通气时间和住院时长[85]。

肺炎

新生儿肺炎 引起新生儿肺炎，并导致新生儿脓毒症最常见的微生物是 B 组链球菌和*流感嗜血杆菌*[47]。新生儿肺炎在临床表现和胸片上，与 RDS 相似。

吸入性肺炎 吸入性肺炎是幼儿对外界环境持有"好奇心"，以及依赖用嘴去感知外界的不幸结果[87]。吸入异物也可能是由胃食管反流和上呼吸道神经肌肉控制下降导致的[88,89]。

HIV 患儿感染耶氏肺孢子菌肺炎 若婴幼儿在围产期感染人类免疫缺陷病毒（human immunodeficiency virus，HIV），则通常在出生后 12 个月内出现肺孢子菌肺炎（pneumocystis jiroveci pneumonia，PCP），其中 3~6 个月为发病高峰期。美国 PCP 的感染率在下降，但在非洲仍是 HIV/AIDS 儿童死亡的主要原因[90]。

PCP 的临床表现包括发育不良、咳嗽、呼吸困难、气促、发热、低氧血症，胸部影像学检查显示弥漫性肺间质浸润[90,91]。支气管肺泡灌洗是诊断 PCP 的可靠办法。建议采用药物治疗以预防 PCP 发病。治疗方法包括抗感染、抗逆转录病毒、营养支持、短期皮质类固醇药物，严重者应用外源性肺表面活性物质[90]。

哮喘

前文已对哮喘进行了详细解读，这是一种常见的儿童肺部疾病。美国目前约有 8.3% 的儿童患哮喘（女孩约为 7.4%，男孩约为 9.2%），该病的发病率在 5 岁以下幼儿中为 3.8%，而在大龄儿童中可达 10%[92]。

儿童哮喘可在任何年龄发生，其临床病因和病程不一。如果幼儿时期有极低出生体重、BPS 和呼吸道合胞病毒（respiratory syncytial virus，RSV）感染的病史，可能会增加患哮喘的风险[93-95]。常见的诱发或者加重哮喘症状的原因包括过敏原、呼吸道病毒感染、吸烟、空气污染物和刺激物、极端温度和高湿度、体重过度增加、身体素质低下、压力、运动导致的支气管痉挛[96]。

治疗管理包括避免接触过敏原、支气管扩张剂和皮质类固醇药物（慢性、重度哮喘）[96,97]。其他措施包括免疫疗法，对儿童、父母和照护者的宣教，在监护下运动以维持健康体重和体适能[96,97]。

在少数群体和来自低经济社会（socioeconomic status，SES）家庭的儿童中，哮喘诊断和追踪是不足的[98]。研究表明，在学校进行检测和治疗可能是一种解决方案[98,99]。同样，在学校安排校园护士作为病例管理者，可以有效地管理来自少数群体或低 SES 家庭的儿童[98-101]。在没有配备全职护士的学校，物理治疗师需要在儿童进行体力活动前追踪并了解其是否患有哮喘。

囊性纤维化

囊性纤维化（cystic fibrosis，CF）是一种复杂的常染色体隐性遗传疾病，在活产儿中的发生率为 1/3500[102]。CF 是单基因遗传病，CF 跨膜传导调节因子（CF transmembrane conductance regulator，CFTR）的病变可导致呼吸系统、汗腺、胰腺、胆道和肠道的外分泌腺发生病理变化[103,104]。

《囊性纤维化基金会关于 CF 诊断的共识声明》建议进行新生儿筛查（newborn screening，NBS）。有 CF 风险的婴幼儿，应将汗液氯化物试验作为诊断的主要方法。新生儿筛查的诊断方法不同于已出现 CF 临床症状的患者。如果 NBS 结果为阳性，需进行汗液氯化物测试；如果汗液氯化物测试结果为阳性，则进行基因检测。对于具有 CF 临床症状和体征，且有家族史的患者，应先进行汗液氯化物测试，然后再进行临床评估、基因检测、胰腺功能检查以及在呼吸道中检测特定病原体，如*金黄色葡萄球菌和铜绿假单胞菌*。CF 的临床症状包括慢性咳嗽、咳痰、CF 病原体引起的呼吸系统感染、胸部影像学检查异常、气道阻塞、鼻息肉和杵状指（趾）。其他症状还包括肠胃和营养问题、全身盐分流失和男性生殖器畸形[102]。若 CF 进展为慢性肺部感染，可导致纤维化和支气管扩张，从而出现呼吸功能不全。呼吸功能不全是 CF 在二三十岁发病的首要原因[103,104]。长期夜间低氧血症可导致肺动脉高压、右心衰竭，并与预后不良相关[105]。

CF 导致的慢性肺部疾病与异常黏液分泌增多、黏液纤毛运输受损、气道堵塞、支气管扩张、过度充气和感染有关[102]。早期发现、早期治疗是 CF 治疗的关键。CF 患儿检测肺部疾病的主要标志是测量第 1 秒用力呼气容积（forced expiratory volume in 1 second，FEV_1）[106]。另一项研究中，使用高分辨率计算机断层扫描（high-resolution computed tomography，HRCT）检查了 6~10 岁、FEV_1 无异常的儿童，结果显示存在空气潴留和支气管扩张[107]。同样，将测量标志改为 $FEV_{0.5}$ 时，婴幼儿确诊 CF 后随即出现气道功能降低[108]。这些结果表明了早期干预的重要性[106]。遗传诊断学和基因治疗的研究进展有助于更有效地发现和处理遗传疾病，如果不能实现早期预防，就应尽早干预[109,110]。

治疗管理包括早期营养支持、针对胰腺功能障碍的治疗、合理使用抗生素和预防感染控制措施[111]。双肺移植是对患有终末期肺疾病且符合特定移植标准的 CF 患者的治疗选择[103]。

早期预防性胸部物理治疗，如气道廓清技术，有助于控制或减轻细支气管和支气管阻塞带来的影响[103,111]。儿童和家庭参与其中十分重要[111]。家庭成员了解疾病性质和每种治疗措施的目的有助于干预成功。考虑到儿童持续存在的胸部治疗需求、家庭的独特帮助和限制性因素，应建立个性化 CPT 家庭计划[111]。

支气管引流是 CF 患者常规干预的一种措施，有多种选择可实现疗效和患者独立性[112]。气道廓清技术（airway clearance techniques，ACT）在第 19 章已详细描述，CF 患儿 CPT 治疗时使用的传统叩拍和体位引流还是需要注意的。具体来讲，已证明有效的气道廓清技术包括主动循环呼吸技术（active cycle of breathing，ACB）的部分用力呼气技术（forced-expiration technique，FET）、呼气末正压（positive expiratory pressure，PEP）面罩、自主引流（autogenic drainage，AD）、flutter 阀以及通过充气振动背心进行高频胸壁振荡（high-frequency chest compression，HFCC）[113-118]。PEP 对这类患儿的有效性仍存在质疑[119]。有研究认为，青年 CF 患者的 PEP 耐受度更高，但相较于使用 HFCC，会引起血氧饱和度降低[120]。加拿大一项纳入 12 家 CF 中心的研究对这两种设备进行了长期比较，结果显示，使用 PEP 的受试者，肺部急性加重次数显著少于使用 HFCC 的患者，首次急性加重的时间也显著延后[121]。

虽然体位引流、叩拍和振动是针对那些不能经指导进行特定模式自主呼吸的婴幼儿和儿童的治疗方法，但也有一些技术适用于可以遵医嘱进行呼吸训练和肺功能测试的儿童。教授 2~3 岁儿童 FET 技术中的呵气 "huff"[113]；教授 3 岁儿童使用 PEP 面罩[115]；教授 4~6 岁儿童 AD 技术[114]。囊性纤维化基金会的 CF 指南推荐将 ACT 用于 CF 患者[118]，以维持肺功能、清除痰液，并改善其生活质量。建议根据儿童的年龄、特定的技术偏好和相关不良事件的发生率来制订 ACT 方案[118]。

对于诊断为 CF 的患者，气道廓清技术应在婴幼儿早期阶段就进行[118]。在选择或调整气道廓清技术时，各种技术带来的益处应与患儿的认知功能、呼吸系统功能和运动规划能力相结合，并且需要监测患儿对各种技术的反应[111]。头朝下的体位不应用于 2 岁以下的婴幼儿，因为这可能加重胃食管反流，并影响有胃食管反流病（gastro-esophageal reflux disease，GERD）的 CF 患儿的血氧饱和度[111,118,122]。此外，在体位引流过程中采用床头抬高 30° 倾斜的体位比头朝下的体位发生呼吸系统并发症和胃食管反流的概率低[122]。

研究表明，呼吸肌力量训练对年长 CF 患儿至关重要，可以减轻呼吸困难，提高运动耐量[123]。然而，最近的一项 Cochrane 综述并未得出明确结论，笔者建议患儿应基于个体化评估进行呼吸肌训练[124]。

有关运动训练在 CF 患儿心肺治疗中的作用，在本章后面的呼吸康复内容中会详细讨论。值得一提的是推荐 CF 患者进行有氧运动来改善整体健康状况和体适能，并将其作为气道廓清技术的一部分[104,118]。

气管插管和气管切开相关的呼吸问题

一旦疾病进展为呼吸衰竭，通常需要进行气管插管和机械通气[3,125]。临床治疗的目标是尽最大可能处理导致呼吸衰竭的原因，并尽快使儿童撤离呼吸机。如果必须长期机械通气，且需要建立人工气道以避免上气道阻塞，或存在误吸风险，通常需要进行气管切开[126]。

对于插管的婴幼儿，通常使用 CPT 来进行预防性气道管理，包括体位引流、叩拍和振动技术，以及气道吸引[64,127]。最近一项研究结果表明，CPT 可以降低肺炎和分泌物潴留的插管患儿的氧化应激，改善氧合[127]。2002 年的一项关于 CPT 预防婴幼儿插管后肺不张和再插管的研究显示，已发表的研究证据不足且结果不一致，因此建议不继续这一领域的进一步研究[64]。

运动障碍儿童的肺部注意事项

虽然心肺症状可能不是神经疾病、神经肌肉疾病和其他运动发育障碍儿童进行物理治疗的主要原因，但这些儿童的运动功能受损，可能导致呼吸肌和核心肌群无力、胸廓活动受限和肺通气不足。此外，其中许多儿童都有严重心血管系统与呼吸系统并发症病史或有导致心肺功能受损的进行性疾病。

表 32.3 详细总结了躯干控制与呼吸的相互作用关系。虽然表中提到的生物力学问题常见于肌张力异常的儿童，但脊柱侧弯、胸骨畸形和胸廓活动受限的儿童也很常见。接下来将讨论这些问题以及其他儿科

表 32.3　躯干控制与呼吸的相互作用关系

生物力学结构	姿势 / 躯干控制问题	呼吸问题
腹斜肌肌力弱	腰椎被动前凸 腹部膨隆 下肋外翻 躯干旋转减少 不能转移重物 依赖腹直肌	无效咳嗽 胸腔抬高 肋骨水平排列 腹直肌紧张可能导致漏斗胸 儿童使用膈肌控制躯干，限制其作为主要呼吸肌肉的功能 膈肌下腹部内容物支撑力下降
胸小肌紧张	肩部前倾 肩胛骨向外侧和前方牵拉，远离胸壁 上胸廓内收	前上胸廓不能充分扩张
前锯肌肌力弱	上侧肌纤维减弱 – 肩胛骨内侧边缘离开胸壁	后胸壁的结构性支撑功能减弱 前锯肌下侧肌纤维与腹外斜肌交叉相互作用，影响胸腔动态稳定性
上胸廓伸展活动减少	上半身后凸 肩胛骨牵拉被动过伸	上肋骨贴近→上胸部活动度减弱→肺上叶氧合减少→腹式呼吸
胸腔稳定性下降	前锯肌会抬高肋骨，而不是使肩胛骨稳定在胸壁上	呼吸肌的结构性支撑功能减弱

摘自 Moerchen VA. Respiration and motor development: a system perspective. *Neurol Rep*. 1994;18:8–10. Reprinted with the permission of the Neurology Section, APTA.

常见通气障碍疾病。

脑瘫

CP 患儿通常因肌张力异常而出现核心肌群无力[128]。非典型神经控制和肌肉无力共同作用，导致非典型运动模式和体位调整偏差，从而引起胸廓扩张不足和肺功能下降[128]。表 32.3 所列的躯干控制和呼吸的关系与 CP 患儿肺外发育的临床表现是一致的。尽管 CP 患儿的运动障碍程度各不相同，但他们可能都会存在通气不足、呼吸做功增加、无效咳嗽、误吸风险增加和呼吸支持不足导致的发声较弱[129]。CP 患儿表现出运动变异性减少[130]，进而胸廓僵硬。在 CP 患儿中，胸腔抬高、前胸扁平、肋骨明显外翻等症状很常见（图 32.3）。

CP 患儿的呼吸系统检查应首先确认是否存在误

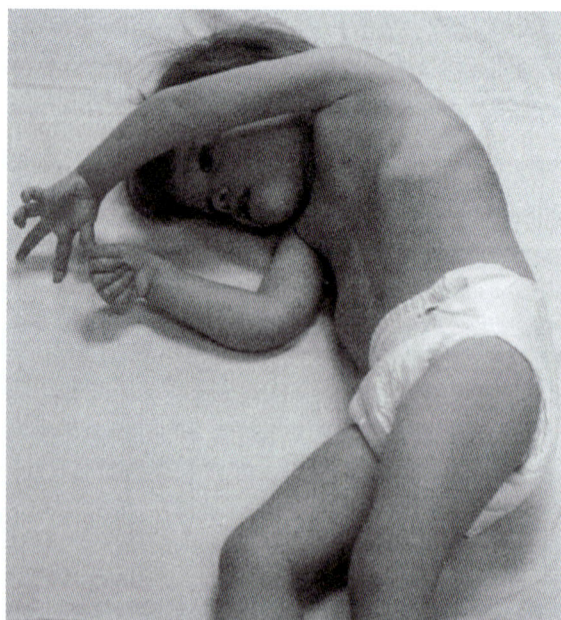

图 32.3　脑瘫患儿前胸扁平，肋骨明显外翻

吸情况[131]，并建议在喂食中调整体位。此外，一些睡觉和游戏中的特定姿势可以增加胸廓扩张度，这些姿势应在居家治疗中应用[131,132]。

如果患儿出现了肺部并发症，可能需要进行CPT，包括体位引流、叩拍和振动技术[131]。由于胃食管反流是CP患儿的常见合并症，因此，不应采取头低位进行体位引流[131,133]。

脊髓脊膜膨出

对于脊髓脊膜膨出或脊柱裂患者，物理治疗师主要解决行走和活动问题，但中枢性通气功能障碍在婴幼儿、儿童和青少年中普遍存在，往往同时伴有Arnold-Chiari 畸形 Ⅱ型（小脑扁桃体下疝畸形）[134-137]。

Arnold-Chiari 畸形 Ⅱ型在脊髓脊膜膨出婴幼儿中的发病率为57%~76%，是一种后脑畸形，以小脑和脑干疝入椎管为特征[138]。与 Arnold-Chiari 畸形 Ⅱ型相关的通气问题包括吸气性喉鸣、中枢性呼吸暂停和呼吸窘迫[134,137,139]。然而，在无症状的患儿和青少年中，也会出现通气模式异常[135,136]。在治疗方面，可进行脑室－腹腔分流术治疗脑积水。若通气并发症威胁到生命，必要时，可进行颈椎减压术[137,138,140]。

脊髓脊膜膨出患儿的其他肺部问题也需关注。在婴幼儿运动发育早期，会出现躯干肌群无力和肌张力降低[140]。在胸椎和上腰椎水平病变的儿童中，腹肌对膈肌功能的支持可能不足。建议使用束腹带、脊柱矫形器/带有前（膈肌）切口和弹性插扣的马甲，以辅助膈肌功能（图 32.4）。脊柱畸形，如先天性或获得性脊柱侧弯、脊柱后凸、脊柱前凸或组合会限制这类儿童的胸廓扩张，并降低肺通气功能[140]。此外，脊柱侧弯突然恶化可能提示神经系统不稳定（脊髓栓系）[140]。因此，常规监测和术前评估都应密切关注通气功能。

唐氏综合征

呼吸系统并发症是导致唐氏综合征患儿住院治疗的最常见原因[141,143]。这些并发症与气道结构异常和肺部发育不全有关，如气管软化、声门狭窄、肺泡数目减少、肺泡体积增加、肺泡管增宽[141]。这类患儿频繁出现呼吸道感染、肺炎、睡眠呼吸障碍、肺间质疾病[143]。此外，唐氏综合征患儿急性肺损伤发病率

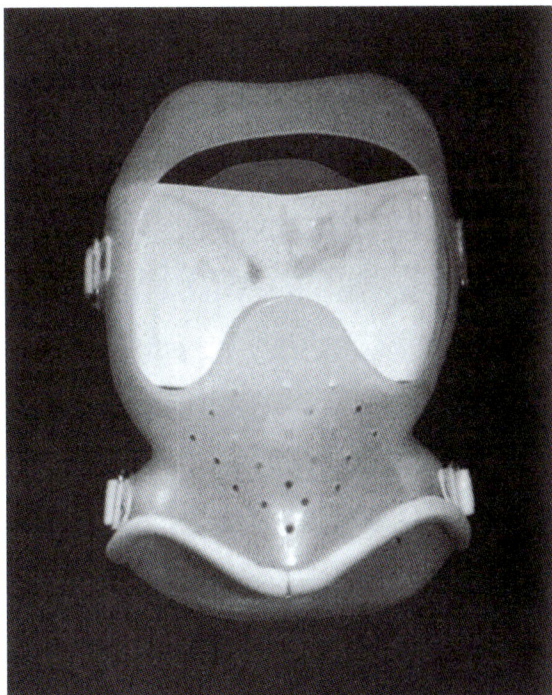

图 32.4　带有前切口和弹性插扣的马甲/脊柱矫形器

是非唐氏综合征患儿的 10 倍[142]，与发育正常的同龄人相比，患严重呼吸道合胞病毒相关的下呼吸道感染的风险明显更高[143]。

唐氏综合征患儿的肺功能受损与全身躯干肌肉无力相关[144]。这类患儿常见的姿势异常（图 32.5）反映了呼吸和运动的肌肉功能效率低下[145]。表 32.3 描述的躯干控制—通气关系总结了唐氏综合征患儿肺外发育的临床表现。除了关注这些患儿的运动发育外，物理治疗师还应通过制订与增加发声和提高运动耐受性相关的治疗目标，来改善他们的呼吸功能。

进行性假肥大性肌营养不良

进行性假肥大性肌营养不良（duchenne muscular dystrophy，DMD）是一种神经肌肉和胸壁功能障碍共同导致呼吸衰竭的疾病[146-148]。终末期呼吸衰竭是由于渐进性呼吸肌无力、胸廓畸形、肺顺应性降低、分泌物潴留、通气/灌注比例失调和低氧血症导致的[146-148]。除了呼吸衰竭外，DMD 患者的心脏功能也会逐渐恶化。在青春期或之后，会出现扩张型心肌病进而发展为心力衰竭[27,149]。

呼吸支持措施的进步使得 DMD 患者的心肌病发病率和死亡率较高[149]。心脏方面治疗侧重于减缓相

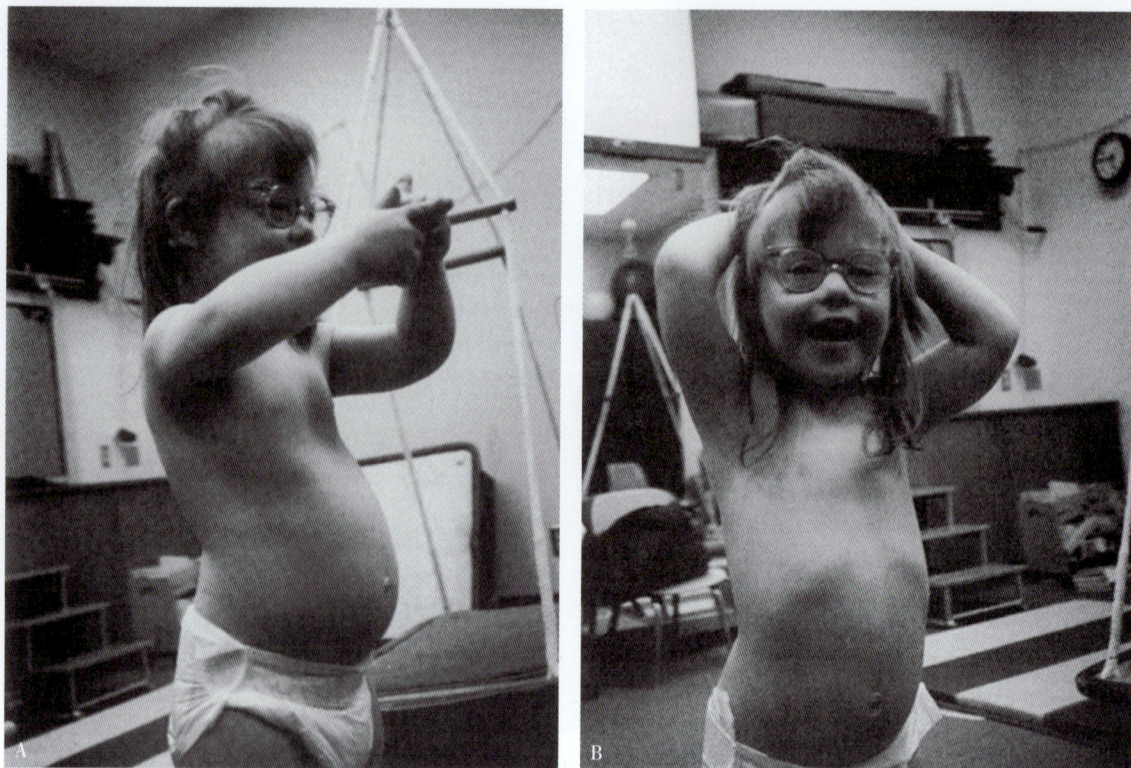

图 32.5　唐氏综合征 / 肌张力低下患儿。A. 特征姿势，注意腹部膨隆和胸骨下陷。B. 上肢运动时肋骨外翻，腹斜肌不能稳定下肋骨（摘自 Respiration and motor development: a systems perspective. *Neurol Rep.* 1994;18:8–10. 经美国医学学会神经病学分会许可转载）

关并发症的进展，包括使用治疗心力衰竭的药物、左心室植入辅助装置和心脏内除颤器等干预措施，以及不常用的心脏移植术。对于许多新兴的先进疗法，需要通过严格的研究进行仔细的风险 / 效益分析 [149]。

针对 DMD 儿童和年轻人的物理治疗干预通常是为了维持其残存的运动功能 [148]。然而，在早期注意通气功能也很有必要。考虑到脊柱弯曲和肺活量（vital capacity，VC）的进行性加重，可应用脊柱融合术来预防与侧弯相关的通气损害 [148,150]。

CPT 应成为肌萎缩症患儿整体物理治疗管理的一部分 [148]。推荐应用深呼吸、咳嗽训练和活动来改善耐力，但是随着病情的进展需要不断调整 [148]。研究表明，吸气肌力量训练可以改善呼吸肌力量和耐力，且训练效果受训练量影响 [151-153]。研究发现，训练前 VC 每年下降少于 10% 的儿童，这些变量具有显著相关性，但在病情进展较快的患儿中则没有发现这种相关性 [151]。

随着疾病的进展，呼吸依赖也随之发生。应密切监测 VC 和夜间低通气情况，从而在急性呼吸衰竭发作之前给予呼吸支持 [146,148,154,155]。出现夜间低通气症状时，最初可以使用持续气道正压（continuous positive airway pressure，CPAP），尤其是存在阻塞性睡眠呼吸暂停（obstructive sleep apnea，OSA）时 [156,157]。当出现日间高碳酸血症时，除非存在严重的延髓麻痹，通常要过渡到无创正压通气（noninvasive positive pressure ventilation，NPPV）[158,159]。此外，在青少年终末期 DMD 患者中，使用 NPPV 结合机械性吸 / 呼气技术时，需要住院治疗的肺部并发症发生率会降低 [154]。与手法咳嗽技术相比，使用机械性吸 / 呼气技术时，咳嗽峰流速更高 [160]。若出现急性呼吸系统疾病，在日间血气分析异常时，需要进行有创通气，甚至气管切开，若早期联合无创治疗则可能避免疾病进展 [147,148]。

其他疾病

其他运动障碍疾病患儿的临床表现包括力量减弱、非典型体位偏差和活动受限，这些提示治疗师应关注患者的呼吸功能。累及胸廓的遗传性疾病，如马方综合征（marfan syndrome）、波兰综合征（poland syndrome）和成骨不全症，均会引起通气功能障碍。幼年型特发性关节炎（juvenile idiopathic arthritis, JIA）儿童可能出现胸椎关节炎，当活动四肢时需用夹板固定。此外，与发育正常的同龄人相比，JIA 患儿会出现体适能指标（如峰值摄氧量和有氧、无氧运动能力）下降[161,162]。呼吸训练对这类患儿的肺部治疗和疼痛管理都有一定效果。

疼痛、无力和胸廓畸形会导致代偿性的运动模式，这会限制儿童胸廓的力学发育。反之，氧合不足又会导致辅助呼吸肌的代偿性运动模式。因此，在对所有儿童进行物理治疗评估时，都应关注通气功能。

心肺疾病相关共病：肥胖症

全球范围内，在不同文化和社会经济群体中，儿童肥胖症的流行已成为一个普遍现象，这是心肺疾病的相关共病[163,164]。此外，无论是主动选择的还是继发于运动障碍的暴饮暴食和不活动，都会增加心肺疾病的发生风险[164-166]。接下来对此进行简要回顾。

肥胖与哮喘

肥胖与哮喘存在相互作用。哮喘儿童可能活动量少，尤其是当哮喘由运动诱发时，并且他们可能没有接受过有关体力活动准备的指导。体力活动减少加上能量摄入过多（暴饮暴食）会导致超重。在哮喘儿童中，肥胖者与正常体重指数（body mass index, BMI）的儿童相比，更容易出现喘息，使用吸入器更频繁，并且气道高反应性更严重[167]。关于高 BMI 是否是哮喘的危险因素，以及肥胖相关胸部症状是否与哮喘相似，目前仍存在争议[167]。2010 年发表的一篇综述指出，儿童期肥胖与青少年期哮喘的发生密切相关[168]。近期有更多的研究表明，哮喘与儿童和青少年肥胖、久坐行为有关，并确定肥胖是儿童哮喘发展的一个重要且可预防的危险因素[169,170]。

肥胖与阻塞性睡眠呼吸暂停

在有无基础疾病的儿童中，与肥胖相关 OSA 的发病率是惊人的。在正常发育的儿童中，OSA 的严重程度与肥胖程度呈正相关[171-173]。此外，儿童肥胖和 OSA 与高血压和其他心血管疾病有关[172-174]。

在上气道神经运动张力降低的患者中，如唐氏综合征和 Prader Willi 综合征患儿，肥胖与 OSA 的高发病率之间具有更强的相关性[141,175-178]。

物理治疗干预

儿童心脏术后康复

术后物理治疗主要包括增加通气、气道廓清和渐进地增加体力活动[179,180]。如果患儿胸骨稳定，在呼吸康复时可以加入体位旋转训练。呼吸和咳嗽训练需要根据患者年龄和认知水平进行调整。1990 年，Huckabay 和 Daderian 报道[181]，3~10 岁儿童进行术后呼吸训练有助于改善术后功能。最近一项研究显示，与仅术后进行物理治疗相比，术前和术后都进行物理治疗的患儿，术后肺部并发症的发生率更低[179]。

心脏手术后应尽量避免制动[179,182]。应该立即开始被动关节活动度训练，并注意避免破坏动脉管路。一旦患儿拔管和移除了心房和腹股沟处管路后，应立即活动[182]。然而，有一些研究报道了接受 ECMO 治疗的儿童也可成功进行渐进性心脏康复的病例[183]。此外，建议行手术治疗的患儿早期活动[184]。年龄较小的发绀型心脏病患者需要更长的康复时间[184]，以达到更好的运动水平。患儿和家庭教育是儿童心脏康复的一部分，可以减轻患儿和父母对早期活动和活动安全水平的焦虑[180]。

对幼时曾接受心脏修复术的较大儿童进行心肺康复运动训练时，需要谨慎监护。与健康同龄人相比，接受过心脏手术或心脏移植的患儿在运动中的耗氧量（oxygen consumption，VO_2）、心输出量以及一氧化碳弥散能力都会降低[185-187]。另外，研究显示，这类患儿的功能性健康状况低下[187,188]。这些患儿的运动建议为次极量运动训练，以提高运动的生物力学效率，同时降低相关代谢消耗[185,189]。关于年轻心脏移植术后患者康复疗效的证据仍然有限，需要进一步研究实施结构化运动康复的最佳参数[187]。

新生儿和婴儿胸部物理治疗

新生儿和婴儿 CPT 的主要目的是改善分泌物清除[63-66]，其基本原理是通过支气管引流技术排出分泌物，以增加气道直径、改善通气、减少呼吸做功。本章前面已提到，目前关于早产儿应用CPT气道廓清技术的证据存在矛盾[64,66-68,127]。因此，在应用这些技术来预防或治疗存在气道廓清障碍的婴儿时，需要全面了解每个患儿的疾病情况，并根据每项技术的注意事项和禁忌证来选择。

体位更换

频繁更换体位可以避免肺部某一部分长时间受压，从而减少分泌物潴留，并改善通气[190]。这一原理支持了体位旋转在成人和儿童中的应用。

以往，临床强调对所有住院早产婴儿每2小时进行1次体位改变（图32.6）。然而，2011年美国儿科学会（American Academy of Pediatrics，AAP）关于婴儿猝死综合征（sudden infant death syndrome，SIDS）及其他睡眠相关死亡的政策声明中建议，包括NICU在内的所有新生儿，在临床稳定后，应尽早采取仰卧位睡眠[191]。所有医务人员及家属都应支持和推广这一指南，因为该指南并不认为常规NICU心肺监测可以解决问题[191]。由于早产儿行为状态极不稳定，一天中大部分时间都处于轻度睡眠状态[18]，让他们处于仰卧位以外的体位与AAP发布的SIDS相关推荐相矛盾，除非婴儿处于清醒状态且持续受到监护。

研究表明，早产儿可以耐受且受益于俯卧位通气。证据显示，新生儿处于俯卧位时，其氧合、潮气量、动态肺顺应性、胸壁运动同步性都可以得到改善[192-195]。然而，当健康早产儿出院回家后，与仰卧位相比，并未发现俯卧位在降低呼吸做功方面的益处[195]。当前文献中指出，医院护理人员和其他医疗专业人员在实施AAP指南时遇到困难，部分原因在于难以将俯卧位和"每次睡眠都遵循睡眠建议"相协

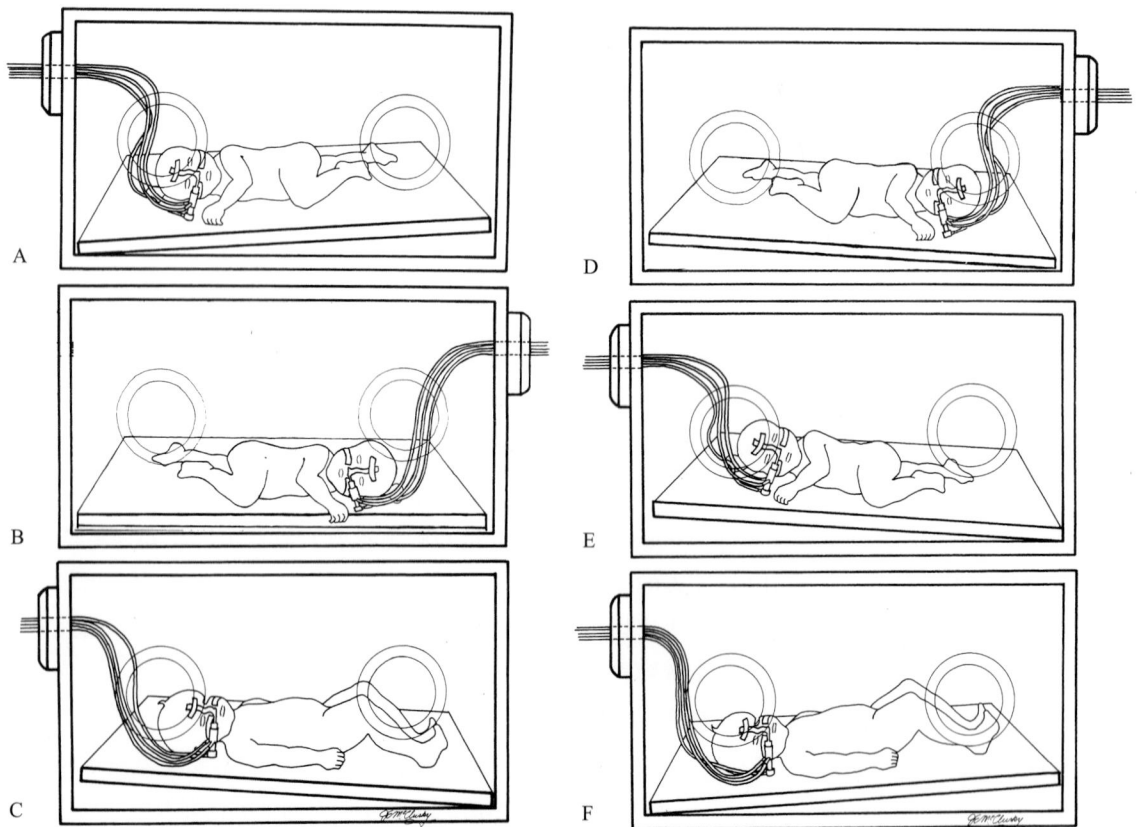

图32.6 体位旋转顺序。A.将婴儿置于右侧卧位、3/4俯卧位、头朝下，引流左肺下叶后段。B.将婴儿置于左侧卧位、3/4俯卧位、床摇平，引流右肺上叶后段。C.将婴儿置于仰卧位、床头抬高或摇平，引流上叶前段。D.将婴儿置于左侧卧位、3/4俯卧位、头朝下，引流右肺下叶后段。E.将婴儿置于右侧卧位、3/4俯卧位、抬高床头，引流左肺上叶后段。F.将婴儿置于仰卧位、头朝下，引流气管支气管树前侧的痰液。其他体位：将婴儿置于3/4仰卧位、略微头朝下，引流气管支气管树内前外侧的节段，如右中叶或舌叶。使用呼吸机的婴儿在清醒时也可以在监督下取俯卧位。这通常是由治疗师来完成的，而不是日常体位管理

调[196,197]。鉴于医务人员相关知识不足与指南执行不利的现状，建议加强相关教育，以促进这一领域的循证实践[196,197]。框32.1列出了为实施 AAP 指南而调整的婴儿体位旋转的重要注意事项。

体位引流

体位引流的姿势通过重力作用，可促进特定部位的气道分泌物排出，婴幼儿和儿童也可以安全使用。然而，在急症治疗单元，许多头朝下体位应根据耐受性、注意事项和禁忌证进行调整（表32.4）。调整体位引流姿势的原则是所采取的体位应尽可能接近该肺段原有位置（正确的位置），应尽可能地保证肺段的安全。图32.7为每个支气管肺段传统体位引流姿势示例。

小婴幼儿（特别是体重小于800 g）通常需要采取改良的头朝下体位，并且能从中受益。头部水平或稍抬高可能是最好的体位[198]。由于早产儿氧合变化[198]和脑室出血的发病率较高，应采取这种改良体位[199-201]。此外，CF 和脑瘫患儿严禁使用头低足高位（Trendelenburg positioning），因为这类患儿胃食管反流的发病率很高[111,118,122,131,133]。

胸部叩拍和振动

叩拍和振动应配合体位引流，以增强重力对分泌物的清除作用[63,66]。有几种针对婴幼儿的叩拍方法。对于体型较大的婴幼儿，可以将四指和拇指并拢（呈杯状）轻轻叩拍其胸部。对于体型较小的婴幼儿，需要调整。较小婴幼儿胸部叩拍是通过隆起3个或4个

框 32.1　体位旋转的要点

- 在改变婴儿体位时，应注意与其他护理程序的协调，以避免不必要的刺激。
- 婴儿在头朝下或半俯卧时，必须有人看管。
- 应通过呼吸和心率监测器密切监测生命体征，并开启报警功能。
- 改变体位后应听诊婴儿胸部，检查是否有异常呼吸音。
- 当婴儿进行体位引流时，分泌物更容易移动，应按需对患儿气管和支气管进行吸痰。
- 喂奶后约1小时内，应避免让婴儿头朝下，以免误吸反流食物。
- 婴儿的任何体位改变都应缓慢进行，以减少对心血管系统的压力。
- 有脐动脉导管的婴儿可取俯卧位；然而，必须小心检查导管是否弯曲，婴儿处于该体位下需他人监管。
- 部分婴儿可能需要调整引流体位。CF 患儿伴严重心血管不稳定或有颅内出血风险时，不应取头朝下体位。

表 32.4　婴幼儿体位引流注意事项和禁忌证

体位	注意事项	禁忌证
俯卧位	脐动脉导管 持续经鼻气道正压通气 过度腹胀 腹部切口 前胸导管	睡眠时 未经治疗的张力性气胸
Trendelenburg 体位（头低位）	腹胀 SEH/IVH（Ⅰ级和Ⅱ级） 慢性充血性心力衰竭或肺源性心脏病 持续胎儿循环 心律失常 呼吸暂停和心动过缓 婴幼儿有急性呼吸窘迫症状 脑积水 妊娠不足28周 近期进行气管食管瘘修复术	未经治疗的张力性气胸 近期眼部或颅内手术 IVH（Ⅲ级和Ⅳ级） 急性充血性心力衰竭或肺源性心脏病

注：SEH，室管膜下出血；IVH，脑室内出血。
摘自 Crane LD. Physical therapy for the neonate with respiratory disease. In Irwin S, Tecklin JS, eds. *Cardiopulmonary physical therapy,* St Louis, MO: Mosby;1995.

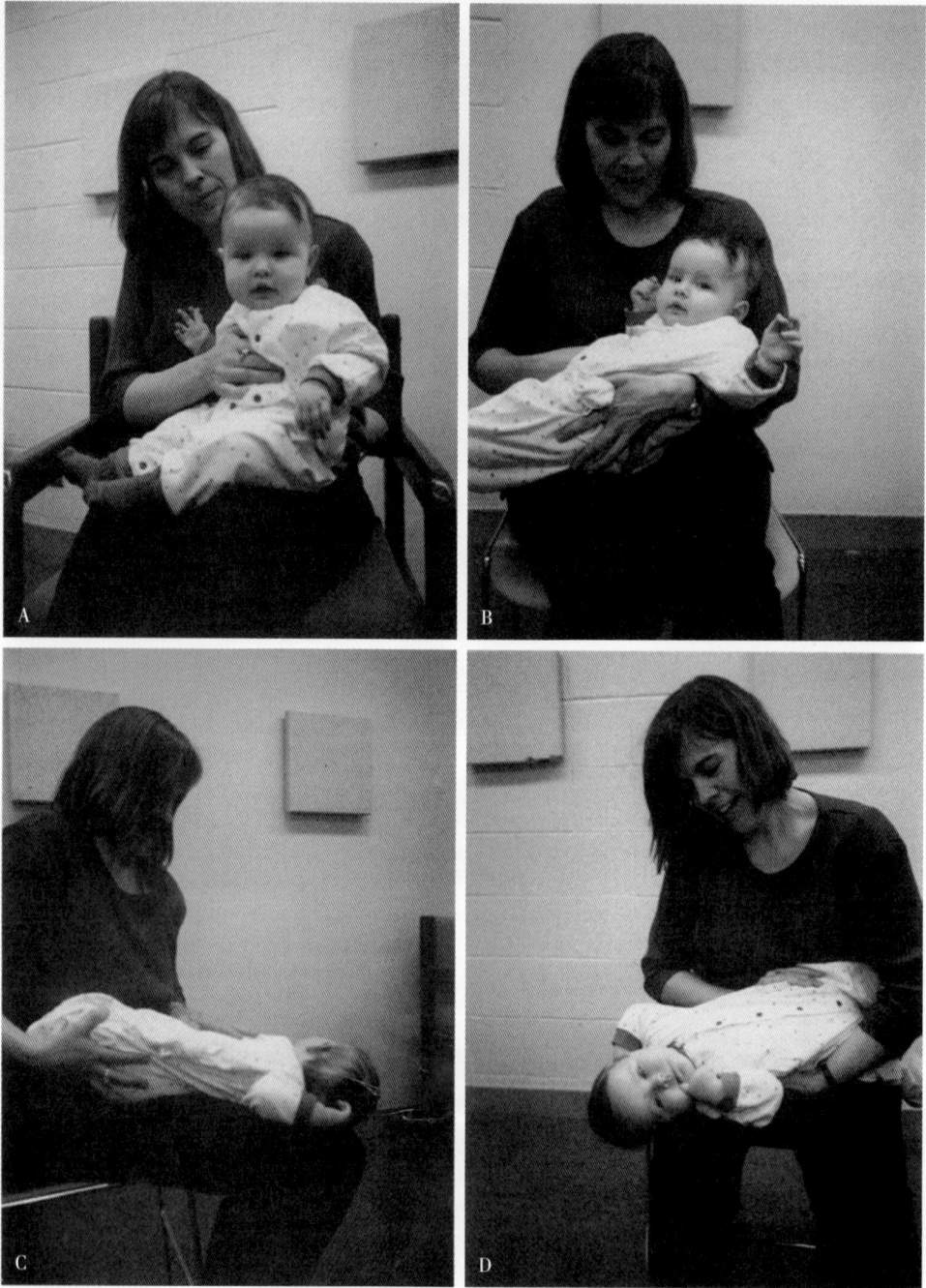

图 32.7   对一名婴幼儿进行体位引流。A. 双肺上叶 – 尖段。B. 左肺上叶 – 前段。C. 右肺上叶 – 前段。D. 舌叶

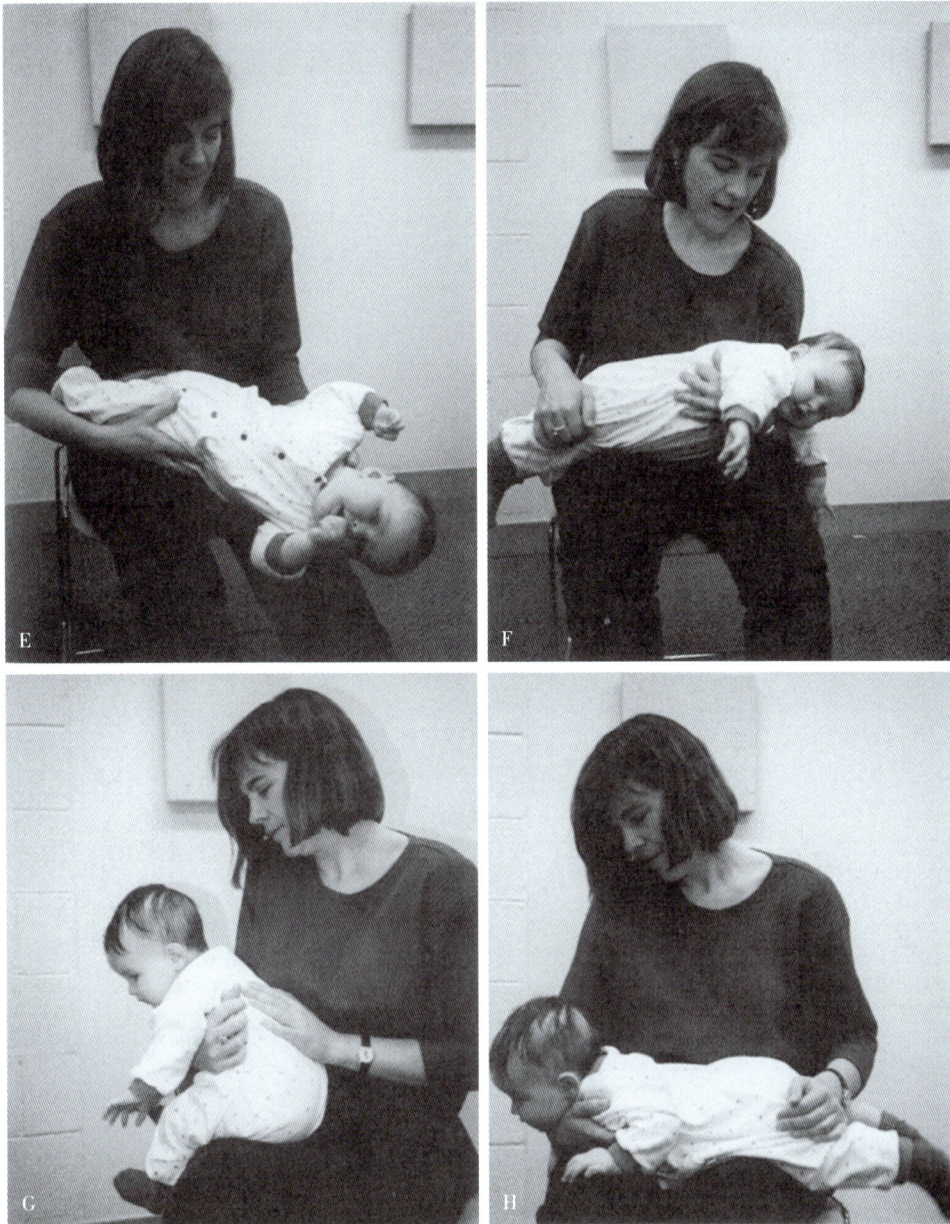

图 32.7（续）　E. 右肺中叶。F. 右肺上叶 – 后段。G. 左肺上叶 – 后段。H. 双肺下叶 – 上段

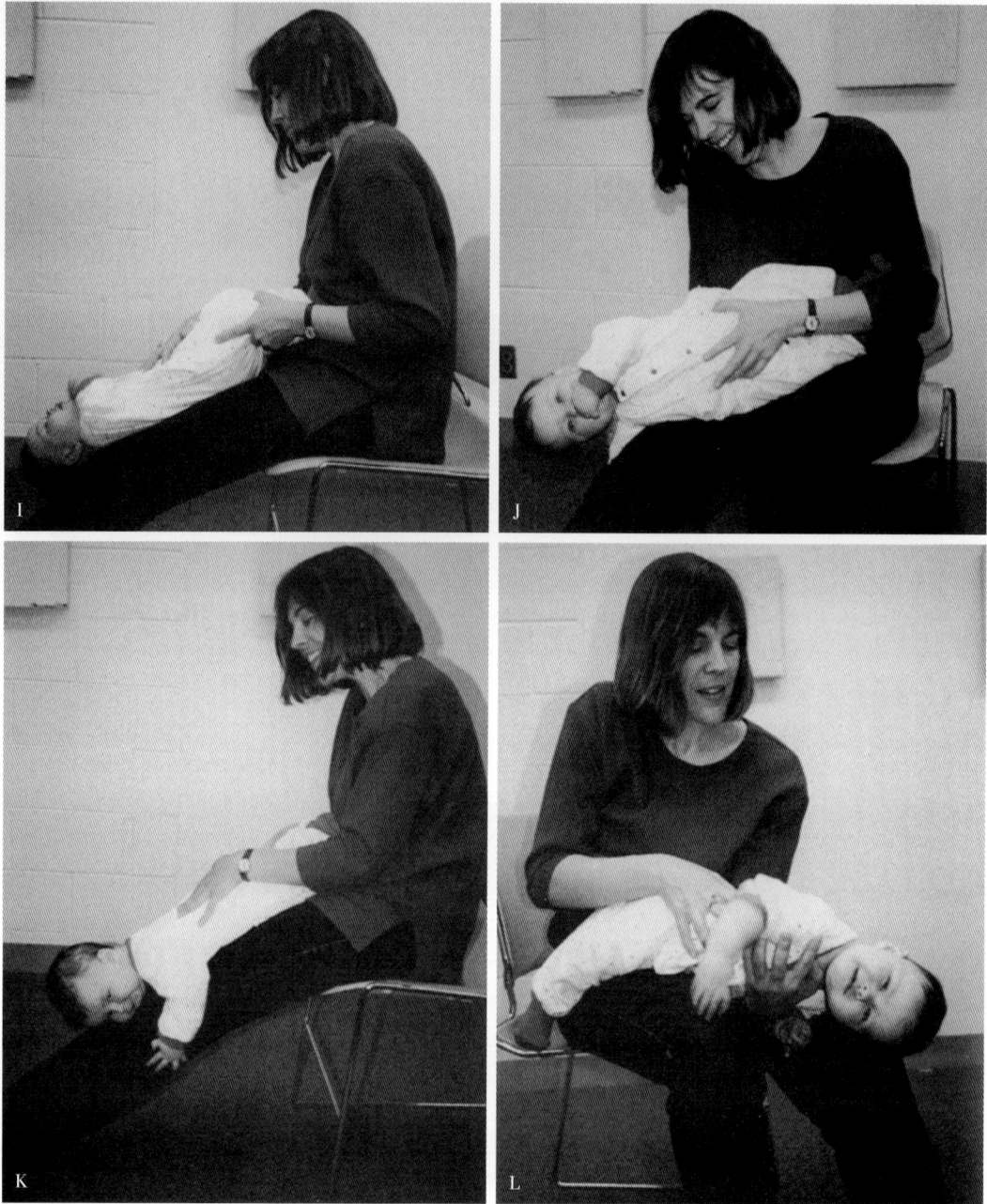

图 32.7（续） I. 双肺下叶 – 前基底段。J. 左肺下叶 – 外基底段、右肺下叶 – 内基底段。K. 双肺下叶 – 后基底段。L. 右肺下叶 – 外基底段

手指，或者使用专门为新生儿设计的有效振动设备（图 32.8）。使用小号麻醉面罩或"手掌呈杯状"也是有效的[63,66]。

婴幼儿胸部叩拍的注意事项包括心血管和氧合状态不稳定（如果有持续经皮监测器，则可以进行胸部叩拍）、凝血功能障碍、皮下气肿以及治疗期间出现易激惹[63,180]。此外，叩拍技术禁忌证包括胸部切开术、肋骨骨折、咯血和未经治疗的张力性气胸[63]。

振动可以通过治疗师的手指在婴幼儿胸壁上手法振动（图 32.9）或通过使用机械振动器来完成。振动器可以填充泡沫以提高适应性[63,66]。已经观察到振动偶尔会增加患儿的烦躁不安，并且耐受性比叩拍差。因此，激惹性是振动的主要注意事项。振动禁忌证包括未经治疗的张力性气胸和咯血[63]。

采用胸部叩拍还是振动主要取决于评估原则、注意事项、禁忌证、婴幼儿疾病状况和对治疗的耐

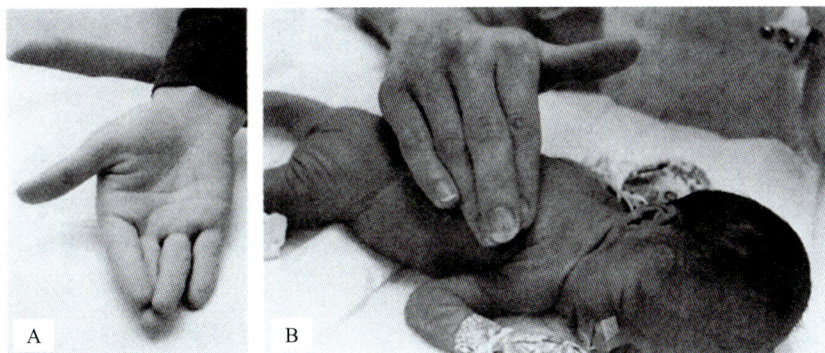

图 32.8　为幼儿进行叩拍时，手指呈"帐篷状"。A. 并拢。B. 早产儿叩拍技术

受性。

气道吸引

无菌气道吸引技术将在第 39 章详细介绍，而本节旨在强调婴幼儿进行气道吸引的一些特殊注意事项[202-205]。

- 如果可能，吸痰时使用经皮血氧监测仪，持续监测婴幼儿的氧合状态。
- 应使用压力计测定吸引管路，以确保有足够的压力且不超过最大安全值（这些限制应与呼吸机设置类似）。
- 每次吸引至拔出吸痰管时间不超过 5 秒。
- 婴幼儿过度通气时，应谨慎给高浓度氧，以减少给氧过多或过少。连接吸引管路通常不要持续超过 5~10 秒，以维持足够的氧合水平。
- 在吸痰前、中、后都要监测早产儿的血压。血压变化可能表明颅内压增高，有颅内出血的风险。

对于插管婴幼儿，应仔细评估是否需要进行气管内插管（endotracheal tube，ETT）吸痰。ETT 吸痰的

临床适应证包括呼吸模式和呼吸频率变化、呼吸时看到或听到 ETT 内有分泌物、胸部听诊闻及异常呼吸音、血氧饱和度和动脉血氧分压降低、二氧化碳分压增加、心动过缓、大气道压力增高引起的呼吸波形改变和焦虑不安[205]。

儿童胸部物理治疗

2 岁及以上儿童进行 CPT 的目标不仅限于气道廓清。儿童能够根据指示模仿治疗师的示范动作，如深呼吸、咳嗽和主动运动。儿童 CPT 的重点在于改善通气和呼吸效率[179]；增强全身肌肉力量和耐力，尤其是呼吸肌；改善姿势；以及解决放松、呼吸控制和节律调节问题[206]。

CPT 在儿童中的应用往往需要耐心和创造性的调整。难点在于让治疗过程看起来不像治疗，而像一场游戏。在与儿童沟通时务必保持诚恳和尊重，确保对话内容与他们的年龄和发育水平相匹配。

让家庭成员参与儿童的 CPT 治疗非常有意义[179,207,208]。在某些情况下，家长可能会在治疗师的直接指导下，承担大部分"实操"工作，并由家长向孩子下达重复指令。这样的安排有助于加强家长和家庭成员的教育，使治疗能够在儿童的家庭中延续下去。

体位旋转

体位旋转和体位引流的目的是防止分泌物潴留和清除分泌物。对于无法活动、人工气道通气和胸部不能充分扩张的儿童，应至少每 2 小时改变 1 次体位。体位变化可以提高氧运输，促进肺部引流[190]。如果儿童不愿意改变体位，那么改变环境中的玩具、物体

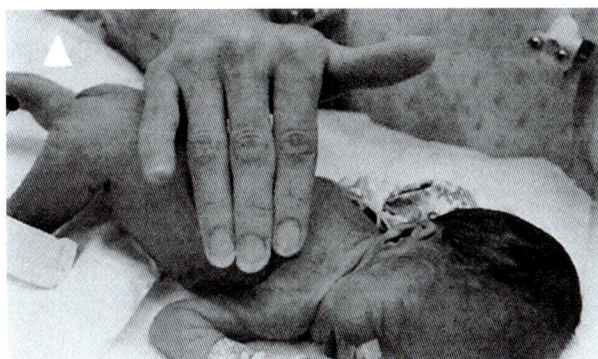

图 32.9　早产儿手法胸壁振动

或者人的位置可能会有所帮助。

幼儿　通常鼓励年幼儿童（18个月到3岁）通过吹泡泡、纸巾、风铃或者简单的小号角来进行深呼吸。为了胸廓达到最大扩张度，孩子们在玩吹气游戏或者唱歌时应该采取侧卧位，这是因为侧卧位时下侧肺通气更有效（见第18章）。此外，如果通气差的肺部在最上面，则可以使用牵伸技术进行深呼吸（见第20章）。

当体位变化或哭闹时，幼童常发生自主咳嗽。对于不能进行自主咳嗽或者咳嗽不足以清除分泌物的儿童，需进行经鼻吸引。

大龄儿童　学龄儿童可以更明确地根据指示做各种呼吸训练，如膈式呼吸、缩唇呼吸、节段性横向腹式呼吸。他们也可使用放松的深呼吸来控制活动和调节活动节奏。此外，如果治疗很有趣，那么患儿配合程度更高。可以制作精美的口哨来鼓励深呼吸，让患儿移动哨子来增加治疗趣味性。此外，在小儿激励性肺量计上配置欢乐且"酷"的照片，会让患儿觉得这更像是一个游戏。

年龄较大的儿童（不是婴幼儿）可通过在胸骨上切迹施加稳定的压力来刺激咳嗽。然而，无论是自主咳嗽还是刺激引发的咳嗽，都可能引起恶心、呕吐，特别是在儿童进食后立即进行气道廓清时。

术前和术后治疗

术后CPT的疗效与术前的治疗密切相关[179]。适当的术前评估、指导和治疗干预有助于降低术后并发症发生率[179]。

术前教育对于儿童和家庭都非常重要，因为家长往往会比孩子更焦虑[180]。术前训练的内容应根据儿童的年龄进行个体化设计，包括视频、互动性游戏、角色扮演、填色书和其他类型的活动[180,209]。

对于2岁以内的患儿，治疗师需要与家长见面并解释支气管引流治疗的目的、可能会出现的气道廓清问题，以及可能出现的并发症。应该强调这些干预措施的预防作用，说明和讨论术后儿童可以进行的治疗，包括体位管理、胸部叩拍、振动和气道吸引。此外，物理治疗师应始终为家长留出提问的时间。如果儿童能够理解简单的概念，治疗师除了对家长宣教外，还可以指导儿童进行各种呼吸游戏、使用诱导性

肺量计、咳嗽和通用的上、下肢训练。

对于6~8岁及以上的儿童，可以向儿童解释和说明术后治疗的过程。在描述深呼吸和咳嗽的过程中，应强调支气管湿化的重要性。可以向儿童展示如何使用枕头或毛绒动物玩具固定手术切口，使咳嗽更为舒适。重要的是要对孩子诚实，并解释尽管咳嗽可能会引起疼痛，但通过这样的固定可以减轻疼痛。教授儿童膈式呼吸和缩唇呼吸以及呼吸控制。如果可以，教儿童如何使用激励式肺量计。

与成年人相比，术后肺部并发症在儿童中不多见，但仍然会发生。儿童最常见的术后并发症是肺不张和肺炎[179,180]。以下情况发生术后肺部并发症的风险高：原有肺部疾病、胸部或上腹部切口、术后长期卧床或活动受限及神经肌肉受累影响运动、咳嗽和深呼吸。

术后干预通常侧重于改善通气、促进咳嗽和增加主动活动能力[179,181]。只有当儿童不能自主进行气道廓清或者是因为存在慢性肺部疾病而气道廓清障碍风险高时，才使用特定支气管引流技术。

胸部和上腹部手术后，手术切口两边可能会有夹板固定。为防止术后并发症，应鼓励进行手臂、肩关节和躯干的运动。对于年龄小的儿童，可以鼓励通过用双手在头上鼓掌或扮演如"可爱的小蜘蛛"促进胸部移动。对于年龄较大的儿童，可以教授更多常规运动。

儿童通常能够迅速恢复活动，除非其运动功能受损或因特定手术而受到限制。一般而言，若儿童能下床活动，肺部听诊呼吸音清晰，并且能有效咳嗽，那么就可以停止术后CPT。

小儿呼吸康复

慢性呼吸系统疾病患儿的康复计划可以参照成人呼吸康复训练内容来制订，因为两者的目标基本相同。然而，儿童常见的呼吸系统疾病与成人不同，儿童可以从呼吸康复中获益的最常见疾病是哮喘和CF。

哮喘患儿的运动训练

运动训练和增加体适能是哮喘儿童非常重要的干预措施。为哮喘儿童设计运动训练方案，其目的是改善胸部和躯干的活动能力、呼吸控制、增强力量、改

善姿势、增加运动能力和提高生活质量[210-212]。

与体力活动相关的暂时性气流受限，可能会使儿童及其父母对运动训练保持谨慎的态度[212]。促进和保持这些患儿运动训练有以下几种方法：首先，有氧运动会降低活动对通气的需求，从而降低发生呼吸费力的频率。其次，佩戴面罩，经鼻吸入气体在进入胸腔前加温加湿，从而提高了运动诱发支气管痉挛的阈值[213-215]。再次，由于年龄较小的儿童一天中活动的时间段不固定，并且在学校或在体育运动时可能不允许随身携带吸入器，因此物理治疗师需要与儿童的医师进行沟通，确认可在家中使用的长效药物[214]。最后，部分儿童进行10~15分钟的热身和放松运动，可以减轻运动诱发的症状[213,215]。推荐的热身运动包括60%最大心率[215]的次极量运动，以及包含高爆发期不同强度的重复运动[213]。

呼吸康复包括为儿童参加体育课（physical education，PE）提供建议[210]。应告知体育老师影响哮喘儿童肺功能的某些运动。跑步是最有可能加剧哮喘的一种运动形式，尤其是在寒冷、干燥的环境中进行。与此相反，游泳是一个极好的运动方式[104,210,212]。剧烈或持续运动可能会诱发支气管痉挛，而短周期运动（持续时间小于5分钟）可能是有益的，不会诱发支气管痉挛[210,215]。体育老师还应意识到，儿童在运动前可能需要使用吸入器，以免引起肺部不良后果[210,215]。

囊性纤维化患儿的运动训练

CF患儿进行运动训练的目的是增加习惯性体力活动、体适能和自信心；促进气道廓清，提高肺功能和改善姿势；帮助调节免疫应答[103,216,217]。此外，当运动作为CF患儿整体管理计划的一部分时，生活质量和主观反馈都有所改善[218-220]。

应针对每个CF儿童制订个性化的运动计划[221]。运动前检查和评估应包括以下几个部分[103,220,221]。

- 全面的病史调查。
- 肌肉骨骼系统检查，包括关节活动度、力量和姿势评估。
- 胸廓形状和活动度评估。
- 神经肌肉控制评估，包括呼吸的肌肉募集模式、手臂与躯干运动。
- 日常生活活动耐受性和限制性评估。
- 吸气肌力量和耐力评估。
- 运动心肺测试通过ECG、血压和血氧监测，测定峰值摄氧量（VO₂peak），从而评估运动能力。

CF儿童的基本运动计划应包括柔韧性活动以拉长紧张的肌肉组织；力量训练以保持和加强薄弱的肌肉组织；首选功能性体力活动，如负重训练以改善骨密度；以及耐力训练[218-221]。这些儿童进行剧烈运动和体适能训练时，需要仔细监测肺部反应[103]。当患儿出现运动引起的严重低氧血症时，需要使用辅助供氧[221]。有大量研究支持儿童和成人CF患者进行有氧和无氧运动训练[103,104,218,219,221]。物理治疗师应特别注意，通过各种不同的活动，来提高运动的趣味性、维护儿童的自尊心，并提高儿童对运动训练的依从性[222]。

关注儿童和成人CF患者的营养状况，对于预防活动减少、改善运动耐量和提高生活质量至关重要[103,223-225]。总体而言，现有证据表明，在这类患者的其他健康方面得到改善后，运动的获益会大于风险[104,221]。

总结

婴幼儿和儿童的心肺物理治疗首先应了解其发育和发育缺陷相关问题。本章描述了儿科心血管系统与呼吸系统疾病，并提供了治疗建议，同时强调了针对新生儿、婴幼儿、儿童和青少年的治疗适应证、预防措施和禁忌证。

肺功能和运动功能之间的联系至关重要。许多运动障碍的儿童存在心肺功能障碍风险或有相关病史。提高通气功能的运动干预方法尤为关键，因为有效的氧合不仅是原发性心血管系统与呼吸系统疾病患者的首要需求，还是所有儿童的基本需求。

致谢

特别感谢本章前两个版本的第一作者 Linda D. Crane。

复习题

（1）讨论过渡循环中肺血流变化的重要性，以及这些变化与卵圆孔和动脉导管闭合的关系。

（2）描述导致婴幼儿呼吸做功增加和呼吸窘迫的6个肺部解剖结构特点。

（3）识别并讨论早产儿心血管和肺部易感性问题。

（4）比较早产儿和足月新生儿常见的呼吸系统疾病。

（5）比较婴幼儿和年龄较大儿童胸部物理治疗目标。有哪些相同点和不同点？

（6）当治疗师为婴幼儿进行以下气道廓清时，分别有什么注意事项和禁忌证？

- 体位旋转。
- 体位引流。
- 叩拍。
- 振动。
- 气道吸引。

（7）神经运动功能障碍如何影响肺部发育？

（8）识别发育正常肥胖儿童的两种常见心血管与肺部合并症。

（9）描述以下患儿运动训练的目标、注意事项和建议进行的监测。

- 心脏手术史。
- 哮喘。
- 囊性纤维化。

参考文献

1. Kiserud T. Physiology of fetal circulation. *Semin Fetal Neonatal Med.* 2005;10:493–503.
2. Sadler TW. Cardiovascular system. In: Sadler TW, ed. *Langman's Medical Embryology.* 14th ed. Philadelphia, PA: Walters Kluwer; 2019:179–222.
3. Rahlin M. Impaired ventilation, respiration/gas exchange and aerobic capacity/endurance associated with respiratory failure in the neonate. In: Frownfelter D, ed. *Cardiopulmonary Essentials: Preferred Physical Therapist Practice Patterns.* Thorofare, NJ: SLACK; 2007: pp 237–264.
4. Schneider DJ, Moore, JW. Patent ductus arteriosus. *Circulation.* 2006;114:1873–1882.
5. Mielke G, Benda, N. Cardiac output and central distribution of blood flow in the human fetus. *Circulation.* 2001;103: 1662–1668.
6. Tan CM, Lewandowski AJ. The transitional heart: from early embryonic and fetal development to neonatal life. *Fetal Diagn Ther.* 2020;47(5): 373–386.
7. Phelan PD, Olinsky A, Robertson CF, eds. *Respiratory Illness in Chil- dren.* Boston, MA: Blackwell-Scientific Publications; 1994.
8. Cech DJ, Martin S. Cardiovascular and pulmonary system changes. In: Cech DJ, Martin S, eds. *Functional Movement Development Across the Life Span.* 3rd ed. St. Louis, MO: Saunders; 2012: pp 151–173.
9. Lapointe A, Barrington KJ. Pulmonary hypertension and the asphyxiated newborn.*J Pediatr.* 2011;158:e19–e24.
10. Tucker CA. Cardiovascular and pulmonary systems. In: Effgen SK, ed. *Meeting the Physical Therapy Needs of Children.* 2nd ed. Philadel- phia, PA: FA. Davis; 2013: pp 389–439.
11. Hughes EA, Sperle CK. Fetal and newborn cardiopulmonary physiology. In: Beachey W, ed. *Respiratory Care Anatomy and Physiology: Foundations for Clinical Practice.* 4th ed. St Louis, MO: Elsevier; 2018: pp 267–292.
12. Hermes-DeSantis ER, Clyman RI. Patent ductus arteriosus: pathophysiology and management.*J Perinatol.* 2006;26:S14–S18.
13. Johnson TR, Moore WM, Jeffries JE. *Children Are Different: Developmental Physiology.* 2nd ed. Columbus, OH: Ross Laboratories; 1978.
14. Blackburn S. Alterations of the respiratory system in the neonate: implications for clinical practice. *J Perinat Nurs.* 1992;6: 46–58.
15. Massery M. Chest development as a component of motor development: implications for pediatric physical therapists. *Pediatr Phys Ther.* 1991;3:3–8.
16. Fishman CL, Rodriguez NE. The respiratory system. In: Kacmarek RM, Stoller JK, Heuer AJ, eds. *Egan's Fundamentals of Respiratory Care.* 11th ed. St Louis, MO: Elsevier; 2017: pp 158–208.
17. Arens R, McDonough JM, Corbin AM, et al. Linear dimensions of the upper airway structure during development. *Am J Respir Crit CareMed.* 2002;165:117–122.
18. Kahn–D'Angelo L, Blanchard Y, McManus B. The special care nurs ery. In: Campbell SK, Palisano RJ, Orlin MN, eds. *Physical Therapy for Children.* 4th ed. St Louis, MO: Saunders; 2012: pp 903–943.
19. Walther FJ, Benders MJ, Leighton JO. Persistent pulmonary hypertension in premature neonates with severe respiratory distress syndrome. *Pediatrics.* 1992;90:899–903.
20. Crowley P, Roberts D, Dalziel S, et al. *Antenatal Corticosteroids to Accelerate Fetal Lung Maturation for Women at Risk of Preterm Birth: Protocol for a Cochrane Review. The Cochrane Library 1.* Chichester, UK: John Wiley & Sons, Ltd; 2004.
21. Deming DD, Otsuka KN. Neonatal and pediatric respiratory care. In: Kacmarek RM, Stoller JK, Heuer AJ, eds. *Egan's Fundamentals of Respiratory Care.* 11thed. St Louis, MO: Elsevier; 2017: pp 688–714.
22. Milne MJ, Sung RYT, FokTF, et al. Doppler echocardiographic assessment of shunting via the ductus arteriosus in newborn infants. *Am J Cardiol.* 1989;64:102–105.
23. Archer N. Patent ductus arteriosus in the newborn. *Arch Dis Child* 1993;69(5 Spec No):529–532.

24. Eichenwald EC, Stark AR. Management and outcomes of very low birth weight. *NEnglJ Med.* 2008;358:1700–1711.

25. Bancalari E, Claure N, Gonzales A. Patent ductus arteriosus and respiratory outcome in premature infants. *Biol Neonate.* 2005; 88:192–201.

26. Rocha G, Ribeiro O, Guimarães H. Fluid and electrolyte balance during the first week of life and risk of bronchopulmonary dysplasia in the preterm neonate. *Clinics.* 2010;65:663–674.

27. Birnkrant DJ, Ashwath ML, Noritz GH, et al. Cardiac and pulmonary function variability in Duchenne/Becker muscular dystrophy: an initial report.*J Child Neurol.* 2010;25:1110–1115.

28. Burd L, Deal E, Rios R, et al. Congenital heart defects and fetal alcohol spectrum disorders. *CongenitHeart Dis.* 2007;2:250–255.

29. Koeppen AH. Friedreich's ataxia: pathology, pathogenesis, and molecular genetics.*J Neurol Sci.* 2011;303:1–12.

30. Tsou AY, Paulsen EK, Lagedrost SJ, et al. Mortality in Friedreich ataxia.*J Neurol Sci.* 2011;307(1–2):46–49.

31. Barbaro G. HIV-associated cardiomyopathy etiopathogenesis and clinical aspects. *Herz.* 2005;30:486–492.

32. Lai H, Redheuil A, Tong W, et al. HIV infection and abnormal regional ventricular function. *Int J Cardiovasc Imaging.* 2005;25: 809–817.

33. Koca B, Sahin S, Adrovic A, et al. Cardiac involvement in juvenile idiopathic arthritis. *RheumatolInt.* 2017;37(1):137–142.

34. Yetman AT, Graham T. The dilated aorta in patients with congenital cardiac defects. *JAm Coll Cardiol.* 2009;53:461–467.

35. Hatemi AC, Gursoy M, Tongut A, et al. Pulmonary stenosis as a predisposing factor for infective endocarditis in a patient with Noonan syndrome. *Tex Heart Inst J.* 2010;37:99–101.

36. MuseweNN, Olley PM. Patent ductus arteriosus. In: Freedom RM, Benson LN, Smallhorn JF, eds. *Neonatal Heart Disease.* London, UK: Springer-Verlag; 1992: pp 593–609.

37. Capobianco G, Cherchi PL, Ambrosini G, et al. Alobar holoprosencephaly, mobile proboscis and trisomy 13 in a fetus with maternal gestational diabetes mellitus: a 2D ultrasound diagnosis and review of the literature. *Arch Gynecol Obstet.* 2007;275:385–387.

38. Hsu HF, Hou JW. Variable expressivity in Patau syndrome is not all related to trisomy 18 mosaicism. *Am J Med Genet Part A.* 2007; 143A:1739–1748.

39. Kaneko Y, Kobayashi J, Achiwa I, et al. Cardiac surgery in patients with trisomy 18. *Pediatr Cardiol.* 2009;30:729–734.

40. Pandit C, Fitzgerald DA. Respiratory problems in children with Down syndrome.*J Paediatr Child Health.* 2012;48:E147–E152.

41. Kim HK, Gottliebson W, Hor K, et al. Cardiovascular anomalies in Turner syndrome: spectrum, prevalence, and cardiac MRI findings in a pediatric and young adult population. *Am J Roentgenol.* 2011;196:454–460.

42. Bajracharya P, Bhatnagar S, Pauliks LB. Mitral valve diseases in Williams syndrome: case report and review of the literature. *Echocardiog- raphy.* 2011;28:E156–E159.

43. Madan JC, Kendrick D, Hagadorn JI, et al. Patent ductus arteriosus therapy: impact on neonatal and 18-month outcome. *Pediatrics.* 2009;123:674–681.

44. Garcia AV, LukishJ. Minimally invasive patent ductus arteriosus ligation. *Clin* Perinatol. 2017;44(4):763–771.

45. Mitra S, Florez ID, Tamayo ME, et al. Association of placebo, indomethacin, ibuprofen, and acetaminophen with closure of hemodynamically significant patent ductus arteriosus in preterm infants: a systematic review and meta-analysis. *JAMA.* 2018;319(12):1221–1238.

46. Smyth JM, Collier PS, Darwish M, et al. Intravenous indomethacin in preterm infants with symptomatic patent ductus arteriosus. A population pharmacokinetic study. *Br J Clin Pharmacol.* 2004; 58:249–258.

47. Emmanouilides GC, Baylen BG. *Neonatal Cardiopulmonary Distress.* Chicago, IL: Year Book Medical Publishers; 1988.

48. Backer CL, Mavroudis C. Atrioventricular canal defects. In: Mavroudis C, Backer CL, eds. *Pediatric Cardiac Surgery.* 4th ed. Hoboken, NJ: Blackwell Publishing; 2013: pp 342–360.

49. Amin A, Davis M, Auseon A. Isolated cleft posterior mitral valve leaflet: an uncommon cause of mitral regurgitation. *Eur J Echocardiogr.* 2009;10:173–174.

50. CalabrÕ R, Limongelli G. Complete atrioventricular canal. *Orphanet J Rare Dis.* 2006;1:8.

51. Freedom RM, Smallhorn JF. Atrioventricular septal defect. In: Freedom RM, Benson LN, Smallhorn JF, eds. *Neonatal Heart Disease.* London, UK: Springer-Verlag; 1992: pp 611–632.

52. Vida VL, Tessari C, Castaldi B, et al. Early correction of common atrioventricular septal defects: a single-center 20-year experience. *Ann Thorac Surg.* 2016;102(6):2044–2051.

53. Ono M, Goerier H, Boethig D, et al. Improved results after repair of complete atrioventricular septal defect. *J Card Surg.* 2009;24: 732–737.

54. Apitz C, Webb GD, Redington AN. Tetralogy of Fallot. *Lancet.* 2009;374:1462–1471.

55. Bailliard F, Anderson RH. Tetralogy ofFallot. *Orphanet J Rare Dis.* 2009;4:2.

56. Cunningham ME, Donofrio MT, PeerSM, et al. Optimal timing for elective early primary repair of tetralogy of Fallot: analysis of intermediate term outcomes. *Ann Thorac Surg.* 2017;103(3):845–852.

57. As-Sanie S, Mercer B, Moore J. The association between respiratory distress and nonpulmonary morbidity at 34 to 36 weeks' gestation. *Am J Obstet Gynecol.* 2003;189:1053–1057.

58. Crowther CA, Harding J. *Repeat Doses of Prenatal Corticosteroids for Women at Risk of Preterm Birth for Preventing Neonatal Respiratory Disease "Cochrane Review." The Cochrane Library 1.* Chichester, UK: John Wiley & Sons, Ltd; 2004.

59. Ainsworth S, Milligan D. Surfactant therapy for respiratory distress syndrome in premature neonates. A comparative review. *Am J Respir Med.* 2002;1:417–433.

60. Olivier F, Nadeau S, Bélanger S, et al. Efficacy of minimally invasive surfactant therapy in moderate and late preterm infants: a multicentre randomized control trial. *Pediatr Child Health.* 2017;22(3):120– 124.

61. Attar M, Donn S. Mechanisms of ventilator-induced lung injury in premature infants. *Semin Neonatol.* 2002;7:353–360.

62. Bancalari E, Claure N, Sosenko IRS. Bronchopulmonary dysplasia: changes in pathogenesis, epidemiology and definition. *Semin Neonatol.* 2003;8:63–71.

63. Crane L. Physical therapy for neonates with respiratory dysfunction. *Phys Ther.* 1981;61:1764–1773.

64. Flenady VJ, Gray PH. Chest physiotherapy for preventing morbidity in babies being extubated from mechanical ventilation. *Cochrane Database Syst Rev.* 2002;(2):CD000283.

65. Giannantonio C, Papacci P, Ciarniello R, et al. Chest physiotherapy in preterm infants with lung diseases. *Ital J Pediatr.* 2010;36:65.

66. Hough JL, Flenady V, Johnston L, et al. *Chest Physiotherapy for Reducing Respiratory Morbidity in Infants Requiring Ventilatory Support. "Cochrane Review." The Cochrane Library 3.* Chichester, UK: John Wiley & Sons, Ltd; 2008.

67. Harding JE, Miles FK, Becroft DM, et al. Chest physiotherapy may be associated with brain damage in extremely premature infants. *J Pediatr.* 1998;132:440–444.

68. Mehta Y, Shetye J, Nanvati R, Mehta A. Physiological effects of a single chest physiotherapy session in mechanically ventilated and extubated preterm neonates. *J Neonatal Perinatal Med.* 2016; 9(4):371–376.

69. Higgins RD, Jobe AH, Koso-Thomas M, et al. Bronchopulmonary dysplasia: executive summary of a workshop. *J Pediatr.* 2018;197: 300–308.

70. Northway WH, Rosan RC, Porter DY. Pulmonary disease following respiratory therapy of hyaline membrane disease: bronchopulmonary dysplasia. *NEnglJ Med.* 1967;276:357–368.

71. Jobe AH, Bancalari E. Bronchopulmonary dysplasia. *Am J Respir Crit Care Med.* 2001;163:1723–1729.

72. Fischer HS, Bührer C. Avoiding endotracheal ventilation to prevent bronchopulmonary dysplasia: a meta-analysis. *Pediatrics.* 2013; 132:e1351–e1360.

73. Isayama T, Iwami H, McDonald S, BeyeneJ. Association of noninvasive ventilation strategies with mortality and bronchopulmonary

dysplasia among preterm infants: a systematic review and meta-analysis. *JAMA*. 2016;316:611–624.

74. Luu TM, Lefebvre F, Riley P, et al. Continuing utilisation of specialised health services in extremely preterm infants. *Arch Dis Child Fetal Neonatal Ed*. 2011;95:F320–F325.

75. Hermansen CL, Mahajan A. Newborn respiratory distress. *Am Fam Physician*. 2015;92(11):994–1001.

76. Klingner MC, Kruse J. Meconium aspiration syndrome: pathophysiology and prevention. *JAm Board Fam Pract*. 1999;12:450–466.

77. Fanaroff AA. Meconium aspiration syndrome: historical aspects. *J Perinatol*. 2008;28:S3–S7.

78. Wiswell TE, Bent RC. Meconium staining and the meconium aspiration syndrome. *Pediatr Clin NorthAm*. 1993;40:955–981.

79. Wiswell TE. Advances in the treatment of the meconium aspiration syndrome. *Acta Paediatr Suppl*. 2001;90:28–30.

80. Wiswell TE, Tuggle JM, Turner BS. Meconium aspiration syndrome: have we made a difference? *Pediatrics*. 1990;85:715–721.

81. Bhutani VK. Developing a systems approach to prevent meconium aspiration syndrome: lessons learned from multinational studies. *J Perinatol*. 2008;28:S30–S35.

82. Chabra S. Evolution of delivery room management for meconium-stained infants: recent updates. *Adv Neonatal Care*. 2018;18(4):267–275.

83. Miller TL, Shaffer TH. Neonatal pulmonary disorders. In: Walsh BK, Czervinske MP, DiBlasi RM, eds. *Perinatal and Pediatric Respiratory Care*. 3rd ed. St Louis, MO: Saunders; 2009: 461–481.

84. Beligere N, Rao R. Neurodevelopmental outcome of infants with meconium aspiration syndrome: report of a study and literature review.*J Perinatol*. 2008;28:S93–S101.

85. Natarajan CK, Sankar MJ, Jain K. Surfactant therapy and antibiotics in neonates with meconium aspiration syndrome: a systematic review and meta-analysis.*J Perinatol*. 2016;36(Suppl 1):S49–S54.

86. Dargaville PA. Respiratory support in meconium aspiration syndrome: a practical guide. *IntJ Pediatr*. 2012;2012:965159.

87. Waring WW. Respiratory diseases in children: an overview. *Respir Care*. 1975;20:1138–1145.

88. Kumar M, Biswal N, Bhuvaneswari V, et al. Persistent pneumonia: underlying cause and outcome. *Indian J Pediatr*. 2009;76:1223–1226.

89. Sullivan PB, Morrice JS, Vernon-Roberts A, et al. Does gastrostomy tube feeding in children with cerebral palsy increase the risk of respiratory morbidity? *Arch Dis Child*. 2006;91:478–482.

90. Mofenson LM, Brady MT, Danner SP, et al. Guidelines for the prevention and treatment of opportunistic infections among HIV-exposed and HIV-infected children: recommendations from CDC, the National Institutes of Health, the HIV Medicine Association of the Infectious Diseases Society of America, the Pediatric Infectious Disease Society, and the American Academy of Pediatrics. *MMWR Recomm Rep*. 2009;58(RR-11):1–166.

91. Berdon WE, Mellins RB, Abramson SJ, et al. Pediatric HIV infection in its second decade: the changing pattern of lung involvement. Clinical, plain film, and computed tomographic findings. *Radiol Clin NorthAm*. 1993;31(3):453–463.

92. Zagran HS, Bailey CM, Damon SA, et al. Vital signs: asthma in children — United States, 2001–2016. *MMWR*. 2018;67: 149–155.

93. Crump C, Winkleby MA, Sundquist J, et al. Risk of asthma in young adults who were born preterm: a Swedish national cohort study. *Pediatrics*. 2011;127:e913–e920.

94. Baraldi E, Carraro S, Filippone M. Bronchopulmonary dysplasia: definitions and long-term respiratory outcome. *Early Hum Dev*. 2009;85:S1–S3.

95. Jackson DJ, Lemanske RF. The role of respiratory virus infections in childhood asthma inception. *Immunol Allergy Clin North Am*. 2010;30:513–522.

96. Bacharier LB, Boner A, Carlsen KH, et al. Diagnosis and treatment of asthma in childhood: a PRACTALL consensus report. *Allergy*. 2008;63:5–34.

97. Towns SJ, van Asperen PP. Diagnosis and management of asthma in adolescents. *Clin Respir J*. 2009;3:69–76.

98. Galant SP, Crawford LJ, Morphew T, et al. Predictive value of a cross-cultural asthma case-detection tool in an elementary school population. *Pediatrics*. 2004;114:307–316.

99. Knorr RS, Condon SK, Dwyer FM, et al. Tracking pediatric asthma: the Massachusetts experience using school health records. *Environ Health Perspect*. 2004;112:1424–1427.

100. Homer SD. Effect of education on school-age children's and parent's asthma management.*J Spec PediatrNurs*. 2004;9:95–102.

101. Taras H, Wright S, Brennan J, et al. Impact of school nurse case management on students with asthma. *J Sch Health*. 2004;74: 213–219.

102. Farrell PM, Rosenstein BJ, White TB, et al. Guidelines for diagnosis of cystic fibrosis in newborns through older adults: Cystic Fibrosis Foundation consensus report.*J Pediatr*. 2008;153:S4–S14.

103. Agnew JL, Owen B. Cystic fibrosis. In: Campbell SK, Palisano RJ, Orlin MN, eds. *Physical Therapy for Children*. 4th ed. Philadelphia, PA: Saunders; 2012: pp 781–814.

104. Philpott J, Houghton K, Luke A, et al. Physical activity recommendations for children with specific chronic health conditions: juvenile idiopathic arthritis, hemophilia, asthma and cystic fibrosis. *Paediatr Child Health*. 2010;15:213–218.

105. Milross MA, Piper AJ, Dobbin CJ, et al. Sleep disordered breathing in cystic fibrosis. *Sleep Med Rev*. 2004;8:253–255.

106. McColley SA. Cystic fibrosis lung disease: when does it start, and how can it be prevented?*JPediatr*. 2004;145:6–7.

107. Brody AS, Klein JS, Molina PL, et al. High-resolution computed tomography in young patients with cystic fibrosis: distribution of abnormalities and correlation with pulmonary function tests. *J Pediatr*. 2004;145:32–38.

108. Ranganathan SC, Stocks J, Dezateux C, et al. The evolution of airway function in early childhood following clinical diagnosis of cystic fibrosis. *Am J Respir Crit CareMed*. 2004;169:928–933.

109. Griesenbach U, Geddes DM, Alton EW. Gene therapy for cystic fibrosis: an example for lung gene therapy. *Gene Ther*. 2004;11(Suppl 1):S43–S50.

110. Griesenbach U,Alton EW. Current status and future directions of gene and cell therapy for cystic fibrosis. *BioDrugs*. 2011;25:77–88.

111. Borowitz D, Robinson KA, Rosenfeld M, et al. Cystic fibrosis foundation evidence-based guidelines for management of infants with cystic fibrosis.*J Pediatr*. 2009;155:S73–S93.

112. Davis PB. Evolution of therapy for cystic fibrosis. *NEnglJ Med*. 1994;331:672–673.

113. Hoo ZH, DanielsT, Wildman MJ, TeareMD, Bradley JM. Airway clearance techniques used by people with cystic fibrosis in the UK. *Physiotherapy*. 2015;101(4):340–348.

114. Shoni MH. Autogenic drainage: a modern approach to physiotherapy in cystic fibrosis. *JR Soc Med*. 1989;82(Suppl 16):32–37.

115. Mahlmeister MJ, Fink JB, Hoffman GL, et al. Positive-expiratory-pressure mask therapy: theoretical and practical considerations and a review of the literature. *Respir Care*. 1991;36:1218–1229.

116. Konstan MW, Stern RC, Doershuk CF. Efficacy of the Flutter device for airway mucus clearance in patients with cystic fibrosis. *J Pediatr*. 1994;124:689–693.

117. Hansen LG, Warwick WJ. High-frequency chest compression system to aid in clearance of mucus from the lung. *Biomed Instrum Technol*. 1990;24:289–294.

118. Flume PA, Robinson KA, O'Sullivan BP, et al. Cystic fibrosis pulmonary guidelines: airway clearance therapies. *Respir Care*. 2009;54:522–537.

119. Elkins MR, Jones A,van der Schans C. Positive expiratory pressure physiotherapy for airway clearance in people with cystic fibrosis. *Cochrane Database Syst Rev*. 2006;(2):CD003147.

120. Fainardi V, Longo F, Faverzani S, et al. Short-term effects of high-frequency chest compression and positive expiratory pressure in patients with cystic fibrosis.*J Clin Med Res*. 2011;3(6):279–284.

121. McIlwaine MP, Alarie N, Davidson GF, et al. Long-term multi-center randomised controlled study of high frequency chest wall oscillation versus positive expiratory pressure mask in cystic

fibrosis. *Thorax.* 2013;68(8):746–751.

122. Freitas DA, Chaves GS, Santino TA, et al. Standard (head-down tilt) versus modified (without head-down tilt) postural drainage in infants and young children with cystic fibrosis. *Cochrane Database Syst Rev.* 2018;3:CD010297.

123. Keens TG, Krastins IRS, Wannamaker EM, et al. Ventilatory muscle training in normal subjects and patients with cystic fibrosis. *Am Rev Respir Dis.* 1977;116:853–860.

124. Hilton N, Solis-Moya A. Respiratory muscle training for cystic fibrosis. *Cochrane Database Syst Rev.* 2018;5:CD006112.

125. Santillanes G, Gausche-Hill M. Pediatric airway management. *EmergMed Clin NorthAm.* 2008;26:961–975.

126. Watters KF. Tracheostomy in infants and children. *Respir Care.* 2017;62(6):799–825.

127. Leelarungrayub J, Borisuthibandit T, Yanka A, Boontha K. Changes in oxidative stress from tracheal aspirates sampled during chest physical therapy in hospitalized intubated infant patients with pneumonia and secretion retention. *Ther Clin Risk Manag.* 2016;12:1377–1386.

128. Ersöz M, Selçuk B, Gündüz R, et al. Decreased chest mobility in children with spastic cerebral palsy. *Turk J Pediatr.* 2006;48:344–350.

129. Alexander R: Respiratory and oral-motor functioning. In: Connolly BH, Montgomery PC, eds. *Therapeutic Exercise in Developmental Disabilities.* 3rded. Thorofare, NJ: SLACK, Incorporated; 2005: 285–306.

130. Hadders-Algra M. Variation and variability: keywords in human motor development. *Phys Ther.* 2010;90:1823–1837.

131. Fitzgerald DA, Follett J, Van Asperen PP. Assessing and managing lung disease and sleep disordered breathing in children with cerebral palsy. *Paediatr Respir Rev.* 2009;10:18–24.

132. Littleton SR, Heriza CB, Mullens PA, et al. Effects of positioning on respiratory measures in individuals with cerebral palsy and severe scoliosis. *PediatrPhys Ther.* 2011;23:159–169.

133. CampanozziA, Capano G, Miele E, et al. Impact of malnutrition on gastrointestinal disorders and gross motor abilities in children with cerebral palsy. *Brain Dev.* 2007;29:25–29.

134. Hays RM, Jordan RA, McLaughlin JF, et al. Central ventilatory dysfunction in myelodysplasia: an independent determinant of survival. *Dev Med Child Neurol.* 1989;31:366–370.

135. Swaminathan S, Paton JY, Ward SLD, et al. Abnormal control of ventilation in adolescents with myelodysplasia. *J Pediatr.* 1989;115:898–903.

136. Ward SLD, Jacobs RA, Gates EP, et al. Abnormal ventilatory patterns during sleep in infants with myelomeningocele. *J Pediatr.* 1986;4:631–634.

137. Juranek J, Salman MS. Anomalous development of brain structure and function in spina bifida myelomeningocele. *Dev Disabil Res Rev.* 2010;16:23–30.

138. Mayer S, Weisser M, Till H, et al. Congenital myelomeningocele: do we have to change our management? *Cerebrospinal Fluid Res.* 2010;7:17.

139. Dauvilliers Y, Stal V, Abril B, et al. Chiari malformation and sleep related breathing disorders. *J Neurol Neurosurg Psychiatry.* 2007;78:1344–1348.

140. Hinderer KA, Hinderer SR, Shurtleff DB. Myelodysplasia. In: Campbell SK, Palisano RJ, Orlin MN, eds. *Physical Therapy for Children.* 4th ed. Philadelphia, PA: Saunders; 2012: pp 703–755.

141. Colvin KL, Yeager ME. What people with Down syndrome can teach us about cardiopulmonary disease. *Eur Respir Rev.* 2017;26(143):160098.

142. Bruijn M, van der Aa LB, van Rijn RR, et al. High incidence of acute lung injury in children with Down syndrome. *Intensive Care Med.* 2007;33:2179–2182.

143. BeckhausAA, Castro-Rodriguez JA. Down syndrome and the risk of severe RSV infection: a meta-analysis. *Pediatrics.* 2018; 142(3):e20180225.

144. Dichter CG, Darbee JC, Effgen SK, et al. Assessment of pulmonary function and physical fitness in children with Down syndrome. *PediatrPhys Ther.* 1993;5:3–8.

145. Moerchen VA. Respiration and motor development: a systems perspective. *Neurol Rep.* 1994;18:8–10.

146. Brasil Santos D, Vaugier I, Boussaïd G, et al. Impact of noninvasive ventilation on lung volumes and maximum respiratory pressures in Duchenne muscular dystrophy. *Respir Care.* 2016;61(11):1530–1535.

147. Andrews JG, Soim A, Pandya S, et al. Respiratory case received by individuals with Duchenne muscular dystrophy from 2000 to 2011. *Respir Care.* 2016;61(10):1349–1359.

148. Stuberg W. Muscular dystrophy and spinal muscular atrophy. In: Campbell SK, Palisano RJ, Orlin MN, eds. *Physical Therapy for Children.* 4th ed. St Louis, MO: Saunders; 2012: pp 353–384.

149. Buddhe S, Cripe L, Freidland-Little J, et al. Cardiac management of the patient with Duchenne muscular dystrophy. *Pediatrics.* 2018;142:S72.

150. Takaso M, Nakazawa T, Imura T, et al. Surgical management of severe scoliosis with high risk pulmonary dysfunction in Duchenne muscular dystrophy: patient function, quality of life and satisfaction. *Int Orthop.* 2010;34:695–702.

151. Winkler G, Zifko U, Nader A, et al. Dose-dependent effects of inspiratory muscle training in neuromuscular disorders. *Muscle Nerve.* 2000;23:1257–1260.

152. Koessler W, Wanke T, Winkler G, et al. 2 years' experience with inspiratory muscle training in patients with neuromuscular disorders. *Chest.* 2001;120:765–769.

153. Topin N, Matecki S, Le Bris S, et al. Dose-dependent effect of individualized respiratory muscle training in children with Duch- enne muscular dystrophy. *Neuromuscul Disord.* 2002;12: 576–583.

154. Bach JR, Isikawa Y, Kim H. Prevention of pulmonary morbidity for patients with Duchene muscular dystrophy. *Chest.* 1998; 112:1024–1028.

155. Bach JR, Chaudhry SS. Standards of care in MDA clinics. *Am J Phys Med Rehabil.* 2000;79:193–196.

156. Hukins CA, Hillman DR. Daytime predictors of sleep hypoventilation in Duchene muscular dystrophy. *Am J Respir Crit CareMed.* 2000;161:166–170.

157. Vianello A, BevilacquaM, Salvador V, et al. Long-term nasal intermittent positive pressure ventilation in advanced Duchenne's muscular dystrophy. *Chest.* 1994;105:445–448.

158. Raphael JC, Chevret S, Chastang C, et al. Randomised trial of preventive nasal ventilation in Duchenne muscular dystrophy. French multicentre cooperative group on home mechanical ventilation assistance in Duchenne de Boulogne muscular dystrophy. *Lancet.* 1994;343:1600–1604.

159. Shneerson JM, Simonds, AK. Noninvasive ventilation for chest wall and neuromuscular disorders. *Eur Respir J.* 2002;20:480–487.

160. Bach JR. Mechanical insufflation/exsufflation: has it come of age? A commentary. *Eur Respir J.* 2003;21:385–386.

161. Kotzot D, Schwabegger AH. Etiology of chest wall deformities: a genetic review for the treating physician. *J Pediatr Surg.* 2009;44:2004–2011.

162. Helders PJ, Klepper SE, Takken T, van der Net J. Juvenile idiopathic arthritis. In: Campbell SK, Palisano RJ, Orlin MN, eds. *Physical Therapy for Children.* 4th ed. St Louis, MO: Saunders; 2012: pp 239–270.

163. Vos MB, Welsh J. Childhood obesity: update on predisposing factors and prevention strategies. *Curr Gastroenterol Rep.* 2010;12: 280–287.

164. Glasper A. Further government measures to tackle the childhood obesity epidemic. *Br J Nurs.* 2018;27(15):904–905.

165. Daniels SR. Complications of obesity in children and adolescents. *IntJ Obes.* 2009;33:S60–S65.

166. Yamaki K, Rimmer JH, Lowry BD, et al. Prevalence of obesity-related chronic health conditions in overweight adolescents with disabilities. *Res Dev Disabil.* 2011;32:280–288.

167. Bibi H, Shoseyov D, Feigenbaum D, et al. The relationship between asthma and obesity in children: is it real or a cause of over diagnosis?*J Asthma.* 2004;41:403–410.

168. Noal RB, Menezes AMB, Macedo EC, et al. Childhood body mass index and risk of asthma in adolescence: a systematic review. *Obes Rev.* 2010;12:93–104.

169. Karachaliou F, Vlachopapadopoulou E, Psaltopoulou T, et al. Prevalence of asthma symptoms and association with obesity, sedentary lifestyle and sociodemographic factors: data from the Hellenic National Action Plan for the assessment, prevention and treatment of childhood obesity (MIS301205). *J Asthma.* 2018; 16:1–7.

170. Lang JE, Bunnell HT, Hpssain MJ, et al. Being overweight or obese and the development of asthma. *Pediatrics.* 2018; 142(6):e20182119.

171. Arens R, Marcus CL. Pathophysiology of upper airway obstruction: a developmental perspective. *Sleep.* 2004;27:997–1019.

172. Ng DK, Lam YY, Kwok KL, et al. Obstructive sleep apnea in children. *HongKong MedJ.* 2004;10:44–48.

173. Arens R, Muzumdar H. Childhood obesity and obstructive sleep apnea syndrome.*J ApplPhysiol.* 2010;108:436–444.

174. Bhattacharjee R, Kim J, Kheirandish-Gozal L, et al. Obesity and obstructive sleep apnea syndrome in children: a tale of inflammatory cascades. *PediatrPulmonol.* 2011;46:313–323.

175. DykenME, Lin-DykenDC, Poulton S, et al. Prospective polysomnographic analysis of obstructive sleep apnea in Down syndrome. *Arch PediatrAdolescMed.* 2003;157:655–660.

176. de Miguel-Díez J, Villa-Asensi JR, Alvarez-Sala JL. Prevalence of sleep-disordered breathing in children with Down syndrome: polygraphic findings in 108 children. *Sleep.* 2003;26(8):1006–1009.

177. Schrander-Stumpel CT, Curfs LM, Sastrowijoto P, et al. Prader-Willi syndrome: causes of death in an international series of 27 cases. *Am J Med Genet A.* 2004;124:333–338.

178. Cassidy SB, Driscoll DJ. Prader-Willi syndrome. *Eur J Hum Genet.* 2009;17:3–13.

179. Felcar JM, Guitti JC, Marson AC, et al. Preoperative physiotherapy in prevention of pulmonary complications in pediatric cardiac surgery. *Rev Bras Cir Cardiovasc.* 2008;23:383–388.

180. Howell BA,Tapley C. Thoracic surgery. In: Campbell SK, Palisano RJ, Orlin MN, eds. *Physical Therapy for Children.* 4th ed. St Louis, MO: Saunders; 2012: pp 845–878.

181. Huckabay L, DaderianAD. Effect of choices on breathing exercises post-open heart surgery. *Dimens Crit Care Nurs.* 1990;9:190–201.

182. Johnson B. Postoperative physical therapy in the pediatric cardiac surgery patient. *PediatrPhys Ther.* 1991;3:14–22.

183. Amao R, Imamura T, Sawada Y, et al. Experiences with aggressive cardiac rehabilitation in pediatric patients receiving mechanical circulatory supports. *Int Heart J.* 2016;57:769–772.

184. Haseba S, Sakakima H, Nakao S, et al. Early postoperative physical therapy for improving short-term gross motor outcome in infants with cyanotic and acyanotic congenital heart disease. *Disabil Reha- bil.* 2018;40(14):1694–1701.

185. Gildein P, Mocellin R, Kaufmehl K. Oxygen uptake transient kinetics during constant-load exercise in children after operations of ventricular septal defect, tetralogy of Fallot transposition of the great arteries, or tricuspid valve atresia. *Am J Cardiol.* 1994;74: 166–169.

186. Müller J, Christov F, Schreiber C, et al. Exercise capacity, quality of life, and daily activity in the long-term follow-up of patients with univentricular heart and total cavopulmonary connection. *Eur Heart J.* 2009;30:2915–2920.

187. Peterson S, Su JA, Szmuszkovicz JR, et al. Exercise capacity following pediatric heart transplantation: a systematic review. *Pediatr Transplant.* 2017;21(5).

188. Manlhiot C, Knezevich S, Radojewski E, et al. Functional health status of adolescents after the Fontan procedure: comparison with their siblings. *Can J Cardiol.* 2009;25:e294-e300.

189. MoallaW, Maingourd Y, Gauthier R, et al. Effect of exercise trainingon respiratory muscle oxygenation in children with congenital heart disease. *Eur J Cardiovasc Prev Rehabil.* 2006;13:604–611.

190. Ross J, Dean E. Integrating physiological principles into the comprehensive management of cardiopulmonary dysfunction. *Phys Ther.* 1989;69:255–259.

191. Task Force on Sudden Infant Death Syndrome, Moon RY. SIDS and other sleep-related infant deaths: expansion of recommendations for safe infant sleeping environment. *Pediatrics.* 2011; 128(5):1030–1039.

192. Hutchinson AA, Ross KR, Russell G. The effects of posture on ventilation and lung mechanics in preterm and light-for-date infants. *Pediatrics.* 1979;64:429–432.

193. LioyJ, Manginello FP. A comparison of prone and supine positioning in the immediate postextubation period of neonates.*J Pediatr.* 1988;112:982–984.

194. Martin RJ, Herrell N, Rubin D, et al. Effects of supine and prone positions on arterial oxygen tension in the preterm infant. *Pediatrics.* 1979;63:528–531.

195. Levy J, Habib RH, Lipsten E, et al. Prone versus supine positioning in the well preterm infant: effects on work of breathing and breathing patterns. *PediatrPulmonol.* 2006;41:754–758.

196. Patton C, Stiltner D, Wright KB, Kautz DD. Do nurses provide a safe sleep environment for infants in the hospital setting? *Adv Neonatal Care.* 2015;15(1):8–22.

197. Bartlow KL, Cartwright SB, Shefferly EK. Nurses' knowledge and adherence to sudden infant death syndrome prevention guidelines. *PediatrNurs.* 2016;42(1):7–13.

198. Thoresen M, Cowan F, Whitelaw A. Effect of tilting on oxygenation in newborn infants. *Arch Dis Child.* 1988;63:315–317.

199. Emery JR, Peabody JL. Head position affects intracranial pressure in newborn infants.*J Pediatr.* 1983;103:950–953.

200. Stoll BJ, Hansen NI, Bell EF, et al. Neonatal outcomes of extremely preterm infants from the NICHD Neonatal Research Network. *Pediatrics.* 2010;126:443–456.

201. Nayeri UA, Buhimschi CS, Zhao G, et al. Components of the antepartum, intrapartum, and postpartum exposome impact on distinct short-term adverse neonatal outcomes of premature in- fants: a prospective cohort study. *PLoS One.* 2018;13(12):e0207298.

202. Durand M, Sangha B, Cabal LA, et al. Cardiopulmonary and intracranial pressure changes related to endotracheal suctioning in preterm infants. *Crit CareMed.* 1989;17:506–510.

203. McFadden R. Decreasing respiratory compromise during infant suctioning. *Am J Nurs.* 1981;81:2158–2161.

204. Perlman JM, Volpe JJ. Suctioning in the preterm infant: effects on cerebral blood flow velocity, intracranial pressure, and arterial blood pressure. *Pediatrics.* 1983;72:329–334.

205. Gardner DL, Shirland L. Evidence-based guideline for suctioning the intubated neonate and infant. *Neonatal Netw.* 2009;28:281–302.

206. Edelschick J, Seal D. Pediatric cardiopulmonary physical therapy. In: Hillegass E, ed. *Essentials of Cardiopulmonary Physical Therapy.* 3rd ed. St Louis, MO: Saunders; 2011: pp 659–681.

207. Tibbals J, Henning R, Robertson CF, et al. A home respiratory support programme for children by parents and layperson carers. *J Paediatr Child Health.* 2010;46:57–62.

208. Clark NM, Brown R, Joseph CLM, et al. Effects of a comprehensive school-based asthma program on symptoms, parent management, grades, and absenteeism. *Chest.* 2004;125:1674–1679.

209. Chow CH, Van Lieshout RJ, Schmidt LA, et al. Systematic review: audiovisual interventions for reducing preoperative anxiety in children undergoing elective surgery.*J Pediatr Psychol.* 2016;41:182–203.

210. Magee CL. Physical therapy for the child with asthma. *PediatrPhys Ther.* 1991;3:23–28.

211. Nixon PA. Role of exercise in the evaluation and management of pulmonary disease in children and youth. *Med Sci Sports Exerc.* 1996;28:414–420.

212. Basaran S, Guler-Uysal F, Ergen N, et al. Effects of physical exercise on quality of life, exercise capacity and pulmonary function in children with asthma. *J Rehabil Med.* 2006;38: 130–135.

213. de Bisschop C, Guenard H, Desnot P, et al. Reduction of exercise-induced asthma in children by short, repeated warm ups. *Br J Sports Med.* 1999;33:100–104.

214. Milgrom H, Taussig LM. Keeping children with exercise-induced asthma active. *Pediatrics.* 1999;104:38–42.

215. Randolph C. Exercise-induced bronchospasm in children. *Clin Rev Allergy Immunol.* 2008;34:205–216.

216. Paranjape SM, Barnes LA, Carson KA, et al. Exercise improves lung function in children with cystic fibrosis. *J Cyst Fibros.* 2012;11(1):18–23.

217. Boas SR, Danduran MJ, McBride AL, et al. Postexercise immune correlates in children with and without cystic fibrosis. *Med Sci Sports Exerc.* 2000;32(12):1997–2004.

218. Klign PH, Oudshoorn A, van der Ent CK, et al. Effects of anaerobic training in children with cystic fibrosis: a randomized controlled study. *Chest.* 2004;125:1299–1305.

219. Selvadurai HC, Blimkie CJ, Meyers N, et al. Randomized controlled study of in-hospital exercise training programs in children with cystic fibrosis. *PediatrPulmonol.* 2002;33:194–200.

220. Massery M. Musculoskeletal and neuromuscular interventions: a physical approach to cystic fibrosis. *J R Soc Med.* 2005;98(Suppl 45):55–66.

221. Button BM, Wilson C, Dentice R, et al. Physiotherapy for cystic fibrosis in Australia and New Zealand: a clinical practice guideline. *Respirology.* 2016;21:656–667.

222. van Brussel M, van der Net J, Hulzebos E, et al. The Utrecht approach to exercise in chronic childhood conditions: the decade in review. *PediatrPhys Ther.* 2011;23:2–14.

223. Boucher GP, Lands LC, Hay JA, et al. Activity levels and the relationship to lung function in children with cystic fibrosis. *Am JPhys Med Rehabil.* 1997;76:311–315.

224. Marin VB, Velandia S, Hunter B, et al. Energy expenditure, nutrition status, and body composition in children with cystic fibrosis. *Nutrition.* 2004;20:181–186.

225. Moorcroft AJ, Dodd ME, WebbAK. Long-term change in exercise capacity, body mass, and pulmonary function in adults with cystic fibrosis. Chest. 1997;111:338–343.

33

老年患者

作者：William E. Healey
译者：杨　博
校对：陈　硕

日益增长的老年人口

在美国，大约每 7 个人中就有 1 个老年人，即美国老年人占总人口的 14.1%。到 2030 年，65 岁以上的人口将占总人口的 19%[1]。2013 年，65 岁以上人口中居住在养老院等机构的人数相对较少，约 150 万，比例相对较低（3.4%）。然而，这一比例随着年龄增长而显著增加，从 65~74 岁的 1%，增加到 75~84 岁的 3%，再到 85 岁以上的 10%[1]。由于越来越多的老年人寿命延长，患慢性疾病且伴有功能障碍的老年人数量也随之增加。更多的老年人能受益于医疗及康复技术。治疗师在工作中会接诊更多的老年人，并且他们的医疗需求在未来几年会持续增加[2]。本章将重点描述物理治疗在预防和治疗社区和机构中日益增加的老年人心血管系统与呼吸系统疾病的作用。老年

人定义为 65 岁及以上的个体[3]。美国疾病控制与预防中心（Centers for Disease Control and Prevention，CDC）的"FastStats"收录了更多关于美国老年人的健康信息（详见 https://www.cdc.gov/nchs/fastats/older-american-health.htm）。

随着年龄的增长，病理性改变和合并症的发生率越来越高，其中包括心血管系统与呼吸系统疾病以及功能障碍。作为运动学专家，物理治疗师在识别老年人风险、预防和管理老年运动功能障碍方面发挥着重要作用。身体功能和结构会因年龄发生正常的生理变化，改变心肺功能，并对患者的活动和参与产生影响（详见 ICF 框架，见图 33.1）[4]。然而，随着年龄的增长，老年人之间的差异性越来越大，使得预测健康水平的难度增加。一项研究采用 ICF 框架，对土耳其一家疗养院的 80 名老年人进行了为期 1 年的变

化调查，结果显示，受试者的下肢肌肉力量、步行能力、速度、移动性、坐站转移能力、上肢功能和平衡能力显著下降，而在参与日常生活活动、平衡相关活动和体力活动方面没有显著变化[5]。

心血管系统与呼吸系统的年龄相关变化

CVP 系统和功能会随着年龄的增长而显著下降。我们使用了 1967 年经典 Wasserman 运动心血管系统与呼吸系统相互作用模型来描述年龄相关变化（图 33.2）[6]。

肺部和气道变化

呼吸功能大约在 25 岁开始下降。随着年龄的增长，气道、肺组织和呼吸肌的结构和功能都会发生变化。与呼吸系统年龄相关的两个主要变化是弹性回缩力减弱和胸壁僵硬[7,8]。肺的弹性回缩力取决于结缔组织的组成、结缔组织的结构以及表面活性剂产生的肺泡表面张力[7]。有限的证据表明，结缔组织的结构改变是与年龄相关弹性回缩力改变的主要原因。胸壁僵硬，同时伴有胸廓前后径增加、肋软骨钙化、椎间盘变窄以及肋椎关节的变化[8-10]。由骨质疏松引起的脊柱后凸等形态的变化，限制了胸廓在吸气过程中的扩张以及膈肌活动[9]。

肺泡毛细血管表面积、肺泡间隔表面积和肺实质总表面积减少[11]，使得用于气体交换的肺泡表面积

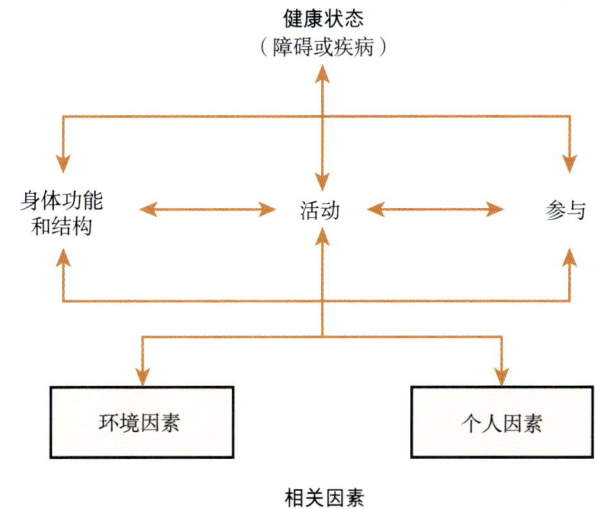

减少，并增加了生理死腔量[8]。

因年龄导致的弹性回缩力减弱与用力呼气流量减少直接相关[12]。健康的非吸烟者，男性和女性第 1 秒用力呼气容积（FEV_1）和用力肺活量（FVC）每年分别下降约 30 mL 和 23 mL，65 岁后下降速度加快[13]。支气管平均直径也随着年龄的增长而减小，导致气道阻力增加，尤其是外周气道[13]。20 岁后，由于胸壁硬度增加和肺组织弹性下降，肺静态弹性回缩每年下降约 0.1~0.2 cm[13]。此外，早期气道闭合会增加早期闭合容积和总残气容积。老年人弹性回缩力的减弱和胸壁硬度的增加进一步增加了残气容积，并导致用力肺活量下降[14,15]。无论在任何年龄段，女性和

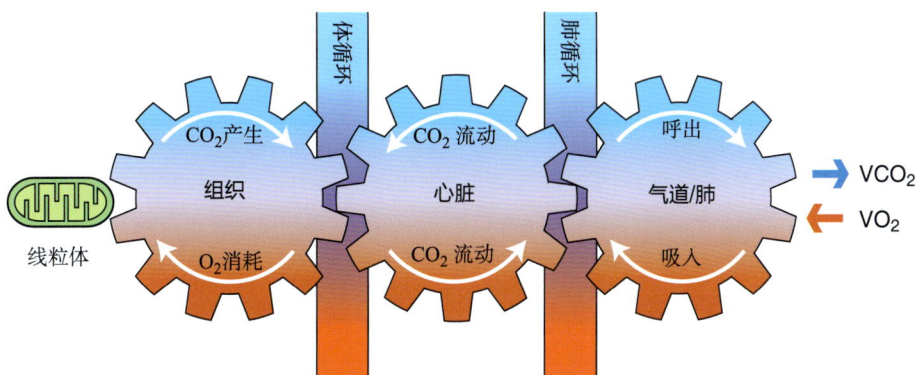

图 33.1　ICF 框架

图 33.2　运动时心血管系统与呼吸系统相互作用的 Wasserman 模型（改编自 Wasserman KK, Hansen JE, Sue DY, et al. *Principles of exercise testing and interpretation including pathophysiology and clinical applications,* ed 4, Philadelphia, 2005, Lippincott Williams & Wilkins.）

非裔美国人的呼气流速都低于白人男性[7]。

呼吸肌力量会随着年龄的增长而下降[13]。一项研究显示，采用最大吸气法（sniff）测得老年人的膈肌力量比年轻人低 13%；采用颈部磁刺激（cervical magnetic stimulation，CMS）测得老年人的膈肌力量比年轻人低 23%[13]；采用其他测量方法，低 25%[16]。膈肌和肋间肌的僵硬度会随着年龄的增长而增加，胸壁顺应性降低[17]。随着年龄的增长，脊柱后凸和胸廓前后径增加可能导致膈肌功能下降[15]。

表面积的变化导致肺的弥散能力下降[14,16]。老年人肺表面积和肺毛细血管血容量的减少都可导致通气 / 灌注匹配的减少和不均。静息动脉血氧分压在 25~75 岁下降 5~10 mmHg[7]。这些变化不会影响动脉血氧饱和度和血氧含量。

考虑到这些与年龄相关的正常肺部变化，美国肺脏协会发布了整个生命周期内保持肺部健康的指南（详见 https://www.lung.org/lung-health-and-diseases/protecting-your-lungs/）[17]。

心脏和循环变化

最大心输出量会随着年龄的增长而减少。最大心率的减少程度（每年减少约 0.7 次 / 分）似乎小于最大耗氧量（max）的减少程度[18]。动物研究表明，随着年龄的增长，窦房结传导速度降低，起搏肌细胞减少[19]。残余的窦房结肌细胞离子通道活性发生改变，导致兴奋性降低，心率减慢[19]。随着年龄的增长，峰值心输出量减少约 25%[20]。尽管随着年龄的增长，心脏结构发生了显著变化[20]，但左心室收缩功能似乎没有受到影响[21]，整个生命周期中的峰值搏出量也基本没有变化[22]。

与年龄相关的心脏结构变化主要为左心室壁增厚，由心肌细胞增大和胶原蛋白增多引起[23]。其他心脏结构变化还包括血管内膜增厚、血管硬度增加和左冠状动脉增大[23-25]。

心脏的舒张容积（心脏充盈）会随年龄的增长而变化。舒张需要心肌纤维的松弛、足够的静脉回流以快速填充心脏，以及心房收缩的时间以增加舒张末期的容积。心室硬度增加可能会阻碍舒张的过程，但此理论缺少关于人体研究的证据[26]。等容舒张期（主动脉瓣关闭和二尖瓣开放之间的时间）会随着年龄

的增长而延长[27]。同样，在舒张期早期，左心室充盈的峰值速率逐渐降低，因此在 20~80 岁之间，平均速率可以降低到 50%[23]。尽管舒张早期发生了变化，但由于左心房对心室充盈的贡献增加，静息左心室舒张末期容积保持不变[23]。大多数老年人伴有左心房增大，出现第四心音[23,27]。

静息时的收缩压和心泵功能并不随年龄的增长而变化。静息收缩末期容积和每搏输出量不随年龄变化。同样，健康的老年人和年轻人，静息时舒张末期射血分数（收缩末期容积 / 舒张末期容积）是相似的[23]。

随着年龄的增长，肌肉的大小、结构和新陈代谢都会发生变化[28]。老年人四肢肌肉，尤其是维持步态的大肌群要比年轻人群小 25%~35%，并且有更多的脂肪和结缔组织[29]。在 20~80 岁的人群中，肌肉纤维数量会随年龄增加而减少 30%~40%[30]。老年人的 II 型（快收缩肌）纤维比年轻人小 10%~40%，而 I 型（慢收缩肌）纤维大小受影响较小。这会导致步态中生物力学的改变，活动能力降低且能量消耗增加[31]。

CDC 提供了关于计算个人"心脏年龄"以及如何改变不健康心血管疾病危险因素的信息（详见 https://www.cdc.gov/vitalsigns/heartage/index.html）。

有氧运动能力

有氧运动能力是指下肢和上肢以及共同使用大肌群运动的最大能力。这种能力是由肺部、心脏和外周组织的相互作用产生的。评估有氧运动能力最常见的间接测量指标是最大耗氧量 VO_{2max}，即在运动中消耗的最大氧气量，它被视为心肺适能的衡量标准。VO_{2max} 与心输出量（心脏泵送的血量）和动静脉含氧量差（外周摄取的氧气量）直接相关。有氧运动能力反映了心功能以及外周组织摄取和利用氧气的效率。

在 25~80 岁的人群中，肺功能和有氧运动能力会随年龄的增长下降约 40%[13]。在 40~50 岁后，VO_{2max} 随着年龄的增长而加速下降。这可能与年龄增长、运动减少有关，每 10 年减少约 10%（图 33.3）。男性比女性下降速度更快、幅度更大；但总体而言，男性的有氧运动能力比女性强[32,33]。VO_{2max} 与体型有关，女性的体型通常比男性小。尽管老年人

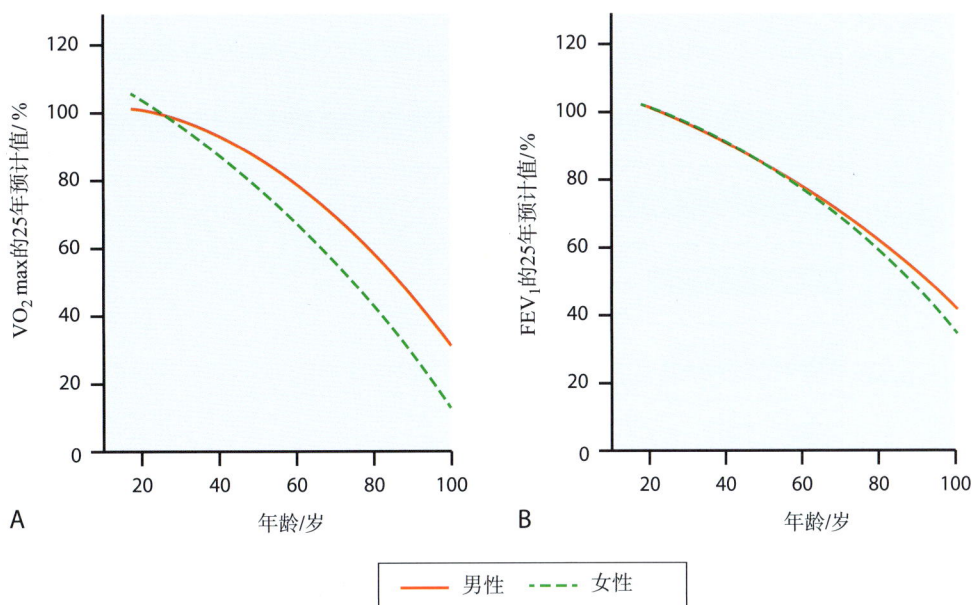

图 33.3 最大耗氧量（VO_2max）和第 1 秒用力呼气容积（FEV_1）随年龄的增长而下降

VO_2max 加速下降，但在任何年龄段，良好运动习惯与 VO_2max 高相关[13]。与久坐不动相比，保持良好运动习惯的老年人中央（心输出量）和外周（肌肉 O_2 摄取）能力更好。

关于导致 VO_2max 随年龄增长而下降的机制存在不同观点。心脏和外周的变化都是造成这种下降的原因。男性和女性的最大心输出量随着年龄的增长而下降的程度相似[34]。最大心输出量下降可能占 VO_2max 减少量的 50%~100%[35,36]。然而，也有学者认为，随着年龄的增长，外周氧摄取量的减少是导致 VO_2max 降低的主要原因[37]。与年龄相关的 VO_2max 的下降很可能是因为最大心率、每搏输出量和动静脉氧含量差的降低，每个因素的占比可能有所不同[26,35]。

老年人心血管系统与呼吸系统病理学特征及物理治疗作用

心血管疾病（cardiovascular diseases，CVD）是美国乃至全球的首要死亡原因[38-40]。CVD 是指影响心脏和血管的一系列疾病，包括高血压、冠心病、脑血管疾病（脑卒中）、心力衰竭和其他心脏病。缺血性心脏病和脑卒中是最主要的致死原因，2016 年全球共有 1520 万人因此死亡（图 33.4）。在过去 20 年中，这些疾病一直是美国人主要的死亡原因。超过 50% 的 CVD 发生在 60 岁以上人群中，80 岁以上人

群患病率为 85%[39]。物理治疗师在推荐运动训练和体力活动以防止 CVD 的发生、进展和改善患病后身体机能方面均发挥重要作用。

2017 年，美国的十大死亡原因（心脏病、癌症、意外受伤、慢性下呼吸道疾病、脑卒中、阿尔茨海默病、糖尿病、流感和肺炎、肾脏疾病和自杀）与 2016 年持平[39]。2017 年，美国的十大死亡原因占所有死亡人数的 74.0%。

下呼吸道感染仍然是最致命的传染性疾病，2016 年全球共有 300 万人因此死亡。社区获得性肺炎（community-acquired pneumonia，CAP）是老年人入院和死亡的主要原因，最常见的病原体是肺炎链球菌占 CAP 的 20%~30%[41]。侵袭性肺炎球菌性肺炎疾病（invasive pneumococcal disease，IPD）是最严重的肺炎球菌感染疾病，在老年人中主要表现为肺炎伴菌血症。Meta 分析和系统综述报告了工业化国家 60 岁以上老年人接种 IPD 和肺炎球菌性肺炎疫苗的显著疗效 / 有效性[42]。物理治疗师在推荐免疫接种以预防肺炎和流感方面发挥了作用，而肺炎和流感是老年人的主要杀手。

吸烟是一个可改变的因素，物理治疗师可能在其中发挥重要作用。2015 年的一项系统综述报告，吸烟是社区居民衰弱加重的预测性因素[43]。戒烟可能有利于预防或逆转身体衰弱。英格兰一项纳入 2542 名 60

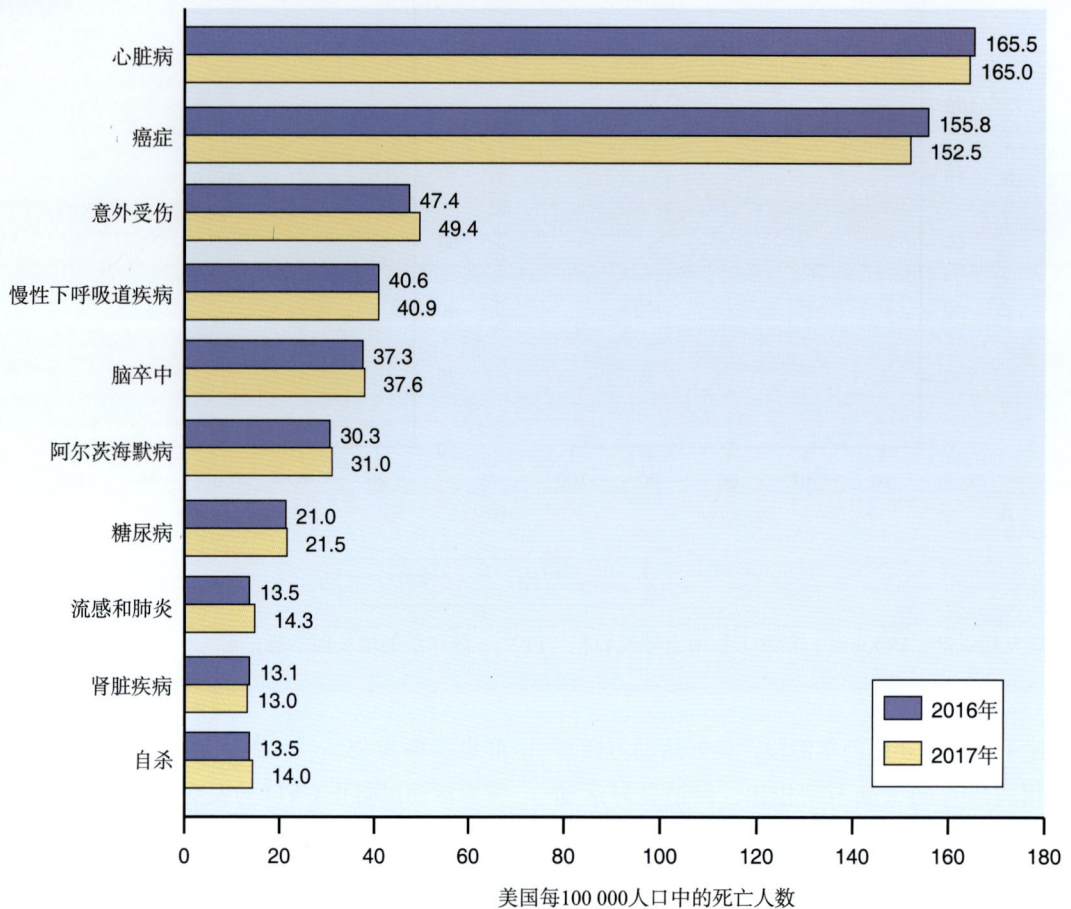

图 33.4　WHO 报道的美国十大死亡原因（Mortality in the U.S., 2017）

岁及以上社区居民的随访研究发现，吸烟者与非吸烟者相比，4 年内出现身体衰弱的可能性显著增加[44]。一篇 Cochrane 综述显示，中等质量证据表明若护士提供行为支持以激励和维持戒烟，可以使长期戒烟人数增加[45]。鉴于吸烟是一种可改变的生活方式因素，且护士咨询服务已被证明有效，物理治疗师提供的戒烟建议即使在老年人群中，也可以预防或延缓衰弱的发展。

　　心血管疾病和慢性阻塞性肺疾病等慢性疾病给当今的医疗系统带来了严重负担。尽管心肺康复治疗显著降低了慢性病患者的发病率和死亡率，改善了患者的功能和健康相关生活质量，但 2019 年的一项综述显示，康复治疗仍没有得到充分的利用[46]。老年人中一些常见的 CVP 慢性疾病（如 COPD），会影响平衡功能[47]，增加跌倒风险[48]，而这些疾病均可以从物理治疗干预中获益。众所周知，体力活动和运动训练可以减缓与年龄相关的心血管功能下降[49]，物理治疗师在人们终身健康中发挥着越来越重要的作用。物理治疗师可以利用他们的专业知识来解决和预防老年人因 CVP 疾病和其他慢性疾病而导致的运动和活动问题（图 33.5）[50]。

生命阶段	婴儿及儿童（出生~10岁）	青春前期和青春期（11~17岁）	青年（18~44岁）	中年（45~60岁）	老年（61~74岁）	高龄和虚弱（≥75岁）
健康促进	运动发育	活动行为	在工作和家庭中身体健康	具有活动习惯的成年生活	生活自理	
预防措施	安全的活动环境	减少意外受伤	健康风险监测	健康风险管理	减少居家和社区活动中的意外受伤，保证安全	

生命不同阶段体力活动少或身体健康状况不佳导致的后果

健康风险改善/疾病缓解：
通过增加活动和治疗干预来降低风险

整个生命阶段身体健康
状况不佳所致风险

与年龄相关的慢性疾病，缺乏
活动以及无预防措施

生理风险

早期活动少的生活方式　　提前出现的慢性疾病　　功能障碍

生命阶段

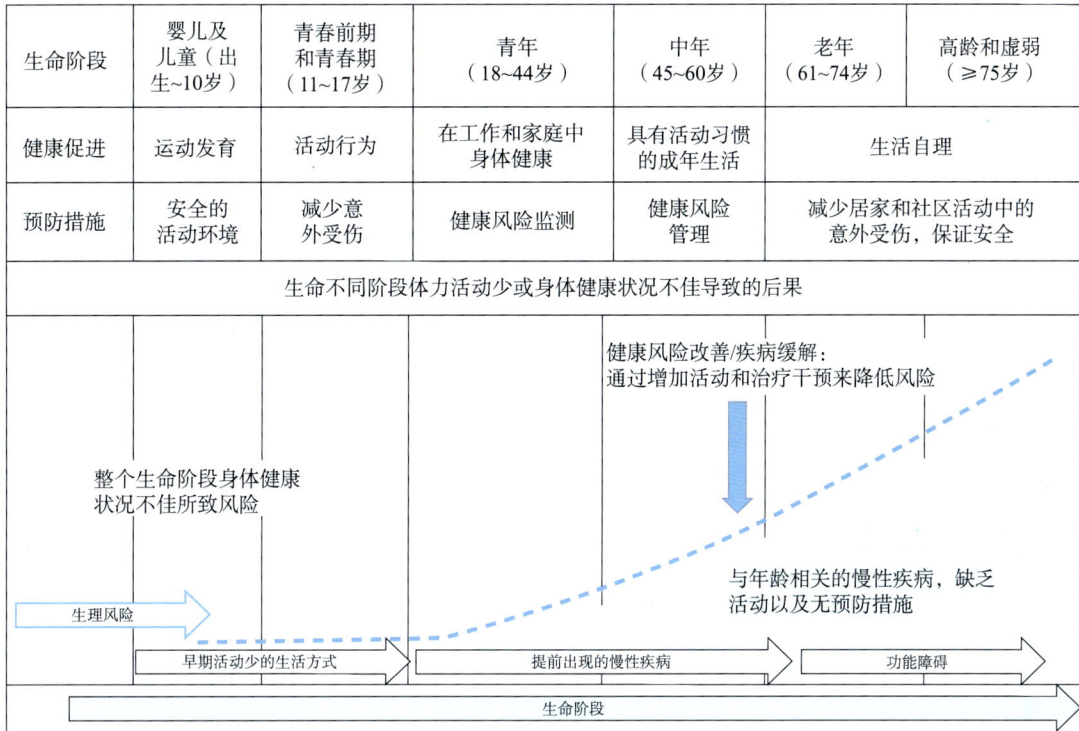

图 33.5　物理治疗在生命不同阶段对促进健康、减轻疾病和降低风险的作用

复习题

（1）未来10~15年，随着老年人数量的增加，物理治疗的作用是什么？

（2）随着年龄的增长，心血管系统与呼吸系统主要会发生哪些变化？

（3）全球和美国CVP的主要死亡原因是什么？

（4）与老年人讨论物理治疗在促进健康、减轻疾病和降低风险方面的作用。

参考文献

1. U.S. Department of Health and Human Services Administration on Aging. A Profile of Older Americans 2014. Available at: https://acl .gov/aging-and-disability-in-america/data-and-research/profile-older-americans.
2. Bradley KM, Caramagno J, Waters S, Koch A; Federation of State Boards of Physical Therapy. *Analysis of Practice for the Physical Therapy Profession*: Entry-Level Physical Therapists. November 9, 2011. Avail- able at: https://www.fsbpt.org/Portals/0/documents/free-resources/ PA2011_PTFinalReport20111109.pdf?ver=c9dWqtlBGf3-d0rOYQfYBg%3d%3d. Accessed May 23, 2019.
3. Lundebjerg NE, Trucil DE, Hammond EC, Applegate WB. When it comes to older adults, language matters: Journal of the American Geriatrics Society adopts modified American Medical Association style.*JAm Geriatr Soc.* 2017;65:1386–1388.
4. World Health Organization Classifications. *International Classification of Functioning, Disability and Health (ICF)*. 2001. Available at: https://www.who.int/classifications/icf/en/.
5. Kahraman T, Çekok FK, Üğüt BO, Keskinoğlu P, Genc¸ A. One-year change in the physical functioning of older people according to the International Classification of Functioning Domains. *J Geriatr Phys Ther.* 2021;44(1):E9–E17.
6. Wasserman KK, Hansen JE, Sue DY, et al: Principles of exercise testing and interpretation including pathophysiology and clinical applications, ed 4, Philadelphia, 2005, Lippincott Williams & Wilkins.
7. Dempsey JA, Seals DR. Aging, exercise, and cardiopulmonary function. In: Holloszy J, ed. *Perspectives in Exercise Science.* New York: Williams & Wilkins; 1995.
8. Zaugg M, Lucchinetti E. Respiratory function in the elderly. *Anesthesiol Clin NorthAm.* 2000;18:47–58.
9. Sharma G, Goodwin J. Effect of aging on respiratory system physiology and immunology. *Clin Interv Aging.* 2006;1:253–260.
10. Crapo RO. The aging lung. In: Mahler DA, ed. *Pulmonary Disease in the Elderly.* New York: Marcel Dekker; 1993.
11. Brody JS, Thurlbeck WM. Development, growth, and aging of the lung. In: Fishman AP, ed. *Handbook of Physiology.* 3rd ed. Williams & Wilkins: Baltimore, MD; 1985.
12. Babb TG, Rodarte JR. Mechanism of reduced maximal expiratory flow with aging.*J ApplPhysiol.* 2000;89:505–511.
13. Roman MA, Rossiter HB, Casaburi R. Exercise, ageing and the lung. *Eur Respir J.* 2016;48(5):1471–1486.
14. Mahler DA, Fierro-Carrion G, Baird JC. Evaluation of dyspnea in

the elderly. *Clin Geriatr Med.* 2003;19:19–33.

15. Janssens JP, Pache JC, Nicod LP. Physiological changes in respiratory function associated with aging. *Eur Respir J.* 1999;13:197–205.

16. Tolep K, Higgins N, Muza S, et al. Comparison of diaphragm strength between healthy adult elderly and young men. *Am J Respir Crit CareMed.* 1995;152:677–682.

17. Kelly NG, McCarter RJ, Barnwell GM. Respiratory muscle stiffness is age- and muscle-specific. *Aging.* 1993;5:229–238.

18. Tanaka H, Monahan KD, Seals DR. Age-predicted maximal heart rate revisited. *JAm Coll Cardiol.* 2001;37:153–156.

19. Cheitlin MD. Cardiovascular physiology—changes with aging. *Am J Geriatr Cardiol.* 2003;12:9–13.

20. Keller KM, Howlett SE. Sex differences in the biology and pathology of the aging heart. *Can J Cardiol.* 2016;32:1065–1073.

21. Lakatta EG. Arterial and cardiac aging: major shareholders in cardio- vascular disease enterprises: part III: cellular and molecular clues to heart and arterial aging. *Circulation.* 2003;107:490–497.

22. Strait JB, Lakatta EG. Aging-associated cardiovascular changes and their relationship to heart failure. *Heart Fail Clin.* 2012;8: 143–164.

23. Lakatta EG. Age-associated cardiovascular changes in health: impact on cardiovascular disease in older persons. *Heart Fail Rev.* 2002; 7:29–49.

24. Lakatta EG. Arterial and cardiac aging: major shareholders in cardio- vascular disease enterprises. Part 1: aging arteries: a "set up" for vas- cular disease. *Circulation.* 2003;107:139–146.

25. Nanayakkara S, Marwick TH, Kaye DM. The ageing heart: the systemic and coronary circulation. *Heart.* 2018;104:370–376.

26. Lakatta EG. Cardiovascular regulatory mechanisms in advanced age. *Physiol Rev.* 1993;73:413–467.

27. Gates PE, Tanaka H, Graves J, et al. Left ventricular structure and diastolic function with human aging. *Eur Heart J.* 2003;24: 2213–2220.

28. Miljkovic N, Lim JY, Miljkovic I, et al. Aging of skeletal muscle fibers. *Ann Rehabil Med.* 2015;39:155–162.

29. Goodpaster BH, Carlson CL, Visser M, et al. Attenuation of skeletal muscle and strength in the elderly: the Health ABC Study. *JAppl Physiol (1985).* 2001;90:2157–2165.

30. Lexell J. Human aging, muscle mass, and fiber type composition. *J GerontolA Biol Sci Med Sci.* 1995;50:11–16.

31. VanSwearingen JM, Studenski SA. Aging, motor skill, and the energy cost of walking: implications for the prevention and treatment of mobility decline in older persons. *J GerontolA Biol Sci Med Sci.* 2014;69:1429–1436.

32. Cunningham DA, Paterson DH, Koval JJ, et al. A model of oxygen transport capacity changes for independently living older men and women. *Can J ApplPhysiol.* 1999;22:439–453.

33. Hossack KF, Bruce, RA. Maximal cardiac function in sedentary normal men and women: comparison of age-related changes. *JAppl Physiol.* 1982;53:799–804.

34. Ridout SJ, Parker BA, Smithmeyer SL, et al. Age and sex influence the balance between maximal cardiac output and peripheral vascular reserve. *J ApplPhysiol.* 2010;108:483–489.

35. Dempsey JA, Seals DR. Aging, exercise, and cardiopulmonary func- tion. In: Holloszy J, ed. *Perspectives in Exercise Science.* New York: Williams & Wilkins; 1995.

36. Ogawa T, SpinaRJ, Martin WH III, et al. Effects of aging, sex, and physical training on cardiovascular responses to exercise. *Circulation.* 1982;86:494–503.

37. McGuire DK, Levine BD, Williamson JW, et al. A 30-year follow- up of the Dallas bed rest and training study. *Circulation.* 2001;104:1350–1357.

38. World Health Organization. *The Top 10 Causes of Death.* 2018. Available at: https://www.who.int/news-room/fact-sheets/detail/the-top-10-causes-of-death. Accessed May 23, 2019.

39. Murphy SL, Xu JQ, Kochanek KD, Arias E. *Mortality in the United States, 2017. NCHS Data Brief, no 328.* Hyattsville, MD: National Center for Health Statistics; 2018.

40. Go AS, Mozaffarian D, Roger VL, et al. Heart disease and stroke statistics—2013 update: a report from the American Heart Association. *Circulation.* 2013;127:e6-e245.

41. Cillóniz C, Rodriguez-Hurtado D, Torres A. Characteristics and management of community-acquired pneumonia in the era of global aging. *Med Sci (Basel).* 2018;6(2):35.

42. Falkenhorst G, Remschmidt C, Harder T, Hummers-Pradier E, Wichmann O, Bogdan C. Effectiveness of the 23-valent pneumo- coccal polysaccharide vaccine (PPV23) against pneumococcal dis- ease in the elderly: systematic review and meta-analysis. *PLoS One.* 2017;12(1):e0169368.

43. Kojima G, Iliffe S, Walters K. Smoking as a predictor of frailty: a systematic review. *BMC Geriatr.* 2015;15:131.

44. Kojima G, Iliffe S,Jivraj S, Liljas A, Walters K. Does current smok- ing predict future frailty? The English longitudinal study of ageing. *Age Ageing.* 2018;47(1):126–131.

45. Rice V, Heath L, Livingstone-Banks J, Hartmann-Boyce J. Nursing interventions for smoking cessation. *Cochrane Database Syst Rev.* 2017;(12):CD001188.

46. Richardson CR, Franklin B, Moy ML, Jackson EA. Advances in re- habilitation for chronic diseases: improving health outcomes and function. *BMJ.* 2019;365:l2191.

47. de Castro LA, Ribeiro LR, Mesquita R, et al. Static and functional balance in individuals with COPD: comparison with healthy con- trols and differences according to sex and disease severity. *Respir Care.* 2016;61(11):1488–1496.

48. Roig M, Eng JJ, MacIntyre DL, et al. Falls in people with chronic obstructive pulmonary disease: an observational cohort study. *Respir Med.* 2011;105(3):461–469.

49. Jakovljevic DG. Physical activity and cardiovascular aging: physiological and molecular insights. *Exp Gerontol.* 2018;109: 67–74.

50. Sullivan KJ, Wallace Jr JG, O'Neil ME, et al. A vision for society: physical therapy as partners in the national health agenda. *Phys Ther.* 2011;91(11):1664–1672.

34

呼吸力学和（或）姿势控制受损的多系统并发症

作者：Lindsay Jorns
译者：张晨曦
校对：姜宏英

本章目录

关键词

引言

心血管／呼吸（cardiovascular/pulmonary，CP）系统具有独特性，因为它可以为运动提供生理支持（氧气输送）和力学支持（呼吸／躯干肌肉控制）。本书的其他章节已详细介绍了通气在生理学方面的内容。本章将重点介绍通气在力学方面及其与身体其他系统在健康和功能障碍方面的相互作用，主要包括以下 3 个重点内容。

（1）呼吸动作是一种三维活动，在所有活动平面上都受到重力的影响。

（2）呼吸是多系统相互作用的一个组成部分，所有运动任务都需要同时支持呼吸和姿势控制。

（3）呼吸力学对健康和运动都有影响。

本章涵盖了《物理治疗师实践指南 3.0》中确定的 4 种运动损伤类别[1]。此外，还增加了第五类运动损伤，即内脏（internal organ，IO）系统，见框 34.1。除了在通气方面改善这几类损伤对健康和运动能力的影响外，作者还提出了一种方法——将损伤导致的结果与功能受限进行交叉检查。本章列出了 6 项需要整合呼吸和动作的功能性任务，见框 34.2。

框 34.1	运动损伤类别

· 神经肌肉（neuromuscular，NM）系统
· 肌肉骨骼（musculoskeletal，MS）系统
· 被皮（integumentary，INT）系统，包括筋膜系统 *
· 心血管／呼吸（cardiovascular/pulmonary，CP）系统
· 内脏（internal organs，IO）系统，尤其是胃肠系统 †

*Jorns 将筋膜系统与 INT 系统归为一类。
†Massery 增加了 IO 系统。
改编自 American Physical Therapy Association. *Guide to Physical Therapy Practice 3.0.* 2014.

框 34.2	需要整合呼吸和动作的功能性任务

· 呼吸
· 咳嗽
· 睡眠
· 进食
· 说话
· 功能性活动

呼吸动作：重力影响下的三维活动

通气平面和重力影响

通气并非在一维平面内进行，而是一种三维活动。每次呼吸时，胸廓在前后平面、上下平面和（或）左右平面上进行扩张（图 34.1）。这意味着呼吸肌在不同方向上受到重力的影响各异：在一个方向上可能受到重力的阻力，在另一个方向上则相对不受影响。例如，在直立位时，胸廓向上的扩张会受到重力的阻力，而向下的扩张则会得到重力的辅助，而胸廓在其他方向上的活动（向左右、前后扩张）则相对不受重力的影响。呼吸肌能够对抗重力的不利影响，即使在重力的阻力下也能发挥作用。然而，当呼吸肌因肌力弱、麻痹、疲劳或病理改变而出现功能障碍时，患者可能无法在重力的影响下进行有效呼吸。因此，对于呼吸力学受损的患者，在体位摆放时必须考虑重力对这一姿势下呼吸肌的影响。

重力对正常和异常胸壁发育的影响

重力在新生儿的胸部骨骼发育中也起着极其关键的作用。在生长发育过程中，发育正常的婴儿能自由地摆出各种姿势，如趴、爬、跪、站，在不同姿势下重力会交替地协同或拮抗肌肉运动。通过这些

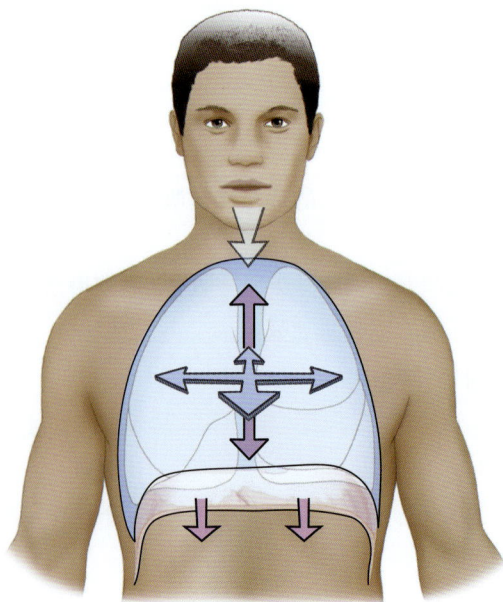

图 34.1　呼吸动作的平面：前后平面、上下平面和左右平面

姿势，婴儿可以加强和发展肌肉群；此外，婴儿还学会了与环境中的重力相互作用[2]（图34.2）。在重力场中经历的典型运动模式和遗传易感性相结合，影响了构成胸廓（胸腔）和胸椎的骨骼、肌肉、关节的正常发育。婴儿在环境中移动的能力有限，对抗重力的能力也有限，会出现不典型的关节对线和不典型的肌肉支撑，这可能导致呼吸力学受损，反之亦然[3]。严重的神经肌肉（neuromuscular，NM）疾病，如脑瘫、脊髓性肌萎缩症、脑血管意外（cerebral vascular accidents，CVAs）、颅脑损伤、染色体异常和脊髓损伤，都会导致儿童肌肉失衡。躯干肌肉无力或疲劳也可由NM系统以外的疾病引起，如由支气管肺发育不良或先天性心脏病引起的氧运输障碍，或由营养缺乏（如胃食管反流和吸收问题）引起。因此，各种原因都可能导致婴儿无法自主改变体位。呼吸力学受损可能是由肌肉无力、肌张力异常（如张力过高或过低）、动作计划能力障碍、运动学习缺陷和（或）脆弱性导致的[4]。

呼吸力学受损的儿童通常仰卧姿势时间明显多于其他姿势，这会导致重力影响失衡，并对胸壁产生不良变化。胸廓畸形包括遗留较原始的新生儿三角形胸廓（图34.3A）。有时，患儿的膈肌功能正常，但因腹部和肋间肌肉无力或麻痹而不平衡，这对发育中的

骨骼有很大影响（图34.3A）。躯干肌肉严重失衡会导致胸廓畸形，从而无法满足通气需求。常见的肌肉骨骼（musculoskeletal，MS）异常包括肋骨向前外翻、动态胸廓畸形（可能是漏斗胸或较少见的鸡胸）、肋骨向侧方外翻和（或）不对称畸形（图34.3B-D）[3]。由于儿童对抗重力的能力不平衡，这些畸形在某一种姿势下可能比另一种姿势更具破坏性。

了解正常的胸廓发育对于准确评估儿童胸廓畸形至关重要。最初，新生儿的胸廓是三角形的：上部窄而平，下部宽而圆（图34.4）。婴儿的颈部较短，使上部辅助肌肉无法发挥呼吸肌的功能。婴儿的手臂在胸前保持屈曲和内收，显著阻碍了胸廓的侧向和前向运动。婴儿是强迫性膈肌呼吸模式，下胸廓发育更明显，导致胸廓呈三角形。新生儿主要在单一的运动平面上呼吸，即向下呼吸，而不像成人（三维呼吸）。由于无法使用辅助呼吸肌，急症患儿肋骨回缩，并伴有呼吸频率增加、鼻翼扇动等呼吸做功增加的体征（分为轻、中和重度）[5]。

在婴儿3~6个月时，躯干伸肌张力开始增加，他们能够通过肘部支撑保持俯卧位，并开始上肢前伸，从而促进前上胸廓的发育。持续的拉伸和上肢负重有助于在前方和侧方扩张前上胸廓，同时增加后方的稳定性[2]。肋间肌和胸肌力量的增强，提高了婴儿

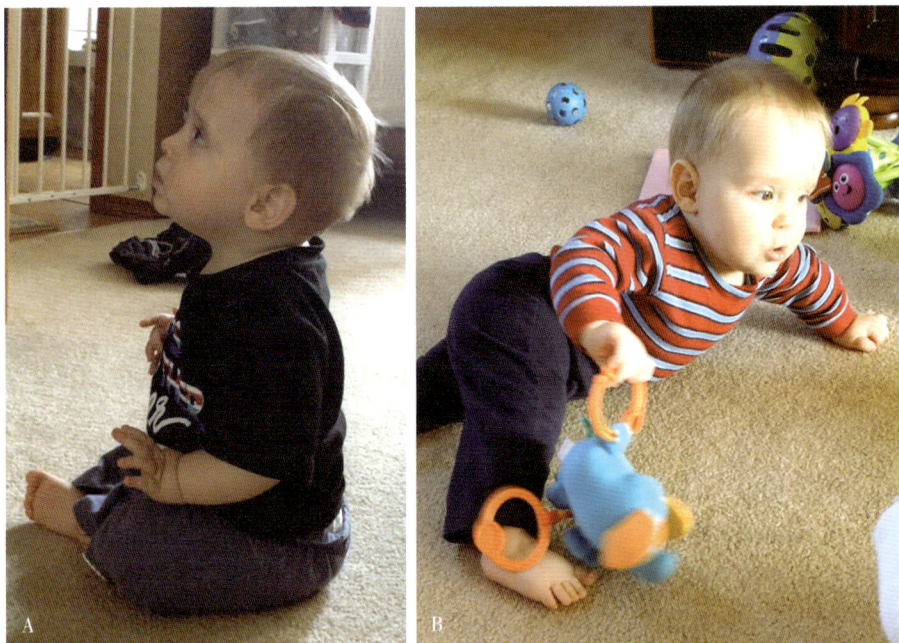

图34.2 发育正常的婴儿。A. Lincoln 在 8 个月时，能够负重运动。B. Lincoln 在 9 个月时，能独立坐位下保持躯干和头部直立位

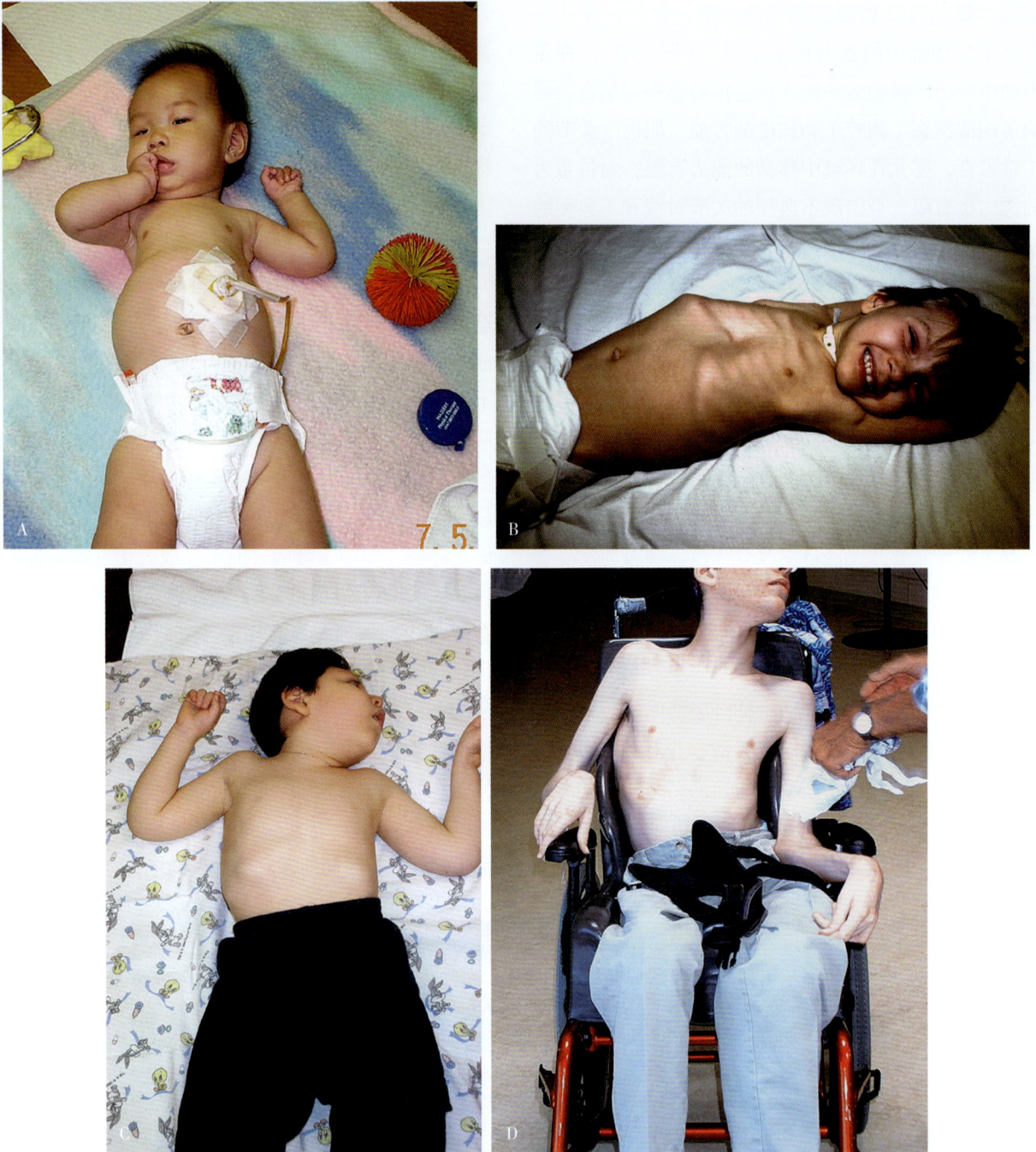

图 34.3 胸廓畸形患儿。A. Caitlin，6 个月，I 型脊髓性肌萎缩症。严重的肌肉无力和不能有效地对抗重力导致胸廓呈三角形。B. Melissa，3.5 岁，产伤导致 C5 完全性脊髓损伤。由于受到重力的长期持续影响，呼吸肌严重失衡，Melissa 的胸廓畸形比 Caitlin 更加严重。在仰卧位下可见明显的漏斗胸和肋骨向前外翻。C. Carlos，5 岁，痉挛型脑瘫。D. Kevin，17 岁，痉挛型脑瘫。肋骨向侧方外翻、躯干不对称以及整个前胸廓扁平，这些症状在大龄儿童中更为明显

在仰卧位时对抗重力对前上胸廓作用力的能力，导致该区域形成轻微的凸形结构，从正面看胸廓的形状更偏向矩形。婴儿开始在多个运动平面上呼吸。

下一个重要生长发育期发生在儿童能够独立采取直立位［如坐、跪和（或）站］时。在此之前，肋骨是相对水平排列的，肋骨之间的间距很窄（图 34.4）。

新生儿的胸廓只占整个躯干的约 1/3。当儿童开始持续抗重力运动时，肋骨在腹肌和重力的影响下向下旋转（在较长的下部肋骨中更是如此），从而形成更锐利的肋骨角（图 34.5）。这种向下的旋转明显地拉长了胸廓，直到其最终占据躯干的一半以上（图 34.6）。对比新生儿和成人的胸部 X 线片及婴儿的照

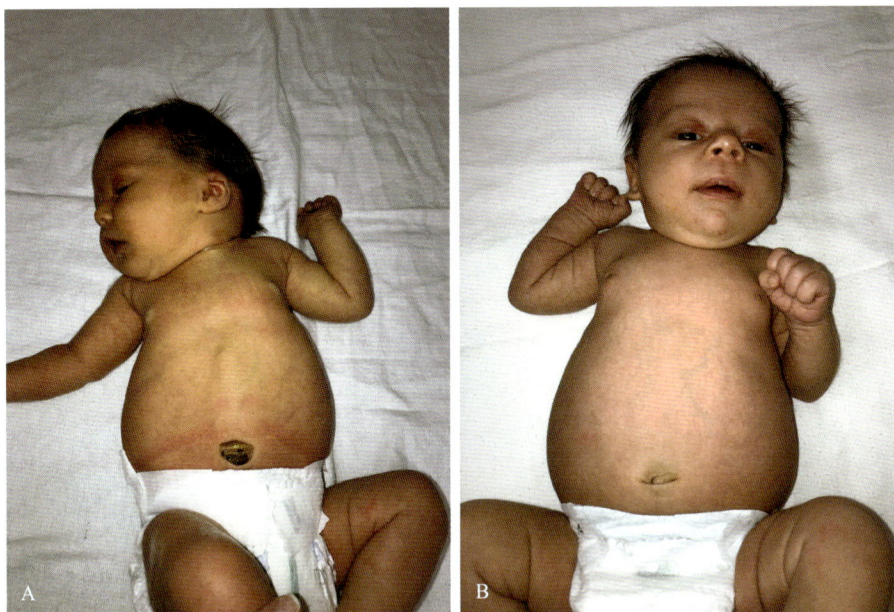

图 34.4　发育正常的婴儿。A. 5 日龄 Ebba 的胸廓。表现为三角形、短颈、上胸廓窄而扁平、下胸廓呈圆桶状。肌肉张力主要表现为屈曲，呼吸主要依靠膈肌，且在同一个水平面上：即向下。B. 1 月龄 Jameson 的胸廓

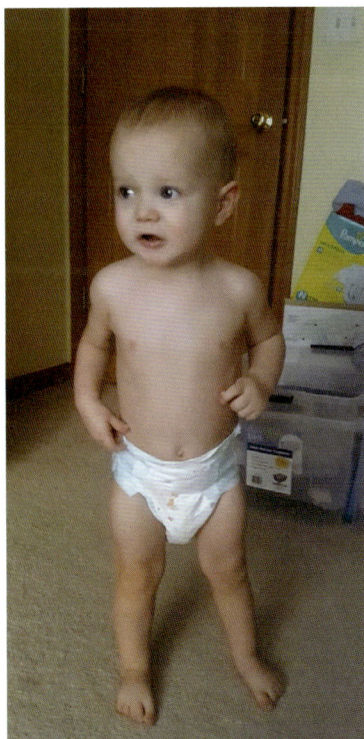

图 34.5　12 月龄 Owen 的胸廓。婴儿直立时间变长。腹肌收缩、重力的影响和姿势要求的增加，导致胸廓更长、肋间距更宽、肋间肌收缩力增强，同时腹肌和肋间肌构成了胸腹腔功能性连接。这不仅在胸中部水平给了膈肌更多的外部支持，从而改善了呼吸力学，同时还提高了更复杂的运动任务所需的姿势稳定性。请注意，此时胸廓的底部不再像新生儿那样呈桶状

片，可以清楚地看到这种发育趋势（图 34.7），发育趋势见表 34.1。

胸廓和（或）脊柱严重发育不全或畸形，呼吸功能较差。无论是 NM 疾病还是其他原因，若导致躯干肌肉失衡的状况持续存在（框 34.1），胸廓和脊柱都可能会出现发育异常。经常改变体位，治疗不良的 NM 张力、增强胸部肌肉力量、促进最佳的呼吸模式、将通气策略与运动相结合，以及将物理治疗目标纳入儿童的整体发育和医疗计划中，这有利于胸廓和躯干发育。

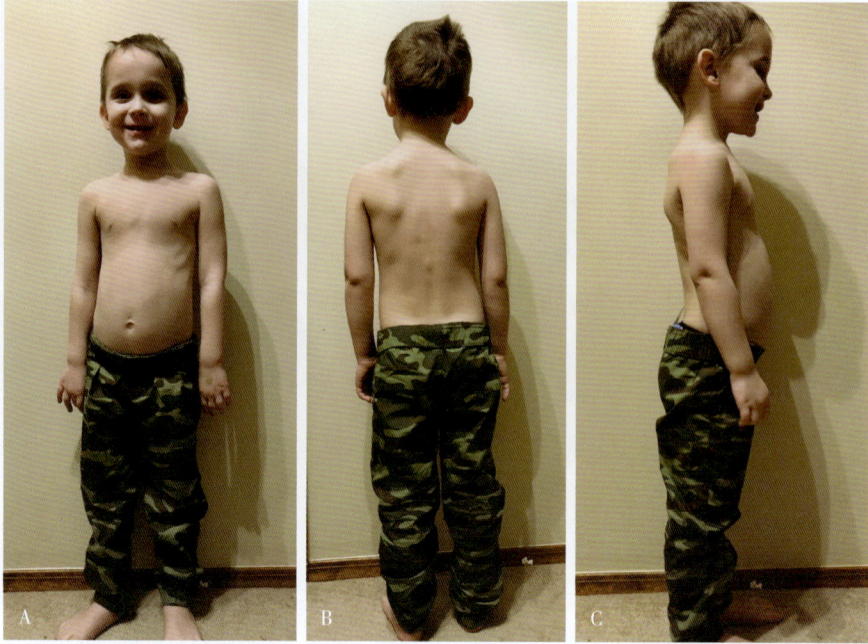

图 34.6   Lincoln，4 岁男孩。胸廓修长，占据了躯干空间的一半以上，肋间距增宽，下胸廓通过腹肌得到有效稳定，从正面看胸廓呈矩形，从侧面看胸廓呈椭圆形

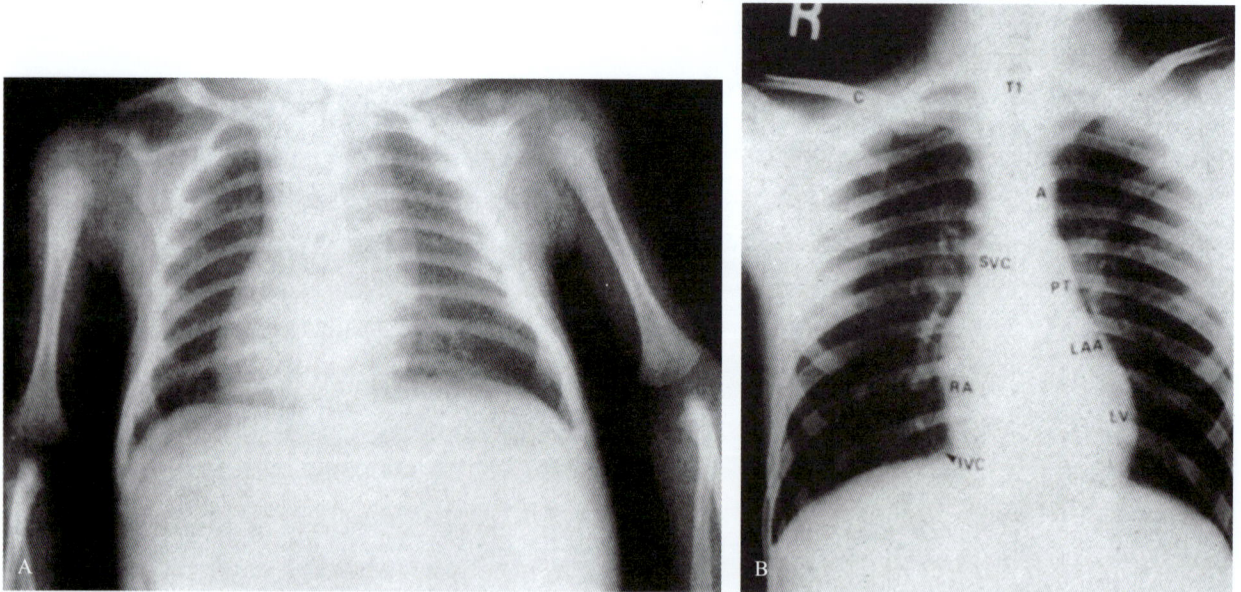

图 34.7   胸部 X 线片。A. 新生儿。胸廓呈三角形、肋间距狭窄。B. 正常成人。胸廓呈长方形、肋骨角靠下、上下胸廓发育平衡

表 34.1 婴儿到成年正常胸廓发育趋势

胸廓	婴儿	成人
大小	胸廓占躯干的 1/3	胸廓占躯干的一半以上
形状	冠状面呈三角形，矢状面呈圆形	冠状面呈矩形，矢状面呈椭圆形
上胸廓	窄而平	宽而凸
下胸廓	圆形，下肋骨外翻	椭圆形，下肋骨与腹部融为一体
肋骨	水平面均匀分布	向下旋转，尤其是下方肋骨
肋间肌	狭窄，限制了胸椎和躯干活动	宽大，允许肋骨和脊柱自主活动
膈肌	适当的，较小的穹顶形状	适当的，较大的穹顶形状
辅助肌肉	无功能	有功能

多系统相互作用及其对健康和运动能力的影响：呼吸与姿势控制的关系

　　单个的身体系统独立作用无法产生正常的运动。每个人都是由多个身体系统组成的，这些系统在功能上相互作用和重叠：相互作用的总和产生了正常的运动。如果这些相互作用不正常或不能在本质上充分互补，则可导致运动障碍。因此，作者建议每次物理治疗检查和评估都应包括对所有损伤类别（框 34.1）的多系统筛查，以确定每个身体系统对总体运动能力的影响。呼吸和姿势控制的汽水罐模型是由 Massery 博士开发的，以帮助读者理解儿童和成人呼吸力学与姿势控制之间的多系统相互作用。

呼吸和姿势控制的汽水罐模型

　　呼吸肌同时也是姿势控制的肌肉，反之亦然。起于或止于躯干的每块肌肉都既是呼吸肌又是姿势控制肌肉。这种功能的双重性意味着呼吸和姿势控制永远不能作为孤立的反应来评估。影响呼吸肌功能的外力和内力也会影响姿势反应。汽水罐模型旨在阐明这种双重目的。

结构薄弱，但功能强大

　　汽水罐的外壳由薄而脆弱的铝制成，空的时候很容易被砸碎。然而，同样的罐子，在装满或未开封时，几乎不可能在不刺破外壳的情况下压缩或变形。罐子的强度来自其封闭（未打开）的系统对大气压力和重力施加的正压（图 34.8A）。一旦封闭的系统因拉开罐口或刺破罐体而受到损害，就会失去其功能强度，从而不再有能力对抗作用在其身上的正压。一旦打开，汽水罐就被完全压扁成一小片（图 34.8B）。

　　身体的躯干利用类似于汽水罐的原理来防止被外

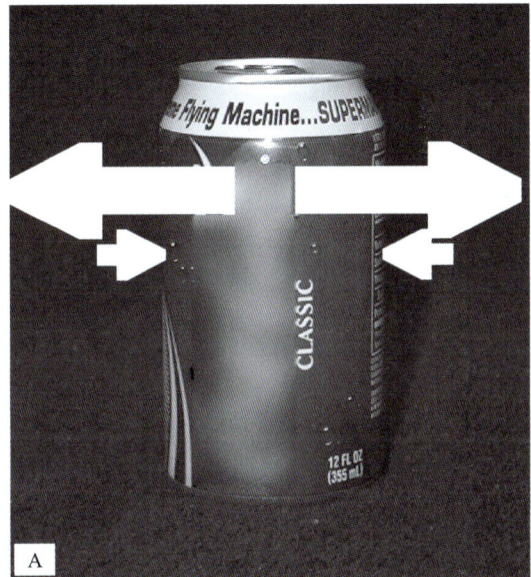

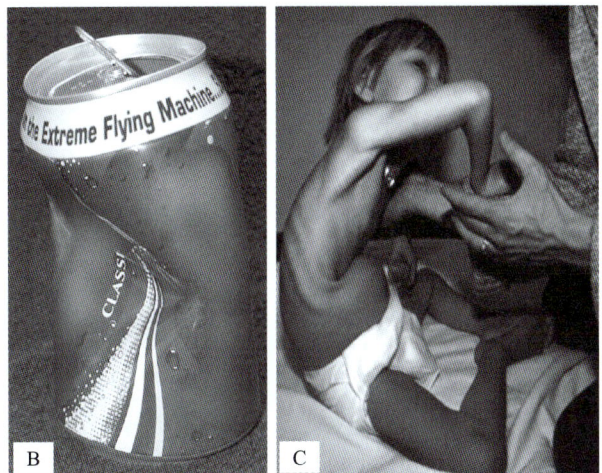

图 34.8 呼吸和姿势控制的汽水罐模型。A. 汽水罐具有强大功能，这是因为内部碳酸饮料的压力高于作用在它身上的大气压力，而不是因为它薄弱的铝壳。B、C. 如果没有内部压力的支持，铝罐很容易变形和压缩

力"砸坏"。躯干的骨骼支撑本身并不强大。肌肉的支撑帮助脊柱和胸廓产生能对抗重力的压力，如果没有肌肉的支撑，仅靠脊柱和胸廓无法对抗重力保持其对位对线。这一点在 ICU 患者身上每天都能看到。ICU 患者由于长期的疾病和（或）医疗程序而变得虚弱，在其第一次坐起时通常会呈向前弯曲的姿势，出现通过肌肉收缩产生足够压力以支持脊柱和胸腔在直立体位下的理想对线的能力受损，对儿童的影响可能更为严重。Melissa 在阴道分娩时受伤，导致 C5 脊髓损伤（spinal cord injury, SCI），在直立体位时胸廓和脊柱完全塌陷。Melissa 无法在这一体位下进行任何有效的吸气努力，这解释了她为什么不能耐受直立活动。Melissa 的汽水罐被压碎了，她的呼吸力学也随之受损。

正压支撑，而非更多的骨骼支撑

铝罐的结构是一个腔室。一旦腔室内充满碳酸液体并密封，碳酸气体就会在里面释放，形成正压向外推压罐体，从而为金属提供动态支撑。同样，身体的躯干由胸腔和腹腔组成，通过肌肉收缩提供动态支撑，在两个腔内提供正压，用于呼吸和姿势控制。

胸腔和腹腔被膈肌完全分开（图 34.9）。这些腔

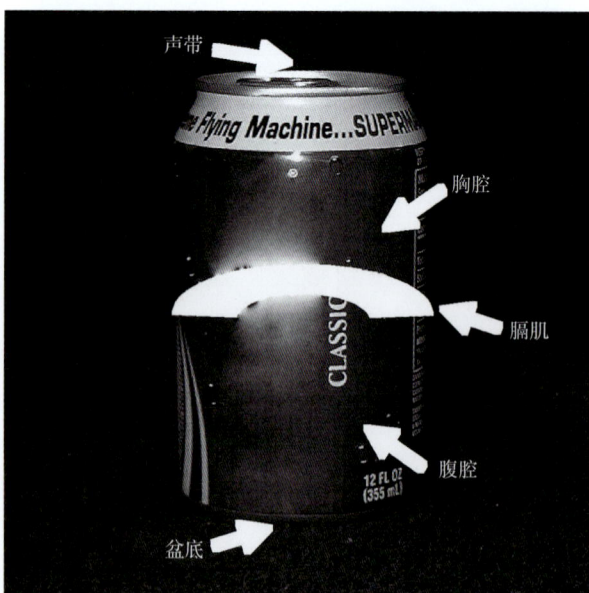

图 34.9　支撑呼吸和姿势控制的躯干肌肉的汽水罐三维模型。压力控制始于声带水平，并一直延伸到盆底。在汽水罐上任何地方的压力破坏都会损害罐子的整体功能，如同患者的躯干

室顶部由声带"密封"，底部由盆底"密封"，周围由躯干肌肉"密封"。肌肉的支撑使这些腔室能够匹配或超过外部力量对其施加的正压，以支撑"脆弱"的骨骼外壳。

参与这种支撑的主要肌肉如下。

- 肋间肌：产生和维持胸腔压力。
- 腹肌：产生和维持腹腔压力，尤其是腹横肌。
- 膈肌：调节和维持两个腔室的压力。
- 背伸肌：为脊柱及与胸腔关节的对位对线提供稳定力。

这些肌肉协同工作，调节两个腔室的压力，以同时满足对通气和姿势的需求 [6,7]。

简单的呼吸生物力学原理可解释膈肌、肋间肌和腹肌在正压腔室结构中的正常相互作用 [7]。众所周知，膈肌是主要的呼吸肌，但 Massery 博士要求读者把膈肌看作压力调节肌。膈肌将胸腔和腹腔完全分开，因此可以创造并利用腔内的压力差来支持呼吸和躯干稳定的同步需求。膈肌、肋间肌和腹肌之间的相互作用，加上其他躯干肌肉的支持，共同产生、调节和维持胸腔和腹腔的压力，以满足呼吸和躯干运动控制的持续、同步需求 [8]。这种支持是双向的：膈肌依赖于肋间肌和腹肌的支持，以获得有效和高效的呼吸；同样，躯干也依赖于膈肌，以强化肌肉支持，并在具有较高姿势要求的运动任务中增加压力支持 [8-10]。两者之间不能分开单独考虑。

当膈肌收缩开始吸气时，中央肌腱向下移动，在胸腔内产生负压，由于其与大气压的压力差，导致空气被吸入肺部。同时，肋间肌收缩，维持胸廓扩张，在对抗吸气的过程中，因胸内负压产生反向向内的运动 [11]。当肋间肌支持不足时，可导致胸腔向内塌陷，最终发展成 MS 畸形（如胸廓畸形），并继发胸壁顺应性降低（图 34.3B）。当膈肌下降时，由于腹肌的支持（特别是最深的肌肉——腹横肌的支持），在腹腔内产生正压 [12]。根据牛顿定律，产生的正压与胸腔内产生的负压相等，该定律指出每一个动作都有一个相等和相反的作用力。膈肌就像一个支点利用腹部正压来稳定中央肌腱。这种中央稳定性在力学上支持横向（外周）肌纤维向上的有效收缩，并越过腹腔内脏（侧胸廓和上胸廓扩张）[7]。从本质上讲，膈肌功能是压力调节器、胃肠道活动促进器、抗反

流肌肉、呼吸肌和姿势控制肌肉，并加强静脉回流（框 34.3）。

框 34.3	经研究验证的隔肌的多种功能
发声	在肋间肌和腹肌的配合下，膈肌通过声门下压力辅助发声 [13,14]
姿势稳定性	姿势需求增加时姿势反应也随之增加；膈神经刺激，无论是对称的还是不对称的，都会产生平衡障碍；吸气肌训练改善了近端姿势控制策略，从而提高了平衡能力，并减轻下背部疼痛；吸气肌训练可以改善脑瘫儿童的躯干控制、呼吸肌力量和生活质量 [12,15-17]
压力调节	将躯干完全分隔，形成两个压力腔室：腹内压（intraabdominal pressure, IAP）和胸内压（intrathoracic pressure, ITP）。ITP 的变化驱动呼吸。IAP 随姿势需求和呼吸做功的增加而增加 [18-20]
促进胃肠道（gastrointestinal, GI）动力	当膈肌随着吸气而下降 / 低平时，可以按摩胃、肝和肠道，从而促进动力
抗反流	膈肌生物反馈训练可通过改善抗反流屏障的压力减少胃食管反流病（gastroesophageal reflux disease, GERD）的发生；使用阈值负荷吸气肌训练（inspiratory muscle training, IMT）可以减轻 GERD 症状 [21,22]
静脉回流	主动脉和下腔静脉在稳定点通过膈肌；而膈肌的运动和力量会产生压力变化，以帮助静脉回流 [23-26]

在静息状态下，腹腔压力比胸腔压力高，这从膈肌在躯干内的自然位置和腹部的外观可以看出。膈肌的穹顶是向上凸起的，这是因为来自腹腔的较高压力将其向上推起。呼吸系统疾病患者的这种压力关系可能会逆转，并严重损害呼吸力学 [27]。例如，阻塞性肺疾病（如肺气肿）患者，空气潴留在患侧肺段的远端 [28]。最终，空气潴留以及疾病所致的其他方面导致胸腔静息时压力增高，将膈肌向下压，直到膈肌的穹顶变得平坦。由此，膈肌的力学支撑受到严重影响，无法再作为吸气肌发挥作用。为了代偿，晚期肺气肿患者经常向前伸直手臂、弯曲躯干、收缩腹肌以

增加腹压，以期恢复与胸腔的正常压力关系。如果成功的话，可以暂时将膈肌的穹顶向上推，使其有机会再次发挥吸气肌的功能，从而缓解呼吸困难。这是一个病理性正压支撑的例子。

"汽水罐" 的顶部和底部：声带和盆底

声带和发声器官

上半身的姿势控制和呼气动作（如说话、咳嗽、大小便排空）需要正常的胸腔正压 [29]。声带和发声器官为胸腔的天然阀门，有助于调节压力。如果上气道损伤导致声带受损，或气管切开、气管插管导致声带不再是胸腔的阀门，患者就无法形成胸腔正压。一旦患者肺内压力升高到与肺外压力相等时，空气就会直接 "漏出去"，因为顶部没有阀门来保持胸内压力。这样一来，所有需要胸腔正压的躯干活动都会受到影响。例如，如果没有声带在呼气时调节胸腔压力的控制性释放，患者就无法在说话或躯干和四肢进行离心活动时，根据需要缓慢地、离心控制下地呼出气体。因此，治疗师可能会发现患者存在说话和（或）离心运动障碍。向心收缩的情况也是如此，如果没有声带作为压力阀，患者就不能形成足够的胸腔内压来产生有效的咳嗽 [30]。同样，如果患者不能关闭声门，并将胸腔正压向下引向盆底，肠道和膀胱的排空可能会受到影响 [31,32]。例如，临床上气管切开患者经常会出现便秘，一旦拔除气切套管，恢复了声门的躯干压力调节功能，便秘就会得到改善。

声带受损患者可以通过在吸气肺容积达峰值时，立即募集躯干屈肌 [主要包括腹肌、胸肌和（或）背阔肌] 进行快速而有力地向心收缩，从而为咳嗽或大叫等活动产生短暂的呼气正压。然而，这种胸腔呼气正压无法维持，因为呼气通道（如气切套管或声带麻痹）比正常的声带开口要宽，导致大量气体在短时间内泄漏。与阻塞性肺疾病患者（呼气相异常延长）不同，腔室顶部压力调节器受损的患者缺乏正常的生物力学结构，以延长离心或向心运动任务的呼气时间。

声带除了可调节流出肺部的气流外，对于提高胸内压也起着重要作用。在进行上举、推压及上肢负重等活动时，需要增高胸内压以维持躯干的稳定 [33]。

这一反应称为*声门用力关闭反射*（*glottal effort closure reflex*）[29]。整个声带会内收，并防止任何空气泄漏，同时胸壁肌肉和腹肌收缩以增加腹腔和胸腔压力。这种增加的压力可以稳定肩关节复合体，使上肢产生更大的力量。例如，发球能力强的网球运动员经常利用功能性声门用力关闭反射。发球者将球抛起，同时深吸一口气，然后在吸气峰值时关闭声门，利用滞留的空气和胸腹肌的收缩来增加胸内压。当网球拍接触到球时，发球者爆发性地排出空气（通常会发出叫喊声），最大限度地提高发球力量有助于发球时产生更好的速度、力量和肌肉收缩[34,35]。这个概念被普通人用来执行日常任务，如推开一扇沉重的门；举起一个沉重的箱子；一只手扶在桌子上，用另一只手伸过桌子去拿东西；或婴儿在爬行时用手臂承受重量。所有这些活动都需要全部或部分的声门用力关闭反射，以增强手臂的力量。这个概念与汽水罐模型中运用压力调节提高力量与控制的概念一致。Massery通过研究声门在不同位置时胸廓的位移情况，进一步证明了声带对姿势控制的重要性。研究表明，声门开放时胸廓位移最大，保持气道开放，使气流通过不受阻碍[36]。该研究证实了声门的位置对直立体位的姿势控制的影响，以及评估和解决气道（汽水罐顶部）问题对姿势稳定性的重要性。

儿童的声带作为上方压力调节器的重要性体现在以下两类患儿中：因气道损伤而行气管切开术的儿童，或因非 NM 疾病导致发声控制能力差的儿童。治疗师可能会注意到，尽管这些患儿没有手臂肌肉无力的表现，但在爬行时，他们的肘部是弯曲的而非伸直的。临床评估发现，这可能是因为负重时他们的声带无法起到保持足够的胸腔内正压（声门用力关闭反射）的作用，从而导致肘部弯曲，而不是因肱三头肌无力所致。在这种情况下，通过加强声带的运动能力或在气管切开套管开口处加装 Passy Muir 阀（语音阀），可帮助患儿达到满足更高层次姿势活动所需的胸腔内正压。换句话说，恢复躯干压力支持系统（汽水罐）可能会比上肢训练有更大的功能获益。

在这个加压系统中，还会发生其他类型的声带相互作用，以优化语言、呼吸和（或）姿势控制。例如，SCI 患者通过佩戴腹带恢复腹内压，就可以改善声带作为语音阀的功能[37]。同样，对于喉软化症等其他上气道阻塞患儿，吸气流速过快会在上气道产生过大的负压，可导致发声减少，出现运动性哮喘。

盆底

盆底肌位于腹腔底部，为身体的圆柱体结构提供关键支撑。如果盆底肌出现功能障碍，腹腔的正压将受到不利影响[39-41]。例如，当盆底肌薄弱时，咳嗽、打喷嚏、大喊大叫或大笑产生的腹压，原本应朝向声带，却会通过骨盆开口处丧失。这种丧失通常表现为压力性尿失禁以及难以有效完成预期的呼吸和姿势动作[42]。许多情况都可导致盆底的完整性受损，最常见于产后女性。在分娩时，盆底肌会过度拉伸，导致她们在打喷嚏、咳嗽和跑步等高腹压活动中不自主地通过盆底释放正压。有这类症状的女性应学会双腿交叉等压力支持代偿行为，以减轻盆底功能恢复期间的尿失禁和肛门压力[43]。对于患囊性纤维化等其他疾病的女性，慢性咳嗽带来的正压对盆底产生重复性压力，导致压力性尿失禁的发生率较高[44]。尿失禁不仅限于原发性呼吸系统疾病患者。腰痛和姿势反应受损的女性，尿失禁的发生率也较高[45]。

内脏

躯干内的器官产生和（或）利用胸腔和腹腔的压力变化来增强自身的功能。例如，神经肌肉系统控制产生胸腔和腹腔压力的变化。肺和食管利用胸腔内的这一压力变化来产生有效的呼吸，并改善上消化道动力。心脏系统可引起胸腔压力的微小变化。利用这些变化和呼吸力学的变化，心血管循环系统可以优化血液循环和血压。腹部也会利用其压力变化来实现内脏的功能。它通过肠道的节律性压力来稳定腰椎、改善下消化道动力、优化体液的血流动力学和淋巴引流（图 34.10）[46,47]。

如果没有正常的压力支持，包括从负压到正压的胸腔内压节律性变化和从 0 压到正压的腹腔内压的节律性变化（使腹腔成为相对高压系统），心脏的功能可能会受到损害。急性 SCI 患者受伤后会立即失去产生和利用这一压力支持的能力，可表现为血压下降（低血压）、低效呼吸、胃食管反流、膀胱排空障碍（尿路感染风险增加）以及便秘[48-50]。这些功能障碍可能不仅仅是由缺乏正常的压力支持引起的，但缺乏压

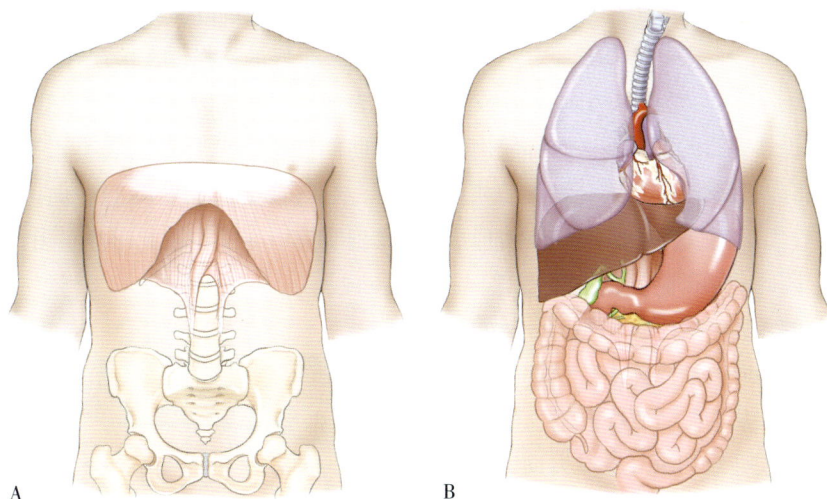

图 34.10　A. 膈肌作为胸腔和腹腔之间压力调节器的位置。B. 在呼吸过程中，受膈肌位置变化影响的躯干内脏器官的数量和排列

力支持是导致这些功能障碍的一个主要原因。

总结

呼吸和姿势控制的汽水罐模型三维、动态地展示了躯干如何同时满足呼吸、姿势控制和内脏功能的需求。当患者失去在胸腔和腹腔中产生、调节和（或）维持适当内部压力的能力时，呼吸力学以及许多其他身体功能可能会受损。压力支持不足可能始于呼吸力学受损（例如 NM 或 MS 疾病），也可能始于其他身体系统受损（例如心血管、肺、气道、被皮或内脏），但这些系统功能障碍最终仍然会导致呼吸力学受损。由于功能的重叠性，躯干运动功能的评估无法脱离其他身体系统（尤其是呼吸力学）单独进行。

与肌肉支持不足相关的代偿性呼吸模式

如汽水罐模型所示，躯干肌肉为正常呼吸提供了必要的压力变化。常见的呼吸模式包括膈肌呼吸、上胸廓向前上方移动呼吸以及上胸廓向上方移动呼吸；然而，如果肌肉无力、麻痹、疲劳或无支撑作用，会发生什么？会出现哪些代偿性呼吸模式？这些代偿模式在能量消耗和呼吸做功方面是否有效？本节描述了6 种不同的代偿性呼吸模式（表 34.2）。

表 34.2　肌肉支持不足相关的代偿性呼吸模式

代偿性呼吸模式	肌肉支持不足
1. 矛盾呼吸	a. 膈肌功能正常，肋间肌和腹肌麻痹或无力 b. 膈肌麻痹或无力，辅助肌功能正常；腹肌有或没有功能
2. 膈肌和上部辅助呼吸肌呼吸	a. 肋间肌麻痹或无力
3. 上部辅助呼吸肌呼吸	a. 膈肌和肋间肌麻痹或无力；腹肌有或没有功能
4. 不对称呼吸	a. 一侧躯干肌肉麻痹或无力 b. 通常与偏瘫或脊柱侧凸相关
5. 横向或"去重力"呼吸	a. 全身无力，无瘫痪 b. 呼吸发生在重力阻力最小的平面上 c. 常与长期疾病导致的虚弱相关
6. 浅呼吸	a. 潮气量小 b. 常与 NM 张力升高、疼痛、焦虑相关

矛盾呼吸

矛盾呼吸是因吸气时出现胸部的矛盾运动而得名。在临床上，矛盾呼吸有时指*腹式呼吸*、*跷跷板式呼吸*或*逆式呼吸*。第一种类型的矛盾呼吸是由膈肌强烈收缩而没有肋间肌和腹肌的足够支持导致的。膈肌收缩时，由于腹肌功能不足，不能形成腹腔正压阻止膈肌下降，导致腹部过度隆起，上胸廓则因为缺乏肋间肌收缩维持稳定而塌陷（图 34.3A）。这是最常见的矛盾呼吸模式，虽然效率不高，但一般不需要机械通气支持[38,51]。

第二种类型的矛盾呼吸发生在膈肌无力或麻痹，但上部辅助肌肉仍然完整的情况下。腹部肌肉可能有功能，也可能没有。吸气动作与第一种类型相反（图34.11）。吸气时，上部辅助呼吸肌使胸腔内形成负压，腹腔向内拉。因此，胸部隆起，腹部凹陷。一般来说，第二种类型的矛盾呼吸至少需要部分时间的机械通气支持，因为辅助呼吸肌不能满足长期独立通气的需要，更容易疲劳，从而导致呼吸窘迫。膈肌作为主要的呼吸肌，其缺失导致的吸气量损失远大于第一种矛盾呼吸模式中仅丧失辅助呼吸肌的支持的情况。膈肌还是主要的躯干压力调节器，还会导致姿势控制的严重障碍。

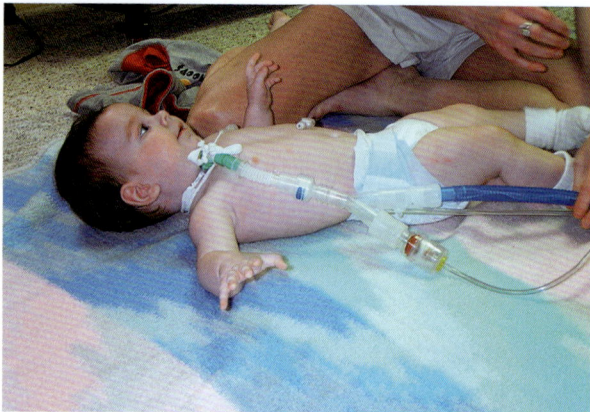

图34.11　Nicholas，1岁。出生时双侧膈肌麻痹，需要长期持续机械通气。当短暂脱机以评估自主呼吸模式时，他表现出第二种类型的矛盾呼吸：吸气时上胸廓隆起，腹部凹陷

仅膈肌和上部辅助呼吸肌呼吸（肋间肌麻痹或无力）

另一种代偿性呼吸模式发生在肋间肌和腹肌瘫痪或无力，但膈肌和上部辅助呼吸肌功能仍然正常时（即四肢瘫、高位截瘫、某些先天性漏斗胸畸形、上呼吸道阻塞和哮喘）。这些患者要学会通过使用胸锁乳突肌（可能还有斜角肌、斜方肌和胸大肌）来对抗膈肌向下牵拉的力量。这种代偿性呼吸模式允许胸廓上部（可能还有前部和侧部）扩张，以防止矛盾呼吸中出现的上胸廓塌陷。患者必须在主观意识上配合吸气相收缩，一般来说，对于NM无力的患者，这

是一个更有效的呼吸模式，但对于哮喘患者，这可能不是一个好的选择。在主观呼吸评估时，这类患者通常表现为颈部肌肉缩短，还可见肋间隙变窄，或吸气时肋间凹陷，尤其是在剑突水平。在胸腔产生负压时，麻痹或无力的肋间肌被向内吸向肺部，因此观察到肋间隙变窄，长此以往可发展为漏斗胸[3,52]（图34.12）。

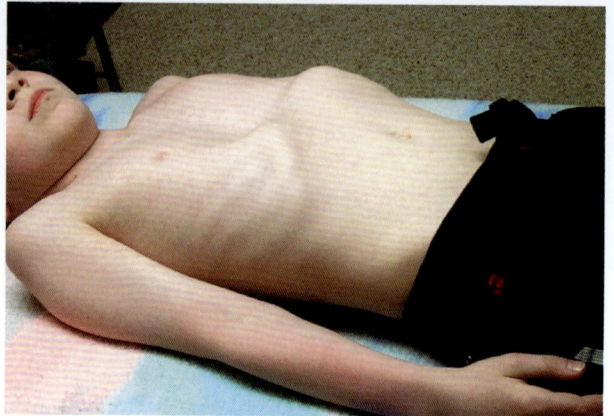

图34.12　Justin，9岁。患有先天性漏斗胸，没有神经功能障碍，呼吸模式主要是膈肌和上部辅助呼吸肌呼吸，表现为胸廓持续高抬而胸骨下端向内凹陷（漏斗胸）。每次吸气时，胸骨都会矛盾地移动，尤其是在呼吸和姿势要求很高时

仅上部辅助呼吸肌呼吸

患者如果缺乏"3个主要呼吸肌"，则只能尝试在上下平面使用上部辅助呼吸肌进行独立呼吸，可能还需要一些胸廓的向前扩张。一般来说，这些患者需要机械通气来支持其自主呼吸，因为其独立自主产生的肺容量不足以满足身体对氧气的需求。

不对称呼吸

因CVA、脊柱侧凸、膈神经损伤和其他类型的不对称损伤而导致胸部运动不对称的患者，可能会表现出不对称呼吸模式。这通常不需要机械通气支持，因为强侧可以代偿弱侧[53]。然而，这种代偿可能导致躯干力线不对称，从而对直立体位姿势控制产生不利影响。此外，对姿势的长期不利影响会导致不良MS改变，尤其是小儿患者。例如，先天性膈疝（congenital diaphragmatic hernia，CDH）患者发生MS改变的风险增加，包括脊柱侧凸、胸廓不对称畸

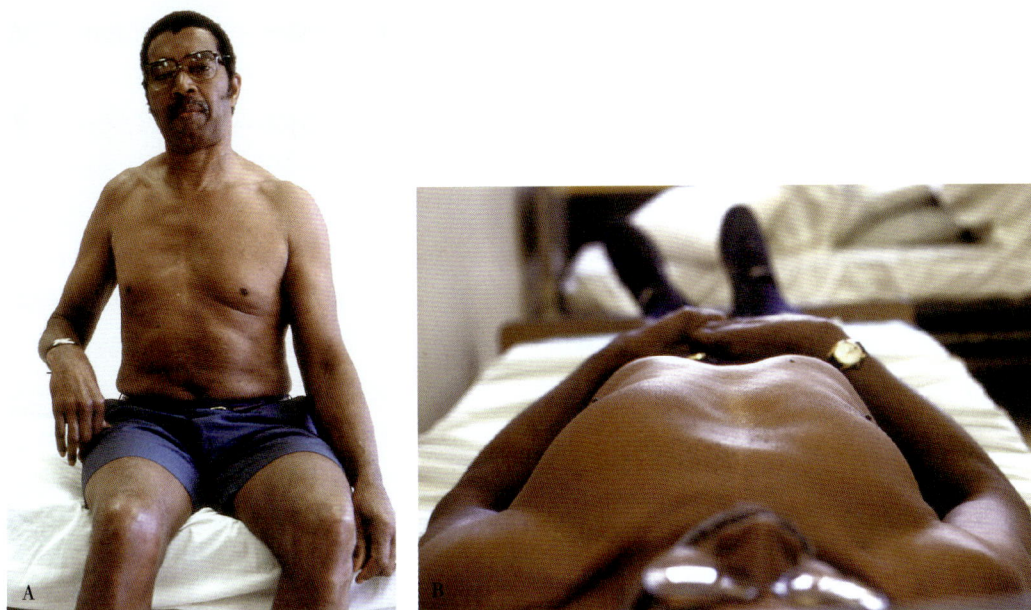

图 34.13　Charles，因脑血管意外导致右侧偏瘫。A. 在坐位呼吸和姿势控制时，躯干不对称和旋转。B. 右上胸廓无力。在吸气时，右上胸廓扩张幅度小于左侧，这加剧了躯干力线的不对称，并可能导致站立和步行时姿势和上肢功能受损

形和胸椎畸形[54]（图 34.13）。

横向或 "去重力" 呼吸

因良性肌张力低下、长期患病和不完全 SCI 导致的全身无力患者，倾向于在重力阻力最小的平面进行呼吸。例如，仰卧位时，胸肌无力患者不能有效地对抗前后平面的重力；因此他们会改变呼吸模式，主要在去重力的横向平面（左右平面）进行呼吸。坐位时，这些患者倾向于利用重力作为助力的上下平面呼吸。同样，侧卧位时，他们会倾向于前后平面呼吸。总的来说，经过有效的呼吸训练后，这类患者可以有良好的预后，因为他们只是力量下降而不是完全瘫痪。

浅呼吸

浅呼吸通常是由于中枢神经系统损伤（如帕金森病、颅脑损伤和脑瘫）引起肌张力升高所致。浅呼吸也可能继发于疼痛性疾病（如腰痛），或心理疾病（如焦虑症）。呼吸模式的改变不是由肌肉无力造成的，而是与以下原因有关：NM 张力异常升高（痉挛、强直、震颤）导致胸廓无法扩张，严重限制了胸廓在所有平面的扩张；小脑共济失调；大脑病变导致的神经传导

异常，最常见于延髓病变；疼痛导致患者限制躯干内压力变化的产生，可避免 MS 损伤处的压力变化。呼吸模式通常是对称的、浅的，有时是不同步的，而且经常表现为快呼吸（呼吸频率大于 25 次 / 分）。对这类患者来说，最大自主吸气的启动和维持是困难的，甚至是无法做到的。这将明显降低有效咳嗽、气道廓清以及高声喊叫和唱歌的能力。

不要忘记体位

汽水罐任何部分的受损都会损害心肺系统的完整性，进而在其他身体系统中产生多米诺效应，反之亦然。为了最大限度地减少这一损害带来的影响，治疗师在白天和夜晚都需要对患者进行合适的体位摆放，以尽可能地保持脊柱的力线和压力系统。最能使患者受益的呼吸模式类型决定了治疗师在患者坐位或卧位时需要为其摆放的体位。例如，如果患者需要更多的膈肌呼吸模式，治疗师必须关注患者的头 / 颈部、四肢、脊柱，尤其是骨盆的位置[55,56]。对于坐轮椅的患者，研究表明，更大程度的腰椎前凸可以产生更大的肺活量[57]；此外，对于需要胸腰骶矫形器（thoracolumbosacral orthoses，TLSO）支持的患者，在矫形器的腹侧开口可以增强肺功能，甚至在活动时

也能增强[58]。无论是为患者量身定制还是简单地使用毛巾卷，都是治疗师为患者进行体位摆放和姿势控制的工具，治疗师必须评估患者体位，以促进利于其日常生活功能的最佳呼吸。

汽水罐模型在临床实例中的应用

在呼吸和姿势控制的汽水罐模型中隐含了这样一个概念：躯干压力调节受损可能是产生或使用这种压力的身体系统受损所致，因此必须筛查所有系统，以确定其在呼吸或姿势控制的运动功能障碍中所发挥的潜在作用。本章开头确定了 5 种此类损伤类别（见框 34.1），以及 6 种需要有效协调运动任务的呼吸力学和姿势需求的功能活动（见框 34.2）。现将这些理论应用于一个临床病例中。

多系统评估、检查和干预

病史

Katie 是一名 9 岁的女孩（图 34.14 A），患有先天性特发性脊柱侧凸（婴儿型脊柱侧凸），3 岁时需

要对两个上胸椎进行手术固定。手术后有数根肋骨融合于脊柱侧凸的凹侧，并且随着 Katie 的发育，出现持续进行性脊柱后凸侧弯。计划在 Katie 9.5 岁时进行 T1~T5 脊柱融合术。尽管从 3 岁 Katie 就开始佩戴支具，并且有骨科医生密切监测，但侧凸角度仍达到了 97°~98°。

术前检查显示，Katie 的肺部因 MS 损伤而严重受限；因此，呼吸科医生不确定她是否能从手术中存活下来。换句话说，Katie 的汽水罐被压碎了，导致身体多个系统的功能障碍，尽管最初的损伤发生于单一系统，即 MS 系统。Katie 被转介至物理治疗，试图改善她的限制性肺疾病，以使其能耐受手术。在这之前，Katie 从未进行其他任何类型的干预措施。

损伤类别

从汽水罐模型的角度使用多系统检查和评估，Katie 的病理学改变不再被视为单一系统的运动功能障碍。从最初对 MS 系统的损害开始，她的损害进展如表 34.3 所示。

（1）Katie 的病理问题始于 MS 系统，特别是脊柱骨骼系统。她的骨骼支撑，即"铝罐"，已经损坏了。Katie 的肌肉支持在这些畸形周围发育，没有发

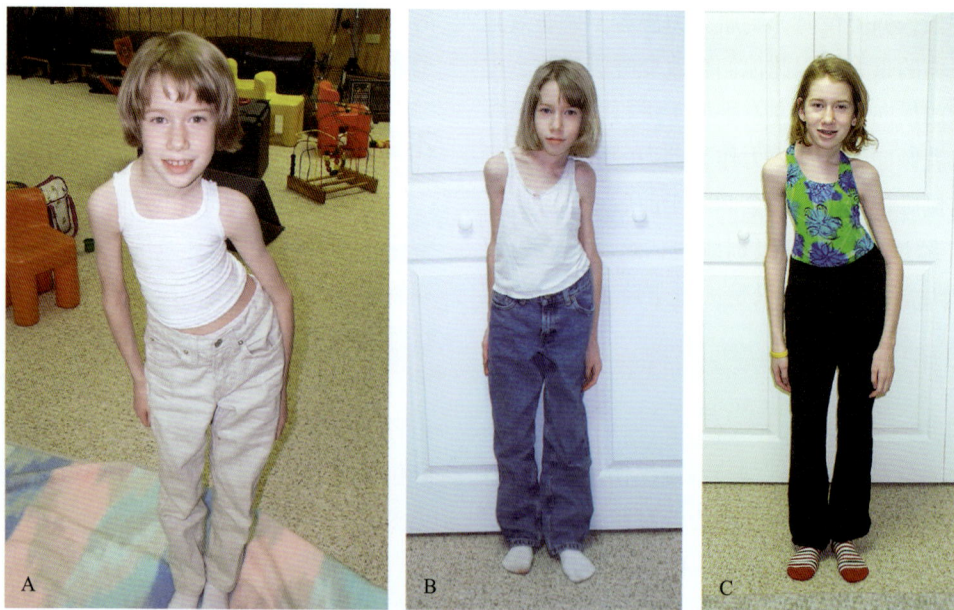

图 34.14 Katie。A. 9 岁时被诊断为婴儿型脊柱侧凸。术前检查显示用力肺活量为预测值的 33%。B. 10 岁时，她的外科医师认为，由于肺容量的改善和脊柱侧凸的轻微减轻，可以推迟手术，以便在手术固定她的身高之前有更长时间生长。宽大的衣服部分地掩盖了脊柱畸形的严重程度。C. 13 岁时，背部术后 6 个月。考虑到她融合的肋骨（由于学步期的手术）和其他关节的受限，只能尽可能地减轻脊柱侧凸

表 34.3 多系统模型确定 Katie 的运动障碍，制订针对性干预策略

损伤类别	MS	NM	CP	INT	IO
确定主要病理问题	脊柱侧凸				
确定损伤进展情况	MS →	NM →	CP →	IO →	（INT）
列出当前损伤情况	MS：关节对位异常，近端比远端严重；受关节对位不良影响的所有肌肉长度 – 张力关系异常，导致近端肌力下降大于远端 NM：躯干肌力下降和对线不良，导致姿势控制不佳，呼吸和姿势需求之间失衡 CP：严重限制性肺疾病导致耐力明显受损；包括矛盾呼吸（肋间肌无力）在内的呼吸力学受损；RR 32 次 / 分（呼吸急促）；即使在静息时也需用力呼气；咳嗽力弱；慢性夜间低通气；呼吸储备不足以满足吸气或呼气的需求；3~5 个音节 / 呼吸（正常 8~10 个）；持续发声 2~3 秒（正常 10 秒）；无（或尚无）心脏症状 INT：无（或尚无） IO：营养不良；脱水；无反流；既往手术疤痕周围或其肩关节、骨盆周围没有结缔组织限制				
功能受限及其对参与的影响	所有需要有效协调呼吸与运动的活动，以及所有耗氧和耗能超出 Katie 受限的身体所能提供的活动，都会出现功能受限。这导致从最基本的呼吸动作到咳嗽、睡眠、说话、进食和移动能力的受限，从而严重限制了 Katie 参与跑步、步行和骑自行车等正常童年活动的能力				
按类别划分当前问题的优先顺序	IO →	MS →	NM →	CP →	（INT）
诊断	先天性特发性脊柱侧凸，Katie 的呼吸力学和肺部发育、营养健康、肌肉力量以及整个肌肉骨骼框架的对位对线都受到严重的继发性限制，导致疼痛、耐力受限、严重健康风险，以及其身体能力和参与能力的整体限制				
预后	对呼吸和运动的肌肉骨骼和神经肌肉支持明显受损，再加上 Katie 的营养不良，导致其肺功能受限，无法满足立即进行手术治疗的需求。如果给 Katie 足够的时间来实现肌肉功能的真正改变（至少 4~6 周的训练），可以改善其呼吸力学以及胸廓的对位对线、活动能力、肌肉力量和协调控制，以满足手术的肺功能要求。术后，Katie 需要一个积极的物理治疗计划来发展新的神经肌肉策略，以有效应用新的肌肉骨骼力线，同时最大限度地提高呼吸支持和姿势控制，以减少其心肺、营养和肌肉骨骼的长期健康风险，提高参与正常儿童活动的能力				
术前和术后目标	术前：改善营养状况、水合、躯干的骨骼力线以及躯干肌肉组织的力量和控制能力，以改善 Katie 的呼吸力学和咳嗽效率，以顺利度过脊柱侧凸矫形手术和恢复阶段 术后：利用 Katie 改善的呼吸力学，启动有效的气道廓清方案，并发展神经肌肉策略以应用和维持其新的脊柱力线，以减少术后肺部并发症，同时最大限度地长期提高呼吸支持和姿势控制，以减少持续的心肺、营养和肌肉骨骼健康风险，提高参与正常儿童活动的能力				
针对 Katie 手术准备的短期目标而采取的干预措施	MS：进行肋骨活动度训练以最大化吸气容积；放松肋间肌，根据需要进行其他关节活动度训练 NM：NM 再学习以激活肋间肌，增加吸气容积和胸廓稳定性；NM 再学习以减少用力呼气策略中腹部肌肉的募集；将新的呼吸模式纳入高姿势要求的任务中，从低水平活动（例如步行）开始 CP：耐力训练；呼吸肌训练，包括增强呼吸能力的抗阻吸气和呼气装置；使用峰流速仪和激励式肺量计对最大用力呼吸进行视觉反馈训练；增加气道廓清能力的咳嗽策略 INT：无须短期干预 IO：制订计划，通过多餐 / 零食和全天（包括上学时间）不断喝水来增加整体的水合和能量摄入；学校的支持对计划的执行至关重要				

展出最佳的长度 – 张力关系，以产生最大的力量（肌力）。肌力下降主要集中在躯干和近端关节上，四肢远端的肌肉力量下降不明显。特别是，Katie 的肋间肌非常弱且未得到充分利用，以至于吸气的负压导致胸廓被向内吸（矛盾呼吸）。Katie 无法产生足够的肌肉力量，来抵抗正常吸气容积所带来的胸内负压。

幸运的是，这一矛盾运动并没有导致漏斗胸，但随着时间的推移，这是有可能的。臀部和肩部在对位不良的脊柱周围发育成熟，导致了额外的关节功能障碍。Katie 的母亲说 Katie 不是一个爱活动的女孩，正如预料的那样，多处关节受到限制。

（2）MS 的无力导致了继发性 NM 问题，因为肌

肉募集和平衡策略是围绕非典型的 MS 对位对线而发展的，它既不能支持身体的对称发育，也不能有效满足呼吸和姿势控制的躯干压力支持的同步需求。这导致了呼吸模式的不典型（矛盾），从而减少了肺容量。

（3）肺容量的减少和有限的体力活动导致 CP 系统耐力和力学受到严重损伤。Katie 的呼吸力学受到严重影响，潜在肺部空间被压缩，导致了严重的限制性通气功能障碍。初步评估时，并未发现 Katie 存在心脏或血管问题。但随着发育，Katie 可能会出现继发于慢性呼吸功能障碍的右心衰竭，即肺源性心脏病。

（4）脊柱侧凸严重影响了 Katie 的胃容量，导致内脏损伤，进而引发营养不良和脱水。Katie 每餐摄入不到 200 cal 的能量就会感到饱腹，而液体填充胃部的速度更快，这使其很难获得足够的营养和水分。幸运的是，尽管存在异常压力和对位不良，Katie 并未发展为胃食管反流病（gastroesophageal reflux disease, GERD）。

（5）Katie 的 INT 系统功能良好，似乎并未对运动表现造成任何限制。既往手术疤痕愈合良好，未出现皮下粘连。尽管有严重的脊柱畸形，但其躯干和四肢周围的结缔组织柔韧性很好，使得深部的骨骼结构能维持最大限度的活动能力。然而，由于既往手术和对位不良，结缔组织的限制影响了 MS 的最佳运动能力，这一现象并不令人感到意外。

功能受限

对 Katie 进行了功能评估，从损伤和功能受限两个角度交叉检验。功能评估的结果验证了损伤评估的结论：由于呼吸力学受损，Katie 的功能显著受限，严重影响了她的生活质量。

（1）Katie 静息时的呼吸模式显示，膈肌移动过度、肋间肌未充分利用（特别是左侧胸部凹陷），以及矛盾呼吸。呼吸频率 32 次 / 分（正常呼吸频率为 10~20 次 / 分），并且静息时需用力呼气。运动负荷轻微增加（如快走）时，呼吸加快，而不是加深。因此，与同龄人相比，她的身体耐力非常差。用力肺活量是其年龄和身高预计值的 33%，表明有严重的限制性通气功能障碍。

（2）咳嗽动作的完成顺序正常，但过小的肺容量影响了呼气力量，因为没有足够的空气可以呼出。呼气峰流速（peak expiratory flow rate，PEFR）占预计值的 59%。在临床上，低于 60% 预计值的 PEFR 与无效咳嗽和继发性肺部并发症风险增加有关。

（3）Katie 几乎每天下午在学校都会睡着，而且经常抱怨头痛。鉴于她严重的限制性通气功能障碍和薄弱的躯干肌肉，Massery 医师怀疑她存在夜间低通气，尽管她 3 年前的睡眠呼吸监测报告显示没有异常。低通气会导致白天整体肺功能不佳，出现疲劳，这也可能是生长发育不良的原因之一。呼吸科医师提出并要求复查睡眠呼吸监测。新的睡眠呼吸监测报告证实了夜间低通气的存在。

（4）据她母亲讲，Katie 一直很安静。问题是她是天生安静还是在节省能量。讲话时，每次呼吸只能讲 3~5 个音节，而正常人是 8~10 个音节[29]。持续发声时间为 2.4~3.1 秒，而正常是 10 秒[29,59,60]。当要求 Katie 大叫时，她可以完成，但她妈妈说她很少大叫。她因呼吸功能障碍，说话声音小，回答问题简短，多采用能量节省方法。Katie 是天生安静，还是因一直存在呼吸不良而变得安静，这一点无法分清。

（5）Katie 的胃因脊柱后凸侧弯而受到影响，导致摄入不到 200 cal 的能量时就感到饱腹。Katie 不仅体重增加缓慢，而且随着年龄的增长，身高的增加也需要更多的能量。事实上，Katie 开始出现体重下降，并且没有达到骨科医师在脊柱融合术之前所希望达到的保守的身高目标。

（6）毫无意外，Katie 在正常、适龄的体力活动中存在明显的耐力受限。举例来说，Katie 在学校的体育馆步行超过一圈半或骑自行车超过两个半街区时就会感到疲劳。Katie 的身体专注于生存，而非茁壮成长。肌肉无力、呼吸力学不良，再加上能量、水合和氧供不足，意味着在满足生存需求后，几乎没有剩下多少能量来支持跑步和跳跃等粗大运动活动。Katie 的身体根本无法同时满足正常童年活动的高水平姿势要求和呼吸需求[61]。Katie 更喜欢从事耗氧量较低的活动，例如拉小提琴、阅读和安静地玩耍。然而，问题在于她是否真的可以自由选择自己的活动。

干预措施的优先次序

了解 Katie 的损伤进展可简化筛查过程。虽然呼吸系统疾病导致 Katie 无法接受手术，但呼吸系统疾病并不是其主要病症。这里需要关注的问题是 5 种运动障碍类别如何影响她目前的呼吸状况，以及如何在临床上确定干预措施的优先次序，以达到短期呼吸功能／手术目标。在短期内，根据评估结果，Massery 医师优先考虑以下干预措施。Katie 的长期健康和参与目标是在手术后制订的。

（1）营养不良意味着 Katie 缺乏足够的能量来有效地参加训练计划，以增强呼吸肌力量，从而为手术做准备。同样，整体脱水状态会导致呼吸道分泌物的流动性下降，从而增加术后患肺炎和（或）肺不张的风险。因此，首要任务是改善 Katie 的营养状态并增加摄入。Katie 被要求每天至少吃 6 顿饭，而不是 3 顿，并得到了老师的许可，可以在课堂上携带水瓶。在学校里，鼓励她在每节课开始时喝水。儿科医师将负责管理她的营养补充计划。

（2）为了改善脊柱和胸廓的长期对位对线，建议进行手术。然而，在短期内，应优先对胸廓进行手法松动，以尽可能地增大胸廓活动度，从而增加肺容量。

（3）增大胸廓活动度，并在确定能为胸壁运动提供最佳支撑体位（坐位）后，开始实施 NM 方案。该方案的重点包括以下几点。

- 增加肋间肌作为吸气肌（增加肺活量）和胸壁稳定肌（阻止反常呼吸）的募集、力量和功能，同时减少腹肌的使用，从而更有效地利用躯干压力来降低呼吸动作的总体能量消耗。
- 使用峰流速仪和激励式肺量计对具体的目标能力进行视觉反馈训练（高强度、低重复），增强吸气肌和呼气肌的爆发力，以增加肺活量和提高咳嗽有效性。
- 通过积极的日常呼吸肌训练（低强度、高重复）增强呼吸肌耐力和全身体能；使用呼吸肌抗阻训练而非传统的体能训练（如跑台训练），这是因为 Katie 体质孱弱、关节对位对线不良、关节疼痛无法长时间进行有效运动，而且可能还会导致其他关节问题。
- 提高 Katie 的能力以满足功能性耐力和运动表现所需的呼吸和姿势控制平衡，具体做法是：先从低水平活动（步行）开始，然后增加距离

（耐力），并指导其如何在功能性任务中使用新的呼吸模式，同时挑战平衡和呼吸需求。

（4）通过减轻各身体系统对呼吸力学效率和效果的影响，采取多种干预措施，有针对性地改善肺容量、咳嗽有效性、耐力受损和姿势冲突等问题，从而解决了最紧迫的难题：为骨科手术进行肺部廓清。

（5）Katie 的 INT 系统没有出现任何损伤，也不是导致她肺部状况不佳的重要原因。然而，术后，她的脱水状况可能会导致皮肤破损和疤痕愈合不良；因此，她必须接受监护，以防出现任何新问题。

诊断及预后

Katie 的 MS 病变损害了其躯干的结构性支撑和呼吸力学功能。由于身体各系统之间原本的内在相互作用，MS 受限导致了许多其他系统的功能障碍。Katie 转介到物理治疗中心的目的只有一个：改善呼吸力学，以便能够接受手术来纠正最初的病变——脊柱侧凸。在物理治疗评估结束后，联系呼吸科医师讨论评估结果，并向 Katie 及家属说明，她的情况有改善的可能；然而，至少需要 4~6 周的时间才能达到真正的训练效果，从而有望支撑其耐受漫长的手术过程。为了最大限度地从物理治疗干预中获益，手术被推迟了 8 周。Katie 的长期目标是改善健康状况，并能参与正常的儿童相关活动。因此，改善呼吸力学只是治疗计划的一个方面，其他相关问题将在手术后逐步解决。

结局

Katie 和她的母亲了解了手术风险，主动参加了一项主要依靠家庭参与的积极物理治疗计划。为了改善肌肉力量和耐力，需进行每周 5 天、持续 4~6 周的居家训练计划。Katie 改成每周训练 7 天。对 Katie 进行肺功能测试（pulmonary function test，PFT），以评估其肺功能。接下来，将介绍 Katie 肺功能的具体改善情况及其对术后状态的影响。

（1）PFT 基线结果中 FVC 为 0.45 L，占预计值（1.36 L）的 33%；PEFR 为 1.64 L/s，占预计值的 59%。

- 3 周后，FVC 增加至 0.57 L，占预计值的 42%。
- 5 个月后，FVC 增加至 0.63 L，占预计值的

45%，并保持稳定。

- 3 个月后，PEFR 增加至 2.31 L/s，占预计值的 81%，处于有效咳嗽的正常范围内。

- 2 年后，睡眠监测证实 Katie 存在夜间低通气，并成功使用双水平气道正压通气（bilevel positive airway pressure，BIPAP）呼吸机进行夜间支持，之后 FVC 提高到了 0.71 L，仅占她目前年龄和身高预计值（1.78 L）的 40%。随着儿童年龄的增长，预计值会继续攀升，但 Katie 的肺部未能跟上正常发育儿童的预期。在临床上，通常认为肺容量水平需达到 FVC 预计值的 60% 才能满足正常呼吸系统动作（如咳嗽、叹气和打喷嚏）所需。Katie 的肺容量仅达到 FVC 预计值的 40%，表明其肺容量不足，因此仍长期面临继发呼吸系统疾病的风险。

（2）4 个月时，骨科医生决定暂缓手术，因为她的脊柱侧弯已从 97°~98° 减少到 90°~92°。他认为 Katie 肺部状况的改善对骨骼有积极的影响，只要病情保持稳定，推迟手术她就能有更多的机会成长，并在脊柱融合术前进一步改善呼吸功能（图 34.14B）。

- Katie 的手术推迟了 3.25 年，直到她 12 岁时才进行，以便让其在脊柱融合术前有更多的时间生长。骨科医师对她在 10 岁前不需要进行手术表示惊讶。

- Katie 一直坚持每周 3~4 天的运动训练。术后没有出现呼吸系统并发症。脊柱侧弯明显减轻，但并未完全恢复正常（图 34.14C）。Katie 的肩部、髋部和融合的肋骨以后可能还需要进行其他手术。

Katie 的治疗还涉及许多其他方面，包括为更有效的营养支持而进行的放置胃造瘘管的胃部手术；开始使用生长激素；应用 BIPAP 夜间支持，以改善长期低通气及其对全身耐力和生长发育的影响；以及更全面的物理治疗计划，关注其整体生长和发育情况。本例汇报将重点放在最初的物理治疗干预上，以说明如何应用多系统评估对其身体和呼吸功能受限进行鉴别诊断。在这个病例中，Katie 的脊柱侧弯和继发的肌肉发育问题使其无法在躯干中产生、维持和调节足

够的压力，从而支持正常的呼吸、姿势控制和内脏功能。汽水罐模型有助于解释为什么 MS 系统受损会对健康和其他系统的功能产生如此深远的影响。

生活质量

除了内科方面的改善，Katie 的母亲还表示，物理治疗计划中的呼吸和多系统方法"绝对挽救了她的生命"。在第二次物理治疗就诊时，Katie 对自己改变命运的能力充满信心，她看到了自己通过坚持不懈地执行居家训练计划所取得的积极成果：PFT 的受限程度有所改善，12 分钟步行测试结果也所有提高。在物理治疗计划开始 6 个月后，Katie 的矛盾呼吸消失了，也不再依赖腹肌用力呼气，胸廓扩张得到了改善，持续发音时间延长了 50%（从 3.1 秒增加到了 4.7 秒）。所有这些进步都有助于增强她的体力活动能力。她开始上游泳课，参加娱乐性垒球活动，并常常表示"喜欢这种新感觉，运动和呼吸都更容易了"。Katie 的妈妈也注意到，她的笑容更多了。

本病例呼吸力学受损的临床解读

CP 系统是躯干产生和利用压力支持以达到最佳功能的众多系统之一。因此，在对 CP 系统评估和治疗时，不应忽视其他身体系统对其功能的潜在影响。身体始终作为一个整体在运作，各个系统相互影响、相互支持；因此，身体并不是作为一个单一的系统在运作。尤其是，姿势控制和呼吸的力学支持是相互依赖的；然而，呼吸需求总是优先于姿势需求。因此，在对呼吸力学支持进行评估和治疗时，还应考虑姿势控制的力学支持，因为这两种活动使用相同的空间和肌肉。

对 Katie 来说，源于 MS 系统的诊断不能仅从单一系统的角度进行评估。正如我们在 Katie 身上看到的那样，虽然最初的病理改变源于 MS 系统，但她目前的问题在 NM 系统（运动控制和力量）、CP 系统（呼吸力学严重受损、呼吸耐力不足和心功能不全的风险）和 IO 系统（持续营养不良和脱水）方面更为紧迫。如果 Katie 接受的是针对单一系统损伤的治疗，Massery 医生认为她不会在临床和功能上取得如此显著的成功，从而让外科医生将即将进行的手术推迟了 3 年以上。

更广泛的应用

任何运动损伤类别的病症都可能导致呼吸力学受损和（或）姿势控制与呼吸动作的不平衡，从而干扰运动表现。例如，NM 损伤（如 SCI、脑瘫、CVA 或脑外伤）患者会因与这些 NM 疾病相关的瘫痪、力弱及运动计划和执行功能障碍而出现呼吸力学和姿势控制受损。治疗师需要从神经运动系统方面对这类患者进行评估，同时还应评估 NM 系统与 MS 系统、CP 系统、INT 系统和 IO 系统之间的相互作用。只有通过这种全面的评估，才能确保正确识别限制运动表现和健康的主要障碍，进而确定干预的优先次序。采用多系统方法，胸廓和躯干的对位对线可以实现长期的显著变化。以 Melissa 为例，她因产伤导致 SCI，从 3 岁到 12 岁期间，她的身体发生了显著变化（对比图 34.15、34.16、34.3B）。经过多学科团队对 Melissa 多系统损伤的长年干预，她的胸廓和脊柱畸形几乎完全逆转。Melissa 直到 3.5 岁才开始接触物理治疗。以下是一些关键的长期干预措施和结果。

（1）每当 Melissa 处于立位时，都会使用腹带以

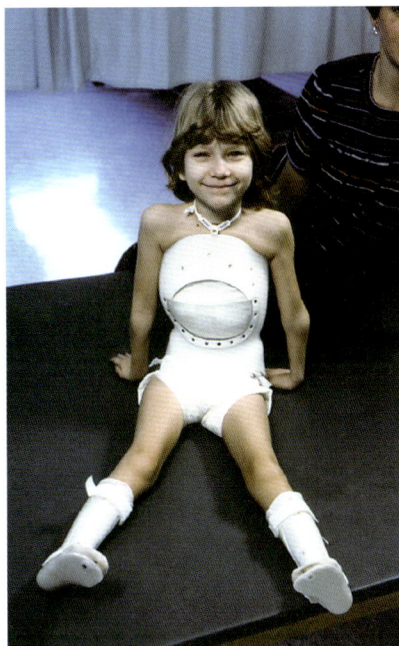

图 34.15　Melissa，6 岁。佩戴带有腹部开口的胸腰骶矫形器（thoraco lumbo sacral orthoses, TLSO）和腹带。TLSO 为她正在发育的脊柱和躯干提供了支撑，同时也为呼吸力学提供了最佳支持。TLSO 为四肢近端关节（肩和髋）提供了理想的对位对线，为说话和进食等正常功能提供了理想的头颈部力线

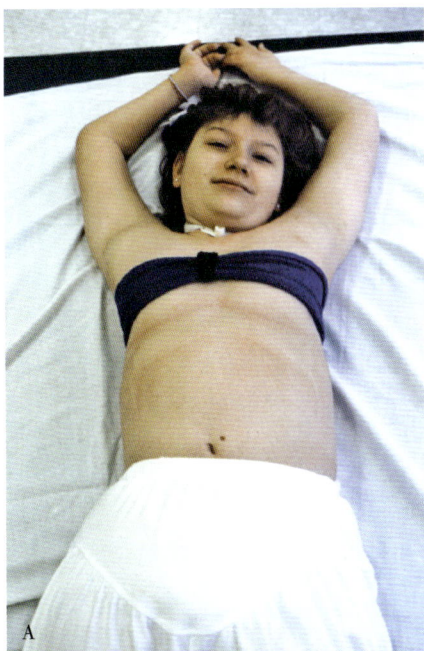

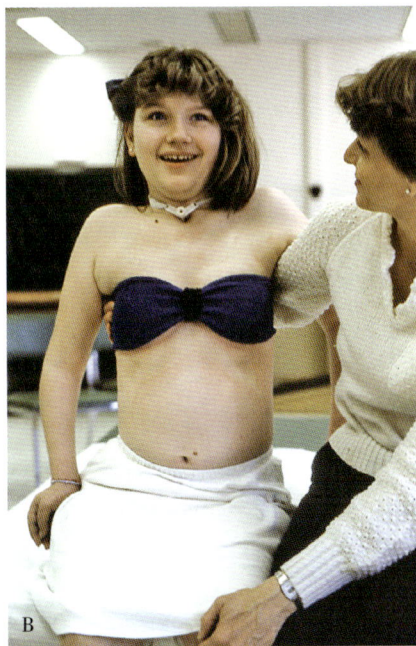

图 34.16　Melissa，12 岁，脊柱侧弯矫形术后。A. 3 岁时开始出现的胸廓畸形几乎完全消失。唯一明显的骨骼限制是第 6~8 肋骨处的中部胸廓扩张活动度略有减小，使得仰卧位时胸罩下缘的"腰线"看起来很高。对于这一平面的脊髓损伤，瘫痪的肋间肌是胸廓的唯一支撑。Melissa 利用上部辅助肌肉来支持上胸部的呼吸动作和胸廓力线，下胸部则由膈肌支持。B. Melissa 继续在直立体位时应用腹带；但为了拍摄这张照片，腹带被取下

提供 IO 系统所需的腹压，并改善呼吸力学和腰部稳定性。这是一项需要终身进行的干预措施。

（2）此外，Melissa 还需要佩戴带有腹部开口的 TLSO 和腹带。单靠腹带不足以支撑她正在发育的脊柱和近端关节。TLSO 与腹带的组合既能为躯干提供支撑，又能让上肢在稳定的躯干上自由活动。尽管她最终出现了脊柱侧弯，但没有出现脊柱后凸或轴向旋转。骨科医师表示，这种状况使得最终的手术矫正更加容易、安全和快速。

（3）为 Melissa 制订了一项积极的 NM 再学习计划，教她如何用上部辅助呼吸肌（尤其是胸肌）替代胸廓稳定结构，并将其作为长期吸气肌，以平衡膈肌独立收缩产生的过大内压。此外，还指导她如何利用呼吸支持（通气策略）来提高移动能力，如床上移动和够取。

（4）为 Melissa 制订了一项全面的气道廓清计划，以尽量减少其对吸痰的依赖。Melissa 和家人学会了多种手法辅助咳嗽技术，以有效排出痰液。家人为她吸痰的频率从每天 24~36 次减少到每天 1~3 次。Melissa 在 3.5 岁前曾多次感染肺炎，但此后一直到 12 岁，再未发生过。

（5）为满足 Melissa 的营养和水合需求，我们采用了多学科协作方法，来提高她的能量摄入和水合状态。Melissa 12 岁时的照片清楚地显示，她已学会摄入足够的能量以促进生长。（当时没有使用胃造瘘管，因为在 Melissa 年幼时胃造瘘管还未发明。）

（6）Melissa 在约 6 岁时开始接受夜间正压通气支持，因为夜间低通气以及能量无法满足生长和呼吸所需。正压支持明显减轻了呼吸负荷，让肌肉每天都能得到休息，同时也提供了压力支持来改善漏斗胸。

这一理论同样也适用于其他损伤类别。例如，在 Katie 的病例中，如果 INT 系统评估显示，结缔组织限制继发于脊柱后凸侧弯，那么 INT 系统将是改善其肺部状况的主要限制因素，而不是 NM 系统和 IO 系统。换句话说，如果她的胸廓可以活动，但由于结缔组织缩短，覆盖的皮肤限制了胸廓的活动，Katie 就无法学习使用新的呼吸策略来增加肺容积。这一点在结缔组织病（如硬皮病或严重烧伤）患者中尤为明显：皮肤不再具有延展性，导致下层肌肉无法带动胸廓充分活动，从而无法达到必要的肺容量以满足运动任务

的氧气需求。呼吸受限的程度取决于病情严重程度和 INT 结构（包括筋膜层）的损伤程度[62-64]。因此，对疤痕组织和皮肤延展性的评估是姿势评估的重要组成部分，尤其是躯干和（或）腹部的疤痕组织。

与 IO 系统有关的疾病可能会对姿势控制和呼吸动作产生更微妙的影响。患有严重胃食管反流的婴儿在仰卧位时可能会出现躯干伸展和头部右旋的姿势（桑迪弗综合征）[65]（图 34.17）。这种姿势最初可能会被误认为是 NM 病变，但事实上，每当婴儿转头并将躯干向左侧弯做出躯干弯曲的姿势时，可能是在用这种姿势来躲避反流的有害刺激。如果不从多系统的角度对患儿进行评估，物理治疗师可能会错误地治疗躯干的过度伸展和不对称，而不是治疗运动行为的根本原因，即 IO 系统疾病。如果不加以治疗，这些婴儿往往会发展为更严重的躯干伸展和上胸廓呼吸策略，以避免加重反流（当膈肌下降到易激惹的胃上方时，可能会发生反流），以及避免增加腹内压（腹内压也可能导致反流）。随着时间的推移，患儿的运动系统可能会出现障碍，这可能会影响其整体健康和参与潜力。例如，为了改善肺功能，将囊性纤维化患儿的身体向下倾斜进行体位引流，但这种向下的体位引流姿势容易导致患儿出现反流并加重肺部疾病[66]。以下概述了 IO 系统疾病是如何影响运动系统的。

（1）IO 系统：病变由此引起。

（2）NM 系统：可能会出现躯干屈肌运动控制不足，而这些屈肌对平衡、用力呼气动作和腰椎稳定至

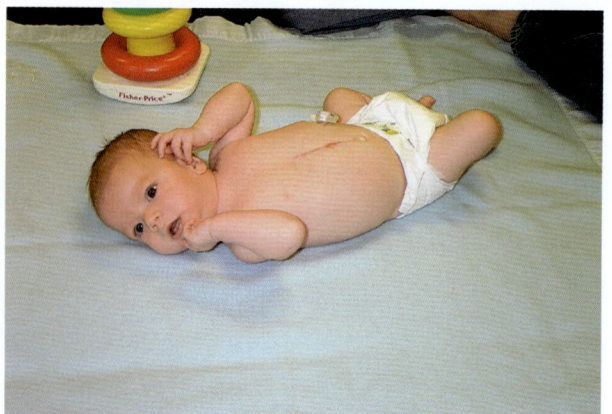

图 34.17　Jonathan，6 月龄。在 5 个月时，患有严重的胃食管反流，需要手术治疗（胃造瘘术和 Nissen 胃底折叠术）。他的母亲说，他仰卧时最喜欢的姿势是躯干极度伸展和头部右旋。这可能是为了抵御反流的有害刺激和尚未确诊的上气道阻塞而采取的一种补偿策略

关重要。IO 疾病可能导致患儿在后期出现腰背部功能障碍和疼痛，因为正压支撑躯干稳定性的正常运动策略（尤其是膈肌和腹肌的协同作用），在儿童时期尚未发育成熟。

（3）MS 系统：可能会出现以下相关事件。长期脊柱前凸导致腰椎韧带过度缩短；由于躯干屈肌群的失神经支配，胸廓向下活动受限，同时上部辅助呼吸肌过度募集，导致脊柱前凸进一步加重，造成胸廓上抬，以及腰椎稳定性受损、腹肌力量下降和椎体对位异常，从而增加腰痛风险。

（4）CP 系统：当患儿以膈肌作为主要呼吸肌时，会代偿性地出现以上胸部呼吸为主的呼吸模式，这会导致其全身耐力受限。此外，还可能导致患儿肩颈功能障碍，这是因为上部辅助肌群在呼吸运动和肩颈运动中发挥着双重作用，导致这些肌肉过度使用，长此以往引起疼痛、疲劳和头痛。

（5）INT 系统：通常不是主要问题，但结缔组织的延展性不足可能会限制躯干、肩部和髋部的屈曲运动。

临床实例不胜枚举。呼吸力学受损不仅仅是因为肺、气道和胸壁肌肉的直接受损，任何影响运动表现的系统受损都可能导致呼吸力学受损。CP 系统是运动评估中不可或缺的一部分，用于确定呼吸力学是有利于还是不利于患者的整体运动表现。换句话说，呼吸力学可能是运动功能障碍的原因，也可能是运动功能障碍的结果，而全面的多系统评估有助于临床医师区分两者之间的差异。

总结

本章探讨了呼吸力学与其他身体系统的关系。重力对胸廓活动以及胸壁和躯干的正常发育都有重要影响。通过汽水罐模型，介绍了躯干在呼吸和姿势控制方面的双重作用。然后，将这些概念应用到多个不同运动障碍类别的临床案例中，以说明躯干控制、呼吸和内脏功能如何依赖于身体产生、维持和调节胸腹腔压力，这种控制从声带一直延伸到盆底。通过临床实例，我们对 5 个运动障碍类别（MS 系统、NM 系统、CP 系统、INT 系统和 IO 系统）进行了评估，以确定它们在运动表现和呼吸力学中的作用，因为每个系统都会影响其他系统的表现。基于这些信息，制订出针对主要障碍的有效治疗方案，最终使躯干和呼吸都达到了预期的运动效果。

复习题

（1）解释重力在婴儿正常胸壁发育中的作用。

（2）解释胸腔和腹腔压力如何为躯干提供姿势支撑，以及膈肌在这一过程中的作用。

（3）解释膈肌的多重作用。

（4）解释声带和盆底在正常呼吸和高姿势要求活动中的作用。

（5）解释胃肠道系统与呼吸的关系。

（6）解释呼吸动作和呼吸功能障碍如何影响多个身体系统。

（7）解释体位如何影响呼吸模式。

（8）选择一名患者，应用本章所演示的多系统评估、检查和干预计划的概念。

参考文献

1. *Guide to Physical Therapist Practice 3.0*. Alexandria, VA: American Physical Therapy Association; 2014.Available at: http://guidetoptpractice. apta.org/.
2. Bly L. *Motor Skills Acquisition in the First Year*. San Antonio, TX: Therapy Skill Builder; 1994.
3. Bach JR, Bianchi C. Prevention of pectus excavatum for children with spinal muscular atrophy type 1. *Am J Phys Med Rehabil*. 2003;82(10):815–819.
4. Toder DS. Respiratory problems in the adolescent with developmental delay. *AdolescMed*. 2000;11(3):617–631.
5. Tulaimat A, Patel A, Wisniewski M, et al. The validity and reliability of the clinical assessment of increased work of breathing in acutely ill patients.*J Crit Care*. 2016;34:111–115.
6. Bach JR, Baird JS, Plosky D, et al. Spinal muscular atrophy type 1: management and outcomes. *PediatrPulmonol*. 2002;34(1): 16–22.

7. Flaminiano LE, Celli BR. Respiratory muscle testing. *Clin Chest Med.* 2001;22(4):661–677.

8. Smith MD, Chang AT, Hodges PW. Balance recovery is compromised and trunk muscle activity is increased in chronic obstructive pulmonary disease. *Gait Posture.* 2016;43:101–107.

9. Park RJ, Tsao H, Cresswell AG, et al. Differential activity of regions of the psoas major and quadratus lumborum during submaximal isometric trunk efforts.*J Orthop Res.* 2012;30(2):311–318.

10. Smith MD, Harvey EH, van den Hoorn W, et al. Out-patient pulmonary rehabilitation improves medial-lateral balance in subjects with chronic respiratory disease: proof-of-concept study. *Respir Care.* 2016;61(4):510–520.

11. De Troyer AD, Wilson TA. Action of the diaphragm on the rib cage. *J ApplPhysiol.* 2016;121(2):391–400.

12. Hodges PW, Gandevia SC. Pitfalls of intramuscular electromyographic recordings from the human costal diaphragm. *Clin Neurophysiol.* 2000;111(8):1420–1424.

13. Salomoni S, van den Hoorn W, Hodges P. Breathing and singing: objective characterization of breathing patterns in classical singers. *PLoS Onμe.* 2016;11(5):e0155084.

14. Traser L, ÖzenAC, Burk F, et al. Respiratory dynamics in phonation and breathing – a real-time MRI study. *Respir Physiol Neurobiol.* 2017;236:69–77.

15. Hamaoui A, Hudson AL, Laviolette L, et al. Postural disturbances resulting from unilateral and bilateral diaphragm contractions: a phrenic nerve stimulation study.*J ApplPhysiol (1985).* 2014;117(8):825–832.

16. Janssens L, McConnell AK, Pijnenburg M, et al. Inspiratory muscle training affects proprioceptive use and low back pain. *Med Sci Sports Exerc.* 2015;47(1):12–19.

17. Keles MN, Elbasan B,ApaydinU, et al. Effects of inspiratory muscle training in children with cerebral palsy: a randomized controlled trial. *Braz JPhys Ther.* 2018;22:493–501

18. Bradley J, Moran F, Greenstone M. Physical training for bronchiectasis. *Cochrane Database Syst Rev.* 2002;2002(3):CD002166.

19. Shaw JM, Hamad NM, Coleman TJ, et al. Intra-abdominal pressures during activity in women using an intra-vaginal pressure trans- ducer.*J Sports Sci.* 2014;32(12):1176–1185.

20. Yamasato KS, Oyama IA, Kaneshiro B. Intraabdominal pressure with pelvic floor dysfunction: do postoperative restrictions make sense?.*J Reprod Med.* 2014;59(7–8):409–413.

21. Sun X, Shang W, Wang Z, et al. Short-term and long-term effect of diaphragm biofeedback training in gastroesophageal reflux disease: an open-label, pilot, randomized trial. *Dis Esophagus.* 2016;29(7):829–836.

22. Nobree Souza MÂ, Lima MJ, Martins GB, et al. Inspiratory muscle training improves antireflux barrier in GERD patients. *Am JPhysiol Gastrointest Liver Physiol.* 2013;305(11):G862–G867.

23. Billig I, Foris JM, Card JP, et al. Transneuronal tracing of neural pathways controlling an abdominal muscle, rectus abdominis, in the ferret. *Brain Res.* 1999;820(1–2):31–44.

24. Gamboa A, Paranjape SY, Black BK, et al. Inspiratory resistance improves postural tachycardia: a randomized study. *Circ Arrhythm Electrophysiol.* 2015;8(3):651–658.

25. Uva B, Aliverti A, Bovio D, et al. The "abdominal circulatory pump": an auxiliary heart during exercise? *Front Physiol.* 2016;6:411.

26. Dagar G, Taneja A, Nanchal RS. Abdominal circulatory interactions. *Crit Care Clin.* 2016;32(2):265–277.

27. HellebrandovÁ L, ChlumskýÁ J, Vostatek P, et al. Airflow limitation is accompanied by diaphragm dysfunction. *Physiol Res.* 2016;65(3): 469–479.

28. Cherniack RM, Cherniack L. Management of acute respiratory failure. In: Cherniack RM, Cherniack L. eds. *Respiration in Health and Disease.* Philadelphia, PA: WB Saunders Co; 1983:389–410.

29. Deem JF, Miller L. *Manual of Voice Therapy.* 2nd ed. Austin, TX: PRO-ED, Inc; 2000.

30. Chatwin M, Toussaint M, GonÇalves MR, et al. Airway clearance techniques in neuromuscular disorders: a state of the art review. *Respir Med.* 2018;136:98–110.

31. Borowitz D, Gelfond D. Intestinal complications of cystic fibrosis. *Curr Opin Pulm Med.* 2013;19(6):676–680.

32. Borowitz SM, Sutphen JL. Recurrent vomiting and persistent gastroesophageal reflux caused by unrecognized constipation. *Clin Pediatr (Phila).* 2004;43(5):461–466.

33. Hayama S, Honda K, Oka H, Okada M. Air trapping and arboreal locomotor adaptation in primates: a review of experiments on humans. *ZMorphAnthropol.* 2002;83(2–3):149–159.

34. O'Connell DG, Hinman MR, Hearne KF, et al. The effects of grunting on serve and forehand velocities in collegiate tennis players. *J Strength Cond Res.* 2014;28(12):3469–3475.

35. O'Connell DG, Brewer JF, Man TH, et al. The effects of forced exhalation and inhalation, grunting, and Valsalva maneuver on forehand force in collegiate tennis players. *J Strength Cond Res.* 2016;30(2):430–437.

36. Massery M, Hagins M, Stafford R, et al. Effect of airway control by glottal structures on postural stability. *J Appl Physiol (1985).* 2013;115(4):483–490.

37. Wadsworth BM, Haines TP, Cornwell PL, et al. Abdominal binder improves lung volumes and voice in people with tetraplegic spinal cord injury. *Arch Phys Med Rehabil.* 2012;93(12):2189–2197.

38. Balkissoon R, Kenn K. Asthma: vocal cord dysfunction (VCD) and other dysfunctional breathing disorders. *Semin Respir Crit CareMed.* 2012;33(6):595–605.

39. Junginger B, Baessler K, Sapsford R, et al. Effect of abdominal and pelvic floor tasks on muscle activity, abdominal pressure and bladder neck. *Int UrogynecolJ.* 2010;21(1):69–77.

40. Sapsford RR, Hodges PW. The effect of abdominal and pelvic floor muscle activation on urine flow in women. *Int Urogynecol J.* 2012;23(9):1225–1230.

41. Stafford RE, Mazzone S, Ashton-Miller JA, et al. Dynamics of male pelvic floor muscle contraction observed with transperineal ultrasound imaging differ between voluntary and evoked coughs. *JAppl Physiol (1985).* 2014;116(8):953–960.

42. Sapsford R, Hodges P, Smith M. Systematic review: abdominal or pelvic floor muscle contraction. *Neurourol Urodyn.* 2010;29(5): 800–801; author reply 802–803.

43. Ferdinande K, Dorreman Y, Roelens K, et al. Anorectal symptoms during pregnancy and postpartum: a prospective cohort study. *Colorectal Dis.* 2018;20(12):1109–1116.

44. Button BM, Holland AE, Sherburn MS, et al. Prevalence, impact and specialised treatment of urinary incontinence in women with chronic lung disease. *Physiotherapy.* 2019;105:114–119.

45. Aoki Y, Brown HW, Brubaker L, et al. Urinary incontinence in women. *Nat Rev Dis Primers.* 2017;3:17042.

46. Aliverti A, Uva B, Laviola M, et al. Concomitant ventilatory and circulatory functions of the diaphragm and abdominal muscles. *J ApplPhysiol (1985).* 2010;109(5):1432–1440.

47. Fasshauer M, Joseph AA, Kowallick JT, et al. Real-time phase-contrast flow MRI of haemodynamic changes in the ascending aorta and superior vena cava during Mueller manoeuvre. *Clin Radiol.* 2014;69(10):1066–1071.

48. Tsao H, Tucker KJ, Coppieters MW, et al. Experimentally induced low back pain from hypertonic saline injections into lumbar interspinous ligament and erector spinae muscle. *Pain.* 2010;150: 167–172.

49. Berlowitz DJ, Wadsworth B, Ross J. Respiratory problems and management in people with spinal cord injury. *Breathe (Sheff).* 2016;12(4):328–340.

50. Singh G, Behrman AL, Aslan SC, et al. Respiratory functional and motor control deficits in children with spinal cord injury. *Respir Physiol Neurobiol.* 2018;247:174–180.

51. LoMauro A, Romei M, Priori R, et al. Alterations of thoracoabdominal volumes and asynchronies in patients with spinal muscle atrophy type Ⅲ. *RespirPhysiol Neurobiol.* 2014;197:1–8.

52. Massery M. Musculoskeletal and neuromuscular interventions: a physical approach to cystic fibrosis.*J Royal Soc Med.* 2005;98(Suppl 45):55–66.

53. Boussuges A, Brégeon F, Blanc P, et al. Characteristics of the paralysed diaphragm studied by M-mode ultrasonography. *Clin Physiol*

Funct Imaging. 2019;39:143–149.

54. Takayasu H, Masumoto K, Goishi K, et al. Musculoskeletal abnormalities in congenital diaphragmatic hernia survivors: patterns and risk factors: report of a Japanese multicenter follow-up survey. *Pedi- atr Int.* 2016;58(9):877–880.

55. Grimstone SK, Hodges PW. Impaired postural compensation for respiration in people with recurrent low back pain. *Exp Brain Res.* 2003;151(2):218–224.

56. Ishizuka T, Nishida N, Homma Y, et al. Instantaneous changes in respiratory function induced by passive pelvic suspension in the supine position in relation to increased diaphragm excursion. *J Phys Ther Sci.* 2017;29(3):432–437.

57. Lin F, Parthasarathy S, Taylor SJ, et al. Effect of different sitting postures on lung capacity, expiratory flow, and lumbar lordosis. *Arch Phys Med Rehabil.* 2006;87(4):504–509.

58. Frownfelter D, Stevens K, Massery M, et al. Do abdominal cutouts in thoracolumbosacral orthoses increase pulmonary function? *Clin Orthop RelatRes.* 2014;472(2):720–726.

59. Zraick RI, Smith-Olinde L, Shotts LL. Adult normative data for the KayPENTAX Phonatory Aerodynamic System Model 6600.*JVoice.* 2012;26(2):164–176.

60. Lewandowski A, Gillespie AI,KridgenS, et al. Adult normative data for phonatory aerodynamics in connected speech. *Laryngoscope.* 2018;128(4):909–914.

61. Hodges PW, Heijnen I, Gandevia SC. Postural activity of the diaphragm is reduced in humans when respiratory demand increases. *JPhysiol.* 2001;537(Pt 3):999–1008.

62. Willard FH, VleemingA, Schuenke MD, et al. The thoracolumbar fascia: anatomy, function and clinical considerations. *J Anat.* 2012;221(6):507–536.

63. Stecco A, Stern R, Fantoni I, et al. Fascial disorders: implications for treatment. *PMR.* 2016;8(2):161–168.

64. Adstrum S, Hedley G, Schleip R, et al. Defining the fascial system. *J Bodyw Mov Ther.* 2017;21(1):173–177.

65. Moore DM, Rizzolo D. Sandifer syndrome. JAAPA. 2018;31:18–22.

66. Freitas DA, Dias F, Ferreira G, et al. Standard (head-down tilt) versus modified (without head-down tilt) postural drainage in infants and young children with cystic fibrosis. *Cochrane Database Syst Rev.* 2015;(3):CD010297.

35

移植患者

作者：Laura Friedman
译者：牛光宇
校对：郄淑燕

本章目录

关键词

有氧运动能力	康复	氧气
肺移植	心脏移植	

引言

随着外科技术、免疫抑制药物、检测及治疗排斥反应能力的进步，以及患者结局的改善，器官移植已成为终末期心脏及肺部疾病患者可行的治疗方案。移植患者预期寿命的延长，意味着物理治疗师在移植前、后有更多的机会在不同环境中对患者进行干预。随着医疗及外科干预手段的不断进步，老年患者和存在多种共病的患者也开始接受移植手术，而这些患者的康复需求在各个阶段均有增加。患者人口学趋势变化显示，物理治疗师不仅会在区域医疗中心接诊这些患者，还会在门诊及基层医疗机构接诊。本章将介绍心脏或肺移植患者术前及术后管理指南。

背景

自 18 世纪以来，组织和器官移植一直受到医生的关注。随着对免疫系统认知的深入以及免疫抑制类药物和体外循环技术的进步，移植手术的成功率显著提高。早在 1954 年，第一例肾脏移植术就获得了成功。其他成功的器官移植包括 1968 年第一例心脏移植、1981 年第一例心肺联合移植和 1983 年第一例单肺移植 [1]。

器官移植已成为许多终末期心脏和肺部疾病的可行治疗方法。由于患者生存率的提高，作为衡量移植成功与否的标准，长期结果与短期结果同样重要。在美国，经医疗保险批准可进行肺和心肺移植的医疗中心数量已经增长到 74 个，并有 143 个经认证的心脏移植中心 [2]。自 2016 年以来，每年进行的心脏移植手术超过 3000 例；自 2015 年以来，每年进行的肺移植术超过 2000 例。据报道，所有级别的心脏移植术 5 年生存率为 78.3%；肺移植术 5 年生存率为 55.5%。其他国家中位等待时间和生存率数据见表 35.1。

表 35.1　国家心肺移植数据

项目	心脏	肺
移植数量 1988—2018 年	75 017	37 525
平均等待时长 （天） 2011—2014 年		
	1A 级，87 1B 级，253 2 级，726	囊性纤维化，174 慢性阻塞性肺疾病，216 肺纤维化，65
1 年生存率 （所有阶段）	90.1%	85%
5 年生存率	78.3%	55.5%

数据来源：http://optn.transplant.hrsa.gov/

器官捐献

器官移植受限的主要原因是器官移植需求日益增长，而器官供应不足。能够从移植中获益的患者数量大大超过了可用器官数量。器官获取与移植网络（Organ Procurement and Transplantation Network，OPTN）的主要目标是提高捐赠器官的可用率，并改善器官共享情况。OPTN 依据美国国会 1984 年颁布的《国家器官移植法》建立，由私立的非营利组织器官共享联合网络（United Network for Organ Sharing，UNOS）管理，并与美国卫生与公共服务部签订合同。器官获取组织（organ procurement organization，OPO）负责器官捐献者及其家属、移植中心和接受者

的协调管理 [3]。

可供移植的器官数量远远低于器官需求量。目前，等待器官移植的患者超过 12.4 万人，其中超过 3800 人等待心脏移植，约 1480 人等待肺移植。框 35.1 列出了等待器官移植患者的一般标准。等候名单上的患者姓名在 UNOS 器官中心存档，并与 OPO 组织进行数据共享。一旦确定了器官捐献者，计算机系统会依据标准为受体进行排序。生成标准包括捐献者血型、免疫组织类型、器官体积、患者的医疗状况和在名单中的等待时长。器官获取组织的协调员与外科医师进行商议，直到合适的器官接受者出现再进行手术。在这之后，手术团队会前往捐献者所在医院为捐献者进行手术。与此同时，器官接受者所在医院也在进行术前准备。心脏、肺和肝脏移植的最佳手术时间是器官离体后 6 小时内。允许器官进行远距离运输或在可用器官数量源增加的情况下进行重新调配；然而，目前可用器官数量与需求的差异仍相差甚远。随着医疗技术的进步，使用体外肺灌注可适当增加供体肺的数量。体外灌注允许使用营养物质及抗生素进行供体肺冲洗，使其适合移植。（"体外肺灌注使供体肺用于移植"见 You Tube。）

框 35.1　等待器官移植患者的一般标准

- 年龄（小于 65 岁）
- 晚期疾病（预期寿命不足 1 年）
- 非吸烟者
- 社会支持充足
- 无其他系统疾病

2018 年 10 月，UNOS 更新并实施了新政策，以此来增加等待心脏移植的重症患者移植数量 [4]。然而，这可能会增加等待列表中"稳定"患者的等待时长。在此之前，患者的分级标准为 1A、1B 和 2 级，现在将他们分为 1~7 级，其中 1 级为危重症患者。这一新标准见表 35.2。

移植相关问题

器官移植还有很多伦理、心理和社会问题。伦理问题包括增加捐赠者来源和可用器官分配。心理问题

表 35.2　UNOS 心脏移植分配系统（自 2018 年 10 月 18 日起生效）

分级	分级标准
1 级	· VAD 患者存在危及生命的室性心律失常
2 级	· 单室患者合并有 TAH、BiVAD、RVAD、LVAD、IABP · VAD 患者伴功能障碍
3 级	· 已经使用 VAD 30 天的患者 · 有并发症的 VAD 患者（溶血、血栓形成、RHF、设备感染、黏膜出血、主动脉瓣关闭不全）
4 级	· 可出院的 VAD 患者
5 级	· 联合器官移植（在同一家医院等候名单中）
6 级	· 所有剩余的心脏移植候选人
7 级	· 保留（目前不在名单上）

注：BiVAD（Biventricular assist device），双心室辅助装置；IABP（intraaortic balloon pump），主动脉内球囊反搏；LVAD（left ventricular assist device），左心室辅助装置；RIVAD（right ventricular assist device），右心室辅助装置；TAH（total artificial heart），全人工心脏；UNOS（United Network for Organ Sharing），器官共享联合网络；VAD（ventricular assist device），心室辅助装置。
摘自 http：//optn. transplant. hrsa. gov/PoliciesandBylaws2/policies/pdfs/Policy_9.pdf

包括因等待时长未知而产生的心理压力、把家搬迁至移植中心附近的可能性及可能造成的失业问题。移植过程不仅会对患者个体产生影响，往往还会影响患者周围的社会关系。这一点非常重要，因为移植后患者的长期生存率及生活质量都与足够的社会支持有着极大关系。

伦理问题

与器官移植相关的伦理学问题涉及如何增加潜在供体来源及如何更好地分配可利用器官源。在选择适当的器官捐献者时所涉及的伦理问题仍存在较大争议。例如，医学伦理学界内最大的争议问题之一就是器官受体方是否应有偿使用移植者捐献的器官。目前，这个问题还没有法律规定。

其他的伦理学问题包括如何将可用的器官资源分配给等待移植的患者。目前，正在实施的肺移植分配系统是在 2005 年生效的，而心脏移植分配系统于 2018 年 10 月开始实施。所有患者都接受了可能对移植结果产生不利影响的医疗及心理状况筛查。每种器官移植的适用标准都不同，肺移植的适用标准不同于

心脏移植。OPTN 要求每个移植中心都要制定适合自身的具体政策[5,6]。通常，患者的病情及等待时长是决定谁是下一位接受可用器官者的主要标准；然而，每个可用器官的使用还会考虑其他匹配因素。吸烟患者不能接受肺或心脏移植，尽管大多数中心允许已经戒烟的患者进行移植。在大多数中心，每周都会举行一次多学科会议，就移植候选人进行讨论，以确定他们现在或者未来是否适合作为下一位候选人，或是依据上级中心标准，永远不会成为候选人。使用此标准的目的是防止部分患者因突出的个人因素而从条件相同的患者群体中获得移植优先权。此外，患者的种族、性别、宗教信仰、经济状况不在此评估标准中。然而，必须考虑到候选人的经济状况，包括适当的医疗保险，以确保候选人能够承担移植相关的所有费用，包括往返移植中心的交通费、附近住房费及移植后终身用药费。

心理与社会问题

与器官移植相关的心理与社会问题有很多，如不确定的感觉、因搬家带来的生活巨变及心理调整问题。等待移植手术所花费的时间存在很大差异。在漫长的等待期间，患者要不断与疾病进行抗争，并且期待收到医院的移植术通知。此外，患者在希望移植以重获新生与知晓自己罹患绝症的现实之间挣扎。因此，焦虑和抑郁已被列为与器官移植相关的普遍心理问题[7]。

美国的移植中心数量有限。由于供体器官离开供体后只能存活数小时，因此大多数等待器官移植的患者通常需要在距离移植中心较近的范围内活动。患者需要足够的信息和后援支持，以确保能够及时返回移植中心。他们还需要情感和经济上的支持来应对这种生活转变[8]。对患者和其家庭成员来说，需要搬迁至等待移植的城市给他们带来了相当大的压力。对患者来说，搬迁初期，特别是在离开家庭成员和其他重要的人员时，会是一段非常艰难的时期。对患者配偶来说，其压力可能与患者不同，他们要在语言上保持希望和乐观，但内心充满矛盾，因为他们将来的生活也许不再有患者陪伴。如果患者和其配偶一起搬到一个新城市等待进行器官移植手术，他们会发现自己比原先获得了更多的相处时间。然而，在这种"被迫退

"休"的状态下，人际关系中也多了新的压力。通常，移植团队会有一名心理医师或社会工作者为患者提供个人或家庭咨询。

其他需要关注的问题包括心理调整和社会支持对调节应对能力的影响。患者因身处陌生的新环境，常感到自己无用，所以必须要找到一些有意义的活动。应对策略可增强心理干预效果。患者在移植手术后，常会因获得新生而产生强烈的欣喜之情，同时也可能对捐献者感到内疚。强大的支持系统是移植成功的重要组成部分，并能改善移植后的心理干预效果[9]。心理治疗师通过聆听患者的感受、支持并鼓励治疗小组的参与者来给予患者帮助。心理治疗小组成员既包括等待移植的患者，还包括移植后需要心理干预支持的患者群体。患者的配偶及其他需要进行干预支持的家庭成员也能从治疗小组中获益。

最后，焦虑会对肺移植前、后的进程产生影响。在移植前阶段，持续的呼吸困难会在活动和运动时加重，这是移植术前康复的限制性因素。呼吸困难症状往往会延续到移植后阶段，尽管患者被告知已成功接受肺移植，但明显的焦虑往往是实现物理治疗功能性目标的主要限制因素。

物理治疗需要考虑的因素

物理治疗师作为移植团队中的重要成员，通常需要掌握移植前和移植后的生理学要点，以及手术、药物治疗或排斥反应对肌肉骨骼系统结构及功能的影响。此外，身体活动能力受限可能由心肺疾病和体适能下降导致。治疗师需要掌握的相关知识包括药物治疗、通气支持及血流动力学监测，这有助于治疗师确定康复过程中是否需要调整康复计划。

物理治疗师在整个移植过程（移植前、术后急性期及术后康复阶段）中都扮演着重要角色。在移植前阶段，物理治疗的目标是确定基线功能水平，并筛查可能影响康复目标的因素。这为患者提供了一个改善力量、关节活动度和运动耐量的机会，从而优化术后过程。由于外科手术的干预，移植患者术后急性期康复的重要组成包括床上移动能力、通气功能、分泌物管理、关节活动度及疼痛管理。在术后康复阶段，物理治疗的目标是帮助患者恢复到尽可能高的功能水平，重点关注四肢肌肉力量、关节活动范围、体位管理、肩关节及躯干运动、呼吸模式、运动耐量及功能性活动。

氧运输

心肺疾病会对移植后氧的运输途径产生限制。了解氧的运输途径是否受限，有助于治疗师为每位患者制订个体化康复计划。氧运输可能受到原发疾病进程、手术和药物治疗干预以及移植后药物使用的影响。心肌功能的损伤程度直接影响心脏功能，导致患者在日常生活活动中氧的利用率降低。外周肌肉功能障碍常与心肌功能受损同时发生。

呼吸系统疾病可能导致肺和胸廓力学受损、弥散功能障碍以及血氧饱和度下降，从而无法满足日常活动的需要。肺血管阻力的增加可能继发于心肌功能下降。同样，肺部疾病或不活动也会导致外周氧利用率降低。

外科及内科因素

物理治疗师需要考虑手术、药物治疗或排斥反应对患者氧运输及功能性活动能力的影响。对于接受移植术的患者，物理治疗师必须识别和处理与麻醉、疼痛管理、血流动力学不稳定及手术切口位置相关的肌肉功能改变的问题。器官移植术后患者的药物治疗方案是复杂的，大多数情况下，比基础疾病的医疗管理更麻烦。患者必须终身服用免疫抑制剂。这些药物和治疗免疫抑制剂相关症状的药物，会对外周肌肉功能和能量代谢产生影响。身体功能受限是原发疾病、缺乏体力活动及药物不良反应共同作用的结果。具体内容将在本章后半部分介绍。

移植后患者存活率的主要影响因素是移植后排斥反应。虽然在免疫抑制方面的进展已经取得了很大进步，但移植后排斥反应仍然是医学界的一大难题。移植术后第一年，发病率和死亡率主要与急性细胞排斥反应及感染相关。在很长一段时间内，慢性排斥反应对患者来说始终是一大难题。对心脏移植患者来说，同种异体心脏血管病变是动脉粥样硬化加速发展的因素，也是长期生存率的重要影响因素。

移植患者的康复治疗

为了帮助管理移植患者，康复治疗分为以下 4 个阶段：移植前；围手术期及术后急性期；术后门诊期以及社区或居家阶段。虽然康复的最终目标是改善患者功能及生活质量，但每个康复阶段的重点各不相同。

移植前康复

心脏移植和终末期心脏疾病

终末期心脏病患者可转诊进行心脏移植，接受心脏移植的成年患者主要疾病为严重的冠状动脉疾病（38%）及终末期心肌病 / 心力衰竭（53%）。在 1 岁以内的儿童中，需要进行移植手术的疾病为先天性心脏异常；而在 1~10 岁儿童中，则是心肌病[10]。

心力衰竭患者的主要症状包括疲劳、呼吸困难和端坐呼吸。体征包括出现第三心音、咳嗽时不消失的肺部湿啰音（水泡音）、颈静脉怒张、外周水肿和肝大。代偿机制包括交感神经兴奋性增强、静息心率增加及肾素 – 血管紧张素系统激活，从而导致血压升高。

纽约心脏病协会（New York Heart Association, NYHA）心功能 Ⅲ 或 Ⅳ 级且对治疗不敏感的患者，通常符合心脏移植筛选标准。尽管心脏移植通常遵循国际心肺移植协会（International Society for Heart and Lung Transplantation，ISHLT）的筛选标准，但根据患者的不同状态也会有所不同[11]。运动测试结果可用来指导等待移植者的筛选。如果峰值摄氧量（VO_{2peak}）≤ 14 mL/（kg·min），或使用 β 受体阻滞剂患者 VO_{2peak} ≤ 12 mL/（kg·min），提示患者适合进行心脏移植[11]。

等待心脏移植的患者根据疾病严重程度进行分类。疾病最严重患者（等级 1 级）在待移植列表中排名更靠前。表 35.2 概述了等待心脏移植患者的状态标准。

心力衰竭患者在移植前的管理目标是保证心输出量，直到完成心脏移植。门诊治疗包括药物治疗和辅助供氧。住院治疗时可能会加用正性肌力药物，如多巴酚丁胺和米力农。

术前阶段康复的主要目标是预防身体功能减退。建议的目标包括维持关节活动度、软组织延展性及肌肉力量。尽管重症患者可能无法参与到治疗中，但对于严重心力衰竭患者和 LVADs 患者，无论其是否需要进行移植，心脏康复都是改善功能状态的有效方法[12,13]。目前的文献表明，在医疗监督下的运动训练对提高等待进行移植的 LVADs 患者的有氧运动能力及身体功能是安全有效的。

心脏移植的桥梁

由于可移植器官的供应数量有限，并且等待移植的患者数量不断增加，机械支持装置已成为常见的移植桥梁。左心室辅助装置（LVADs）或右心室辅助装置（RVADs），尤其是 LVADs，可以增加心输出量，成为患者等待移植的桥梁。使用 VAD 的患者不仅生存时间更长，还能恢复到正常的生活方式，包括重返工作岗位。目前最常用的两种 VAD 装置都是美敦力公司的产品（https://www.medtronic.com/us-en/index.html），而心脏伴侣 Ⅱ 和 Ⅲ 是雅培公司的产品（www.HeartMate.com）。IABP 是另外一种机械装置，可为左心室提供支持，增加心输出量，也为移植提供了桥梁。通常情况下，IABPs 通过股骨处植入，根据所在医疗机构的要求，这类患者可能无法参与到早期离床活动中。一些机构通过站立床使患者完成站立姿势，允许其在没有过度髋关节屈曲的情况下行走，且已证明没有不良事件发生[14]。为了保证下肢活动并减少股动脉损伤和装置移位的潜在风险，大多数中心将装置经锁骨下动脉或腋动脉植入。Tanaka 等人的一项回顾性研究显示，88 名锁骨下 IABP 患者中有 84 人（95.5%）能够步行并接受康复训练[15]。需要使用 IABP 的患者通常在重症监护室住院，直至进行移植。全人工心脏（TAH）是另一种可作为移植桥梁的机械装置，但并不常用。该装置可替代心室和 4 个天然瓣膜工作，患者可使用该装备出院回家。其他可使用的短期设备还包括 Impella、CentriMag 和 ECMO。

肺移植和终末期肺疾病

终末期肺疾病患者可转诊进行肺移植。接受肺移植的成年患者主要疾病为严重的 COPD（31%）、特发性肺间质纤维化（idiopathic pulmonary fibrosis，

IPF）（26%）以及囊性纤维化（cystic fibrosis，CF）（15%）[16]。其他疾病还包括肺动脉高压（pulmonary arterial hypertension，PAH）、结节病及继发于自身免疫病（如狼疮性疾病、硬皮病）、环境暴露或职业暴露的间质性肺疾病。2006年，ISHLT更新了关于肺移植等待者选择的指南，其中包括常见呼吸系统疾病的筛选标准[17,18]。对于COPD患者，指南要求BODE（体重指数、气流阻塞、呼吸困难和运动能力）评分在7~10分。BODE在预测COPD患者死亡率方面比气流阻塞测量更有效；得分越高，死亡率越高[19]。在2005年以前，累计排队等候时间较长的患者会被优先安排进行肺移植。现在肺移植分配评分改变后，会优先为急需医疗救助的患者进行肺移植。肺移植分配的评分标准包括：①等待移植患者的病情严重程度（若未进行移植，一年内的预期存活天数）；②移植术后的生存率（移植术后一年内的预期存活天数）；③移植获益评估（移植后生存率 – 等待移植患者病情严重程度）[20]。疾病严重程度和生存率的评估是预测肺移植患者死亡风险的因素，包括功能状态和生理学评定。评分为1~100分，得分越高，表明患者移植的紧迫性越高。这一改变增加了IPF患者的移植数量，减少了COPD患者的移植数量[17]。

IPF的特点是肺纤维化，导致肺容量减小，弥散能力降低。死亡危险因素包括肺病理变化、肺功能检查结果、6-MWT评估的身体功能和呼吸衰竭[17]。筛选标准为6个月内FVC降低10%及以上，6-MWT期间血氧饱和度低于88%[18]。在等待肺移植的IPF患者中，步行少于207米的患者死亡率更高[21]。

随着PAH患者血管扩张药物治疗的进展及移植后生存率的下降，需要进行肺移植的PAH患者数量相对减少。等待移植的PAH患者筛选标准包括已使用最大剂量血管扩张剂治疗的NYHA Ⅲ或Ⅳ级患者及6-MWT距离小于350米患者[18]。

CF患者死亡的预测因素包括FEV$_1$下降及慢性感染。目前肺移植的标准包括FEV$_1$低于30%预测值和其他肺功能下降的指标[22]。

呼吸康复作为慢性呼吸系统疾病患者管理的重要组成部分，即使不进行移植，也逐渐成为患者等待移植期间可接受的项目。呼吸康复临床数据表明，移植前身体功能较好的患者，移植后的预后更好。运动能

力是等待移植患者（无论患者是否存在基础疾病）生存率的主要预测因素，同时还与移植后结局相关，包括机械通气时长、总住院时长及生存率[23]。

慢性呼吸系统疾病患者运动受限与通气及肌肉骨骼系统相关。呼吸系统疾病患者的肌肉功能改变包括肌肉摄氧能力下降和肌肉无力[24]。移植前康复目标包括改善下肢肌力、功能性活动所需的上肢肌肉力量和耐力、肩及胸壁活动度、运动和活动时的腹式呼吸能力及心肺耐力。由于免疫抑制类药物对肌肉力量有严重影响，与其他类型患者的呼吸康复项目相比，等待肺移植的患者更应重视抗阻训练。表35.3提供了术前呼吸康复训练计划的示例。

表35.3 术前呼吸康复

活动	时间	具体内容	目标范围及强度
热身（组）	10分钟	主动关节活动度训练	上肢 下肢 躯干
个体化耐力训练	10~30分钟（也可以间歇完成）	功率车 跑台 上肢功率车	25~30瓦 0.8~1.5米/小时，坡度0%~5% 0~25瓦（向前或向后）
个体化力量训练	15~20分钟	每组重复8~12次	滑轮 弹力带
		上肢运动	背阔肌下拉运动 菱形肌 肩关节伸展/旋转 肩关节前屈 胸部肌群 三头肌
		下肢运动	四头肌 髋关节伸展 髋关节外展
整理运动（组）	10分钟	牵伸（全身） 呼吸调整 放松	

6-MWT是肺移植患者最常用的结局测量指标，也是肺移植分配评分的一部分。肺移植前患者的步行距离多数不足400米或不足预计距离的45%~55%[23]。简易机体功能评估量表（Short Performance Physical Battery，SPPB）是另一种结局评估方法，因其是经过充分验证的用于评估虚弱的方法，包括步

态、步速、从椅子上重复站起和平衡测试。一项大型多中心研究评估了等待肺移植患者的虚弱情况，结果显示，虚弱现象很常见，且与功能障碍、死亡率增加或被移除出等待名单相关。这项研究采用了 SPPB 和 Fried 衰弱表型（Fried Frailty Phenotype）来评估身体功能，结果显示其与损伤、功能及疾病相关，包括肺移植分配评分。研究表明，虚弱评估可以提供重要的死亡率和发病率风险信息，而这些信息通常无法通过如 6-MWT 等临床评估获得。SPPB 可用于识别移植后功能障碍高风险和总体结局不佳的患者[25]。

无论患者肺移植前进行何种类型的运动和康复训练，氧气使用和滴定都是需要重点考虑的因素。对这些患者来说，充足的氧气是优化有氧运动强度和持续时间的重要保障，以此获得最大生理益处。许多患者因高氧需求而住院等待移植，因此治疗师了解氧气滴定的相关内容，并与医疗团队进行沟通是非常必要的。有些患者，特别是肺纤维化患者，可能需要多种方式来保证足够的氧合，尤其是在活动和运动训练时。高流量氧疗系统能为这些患者提供无创通气支持，以确保其在等待移植期间能够进行康复训练。

肺移植桥梁

移植前不断恶化的临床状态会显著降低移植成功率及存活率。气管插管和机械通气是最后的手段，因为大多数患者无法坚持到移植手术，而那些已经进行移植的患者往往预后较差。静脉－静脉体外膜肺氧合（VV ECMO）作为肺移植桥梁，使等待移植的患者有机会存活。ECMO 是一种先进的生命支持手段，将患者体内的静脉血抽出，通过体外膜肺增加氧气，去除二氧化碳（体外循环技术）。ECMO 的目标是增强全身氧气输送。

由于双腔 VV ECMO 套管的改良和 ECMO 便携性的不断提高，早期活动成为可能。使用双腔插管时，一个腔从上下腔静脉排出缺氧血，另一腔使含氧血回流至右心房。这项技术用于帮助等待移植患者尽早拔管，甚至避免机械通气。2013 年，在 UNOS 登记的患者中，通过 ECMO 桥接到进行移植的总转换率为 87%（31/35）。

让患者在 ECMO 的支持下成功下床活动，需要多学科团队合作。该团队成员应包括具有使用 ECMO 经验和相关知识的专业人员，还包括物理治疗师、护理人员、呼吸治疗师、灌注师、作业治疗师和（或）医师。肌肉力量是预测肺移植结局的决定性因素，因此即使是病情危重的患者，也应该评估是否"适合"移植。移动 ECMO 可以将等待移植时间转变为积极的康复机会，以获得最佳结果[26]。

患者教育

移植前等待阶段是进行患者教育的理想时机。常规护理宣教包括术前程序、术后过程及药物治疗等方面内容。康复宣教包括呼吸训练、气道廓清技术及活动进阶（框 35.2）。

框 35.2　术前程序

在国家移植等待名单上等待移植期间，移植患者可能对管理自我健康感到无助，这种感觉会持续至手术时。包括运动在内的术前物理治疗计划可以让患者更好地耐受手术，并获得更佳的预后。该计划通常包括在物理治疗师指导和监督下进行的耐力训练、运动耐量提升和力量训练。

参加物理治疗不仅有助于患者在术后获得更佳的预后，还能确保他们满足移植条件。术前康复训练的重点内容包括。

- 增加运动耐量。
- 增强肌肉力量及耐力。
- 增重或减重。
- 指导患者移植后的康复训练。
- 根据患者的氧气需求及基线水平，制订个体化运动方案。

其他移植

等待其他器官移植的患者也可以通过物理治疗来解决肌肉骨骼系统相关问题。由于等待肝移植和肾移植患者的代谢水平异常，耐力训练对他们来说有些困难，因此可以选择适合此类患者的其他干预方式，如肌肉力量训练、关节活动度训练。

外科手术的影响

物理治疗可以帮助解决手术带来的影响，如疼痛、异常血流动力学反应和运动模式等。移植手术方式的选择旨在为外科医师提供最佳手术区域和视野。切口的选择会影响患者舒适度和术后功能恢复。患者会感到手术伤口区域疼痛，同时因手术中的有创操作导致相关肌肉功能下降及关节疼痛。物理治疗师应充分了解手术伤口及其对康复治疗的影响。其他相关并发症包括膈神经损伤、臂丛神经损伤及手术和恢复过程中因不良体位继发的腓神经损伤。

心脏移植通常通过正中胸骨切开术进行，且需要体外循环支持[27]。患者的心脏将被摘除，只保留部分右心房（心房袖带），包括窦房（sinoatrial，SA）结。供体心脏的左心房与受体的心房袖带缝合，随后依次连接肺动脉和主动脉等主要血管。将引流管置于胸腔及纵隔腔内，并在胸骨闭合前放置心外膜起搏导线。建议将心脏总缺血时间控制在 4 小时以内。最后，进行胸骨闭合，新心脏进行除颤，停止体外循环，等待患者苏醒。

肺移植手术的切口选择取决于单肺移植还是双肺移植。单肺移植采用标准的后外侧胸廓切开术，切口位于第 5 肋。手术过程中需切开背阔肌、下斜方肌及同水平的肋间肌。如果手术区域内的肋骨发生骨折，需将其切除，以防止肋骨末端擦伤周围组织或刺破肺组织。尽可能地保留前锯肌，但可以切开菱形肌的外侧部分，以便外科医生更好地操作。术后疼痛和上肢运动受限是患者将要面临的主要问题。

双肺移植是双侧的单肺移植术，称为*双侧连续肺移植*。手术切口自一侧乳房下后腋中线开始，延伸至另一侧腋中线，可以采用或不采用横向胸骨切开术[27]。这种*蚌壳式切口*（clamshell incision）需要将胸大肌与胸壁分离，前锯肌也可能被切开[28]。如果采用横向胸骨切开术，可能引起的并发症为部分胸骨重叠。尽管双侧连续肺移植也可以采用正中胸骨切开术进行，但蚌壳式切口更为常见。

急性期康复

急性期康复是从患者离开重症监护病房开始的，并持续整个住院周期。此阶段干预措施的重点是加速恢复正常的心肺功能，并改善自理及移动能力。

心脏移植后的急性期管理

心脏移植后患者的术后管理与其他心脏手术相似。患者会出现血流动力学不稳定、心律失常、肺动脉高压、凝血功能障碍和急性排斥反应。影响术后恢复进程的因素包括缺血时间过长及再灌注损伤。缺血时间过长与移植器官功能障碍相关[29]。再灌注损伤与不良的短期预后相关。

患者在术后 24~36 小时内通常可以撤离机械通气，如果围手术期没有意外发生，2 天后就可以拔除引流管及起搏导线。在此期间，依旧存在发生急性细胞排斥反应的风险。急性细胞排斥反应的特征是淋巴细胞和心肌细胞浸润到心肌，导致呼吸困难、疲劳及心力衰竭。由于急性细胞排斥反应的症状通常较轻，患者需定期进行心脏组织活检，以筛查排斥反应。活检标本通过颈静脉或锁骨下静脉穿刺入右心房获取。在器官移植后前几周或几个月内可观察到体液排斥反应，这是一种免疫系统反应，会导致炎症反应和心肌血管增厚。

运动训练 急性期康复目标：恢复正常的体位性心血管反应（无体位性低血压），以及增强功能性活动。恢复正常的体位性心血管反应关注患者能否耐受体位改变、增加端坐位时间并独立完成转移动作。上肢和下肢关节活动度和力量需要满足日常生活活动需求。表 35.4 展示了一个心脏康复计划示例。

物理治疗师还需要关注异常 ECG 和心血管反应。尽管新心脏的心房袖带会使心电图产生两个 P 波，但供体心脏具有完整的传导系统，因此心电图可能显示正常。移植后几天内，心率通常通过外部起搏器控制，以确保心率足够快，从而确保充足的心输出量。由于术中出现心脏去神经支配，心血管反应的控制发生了改变。当供体心脏被移除时，包括迷走神经和交感干在内的外源性神经供应被切断。因此，在姿势改变和运动时，心脏缺乏直接的神经支配来控制心率反应。根据 Frank-Starling 定律，心率和每搏输出量受前负荷影响，并通过儿茶酚胺循环增加。对物理治疗师来说，这意味着姿势改变和运动时的心率和血压改变会更慢，需要更长的适应时间。因此，更重要的是需向患者宣教运动过程应包括热身阶段和整理阶段，以适应迷走神经的去神经支配。心脏移植的其他并发症还包括胸骨不稳定、感染及疼痛。

在康复过程中，需遵循正中胸骨切开术的预防措施。最新证据表明，活动进阶可能比以往认为的更快[30]。术后应遵循住院患者的心脏康复原则。只要患者达到正常生理反应，康复训练就应及时进阶。

表 35.4　心脏康复计划示例

阶段	METs	运动	活动
1	1.5	主动/被动 ROM，床上 5 组 翻身、咳嗽、深呼吸和激励式肺量计训练，每 2~4 小时 1 次	部分自理 自主进食 使用床旁洗漱台
2	1.5~2.0	主动 ROM，床旁坐位下进行 5 组 宣教使用自觉疲劳程度分级（RPE）	部分/全部自理 坐位下沐浴 坐在椅子上进食
3	2.0	慢速步行 30 米 ROM10 组	全部自理
4	2.5	匀速步行 45 米 宣教脉搏计数 准备活动，站立训练 10 组	辅助下使用洗漱间 拔除起搏导线后可以洗热水澡
5	3.0~3.5	匀速步行 90 米 下楼梯 进行居家运动训练宣教	可以站在水池边完成 ADL 独立穿衣服
6	4.0	上楼梯 匀速步行 150 米 按计划拔除 ETT 进阶第二阶段康复训练	完全独立

注：其他运动训练注意以下内容。
HR50~120 次/分；
无严重心律失常；
运动时心率较安静时增加不超过 20 次/分；
运动时 SBP < 200 mmHg，DBP < 120 mmHg；
无 ST 段改变；
运动时 DBP 下降 < 10~15 mmHg；
RPE10 分或以下；
无心绞痛及其他症状；
患者进阶至下一步前，已完成本阶段所有内容。

肺移植后的急性期管理

肺移植术后管理应在重症监护病房开始。患者通常在肺移植术后 24~72 小时内需要机械通气。患者在气管插管时需要使用镇静药以优化通气。患者通常有多根胸部引流管，并根据不同引流量和漏气情况保留几天至几周。医疗团队初始阶段的主要目标之一是控制疼痛，以优化通气并尽早进行功能活动。此阶段感染控制也至关重要，需严格执行呼吸系统疾病隔离程序。

肺移植术后初期可能出现的问题包括无效的气道廓清、低效气体交换及排斥反应。低血压和低氧血症可导致移植肺吻合部位血流减少，进而引发坏死及气流损伤。气道廓清不佳与移植肺的去神经支配有关，特别是自主神经系统通路。缺乏神经支配可导致无效咳嗽和纤毛清除障碍。术后水肿也会影响气体交换。

运动训练　术后早期的最主要目标包括避免肺部感染、优化通气/灌注比例、增加离床活动时长及改善手术侧肢体的主动活动范围。鼓励患者离床活动，例如在走廊中步行。在某些情况下，可使用功率车（可移动至病房内）以增强患者耐力。治疗性干预措施的个体化差异很大。一般来说，干预措施应持续至出现异常运动反应时终止。异常反应包括心率或血压下降、血氧饱和度低于建议水平（88%~90%）以及头晕或大汗等症状。

气道廓清是急性期管理的重要组成部分，可采用多种技术。改善膈肌功能的呼吸训练也是这一阶段的重要内容。推荐的目标及干预措施见表 35.5。

移植后门诊康复

排斥反应

器官移植的常见并发症是排斥反应。急性排斥反应多发生在移植后前 6 个月，而慢性排斥反应仍是一个长期问题。应密切监测排斥反应（可通过活检进行），并使用各种免疫抑制药物治疗。

急性排斥反应由 T 细胞介导。这些 T 细胞伴随移植至新的同种异体器官进行繁殖，导致组织破坏。慢性排斥反应初期表现为移植器官内膜肥大，最终进展为纤维化。心脏移植时，慢性排斥反应也表现为加速的动脉粥样硬化。肺移植时，气道的慢性排斥反应表现为闭塞性支气管炎。目前，尚无有效的慢性排斥反应治疗方法。如果符合移植中心的入选标准，慢性排斥反应患者往往可能需要再次移植。

心脏移植

心脏移植后，患者仍会面临有氧运动能力及运动耐量降低、肌肉萎缩和身体功能下降的问题。此外，免疫抑制治疗增加了感染的风险，并导致骨量及肌肉质量减少。排斥反应仍是一大风险因素，心脏移植患者发生动脉粥样硬化的时间可能更早。尽管存在这些

表 35.5　肺移植术后患者急性期康复的目标及干预措施

主要问题	目标	干预措施
分泌物清除率降低	自主分泌物管理 由于肺组织失神经支配，对分泌物的敏感性下降	激励式肺量计 气道廓清技术 辅助咳嗽 体位管理：单侧肺时，术侧在上方的侧卧位以促进引流；双侧肺时，避免仰卧位
伤口疼痛	疼痛管理 术后疼痛与手术切口及肌肉运动减少相关	镇痛药 主动关节活动：肩胛带肌群 体位管理 温热疗法 按摩／松解软组织技术
异常体位性血流动力学反应	血流动力学反应正常化（即无体位性低血压，HR、RR 和 BP 对运动的反应正常）	从卧位进阶至床边坐位、轮椅坐位、房间内步行 监测 HR、RR、BP 和 SaO_2
氧气／通气需求增加	未吸氧时氧合正常（室内 SaO_2 94%~96%） 肺活量正常 腹式呼吸	指导腹式呼吸 提高腹式呼吸效率 手术侧胸廓扩张技术 激励式肺量计
功能性移动能力降低	独立完成日常生活活动（穿衣、个人卫生、淋浴、如厕） 完成这些动作需要足够的肩关节活动度	主动及主动-辅助关节活动：肩关节活动 体操棒训练 鼓励及协助完成日常生活活动（个人卫生、淋浴、如厕）
运动耐量减低	独立完成转移动作 独立步行 150 米 白天大部分时间离床活动	日程表 辅助下步行（房间至走廊） 房间内踏车训练，最初 2 分钟，逐步进阶至 10 分钟
营养不良	无须补充喂养（Ⅳ）	依据康复训练计划，合理安排饮食 治疗恶心用药

问题，但有氧运动能力和身体功能仍可通过康复训练恢复[31]。常见的长期问题包括胸壁疼痛、异常的上肢活动及因过度使用导致的下腰背痛和膝盖疼痛。患者出院后，康复治疗更贴近Ⅱ期心脏康复，总体目标是恢复正常功能活动。

心脏移植患者的心肺生理学变化　移植后，患者的功能能力约为对照组的 50%，这一阶段会出现心率、血压和通气异常。尽管移植后患者的心率动力学没有异常，但其峰值心率低于对照组（156 次／分 vs 168 次／分）[32,33]。关于心脏移植对心率的长期影响，研究结果显示，部分心脏移植儿童在运动时可获得正常的心率反应[34]，但运动时的通气反应存在异常，表现为弥散能力降低[35]。此外，外周限制（包括肌肉毛细血管密度减小）也会导致功能下降[36]。心脏移植对心脏变量的影响见表 35.6。

排斥反应征象　排斥反应的主要症状和体征是流感样症状，如低热及肌肉疼痛。若出现心律失常、心动过缓（低于 60 次／分）或相对过缓（低于患者正

表 35.6　心脏移植对心血管变量的影响（与正常预测值相比）

状态	心率	每搏输出量	血压	耗氧量
静息时	低于正常	低于正常，更换体位时变化不大	+	NA
运动时	低于正常（约减少 15 次）	低于正常和触发延迟	+	运动训练后可接近正常

注：NA，不适用。

常静息心率），应立即向医师报告。通过活检可检测是否发生排斥反应。如果活检提示为轻或中度排斥反应，患者可以继续运动（框35.3）。

框 35.3　排斥反应征象
排斥反应征象因器官移植类型而异，一般包括以下几点： • 移植部位疼痛。 • 感觉不适。 • 烦躁不安（特别是儿童）。 • 流感样症状。 • 发热。 • 体重改变。 • 肿胀。 • 心率变化。 • 排尿次数减少。 器官排斥反应可分为急性排斥和慢性排斥。移植后一年内发生急性排斥反应很常见。急性排斥反应可导致慢性排斥反应，即器官逐渐失去功能。 尽管术后多年仍会发生排斥反应，但随着时间推移，可能性越来越小。重要的是，患者需识别自身症状，并反馈给治疗师。

心脏移植患者的运动训练　运动训练可以改善心脏移植后出现的生理异常、恢复和改善功能状态，以及预防免疫抑制治疗带来的功能障碍。门诊康复（又称 II 期心脏康复），通常持续 8~12 周，在此期间，鼓励患者在家中或健身房继续进行运动训练。ISHLT 对心脏移植术后患者健康相关问题提供了指导。心脏移植术后患者的高血压治疗应达到普通高血压人群相同的标准，而生活方式改变也应与其他有心脏危险因素的人群相同[10]。推荐进行有氧运动及抗阻力量训练。心脏移植后患者的运动指南见框 35.4。

心脏移植后，心脏失去直接的神经支配来调控运动时的心率反应。由于前负荷和儿茶酚胺增加的影响，心率和每搏输出量增加。有证据表明，移植后

框 35.4　移植后心脏康复指南
• 使用 II 期心脏康复方案。 • 心率不是衡量运动强度的最佳指标。 • 热身及放松运动时间增加至 10~15 分钟。 • RPE 结合其他生理监测指标（如心率血压乘积）。 • 若患者出现急性排斥反应，应停止运动训练。 • 若患者出现轻度排斥反应，可继续运动训练。

1~2 年内会存在交感神经再支配[37]。对于进行 II 期心脏康复患者，需将运动热身和放松时间缓慢增加至 10~15 分钟。受神经支配影响，运动强度不应只关注心率变化。此外，由于 RPE 与最大耗氧量之间存在较大的个体差异，使用该量表设定移植后患者的运动强度并不可靠[38]。虽然临床上对移植后患者的最佳运动强度处方和监测方法尚无明确共识，但推荐采用通气阈值、RPP 或 RPE 与生理监测结合的方法。证据表明，心脏移植患者可耐受高强度运动，且功能结局优于未移植患者[39]。当运动强度设定低于无氧阈 10% 时，有氧能力显著增加[40]。在此阶段，还可进行力量及耐力训练，但上肢力量训练需要等到胸骨伤口愈合后才能进行。跑台、功率自行车、上肢功率车及室内越野滑雪设备都是不错的选择[41]。

心脏康复可使患者的有氧能力提高约 20%~50%，提高有氧能力的机制包括增加最大心率、改善通气能力及提高外周肌肉功能[42]。与居家运动训练相比，监督下的运动训练更能提高有氧运动能力（分别提高 49% 和 18%）[31]。心脏移植术后患者应进行抗阻力量训练，并将其作为心脏康复的重要组成部分，以改善身体功能，并预防与皮质类固醇使用相关的肌力下降。抗阻训练可使骨密度恢复至接近移植前水平[43]，增加肌肉的氧化能力[44]，并预防皮质类固醇及免疫抑制剂对骨骼肌的不良影响。

尽管证据表明心脏康复有利于提高有氧和运动能力，但几乎没有文献表明运动训练可以预防移植后动脉粥样硬化。然而，肾移植患者的早期研究显示，运动在预防动脉粥样硬化方面效果良好[45]。

肺移植

肺移植患者术后 10~14 天可以开始进行物理治疗。术后门诊康复的早期阶段，患者仍处于临床不稳定期，需要每周 1~2 次的临床监测。由于这一阶段药物治疗调整较多，需与临床医师密切沟通，并严密监测免疫抑制药物的血药浓度及代谢功能（水电解质水平、肾脏及肝功能）。

肺移植患者的心肺生理学变化　肺移植后，患者的有氧运动能力及耐力持续降低、肌肉萎缩及身体功能下降。此外，免疫抑制治疗增加了感染风险，并导致肌肉及骨质丢失。发生排斥反应的风险较高。尽

管存在这些问题，但有氧运动能力和身体功能仍可通过康复训练恢复。在门诊康复阶段，患者从较低功能水平逐步进阶到较高功能水平。治疗师需要不断调整和推进训练计划。由于免疫抑制药物的不良反应常导致患者衰弱，康复治疗需兼具积极性和预防性。康复可以以个人或小组形式进行。肺移植术后康复指南见框 35.5。

框 35.5　肺移植术后康复指南

- 保持 SaO_2 在 90% 以上。
- 在急性排斥反应期间，必要时使用辅助供氧。
- 患者在与他人相处时，应佩戴口罩。
- 在泼尼松用量较大时，应增加抗阻训练。
- 评估肌肉骨骼功能障碍。

无论是单侧还是双侧肺移植术后，功能能力评估显示摄氧量为预计值的 40%~60%[46]。尽管通气功能仅轻度异常，但通气量减少、氧饱和度下降或贫血并不能很好地解释 VO_2 的降低。一些研究认为，有氧能力降低的主要原因是外周肌肉功能受限，包括外周氧利用率降低、线粒体能力下降、I 型纤维减少及肌肉力量下降[24,47]。

排斥反应征象　急性排斥反应的主要征象包括呼吸困难、运动不耐受及运动或休息时血氧饱和度下降。患者家中通常备有便携式血氧夹，可实时监测血氧饱和度。如果在相同运动强度下，SaO_2 下降超过 4%~5%，应考虑出现排斥反应。治疗师应严密监测通气状态，并在运动过程中密切关注呼吸频率和血氧饱和度的变化。

肺移植患者的运动训练　患者通常对呼吸困难的改善感到兴奋，并对下肢肌肉无力程度感到惊讶。一旦通气不再是功能受限的影响因素，就会出现其他问题。在门诊康复的最初阶段，患者常抱怨药物不良反应带来的不适感，但这些不适感不应影响康复训练。门诊康复阶段的目标是将功能提升至符合患者年龄并能满足其兴趣的水平。通常，在移植后 2~3 个月内，患者需在医务人员的严格监督下进行每周至少 2~3 次的康复训练。导致功能受限的常见原因包括心肺耐量减低、肌肉力量及耐力下降、活动度受限及肩周或躯干异常运动模式。这些功能受限可能是外科手术本身引起的，也可能是长期肌肉力学异常、姿势异常及活动减少所致。

对肺移植患者来说，有氧运动训练有显著益处。每周至少 3 次、强度为 60%~70% 最大心率或 RPE 13~14 分水平、持续时间至少 30 分钟的运动训练都可显著提高有氧能力[46]。研究表明，有氧运动能力恢复至康复前 60% 水平时，进行相同的亚极量运动时心率及通气量降低，表明训练有效。经过 6~12 周训练后，VO_{2max} 和 VO_{2peak} 较基线测试时增加 14%，且运动时间可从 20 分钟延长至 30 分钟[46]。有氧能力提高的原因为静息每分通气量减少、氧利用率提高。此外，在两项队列研究中，6-MWT 的距离均显著增加[24,48]。

外周肌肉功能减退可导致运动能力下降及身体功能障碍。抗阻训练可增强下肢肌肉力量。一项研究表明，通过训练，股四头肌肌力增加了 35%，达到预计值的 60%，即 1 次可重复最大值（1-repetition maximum，1RM）的 60%[24]。下肢力量强化训练应尽早开始，但上肢抗阻训练需要在伤口或组织完全愈合后进行，通常在术后 6 周左右，因为强的松的使用会使伤口愈合延迟。其他康复内容还包括姿势纠正、关节活动度训练和上肢运动模式调整。门诊康复的物理治疗指南见表 35.7。

为了改善肺移植后的身体功能，可采用呼吸康复方案，或由治疗师创造性设计的康复方案。除术后 6 周内避免上肢抗阻训练外，没有其他康复干预禁忌。耐力训练可以选择功率自行车、跑台、上肢功率车、室内北欧滑雪机、划船机和爬楼机。滑轮、重型运动设备、减重设备、弹力带和体操球均可用于强化或促进正常运动模式。由于强的松的不良反应，必须解决近端肌群功能问题，强化训练应与增加肌肉力量的训练相结合，通常每组 8~12 次，强度为 60% 1RM。一旦患者达到了预期功能水平（由患者和治疗师决定），这一阶段的常规康复就可以停止，转入社区或居家康复阶段。

社区或居家康复

患者通常在移植中心接受随访，直到患者的功能水平达到医务人员的预期目标。无论康复目标是否实现，患者都可以出院回家。对于因等待移植而长期离家的患者，通常在移植后 3 个月再次回家。社区康

表 35.7	肺移植术后门诊物理治疗	
问题	目标	活动
有氧运动能力降低	包括娱乐在内的日常功能活动 中等强度（最大摄氧量的 60%~70%）有氧运动训练 30 分钟，每周至少 3 次 峰值摄氧量达到 70%	呼吸康复 监督下的有氧运动训练，监测 SaO$_2$
下肢肌力下降 体适能下降和泼尼松的影响	完成坐－站转移及爬楼梯所需的功能性肌肉力量 下肢推蹬训练可达 60% 体重 下肢肌力测试 5/5	力量训练（1 组，每组 8~12 次） 下肢推蹬 伸膝 俯卧腿卷曲
上肢异常（肩胛带） 胸廓手术切口产生的单肺 移植力学异常	可完成所有上肢活动 关节活动范围可满足肌肉功能活动所需 上举运动所需的肌肉耐力	力量训练（1 组，每组 8~12 次） 下拉背阔肌 肩回缩 肩胸伸展 耐力训练（2~3 组，每组 10 次） 上肢功率车
呼吸与运动协调异常或膈 肌功能减退	运动与呼吸相协调 在运动训练时，进行腹式呼吸 示范缓解呼吸困难的方法	呼吸训练 呼吸促进技术

复的主要目标是恢复正常功能，并尽可能地减少功能限制。农村诊所和社区医院的治疗师可能会参与移植患者的康复治疗。治疗师需适应在不同环境下进行治疗、熟练处理常见并发症并警惕排斥反应的发生。在移植后康复的初始阶段，应进行监督下的康复训练。推荐在医疗机构内进行 Ⅲ 期心脏或呼吸康复，或根据患者意愿在健身机构独立进行运动训练。移植中心的定期随访对提高患者康复训练的积极性及依从性至关重要。患者只要达到了预期康复水平，就可以在社区进行耐力、有氧运动能力、力量及柔韧性训练。参与运动训练的患者可以获得更好的运动表现[49]。

药物治疗对康复的影响

排斥反应问题

虽然移植可以延长生命，但一些专业人士认为这仅是将健康问题转移到了其他方面。为了确保移植成功，患者必须坚持服用免疫抑制类药物，其中一些药物具有严重不良反应。众所周知，长期使用激素会出现骨质疏松症、肌肉力量下降及糖耐量减低等。长期使用环孢素和硫唑嘌呤会使抗感染能力降低。因此，患者还应注意药物使用引起的不良反应。然而，这些药物的使用显著提高了患者的生存率。

药物种类

抑制免疫系统的一类药物称为免疫抑制剂。每种药物作用于免疫系统的不同靶点，需要联合用药以预防移植术后的排斥反应。所有免疫抑制剂的共同不良反应是增加感染风险。

抗淋巴细胞抗体 这类药物包括针对人体淋巴组织的单克隆或多克隆抗体。这些抗体通过引起细胞死亡或将 T 细胞移出血管的方式降低 T 细胞活性，常用于治疗急性排斥反应。抗胸腺细胞球蛋白［ATGAM（马源 ATG）和胸腺球蛋白（兔源 ATG）］、CD3 单克隆抗体（Orthoclone OKT3）和达克珠单抗（人源化抗 IL-2 受体单克隆抗体）均属于此类药物。由于细胞因子活性显著增加，静脉注射这些药物会导致流感样症状和生命体征不稳定。服药期间不应进行康复治疗。

抗代谢药物 这类药物通过抑制细胞内能量产生和脱氧核糖核酸（deoxyribonucleic acid，DNA）合成途径，阻止淋巴细胞增殖，最常用于长期（维持）免疫抑制。硫唑嘌呤（依木兰）和吗替麦考酚酯（CellCept）均属于此类药物。不良反应有肠胃不适（恶心、呕吐、腹泻和腹痛）。这些药物的肠道吸收易受食物摄入或药物相互作用的影响，如抑酸剂会降低 CellCept 的吸收。除了增加感染风险外，这些药物还会导致骨髓抑制，表现为贫血、血小板减少和白细胞减少。

皮质类固醇 皮质类固醇（如泼尼松和甲强龙）可以阻止白细胞介素生成并减少炎症反应，多年来一直是器官移植的主要药物。目前，已对不含皮质类固醇的免疫抑制剂组合进行了测试；因此，今后皮质类固醇在维持性免疫抑制中的作用可能会减弱。皮质类固醇常见的不良反应包括食欲增加、高血压、糖尿病、白内障、伤口愈合延迟、肌肉无力和骨质疏松症。围手术期患者已开始使用大剂量皮质类固醇，然后根据患者耐受性逐渐减少剂量，以预防急性排斥反应，同时最大限度地减少不良反应。类固醇治疗可推迟到伤口基本愈合（1~2周）后，开始小剂量口服。发生急性排斥反应时，应大剂量口服或静脉注射类固醇。

神经钙蛋白抑制剂 这类药物与细胞中的蛋白质结合，减少白介素-2或T淋巴细胞的产生。常用的药物包括环孢素（山地明）及他克莫司（普乐可复），也是许多免疫抑制剂的主要成分。主要不良反应是肾毒性，减少剂量可逆转这一不良反应。环孢素有神经系统刺激作用，会导致手部震颤和癫痫发作。治疗师应了解这些药物的不良反应。此外，药物吸收也会受到其他药物和食物摄入的影响，如柚子汁及红霉素、地尔硫䓬和皮质类固醇等药物会使该药血清浓度升高。由于药物的相互作用，应密切监测这些药物的血清浓度。表35.8总结了常见免疫抑制剂的作用及不良反应。

表 35.8 免疫抑制剂的作用及不良反应

药物类型	药物名	作用	不良反应
抗淋巴细胞抗体	抗胸腺细胞球蛋白 CD3 单克隆抗体 达克珠单抗	导致 T 细胞死亡或 T 细胞移出血管的单克隆或多克隆抗体	流感样症状 生命体征不稳定
抗代谢药物	硫唑嘌呤 吗替麦考酚酯	抑制酶的活性，抑制淋巴细胞增殖	血液：白细胞减少，骨髓抑制 GI：胰腺炎 肝脏：毒性
皮质类固醇	泼尼松	抑制白细胞介素的产生 刺激蛋白质分解	CNS：兴奋、失眠 眼：白内障 GI：高血糖 皮肤：痤疮、伤口愈合延迟 肌肉：无力 骨骼：骨质疏松
神经钙蛋白抑制剂	环孢素； 他克莫司	减少白介素-2 和 T 淋巴细胞的产生	血液：白细胞减少 CNS：震颤、癫痫发作 肝功能：毒性 肾脏：毒性

注：CNS，Central nervous system，中枢神经系统；GI，Gastrointestinal，胃肠道。

移植的长期并发症管理

骨质疏松症

骨质疏松症仍是器官移植后患者普遍面临的问题。在等待肺移植的患者中，骨质疏松症发生率为37%[50]。移植后第一年，脊椎骨折和其他创伤性骨折的发生率较高（8%~65%），这会严重限制患者的身体功能，并使术后康复过程复杂化。物理治疗师在评估骨质疏松所致身体功能障碍和制订适当训练计划方面发挥重要作用。首先应使用骨质疏松药物，在药物治疗基础上增加抗阻力量训练可以提高骨密度[43]。

心脏移植血管病变

心脏移植最令人担忧的长期并发症之一是心脏移植血管病变，它会加速冠状动脉疾病的发生。动脉堵塞可能与急性排斥反应有关 [51]。物理治疗师必须能够识别心脏缺血的症状和体征，并及时转诊患者接受适当治疗。患者可服用降低胆固醇（他汀类药物）和控制高血压药物进行预防，这些患者也可能需要支架植入或行冠状动脉搭桥手术。高强度运动训练可以改善血管内皮功能，减少心脏事件的发生 [52]。

闭塞性细支气管炎

移植肺的长期慢性排斥反应会导致闭塞性细支气管炎（bronchiolitis obliterans, BO）。BO 是肺移植长期存活者面临的主要问题，由淋巴细胞浸润小气道基底膜后通过内膜迁移到呼吸道黏膜引起。这一过程会导致上皮损伤和瘢痕，可能会部分或完全堵塞小气道。BO 是一种不可逆的移植并发症，主要影响肺功能中的 FEV_1，是一种阻塞性肺疾病，可通过支气管活检确诊。

肺移植长期存活者在活动时会出现肺功能下降和呼吸困难症状。因此，治疗师必须监测通气状态及血氧饱和度。框 35.6 总结了器官移植的长期并发症。

框 35.6	器官移植的长期并发症

- 加速动脉粥样硬化 / 高血压 / 高胆固醇血症
- 感染
- 癌症
- 骨质疏松
- 类固醇肌病伴肌无力
- 糖耐量减低
- 肾脏毒性
- 伤口愈合延迟

生活质量

尽管心脏和（或）肺移植后患者的生活质量普遍提高，但许多因素可能会影响其长期生活质量。一般来说，患者的身体功能、总体健康水平和社会功能均得到改善 [53]。尽管这些情况得到改善，但长期存活者的生活质量仍可能出现下降。目前，尚不清楚这种下降是由身体状况恶化还是其他社会或心理因素所致。肺移植患者的生活质量普遍提高，但若出现 BO，则可能导致生活质量下降。

总结

物理治疗在器官移植前后维持和改善患者功能水平方面发挥着重要作用。康复专业人员应掌握心血管系统与呼吸系统生理学知识，并具备分析运动和功能之间关系的能力，以最大限度地提高患者的生活质量。随着器官移植领域的迅速发展以及移植患者长期管理方面的新进展，康复专业人员也应不断学习和评估新方法，并关注该领域的新进展。

复习题

（1）器官移植的心理和社会影响有哪些？

（2）移植前呼吸康复的作用是什么？

（3）手术切口对移植后患者肌肉骨骼功能有何影响？

（4）心脏移植和肺移植患者出现器官排斥反应的征象分别是什么？

（5）心脏移植患者的康复与传统心脏康复有何异同？

（6）肺移植患者的康复与其他形式的呼吸康复有何不同？

（7）免疫抑制剂对患者神经肌肉功能、肌肉力量和心肺耐力的影响有哪些？

（8）心脏移植和肺移植有哪些长期并发症？

参考文献

1. U.S. Department of Health & Human Services. OPTN. Organ Procurement and Transplantation Network. Available at: http:// optn.transplant.hrsa.gov/. Accessed January 24, 2019.

2. Centers for Medicare & Medicaid Services. Coronavirus Disease 2019. Available at: http://www.cms.gov/. Accessed March 16, 2019.

3. U.S. Department of Health & Human Services. OPTN. Organ Procurement and Transplantation Network. Available at: http:// optn.transplant.hrsa.gov/about/transplantation/matchingProcess.asp. Accessed March 16, 2019.

4. United Network for Organ Sharing. Available at: https://unos.org/news/new-status-justification-forms-for-adult-heart-and-heart-lung-candidates-available-sept-18. Accessed March 16, 2019.

5. Kop WJ. Role of psychological factors in the clinical course of heart transplant patients. *J Heart Lung Transplant*. 2010;29(3):257–260.

6. U.S. Department of Health & Human Services. OPTN. Organ Procurement and Transplantation Network. Available at: http://optn.transplant.hrsa.gov/policiesAndBylaws/nota.asp. Accessed January 24, 2011.

7. Burker EJ, Evon DM, Ascari JC, et al. Relationship between coping and depression in heart transplant candidates and their spouses. *Prog Transplant*. 2006;16(3):215–221.

8. Stubblefield C, Murray RL. Waiting for lung transplantation: family experiences of relocation. *PediatrNurs*. 2002;28(5):501–504.

9. Goetzmann L, Klaghofer R, Wagner-Huber R, et al. Psychosocial vulnerability predicts psychosocial outcome after an organ transplant: results of a prospective study with lung, liver, and bone-marrow patients. *J Psychosom Res*. 2007;62(1):93–100.

10. StehlikJ, Edwards LB, Kucheryavaya AY, et al. The Registry of the International Society for Heart and Lung Transplantation: twenty-seventh official adult heart transplant report—2010. *J Heart Lung Transplant*. 2010;29(10):1089–1103.

11. Mehra MR, Kobashigawa J, Starling R, et al. Listing criteria for heart transplantation: International Society for Heart and Lung Transplantation guidelines for the care of cardiac transplant candidates—2006. *J Heart Lung Transplant*. 2006;25(9):1024–1042.

12. Laoutaris ID, Dritsas A, Adamopoulos S, et al. Benefits of physical training on exercise capacity, inspiratory muscle function, and quality of life in patients with ventricular assist devices long-term post-implantation. *Eur J Cardiovasc Prev Rehabil*. 2011;18(1):33–40.

13. Arena R, Humphrey R, Peberdy MA. Safety and efficacy of exercise training in a patient awaiting heart transplantation while on positive intravenous inotropic support. *J Cardiopulm Rehabil*. 2000;20(4):259–261.

14. Lopez J, Myers M. Safety of ambulating patients with an intra-aortic balloon pump inserted in the femoral artery. *AJCC*. 2017;26(3):e36.

15. Tanaka A, Tuladhar SM, Onsager D, et al. The subclavian intra-aortic balloon pump: a compelling bridge device for advanced heart failure. *Ann Thorac Surg*. 2015;100:2151–2158.

16. International Society for Heart and Lung Transplant. International Thoracic Organ Transplant (TTX) Registry Data Slides. Available at: https://ishltregistries.org/registries/slides.asp. Accessed March 17, 2019.

17. Kreider M, Kotloff RM. Selection of candidates for lung transplantation. *ProcAm Thorac Soc*. 2009;6(1):20–27.

18. Orens JB, Garrity ER. General overview of lung transplantation and review of organ allocation. *ProcAm Thorac Soc*. 2009;6(1):13–19.

19. Celli BR, Cote CG, Marin JM, et al. The body-mass index, airflow obstruction, dyspnea, and exercise capacity index in chronic obstructive pulmonary disease. *NEnglJ Med*. 2004;350(10):1005–1012.

20. U.S. Department of Health & Human Services. OPTN. Policies_9. pdf. Available at: http://optn.transplant.hrsa.gov/PoliciesandBylaws2/ policies/pdfs/policy_9.pdf. Accessed January 16, 2011.

21. Lederer DJ, Arcasoy SM, Wilt JS, et al. Six-minute-walk distance predicts waiting list survival in idiopathic pulmonary fibrosis. *Am J Respir Crit Care Med*. 2006;174(6):659–664.

22. Mayer-Hamblett N, Rosenfeld M, Emerson J, et al. Developing cystic fibrosis lung transplant referral criteria using predictors of 2-year mortality. *Am J Respir Crit Care Med*. 2002;166(12 Pt 1):1550–1555.

23. Wickerson L, Rozenberg D, Deliva R, et al. Physical rehabilitation for lung transplant candidates and recipients: an evidenced-informed clinical approach. *World J Transplant*. 2016;6(3):517–531.

24. Maury G, Langer D, Verleden G, et al. Skeletal muscle force and functional exercise tolerance before and after lung transplantation: a cohort study. *Am J Transplant*. 2008;8(6):1275–1281.

25. Singer JP, Diamond JM, Gries CJ, et al. Frailty phenotypes, disability, and outcomes in adult candidates for lung transplantation. *Am J Respir Crit Care Med*. 2015;192:1325–1334.

26. Spinelli E, Protti A. Get fit for lung transplant with ambulatory extracorporeal membrane oxygenation! *Respir Care*. 2016;61(1):117–118.

27. Dressler DK. Heart Transplantation. Cardiac Transplant Surgery. Available at: http://www.medscape.com/viewarticle/436544_6. Accessed January 16, 2011.

28. Dürrleman N, Massard G. Clamshell and hemiclamshell incisions. *Multimed Man Cardiothorac Surg*. 2006;2006(810):mmcts.2006.001867.

29. Spina A, Gatti G, Belgrano M, et al. Clamshell approach and partial cardiopulmonary bypass to repair a right aortic arch aneurysm. *J CardiovascMed (Hagerstown)*. 2009;10(11):859–860.

30. BrockiBC, Thorup CB, AndreasenJJ. Precautions related to midline sternotomy in cardiac surgery: a review of mechanical stress factors leading to sternal complications. *Eur J Cardiovasc Nurs*. 2010;9(2):77–84.

31. Karapolat H, Eyigör S, Zoghi M, et al. Comparison of hospital-supervised exercise versus home-based exercise in patients after orthotopic heart transplantation: effects on functional capacity, quality of life, and psychological symptoms. *Transplant Proc*. 2007;39(5):1586–1588.

32. Degre SG, Niset GL, De Smet JM, et al. Cardiorespiratory response to early exercise testing after orthotopic cardiac transplantation. *Am J Cardiol*. 1987;60(10):926–928.

33. Tomczak CR, Warburton DER, Riess KJ, et al. Pulmonary oxygen uptake and heart rate kinetics during the six-minute walk test in transplant recipients. *Transplantation*. 2008;85(1):29–35.

34. Buendía Fuentes F, Martínez-Dolz L, Almenar Bonet L, et al. Normalization of the heart rate response to exercise 6 months after cardiac transplantation. *Transplant Proc*. 2010;42(8):3186–3188.

35. Habedank D, Ewert R, Hummel M, et al. Changes in exercise capacity, ventilation, and body weight following heart transplantation. *Eur J Heart Fail*. 2007;9(3):310–316.

36. Lanfranconi F, Borrelli E, Ferri A, et al. Noninvasive evaluation of skeletal muscle oxidative metabolism after heart transplant. *Med Sci Sports Exerc*. 2006;38(8):1374–1383.

37. Wong S, Carrault G, Kervio G, et al. Application of multiple correspondence analysis to assess the relation between time after transplantation and sympathetic activity in cardiac transplant recipient. *Conf Proc IEEE Eng Med BiolSoc*. 2008;2008:4403–4406.

38. Shephard RJ, Kavanagh T, Mertens DJ, et al. The place of perceived exertion ratings in exercise prescription for cardiac transplant patients before and after training. *Br J Sports Med*. 1996;30(2):116–121.

39. Pokan R, Von Duvillard SP, Ludwig J, et al. Effect of high-volume and -intensity endurance training in heart transplant recipients. *Med Sci Sports Exerc*. 2004;36(12):2011–2016.

40. Tegtbur U, Busse MW, Jung K, et al. Time course of physical reconditioning during exercise rehabilitation late after heart transplantation. *J Heart Lung Transplant*. 2005;24(3):270–274.

41. Grady KL, Naftel DC, Young JB, et al. Patterns and predictors of physical functional disability at 5 to 10 years after heart transplantation. *J Heart Lung Transplant*. 2007;26(11):1182–1191.

42. Zoll J, N'Guessan B, Ribera F, et al. Preserved response of

mitochondrial function to short-term endurance training in skeletal muscle of heart transplant recipients. *JAm Coll Cardiol.* 2003;42(1):126–132.

43. Braith RW, Magyari PM, Fulton MN, et al. Comparison of calcitonin versus calcitonin + resistance exercise as prophylaxis for osteoporosis in heart transplant recipients. *Transplantation.* 2006;81(8): 1191–1195.

44. Braith RW, Magyari PM, Pierce GL, et al. Effect of resistance exercise on skeletal muscle myopathy in heart transplant recipients. *Am J Cardiol.* 2005;95(10):1192–1198.

45. Juskowa J, Lewandowska M, BartłomiejczykI, et al. Physical rehabilitation and risk of atherosclerosis after successful kidney transplantation. *Transplant Proc.* 2006;38(1):157–160.

46. Wickerson L, Mathur S, Brooks D. Exercise training after lung transplantation: a systematic review. *J Heart Lung Transplant.* 2010; 29(5):497–503.

47. Reinsma GD, ten HackenNHT, Grevink RG, et al. Limiting factors of exercise performance 1 year after lung transplantation. *J Heart Lung Transplant.* 2006;25(11):1310–1316.

48. Munro PE, Holland AE, Bailey M, et al. Pulmonary rehabilitation following lung transplantation. *Transplant Proc.* 2009;41(1):292–295.

49. Patterson JA, Pitetti KH, Young KC, et al. Case report on PWC of a competitive cyclist before and after heart transplant. *Med Sci Sports Exerc.* 2007;39(9):1447–1451.

50. Lakey WC, Spratt S, Vinson EN, et al. Osteoporosis in lung transplant candidates compared to matched healthy controls. *Clin Transplant.* 2011;25(3):426–435.

51. Raichlin E, Edwards BS, Kremers WK, et al. Acute cellular rejection and the subsequent development of allograft vasculopathy after cardiac transplantation.*J Heart Lung Transplant.* 2009;28(4):320–327.

52. Hermann TS, Dall CH, Christensen SB, et al. Effect of high intensity exercise on peak oxygen uptake and endothelial function in long-term heart transplant recipients. *Am J Transplant.* 2011; 11(3):536–541.

53. Vasiliadis H, ColletJ, Poirier C. Health-related quality-of-life determinants in lung transplantation. *J Heart Lung Transplant.* 2006; 25(2):226–233.

36

社区患者

作者：Jennif M. Ryan # Donna Frownfelter
译者：张晨曦　李芳蕾
校对：郄淑燕

本章目录

关键词

引言

物理治疗师在社区中的作用非常广泛。近年来，随着内外科治疗方法的提升、技术的进步以及政策的改变，治疗师的作用也有了显著变化。得益于一些技术的发展，人们可以通过视频交流，也可以通过测量健康指标来监测治疗进程或及时进行检查，以确定居家项目中关于运动和疾病管理的教育是否有效。除面对面治疗外，如果物理治疗师还能在社区中通过远程方式接触到患者，增强其对社会的影响，就能极大地扩大治疗师的服务范围（框 36.1）。

最新政策对患者住院时间进行了限制，这使得出院时病情仍较严重的患者数量增加。与此同时，慢性病的流行病学调查发现，不良生活方式可增加心血管系统与呼吸系统并发症的发病率[1]，还会导致病情的加重。这些生活方式相关疾病及并发症是医疗重点，因此物理治疗师需要清楚地了解其接诊患者的心血管疾病危险因素和后遗症的患病率。对物理治疗师的教育和培训使其能够针对心血管系统与呼吸系统疾病及危险因素制订全面的运动处方。

为了降低医疗费用和改善患者结局，支付方和医疗卫生系统在政策上做出了一些改变，导致患者在

框 36.1　社区物理治疗和康复治疗师

社区物理治疗和康复治疗师经过培训，能够治疗从儿童到老年的各种疾病。外伤、疾病或手术后恢复期患者，仍需要继续治疗。物理治疗和作业治疗可以根据患者的病情提供个体化的治疗方案，使其从中获益。

病情仍较重的阶段就得出院转到其他级别医疗机构。在支付方的推动下，越来越多的医疗服务转向了居家环境，它无法像住院环境一样向患者提供 24 小时医疗服务，但同时还要求家庭医师既能治疗疾病，又能发现随时可能出现的病情变化。尽管急症医疗机构希望能等患者病情平稳后再出院，但对于急症后医务人员，积极的照护管理以降低患者再入院的风险是必要的，有时也是具有挑战性的。这些因素的综合作用改变了人们对社区物理治疗师医疗服务的期望，并促使治疗师对这些病症越来越复杂的患者进行多次测定和持续评估（框 36.2）。

框 36.2　过渡到家庭医疗

对于从医院过渡到居家环境的患者，物理治疗师能最有效地评估和解决其出院后的身体和功能缺陷。研发能够解决患者出院后需求的工具和治疗模式，不仅可以让物理治疗师在治疗过渡期间对患者的需求做出更积极的回应，还能减少患者再住院率、改善整体医疗结局和降低医疗花费。

经许可转载自 Falvey JR, Burke RE, Malone D, et al. Role of physical therapists in reducing hospital readmissions: optimizing outcomes for older adults during care transitions from hospital to community. *Phys Ther.* 2016; 96(8): 1125–1134.

物理治疗师在以下社区机构：专业护理机构、急症长期照护机构和康复机构中提供急性期后的住院医疗服务，以促进患者功能恢复，使其可以在几天或几周内回归家庭。让更多的患者居家康复，而不是将其安置于医疗机构中，可以在保证医疗质量的同时降低医疗花费[2]。由于第三方支付方式的改变某种程度上改变了患者在急症后住院机构的住院时长，导致患者在不同级别医疗机构中接受物理治疗的机会也发生了变化。在专业照护机构中，付款分类依据的是为患者提供的医疗服务量。这无意中引导了专业 / 亚急症护理机构（skilled/subacute nursing facility，SNF）在

提供治疗时不考虑患者本身的个体化特征、目标和需求。采用价值驱动的支付模式可以改善这一情况，通过采集患者的特征数据提高物理治疗处方的适当性和支付的整体准确性[3]。

在支付方提出的全系统举措中，为了获得更好结局，越来越多的物理治疗师被要求以结局为基准，以期将医疗卫生系统从一个仅仅因为完成了手术而支付费用的系统，转变为一个以价值为基础的系统，即"按绩效付费"，其目的是只支持那些有望取得进步的患者接受治疗[4]。对于那些因原发病而在功能水平上不可能进步的人群，支付方开始意识到保持并促进他们的健康是有益的，随之开始出现针对慢性病患者的新的医疗卫生服务和照护模式，尽可能让其居家诊疗，从而减少支持性的治疗[5]。流行病学指标支持以患者为中心的医疗卫生服务系统以及自我照护和自我管理的方法。在治疗中结合自我管理原则可以提高患者的生活质量，降低住院率[6-17]。本章介绍了物理治疗师在社区和家庭环境中执业时如何促进慢性病的管理，特别是生活方式相关慢性病。

由于患者寿命的延长和慢性病患病率的剧增，物理治疗师在社区遇到的患者病种日益增多。当前，全球正在经历着前所未有的老龄化进程。根据《世界人口展望（2017 年修订版）》的数据，预计到 2050 年，全球 60 岁及以上人口将增长一倍以上，到 2100 年将增长两倍以上，从 2017 年的 9.62 亿人增至 2050 年的 21 亿人。在全球范围内，60 岁及以上人口的增长速度快于所有更年轻的年龄组[18]。同样，美国的人口老龄化也在加剧，到 2050 年，65 岁及以上人口将增加一倍多，从 4000 万人增至 8900 万人[19]。

人口构成的这种变化要求物理治疗师了解与老龄化相关的生理差异，以便对老龄化人口采取相应的干预措施和治疗计划（见第 33 章）。另一项基于人口的发现是，由于生活行为方式的改变，以往出现于生命晚期的慢性病，现在在生命早期就开始出现了（见第 1、2 章）。此外，医疗的进步也提高了患者快速有效地应对复杂急性医疗情况（如早产、呼吸衰竭、心力衰竭和恶性肿瘤等）的能力[20]。越来越多的患者从曾经被认定为致死的疾病中存活下来，因此需要更多的医疗服务来安全有效地管理由此产生的发病率问题。ICU 医疗干预措施已有了长足的进步，这虽然

降低了死亡率，但危重症肌病、认知障碍和心理健康后遗症等病症的发病率增加了，并且研究还发现这些病症对患者恢复到原先的功能独立水平有重大影响[21-26]（见第30、31章）。与过去相比，这些患者能更快、更频繁地回归家庭，但常常伴有与原发性和继发性疾病相关的尚未解决的心肺功能障碍。

在管理急性期后患者时，物理治疗师在社区中提供的服务不同于急性期的治疗。对于生活在社区中的慢性病患者，在从急性加重、外科手术或创伤中恢复后，他们的关注点就转向了健康促进和最佳健康。尽管在这个阶段，患者的病情变化不那么频繁和突然，但如果在恢复期间不注重体能，他们的功能状态很容易下降。患者的参与对制订一个能满足其目标和期望的治疗计划至关重要。在社区环境中，重要的是要了解患者对最佳健康的定义，以便将他们的健康理念纳入治疗计划。为了遵循独立自主的价值观，应让患者及其家属/照护者在医疗团队指导下共同参与有关患者治疗的决策[19,27]。每位物理治疗师在制订决策和进行治疗时，都应基于循证实践（evidence-based practice，EBP），其中，患者的期望和价值观与医生的临床经验以及科学研究的证据同等重要[28]。在考虑患者需求和他们表达的需求时，还需要考虑到的一个因素是了解影响其健康的社会决定因素及其健康素养[29]。根据美国疾病控制与预防中心（Centers for Disease Control and Prevention，CDC）的数据，贫困是健康的社会决定因素（social determinant of health，SDOH）之一。一个人的受教育程度是健康的预测因素，受教育程度越高，健康状况越好。一个人所在的区域也是健康状况的一个指标，在住房不稳定、收入低、不安全、受教育程度低的社区，健康差异更为普遍。CDC利用收集到的有关SDOH的信息，以改善个体和群体的健康，促进健康公平[30]。

一个与SDOH相关但又独立的因素是个体的健康素养（health literacy）。健康素养与受教育程度的相关性较小，而且在不同的情况下，受到损害的程度也不同[31]。根据美国健康和家庭服务部（U.S. Department of Health and Family Services）的定义，"健康素养是指个人获取、处理和理解基本健康信息和服务，并做出适当健康决策的能力"。

一个人的健康素养水平受到个体和卫生系统的影响，如沟通能力、对大众健康这一主题的认识、对医疗导航的需求以及所管理情况的复杂性。

一个人要想具备全面的健康素养，不仅需要有良好的语言能力，还要有良好的计算能力。根据健康准则，需要能够计算胆固醇和血糖水平、计算药物剂量和理解营养标签。医疗导航的其中一项是了解有关健康计划的社会福利和处方药物的医疗保险变化，这需要计算保费、共付额和免赔额。如果想看懂包含健康生活方式、危险因素分层和家族史对健康的影响等内容的教育材料，就需要掌握概率和风险等数学概念。医务人员应调整教育材料，让健康素养水平较低的人也能看懂[31]。

要想实施有效的计划，就必须充分了解患者表达自己的目标和理解自己的健康计划的能力。如果不教育患者如何在医护人员不在场的情况下发现、处理或避免问题，他们就无法执行有效的计划。需要针对性、个体化的为患者制订教育计划，让其了解如何为自己的健康做出最好的决策，并认识到自己在健康管理中的责任。

在急症后的治疗中，心血管系统与呼吸系统疾病常会影响患者的恢复能力，使其无法恢复到以前的功能水平。无论是青年人还是老年人，原发性和继发性心血管系统与呼吸系统疾病往往是限制患者康复进步的因素，需要专门加以解决。居家康复和长期照护机构的重点是使患者在其居住环境中尽可能地获得理想的健康状态。本章重点介绍心血管系统与呼吸系统疾病（原发性或继发性）患者在家庭及长期照护机构（如养老院、亚急性护理机构、过渡病房和辅助生活机构、成人日间照料中心和门诊）中进行物理治疗时的注意事项。

慢性病与自我管理

许多正在接受物理治疗的患者都患有慢性病，这些疾病通常与食物获取/选择、健康意识、健康素养以及医疗卫生资源的可及性有关[30]。无论这些疾病是否是他们接受物理治疗的原因，与其相关的活动和参与受限都会影响患者参与治疗及取得进步的能力。慢性病不仅影响患者的身体功能，还会影响其情绪、态度和动机。慢性病和功能衰退患者的生活也可以充实且有意义，但这需要患者和物理治疗师的积极参与，在发生病情变化时仍能保持最佳的功能水平。患者对医疗、运动训练和自我管理方法的选择在很大程度上决定了他们的健康相关生活质量（见第1、2和4章）。

尽管慢性病患者存在多种功能障碍，需要调整自己的生活方式和日程安排，但大多数患者仍然能完成每天想做和要做的事情。我们的目标是增加他们对自身症状的了解，使其能够与医疗团队协作，采用自我倡导和自助的模式，以达到最佳的健康状态。积极的自我管理包括积极的情绪观、积极参与决策以及尽可能保持更佳的生活方式。跨专业团队应让患者参与其治疗决策。物理治疗师需要充分陪伴患者，考量患者在不同情况下的理解能力，当情况变得复杂，患者的健康素养会受到影响[31]。虽然物理治疗师可以在初始阶段促进患者的自我管理，但有效的自我管理还是需要患者能够自己主导这一过程。在医疗条件和患者功能允许的条件下，物理治疗师应继续为患者提供治疗以支持其尽可能成为自己疾病的管理者和决策者（见第4、13、24和25章）[14,23,19,27]。

慢性病患者在家庭和社区进行康复时会面对很多选择。什么样的选择有利于最佳功能和健康呢？为了满足这些需求要用到哪些资源呢（如维持性康复项目）？这位患者是否能进步到可以从下一级专业治疗中获益的程度呢？如果在出院时没有达到接受慢性病管理的标准，患者就不会被转介至家庭医疗和门诊物理治疗。这些标准限制了患者转介至心脏和呼吸康复项目，导致他们在选择通过何种途径恢复健康时受到了影响。是去购物中心散步还是去上瑜伽课？是继续自费接受物理治疗，继续参加（线上或线下）长期呼吸康复项目，还是简单的居家运动训练？就像对不同的人来说最佳健康的定义是不同的一样，对于上述问题的答案也是因人而异的。有时需要反复试错；患者的选择可能与医生或其他医疗专业人员的选择不同，但这是他们自己做出的决定和选择。患者有权做出其他决定，自行定义成功和失败。在出现医疗问题时，他们需要知道如何使用医疗卫生系统。学习如何使用医疗卫生系统必须成为患者教育过程中不可或缺的一部分。

主动参与治疗决策（即自我管理）可以赋予患者

权力，与那些只听从物理治疗师等其他医疗专业人员建议的被动患者相比，这类患者更有动力、更积极、更主动、更成功[27,32]。由于第三方保险支付比例逐渐减少，迫使我们必须向患者自我管理和赋权的方向转变，这能促进那些提高治疗效率和效果的举措。促进积极的自我管理策略，以实现更积极、健康的生活方式是当代物理治疗师最重要的能力之一。

物理治疗师通过关心、支持和尊重患者的目标和选择来促进这一过程。这种尊重且完善的方式会给患者带来更好的体验[33-35]。

社区中的心血管系统与呼吸系统问题

由健康状况导致的身体功能和结构变化会对活动和参与能力产生不同程度的影响，在不同的疾病和疾病阶段（从急性期过渡到慢性期）差异很大。既往合并症多的患者，其合并症可能是心肺功能障碍的直接或间接风险。例如，化疗会增加癌症患者患限制性肺疾病和心肌病的风险[35]。在制订运动计划时，了解患者既往史对评估其风险至关重要。许多患者还存在一种或多种生活方式相关疾病的危险因素，因此在制订运动计划时，必须要了解并考虑到这些危险因素。应尽可能向患者提供教育，使其能够相应地改变那些能被改变的危险因素。患者可能有髋部骨折、关节置换术后、脑血管意外（cerebrovascular accidents，CVAs）和心肌梗死（myocardial infarctions，MIs）等病史，影响其参与日常体力活动，进而影响其体能水平。与这些疾病相关的心血管系统与呼吸系统改变可能是限制物理治疗进阶的因素。这些问题应得到解决，以便最大程度地发挥患者的康复潜力。

以一个冠状动脉疾病患者为例，他可以在日常生活中做到完全自理，但由于没有接受有关如何进一步改善功能的教育，导致其功能水平没有实现最大化。另一个例子是急性病发作或住院治疗后的患者，由于原发性或继发性心肺功能障碍导致其不能恢复到原先的独立功能水平。这两个例子都说明了这类患者的日常生活活动（activities of daily living，ADLs）能力和独立完成能力的下降。因此，患者必须获得持续的支持来保证安全和提高功能水平。那些在急症后失去生活自理能力的患者会转介至养老院或长期照护机构，而那些功能水平较高的患者则会转到辅助生活设施或回家接受协助和治疗。这类患者可能会出现肌力、耐力和平衡功能的下降，导致独立性、移动能力和体力活动水平的降低。回家后，患者独立功能的下降可能与负面情绪有关，可能会进一步降低食欲、体力活动水平、动机和社会 / 社区互动（见第 4 章和第33 章）。

长期照护机构和养老院

作为物理治疗师，在长期照护机构执业可以有机会与跨专业医疗团队合作，在当天的其他任务中完成治疗目标。助理医师、全科或专科护士、呼吸治疗师、作业治疗师、言语治疗师、营养师和医师每天都会与患者互动，提醒和鼓励患者遵循他们的运动和活动目标。为了做到这一点，有必要向患者说明全天积极参与的重要性，以使患者在耐力有限的情况下，能够在一天中积累足够的活动量。

为患者制订治疗目标和计划时需要征得患者及其家属等重要人员的意见。必须制订明确且可实施的目标，并要随着患者治疗中的进步和退步随时调整目标。相比于目标是在当前生活设施内最大限度地提升功能，如果患者的目标是转到更独立的生活设施（即回家和辅助生活设施），计划应该要更加积极。为了实现患者的目标，应采用注重认知、心理和病理生理损伤的整体治疗方法。在确定了目标和干预措施后，需要考虑生活质量问题，以全面满足患者的需求。为了提高患者实现治疗目标的能力，要根据患者的用药计划和当天的其他活动，来安排最有效的治疗时间，而不是最方便治疗的时间。我们需要向患者介绍这些考虑因素，因为他们可能没有意识到一个真正以患者为中心的方法的所有可能性。

患者参与治疗的能力也可能是由多系统驱动的。为了优化患者参与运动处方并从中获益的能力，首先应该考虑的是营养问题。监测患者的体重增加和降低是否与其摄入量相关非常重要。假牙不合适以及药物对食欲和味觉的不良反应会影响患者的进食能力和欲望。患者可能会因此感到抑郁，也会限制食欲。难以独立如厕会导致患者不想喝水。需要确认患者是否服用利尿剂以及是否存在尿失禁。因尿频和尿急而难以控制排尿的患者可能更不愿意饮用足够的液体，从而导致血容量不足、低血压、肺部分泌物黏稠度增加、脑灌注不足和跌倒风险增加 [37]。

对于严重呼吸困难患者，如心力衰竭和 COPD 患者，在完成吃饭等简单活动后表现出明显的气短。护士、助理医师和患者亲友可以密切观察这些情况。患者每天多达 30% 的能量消耗可归因于呼吸困难 [38]，这使得患者仅完成呼吸就有相当大的代谢需求，更不用说暂停呼吸去进食了。可以进行营养咨询以评估患者的能量摄入，并在必要时补充能量。

睡眠不足是手术、外伤、CVA 和慢性疾病后的一个常见问题。睡眠不足可能涉及多种因素，但有时仅仅是因为睡眠时的体位是由身体结构和功能变化驱动的，例如为了保护皮肤、关节及有效的呼吸模式来选择某一体位，而不是选择舒适的睡眠体位。护士和照护者可以帮助患者选择体位，在保证有效睡眠的同时避免组织损伤。如果患者在早晨清醒困难，则需要考虑睡眠呼吸暂停等其他睡眠障碍的风险。影响睡眠的因素有很多，包括大小便失禁、焦虑、抑郁、慢性疼痛和嘈杂的环境等 [39]。应该尽可能地解决睡眠不足的问题，以优化患者的恢复和健康。

在护士和助理医师的帮助下，将物理治疗纳入到患者的日常生活中，可以更快的实现功能恢复。这可以通过辅助学习过程和增加动作计划的重复次数来提高身体功能 [39]。例如，教授患者在运动中使用通气策略，如在伸展躯干时吸气（见第 21 章）。应同时教会照护者，当患者在做出伸展躯干动作（如穿衣）时加以提醒。如果目标是让患者能够步行至餐厅就餐，物理治疗师和照护者可以让患者从每天一餐步行至餐厅增加至每天两餐步行至餐厅，最后逐渐增加至每次就餐都要步行至餐厅。下一步的进阶是制订更多的功能性目标，如步行去日常活动、社交场合及开车等，从而使步行训练不再仅仅只在治疗时进行。可单独或以正式课程的形式为护士和照护者提供在职培训，以加强物理治疗干预措施。可以在员工入职时和随后的每年进行一次培训。一对一的治疗师 / 助理医师教育课程不应因能力水平高而取消，而是应当根据患者的个体化需求随时新增课程。这样的教育可使患者教育更加连贯一致。

如果所有科室都能通力协作，贯彻治疗目标，患者的进步可能会更快实现。例如，如果作业治疗科能识别出哪些患者需要在活动中进行氧疗，就可以让这些患者更好地参与功能活动项目。物理治疗科可以举办开放日等活动让其他科室工作人员参观并询问有关物理治疗的问题，更好地了解物理治疗师的作用。提供有关物理治疗专业的教育材料和患者信息手册可以帮助工作人员更好地理解物理治疗师为患者所做的治疗。

在许多长期照护机构中，并非所有的患者都在接受物理治疗。这些机构的其他工作人员可以为那些可能受益于物理治疗的患者提出有用的意见和建议。除了查看病历和与工作人员讨论患者病情外，在餐厅、活动训练时和大厅中评估患者也是有益的。目前的证据支持对慢性病患者进行维持康复项目，因为已经发现，增强体能可以降低住院率、提高 ADL 独立性[5]。

维持治疗可以提高患者体能，因为维持治疗需对患者的病程和参与能力有一个全面的了解，所以需要跨专业团队共同努力。参与维持治疗项目的患者还需要持续评估功能表现，不是为了监测病情的进展，而是为了监测功能的维持情况[40]。根据美国医疗保险和医疗补助服务中心（Centers for Medicare & Medicaid Services，CMS）网站的信息，Jimmo 诉 Sebelius 案的结果总结了维持治疗项目的医保支付内涵："需要对受益人的医疗状况以及治疗、照护和服务的合理性和必要性进行个体化评估，以确定承保范围。如果通过非专业人员或照护者就能安全有效地满足受益人的照护需求，则这些福利项下的专业照护不在承保范围内。"

长期照护中的心肺功能监测

对那些在没有支持的情况下生活不能自理的人来说，养老院、辅助生活设施和提供居住服务的老年公寓可以为他们提供足够的支持，以保证其安全。有些机构在单个系统内可提供多种级别的照护，从独立生活公寓到专业级照护。对康复后居住在独立公寓的人来说，该机构可在其出院后通过物理治疗和护理支持提供暂时性的专业照护。暂时性的专业照护旨在帮助患者以最高程度的独立性回到最低的照护级别。各级照护都需要物理治疗师，以提高患者日常生活耐量和独立性，从而提高社区患者的安全性。应定期对居住

患者进行筛查，确定其是否准备好从进一步的物理治疗干预中获益，使他们能以其最大的能力生活。

对那些因病情严重无法回家以及急症后无法在专业护理机构获得足够医疗服务的患者来说，专科医院十分必要。相比于长期急症照护医院，这些医院能够为呼吸机依赖和呼吸机辅助的患者提供更长期的物理治疗，而且费用更低[36]。

患者的功能状态取决于其是否有能力维持氧运输途径的所有组成部分，以支持活动。例如，一位参与了呼吸康复项目的患者在医院的停车场里摔倒致腿部骨折，予复位及固定，病情稳定后出院回家。由于步态效率低下，本已受损的心肺系统负荷增加，她表示，以前坐站转移时无症状，现在却开始出现气短，并迅速发展到因为气短无法在助行器辅助下室内步行。尽管她正在参加呼吸康复项目，但治疗师观察到患者在使用支气管扩张剂定量吸入器时，使用方式不当。经过指导患者如何在活动前有效使用支气管扩张剂定量吸入器后，患者的转移和步行能力明显提高。她还将呼吸控制与活动相配合，进一步提高了运动耐力。诸如此类的病案报道和专业经验为物理治疗师提供了重要的信息，使其在使用 EBP 为居家患者制订干预计划和处方时，可以将这些信息与研究结果结合起来使用[37]。

长期照护机构中的心肺功能监测

由于住院时间短，长期照护机构的患者其活动耐力和病情可能会不断变化。随着患者病情的加重，监测每位患者对活动的反应尤为重要。很多长期照护机构和亚急性护理机构都配备了生命体征监测设备，因为在患者病情和功能逐渐好转准备出院回家期间，需要监测随着移动能力的逐渐进步，生命体征的反应变化。监测技术的进步彻底改变了医院外生命体征监测的便携性和经济性。只有当读取生命体征数据的临床医师善于解读与已完成任务相关的生命体征反应时，生命体征的监测才能提高患者的治疗效果。物理治疗师需要具备监测和解读患者静息时和运动反应时的血压和心率的能力。强烈建议将听诊作为一项临床技能（见第 13 章）。当患者的病情出现急剧变化时，利用可用的远程医疗方法将其病情告知主治医生非常重要。远程医疗的范围包括从植入型自动心律转复除颤

器（automated implantable cardioverter defibrillator，AICD）起搏器监测的正式程序，到使用安全的互联网连接发送体格检查的视频和音频[41,42]。远程医疗的实施需要政府资源的持续支持，以确保在经济困难的社区有足够的 WiFi 接入[43]。

美国政府提供多项拨款和资源来支持社区开展远程医疗项目，并提供项目设计和数据收集方面的教育资源。随着支持物理治疗师从事远程医疗的法律不断完善，这些经过审查的可靠资源将有助于物理治疗师在许多他们以前几乎没有能力治疗的患者照护领域开展业务[44]。

任何形式的远程医疗都可以在物理治疗师的服务中使用。同步或实时治疗可以让治疗师观察患者的呼吸模式、水肿和情绪，从而进一步询问饮食、大小便习惯、活动和睡眠情况。如果物理治疗助理在随访患者时发现其需要进一步检查，就可以应用非同步治疗的方法，将视频发送给物理治疗师，以识别潜在的问题、确定恢复治疗的时机和是否应该转诊。远程监测可用于评估患者运动项目的频率和强度，也可用于实时训练，将数据发送到医务人员的办公室，以便他们了解患者的反应。最后，移动医疗可以为患者提供持续的教育干预，帮助他们更好地了解自己的健康状况，并积极应对这种状况[45]。

首次评估时，应测量患者仰卧位下的生命体征（脉搏 / 心率和血压），并将其作为基线值。只有在需要直立位测量结果时，才会采集坐位和立位下的生命体征数据，否则以患者最常见的体位为最佳测量体位。如果患者可以走动，则应测量立位血压。对不经常监测血压的患者来说，测量双臂的基线静息血压可确保数据的可比性。应使用读数较高的手臂进行记录和监测。若两个读数经反复测量均相差超过10 mmHg，则需排除心血管疾病。

需在每次物理治疗前、后测量患者的生命体征，以评估其对运动的生理反应。血压和脉搏的增加应与活动成比例（见第 13、17 和 18 章）。正常情况下，运动后的心率比静息心率增加 20%~30%，属于正常范围，恢复时间为 5~10 分钟。呼吸频率应在休息和运动时测量，并记录与呼吸模式和努力相关的信息，以反映患者的努力程度。这些参数还需要结合血氧饱和度（oxygen saturation，SpO_2）进行评估，以

全面了解患者的反应。此外，生命体征还会受到药物的影响，这些药物可能对心血管系统和呼吸系统产生直接或间接的影响。因此，了解患者正在服用的药物以及这些药物对生命体征的潜在影响非常重要。

许多没有心血管系统和呼吸系统疾病的患者也对运动有异常反应，这可能是由于之前存在但未被发现的功能障碍，也可能是由于原发病影响了他们对运动的反应能力（如胸廓僵硬）。因此，必须对每位患者进行密切的观察和客观的测量，以确保能够准确预测他们对运动的反应。例如，一位在全膝关节置换术前伴有明显体能下降和肥胖的患者。在术后短距离行走时，她的心率急剧上升但不伴心律失常，血压反应正常，呼吸做功和辅助呼吸肌的参与增加。她的反应和体能下降者的反应一致。如果仅仅以血压和心率确定治疗干预的界限，那么患者的运动反应可能会被曲解。患者对运动和干预的反应应该通过整体生命体征来解释。应将患者的生命体征及运动反应告知基层医务人员，以避免不适当的药物调整。

居家物理治疗

居家物理治疗面临许多挑战，其中之一就是帮助患者恢复到患病前的功能水平。从上一级医疗机构获取充分的信息可以加速患者的居家治疗进程。家庭医疗的独特之处在于，需要持续评估和调整治疗方案，以适应患者的生活空间；同时要观察和预测安全问题，并探索提高患者功能独立性和生活质量的创新方法（框 36.3）。

框 36.3	家庭项目

个体化家庭物理治疗计划可以帮助患者恢复到之前的功能水平，还能鼓励活动和生活方式的改变，以预防进一步的损伤并提高整体健康和幸福感。家庭物理治疗可以帮助所有年龄段的因病症、疾病和损伤而无法达到最佳功能的患者。家庭物理治疗可以帮助患者减少或消除疼痛、避免手术或进一步损伤、改善活动能力、促进脑卒中恢复、改善平衡和预防跌倒、改善糖尿病和血管疾病、管理年龄相关问题和心肺疾病以及女性健康和孕产医疗。

鉴于出院时间越来越早的趋势，医疗连续性已成为优质医疗服务的重要组成部分。急症物理治疗应解

决患者的活动能力问题，包括安全性、转移和室内步行，以帮助患者从疾病或手术中恢复。与住院相关的虚弱是一个重大的风险，患者和跨学科医疗团队应认识到活动能力下降的风险以及住院期间积极进行运动训练的必要性。在急症或手术后的恢复期，将呼吸训练、体位管理与功能性活动相结合，可以促进运动和恢复，从而减轻症状。患者往往无法将住院期间接受的教育应用于居家环境中。理想状态下，患者从急症医疗机构出院后应继续接受居家运动训练，以帮助他们掌握决策原则和进行运动训练。如若没有适当的延续医疗，患者可能会因近期住院期间的损害、损伤和卧床制动以及药物调整而导致耐力下降，从而损害患者恢复至病前活动和功能水平的潜力。应告知社区物理治疗师患者的个体化急症后运动训练计划和住院期间的完整病历。

　　患者能否从急症或长期独立功能丧失中成功恢复，往往依赖于有能力的照护者。在照护者的帮助下，患者可以出院回家而不必去医疗机构。照护者通常是患者的家人、朋友或雇用的护工。应教授照护者测量生命体征和监测身体状态、食欲和行为的变化，这是他们作为照护者的责任之一。如果父母能够自己照护，就算没有护理人员，慢性病患儿也能顺利回归家庭。这些孩子往往可以顺利融入社区、正常上学、参加娱乐活动，并保持良好的功能状态和较高的生活质量。成年子女往往是其父母的照护者，而他们通常还需要照顾自己的孩子。这类人往往在照顾年迈的父母和照顾自己的孩子之间左右为难[4,7]。物理治疗师在评估患者的居家安全时，必须高度关注患者的需求和照护者的局限性。许多老年患者在家中仍能独立生活，其中一些人的创造力和支持系统的强大程度甚至令经验丰富的临床医生都感到惊讶。物理治疗师在教授患者和家属如何应对疾病带来的影响，并最大限度地提高每位患者的生活质量方面发挥着不可或缺的作用。

　　虽然物理治疗师在为居家患者进行物理治疗干预时会做出许多调整，但这些干预措施大多与为门诊患者（相似年龄和病情）制订的物理治疗干预类似。常见的活动训练包括提高安全性、力量、耐力、平衡能力、转移能力、步行能力和ADLs耐量。这些训练通常采用传统方法，如在监督下进行的重复任务训练

（如转移和ADLs动作训练），类似于医疗机构中进行的1-RM训练。根据患者的需求和能力，治疗师可以使用弹力带或非传统的物理治疗器械（如将水瓶作为重物）。对于因慢性病导致活动耐量波动的患者，水瓶或类似的家用物品可以提供一种经济实惠且易于调节的工具，以满足患者每天的训练需求。

　　在家庭医疗中，教育尤为重要。教育可以面向患者、家属和照护者，确保物理治疗师不在场时患者的安全性与功能独立性仍能得到保障。安全和医疗问题可能会突然出现。患者和照护者必须熟悉提示病情变化的症状和体征（如虚弱、疼痛/不适、气促、痰液变化、水肿、无法完成ADLs、抑郁和食欲不振）。物理治疗师应该评估患者和（或）照护者解读用药方案、理解氧疗处方参数以及识别何时该休息、何时该训练的能力。治疗师还需要确定患者在治疗和独立活动期间，自我监测其体征和症状对活动的反应的能力（见第25章）。患者及照护者需要能够监测心血管系统和呼吸系统状态，以防过度疲劳和意外事件的发生，同时还要适当提高训练强度。由于患者可能存在学习能力受限的情况，应检查每位患者自我评估结果的可靠性和有效性。可以教授照护者和家属如何监测患者的血压、心率和呼吸频率。还可以教授他们观察呼吸困难程度、痰量和颜色、眩晕或头晕、皮肤颜色改变（如发绀或潮红）、出汗、步行时的平衡功能变化以及精神状态变化，并及时向物理治疗师或医师汇报。患者和照护者需要知道如何处理症状和体征，何时应呼叫急救电话，而不是仅拨打医生办公室电话。如果担心患者的判断能力和逻辑能力会影响学习效果，物理治疗师应相应调整教育形式[46,47]。

居家心肺功能监测

　　如前所述，医疗卫生系统所面临的挑战和变化导致患者出院回家时的病情比过去更加严重。鉴于此，物理治疗师需要具备高水平的临床推理和评估能力，以满足目前居家治疗患者的需求。术后或近期功能下降的患者在进行ADLs时可能会出现呼吸困难或耐力下降。如果不进行居家物理治疗，患者完全恢复到病前状态的可能性就会受到影响。

　　在居家治疗中，物理治疗师通常是独立工作

的，无法获得就近的医疗团队支持。然而，随着远程医疗和跨专业团队协作的日益密切，物理治疗师可以轻松地获取跨专业资源。物理治疗师需要能够鉴别患者静息和运动中的状态与上次就诊的疾病之间的关系，并在与跨专业团队联系时，尽可能提供详细的数据以支持他们的判断。物理治疗师经常在与跨专业团队的其他成员进行有限咨询和信息交流的情况下，对患者及其病情进展进行评估，并将数据提供给所有决策者，以便他们与其他临床医生沟通时尽可能详尽无遗。在这一专业领域，物理治疗师首先需要具备独立治疗的能力。他们经常需要应对危急情况。与其他医疗领域一样，开展居家治疗要求物理治疗师获得最新的医疗专业人员心肺复苏技术（cardiopulmonary resuscitation，CPR）认证。物理治疗师对紧急情况处理、感染控制和安全保障的政策和程序的了解也至关重要。居家治疗时，物理治疗师需要评估是否需要将患者转介至其他医疗专业人员，如社会工作者、护理人员和职业治疗师。不幸的是，虐待和忽视等问题并不少见，特别是在老年人群中。因此，居家治疗的医务人员必须对此类迹象保持警惕，任何违规行为都应报告给相关团队成员以便进一步调查。如果患者的病情恶化或出现新的情况（如患者诉其经常跌倒），物理治疗师可能需要进行初步的医学筛查，并决定适当的干预措施，包括通知患者的转诊医生。此外，还需要监测患者的饮食、大小便习惯和精神状态的变化，并定期更新这些监测结果，向转诊医生报告。居家治疗是一种具有挑战性的治疗模式，要求物理治疗师具备敏锐的临床推理和观察技能。

居家治疗时，物理治疗师应配备足够的测量设备，以评估患者是否具备参加和进阶运动训练课程的条件。通过使用便携式脉搏氧饱和度仪（图 36.1）和血压袖带等设备，并结合体格检查（见第 13 和 38 章），物理治疗师可以全面评估患者在家庭环境中进行安全运动训练的能力。随着技术的进步，这些监测设备的灵敏度显著提高，不仅可以监测心率的变化，还可以准确判断心律的变化。在农村，有限的资源使得急救电话服务仅能用于救生的情况。随着通信技术的进步，患者和居家治疗师比以往任何时候都更容易获得医疗资源。随着宽带技术的普及，视觉和听觉通信质量得到了提高，急性加重相关慢病管理、避免急

性加重的维持治疗以及有关慢病影响和管理的研究也取得了进展[48]。2014 年的一篇论文指出，随着人们越来越习惯使用技术，且技术资源的可及性和安全性也在不断提高，医疗卫生的机遇也随之出现，提高了患者获取医疗卫生服务的机会[49]。

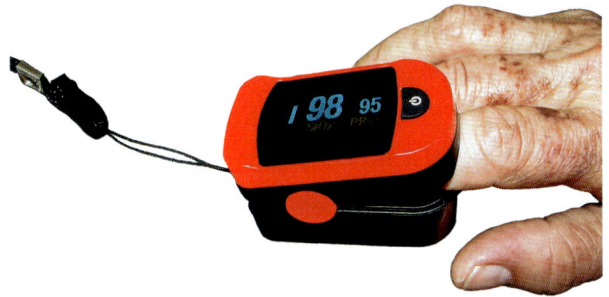

图 36.1 脉搏氧饱和度仪

多项研究显示，健康素养低下会降低患者理解处方说明、运动计划和预约时间表的能力[31]。例如，Harmon[16] 和 Sorensen[46] 等人分别在独立研究中指出，患者经常因各种原因不按处方服用降压药，包括对药物重要性了解不足、高血压症状较轻、担心药物不良反应、复杂的用法用量和有限的经济能力。因此，物理治疗师有必要向患者说明如何服用处方药物。只有这样，治疗师才能确定患者的用药是否足以其安全地参加运动项目。此外，患者应与开具处方的临床医生保持密切沟通，而不仅仅局限于门诊随访。

使用视频资源、视频通话和具备视频交流功能的便携式设备，作为监测居家运动训练的通信工具，具有巨大的潜力。这种新兴资源为患者提供了接触专家的机会，而此前由于距离的限制，这种机会往往难以实现。同时，视频访谈频率可以比面对面访谈更高。视频访谈比电话交谈能提供更多的信息，因为它们可以传达患者的非语言和语言交流。这样，视频访谈就类似于门诊问诊，甚至可能更好，因为当患者在自己家时，其对自我照护的关注或不关注程度往往更为明显[42,50,51]。物理治疗师可以用视频通话进行患者访谈和更新居家运动训练项目。在一项研究中，将门诊呼吸康复项目与远程居家项目进行比较，结果发现两者在统计学上无显著差异[52]。由于视频资源的便利性，研究中几乎没有患者不喜欢，但也有人担心这

可能会加重患者的孤独感。如果将远程访问作为主要的沟通方式，而不是面对面会谈，就需要解决这一问题。然而，除了生命体征反应外，使用视频交流作为传达患者运动反应的一种方式，可以帮助家庭物理治疗师通过远程监控或移动医疗工具更清晰地评估患者状况，从而建议其进行体检或药物调整。

研究证明，居家呼吸康复可以有效帮助患者恢复功能，与线下呼吸康复项目无显著差异。参与线下呼吸康复项目可能会受到距离、天气条件、运动耐量以及时间和交通相关经济问题等因素的限制，而线上项目可以让患者足不出户就能参与。

英国的一项临床研究共纳入了 90 名中度 COPD 患者，他们被转介行呼吸康复。该研究将受试者随机分为线上康复治疗组和面对面康复治疗组。两组患者在年龄、疾病严重程度和吸烟史上都是匹配的。其中，64 名受试者被分到线上组，26 名被分到面授组，并对研究者设盲。

面对面组受试者在当地康复中心进行了为期 6 周的小组课程，而线上组受试者通过家用电脑登录应用程序进行康复训练。研究结束时，线上组的 6-MWT 与面对面组的 6-MWT 相比并无显著差异。然而，在 COPD 评估测试的所有维度中，线上组呼吸康复评分的提高幅度都更大 [53]。

事实证明，患者对这一项目类型的接受度较高。线上康复不仅能够让患者从教育中获益，还能有机会进行监督下的小组运动训练。

对于心力衰竭患者，由于发病率和死亡率的上升，越来越常使用 AICDs、双心室起搏器和肺动脉压力传感器来进行液体监测，以控制心力衰竭加重的程度（见第 29 和 31 章）。随着肺动脉压力传感器技术的普及，心内科专家可以监测体液潴留的不同变化，而这在活动受限症状出现前就已经很明显了 [37,38,54,55]。除了能提高远程心率和节律监测的质量外，这一监测方法还能为调整药物、饮食和运动强度提供依据，从而减轻失代偿性心力衰竭急性加重（acute exacerbation of decompensated heart failure，ADHF）的症状。尽管家庭物理治疗师并不是通过这些数据来识别 ADHF 的早期症状和体征的，但对有 ADHF 风险的患者来说，运动耐量的变化可能会很明显。若患者出现运动耐量下降，临床医生可以通过听

诊和生命体征测量进行全面检查，并结合有关饮食、大小便的访谈问题，来监测体液潴留和实验室化验结果的变化。如果患者经常出现此类症状，则应尽可能进行更灵敏的监测，以更好地控制患者的疾病。没有任何数据点是孤立的，因此即使有先进的远程医疗方案，也应结合体格检查和患者对其症状的描述来分析所有上传的数据 [55]。

无论是否有可用远程医疗资源，物理治疗师都必须继续运用其临床推理技能，监测患者的生命体征，并及时传达相应信息，以实现最佳治疗并成为患者的最佳 "代言人"。以一名接受居家治疗的 CVA 后患者为例，说明这一概念的重要性。该患者表现为新发严重疲劳，自诉其膝盖发软。在之前的每次治疗中，患者的训练计划均顺利进行，没有出现任何症状，但并未常规进行生命体征监测。然而，一旦患者自觉力弱，物理治疗师就会记录他在没有症状时的生命体征，然后在下次伴有症状时再次记录生命体征。在运动期间，患者的血压下降，心率显著增快。应告知医生所有的体征和症状，因为这些体征和症状与患者的活动以及新发力弱有关。医生安排了血生化检查，发现患者肾功能受损，需要进一步检查。经过进一步诊疗，据此调整了药物和饮食教育，患者的症状、体征和功能水平都有所改善。如果物理治疗师没有监测生命体征，而是继续让患者克服症状，那么可能会导致严重后果。同样，如果物理治疗师在没有客观记录的体征来支持患者症状时就向医生报告，那么医生可能缺乏足够的信息来确定最佳诊疗方案，患者可能会继续得不到治疗。

氧疗患者特殊监测

氧疗通常用于治疗低氧血症（动脉血氧含量低）和减轻心肌负荷，比如在严重 MI 的情况下。

通常情况下，动脉血气分析是 ICU 患者静息无活动时进行的（除非特别注明，如在运动测试中抽取血气），并不适用于居家环境。一般情况下，Medicare 指南规定，如果患者在活动或恢复期的 SpO_2 小于或等于 88%，则应使用家庭氧疗，因为该值是氧离曲线陡峭段的起点（见第 11 章和第 38 章）。由于耗氧量会随着运动量的增加而成比例地增加，如果氧运输功能受到影响，无法对增加的需求进

行代偿或做出适当的反应，患者可能会出现血氧饱和度下降（见第 11、13、17、22 和 38 章）。例如，如果患者吸氧时静息血氧饱和度仅为 90%，他在运动中可能会出现血氧饱和度下降，因为红细胞需要释放更多的氧气来供应运动的肌肉。患者也许可以通过在运动过程中使用与姿势控制相匹配的呼吸提示来改善气短、优化通气，以降低血氧饱和度下降的风险。如果不这样做，患者的血氧饱和度就有可能降至 90% 以下，这一点值得关注。

脉搏氧饱和度仪读数可以间接反映动脉血氧饱和度。对于健康人群，静息状态下的测量值不低于 97%。临床上可接受的血氧饱和度水平在 90% 及以上，其对应的 PaO_2 一般在 55 mmHg 及以上。当 PaO_2 低于 55 mmHg 时，其小幅下降即可导致血氧饱和度的急剧下降。

物理治疗的最佳实践要求在家中或其他机构中为患者配备脉搏氧饱和度仪，以便全面评估患者对运动的反应。

对于在静息状态下需要吸氧的患者，应评估其血氧饱和度。以治疗为目的提供的氧气被归类为药物，因此需要开具适当的处方。处方的开具应具有足够的灵活性，以便根据患者的需求进行调整。开具处方时要考虑能维持目标氧饱和度的氧流量范围。例如，处方可能规定患者的氧流量为 4 L/min，以维持血氧饱和度在 90% 以上。即使是 CO_2 潴留的患者，除了采用有效的呼吸策略来优化呼气外，也要仔细调整氧疗参数。缩唇呼吸等策略有助于降低 CO_2 潴留的风险，进而增加通气量，从而改善症状和体征，降低血氧饱和度下降的风险（见第 21 章）。

虽然患者在进行治疗评定之前可能已经由其他专业人员确定了氧疗参数，但在物理治疗过程中，与患者和照护者一起核查这些参数十分重要。首先，询问患者实际氧疗参数与处方氧疗参数是否一致。其次，询问患者是否被告知要随活动调整氧流量，以及是否知道如何调整氧流量。如果他们确实调整了氧流量，是根据什么标准来确定需要调整的氧流量[31,46]？健康素养和危险因素认知的不足可能使患者难以安全地管理家庭氧疗[31]。

居家环境的安全性考虑

在家庭环境中对患者进行的任何评估都应包括对患者家庭布局和安全问题的评估。如果患者需要做一些会引发过度劳累等症状和体征的家务，受伤的风险会增加。通过一些针对性的提问可以帮助建立适应患者活动强度和实际环境的方法，同时让患者参与决策（框 36.4）。家庭医疗机构通常会提供社工支持，帮助患者确定可用资源。要想获得社工服务，可能需要医生的转诊和多学科治疗的支持，如居家物理治疗和居家作业治疗。如果符合所有适用标准，该服务通常由 Medicare 承保。虽然这些指导性问题并非详尽无遗，但所涉及的话题有助于补充评估和评价，帮助治疗师意识到进一步转诊的必要性。

框 36.4	建议向患者提出的问题

- 如果患者正在吸氧，他家中是否有煤气炉？近亲、朋友和照护者是否吸烟？需要张贴警示标语，警告在氧气周围吸烟和明火的危险。对于吸烟的患者，需要重点强调这一点。
- 是否需要改变房屋布局以减少体能消耗？帮助患者居家改造以改善效率，可以提升他们的安全性和独立性。
- 独居的原发性和继发性慢性心血管系统与呼吸系统疾病患者需要为可能出现的医疗紧急情况做好准备。患者是否有警报项链装置或可以随身携带的手机？遇到紧急情况该遵循什么流程？患者是否知道如何以及何时拨打急救电话寻求帮助？是否有邻居或亲属可以定期探视患者？
- 患者的家是否有多层？每层都有卫生间吗？如果不是，患者能否安全、及时地上 / 下楼，或者是否需要在某些楼层建设卫生间？
- 患者是否有合适的辅具？使用轮式助行器可以提高患者的步行耐力，让他们能够走得更远，而不会出现活动受限的症状。可能需要在浴室安装扶手和马桶增高垫，以降低 ADL 的能量消耗。
- 患者是否调整了洗衣、洗碗等工具性 ADLs 的强度和持续时间，或者如果患者没有足够的耐力完成这些活动，是否有照护者？
- 患者的床等卧室家具的设计是否方便患者安全高效地上下床？

居家运动和活动

居家治疗患者的活动和运动基线耐量往往较低，特别是原发性和继发性心血管系统和呼吸系统疾病患者。为这类患者制订运动计划具有挑战性，特别是当患者不爱运动或曾经尝试过运动但效果不佳或令人不愉快时。增加一定程度的定量监测，如使用便携式脉搏氧饱和度仪（图 36.1），可帮助患者相信运动是一种干预措施，并帮助治疗师制订安全有效的运动计划。不引发症状的监测下运动已被证明是一种更成功的治疗干预措施，同时也让患者有机会认识到增加活动对功能和健康的必要性。

物理治疗师需要与患者协商，以便将运动训练纳入患者喜欢的日常活动和兴趣中，如与孙辈玩耍、园艺、散步和探亲访友（这可能需要步行往返于汽车，以及多次换乘交通工具）。

最初，这些活动的频率和强度可能会较低，然后根据运动训练原则，朝目标和期望进阶，使其与患者病情和参与程度的改善相匹配。需要结合患者的反馈意见不断调整计划，以提高他们的意识和参与度。应鼓励患者进行自我监测（主观疲劳感觉和心率）并提供反馈。部分患者自行购买脉搏氧饱和度仪，在静息和活动时监测血氧饱和度。

物理治疗师要确保患者能够安全、独立地进行运动训练和 ADLs（有合适的设备或照护者支持），同时能够正确、准确地监测自身状况，并在物理治疗师

逐渐减少提示的情况下适当调整运动强度或距离。一旦患者能够可靠地做到这一点，他们就可以自主选择活动，从而加快实现治疗目标。此外，积极参与自身康复的患者更有可能将学到的技能有效应用于日常生活中。

居家氧疗

居家氧疗设备包括制氧机、氧气瓶和液氧系统（图 36.2）。为了让患者能够在家中自由活动，例如去卫生间、在厨房做家务和走到客厅，可能需要使用加长氧气管。虽然家庭氧疗设备会带来一些安全问题，需要家庭物理治疗师加以解决，但加长氧气管可以适当供氧，从而增加患者的参与度。氧疗设备上的补偿式流量计可以测量患者的实际吸氧量，还可以通过流量读数的减少识别管道缠绕等问题。一些便携式氧疗系统，特别是按需供氧系统，其预期氧气量的输送可能不够准确（图 36.2 B）。为了确保氧疗设备能充分维持患者的血氧饱和度，需要使用脉搏氧饱和度仪来监测供氧系统精度的变化。

睡眠呼吸暂停患者常受益于夜间经鼻持续气道正压通气（continuous positive airway pressure，CPAP）

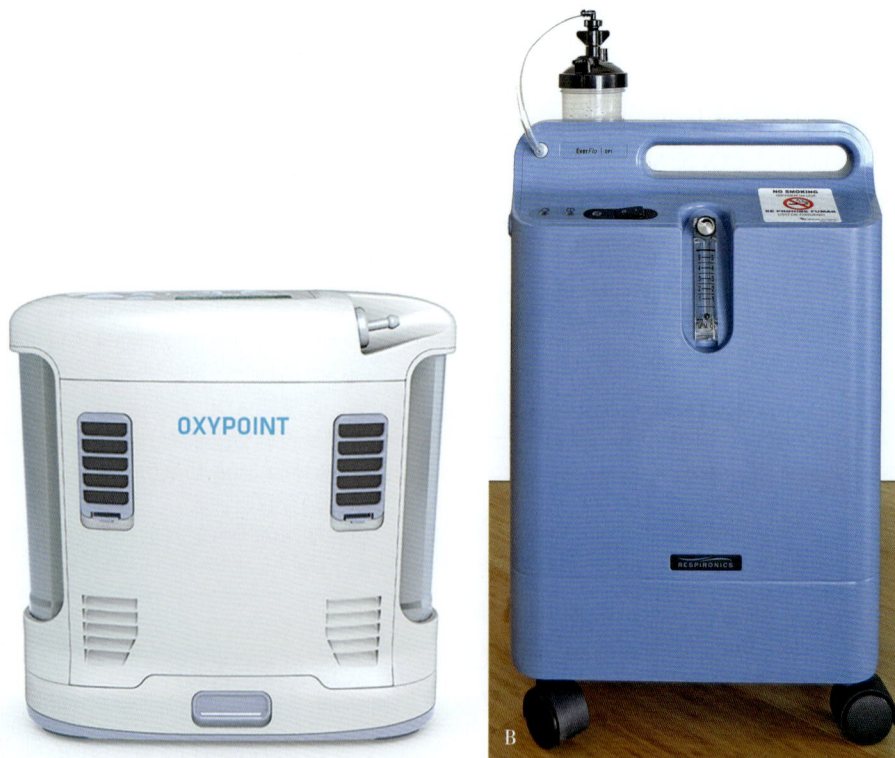

图 36.2　两种制氧机

（图 36.3）。对于阻塞性睡眠呼吸暂停（obstructive sleep apnea，OSA）和肥胖低通气综合征（obesity hypoventilation syndrome，OHS）患者，睡眠姿势会影响结构 / 生理特征，进而影响呼吸，因此通常需要双水平持续气道正压（biphasic continuous positive airway pressure，BIPAP）以提供足够的呼气末正压（positive end-expiratory pressure，PEEP），从而在夜间获得足够的通气支持。BIPAP 呼吸机通过在吸气相和呼气相提供压力支持，以减少患者呼吸做功并辅助通气。一些研究发现，对于晚期 COPD 患者，BIPAP 可以改善呼吸困难和 FEV_1。尽管前景广阔，但改善呼吸模式和呼吸控制的最有效设置和确切机制仍在研究中[56]。

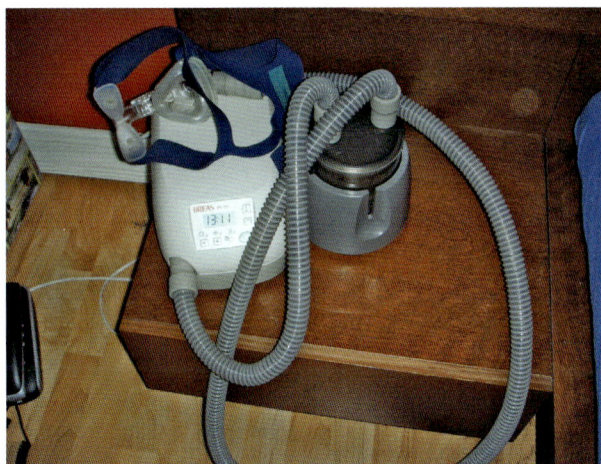

图 36.3　经鼻 CPAP 呼吸机

患者可能难以适应经鼻 CPAP，因此应检查面罩尺寸和贴合度，直到他们感到舒适并能体会到其益处。

病历

与 ICF 相符的功能结局与功能结构受限相关的结局一样重要。短期目标和长期目标均与功能结局相关，旨在让患者在其居住的治疗环境中能够安全并尽可能活动自如、功能正常和独立生活。《物理治疗师实践指南》（The Guide to Physical Therapist Practice）（由美国物理治疗协会出版）定义了心血管系统与呼吸系统领域的实践模式，可作为制订目标和治疗计划的依据[57]。心血管系统与呼吸系统疾病患者的目标，无论是原发性还是继发性，通常比使用特定设备步行一定距离这类目标更为详细。目标还应该包括可量化的质量衡量标准，例如自觉疲劳程度量表、呼吸困难评分，以及在执行功能性任务时，演示如何控制症状。

病历需要体现物理治疗师和患者共同努力的功能结局的进阶情况。需要优化患者的心肺功能，以达到最佳结局。当达到功能结局时，要对患者进行重新评估，以确定其是否能完成更多任务，以及是否需要将居家或长期照护机构的积极治疗替换为维持性治疗项目。慢性病患者应定期复查，以确定病情变化是否需要进一步治疗，从而通过参与门诊治疗提高功能水平。

病历是报销的基础。第三方支付机构通过阅读治疗师的病历来确定患者的检查结果、评估和干预计划。这些记录是他们评估患者整体状况（包括功能结局和生活质量）的主要手段。对需要接受长期物理治疗的患者而言，全面而准确的记录对于与第三方支付机构的沟通至关重要，这有助于增加患者获得所需服务的可能性。让患者参与决策和目标规划的团队协作已成为优化管理的重点[27]。书面和口头交流对信息交流以及有针对性地及时推进治疗以满足患者不断变化的需求非常重要。

对居家和社区患者的支持

回归家庭或在新的生活机构中安顿下来后，实现最佳健康的一个重要部分是获得必要的社会和情感支持。住院治疗和新的功能限制往往会让患者认为自己只是被药物、症状和诊断所定义的患者。亲友可以帮助患者在康复过程中避免受到这种限制。紧密的社会联系有助于患者与记忆和情境保持联系，正是这些记忆和情境将他们定义为独立的个体。

患者还可以与有类似诊断或限制的人一起寻求支持。小组支持和网络通常在社区中形成，而且越来越多地在互联网上出现。这些团体可以成为患者的重要资源，补充他们从亲友那里获得的支持。这些团体中的同伴可能是唯一能完全理解患者经历的人，来自同伴的支持，以及患者回报支持他人的机会，都有助于患者的身心健康。

无论是线上还是线下的同伴小组，都可以成为宝贵的资源，帮助慢性病患者就其健康和生活状况做出选择[58-63]。当患者从网站和博客上获取信息时，他们需要成为明智的信息使用者。有许多可靠的网站免费提供资源或收取少量费用。为患者、医疗专业人员和支持者提供会员资格的团体通常以多种方式提供支持，包括举办会议、发布简讯和提供信息，以帮助患者做出健康决策。所举办的会议既包括关于最新研究专业进展的会议，也包括关于自我医疗管理和增强患者能力的患者信息交流会。这些会议支持患者和专业人员之间建立联系，促进协作和知识分享。这些团体通常会发布简讯，讨论研究结果，并为慢性病患者提供建议，帮助传播循证信息。这些组织向患者传递"他们并不孤单"的信息，并引导他们在努力实现最佳健康的过程中获取有助于决策的资源。

有许多患者友好型网站可供 COPD 等常见慢性病患者使用，所有这些网站都可以通过各类搜索引擎及相关网站的链接轻松访问。框 36.5 和 36.6 列出了对慢性病患者及其家属或照护者有帮助的网站。

心肺功能障碍患者家庭医疗的治疗目标

心肺功能障碍患者要想在家中独立生活，应努力实现以下所有目标。

- 了解疾病和功能障碍，以及它们如何导致症状和体征发生变化，进而影响日常生活功能。
- 购置必要的辅具，以便在家庭和社区使用。
- 识别功能受限，并实施策略以确保安全。
- 遵守药物治疗方案以及医生等专业人员的指导。讨论哪些措施效果良好，哪些效果不佳，并共同协作，寻找更好的解决方案和干预措施[17,47]。
- 安排照护者安全且持续地提供帮助，但也要支持患者独立。
- 学习预防策略（例如预防肺部感染，如果患者合并心脏病或正在服用类固醇药物，则不要增加钠/水的摄入量，以限制液体超负荷）。

框 36.5　患者友好型 COPD 网站 *

COPD
- 关于 α_1- 抗胰蛋白酶缺乏症的信息：alphaone.org
- 疾病控制中心——COPD 资源：www.cdc.gov/copd/resources
- COPD 基金会：www.copdfoundation.org
- 美国肺脏协会：https://www.lung.org/lung-health-diseases/lung-disease-lookup/copd
- 美国胸科协会——COPD 概况：https://www.thora-cic.org/patients/patient-resources/topicspeci-fic/copd.php
- COPD 全球倡议：https://goldcopd.org/patients-advocacy-groups/
- 美国国立卫生研究院——COPD：https://www.nhlbi.nih.gov/health-topics/copd
- 美国国家医学图书馆，MedlinePlus：https://medli-neplus.gov/ency/article/000091.html
- 世界卫生组织——COPD 概况：https://www.who.int/en/news-room/fact-sheets/detail/chronico-bstructive-pulmonary-disease-(copd)
- CDC——吸烟与 COPD：https://www.cdc.gov/tobacco/campaign/tips/diseases/copd.html

呼吸康复
- 呼吸康复让生活更美好：http://www.livebetter.org/
- 美国国立心脏、肺部和血液研究所——呼吸康复：https://www.nhlbi.nih.gov/health-topics/pulmonary-rehabilitation

- COPD 基金会——呼吸康复：https://www.copdfoundation.org/Learn-More/I-am-a-Person-with-COPD/Pulmonary-Rehabilitation.aspx
- 美国胸科协会患者教育系列——呼吸康复：https://www.thoracic.org/patients/patient-resources/resources/pulmonary-rehab.pdf
- 美国肺脏协会——呼吸康复基础知识：https://www.lung.org/lung-health-diseases/lung-procedures-and-tests/pulmonary-rehab

COPD 管理
- CDC——COPD 管理：https://www.cdc.gov/learnmo-refeelbetter/programs/copd.htm
- 美国肺脏协会——COPD 管理工具：https://www.lung.org/lung-health-diseases/lung-disease-lookup/copd/living-with-copd/copd-management-tools
- COPD 基金会——COPD360social：https://www.copdfoundation.org/copd360social/community/activity-feed.aspx
- 美国肺脏协会——寻求支持：https://www.lung.org/lung-health-diseases/lung-disease-lookup/copd/living-with-copd/finding-support

这是为慢性病患者及其家属或照护者提供的部分网站清单。还有许多其他有用的信息网站可供选择。这只是一个起点。访问这些网站可以找到许多其他资源的链接。

框 36.6	患者友好型心脏病网站 *

无须订阅即可获得的心脏病资源：
- 美国卫生与公众服务部，妇女健康办公室——资源：https://www.wome-nshealth.gov/heartdisease-and-stroke/heart-disease/heart-disease-resources
- 美国心脏协会——健康专题：https://www.heart.org/en/health-topics
- 美国医疗协会——患者中心：https://hfsa.org/patient

疾病控制中心提供的患者教育：（https://www.cdc.gov/heartdisease/materials_for_patients.htm）：
- 了解心脏病相关知识：https://www.cdc.gov/heartdisease/docs/cons-umered_heartdisease.pdf
- 心脏病概况：https://www.cdc.gov/heartdisease/facts.htm
- 男性与心脏病：https://www.cdc.gov/heartdisease/men.htm

- 女性与心脏病：https://www.cdc.gov/heartdisease/men.htm
- 心力衰竭概况：https://www.cdc.gov/heartdisease/heart_failure.htm
- 了解心脏病发作的体征和症状：https://www.cdc.gov/heartdisease/heart_attack.htm

以下网站为有关心脏病的官方健康链接和资源：
- 美国国立心脏、肺部和血液研究所：https://www.nhlbi.nih.gov/science/heart-and-vasculardi-seases
- 美国国家医学图书馆，Medline Plus：https://medlineplus.gov/heart-diseases.html

这是为慢性病患者及其家属或照护者提供的部分网站清单。还有许多其他有用的网站可供选择。这只是一个起点。访问这些网站可以找到许多其他资源的链接。

- 学习提高舒适度和功能的通气策略（见第 21 章）。
- 学会自我监测预示危险的征象（例如呼吸困难加重、足踝肿胀、咳嗽咳痰、痰液变化、尿量减少或每天体重迅速增加 1.0~1.5 kg）。
- 调整活动节奏并利用能量节省策略和休息，以更少的生理需求完成更多的任务。
- 优化营养摄入和水合状态，并将体重增加和减少的情况报告给医疗专业人员。
- 如果知识的缺乏影响了健康的促进，则根据需要转介给营养师，以了解食物选择对健康和功能的影响。
- 建立社会支持网络，在需要时提供情感支持。
- 在特定运动训练项目和每日必要完成任务中，增加一般性运动训练，以继续提升功能水平。

总结

物理治疗师能够帮助生活在不同社区环境中的慢性病和急性病患者实现最佳健康状态。患者获得最佳健康状态的途径包括，在活动中进行有效自我监测的患者教育、坚持用药以及使用多种可用资源，以达到更高的功能水平。与患者未积极参与解决方案的方法相比，采用共同决策的教育方法能更有效、更高效地减少患者的危险因素、改善营养状况和提高整体功能水平[27]。如果对慢性病患者进行充分的教育，使其能够理解治疗目标和期望，他们将能在家中更安全、更独立地生活。物理治疗师根据现有最佳研究对患者居家环境改造和辅具的建议，可以帮助患者最好地实现其功能独立和适应其生活方式。患者参与此类建议对于提高其实现最佳健康的程度和持久度至关重要。患者要想成功地在家庭环境中独立生活，就需要具备独立判断和活动的能力。物理治疗师必须尊重患者的选择和决定，同时分享自己的经验、治疗判断和专业知识。

复习题

（1）健康行为改变是如何导致社区患者患原发性或继发性心血管系统与呼吸系统疾病的？

（2）既往患心血管系统与呼吸系统疾病在新的疾病或创伤（如 CVA 或髋部骨折）中有什么影响？

（3）在长期急症医疗机构、养老院、辅助生活中心和家庭医疗中为患者提供照护服务时，有哪些常见和特殊的情况和问题？

（4）在上一个问题所列出的每一种机构环境中，物理治疗师在优化患者自我管理方面可以发挥什么作用？

（5）描述如何远程监测心肺功能，以便在长期照护和家庭医疗中准确监测生命体征和运动进阶。

（6）应为氧疗患者提供哪些指导和注意事项？

（7）如何将照护者和家属纳入家庭或长期照护机构的慢性病患者管理中？

参考文献

1. United States Department of Health and Human Services. Coronavirus Stops with Me. Available at: https://www.ssa.gov/OP_Home/ssact/title11/1115A.htm. Accessed 7/30/21.
2. Carson SS, Bach PB, Brzozowski L, et al: Outcomes after long-term acute care. An analysis of 133 mechanically ventilated patients. *Am J Respir Crit CareMed* 1999;159:1568–1573.
3. Available at: https://www.cms.gov/Medicare/Medicare-Fee-for-Service- Payment/FeeScheduleGenInfo. Accessed 7/30/21.
4. NEJM Catalyst. Innovations in Care Delivery. 2018. Available at: https://catalyst.nejm.org/pay-for-performance-in-healthcare/.
5. Available at: https://www.cms.gov/Regulations-and-Guidance/Guidance/ Transmittals/Downloads/R179BP.pdf.
6. Epping-Jordan JE, Pruitt SD, Bengoa R, et al. Improving the quality of health care for chronic conditions. *Qual Saf Heath Care.* 2004;13:299–305.
7. Guinn MJ. A daughter's journey promoting geriatric self-care: promot- ing positive healthcare interactions. *GeriatrNurs.* 2004;25(5):267–271.
8. Hainsworth T. A new model of care for people who have long-term conditions. *Nurs Times.* 2005;101:28–29.
9. Holman H, Lorig K. Patient self-management: a key to effectiveness and efficiency in care of chronic disease. *Public Health Rep.* 2004;119:239–243.
10. Hughes S. Promoting self-management and patient independence. *Nurs Stand.* 2004;19:47–52.
11. JerantAF, Levich B, BalsbaughT, et al. Walk a mile in my shoes: a chronic illness care workshop for first year students. *Fam Med.* 2005;37:21–26.
12. Marks R, Allegrante JP, Lorig K. A review and synthesis of research evidence for self-efficacy-enhancing interventions for reducing chronic disability: implications for health education practice (part I). *Health Promot Pract.* 2005;6:37–43.
13. Monninkhof E, van der Aa M, van der Valk P, et al. A qualitative evaluation of a comprehensive self-management programme for COPD patients: effectiveness from the patients' perspective. *Patient Educ Couns.* 2004;55:177–184.
14. O'Donnell DE, Aaron S, Bourbeau J, et al. State of the art compendium: Canadian Thoracic Society recommendations for the management of chronic obstructive pulmonary disease. *Can Respir J.* 2004;11(Suppl B):7B–59B.
15. Tanner EK. Chronic illness demands for self-management in older adults. *Geriatr Nurs.* 2004;25:313–317.
16. Harmon G, Lefante J, Krousel-Wood M. Overcoming barriers: the role of providers in improving patient adherence to antihypertensive medications. *Curr Opin Cardiol.* 2006;21:310–315.
17. Gold DT, McClung B. Approaches to patient education: emphasizing the long-term value of compliance and persistence. *Am J Med.* 2006;119(4A):32–37S.
18a. United Nations Department of Economic and Social Affairs, Population Division. *World Population Prospects The 2017 Revision: Key Findings and Advance Tables.* Available at: https://population.un.org/ wpp/publications/files/wpp2017_keyfindings.pdf.
18b. United Nations. Ageing. Available at: https://www.un.org/en/sections/issues-depth/ageing/. Accessed 7/30/21.
19. Available at: https://www.healthit.gov/playbook/care-settings/#section-8-1. Accessed 7/30/21.
20. Eakin MN, Patel Y, Mendez-Tellez P, et al. Patients' outcomes after acute respiratory failure: a qualitative study with the PROMIS framework. *Am J Crit Care.* 2017;26(6):456–465.
21. Needham DM. Mobilizing Patients in the Intensive Care Unit: Improving Neuromuscular Weakness and Physical Function. *JAMA.* 2008;300(14):1685–1690. doi:10.1001/jama.300.14.1685.
22. Needham DM, Korupolu R, Zanni JM, Pradhan P, Colantuoni E, et al. Early physical medicine and rehabilitation for patients with acute respiratory failure: a quality improvement project. *Arch Phys Med Rehab.* 2010;91(4): 536–542.
23. Herridge M, Cameron JI. Disability after critical illness. *N EnglJ Med.* 2013; 369:1367–1369.
24. Hopkins, et al, 2005.
25. Desai SV, Law TJ, Needham DM. Long-term complications of critical care. *Crit CareMed.* 2011;39(2):371–9.
26. IwashynaTJ, Ely EW, Smith DM, Langa KM. Long-term cognitive impairment and functional disability among survivors of severe sepsis. *JAMA.* 2010;304:1787–94.
27. Légaré F, Stacey D, Brière N, et al. A conceptual framework for interprofessional shared decision making in home care: protocol for a feasibility study. *BMC Health Serv Res.* 2011;11:23–30.
28. Physiopedia. Evidence Based Practice (EBP). Available at: https://www.physio-pedia.com/Evidence_Based_Practice_(EBP).
29. Office of Disease Prevention and Health Promotion. Social Determinants of Health. Available at: https://www.healthypeople.gov/2020/ topics-objectives/topic/social-determinants-of-health.
30. Centers for Disease Control and Prevention. Social Determinants of Health: Know What Affects Health. Available at: https://www.cdc.gov/socialdeterminants/index.htm. Accessed 11/12/20.
31. Office of Disease Prevention and Health Promotion. Health Literacy Online. Available at: https://health.gov/communication/literacy/quickguide/factsbasic.htm.
32. Weston WW. Informed and shared decision-making: the crux of patient-centered care. *CMAJ.* 2001;165(4):438–9.
33. Authier P. Being present—the choice that reinstills caring. *NursAdm Q.* 2004;28:276–279.
34. McDonough-Means SI, Kreitzer MJ, Bell IR. Fostering a healing presence and investigating its mediators. *JAltern Complement Med.* 2004;10(Suppl 1):S25–S41.
35. Ky B, Kondapalli L, Lenihan DJ. Cancer Survivorship: Cardiovascular and Respiratory Issues. Available at: https://www.uptodate.com/contents/cancer-survivorship-cardiovascular-and-respiratory-issues.
36. Seneff MG, Wagner D, Thompson D, Honeycutt C, Silver MR. The impact of long-term acute-care facilities on the outcome and cost of care for patients undergoing prolonged mechanical ventilation, *Critical Care Medicine.* 2000; 28(2):342–350.
37. PedeltyL, Gorelick PB. Management of hypertension and cerebrovascular disease in the elderly. *Am J Med.* 2008;121(Suppl 8): S23–S31.
38. Hugli O, Frascarolo P, Schutz Y, Jequier E, Leuenberger P, Fitting JW. Diet-induced thermogenesis in chronic obstructive pulmonary disease. *Am Rev Respir Dis.* 1993;148(6 Pt 1):1479–1483.
39. National Alliance on Mental Illness. Sleep Disorders. Available at: https://www.nami.org/Learn-More/Mental-Health-Conditions/Related-Conditions/sleep-disorders.
40. Centers for Medicare & Medicaid Services. :>Frequently Asked

Ques- tions (FAQs) Regarding Jimmo Settlement Agreement. Available at: https://www.cms.gov/Center/Special-Topic/Jimmo-Settlement/FAQs. html.

41. Ackerman M, Locatis C. Advanced networks and computing in health care. *JAm Med InformAssoc.* 2011;18:523–528.

42. Pols J. The wonderful world of webcams: about active gazes and invisible technologies. *Sci Tech Human Values.* 2011;36(4): 451–473.

43. Daniel H, Sulmasy LS. Policy recommendations to guide the use of telemedicine in primary care settings: an American College of Physicians position paper. *Ann Intern Med.* 2015;163(10): 787–789.

44. HealthIT.gov. Telemedicine and Telehealth. Available at: https://www.healthit.gov/topic/health-it-initiatives/telemedicine-and-telehealth.

45. Neri M, Melani AS, Miorelli AM, et al. Long-term oxygen therapy in chronic respiratory failure: a multicenter Italian study on oxygen therapy adherence. *Respir Med.* 2006;100:795–806.

46. Sorensen L, Stokes JA, Purdie DM, et al. Medication management at home: medication risk factor prevalence and inter-relationships. *J Clin Pharm Ther.* 2006;31:485–491.

47. Department of Health and Human Services. Office of the Secretary. 45 CFR Part 170. RIN 0991-AB82. Health Information Technology: Standards, Implementation Specifications, and Certification Criteria for Electronic Health Record Technology, 2014 Edition; Revisions to the Permanent Certification Program for Health Information Technology.

48. Morgan DG, Crossley M, Kirk A, et al. Evaluation of telehealth for preclinic assessment and follow-up in an interprofessional rural and remote memory clinic. *JAppl Gerontol.* 2011;30(3):304–331.

49. Clarke JL, Bourn S, Skoufalos A, Beck EH, Castillo DJ. An Innovative Approach to Health Care Delivery for Patients with Chronic Conditions. *Popul Health Manag.* 2017;20(1):23–30.

50. Turner JW, Robinson JD,Alaoui A, et al. Media attitudes vs. use: the contribution of context to the communication environment in tele- medicine. *Health Care Manage Rev.* 2003;28(2):95–106.

51. Maltais F, Bourbeau J, Shapiro S, et al. Effects of home-based pulmonary rehabilitation in patients with chronic obstructive pulmonary disease. *Ann Intern Med.* 2008;149:869–878.

52. Brachmann J, Böhm M, Rybak K, et al. Fluid status monitoring with a wireless network to reduce cardiovascular-related hospitalizations and mortality in heart failure: rationale and design of the Op-tilink HF Study (Optimization of heart failure management using OptiVol fluid status monitoring and CareLink). *Eur J Heart Fail.* 2011;13:796–804.

53. Santini M, Ricci RP, Lunati M, et al. Remote monitoring of patients with biventricular defibrillators through the CareLink system improves clinical management of arrhythmias and heart failure episodes.*J Interv Card Electrophysiol.* 2009;24(1):53–61.

54. Wilkinson T, Bourne S, DeVos R, et al. Online versus face to face pulmonary rehabilitation for patients with COPD: a randomised controlled trial. *BMJ Open.* 2017;7(7):e014580.

55. Andersen T, Bjørn P, Kensing F, et al. Designing for collaborative interpretation in telemonitoring: re-introducing patients as diagnostic agents. *IntJ Med Informatics.* 2011;80:112–126.

56. Duiverman ML. Noninvasive ventilation in stable hypercapnic COPD: what is the evidence? *ERJ Open Res.* 2018;4:00012–2018.

57. Guide to PT Practice, 2003. https://guide.apta.org. Accessed 8/01/21.

58. AnhojJ, Jensen AH. Using the Internet for life style changes in diet and physical activity: a feasibility study.*J Med Internet Res.* 2004;6:33.

59. Hossain SN, Jaglal SB, Shepherd J, Perrier L, Tomasone JR, Sweet SN, Luong D, Allin S, Nelson MLA, Guilcher SJT, Munce SEP Web-Based Peer Support Interventions for Adults Living With Chronic Conditions: Scoping Review. *JMIR Rehabil Assist Technol.* 2021;8(2):e14321.

60. Jamison RN, Fanciullo GJ, Baird JC. Computerized Dynamic Assessment of Pain: Comparison of Chronic Pain Patients and Healthy Controls. *Pain Medicine.* 2004;5:168–177.

61. Leiberich P, Nedoschill J, Nickel M, LoewT, Tritt K. Selbsthilfe und Beratung im Internet. Mündige Benutzerkönnen die Arzt-Patienten-Beziehung neu gestalten〔Self-help and consultation via Internet. Self-responsible users redefine the physician-patient relationship〕. *Med Klin (Munich).* 2004 May 15;99(5):263–8.

62. Nguyen HQ, Carrieri-Kohlman V, Rankin SH, et al. Is Internet-based support for dyspnea self-management in patients with chronic obstructive pulmonary disease possible? Results of a pilot study. Heart Lung. 2005;34:51–62.

63. Wantland DJ, Portillo CJ, Holzemer WL, et al. The effectiveness of Web-based vs. non-Web based intervention on a meta-analysis of behavioral change outcomes.J Med Internet Res. 2003;6:e40.

第七篇

心血管系统与呼吸系统物理治疗：其他问题

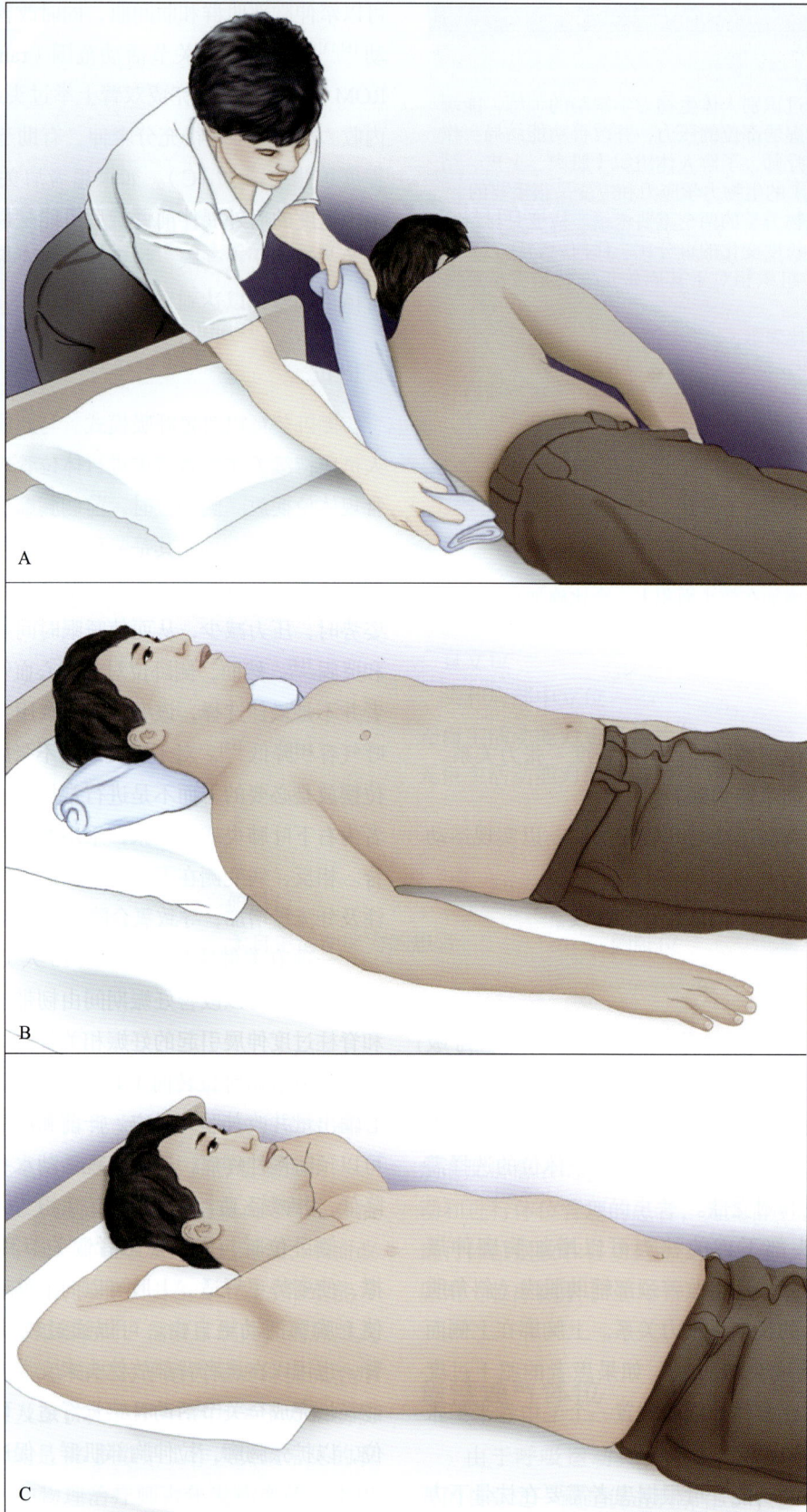

图 37.1　仰卧位。A.垂直放置毛巾卷。B.同时在胸椎和枕部垂直放置毛巾卷，增加前侧胸壁扩张。C.蝴蝶体位，在胸椎处放置毛巾卷，扩张前侧胸廓

性呼吸衰竭患者）[14,17-26] 的不良影响较小。俯卧位时气体交换的改善体现在肺泡通气分布变化、血流重新分布、局部通气 / 灌注比例的改善及低通气 / 灌注比区域的减少[27]。与仰卧位相比，俯卧位可通过更均匀的肺部充气和肺泡通气来改善氧合[28]。然而，也有报道指出俯卧位可能带来一些问题，如一名脊柱侧弯、先天性漏斗胸和神经纤维瘤病行脊柱融合术的新生儿，在俯卧位时出现了严重低血压。因此，建议胸壁畸形患者避免胸骨受压[29]。对于有创机械通气危重患者，俯卧位时对早期肠内营养耐受性差，可使用药物增强胃排空并防止呕吐。如果患者需要进行机械通气，那么在俯卧位时进行喂养就会很有挑战性[30]。

机械通气患者有许多管路和监护设备，进行俯卧位转移时，需要提前计划并由专业人员团队共同完成。尽管为患者进行俯卧位很困难，但相关研究指出，俯卧位可以使低氧血症 ARDS 患者的绝对死亡率降低约 10%，并使氧合能力提高 27%~39%。然而，研究表明，患者长期采取俯卧位会使不太严重的 ARDS 患者压疮、气管插管阻塞和胸部导管移位的风险增加[28,31]。一项关于严重 ARDS 患者进行静脉 – 静脉体外膜肺氧合（venovenous extracorporeal membrane oxygenation，VV-ECMO）支持的系统回顾指出，俯卧位可进一步改善氧合，促进肺泡募集，降低呼吸机相关肺损伤风险，且没有人工气道移位和气道阻塞发生的报道[32,33]。因此，体位管理不仅要制订合适的处方，还要依据患者反应综合考虑体位保持时间。

直立位

直立位会增加平衡的难度，且脊柱失去支撑，这给呼吸带来了挑战。然而，大部分患者会长时间处于轮椅坐位或其他坐位和立位。患者因脊柱支撑力量欠佳而处于屈曲状态时，会使潮气量和每分通气量减少。尽可能保持直立位可以改善肺功能，并为功能性活动提供更好的呼吸支持。

骨盆调整是达到最佳体位的关键组成部分。健康成人骨盆相对前倾，胸椎后凸减少，肩胛骨内收至中立位，上肢中立位或外旋，额头更靠近下颌位置[34,35]。骨盆前倾可以改善上肢 ROM 和通气。值得注意的是，这能改善一些患者的呼吸功能，使他们继续参与运动训练或康复治疗。腰部滚轴能起到很好的帮助作用。

另一种实现骨盆前倾坐位的简单方法是让患者身体向大腿方向前倾，然后在坐骨结节后方水平放置毛巾卷，来防止骨盆后倾（图 37.2）[36]。对于无感觉障碍，且骨盆能够主动活动的患者，这种方法很容易被接受。对于感觉功能障碍及骨盆活动受限的神经功能损伤患者，可以用楔形垫代替，但可能会发生滑动。

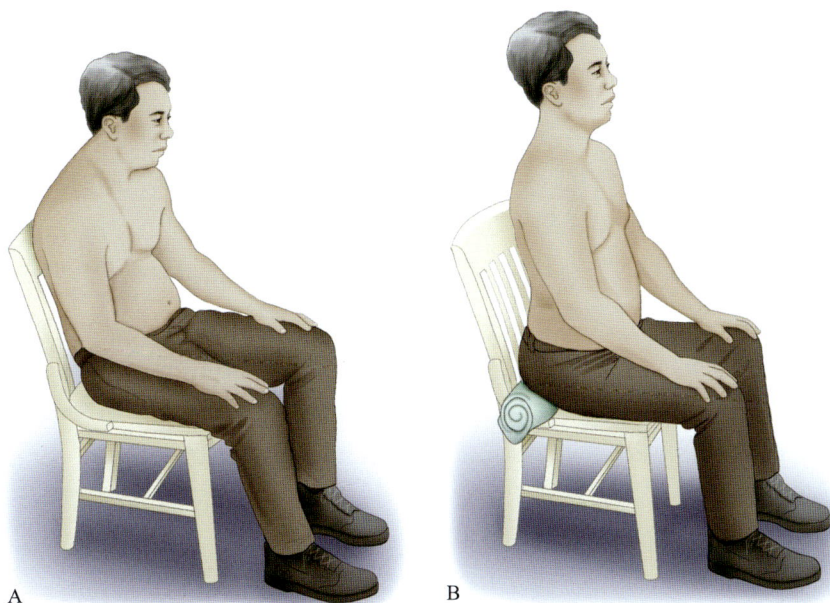

图 37.2　直立位。A. T1 截瘫患者处于无支撑直立位时，骨盆后倾和胸椎过度后凸导致前胸壁塌陷；B. T1 截瘫患者在坐骨结节后方放置毛巾卷以支撑骨盆前倾，改变胸椎和前胸壁扩张度，从而改善头部和颈部的协调性

除了骨盆前倾外，手臂支撑加躯干前倾姿势也可以改善通气功能[37]。慢性阻塞性肺疾病患者采取此体位能增加最大呼吸压和呼吸肌耐力[38]。这种手臂支撑下身体前倾姿势（坐位时将肘部放在膝盖或桌子上）通过减轻腹部张力[39]来改善膈肌功能，并促进呼吸肌运动（如腹外斜肌），且手臂和肩部肌肉（如胸肌和前锯肌）可以更有效地辅助吸气[40]。

头和肩部中立位

当患者处于轮椅坐位时，也可以使用垂直或水平放置的毛巾卷将肩和头部调整至中立位，同时该姿势还能减少前胸壁受压。

对言语音量和耐力受损患者及吞咽障碍和误吸患者来说，头颈部保持中立位非常重要。下颌保持中立位可以优化声带长度－张力关系，减少声带紧张，增强保护性气道反射[10]。头部保持中立位还有助于减少气道阻力并维持正常呼吸频率，从而确保膈肌发挥最佳作用，而无须其他胸壁吸气肌来代偿[41]。

评估患者肩关节的位置至关重要。肩关节内旋和肩胛骨牵拉会限制上胸廓扩张。肩关节外旋可促进上胸壁运动和胸廓扩张[14]。临床上，可以通过体位摆放来改善肺容积。通常，一些看似微不足道的变化与治疗性活动结合，可以改善患者临床结局。如果忽略这些微小因素，会影响患者结局。患者的体位对于改善通气和功能至关重要。

无自主活动能力患者的抬起

抬起的概念和原则已经发生了变化。如前所述，传统观念将身体视为一台机器。错误的抬起动作会给脊柱增加过度的负荷。抬起的关键是"靠近他""弯曲膝盖"和"下肢负重"。20多年前，人们的观念开始发生转变，从那时起，脊柱的姿势成为安全抬起的重点[42]。

抬起是人类的基本活动。在实践中，治疗师先微屈膝，然后伸直膝关节抬起患者臀部，这一过程中背部的弯曲可能导致损伤。强大的核心力量是确保物理治疗师安全抬起患者的关键。抬起过程中，腹部力量是支撑骨盆的必要条件。市场上销售的腰部和腹部弹力带应用十分广泛，它可以提供额外的腹部支撑，并

提醒治疗师保持正确的抬起姿势。使用时需要注意这些弹力带是否穿戴正确，并在磨损严重时及时更换。另一个抬起的基本原则是抬起过程要保持腰椎前凸，这也是举重运动员的动作要领。

抬起方式可能因空间受限（如狭小的病房）、衣服问题和医疗团队成员健康状况（如膝关节退行性病变）等因素而需要做出调整。

在抬起过程中，要适当应用身体力学，首先要考虑的是正确的姿势和平衡（身体稳定性），特别是重力、姿势和身体稳定性之间的关系（图37.3）。重力受地心引力影响，方向垂直向下。此外，患者或物体的所有质量集中点称为重心（患者最大体重集中点）。站立时，身体重心位于离地总高度55%处：盆腔内骶骨上部稍前方。重心越低，身体稳定性越强。因此，抬起患者或物体时，抬起者的重心会朝被抬起者的方向移动，这一过程需要肌肉力量和核心力量来维持稳定并克服重力。因此，物理治疗师需要将患者（或物体）的重量尽可能靠近自己的重心，来节省体力并保持稳定。这会使抬起患者的过程更高效且避免受伤。为了方便抬起，应调整床的高度，使治疗师处于更舒适的操作体位。一般床的高度与治疗师臀部齐平即可。这样患者可以更靠近治疗师的重心。

大多数抬起动作要靠腿部（膝关节）力量，而不是靠手臂和背部力量，这可以最大限度地减少生物力学负荷（图37.4）。当物理治疗师无法单独抬起患者时，应由其他医疗专业人员协助或使用专业辅助设备[43]。

抬起时另一个需要考虑的因素是抬起者的支撑问题。支撑基底为双脚之间的区域，用于维持身体稳定性。基底支撑区越大，身体稳定性越强。为了进一步阐述，需要确定重力线及其与身体稳定性之间的关系。重力线是一条假想的线，通过物体重心垂直于物体（身体）表面（图37.3）。重力线越靠近支撑区域中心，身体稳定性越强。肌肉力量与身体支撑区域到重力线的距离直接相关[44]。

这里总结了抬起患者的建议：
- 重心越低，支撑面越宽，重心越接近中心，身体稳定性越好。抬起时，双脚分开，膝关节微曲，一只脚向前。保持头部和躯干在垂直线上。

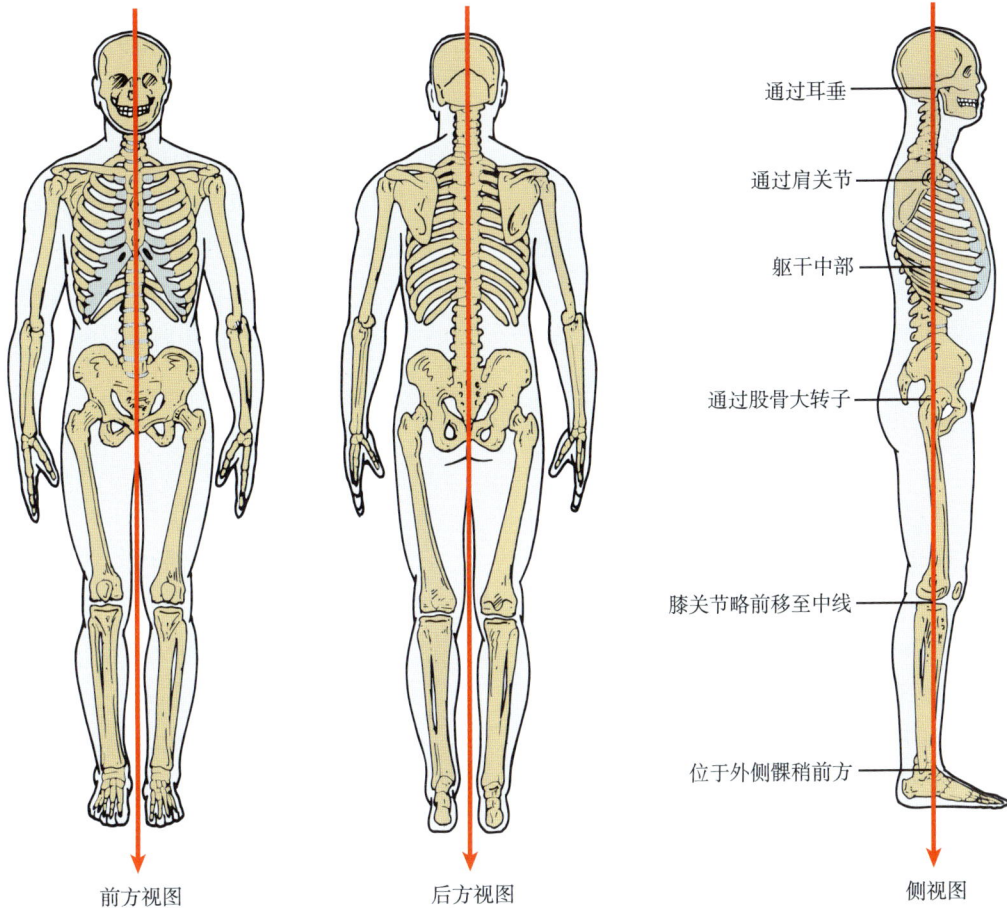

通过耳垂
通过肩关节
躯干中部
通过股骨大转子
膝关节略前移至中线
位于外侧髁稍前方

前方视图　　　　　　后方视图　　　　　　侧视图

图 37.3　重力线通过身体重心来维持身体稳定性（摘自 Cameron MH, Monroe LG. *Physical Rehabilitation: Evidence-Based Examination, Evaluation, and Intervention*, St Louis, MO: Saunders; 2008.）

- 当人体被视为一台机器时，来自外界的重量使人体重心沿抬起方向移动。为了节省体力并保持稳定，应尽可能靠近重心。弯曲髋关节和膝关节，减少臀部与水平支撑面距离。将床调整到舒适高度，提高工作效率。
- 完成这项任务所需的努力取决于抬起物的重量。应了解自己的能力范围，如果自己能力不足，不要试图一个人抬起。

其他建议如下（图 37.4）：

- 用腿部力量。保持双腿位置，为抬起躯干提供大部分力量。
- 不要使用上肢和背部来抬起。
- 抬起时，避免脊柱旋转。移动或抬起患者时，改变脚的位置起到支撑作用。
- 尽可能靠在固定的物体上来稳定身体。
- 为提高效率，使用患者和物理治疗师都很容易理解的语言，如"1、2、3，起"来协调动作。

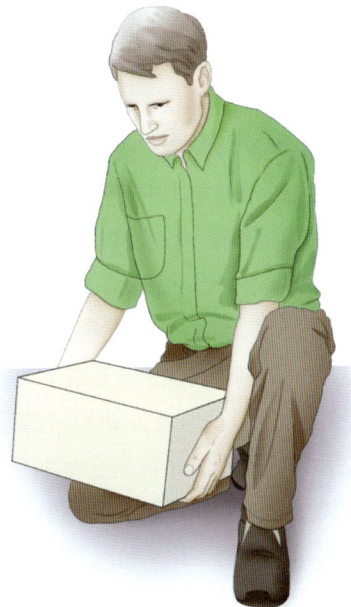

图 37.4　膝关节和髋关节弯曲，而不是弯腰。双腿用力抬起！也可以通过类似于举重运动员双膝深蹲的动作来完成

还需注意移动时的摩擦力。摩擦力是指一个物体在另一物体表面移动时受到的阻力。减小两物体接触面积可以减少摩擦力。

当患者进行左右或上下转移时，物理治疗师和护士要减少患者身体与床的接触。将翻身单放在患者肩膀上方至臀部下方位置，有助于减少摩擦力。在床上转移患者的方法为穿过患者手臂将手放置于胸部或腹部，嘱患者屈膝和髋，并要求患者在抬起时屈颈，尽量抬高头部（如果患者做不到，物理治疗师或护士可以提供帮助）（图37.5）。

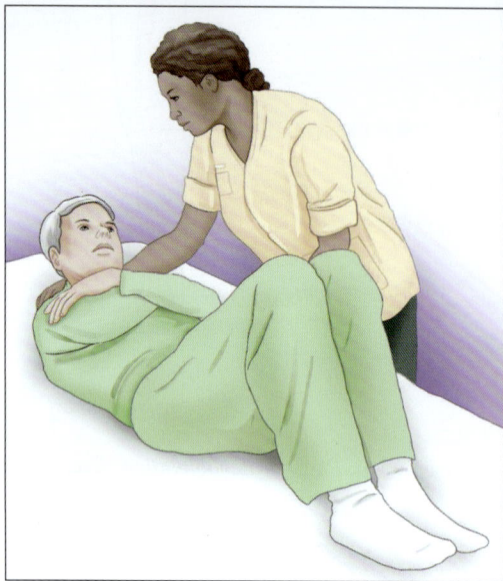

图37.5 患者需做好体位改变准备：屈膝、双手交叉置于胸前，抬头，减少患者身体与床间的摩擦

医疗工作者肌肉骨骼疾病的高发率表明，医疗保障机构和员工应共同对健康负责[45]。需要进行更多的研究来评估患者的移动能力并调查减少跌倒和压疮风险的移动设备使用情况。一些机构为保证员工安全，实施"零抬起方案"（zero lift）。31家乡村医院实施"零抬起方案"仅一年后，与抬起患者损伤的相关报道减少了43%，损伤相关误工率下降50%[46]。然而，使用悬吊设备移动患者并非没有风险。Peterson等人的研究表明，使用悬吊设备会增加吊带边缘与患者皮肤接触的压疮风险，笔者建议限制悬吊时间以降低压疮风险[47]。为保障患者和医疗工作人员安全，应综合考虑政治、经济、社会、技术、法律和环境等多方面的因素，在安全抬起和移动患者的同时，防止动作相关性损伤的发生[48]。

无自主活动能力患者的转移

（1）向上或向下移动患者[49,50]。
　①使用翻身单（图37.6）。
　• 翻身单应覆盖患者肩部到臀部之间的范围。
　• 翻身单应尽可能贴近患者身体。
　• 使患者的肩部和臀部保持屈曲（图37.6B）。
　• 患者双手交叉放在胸前，髋关节和膝关节屈曲。
　• 嘱患者尽可能抬起头部。
　• 使用协调一致的口号进行移动，如"1、2、3，抬"。
　• 重心应从一条腿转移到另一条腿，而不是抬起后移。
　②如果没有翻身单（向上或向下），可能需要至少一名工作人员辅助。
　• 遵循基本程序：患者手臂交叠，嘱其抬头，髋关节和膝关节屈曲。
　• 治疗师将手和前臂放在患者肩部和臀部下方。
　• 如果患者个子较高或体重较大，另一个人可以辅助屈膝并帮助。
（2）移动患者到床边。
　①使用翻身单。
　• 将患者手臂和身体其余部位交叠放置，身体朝向要移动方向。
　• 治疗师将手放在患者肩膀和臀部，靠近患者身体。
　• 一名治疗师推患者，另一名治疗师拉患者。
　②不使用翻身单。
　• 治疗师都需站在移动侧。
　• 一名治疗师的前臂放在患者肩部下方，另一名治疗师将前臂放在患者臀部下方。
　• 移动的同时喊口令："1、2、3，拉。"
（3）辅助患者翻身。
　①使用翻身单（向左侧）（图37.7）。
　• 患者取仰卧位，并移动至对侧（如向左侧翻身，移动患者到床右侧）。
　• 抬起患者左臂至90°，远离身体。
　• 将患者右臂横放于胸前。
　• 将患者右腿放在左腿上。

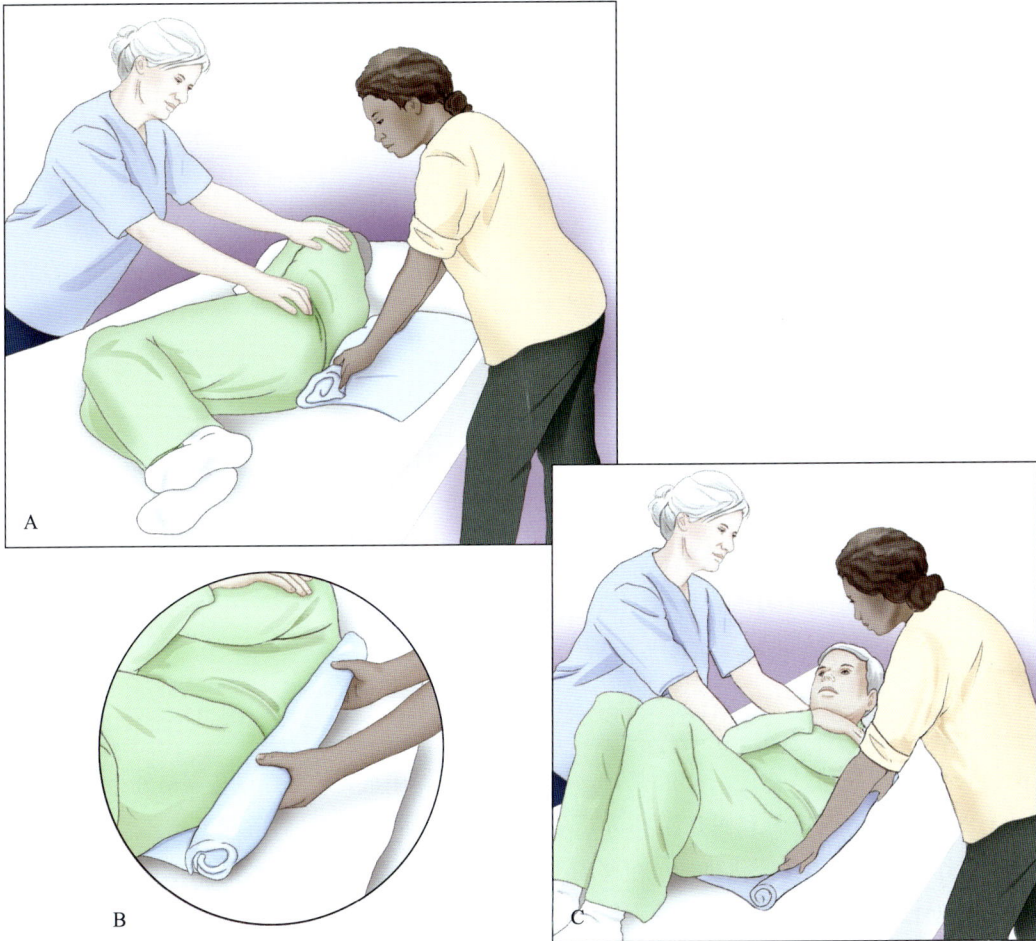

图 37.6　向上或向下移动患者。A. 放置翻身单时，患者侧卧，将半卷的翻身单塞到患者身下（肩部上方到臀部下方）。患者翻过翻身单，将其从身后拉出。B. 翻身单应紧贴患者背部并卷起。最好用手握住肩和髋部卷起的翻身单。C. 将患者移动至床头。嘱患者做好准备。治疗师应站在尽量靠近床头的位置，以便通过转移自身重心来移动患者

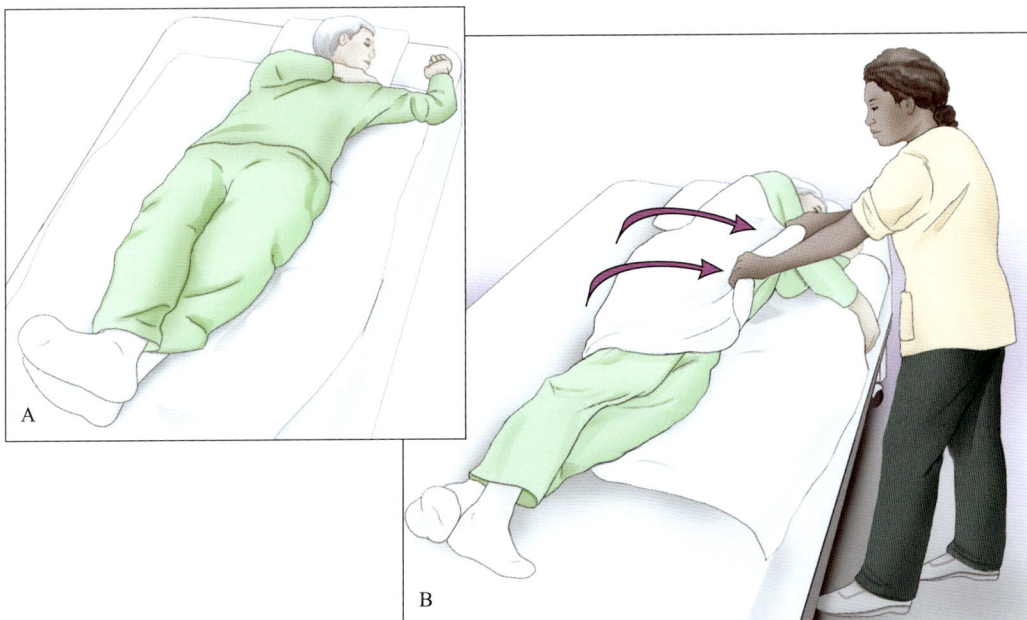

图 37.7　辅助患者翻身。A. 准备向左侧翻身。将患者移动至床右侧，左臂上抬90°，右腿和右臂交叠放置在身体上，头转向左侧。B. 使用翻身单协助患者向右侧翻转。患者身体方向与翻身方向一致。治疗师一脚在前，一脚在后，拉动患者身后放置的翻身单

- 拉动患者身后翻身单辅助患者翻身。
② 不使用翻身单（向右侧）（图 37.8）。
- 将患者移动到对侧（治疗师的手和前臂放在患者肩部和臀部下方）。
- 使用前面描述的第 2、3、4 步。
- 推或拉动患者左肩和髋部，将患者翻向右侧。
（4）患者俯卧位。
① 使用或不使用翻身单。
- 将患者移动到翻身的对侧。
- 将患者的左手臂和左腿交叠放置身体上方。
- 将患者的右手和右臂尽可能贴住身体。
- 推或拉动患者髋和肩部进行翻身。
- 松开双臂，避免患者手臂或手被压住。
- 可以在患者臀部和小腿下方放置枕头，使膝关

节屈曲，减轻腰椎对背部的压迫。

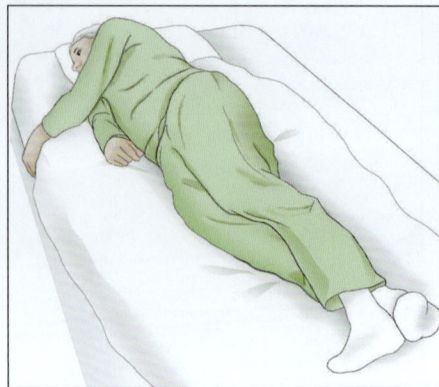

图 37.8　将患者摆放为侧卧位（如向右侧翻转）。患者右臂紧贴身体，左腿与右腿交叠

总结

　　患者的体位管理和移动是物理治疗的基础。为保证治疗的有效性，并确保患者和医疗工作人员安全，这些操作应作为临床技能系统化执行。在移动患者前，治疗师和护士需根据有效原则，结合人体力学分析身体活动，列出管路清单，清点并识别每个管路（如静脉输液管、气囊导尿管、动脉血气支架和胸

管）。对于重要的医疗设备需格外小心，防止其移位或脱出。如果患者的呼吸机管路不慎脱出。可能会危及生命。人体力学原理的应用不仅能节省体力、减轻对肌肉和关节的压力，还能减少患者在移动过程中的不适感或疼痛。这些方法有助于保护直接参与患者移动的医疗人员及团队成员，同时确保患者移动时的安全。

复习题

　　（1）决定帮助机械通气患者转移到俯卧位时所需工作人员数量的因素有哪些？
　　（2）患者的体位改变是如何影响通气的？
　　（3）治疗师如何应用毛巾卷和简单设备来改善患者体位和通气？
　　（4）当患者从患侧转移到健侧时，通气 / 灌注比会发生什么变化？

　　（5）体位管理能否作为完成治疗目标的一部分？请讨论。
　　（6）如何记录为达到治疗目的而进行的体位摆放？
　　（7）治疗师和其他医疗人员在为患者摆放体位时，自己应采取何种体位，并进行哪些环境准备？如何移动患者？

参考文献

1. McConnell EA. Using proper body mechanics. *Nursing*. 2002;32:17.
2. Hefti KS, Farnham RJ, Docken L, et al. Back injury prevention: a lift team success story. *AAOHNJ*. 2003;51:246–251.
3. Karahan A, Bayraktar N. Determination of the usage of body me-
chanics in clinical settings and the occurrence of low back pain in nurses. *IntJ Nurs Stud*. 2004;41:67–74.
4. Neil C. Body management in nursing. *Nurs Times*. 1959;55:163.
5. Fuerst E, Wolff L. *Fundamentals of Nursing*. 4th ed. Philadelphia, PA: J.B. Lippincott; 1969.
6. Edlich RF, Winters KL, Hudson MA, et al. Prevention of disabling back injuries in nurses by the use of mechanical patient lift systems. *J Long Term Eff Med Implants*. 2004;14(6):521–533.

7. Carter C, Stratton C, Mallory D. Yoga to treat nonspecific low back pain. *AAOHNJ.* 2011;59(8):355–361.
8. AbediniA, ChoobinehAR, HasanzadehJ. Patient manual handling risk among hospital nurses. *Work.* 2015;50:669–675.
9. Choi SD, Brings K. Work-related musculoskeletal risks associated with nurses and nursing assistants handling overweight and obese patients: a literature review. *Work.* 2016;53:439–448.
10. Massery MP, Dreyer HE, Bjornson AS, et al. Chest wall excur- sion and tidal volume change during passive positioning in cer- vical spinal cord injury [abstract]. *Cardiopulm Phys Ther J.* 1997;8:27.
11. Crosbie WJ, Myles S. An investigation into the effect of postural modification on some aspects of normal pulmonary function. *Physiotherapy.* 1985;7:311–314.
12. Kendall FP, McCreary EK, Provance PG. *Muscles Testing and Func- tion.* Baltimore, MD: Williams & Wilkins; 1993.
13. Ishii M, Matsuo Y, Cahalin L, et al. Optimizing forced vital capacity with shoulder positioning in a mechanically-ventilated patient with amyotrophic lateral sclerosis. *Cardiopulm Phys Ther J.* 2004;15: 12–16.
14. Grenier IR, Bigsby R, Vergara ER, et al. Comparison of motor self-regulatory and stress behaviors of preterm infants acrossbody posi- tions. *Am J Occup Ther.* 2003;57:289–297.
15. Manning F, Dean E, Ross J, et al. Effects of side lying on lung func- tion in older individuals. *Phys Ther.* 1999;79(5):456–466.
16. Ashby JF, Johnson GM. The therapeutic positional preferences of pregnant women. *New Zealand JPhysiother.* 2015;43(3):86–92.
17. Oczenski W, Hormann C, Keller C, et al. Recruitment maneuvers during prone positioning in patients with acute respiratory distress syndrome. *Crit CareMed.* 2005;33:54–61.
18. Vollman KM. Prone positioning in the patient who has acute respi- ratory distress syndrome: the art and science. *Crit Care Nurs Clin NorthAm.* 2004;16:319–336.
19. Piedalue F, Albert RK. Prone positioning in acute respiratory distress syndrome. *Respir Care Clin NAm.* 2003;9:495–509.
20. Harcombe CJ. Nursing patients with ARDS in the prone position. *Nurs Stand.* 2004;18:33–39.
21. Guerin C, Gaillard S, Lemasson S, et al. Effects of systematic prone positioning in hypoxemic acute respiratory failure: a randomized controlled trial. *JAm Med Assoc.* 2004;292:2379–2387.
22. Gainnier M, Michelet P, Thirion X, et al. Prone position and positive end-expiratory pressure in acute respiratory distress syndrome. *Crit CareMed.* 2003;31:2719–2726.
23. Patroniti N, Bellani G, Pesenti A. Nonconventional support of res- piration. *Curr Opin Crit Care.* 2011;17(5):572–532.
24. Papazian L, Gainnier M, Marin V, et al. Comparison of prone posi- tioning and high-frequency oscillatory ventilation in patients with acute respiratory distress syndrome. *Crit Care Med.* 2005;33(10): 2162–2171.
25. Jolliet P, Bulpa P, Chevrolet JC. Effects of the prone position on gas exchange and hemodynamics in severe acute respiratory distress syndrome. *Crit CareMed.* 1998;26(12):1977–1985.
26. Wright AD, Flynn M. Using the prone position for ventilated pa- tients with respiratory failure: a review. *Nurs Crit Care.* 2011;16(1):19–27.
27. Johnson NJ, Luks AM, Glenny RW. Gas exchange in the prone posture. *Respir Care.* 2017;62(8):1097–1110.
28. Gattinoni L, CarlessoE, Taccone P, et al. Prone positioning improves survival in severe ARDS: a pathophysiologic review and individual patient meta-analysis. *Minerva Anestesiol.* 2010;76(6):448–454.
29. Alexianu D, Skolnick ET, Pinto AC, et al. Severe hypotension in the prone position in a child with neurofibromatosis, scoliosis and pectus excavatum presenting for posterior spinal fusion. *Anesth Analg.* 2004;98:3334–3335.
30. ReignierJ, Thenoz-Jost N, Fiancette M, et al. Early enteral nutrition in mechanically ventilated patients in the prone position. *Crit Care Med.* 2004;32:94–99.
31. Sud S, Friedrich JO, Taccone P, et al. Prone ventilation reduces mor- tality in patients with acute respiratory failure and severe hypoxemia: systematic review and meta-analysis. *Intensive CareMed.* 2010;36(4): 585–599.
32. Culbreth RE, Goodfellow L. Complications of prone positioning during extracorporeal membrane oxygenation for respiratory failure: a systematic review. *Respir Care.* 2016;61(2):249–254.
33. Kredel M, Bischof L, Wurmb TE, Roewer N, Muellenbach RM. Combination of positioning therapy and venovenous extracorporeal membrane oxygenation in ARDS patients. *Perfusion.* 2014;29(2):171–177.
34. Woodhall-McNeal AP. Changes in posture and balance with age. *Aging.* 1992;4:219–225.
35. Borello-France DP, Burdett RG, Gee ZL. Modification of sitting posture of patients with hemiplegia using seat boards and back-boards. *Phys Ther.* 1988;68:68–71.
36. Johnson G. Functional orthopedics I. San Ansellmo, CA: Institute of Physical Art. Chicago, IL: Course presentation, June 8–11, 1989.
37. Banzett RB, Topulos GP, Leith DE, et al. Bracing arms increases the capacity for sustained hyperpnea. *Am Rev Respir Dis.* 1988;138(1):106–109.
38. Cavalheri V, Camillo CA, Brunetto AF, et al. Effects of arm bracing posture on respiratory muscle strength and pulmonary function in patients with chronic obstructive pulmonary disease. *Rev Port Pneu- mol.* 2010;16(6):887–891.
39. Barach AL. Chronic obstructive lung disease: postural relief of dys- pnea. *Arch Phys Med Rehabil.* 1974;55(11):494–504.
40. KeraT, Maruyama H. The effect of posture on respiratory activity of the abdominal muscles. *JPhysiolAnthropolAppl Human Sci.* 2005; 24(4):259–265.
41. Segizbaeva MO, Pogodin MA, Lavrova IN, et al. [Effect of head-down tilt on respiratory responses and human inspiratory muscles activity]. *Fiziol Cheloveka.* 2011;37(2):52–59. [Article in Russian]
42. Is there a right way to lift? *Phys Ther Forum.* 1985;4:23.
43. Rantz M, Courtial D. *Lifting, Moving and Transferring Patients*: A Manual. St Louis, MO: Mosby; 1977.
44. Rauch B. *Kinesiology and Applied Anatomy.* Philadelphia, PA: Lea & Febiger; 1971.
45. Nelson K. Safe patient handling and health care reform: an oppor- tunity to link patient and worker safety. *Am J Safe Patient Handl Mov.* 2015;5(1):9–12.
46. Charney W, Simmons B, Lary M, Metz S. Zero lift programs in small rural hospitals in Washington State: reducing back injuries among health care workers. *AAOHNJ.* 2006;54(8):355–358.
47. Peterson MJ, Kahn JA, Kerrigan MV, Gutmann JM, Harrow JJ. Pressure ulcer risk of patient handling sling use. *J Rehabil Res Dev.* 2015;52(3):291–300.
48. Harwood KJ. Blazing a new trail: advocacy for safe patient handling and mobility. *Am J Safe Patient Handl Mov.* 2015;5(1):21–26.
49. Roper N. *Principles of Nursing.* 2nd ed. New York, NY: Churchill Livingstone; 1973.
50. Lewis L. *Fundamental Skills in Patient Care.* Philadelphia, PA: J.B. Lippincott; 1976.

38

呼吸治疗实践回顾

作者：Mark W. Mangus Sr.
译者：葛静怡　高　华
校对：张　斌

本章目录

关键词

动态肺过度充气　　　　　　氧气输送系统　　　　　　无创通气（NIV）
测量氧合　　　　　　　　　跨专业团队　　　　　　　氧疗

引言

　　呼吸系统疾病患者的治疗最好由跨专业团队完成。团队的每位成员都应掌握呼吸治疗模式技术和理论应用的相关知识，以便更好地为患者提供帮助。通常情况下，由呼吸治疗师（心肺康复团队的成员）为患者的呼吸治疗需求提供专业知识和帮助。然而，物理治疗师、作业治疗师、运动生理学家、护士和其他工作人员，也需要了解并掌握各种治疗方案的知识和技能，以确保在呼吸治疗师不在场时，仍能及时提供呼吸治疗。

　　氧疗通常由呼吸治疗师和护士实施，但物理治疗师和作业治疗师也必须掌握相关专业知识，以便在治疗患者时，可以监测氧疗的效果并改善患者的舒适度。氧气可以通过多种方法和设备输送。根据心肺康复计划和可用的输送方法，用于提供氧疗的设备包括：医院或诊所中具有本地连接的标准中心供氧站、便携式和独立的空气压缩系统、各种家庭氧气输送和制氧设备。关于这些设备的更多细节将在本章的后续部分进行讨论。能否成功地提供充足的氧合，使康复过程中的运动训练产生最大的效果和益处，取决于辅助供氧系统能否提供足够高的氧流量。

本书的其他章节集中讨论了许多具体的呼吸治疗方法和模式，而本章将主要讨论氧疗，重点强调氧疗的适应证、操作方法和益处。本章详细描述和讨论了辅助氧疗的原理及其在康复过程中对低氧血症患者的支持作用，尤其是在运动训练过程中。本章还介绍了康复机构中最实用和最常使用的氧疗模式。除了常见模式外，还简单介绍了心血管系统与呼吸系统疾病患者康复过程中可能遇到的模式，并建议通过辅助资源获取更具体的信息。此外，当遇到更复杂的情况时，建议呼吸治疗师参与合作。

氧疗

地球的大气层主要由氮气和氧气组成，其中氮气约占 78%，氧气约占 20.95%。其他气体含量较少，氩气约占 0.93%、CO_2 约占 0.04%。大气中的气体在海平面产生的总气压为 760 mmHg，这一压力被标记为"一个大气压"。

人体需要通过氧气为各种细胞提供能量。能量是通过三磷酸腺苷（ATP）的有氧代谢和无氧代谢在细胞的线粒体中产生的。肺部从大气中吸入氧气，在通气过程中，氧气通过肺部毛细血管的血流"进入"肺泡，这一过程被称为外呼吸。然后，氧气通过动脉循环系统输送到细胞，这是内呼吸的功能之一。

氧气进入肺部后，与 CO_2 和水蒸气混合，使其分压从约 159.6 mmHg 降低到约 97 mmHg。动脉氧分压的正常值为 80~100 mmHg。任何阻碍正常数量氧分子吸收的过程都会导致动脉氧分压降低，这种情况属于低氧血症的范畴。严重低氧血症会导致细胞代谢效率降低、器官系统功能不全、身心功能下降，甚至危及生命[1]。

以治疗为目的提供的氧气被归类为药物。因此，需由医生开具处方或根据医嘱执行。目前，氧疗处方有几种形式，一些处方规定了具体的氧流量，并

对根据病情和监测结果进行调整设定了限制。常见方法是先设置氧流量为 2 L/min，随后根据活动过程中监测的血氧饱和度进行或不进行调整。最近，常见的做法是在休息、活动和睡眠时设置不同的氧流量。例如，休息时氧流量为 2 L/min。体力活动和睡眠时增加到 3 L/min。目前，氧疗处方越来越多地根据血氧饱和度来制订，通常使用无创指脉氧仪进行监测。医嘱为："调节氧流量，确保血氧饱和度 ≥ 92%"。尽管联邦医疗保险要求完成医疗必要性证明（CMN），并根据休息、活动和睡眠三种状态期间监测的血氧饱和度来调节氧流量，但现在推荐医生根据患者可耐受的最低血氧饱和度来调节氧流量。临床医生必须了解每位患者的氧疗处方，并遵守该处方中的氧流量设置。如果在现有给氧参数下出现低氧血症，且未指定流量范围或具体流量调整说明，则需要医生进一步指示。

在所有的呼吸治疗干预措施中，辅助供氧是唯一能延长生命的治疗方法[2,3]。这也是心肺康复过程中最常见且最有用的呼吸治疗方式。辅助供氧的目标是纠正低氧血症。对于在呼吸"室内空气"时存在低氧血症的患者，氧疗的目的是防止其在休息和活动时出现血氧饱和度下降。在康复过程中，氧疗的目标是将血氧饱和度保持在理想水平，避免因运动导致动脉血氧饱和度下降。美国呼吸治疗协会（American Association for Respiratory Care，AARC）的临床实践指南提供了氧疗实施和管理的具体考虑因素、步骤和建议，这是理解和应用氧疗的重要起点[4]。虽然纠正低氧血症是主要目标，但有证据表明，对那些血氧饱和度没有降低的患者来说，运动期间的辅助氧疗可以显著提高运动能力和耐力。因此，对于血氧饱和度低于 95%，但高于 88% 的患者，应谨慎考虑辅助氧疗。

医院和许多诊所的供氧系统通常由一个中央液气转换系统组成。该系统以 345 kPa 的压力，通过与中心储气罐相连的管道系统输送到墙壁氧气出口端（图 38.1）。这些系统能够提供需要的氧气流量，以满足低氧血症患者对高流量氧气的需求。此外，若康复区域没有中央供氧系统或虽有但距离太远而无法实际使用时，可配合使用压缩气体罐系统与提供高流量（氧流量 ≥ 50 L/min）的流量计。医院中的便携式氧气供

应通常使用 E 型氧气瓶（图 38.2）。

压缩气体罐可以使用两种类型的流量计。Thorpe 管流量计以 8~15 L/min 为标准进行校准（图 38.2）。Bourdon 仪表流量计采用弹簧加载阀系统，最大流量为 15 L/min（图 38.3）。高流量 Thorpe 管流量计校准后的最大流量为 70 L/min。当使用压缩气体罐系统并需要 15 L/min 以上的流量时，只有 Thorpe 管流量计可以提供足够高的气体流量。E 型罐通常与 Thorpe 管流量计配合使用，适用于便携式氧疗。同样，如

果需要更高的流量，只有 Thorpe 管流量计能够提供 15 L/min 以上的流量。如果所属医疗机构中没有能提供高流量的 Thorpe 管流量计，15 L/min 的管路可以承载 15 L/min 以上的校准流量。只需简单地将流量持续调高，虽然无法确定正在输送的确切流量值，但越来越响亮的"嘶嘶"声可帮助判断何时达到足够的流量。关于其他流量的情况和设备（如高流量及其应用），将在后面章节讨论[1]。

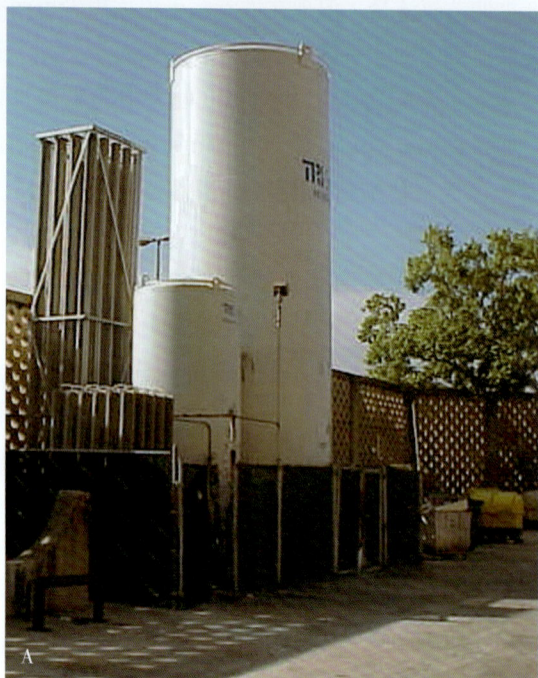

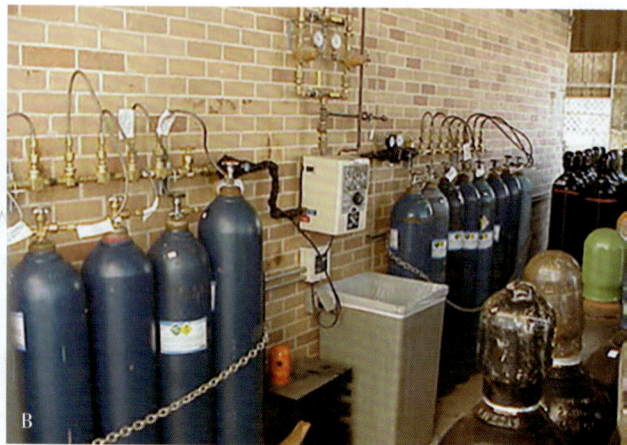

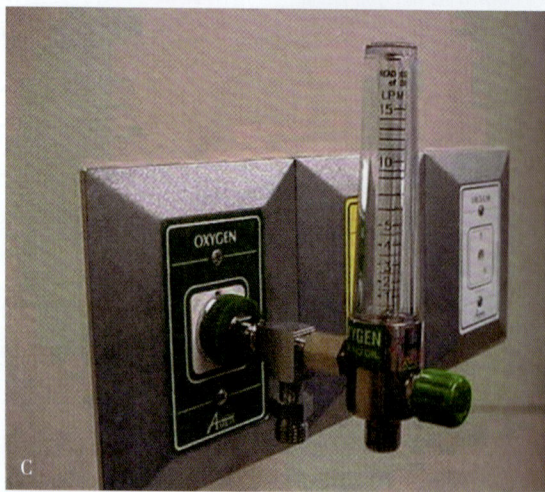

图 38.1 供氧系统。A. 大型立式储氧罐及液态 O_2 储备箱。B. N_2O 交替供应系统。C. Thorpe 管流量计连接到墙壁氧气出口端，接受中央氧站供应的氧气。当中央氧站无法供氧或供应的氧气无法使用时，可使用独立的、个人 H 型氧气瓶来供氧（图 38.2）。（A. 摘自 *Egan's Fundamentals of Respiratory Care*, 11th ed., Figure 40.9. B. 摘自 *Egan's Fundamentals of Respiratory Care*, 11th ed., Figure 40-8. C. 摘自 *Egan's Fundamentals of Respiratory Care*, 11th ed., Figure 40-26.）

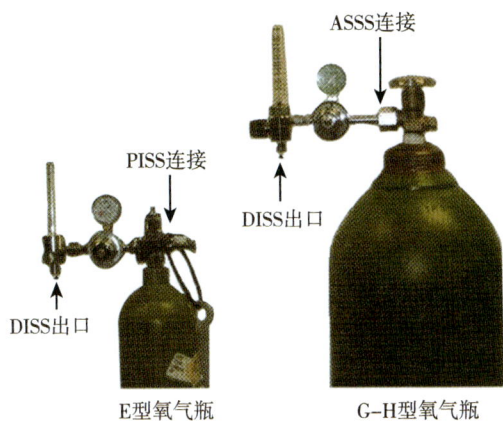

图 38.2　H 型和 E 型压缩氧气瓶与各自的校准器和 Thorpe 管流量计（摘自 *Egan's Fundamentals of Respiratory Care*, 11th ed., Figure 40.18.）

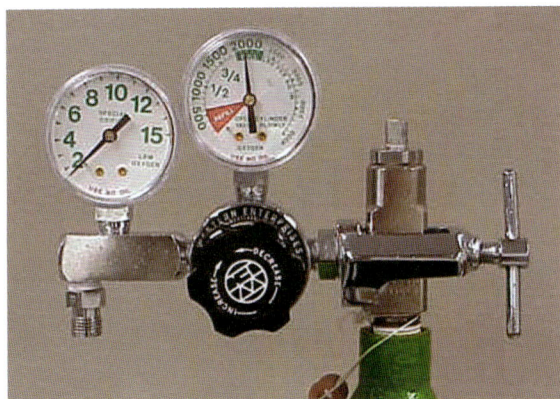

图 38.3　Bourdon 仪表流量计与 E 型氧气瓶连接（摘自 *Egan's Fundamentals of Respiratory Care*, 11th ed., Figure 40-22.）

辅助氧疗的需求评估

辅助氧疗是根据低氧血症的实际需求提供的。对于存在低氧血症的呼吸系统疾病患者，可根据休息、用力和（或）运动，以及睡眠时出现低氧血症的时间和严重程度开具氧疗处方。每种情况下的呼吸模式都不同，通气量的变化决定了必须调整辅助氧疗的氧流量，以便根据摄取率向肺泡提供足够的氧分子。在休息时，辅助氧疗的需求处于最低水平。许多患者在休息时不需要辅助氧疗即可维持足够的血氧水平。当患者站起来并开始活动时，氧气的需求量随着通气量的动态变化而增加，输送到肺泡水平的氧气需求量也相应增加。在睡眠期间，典型的呼吸模式是呼吸频率降

低和呼吸深度变浅，这常常导致低氧血症，因为在吸气时吸入的氧分子较少，输送到肺泡的氧气也随之减少 [5-7]。

严重弥散功能障碍的呼吸系统疾病患者需要更高的氧流量，以增加肺内气体中氧分子的含量，从而提高肺内氧分压。较高的肺内氧分压有助于提高氧气的弥散率，满足摄取氧气的需求。这种氧气弥散受限的病例见于合并低氧血症的限制性通气功能障碍患者。

对于合并低氧血症的阻塞性肺疾病患者，低氧血症的动态变化有所不同。由于通气量的变化导致下呼吸道的气体（肺泡通气）与大气中的新鲜空气交换减少，氧分压下降，用于弥散和摄取的氧气不足。辅助氧疗有助于向下呼吸道输送更多的氧分子以增加氧分压，即使肺泡通气量减少。然而，正如后续讨论所述，输送氧气的方式可能能够或无法克服通气的限制，以向下呼吸道输送足够的氧气。了解了这两类常见呼吸系统疾病导致低氧血症的主要原因，是选择合适辅助氧疗设备和系统的关键。

评估氧疗需求可采用两种常见的测试方法。第一种，采集动脉血进行动脉血气（arterial blood gas, ABG）分析，测量氧分压、二氧化碳分压和 pH（氢离子浓度）。根据这 3 项测量值，可以计算出血清碳酸氢盐和氧气与血红蛋白饱和度百分比。此外，还可以推导出"剩余碱"（"碱过量"或"碱不足"），以评估人体缓冲系统能否将 pH 保持在正常范围。当动脉血氧分压≤ 55 mmHg 或动脉血氧饱和度≤ 88% 时，需进行氧疗。然而，ABG 是一种侵入性检查，在某些情况下（特别是运动时），可能难以实施。

第二种测试是无创的，尽管由于运动和血液循环等因素可能存在一定程度的误差，但在无法或不适合进行 ABG 分析的情况下，更适合用于测量氧合。脉搏血氧饱和度通过传感器测定，传感器可以夹在手指或耳朵上，或使用黏合环放在额头，类似于透明胶带（scotch tape）（图 38.4）。脉搏血氧夹采用两种波长的红光和一种数学算法，根据血红蛋白携带的氧气量来确定其对这些波长红光的吸收量，从而推算出动脉血氧饱和度。该算法通过计算两种波长的红光被吸收的差异来确定氧合血红蛋白量。脉搏血氧夹采用体积描记技术检测动脉的搏动性运动，以区分动脉和静脉，因此它只能测量动脉的血氧饱和度。与 ABG 测

量相比，血氧饱和度误差在 ±2%~3%。脉搏血氧饱和度因监测准确性较高而成为活动期间监测血氧饱和度最方便且最容易的手段。

尽管脉搏血氧饱和度能测量和量化氧合状态，但在分析结果时，必须理解并牢记以下影响因素。首先，血氧饱和度的计算基于肺的*两个截然不同的功能*：*通气和氧合*。"呼吸"与通气和氧合无关，因为这是*两个不同且独立的过程*，它们同时发生，又彼此分离，共同影响肺血流对氧气的摄取和将二氧化碳的排出。

通气是指空气进入和排出肺部的对流过程。吸入的新鲜空气稀释肺泡中的二氧化碳，呼气时将部分空气从肺部排出。当通气和二氧化碳清除功能正常时，肺泡中的平均二氧化碳分压维持在 40 mmHg 左右。通气是一个*主动*过程，因为它需要通气运动来促进其*功能的实现*。

*氧合*是一个*被动*过程。从本质上讲，它不需要像通气那样的主动过程（比如使空气流动）来完成其功能。无论通气处于哪个阶段，只要肺泡内氧分压高于流经肺泡的血液中氧分压，就会发生弥散。换句话说，氧气总是从肺泡弥散到血液，这是因肺泡和血液中的氧分压不同所致 [8]。

血氧饱和度受通气和氧合的共同影响。事实上，血氧饱和度的高低直接取决于动脉血 pH 和血液中氧分压的关系。当 pH 和氧分压均正常时（假设血红蛋白正常），血氧饱和度则在正常范围内，约为

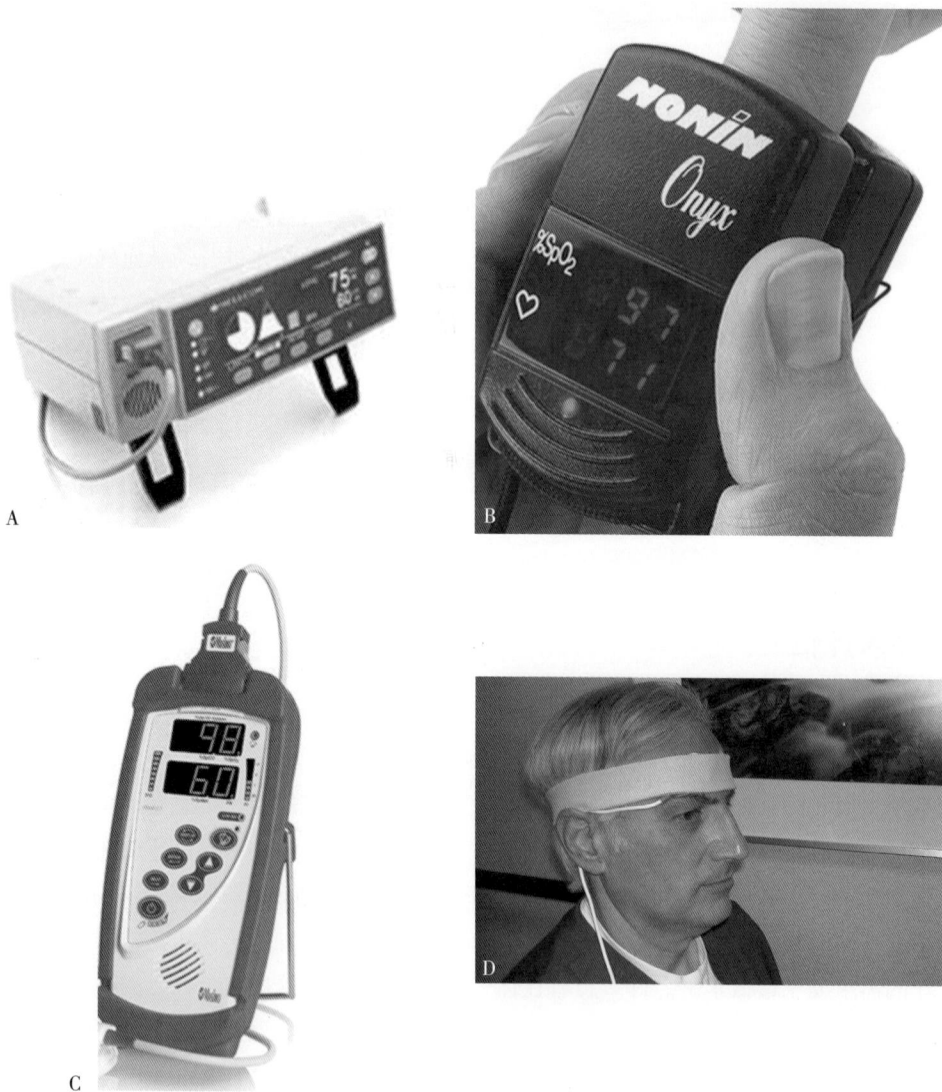

图 38.4 血氧计和传感器示例。血氧饱和度也可以通过置于耳朵上的传感器测量（摘自 *Ruppel's Manual of Pulmonary Functions Testing*，11th ed., Fig 11.34, p. 403.）

96%~99%。这意味着，血红蛋白携带氧气的能力达到了其最大携氧量的 96%~99%。当 pH 下降（血液变酸）时，即使肺泡中的氧分压正常，血红蛋白携带氧气的能力也会下降，导致血氧饱和度下降。当 pH 升高（血液变碱）时，虽然肺泡中的氧分压正常，但血红蛋白携带氧气的能力也会增强，导致血氧饱和度升高。这种关系在呼吸系统疾病患者中会发生变化[9]。

临床医生在解释血氧饱和度时，一个常见的误区是认为它只反映了动脉血中的氧分压。在肺功能正常时，血氧饱和度与动脉血中的氧分压的相关性较高。然而，当呼吸系统疾病改变了通气量和弥散功能时，这种相关性就会变低。例如，在限制性肺疾病患者中，氧气的弥散量减少，血氧饱和度随血液中氧分压的变化而发生改变。当血氧饱和度为 90% 时，通常意味着氧分压降低，而 pH 和二氧化碳分压几乎正常。

在阻塞性肺疾病患者中，由于通气功能障碍，氧分压与血氧饱和度的相关性逐渐降低。随着通气量的下降，动脉血 pH 和二氧化碳水平也会发生变化。因此，血氧饱和度为 90% 并不仅仅反映了氧分压降低，还反映了动脉血 pH 的降低和伴随的二氧化碳分压升高。在严重气流阻塞患者〔如慢性阻塞性肺疾病全球倡议（Global Initiative for Chronic Obstructive Lung Disease，GOLD）分级 4 级〕中，步行时血氧饱和度的下降更多地反映了 pH 和二氧化碳分压的变化，而不是氧分压的显著变化[10]。临床医生不能仅仅因为血氧饱和度下降就认为氧分压下降了。事实上，氧分压可能仅出现小幅度的下降，而 pH 和二氧化碳分压会发生巨大的改变。尽管如此，血氧饱和度的降低仍与低氧血症相关，因为无论血液中的氧分压是多少，组织从血液中摄取氧气的能力都会受到影响。

另一点需要理解的是，虽然血氧饱和度下降，但氧分压可能不会明显降低，治疗措施仍然是增加氧流量，因为这样会对造成通气障碍的因素产生积极影响，而通气障碍是造成血氧饱和度下降的主要原因。关于这一现象的机制及其影响，我们将在接下来的章节中讨论动态肺过度充气（dynamic hyperinflation，DH）时进一步详细说明。

总之，重要的是要了解影响脉搏血氧饱和度测量结果的因素。通过了解患者疾病过程的内在因素和促成因素，可以解释不同患者脉搏血氧饱和度测量结果的差异。当血氧饱和度下降时，不一定都是由 PaO_2 下降所致。无论是什么原因导致的血氧饱和度下降，增加氧气补充是纠正低氧血症的关键措施。在接下来对氧疗设备和方式的介绍中可以看出，增大"氧气补充"并不一定都意味着增加氧流量。尽管氧气的浓度可以保持恒定，但在恒定的浓度下增加输送到气道的氧流量，也可以达到增大氧气补充量的目的。

从技术角度来看，脉搏血氧夹可以将准确度维持在本节前面所述的误差范围内，但需要注意两个影响因素。其中一个因素是活动对传感器放置位置稳定性和固定性的影响。其次是测量部位血液循环的质量和血量。当传感器放置于手指尖时，如果患者正握持某种类型的手柄（如跑台扶手或助行器），由于手指握持的压力，其循环血量会减少，从而影响测量结果。另一个问题是当活动并握住某种类型的手柄（如跑台扶手）时，手的移动和运动是不可避免的。由于这些原因，测量部位和传感器的选择对准确测量血氧饱和度至关重要。在这一点上，传感器的最佳部位按照受循环和运动影响从最大到最小的等级顺序为：耳垂、指尖（均使用"透射式技术"传感器）（图 38.2）和前额（使用"反射率技术"传感器）[11-13]。

由于许多活动都需要手参与，因此传感器放置于指尖最容易出现误差和错误。耳朵的血液循环量有限，由于血液循环量的波动和变化，很难获得良好的体积描记信号质量。此外，由于手指是离心脏最远的器官，血液从肺流出再达到指尖的"滞后时间"比其他任何测量部位都要长，平均为 30~40 秒。因此，为了获得稳定的测量和信号质量，使用手指可能需要的时间较长。最后，选择手指为测量部位，其温度也会对测量准确性产生负面影响，特别是雷诺综合征患者。

耳垂离心脏较近，因此与血液循环有关的滞后时间较短。然而，运动仍然是一个影响因素，再加上低循环因素（如耳朵打孔），人为因素的影响会更大。由于滞后时间比手指部位的测量要短，在实现高质量脉冲信号的情况下，耳垂可能是比手指更好的选择。

耳垂的血液循环也会受到所处环境温度的影响。

与手指和耳垂相比，额头更具有优势，因为最容易固定传感器，避免了活动这一人为因素的影响。最准确的测量方式是使用头带，在固定传感器的同时将其尽量压在额头上。此外，额头的滞后时间最短（虽然与耳垂相当），平均10~20秒。另一个优点是通过前额（和耳垂）的循环也是为大脑灌注的循环。因此，通过前额（和耳垂）测量血氧饱和度是所有测量部位中最能反映大脑氧饱和度的指标，因为滞后时间最短，且对血氧饱和度变化的信号反应时间也最短。由于前额血液循环的独特解剖和生理特性，与手指和耳垂不同，其不会受到温度和血管收缩带来的人为影响。

氧疗技术和系统

迄今为止，在康复机构中最常见、最有帮助、也可以说是最重要的呼吸治疗措施就是氧疗。心肺疾病和其他肺功能受限患者在康复活动和运动训练中，经常会出现低氧血症。为了达到最佳的康复治疗效果并保证安全，必须解决低氧血症问题，并有效纠正、预防和减少其发生。氧疗和氧气输送设备的选择对于预防活动性低氧血症和成功实现康复效果的最大化至关重要。选择能够实现最佳氧合的装置和策略，与维持充足的氧合一样重要，甚至可能更重要。为了更好地选择最有效的输送设备，需要了解每种设备的功能和局限性，以及根据每个患者的疾病类型和严重程度，了解通气的动态变化以及这些动态变化如何影响下呼吸道的氧气输送。

低流量给氧装置适用于不需要精确控制吸入氧浓度（FiO_2）的情况，低流量给氧装置的特点是，在每次吸气时提供一定量氧气，与环境气体混合，以增加对下呼吸道的氧气输送。尽管每种低流量输氧设备都能预测FiO_2，但相关的浓度是利用相对于吸气量和吸气持续时间来预测的，以及假设浓度在整个气道中是一致的。然而，这种假设FiO_2恒定的情况并非如此，因为在某些病理情况下，当气体到达下气道时，FiO_2会减少。由于与疾病严重程度相关的下气道的形态变化，流向下气道的气流受到越来越多的干扰，因此输送到肺泡腔的FiO_2的差异变得越来越大。此

外，在传导气流没有改变的情况下，随着疾病严重程度的增加，输送到肺泡水平的FiO_2减少，使低流量的氧气输送装置不能输送足够的氧气。在这些情况下，使用高流量和更精确的FiO_2输送装置成为保证足够氧合的首选方法，特别是在运动期间。

接下来，我们将介绍氧气输送装置和使用方法，以及适用性和常见氧气输送能力分级，从低流量氧气设备到高流量设备，以及那些将氧流量和正压通气相结合的不同类型、数目众多的装置。

鼻导管

迄今为止，最常见且最容易管理的氧气输送装置是鼻导管（图38.5），在只需要低流量氧气来纠正低氧血症时，这是首选装置。鼻导管提供的氧流量范围一般在1~6 L/min，但有时高达12 L/min的氧流量也可在短时间内通过标准设计的鼻导管安全和舒适地输送。这种鼻导管采用了更大的孔径，并在出口处适当"漏气"，以降低氧气输送的冲击力。经过特定的评估，这种改良的标准鼻导管适用于输送高流量氧气。当氧流量持续≥4 L/min时，建议对氧气进行湿化，而在康复过程中使用时，则不需要对输送的氧气进行湿化。在鼻导管给氧时，可将吸入气体中的氧浓度提高3%~4%，氧流量最高可达6 L/min，这是每次呼吸总吸气量的一部分。当患者疾病导致通气动力学改变时，吸入气体的流速和分布更加紊乱，鼻导管给氧不能有效纠正低氧血症。

一种新上市的经鼻导管能够舒适地提供更高的氧流量，达10~15 L/min。这种导管与低流量鼻导管的设计基本相同，但不是直的或锥形的鼻吸口，而是"喇叭形"的鼻吸口，用于降低氧气进入鼻孔时的气流冲击力。这种导管虽然称为高流量导管装置，但不应与本节后面描述的经鼻高流量装置相混淆。

Oxymizer 储氧鼻导管

当导管输送的氧气能够有效纠正低氧血症，但氧流量需要大于6 L/min时，使用标准鼻导管会使患者感到不舒适或输送系统无法提供这么高的流量。在这种情况下，Oxymizer 储氧鼻导管便成为一种有效的

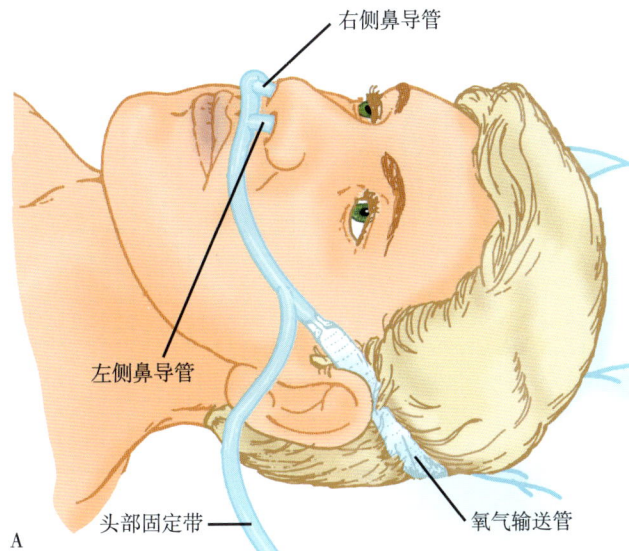

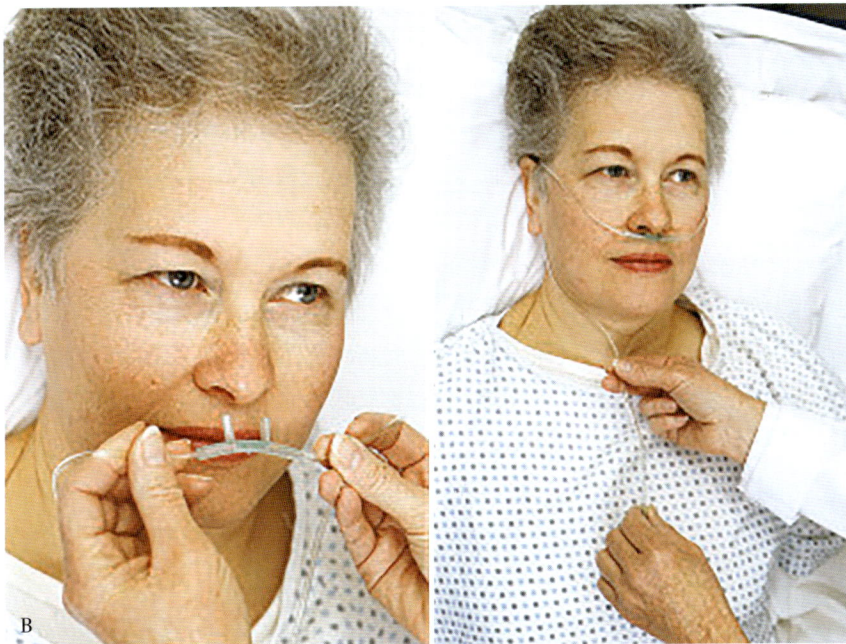

图 38.5 鼻导管。A. 低流量鼻导管。B. 为患者佩戴低流量鼻导管（A. 摘自 *Egan's Fundamentals of Respiratory Care*,11th ed., Figure 41-5；B. 摘自 *Textbook of Diagnostic Sonography*, Figure2-12, pp. 24-53.）

解决方法。该装置分为两种类型：鼻挂式储氧导管和胸挂式储氧鼻导管。Oxymizer 在设计中增加了一个储氧器，呼气时收集氧气，并将其与吸入的氧气一起输送，在给定的流速下，可有效地增加输送的氧气总量（图 38.6）。较低的输送流速可以达到"事半功倍"的效果，因为储氧器在每次吸气时都会增加吸入的氧气量。输送的氧流量升至 8 L/min 时，仍可以有效使用，但因为流体动力学，成为一种"恒定流流速"装置，失去了其储氧的优势。使用 Oxymizer 的益处，

正如其功能方式所解释的那样，在于增加了氧气的有效输送，例如，在 3 L/min 的氧流量下，有效的氧气输送相当于 5~6 L/min。随着输送系统提供的氧流量的增加，附加效果也会减少，在 7 L/min 或更高的氧流量下，附加效果只相当于增加了 1 L/min。例如，氧流量为 7 L/min 时，有效输送氧流量为 8 L/min，而 8 L/min 仅变为 9 L/min。这些都是估算值，实际效果取决于患者的吸气时长和氧流量。与标准鼻导管一样，不需要对输送的氧气进行加湿处理。

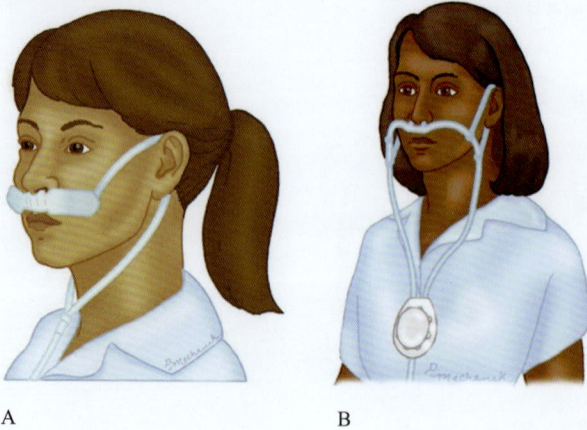

图 38.6   Oxymizer 储氧鼻导管。A. 鼻挂式。B. 胸挂式（摘自 *Egan's Fundamentals of Respiratory Care*, 11th ed., Figure 41-8 and Figure 41-9. ）

普通面罩

低流量氧疗是运动训练时维持氧合的理想且有效方法，但普通面罩在氧合或舒适度方面，比鼻导管更具优势（图 38.7）。使用普通面罩时，提供的氧流量必须充足，以避免重复吸入富含二氧化碳的呼出气体，且应提供足够高的氧流量来冲洗呼出气体。由于面罩的容量和"贮袋效应"，增加了可用的氧气量。因此，根据大多数的计算，普通面罩需要的流量应 ≥ 5 L/min。同时，当氧流量大于 7 L/min 时，再额外增加流量并不会加大对下呼吸道的氧气输送。在这种情况下，选择使用非重复呼吸面罩将更有优势。与前面讨论的鼻导管装置类似，普通面罩不需要对输送

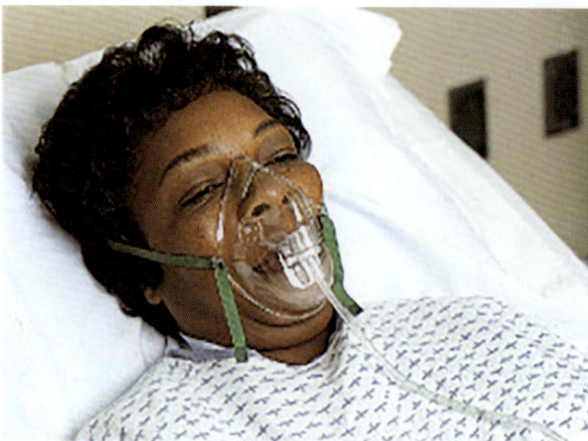

图 38.7   普通氧气面罩（摘自 *Textbook of Diagnostic Sonography*, pp.24-53, Figure 2-12. ）

的氧气进行加湿。事实上，普通面罩所需的氧流量及相关流体阻力很容易超过大多数加湿器的能力范围，因此两者通常无法兼容使用。

非重复呼吸面罩

当需要的氧流量超过鼻导管和普通面罩的实际能力时，使用非重复呼吸面罩是一种更为理想的选择（图 38.8）。目前，部分重复呼吸面罩已经不再生产，而这种面罩曾用于因低氧导致呼吸频率超过通气需求，从而引起过度通气并使血二氧化碳分压低于正常值的患者。由于纠正低氧血症会导致呼吸频率下降和血二氧化碳分压恢复到正常范围，因此部分重复呼吸面罩的使用逐渐减少，制造商也已停止生产这种面罩。此外，显而易见的是，当氧流量足以充起储氧袋并向面罩输送气体时，面罩系统内几乎不会残留二氧化碳供重复呼吸，更不用说显著提高血二氧化碳分压，其影响微乎其微。在极少数情况下，如果希望尝试重新吸入呼出的气体，可以通过简单地将气体输送口处的单向阀拆下，允许呼出的气体与储氧袋中储存的新鲜气体混合，从而将非重复呼吸面罩转换为部分重复呼吸面罩。需要注意的是，使用部分重复呼吸面罩所需的流量应保持在 10~15 L/min，以便收集呼出气体并提供重复呼吸的机会。部分重复呼吸面罩提供的氧浓度可高达约 60%。

在使用非重复呼吸面罩时，可以舒适地将氧流量增加至 25 L/min 以上，根据患者的呼吸频率和肺容量，吸入的氧浓度可高达 60%。在这里，必须强调关于吸入氧浓度可以增加到多高的问题，因为许多观点依旧过时且错误，即非重复呼吸面罩可以提供 100% 的氧浓度。除非输送到面罩的流量大于 60 L/min，否则监测到的最高氧浓度小于 90%。尽管如此，当不必要知道实际的吸氧浓度时，非重复呼吸面罩能相当合理、舒适地提供大量氧气。与前面描述的鼻导管一样，使用非重复面罩不需要对输送的氧气进行加湿。在氧气源供应有限的情况下，非重复呼吸面罩可以将更多的氧气输送到 FEV_1 非常低的患者的下呼吸道，如晚期 COPD 患者。

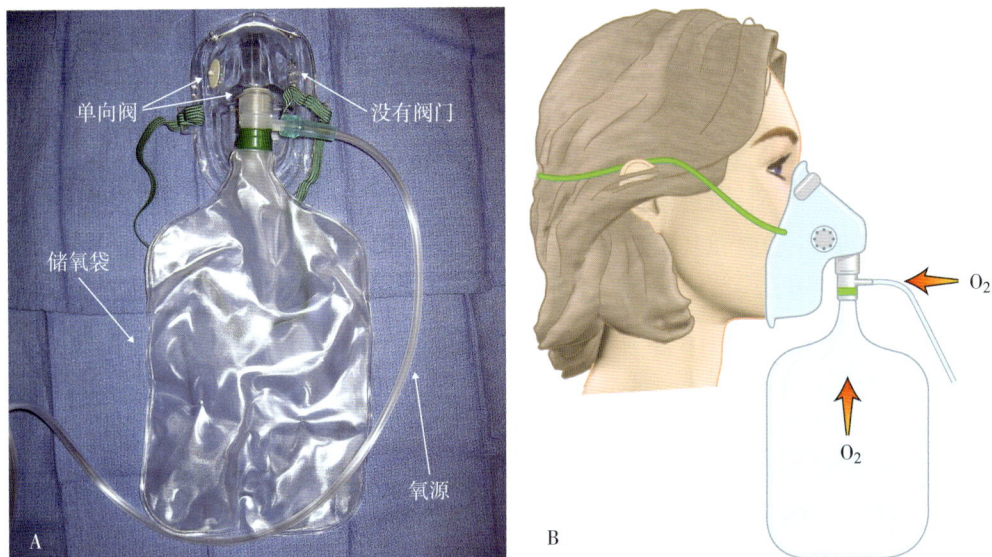

图 38.8　呼吸面罩。A. 非重复呼吸面罩。B. 模拟患者使用非重复呼吸面罩（A. 摘自 Ghuman AK, Newth CJL, Khemani, RG. Respiratory support in children. *Paediatr Child Health.* 2011;21(4):163-169, Figure 2. B. 摘自 Shepherd S, Coyle C, Leitch A, et al. Critical care medicine. In: *Kumar and Clark's Clinical Medicine.* Elsevier. 2021:203-237, Figure 10.25.）

气管切开氧疗

　　气管切开氧疗（transtracheal oxygen，TTO）是一种低流量供氧系统，通过手术将一根小口径的吸氧导管置于气管内，位置正好在胸骨上切迹的上方，与较大口径的气管切开套管置入的位置类似（图 38.9）。导管顶端大约位于主气道的中间位置。TTO 将氧气直接送入主气道，绕过了上呼吸道。与所有通过口鼻向上呼吸道输送氧气的外部氧疗装置不同，TTO 避免了氧气因逆向流动而流失到气切入口周围的环境中的问题，确保了 100% 的氧气都能输送到气道中。由于这一特点，加之主气道在整个呼吸周期中可作为一个储氧袋，TTO 能在持续提供较低流量的氧气的情况下，实现与外部氧疗装置相当的血氧饱和度。一般情况下，当流量达到 8 L/min 时，TTO 能够增加对下呼吸道的氧气输送，且不受通气的限制。在增加体力活动的情况下，可以在不影响舒适度的前提下，短时间内将流量提高至 15 L/min。在常规使用条件下，没有必要对 TTO 进行加湿，但在固定的设置下，可以使用加湿器。在用力活动时提供较高的氧流量（大于 8 L/min），湿化并不能提高舒适度，也不会改善气流对气道黏膜产生的其他物理学影响。因此，不推荐在运动和行走时进行湿化。

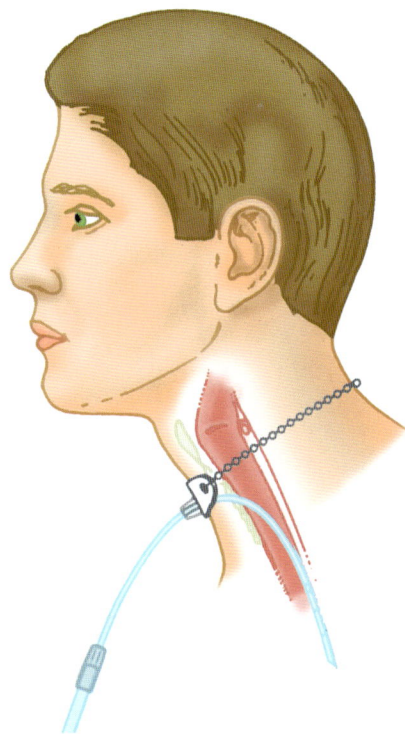

图 38.9　气管切开氧疗时导管在主气道内的位置（摘自 *Egan's Fundamentals of Respiratory Care*, 11th ed., Figure 41-7.）

高流量氧疗装置和系统的原理和优势

当低流量氧疗装置不足以达到和维持足够的氧合时，可选用高流量氧疗装置。高流量氧疗装置主要应用于以下两种特殊的血氧饱和度降低患者：①合并低氧血症的限制性肺疾病患者；②严重气流受限患者，如 FEV_1 非常低的 COPD 患者。

对于限制性肺疾病患者，由于弥散功能障碍是低氧血症的主要原因，需要采取的纠正措施是充分提高氧分压，以克服肺泡-毛细血管通透性下降相关的弥散障碍（弥散时间常数增加）。简而言之，输送到肺泡的氧分子数量有助于提高氧的弥散率，进而促进肺泡气体中的氧气更顺利地弥散到肺泡毛细血管血液中。

严重气道阻塞时充足氧疗的阻碍：动态肺过度充气

阻塞性气道疾病患者，尤其是 FEV_1 严重降低的患者，常伴有动态肺过度充气（dynamic hyperinflation，DH）现象。为了克服相关的通气障碍，高浓度氧气的输送流量要足够高（图 38.10）。DH 现象有助于更好地理解阻塞性气道疾病，特别是 COPD 患者在运动时出现低氧血症的主要原因。

严重气流受阻患者出现劳力性呼吸困难和低氧血症的最主要原因是 DH。患者用力时呼吸频率增加，肺泡内气体分布的差异性变大，导致区域性和局部低通气，从而继发气体潴留（图 38.10A）。随着无效腔增加，吸入的新鲜空气越来越多地潴留在输送气道内，无法进入肺泡，因此输送到下气道的新鲜吸入空

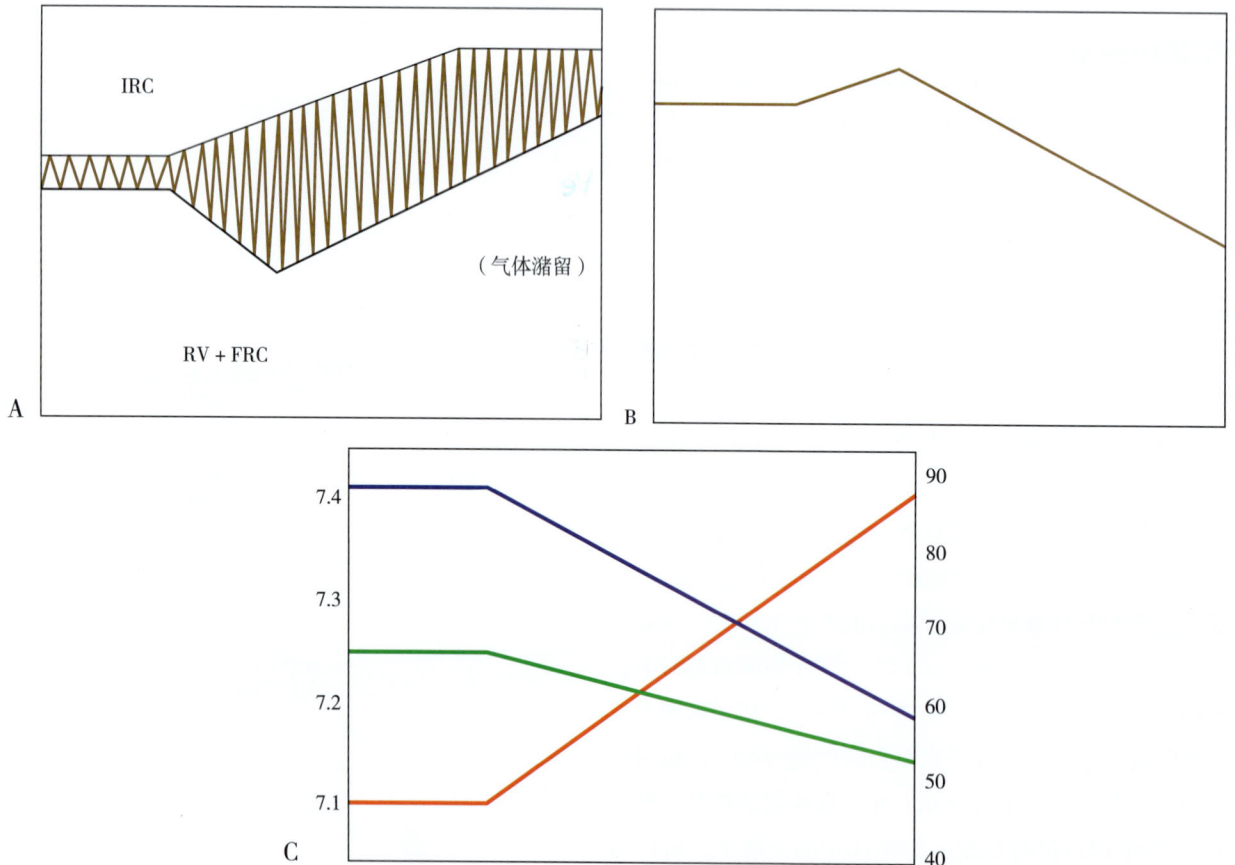

图 38.10   动态肺过度充气。A. 动态过度充气时的通气模式：随着呼吸频率的增加，吸入潮气量多于呼出潮气量，导致气体潴留。B. 肺泡通气：随着动态肺过度充气的发生和发展，肺泡通气量减少。气体潴留增加了肺的死腔通气，减少了新鲜空气对肺容积的稀释。C. 血气分析变化：红线 =$PaCO_2$，绿线 =PaO_2，蓝线 =pHa。刻度：左边数值 =pHa。右边数值 =PaO_2 和 $PaCO_2$。随着动态肺过度充气的发生，pHa 下降而 $PaCO_2$ 升高。但 PaO_2 的下降幅度不大，通常保持在 50 mmHg 以上。由于 pHa 和 $PaCO_2$ 的变化，血氧饱和度明显下降。数据来自 FEV_1 很低的晚期 COPD 患者的运动训练。所有受试者 FEV_1 均小于预计值的 40%。样本总人数 57 名，其中有 17 名受试者（图片由 M.Mangus 制作）

气量减少。随着下气道内缺氧的加剧，缺氧性肺毛细血管收缩导致肺毛细血管分流，进一步加重低氧血症。这些因素促使患者呼吸功增加，特别是通过增加呼吸频率来尝试吸入更多气体以清除 CO_2 和提高肺泡 PaO_2。由于 DH 涉及气体潴留和呼气末肺容积增加，*有效肺泡通气量会减少*（图 38.10B）。该循环一直持续到患者不再能够增加有效通气量，被迫停止活动并通过静止休息来恢复。对部分患者来说，缩唇呼吸（pursed-lip breathing，PLB）可以降低 DH 的影响。然而，如果气流被完全阻塞，PLB 的效果有限，因为增加的 DH 超过了患者逆转的能力。

DH 时，血气变化表现为 pH 降低，$PaCO_2$ 上升，而令人惊讶的是，通常 PaO_2 只是轻微下降，但血氧饱和度却明显降低。血氧饱和度下降主要是由 pH 和 $PaCO_2$ 变化导致的。通常，PaO_2 在中重度降低水平（50 mmHg 左右）或轻中度降低水平（60 mmHg 左右）。因此，临床医生不应被误导，认为血氧饱和度急剧下降，是由 PaO_2 显著下降所致（图 38.10 C）。

图片描述了发生 DH 时通气模式和相应肺容积以及血气和肺泡通气的变化。当 FEV_1 很低的患者增加呼吸频率以应对运动过程中不断增加的通气需求时，就会发生 DH。

DH 发生时，治疗的目标是有效改善通气限制，并通过提高整个肺内的 FiO_2 来抵御肺泡内低氧。具体措施包括通过提供足够高的氧流量来"冲刷"肺部的一部分氮气，并用增加的氧分子来取代它。为了理解这一点，必须认识到通气和氧合是呼吸过程中的两个完全不同的过程，它们彼此独立，同时又对彼此产生巨大影响。

为了重申通气和氧合的功能，并将它们与 DH 概念联系起来，应先回顾一下相关知识。*通气*的主要功能是使肺通过呼气排出 CO_2。这是一个主动的过程，包括胸腔的扩张和回缩：吸入大量新鲜空气，不含 CO_2；稀释肺内气体，从而降低肺内 CO_2 浓度；随后呼出部分肺内气体，以清除被稀释的 CO_2。阻塞性肺疾病的主要表现为通气功能障碍。该疾病小气道的结构和功能因远端气道的破坏和闭合而发生形态改变，无法维持足够的肺泡通气量。该过程基于吸气、呼气和呼吸频率的时间常数，并取决于输送到肺泡的气体量。每次呼吸通气不足时，呼气末 CO_2 水平会升高，导致 CO_2 潴留。即使更严重的气流受阻时，肺泡通气量也足以提供足够的气体交换来清除 CO_2，同时体内血液缓冲系统能够耐受休息和低强度体力活动时所增加的 CO_2 水平。当肺泡通气量增加时，如劳累和运动期间，通气障碍会对肺泡通气量的充分性产生越来越大的负面影响。如前所述，由于 DH 的发展和恶化，会出现通气不均，导致呼吸困难[14-19]。

氧合是一个被动过程，通过弥散原理连续发生且不依赖于通气（回想一下，弥散是两种不同浓度的气体，从较高浓度向较低浓度扩散的平衡过程）。通气的"捎带"功能将氧气浓度较高的气体引入肺毛细血管血液中，以补充氧气。理论上，只要氧气浓度保持在高于肺毛细血管血液中的氧浓度，即使在没有通气的情况下，肺循环也会存在。肺泡内气体与肺毛细血管血液的氧梯度非常小，每次呼吸之间肺泡内的氧浓度变化仅相差约 3%。

Venti 面罩

Ventimask，正确名称为"高流量空氧混合阀面罩"，常被误称为"文丘里面罩（venturi mask）"。它能够提供充足的特定浓度的高流量吸入气体，以满足并超过患者的吸气流量需求。因此，通过系统可输送所有的吸入气体（图 38.11）。Ventimask 通过调整空气流入口的大小或放置不同的流量输送入口，来改变通过固定大小流入口的空气量，逐步提供特定的 FiO_2 设置。Ventimask 最常用于急诊环境，为低氧患者提供低浓度氧气。对于病情较重患者，Ventimask 的优点在于能够提供已知的、可控的吸氧浓度，从而通过具体计算和与大气氧浓度的比较来评估缺氧的严重程度。

由于足够高的气体流速能够提高整个肺内的氧气浓度，Ventimask 能克服阻塞性肺疾病相关的通气缺陷，减少通气分布不均和局部低通气。它通过减少呼吸功来实现这一目标，并通过减少 DH 来维持肺泡每分通气量和总通气量之间的平衡。Ventimask 能够在活动和运动时增加整个系统的 FiO_2（包括肺总量），其有效性取决于提供的总气体流量是否足以超

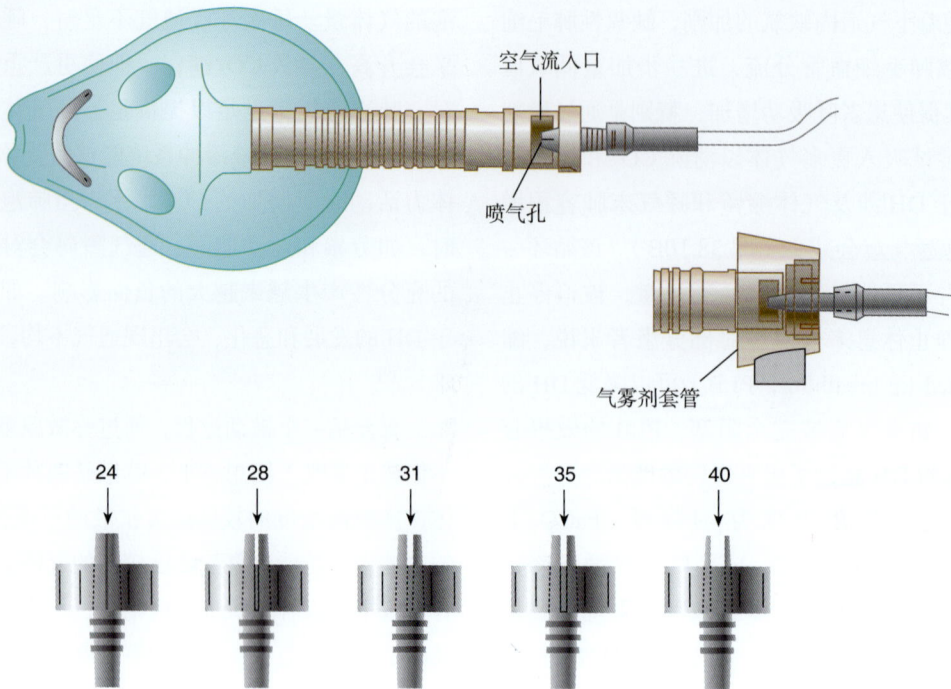

图 38.11　空氧混合面罩（摘自 *Egan's Fundamentals of Respiratory Care*, 11th ed., Figure 41-15.）

过吸气流量需求。与其他几种氧气输送方式相比，Ventimask 能将 FiO_2 维持在较低且稳定的浓度。例如，非重复呼吸面罩可以向气道输送高流量的纯氧，但随着流量的增加和降低，吸入氧浓度会有很大的变化。此外，临床医生无法辨别到底有多少氧气被输送到下气道。虽然通过观察脉搏血氧饱和度可以确定何时向患者输送了足够的氧流量，但无法确定实际的 FiO_2。相反，使用 Ventimask 增加和降低流量，可以获得确切的 FiO_2，因为增加和降低流量仅会改变输送的氧气总量，而不影响设定的氧浓度。Ventimask 的优点是可以看到维持活动中的血氧饱和度所需的实际氧气浓度。

Ventimask 不仅可以在 FiO_2 低的情况下提供足够的氧气补充，而且比其他氧气输送系统更具有可预测性和舒适性，在康复领域已经获得了人们的青睐。在正确设置氧气输送的情况下，患者对高流量 Ventimask 的耐受性非常好，这与之前报道其会引起幽闭恐惧感的说法不一致。只有当面罩流速相对于需求来说不够时，才会出现与气道流速有关的负面感觉。

在这方面，尽管 Ventimask 上印有浓度所对应的推荐流量，但必须了解，这些推荐流量设置是要输送的*最小*流量，并且是基于约 30 L/min 的总流量输送，这是*正常*呼吸频率和*潮气量*时的平均*静息*吸气流

量。在康复时，呼吸频率和通气量将随着通气和氧合需求的增加而增加，必须提供更高的流量，并要求进入面罩的驱动流量要大于最小推荐流量。实际上，患者的吸气流量需求达到并超过 60 L/min、80 L/min，甚至 100 L/min 是很正常的。因此，有必要了解并能够根据各自空氧占比计算 Ventimask 在每个特定 FiO_2 下的总输出量，以确保设定的驱动流量能够提供所需的总流量，满足并超过患者的吸气流量需求。

举例：需要提供的 FiO_2 为 40%，吸气流量要求 ≥ 80 L/min，FiO_2 为 40% 时的空氧比（氧气与空气的比例）为 1 : 3。因此，每向系统输送 1 L 氧气，就有 3 L 环境空气夹带进来。总流量等于氧气流量 + 空气流量，在这种情况下，每输送 1 L 氧气，就有 4 L 总流量。为了达到 80 L/min 的总输送流量，所需的氧气流量计算如下：所需总流量 ÷ 氧气和空氧率之和 = 所需的氧气流量。因此，80 L/min（系统输送的总流量）÷ 4 L/min（按 40% 的输送比之和计算的总流量）= 20 L/min，即向面罩（系统）输送 O_2 流量为 20 L/min。

并非每一种 Ventimask 装置都适合输送各种高流量混合气体，这些气体需要提供足够的流量以满足和超过患者的吸气需求。因为市场上有两种设计的 Ventimask，所以必须知道各自的适应证和限制。Ventimask 有两种基本设计。一种是使用固定的导流口

和可变大小的进气口。这种设计是唯一能够提供大于 45 L/min 总流量的空氧导流面罩系统，与应用较少的同类产品的区别在于，根据输送氧气浓度的不同，适配器的颜色会有所不同。供气适配器的类型是将固定的空气引流口作为其气体混合管结构的一部分，或者通过一个包含固定尺寸引流口的适配器连接到面罩和混合管上。在这种类型的系统中，氧气进气口的大小根据输送的 FiO_2 而变化。FiO_2 越低，进气口就越小；随着 FiO_2 的增加，进气口的大小随之增加。

面罩有固定尺寸的供应入口和可调节的夹带口。它们有两个适配器，根据提供的浓度范围，将供氧管连接在上面。低浓度（24%~35% 的 FiO_2）的面罩具有一个入口直径非常小的流量供应适配器，而更高浓度的面罩需使用更大入口直径的流量供应适配器。构成限制并最终导致不适合用于输送非常高的总流量的问题在于每个进气口的尺寸。两种流量供应适配器的进气口尺寸都非常小，当流向面罩的气体流量增加到超过某个点时，会产生很大的背压，从而将系统"吹散"。当需要提供 ≥ 60 L/min 的总输送流量时，由于背压问题供氧管会被吹离连接器，因此该面罩无法提供那么高的流量。

高流量空氧混合供氧输送系统的要求

由于 Ventimask 要求氧流量达到 40 L/min 或更高，因此 O₂ 输送系统必须有足够的能力在该范围内输送高流量氧气，并在 345 kPa 的驱动压下运行，这是 Ventimask 运行所需的输送压力，以达到所需的总输送流量。当驱动压小于 345 kPa 时，系统仍可提供所需的 FiO_2，但总流量将受限，可能无法提供满足或超过患者吸气流量所需的总流量。这一限制规定，供氧系统要么来自医院标准的中央供氧系统，要么来自氧气罐，如压缩气体氧气罐（如 E、M、G、H 和 K 型气瓶），并采用流量控制装置，能够提供 ≥ 40 L/min 的流量。这限制了流量设备的选择，流量设备可选择 Thorpe 管流量计，其标准测量流量增量为 15 L/min，高于此流量仍能继续输送，但实际流量未知，或选择经过校准、流量增量为 80~100 L/min 的高流量流量计。压力小于 345 kPa 的家用氧气系统和便携式氧气系统，两者都在较低的操作压力下供

氧或限制流量小于 15 L/min，不适合作为供氧源与 Ventimask 设备一起使用。

高流量空氧混合装置不能与加湿器一起使用。当需要通过 Ventimask 对输送的气体进行加湿时，必须通过雾化"套管"将外部气溶胶输送装置与 Ventimask 系统连接起来，该套管是标准 Ventimask 系统的一部分。最后，Ventimask 系统可以与直接连接到气切套管的通气适配器或覆盖气切套管管口的套环共同使用。合适的气雾剂输送辅助设备包括大容量雾化器（具有或不具有加热气雾剂的能力）和超声波气雾剂发生器（仅在需要提供超过患者吸气流量需求的总流量时使用）。当需要的吸入流量超过了使用大容量控制的 FiO_2 雾化器所能提供的流量时，必须使用 T 管或套环，将辅助加湿装置与 Ventimask 喷射混合装置连接。

高流量氧气输送装置和系统

经鼻高流量（高流量氧疗）

当需要更高的氧流量并且前面所述的装置不能有效或无法完成氧合时，新型改进的鼻导管设计的装置越来越多地用于输送更大量的氧气。这类装置有更大口径和不同种类的鼻塞（图 38.12）。经鼻高流量系统必须使用专门设计的加热装置进行加湿和加热，以防止对呼吸道黏膜造成损伤。供应的气体可以是 100% 的纯氧，但建议采用"混合"氧控制 FiO_2，

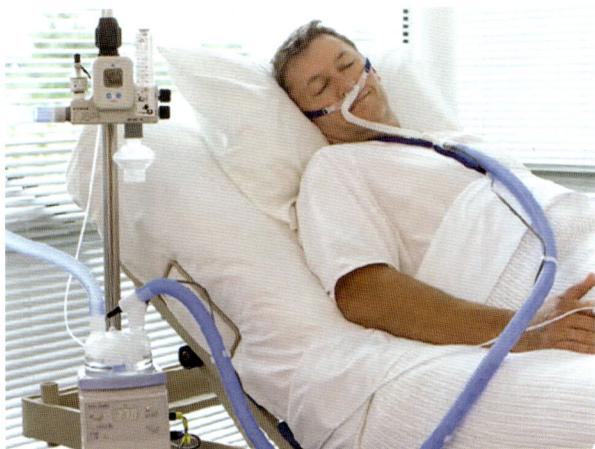

图 38.12 经鼻高流量供氧系统（摘自 Egan's *Fundamentals of Respiratory Care*, 11th ed., Figure 41-19.）

防止肺泡高氧引起氧中毒的风险。高流量氧疗（high-flow oxygen therapy，HFOT）使用一种特殊设计的鼻导管进行氧气输送，该导管"密封"鼻孔以支持流量输送，不存在逆行流量的可能性，并有助于在流量输送增加的情况下产生气道正压。在高达 60 L/min 流量时，可实现舒适的氧气输送。

通过设计，HFOT 的功能是主动冲刷富含 CO_2 的无效腔，清除 CO_2，同时使更多新鲜气体输送到下气道。另一个优点是，通过专门设计的鼻塞集中输送高流量气体，从而产生一定程度的气道正压，可以适度增强吸气力。这一效果有助于缓解患者呼吸困难和呼吸做功（通过"减轻"呼吸肌负荷），提高运动能力和耐力。由于设计的复杂性和使用过程中的物理动力学，经鼻高流量系统很少在康复过程中使用。

目前，HFOT 主要用于急救情况，特别是 ICU，用于呼吸功能不全患者，目标是避免有创通气和氧合支持措施。根据目前的实践经验，HFOT 不适合广泛使用。随着人们更深入的研究，发现 HFOT 在更广泛的应用中的优势和获益，除了可应用于康复过程中，在更多的医疗环境下也可使用。因为高流量氧疗需要一个固定的氧源，所以它不适合便携使用[20,21]。然而，正如本章后面将讨论的那样，新式的具有便携式组件的高流量输送系统已经问世，这些系统可能很快就会被证明在活动中提供氧气以及在康复环境中用于运动训练时补充氧气具有益处。

总而言之，对 FEV_1 值很低的患者来说，可以通过各种设备来实现高流量氧气的输送，从而将足够的氧分子输送到肺泡水平，其中包括非重复呼吸面罩、Ventimask、HFOT 和无创开放式通气（noninvasive open ventilation，NIOV）设备（NIOV 将在后文介绍和讨论）。

家庭氧疗系统

家庭氧疗系统有 3 种类型：①液氧（liquid oxygen，LOX）；②使用制氧机产生氧气；③储存在氧气罐中的压缩氧气。

LOX 系统包括一个充满液氧的储气罐，当液氧向出口流动时，液氧通过升温转化为气态，在出口安装流量计辅助装置。大型储氧功能是固定的基础供应，在氧气管连接的范围内使用。该系统是在家内或在其他活动受限时使用。便携式 LOX 是通过使用小版本的基础系统来实现的。便携式 LOX 设备重量为 1.8~5.4 kg，使用背带或背包式携带。便携式 LOX 装置要连接到大型基础装置进行充注。根据设备的不同，流速范围为 1~15 L/min，可以输送连续流体或脉冲式流体，这同样取决于装置。根据品牌和设计的不同，LOX 系统的工作压力范围为 152~345 kPa。LOX 的供应由基础装置的定期补充提供，间隔时间取决于使用频率和需要量。因此，LOX 系统允许用户各自管理固定式和便携式氧疗装置，但必须在场才能接受充注服务。

目前，由于医疗保险和医疗补助服务中心（Centers for Medicare & Medicaid Services，CMS）的竞争性招标，严重削减了 LOX 设备供应商的报销，因此大大减少了 LOX 的使用。供应商发现，提供 LOX 的成本比报销成本要高。CMS 正面临着解决低报销政策的压力，希望政策调整能更好地覆盖提供这种系统的成本。在撰写本文时，竞争性招标已暂停，同时 CMS 重新评估报销问题，并在收集和评估成本数据后考虑适当的调整。

罐装压缩气体系统是另一种系统，如今很少被用作家庭氧疗。该系统包括放置大型氧气罐（G、H 和 K 型氧气罐）作为固定的基础供应，适用于家庭或其他室内。压缩氧气因需要经常补充，目前已很少使用，而且使用这种类型的设备作为主要辅助氧疗较为麻烦。通常在电力服务薄弱的偏远地区使用，并作为固定式系统的备用系统，使用压缩器作为家庭持续氧疗的主要来源。

便携式氧疗通常使用小型压缩氧气罐（B、C、D、E 和其他 M 级氧气罐）。更多内容详见本章后面部分。

目前，家庭氧疗最主要的供氧来源是制氧机（图 38.13）。制氧机采用变压吸附（pressure swing absorption，PSA）技术制氧。PSA 技术将经过严格过滤的空气带入压缩器，并在压力下通过含有沸石的分子筛床。沸石是一种具有与氮高度选择性结合的晶体物质。当空气在压力下通过筛床时，氮气和氧气被分离。剩下的气体是氧气和少量的微量气体，其中氩气最为普遍。氧气被送到一个储氧器中积累并压缩，

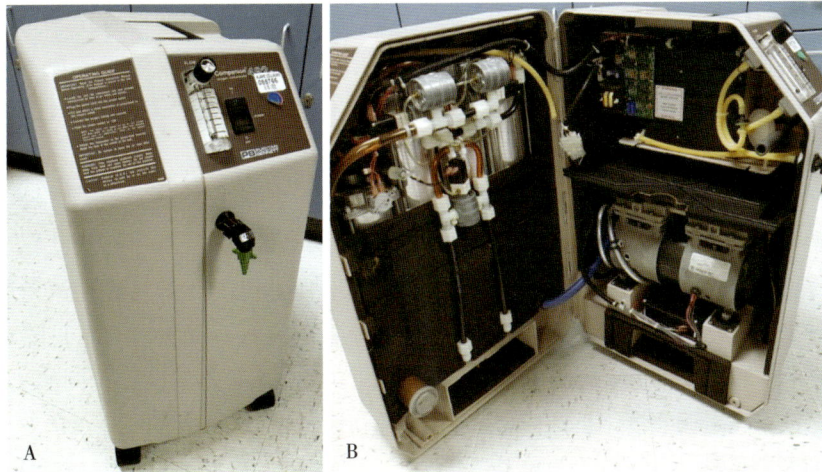

图 38.13　家庭氧疗。A. 制氧机。注意流量计和氧气出口端。当需要增加湿度时，可以拆卸小口径管路适配器（绿色）以放置加湿器。B. 带有压缩机、储存罐、分子筛罐和四通阀制氧机的内部视图（由笔者拍摄）

当向用户输送氧气时，流量计可控制输出流量。制氧机产生的氧气浓度约为95%，不像压缩氧气罐和液氧提供的氧浓度为99.99%。制氧机可以连续产生氧气流量，低流量制氧机流量范围为 3~5 L/min。高流量制氧机可以提供高达 10 L/min 的氧气流量[22]。

便携式氧源

如前所述，LOX 系统包括小型储氧器，需由较大的固定式储氧器供氧。作为一种有限的供氧源，它所能提供的脱离主系统使用的时间取决于其尺寸、容量和流量使用模式。便携式 LOX 设备有连续气流和脉冲气流两种模式，这两种模式会影响使用时间。脉冲气流的 LOX 设备可以节省供氧，通过减少呼吸周期非吸气阶段的气体浪费来增加使用时间。关于脉冲式装置及其特点和局限性的更多内容将在本节后面部分讨论。根据患者对流量和社区外出活动的需求，选择大小合适的设备是必要的，以满足便携需求。使用便携式 LOX 设备的患者必须了解使用时长，以及知道何时需返回主系统充注，以免氧气用尽。如果需要的氧流量很高，使用时间可能会非常短。若离开主系统的时间超过了单个便携式 LOX 设备的工作时间，则可能需要多的便携设备以保证更长的外出时间，或者必须详细计划外出时间以保证设备持续"续航"能力。

压缩氧气瓶可提供便携式氧疗，并且与 LOX 设备类似，持续时间有限。压缩氧气瓶的尺寸大小如前所述，持续时间与尺寸和容量相关。供应的持续时间可以通过使用市场上出售的"节氧装置（oxygen-conserving devices，OCDs）"中的一种来延长。本章所提及的 OCDs 是指能与压缩氧气罐一起使用的脉冲流量装置，详见本章后文。压缩氧气罐的易操作性取决于尺寸大小和患者手推车携带或拉动的能力。例如，E 型钢瓶必须用手推车运送，因为太大、太笨重，不能用肩包携带。D 型钢瓶和更小的钢瓶可以用肩或背包携带。

便携式制氧机（portable oxygen concentrators，POC）是另一种氧疗方式，相较于 LOX 或压缩氧气系统，较少受限制。持续制氧时间受限于电池寿命和使用时是否有电源可以插入。POC 的制造尺寸多种多样，重量最高可达 7.7 kg。一般来说，POC 越小，所能产生的氧气量就越低。不仅制氧的量和速率受到大小的限制，而且每次脉冲所产生的流量也受到限制。

另一个需要注意的关键点是：不同品牌的POC，每台设备上的相同数字设置并不等同于提供相同大小的脉冲。即使相同的脉冲所提供的连续氧气吸入量也不一定相同。每台 POC 都是根据假设的潮气量来设定脉冲流量的大小，且与升 – 流量等值有关。不同的制造商对吸气时间和潮气量等因素的设计有所不同。另外，根据 POC 的制氧速率，只能在其最大制氧能力范围内提供定量的氧气。因此，在无法满足每次呼吸所需的输送氧量或输送氧气浓度明显降低前，一台小型设备可以在给定的设置下，输送出满足每分最大自主通气量所需的氧气量。了解每种POC制氧量的限制对了解其预期性能至关重要。因为所有的便携式制氧系统在输送氧气量上都有限制，所以必须在使用期间用脉搏血氧仪监测血氧饱和度。

家用制氧系统配有含压缩器的气体罐，以便携带使用。这种系统越来越受欢迎，优点是允许患者完全"独立"，不需要充注气瓶。一些家用制氧系统提供的储气罐配有脉冲流量输送调节器，是储气罐的一部分。因此，唯一的便携式流量选择是脉冲流量。其他储气罐装有"后置阀门"，附加的OCD可以提供连续或脉冲流量的输送。随着氧气服务费用的下降，家用制氧系统变得越来越受欢迎，因为需要的服务较少，供应商的管理成本也大大降低。

便携式制氧系统的节氧装置及节氧特性

便携式压缩气体罐有多种OCD调节器可供选择（图38.14）。OCD可以是气动控制的，也可以是电池供电的电子控制装置。每种设备都有独特的输送规格，选择使用时必须充分了解和考虑。首先，OCD只在通气的吸气阶段以"推注"方式提供氧气，而持续供氧装置在所有时间都会输送恒定量的氧气。OCDs通过限制吸气阶段输送的氧气，来节省氧气供应，而在呼气阶段不提供氧气。通过这种方法，氧气瓶的使用时间可以延长2~3倍或更长。脉冲大小和输送模式决定了在每个设置下的氧气输送

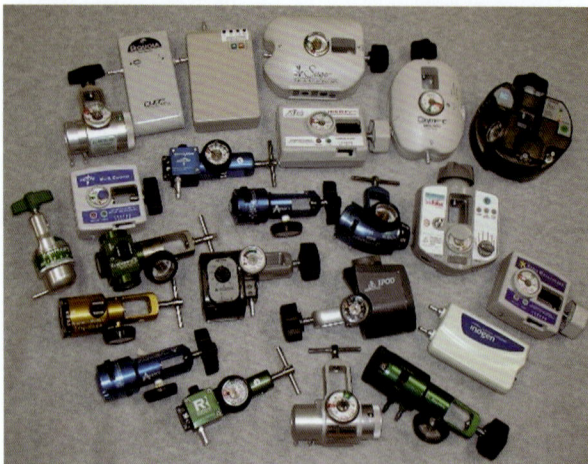

图38.14 便携式压缩气体罐的多种OCD调节器示例

量，而这些在不同的设备中是不同的。因此，必须使用脉搏血氧仪测量患者的血氧饱和度，以确定特定的OCD是否适合使用，并确保在每种流量下的氧气剂量充足。

对于提供脉冲流量选项的POC和LOX便携式设备，其氧气输送量和模式因制造商和设备型号的不同而有所差异。此外，脉冲流量的设置不等同于持续流量的设置。因此，不能假设POC或脉冲流量便携LOX设备上的某设置（例如2）等同于持续流量输送系统中2 L/min的流量。因此，在为POC、OCD和脉冲式LOX设备设定流量时，必须考虑到这一因素，并根据患者需求进行调整，以确保每位患者获得足够的氧合，不应根据持续或同等的流量需求来制订处方。事实上，推荐采用"滴定饱和度（titrate to saturate）"的方法，即没有具体的设置，而是"设置数值以达到或高于给定水平的血氧饱和度"。例如，处方可能是这样的："滴定脉冲流量设置，以维持血氧饱和度≥90%"。使用这种方法，脉冲流量氧气系统和设备输送量不足的可能性将大大减少。一旦在用力和（或）运动时通过测试确定了适当的设置和设置范围，就可以按照需要用编号建立处方。例如：休息时，脉冲流量设置为1，使血氧饱和度保持在≥92%；轻度间歇或持续用力时设置为4，使血氧饱和度保持在≥90%；运动时（快走，登车，爬楼梯）设置为6，使血氧饱和度保持在≥90%；睡眠时设置为3，使血氧饱和度保持在≥90%。因此，处方会这样写："POC设置休息时为1，睡眠时为3，用力和运动时为4~6，以确保在所有使用条件下，血氧饱和度≥90%。"目前，CMS的CMN氧气需求要测量和确定"休息、睡眠、用力/运动时"3种条件下的血氧饱和度，并设置具体参数。

在康复过程中使用家庭氧疗系统

在康复过程中，为患者提供氧气支持可能很困难，也可能无法实现。首先，并非所有需要氧疗的患者都适合使用家庭氧疗系统。很难要求患者自行进行氧疗的原因有很多，其中最重要的一个原因是：患者不仅需要有足够的氧气来满足他们的课程和活动，而且还需要有足够的经济实力来获取和使用该设备。将

氧疗的负担转嫁给患者和氧气供应商，对双方来说都是一个沉重的负担。供应商无法获得补偿，以弥补额外供应需求的成本。当采用 LOX 或压缩气体为移动氧源时，运输和处理额外供应的负担可能太大。保证氧气供应安全并确保氧源充足，以满足离家这段时间的需求。此外，还必须考虑特定便携式系统的局限性。

如果使用便携式 LOX 设备，患者必须具备携带设备的能力，并且当便携设备不能在外出时保持足够氧气时，能及时进行补给。便携式设备的设置可能无法上调到能满足患者在运动时维持充足血氧饱和度的需要。类似的情况也见于压缩气体系统。患者可能没有足够的氧气供应以满足患者在离家这段时间的需求。流量计可能达不到足够的流量，以保证充分氧合。如果是仅具有单纯脉冲式流量控制功能的装置，可能更不能满足更高强度的运动需求。

推荐除了特定的患者外，呼吸康复运动时不应使用脉冲流量氧气系统来进行氧疗。由于脉冲氧气系统往往在峰值需求条件下提供的氧气量有限，因此即使是低强度运动负荷，也无法提供足够的氧气来维持运动。只有那些氧需求低的患者才能在脉冲流量氧疗时安全有效地输送氧气，在运动中达到并维持血氧饱和度。

同样，当运动时采用 POC、压缩气体 OCD 或脉冲流量 LOX 系统辅助供氧时，必须监测运动时的血氧饱和度，以确保使用该设备或系统可以维持足够的血氧饱和度。经验表明，只有强大的 POC（输送 2 L/min 或 3 L/min 的持续流量）和高输出 OCD 才能在运动时输送足够的氧气来维持血氧饱和度。

还有一点需要注意的是，尽管大多数人认为连续流量在本质上可能优于脉冲流量，但事实并非如此。一些功能更强大的 POC（可以提供 2 L/min 或 3 L/min 的连续流量）能够输送脉冲流量，当 POC 设置为输送连续流量时，所输送的脉冲流量远大于特定呼吸期间吸入的气量。某些 OCD，因为能输送恒定的脉冲流量，无论流量设置如何，随着呼吸频率的变化，可以为每次呼吸输送比恒定流量更多的氧气。换句话说，某些 POC 和 OCD，连续流量不会自动转化为脉冲流量，以输送更多的氧气。此时，脉冲流量可以提供比连续流量设置更多的氧气。这是由吸气时间相关的强制性时间因素决定的，当患者运动时，其呼吸频率会增加以适应增加的通气量和氧气需求。随着呼吸频率的增加，连续流量被"分割"成更小的片段（每次吸气的流量更低），而脉冲流量，无论呼吸频率和吸气持续时间如何，都能保持恒定的流量。

例如，假设 POC 或 OCD 设置为 2 时，无论吸气持续时间如何，都可以提供 40 mL 氧气。当连续流量设置为 2 L/min 时，在 1.5 秒的吸气时间［相当于每分钟 15 次呼吸，吸气时间为 1.5 秒（I∶E＝吸气与呼气时间比为 1∶2）］内，可输送 44 ml 氧气。然而，如果患者的呼吸频率增加到每分钟 24 次（维持相同的 I∶E 比），POC/OCD 在每次呼吸时将继续输送 44 mL 氧气，而 2 L/min 的连续流量将在每次呼吸时仅输送 28 mL 氧气。因此，在脉冲模式下，POC/OCD 将比连续流量输送更多的氧气。如果 POC 的最大制氧和输送能力为 2 L/min 的连续流量，则当患者的呼吸频率超过某阈值时，将脉冲流量设为 2 L/min（最大设置）时，输送的氧气会显著减少[23]。

无创正压通气和氧疗在运动训练中的应用

无创开放式通气

NIOV 系统是一种新型增加氧合和通气支持的方法。不应与 HFOT 混淆。NIOV 在气道正压吸气时提供间歇性增强的流量，通过一种特殊设计的鼻导管将气流输送到呼吸道。该导管能够密封鼻孔以防止气流逆行，同时还将正压输送到对环境空气开放的上呼吸道。氧气通过导管输送并与吸入的空气混合，使得 FiO_2 较低。慢性呼吸系统疾病患者使用 NIOV 可以缓解呼吸肌疲劳，降低呼吸功，减少 DH，从而减少气道内的无效腔。NIOV 通过减少呼吸功和改善气体交换来提高运动耐力，因此在康复治疗中特别有益。与 HFOT 相比，NIOV 更加小巧轻便，更容易操作和调控。事实证明，NIOV 对于严重通气受限患者，如晚期 COPD 患者，是一种有效的步行和运动训练的辅助手段。与 HFOT 不同，NIOV 不需要也不适合与湿化设备或系统联合使用。

无创正压通气

研究表明，部分呼吸系统疾病患者能够从运动期间使用 CPAP 或双水平通气（称为"双水平"，但许多使用者仍将其误称为"BiPAP"，这是 BiPAP 呼吸机特有的工作模式，受商标保护）中获益。无创通气（noninvasive ventilation，NIV）主要用于高强度运动训练，如高强度功率自行车（包括上肢和下肢）、划船机，阶梯滑行、爬楼和步行（跑台或跑台）NIV 能够改善运动耐力、增加运动时间和改善整体运动表现，同时减轻呼吸困难及其影响。NIV 可以通过多种方法与气道相连：使用密封嘴唇周围的吹嘴，如有必要可以使用鼻夹；使用鼻罩，通过配备带子的头套将其固定，鼻罩可覆盖并密封鼻子，同时允许患者闭嘴或张嘴，以获得舒适感；使用全脸面罩，通过不同但类似的、带有可调节带子的头部装备来固定。

研究显示，NIV 的受益情况因个体差异而有所不同，但总体上能够增加运动能力、改善呼吸力学（降低了最大呼吸频率和负荷）、降低所需的 FiO_2、降低呼吸困难评分。在 6-MWT 的研究中，观察到患者的步行距离明显增加，且具有统计学差异。然而，患者普遍反映，与简单、便携的氧疗设备（如鼻导管、经鼻高流量导管和高 FiO_2 输送面罩）相比，NIV 设备笨重且操作复杂，舒适度较低。因此，将 NIV 作为理想选择的患者群体相对较小。不过，当 NIV 是必要且最佳选择时，它确实是一种理想的应用模式。

对于呼吸功能受损的神经肌肉疾病患者，NIV（特别是双水平通气模式）在运动时提供呼吸支持，能够带来明显获益。吸气和呼气正压的结合有助于维持和增加肺容量，从而促进更好的气体交换[24-26]。

其他呼吸治疗方式

吸气肌力量训练已在本书其他章节介绍。本节将介绍激励式肺量计（incentive spirometry，IS）及其在康复治疗中的地位（图 38.15）。IS 通过视觉反馈指导患者进行深呼吸，其目标是实现持续最大吸气（sustained maximal inspiration，SMI）。IS 的流量反馈机制鼓励患者在特定范围内吸气，确保吸气速度既不会过快，也不会过慢。控制吸气速度有助于防止气道塌陷（如果慢性阻塞性肺疾病患者呼吸过快，这种现象就会发生）。IS 的容积测量机制有助于提供视觉反馈，让患者知道在每次呼吸时吸入的气量。根据 IS 的使用目的，可以在设备的容积测量部分确定和设置目标容积。IS 作为麻醉后常规练习，用于预防术后肺不张和肺炎，已有研究观察到术后 FEV_1 的改善。然而，在康复训练中，患者类型和训练目标与术后应用完全不同。

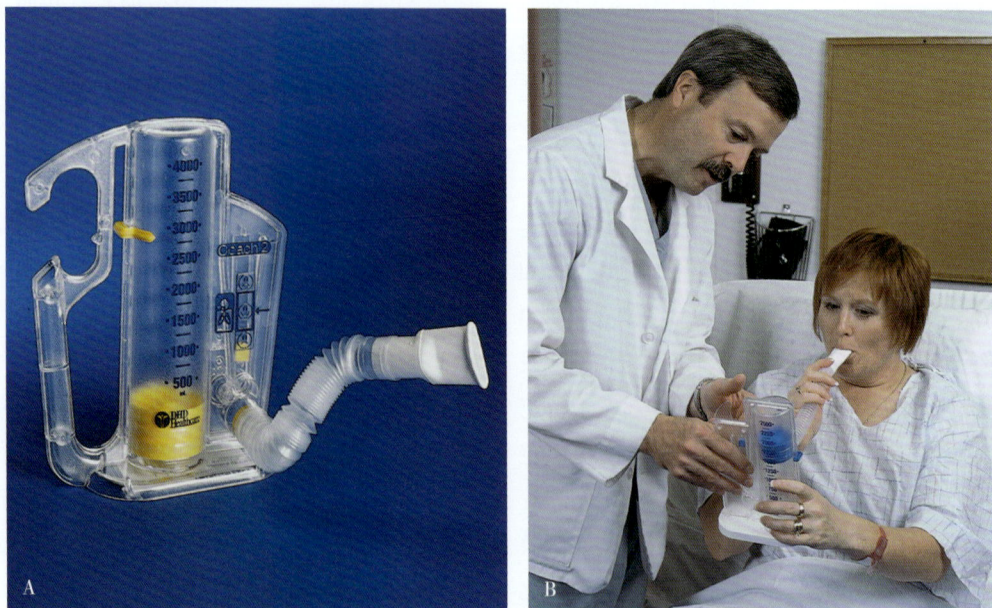

图 38.15　激励式肺量计。以流量和容量为导向的激励式肺量计（摘自 *Egan's Fundamentals of Respiratory Care*, 11th ed., Figures 42-3 and 42-4, p. 942. ）

虽然关于 IS 的研究结论并不一致，且统计学和临床上并非有显著获益，但许多呼吸康复训练计划已将使用 IS 纳入呼吸增强训练中。作为一种呼吸训练方式，IS 能够促进通气，因此有必要对其用途和获益进行阐述。

IS 对呼吸系统疾病患者的作用包括：当肺损伤导致呼吸肌无力和肺容量减少时，IS 可提供视觉反馈，通过增加吸气努力来提高肺活量（VC）。因此，对于限制性肺疾病患者，IS 能带来相同的获益。然而，目前证据不足，尚无统计学或临床获益，因此选择使用 IS 是基于观察性获益证据。在使用 IS 时，不建议采用列线图设定的 VC 目标（IS 设备提供的目标 VC 图和计算目标 VC 的方法），而是以"尽最大努力"为目标，并在此基础上逐渐增加 VC。

IS 可用于鼓励阻塞性肺疾病患者更完全地排空肺内气体，但其使用方法不同于术后和其他以肺容量扩张为目标的方法。因考虑到 COPD 患者的空气潴留问题，通常建议在外科手术后使用 IS 以预防肺炎，但需要将肺部更好地排空以防止过度充气。此时，患者应在通过装置吸气之前进行最大呼气，可使用缩唇呼吸（PLB）以增强气道稳定性，而 IS 还有助于患者练习和掌握 PLB。患者采用 PLB 缓慢呼气，然后吸气，以了解最大呼气后可以吸入多少空气。随着 IS 使用时间的延长，最大呼气后的吸气量将在一定程度上增加。患者呼吸肌力量、有效呼吸、呼吸效率控制以及 PLB 使用效率的提高，将有助于提高肺排空效果。如上所述，为了实现这一目标，不建议设定由列线图衍生的 VC 目标。相反，随着时间的推移，应鼓励患者逐步实现个人的最佳目标。

在本书的前一版和其他文献中，曾对 IS 在阻塞性肺疾病患者中可能引起的气体潴留风险表示担忧。这仍然是一个值得关注的问题，正如前面提到的，只有在患者能够在吸气之前完全呼气的情况下，才能使用这种技术。然而，这对 COPD 患者来说可能比较难，因此在使用 IS 时仍然需要仔细考虑，而不是常规应用。

我们推荐呼吸肌功能受累的神经肌肉疾病患者使用 IS，其可作为监测工具以评估通气效率是否足以维持潮气量和每分通气量，以稳定 CO_2 清除和血气水平。IS 也可作为这一患者人群其他呼吸力量和通气训练的辅助手段，并有助于预防和治疗肺不张和肺炎。此时，目标应尽力达到，并与设备说明书中指定的年龄和性别的列线目标进行比较，以评估通气的充分性。虽然尚未观察到 IS 在临床上的显著获益，但有趣的是，可以通过症状缓解以及体能改善来推断其获益情况[27]。

机械通气患者的康复思考

对于机械通气患者，物理康复治疗的注意事项、危险因素、技术选择和建议是非常个体化的，具体取决于每位患者的具体条件和情况。目前，针对呼吸康复的运动锻炼、早期活动和物理治疗的其他干预措施，尚未形成统一的标准、循证推荐和流程。此外，对有创机械通气患者进行早期活动和运动训练时的方案和设备因机构不同而异。由于这类患者群体存在很大的差异，因此这一话题应在具体的治疗实践中进行讨论。建议遵循急诊救治和心血管系统与呼吸系统疾病现有的临床实践指南，并结合高年资物理治疗师的经验，制订循证支持的康复方案，以提高患者的治疗效果和安全性。干预措施应始终在呼吸治疗师、物理治疗师和护士的共同参与下协调进行。最佳做法是由团队对每位患者进化个体化评估，并共同制订一个详细且具体的治疗计划，给予合适的个体化康复干预措施。

总结

本章主要介绍了氧疗的相关内容，并简要提及了肺复张治疗（IS），同时探讨了机械通气患者康复中的注意事项。然而与康复最为密切相关的呼吸治疗干预措施仍然是氧疗。其他呼吸治疗方法，如雾化、支气管扩张剂、气道廓清和各种改善通气的呼吸技术等，已在本书其他章节详细介绍，所以这里不再赘述。

在康复治疗中，氧疗设备的选择多种多样，因此物理治疗师必须对氧疗的作用和患者选择有更多的了解，以便在康复训练（尤其是运动训练）中有效维持患者的氧合状态。物理治疗师应与呼吸治疗师、护士和其他医疗专业人员合作，为患者提供最佳的氧疗支持，确保患者从康复训练中获得最大益处。

复习题

（1）哪些测试能表明氧疗的必要性，以及如何使用这些测试来监测所提供氧疗的有效性？

（2）在休息、睡眠和活动/运动时，进行辅助氧疗的适应证是什么？

（3）合并低氧血症的阻塞性肺疾病患者和限制性肺疾病患者在氧疗需求和装置方面有什么不同？

（4）什么是 COPD 患者的动态过度充气，有什么治疗方法可以预防或减轻？

（5）讲解重度 COPD 患者在运动中使用高流量氧疗系统比使用低流量鼻导管的优势。

（6）让患者自己使用便携式氧疗系统的缺点和局限性是什么？

（7）气管切开氧疗的好处和顾虑是什么？

（8）重度 COPD 患者在运动时使用无创正压通气能带来哪些获益？

参考文献

1. Kacmarek RM, Stoller JK, Heuer AJ. *Egan's Fundamentals of Respira- tory Care.* 12th ed. Elsevier; 2012.
2. Continuous or nocturnal oxygen therapy in hypoxemic chronic obstructive lung disease: a clinical trial. *Ann Intern Med.* 1980;93(3):391–398.
3. Long term domiciliary oxygen therapy in chronic hypoxic corpul- monale complicating chronic bronchitis and emphysema. Report of the Medical Research Council Working Party. *Lancet.* 1981;1(8222):681–686.
4. AARC CPG for Oxygen Therapy. *Respir Care.* 2007;52(1): 1063–1068.
5. Emtner M, PorszaszJ, Burns M, SomfayA, Casaburi R. Benefits of supplemental oxygen in exercise training in nonhypoxemic chronic obstructive pulmonary disease patients. *Am J Respir Crit Care Med.* 2003;168(9):1034–1042.
6. Jain R. Oxygen Therapy. University College of Medical Sciences & GTB Hospital, Delhi. Available at http://slideplayer.com/slide/4627917/.
7. O'Donnell DE, D'Arsigny C, Webb KA. Effects of hyperoxia on ventilatory limitation during exercise in advanced chronic obstruc- tive pulmonary disease. *Am J Respir Crit Care Med.* 2001;163:892–898.
8 DesJardins T. *Cardiopulmonary Anatomy & Physiology: Essentials of Respiratory Care.* 7th ed. Cengage; 2020.
9. Shapiro B. *Clinical Application of Blood Gases.* 5th ed. C.V. Mosby Co.; 1994.
10. Global Initiative for Chronic Obstructive Lung Disease. 2019. https://goldcopd.org/. Accessed July 15, 2020.
11. Wax DB, Rubin P, Neustein S. A comparison of transmittance and reflectance pulse oximetry during vascular surgery. *Anesth Analg.* 2009;109(6):1847–1849.
12. Russell MW. Another look at the forehead sensor. Anesthesia Patient Safety Foundation. 2004;19(3). Available at https://www.apsf.org/article/another-look-at-the-forehead-sensor/.
13. Dassel AC, Graaff R, SikkemaM, Meijer A, ZijlstraWG,Aarnoudse JG. Reflectance pulse oximetry at the forehead improves by pressure on the probe.*J Clin Monit.* 1995;11(4):237–244.
14. O'Donnell DE, D'Arsigny C, Fitzpatrick M, Webb KA. Exercise

hy- percapnia in advanced chronic obstructive pulmonary disease the role of lung hyperinflation. *Am J Respir Crit CareMed.* 2002;66:662–668.
15. O'Donnell DE, Revill SM, Webb KA. Dynamic hyperinflation and exercise intolerance in chronic obstructive pulmonary disease. *Am J Respir Crit CareMed.* 2001;64:770–777.
16. Cormier Y, Lecours R, Legri C. Mechanisms of hyperinflation in asthma. *Eur Respir J.* 1990;3:619–624.
17. Meys R, Schiefer M, de NijsSB, Bindels H, de Kruif MD. Measure- ment of dynamic hyperinflation during the 6-minute walk test using a mobile device. *Respir Care.* 2019;64(2):182–188.
18. Casaburi R. Combination therapy for exercise intolerance in COPD. *Thorax.* 2003;61(7):551–552.
19. Mottram CD. *Ruppel's Manual or Pulmonary Functions Testing.* 11thed. Elsevier; 2017.
20. WardJ. High-flow oxygen administration by nasal cannula for adult and perinatal patients. *Respir Care.* 2013;58(1):98–122.
21. Nishimura M. High-flow nasal cannula oxygen therapy in adults. *J Intensive Care.* 2015;3(1):15.
22. *Technical Specifications for Oxygen Concentrators, WHO Medical Device Technical Series.* 2015. Available at: https://digicollections.net/medi- cinedocs/documents/s22194en/s22194en.pdf.
23. McCoy R. *Non-invasive Open Volume Augmentation for Rehab.* Valley Inspired RC White Paper. Available at: http://www.inspiredrc.com/ images/documents/VACVPRNIOV.pdf.
24. Borghi-Silva A, Mendes RG, Toledo AC, et al. Adjuncts to physical training of patients with severe COPD: oxygen or noninvasive ven- tilation? *Respir Care.* 2010;55(7):885–894.
25. Dreher M, Storre JH, Windisch W. Noninvasive ventilation during walking in patients with severe COPD: a randomised cross-over trial. *Eur Respir J.* 2007;29:930–936.
26. Mostafa Gad D, El-Shafey AM. Non-invasive positive pressure ven- tilation and exercise training in patients with stable hypercapnic chronic obstructive pulmonary disease. *Egypt J Chest Dis Tuberc.* 2015;60(1):51–56.
27. HeydariA, Farzad M, Ahmadi Hosseini SH. Comparing inspiratory resistive muscle training with incentivespirometry on rehabilitation of COPD patients. *Rehabil Nurs.* 2015;40(4):243–248.

39

人工气道患者的治疗

作者：Meredith Baker–Rush　Donna Frownfelter
译者：张　斌　刘诗博
校对：葛静怡

本章目录

关键词

引言

人工气道是指经口（如经口气管插管）、经鼻（如经鼻气管插管）或颈部手术切口（如环甲膜切开术或气管切开术）将套管置入上呼吸道所建立的气体通道。医学界对人工气道的认识已有 3000 年历史。George Washington 因他的医生不同意进行气管切开，而最终死于上呼吸道梗阻。直到 1909 年，Chevalier Jackson 发表了有关气管切开术的经典论文[1]，这种术式才获得了一定程度的认可。然而，气管切开术并没有发展成一项高度专业化的治疗手段，

直到现代气切套管的发明以及间歇性正压辅助通气呼吸机的发展，这项技术才得以成熟并广泛应用于临床。

在当今的临床实践中，建立人工气道有以下 4 个基本目的：绕过上呼吸道阻塞、长时间辅助或控制呼吸（也称通气）、便于慢性呼吸道感染的管理（包括气道廓清）和提供气道保护。多种疾病和创伤患者可能需要建立人工气道，具体情况因人而异。无论病情简单还是复杂，都可以纳入以下一个或多个类别（框 39.1）。

框 39.1	因呼吸功能不全需要人工气道的疾病
病因	**实例**
中枢神经系统疾病	脑卒中、代谢紊乱、感染、与肥胖相关的低通气
神经系统疾病	多发性硬化症、吉兰-巴雷综合征、肌萎缩侧索硬化症
心血管系统与呼吸系统疾病	充血性心力衰竭、肺炎、急性呼吸窘迫综合征、肺栓塞、慢性阻塞性肺疾病
伴有肺部受累的全身系统性疾病	心功能不全、肾功能不全（体液潴留）、多系统器官功能衰竭
创伤	头部/颈部/胸部外科手术或外伤
特殊年龄段的复杂性疾病	早产儿/高龄人群/老年人
机械性梗阻	上呼吸道感染、喉麻痹、肿瘤、水肿、出血、甲状腺恶性肿瘤

摘自 Selecky PA. Tracheostomy—a review of present-day indications, complications, and care. *Heart Lung.* 1974;3:272–283.

需要关注的情况

当患者出现呼吸困难时，呼吸治疗团队应及时发现其生理病变，并评估是否需进行气管切开术，这一点至关重要[2]。气道阻塞的主要危险体征为喘鸣和三凹征。早期临床征象包括坐立不安、烦躁、心悸、意识障碍、运动功能障碍和血氧饱和度降低。此外，患者可能伴随头痛、扑翼样震颤、哮鸣音、面色潮红和大汗等症状。由血液氧合受损导致的发绀标志着患者已处于严重阶段。

在儿童中，如果排除了其他原因（如口渴等），躁动不安一般都是由缺氧造成的。极度疲劳和失眠是发病前的紧急征兆。焦虑、烦躁不安和意识混乱在任何年龄都是低氧血症的早期征兆。

人工气道的弊端及并发症

根据患者的受损情况，选择合适的人工气道时需考虑以下因素（这并未涵盖所有的临床情况）：完成目标的最佳方法是什么？是紧急情况，还是可控的、确定的情况？需要长期人工气道吗？针对患者不同的合并症，每种人工气道的潜在风险及并发症是什么？

除了以上这些问题外，医疗专业人员还应全面关注人工气道的整体风险及弊端，包括但不限于以下问题：气道炎性改变、咳嗽无力、无法说话、不能经口进食（经口或鼻建立了人工气道）、失能及由人工气道手术留置导致的并发症。因此，建立人工气道是一项慎重的决定，不能轻易做出。

如前所述，人工气道有多种类型，每种类型的适应证或目的都有所区别，都有其优、缺点（表39.1）。

一般来说，经口气管插管常用于紧急情况和长时间的手术。据报道，这种插管方式最容易进行。

经鼻气管插管可用于替代经口气管插管，如表39.1 所示，会出现一些并发症。为减少这些并发症，应每天对气道进行评估。一旦插管的原因得到纠正，应当尽早拔除。

气管切开术是指通过外科手术在环状软骨下方建立人工气道。气管切开术的并发症可能由手术本身、术后或生理性因素造成。术中并发症较为常见，这也是由手术本身直接导致的。例如，气管切开术会导致突发气胸，这可能是由于手术过程中或术后24小时内出现了纵隔胸膜撕裂（常见于儿童和COPD患者）。其他并发症包括空气栓塞、误吸、皮下及纵隔气肿，也可能出现喉返神经损伤和主气道膜部穿孔，但这并不常见。晚期并发症可能由手术本身直接或间接导致，也可能由术后护理或气管切开带来的生理改变引起。这些生理改变包括正常呼吸模式的改变、丧失口鼻对气体的温湿化及过滤作用、口鼻咽部及声门无气流通过以及吞咽功能障碍。气体的温湿化作用至关重要，因为其能有效地预防气道黏膜干燥和痰痂的形成，避免气道堵塞。为了防止痰痂的形成，吸入的空气必须通过雾化装置进行持续充分的温湿化。然而，雾化装置可能成为"感染源"。理想情况下，雾化装置和呼吸管路应该每8小时更换1次，或至少每24小时更换1次。气管切开术后患者的照护目标包括保持气切套管通畅、造口处清洁、肺通气良好以及监测患者生命体征和脉搏血氧饱和度的波动。

术后生理性及机械性并发症

在气管切开术后管理中，细心地护理、呼吸治疗和内科治疗是最重要的部分。整个医疗专业团队的严密监测和观察至关重要。重点监测患者的生理、解剖

表 39.1　不同类型人工气道的优、缺点和风险

人工气道类型	优点	缺点 / 风险
经口气管插管	操作简便 独立的气道 降低误吸风险 有利于通气和氧合改善	声门或声门下组织水肿 声音嘶哑 气道黏膜溃疡、声带溃疡、声带麻痹
气管切开	喉 – 气管损伤风险低 改善舒适度和活动能力 便于交流 改善气道稳定性及安全性 允许进口进食 气道廓清能力得到改善 "绕过了"上气道	早期并发症： 气胸 手术切口出血 皮下气肿 手术切口感染 套管移位 空气栓塞 晚期并发症： 误吸 吞咽障碍 呼吸道感染及肺炎风险增高 气道狭窄 气管软化 气管 – 食管瘘 气道肉芽肿 套管堵塞
经鼻气管插管	对于需要较长时间机械通气的情况，可作为气管切开的替代方案 能为口腔手术提供入路	鼻出血（鼻衄） 损伤咽后壁和鼻甲 鼻窦炎风险增加 管路部分或完全"堵塞" 鼻腔内细菌移行感染

和心理状态，因为某些行为的改变可能暗示存在着严重问题。一个病案实例，见框 39.2。

人工气道患者出现恐惧的情绪是可以理解的，且他们通常有特殊交流的需求。应告知患者，无法说话是由人工气道导致的暂时情况，并让患者放心，医疗专业团队会严密监测其状况并关注他们的需求。患者还可从言语语言病理学家（SLP）和作业治疗师（OT）的评估中获益，因为其能在患者神志允许的条件下，评估并促进患者交流能力。OT 能评估患者进行精细动作的能力，并筛选出能促进交流的功能设备；SLP 能完成言语 – 语言 – 认知及语音阀的评估，且有利于与患者沟通。框 39.3 列举了人工气道患者交流所需的设备和推荐意见。

框 39.2　病案实例

一名 68 岁女性患者，既往病史（past medical history，PMH）为甲状腺癌和高血压（hypertension，HTN），25 年前行甲状腺切除术，术后并发左侧声带完全麻痹。患者目前独居，从事保姆的工作。住院前，她的言语及认知功能良好。此次因突发心脏骤停而入院，经口气管插管和机械通气。1 周后因无法撤离呼吸机，接受了气管切开术。患者神志清楚，并试图与他人交流，但医护人员无法理解她的意思。气管切开术后第 3 天，当医护人员进入病房时，她出现"拍打"和"呼吸机抵抗"。术后第 4 天，一名医务人员发现患者气切套管颈部固定翼下方有撕裂伤，他确定了伤口，并通知了医疗专业团队。他们咨询了伤口专业治疗小组，并提供了相应的医疗干预措施。随后，"拍打"和"呼吸机抵抗"的现象消失了。若人工气道患者出现烦躁不安和拍打现象，提示可能出现问题了，这是患者试图表达不舒服的一种方式。

框 39.3　人工气道患者交流方式（未囊括所有）

- 笔和纸
- 智能手机（电子文本）
- 计算机
- 语音阀
- 电子喉（通过紧贴面颊或放在下颌骨的下方，以感受脉冲波，使经鼻气管插管或气管切开患者可以说话）
- 凝视板
- 改进的信息板（例如图片板、已编程的专用计算机 / 平板电脑）

气道堵塞是气管切开术后患者首要的并发症。气管分泌物是阻塞的主要原因，尤其是分泌物过多或黏性增加时。当使用有气囊的气切套管时，可能由于多种原因导致急性堵塞（详见表39.2）。

表39.2　带气囊气切套管堵塞的原因

- 气囊过度充气
- 气切套管移位，导致套管出口压迫气管咽后壁
- 气切套管移位，进入了气管造瘘口前方的假腔内
- 气囊压迫柔软、易变形的管路
- 气囊从套管上脱落
- 分泌物聚集在气囊上方、周围或下方，"结块或结痂"有时会堵塞套管开口

气囊过度充气会使其压迫套管末端。其他堵塞的原因包括气切套管移位进入了气管造瘘口前方的假腔内、塑料套管软化弯曲。

气管切开术后可能还会发生其他并发症。气管-支气管炎是由于不正确的吸痰技术或气管内异物刺激引起的一系列复杂的并发症。痰痂也是一种常见且复杂的问题，可能是由吸入的气体未充分湿化或患者脱水所致。大多数情况下，气管黏膜溃疡是由气道受到刺激或不正确吸痰导致的。溃疡的区域会被各种微生物感染，并几乎被痰痂完全覆盖，而过深的吸痰操作会移除痰痂，造成局部的渗血及出血。渗出物会形成表面附着黏液的湿性痰痂。由于流经空气的风干效应，痰痂的质地会变得坚硬起来。此硬质痰痂发展下去，最终会变成大到足以完全堵塞气管套管和几乎完全堵塞气管。有病例报道，整个气管支气管树均被累及。

其他生理性并发症可能与以下因素相关：术前或术中出现低氧血症，导致患者病情恶化；心脏骤停和心肌对肾上腺素敏感性增加；建立人工气道后$PaCO_2$快速下降导致碱中毒，从而引发心房颤动和呼吸暂停；心力衰竭导致休克和肺水肿，引起支气管分泌物大量增多。

然而，很少有人意识到，生理性并发症与缺乏良好的口腔护理有关。这意味着人工气道患者应每天至少刷牙两次（如果不太可能实现，可以使用一次性环保口腔棉棒），以降低金黄色葡萄球菌和革兰氏阴性杆菌等病原体感染的风险。许多方案和流程对患者结局进行了评估，包括健康、患者满意度、减少机械通气时间和降低人工气道并发症。Chipps等人注意到口腔卫生的改善可以提高舌头和口腔舒适度[3]。为了进一步评估特定患者群体的风险和获益，已经发布了各种诊治方案。Klompas等人评估了心脏手术患者和非心脏手术机械通气患者使用葡萄糖酸氯己定预防感染的疗效[4]。研究结果表明，葡萄糖酸氯己定能预防心脏手术患者医院获得性肺炎，但并不能降低非心脏手术患者呼吸机相关肺炎的患病率。尽管该领域还需要进行更多的研究，但最佳临床实践和个体化治疗评估仍是关键。口腔护理是有益的，这一点在文献中无可辩驳，但操作方法和"护理流程"尚无统一的标准。

人工气道脱出可能与以下因素有关：床旁护理的疏忽、体位变动时忽视了人工气道、呼吸机管道的拉扯。如果气切套管固定带未采用方结来绑紧固定，或因为皮下气肿或水肿导致的套管松动，套管可能被咳出气管并滞留于颈部组织，导致气道阻塞。儿科患者常采用手术缝合固定法来防止气切套管移位。如果气切套管在气管造瘘口成形前"脱出"，这些缝线将有利于套管的再次植入。保留的缝线可阻止套管植入假腔。此项技术的优点包括以下几个方面：可以快速更换堵塞或脱出的套管；有助于气切术中气管的良好暴露；在做气管切口时准确锚定气管位置；减少拔管产生的损伤以及适用于所有年龄段患者的规范气管切开技术。

造瘘口成形通常需要5~10天，在此之前出现套管向外移位或需要更换气切套管时，重新置管需要经验丰富且操作熟练的护士配合。如果没有良好的视野、未使用气管拉钩和Trousseau扩张器进行满意的组织牵引，则不应尝试重新置管。Trousseau扩张器和气管拉钩应随时处于备用状态（图39.1，39.2）。患者床旁也应始终备用一套合适型号的气切套管。若气切套管不慎被咳出，护士应在呼叫医师的同时使用Trousseau扩张器保持造瘘口处于开放状态。气切套管意外脱出后，若慌乱中重新置管，可能将其植入颈部的软组织或纵隔中，导致严重后果。一旦气切造瘘口成形，护士就可以根据医嘱更换气切套管。

Dailey等人列举的气切慢性并发症包括手术部位感染、误吸、吞气症、气管-食管瘘和气道狭窄[5]。其他长期的并发症包括吞咽障碍、营养不良和

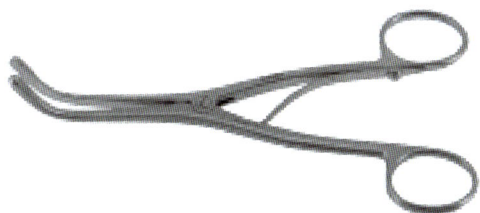

图 39.1　Trousseau 气管扩张器

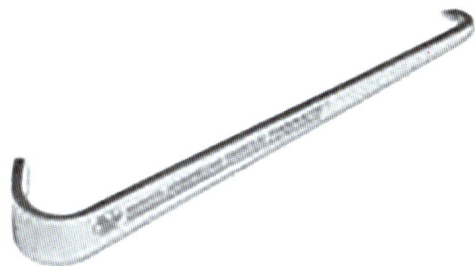

图 39.2　气管拉钩

继发于严重吞咽障碍的脱水症。需要注意的是，需要人工气道及机械通气支持的患者，其临床情况复杂，存在不良的临床事件，致残率及死亡率较高。由于患者病情复杂，可能无法确定具体的并发症及其病因。

金属套管

气管切开套管按材质可分为 2 种：金属套管（软管）和聚氯乙烯套管（硬管）。金属套管一般不常用，但一些长期使用金属套管的患者可能不愿意更换成聚氯乙烯材质的套管。金属套管由不锈钢或纯银制成，由适合植入气切口的外套管、与外套管相匹配的内套管以及便于套管置入的套管芯 3 个部件组成。这 3 个部件构成了一套金属气切套管管件，而且不能与其他套装的零件相互替换。在外套管置入气切口之前，应先将套管芯插入其中。套管芯的末端从外套管出口伸出，以便外套管置入气管内，这是套管芯的唯一作用。套管芯凸出的末端可以遮挡外套管的管腔。当移除套管芯后，应立即置入内套管。若其中某一部件丢失或损坏，整套管件就无法使用了。因此，每一个部件都应该妥善保管，包括套管芯。纯银材质的套管更加要仔细保管，因为其易受压变形。

在置入金属套管前，应仔细检查各个部件。如果内套管需要反复使用，则应在重新置入前对其进行清洗，并清除分泌物。内套管管腔内结痂的黏液不能仅用清水冲洗，还应浸泡在过氧化氢溶液中，用气切套管刷擦洗，并用生理盐水冲洗，以确保所有的分泌物均被清除。如果银制内套管褪色，可以用银抛光剂清洗。

为了防止内套管移位，在重新置入后应将内套管锁定在合适的位置。不同类型套管的锁定方式是不同的，治疗师应该熟悉不同类型套管的用法。若内套管没有被锁定，可能会因患者用力呼气或体位改变而脱出。若患者正在进行机械通气，尤其是完全依赖机械通气时，一旦内套管脱出，应迅速重新插入内套管。

一次性聚氯乙烯（塑料）套管

塑料气切套管经历了 3 次大的改进，这也是其得以广泛应用的原因：在塑料套管内表面应用硅胶可以减少分泌物的结痂和黏附；更容易将安全、可靠、能永久充气的气囊连接到塑料套管上，使其不易滑落、阻塞气切口；成本较低，可以一次性使用。与金属套管套件不同，塑料套管通常有可互换的部件。套管可以有或没有气囊。

带气囊的气切套管主要用于连接呼吸机进行正压通气，形成一个封闭系统（图 39.3），可减少由缺乏神经反射及保护性喉或咽反射导致的误吸风险。可充气气囊位于套管的下部，充气后，气体只能通过套管进出。气囊通常由柔韧的塑料制成，通过纤细的小管注入空气。套管的近端有一个小的"导向气囊"，用于指示气囊是否充气。在将套管置入气管之前，必须检查气囊的充气管口端和"球囊"，以确保没有漏气。充气管口端的 Luer 阀能密封住"导向气囊"。当气囊压超过 25 mmHg 时，一些 Luer 阀会兼有安全阀的功能。

并不是所有的气管切开套管都是一样的。目前市场上有多种供应商、品牌和尺寸可供选择。一部分气切套管是由 Shiley、Bivona、Portex、Tracoe 等公司生产的。品牌的选择有时取决于所在医疗机构的产品，因此需要了解不同种类和型号气切套管的区别（表 39.3）。为确保患者安全并满足临床需求，医疗专业人员和研究人员已对不同品牌和型号的套管进行研究和比较[6]，见表 39.4。

在考虑气切套管型号时，切记型号的大小取决

对气管壁黏膜造成损伤。

无气囊的气切套管

优势	弊端
• 气道内无额外空间供细菌滋生 • 患者使用语音阀时，窒息风险较低 • 通常能够说话 • 离拔管更近了一步	• 在紧急情况下，无法将上呼吸道与下呼吸道分离 • 误吸风险增加

有孔气切套管

有孔气切套管与其他类型的气切套管相似，唯一的区别在于外套管的后角有个孔。某些品牌和类型的有孔气切套管，内套管和外套管均有孔。

优势	弊端
• 允许较大量的气流通过声门、喉部及口腔和鼻腔	• 开孔处肉芽组织增生 • 如果增生的肉芽组织被牵拉，会导致出血 • 很难确保开孔处清洁

其他气道设备

单管型气切套管

优势	弊端
• 简单 • 使用时间更长	• 无内套管 • 无法使用语音阀 • 可能会增加痰栓的风险，因为气道廓清能力下降

在撤机和（或）拔管过程中，还会使用其他的气管切开设备。在气切套管移除后，会使用 Olympic 气切"纽扣"作为临时通路（图 39.4）。这种方法适用于已拔除了气切套管，但仍需要保留气切造瘘口的患者，以便在需要时再次置入套管。COPD 患者最适合使用该装置因其疾病进展可能需要频繁清除气道分泌

物。Olympic 气切"纽扣"不仅为患者提供了通畅的气道，还使其能够发声。此外，市场上还有许多其他可以发声的气切套管可供选择[8]。

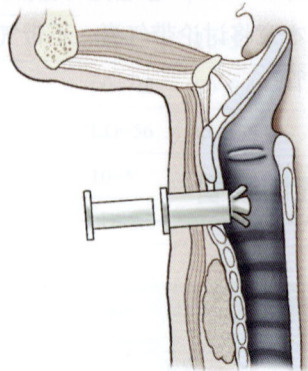

图 39.4 Olympic 气切"纽扣"的尺寸及实际置入位置（摘自 Pierson DJ, Kacmarek RM. *Foundations of Respiratory Care*. Edinburgh, Scotland: Churchill Livingstone;1992.

如果可发声的气切套管无法获取或不适用，语音阀（也称为*单向阀*）是另一种有利于气切套管拔管和恢复生理功能的方法。使用语音阀需满足以下条件：患者的气切套管必须无气囊或能耐受松气囊、分泌物较少且神志清楚。SLP 和呼吸治疗师在评估患者是否适合佩戴语音阀和耐受性方面具有重要作用。语音阀的适应证和禁忌证（未囊括所有）见表 39.5。

在佩戴语音阀前，需要优化患者的气道廓清能力。任何一种单向语音阀安全使用的前提是：患者必须能耐受松气囊，且呼出的气流能通过上气道。如果

表 39.5 语音阀的适应证和禁忌证

适应证	禁忌证
睡眠呼吸暂停	喉切除（部分或全部）
气管软化	喉或气管狭窄
轻度气道狭窄	上气道阻塞
喉部肿瘤（未阻塞）	难以发声
神经肌肉疾病	萎靡不振/难以缓解的疲乏
COPD	COPD 终末期
头部创伤	真性声带麻痹
四肢瘫	喉部肿瘤或肉芽组织增生
呼吸机依赖	分泌物非常多
ALS（根据病情严重程度）	

患者口腔、下咽或喉部积存大量的分泌物，且对分泌物管理能力差，不能有效咳嗽和清除分泌物（甚至部分清除），此时，松气囊会增加患者误吸的风险、降低吸气和呼气流速，导致气道阻塞。与医疗专业团队协作，尤其是 SLP 和呼吸治疗师，可以更好地了解患者佩戴语音阀的风险和获益。应该由医疗专业团队来确定患者是否适合佩戴语音阀，借此来帮助患者改善上呼吸道的气流和感觉，促进分泌物清除，改善咳嗽、发声/言语、嗅觉，还能提高活动能力（如坐起、翻身和平移）。

目前常用的语音阀品牌包括 Montgomery、Tracoe、Shikani 语音阀以及 Passy-Muir 吞咽和语音阀（图 39.5）。大多数语音阀只允许吸气时气流通过，而呼气时气流则改经上呼吸道呼出。必须注意的是，在佩戴语音阀时，需要使用无气囊的气切套管或必须松气囊。呼吸叠加训练（breath stacking exercise）（连续吸气几次，而不呼气）可以在呼气前让更多的空气进入肺部。佩戴语音阀可使上气道相关肌肉力量逐渐恢复，能过渡到有孔气切套管或更小型号的气管切开套管，从而为患者最终拔管做好准备[9]。

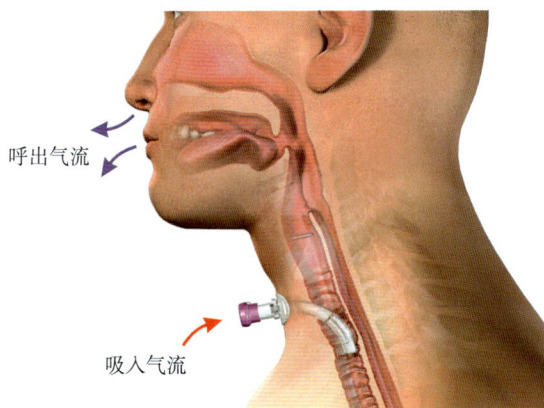

图 39.5　Passy-Muir 语音阀。适合佩戴在标准直径 15 mm 的气切套管上，只允许吸气时气流通过，而呼气时必须通过上气道呼出（Courtesy Passy-Muir.）

语音阀带来的另一个获益是吞咽功能和嗅觉能力的改善。有文献证实，佩戴语音阀能改善患者吞咽时的气道保护能力[10]，但还有一些文献却认为其对防止误吸几乎没有什么益处[11]。需要强调的是，导致误吸的原因多种多样，而需要进行气管切开的患者病情是复杂的。佩戴语音阀可以解决一些误吸

相关问题，但并不是全部。在嗅觉方面，由于气流转经上呼吸道呼出，有助于患者恢复嗅觉功能。语音阀在吞咽和营养方面也有显著的临床价值，因为嗅觉功能的恢复可以促进营养改善和水分摄取[12,13]。与 SLP、呼吸治疗师、注册护士及医生合作是为每位患者制订最佳治疗方案的关键。气管肿瘤、外压或胸腔入口以下气管疾病导致的主气道阻塞仍然是个难题。Montgomery T 管是一种分叉的硅橡胶支架，主要用于维持气管或主支气管损伤患者的气道通畅（图 39.6）。佩戴 T 管时，患者可经鼻和口正常呼吸，并能说话。T 管可以长时间使用，以缓解梗阻或在气道重建术中使用。在长期的临床使用中尚未发现 Montgomery 管路相关不良组织反应[14,15]。

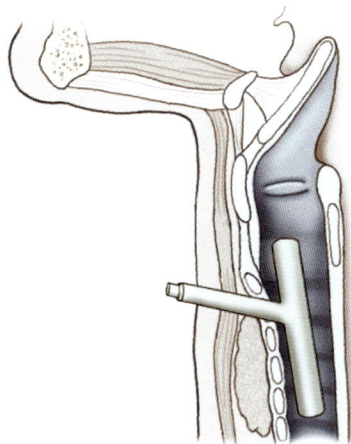

图 39.6　Montgomery T 管（摘 自 Montgomery WW. Manual care of the Montgomery silicone tracheal T tube. *Ann Otol Rhinol Laryngol*.1980;89［Suppl73］:3.）

气道护理

气切套管处敷料和气切套管固定带若被污染，应及时更换，因为切口附近干燥的血液和其他分泌物会促进细菌生长。应定期检查气切处有无出血。当更换新敷料时，可以使用 50% 过氧化氢和无菌生理盐水清洁皮肤。敷料应折叠成合适的尺寸，切勿裁剪，以避免棉绒或磨损的棉线被吸入。厂家提供的敷料最符合这些标准。

在更换气切套管固定带时，最好由一名护士固定套管，而另一名护士更换旧的固定带。在固定带的末端剪掉一个小角，以便穿过套管一侧的侧翼孔。然后

将固定带穿过气切套管的背面，再穿过另一侧的侧翼孔，在患者颈部一侧打一个方结。打结时，将一根手指放在固定带的下方，以避免固定带勒得过紧。

通常情况下，黏膜纤毛的摆动和咳嗽反射能够清理呼吸道。当这些机制失效时，需要采用气道内吸痰、手法辅助咳嗽或咳嗽机来辅助清理。吸痰虽然存在潜在的危险，但在正确的指导和护理下吸痰应该是安全的[16]。使用开放式吸痰装置时，医疗专业人员应注意自我防护。这一过程可能会导致邻近区域内出现气溶胶传播。Ng 等人的研究纳入了 50 名气管插管患者，使用开放式吸痰装置（即在机械通气患者吸痰时，将呼吸机管路从气管切开处或气管插管处断开）[17]。结果显示，人工气道周围 25~168 cm 范围内肉眼可见飞沫分布，进行细菌培养后发现琼脂板上滋生的细菌与吸出痰液相同。这表明在吸痰过程中吸痰操作人员必须佩戴防护眼镜并采取必要的防护措施[17]。

吸痰

在准备吸痰时，应注意以下 3 个阶段（表 39.6）[18,19]。

- 吸痰前准备。
- 吸痰操作过程。
- 吸痰后处理。

开放式与密闭式吸痰装置对比

机械通气患者可以通过断开呼吸机管路进行吸痰（开放式吸痰装置），也可以直接连接呼吸机管路进行吸痰（密闭式吸痰装置）。研究表明，密闭式吸痰装置能更好地维持生命体征稳定，减少血氧饱和度下降和心律失常的风险[20-23]。

吸痰阶段

向患者耐心讲述吸痰操作，有助于减轻其焦虑情绪并增强合作。术后患者吸痰前可适当用药，以减轻咳嗽引发的疼痛。嘱患者尽量保持冷静和平和的心态。

在整个操作过程中，应严格遵守无菌操作原则，每次吸痰时都要使用无菌手套和一次性无菌吸痰管。

若无禁忌证，患者应处于适当体位：经鼻 – 气管

表 39.6	吸痰的 3 个阶段
吸痰前	对患者进行评估、准备以及保证氧合水平，均是非常重要的。合适的吸痰管型号将在后面的章节讨论
吸痰阶段	准确地将吸痰管插入适当的深度，且必须严格控制吸痰的持续时间 必须明确吸痰管需要来回进出多少次 通过监测 ECG 和脉搏血氧饱和度，来确定其对吸痰的耐受性
吸痰后	需要对患者进行安抚，并使其处于舒适的体位 如果必须使用开放式吸痰装置，吸痰后重新连接呼吸机或吸痰前的氧疗设备

和（或）口咽部吸痰时，采取床头抬高 60°~70° 的 Fowler 体位（图 39.7A），或颈部过伸的半 Fowler 体位，床头抬高约 45°（图 39.7B）。气管切开或气管插管患者取仰卧位（图 39.7C）。

在为气切套管气囊放气之前，需要经口咽部吸痰。护士不应用同一根吸痰管先吸引口咽部，后吸引气管，但可以用同一根吸痰管先吸引气管，后吸引口咽部。

吸引的持续时间是非常重要的，每次持续时间应控制在 5~10 秒以内，以避免患者缺氧。

长时间的吸痰可能会导致突发心律失常或心脏骤停。可通过屏住呼吸并记录不适感的时间来估算吸痰时间，这对依赖呼吸机辅助通气的患者来说非常重要。

使用负压尽可能低的设备（低于 120 mmHg），且该设备仍能满足对气切套管的吸痰需求。负压值设置越高，损伤气管黏膜的风险就越大。操作时应小心，勤加练习，避免吸引管路或吸痰管扭结缠绕。当负压过大并突然释放时，可能会意外吸出部分气道黏膜。

插入吸痰管时应轻柔操作，戴无菌手套和注意无菌操作原则。如果有分泌物喷溅的风险，应常规佩戴护目镜。应先用无菌生理盐水或水溶性凝胶湿润吸痰管。在吸痰管向下进入气道的过程中，不应进行抽吸。应正确的插入吸痰管，当吸痰管触及隆突时，可能会刺激咳嗽（图 39.8A）。此时，应立即回撤管路 1cm（图 39.8B），然后再开始抽吸。抽吸时不要上下来回移动导管。仅在回撤吸痰管的过程中进行抽吸，

回撤时旋转管路会增加吸引的范围，增加与气管和气切套管的接触面积（图 39.9）。

由于支气管的解剖特点，吸引左主支气管会比较困难。以前的观点认为，将患者的头部转向右侧有利于左主支气管吸引。Kirimli[24] 以及 Panacek 等 [25] 人的研究表明，最好使用 Coudé 尖端导管来抽吸左主支气管，其插入气道后，弯曲的尖端会指向左主支气管。即便如此设计，插入也是有困难的，必要时可使用听诊器听诊，以确保完全插入进行吸引。

由于右主支气管与主气道的夹角更为陡直，吸引右主支气管会更容易，一般使用直吸痰管即可完成。深度吸痰是非常少见的，一般当管路触及隆突时，在抽吸之前要回撤管路。

过度吸痰是有害的，应根据患者病情确定需要吸痰的频率。吸痰不应该是常规执行，而是应该按需进行 [26,27]。应通过听诊和对患者的临床观察来评估是否需要吸痰，只有在患者需要时才会进行 [28]。每次吸痰后应让患者休息和呼吸，必要时在进行深部抽吸前为患者辅助通气几分钟。记住，每次抽吸不仅会吸引分泌物，也会吸引空气。建议使用 100% 纯氧充分

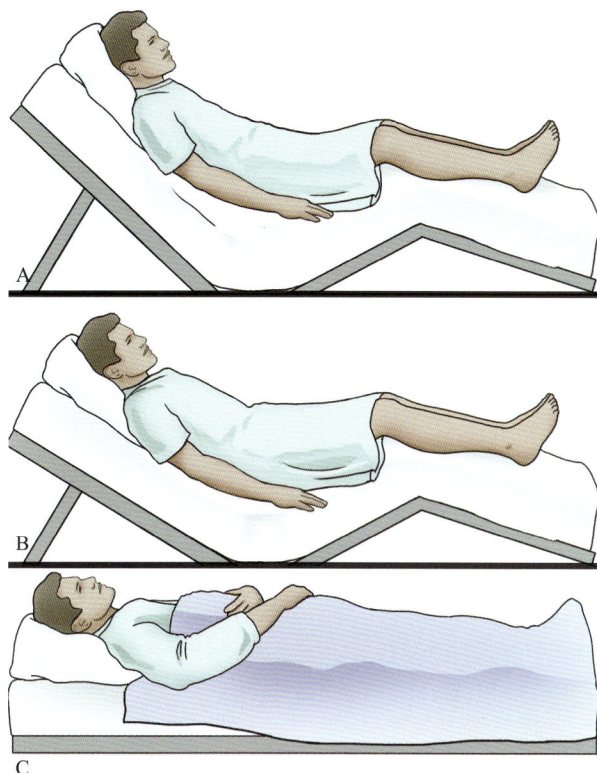

图 39.7　吸痰时的体位。A. Fowler 体位；B. 半 Fowler 体位；C. 仰卧位

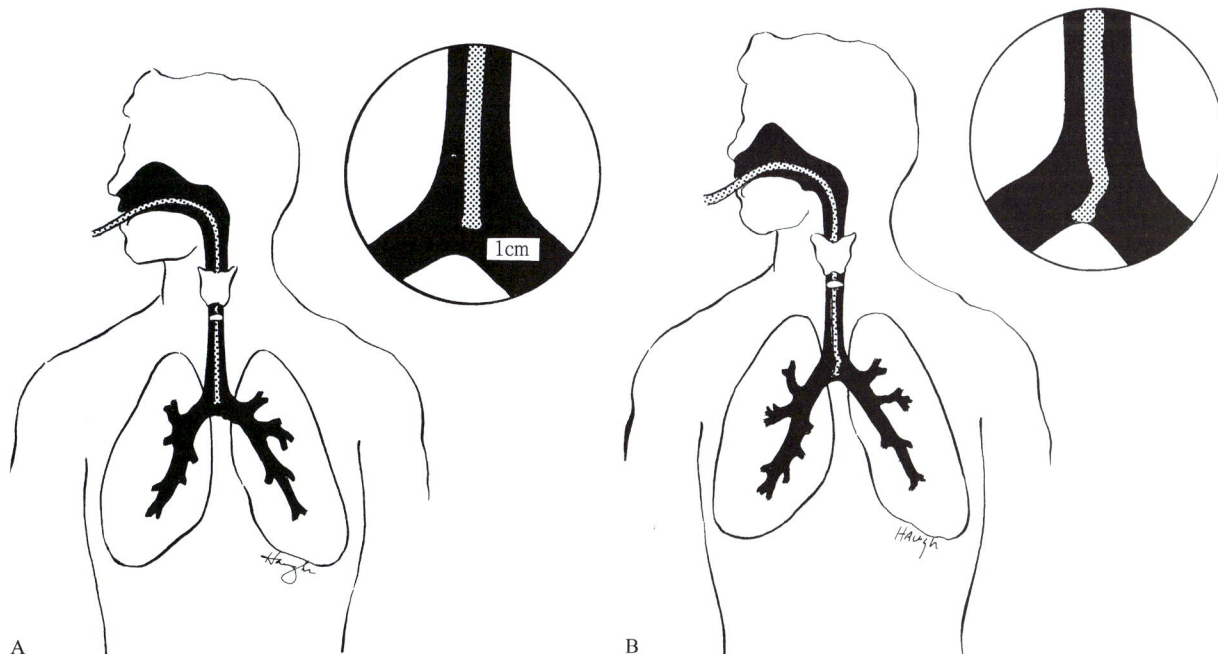

图 39.8　吸痰操作。A. 当吸痰管触及隆突时，会诱发咳嗽（患者的咳嗽反射）；B. 当吸痰管触及隆突，应先回撤 1 cm，再进行抽吸

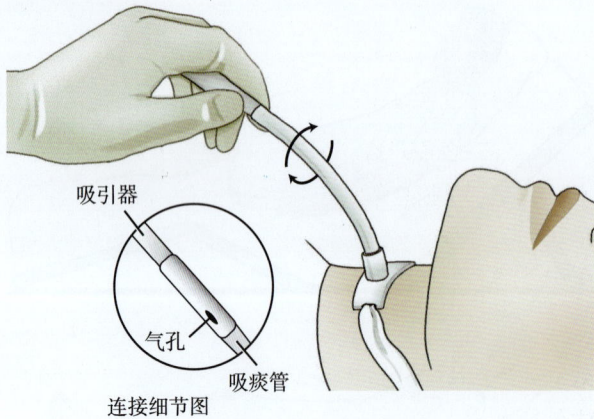

吸引器

气孔

吸痰管

连接细节图

图 39.9　在回撤吸痰管的过程中应旋转管路以增大抽吸范围

氧合，这样效果更好，并发症更少。以前曾推荐过度通气，但研究已证实其不必要，充分氧合才是关键因素 [29,30]。

并发症

气管内吸痰的并发症包括低氧血症、心律失常、支气管痉挛和感染。

低氧血症： 吸痰会导致低氧血症，因为吸痰会将气道内的氧气吸出，进而导致组织缺氧。为了避免这个问题，患者应该给予 100% 纯氧充分氧合，共 3~5 次呼吸。这可以在呼吸机上完成，而无须断开管路。

心律失常： 心律失常（如室性期前收缩、心动过缓和心动过速）可以通过吸入 100% 的氧气，即充分氧合来避免。如果监测器上出现任何心律失常，应立即停止吸痰，并增加吸氧浓度，直至氧合稳定和增加。

支气管痉挛： 在吸痰前使用支气管扩张剂（如沙丁胺醇）可以有效地预防支气管痉挛。

感染： 吸痰时使用无菌手套和无菌吸痰管，遵守无菌原则，可以降低感染的风险。

经人工气道吸痰

经鼻咽途径

当昏迷患者需要频繁且深度地进行鼻咽部吸痰时，使用鼻咽导气管（nasopharyngeal airway, NPA）可减轻因吸痰管频繁进出而造成的创伤。NPA

是一种柔软的乳胶管，为经鼻咽部吸痰提供了方便进入气道的通路。患者的鼻和咽部黏膜受到了保护，从而使吸痰变得更加舒适。此外，纤维支气管镜可借此进入气道。

经气管插管或气切套管吸痰

经气管插管或气切套管吸痰均需注意无菌原则，通常不需要润滑管路，除非出现了很难进入套管的情况。

无菌吸痰　经人工气道进行正确的无菌吸痰，可能是患者最重要的和最关键的治疗手段，因为这可清除堵塞气道的分泌物。如果吸痰操作不正确，可能会对患者造成生理和心理上的创伤。

正确的无菌吸痰所必需的设备包括合适的机械设备、连接管、无菌手套、无菌生理盐水、吸痰管、敷料及根据标准预防措施所需的护目镜。必须记住，在吸痰过程中，患者的气道会被部分堵塞。因此，吸痰管的直径不应超过套管内径的一半；如果吸痰管过粗，可能会完全堵塞气道。

确定吸痰管型号的一种方法是将气切套管的型号数值增加一倍，并加上 2。例如，如果患者佩戴 6 号的气切套管，计算方法如下：6+6=12,12+2=14。因此，可用于抽吸 6 号气切套管的吸痰管最大型号是 14 号。气切套管型号适合的吸痰管型号，详见表 39.7。

吸痰管进入咽部抽吸后，随后不应再进入人工气道抽吸，但已对人工气道抽吸的管路是可以进入咽部抽吸的。无菌原则对于降低感染的风险至关重要，理想情况下，只能使用一次性吸痰管。

外科手术后的患者可能每隔几分钟就需要吸痰 1 次，这是因为气管插管和手术创伤引起的反射机制，会导致气道内分泌物增多。通常，护士或治疗师通过观察患者的皮肤颜色、呼吸频率、呼吸音和脉搏血氧饱和度，来确定目前气道内分泌物的量。气管或主支气管内痰液增多时会出现粗糙的、咕咕的呼吸音。听诊到细水泡音大多提示痰液位于外周支气管（即在肺泡腔内）。如果潴留分泌物未被清除，会导致呼吸频率和心率增加，影响氧和二氧化碳的有效交换，从而出现发绀和低热。

表 39.7　儿科气切套管对照卡	
气切套管型号	推荐的吸痰管型号
儿童气切套管	
00PT	6.5F
0PT	6.5F
1PT	8F
2PT	8F
3PT	10F
4PT	10F
新生儿气切套管	
00NT	6.5F
0NT	6.5F
1NT	6.5F
单管路气切套管（single-cannula tracheostomy，SCT）	
5SCT	10F
6SCT	12F
7SCT	14F
8SCT	14F

摘自 Warnoch C,Porpora K.A pediatric trache card: transforming research into practice. *Pediatr Nurs*. 1994;20:186-188.

经人工气道吸痰过程

经人工气道吸痰之前，临床医生应采取与无人工气道吸痰相同的准备措施，包括无菌技术操作。

- 利用简易呼吸器，在 3~5 个呼吸周期内提供 100% 的氧气，使其充分氧合。
- 使患者的颈部处于伸展位。
- 用无菌生理盐水或水溶性凝胶润滑导管。
- 将吸痰管（没有负压的情况下）缓慢向上向后插入，直到遇到阻力（气管隆突）为止。
- 当触及隆突时，患者会出现咳嗽，除非咳嗽反射减弱。
- 将管路从气管隆突处稍微向后撤，然后以不超过 120 mmHg 的负压，边回撤、边旋转管路进行抽吸。
- 抽吸总的持续时间应控制在 10~15 秒内。一个很好的估算时间方法是在吸痰期间治疗师屏住自己的呼吸（因为患者也无法呼吸）。这能让治疗师与患者感同身受。
- 允许患者休息几秒，然后再次为患者预吸氧。

- 如有必要，请重复多次检查患者的呼吸音，以清除更多的分泌物。
- 进行咽部吸引。
- 观察患者并监测有无心律失常。
- 使用脉搏血氧仪监测血氧饱和度。

生理盐水滴注

不推荐滴注生理盐水。研究表明，这种做法是无效的，且可能会引起不良反应和气道不适（如咳嗽、支气管痉挛）。此外，滴注生理盐水也会加重感染，不推荐使用 [31,32]。

拔除气管插管 / 气切套管

拔除气管插管 / 气切套管是指移除人工气道。一般来说，当建立人工气道的病因不再存在时，就可以进行这项操作。在某些情况下，拔除人工气道可以促进气道廓清，防止误吸。这可以通过密切监测和护理气切套管来预防 [33-35]。在拔管前，应帮助患者恢复经过上气道的正常呼吸模式。对患者来说，这可能是一个相当恐惧、焦虑的阶段，因为他们已经习惯了经气切处呼吸，当被要求恢复到正常的呼吸模式时，会感到不安。这一"再学习"的过程可以在医生的指导下完成，方法是每隔 1~2 天堵塞套管开口的部分管腔，并逐渐延长堵塞的时间，直到患者能够耐受完全封闭套管开口。有时候患者会觉得费力，类似于通过"吸管"在呼吸。

当要封闭带气囊的气切套管开口时，必须先松气囊。如果不这样做，因套管开口的封闭，患者的气道会被完全堵塞。

有孔气切套管有助于拔除气切套管，可能比使用带气囊的套管更有效，它们实际上并不像带气囊的套管那样会增加气道阻力。有孔气切套管还可以让患者说话和尝试咳嗽来清除分泌物。其他用于拔管的装置包括 Olympic 气切"纽扣"和 Passy-Muir 语音阀。Olympic 气切"纽扣"不仅可提供吸痰的通道，还可在必要时重新置入气切套管。Passy-Muir 语音阀有助于上气道肌肉恢复正常，从而可以减小气切套管型号，最终达到堵管和拔管的目的。在拔管过程中使用以上任何一种设备时，都必须仔细观察和记录患者的通气情况。

拔管后应继续密切监测患者病情。拔除气切套管后，用蝶型胶带将切口两侧皮肤边缘贴合固定几天，直到切口愈合。在切口愈合的过程中，空气会从切口流出，降低患者的咳嗽效果。应告知患者，从部分愈合的气切口发出噪声是正常的，该区域有少许分泌物时，应予以清除。应指导患者在咳嗽时，手指对准切口处按压无菌敷料，直到切口完全愈合。

总结

人工气道在临床中应用广泛，医疗专业团队需要熟练掌握其使用技巧，以确保患者舒适。应进行严密的观察，并持续采取措施预防呼吸道感染和意外拔管。应进行全面培训和指导，以确保患者和医疗专业团队在吸痰过程中的安全性。掌握人工气道的适应证有助于确定何时不再需要人工气道。如果患者需要终身使用气切套管，应指导患者、家属及照护人员进行气道廓清及吸痰。

复习题

（1）气切套管置入后会带来哪些生理性改变？

（2）讨论人工气道患者可能会出现的社会心理问题。

（3）什么时候可以佩戴语音阀？气囊的位置在哪里？跨专业医疗团队的成员有哪些？他们各自的角色和职责是什么？

（4）气切套管的类型能说明患者的哪些医疗状况？

（5）气管切开后的患者由谁来主管？

（6）治疗团队如何教会气管切开患者进行自我照护？

（7）因上气道堵塞而置入气切套管的患者，其急救期、急性期和长期治疗方案有什么不同。

参考文献

1. Jackson C. Tracheostomy. *Laryngoscope.* 1909;18:285–290.
2. St. John RE, Malen JF. Contemporary issues in adult tracheostomy management. *Crit Care Nurs Clin NorthAm.* 2004;16:413–430.
3. Chipps E, Carr M, Kearney R, et al. Outcomes of an oral care protocol in postmechanically ventilated patients. *Worldviews Evid Based Nurs.* 2016;13(2):102–111.
4. Klompas M, Speck K, Howell MD, Greene LR, Berenholtz SM. Re- appraisal of routine oral care with chlorhexidinegluconate for patients receiving mechanical ventilation: systematic review and meta-analysis. *JAMA Intern Med.* 2014;174(5):751–761.
5. Dailey RH, Simon B, Young GP, et al. Airway maneuvers. In: *The Airway Emergency Management.* St. Louis, MO: Mosby; 1992.
6. Ahma I, Loveland RC, Rangasami J. Variability in tracheostomy tubes. anaesthesia: peri-operative medicine. *Crit Care Pain.* 2007; 62(5):535.
7. Crabtree Goodnough SK. Reducing tracheal injury and aspiration. *Dimens Crit Care Nurs.* 1988;7:324–331.
8. Fitsimones L. Tracheostomy and ventilator speaking valves. *Vital Signs.* 2003:6–8.
9. Pierson DJ, Kacmarek RM. *Foundations of Respiratory Care.* New York, NY: Churchill Livingstone; 1992.
10. Suiter DM, McCullough GH, Powell PW. Effects of cuff deflation and one-way tracheostomy speaking valve placement on swallow physiology. *Dysphagia.* 2003;18(4):284–292.
11. Ongkasuwan J, Turk CL, Rappazzo CA, Lavergne KA, Smith EO, Friedman EM. The effect of a speaking valve on laryngeal aspiration and penetration in children with tracheotomies. *Laryngoscope.* 2014;124(6):1469–1474.
12. Elpern EH. Effect of the Passy-Muir valve on pulmonary aspiration in adults with tracheostomies. *Chest.* 1999;116(4 Suppl 2):365S.
13. Lichtman SW, Birnbaum IL, Sanfilippo MR, et al. Effect ofatracheostomy speaking valve on secretions, arterial oxygenation and olfac- tion: a quantitative evaluation.*J Speech Hear Res.* 1995;38:549–555.
14. Wahidi MM, Ernst A. The Montgomery T-tube tracheal stent. *Clin Chest Med.* 2003;24:437–443.
15. Montgomery WW. Manual of care of the Montgomery silicone trachealT-tube. *Ann Otol RhinolLaryngol.* 1989;89(Suppl 73):3.
16. Dean B. Evidence-based suction management in accident and emergency vital component of airway care. *Accid Emerg Nurs.* 1997;5: 92–98.
17. Ng KS, Kumarasinghe G, Inglis TJ. Dissemination of respiratory secretions during tracheal tube suctioning in an intensive care unit. *AnnAcad Med Singapore.* 1999;28:178–182.
18. Day T, Farnell S, Wilson-Barnett J. Suctioning: a review of current research recommendations. *Intensive Crit Care Nurs.* 2002;18:79–89.
19. AARC Clinical Practice Guideline. *Nasotracheal Suctioning— Revision and Update.* Irving, TX: American Association for Respiratory Care; 2004.
20. KalynA, Blatz S, Feuerstake S, et al. Closed suctioning of intubated neonates maintains better physiologic stability: a randomized trial. *J Perinatol.* 2003;23:218–222.
21. Lee CK, Ng KS, Tan SG, et al. Effect of different endotracheal suctioning systems on the cardiorespiratory parameters of ventilated patients. *AnnAcad Med Singapore.* 2001;30:239–244.
22. Johnson KL, Kearney PA, Johnson SB, et al. Closed versus open endotracheal suctioning: costs and physiologic consequences. *Crit*

CareMed. 1994;22:658–666.

23. Grossi SA. Closed endotracheal suction system for the prevention of hypoxemia. *Rev Esc Enferm USP.* 1995;29:25–33.

24. Kirimli B, King JE, Pfaeffle HH. Evaluation of tracheobronchial suction technique.*J Thorac Cardiovasc Surg.* 1970;59:340–344.

25. Panacek EA, Albertson TE, Rutherford WF, et al. Selective left endo- bronchial suctioning in the intubated patient. *Chest.* 1989;95:885–887.

26. Wood CJ. Endotracheal suctioning: a literature review. *Intensive Crit Care Nurs.* 1998;14:124–136.

27. Gilbert M. Assessing the need for endotracheal suction. *Paediatr Nurs.* 1999;11:14–17.

28. Carroll P. Safe suctioning PRN. *RN.* 1994;57(5):32–37.

29. Grapp MJ. Endotracheal suctioning: ventilator vs. manual delivery of hyperoxygenation breaths. *Am J Crit Care.* 1996;5:192–197.

30. Pritchard M, Flenady W, Woodgate P. Preoxygenation for tracheal suctioning in intubated, ventilated newborn infants. *Cochrane Database Syst Rev.* 2001;3:CD000464.

31. McKelvie S. Endotracheal suctioning. *Nurs Crit Care.* 1998;3: 244–248.

32. Akgul S, Akyolcu N. Effects of normal saline on endotracheal suctioning. *J Clin Nurs.* 2002;11:826–830.

33. Ross 2003.

34. Bach JR. Indications for tracheostomy and decannulation oftracheos- tomized ventilator users. *Monaldi Arch Chest Dis.* 1995;50:223–227.

35. Hess D, Altobelli NP. Tracheostomy tubes. *Respir Care.* 2014;59(6): 956–973.

附录 A

国际心脏康复标准流程

心脏康复流程	
目的	增加功能性能力 重新安全地开展职业活动和娱乐活动 让患者恢复积极和富有成效的生活方式 提高与健康相关的生活质量 提高缺血阈值并且减轻心绞痛等症状体征 减轻对心绞痛疾病进展和过早死亡的恐惧 避免卧床 / 急性发病的消极心理生理影响 维护心理健康，减少焦虑和沮丧 通过对患者及其家属的培训，使他们采用健康的生活方式，从而减少危险因素 阻止动脉粥样硬化和心血管疾病的进一步恶化 促进动脉粥样硬化和心血管疾病病程的逆转 降低再次心肌梗死和猝死的风险 帮助患者实现一种安全和有效的家庭锻炼方式或活动计划 沟通：为医师确定药物疗效提供参考
地点	住院部和门诊部 门诊物理治疗诊所 健身和健康设施场所 学校或者社区体育馆
人群对象	内科患者，如心肌梗死、心肌病、心力衰竭患者 外科患者，如冠状动脉搭桥、心脏瓣膜置换、左心室辅助装置、心脏移植、心肺移植术后患者 伴有心律失常和植入心脏起搏器的患者 患有周围性血管疾病的患者 患有血管疾病患者的一级或二级预防风险预测（心脑血管的状况）
潜在参与者	医师、心脏保健师、相关物理治疗师 社区卫生人员 广告、社会媒体、市场项目相关人员

心脏康复流程	
心脏康复的构成要素 / 二期预防计划（现场治疗或远程治疗）	患者评估 活动咨询 运动训练 高血压管理 血脂管理 戒烟 体重管理 2 型糖尿病管理 营养咨询 社会心理管理
康复前评估	患者的用药史和病历审查 患者的目标以及转变生活方式意愿的评估 症状评估 心脏病的风险评估和危险分层 体格检查和系统评估 诊断性检查，如心电图、断层扫描（包括肺功能检查和血氧饱和度测定） 血管评估（心血管、脑血管和外周血管） 肌肉骨骼系统评估 营养评估 社会心理评估 运动测试评估
门诊第二阶段心脏康复计划时间	低风险的患者：6~18 期会诊或术后 30 天 中风险的患者：12~18 期会诊或术后 60 天 高风险的患者：18~30 期会诊或术后 90 天 门诊就诊频率：患者来源和单项流程结构可能差别很大
相关人员	内科主任 项目负责人 患者护理协调员 心脏康复专家 物理治疗师或有心血管和呼吸护理经验的护士 卫生保健咨询师 营养师或营养学家 糖尿病咨询顾问 心理学家 社会工作者或者顾问 卫生教育人员 作业治疗师 药剂师 其他运动专家
运动评估	评估前流程 知情同意 患者情况介绍和指导 静息心电图 静息生命体征 运动测试模式和方案 规范和优化布鲁斯跑台方案 规范和优化 Balke-Ware 跑台方案 美国空军学院航空航天医学院（USAFSAM）跑台方案 增量循环测力计方案 跑台或功率自行车测力计方案

续表

心脏康复流程	
运动评估	个性化、特定模式化方案
	标准化、次极量运动测试方案
	临床次级量运动耐量实验
	职业工作模拟测试
	运动测试方法
	心率和血压
	监测心血管危害的症状及表现
	血氧饱和度测定
	心电监护
	主观用力程度、呼吸困难、心绞痛、疲劳、间歇性跛行疼痛
	测试耗氧量、无氧阈和每分通气量
	运动监测与成像模式
	放射性核素显像负荷试验
	运动超声心动图
	工作人员资质和医务监督要求
训练干预措施	有氧运动或耐力训练
	抗阻训练
	灵活性训练
	放松训练
	工作模拟训练
教学	根据每位患者的需要分别详述诊断结果、健康状况、合并症、生活方式，以及职业、娱乐、生活环境
	教授方法和注意事项
	文化适宜性
	读写方面的能力
	小组课程
	一对一咨询
	为自学打印材料
	在线教育课程
	在运动锻炼过程中一对一咨询
	教学内容
	普通心血管解剖和生理
	血管疾病的病理生理学（心血管、脑血管和外周血管）
	体格检查过程的解释
	慢性心脏疾病自我管理的总体原则
	心血管药物
	减少久坐的时间
	运动和身体活动
	营养和健康管理
	血管疾病的风险因素（心脏、脑血管和外周血管）
	减轻压力和放松的技巧
自我管理	居家心脏康复
	门诊初步评估和随访的居家项目
	基于互联网的居家运动和监测
	基于互联网的交互式教学
	社会支持网络
效果	以患者为中心的治疗效果
	峰值耗氧量的增加或体力劳动能力提升
	减轻心绞痛或劳力性呼吸困难等症状
	减少危险因素，包括戒烟和降低血压

心脏康复流程	
效果	控制血糖、血脂改善、体重和身体成分优化 改进功能性能 重返工作和娱乐活动 居家和社区的体力活动增加 改善与健康相关的生活质量 服药情况和需求 患者满意度 患者依从性 减少医疗资源的使用 死亡率和发病率的数据统计
设施注意事项	足够的空间活动 紧急通道和定期测试紧急呼叫系统 适宜的温度和湿度 为水合作用提供干净的水资源 患者记录的隐私性和机密性 卫生间、更衣室和淋浴设施
器材注意事项	高品质的商用健身器材 有氧训练设备 跑台、功率自行车、测力计、椭圆机训练器 四肢联动器、上肢训练器 跑道竞走 阻力训练设备 重量训练器械和重量拉力器 阻力带、握力器 自由重量器械和哑铃、杠铃 检测和监测设备 跑台、循环测力计和其他健身器械 心电监测系统 血压计 心脏疾病分级听诊器 主观劳累程度、呼吸困难、心绞痛、疲劳、间歇性跛行疼痛的评定量表 校准重量范围 定期保养和校准
紧急事件处理	紧急抢救设备和急救车 所有人员都有心脏生命支持的训练和认证 适当的医疗监督 应急措施和程序 常规应急流程和演习
质量管理	详细的措施和程序手册的定期审查 人员能力的评估 患者满意度的评估 治疗效果的评估 审查医疗记录和文档 通过强制性的监管机构审查设施和程序

参考文献

American Association of Cardiovascular and Pulmonary Rehabilitation. *Cardiac Rehabilitation Resource Manual.* Champaign, IL: Human Kinetics; 2006.

American Association of Cardiovascular and Pulmonary Rehabilitation. *Guidelines for Cardiac Rehabilitation and Secondary Prevention Programs.* 4th ed. Champaign, IL: Human Kinetics; 2004.

Balady GJ, Ades PA, Comoss P, et al. Core components of cardiac rehabilitation/secondary prevention: a statement for healthcare professionals from the American Heart Association and the American Association of Cardiovascular and Pulmonary Rehabilitation. *Circulation.* 2008;102:1069–1073.

British Association for Cardiovascular and Prevention and Rehabilitation. The BACPR standards and core components for Cardiovascular disease prevention and Rehabilitiation, 3rd ed, 2017. Available at http://www.bacpr.com/resources/6A7_BACR_ Standards_and_Core_ Components_2017.pdf

Goble AJ, Worcester MUC. *Best Practice Guidelines for Cardiac Rehabilitation and Secondary Prevention,* Victoria, Australia: Department of Human Services Victoria; 1999.

Scottish Intercollegiate Guidelines Network (SIGN). *Cardiac Rehabilitation: A National Clinical Guideline.* SIGN Publication No. 57, Edinburgh, Scotland: Scottish Intercollegiate Guidelines Network; 2002.

Wenger NK, Froelicher ES, Smith LK, et al. *Cardiac Rehabilitation. Clinical Practice Guideline Number 17.* AHCPR Publication No. 96-0672. Rockville, MD:, U.S. Department of Health and Human Services, Public Health Service, Agency for Health Care Policy and Research and the National Heart, Lung, and Blood Institute; 1995.

附录 B

国际呼吸康复标准流程

呼吸康复流程	
目的	将症状（尤其是呼吸困难）减轻至可控的水平 优化功能的能力 增加工作和娱乐活动的参与度 提高与健康相关的生活质量 通过稳定或逆转疾病来降低医疗费用 维护心理健康，减少焦虑和抑郁 通过患者及其家属的教育和行为改变来降低风险因素 制订并帮助患者实施安全有效的家庭运动／活动计划 沟通：向转诊医生提供关于药物治疗效果的反馈
地点	住院部和门诊部 门诊物理治疗诊所 健身和健康设施场所 学校或社区体育馆 可与心脏康复计划结合使用
人群对象	患有慢性肺疾病的患者，包括囊性纤维化、哮喘、支气管扩张、闭塞性细支气管炎和限制性肺疾病（如肺间质纤维化） 由呼吸症状引起的相关活动和参与能力受限的患者 急性加重后的慢性肺疾病患者 胸部手术、肺减容手术或肺移植后的手术患者
其他人员	医师、呼吸专业人员、心脏保健师、物理治疗师 广告、社会媒体、市场项目相关人员 社区卫生人员
呼吸康复计划的组成部分 （现场治疗或通过卫星 设备远程治疗）	患者评估 运动咨询 戒烟指导

	呼吸康复流程
呼吸康复计划的组成部分（现场治疗或通过卫星设备远程治疗）	运动训练 心理社会管理 体重管理 营养咨询 血脂管理 高血压管理 糖尿病管理
康复前评估	患者病史和病历回顾 评估患者的目标和对生活方式改变的准备情况 症状评估 体格检查和系统评估 诊断性检查，如肺功能检查、血氧饱和度测定、心电图、心脏检查 血管评估（心血管、脑血管和外周血管） 肌肉骨骼系统评估 营养评估 社会心理评估 运动测试评估
门诊呼吸康复计划的时间	参与呼吸康复在 6~12 周有显著成效 长期呼吸康复产生持续的好处大于短期成效 根据患者呼吸康复计划、可利用资源、个体差异，门诊访问的频率可能会有所不同
相关人员	内科主任 项目负责人 患者护理协调员 呼吸康复专家 物理治疗师、呼吸治疗师或专业护士 卫生保健咨询师 营养师或营养学家 心理学家 社会工作者或者顾问 卫生教育人员 作业治疗师 药剂师 其他运动专家
运动评估	目标 测试运动能力，以确定运动处方、结果评估和目标设定的基线 检测运动引起的低氧血症 筛查运动引起的支气管痉挛 筛查心脏疾病的体征或症状 预估过程 知情同意 患者情况介绍和指导 肺功能检查 静息血氧饱和度测定 静息呼吸困难评分 静息生命体征 静息心电图 吸入支气管扩张剂的管理 运动测试模式和方案 6 分钟步行测试 递增往返测试

续表

	呼吸康复流程
运动评估	耐力往返步行测试 递增负荷跑台运动方案，如标准或修改布鲁斯跑台方案、Balke-Ware 或 USAFSAM 跑台方案 增量循环测力计方案 跑台或功率自行车测力计增加方案 个性化，特定模式化方案 标准化次极量运动测试方案 临床次级量运动耐量实验 职业工作模拟测试 运动测试方法 血氧饱和度测定 心率和血压 监测心血管疾病的症状及表现 心电监护 呼吸困难、心绞痛、疲劳等分级 测试耗氧量、无氧阈和每分通气量 工作人员资质和医疗监督要求
训练干预措施	有氧运动或耐力训练 抗阻训练 灵活性训练 呼吸肌训练 放松训练 工作模拟训练
教学	根据诊断结果、健康状况、合并症、生活方式、职业 / 娱乐 / 家庭环境等因素，针对每位患者的需求进行治疗 教授方法和注意事项 文化适宜性 读写方面的能力 小组课程 一对一咨询 为自学打印材料 在线教育课程 在运动锻炼过程中一对一咨询 教学内容 正常肺部解剖和生理学 慢性肺部疾病的病理生理学 体格检查的过程解释 治疗药物和呼吸设备 慢性肺部疾病自我管理的一般原则 控制呼吸方法 分泌物清除技术 减少久坐的时间 锻炼和体育活动 营养和体重管理 呼吸系统疾病的风险因素和戒烟 压力减轻和放松技巧
自我管理	居家呼吸康复 门诊初步评估和随访的居家项目 基于互联网的家庭运动和监测 基于互联网的交互式教学 社会支持网络

续表

呼吸康复流程	
效果	以患者为中心的治疗效果
	峰值耗氧量的增加或体力劳动能力提升
	症状减轻
	减轻风险因素，包括戒烟、增强对血压和血糖的控制、血脂监测、体重和身体成分优化
	改进功能性能
	居家和社区的体力活动增加
	改善与健康相关的生活质量
	服药情况和需求
	程序性能的措施
	患者满意度
	患者依从性
	减少医疗资源的使用
	死亡率和发病率的数据统计
设施注意事项	足够的空间活动
	低人流量走廊行走测试
	紧急通道和定期测试紧急呼叫系统
	适宜的温度和湿度
	为水合作用提供干净的水资源
	患者记录的隐私性和机密性
	卫生间、更衣室和淋浴设施
器材注意事项	高品质的商用健身器材
	有氧训练设备
	跑台、功率自行车、测力计、椭圆机训练器
	四肢联动器、上肢训练器
	跑道竞走
	阻力训练设备
	重量训练器械和重量拉力器
	阻力带、握力器
	自由重量器械和哑铃、杠铃
	检测和监测设备
	跑台、循环测力计和其他健身器械
	心电监测系统
	血压计
	心脏疾病分级听诊器
	主观劳累程度、呼吸困难、心绞痛、疲劳、间歇性跛行疼痛的评定量表
	校准重量范围
	氧气输送设备
	定期保养和校准
紧急事件处理	紧急抢救设备和急救车
	所有人员都有心脏生命支持的培训并获得认证
	适当的医疗监督
	应急措施和程序
	常规应急流程和演习
质量管理	详细的措施和程序手册的定期审查
	人员能力的评估
	患者满意度的评估
	治疗效果的评估
	审查医疗记录和文档
	通过强制性的监管机构审查设施和程序

参考文献

Abramson MJ, Crockett AJ, Frith PA, McDonald CF. COPDX: an update of guidelines for the management of chronic obstructive pulmonary disease with a review of recent evidence. *Med J Australia.* 2006;184:342–334.

American Association of Cardiovascular and Pulmonary Rehabilitation. *Guidelines for Pulmonary Rehabilitation Programs.* 4th ed. Champaign, IL: Human Kinetics; 2011.

Marciniuk DD, Brooks D, Butcher S, et al. Optimizing pulmonary rehabilitation in chronic obstructive pulmonary disease—practical issues: a Canadian Thoracic Society Clinical Practice Guideline. *Can Resp J.* 2010;17:159–168.

Nici L, Donner C, Wouters E, et al. American Thoracic Society/European Respiratory Society Statement on Pulmonary Rehabilitation. *Amer J Respir Crit Care Med.* 2006;173:1390–1413.

Ries AL, Bauldoff GS, Carlin BW, et al. Pulmonary rehabilitation. Joint ACCP/AAVCPR evidence-based clinical guidelines. *Chest.* 2007;131:4S–42S.

Troosters T, Casaburi R, Gosselink R, Decramer M. Pulmonary rehabilitation in chronic obstructive pulmonary diseases. *Amer J Respir Crit Care Med.* 2005;172:19–38.

附录 C

原发性心血管系统、呼吸系统及内分泌系统疾病患者的运动测试和运动处方

基础活动和运动状态与最佳健康状况具有一致性：在最大程度上，每天的体力活动和结构化运动取决于个体基本身体活动的要求（例如，体力劳动者可能足够强壮，不需要一个结构化的锻炼计划；而久坐的办公室文员，一个结构化的锻炼计划可能是优先需要的）。

能够使身体获得最大健康效益的每日运动需求量。

- 减少久坐时间（尤其是面对屏幕，如看电视和使用电脑）。
- 增加低等至中等强度有规律的体力活动时间（在理想状态下应将运动与日常生活活动相结合，如爬楼梯、步行/蹬车、工作，以及娱乐和休闲活动）。

为一个看似健康的人制订结构化的运动计划，其运动参数可参照有轻度症状和体征的慢性疾病患者，以获得最大的健康效益。

拉伸运动

- 每次运动开始前和结束后进行 5~10 分钟的热身/拉伸（如有氧运动和力量训练）。

有氧运动

- 频率：每周 3~5 天。
- 强度：中等至高等强度。
- 方式：有氧步行、骑自行车、慢跑、远足、划船、跳舞。
- 时长：20~40 分钟。

力量训练

- 频率：每周 2~3 天。
- 强度：低等至中等负重；40%~70% 的最大负重量；最多重复 1 次。
- 方式：负重、弹力带、滑轮、负荷训练设备。
- 次数：每组最多重复负重 8~15 次，共进行 3 组。

注意：根据现有指南，运动参数可基于以下个体因素进行调整，如年龄、体重、基础健康水平、疾病及其严重程度、并发症及其严重程度，以及从临床评估、体格检查和实验室检查获取的其他因素。

心血管疾病：高血压（药物控制）

一般注意事项	年龄和健康（基于标准化的测量结果） 健康状况和潜在的教育成果（吸烟、营养、日常体力活动和长期久坐的习惯，结构化的锻炼，睡眠状态和压力） 心理健康 血压变化及患者对体位变化、运动、休息和恢复的反应 病情严重程度和防控 并发症及其严重程度（包括骨骼和肌肉状况） 多系统评估，包括心脏、中枢神经系统、肾脏、视觉、听力 继发性并发症，如大脑、心脏、肾脏受累情况 接受的治疗及疗效 增强或减弱运动反应的药物 社会心理因素 社交网络和支持系统 健康知识 自我效能准备 改变与生活方式相关的健康行为
评估和结果评价	血液检查，包括血红蛋白、糖化血红蛋白、血脂、同型半胱氨酸和血糖 电解质和体液平衡 心电图 药物依从性 血压变化 药物减量或停药 体重指数 腰臀比 坚持健康的饮食（如 DASH 饮食、地中海饮食） 活动能力及参与情况 睡眠质量和时长 压力 患者掌握的健康知识，尤其是与高血压、降压药类型和药物使用相关的 静息时的心率、血压、心率血压乘积、呼吸频率、自觉用力程度、血氧饱和度，以及运动测试反应和恢复时间
运动处方参数：特殊注意事项	目标：实现最佳的基础身体活动和运动状态（保持体力活动并参与一项结构化的运动项目），降低血压 充分控制血压 避免血压过度增高（继发于肥胖或运动，如等长收缩和屏气） 密切监测 HR、BP、RPP 根据患者所服用的药物和反应，客观参数可能会被削弱，主观参数（如努力）可能成为更有效的明确训练强度指标 最佳的体重控制 有氧运动 频率：每天 2~5 次 强度：轻度至中度 方式：有节律的全身运动，主要是腿部做功，手臂做功较少，特别是抗阻运动或等长运动 时长：至少 15~30 分钟 根据需要相应降低休息及运动时的血压；通常，高血压的程度越严重，所需的训练疗程更短和更频繁；而不太严重的高血压可能需要日常中等强度的持续有氧运动 肌肉骨骼适应性以及心血管系统和呼吸系统的适应性进展 增加体力活动量，以降低静息和活动时的血压，可以逐步增加强度和减少频率 在家庭计划中，强调心率和血压的自我监控，以及调整运动的指标 其他休闲类活动，如园艺、舞蹈；减压活动，如瑜伽、冥想、太极拳（某些人可能更适合园艺）

续表

由物理治疗师提供和（或）支持的在运动前或运动中进行的干预措施	戒烟 营养均衡 体液平衡 特殊饮食（如 DASH 饮食） 限盐 体重管理 身体成分 健康的睡眠 放松 减压 生物反馈 对规律服药人群的教育 与医师协商，当非药物干预起效时，减少药量或停药 需要与其他卫生专业人员合作（如营养师）

心血管疾病：心绞痛（临床稳定）

一般注意事项	年龄和健康（基于标准化的测量结果） 健康状况和潜在的教育成果（吸烟、营养、日常体力活动和长时间久坐的习惯，睡眠状态和压力） 心理健康 病情严重程度、医疗管理和治疗反应 并发症及其严重程度（包括骨骼健康和肌肉骨骼症状或畸形） 多系统检查，以评估全身动脉系统粥样硬化的程度 增强或减弱运动反应的药物 社会心理因素 社交网络和支持系统 健康知识 自我效能准备 改变与生活方式相关的健康行为
评估和结果评价	对风险因素进行评估，以调整目标风险因素 血液检查，包括血红蛋白、糖化血红蛋白、血脂、同型半胱氨酸和血糖 药物依从性 心绞痛状况的改变 药物减量或停药 体重指数 腰臀比 坚持健康的饮食（如 DASH 饮食、地中海饮食） 心电图 活动能力及参与情况 睡眠质量和时长 压力 患者掌握的健康知识，尤其是与心绞痛症状、药物类型和药物使用相关的 静息时的心率、血压、心率血压乘积、呼吸频率、自觉用力程度、血氧饱和度，以及运动测试反应和恢复时间
运动处方参数：特殊注意事项	目标：实现最佳的体力活动和运动状态（保持体力活动并参与一项结构化的运动项目），以缓解心绞痛的症状和体征，并预防未来发作 避免过度负荷（继发于重度肥胖或运动，如等长收缩和屏气） 有氧运动 频率：每周 5 天 强度：中等强度；根据疾病的不稳定性或严重程度，在心绞痛的阈值内，选取 40%~80% 心率储备（病情严重时选用 Karvonen 公式），或 60%~80% 的峰值运动能力

运动处方参数：特殊注意事项	肌肉骨骼适应性以及心血管系统和呼吸系统的适应性进展
	强调自我监控症状、体征和调整活动的征象
	其他活动，包括瑜伽、冥想、太极拳
由物理治疗师提供和（或）支持的在运动前或运动中进行的干预措施	戒烟
	优化营养
	控制血脂
	限盐
	体重管理
	健康的睡眠
	放松
	减压
	使用抗心绞痛药物
	进行避免心绞痛发作的教育
	与医师合作，当非药物干预起效时，进行药物减量或停药
	与其他卫生专业人员在需要时合作（如营养师）

心血管疾病：心肌梗死

一般注意事项	年龄和健康（基于标准化的测量结果）
	健康状况和潜在的教育成果（吸烟、营养、日常体力活动和长时间久坐的习惯，睡眠状态和压力）
	心理健康
	病情严重程度、医疗管理和治疗反应
	并发症及其严重程度（包括骨骼健康和肌肉骨骼症状或畸形）
	心血管、脑血管和代谢的高危因素
	肺功能
	增强或减弱运动反应的药物
	社会心理因素
	社交网络和支持系统
	健康知识
	自我效能准备
	改变与生活方式相关的健康行为
评估和结果评价	对风险因素进行评估，以调整目标风险因素
	血液检查，包括血红蛋白、糖化血红蛋白、血脂、同型半胱氨酸和血糖
	电解质和体液平衡
	外周性水肿
	基线疲劳和呼吸困难
	药物依从性
	心肌梗死状况的改变
	药物减量或停药
	体重指数
	腰臀比
	坚持健康的饮食（如 DASH 饮食、地中海饮食）
	心电图
	活动能力及参与情况
	疲劳
	睡眠质量及时长
	压力
	就诊和住院的频率和原因
	患者掌握的健康知识和对 MI 及其相关症状、药物类型、药物使用的了解程度
	静息时的心率、血压、心率血压乘积、呼吸频率、自觉用力程度、血氧饱和度，以及运动测试反应和恢复时间

续表

运动处方参数：特殊注意事项	目标：实现最优身体活动和运动状态（保持体力活动并参与一项结构化的运动项目），这有助于缓解 MI 的症状和体征，并降低其发作频率 避免过度运动（继发于极重或过度用力，如等长收缩和屏气） 有氧运动 频率：每周 5 天 强度：中等强度（运动极量的 70%~85%），如果有严重心脏疾病，开始以运动极量的 40% 方式：全身有节奏的持续运动 时长：20~40 分钟 力量训练 频率：每周 2~3 天 强度：每次 3 组，最大强度的 30%~60%，每组最多 8~15 次 方式：负重、哑铃、滑轮、弹力带 时间：有意进行收缩运动，组间要有休息和恢复的时间 强调自我监控症状、体征和调整运动的指征 其他休闲活动——减压活动（如瑜伽、冥想、太极拳）
由物理治疗师提供和（或）支持的在运动前或运动中进行的干预措施	戒烟 优化营养 控制血脂 限盐 体重管理 健康的睡眠 放松 减压 当非药物治疗起效时，在医师的指导下，减少药量或停药 也需要听从其他卫生专业人员的建议（如营养师）

心血管疾病：冠脉支架或搭桥手术

一般注意事项	年龄和健康（基于标准化的测量结果） 健康状况和潜在的教育成果（吸烟、营养、日常身体活动状况和长期久坐的习惯，睡眠状态和压力） 心理健康 病情严重程度、医疗管理和治疗反应 并发症及其严重程度（包括骨骼健康和肌肉骨骼症状或畸形） 增强或减弱运动反应的药物 社会心理因素 社交网络和支持系统 健康知识 自我效能准备 改变与生活方式相关的健康行为
评估和结果评价	对风险因素进行评估，以调整目标风险因素 血液检查，包括血红蛋白、糖化血红蛋白、血脂、同型半胱氨酸和血糖 电解质和体液平衡 基线疲劳和呼吸困难 外周性水肿 药物依从性 血压变化 药物减量或停药 肌肉骨骼状况，包括胸壁对称性和躯干力量（无手术置入物） 体重指数 腰臀比 坚持健康的饮食（如 DASH 饮食、地中海饮食） 心电图 活动能力及参与情况

评估和结果评价	睡眠质量和时长 压力 就诊和住院的频率和原因 患者掌握的健康知识和对心脏疾病症状和体征、药物类型、药物使用的了解程度 静息时的心率、血压、心率血压乘积、呼吸频率、自觉用力程度、血氧饱和度，以及运动测试反应和恢复时间
运动处方参数：特殊注意事项	目标：实现最优身体活动和运动状态（保持体力活动并参与一项结构化的运动项目），这有助于缓解心脏病的症状和体征，并降低其发作频率 有氧运动 频率：每周 5 天 强度：中等强度（运动极量的 70%~85%），如果合并症不多，如存在大面积心肌损伤，则降低强度 方式：有节奏的全身运动 时长：20~40 分钟 力量训练（术后 6 周以上） 频率：每周 2~3 天 强度：每次 3 组，最大强度的 30%~60%，每组最多 8~15 次 方式：负重、哑铃、滑轮、弹力带 时间：有意进行收缩运动，组间要有休息和恢复的时间 强调自我监控症状、体征和调整运动的指征 根据肌肉骨骼适应性以及心血管和呼吸系统的适应性进展 其他活动——主要是休闲活动（如瑜伽、冥想、太极拳）
由物理治疗师提供和（或）支持的在运动前或运动中进行的干预措施	戒烟 优化营养 控制血脂 限盐 体重管理 健康的睡眠 放松 减压 最大限度地减少"二次"手术 当非药物措施起效时，在医师的指导下，减少药量或停药 也需要听从其他卫生专业人员的建议（如营养师）

心血管疾病：瓣膜置换

一般注意事项	年龄和健康（基于标准化的测量结果） 健康状况和潜在的教育成果（吸烟、营养、日常体力活动和长时间久坐的习惯，睡眠状态和压力） 心理健康 病情严重程度、医疗管理和治疗反应 并发症及其严重程度（包括骨骼健康和肌肉骨骼症状或畸形） 增强或减弱运动反应的药物 社会心理因素 社交网络和支持系统 健康知识 自我效能准备 改变与生活方式相关的健康行为
评估和结果评价	对风险因素进行评估并调整目标风险因素 血液检查，包括血红蛋白、糖化血红蛋白、血脂、同型半胱氨酸和血糖 电解质和体液平衡 药物依从性 血压变化

评估和结果评价	药物减量或停药 肌肉骨骼状况，包括胸壁对称性和躯干力量（没有手术置入物） 体重指数 腰臀比 坚持健康的饮食（如 DASH 饮食、地中海饮食） 心电图 活动能力及参与情况 睡眠质量和时长 压力 就诊和住院的频率和原因 患者掌握的健康知识和对服用药物类型、药物使用的了解程度 静息时的心率、血压、心率血压乘积、呼吸频率、自觉用力程度、血氧饱和度，以及运动测 　　试反应和恢复时间
运动处方参数：特殊注意 　　事项	目标：实现最优身体活动和运动状态（保持体力活动并参与一项结构化的运动项目），最大 　　限度地强身健体 有氧运动 频率：每周 5 天 强度：中等强度（运动极量的 70%~85%） 方式：有节奏的全身持续运动 时长：20~40 分钟 力量训练（术后 6 周以上） 频率：每周 2~3 天 强度：每次 3 组，最大强度的 30%~60%，每组最多 8~15 次 方式：负重、哑铃、滑轮、弹力带 时间：有意进行收缩运动，组间要有休息和恢复的时间 强调自我监控症状、体征和调整运动的指征 根据肌肉骨骼适应性以及心血管和呼吸系统的适应性进展 其他活动——主要是休闲活动（如瑜伽、冥想、太极拳）
由物理治疗师提供和（或） 　　支持的在运动前或运动 　　中进行的干预措施	戒烟 优化营养 控制血脂 限盐 体重管理 健康的睡眠 放松 减压 听从其他卫生专业人员的建议（如营养师）

心血管疾病：心力衰竭

一般注意事项	年龄和健康（基于标准化的测量结果） 健康状况和潜在的教育成果（吸烟、营养、日常身体活动状况和长期久坐的习惯，睡眠状态 　　和压力） 生活质量 心理健康、焦虑及抑郁情况 病情严重程度、医疗管理和治疗反应 并发症及其严重程度（包括 COPD、2 型糖尿病、肾脏疾病及其诊治过程，以及骨骼健康和 　　肌肉骨骼症状或畸形） 心血管、脑血管和代谢的高危因素 肺功能 呼吸支持（如辅助氧疗和夜间 CPAP） 增强或减弱运动反应的药物 社会心理因素 社交网络和支持系统

一般注意事项	健康知识
	自我效能准备
	改变与生活方式相关的健康行为
评估和结果评价	对风险因素进行评估并调整目标风险因素
	血液检查，包括血红蛋白、糖化血红蛋白、血脂、同型半胱氨酸和血糖
	药物依从性
	电解质和体液平衡
	外周性水肿
	体重指数
	腰臀比
	基线呼吸困难和疲劳
	坚持健康的饮食（如 DASH 饮食、地中海饮食）
	心电图
	活动能力及参与情况
	睡眠质量和时长
	压力
	患者掌握的健康知识，尤其是对心力衰竭的了解程度（症状和体征的恶化 / 改善、药物类型及服用方法）
	静息时的心率、血压、心率血压乘积、呼吸频率、自觉用力程度、血氧饱和度，以及运动测试反应和恢复时间
运动处方参数：特殊注意事项	根据症状，在坐位和平卧位之间穿插规律的运动（即在呼吸允许的范围内，避免心肺淤血加重）
	拉伸
	与目标活动和运动强度相当的低强度热身 / 放松运动
	有氧运动
	频率：每天数次
	强度：40%~80% 的 HRR 或更低（采用 Karvonen 公式），也可根据患者的反应来确定，以避免心肺淤血
	方式：节奏平缓的体育活动和有氧步行
	时长：从几分钟到十几分钟，根据体能恢复的情况来安排休息（逐步增加运动持续时间和减少休息时间）
	力量训练（注意，在评估和监测患者个体反应时，由于慢性心力衰竭和相关肌病，肌肉长期处于慢性缺氧状态，其基线反应性并没有被考虑到）
	频率：每天 1 次（病情为中重度）；每周 2~3 次（病情不严重或耐受性良好）
	强度：低阻抗运动（四肢）联合呼吸控制；在可耐受范围内，避免疲劳和心肺淤血
	方式：负重和哑铃
	次数：每次 3 组，每组有意进行 5~10 次的最大负重收缩，组间安排休息和恢复的时间
	其他活动——恢复性休息和运动后的整理运动步态
由物理治疗师提供和（或）支持的在运动前或运动中进行的干预措施	戒烟
	优化营养
	控制血脂
	限盐
	体重管理
	放松
	健康的睡眠
	减压
	听从其他卫生专业人员的建议（如营养师）

心血管疾病：外周血管疾病

一般注意事项	年龄和健康（基于标准化的测量结果）
	健康状况和潜在的教育成果（吸烟、营养、日常体力活动和长期久坐的习惯，睡眠状态和压力）
	心理健康
	病情严重程度

一般注意事项	并发症及其严重程度（包括心脏疾病、脑血管疾病、2 型糖尿病及诊治过程，以及骨骼健康和肌肉骨骼症状或畸形） 增强或减弱运动反应的药物 社会心理因素 社交网络和支持系统 健康知识 自我效能准备 改变与生活方式相关的健康行为
评估和结果评价	对风险因素进行评估并调整目标风险因素 多系统评估，特别是系统性动脉粥样硬化的程度 血液检查，包括血红蛋白、糖化血红蛋白、血脂、同型半胱氨酸和血糖 药物依从性 体重指数 腰臀比 坚持健康的饮食（如 DASH 饮食、地中海饮食） 心电图 活动状况及参与情况 睡眠质量和时长 压力 患者掌握的健康知识和对动脉粥样硬化及其多系统影响、药物类型、药物使用的了解程度 静息时的心率、血压、心率血压乘积、呼吸频率、自觉用力程度、血氧饱和度，以及运动测试反应和恢复时间 间歇性跛行疼痛：采用 VAS 评分（0~10 分）；理想状态下在停止锻炼几分钟内回到 0 分
运动处方参数：特殊注意事项	目标：实现最优身体活动和运动状态（保持体力活动并参与一项结构化的运动项目），以缓解跛行所带来的不适和其他部位的动脉狭窄，包括冠状动脉 有氧运动 频率：取决于病情的严重程度 强度：设置在跛行阈值以下或阈值水平（如果没有心脏受累或症状）；在确保步态不变的前提下，患者调整步行速度，使跛行不适感在可耐受范围内（用 VAS 量表客观评估） 方式：有氧步行（首选）或骑自行车，有节奏的持续交替极限量运动 时长：最多 40 分钟，刚开始仅能耐受几分钟，中间有休息时间（由跛行恢复时间决定）；随着侧支血管供血对运动的适应，运动时长和强度将逐步增加，而休息时间或低强度的运动会降低 其他活动——合理安排活动与休息的时间是一种有效的策略，有助于减缓跛行发作
由物理治疗师提供和（或）支持的在运动前或运动中进行的干预措施	戒烟 优化营养 控制血脂 限盐 体重管理 健康的睡眠 放松 减压 伤口监测和护理 间歇性跛行管理 当非药物措施起效时，在医师的指导下，减少药量或停药 听从其他卫生专业人员的建议（如营养师）

呼吸系统疾病：哮喘

一般注意事项	年龄和健康（基于标准化的测量结果） 健康状况和潜在的教育成果（吸烟、营养、日常体力活动和长时间久坐的习惯，睡眠状态和压力） 心理健康 病情严重程度、药物管理和治疗反应

一般注意事项	并发症及其严重程度（包括骨骼健康和肌肉骨骼症状或畸形） 增强或减弱运动反应的药物 社会心理因素 社交网络和支持系统 健康知识 自我效能准备 改变与生活方式相关的健康行为
评估和结果评价	以生活方式危险因素评估作为生活方式调整的基础 3 个月内的肺功能（肺容积、肺容量和流速） 根据生活方式和家族史进行血液检查，包括血红蛋白、糖化血红蛋白、血脂、同型半胱氨酸 　　和血糖 药物依从性 哮喘发作的变化（频率、严重程度、恢复情况和恢复时间） 药物减量或停药 体重指数 腰臀比 坚持健康的饮食（如 DASH 饮食、地中海饮食） 心电图 活动能力及参与情况 睡眠质量和时长 压力 患者掌握的健康知识和对哮喘诱发因素、缓解因素（自我管理策略）、呼吸窘迫、药物类型 　　和使用情况的了解程度 静息时的心率、血压、心率血压乘积、呼吸频率、自觉用力程度、血氧饱和度，以及运动测 　　试反应和恢复时间
运动处方参数：特殊注意事 　　项	目标：实现最优身体活动和运动状态（保持体力活动并参与一项结构化的运动项目），以减 　　少哮喘发作的频率和严重程度，并增加恢复时间 合理安排休息与活动 拉伸运动 在 3 个平面上进行胸壁伸展运动 在 3 个平面上进行上肢和肩胛带运动 拉伸联合呼吸控制 有氧运动 频率：每天 1 次 强度：在呼吸困难的阈值以下（用 VAS 量表客观评估）和（或）SpO_2<90%；联合呼吸控制， 　　并根据需求预先用药，让药物有足够的时间达到最佳效果；避免出现致残性的喘鸣，并根 　　据病情严重程度调整呼吸控制策略 方式：有节奏的逐步连续运动（如快走、慢跑、骑自行车、划船） 时长：对于较严重的哮喘患者，运动时间需要更短，频率更高；对于不太严重的患者， 　　运动时间需要更长，频率更低，大约 20~40 分钟。如果呼吸困难难以控制和（或） 　　SpO_2<90%，就降低强度或休息；呼吸困难稳定、恢复，SpO_2 回升数分钟后再继续锻炼 其他活动——日常行走；机体耗氧量维持在恒定的水平
由物理治疗师提供和（或） 　　支持的在运动前或运动中 　　进行的干预措施	戒烟 优化营养 控制血脂 限盐 体重管理 健康的睡眠 放松 减压 过敏原监测和教育 哮喘发作管理 当非药物措施起效时，在医师的指导下，减少药量或停药 听从其他卫生专业人员的建议（如营养师）

呼吸系统疾病：慢性支气管炎

一般注意事项	年龄和健康（基于标准化的测量结果） 健康状况和潜在的教育成果（吸烟、营养、日常体力活动和长期久坐的习惯，睡眠状态和压力） 心理健康 病情严重程度、药物管理和治疗反应 并发症及其严重程度（包括骨骼健康和肌肉骨骼症状或畸形） 增强或减弱运动反应的药物 社会心理因素 社交网络和支持系统 健康知识 自我效能准备 改变与生活方式相关的健康行为
评估和结果评价	以生活方式危险因素评估作为生活方式调整的基础 3 个月内的肺功能（肺容积、肺容量、流速） 基于生活方式和家族史进行血液检查，包括血红蛋白、糖化血红蛋白、血脂、同型半胱氨酸和血糖 免疫状态 药物依从性 病情恶化的改变（频率、严重程度、恢复情况和恢复时间） 药物减量或停药 体重指数 腰臀比 坚持健康的饮食（如 DASH 饮食、地中海饮食） 心电图 活动能力及参与情况 睡眠质量和时长 压力 患者掌握的健康知识和对感染、支气管炎的触发因素和缓解因素（自我管理策略）、呼吸窘迫、药物类型和使用情况的了解程度 静息时的心率、血压、心率血压乘积、呼吸频率、自觉用力程度、血氧饱和度，以及运动测试反应和恢复时间
运动处方参数：特殊注意事项	目标：实现最优身体活动和运动状态（保持体力活动并参与一项结构化的运动项目），减少感染、加速其从病情恶化状态中恢复 合理安排休息与活动 拉伸运动 在 3 个平面上进行胸壁以及肌肉和关节运动 呼吸控制 有氧运动 频率：病情较轻的患者每天锻炼 1 次，症状和病情更严重的患者需要更频繁的锻炼 强度：根据呼吸困难耐受程度（用 VAS 量表客观评估），调整间歇运动和休息所需的时间（例如 2~3 分钟耐力训练，1 分钟休息），可联合呼吸控制 方式：连续有节奏的行走、骑自行车、划船 时间：如果症状频繁发作，锻炼时间要短；不频繁发作，锻炼时间可延长；当患者适应了训练刺激，低强度高频率的运动可转化为高强度低频率的运动
由物理治疗师提供和（或）支持的在运动前或运动中进行的干预措施	戒烟 优化营养 限盐 体重管理 健康的睡眠 减压 感染控制 呼吸控制 当非药物措施起效时，在医师的指导下，减少药量或停药 听从其他卫生专业人员的建议（如营养师）

呼吸系统疾病：肺气肿

一般注意事项	年龄和健康（基于标准化的测量结果） 健康状况和潜在的教育成果（吸烟、营养、日常身体活动状况和长期久坐的习惯，睡眠状态和压力） 心理健康 病情严重程度、药物管理和治疗反应 并发症及其严重程度（包括骨骼健康和肌肉骨骼症状或畸形） 增强或减弱运动反应的药物 社会心理因素 社交网络和支持系统 健康知识 自我效能准备 改变与生活方式相关的健康行为
评估和结果评价	以生活方式危险因素评估作为生活方式调整的基础 3 个月内的肺功能（肺容积、肺容量、流速；可能还包括 V/Q 扫描、肺闭合容积和弥散量） 呼吸肌力量和耐力 整体肌肉力量和耐力 家庭氧疗使用情况（模式、供氧方式、浓度） 血液检查，包括血红蛋白、糖化血红蛋白、血脂、同型半胱氨酸和血糖、红细胞及白细胞计数、血小板 心电图 左、右心功能 外周性水肿 免疫状态 呼吸肌力量和耐力 药物依从性 病情恶化的程度（频率、严重程度、恢复情况和恢复时间） 药物减量或停药 体重指数 腰臀比 坚持健康的饮食（如 DASH 饮食、地中海饮食） 活动能力及参与情况 睡眠质量和时长（夜间无创通气的使用，比如 CPAP） 压力 患者掌握的健康知识和对感染及其触发因素和缓解因素（自我管理策略）、呼吸窘迫、药物类型和使用情况的了解程度 静息时的心率、血压、心率血压乘积、呼吸频率、自觉用力程度、血氧饱和度，以及运动测试反应和恢复时间
运动处方参数：特殊注意事项	目标：实现最优身体活动和运动状态（保持体力活动并参与一项结构化的运动项目），缓解呼吸困难，延长恢复期时间，避免病情加重，减少就医和住院的次数 合理安排休息与活动 监测上肢运动，以确保肌肉运动不与呼吸运动相互干扰，加重呼吸困难 拉伸运动 上肢、肩和胸壁运动（躯干向前屈曲、侧屈、扩展和两侧旋转），以及肌肉和关节在 3 个平面上进行运动 根据病情严重程度调整呼吸控制策略 有氧运动 频率：病情较轻的患者每天锻炼 1 次，症状和病情较重的患者可进行更频繁的短时间锻炼 强度：根据呼吸困难耐受程度（用 VAS 量表客观评估），调整间歇运动和休息所需的时间（如 2~3 分钟耐力训练，1 分钟休息），调整呼吸控制策略和所服用的药物 方式：有节奏的全身运动，如果症状严重，可能需要支撑（测力计手柄杆）；也可能需要支撑肩腰；单腿运动（如测力计骑车）可以降低呼吸需求并产生更多的功 时间：如果运动次数频繁，则运动时间较短；如果运动次数较少，则运动时间较长；2 次运动之间的休息时间以 SpO_2、RR、HR、BP 和 RPP 的生理性恢复时间以及呼吸困难来决定

续表

运动处方参数：特殊注意事项	力量训练（注意，因慢性呼吸功能障碍和相关肌病，使肌肉长期暴露于慢性缺氧的环境中，肌肉的反应性无法很好的评估；评估和监测个体反应） 频率：如果症状严重（低强度），可每天运动 1 次；如果症状为轻中度，则每周运动 2~4 天 强度：如果症状严重，则低强度；如果症状轻中度，20%~60% 的最大负荷，最多重复 1 次 方式：负重、哑铃、弹力带 次数：每次 3 组，每组 5~12 次最大负荷 根据需要进行呼吸控制和氧疗或服药治疗，以改善运动耐力并将 SpO_2 维持在可接受的范围 避免负荷过大（继发于极重负荷或用力，如等长收缩和屏气） 营养最优化和体重管理 强调症状和体征的自我监控和调整运动的指征
由物理治疗师提供和（或）支持的在运动前或运动中进行的干预措施	戒烟 优化营养 限盐 体重管理 健康的睡眠 放松 减压 控制感染 呼吸控制 当非药物措施起效时，在医师的指导下，减少药量或停药 听从其他卫生专业人员的建议（如营养师）

呼吸系统疾病：肺间质纤维化

一般注意事项	年龄和健康（基于标准化的测量结果） 健康状况和潜在的教育成果（吸烟、营养、日常体力活动和长期久坐的习惯，睡眠状态和压力） 心理健康 病情严重程度、药物管理和治疗反应 并发症及其严重程度（包括骨骼和肌肉状况） 增强或减弱运动反应的药物 社会心理因素 社交网络和支持系统 健康知识 自我效能准备 改变与生活方式相关的健康行为
评估和结果评价	以生活方式危险因素评估作为生活方式调整的基础 3 个月内的肺功能（肺容积、肺容量和流速；可能还包括 V/Q 扫描、肺闭合容积和弥散量） 基于生活方式和家族史进行血液检查，包括血红蛋白、糖化血红蛋白、血脂、同型半胱氨酸和血糖 药物依从性 感染率的变化 药物减量或停药 在严重病例中，家庭氧疗的使用情况（模式、供氧方式、浓度） 呼吸肌力量和耐力 体重指数 腰臀比 坚持健康的饮食（如 DASH 饮食、地中海饮食） 心电图

续表

评估和结果评价	活动能力及参与情况 睡眠质量和时长 压力 患者掌握的健康知识，尤其是对呼吸窘迫的诱发因素和缓解因素（自我管理策略）、药物类型及使用情况的了解程度 静息时的心率、血压、心率血压乘积、呼吸频率、自觉用力程度、血氧饱和度，以及运动测试反应和恢复时间 运动时的血氧饱和度下降情况
运动处方参数：特殊注意事项	目标：实现最优身体活动和运动状态（保持体力活动并参与一项结构化的运动项目），以减少伴有血氧饱和度下降的呼吸困难、降低感染率和减少就医及住院次数 拉伸运动 胸壁活动度，上肢和肩腰部活动度（在 3 个平面上进行运动） 有氧运动 频率：如果症状严重，则每天 1 次（低强度）；如果症状轻中度，则每周运动 3~5 天 强度：基于呼吸困难的耐受程度（用 VAS 量表客观评估），部分患者的 SpO_2>90% 方式：有节奏不间断的全身有氧运动，根据需要调整呼吸困难生理缓解时间，维持 SpO_2 在可接受范围内 时间：如果症状严重，几分钟内穿插休息时间进行恢复；如果症状轻中度，可进行更长时间的不间断运动 力量训练 频率：如果症状严重（低强度），则每天 1 次；如果症状轻中度，则每周 2~4 天 强度：如果症状严重，低强度；如果症状轻中度，20%~60% 的最大运动负荷，最多重复 1 次 方式：负重、哑铃、弹力带 次数：每次 3 组，每组最多 5~12 次
由物理治疗师提供和（或）支持的在运动前或运动中进行的干预措施	戒烟 优化营养 限盐 体重管理 健康的睡眠 放松 减压 听从其他卫生专业人员的建议（如营养师）

呼吸系统疾病：肺癌

一般注意事项	年龄和健康（基于标准化的测量结果） 健康状况和潜在的教育成果（吸烟、营养、日常体力活动和长期久坐的习惯，睡眠状态和压力） 心理健康、焦虑和抑郁情况 病情严重程度（分期），包括转移情况（位置和危重程度）、药物管理（放疗、化疗）和疗效 并发症及其严重程度（包括骨骼健康和肌肉骨骼症状或畸形） 增强或减弱运动反应的药物 社会心理因素 社交网络和支持系统 健康知识 自我效能准备 改变与生活方式相关的健康行为
评估和结果评价	以生活方式危险因素评估作为生活方式调整的基础 近期肺部状态和稳定性 基于生活方式和家族史进行血液检查，包括血红蛋白、糖化血红蛋白、血小板、红细胞和白细胞计数、血脂、同型半胱氨酸和血糖 免疫状态

评估和结果评价	不适 / 疼痛 疲劳 心电图 药物依从性 药物减量或停药 体重指数 腰臀比 坚持健康的饮食（如 DASH 饮食、地中海饮食） 活动状态及参与情况 睡眠质量和时长 压力 患者掌握的健康知识，尤其是对癌症本身、治疗、反应（应对治疗的不良反应及其有效性的自我管理策略）、药物类型及其使用情况的了解程度 静息时的心率、血压、心率血压乘积、呼吸频率、自觉用力程度、血氧饱和度，以及运动测试反应和恢复时间
运动处方参数：特殊注意事项	目标：实现最优身体活动和运动状态（保持体力活动并参与一项结构化的运动项目），提高对日常生活活动的耐受程度、活动和参与、整体生活质量 以享受和身体参数为指导原则 接受治疗时要参考血红蛋白、血小板和白细胞计数 最小化不适 / 疼痛、过度疲劳和呼吸困难 进行全身拉伸训练 有氧运动（注意，如果患者接受放疗或化疗，运动计划在任何时候都要考虑患者的状态） 频率：如果病情严重，则每天多次，在能耐受的程度内（低强度） 强度：以呼吸困难可耐受为指导原则（用 VAS 量表进行客观评估），根据病情，运动和休息相互穿插（例如，2~3 分钟的耐力训练后休息 1 分钟） 方式：柔和的有氧步行、自行车测力计或划船运动联合呼吸控制 时长：从几分钟（有休息间歇）到 20~30 分钟的不间断运动（能耐受） 力量训练 频率：如果症状严重（低强度），每天 1 次；如果症状中重度，每周运动 2~4 天 强度：如果症状严重，低强度；如果症状轻中度，20%~60% 的最大负荷，最多重复 1 次 方式：负重、哑铃、弹力带 次数：每次 3 组，每组最多 5~12 次
由物理治疗师提供和（或）支持的在运动前或运动中进行的干预措施	戒烟 优化营养 限盐 体重管理 健康的睡眠 放松 减压 支持团队 临终关怀 听从其他卫生专业人员的意见（如营养师）

内分泌系统疾病：1 型糖尿病（得到控制）

一般注意事项	年龄和健康（基于标准化的测量结果） 健康状况和潜在的教育成果（吸烟、营养、日常体力活动和长期久坐的习惯，睡眠状态和压力） 心理健康 病情严重程度、药物管理和治疗反应 并发症及其严重程度 增强或减弱运动反应的药物

	社会心理因素 社交网络和支持系统 健康知识 自我效能准备 改变与生活方式相关的健康行为
评估和结果评价	以生活方式危险因素评估作为生活方式调整的基础 进行多系统评估，以明确糖尿病的多系统症状、体征 基于生活方式和家族史进行血液检查，包括血红蛋白、糖化血红蛋白、血脂、同型半胱氨酸和血糖 数年充分的医疗管理（运动与压力的不稳定程度） 心血管功能 外周血管功能 中枢神经系统和自主神经系统功能 肌肉功能 视力及听力 伤口及其愈合情况 坚持健康的饮食（如 DASH 饮食、地中海饮食） 活动能力及参与情况 睡眠质量和时长 压力 患者掌握的健康知识，特别是对糖尿病、治疗方式、疗效（应对治疗不良反应及其疗效的自我监测策略）、药物类型及使用情况的了解程度 静息时的心率、血压、心率血压乘积、呼吸频率、自觉用力程度、血氧饱和度，以及运动测试反应和恢复时间
运动处方参数：特殊注意事项	目标：实现最优身体活动和运动状态（保持体力活动并参与一项结构化的运动计划）和最大的氧疗支持力度，改善侧支血供和组织灌注 培养患者的自我监测能力 避免四肢擦伤 患者应了解如何检查四肢擦伤；袜子和鞋的松紧适当；如果出现擦伤，应调整运动策略以促进伤口愈合 根据机体代谢需求，调整碳水化合物摄入量 可能需要在运动过程中监测血糖（至少基线值） 可能存在异常的 ANS 反应，需要密切评估和监测运动反应，至少在运动起始阶段 主观症状（呼吸困难）可能会不明显；需密切评估和监测，至少在运动起始阶段 对心绞痛的感受力可能会减弱；如果患者有心绞痛病史，密切评估和监测 有氧运动 频率：每周 3~7 天 强度：50%~80%HRR（用 Karvonen 公式） 方式：有氧步行和（或）骑自行车（稳定的功率） 时长：20~40 分钟 力量训练 强度：低强度重复多次的运动可以提高和调控外周肌肉组织对葡萄糖的分解、利用
由物理治疗师提供和（或）支持的在运动前和运动中进行的干预措施	其他活动——将供氧管路的压力维持在稳定水平，以避免血糖的剧烈波动，随时准备好"糖源" 戒烟 优化营养 限盐 体重管理 健康的睡眠 放松 减压 伤口监测和护理 当非药物措施起效时，在医师的指导下，减少药量或停药 听从其他卫生专业人员的建议（如营养师）

内分泌系统疾病：2 型糖尿病（得到控制）

一般注意事项	年龄和健康（基于标准化的测量结果） 健康状况和潜在的教育成果（吸烟、营养、日常体力活动和长期久坐的习惯，睡眠状态和压力） 心理健康 病情严重程度、药物管理和治疗反应 并发症及其严重程度（包括心脏、外周血管、肾脏、视力和听力、骨骼健康和肌肉骨骼症状或畸形） 增强或减弱运动反应的药物 社会心理因素 社交网络和支持系统 健康知识 自我效能准备 改变与生活方式相关的健康行为
评估和结果评价	以生活方式危险因素评估作为生活方式调整的基础（2 型糖尿病会加速动脉粥样硬化的进程） 进行多系统评估，以明确糖尿病的多系统症状和体征 基于生活方式和家族史进行血液检查，包括血红蛋白、糖化血红蛋白、血脂、同型半胱氨酸和血糖 心血管功能 外周血管功能 中枢神经系统和自主神经系统功能 肌肉功能 视力和听力 血红蛋白 糖化血红蛋白 伤口及其愈合情况 坚持健康的饮食（如 DASH 饮食、地中海饮食） 活动能力及参与情况 睡眠质量和时长 压力 患者掌握的健康知识，特别是对糖尿病、治疗方法及其反应（应对治疗的不良反应及其疗效的自我监测策略）、药物类型及使用情况的了解程度 静息时的心率、血压、心率血压乘积、呼吸频率、自觉用力程度、血氧饱和度，以及运动测试反应和恢复时间
运动处方参数：特殊注意事项	目标：实现最优身体活动和运动状态（保持体力活动并参与一项结构化的运动项目）和最大的氧疗支持力度，以改善侧支血供和组织灌注 培养患者的自我监测能力 避免四肢擦伤 患者应了解如何检查四肢擦伤；袜子和鞋的松紧适当；如果出现擦伤，应调整运动策略以促进伤口愈合 根据机体代谢需求，调整碳水化合物摄入量 可能需要在运动过程中监测血糖（至少基线值） 可能存在异常的 ANS 反应，需要密切评估和监测运动反应，至少在运动起始阶段 主观症状（呼吸困难）可能会不明显；需密切评估和监测，至少在运动起始阶段 对心绞痛的感受力可能会减弱；如果患者有心绞痛病史，密切评估和监测 有氧运动 频率：每天 1 次 强度：50%~80%HRR（用 Karvonen 公式） 方式：有氧步行和（或）骑自行车（稳定的功率） 时长：20~60 分钟 力量训练 低强度重复多次的运动可以提高和调控外周肌肉组织对葡萄糖的分解、利用 其他活动——将供氧管路的压力维持在稳定水平，以避免血糖的剧烈波动，随时准备好"糖源"

续表

由物理治疗师提供和（或）支持的在运动前或运动中进行的干预措施	戒烟
	优化营养
	限盐
	体重管理
	健康的睡眠
	放松
	减压
	伤口监测和护理
	当非药物措施起效时，在医师的指导下，减少药量或停药
	听从其他卫生专业人员的建议（如营养师）

参考文献

American Cancer Society. ACS Guidelines on Nutrition and Physical Activity for Cancer Prevention. www.cancer.org/Healthy/EatHealthyGetActive/ ACS Guidelineson Nutrition Physical Activity for Cancer Prevention/ index. Accessed March 2011.

American College of Sports Medicine. *ACSM's Guidelines for Exercise Testing and Prescription.* 8th ed. Philadelphia, PA: Lippincott Williams & Wilkins; 2010.

American Diabetes Association. Healthy Living. https://www.diabetes.org/healthy-living. Accessed December 2021.

American Heart Association. AHA Guidelines. www.heart.org/HEARTORG/GettingHealthy/PhysicalActivity/American-Heart-Association-Guidelines_UCM_307976_Article.jsp. Accessed March 2011.

Dean E, ed. Physical therapy in the 21st century: A new evidenceinformed practice paradigm and implications. *Physiother Theory Pract* (Special Issue). 2009;25:327–462.

Donnely JE, Blair S, Jakicic JM, et al. Appropriated physical intervention strategies for weight loss and prevention of weight regain for adults. *Med Sci Sports Exerc.* 2009;41:459–471.

Olin JW, Allie DE, Belkin M, et al. 2010 performance measures for adults with peripheral artery disease: A report of the American College of Cardiology Foundation/American Heart Association Task Force on Performance Measures, the American College of Radiology, the Society for Cardiac Angiography and Interventions, the Society for Interventional Radiology, the Society for Vascular Medicine, the Society for Vascular Nursing, and the Society for Vascular Surgery. *J Vasc Nurs.* 2010;29:23–60.

Pescatello LS, Franklin BA, Fagard R, et al. American College of Sports Medicine position stand. Exercise and hypertension. *Med Sci Sports Exerc.* 2004;36:533–553.

U.S. Department of Health and Human Services. Physical Activity Guidelines for Americans. www.health.gov/PAGuidelines/pdf/paguide. pdf. Accessed March 2011.

Warburton DER, Katzmarzyk PT, Rhodes RE, et al. Evidence-informed physical activity guidelines for Canadians. *Appl Physiol Nutr Metab.* 2007;32(S2E):S16–S68.

附录 D

非原发性心血管系统、呼吸系统及内分泌系统疾病患者的运动测试和运动处方

基础活动和运动状态与最佳健康状况具有一致性：在最大程度上，每天的体力活动和结构化运动取决于个体基本身体活动的要求（例如，体力劳动者可能足够强壮，不需要一个结构化的锻炼计划；而久坐的办公室文员，一个结构化的锻炼计划可能是优先需要的）。

能够使身体获得最大健康效益的每日运动需求量。

- 减少久坐时间（尤其是面对屏幕，如看电视和使用电脑）。
- 增加低等至中等强度有规律的体力活动时间（在理想状态下应将运动与日常生活活动相结合，如爬楼梯、步行/蹬车、工作，以及娱乐和休闲活动）。

为一个看似健康的人制订结构化的运动计划，其运动参数可参照有轻度症状和体征的慢性疾病患者，以获得最大的健康效益。

拉伸运动
- 每次运动开始前和结束后进行 5~10 分钟的热

身/拉伸（如有氧运动和力量训练）。

有氧运动
- 频率：每周 3~5 天。
- 强度：中等至高等强度。
- 方式：有氧步行、骑自行车、慢跑、远足、划船、跳舞。
- 时长：20~40 分钟。

力量训练
- 频率：每周 2~3 天。
- 强度：低等至中等负重；40%~70% 的最大负重量；最多重复 1 次。
- 方式：负重、弹力带、滑轮、负荷训练设备。
- 次数：每组最多重复负重 8~15 次，共进行 3 组。

注意：根据现有指南，运动参数可基于以下个体因素进行调整，如年龄、体重、基础健康水平、疾病及其严重程度、并发症及其严重程度，以及从临床评估、体格检查和实验室检查获取的其他因素。

神经肌肉疾病：脑卒中

一般注意事项	年龄与健康（基于标准化的测量结果） 健康状况及潜在的教育成果（吸烟、营养、一般的日常身体活动、久坐习惯、有计划的锻炼、睡眠状况、压力） 心理健康（幸福感、生活满意度、焦虑、抑郁） 血压情况对体位改变、运动、休息以及恢复的反应性 病情严重程度及适当控制 并发症及其严重程度（包括骨骼和肌肉状况） 继发性并发症（如大脑、心脏、肾脏受累） 医疗管理及应对措施 增强或减弱运动反应的药物 社会心理因素 社交网络和支持系统 健康知识 自我效能 改变与生活方式相关的健康行为
评估和结果评价	根据生活方式危险因素评估结果制订改善生活方式的措施 多系统状态：心血管系统、呼吸系统（中重度病例需进行肺功能检查）、肌肉骨骼系统（肌肉匀称、松弛度、痉挛状态、步态、胸廓对称性和功能完整性）、神经系统（包括平衡能力、吞咽和窒息状态）、内分泌系统（特别是 2 型糖尿病的危险因素或临床表现） 血液检查，包括血红蛋白、糖化血红蛋白、血脂、同型半胱氨酸以及血糖 药物依从性 血压及血流动力学的改变或停止药物治疗 体重指数 腰臀比 坚持健康的饮食（如 DASH 饮食、地中海饮食） 活动能力及参与情况 睡眠质量及时长 压力 患者掌握的与血管情况有关的健康知识，包括症状恶化和减轻的原因及药物类型与药物使用方法 静息时的心率、血压、心率血压乘积、呼吸频率、自觉用力程度、血氧饱和度，以及运动测试反应和恢复时间
运动处方参数：特殊注意事项	目标：实现最佳的基本身体活动和运动状态（保持体力活动并参加一项结构化运动项目）来预防疾病和促进健康，以及生活方式相关因素的预防与改善 血压的适当控制和（或）凝血功能 避免过度用力（继发于极限重量或用力，如等长收缩及屏气） 减少进一步加重痉挛状态的活动 密切监测心率、血压、心率血压乘积、呼吸频率、心电图和血氧饱和度；特别是一些存在呼吸困难和不适 / 疼痛的患者（用 VAS 量表进行客观评估） 根据客观和主观运动参数的恢复情况来指导运动方案的进展 最佳的体重控制 助行器和设备的最佳选择和使用 拉伸运动 关节及肌肉需每天进行拉伸，并作为热身运动 有氧运动 频率：若存在中重度残疾或畸形，每天进行 2~5 次；若存在轻度至中重度残疾，则每天进行 强度：如果为轻度到中度严重残疾或畸形，则为 40%~80% 的心率血压乘积（重度者用 Karvonen 公式计算） 方式：连续有节奏的全身运动；主要是腿部伴随少量臂部运动，尤其是重量大的抗阻运动及等距运动（散步、功率自行车）

运动处方参数：特殊注意事项	在某些患者中，在监督下使用跑台上的吊带有助于恢复双侧对称性肌肉活动和平衡 时长：至少 10~15 分钟 力量训练 频率：每周 2~3 次 强度：低至中等强度，1 RM 的 40%~70%（避免过度紧张、憋气，以及增加痉挛状态） 方式：负重、哑铃、滑轮、弹力带 次数：每组 8~15 次重复动作，共进行 3 组 其他活动 有能力的兼顾有氧运动和无氧运动 根据需要增加可以降低休息时心率、血压和心率血压乘积的运动；通常，有严重残疾或畸形，短而频繁的治疗可能是有效的；较轻症状及体征者可以每天进行强度适中持续的有氧运动 根据肌肉骨骼以及心血管系统和呼吸系统的适应程度递增 安静时和运动时心率及血压对于体力活动和强度增加的反应可能会降低
由物理治疗师提供和（或）支持的在运动前或运动中进行的干预措施	戒烟 优化营养 专业饮食（如 DASH 饮食、地中海饮食） 限盐 控制体重 睡眠卫生 休息放松 减轻压力 对于常用药物的教育 根据需要与其他卫生专业人员联络（如营养师）

神经肌肉疾病：帕金森综合征

一般注意事项	年龄和健康（基于标准化的测量结果） 健康状况及潜在的教育成果（吸烟、营养、一般的日常身体活动、久坐习惯、有计划的锻炼、睡眠状况、压力） 认知状况及心理健康（生活满意度、焦虑、抑郁） 病情严重程度及适当控制 并发症及其严重程度（包括骨骼和肌肉状况） 继发性并发症（如大脑、心脏、肾脏受累） 医疗管理及应对措施 增强或减弱运动反应的药物 社会心理因素 社会网络和支持系统 健康知识 自我效能 改变与生活方式相关的健康行为
评估和结果评价	根据生活方式危险因素评估结果制订改善生活方式的措施 多系统状态：中枢神经系统（感觉运动状态）、心血管系统、呼吸系统、肌肉骨骼系统（肌肉匀称、松弛度、痉挛状态、步态以及协调性、胸廓对称性和功能完整性）、神经系统（包括平衡能力、吞咽和窒息状态）、内分泌系统（特别是 2 型糖尿病的危险因素或临床表现） 血液检查，包括血红蛋白、糖化血红蛋白、血脂、同型半胱氨酸以及血糖 药物依从性下降或停止服药（运动可提高左旋多巴的有效性） 体重指数 腰臀比 坚持健康的饮食（如 DASH 饮食、地中海饮食）

评估和结果评价	活动能力及参与情况
	睡眠质量及时长
	压力
	患者掌握的与生活方式相关的健康知识，包括症状恶化和减轻的原因、药物类型和药物使用 　方法
	静息时的心率、血压、心率血压乘积、呼吸频率、自觉用力程度、血氧饱和度，以及运动测试 　反应和恢复时间
运动处方参数：特殊注 　意事项	减少久坐时间（特别是在屏幕前的活动，比如看电视及使用电脑）
	增加规律运动的时间
	术前用药减轻强直可能有益
	拉伸运动
	全身关节活动度，尤其是脊柱、肩关节以及骨盆带（每天进行）
	有氧运动
	频率：每天进行（病情严重或功能障碍严重时运动时间短）
	强度：低至中等强度，在主观感觉协调且舒适的范围内
	方式：全身运动（如散步、水上运动、测力计运动）
	时长：10~30 分钟
	根据需要进行间歇性休息和恢复
	力量训练
	根据生物力学注意事项进行指导，如肢体僵硬度
	患者感兴趣的其他活动（瑜伽、太极拳、舞蹈）
由 物 理 治 疗 师 提 供 和 　（或）支 持 的 在 运 动 前 　或 运 动 中 进 行 的 干 预 　措施	戒烟
	优化营养
	专业饮食（如 DASH 饮食）
	限盐
	控制体重
	睡眠卫生
	休息放松
	减轻压力
	对于常用药物的教育
	与医师协商，当非药物干预起效时，减少药量或停药
	根据需要与其他卫生专业人员联系（如营养师）

神经肌肉疾病：脑瘫

一般注意事项	年龄和健康（基于标准化的测量结果）
	健康状况及潜在的教育成果（吸烟、营养、一般的日常身体活动、久坐习惯、有计划的锻炼、 　睡眠状况、压力）
	行动状况（轮椅依赖程度）
	认知状况及心理健康（幸福感、生活满意度、焦虑、抑郁）
	血压情况对体位改变、运动、休息以及恢复的反应性
	病情严重程度及适当控制
	并发症及其严重程度（包括骨骼和肌肉状况）
	继发性并发症（如大脑、心脏、肾脏受累）
	医疗管理及应对措施
	增强或减弱运动反应的药物
	社会心理因素
	社会网络和支持系统
	健康知识
	自我效能
	改变与生活方式相关的健康行为

续表

评估和结果评价	根据生活方式危险因素评估结果制订改善生活方式的措施 多系统状态：心血管系统、呼吸系统、肌肉骨骼系统（肌肉匀称、松弛度、痉挛状态、步态、胸廓对称性和功能完整性）、神经系统（包括平衡能力、吞咽和窒息状态）、内分泌系统（特别是 2 型糖尿病的危险因素或临床表现） 血液检查，包括血红蛋白、糖化血红蛋白、血脂、同型半胱氨酸以及血糖 药物依从性 血压及血流动力学的改变或停止药物治疗 体重指数 腰臀比 坚持健康的饮食（如 DASH 饮食、地中海饮食） 活动能力及参与情况 睡眠质量及时长 压力 患者掌握的与生活方式相关的健康知识，包括症状恶化和减轻的原因、药物类型与药物使用方法 静息时的心率、血压、心率血压乘积、呼吸频率、自觉用力程度、血氧饱和度，以及运动测试反应和恢复时间
运动处方参数：特殊注意事项	减少久坐时间（特别是在屏幕前的活动，比如看电视及使用电脑） 增加规律运动的时间 集中于影响运动功能的活动 尽可能减少痉挛状态及共济失调的协调性练习 拉伸运动 温和的活动，积极协助或辅助运动（各个位面），尤其是张力过高的肌肉 有氧运动 与自身能力相匹配 频率：每天进行（病情严重或功能障碍严重时运动时间短） 强度：低至中等强度，在主观感觉协调且舒适的范围内 方式：全身运动（如散步、水上运动、测力计） 时长：10~30 分钟，根据需要进行间歇性休息和恢复 力量训练 根据生物力学注意事项进行指导，如肢体协调程度 患者感兴趣的其他活动（如瑜伽、太极拳、舞蹈）
由物理治疗师提供和（或）支持的在运动前或运动中进行的干预措施	戒烟 优化营养 专业饮食（如 DASH 饮食、地中海饮食） 限盐 控制体重 睡眠卫生 休息放松 减轻压力 对于常用药物的教育 与医师协商，当非药物干预起效时，减少药量或停药 根据需要与其他卫生专业人员联系（如营养师）

神经肌肉疾病：多发性硬化症

一般注意事项	年龄和健康（基于标准化的测量结果） 健康状况及潜在的教育成果（吸烟、营养、一般的日常身体活动、久坐习惯、有计划的锻炼、睡眠状况、压力） 认知状况及心理健康（幸福感、生活满意度、焦虑、抑郁） 血压情况对体位改变、运动、休息以及恢复的反应性 病情严重程度及适当控制

续表

一般注意事项	并发症及其严重程度（包括骨骼和肌肉状况）
	继发性并发症（如大脑、心脏、肾脏受累）
	医疗管理及应对措施
	增强或减弱运动反应的药物
	社会心理因素
	社会网络和支持系统
	健康知识
	自我效能
	改变与生活方式相关的健康行为
评估和结果评价	根据生活方式危险因素评估结果制订改善生活方式的措施
	多系统状态：中枢神经系统（感觉运动状态）、心血管系统、呼吸系统、肌肉骨骼系统（肌肉匀称、痉挛状态、步态以及协调性、胸廓对称性和功能完整性）、神经系统（包括平衡能力、吞咽和窒息状态）及自主神经系统（对于姿势改变的反应）、内分泌系统（特别是 2 型糖尿病的危险因素或临床表现）、泌尿系统（排尿情况）
	监测疾病进展（峰值及低谷）
	血液检查，包括血红蛋白、糖化血红蛋白、血脂、同型半胱氨酸以及血糖
	药物依从性
	血压及血流动力学的改变或停止药物治疗
	体重指数
	腰臀比
	坚持健康的饮食（如 DASH 饮食、地中海饮食）
	活动能力及参与情况
	睡眠质量及时长
	压力
	患者掌握的与生活方式相关的健康知识，包括症状恶化和减轻的原因、药物类型与药物使用方法
	静息时的心率、血压、心率血压乘积、呼吸频率、自觉用力程度、血氧饱和度，以及运动测试反应和恢复时间
运动处方参数：特殊注意事项	减少久坐时间（特别是在屏幕前的活动，如看电视及使用电脑）
	增加规律运动的时间
	考虑清晨运动，以充分利用一天中精力较为充沛的时段
	拉伸运动
	进行全身温和的伸展运动
	有氧运动
	频率：每天进行（病情严重或功能障碍严重时运动时间短）
	强度：低至中等强度，在主观感觉协调且舒适的范围内（用 VAS 量表进行客观评估）
	方式：全身运动（如散步、水上运动、测力计）
	时长：10~30 分钟，根据需要进行间歇性休息和恢复
	力量训练
	根据生物力学注意事项进行指导，如肢体协调程度
	患者感兴趣的其他活动（瑜伽、太极拳、舞蹈）
由物理治疗师提供和（或）支持的在运动前或运动中进行的干预措施	戒烟
	优化营养
	专业饮食（如 DASH 饮食、地中海饮食）
	限盐
	控制体重
	睡眠卫生
	休息放松
	减轻压力
	对于常用药物的教育
	与医师协商，当非药物干预起效时，减少药量或停药
	根据需要与其他卫生专业人员联系（如营养师）

神经肌肉疾病：高位脊髓损伤

一般注意事项	年龄与健康（基于标准化的测量结果）
	健康状况及潜在的教育成果（吸烟、营养、一般的日常身体活动、久坐习惯、有计划的锻炼、睡眠状况、压力）
	心理健康（幸福感、生活满意度、焦虑、抑郁）
	血压情况对体位改变、运动、休息以及恢复的反应性
	病情严重程度及适当控制
	并发症及其严重程度（包括骨骼和肌肉状况）
	继发性并发症，如涉及大脑、心脏、肾脏（失禁状态）
	医疗管理及应对措施
	增强或减弱运动反应的药物
	社会心理因素
	社会网络和支持系统
	健康知识
	自我效能
	改变与生活方式相关的健康行为
评估和结果评价	根据生活方式危险因素评估结果制订改善生活方式的措施
	多系统状态：心血管系统、呼吸系统（基线肺活量测定以及呼吸肌力量和耐力测量）、肌肉骨骼系统（肌肉匀称、松弛度、痉挛状态、步态、脊柱弯曲度、胸廓对称性和功能完整性）、神经系统（包括平衡能力、吞咽和窒息状态）、内分泌系统（特别是 2 型糖尿病的危险因素或临床表现）
	血液检查，包括血红蛋白、糖化血红蛋白、血脂、同型半胱氨酸以及血糖
	药物依从性
	血压及血流动力学的改变或停止药物治疗
	体重指数
	腰臀比
	坚持健康的饮食（如 DASH 饮食、地中海饮食）
	活动能力及参与情况
	睡眠质量及时长
	压力
	患者掌握的与伴随脊髓损伤的生活及衰老有关的健康知识，包括症状恶化和减轻的原因、药物类型与药物使用方法
	静息时的心率、血压、心率血压乘积、呼吸频率、自觉用力程度、血氧饱和度，以及运动测试反应和恢复时间
运动处方参数：特殊注意事项	减少久坐时间（特别是在屏幕前的活动，如看电视及使用电脑）
	增加规律运动的时间
	减少过度活动；包含运动 - 休息方案
	注重功能性活动的锻炼效果
	评估自主神经系统，包括确定锻炼对运动反应的有效性；为患者建立一个有意义的反应基线
	拉伸运动
	全身，尤其是局部麻痹或瘫痪的肌肉和关节
	避免过度拉伸及损伤肌肉、脆弱的结缔组织以及关节
	有氧运动
	频率：隔日进行
	强度：60%~80% 的心率储备（用 Karvonen 公式计算）提供了足够的自主神经系统反应，以维持心率和血压
	方式：上肢运动（避免运动应激）
	时长：5~10 分钟，中间有短时间恢复，逐渐增加至进行 30~40 分钟且不休息（前提是没有肌肉骨骼拉伤）
	力量训练
	上肢耐受性
	使用呼吸控制
	减少过度使用肌肉以及对其他软组织的慢性应激；在运动日期之间至少允许休息 1 天

由物理治疗师提供和（或）支持的在运动前或运动中进行的干预措施	戒烟 优化营养 专业饮食（如 DASH 饮食、地中海饮食） 限盐 控制体重 睡眠卫生 休息放松 减轻压力 对于常用药物的教育 与医师协商，当非药物干预起效时，减少药量或停药 根据需要与其他卫生专业人员联系（如营养师）

神经肌肉疾病：低位脊髓损伤

一般注意事项	年龄和健康（基于标准化的测量结果） 健康状况及潜在的教育成果（吸烟、营养、一般的日常身体活动、久坐习惯、有计划的锻炼、睡眠状况、压力） 心理健康（幸福感、生活满意度、焦虑、抑郁） 血压情况对体位改变、运动、休息以及恢复的反应性 病情严重程度及适当控制 并发症及其严重程度（包括骨骼和肌肉状况） 继发性并发症，如涉及大脑、心脏、肾脏（失禁状态） 医疗管理及应对措施 增强或减弱运动反应的药物 社会心理因素 社会网络和支持系统 健康知识 自我效能 改变与生活方式相关的健康行为
评估和结果评价	根据生活方式危险因素评估结果制订改善生活方式的措施 多系统状态：心血管系统、呼吸系统、肌肉骨骼系统（肌肉匀称、松弛度、痉挛状态、步态、胸廓对称性和功能完整性）、神经系统（包括平衡能力、吞咽和窒息状态）、内分泌系统（特别是 2 型糖尿病的危险因素或临床表现） 血液检查，包括血红蛋白、糖化血红蛋白、血脂、同型半胱氨酸以及血糖 药物依从性 血压及血流动力学的改变或停止药物治疗 体重指数 腰臀比 坚持健康的饮食（如 DASH 饮食、地中海饮食） 活动能力及参与情况 睡眠质量及时长 压力 患者掌握的与伴随脊髓损伤的生活及衰老有关的健康知识，包括症状恶化和减轻的原因、药物类型与药物使用方法 静息时的心率、血压、心率血压乘积、呼吸频率、自觉用力程度、血氧饱和度，以及运动测试反应和恢复时间
运动处方参数：特殊注意事项	减少久坐时间（特别是在屏幕前的活动，比如看电视及使用电脑） 增加规律运动的时间 减少过度活动；包含运动 - 休息方案 注重功能性活动的锻炼效果 评估自主神经系统，包括确定锻炼对运动反应的有效性；为患者建立一个有意义的反应基线 拉伸运动 全身，尤其是局部麻痹或瘫痪的肌肉和关节

续表

运动处方参数：特殊注意事项	避免过度拉伸及损伤肌肉、脆弱的结缔组织以及关节 有氧运动 频率：隔日进行 强度：60%~80% 的心率储备（用 Karvonen 公式计算）提供了足够的自主神经系统反应，以维持心率和血压 方式：上肢运动（避免运动应激） 时长：5~10 分钟，中间有短时间恢复，逐渐增加至进行 30~40 分钟且不休息（前提是没有肌肉骨骼拉伤） 力量训练 上肢耐受性 使用呼吸控制 减少过度使用肌肉以及对其他软组织的慢性应激；在运动日期之间至少允许休息 1 天
由物理治疗师提供和（或）支持的在运动前或运动中进行的干预措施	戒烟 优化营养 专业饮食（如 DASH 饮食、地中海饮食） 限盐 控制体重 睡眠卫生 休息放松 减轻压力 对于常用药物的教育 与医师协商，当非药物干预起效时，减少药量或停药 根据需要与其他卫生专业人员联系（如营养师）

神经肌肉疾病：脊髓灰质炎后综合征

一般注意事项	年龄和健康（基于标准化的测量结果） 健康状况及潜在的教育成果（吸烟、营养、一般的日常身体活动、久坐习惯、有计划的锻炼、睡眠状况、压力） 心理健康（幸福感、生活满意度、焦虑、抑郁） 血压情况对体位改变、运动、休息以及恢复的反应性 病情严重程度及适当控制 并发症及其严重程度（包括骨骼和肌肉状况） 继发性并发症，如涉及大脑、心脏、肾脏（失禁状态） 医疗管理及应对措施 增强或减弱运动反应的药物 社会心理因素 社会网络和支持系统 健康知识 自我效能 改变与生活方式相关的健康行为
评估和结果评价	根据生活方式危险因素评估结果制订改善生活方式的措施 多系统状态：心血管系统、呼吸系统、肌肉骨骼系统（肌肉匀称、松弛度、痉挛状态、步态、胸廓对称性和功能完整性、肌肉及关节疼痛）、神经系统（包括平衡能力、吞咽和窒息状态）、内分泌系统（特别是 2 型糖尿病的危险因素或临床表现） 血液检查，包括血红蛋白、糖化血红蛋白、血脂、同型半胱氨酸以及血糖 呼吸机支持 药物依从性 血压及血流动力学的改变或停止药物治疗 体重指数 腰臀比 坚持健康的饮食（如 DASH 饮食、地中海饮食） 活动能力及参与情况

续表

评估和结果评价	睡眠质量及时长 压力 患者掌握的与伴随脊髓灰质炎影响的生活及衰老有关的健康知识，包括症状恶化和减轻的原因、药物类型与药物使用方法 静息时的心率、血压、心率血压乘积、呼吸频率、自觉用力程度、血氧饱和度，以及运动测试反应和恢复时间
运动处方参数：特殊注意事项	减少久坐时间（特别是在屏幕前的活动，如看电视及使用电脑） 增加规律运动的时间 制订清晨的运动计划，以最大限度地提高能力水平（避免导致一些患者在下午撞上"脊髓灰质炎墙"） 拉伸运动 全身，尤其是局部麻痹或瘫痪的肌肉和关节 避免过度拉伸及损伤受影响的肌肉、脆弱的结缔组织和关节 有氧运动 频率：每天进行，并保证有恢复时间 强度：强度控制在疼痛／不适／疲劳程度在一定限度内且在运动终止后几小时可恢复；运动和休息相结合是达到恢复的决定性因素 方式：步行或测力计 时长：间歇运动（例如，每次运动 5~10 分钟，中间休息 1~2 分钟，逐渐增加至连续 30~60 分钟且休息时间减少） 力量训练 区分肌无力与慢性肌疲劳（与慢性过度使用）；虚弱的肌肉需要进行训练，疲劳的肌肉需要适当的休息 频率：每天至每周 2~3 天；目标不受影响，且受脊髓灰质炎影响的肌肉可以恢复（没有长时间的肌肉疲劳） 强度：低强度（根据恢复能力和不适／疼痛以及疲劳来衡量） 方式：负重、哑铃、滑轮、弹力带 次数：3 组 8~12 次重复动作（以 4~6 次开始） 隔日进行肌肉和主观功能恢复
由物理治疗师提供和（或）支持的在运动前或运动中进行的干预措施	戒烟 优化营养 专业饮食（如 DASH 饮食） 限盐 控制体重 睡眠卫生 休息放松 减轻压力 对于常用药物的教育 与医师协商，当非药物干预起效时，减少药量或停药 根据需要与其他卫生专业人员联系（如营养师）

神经肌肉疾病：肌营养不良

一般注意事项	年龄与健康（基于标准化的测量结果） 健康状况及潜在的教育成果（吸烟、营养、一般的日常身体活动、久坐习惯、有计划的锻炼、睡眠状况、压力） 心理健康（幸福感、生活满意度、焦虑、抑郁） 血压情况对体位改变、运动、休息以及恢复的反应性 病情严重程度及适当控制 并发症及其严重程度（包括通气状态、骨骼和肌肉状况） 继发性并发症，如涉及大脑、心脏、肾脏（失禁状态） 医疗管理及应对措施

续表

一般注意事项	增强或减弱运动反应的药物 脊柱的排列及对称性 肺功能，包括呼吸肌状态 呼吸辅助（如吸氧及夜间持续正压通气）
评估和结果评价	根据生活方式危险因素评估结果制订改善生活方式的措施 多系统状态：心血管系统、呼吸系统（基线肺活量测定以及呼吸肌力量和耐力）、肌肉骨骼系统（肌肉匀称、力量、松弛度、步态、胸廓对称性和功能完整性）、神经系统（包括平衡能力、吞咽和窒息状态）、内分泌系统（特别是 2 型糖尿病的危险因素或临床表现） 血液检查，包括血红蛋白、糖化血红蛋白、血脂、同型半胱氨酸以及血糖 通气［日间和（或）CPAP］和 O_2 支持的必要性 药物依从性 血压及血流动力学的改变或停止药物治疗 体重指数 腰臀比 坚持健康的饮食（如 DASH 饮食、地中海饮食） 活动能力及参与情况 睡眠质量及时长 压力 患者掌握的与肌营养不良有关的健康知识，包括生活方式相关疾病的风险因素、症状恶化和减轻的原因、药物类型及药物使用方法 静息时的心率、血压、心率血压乘积、呼吸频率、自觉用力程度、血氧饱和度，以及运动测试反应和恢复时间
运动处方参数：特殊注意事项	增加规律运动的时间 避免长时间不变的运动或身体位置（包括胸壁） 辅助设备 轮椅（手动或电动） 拉伸运动 热身和放松 10 分钟 有氧运动 频率：每周 3~5 次 强度：中等强度（心率储备的 40%~80%，用 Karvonen 公式计算） 方式：非卧床者进行有氧步行；如无过度呼吸窘迫，可采用坐位、仰卧位或俯卧位进行低强度的运动 时长：20~40 分钟 力量训练 频率：每周 2~3 次 强度：低至中等强度，I RM 的 40%~70% 方式：负重 次数：3 组 8~15 次重复动作
由物理治疗师提供和（或）支持的在运动前或运动中进行的干预措施	戒烟 优化营养 专业饮食（如 DASH 饮食、地中海饮食） 限盐 控制体重 睡眠卫生 休息放松 减轻压力 根据需要与其他卫生专业人员联系（如营养师）

肌肉骨骼疾病：骨质疏松症

一般注意事项	年龄与健康（基于标准化的测量结果） 健康状况及潜在的教育成果（吸烟、营养、一般的日常身体活动、久坐习惯、有计划的锻炼、睡眠状况、压力） 心理健康（幸福感、生活满意度、焦虑、抑郁） 血压情况对体位改变、运动、休息以及恢复的反应性 病情严重程度及适当控制 并发症及其严重程度（包括骨骼和肌肉状况） 继发性并发症，如涉及大脑、心脏、肾脏（失禁状态） 医疗管理及应对措施 增强或减弱运动反应的药物 骨折史 跌倒或摔伤史
评估和结果评价	根据生活方式危险因素评估结果制订改善生活方式的措施 多系统状态：中枢神经系统（神经病变）、心血管系统、呼吸系统、肌肉骨骼系统，包括基线骨密度（检查导致患者骨质疏松症的饮食因素、运动的缺乏、种族、性别；姿势及椎体压缩性骨折伴随的姿势弯曲，平衡与协调、步态、胸廓对称性和功能完整性）、内分泌系统（特别是 2 型糖尿病的危险因素或临床表现）、泌尿系统（肾功能） 运动效率 运动经济性 血液检查，包括血红蛋白、糖化血红蛋白、血脂、同型半胱氨酸以及血糖 药物依从性 血压及血流动力学的改变或停止药物治疗 体重指数 腰臀比 坚持健康的饮食（如 DASH 饮食、地中海饮食） 活动能力及参与情况 睡眠质量及时长 压力 患者掌握的与骨质疏松症、钙质平衡原则有关的健康知识，包括生活方式相关疾病的风险因素，症状恶化和减轻的原因、药物类型及药物使用方法 静息时的心率、血压、心率血压乘积、呼吸频率、自觉用力程度、血氧饱和度，以及运动测试反应和恢复时间 药物（过去或目前长期使用类固醇） 补充剂的使用（钙及维生素 D）
运动处方参数：特殊注意事项	减少久坐时间（特别是在屏幕前的活动，如看电视及使用电脑） 增加规律运动的时间 注意：确保安全，避免失去平衡及摔倒 如风险因素高，在运动期间加以髋部保护 拉伸运动 热身与放松 10 分钟 有氧运动 频率：每天进行 强度：中等强度（最大运动能力 70%） 方式：对膝关节、臀部及踝关节进行负重及下肢旋转的运动；有氧步行、骑自行车、慢跑、远足、跳舞 时长：20~40 分钟 力量训练 频率：2~3 次 / 周 强度：低至中等强度，1 RM 的 40%~70% 方式：负重

运动处方参数：特殊注意事项	次数：3 组 8~15 次重复动作 核心力量训练：包括脊柱伸展练习 其他活动：瑜伽、太极拳
由物理治疗师提供和（或）支持的在运动前或运动中进行的干预措施	戒烟 优化营养 专业饮食（如 DASH 饮食） 限盐 限制咖啡因及酒精 控制体重 睡眠卫生 休息放松 减轻压力 对于常用药物的教育 与医师协商，当非药物干预起效时，减少药量或停药 根据需要与其他卫生专业人员联系（如营养师）

系统性红斑狼疮

一般注意事项	年龄与健康（基于标准化的测量结果） 健康状况及潜在的教育成果（吸烟、营养、一般的日常身体活动、久坐习惯、有计划的锻炼、睡眠状况、压力） 心理健康（幸福感、生活满意度、焦虑、抑郁） 血压情况对体位改变、锻炼、休息以及恢复的反应性 病情严重程度及适当控制 并发症及其严重程度（包括骨骼和肌肉状况） 继发性并发症（如大脑、心脏、肾脏受累） 医疗管理及应对措施 增强或减弱运动反应的药物
评估和结果评价	根据生活方式危险因素评估结果制订改善生活方式的措施 多系统状态：中枢神经系统（神经病变）、心血管系统、呼吸系统（基线肺活量测定）、肌肉骨骼系统（关节疼痛、肌肉匀称、松弛度、痉挛状态、步态、胸廓对称性和功能完整性）、神经系统（包括平衡能力、吞咽和窒息状态）、内分泌系统（特别是 2 型糖尿病的危险因素或临床表现） 血液检查，包括血红蛋白、糖化血红蛋白、血脂、同型半胱氨酸以及血糖 心电图（关于心律失常） 药物依从性 体重指数 腰臀比 坚持健康的饮食（如 DASH 饮食、地中海饮食） 活动能力及参与情况 睡眠质量及时长 压力 患者掌握的与红斑狼疮及衰老有关的健康知识，包括生活方式相关疾病的风险因素、症状恶化和减轻的原因、药物类型及药物使用方法 静息时的心率、血压、心率血压乘积、呼吸频率、自觉用力程度、血氧饱和度，以及运动测试反应和恢复时间 肌肉功能（无力及延迟恢复） 疲劳 不适或疼痛

运动处方参数：特殊注意事项	减少久坐时间（特别是在屏幕前的活动，如看电视及使用电脑）
	增加规律运动的时间
	拉伸运动
	每日进行温和的全身及关节伸展、瑜伽、太极拳
	有氧运动
	频率：隔日进行
	强度：与低饱和度、呼吸频率、疲劳和不适/疼痛程度相称的适度活动
	方式：如散步、水上运动、测力计
	时长：10~40 分钟，并根据需要进行休息；目标是减少休息次数及时长
	力量训练
	频率：2~3 次/周
	强度：低至中等强度
	方式：负重、哑铃、滑轮、弹力带
	次数：3 组 8~15 次重复动作
	其他运动：瑜伽
由物理治疗师提供和（或）支持的在运动前或运动中进行的干预措施	戒烟
	优化营养
	专业饮食（如 DASH 饮食）
	限盐
	控制体重
	睡眠卫生
	休息放松
	减轻压力
	对于常用药物的教育
	与医师协商，当非药物干预起效时，减少药量或停药
	根据需要与其他卫生专业人员联系（如营养师）

硬皮病

一般注意事项	年龄与健康（基于标准化的测量结果）
	健康状况及潜在的教育成果（吸烟、营养、一般的日常身体活动、久坐习惯、有计划的锻炼、睡眠状况、压力）
	心理健康（幸福感、生活满意度、焦虑、抑郁）
	血压情况对体位改变、锻炼、休息以及恢复的反应性
	病情严重程度及适当控制
	并发症及其严重程度（包括骨骼和肌肉状况）
	继发性并发症（如大脑、心脏、肾脏受累）
	医疗管理及应对措施
	增强或减弱运动反应的药物
评估和结果评价	根据生活方式危险因素评估结果制订改善生活方式的措施
	多系统状态：心血管系统、呼吸系统（基线肺活量测定、血氧饱和度、呼吸肌力量及耐力）、肌肉骨骼系统（肌肉匀称、松弛度、痉挛状态、步态、胸廓对称性和功能完整性）、神经系统（包括平衡能力、吞咽和窒息状态）、内分泌系统（特别是 2 型糖尿病的危险因素或临床表现）
	血液检查，包括血红蛋白、糖化血红蛋白、血脂、同型半胱氨酸以及血糖
	心电图（关于心律失常）
	药物依从性
	体重指数
	腰臀比
	坚持健康的饮食（如 DASH 饮食、地中海饮食）
	活动能力及参与的情况
	睡眠质量及时长
	压力

续表

评估和结果评价	患者掌握的与硬皮病及衰老有关的健康知识，包括生活方式相关疾病的风险因素、症状恶化和减轻的原因、药物类型及药物使用方法 静息时的心率、血压、心率血压乘积、呼吸频率、自觉用力程度、血氧饱和度，以及运动测试反应和恢复时间 肌肉功能（无力及延迟恢复） 疲劳 不适或疼痛
运动处方参数：特殊注意事项	减少久坐时间（特别是在屏幕前的活动，比如看电视及使用电脑） 增加规律运动的时间 拉伸运动 每日进行温和的全身及关节伸展、瑜伽、太极拳 有氧运动 频率：隔日进行 强度：与低饱和度、呼吸频率、疲劳和不适/疼痛程度相称的适度活动 方式：如散步、水上运动、测力计 时长：10~40 分钟，并根据需要进行休息；目标是减少休息次数及时长 力量训练 频率：2~3 次/周 强度：低至中等强度 方式：负重、哑铃、滑轮、弹力带 次数：3 组 8~15 次重复动作
由物理治疗师提供和（或）支持的在运动前或运动中进行的干预措施	戒烟 优化营养 专业饮食（如 DASH 饮食、地中海饮食） 限盐 控制体重 睡眠卫生 休息放松 减轻压力 对于常用药物的教育 与医师协商，当非药物干预起效时，减少药量或停药 根据需要与其他卫生专业人员联系（如营养师）

强直性脊柱炎

一般注意事项	年龄与健康（基于标准化的测量结果） 健康状况及潜在的教育成果（吸烟、营养、一般的日常身体活动、久坐习惯、有计划的锻炼、睡眠状况、压力） 心理健康（幸福感、生活满意度、焦虑、抑郁） 病情严重程度及适当控制 血压情况对体位改变、锻炼、休息以及恢复的反应性 并发症及其严重程度（包括骨骼和肌肉状况） 继发性并发症（如大脑、心脏、肾脏受累） 医疗管理及应对措施 增强或减弱运动反应的药物
评估和结果评价	根据生活方式危险因素评估结果制订改善生活方式的措施 多系统状态：中枢神经系统（神经病变）、心血管系统、呼吸系统（基线肺活量测定、呼吸肌力量及耐力）、肌肉骨骼系统（肌肉匀称、松弛度、痉挛状态、步态、胸廓对称性和功能完整性）、神经系统（包括平衡能力、吞咽和窒息状态）、内分泌系统（特别是 2 型糖尿病的危险因素或临床表现） 血液检查，包括血红蛋白、糖化血红蛋白、血脂、同型半胱氨酸以及血糖 疲劳

续表

评估和结果评价	不适或疼痛 药物依从性 血压及血流动力学改变或停止药物治疗 体重指数 腰臀比 坚持健康的饮食（如 DASH 饮食、地中海饮食） 活动能力及参与情况 睡眠质量及时长 压力 患者掌握的与强直性脊柱炎及衰老有关的健康知识，包括生活方式相关疾病的风险因素、症状恶化和减轻的原因、药物类型及药物使用方法 静息时的心率、血压、心率血压乘积、呼吸频率、自觉用力程度、血氧饱和度，以及运动测试反应和恢复时间
运动处方参数：特殊注意事项	减少久坐时间（特别是在屏幕前的活动，如看电视及使用电脑） 增加规律运动的时间 协调与恶化 拉伸运动 每日进行柔和的全身及关节活动度拉伸；根据不适或疼痛程度进行温和的运动 有氧运动 频率：3~5 次 / 周 强度：与呼吸频率、疲劳 / 不适 / 疼痛程度相称的适度活动 方式：如散步、温水池进行水上运动、测力计 时长：10~40 分钟，并根据需要进行休息；目标是减少休息次数及时长 力量训练 频率：2~3 次 / 周 强度：低至中等强度 方式：负重、哑铃、滑轮 次数：3 组 8~15 次最大重复动作 其他运动：如瑜伽、太极拳
由物理治疗师提供和（或）支持的在运动前或运动中进行的干预措施	戒烟 优化营养 专业饮食（如 DASH 饮食） 限盐 控制体重 睡眠卫生 休息放松 减轻压力 对于常用药物的教育 与医师协商，当非药物干预起效时，减少药量或停药 根据需要与其他卫生专业人员联系（如营养师）

类风湿关节炎

一般注意事项	年龄与健康（基于标准化的测量结果） 健康状况及潜在的教育成果（吸烟、营养、一般的日常身体活动、久坐习惯、有计划的锻炼、睡眠状况、压力） 心理健康（生活满意度、焦虑、抑郁） 病情严重程度及适当控制 血压情况对体位改变、锻炼、休息以及恢复的反应性 并发症及其严重程度（包括骨骼健康及肌肉骨骼方面的症状或畸形） 继发性并发症（如大脑、心脏、肾脏受累）

一般注意事项	医疗管理及应对措施 增强或减弱运动反应的药物
评估和结果评价	根据生活方式危险因素评估结果制订改善生活方式的措施 多系统状态：中枢神经系统（神经病变）、心血管系统、呼吸系统（限制性通气状况及胸腔积液的风险）、肌肉骨骼系统（肌肉匀称、松弛度、痉挛状态、步态、胸廓对称性和功能完整性）、神经系统（包括平衡能力、吞咽和窒息状态）、内分泌系统（特别是 2 型糖尿病的危险因素或临床表现） 血液检查，包括血红蛋白、糖化血红蛋白、脂质、同型半胱氨酸以及血糖 不适或疼痛 疲劳 药物依从性 血压及血流动力学的改变或停止药物治疗 体重指数 腰臀比 坚持健康的饮食（如 DASH 饮食、地中海饮食） 活动能力及参与情况 睡眠质量及时长 压力 患者掌握的与类风湿关节炎及衰老有关的健康知识，包括生活方式相关疾病的风险因素、症状恶化和减轻的原因、药物类型及药物使用方法 静息时的心率、血压、心率血压乘积、呼吸频率、自觉用力程度、血氧饱和度，以及运动测试反应和恢复时间 肌肉功能（无力及延迟恢复）
运动处方参数：特殊注意事项	减少久坐时间（特别是在屏幕前的活动，比如看电视及使用电脑） 增加规律运动的时间 如有严重症状及体征，主要关注功能性活动 合理安排运动与休息时间 节奏及能量保存 拉伸运动 每日进行温和的全身及关节拉伸、瑜伽、太极拳 有氧运动 频率：隔日进行 强度：适度运动，呼吸频率，避免主观的不适／疼痛，疲劳程度参数在可忍受的不适／疼痛（<3） 方式：步行、测力计运动、水上运动 时长：10~40 分钟，并根据需要进行休息；目标是减少休息次数及时长 力量训练 频率：2~3 次／周 强度：低至中等重量 方式：负重、哑铃、滑轮 次数：3 组 8~15 次最大重复量动作
由物理治疗师提供和（或）支持的在运动前或运动中进行的干预措施	戒烟 优化营养 专业饮食（如 DASH 饮食） 限盐 控制体重 睡眠卫生 休息放松 减轻压力 对于常用药物的教育 与医师协商，当非药物干预起效时，减少药量或停药 根据需要与其他卫生专业人员联系（如营养师）

慢性肾衰竭

一般注意事项	年龄与健康（基于标准化的测量结果）
	健康状况及潜在的教育成果（吸烟、营养、一般的日常身体活动、久坐习惯、有计划的锻炼、睡眠状况、压力）
	心理健康（幸福感、生活满意度、焦虑、抑郁）
	病情严重程度及适当控制
	血压情况对体位改变、运动、休息以及恢复的反应性
	并发症及其严重程度（包括骨骼和肌肉状况）
	继发性并发症（如大脑、心脏、肾脏受累）
	医疗管理及应对措施
	增强或减弱运动反应的药物
	是否准备进行透析
评估和结果评价	根据生活方式危险因素评估结果制订改善生活方式的措施
	多系统状态：心血管系统、呼吸系统、肌肉骨骼系统（肌肉匀称、松弛度、痉挛状态、步态、胸廓对称性和功能完整性）、神经系统（包括平衡能力、吞咽和窒息状态）、内分泌系统（特别是 2 型糖尿病的危险因素或临床表现）、泌尿系统（肾功能）
	水电解质平衡
	血液检查，包括血红蛋白、糖化血红蛋白、血脂、同型半胱氨酸以及血糖
	呼吸困难
	疲劳
	药物依从性
	血压及血流动力学改变或停止药物治疗
	体重指数
	腰臀比
	坚持健康的饮食（如 DASH 饮食、地中海饮食）
	活动能力及参与情况
	睡眠质量及时长
	压力
	患者掌握的与慢性肾衰竭及衰老有关的健康知识，包括生活方式相关疾病的风险因素、症状恶化和减轻的原因、药物类型及药物使用方法
	静息时的心率、血压、心率血压乘积、呼吸频率、自觉用力程度、血氧饱和度，以及运动测试反应和恢复时间
运动处方参数：特殊注意事项	减少久坐时间（特别是在屏幕前的活动，比如看电视及使用电脑）
	增加规律运动的时间
	根据定期且频繁的监测情况逐步进阶，患者需要熟练掌握自我监测方法
	拉伸运动
	每日进行温和的全身关节拉伸、瑜伽、太极拳
	有氧运动
	频率：每日散步（如适用，非透析日进行），测力计（如适用，透析日进行），量力而行
	强度：基于任何一天的主观容忍度和低至中等的幸福感
	方式：周期肌力测试可进行更好的监测以及在透析期身体上的支持，循环功率测定法最好用于透析时的监测和物理支持
	时长：间歇性运动方案（如运动 5 分钟后休息 1 分钟，连续进行 60 分钟）
	力量训练
	每日进行温和的全身及关节伸展、瑜伽、太极拳（与拉伸相同）
由物理治疗师提供和（或）支持的在运动前或运动中进行的干预措施	戒烟
	优化营养
	专业饮食（如 DASH 饮食）
	限盐
	控制体重
	睡眠卫生
	休息放松
	减轻压力

由物理治疗师提供和（或）支持的在运动前或运动中进行的干预措施	肾功能 精神状态 疲劳度 肌肉舒适度

内分泌系统疾病：超重及肥胖

（注意：超重及肥胖常常伴有潜伏期或已表现出 2 型糖尿病，因此需要根据个体情况进行特殊考虑）

一般注意事项	年龄与健康（基于标准化的测量结果）；生活质量 健康状况及潜在的教育成果（吸烟、营养、一般的日常身体活动、久坐习惯、睡眠状况、压力） 心理健康（焦虑和抑郁） 身体形象 病情严重程度、医疗管理及应对措施 并发症及其严重程度 心脑血管和代谢的风险因素 增强或减弱运动反应的药物 社会心理因素 社会网络和支持系统 健康知识 自我效能 改变生活方式相关的健康行为
评估和结果评价	根据生活方式危险因素评估（尤其是代谢综合征和阻塞性睡眠呼吸暂停）结果制订改善生活方式的措施 根据生活方式和家族史进行血液检查，包括血红蛋白、糖化血红蛋白、血脂、同型半胱氨酸以及血糖 多年来医疗控制的充分性（运动和压力的不稳定程度） 身体成分指标（如皮肤褶皱测量、体重指数及腰臀比） 心血管功能 外周血管功能 中枢神经系统及自主神经系统功能 肌肉功能及肌肉骨骼的状态或畸形 坚持健康的饮食（如 DASH 饮食、地中海饮食） 活动能力及参与情况 睡眠质量及时长（如持续气道正压通气的使用） 压力和自我管理策略 患者掌握的与体重控制及相关情况有关的健康知识，包括生活方式相关疾病的风险因素（解决体重问题可降低各种生活方式相关疾病的风险因素，包括肌肉骨骼疾病）、症状恶化和减轻的原因、药物类型及药物使用方法 静息时的心率、血压、心率血压乘积、呼吸频率、自觉用力程度、血氧饱和度，以及运动测试反应和恢复时间
运动处方参数：特殊注意事项	目标：实现最佳的基础身体活动和运动状态（保持体力活动并参加一项结构化的运动项目）及氧气运输最大化，改善血液循环及组织灌注 减少久坐时间 注意：根据心脏、呼吸或肌肉骨骼的限制进行运动（限制过度的呼吸做功或心脏做功），并根据继发性疾病的范围和严重程度进行适当监测 可能需要使用助行器来减轻潜在的肌肉骨骼的拉伤 通过健康的营养和限盐，来维持身体活动和锻炼计划 拉伸运动 进行全身伸展，为个人进行可能不熟悉的活动做好准备 有氧运动 频率：2~3 次 / 天；肥胖症患者应尽可能频繁

续表

运动处方参数：特殊注意事项	强度：低至中等强度，以减少肌肉骨骼损伤，同时引发在给定的时间内燃烧最多能量的有氧运动反应
	减重：250~300 分钟 / 周
	防止体重反弹：150 分钟 / 周
	方式：全身持续有规律的有氧运动；"水中运动"（根据患者的承受能力调整水位——胸壁上的水压会限制通气，水位保持在腿或腹部水平）
	时长：开始时运动 10 分钟后休息，逐渐增加至连续 60 分钟，中间不休息
	力量训练（注意：目标是低强度多次重复以燃烧能量）
	频率：1~2 次 / 天
	强度：低强度，I RM 的 20%~60%，最大重复次数
	方式：重物、哑铃、滑轮
	次数：共 3 组，每组 10~20 次
	其他活动
	体育运动（个人感兴趣和内在激励的健身活动）；考虑需要新陈代谢的休闲活动（如园艺、打扫卫生、散步）
由物理治疗师提供和（或）支持的在运动前或运动中进行的干预措施	戒烟
	优化营养
	专业饮食（如 DASH 饮食、地中海饮食）
	限盐
	控制体重
	睡眠卫生
	休息放松
	减轻压力
	心理咨询

参考文献

Dean E, ed. Physical therapy in the 21st century: A new evidence-informed practice paradigm and implications. *Physiother Theory Pract* (Special Issue). 2009;25:327–462.

Evans N, Forsyth E. End-stage renal disease in people with type 2 diabetes: Systemic manifestations and exercise implications. *Phys Ther.* 2004;84:454–463.

Johansen KL. Exercise and dialysis. *Hemodial Int.* 2008;12:290–300.

附录 E

常见的辅助疗法

手法治疗

肌筋膜松解术

肌筋膜松解术是一种通过治疗师手部施加机械压力来"释放"活动受限的肌筋膜的治疗手法。根据 John F. Barnes（物理治疗师）的课程，这种疗法通过释放、松弛及弹回的三位一体的方式，来释放"不能动"的筋膜，从而进一步促进中"气"的流动。

颅骶疗法

颅骶疗法由 John Upledger（验光师学院学士）发明，是通过触摸人体中轴颅骶系统的不同部位，改变脑脊液流动节律和流量的一种手法触诊方法。反对该技术的学者表示颅骨在成年后已融合，故不能被移动。然而，现在大家否定了这些言论，因为颅缝合线的电子显微镜照片中可显示出血管和筋膜，这也许可以证明颅骨并没有融合。

Rosen 疗法（Rosen Method Body Work）

Rosen 疗法是由 Marion Rosen（物理治疗师）发明的一种手法治疗方法，目标是通过帮助患者放松和释放身心压力来缓解紧张，提高情感认知，从而使患者呈现更多的"真实自我"的状态并促进康复。

Rolfing 疗法、Soma 疗法、神经肌肉疗法、Hellerwork 疗法

Rolfing 疗法最初是由 Ida Rolf 博士发明的，有时被称为结构整合疗法。这种方法应用于深层结缔组织的按摩，以放松筋膜的紧张，并重塑骨骼、肌肉和器官的结构，从而使身体更加挺拔，精神更加集中。经过 10 次治疗后，患者可看到身体更加挺拔且自愈性强。Soma 疗法、Hellerwork 疗法和神经肌肉疗法在理论上与 Rolfing 疗法相同，只有细微差异。

按摩

按摩通过皮肤对组织进行手法操作，旨在改变当前的身心状态。从机械论的角度来看，按摩的目的可能是将体液从四肢输送到身体核心，或仅仅是机械地分解肌肉中的纤维囊性结节。进行按摩的目的与物理治疗相似，但医师的目的在于影响身体的能量，即"气"的流动，这些能量的流动可以使身心自愈，因此，手法更有力且更温和。

整骨

与传统西医不同，整骨更强调整体健康、营养，以及关节活动对维持身体平衡和体内平衡的重要性。整骨院校的课程与医学院的课程有很大不同，因此，整骨学院被认为水平较低。随着时间的推移，整骨学院已经变得更加严格且与医学院相似，并在西医中提高了声望和地位。

脊柱推拿疗法

脊柱推拿疗法面向所有相信脊柱错位会造成疾病的群体，并且常规操作可以保持能量在器官、身体、精神的流动，从而维持健康。

身心疗法

认知疗法、催眠

这种方法是通过心理疗法和催眠来提示错误的认知或在某些事情上有害的思考方式，以及使用这一观点改变人的思维方式，可以在能量流动上移除障碍以达到康复的目的，例如，改善神经递质流动。PET 扫描显示，认知疗法和 5- 羟色胺再摄取抑制剂在以相似的方式改变突触传递。

冥想

冥想的重点在于避开逻辑和左脑思维（有人称左脑思维为"猴子思维"），有意地改变意识、调节呼吸的节奏，或是利用一种宜人的声音使身心平静，从而阻断对过去的担忧以及对未来的恐惧。冥想通过降低皮质醇水平来减轻压力，以此来平衡血压及对压力的应激反应。

想象

通过想象让自己放松的情景或画面来取代紧张情绪，从而影响自主神经系统。想象治疗可单独进行或以小组形式进行。

祈祷

为了自己的幸福而进行的自我祈祷，包括使内心平静、自觉地和超然地与上帝交流。

支持小组

支持小组给予个人与他人见面并分享经验的机会，以减少无能为力的感觉。

舞蹈、音乐、艺术疗法

舞蹈、音乐及艺术疗法通过运动转变目前的能量流动，引发创造性的感觉，并集中向外释放"阻塞的"能量。

神经语言心理学

神经语言心理学最初被称为神经语言程序学。神经语言心理学是一种利用特定的词语、身体姿势及眼球运动等唤起意识，从而使个人通过思考或行动使其身体能量得以释放，重回平静的心理治疗方法。

生物反馈

生物反馈是利用外部监控设备对自主和皮质神经系统以及肌肉动作进行记录的方法。因此，一个人可以通过改变思想来改变监控设备显示的记录，从而改变身体、精神功能。外部监测包括肌电图和可量化热能示波器。

瑜伽

瑜伽由 8 项独立的活动组成，强调身心合一。"瑜伽"一词意为"合一"。最广为人知的瑜伽是哈他瑜伽，其特点为各种各样的身体姿势和运动。冥想体式注重脊柱与头部的对齐，并强调正确的呼吸方式。治疗性姿势，如眼镜蛇式和肩倒立式，在筋膜和软组织的拉伸中起重要作用。这些姿势都需要以自律、觉知和放松开放的心态来完成，从而有助于激发生命能量或"气"。

普拉提

普拉提以其创始人 Joseph Pilates 的名字命名，是一种系统的锻炼方法，旨在通过减少体力劳动、缓解疲劳、增强运动意识，来帮助练习者更高效地完成运动目标。利用重组训练器和凯迪拉克平床，医师可以调节重力、基础支持，如杠杆的长度和重心等，从而辅助运动平稳。

太极拳

太极拳是一种身心运动，通过缓慢的移动身体重心来控制身体平衡，从而达到对身心的调节作用。它起源于中国，是一种在家中看家护院的本领且代代相传的古老的肢体艺术形式。太极拳的具体招式常冠以家族姓氏，如陈式、杨式、吴式等。有时，这些招式会进一步浓缩成简易的形式。太极拳通过身心运动及呼吸调节，促进阴阳调和（减阳增阴），从而实现"气"的健康流动。

运动意识

Feldenkrais 疗法

Feldenkrais 疗法由 Moshe Feldenkrais 研发，他是一位物理学家及柔道专业运动员。当他得知自己受伤需要进行膝关节融合术时，Feldenkrais 研发出一种方法，即通过简单的动作来维持膝盖的协调能力和灵活性，避免进行融合术。他掌握了运动规律并通过帮助他人针对受限部位进行运动，同时避免疼痛、牵拉感，从而避免了夹板固定对肌肉的影响。该疗法采用两种策略，即运动意识（ATM）和功能整合（FI）。ATM 主要通过言语和视觉指导进行；FI 增加了定位、接触和压力等技术。

Alexander 技术

Alexander 技术由 Frederick Matthias Alexander 发明，他曾以自己为研究对象。Alexander 发现，习惯性姿势对身体活动和器官功能有显著影响。通过有意识地抑制自动化的姿势保持方式，我们可以选择更健康的行为方式。通过整合正确的认知和注意力，运动可以使身心和谐，从而实现高效的功能目标。Alexander 技术指导学生通过触摸感受特定区域的紧张，从而抑制习惯性动作，改善姿势紧张，并避免不良姿势的形成。这种方式与 Feldenkrais 疗法类似，但没有言语指导。

Trager 疗法

Trager 疗法由 Milton Trager 博士研发。Trager 疗法通过有节奏的动作，如摇摆、抖动、轻拍、拉伸和颤动等引起组织的条件反射，从而达到身体放松的目的。

中医

中医是一个完整的医疗保健系统，由具体的实践或方法组成。这种方法是通过发现个体机体内的失衡点及不和谐的模式，沿着患者的经络调节"气"的流动，从而实现治疗目的，而不是单纯针对疾病本身。中医的诊断方法包括脉象和舌苔观察，治疗手段则涵盖针灸、气功、中药及推拿，推拿是一种结合穴位按压、按摩深层组织操作的治疗形式。

针灸、穴位按压

针灸和穴位按压是中医的两种重要疗法。针灸通过细针刺激经络上的穴位，而穴位按压则通过触摸或者轻叩穴位的方式达到类似效果。这些方法通过对穴位的机械刺激，能够使经络通畅，从而释放阻塞的能量，并促进"气"的流动。

反射疗法

反射疗法假设器官和身体部位的状态可以在脚部有所体现。在实际操作时，操作者会在特定区域深层按压 1~2 分钟，从而使能量、血液循环和神经冲动受到刺激，提高身体活力，并恢复体内平衡和"气"的流动。

气功

气功是中医的一种疗法，涵盖从简单的姿势到相当复杂的动作的多种形式，其强调在有节奏的呼吸的同时深度放松，以便促进"气"的流动。在外气功中，大师会投射或发出他（她）自己的"气"来治疗他人。内气功则是不伴随动作的呼吸练习，旨在增强自我修复和自我维护能力。冥想有时被称为内气功或静气功。动气功包含动作，太极拳常被归为动气功。

生物电磁学

激光

冷激光（又称为柔和激光），通过低强度激光光束引发一系列酶促反应和生物电活动，刺激细胞水平的自然愈合过程。它常被用于刺激穴位。

经皮神经肌肉电刺激

尽管经皮神经肌肉电刺激（TENS）在物理治疗中最常用于阻断有害疼痛刺激，但已有研究表明，TENS 设备能够刺激神经递质的产生，从而促进神经递质等的流动。

脉冲电磁场疗法

脉冲电磁场疗法使用小型电池供电的脉冲发生器产生磁场，感应电流流入发生器附近的组织，从而"跳跃式启动"骨修复过程。

磁疗

磁疗通过将磁化物质贴靠或接近皮肤（如布料包）来产生生化或生理效应。单极磁只有一个磁极（北极或南极）与皮肤接触，而双极磁则同时有南北两极。磁场强度以高斯为单位测量。有关磁的研究尚无定论，部分原因在于南极和北极的术语含义不一致以及制造商对磁场强度的测量准确性较差。

草药学

顺势疗法

顺势疗法由医学博士 Samuel Hahnemann 研发，是一种促进健康和康复的方法。这种疗法认为自然物质稀释后可以用来治疗疾病。

自然疗法

自然疗法是一种整体性的医疗体系，要求从业者完成 4 年制医学学位课程。自然疗法的学生需要学习中药学、顺势疗法、骨科学、营养学和物理治疗等多种学科，为成为全面的医师和治疗师做准备。

参考文献

This appendix is summarized from the following texts.

Burton Goldberg Group, eds. *Alternative Medicine—Th e Defi nitive Guide.* Fife, WA: Future Medicine Publishing; 1995.

Davis CM, ed. *Complementary Th erapies in Rehabilitation/Holistic Approaches for Prevention and Wellness.* Th orofare, NJ: SLACK; 1997.

Davis CM, ed. *Complementary Th erapies in Rehabilitation/Holistic Approaches for Prevention and Wellness.* 2nd ed. Th orofare, NJ: SLACK; 2004.

索　引